临床超声心动图学

第 4 版

刘延玲　熊鉴然　主编

U0194045

科学出版社

北京

内 容 简 介

本书在第 3 版基础上，从心血管病临床实践出发，大量增补了新的内容和图片。第 4 版包括总论 20 章、各论 42 章。总论部分重点讨论心血管解剖生理、胚胎学，超声心动图学基础及其各种新技术，增加了介入性治疗新技术及小儿术中超声监测的内容，修订了心功能测定、胎儿超声和目前阜外医院超声科使用的右心声学造影等有关内容，以满足临床实际需求。各论部分根据解剖畸形分类的不同，分为六个部分，方便读者系统了解各种疾病的改变；各章重点讨论了各种心血管疾病的病理基础、临床特点、超声检查方法和超声表现，并在与外科手术相关的章节中增加了超声心动图检查对外科治疗具有指导意义的内容，为临床医生制定治疗方案提供依据。全书精选黑白及彩色多普勒超声心动图近 3000 幅，其中不乏罕见、特殊的心血管病例。

本书为从事临床超声、医学影像，以及内、外、儿、妇等相关学科的各层次读者，尤其是中高级学者，提供内容系统完整、资料新颖翔实、图文并茂、有实用价值的超声心动图理论与实践知识，同时也是理想的超声心动图图谱。

图书在版编目（CIP）数据

临床超声心动图学 / 刘延玲，熊鉴然主编 . —4 版 . —北京：科学出版社，2022.5

ISBN 978-7-03-072088-7

Ⅰ . ①临… Ⅱ . ①刘… ②熊… Ⅲ . ①超声心动图 - 研究 Ⅳ . ① R540.4

中国版本图书馆 CIP 数据核字（2022）第 061696 号

责任编辑：沈红芬 / 责任校对：张小霞
责任印制：霍 兵 / 封面设计：黄华斌

科 学 出 版 社 出版

北京东黄城根北街 16 号
邮政编码：100717
http://www.sciencep.com

北京汇瑞嘉合文化发展有限公司印刷
科学出版社发行 各地新华书店经销

*

2001 年 7 月第 一 版 开本：889×1194 1/16
2022 年 5 月第 四 版 印张：63
2024 年 9 月第十四次印刷 字数：2 200 000
定价：598.00 元
（如有印装质量问题，我社负责调换）

《临床超声心动图学》第 4 版
编写人员

主　　编　刘延玲　熊鉴然

副 主 编　朱振辉　吕秀章　然　鋆

主编助理　王剑鹏

编　　者　（以姓氏笔画为序）

王剑鹏　国家心血管病中心　中国医学科学院阜外医院超声科

吕秀章　首都医科大学附属北京朝阳医院心脏超声科

朱文玲　北京协和医院心内科

朱振辉　国家心血管病中心　中国医学科学院阜外医院超声科

刘延玲　国家心血管病中心　中国医学科学院阜外医院超声科

许闻桥　西门子医疗系统有限公司

李　越　中国人民解放军总医院第一医学中心超声诊断科

李　靖　北京医院心内科

李建蓉　国家心血管病中心　中国医学科学院阜外医院超声科

吴雅峰　首都医科大学附属北京朝阳医院心脏超声科

张戈军　国家心血管病中心　中国医学科学院阜外医院结构性
　　　　心脏病中心

陆兆龄　北京和睦家医院

段福建　国家心血管病中心　中国医学科学院阜外医院麻醉科

凌　雁　首都医科大学附属北京安贞医院小儿心脏中心

曹期龄　美国芝加哥儿童医院超声科

然　鋆　国家心血管病中心　中国医学科学院阜外医院心外科

熊鉴然　中国人民解放军总医院第六医学中心心内科

樊朝美　国家心血管病中心　中国医学科学院阜外医院心内科

第4版前言

本书从第 1 版出版至今，已经过 20 余年，人们对超声心动图这门学科的认识也经历了一个漫长的过程。外科学与介入治疗的发展，推动了超声心动图这种诊断方法与外科手术和介入治疗的紧密结合，拓宽了心脏超声在临床的应用范围。

同时，由于胎儿超声的出现，畸形胎儿的出生率降低，新生儿出生质量逐年提高。以往在门诊观察到的许多儿童先天性心脏病、心内复杂畸形，近些年很难见到，由此也更显示出本书的重要性和价值。

本书较详细地描述了各种心脏疾病的临床表现、病理解剖及病理生理改变，并详细介绍了几乎包括所有先天性心脏病、心内复杂畸形和获得性心脏病的心脏超声改变，并采用完整病例插图的方式充分说明某一种疾病的超声心动图 M 型、二维及彩色多普勒表现，使读者能够充分理解某一种疾病在心脏超声中的表现，以便做出正确的诊断，为临床提供更好的服务。根据读者的需求，第 4 版主要做了以下修改：

（1）为了使读者能够系统了解各种心脏疾病的病理生理改变在超声心动图中的表现，根据解剖及血流动力学的不同，将心脏疾病分为 42 章。在部分章节中增加了新采集的病例图像。总论中的部分超声图像及各论的全部超声图像均来源于国家心血管病中心、中国医学科学院阜外医院超声科。

为了使读者更好地理解心脏系统的各种疾病及选择更好的治疗方法，各论部分根据系统畸形将心脏疾病分为六部分：

各论一　先天性心脏病：间隔分流性疾病

各论二　先天性心脏病：血管连接异常

各论三　先天性心脏病：流入道梗阻性疾病

各论四　先天性心脏病：流出道梗阻性疾病

各论五　先天性心脏病：心内复杂畸形

各论六　获得性心脏病

在采用完整病例插图的同时，尽量使内容更全面、实用性更强，以帮助读者掌握各种心脏疾病的超声诊断。在论述部分，尽可能做到内容系统完整、条理清晰、文字精练、资料翔实可靠。

（2）根据解剖及血流动力学关系的不同，将完全型大动脉转位及矫正型大动脉转位分为两章，使读者能够充分理解两种不同转位的解剖及血流动力学改变。

（3）无顶冠状静脉窦综合征（也称冠状静脉窦间隔缺损）虽然属于腔静脉系统畸形的范畴，但在血流动力学方面的改变与房间隔缺损相似，因此在本版中按照血流动力学的改变将其作为附录置于房间隔缺损一章中，以方便读者查阅。

（4）为了使心脏超声医生能够更好地了解临床科室尤其是外科医生的需求，在有关章节增加了超声心动图检查结果对外科手术方式选择的指导意义的相关内容。

（5）增加了目前开展的一些新技术，如经导管左心耳封堵术、经导管置换主动脉瓣和经导管行二尖瓣夹闭术。

（6）修改了斑点追踪及速度向量成像技术的临床应用部分内容。

（7）在经食管超声章节中，增加了小儿术中经食管超声监测的方法及注意事项。

（8）在右心声学造影方面增加了目前阜外医院常用、简便易行的造影方法。

（9）根据目前的临床应用，修改了部分心功能测定方法，使其更具临床实用性。

（10）根据目前胎儿超声的进展，修订了其中的部分内容。

本书第 1 版出版至今已有 20 余年，得到了广大读者的认可。在本书编写的过程中，笔者也学到了很多新的技术进展。希望第 4 版能够反映目前超声心动图发展的水平，以便更多的读者能够从中获益，同时也希望第 4 版能够充分体现国家心血管病中心、中国医学科学院阜外医院超声科在亚洲乃至世界的专业技术水平及学术地位。

第 4 版的修改撰写过程是艰难的，但得到了许多朋友、同仁和家人的关心与支持。没有他们的关心和支持，第 4 版很难与读者见面。对此，我们谨一并致以最衷心的谢忱。

由于精力和水平有限，书中的疏漏之处请读者批评指正，以便再版时完善。

刘延玲　熊鉴然

2021 年 10 月于北京

第 1 版前言

　　超声心动图经过近半个世纪的发展，现已成为研究心血管系统结构功能和疾病的重要手段，由于它的实时性和无创性，在临床上发挥着极为重要的作用。

　　我国在心血管疾病的临床研究方面具有独到之处，积累了丰富的病例和经验，尤其是作为我国心血管病诊疗和研究中心的阜外心血管病医院暨心血管病研究所，诊治的心血管病病种之全，疑难、复杂、罕见病例之多，资料之丰富，在国内首屈一指。我们在英国工作期间发现，国外学者对我们的资料表现出浓厚的兴趣，并给予高度评价，故此萌发了编写本书的想法。从 1990 年制订大纲，历经 10 载汇集资料和伏案写作，我们终于完成这本书并献给国内外读者。

　　这部书的编写初衷是，以我们多年积累的临床资料为基础，结合自身的诊疗经验，注意基础与临床紧密结合，为临床工作者提供一部实用的参考书。本书在深入系统讨论各种心脏大血管疾病的同时，详细介绍临床上容易混淆、误诊、漏诊，以及复杂、罕见、特殊病种类型的病理解剖、病理生理、临床表现、辅助检查和超声心动图检查等。

　　本书的超声心动图资料均来自中国医学科学院暨中国协和医科大学阜外心血管病医院暨心血管病研究所，为了提供新颖实用的超声心动图图像，尤其是疑难、复杂、罕见、特殊病例的图像，使本书也可成为理想的图谱，我们从极其丰富的临床资料中精选超声图像，并在撰写过程中不断更新、补充和完善，共收入典型超声图像 1280 余幅（其中彩图 230 幅）和示意图 125 幅。书中绝大多数病例的诊断得到心脏手术、病理和（或）心血管造影证实，其中包括许多极难得的病例资料，有的属于国内外文献中前所未见的。

　　书中还结合临床实践介绍了超声心动图监测引导心血管病介入性治疗、胎儿超声心动图、心肌声学造影、彩色室壁运动显像、多普勒组织成像及三维超声心动图等具有应用前景的特殊技术，旨在为开展此类诊疗技术起到抛砖引玉的作用。

　　本书各章节的编写，根据我们的专业特长有所分工。刘延玲（中国医学科学院暨中国协和医科大学阜外心血管病医院暨心血管病研究所研究员）撰写与超声心动图有关的部分，并采集所有超声图像；熊鉴然（中国人民解放军海军总医院心内科主任医师，编写时任英国苏塞克斯大学医学研究中心和皇家苏塞克斯医院心血管病中心荣誉主任医师级心脏病学家及高级研究员）撰写心血管病基础、临床表现和其他辅助检查部分，并绘制示意图。

本书撰写过程中得到了作者所在单位的关心和支持，尤其是阜外心血管病医院超声科同仁的热心帮助。国际著名心脏病学家、英国心脏学会前主席 Douglas A Chamberlain 教授，苏塞克斯大学医学研究中心主任 Richard Vincent 教授，皇家苏塞克斯医院心内科 Christopher Davidson 主任，以及 Carolyn Oxenbury、Geraldine Binning 和 SG Powell's Trustees 等国内外专家朋友给予了热情的鼓励和帮助。国际著名影像学家、中国工程院院士刘玉清教授于百忙中特为本书作序。同时，还得到了科学出版社的鼎力支持和帮助。对此，我们谨一并致以最衷心的谢忱。

完成这部专著对我们来说实非易事，虽已尽绵薄之力，然而由于我们水平有限，书中存在的疏误恳请各位读者不吝指教，以期再版时纠正。

刘延玲　熊鉴然

2001 年 4 月

目 录

第一部分 总 论

第二部分　各　　论

各论一　先天性心脏病：间隔分流性疾病

各论二　先天性心脏病：血管连接异常

各论三　先天性心脏病：流入道梗阻性疾病

各论四　先天性心脏病：流出道梗阻性疾病

各论五　先天性心脏病：心内复杂畸形

各论六　获得性心脏病

CONTENTS

PART I GENERAL TOPICS

PART II CARDIOVASCULAR DISEASES

第一部分

总论

第一章 超声物理学基本原理

超声心动图检查是利用超声波来探测心血管系统的形态结构、功能和血流，为了更好地理解并充分应用此项技术，有必要了解超声波物理学原理、仪器设备和生物学效应等基础知识。

考虑到超声波的物理学原理和仪器设备为相关物理学科和工程技术学科等专业范围，涉及非常多的内容，尤其是随着超声心动图仪器设备的日益发展，有关的理论和技术也越来越复杂，作为超声心动图的临床工作者，可能没有必要对这些专业知识进行非常深入的探讨，如果需要，可参考有关专业文献。本章仅对其物理学原理和仪器知识进行初步讨论，且重点放在临床超声心动图工作者必要的物理学基础知识方面。

第一节 超声波物理特性

一、超声波及其人工产生方法

声波是弹性介质中传播的机械振动波。根据其频率，将声波分为次声波、可听声波和超声波三类，其中高于人类可以听到频率的声波称为超声波，通常其频率在20 000Hz以上，即每秒20 000次以上。

人工产生超声波的方法有许多种，应用于超声心动图的超声，主要是利用某些非对称性晶体所具有的压电效应，即它们受到外界压力或拉力作用时，晶体的两个表面将分别出现正负电荷，从而使机械能转变为电能（正压电效应），反之在受到交变电场作用时，晶体将出现机械性压缩和膨胀，电能转化为机械能（逆压电效应），产生机械振动波。

上述具有压电效应的晶体称为压电晶体，是超声心动图探头的主要部件，利用机械能与电能的相互转变，探头既可作为超声波的发生器，也可作为超声波的接收器。

二、超声波物理特性

决定可听声波特性的声学定律同样适用于超声，但超声波具有可听声波不甚明显的独特物理特性，而这些特性使超声在临床医学中成为广泛应用的技术。目前应用于超声心动图的超声频率一般在2～30MHz，具有频率极高、波长极短、方向性极好的特点，可以形成超声波束，具有在不同介质界面反射、透射、散射和在介质传播中衰减等物理特性。

（一）超声波传播速度

超声波传播速度主要取决于介质的密度和弹性。在人体大多数组织内，超声波的传播速度相对一致，大约为1560m/s，而骨组织为2800m/s，肺组织为1200m/s。人体不同组织结构的声速有所差异，有可能造成超声的测量误差。同时，超声波传播速度（c，单位 m/s）与其频率（f，单位 Hz）及波长（λ，单位 m）有关，通常以下述公式表示它们的关系：$c = f \times \lambda$。

根据上述公式，以大多数组织为基础，应用于临床的超声波频率为2～10MHz，其波长相当于0.8～0.16mm，此波长范围限制了仪器的分辨率（resolution）。从理论上讲，如果要分辨两个组织结构，它们之间至少要有超过半个波长的距离。假如使用3MHz的超声，在人体组织内的超声波长为0.5mm，最大理论分辨率为0.25mm，而实际的分辨率要低于上述最大理论分辨率，为其1/8～1/5，相当于可以分辨2mm或稍小的物体。

（二）声阻抗

声阻抗决定超声波在介质内的传播特性，而后者主要取决于介质的密度和弹性。介质的声阻抗等于介质密度与其内传播声速的乘积，因此声阻抗以固体最小、气体最大，人体软组织及实质性脏器的声阻抗大致与液体接近。

超声波在相同介质内传播时，部分能量被吸收，其余继续传播，被吸收声波的多少取决于声阻抗及波长。吸收随频率增加，高频超声波束穿透深部组织的能力不如低频者，因此要探测某个特定深度的组织，必须限制探头的超声波频率。当然还有其他许多因素也会影响探头的选择。

（三）反射、透射和折射

超声波束遇到两种声学密度不同介质之间的界面，当界面的线径大于波长时，一部分超声能量被反射（reflection），而其余部分超声能量穿过界面进入第二种介质，称为透射（transmission）。两种介质声阻抗差的大小，决定反射与透射超声能量的相对比例。例如，在空气与人体组织界面，超声波几乎全部被反射。同时，根据两种介质中声速的差别，透射入第二种介质的超声波束传播方向将会有所改变，称为折射（refraction），但通常将人体大多数组织内传播的声速视为常数，因此认为超声波束在人体组织内几乎呈直线传播。折射是超声聚焦的理论基础，同时比较明显的折射也是产生伪差的原因之一。

超声能量反射和透射的多少，也取决于入射超声波束与界面之间的角度（入射角），而且此角度也会影响反射回探头方向的超声能量多少。假定是一个完全平的界面，只有入射波束完全与界面垂直，反射波才能从入射波束方向返回。生物体内的界面往往是不规则的，反射波会从界面向多个方向反射，真正返回发射方向的回声将随之减少。在某些情况下，超声的入射角达到一定程度时，入射超声能量可全部反射到第一种介质内，形成全内反射，可产生伪像，需要通过调整探头角度予以避免。

（四）衍射和散射

当超声波束遇到等于或小于超声波波长的反射物体时，部分超声能量将改变传播方向，绕过该物体继续向前传播者称为衍射（diffraction），而以该物体为中心向各个方向传播者称为散射（scattering），均可能产生伪像。

（五）衰减

超声波束在组织中传播的过程中，随着传播深度的增加，由于上述各种情况使超声能量被吸收，其能量将进行性衰减。除了超声本身的条件外，组织结构内含水量越少、蛋白质和钙质含量越多，衰减越高，如瘢痕组织、骨组织和钙化组织均可以引起明显的超声衰减，产生声影。因此，上述许多因素均可影响返回到入射方向超声波的强度，从而影响超声的探测状况和图像。

三、多普勒超声的物理原理

详见多普勒效应和相关技术（第五章）。

第二节　超声图像显示方式

与光不同，超声波束进入组织和从组织反射回来均需要一定的时间。因为已经知道声波的传播速度，很容易通过测定探头发射超声至回声返回探头所需的时间，来确定探头到反射面之间的距离。通过探头发射和接收超声脉冲，每个超声脉冲射入组织结构途中可以遇到许多界面，在沿超声波束行进方向，根据界面的深度，以不同的时间间期反射回来的一系列回声信息，可反映所遇到的组织结构。

（一）A 型和 B 型

显示为与声束轴垂直的回声信号，以振幅代表回声的强度所产生的图像，称为 A 型；而以亮度代表回声强度所产生的图像，称为 B 型。由于 A 型和 B 型在临床应用中显示出局限性，已极少使用。

（二）M 型

在 B 型显示的基础上，超声脉冲每秒重复 1000 次或以上（脉冲采样频率），一组回声信息在纵轴（y 轴）上按距离以点状 B 型显示，而水平轴（x 轴）按时间依次显示下一组回声信息，即以 y 轴显示深度信息，结合 x 轴的时间信息，构成了实时心脏结构运动的图像，称为 M 型（M-mode or motion-mode）。回声强度决定 M 型图像上相应点的灰度。

这种方式的采样频率远远高于心率，每个心动周期的采样次数很多，比如心率每分钟 100 次，每次心跳可以提供 600 组信息，因此有非常好的时间分辨率。尽管通过手动进行 M 型扫查，可以获取组织结构空间的更多信息，但仍有非常明显的局限性。

（三）二维图像或断面图像

在 M 型超声的基础上，随时间进行扫描，逐渐将探头晶体稍微改变角度，产生一组又一组的回声信息，在获取许多组回声信息的基础上，再通过重建，形成二维图像（two-dimensional image）或断面图像。超声心动图临床应用的仪器系统，通过逐渐改变探头晶体的扫描方式形成了许多种，包括机械扇形扫描、环阵型扫描、线阵式扫描、微型凸阵扫描和相控阵式扫描等，目前基本上采用相控阵式扫描。

整帧图像是由多组回声信息所构成，典型的是用 128 组回声信息构成一帧图像。随后重复上述过程，形成每秒多帧的实时图像。其扫描速度取决于场深，因为改变探头晶体角度之前，每个入射超声脉冲的回声必须先回到探头，故受到相应的时间限制。对儿童而言，探测深度为 5 ～ 15cm，通常可以采用 28 ～ 50Hz 的采样频率。

目前使用的二维超声心动图系统，可以从操作界面直接引出 M 型和多普勒图像，通过调节深度、增益、灰阶、聚焦区等，使图像达到最佳状态，并可以对超声资料进行必要的前处理和后处理。不同的超声系统，有不同的操作界面及操作方法，需要参考相应仪器系统的说明书。

（四）三维图像

详见第四章。

（五）其他超声新技术

详见第十七章。

第三节　超声图像质量和伪差

超声图像质量主要包括细微分辨率（detail resolution）和对比分辨率（contrast resolution）。随着计算机技术的迅速发展，目前超声心动图的图像质量已经有了长足的进步，包括采用动态聚焦等方法，也明显提高了使整个视野图像保持均衡分辨率的能力，即图像的一致性（uniformity）。文献中对分辨力和分辨率有不同的表述，为了避免混淆，在本书中均使用分辨率。

一、细微分辨率

细微分辨率指超声系统分辨细小组织结构的能力，系统分辨两个最短间距之间的组织结构，可以显示出两个点而不是一个点。细微分辨率取决于许多因素，而且在所有方向不是都一样。

轴向分辨率（axial resolution）：指可以鉴别两个沿超声波束轴方向分布最短间距之间组织结构的能力，与超声波长或频率、超声脉冲时间等因素有关。

侧向分辨率（lateral resolution）：指可以鉴别两个垂直于声束方向分布最短间距之间组织结构的能力，影响侧向分辨率最主要的因素是超声波束的宽度。

探头的压电晶体能够向指定的方向产生短阵超声波，超声波束宽度随距离发生变化。标准盘形超声发生器发出的超声波束类似于激光束，开始部分呈直径与该盘大小相似的圆柱形，波束窄小，称为近场；距超声探头较远时，声束的边缘逐渐发散、增宽，形成圆锥形，称为远场；两者之间称为移行区。大的高频率超声发生器产生的超声波束近场较长，远场发散较少。另外，通过声学透镜聚焦的方法可以改变声束的形状，从而提高探测范围内超声能量强度和系统的侧向分辨率。

从理论上讲，聚焦有一定的限度，取决于探头大小和超声波频率，可以下述公式表示：

$$聚焦区直径 = \lambda \cdot x/d$$

其中，λ 为超声波波长，x 为探头至感兴趣探测点之间的距离，d 为探头直径。探头越大聚焦区的波束越佳，侧向分辨率越好，但对近场聚焦的程度往往较差，而且从胸骨旁或心尖部检查时，由于声窗较小，过大的探头会从肋骨和其他反射物产生伪像。

二、对比分辨率

对比分辨率指鉴别不同密度组织结构的能力及显示强反射物附近纤细组织结构的能力。如同细微分辨率，轴向的对比分辨率比侧向好。目前使用的超声系统已经采用新的计算机技术，尽可能地优化对比分辨率，无须操作者进行调节，但各种超声系统之间会有一定的差异。

三、伪差

超声心动图检查过程中，可出现多种伪差，可能造成分析判断困难，甚至诊断错误。伪差（artifact）的原意是人为现象、外来事物或不相干物，本身的含义比较广泛，不仅包括通常所称的伪像，也包括超声图像的某些细微差别和测量误差等。在超声心动图检查过程中，除了仪器设备条件外，人为技术因素往往也是造成伪差的主要原因。了解伪差产生的基础，有助于操作人员在工作中更好地理解，尽可能避免错误。

（一）回声脱失

当超声波束与组织结构界面接近于平行时，几乎没有反射到探头的回声，称为回声脱失（drop-out）。比如从心尖部检查时，房间隔几乎与超声波束平行，往往观察到房间隔部位回声脱失，难以与真正的房间隔缺损鉴别，需要从剑突下观察房间隔，由于房间隔与超声波束接近于垂直，容易观察到房间隔，而避免由于回声脱失造成的伪像。

（二）致密回声结构的声影

任何回声非常致密的结构均可能形成声影（shadowing），从而掩盖其后的组织结构。由致密回声材料制成的人工瓣膜，检查时可以完全掩盖瓣膜后的心脏结构，如从心尖部检查人工二尖瓣，将无法观察其后的左心房。粗大心导管也可以产生声影，有可能造成类似于间隔缺损的伪像。

（三）侧瓣

侧瓣（side lobes）指高密度回声的侧向传播。远场的超声波束发散增宽，所有远场的图像均向侧向传播，使波束没有明确的边缘，同时非常强的回声会显得相当宽，从而形成伪像。检查时，强度正常的回声没有明显的侧向传播，靠近血管的强回声结构看上去会出现在正常的血管腔内。比如，有非常强回声的心包，回声超过了其实际边缘，可以显现于肺动脉内，形成伪像。

（四）仪器系统造成的伪差

仪器系统的噪声，可以形成与组织结构无关的许多伪影，其特征是通过调整仪器系统的设置，尤其是深度等，往往可以使此类伪差出现或消失。

第四节　生物学效应

超声心动图检查是否对人体安全，尤其是对胎儿和婴幼儿是否会产生损伤，一直受到人们的关注，为此研究者进行了长期大量的研究。

超声的生物学效应指一定强度超声在生物体内传播时，由于它们相互之间的作用，导致生物体内结构和功能方面发生变化。

一、机制

（一）热效应

超声反射入机体，在其传播过程中，部分超声能量被吸收，主要转化为热量，产生热效应。热效应是某些治疗用超声的基础，但诊断用超声是否对机体有害，备受关注。

受超声投照部位局部温度升高的状况，取决于热量产生与发散之间的动态平衡，前者与探头所发射超声能量、频率、脉冲采样频率、聚焦及超声波束在局部的反射、吸收和衰减等因素有关，而散热与局部组织结构、血流状况等有关。产热高于散热导致局部温度升高，其程度与上述两者的差别大小有关。

动物实验研究表明，如果局部温度上升 $2.5 \sim 5.0℃$，对胚胎和胎儿组织有形成热损伤的危险，有可能导致胎儿发育畸形，甚至胎儿死亡，但通常对儿童和成年人不会产生明显的影响。

目前临床上使用的超声心动图诊断系统，由于超声的频率高、功率小、间断发射、检查时间短、实际的投照时间很短，故在组织局部产生的热量有限，通常局部温度上升不会超过 $1℃$，加之人体在生理状态下，对局部温度升高有一定的耐受力，因此即使对胎儿也不会有明显的影响。当然，为了避免对胚胎组织造成损伤，还是应尽可能限制使用，即使使用也要尽量减少超声能量和缩短检查时间，以减少潜在的危险性。

（二）空化作用

实验研究证实，高强度超声投照液体时，液体会出现一种类似于雾状气泡的现象，称为空化作用（cavitation）。作为治疗用超声，高强度超声产生的空化作用，对投照部位组织结构产生明显的破坏，可导致形变和坏死，从而达到治疗的目的。

超声波束投照介质时，诱发介质中微气泡出现膨胀和收缩，吸收能量并转化为热能和球面波，后者从微气泡向周围辐射，微气泡的直径可保持相对恒定，不出现破裂，但发生非对称性运动，在相邻液体和细胞形成微流，产生稳态空化作用（stable cavitation）。

在某种情况下，微气泡膨胀程度超过收缩，使其直径增大，直径增大的速度与超声强度有关。微气泡膨胀到一定程度时会破裂，破裂的微气泡会把能量释放到其周围，在局部微小范围内产生巨大的热量和压力，形成瞬态空化作用（transient cavitation）。

上述空化作用，通常与发射的超声频率和能量等有关，脉冲采样频率和超声声强越低，潜在的危险性越小；同时也与局部的组织结构有关，尤其是局部存在微气泡的状况时。

明显的空化作用可导致局部细胞破坏，液体蒸发，产生自由基等，从而在局部产生相应的生物学效应。

（三）化学作用

化学作用与超声的空化作用及热效应有关，主要是氧化和还原，在高强度超声作用下，会破坏有机组织的蛋白质等。诊断用低强度超声系统的此项作用不明显。

（四）应力

超声在介质内传播时，可以产生应力，包括辐射压、辐射力、辐射转力和声学流力等，有可能对机体产生影响，目前仍在深入研究中。

二、意义

对应用于治疗的超声，其生物学效应是产生治疗作用的重要基础。安全性是心脏超声检查最关心的问题之一，诊断用超声的生物学效应对受检者和检查者，尤其是生长发育中的胚胎或胎儿的心血管系统是否有影响，有着非常重要的实际意义。

动物实验证明，高强度超声对被投照的各种组织可产生不同的损伤。高强度超声投照眼睛，可导致晶状体混浊、眼内压升高、视网膜萎缩和视神经损伤等；投照肝肾组织，可导致出血、水肿和点状坏死等；投照中枢神经系统，可引起出血和神经损伤；投照血液，可使红细胞、白细胞和血小板的形态结构受损，出现细胞水肿、聚集和功能减退等。

动物实验也证实，高强度超声对妊娠动物的胚胎有明显的影响，可导致流产；另外，对实验动物的胚胎有致畸作用。

有报道按临床使用剂量超声照射试管内人体白细胞，结果发现性染色体破损率和姐妹染色体交换率增加，但随后几组实验并未能重复得出上述结果。故有人认为可能与实验中显著增强超声波束能量密度有关，而现行超声检查能量范围对胎儿没有明显的不良生物学影响。

超声是否对胚胎或胎儿造成损害，往往与超声强度及投照时间、剂量有关。大量研究证实，目前所使用的超声心动图系统，即使使用脉冲采样频率和声强较高的多普勒超声，由于声强仍较低，投照时间短，尚无导致胎儿生长发育迟缓、流产、畸形和行为异常的明确证据，常规检查用超声尚没有对胎儿产生有害影响的明确证据。但也有人认为，诊断用超声毕竟具有一定的生物学效应，仍有可能对人体胎儿存在潜在的危险性，尚待长期研究观察。诊断用超声对儿童、成年受检者和检查者，无对人体组织结构产生影响的证据。

1987年美国超声医学会生物效应委员会曾有以下意见：强度在100mW/cm²的超声，目前证实对哺乳动物组织没有明显的生物学效应。另外，超声辐射时间短于500s，只要超声强度与辐射时间的乘积小于50J/cm²，即使更高强度的超声亦未见明显影响。

目前诊断用超声心动图系统的超声功率通常在15mW/cm²左右，加上检查时间短，因此超声应是相当安全的检查方法。

美国食品药品监督管理局（FDA）和国际电工委员会对人体不同部位使用超声强度做了明确的规定，且我国将超声诊断仪的超声源强度列入国家强制检测项目，均保证了诊断性超声临床使用的安全性。

尽管如此，考虑到胚胎和胎儿组织结构处于生长发育过程中，胎儿心脏超声检查应严格掌握适应证，尽量减少检查次数，缩短检查时间。有人建议，临床超声检查时间一次掌握在10min以内，脉冲超声投照时间不超过30min。尽可能避免对妊娠早期的胚胎和胎儿进行超声检查，尤其是妊娠3个月内。在妊娠全过程中，超声检查不要超过10次，以确保安全。

（熊鉴然）

参考文献

Vermilion RP. 1997. Basic physical principles//Snider AR，Serwer GA，Ritter SB. Echocardiography in Pediatric Heart Disease. 2nd ed. St Louis：Mosby，1-10

Weyman AE. 1994. Principles and Practice of Echocardiography. 2nd ed. Philadelphia：Lea & Febiger，3-55

第二章　M型超声心动图

第一节　概　　述

可听声波和超声波均属于弹性介质中传播的机械波，超声波指频率高于 20 000Hz 的声波，目前应用于超声心动图检查的超声波频率一般为 2 ～ 30MHz。医用超声波具有频率极高、波长极短、方向性极好，以及在不同介质界面反射、透射、散射和在介质传播中衰减等物理特性，在较短时间的低强度作用下对机体通常没有明显的生物学效应。利用超声的物理特性检查机体脏器的结构和功能已广泛应用于临床，超声心动图已成为心血管系统无创性检查的理想方法之一。

M 型超声心动图是在 A 型超声基础上发展起来的检查方法，与 A 型超声同样属于在一条超声波束（一维）上成像的超声检查技术。1954 年 Edler 等利用 A 型超声诊断仪将其图像成像于匀速移动的显示器材上，显示出超声波束投照部位心脏结构的曲线型动态变化图像即 M 型超声心动图（以下简称 M 型）。M 型检查在超声心动图学的发展过程中有极为重要的作用，在发展初期的将近 20 年里，M 型一直是临床上最主要的心脏超声检查方法，其他心脏超声检查技术都是在 M 型基础上逐渐发展形成的。

近 20 年来，超声心动图技术得到迅速发展，新方法不断开发应用，新技术日新月异。尽管与二维超声心动图（以下简称二维）相比较，M 型不能直观显示心血管结构及其空间位置关系，但 M 型能清晰显示局部组织结构细微快速的活动变化，准确分析测定局部活动幅度、速率等重要资料，仍然在超声心动图学中占有独特的地位，在许多方面仍不可能完全被二维及其他超声技术所替代，仍有需要深入研究发掘的潜在功能，不应认为 M 型已经过时，应将 M 型与二维等其他超声检查技术有机结合、取长补短，为临床诊断治疗提供更确切、可靠、完整的资料。

学习、掌握和研究 M 型，充分利用和发挥 M 型特点仍十分必要。通过进一步研究探讨，有可能在精细显示心血管极小范围组织结构和功能方面发挥更大的作用，如显示心脏异位兴奋灶、心脏兴奋激动传导途径、局部心壁心肌活动和功能状态等。

第二节　M 型超声检查部位和方法

一、检查部位

根据物理特性，超声波可以穿过液体、机体软组织等结构，但基本上不能穿过气体和含有气体的肺部，超声波能几乎 100% 被反射，同时超声穿过骨骼和钙化的软骨等组织时被全部吸收。因此，不能从肺部、骨骼、钙化的肋软骨等所覆盖的部位进行超声检查，也不能直接将探头放置于体表进行检查，需要涂抹超声接触剂使探头表面与体表之间没有空气隔开。

心脏大血管周围大部分被肺部和骨骼覆盖，尤其是随着年龄增加，肋软骨钙化，超声波穿越胸廓的障碍增加，通常只能从没有肺部和骨性结构覆盖的狭小区域内进行超声心动图检查，包括两侧胸骨旁、心尖部、剑突下、胸骨上窝和经食管内等部位，这些部位称为声学窗口（图 2-1）。

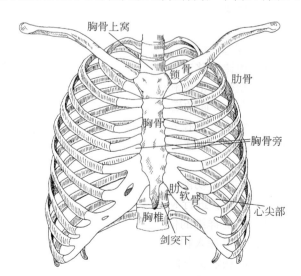

图 2-1　胸廓和声学窗口示意图

（一）胸骨旁

胸骨旁（parasternal）声学窗口相对较大，具有检查方便、不增加受检者的不适或痛苦、可检查大部分心脏大血管结构和功能等优点，是临床超声心动图最常用的检查部位。肋软骨尚未钙化的婴幼儿和儿童受检者，除了可以利用肋间进行检查外，肋软骨部位也可供检查使用，他们的此声学窗口范围更大。

（二）心尖部

心尖部（apical）声学窗口也是常用的超声检查部位，仅次于胸骨旁，通常将探头放置于心尖搏动处，超声声束指向内后上方的心脏大血管。

（三）胸骨上窝

胸骨上窝（suprasternal）检查时，需要受检者头部后仰，将探头置于胸骨上窝处，超声声束指向后下方，必要时也可将探头置于两侧锁骨上窝处进行检查。检查时间较长时受检者会感到不适。

（四）剑突下

探头置于剑突下（subcostal）或肋缘下，超声声束指向后上方。

（五）经食管内

将特殊超声探头插入食管内（transesophageal），超声声束从心脏大血管的后方向前扫查（详见第七章）。曾有人采用食管内小探头做 M 型检查，但没有显示出明显的优越性，故未得到广泛应用。

二、检查方法

早期的 M 型检查，是将 M 型探头固定在上述检查部位，或有规律地移动、倾斜探头，改变超声声束的方向和位置，观察、记录和分析单条超声声束所经过部位心血管各个介质界面的活动波群。

随着二维检查等技术的广泛应用，现有的超声心动图仪除了仍可采用上述方法做 M 型检查外，通常还可在二维超声检查的基础上，先了解心脏大血管大体空间位置关系及其结构、功能状态，随时选择感兴趣部位的一条或两条扫描线，进行 M 型检查、观察、记录和分析，以获取该部位更详细的信息，从而既能全面观察整体心脏大血管，又可深入扫查有关局部的细微结构及其运动状态，为临床获取更全面的信息，提高对 M 型与二维等图像的认识，加深对 M 型与二维之间线与面关系的理解（图 2-2）。

在 M 型检查过程中，受检者应保持安静，平稳呼吸，尽量减少各种人为的影响；检查者应稳定操作探头，适当调整声束位置和方向，根据受检者的身材、病情、声学窗口和检查者的目的、习惯等实际情况，通过移动探头和（或）改变声束方向，全面细致地进行不同部位、方向、范围的 M 型检查，包括定点扫描、扇形扫描和平

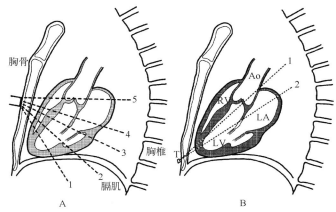

图 2-2 M 型和二维超声心动图关系示意图
A. 1～5 分别代表 M 型声束方向；B. 1 和 2 代表 M 型声束方向

行扫描等方式，以获得能准确反映心脏大血管形态结构和血流动力学变化的各种 M 型波群。如果检查者对扫查部位心脏大血管的立体解剖结构及其功能变化有深入的了解，并有丰富的想象力和空间概念，将十分有助于理解和掌握 M 型检查方法及其所显示的图像。

第三节 正常典型 M 型图像及其指标测量

在临床上，由于可从受检者的不同部位和方向、采用不同的扫描方式进行 M 型检查，加上心脏大血管的空间结构十分复杂，故实际上可显示出心脏大血管无数个不同的 M 型图像。因此，为了便于临床比较和分析，通常采用相对标准的检查方法获得典型的 M 型图像，以下主要讨论胸骨旁正常 M 型图像及其测量指标。

一、二尖瓣波群

二尖瓣波群往往是 M 型检查最重要的基本波群，是探查其他部位波群的标志之一。将探头放置于胸骨左缘第 3、4 肋间，探头与胸壁垂直，指向后背部二尖瓣口方向，显示的图像一般比较特殊，回声曲线的活动幅度大，二尖瓣前叶舒张期活动形成的波群形似字母 M，二尖瓣后叶舒张期活动形成的波群形似字母 W，两者相互形成类似镜面样曲线图像。正常二尖瓣叶组织菲薄，仅产生一两条纤细的回声曲线，其形态变化与二尖瓣结构、左侧心腔内血流动力学状态等密切相关（图 2-3）。

（一）二尖瓣前叶波群

在心动周期中，二尖瓣出现规律性的重复运动，心室收缩期关闭，舒张期开放，舒张中晚期处于半关闭状态，心房收缩期再度开放增大，在 M 型图像形成双峰形

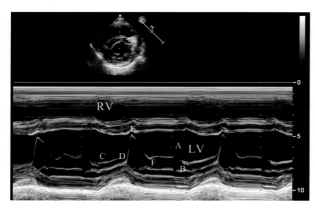

图 2-3　二尖瓣波群与有关血流动力学指标

运动曲线（图 2-4、图 2-5）。曲线的各部分分别称为 C、D、E、F、G、A 和 B 等点或波峰，其中 E 峰和 A 峰分别为二尖瓣在舒张期向前运动所形成的波峰，其波峰的顶点也分别称为 E 点（E point）和 A 点（A point）。

A 峰（A wave）：代表左心房收缩期二尖瓣前叶的向前运动。在舒张末期，由于左心室逐渐充盈等原因，使二尖瓣叶向关闭方向移动，处于半关闭状态，左心房收缩使进入左心室的血液增加，二尖瓣的开放程度再次增大，前叶重新向前移动形成 A 峰。A 峰通常出现于心电图 P 波之后约 10ms，基本上与左心房内压力曲线的 A 波同步，故 A 峰反映左心房收缩期的血流动力学变化。

B 点（B point）：一般认为是左心室开始收缩的标志，与 F 点往往处于相似的水平。左心房收缩之后，左心房内压力降低，进入左心室的血流量减少，而此时左心室内已经充盈，二尖瓣再次移向左心房侧，重新处于半关闭状态，二尖瓣前叶曲线移动至 B 点。多数情况下，在左心房收缩后，左心室迅速收缩，左心室内压力迅速升高，往往使二尖瓣急速关闭，二尖瓣前叶曲线从 A 峰迅速呈直线降至 C 点，B 点可不甚明显。相反，如果左心房收缩与左心室开始收缩之间有较长的时间差等，二尖瓣前叶从 A 峰相对较慢地回落到 B 点，B 点可以比较明显。B 点之后，左心室内压力迅速升高，二尖瓣急速关闭，前叶突然快速向后移动，甚至可在 B 点处形成轻微的角度。

C 点（C point）：代表左心室收缩期的二尖瓣关闭点，此时二尖瓣前叶的位置最靠后。B 点与 C 点之间（BC 段）相当于心室的等容收缩期，C 点之后，左心室开始射血。心电图的 R 波稍在 C 点之前，而第一心音稍在 C 点之后。

CD 段（CD slope）：指 C 点至 D 点之间的间期，代表左心室射血期。整个 CD 段并非完全代表左心室收缩期，大部分处于左心室收缩期，但其终末部分时，二尖瓣仍处于关闭状态，而左心室已开始进入等容舒张期。因此，左心室的收缩期应当包括上述 BC 段及大部分 CD 段。随着左心室排空，左心室前、后径缩短，左心室后

壁向前移动，整个心脏移向胸前壁，使处于关闭状态的二尖瓣也缓慢地向前移动，形成的二尖瓣回声曲线 CD 段缓慢向前移动。

D 点（D point）：是二尖瓣开放的标志。在左心室的大部分收缩期和等容舒张期，二尖瓣处于关闭状态，随着左心室射血结束后进入快速充盈期，左心室内压力迅速下降到一定程度时，二尖瓣开放，左心房内血液进入左心室。D 点一般出现于心电图 T 波的终末，紧接着出现第二心音。

DE 段（DE slope）：代表左心室舒张期的快速充盈期。D 点之后，二尖瓣开放，左心室快速充盈，血液从左心房迅速进入压力很低的左心室，将二尖瓣急速冲开，二尖瓣前叶迅速向前移动，其回声曲线快速前移形成较陡峭的 DE 段，直至二尖瓣开放到最大程度，形成 E 峰。

E 峰（E wave）：代表二尖瓣到达最大的开放部位，二尖瓣完全开放，前叶到达其最靠前的位置 E 点，接近于室间隔，随后二尖瓣迅速向左心房侧移动。

EF 段（EF slope）：指 E 峰和 F 点之间二尖瓣前叶回声曲线的连线，系二尖瓣前叶从最大开放位置 E 点向后回复到半关闭状态，其坡度一般与左心房排空的速度有关，称为 EF 斜率，是 M 型重要的指标之一。所有使左心房排空变慢的情况下，EF 段变得平坦，EF 斜率降低。有时在 E 峰与 F 点之间可出现中间点（F_0），将 EF 段分为两部分，EF_0 段主要代表房室瓣环的移动，而 F_0F 段代表二尖瓣叶的活动，在 F_0F 段二尖瓣前叶向后移动的速度多数明显加快。

F 点（F point）：代表二尖瓣回复到半关闭状态，左心室进入缓慢充盈期。在左心室快速充盈末期，随着左心室内血液充盈，压力升高，而左心房接近排空，压力降低，加上在快速充盈期，从左心房进入左心室的血流在左心室内形成旋涡，冲击二尖瓣叶，将二尖瓣较快地推向左心房方向，使之接近半关闭状态。

FG 段（FG slope）：指左心室快速充盈期之后，处于相对静止状态的二尖瓣前叶回声线。F 点之后，二尖瓣的活动相对静止，其前叶一般无明显的活动。FG 段的形态及时限通常与左心室缓慢充盈期、心率、二尖瓣口血流及左心房、室之间的压力差等许多因素有关。心率快者，左心室缓慢充盈期短，FG 段短暂，甚至不能分辨，而心率较缓慢者，可形成较长而平坦的 FG 段。有时受到左心房内血液持续流入左心室的影响，该段曲线可出现短暂轻微的凸起，可能与左心房、室之间血流和压力的变化有关，一般认为无重要意义。

G 点（G point）：一般代表左心房开始进入收缩期，二尖瓣开始从半关闭状态被再次开大。从 G 点开始，二尖瓣前叶再次向前移动，系左心房收缩、进入左心室的血流增加所致，二尖瓣前叶再次移动到较大程度，形成 A 峰，随下一个心动周期出现二尖瓣的周期性活动（图 2-5）。

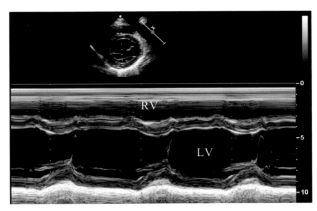

图 2-4　左心室波群
显示右心室、室间隔、左心室、二尖瓣叶及左心室壁

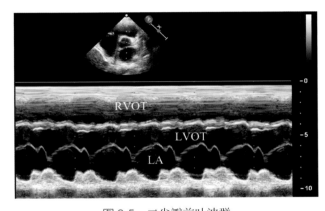

图 2-5　二尖瓣前叶波群
显示右室流出道、室间隔、左室流出道、二尖瓣前叶及左心房

除二尖瓣最大开放幅度需在同时显示二尖瓣前叶和后叶时测量外，其他指标一般在单独清晰显示二尖瓣前叶图像的部位测量。

（1）二尖瓣前叶舒张期最大开放幅度（maximum diastolic excursion of anterior mitral valve leaflet）：指二尖瓣前叶图像 C 点或 D 点水平与 E 峰水平之间的垂直距离。

（2）二尖瓣前叶舒张早期半关闭运动速率（early diastolic closing velocity of anterior mitral valve leaflet）：即 EF 斜率，或显示 F_0 者的 EF_0 斜率。

（3）二尖瓣前叶舒张晚期关闭运动速率（end-diastolic closing velocity of anterior mitral valve leaflet）：即 AC 斜率，或显示 B 点者的 BC 斜率。

（4）二尖瓣最大开放幅度（maximum mitral leaflet separation）：指前叶曲线的 E 峰至后叶曲线 E′ 峰之间的垂直距离。

（二）二尖瓣后叶波群

在左心室舒张期，正常二尖瓣后叶出现幅度较小、方向与前叶相反的回声曲线，形成镜面样图像。与前叶曲线的 A 峰和 E 峰相对应，后叶在舒张期出现向后的两

个波峰分别称为 A′ 峰和 E′ 峰，其含义分别与前叶曲线的 A 峰和 E 峰相当。二尖瓣关闭期间，二尖瓣的前、后叶合拢，形成共同的 CD 段，此时两者的回声曲线一般不能分辨。

（三）室间隔曲线

右心室腔在图像的前方，左心室腔在其后方，室间隔通常由活动幅度较小的三条线状较强回声组成，分为室间隔左心室面和右心室面，位于右心室腔与左心室腔之间、二尖瓣前叶回声曲线之前。随心动周期，室间隔也出现周期性活动，但在此扫查范围内的室间隔活动幅度较低，心室收缩期室间隔左心室面向后运动，舒张期向前运动，正好与左心室后壁的运动方向相反，呈镜像运动。观察典型的室间隔回声，通常取左心室体部的扫查图像（图 2-6）。

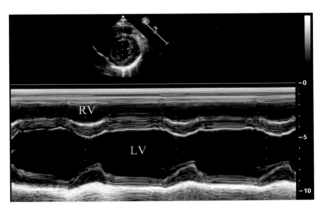

图 2-6　左心室乳头肌水平波群
显示右心室、室间隔、左心室及左心室后壁

二、心底部波群

在胸骨旁左缘第 3 肋间扫查，一般可探及右心室流出道、主动脉根和左心房，M 型图像上主要显示主动脉根前壁、主动脉瓣、主动脉根后壁和左心房后壁等曲线。胸壁与主动脉前壁之间为右室流出道，主动脉后壁与左心房后壁之间为左心房腔，正常情况下右室流出道、主动脉根和左心房三者的前后径大致相同。

（一）主动脉根波群

主动脉根波群包括两条回声较强的平行曲线，较自然、圆滑，呈前后同步活动，心室收缩期向前、舒张期向后移动。前面的曲线代表右室流出道后壁和主动脉根前壁，后面的曲线代表主动脉根后壁和左心房前壁。两条回声之间的距离即主动脉内径，在心动周期中一般变化较少。通常主动脉根前壁的活动幅度大于后壁，可能与左心室射血期主动脉根出现一定程度的扩张有关。

心动周期中，主动脉根曲线出现周期性动态变化，系由心脏搏动、心室射血、主动脉根内压力和内径的变化，左心房容积和压力的变化等综合性因素所致。主动脉根是心脏纤维肌性架构的一部分，随着整个心底部的活动，出现较明显的空间位置变化，即在心动周期中，主动脉根出现以前后移位为主的摆动，造成主动脉根回声图像的动态变化，而主动脉根内周期性压力、内径的变化影响较次要。

根据超声声束通过的方向和水平不同，可显示主动脉瓣水平、主动脉瓣环水平和主动脉瓣上交界处水平的图像。

（1）主动脉瓣水平：实际上声束处于主动脉窦水平，可在主动脉根内记录到主动脉瓣图像。

（2）主动脉瓣环水平：系声束稍向尾侧倾斜，记录到主动脉瓣环，主动脉瓣与主动脉壁相连接。

（3）主动脉瓣上交界处水平：系声束稍向头侧倾斜，记录到主动脉瓣上主动脉窦与管状主动脉的交界处（sinotubular junction）。

以上主动脉根 3 个水平所显示的主动脉壁回声图像基本相似，回声曲线上均分别显示 U、V、W 和 V′ 等波或点（图 2-7）。

U 波谷：代表在心室舒张期，主动脉根在逐渐向后移位的基础上，受到心房收缩的影响，出现进一步向后移位。U 波谷出现于心电图 R 波之后，在整个主动脉根曲线中位置最靠后。

V 波：代表心室收缩期主动脉根的向前移位，出现于心电图 T 波顶峰之后，为主动脉根曲线最靠前的部分，又称为主波。

W 波谷：代表心室舒张期主动脉根向后的移位。

V′ 波：再次出现前向的较小波峰，为重搏波。

主动脉根测量指标主要有 4 个：

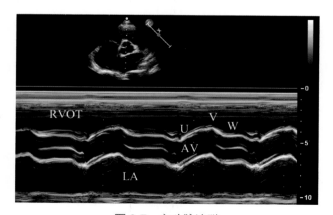

图 2-7　主动脉波群
显示主动脉运动曲线各点的位置

（1）主动脉根内径（aortic internal diameter）：指左心室舒张末期主动脉根前壁回声的后侧面至主动脉根后壁前侧面之间的垂直距离。

（2）收缩期运动幅度（systolic amplitude）：指主动脉根在心室收缩期向前运动的幅度，即从舒张期主动脉壁向后运动的最靠后处水平，到收缩末期主动脉向前运动的最高点水平之间的垂直距离。

（3）收缩期运动速率（systolic velocity）：指主动脉根向前运动时 V 波的上升支斜率，从起始部位到顶峰之间单位时间内移动的速度。

（4）舒张期运动速率（diastolic velocity）：指主动脉根向后运动时 V 波的下降支斜率，从顶峰到最低点之间单位时间内移动的速度。

（二）主动脉瓣波群

在主动脉根前、后壁两条较强回声曲线之间，可显示主动脉瓣活动的回声曲线。在左心室舒张期和等容收缩期，一般于主动脉根中央可观察到一两条纤细回声，为合拢的主动脉瓣回声，与主动脉根前、后壁曲线的活动相一致。心室收缩射血期，主动脉瓣开放，该回声形成两条曲线，迅速分开，分别靠近并保持在主动脉根前、后壁附近，血液从左心室进入主动脉，此两条回声之间的距离为主动脉瓣开放幅度，开放持续时间为左心室射血时间。左心室收缩末期，搏出血液减少，最后血流停止，主动脉瓣前、后回声曲线迅速向主动脉腔中央靠拢，重新合并成单一的回声曲线，代表关闭的主动脉瓣（图 2-8）。

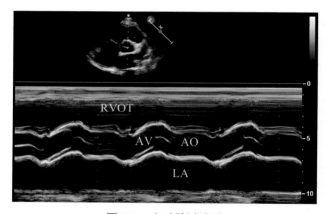

图 2-8　主动脉瓣波群
显示右室流出道前壁、右室流出道、主动脉前壁、主动脉右瓣、左瓣及无瓣、主动脉后壁、左心房及左心房后壁

主动脉瓣的整个开放和关闭过程，在 M 型上似"日"字的盒形图像，其中左心室收缩射血期向前移动的回声来源于右冠状动脉瓣，向后移动的回声来源于无冠状动脉瓣，偶尔在盒形图像的中央可显示左冠状动脉瓣的回声曲线。开始开放和即将完全关闭时，主动脉瓣回声曲线之间的距离迅速发生变化，而在完全开放时期，两条曲线之间的距离基本相似，偶可出现较小的变化。

O 点（open point）：代表主动脉瓣开始开放点，在心电图 R 波和第一心音之后，相当于心室等长收缩期末。

C 点（closing point）：代表主动脉瓣完全关闭点，在心电图 T 波之后，与第二心音主动脉瓣成分基本上同步，相当于左心室收缩末期。

OC 段：O 点和 C 点两者之间为主动脉瓣开放的间期，代表左心室射血期（ejection time）。

除可测量主动脉瓣开放速率、关闭速率等外，还可测量以下指标：

（1）主动脉瓣开放幅度（aortic cusps separation）：在左心室射血期主动脉瓣完全开放后，测定右冠瓣与无冠瓣回声之间的垂直距离。

（2）左心室射血前期（pre-ejection period of left ventricle，PEP）：指心电图 QRS 波群的起始部至主动脉瓣开放 O 点的间期。

（3）左心室射血期（ejection time of left ventricle，ET）：指主动脉瓣从开放 O 点至关闭 C 点的间期。

（三）左心房后壁波群

左心房前壁与主动脉根后壁，虽然是两层组织结构，但在 M 型图像上只显示为单层较粗大条状回声曲线。左心房受到左心室收缩、二尖瓣关闭、血液充盈和主动脉根向前移动等影响，左心房前壁在心室收缩期向前移动，而在舒张期开始向后移动，随后该回声曲线相对平直。左心房后壁波群是位于左心房腔后面的连续性线条状回声曲线，一般较平直，心动周期中只有较少的波动，与左心房的充盈和排空等有关。心电图 P 波之后左心房壁回声进一步向后移动，显示一个小波称为 a 波，代表心房收缩期，随后可出现 b 峰。心电图 R 波之后出现的 c 波谷代表左心室收缩期左心房后壁的位置变化，随后可有 d 峰等。

左心房前后径（antero-posterior left atrial dimension）：指心电图 T 波终末部左心室收缩末期，主动脉壁向前运动达到最大时，从主动脉根和左心房前壁回声的左心房侧边缘到左心房后壁心内膜面回声之间的垂直距离，一般在左心房前后径最大处测定。

三、心底部至心尖部扫查

探头置于胸骨旁左缘第 3、4 肋间，超声声束从心底部向心尖部方向扫查（图 2-9），除显示胸壁、右心室前壁、右心室腔外，主动脉根前壁逐渐移行为室间隔，主动脉根后壁逐渐移行为二尖瓣前叶，左心房腔移行为左心室腔，左心房后壁移行为左心室后壁。继续向心尖部方向扫查，二尖瓣波群逐渐消失，显示室间隔和体部左

心室腔、左心室后壁波群，在靠近左心室后壁的左心室腔内可显示腱索、乳头肌等回声。随后右心室腔和左心室腔的前后径逐渐变小，直至心室腔完全消失，仅显示心尖部心肌的回声图像。从心底部向心尖部方向扫查时，在只出现二尖瓣前叶曲线的水平，其下方为房室交界处后壁，显示为向前运动的方形波（图 2-10）。

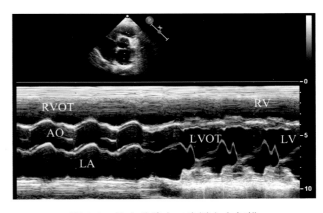

图 2-9　从主动脉向二尖瓣方向扫描
显示解剖上主动脉前壁与室间隔有连续关系，而主动脉后壁与二尖瓣前叶有连续关系

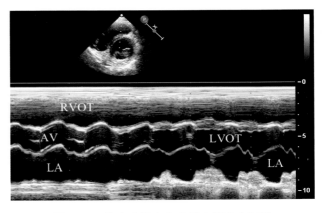

图 2-10　从主动脉向左室流入道方向扫描
仅显示二尖瓣前叶时，其二尖瓣前叶后方的心壁为房室交界水平的后壁

（一）心室波群

一般在二尖瓣尖与腱索交界水平显示心室波群典型图像，随心动周期出现一系列的动态变化，此时超声声束先后穿过胸壁→右心室前壁→右心室腔→室间隔→左心室腔→左心室后壁等结构，其中以室间隔和左心室后壁的回声曲线最重要。

通常可清晰地显示室间隔左、右心室面心内膜的回声曲线，两者之间为回声较稀疏的室间隔肌层。左心室后壁心内膜层表现为较纤细线状或条状曲线，心肌层为较稀疏的多条平行曲线，心外膜表现为条状回声曲线，图像较清晰，没有心包积液或心包膜增厚时表现为单层

较粗大较强条状回声,运动方向基本与心内膜回声一致,但其运动幅度远小于心内膜回声。测量左心室后壁时,一般不应将较粗大的心包膜回声包括在内,否则将影响测量结果的准确性,此与二维测定时有所差异。在靠近左心室后壁的左心室腔内,多数可显示腱索、乳头肌回声图像。

在心动周期中,右心室前壁、室间隔和左心室后壁回声曲线出现规律性的变化。心室收缩期,右心室前壁和室间隔向后运动,左心室后壁向前运动;而在心室舒张期,右心室前壁和室间隔向前运动,左心室后壁向后运动。其中右心室前壁的运动幅度较小,室间隔基本上与二尖瓣波群处所见相似,但运动幅度较大。室间隔与左心室后壁的运动方向基本上相反,呈镜像运动。另外,室间隔和左心室后壁回声在心室收缩期增厚,舒张期变薄,但右心室前壁厚度的变化不明显。

在心电图 R 波处,相当于心室舒张末期,左心室后壁的位置最靠后,室间隔在整个舒张期趋于缓慢向前移位,直至舒张末期移至最靠前的位置。大约在心电图 QRS 波群起始部之后 90ms,室间隔出现收缩运动,室间隔回声曲线形成明显的向后运动,同时左心室后壁回声向前运动。与室间隔回声比较,左心室后壁相应回声的运动均稍偏迟。左心室后壁收缩期向前运动一般出现于心电图 QRS 波群起始部之后约 159ms,与左心室后壁兴奋晚于室间隔有关。

心电图 T 波顶峰之后,心室收缩末期的左心室后壁最厚,增厚率最高,向前运动最明显,而室间隔在整个心室收缩期一般均增厚,向后运动。收缩达到高峰后,往往可观察到室间隔和左心室后壁回声曲线有细小的切迹,可能与右心室舒张早期开始充盈等因素有关。

随后,室间隔回声出现比较明显的向前移动,左心室后壁回声向后移动形成波形的下降支,此时它们的运动速率一般比收缩期上升支要快,两者的斜率不甚相同。心室舒张期,随着心室充盈,室间隔回声继续缓慢向前移动,到达舒张末期,室间隔又出现向前移动加快,左心室后壁出现向后运动加快,系心房收缩使左心室充盈加速、左心室出现体积和形态改变的结果。

（二）心尖部波群

基本与心室波群相似,但左心室腔内径小,甚至只有心壁的回声曲线,有时可有乳头肌回声（图 2-11）。

（三）心室和室间隔测量指标

声束从心底部向心尖部扫查,二尖瓣前叶回声逐渐从图像中消失,出现腱索回声处,为二尖瓣尖腱索水平的 M 型心室波群,超声束与左心室长轴基本垂直,并正好穿过心室腔的中部,是测量的理想部位,可测量左

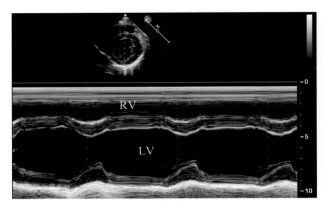

图 2-11 左心室心尖部波群
显示右心室前壁、右心室腔、室间隔、左心室腔及左心室后壁

心室腔和右心室腔内径,右心室前壁、室间隔和左心室后壁厚度,室间隔和左心室后壁运动幅度和速率等,并测算左心室后壁和室间隔收缩期增厚率、缩短率等参数,是反映心肌组织状况和心功能的重要指标。

1. 心室短轴内径（left ventricular internal short-axis dimension）

（1）左心室舒张末期径（LVDd）:以同步心电图 R 波顶点为标准,测量室间隔左心室面至左心室后壁心内膜面的垂直距离。

（2）左心室收缩末期径（LVDs）:指收缩末期,室间隔左心室面同左心室后壁心内膜面之间的垂直距离。

（3）右心室舒张末期径:以同步心电图 R 波顶点为标准,测量右心室前壁心内膜面至室间隔右心室面的垂直距离。一般在呼气末期测量,以避免呼吸的影响,但结果往往欠准确。

2. 左心室射血时间（left ventricular ejection time, LVET）　以 ms 为单位,测量收缩期左心室后壁向前运动的起点至其向前运动幅度最大处的时间间隔,相当于左心室后壁收缩期持续时间。

3. 左心室心壁厚度（wall thickness of left ventricle, 以 mm 为单位）

（1）室间隔舒张末期厚度（STd）:指在心电图 R 波顶点处,室间隔左心室面和右心室面之间的垂直距离。

（2）室间隔收缩期最大厚度（STs）:指在心电图 T 波末尾室间隔最厚处,室间隔左心室面和右心室面之间最大的垂直距离。

（3）左心室后壁舒张末期厚度（LVPWTd）:指在心电图 R 波顶点处,左心室后壁心内膜至心外膜之间的垂直距离。

（4）左心室后壁收缩期最大厚度（LVPWTs）:指在心电图 T 波末尾室间隔最厚处,左心室后壁心内膜至心外膜之间最大的垂直距离。

4. 运动幅度（amplitude of motion, 以 mm 为单位）

（1）室间隔运动幅度:指室间隔左心室面舒张末

水平至收缩期最大运动振幅水平之间的最大垂直距离。

（2）左心室后壁运动幅度：指左心室后壁心内膜面舒张末期水平至左心室后壁收缩期最大运动振幅水平之间的最大垂直距离。

5. 运动速率（velocity of motion，以 mm/s 为单位）

（1）室间隔收缩期运动速率：指收缩期室间隔左心室面心内膜回声曲线下降支的最大斜率。

（2）左心室后壁收缩期运动速率：指收缩期左心室后壁心内膜回声曲线上升支的最大斜率。

（3）室间隔舒张期运动速率：指舒张期室间隔左心室面心内膜回声曲线上升支的最大斜率。

（4）左心室后壁舒张期运动速率：指舒张期左心室后壁心内膜回声曲线下降支的最大斜率。

（四）左心室有关指标演算

一般采用二维超声心动图测定左心室有关指标和心功能，结果比较准确（详见第三章），目前已可采用三维超声技术进行测定。但通过 M 型测量上述各项指标，并演算各项有关参数，仍有一定的临床意义。

目前有许多种演算方法，以下是比较简便实用的演算方法。先设定正常左心室形状类似椭圆体，两条短轴径相等，长轴径为短轴径的一倍，左心室各部位心壁的收缩和舒张运动均匀一致，经超声心动图测量左心室短轴径等，演算左心室各有关参数，供临床参考，但同时也应考虑各种影响因素。

（1）舒张末期左心室容量（end-diastolic volume of left ventricle）= $LVDd^3$

（2）收缩末期左心室容量（end-systolic volume of left ventricle）= $LVDs^3$

（3）左心室每搏量（stroke volume，SV）= $LVDd^3 - LVDs^3$

（4）左心室射血分数（ejection fraction of left ventricle，LVEF）= $LVDd^3 - LVDs^3 / LVDd^3$ = $SV / LVDd^3$

（5）左心室缩短分数（fractional shortening of left ventricle，%Δ）= $\dfrac{LVDd - LVDs}{LVDd} \times 100$

（6）左心室圆周平均缩短速率（mean rate of circumferential shortening of left ventricle，平均 V_{CF}）：

收缩末期左心室短轴心内膜圆周径 = $\pi \times LVDs$
舒张末期左心室短轴心内膜圆周径 = $\pi \times LVDd$
左心室圆周径的变化，以 cm/s 为单位：

$$平均\ V_{CF} = \frac{\pi（LVDd - LVDs）}{LVDt}$$

将其标准化以便于比较：

$$平均\ V_{CF} = \frac{\pi（LVDd - LVDs）}{LVDt \times \pi LVDd} = \frac{LVDd - LVDs}{LVDt \times \pi LVDd}$$

（7）心壁增厚率

$$室间隔增厚率（\%）= \frac{STs - STd}{STd} \times 100$$

$$左心室后壁增厚率（\%）= \frac{LVPWTs - LVPWTd}{LVPWTd} \times 100$$

（8）左心室质量（left ventricular mass）
左心室舒张末期容积（cm^3）= $LVDd^3$
左心室心腔和心壁总容积（cm^3）=（$LVDd + 2LVPWTd$）^{3}
左心室心肌总容积（cm^3）=（$LVDd + 2LVPWTd$）$^3 - LVDd^3$
左心室质量（g）=〔（$LVDd + 2LVPWTd$）$^3 - LVDd^3$〕$\times 1.05$

四、三尖瓣波群

一般在胸骨旁左缘第 3、4 肋间扫查，探头朝向剑突（右下）方向，可显示三尖瓣的典型波群。其活动状态和相应的血流动力学基础与二尖瓣相似，其前叶 M 型曲线的形态、名称均类似于二尖瓣前叶，也分别称为 A、B、C、D、E、F、G 等点或峰。由于三尖瓣靠近胸壁，有时难以清晰显示，在时相上有微小差别，三尖瓣关闭比二尖瓣关闭大约晚 40ms。右心容量负荷增加时，还可显示三尖瓣后叶的回声曲线，与二尖瓣后叶回声曲线相似，但位于室间隔之前。

根据显示三尖瓣回声图像时，声束的方向不同显示的其他心血管组织结构有所差别。探头向右上方倾斜时（大动脉短轴），显示胸壁→右心室前壁→右心室腔→三尖瓣→右心房，而斜向左下方时（右室流入道断面），显示胸壁→右心室前壁→右心室腔→三尖瓣→室间隔（或房室瓣环组织）→左心室腔→左心室后壁等（图 2-12）。三尖瓣指标的测量方法与二尖瓣相似。

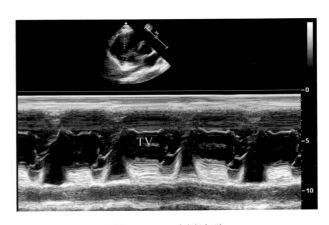

图 2-12　三尖瓣波群
显示三尖瓣前叶及隔叶的解剖结构

五、肺动脉瓣和主肺动脉波群

在胸骨旁左缘第 2、3 肋间扫查，一般只能显示肺动脉瓣后叶曲线，右心室收缩期肺动脉瓣开放，后叶向后运动，舒张期肺动脉瓣关闭，后叶向前运动（图 2-13），随后逐渐缓慢地向后移动，心房收缩期出现较短促局限的向后运动（a 波）。

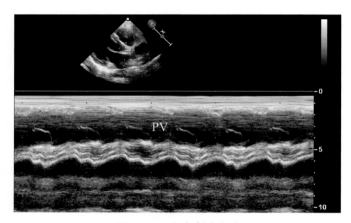

图 2-13　肺动脉瓣波群
显示右室流出道前壁、肺动脉瓣开放和关闭及房肺沟组织

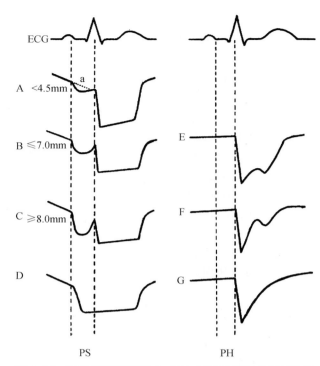

图 2-14　肺动脉瓣开放时（a 波）与肺动脉压关系示意图
A. 正常，B、C、D. 分别代表轻、中、重度肺动脉瓣狭窄，E、F、G. 分别代表轻、中、重度肺动脉高压

在胸骨旁和剑突下常规检查时，声束与主肺动脉之间有较大的角度，往往难以显示主肺动脉完整的 M 型回声图像，很难准确测量其内径。在胸骨上窝检查时，显示主肺动脉远端和右肺动脉，可测定右肺动脉内径。在声窗十分理想的受检者，可显示与主动脉瓣类似的完整 M 型图像，肺动脉瓣前叶与后叶呈相反方向运动。

为避免与二尖瓣混淆，肺动脉瓣回声曲线上的各波和点，采用英文小写字母命名，同时由于在大多数受检者，只能显示肺动脉瓣后叶的回声曲线，故以下名称除说明者外均指肺动脉瓣后叶。

a 波（a wave）：心电图 P 波之后，心室舒张末期，受心房收缩的影响，肺动脉瓣出现短促局限的向后运动，a 波大小和深度等与呼吸、肺动脉压等有关（图 2-14）。

b 点（b point）：心室收缩期肺动脉瓣的开放点，肺动脉瓣叶开放，右心室开始射血。

bc 段（bc slope）：肺动脉瓣开放时，后瓣叶迅速向后移动直至 c 点，一般此段回声线十分陡峭，反映肺动脉瓣开放速率很大。

c 点（c point）：肺动脉瓣开放，后叶向后移动达到最大幅度。

cd 段（cd slope）：右心室射血期，肺动脉瓣保持在开放状态，并逐渐缓慢向前移动，可能与主肺动脉向前移位等因素有关。随后，肺动脉瓣迅速向关闭方向移动，直至完全关闭。

e 点（e point）：肺动脉瓣关闭点。

be 段（be interval）：肺动脉瓣开放点至关闭点的间期，即右心室射血期。

ee′ 段（ee′ slope）：肺动脉瓣后叶短暂局限地向前移动，可能与舒张期大动脉位置变化等因素有关。肺动脉瓣向前移动到 e′ 点，接着再向后移动直至 f 点。

f 点（f point）：心房收缩期前肺动脉瓣的位置，从 f 点心房开始收缩。

ef 段（ef slope）：有时，随舒张期心脏和心底部结构的缓慢向后移动，已经关闭的肺动脉瓣可随之向后缓慢移动，肺动脉瓣从 e 点缓慢后移至 f 点形成 ef 段，而不出现肺动脉瓣后叶短暂局限地向前移动（ee′ 段）。

肺动脉瓣测量指标：

（1）a 波深度（a wave depth）：指从 f 点水平线到 a 波最靠后处水平线之间的垂直距离，正常不超过 4.4mm。

（2）肺动脉瓣收缩期开放速率（systolic opening velocity of pulmonary posterior leaflet）：指 bc 段斜率。

（3）肺动脉瓣收缩期最大开放幅度（maximum systolic opening amplitude of pulmonary posterior leaflet）：指 bc 段幅度。

（4）舒张期肺动脉瓣向后移动速率（e-f velocity）：指 ef 斜率。

（5）右心室射血前期（pre-ejection period of right ventricle，RVPEP）：指心电图 QRS 波群的起始部至肺动脉瓣开放点 b 的间期。

（6）右心室射血期（ejection time of right ventricle，

RVET）：指肺动脉瓣曲线的 be 段间期。

从最后两项结果可计算出 RVPEP/RVET 比例。

六、从二尖瓣环水平向左心室方向扫查

探头位于胸骨旁左缘第 2、3 肋间，声束朝向右肩，显示出二尖瓣环水平的二尖瓣前叶后，逐渐从右上方向左下方旋转进行连续扫描（图 2-15），可显示出的连接关系有：右室流出道前壁→右心室前壁，右室流出道→右心室，主动脉前壁与室间隔交界部位→室间隔，主动脉后壁→二尖瓣前叶，主动脉瓣及左心房→左心室，左心房后壁→房室交界处后壁→左心室后壁。从主动脉向二尖瓣方向扫描（主动脉波群向二尖瓣波群方向扫描），有助于对室间隔缺损、法洛四联症及右室双出口等的诊断。

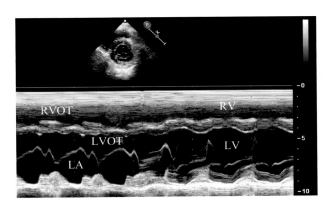

图 2-15　从主动脉向二尖瓣方向扫描波群
显示主动脉与左心室之间的解剖连续关系

七、三尖瓣至二尖瓣扫查

探头朝右下剑突方向倾斜时，显示出三尖瓣前叶→右心房→房间隔→左心房波群，然后将探头朝左下方旋转，可显示出以下连接关系：三尖瓣前叶及部分右心房→右心室，房间隔→室间隔，左心房→左心室腔及二尖瓣前叶，左心房壁→左心室壁（图 2-16）。从三尖瓣向二尖瓣方向扫描有助于部分型和完全型心内膜垫缺损的鉴别诊断。

八、三尖瓣至主动脉瓣扫查

从三尖瓣向主动脉瓣方向扫描时（图 2-17），探头从右下剑突方向显示三尖瓣叶后，逐渐顺时针向左上方旋转，至胸骨上窝右下方的主动脉瓣区域，依次显示出三尖瓣前叶→主动脉前壁，房间隔→主动脉后壁。

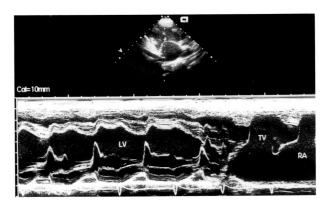

图 2-16　从三尖瓣向二尖瓣方向扫描波群
显示三尖瓣与二尖瓣、左心室的解剖连续关系

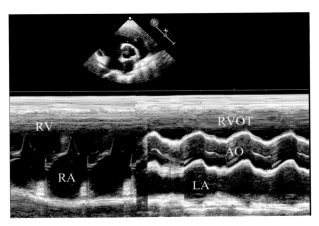

图 2-17　从三尖瓣向主动脉方向扫描波群
显示三尖瓣与主动脉前壁及室间隔的解剖连续关系

九、肺动脉瓣至主动脉瓣扫查

探头先朝向受检者的右肩方向，显示主动脉波群，然后顺时针方向旋转，朝向其左肩方向，显示肺动脉瓣波群（图 2-18），可显示右室流出道→肺动脉瓣波群，主动脉前壁→房肺沟，主动脉瓣、主动脉后壁→左心房。

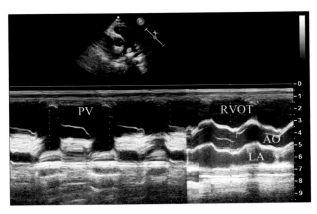

图 2-18　从肺动脉向主动脉方向扫描波群
显示肺动脉与主动脉在解剖上的连续关系

从主动脉瓣向肺动脉瓣方向扫描，有助于识别大动脉的位置和相互关系，是 M 型超声心动图诊断大动脉转位的重要方法之一。

第四节　M 型超声检查的有关问题

注意探头位置、声束方向和图像显示的标准化。为保证测得准确结果和便于比较，必须有准确的测定时间，此在 M 型检查中尤其重要。一般以同步心电图 R 波波峰和（或）左心室内径最大部位，定为显示舒张末期的时间标准，后者的准确性较差，前者因心电图导联不同而有所差异，故以心电图 QRS 波群起始部作为舒张末期的时间指标较为可靠。

通过心电图和 M 型图像等确定收缩末期均比较困难，一般将心电图 T 波终末部、M 型左心室内径最小部位、第二心音主动脉瓣成分出现时或左心室后壁移动幅度达到最大程度时等定为收缩末期的标准，但心电图 T 波的变化多、时限长而不够准确，利用心音需要增加同步心音图，M 型左心室后壁与室间隔运动并非完全同步，多数难以准确确定收缩末期时相。

有人将 M 型图像室间隔与左心室后壁之间距离最短的部位定为收缩末期标准，与心血管造影结果密切相关，但实际上，室间隔向后运动最靠后的点，与左心室后壁向前运动的顶峰，并非在同一个时刻，形成两个不同的时间点，因此尚待进一步探讨。如果室间隔运动正常，比较准确的方法是，以室间隔 M 型回声图像向后运动的最靠后点为收缩末期的标准；如果室间隔运动异常，则取左心室后壁向前运动的顶峰为收缩末期的标准。

在 M 型检查中，应注意各部位心脏大血管结构运动曲线所反映的血流动力学改变，还应注意做心脏大血管结构之间的扫描，以便了解各部位的细微解剖结构及其相互之间的关系，且有助于了解病理解剖，提高诊断准确率。与二维检查等方法相结合，有助于提高 M 型检查的水平。

（刘延玲　熊鉴然）

参 考 文 献

张武，等 . 1977. 124 例正常超声心动图测量与分析 . 中华医学杂志，57：287

Assad-Morell JL，et al. 1974. Echocardiographic analysis of the ventricular septum. Prog Cardiovasc Dis，17：219

Belenkie I，et al. 1973. Assessment of left ventricular dimensions and function by echocardiography. Am J Cardiol，31：755

Bellhouse BJ，et al. 1972. Fluid mechanics of a model mitral valve and left ventricle. Cardiovasc Res，6：199

Edler I，et al. 1957. Ultrasonic cardiogram in mitral stenosis. Acta Med Scand，159：85

Feigenbaum H，et al. 1967. Use of ultrasound to measure left ventricular stroke volume. Circulation，35：1092

Gramiak R，et al. 1972. Echocardiographic detection of pulmonary valve. Radiology，102：153

Henry WL，et al. 1978. Echocardiographic measurements in normal subjects. Circulation，57：278

Joyner CR，et al. 1963. Reflected ultrasound in the assessment of mitral valve disease. Circulation，27：506

Laniado S，et al. 1975. A study of the dynamic relations between the mitral valve echogram and phasic mitral flow. Circulation，51：104

第三章 二维超声心动图

第一节 概　述

二维超声心动图（two-dimensional echocardiography，以下简称二维），是在 M 型超声心动图基础上发展起来的影像技术，可以通过对声束不同角度切割，显示心脏和大血管断面的解剖结构、空间方位和相互之间的毗邻关系，还可显示其功能状态，已成为心血管疾病诊断的主要检查方法之一，对临床超声心动图学的发展和诊断水平的提高，发挥了极为重要的作用。

M 型与二维超声的显示方式有极大的区别，两者实际上是线和面的关系，因此应用二维显示心脏大血管的解剖结构，又称为断面或切面超声心动图检查法（cross-sectional echocardiography）。

心脏大血管是立体动态的解剖结构，形态结构和空间关系非常复杂，检查者虽然可以通过观察各个部位的 M 型线条图，对心脏大血管结构建立起立体的概念，但二维图像能从各个断面清晰观察心脏大血管，更容易建立立体概念，从而更有助于诊断和鉴别诊断，当然二维与心脏大血管实际解剖之间仍然是平面和立体空间的关系。

随着计算机技术和超声心动图仪器的不断发展，二维超声心动图检查技术发生了巨大变化，从早期的静态二维超声仪、多晶体线阵式超声仪、机械式扇扫型超声扫描仪、相控阵式超声扫描仪，发展到目前的多功能高分辨率超声仪，新技术不断涌现、成熟和完善，并且还将继续发展，在心血管临床和研究方面发挥更大作用。仪器设备和新技术的发展与应用，为超声检查提供了基本的条件，但超声检查的质量往往受到检查者技术水平，尤其是其基本理论基础、空间思维方式、临床知识水平的程度和是否具有娴熟的操作技巧的影响，应予以重视。

心血管超声发展到目前为止，二维仍然是其他超声心动图检查技术最重要的基础。从二维断面图像选择扫描线可进行 M 型检查，选取样容积进行多普勒检查，经计算机重建三维、四维图像和开展其他新技术等。二维检查的质量通常将直接影响其他检查技术的准确性，因此必须熟练掌握二维检查方法，提高二维检查水平和图像质量，才能充分发挥各种超声检查技术的作用。

第二节 二维超声检查部位和方法

胸骨旁和心尖部是常规检查部位，其中胸骨旁一般采用胸骨左缘，少数可同时或主要采用胸骨右缘，均与 M 型超声检查相同（详见第二章）。必要时可进行剑突下和（或）胸骨上窝检查，还可将特殊探头放置于食管内、心血管腔内或心脏外科手术野等，进行特殊的二维超声检查，分别称为经食管超声心动图、心血管腔内超声检查和心外膜超声检查等，请详见相关章节。

受检者一般需静卧于高度合适的检查床上，体位适当，自然放松，保持安静，充分暴露检查部位，一般要求腰部以上没有衣物覆盖，尤其是胸前区域。

受检者体位依检查部位和状况而异，一般常规胸骨旁、心尖部检查时，受检者通常取仰卧位或 45° 左右的左侧卧位。左侧卧位的倾斜程度需根据检查目的进行调整，通过改变声学窗口等因素提高检查质量。

胸骨上窝检查时，受检者需取肩部垫高的仰卧位，颈部适当后仰或向一侧偏斜，保持颈部肌肉放松，充分暴露胸骨上窝，以取得最佳检查效果，必要时受检者可取坐位。

剑突下检查时，应尽量使腹部放松，受检者膝关节屈曲、下肢并拢。

另外还应根据受检者病情适当调整体位，如合并心力衰竭、大量心包积液者可取半卧位甚至坐位，以减轻受检者呼吸困难等症状。

检查时无关人员不得在场，尤其对女性、儿童受检者应注意保护，减少麻烦，增进配合。

目前有不同类型和型号的超声仪器设备，结构、功能通常比较复杂，除常规 M 型、二维和多普勒技术外，往往具有某些新技术、新功能，调节和控制的部件很多，操作方法有所不同，应根据调节操作要求，认真学习，熟练掌握，灵活使用。使用前和使用中需将仪器设备的显像、记录等参数调节到最佳状态，尤其是增益、抑制、补偿、灰阶和彩色等，以获取最佳图像。

检查者一般位于受检者左侧，多取坐姿，面对仪器和受检者头部，应尽可能处于舒适、方便的位置，减少操作难度和减轻疲劳，提高检查质量。检查者通常以左手操纵仪器设备，右手操作探头。对儿童或不合作的受检者应采用各种方法争取合作，必要时可使用不影响病情和检查质量的镇静药物等。检查者应态度和蔼可亲，举止大方得体，语言通俗风趣而又不过分，解释耐心，要求恰当等，这些均有利于增进合作，顺利检查。对急诊、危重、病情特殊的受检者，在不影响病情和治疗处理的情况下，应灵活变通检查方法和技巧，争取取得最佳结果。

适当使用接触剂有助于提高图像质量，接触剂过少将降低图像质量，过多则造成浪费和污染。

目前有各种超声检查探头，需根据检查部位、目的、受检者状况和检查者习惯等选择大小、频率和其他特性合适的探头。探头的发射频率往往影响超声的穿透力和分辨率，发射频率一般与分辨率成正比，而与穿透力成反比，发射频率越高，穿透力越低，但分辨率越高。因此需要根据受检者情况选择合适的探头，但穿透力与分辨率相比，穿透力更为重要，没有穿透力则谈不上分辨率。成人一般采用超声频率为 2.5 ～ 3.5MHz 的探头，超声穿透较深，通常可达 20cm 左右，但分辨率稍低；儿童一般采用 4.5 ～ 7.0MHz 的探头，穿透距离较短，但分辨率高。

探头方向是影响检查质量的因素之一，根据探头放置部位和检查目标，应使尽可能多的超声声束穿透入受检者体内，声束方向尽可能与检查目标的界面垂直。要充分利用声学窗口特征操作探头，动作轻巧灵活，避免压力过大、动作粗暴，以减轻受检者痛苦或不适，延长探头使用期限，减少检查者疲劳。目前使用的探头结构精细、价格高昂，需注意保护。

检查要有目的性、先后次序和重点，应全面细致，综合利用各种超声技术，使显像清晰，记录和分析符合标准，提高诊断准确性。

现行超声仪均配备有显示器、录像机和记录仪等设备，一般均具有图像冻结、回放、标记、测量、记录和存储等功能。有的还具有双幅图像显示，二维与 M 型、多普勒图像同时显示等功能，有的配备有黑白和（或）彩色记录设备及硬盘、软盘、光盘等各种计算机图像存储设备，可根据具体条件、检查目的等采用不同的图像存储和记录方法。存储和记录方法不同，图像质量有所差别，一般以计算机图像存储设备影响较少，几乎可记录原图的全部信息，有助于图像信息的脱机后处理。目前新的超声诊断仪还可进行图像编辑处理分析。

第三节　二维超声断面及测量基础

二维检查时，通常采用描述简单几何体的有关术语来描述心血管结构的断面和轴线，因此了解这些概念有助于理解二维图像及其测量。

某些心血管系统结构的形态大致类似于一些简单几何体（图 3-1），主要有：

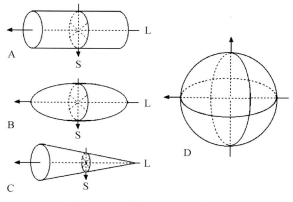

图 3-1　二维断面几何示意图

（1）圆柱体（cylinder）：其纵向断面为长轴断面，横断面为短轴断面，与之相应的轴线分别为长轴线和短轴线，通过中心的长轴线为中轴线。

（2）长椭圆体（ellipsoid）：其纵向断面为长轴断面，横断面为短轴断面，与之相应的轴线分别为长轴线和短轴线，通过长轴中心的轴线为中轴线。

（3）圆锥体（cone）：从圆锥体顶点到底部的断面为长轴断面，与之垂直的横断面为短轴断面，相应的轴线分别为长轴线和短轴线，一般长轴线为中轴线。

（4）圆球体（sphere）：没有长轴和短轴之分，任何通过圆球体中心点的断面均相同，轴线相等，对长轴和短轴之分往往根据其内部或外部的参考标志人为确定。

但心血管系统结构的形状多数不像上述简单几何体，有的类似于圆柱圆锥体、长椭圆圆锥体、不规则形等，在确定断面和轴线时需综合考虑。

二维超声探测简单几何体时，声束平面与几何体之间的相互位置关系不同可产生不同的断面图像，对判断图像的可靠性和测量结果的准确性具有十分重要的意义。根据超声原理，与超声声束垂直的结构界面一般显像清晰，基本上可反映所探测结构的位置、形状和大小，测量结果比较可靠；但与声束构成角度的结构界面，显像往往与实际有所差异，甚至难以显像，可造成诊断困难和测量误差。

以圆柱体为例，超声检查平面与圆柱体之间呈不同的位置关系时，明显影响二维图像（图 3-2）。圆柱体短轴断面二维超声显示为圆形，完全与长轴垂直者为正圆形，成一定角度时显示为椭圆形，角度越明显椭圆形的长径越长，与圆柱体的实际短轴形态差别越大。当超声进行中轴线上下长轴断面检查时，与短轴垂直，显示与其直径相一致的横向图像，而断面平行地偏向圆柱体一侧时，显示直径较小的横向图像，断面离开中轴线越远，图像的直径越小。位于中轴线水平长轴断面时，圆柱体显示与其直径相一致的纵向图像；而断面一端位于中轴线，另外一端偏向圆柱体一侧时，显示直径逐渐缩小的纵向图像，该端离中轴线越远，图像直径越小。

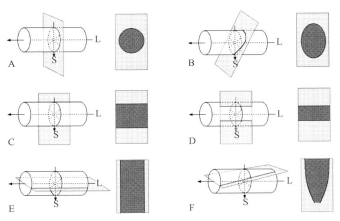

图 3-2　二维图像检查平面与圆柱体之间的位置关系示意图

事实上，超声声束平面与圆柱体之间可以形成无数种位置关系，包括从短轴断面到长轴断面的逐渐变化，从标准断面向任意方向和（或）角度的渐变等，造成二维图像的千变万化。

从简单几何体进行二维检查时，就可以出现如此众多的变化，对形态结构极为复杂的心血管系统而言，其断面图像将更加复杂多变。而且，心脏和大血管结构随心动周期运动，将进一步影响二维断面图像，心血管二维显像断面实际上是无数个。如果超声的探测方向不同，显示的左心室断面图像和测量的参数将出现明显差异，越向两侧偏斜，误差越大（图 3-3）。因此，需要有标准断面、标准图像和标准测量方法等，以便于检查比较和分析，学习和掌握正确的检查方法和标准断面极为重要。

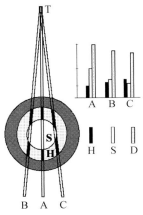

图 3-3　声束通过解剖部位时角度不同所测得的参数不同示意图

人体解剖学一般采用相互垂直的矢状面、冠状面和横断面这三个断面，但心脏大血管的形状和位置特殊，与上述解剖学断面均有一定的夹角，因此不能简单地采用解剖学断面，通常需要以心脏长轴为标准描述二维超声断面。

长轴断面（long axis imaging plane）：指二维超声平面与心脏长轴平行，接近于人体的矢状断面（图 3-4）。

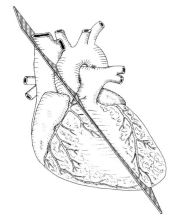

图 3-4　心脏长轴断面示意图

短轴断面（short axis imaging plane）：指超声平面与心脏长轴垂直，接近于人体横断面（图 3-5），超声图像的上下相当于心脏的前后面，即相当于从平卧位受检者足侧向头侧观察心脏大血管。

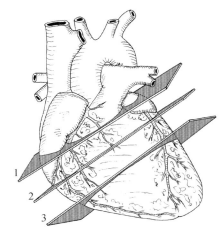

图 3-5　心脏短轴断面示意图

四腔心断面（four-chamber imaging plane）：指超声平面与心脏长轴和短轴基本垂直的水平长轴断面，接近于人体冠状断面（图 3-6），扇形图像的尖端为心尖，扇弧为心底部。

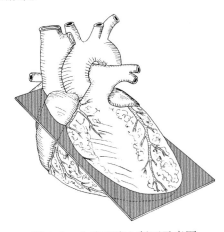

图 3-6　心脏四腔心断面示意图

二维图像一般呈扇形,扇形的尖端为近场,显示靠近探头的浅层组织图像,通常位于图像的上端;扇形的扇弧为远场,离扇形尖端越远,代表越为深层组织的图像。因此超声图像的上下位置往往与心血管实际部位不同,有的超声仪具有图像上下倒转功能,可改变图像与心血管实际位置的相互关系。

为了避免混淆和误解,超声断面对方位的描述一般以解剖学结构的上下、左右和前后关系等实际方位为标准。如正常情况下心尖部与心底部相比,心尖部在下方,左心室与右心室相比,左心室在左侧,主动脉根与左心房相比,主动脉根在前面等,而不拘二维超声所显示或记录的图像位置。

二维图像的测量也有一定的标准。测量心血管结构的厚度(thickness)时,一般从该结构一侧回声缘测量到另一侧回声缘的垂直距离,如室间隔厚度指室间隔右心室心内膜面回声至左心室心内膜面回声缘之间的垂直距离(图3-7)。通常通过超声图像冻结,用测量光标先后在该结构两侧回声处确定测量点,由仪器自动测量、显示和打印测量结果。通常分别测量心室收缩末期和舒张末期厚度。

内径(internal diameter or dimension)的测量方法与厚度相似,从心血管腔一侧回声缘测量到另一侧回声缘的直线距离(图3-8)。比如左心室腔短轴内径,指从室

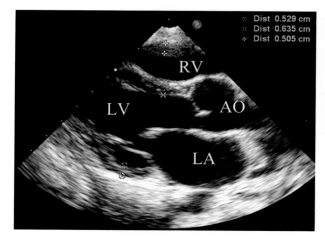

图 3-7 室壁厚度测量

间隔左心室心内膜面回声缘到对侧左心室壁心内膜面回声缘的直线距离。一般也取心室舒张末期和收缩末期,前者以心电图 R 波顶峰处为标准,但测量心房时一般取心室收缩末期内径。内径指心血管腔两侧壁之间的直线距离,尽量测量结构界面与超声平面垂直的图像,其中长径(length dimension)指心血管腔最长部位的内径,横径(transverse dimension)指心血管腔短轴或短轴部位最宽处的内径,亦称为短径。

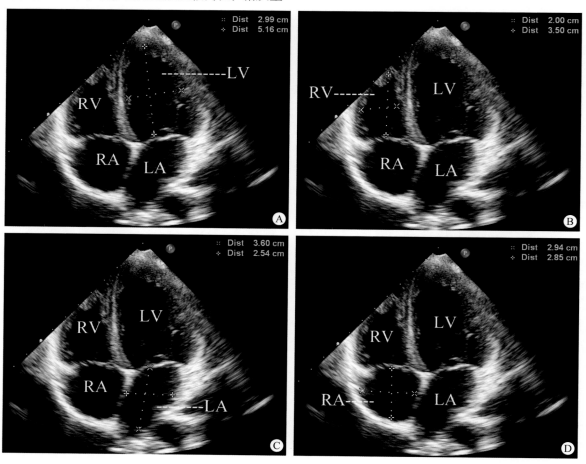

图 3-8 各心腔内径测量

另外，有的术语以身体方位等为标准，以靠近头部者为上，靠近身体中线者为内等，有的位置关系属相对而言。其中上下径（supero-inferior dimension）指心血管腔头足方向的内径，左右径（left-right dimension）指心血管腔左右方向两侧之间的内径，前后径（antero-posterior dimension）指心血管腔前后方向两侧之间的内径，内外径（medio-lateral dimension）指心血管腔内侧壁与外侧壁之间的内径，往往代表处于内外位置关系上的左右径

或前后径等。

面积（area）的测量方法：将超声图像冻结，用测量光标勾画出该结构回声区域，由仪器自动测量、显示和打印测量结果。比如在左心二尖瓣水平短轴断面，用测量光标勾画出完全开放时整个二尖瓣回声的内侧边缘区域，测量二尖瓣口面积（图3-9）。心血管腔面积包括横断面、长轴断面面积等，一般分别测量收缩末期和舒张末期面积，瓣口一般测量其最大开放面积。

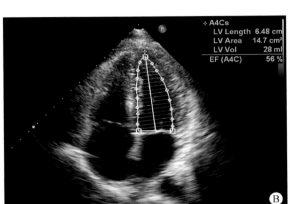

图3-9　面积测量

第四节　二维超声标准断面正常典型图像

如前所述，心脏和大血管是十分复杂的动态立体结构，实际上可显示无数个心脏及大血管的二维超声断面，为了学习、掌握、分析和比较，一般将常规检查的二维断面标准化，但迄今有关标准断面的数量和分类方法报道不尽相同。

本节将尽可能介绍临床上有实际价值的二维断面，对其中最常用、最重要的常规断面进行重点介绍，以常规检查部位为基础，分别介绍各常规标准断面的检查方法、注意事项及其正常典型超声图像。因个体差异很大，心脏大血管的形态结构变化较多，所谓标准断面及其正常典型图像，不应当绝对化。对于心血管病患者，心血管形态结构更是变化多端，检查中尤其需要灵活应用，切忌生搬硬套标准断面。

一、胸骨左缘长轴断面（parasternal long axis view）

1. 胸骨左缘左心室长轴断面（parasternal left ventricular long axis view）　探头置于胸骨左缘第3、4肋间，声束指向受检者的后背方向，探测平面基本上与右胸锁关节与左乳头连线平行，或平行于右肩和左腰部的连线，与

左心长轴平行。处于此断面的心血管结构，并非完全处于一个解剖平面，因此不大可能在一个固定的断面上清晰显示左心室长轴的所有心血管结构，否则测量结果将出现明显的误差。如主动脉根的长轴与左心室长轴之间，存在约30°的夹角，检查时需要将探测平面稍向两侧偏斜调整，以便探及所有结构。为探及整个长轴的左心室，可将超声平面从心底部向心尖部扫查，直至显示心尖部。

本断面可显示右心室前壁、右心室腔、室间隔、左心室腔、主动脉根及主动脉瓣、左心房、二尖瓣、左心室后壁、冠状静脉窦和心包膜等结构，是显示以上各解剖结构最常用、最重要的标准断面之一（图3-10）。

扇形图像的近场显示胸前壁，随后是右心室前壁，两者往往难以区分，右心室腔通常显示为无回声区，头侧部分为右室流出道，其后方为主动脉根。可观察处于前后方向右心室、右室流出道的位置、形态、内径和腔内结构。

室间隔一般横贯于扇形图像的中部，其起始部为膜部室间隔，与主动脉根的前壁相延续。肌部室间隔与膜部室间隔的超声图像通常有明显的区别，但各部位肌部室间隔的回声、厚度、运动形式大致相同，收缩期向左心腔方向运动，与左心室后壁呈镜像运动，厚度增加。可观察室间隔的位置、厚度、整体和节段性运动状况，室间隔与左心室后壁之间的活动关系，室间隔与主动脉前壁的连续性和相互位置关系。

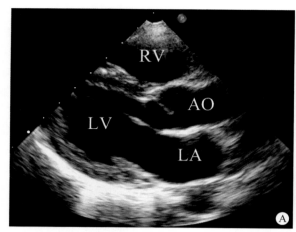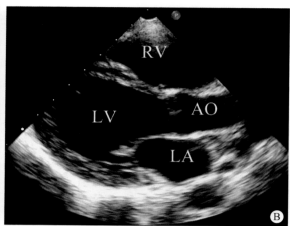

图 3-10 胸骨左缘左心室长轴断面
A.舒张期二尖瓣开放；B.收缩期二尖瓣关闭

主动脉根显示为两条相互平行的较粗回声光带。主动脉根起始部为主动脉瓣环，管腔内可观察到与主动脉瓣环相连接的主动脉瓣，随心动周期出现规律性开放和关闭运动。主动脉瓣环头侧近端部分的主动脉前、后壁稍向外侧膨出，内径稍膨大，为主动脉窦，比主动脉根起始部及主动脉窦以上的管腔内径略粗。无论收缩期及舒张期，主动脉根前、后壁均基本上呈平行运动，内径的改变范围较小。可观察前后方向主动脉根的位置、形态、内径、腔内结构，及其与室间隔、二尖瓣之间的连续关系等。

左心房在主动脉根后壁的后下方，主动脉后壁与左心房前壁回声不能区分，左心房腔一般为回声区。左心房后壁和心外膜显示为条索状回声，通常属于此断面最靠后的结构，在心动周期中左心房后壁的活动一般不明显。可观察前后方向的左心房位置、形态、内径和腔内结构等。右室流出道、主动脉根和左心房前后径大致相等。

左心房后壁与左心室后壁汇合于左心房室瓣环后部，在交界处后方，有时可观察到较小的圆形无回声区，为冠状静脉窦，可观察冠状静脉窦形态、大小等。正常时，冠状静脉窦与降主动脉的大小差别明显，冠状静脉窦扩大时有可能与降主动脉混淆，但冠状静脉窦随房室瓣环运动，与心脏的运动相一致，降主动脉则与心脏的活动不一致，多普勒超声表现不同。

在左心房后方，常可观察到一个椭圆形的无回声区，为胸段降主动脉，超声断面与之成一定角度，故通常显示为椭圆形。左心室腔位于室间隔后方，通常为无回声区。可观察前后方向的左心室位置、形态、内径和腔内结构等。

左心室腔内靠左心房附近，有二尖瓣前叶和后叶回声，回声一般纤细、清晰、均匀，在心动周期中开放自如，关闭时完全闭合。舒张期开始时，二尖瓣前叶迅速向前运动，靠近室间隔，相当于 M 型二尖瓣回声曲线的 E 峰，

舒张中期二尖瓣呈半关闭状态，舒张末期左心房收缩，二尖瓣又出现一定程度的向前运动，相当于 M 型二尖瓣回声曲线的 A 峰。在心动周期中，后叶的活动方向与前叶相反，呈镜像运动，但活动幅度较小。

二尖瓣附着于二尖瓣环上，其中前叶与主动脉根后壁相连续，后叶附着于左心房与左心室之间的交界处。可观察二尖瓣的位置、结构、活动状况和瓣口大小，二尖瓣与主动脉根、左侧房室瓣环的连接及其相互之间的空间位置关系等。二尖瓣尖端附近的左心室腔内，可观察到纤细、时隐时现的线状腱索回声，可从二尖瓣向心尖部方向探测，直至其与乳头肌相连接。

左心室后壁和乳头肌在左心室腔后方，其回声特点、厚度大致与室间隔相似，活动方向与室间隔相反，通常可清晰观察到心内膜和心外膜回声，靠近左心室中部的后壁可观察到比较粗大的二尖瓣乳头肌回声。

可观察左心室壁的位置、厚度、整体和节段性运动状况，室间隔与左心室后壁之间的活动关系等，测量左心室功能指标。为显示心尖部，需将超声平面偏向心尖部，或采用心尖长轴断面进行观察。

心外膜一般为较强的条索状回声，可观察心包膜和心包腔形态结构。

左侧心腔的测量（图 3-11），一般以胸骨旁左缘左心室长轴断面和心尖四腔心断面为标准。

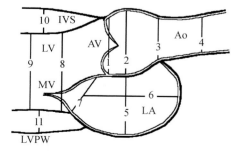

图 3-11 左心室长轴测量参数示意图

在左心室中部显示二尖瓣腱索部位，测量从室间隔左心室心内膜面到左心室后壁心内膜面的距离，得到左心室前后径。如果在二尖瓣尖部测量，则为左心室最大前后径，需要分别测量收缩末期径和舒张末期径。

在显示腱索的左心室中部，测量从室间隔右心室心内膜面到左心室心内膜面的距离，分别测量室间隔收缩末期和舒张末期厚度。在测量室间隔厚度的相同部位，测量从左心室后壁心内膜面到心外膜面的距离，为左心室壁厚度，分别测量左心室后壁收缩末期和舒张末期厚度。

测量从二尖瓣环连线中点到左心房上缘（上壁）心内膜面的距离，为左心房上下径；从主动脉根后壁下方的左心房前壁心内膜面到左心房后壁中部心内膜面内缘的距离，为左心房前后径。

在左心室收缩射血期，主动脉瓣开放的最大幅度为主动脉瓣最大开放幅度。在主动脉瓣附着处，测量主动脉根前、后壁回声之间的距离，为主动脉瓣环径；主动脉瓣上方主动脉窦膨出最明显处，测量前后壁回声之间的距离，为主动脉窦内径；主动脉窦以远，主动脉前、后壁之间的距离为升主动脉内径，也可以测量主动脉窦与升主动脉交界处前后径。胸主动脉内径一般为胸主动脉的横断面，但有时经胸测量比较困难。二尖瓣环前后径指二尖瓣环前后回声之间的距离。

2. 胸骨左缘右室流入道长轴断面（parasternal right ventricular inflow tract long axis view） 探头放置于胸骨旁左缘第3、4肋间，从上述左心室长轴断面部位，尽量将探头移向外侧，指向剑突和后内侧三尖瓣方向，使声束从胸骨后方穿入心脏，超声平面处于左锁骨上窝到右腹股沟的连线上。显示的主要结构是三尖瓣，应将其显示于图像中央，其他可显示的结构为右室流入道近端、右心室、右心房和下腔静脉等（图3-12）。

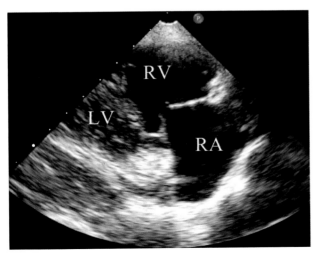

图 3-12 右室流入道断面
显示右心房、三尖瓣叶与右心室

扇形图像的最前方为胸壁和右心室前壁，随后是无回声的右心室腔，除右心室心尖部外，一般可显示整个右心室的长轴和部分右室流出道。右心室中部附近，可观察到附着于右心室壁的三尖瓣前后两组乳头肌。右心室腔图像的左后侧，为靠近心尖部的右心室后壁。在心动周期中，右心室前后壁出现收缩和舒张运动，右心室腔前后径大小出现周期性变化。右心室的头侧多数可观察到部分右室流出道。

由于右心室形状不很规则，变化较多，而且很难显示右心室长轴的所有结构，本断面的右心室长轴和短轴内径均不能准确代表右心室实际大小，结果往往不如心尖四腔心或剑突下断面所测量者准确。

可显示三尖瓣的前叶和后叶，在心动周期中出现较大幅度的明显活动，舒张期前叶向前运动，收缩期向后运动，后叶则运动方向相反，类似于左心长轴断面中的二尖瓣。三尖瓣尖附近的右心室腔内，可观察到腱索的纤细回声，三尖瓣前后瓣叶附着于三尖瓣环。本断面观察三尖瓣比较理想，对了解其结构和功能具有重要作用。

可观察到部分右心房下部，右心房与下腔静脉的连接部位，包括下腔静脉瓣等结构。此断面对检查下部右心房和下腔静脉入口处的病变也有重要意义，但由于只能显示部分右心房结构，并不是准确测量右心房有关指标的标准断面。

3. 胸骨左缘右室流出道长轴断面（parasternal right ventricular outflow tract long axis view） 探头放置于胸骨旁左缘第3、4肋间，在检查左心长轴断面的基础上，将超声声束向上偏斜，指向左肩，超声平面相当于在左肩内侧到右侧肋膈角的连线上，与身体矢状面大约构成顺时针旋转40°的夹角。可观察到右室流出道、肺动脉瓣、主肺动脉、左肺动脉、右肺动脉和左心室短轴、二尖瓣口（图3-13）。

胸壁之后为右室流出道前壁，随后为无回声的右室流出道腔。本断面对观察右室流出道和肺动脉瓣常有重要作用，可测量右室流出道、主肺动脉内径和肺动脉瓣开放幅度等。右室流出道内径指右心室前壁至膜部室间隔的距离。

主肺动脉与右室流出道相延续，两者之间有肺动脉瓣环和附着于其上的肺动脉瓣，右室流出道与主肺动脉之间构成一定的角度，主肺动脉在肺动脉瓣部位向后背部延伸，为其长轴断面。肺动脉瓣呈左右方向，心动周期中，在主肺动脉根左、右两侧壁之间开放和关闭。通常在主肺动脉的远端可观察到其分叉处及其左、右肺动脉起始部。

主肺动脉内径指主肺动脉前、后壁之间的距离；肺动脉瓣开放幅度指肺动脉瓣叶开放的最大幅度。

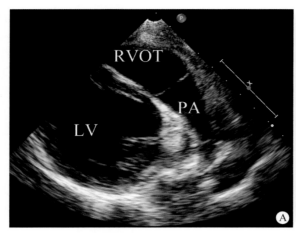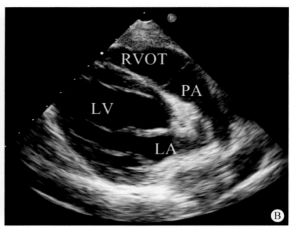

图 3-13 胸骨左缘右室流出道长轴断面
显示右室流出道、肺动脉及左心室

左心室在肺动脉及右室流出道的后下方，可显示近椭圆形的左心室短轴及二尖瓣前后叶、室间隔。

4. 胸骨左缘双心室流入道断面（parasternal right and left ventricular inflow tract view） 在左心室长轴检查的基础上，探头略向受检者的左肩倾斜约10°，观察到主动脉前壁消失，即显示本断面的右心房、三尖瓣隔叶和前叶、右心室、左心房、二尖瓣前叶和后叶、左心室，可显示房间隔与室间隔之间的连续关系、二尖瓣前叶及三尖瓣隔叶的附着部位，是显示左、右两侧流入道的最佳断面（图 3-14）。

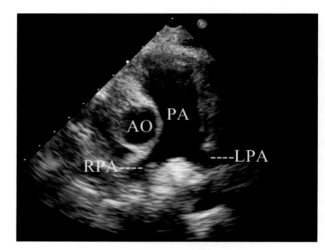

图 3-15 胸骨左缘肺动脉长轴断面
显示主肺动脉、左右肺动脉及主动脉的短轴断面

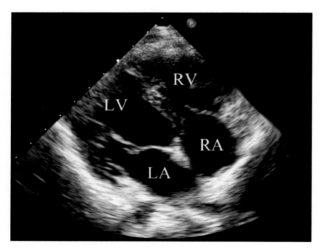

图 3-14 胸骨左缘双心室流入道断面
显示双心房、二尖瓣口、三尖瓣口、双心室及房间隔、室间隔

5. 胸骨左缘肺动脉长轴断面（parasternal main pulmonary artery long axis view） 探头放置于胸骨旁左缘第 3 肋间，在检查右室流出道长轴断面的基础上，进一步将超声平面轻度向顺时针方向旋转和向头侧偏斜。类似于右室流出道长轴断面，但主要显示右室流出道、肺动脉和主动脉，而不显示右心室和左、右心房（图 3-15）。

右室流出道主要显示其远端，靠近胸前壁，大致与右室流出道长轴断面图像相似。与右室流出道长轴断面基本相似，肺动脉瓣和主肺动脉起始部在前面，随后逐渐转向头侧偏后方，一般均能清晰显示肺动脉瓣、整个主肺动脉、肺动脉分叉处，以及左、右肺动脉的长轴断面图像，对观察肺动脉瓣和整个肺动脉系统具有重要作用，是显示肺动脉系统最佳的断面之一。

可对肺动脉系统进行测量，在肺动脉瓣附着处测量主肺动脉内径，另外可分别测量肺动脉分叉处和左、右肺动脉内径。

主动脉在右室流出道图像的后方，呈椭圆形，因为是升主动脉的斜行短轴断面，一般观察不到主动脉瓣回声。

6. 胸骨左缘心尖长轴断面（parasternal cardiac apex long axis view） 在胸骨旁左心长轴断面检查时，多数不能完全显示左心室，尤其是心尖部，因此有人将记录心尖部结构的左心长轴断面单独称为心尖部长轴断面，实际上是按照胸骨旁左心长轴断面的方法，探头指向后背，声束向心尖部偏斜，或将探头放置于第5肋间，并尽量移向心尖，探测心尖部，断面与左心室短轴断面垂直（图3-16）。

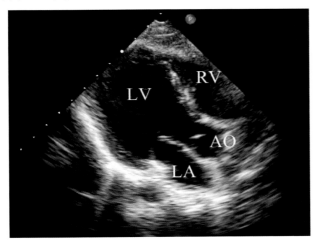

图3-16　胸骨左缘心尖长轴断面
显示主动脉长轴、左心房、左心室、二尖瓣叶室间隔及右心室

胸壁之后为右心室心尖部，无回声区的右心室腔前后径一般较狭小，有时甚至观察不到右心室腔。可观察到较完整的左心室心尖部、乳头肌水平的室间隔、左心室腔和左心室后壁，声束往往从二尖瓣前后两组乳头肌之间穿过，显示的左心室腔前后径较大，室间隔和左心室后壁与声束垂直，图像清晰，测量结果较准确。

7. 胸骨左缘四腔心断面（parasternal 4-chamber view）　探头放置于胸骨左缘第5肋间，向外侧移向心尖部，相当于胸骨旁线与锁骨中线之间，并成45°左右朝向后上内侧，指向右胸锁关节，平面与左心长轴断面基本垂直，此探测断面与心尖四腔心断面相似，但两者的角度有所差别。扇形图像的尖端是靠近心尖部的心室前壁，扇面指向心底部，心脏十字交叉一般不位于图像中央，而是偏向一侧，室间隔不在图像正中，右心室占据图像的上半部分。

可显示心脏的四个心腔及其心壁、乳头肌、房间隔、室间隔、肺静脉心包膜和左、右心房室瓣等心血管结构（图3-17），可观察四个心腔的位置、形态、内径和腔内结构，显示两侧房室瓣的位置、结构、活动状况和瓣口大小，显示乳头肌和腱索状况，观察室间隔和室壁位置、厚度、整体结构及节段性运动状况，显示室间隔和房间隔的连续性、心脏间隔与房室瓣之间的相互连接和位置关系，显示房间隔和心房壁的位置、厚度等，观察心包膜和心包腔形态结构及肺静脉位置、开口、形态和与心房的连接关系等。基本与心尖四腔心相类似，详见心尖四腔心断面。

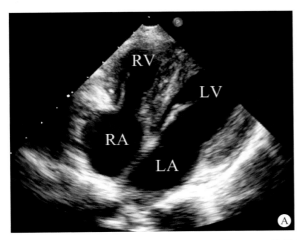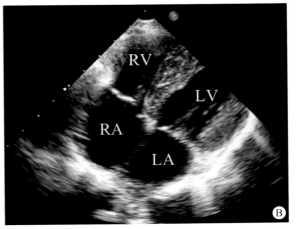

图3-17　胸骨左缘四腔心断面
显示双心房、二尖瓣、三尖瓣、双心室及房间隔、室间隔。A. 舒张期胸骨左缘四腔心断面；B. 收缩期胸骨左缘四腔心断面

8. 胸骨左缘双腔心断面（parasternal 2-chamber view）　探头放置于胸骨左缘第3、4肋间，探头的标记位于左侧，声束朝向左上方，出现胸骨旁四腔心断面图像后，将探头顺时针方向旋转约40°，即显示本断面图像，主要观察长轴的左心室、二尖瓣前叶和后叶、左心房（图3-18）。

二、胸骨左缘短轴断面（parasternal short axis view）和其他断面

从心底部向心尖部扫查分别可出现与左心长轴垂直的多个断面，根据断面所处位置，一般分为心底部即主动脉瓣左心房短轴断面和二尖瓣水平短轴断面、乳头肌水平短轴断面、心尖水平短轴断面等四个标准断面。以

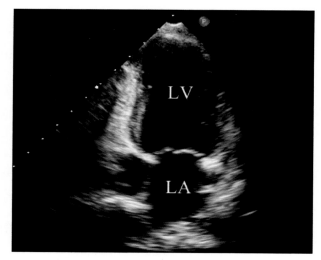

图 3-18　胸骨左缘双腔心断面

上各断面之间，角度尽管有微小差别，仍基本相互平行，这四个断面主要用于检查左心室（图 3-19）。

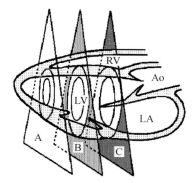

图 3-19　胸骨左缘短轴断面示意图

1. 胸骨左缘大动脉短轴断面　也称为主动脉左心房短轴断面（parasternal aortic and left atrial short axis view），探头放置于胸骨左缘第 2、3 肋间，探头标记位于受检者的下颌方向，心底部大血管的正前方，将探头指向后背方向，并略向右上方或右肩倾斜，探测平面基本和右肋弓与左肩的连线平行，与左心长轴垂直。图像中央为主动脉根的横断面，表现类似于右室流出道长轴断面，探测平面呈顺时针旋转 45° 左右，通过细微调整，将超声平面穿过主动脉瓣。

本断面可显示右心室前壁、右室流出道、主肺动脉及其分支、主动脉根及主动脉瓣、左心房、房间隔、右心房、三尖瓣、左冠状动脉主干和心包膜等心血管结构（图 3-20）。本断面最适于观察主动脉根的位置、形态、前后径、腔内结构，主动脉瓣数量、位置、结构、活动状况及瓣口大小等，是观察分析主动脉根的最佳断面之一。

右室流出道靠近胸前壁，可以观察前后方向的右室流出道位置、形态、前后径和腔内结构。其足侧为右心室，头侧为主肺动脉及肺动脉瓣。

右室流出道前后径，指从右室流出道前壁心内膜面到主动脉上方右室流出道后壁心内膜面的距离。

主动脉根和主动脉瓣位于图像中央，基本是主动脉根的横断面，呈圆形。腔内可观察到主动脉瓣的三个瓣叶，心室射血时瓣叶开放，瓣叶向主动脉根管壁靠拢，形成三角形，其中图像左前方的瓣叶为左冠状瓣，右前方的为右冠状瓣，后方的是无冠状瓣。舒张期主动脉瓣关闭，瓣叶合拢，合拢线呈 Y 形。主动脉根内径包括前后径和左右径。在此断面往往可观察到左冠状动脉主干的形态结构。

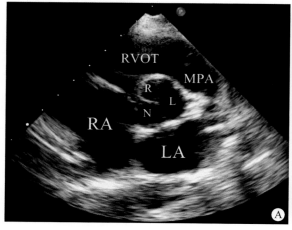
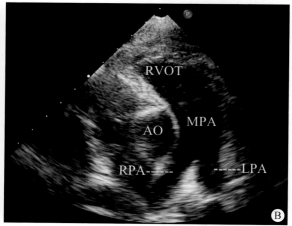

图 3-20　胸骨左缘大动脉短轴断面

左心房位于主动脉根后方，其后可观察到房间隔和右心房，显示两侧心房的位置、形态、前后径、腔内结构和房间隔的完整性等。此断面主要观察房间隔前后位置的变化，尤其是心房扩大时房间隔的位置变化，但往往不如心尖四腔心或剑突下断面全面、准确和可靠。

左心房内外径，指从房间隔左心房心内膜面到左心房左侧壁的距离；左心房前后径，指从主动脉根后壁后面的左心房上缘心内膜面到左房后壁中部心内膜面的距离。

在右心房与右室流出道附近，可探测到三尖瓣，一般需要稍微改变探头方向才能清晰显示。

主肺动脉图像接近于呈长轴断面，可探测其分叉处和左、右肺动脉，观察主肺动脉及其分支位置、内径、结构，以及主动脉与肺动脉之间异常交通、心底部大血管之间的相互位置关系等。

主肺动脉内径在肺动脉瓣附着处测量，但有时肺动脉壁回声显示不够清晰，影响测量。

2. 胸骨左缘双动脉短轴断面 探头位于胸骨左缘第2肋间，指向左肩，显示右室流出道及肺动脉长轴断面后，将探头进行顺时针旋转约50°，显示本断面，可观察肺动脉、主动脉、左心房，同时可观察肺动脉瓣和主动脉瓣（图3-21）。

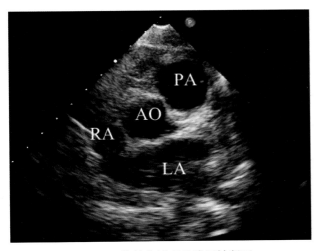

图 3-21 胸骨左缘双动脉短轴断面

3. 胸骨左缘二尖瓣水平左心室短轴断面（parasternal mitral valve level short axis view） 探头放置于胸骨左缘第3、4肋间，标记朝向受检者下颌，探头向受检者的左肋缘方向倾斜，与左心长轴垂直，朝向后背方向或稍偏左，探测平面基本与心底部短轴断面相似，但平面向心尖部方向稍偏斜，横切二尖瓣口，主要显示左心室壁和室间隔构成的圆形回声环，中央有随心动周期活动的鱼口状二尖瓣口。这是显示右心室前壁、右心室腔、室间隔、左心室腔、二尖瓣，以及左心室前壁、侧壁、后壁和心包膜等心血管结构最常用的标准断面（图3-22）。

右心室位于扇形图像的前方和右前方，靠近胸壁，心腔无明显回声，凹面通常朝向后方，有时可观察到部分三尖瓣回声，可观察右心室的位置、形态、内径和腔内结构。

左心室位于图像中央，由室间隔和左心室壁共同构成环状回声，一般比较均匀，可清晰区分心肌和心内膜回声，环状回声的中央为左心室腔。环状左心室壁的前侧偏右心室方向部分为室间隔，其余部分分别为左心室的前壁、侧壁和后壁。由于声束方向的关系，有时探测左心室前内侧壁和前外侧壁时，图像显示可能不够清晰。另外，在此断面不能观察左心室高侧壁。

在收缩期，左心室壁增厚，左心室腔缩小，呈同心性运动。在舒张期，左心室壁变薄，左心室腔向四周扩大。声束几乎与大部分左心室壁垂直，因此对评价左心室壁和左心室腔的作用十分重要，包括观察室间隔和左心室壁的位置、厚度、整体结构、节段性运动状况，观察左心室腔形状、内径、腔内结构和功能，是测量左心室壁厚度及其增厚率、心功能测定指标等的常用断面。

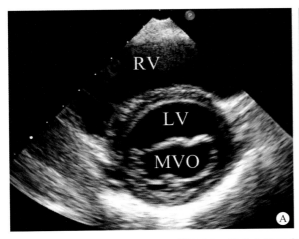
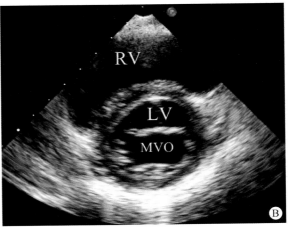

图 3-22 胸骨左缘二尖瓣水平左心室短轴断面

左心室腔中央，可观察到一组纤细、中等强度的二尖瓣回声，呈鱼口状开放和闭合运动，活动迅速，是评价二尖瓣及其腱索的位置、结构、活动状况和瓣口大小最重要的断面之一。在心室舒张期，位于前方的前叶迅速向前运动，后叶向后运动，二尖瓣口开放，开放幅度较大，显示长椭圆形瓣口，瓣叶回声几乎接近于心室壁。有时二尖瓣前叶的中部，可出现回声连续性中断现象，可能与前叶的相应部位与超声声束之间朝向位置和（或）

方向改变有关，属于正常表现。在心室收缩期，前后方向的二尖瓣两个瓣叶向中心靠拢闭合，在左心室腔的中后三分之一交界处附近形成一横向线状回声，两侧瓣叶间没有缝隙。

左心室壁厚度可按照左心长轴断面的测量方法，分别测量二尖瓣水平左心室前壁、侧壁、后壁和室间隔的厚度。另外，可测量左心室腔前后径、内外径和二尖瓣口面积等（图 3-23）。

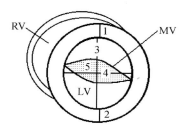

图 3-23 胸骨左缘二尖瓣水平左心室短轴断面示意图

4. 胸骨左缘乳头肌水平左心室短轴断面（parasternal papillary muscle level short axis view） 探头通常放置于胸骨左缘第 3、4 肋间，探头方向继续指向受检者的左肋缘且倾斜，探测平面基本与二尖瓣水平左心室短轴断面相似，但稍向心尖部偏斜，与左心长轴垂直，断面部位可探及乳头肌。

本断面可显示右心室前壁、右心室腔、室间隔、左心室腔、乳头肌，以及左心室前壁、侧壁、后壁和心包膜等心血管结构，是显示以上各解剖结构常用的标准断面（图 3-24）。

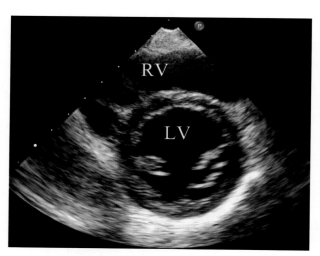

图 3-24 胸骨左缘二尖瓣乳头肌水平左心室短轴断面

靠近心尖部分右心室在图像的前方，位置偏右，右心室腔较小，可观察其位置、形态、前后径和腔内结构。与二尖瓣水平断面图像相似，左心室位于中央，由环形左心室壁构成，包括前右侧的室间隔中部，左心室前壁、侧壁和下壁中部，中央是左心室腔。

在心动周期中，左心室壁的活动和左心室腔的大小变化，基本与二尖瓣水平断面所显示者相似，但整个左心室小于上述断面，可观察室间隔和左心室壁位置、厚度、整体结构、节段性运动状况及左心室腔形状、大小，测定左心室功能。在评价缺血性心脏病时，本断面具有重要意义。

在本断面，必须能观察到二尖瓣的两组乳头肌，否则不能确定断面是否合适。二尖瓣的后内侧乳头肌，位于左心室腔的内侧，而前外侧乳头肌位于左心室腔的前外侧，在图像中两者接近于呈左右方向排列。由于乳头肌关系，左心室腔不呈圆形，而是类似于前面较大、中部稍细、后面又稍增大的倒葫芦形，可观察乳头肌的位置、结构和活动状况等。

左心室壁厚度可按照左心长轴断面的测量方法，分别测量左心室前壁、侧壁、下壁和室间隔中部的厚度。本断面可测量左心室腔前后径和内外径，还可测量乳头肌之间的间距。右心室游离壁与室间隔之间的最大径，一般在相当于左心室二尖瓣与乳头肌水平之间的断面测量（图 3-25）。

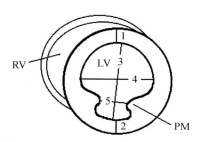

图 3-25 胸骨左缘二尖瓣乳头肌水平左心室短轴断面示意图

5. 胸骨左缘心尖水平左心室短轴断面（parasternal apex short axis view） 探头放置于胸骨左缘第 5 肋间，靠近心尖部，与乳头肌水平断面平行，垂直于左心长轴断面，声束指向后背，穿过乳头肌以下的心尖部（图 3-26），一般观察不到右心室，显示的唯一结构通常是左心室心尖部，呈环形图像，比乳头肌水平断面小，左心室腔也很小，可观察心尖部左心室壁的结构和功能。在心室收缩期，左心室壁整个环形图像及其中央的心腔均缩小，心腔有时可完全消失。

6. 胸骨左缘主动脉弓长轴断面 探头放置于胸骨左缘第 2 肋间的外侧缘（小儿位于第 2 肋间），略向右下方倾斜，可显示升主动脉、主动脉弓及其三个主要分支和降主动脉，在儿童还可同时显示主动脉瓣的右冠瓣和无冠瓣，对部分配合不满意的儿童受检者，采用本断面检查主动脉弓有优势（图 3-27）。

7. 胸骨左缘主动脉、肺动脉断面 探头放置于胸骨左缘第 2 肋间的外侧缘（第 2 肋间交叉部位），在显示主动脉弓长轴断面之后，将探头稍向受检者的喉结方向倾斜，使降主动脉趋于消失，即显示本断面，可观察主

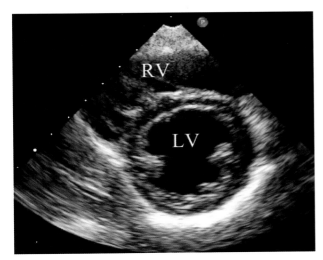

图 3-26　胸骨左缘左心室心尖水平短轴断面

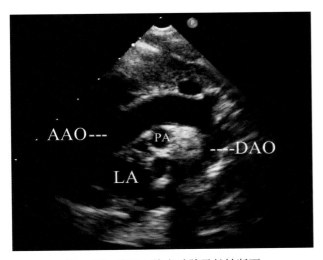

图 3-27　胸骨左缘主动脉弓长轴断面

动脉根、升主动脉、右室流出道与主肺动脉连接处、主肺动脉与主动脉的交叉部位（图 3-28）。

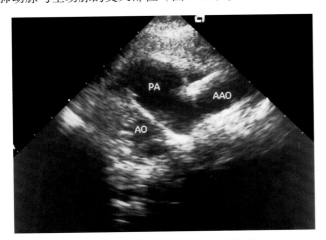

图 3-28　胸骨左缘主动脉、肺动脉断面

8. 胸骨左缘主动脉 – 左心室长轴断面　探头放置于胸骨左缘第 4 肋间或心尖部附近，指向左肩方向，

在显示四腔心断面之后，向左顺时针旋转 50°～60°，同时将探头向前上方倾斜，可显示本断面图像，包括主动脉与左心室连接处、升主动脉、主动脉瓣、左室流出道、左心室体部、心尖部、二尖瓣和左心房等（图 3-29）。

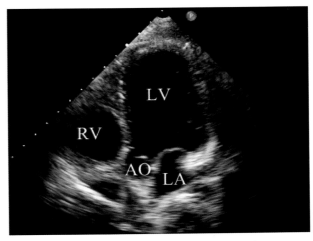

图 3-29　胸骨左缘主动脉 – 左心室长轴断面

9. 胸骨左缘肺动脉 – 右心室断面　也称为右室流出道断面，探头放置于胸骨左缘第 4 肋间，朝向受检者的右肩方向，并向右上方倾斜，使左心室显示不清，即出现本断面，可显示主肺动脉、肺动脉瓣、右室流出道、右室体部、心尖部、三尖瓣叶和右心房等（图 3-30）。

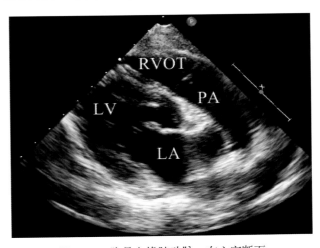

图 3-30　胸骨左缘肺动脉 – 右心室断面

三、心尖部断面（apical imaging plane）

1. 心尖部四腔心断面（apical 4-chamber view）　探头放置于心尖搏动处，或从胸骨旁心尖部断面继续向外下方移动探头，直至左心室壁完全消失。再将探头指向右胸锁关节，与左心长轴断面基本垂直，使图像的扇形尖端位于心尖部，扇面指向心底部，心脏十字交叉一般位于图像中央，同时显示四个心腔，二尖瓣和三尖瓣呈

左右排列，此为确定断面位置正确的标志，是显示心脏主要解剖结构最重要的标准断面之一。图像的左右方位与心脏实际位置相同，但上下位置正好倒转。

与胸骨旁四腔心断面相似，可显示心脏的四个心腔及其心壁，乳头肌，左、右心房室瓣，房、室间隔，以及肺静脉、冠状静脉窦和心包膜等心血管结构。心室一般可显示其全貌，心室的长轴内径要比从胸骨旁四腔心显示者长，是显示左心室最长径的最好断面之一（图3-31），在显示四个心腔长径及测定心功能方面，优于胸骨旁四腔心等断面。

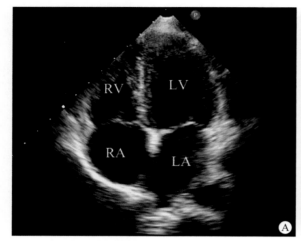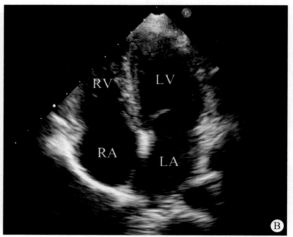

图 3-31 心尖四腔心断面
A. 收缩期二尖瓣叶关闭；B. 舒张期二尖瓣叶开放

左心室心尖部位于胸壁回声之后，多数图像较清晰，但有时由于与超声声束之间的位置关系，左心室心尖部显示不够清晰，尤其是左心室心尖部心内膜回声。为了清晰显示心尖部图像，可将探头方向做细微调整，往往可明显改善图像质量。

在本断面，可清晰显示左心室各部位室壁和左心室腔，左心室类似于圆柱圆锥形，心尖部呈圆锥形，而左心室体部和心底部呈圆柱形。各部位左心室壁的厚度基本相同，心室收缩期增厚，舒张期扩张变薄，呈同心性运动。左心室腔的长径是所有心脏超声断面中最长者之一，其左右径从心尖部向心底部逐渐增宽，左心室中部和心底部的左右径大致相似。

本断面在观察左心室位置、形态、内径和腔内结构，观察分析室间隔和室壁厚度、整体结构及节段性运动状况，测定左心室功能等方面，具有十分重要的作用。

在心底部，室间隔与房间隔相延续，但两者并非完全在一条直线上，一般房间隔比室间隔稍偏向左侧。左心室侧壁与左心房外侧壁在房室沟处相连接，即房室瓣环部位，二尖瓣附着于瓣环。因此，也是观察室间隔与房间隔的连续性、心脏间隔与房室瓣之间相互连接、位置关系的重要断面。

二尖瓣在心脏中央十字交叉的左侧，附着于二尖瓣环，向左心室腔方向开放，随心动周期出现规律性的开放和关闭运动。二尖瓣前叶靠前内侧，起自膜部室间隔上端附近的二尖瓣环，而后叶靠后外侧，起自房室环左外侧缘。在标准图像上，两者基本处于相同的水平，开放时分别向两侧移动，关闭时在左心室心底部中央合拢，但不向左心房侧翻转。本断面声束与两侧房室瓣环均垂直，因此一般图像清晰，是观察分析房室瓣环和房室瓣位置、结构、活动状况及瓣口大小的理想断面。但部分二尖瓣叶，尤其在向心室开放移动时，图像可能不够清楚。

右心室心尖部也位于胸壁回声之后，同样因超声声束方向位置关系，图像往往不够清晰。靠近心尖部的右心室腔很小，随后逐渐增大，整个形状似于半个月牙，通常可清晰显示右心室壁和右心室腔。左心室与右心室并不完全处于一个平面，要清晰显示右心室，通常需要细微调整探头方向和角度。各部位右心室壁的厚度也基本相等，明显比左心室壁薄，在心动周期中也可显示心脏运动，但主要是右心室腔的变化。可以测量右心室腔的长径和左右径，观察右心室位置、形态、内径和腔内结构，测量右心室功能指标等。

三尖瓣环位于心底部右心室外侧壁与右心房外侧壁在房室沟的连接处。三尖瓣在心脏中央十字交叉的右侧，附着于三尖瓣环，向右心室腔方向开放，也随心动周期出现规律性的开放和关闭运动。其隔叶靠内侧，起自膜部室间隔中部，而前叶靠外侧，起自房室环右外侧缘。在图像上，两个瓣叶基本处于相同的水平，开放时分别向两侧移动，关闭时在右心室心底部中央合拢，但不向右心房侧翻转。

与二尖瓣相比较，三尖瓣的附着处较靠近心尖部，两者之间有 5～10mm 的差别，因此，心脏中央的十字交叉的两侧也并非在一条直线上。加上房间隔与室间隔并非完全在一条直线上，故心脏中央的十字交叉不是正十字，而是有一定夹角。

左心房在左心室后方，可观察到整个左心房的位置、形态、内径和腔内结构，从房间隔到左心房外侧游离壁，从二尖瓣环到左心房上壁，可测量各内径和左心房面积。在此断面，一般可观察到肺静脉从左心房上侧壁和内侧壁附近进入左心房，可了解肺静脉的位置、开口、形态及其与心房的连接关系。

右心房在右心室后方，可观察到右心房的位置、形态、内径、腔内结构和右心房各游离壁等，可测量各内径和右心房面积。两侧心房之间为房间隔，如前所述，房间隔方位与室间隔之间有所差异。往往可观察到冠状静脉窦，确定其位置、开口、形态和与心房的连接关系等。

左心室长径，从左心室二尖瓣环连线中点测量到左心室心尖部心内膜；内外径又称为左右径，包括左心室中部测量的内外径和左心室靠近心底部最宽处测量的最大内外径，均从室间隔左心室心内膜面测量到左心室左侧壁。左心房上下径，从二尖瓣环连线中点测量到左心房上壁心内膜面；内外径即左右径，从房间隔左心房心内膜面测量到左心房左侧壁。右心室长径，从右心室三尖瓣环连线中点测量到右室心尖部心内膜面；内外径，从室间隔右心室心内膜面测量到右心室右侧前壁，包括右心室中部的内外径和心底部最大内外径。右心房上下径，从三尖瓣环连线中点测量到右心房上壁心内膜面；内外径，从房间隔右心房心内膜面测量到右心房右侧壁心内膜面。二尖瓣环径，测量左侧房室瓣环内外回声之间的距离；三尖瓣环径，测量右侧房室瓣环内外回声之间的距离（图 3-32）。

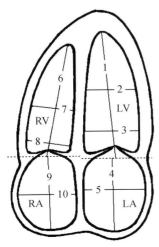

图 3-32 心尖四腔心断面测量示意图

2. 心尖部五腔心断面（apical 5-chamber view） 探头放置部位及其指向基本与心尖四腔心断面相同，但稍将探头向上偏斜，在四腔心断面的图像中央十字交叉处出现左室流出道和近端主动脉根图像，即出现第五个心血管腔。主动脉根位于两侧心房之间，左室流出道位于左心室心底部靠近室间隔的部位，其内侧为室间隔，连接主动脉根的内侧壁，外侧为二尖瓣前叶，与主动脉根外侧壁相连续，在主动脉根内可观察到主动脉瓣。

显示的主要结构基本与心尖部四腔心断面相似，但可以观察左室流出道、主动脉根及其主动脉瓣（图 3-33），显示左室流出道一般比较清楚，有利于观察左室流出道近端的结构。

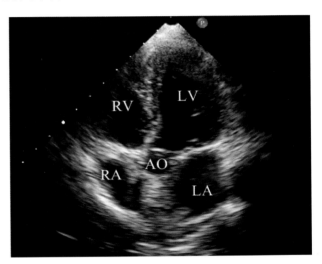

图 3-33 心尖五腔心断面

3. 心尖部两腔心断面（apical 2-chamber view） 探头放置于心尖搏动处，指向右胸锁关节，并将探头进行逆时针 60° 左右的旋转，使其与室间隔平行，但超声声束不探及房间隔和室间隔，扇形图像的尖端仍然是心尖部，扇面指向心底部，显示左侧心腔和二尖瓣。在此断面完全不显示右心，但可显示左侧两个心腔及其心壁、乳头肌、二尖瓣、肺静脉和心包膜等心血管结构，是显示左侧心腔解剖结构的标准断面之一（图 3-34），可从不同角度观察左心结构。

与心尖部四腔心相似，可观察左心室和左心房的位置、形态、内径、腔内结构，以及左心室壁位置、厚度、整体结构、节段性运动状况，可观察二尖瓣的位置、结构、活动状况、瓣口大小、乳头肌和腱索状况等，还可观察肺静脉位置、开口、形态和与心房的连接关系，是测量心功能指标的主要断面之一。

测量左心房和左心室内径（图 3-35），方法与心尖部四腔心断面相似。测量左心室长径和左心房上下径，

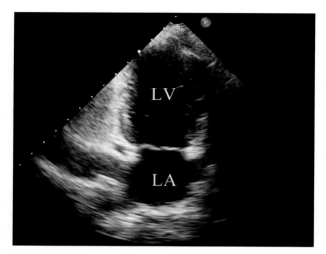

图 3-34　心尖左心两腔心断面

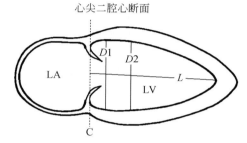

图 3-35　心尖左心两腔心断面测量示意图

结果一般与心尖部四腔心断面相同，但左心室横径为其前后径，从左心室前壁心内膜面测量到后壁心内膜面，左心房横径为其前后径，从左心房前壁心内膜面测量到后壁心内膜面。

四、胸骨上窝断面（suprasternal imaging plane）

1. 胸骨上窝主动脉弓长轴断面（suprasternal long axis view of aortic arch）　探头放置于胸骨上窝，指向后下方心脏方向，探测平面基本与主动脉弓长轴平行，介于矢状面与冠状面之间的一定角度，以清晰显示主动脉弓及其主要分支为标准。本断面可显示升主动脉、主动脉弓及其主要分支、降主动脉起始部、右肺动脉和上腔静脉等心血管结构，是显示主动脉弓常用的标准断面（图 3-36），并可探及部分上腔静脉及左无名静脉。

主动脉弓图像靠近扇形的上部，两端分别连接升主动脉和降主动脉，形成一个近似半圆形的图像，从主动脉弓上方发出各主要分支，依次为无名动脉、左颈总动脉和左锁骨下动脉，一般左颈总动脉最容易显示清楚。为了清晰显示上述分支，有时需要稍微调整探头角度。从本断面可观察升主动脉远端、主动脉弓、降主动脉起始部、主动脉弓主要分支的位置、形态、内径、腔内结构，显示主动脉与右肺动脉之间异常交通、相互位置关系等。

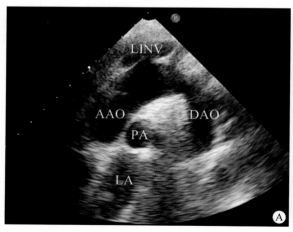
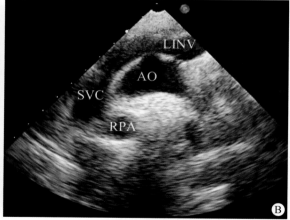

图 3-36　胸骨上窝主动脉弓长轴断面

右肺动脉在主动脉半圆形图像范围内，主动脉弓的下方，一般呈圆形，是右肺动脉的短轴断面。左心房在主动脉弓半圆形图像范围、右肺动脉的下方，为左心房的上下断面，是扇形图像中最靠后的心血管结构。上腔静脉在升主动脉的右侧，一般需要将探测平面向受检者右肩方向移动，可观察其位置、宽度和腔内结构等。

主动脉弓内径即前后径（图 3-37），为主动脉弓前、后壁回声之间的距离。降主动脉内径，测量主动脉弓发出左锁骨下动脉之后部分的主动脉，即降主动脉起始部两侧

壁回声之间的距离。右肺动脉内径指右肺动脉的前后径。

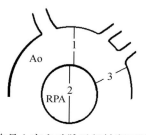

图 3-37　胸骨上窝主动脉弓长轴断面测量示意图

2. 胸骨上窝主动脉弓短轴断面（suprasternal short axis view of aortic arch） 探头放置于胸骨上窝，从主动脉弓长轴断面，将探头旋转90°，指向下方心脏方向，探测平面基本与主动脉弓长轴垂直。本断面可显示主动脉弓、主肺动脉、右肺动脉及其主要分支、左心房等心血管结构，调整探头方向，还可显示上腔静脉和永存的左上腔静脉等（图3-38）。如果患者存在左上腔静脉，也可在本断面显示；还可显示左心房及四条肺静脉，形似螃蟹，因此也称为螃蟹断面。

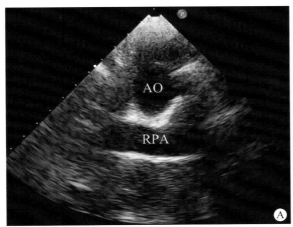 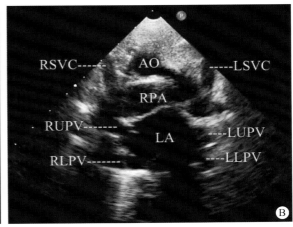

图 3-38 胸骨上窝主动脉弓短轴断面

主动脉弓短轴靠近扇形图像的上部，呈圆形，有时可观察到从主动脉弓上方发出的主要分支，根据不同的方向分别显示无名动脉、左颈总动脉或左锁骨下动脉。向左右两侧调整探头角度，可扫查较大范围的主动脉，甚至包括升主动脉远端和降主动脉近端等在内。可观察主动脉弓短轴的位置、形态、内径、腔内结构和主动脉弓与右肺动脉之间异常交通、相互位置关系等。

主动脉弓下方，一般是右肺动脉的长轴断面，位于图像中央，呈左右横向，左、右两侧内径基本相等是本断面的标准。有时可观察到右肺动脉的分支。在右肺动脉下方，为左心房的上下断面，是图像中最靠后的心血管结构。上腔静脉在升主动脉的右侧，一般需要将探测平面向受检者右肩方向移动，可观察其长轴断面的位置、宽度和腔内结构等。有时可观察到永存的左无名静脉。患者如果伴有左上腔静脉，通过调整探头的扫描角度，可同时显示双侧上腔静脉、左心房及肺静脉。

测量指标（图3-39）：主动脉弓上下径，指主动脉弓上下壁回声之间的距离；前后径，指主动脉弓前后壁回声之间的距离；右肺动脉内径，指右肺动脉上下两侧回声之间的距离；上腔静脉内径，指上腔静脉左右两侧回声之间的距离。

3. 胸骨上窝上腔静脉长轴断面 探头放置于胸骨上窝，标记朝向受检者的左肩，出现主动脉弓长轴断面图像之后，顺时针旋转40°～50°，使其出现主动脉弓短轴

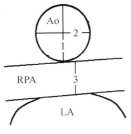

图 3-39 胸骨上窝主动脉弓短轴断面测量示意图

断面，将探头指向右上方，即为本断面，可显示上腔静脉长轴，但部分受检者显示不够清晰，必要时可将探头放置于右侧锁骨上窝并朝向内侧，常可清晰观察到本断面图像（图3-40）。

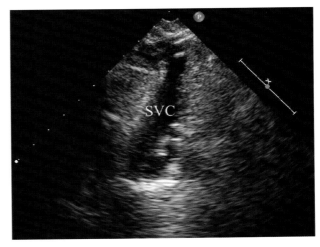

图 3-40 胸骨上窝上腔静脉长轴断面

五、剑突下断面（subcostal imaging plane）

1. 剑突下左心室长轴断面 探头标记朝向受检者右

侧，声束向上倾斜，可显示与胸骨左缘左心长轴断面相类似的图像，扇形的右侧为肝脏，从尖端向下依次为右心室、室间隔、左心室、左室流出道、主动脉及左心房后壁（图3-41）。

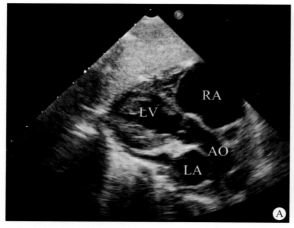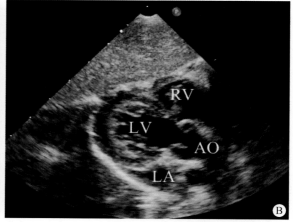

图3-41 剑突下左心室长轴断面

2. 剑突下四腔心断面（subcostal 4-chamber view） 探头放置于剑突下，指向左肩部，与胸骨旁左心长轴断面基本垂直，扇形图像的尖端和右侧为肝脏，其后为靠近心尖部的右心室壁，扇面指向心底部。由于本断面显示心脏长轴结构，故有人称为剑突下心脏长轴断面（subcostal long axis view of heart）。

心脏十字交叉一般位于图像中央，但呈"X"形，即心脏间隔图像与扇形的中轴线之间构成45°左右的夹角，相当于将心尖部四腔心图像的十字交叉顺时针旋转45°左右，夹角大小与探头放置部位和探测方向有关。两侧房室瓣环与心脏间隔互相垂直，形成十字交叉图像，右前上方为右心室，前下方为右心房，左上方为左心室，左下方为左心房。三尖瓣隔叶位置稍低于二尖瓣前叶。

剑突下四腔心断面图像，与胸骨左缘四腔心断面和心尖部四腔心断面图像均有差异，尽管均可显示四个心腔，但所探测部位不尽相同，分别探测以上不同断面，有助于全面检查四个心腔各部位结构、空间位置关系和功能。

与其他四腔心断面相似，可显示心脏的四个心腔及其心壁、乳头肌，左、右心房室瓣，以及房间隔、室间隔、肺静脉和心包膜等心血管结构（图3-42），本断面可清晰显示右侧心包。与心尖四腔心断面基本相似，其特点是能全面观察房间隔和室间隔。由于超声声束与房间隔和室间隔基本垂直，最适于观察分析室间隔、房间隔的位置、厚度、连续性、心脏间隔与房室瓣之间的相互连接和位置关系等。

本断面可观察两侧心室和心房的位置、形态、内径、腔内结构和两侧房室瓣的位置、结构、活动状况、瓣口

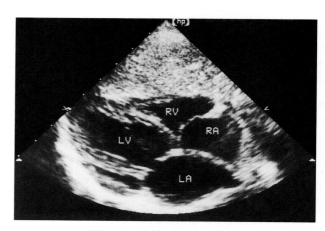

图3-42 剑突下四腔心断面

大小、乳头肌和腱索状况，以及室间隔和室壁位置、厚度、整体结构和节段性运动状况。对观察分析左、右心室游离壁的运动状况及其幅度比较理想。

3. 剑突下右室流出道长轴断面（subcostal long axis view of right ventricular outflow tract） 探头放置部位与上相似，标记向上与腹部成90°夹角，声束指向左侧锁骨，并向前上方倾斜，可取得此断面图像（图3-43），此时声束平面穿过右室流出道长轴，使其位于扇形图像的左下端，左侧连接肺动脉，同时还可显示右室流入道长轴断面。

一般认为，本断面是同时显示右室流出道、流入道最宽部位和肺动脉瓣的最佳断面之一。其右后侧为左心室短轴图像。右心室呈月牙形或椭圆形，可清晰显示右心室形态及心包结构。三尖瓣显像也比较理想，可观察分析三尖瓣结构和功能。本断面可观察右室流出道长轴

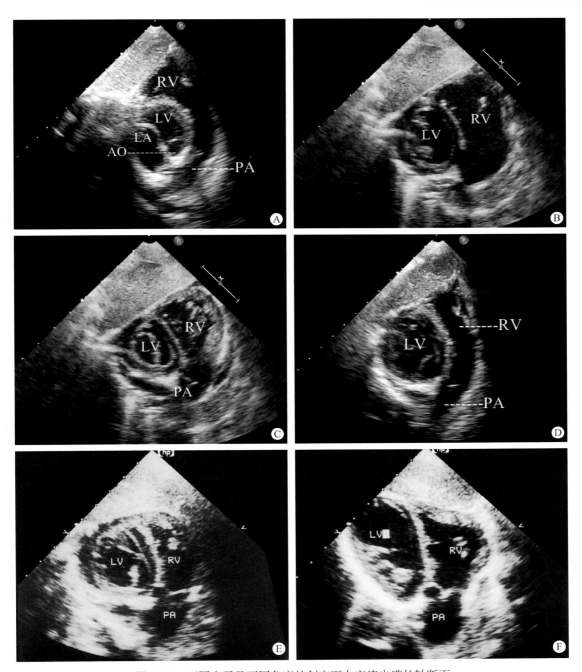

图 3-43　不同水平及不同角度的剑突下右室流出道长轴断面

结构、内径和腔内结构等。通常可清晰显示主肺动脉和肺动脉瓣，尤其是肺动脉瓣，但对肺动脉的探测结果往往不如胸骨旁断面。本断面还可测量右室流出道内径、肺动脉瓣环径、主肺动脉和左右肺动脉内径。

4. 剑突下左心室短轴断面　在上述右室流出道长轴断面交叉的基础上，将探头朝向受检者的下颌部，与受检者腹部成 90° 顺角，并稍向右肋缘倾斜，可显示本断面（图 3-44）。主要显示圆形的左心室短轴，根据不同的扫描角度，可分别获得二尖瓣、腱索或乳头肌水平的左心室短轴断面，显示左心室壁、室间隔、二尖瓣口、腱索、乳头肌附着部位、右心室、三尖瓣及其腱索和乳头肌等结构。

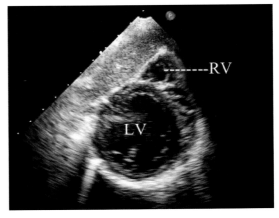

图 3-44　剑突下左心室短轴断面

5. 剑突下腔静脉长轴断面 探头放置于剑突下或靠近剑突的右肋缘下,指向后背部,与下腔静脉和身体矢状面基本平行,扇形尖端大部分为肝脏,下腔静脉图像靠近扇弧。本断面可显示肝静脉、下腔静脉、右心房;探头向右上方倾斜,还可显示部分三尖瓣、右心室,甚

至部分左心房等心血管结构(图3-45)。主要用于观察肝静脉、下腔静脉,以及右心房的位置、形态、内径、腔内结构和相互连接位置关系,可分别测量近端、远端下腔静脉和肝静脉近端内径。

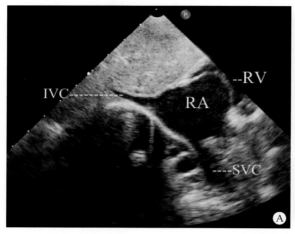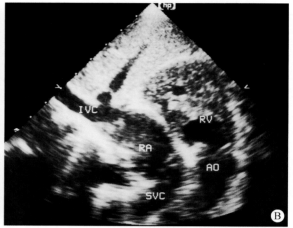

图 3-45　剑突下腔静脉长轴断面

6. 剑突下腹主动脉长轴断面 探头放置于右上腹部稍靠中部,向左侧倾斜,可显示腹主动脉长轴断面图像(图3-46),可分别测量腹主动脉不同水平的内径。

7. 剑突下双腔静脉 – 双心房断面 探头放置于剑突下靠近右肋缘部位,标记朝向受检者右肩,向左后方倾斜,可显示本断面(图3-47A)。扇形图像的右侧为肝脏,从扇形尖端向后依序为肝脏、右心房、三尖瓣、房间隔、左心房,以及上、下腔静脉,部分幼儿受检者如采用倾斜较大探头角度时,可显示右心室。探头置于剑突下靠近右肋缘部位,向右后方倾斜,在剑突下双腔静脉双心房断面的基础上,调整探头,使之仅显示双心房图像。图像上端及右侧缘为肝脏,其后依序为右心房、房间隔和左心房,为观察房间隔缺损的最佳断面(图3-47B)。

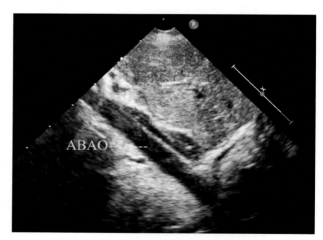

图 3-46　剑突下腹主动脉长轴断面

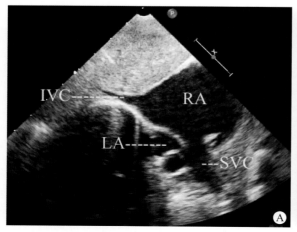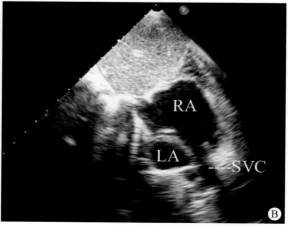

图 3-47　剑突下双心房断面

8. 剑突下双大动脉长轴断面 探头放置于剑突下，靠右侧肋缘，标记位于受检者左侧，平行于受检者腹部，向左上方倾斜 20° 左右，可出现本断面（图 3-48）。主要显示右心室与肺动脉的连接关系、部分左心室、主动脉、左心房、房间隔和右心房等，可清晰显示大动脉与心室之间的连接关系、左室流出道和右室流出道的形态结构。

9. 剑突下主动脉 – 左心室断面 也称剑突下五腔心断面，探头放置于剑突下，标记与受检者腹部成 90° 角，并朝向右后，在双大动脉长轴断面的基础上，使右心室逐渐从图像中消失，即出现本断面图像，可清晰显示左

心室与主动脉的连接。从扇形尖端依序显示部分右心室、右心房、室间隔、左心室、左室流出道和主动脉、左心房等（图 3-49）。在大动脉位置异常者，可采用本断面扫查，有助于诊断。如果将探头方向翻转，可获得与本断面完全相反的断面图像。

10. 剑突下肺动脉–右心室断面 探头放置于剑突下，靠近左侧肋缘，探头稍向左前，与受检者腹部约成 60° 角，使左心室显示的面积缩小，左心房从图像中消失，即出现本断面图像（图 3-50）。从扇形尖端依序为右心室壁、右心室腔、室间隔、左心室腔、右心房、右室流出道和肺动脉。

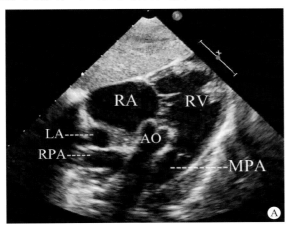
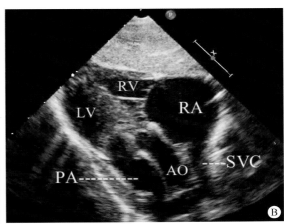

图 3-48 剑突下双大动脉长轴断面

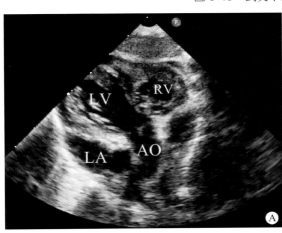
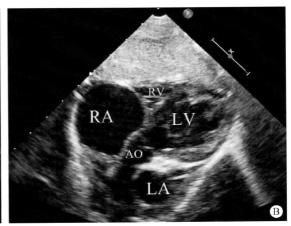

图 3-49 剑突下主动脉–左心室（剑突下五腔心）断面

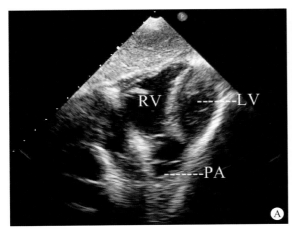
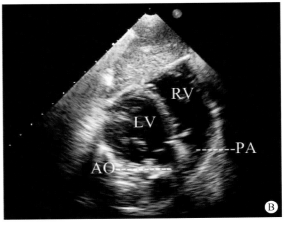

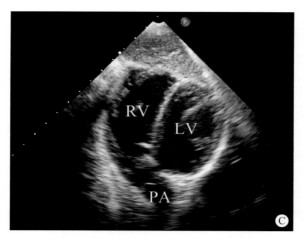

图 3-50　剑突下肺动脉 – 右心室长轴断面

11. 右心房 – 腔静脉、右心室 – 肺动脉长轴断面　探头放置于剑突下部位，探头标记朝向上方，探头扫描至右肋缘，可显示本断面。本断面可清晰显示右心房 – 右心室 – 肺动脉之间的解剖结构及连接关系，并对观察右心室的形态改变有很大的帮助（图 3-51）。

12. 剑突下大动脉短轴断面　探头标记位于受检者左侧，与受检者腹部约成 70° 夹角，稍向右上方倾斜，可出现与胸骨左缘相类似的大动脉短轴断面图像，图像的中心部位是主动脉根短轴及三个主动脉瓣叶，从其右侧起，顺时针旋转，显示的心血管结构分别为下腔静脉、右心房、三尖瓣、右心室、肺动脉瓣、肺动脉和左心房（图 3-52）。

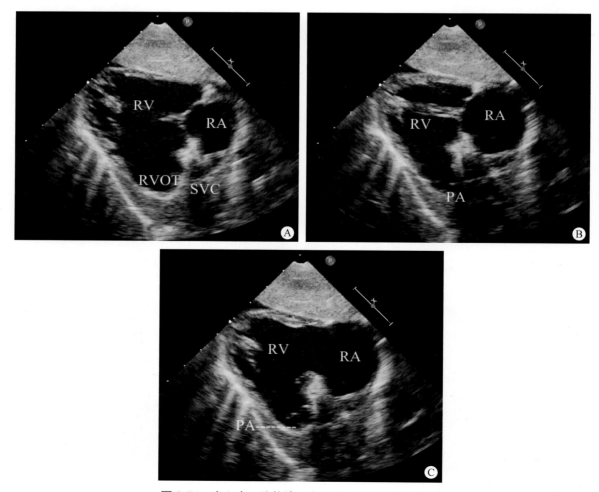

图 3-51　右心房 – 腔静脉、右心室 – 肺动脉长轴断面

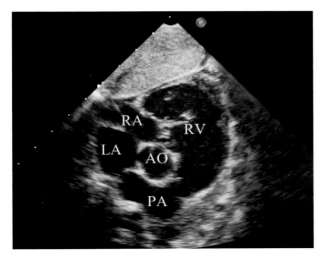

图 3-52　剑突下大动脉短轴断面

总而言之，对于显示心脏及大血管不同角度及方位的动态解剖结构，二维超声心动图的断面是无穷无尽的，而且在许多心内复杂畸形疾病中，还可以获得与解剖畸形相近的各种特异的断面图，这在本书的其他章节中可以见到，请参阅相关章节。正如本章开头所述，良好的空间思维方式和想象力及娴熟的操作技巧，对提高二维超声心动图技术极为重要。

（刘延玲　熊鉴然）

参 考 文 献

Badano LP，et al. 2012. Current clinical applications of transthoracic three-dimensional echocardiography. J Cardiovasc Ultrasound，20（1）：1-22

Chang S，et al. 1975. Subxyphoid echocardiography. Chest，68：233

Henry WL，et al. 1980. Report of the American Society of Echocardiography Committee on nomenclature and standards in two-dimensional echocardiography. Circulation，62：212

Hickman HO，et al. 1977. Cross-sectional echocardiography of the cardiac apex. Circulation，56：589

Patil HR，et al. 2012. Evaluation of appropriate use of transthoracic echocardiography in 1820 consecutive patients using the 2011 revised appropriate use criteria for echocardiography. Am J Cardiology，109：1814-1817

Silverman NH，et al. 1978. Apex echocardiography. Circulation，57：503

第四章　三维和四维超声心动图

第一节　概　述

心脏大血管是人体最重要的结构之一，尤其是活体的心脏在不断运动，心血管系统腔内血液在持续有规律地流动，整个心血管系统不仅具有立体动态的复杂解剖结构和空间相互关系，而且其腔内有立体动态变化的血流等。因此，如何能给临床医生，尤其是心外科医生，提供极类似于实体心血管的立体动态图像，显示其解剖结构及其相互之间的毗邻关系，以及其腔内血流的动态变化等，为治疗各种心血管疾病提供更丰富的信息，成为影像学检查研究的重点，影像学向立体动态发展是历史的必然。

近些年来，通过临床及科研人员的不懈努力，经过大量开发研究，已经在相关技术的基础研究及其临床应用方面取得明显进展，如采用电子束 CT 等影像技术，已经可以提供比较清晰、接近实体的心血管立体图像（图 4-1），受到临床工作者的欢迎。

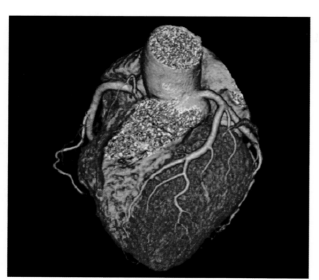

图 4-1　心脏冠状动脉电子束 CT 图像

超声心动图是心血管系统极为重要的无创检查技术，经过半个多世纪的开发研究，从 M 型、二维、多普勒等技术，开始向显示立体动态实时图像的方向发展，开发研究三维、四维超声心动图等技术，也已成为超声领域中重要的研究热点，可为临床提供更确切、可靠的资料。

二维超声是其他许多超声心动图技术的基础，三维超声心动图（three-dimensional echocardiography，以下简称三维超声）是在二维超声的基础上发展起来的新技术，由于其能更直观显示心脏大血管解剖结构、空间相互关系及血流的动态变化，受到高度重视。

三维超声最早出现于 1974 年，Dekker 等首先报道经胸三维心脏图像的研究。随后虽有大量研究，但受到仪器设备的限制，进展一直比较缓慢。到 20 世纪 90 年代末期，随着多平面经食管超声心动图（TEE）的开发应用，心脏动态三维重建的研究得到发展，但由于图像的采集和处理耗时费力，受心律和呼吸等因素的影响明显，早期的动态三维超声图像分辨率较低，图像质量较差。

随后，采用动态高分辨率系统，开发了实时三维超声心动图（real time 3-dimensional echocardiography，以下简称实时三维超声），从经胸和 TEE 系统，实时显示心脏的三维结构及其在相应轴向的任一断面图像，并含有窄角（live-3D）和全容量（full-volume）等两种实时三维超声成像显示技术。

在二维超声和多普勒检查技术的基础上，将所获取的心脏大血管形态结构及心动周期的全部信息，包括心脏及血管腔内的血流变化，经计算机处理后，呈现为心脏大血管的立体图像，同时实时显示心血管内血流的动态变化，形成静态或动态四维超声心动图（four-dimensional echocardiography）。

三维、四维超声心动图建立在二维超声的基础上，有赖于检查者的空间思维能力，获得准确清晰的多个二维断面，构成心脏的立体解剖结构图像，因此检查者要有良好的思维方式和能力，且具有娴熟的检查技巧，获得满意的二维图像，才能重建出与实体解剖结构相类似的实时动态立体图像。

第二节　仪器设备和检查方法

一、实时动态三维超声基本方法及其优越性

（一）基本方法

实时动态三维超声是在二维超声基础上开发的新

技术。通常采用类似于二维超声的检查系统，对心脏大血管进行系统扫查，取得一系列断面图像。目前新型的实时三维超声设备，其探头沿芯片矩阵的纵横两轴向分别发射声束，同时在两个方向分别形成多帧二维超声图像，立体发射和立体接收，最终产生实时三维超声图像。

通过计算机对上述信息进行分析处理，获得重建的心脏大血管立体结构图像，产生静态或实时动态三维图像，以直观显示心脏大血管的解剖形态结构和相互之间的毗邻关系，以及血流动力学的动态变化。

实时动态三维超声，一般是在TEE检查的基础上，进行计算机图像处理重建，因此图像受胸壁等因素的干扰小，比较清晰。但TEE检查有一定的创伤性，增加了患者痛苦，增加了检查的危险性和并发症。

目前的实时三维超声显像，可在经胸超声检查的基础上进行动态三维重建，简便易行，减少了患者痛苦和危险性，具有潜在的巨大临床应用价值。

（二）优越性

通过提供心脏在心动周期中运动的立体影像，使实时动态三维图像更形象，可从不同的角度、方位及水平观察运动中心脏结构的动态变化，显示在二维断面图像中无法观察到的结构改变及运动变化。与二维图像比较，动态三维超声具有以下优越性：

（1）通过选择适当方位，重建二维图像所无法获得的心内结构，比如从心房面或心室面观察房室瓣启闭的动态立体结构。

（2）显示心血管内结构的空间解剖位置关系。

（3）观察各种病变的实际形态及其在心动周期中的变化。

（4）模拟切开右心房，观察房间隔缺损（ASD）或室间隔缺损（VSD）的形态；模拟切开主动脉，观察主动脉瓣等手术路径，为临床诊断、外科手术及教学提供形象直观的参考资料。

二、仪器设备和检查方法

与以往的三维超声比较，实时三维超声采用了超矩阵探头，应用各种先进技术，包括高通量数据处理和三维空间定位系统等，仪器设备及其方法有了很大的改进。

（一）换能器

实时三维超声成像使用的换能器芯片频率为2～4MHz，由纵横两轴向多线均匀切割成矩阵排列、多达3600（60×60）或6400（80×80）个正方形的阵元，所有阵元分别经过10 000多条信道，与探头内150多个微型线路板及主机相连接。

（二）图像采集方法

受检者取平卧或左侧卧位等舒适体位，采集图像时尽量避免探头移动。对婴幼儿等配合不佳的检查者，可适当给予镇静剂口服或灌肠。

将连有驱动装置的探头置于所需成像的相关位置，将图像调整至最清晰状态。嘱受检者平静呼吸，并调整心电和呼吸门控系统，用心电和呼吸门控系统剔除不符合要求即变异较大的图像。房颤者可适当延长心电R-R触发间期。

采集图像前，先启动驱动装置，控制探头进行180°旋转，观察旋转过程中图像是否清晰、完整。调试各条件均满意后，即可启动图像采集程序，开始采集过程。血流重建时只需将超声心动图设置为彩色多普勒血流显像方式即可。

探头固定，但所发出的声束能自动转向，声束通过沿X和Y轴转向，形成扇形二维超声图像；再沿Z轴方向，使二维超声图像进行扇形立体仰角转向，以16∶1并行处理方式扫描，在较大容积内提供相当于二维超声扫描线密度的实时动态三维超声图像，最后形成锥体形三维超声图像数据库。

（三）图像显示模式

1. 窄角样显示（live-3D）　在Y轴进行60°转向，在Z轴进行30°仰角转向，显示60°×30°锥体形立体图像块。实时直观显示图像，其轮廓清晰，伪影较少，无须呼吸门控，但探查范围较窄，目前仅能观察局部结构。

2. 全容量显示（full volume）　在Y轴方位转向与Z轴仰角转向均为60°，取8个连续的心动周期，获得60°×60°全容量的心脏立体成像，提高了侧向分辨率、敏感性和穿透性等，增加了二次谐波及三维彩色血流多普勒立体成像等新技术。

其探查范围较大，但立体图像系由不同心动周期、不同方向相邻四幅实时窄角图像组合而成，可受到心脏位移、心率或呼吸等因素的影响，易产生错位和伪像。

第三节　临床应用

实时三维超声通过重建的方法，能显示心脏大血管各部位复杂的解剖结构，以及相互之间的毗邻关系，在瓣膜性心脏病及先天性心脏病等诊断方面，有其独特的优势。通过实践，我们认为本方法对于显示瓣膜的形态改变、启闭的运动状况等，优于显示其他组织结构，尤其在观察瓣叶数目、开放幅度、瓣叶结构的改变，包括二尖瓣、三尖瓣叶（图4-2）及主动脉瓣和肺动脉瓣叶（图4-3），显示瓣叶增厚、开放受限、脱垂及关闭不全程度等方面，均有很好的效果。

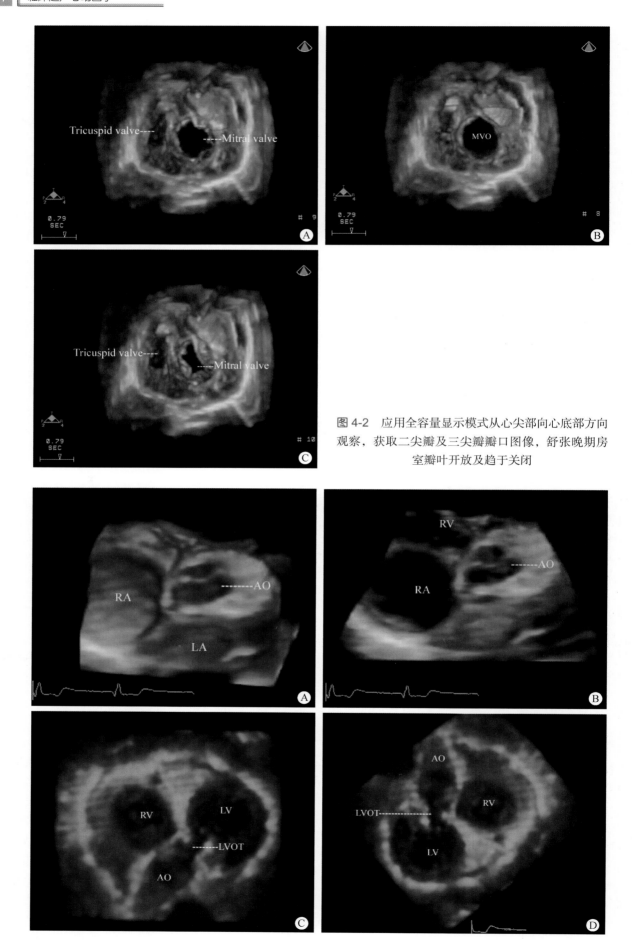

图 4-2 应用全容量显示模式从心尖部向心底部方向观察，获取二尖瓣及三尖瓣瓣口图像，舒张晚期房室瓣叶开放及趋于关闭

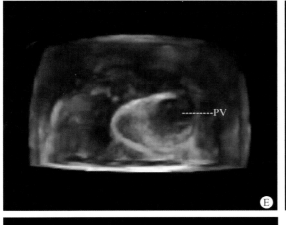

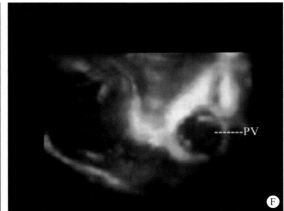

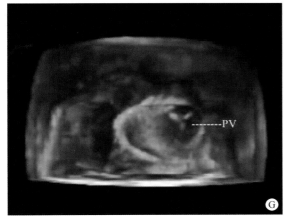

图 4-3　应用全容量显示模式观察肺动脉瓣的启闭现象（右室流出道 – 肺动脉）

A 和 B. 主动脉瓣短轴断面：显示主动脉瓣为三个瓣叶；C 和 D. 主动脉长轴断面：显示主动脉与左心室的连接关系；E. 收缩期肺动脉短轴断面：从右心室侧观察肺动脉瓣开放；F. 收缩期肺动脉短轴断面：从肺动脉侧观察肺动脉瓣开放；G. 舒张期肺动脉短轴断面：从右心室侧观察肺动脉瓣关闭

一、瓣膜病变

（一）风湿性心脏病

对临床上常见的风湿性心脏瓣膜性疾病，应用二维超声心动图的断面性扫查，可以观察瓣膜的形态结构及其功能改变，通常能对瓣膜解剖结构的改变及其受损害的程度，以及狭窄和关闭不全的程度、反流量等，进行客观评价，取得比较准确的诊断，已经在临床上得到广泛应用。

但是，二维超声是通过断层图像显示立体的解剖结构，一般难以精确显示病变的程度及范围，如确切显示瓣膜粘连的具体部位及其程度，准确测定瓣口开放的实际面积等，难以为临床治疗等提供更准确可靠的信息，影响治疗方法的选择和实施，不利于提高实际疗效。

实时三维超声采用对心脏解剖结构立体取样的显示方法，并可通过各个轴向方位的切割、观察，充分显示心脏瓣膜的立体形态，对瓣叶开放幅度、开放时瓣口形态及面积、瓣叶增厚与粘连程度，以及瓣下腱索有无融合等，均能清晰显示。

对于风湿性心脏病二尖瓣狭窄患者，从左心室长轴及二尖瓣口短轴方向可以更清晰地观察瓣叶增厚程度及开放幅度，尤其是瓣口的开放面积，应用实时三维超声测量的瓣口面积，与实际的瓣口面积更为相近，而且能清晰显示瓣叶交界部位的粘连程度（图 4-4）。

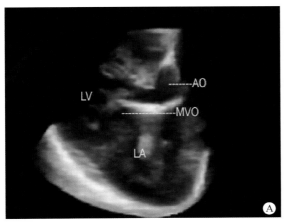

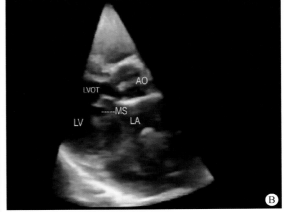

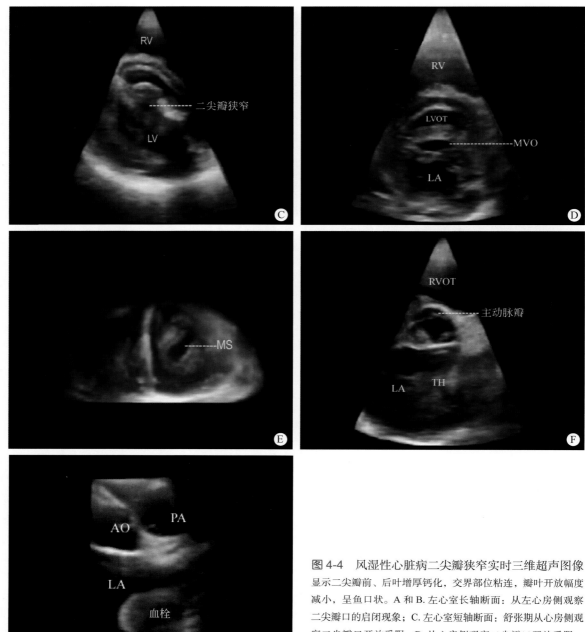

图4-4 风湿性心脏病二尖瓣狭窄实时三维超声图像

显示二尖瓣前、后叶增厚钙化，交界部位粘连，瓣叶开放幅度减小，呈鱼口状。A和B.左心室长轴断面：从左心房侧观察二尖瓣口的启闭现象；C.左心室短轴断面：舒张期从心房侧观察二尖瓣口开放受限；D.从心房侧观察二尖瓣开放受限；E.应用全容量显示模式，从心室侧观察左心室短轴二尖瓣口开放；F和G.大动脉短轴断面：显示左心房内附壁血栓

（二）瓣叶脱垂

对于二尖瓣脱垂患者，实时三维超声可从类似于二维超声长轴及短轴断面方向，观察二尖瓣脱垂病变的情况，并通过对原始图像块进行不同轴位角度的切割、观察，如由心尖向心底部方向或反之，可以观察到脱垂瓣叶的形态改变，而二维超声无法对此清晰显示。

在二尖瓣叶启闭时，实时三维超声可显示瓣叶的形态不规则，脱垂的部位冗长，瓣口形成不规则的立体结构，尤其是从左心室短轴方向观察，能够显示出瓣叶脱垂的程度及区域、瓣叶脱垂时瓣叶形态的改变，以及在启闭过程中脱垂瓣叶的整体形态（图4-5）。

实时三维超声可以准确显示二尖瓣叶脱入左心房内的部位、程度、范围，以及瓣叶脱垂的部位，显示左心房扩大的形态学改变。有人通过对二尖瓣脱垂行瓣膜修补术患者的研究，比较实时三维超声与外科手术测量瓣膜的结果，观察到两者明显相关，说明三维超声所提供的信息，能为选择手术治疗方式和术后随访观察等提供更可靠的依据（图4-6）。

在观察心脏瓣膜疾病时，将心室短轴观与长轴方向的实时三维超声图像进行比较，通常心室短轴断面方向的图像，更能准确显示与实体解剖结构相近的房室瓣口，清晰观察瓣叶数目、形态、结构及启闭方式，准确测量瓣口面积。

准确确定瓣膜的反流量，对选择手术时机和方式、评价疗效及判断预后，均具有十分重要的意义。二维彩色多普勒通常只能根据反流束的长度、宽度或面积，对反流状况进行分级，难以显示并准确测量瓣膜偏心性反流的量。

采用实时三维超声，通过三维重建，获得实时和立体的灰阶多普勒血流信号，可以显示复杂反流的立体几何形状，从而观察心内各种血流的位置、方向、轮廓、途径、范围、长度和前后径，并可对其进行定量测量。

部分二尖瓣结构由于先天所致，瓣叶形态异常，出现畸形，形成双二尖瓣口，采用三维超声心动图观察，可清晰显示两个瓣口的大小及形态（图4-7）。

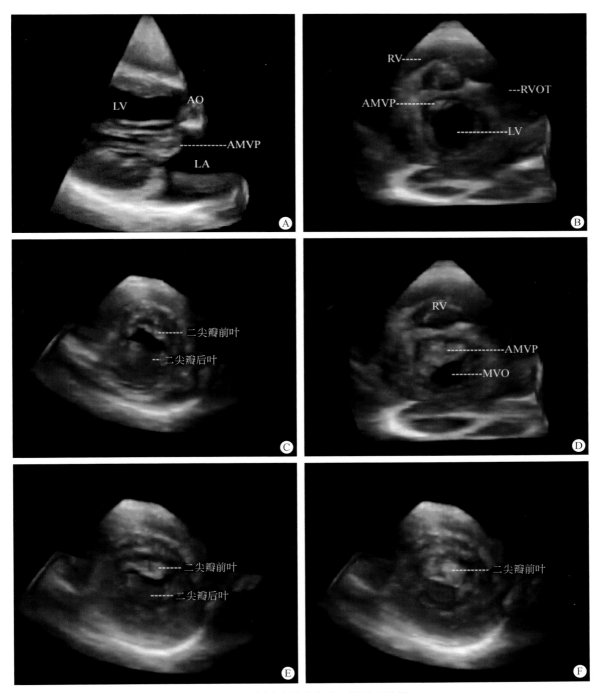

图4-5 二尖瓣叶脱垂实时三维超声图像

显示收缩期二尖瓣前叶脱入左心房，致二尖瓣关闭不全。A. 收缩期从左心室长轴断面观察二尖瓣脱垂的程度；B和C. 舒张期应用全容量显示模式，从心房侧观察脱垂的二尖瓣叶开放形态；D和E. 舒张期应用全容量显示模式，从心室侧观察脱垂的二尖瓣叶开放形态；F. 收缩期应用全容量显示模式，从心室侧观察脱垂的二尖瓣叶关闭形态

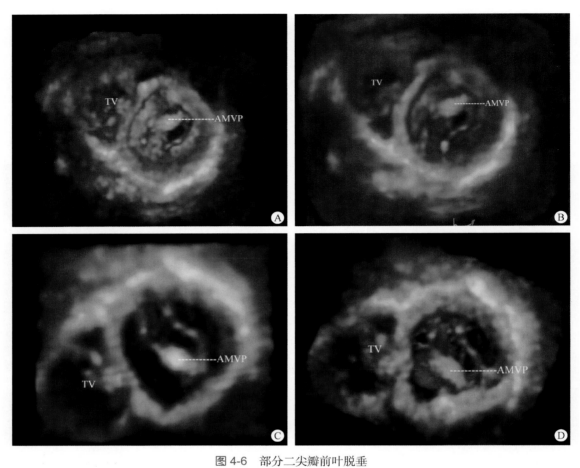

图 4-6 部分二尖瓣前叶脱垂

A 和 B. 应用全容量显示模式从心尖方向向心底方向观察，收缩期二尖瓣前叶 A2 区域脱入左心房；C 和 D. 应用全容量显示模式
观察舒张期二尖瓣叶开放时，脱垂瓣叶的开放形态

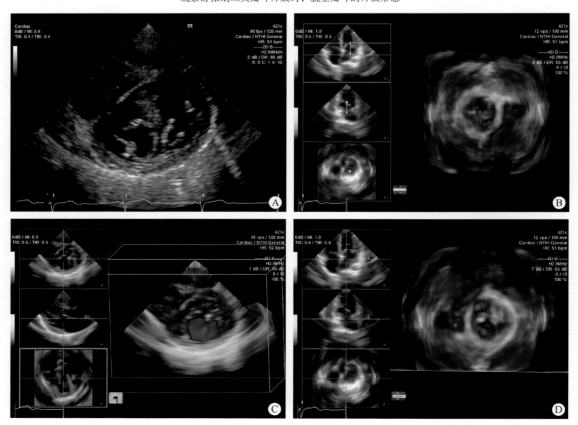

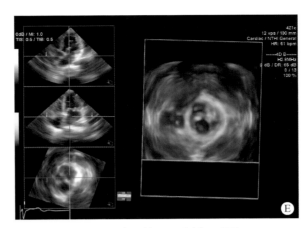

图 4-7　先天性双二尖瓣口畸形

A ～ E. 二维超声心动图左心室短轴断面：显示二尖瓣为双流入道，应用三维超声心动图全容量显示模式从各个角度观察，显示右侧瓣口较大，而左侧瓣口较小，为副口

二、先天性心脏病

（一）房间隔缺损

虽然二维超声能够通过观察不同的断面，显示 ASD 的位置及不同部位的径线，对 ASD 诊断起着重要的作用，但二维超声难以明确观察 ASD 的具体形态，往往需要通过检查者在大脑中立体思维构思，重建 ASD 的解剖形态，想象缺损是呈椭圆形、不规则形还是裂隙形等（图 4-8）。

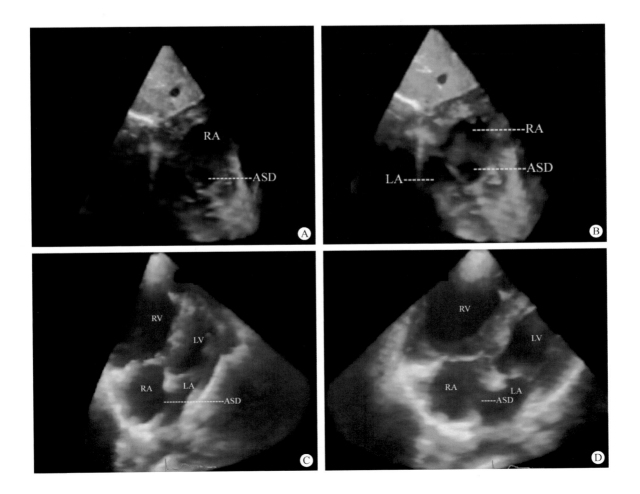

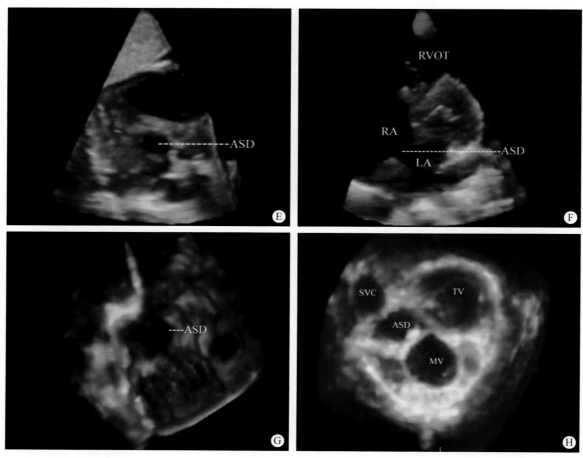

图 4-8 Ⅱ孔型 ASD 实时三维图像

A 和 B. 应用窄角样显示模式：在剑突下双心房断面，从右心房侧向左心房方向观察 ASD 的大小、形态及所在的部位；在本断面可显示 ASD 位于房间隔中部，缺损呈椭圆形，并同时观察到右心房及部分左心房，部分肺静脉在左心房的入口及下腔静脉在右心房的入口；C 和 D. 四腔心断面：从左心房侧及右心房侧观察 ASD 的大小；E～H. 应用全容量显示模式：从不同的角度在左心房侧向右心房方向观察 ASD

　　实时三维超声，通过对心脏结构的立体取样，并在不同的方位及角度切割、观察，能够清晰显示 ASD 的位置、大小及其具体形态，为患者选择合适的治疗方式提供确切资料，也能为介入治疗术者选择正确的封堵器型号提供依据，并能在封堵术中及术后清晰观察封堵器与其毗邻结构的相互关系，从而为治疗，尤其是介入治疗，提供可靠的诊断方法（图 4-9）。

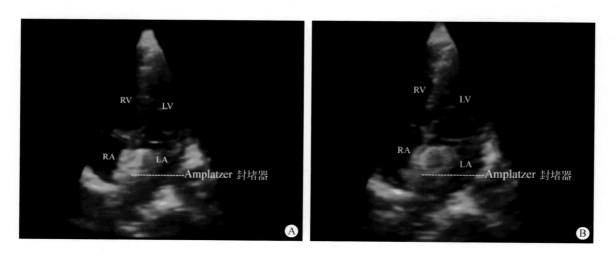

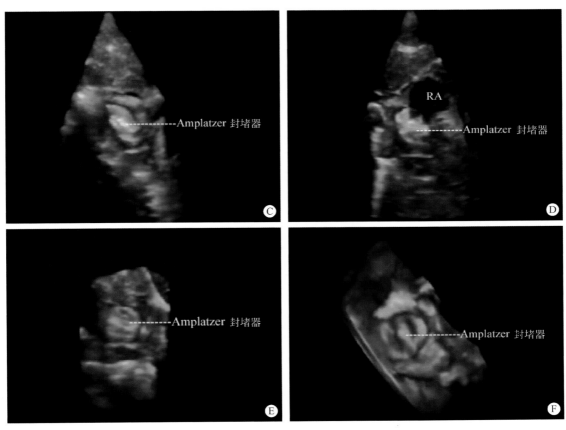

图 4-9　ASD 封堵术后实时三维超声图像

ASD 封堵术后，从不同的角度观察封堵器与其周围房间隔残端组织的关系。A 和 B. 心尖四腔心断面；C 和 D. 应用窄角样显示模式显示剑突下双心房断面；E 和 F. 应用全容量显示模式

（二）室间隔缺损

与观察 ASD 一样，虽然二维超声能显示 VSD 的缺损部位、大小，但无法显示缺损的具体形态、空间立体方位及毗邻关系，往往需要通过观察多个断面的二维图像，构思缺损的整体形态。因此，在介入治疗术前选择患者的过程中，二维超声难以准确观察主动脉瓣下有无室间隔的残端组织。

实时三维超声可显示 VSD 的立体形态，如采用窄角样显示模式，可实时动态显示 VSD 部位、大小及其空间毗邻关系，进行 360° 的全方位观察，并可显示二维超声

无法观察的某些心脏结构，为准确诊断及合理选择治疗方式提供详尽信息。

采用全容量显示模式，不像窄角样显示模式能实时显示 VSD，但其信息通常更丰富。通过对应用本模式所获得的立体原始图像块进行切割、观察，可以显示缺损的实际大小，缺损部位与形态，以及主动脉瓣下残端组织的所在部位与长度，并对缺损面积进行准确测量，为手术或介入治疗提供准确的信息。同时，在封堵过程中，可以观察封堵器的位置及其与周边的立体空间关系（图 4-10 和图 4-11）。

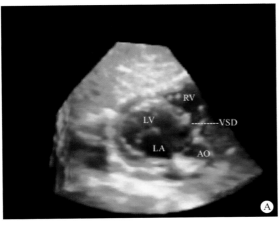

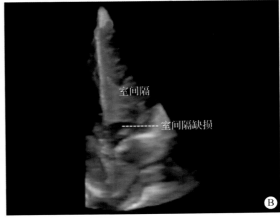

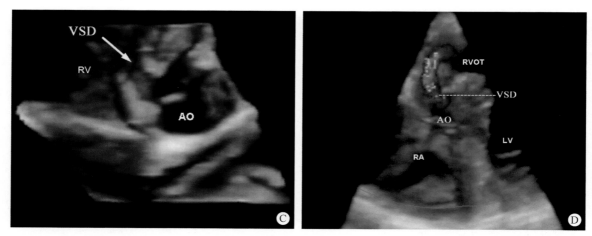

图 4-10　VSD 实时三维超声图像

应用全容量显示模式，从各个角度观察 VSD 的部位及大小。A. 剑突下心室短轴断面：从左心室侧观察，VSD 位于膜部，呈椭圆形，似蚕豆大小；
B. 类四腔心断面：VSD 位于膜部；C 和 D. 大动脉短轴断面：室间隔膜部出现缺损，并可显示左心室血液通过 VSD 部位分流入右心室

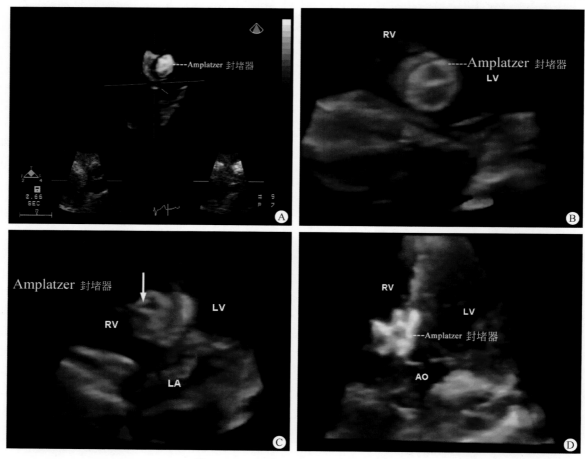

图 4-11　VSD 封堵术三维超声心动图

A. Amplatzer 封堵器封堵 VSD 的全容量显示模式解剖剖面切割示意图；B ～ D. 从不同角度与不同方式，观察 Amplatzer 封堵器与缺损周边室间隔
残端组织的相互连接关系

（三）动脉导管未闭

对动脉导管未闭患者进行二维超声检查，通常能够显示左心容量负荷增大，但难以清晰显示病变部位的实际解剖状况。对内径细小的未闭动脉导管，常需要根据彩色多普勒检出异常血流进行诊断；而对粗大的未闭动脉导管，往往由于合并肺动脉高压，分流血流的速度低，出现低速的双向分流，经验较少的检查者常将其与左肺动脉相混淆。而且，二维超声所显示的内径，受到彩色多普勒血流色彩外溢的影响，其测量结果通常与实际大

小有较大的误差。

采用实时三维超声，能够清晰显示病变部位的立体形态结构，包括显示病变部位血管管腔的横截面及其形状。因此，对治疗术前适应证的把握和选择治疗方式，可提供可靠的资料。

（四）心内膜垫缺损

本病的主要病理解剖改变是房室瓣叶异常、房间隔和（或）室间隔出现缺损，如部分型心内膜垫缺损的二尖瓣前叶出现裂隙，三尖瓣的隔叶发育不良、短小，而完全型心内膜垫缺损的房室瓣叶形成共同的房室瓣口。无论是全容量显示模式还是窄角样显示模式，实时三维超声均能清晰显示本病的解剖结构改变，而且与实体的解剖变化极为相近。

因此，采用实时三维超声显示本病解剖结构的改变有绝对的优势，其可以清晰显示瓣叶裂隙形成的程度、发育短小或形成共同房室瓣叶，以及形成共同房室口后桥叶的数目及形态等。

在获得立体的基本图像块后，可以从多角度切割、观察，以便清晰显示本病房室瓣叶的形态改变及间隔缺损的大小。

从心尖部向心底部观察，在房室瓣环处形成剖面时，从房室瓣环的短轴可观察二尖瓣叶出现裂隙的程度，显示瓣叶开放时瓣叶在左心室面的形态。对于完全型心内膜垫缺损，可观察共同房室瓣叶的形态、桥叶数目及开放时瓣叶的形态改变，并可观察 ASD 上方的房间隔组织。

从心底部向心尖部观察时，可见共同房室瓣叶及 VSD 的上缘，而且可以清晰显示共同房室瓣口的开放幅度、房间隔和 VSD 的大小与形态及其与房室瓣叶之间的关系（图 4-12 ～图 4-14）。

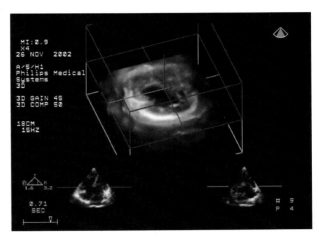

图 4-12　心内膜垫缺损

应用全容量显示模式在房室瓣环部位的解剖剖面切割示意图

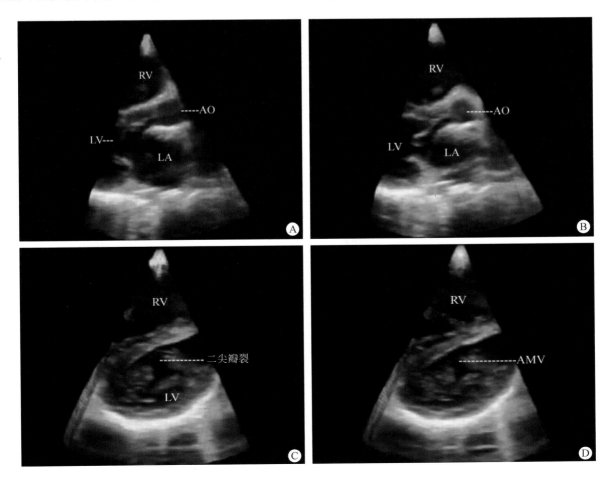

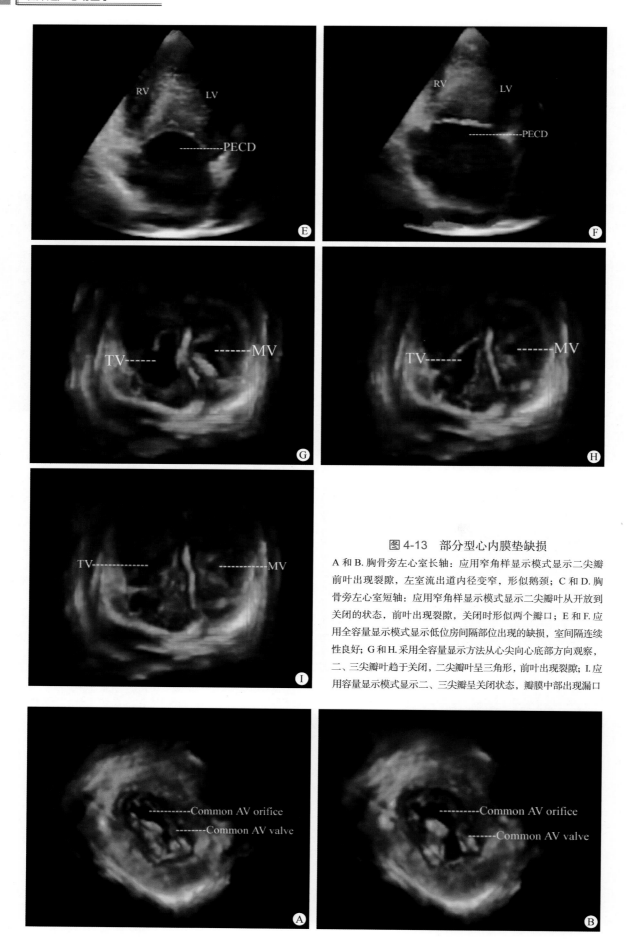

图4-13 部分型心内膜垫缺损

A 和 B. 胸骨旁左心室长轴：应用窄角样显示模式显示二尖瓣前叶出现裂隙，左室流出道内径变窄，形似鹅颈；C 和 D. 胸骨旁左心室短轴：应用窄角样显示模式显示二尖瓣叶从开放到关闭的状态，前叶出现裂隙，关闭时形似两个瓣口；E 和 F. 应用全容量显示模式显示低位房间隔部位出现的缺损，室间隔连续性良好；G 和 H. 采用全容量显示方法从心尖向心底部方向观察，二、三尖瓣叶趋于关闭，二尖瓣叶呈三角形，前叶出现裂隙；I. 应用容量显示模式显示二、三尖瓣呈关闭状态，瓣膜中部出现漏口

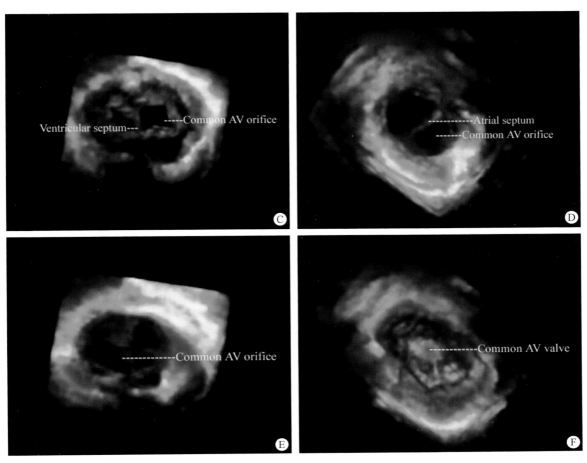

图 4-14 完全型心内膜垫缺损

A 和 B. 采用全容量显示模式，从心尖方向向心底部观察，共同房室瓣趋于关闭状态；C. 采用全容量显示模式，从心底部向心尖部方向观察，通过开放的房室瓣口可观察到 VSD 的残端顶部；D. 采用全容量显示模式，从心底部通过开放的房室瓣口可观察低位 ASD 的残端顶部；E. 舒张期采用全容量显示模式，从心底部向心尖部观察共同房室瓣开放；F. 收缩期采用全容量显示模式，从心尖方向观察共同房室瓣的关闭

（五）三尖瓣闭锁

三尖瓣闭锁为少见的发绀属心血管复杂畸形。在三尖瓣闭锁时，右心房的血液通过 ASD 进入左心房、左心室，再通过 VSD 进入右心室，右心室的发育大小取决于 VSD 的大小；而且对三尖瓣口是否完全闭锁，以及三尖瓣叶呈隔膜状改变后，其中心部位有无残存的小孔等，有时难以根据二维超声检查确定。

采用实时三维超声，可以从各个角度观察不同切割层面的图像，以清晰显示瓣膜闭锁程度、右心室发育状况、ASD 和 VSD 大小（图 4-15）。

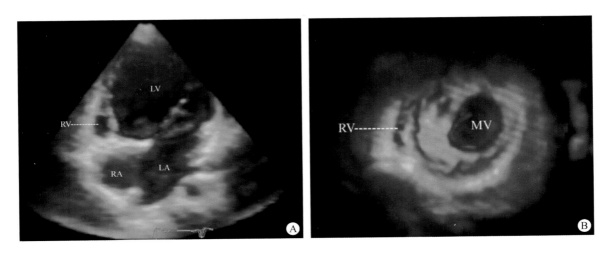

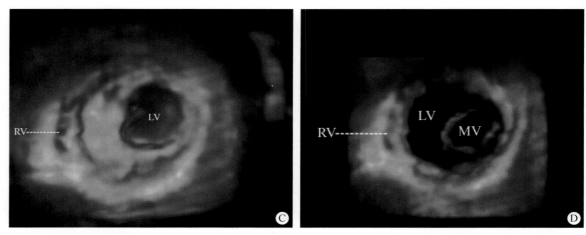

图 4-15　三尖瓣闭锁

A. 四腔心断面：右心房及右心室之间未能探及明确的三尖瓣叶，在瓣环部位可探及条索状回声，右心室腔发育不良，房间隔和室间隔回声脱失；B 和 C. 采用全容量显示模式，从心房向心室方向观察不同层面的左心室短轴，观察二、三尖瓣叶及右心室的发育状况，右心室瓣环部位未能显示三尖瓣叶的瓣口，可显示其闭锁部位后方的纤维样致密回声；D. 采用全容量显示模式，从心室向心房方向观察，仅观察到二尖瓣叶开放及发育不良的右心室

（六）大动脉位置异常

对于大动脉位置异常患者，由于其复杂的心血管内解剖结构改变，在诊断上有一定的难度。采用二维超声检查时，检查者需要具有娴熟的操作技巧、良好的思维方式及立体的空间构思能力，在检查过程中，检查者通常需要获取多个非标准的解剖断面，且在头脑中构成心房、心室及大动脉的空间立体方位，想象其与毗邻结构间的相互关系，故其诊断的准确性，取决于检查者对复杂先天性心脏病的认知程度和实际临床检查经验。

三维超声通过获取的图像进行不同角度及水平的切割、观察，可获得心房、心室与大动脉空间位置及其相互之间连接关系的图像，如采用窄角样显示模式可实时显示局部心脏大血管的立体结构；采用全容量显示技术，可获得心脏整体图像内任一结构的三维正交断面和空间毗邻关系，以显示本病病理解剖结构改变的理想图像。

如显示矫正型大动脉转位的心室转位，显示完全型

大动脉转位时的动脉与心室连接关系、瓣叶开放程度及有无闭锁等，对了解病情、确定手术方案具有重要意义。

在动脉关系异常的右室双出口、大动脉转位和肺动脉闭锁等疾病中，三维超声能够实时立体显示心脏大血管结构，显示大动脉与心室的连接关系和大动脉空间位置等，可以从心尖向心底或心底向心尖方向观察房室瓣形态及启闭情况。

（七）先天性瓣膜病

在先天性心脏瓣膜病中，以主动脉瓣二瓣化畸形多见，而肺动脉瓣二瓣化畸形比较少见，多数是法洛四联症的合并畸形。

1. 主动脉瓣二瓣化畸形　实时三维超声可以更清晰地显示二叶主动脉瓣的排列状况及其所处在的方位，两个瓣叶的发育大小，而且能够清晰显示瓣叶开放受限的程度及关闭状况（图 4-16）。

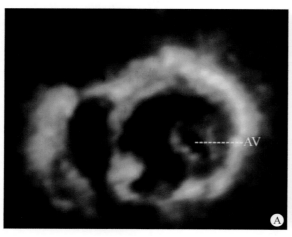

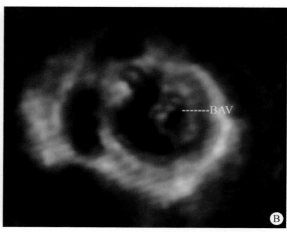

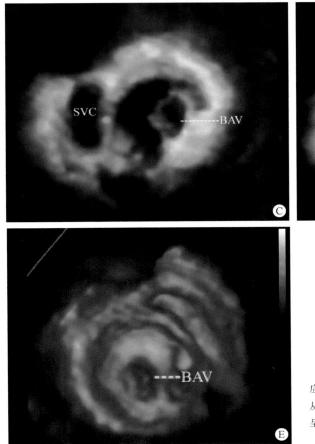

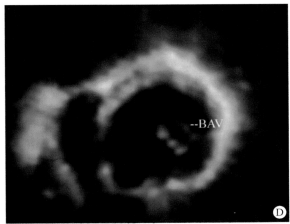

图 4-16　主动脉瓣二瓣化畸形

应用全容量显示模式，在大动脉根部水平进行不同层面切割，从心尖部向心底部方向观察，在大动脉短轴部位显示主动脉瓣呈二叶瓣的启闭状况，瓣叶发育大小不均匀，右侧半月瓣发育较大，左侧半月瓣发育较小，瓣叶开放受限，关闭不良

2. 单纯性肺动脉瓣二瓣化畸形　由于其发病率低，且不易获取肺动脉的短轴断面图像，故常常漏诊。采用实时三维超声心动图，能够通过对所获取的图像块在不同的角度和方位进行切割而获得肺动脉的短轴图像，实现正确的诊断（图 4-17）。

VSD 大的患者，由于缺损较大，室间隔部位的隔膜样回声往往显示不清晰。

实时三维超声能够清晰显示本病的病理改变，尤其是二尖瓣叶开放时，可以更清晰地观察主动脉瓣下隔膜与二尖瓣前叶的关系，而且隔膜的长度、厚度及其与主动脉瓣下的距离等，都可以得到清晰显示（图 4-18）。

实时三维超声也能显示瓣膜周边的毗邻结构。对于主动脉瓣下隔膜患者，可以清晰显示隔膜的立体形态及其与主动脉瓣、二尖瓣、室间隔之间的关系。

4. 瓣膜反流　实时三维超声对先天性瓣膜病变所导致的瓣膜反流，也能提供很有价值的信息，准确显示反流的方向及反流量。

三、心脏肿瘤

在三维超声心动图未应用于临床之前，主要采用二维超声对心脏内肿瘤进行不同角度的断面性观察，可以显示心脏肿瘤的部位、大小，在心脏肿瘤的临床诊断方面发挥了重要的作用；但二维超声难以真正显示瘤体的实际形态、大小及其在心脏的确切位置，也难以显示其与相邻结构之间的立体空间关系。

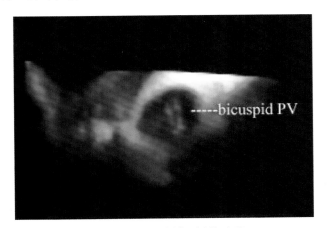

图 4-17　肺动脉瓣二瓣化畸形

应用全容量显示模式，从右室流出道向肺动脉方向观察，显示肺动脉瓣呈二叶瓣

3. 主动脉瓣下隔膜样狭窄　常与 VSD 并存，采用二维超声检查时，主动脉瓣下隔膜常常被漏诊，尤其是

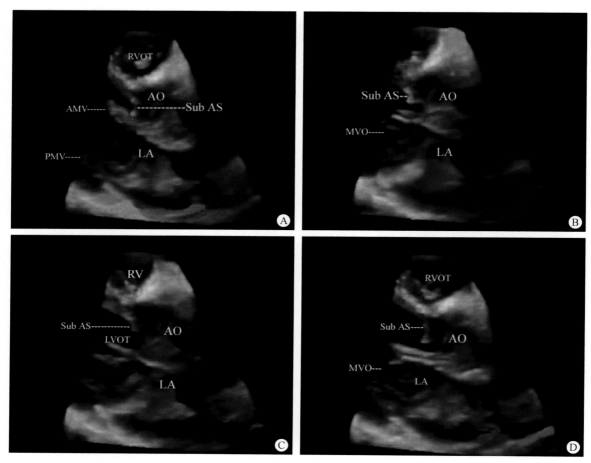

图 4-18　主动脉瓣下隔膜左心室长轴断面

从心底部向心尖部方向观察，在主动脉右冠瓣下方的膜部室间隔部位显示出隔膜样回声，舒张期二尖瓣叶开放时，二尖瓣前叶体部与隔膜组织相接触，收缩期二尖瓣叶趋于关闭时，可清晰显示隔膜所在的部位、长度、厚度及左室流出道的宽度

　　实时三维超声能清晰显示心脏肿瘤的立体形态、附着部位及其活动的范围，如窄角样显示模式可以从不同的角度、范围，实时动态观察心脏肿瘤的部位、大小及其与周边结构的空间毗邻关系，还能够显示二维超声断面无法观察的心脏及瘤体结构，可对心脏各部位的肿瘤进行 360° 全方位观察，为诊断和治疗提供更详尽的信息。

　　与窄角样显示模式相比，全容量显示模式不能如此

实时显示心脏肿瘤的形态，但通过对原始图像块进行不同角度、不同方位的切割、观察，可以清晰显示心脏肿瘤在心腔内的立体全貌，信息更丰富。

　　例如，从心尖部向心底部方向，或从相反方向切割、观察，可显示左心房黏液瘤随着二尖瓣启闭而移动，瘤体在舒张期堵塞二尖瓣口，而在收缩期返回左心房，能较二维超声更清晰地显示瘤体对二尖瓣叶启闭产生影响的程度（图 4-19）。

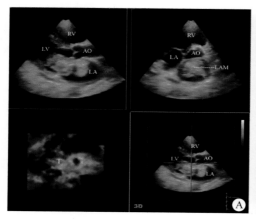

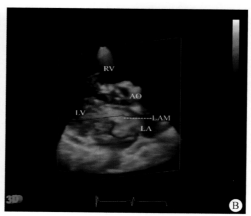

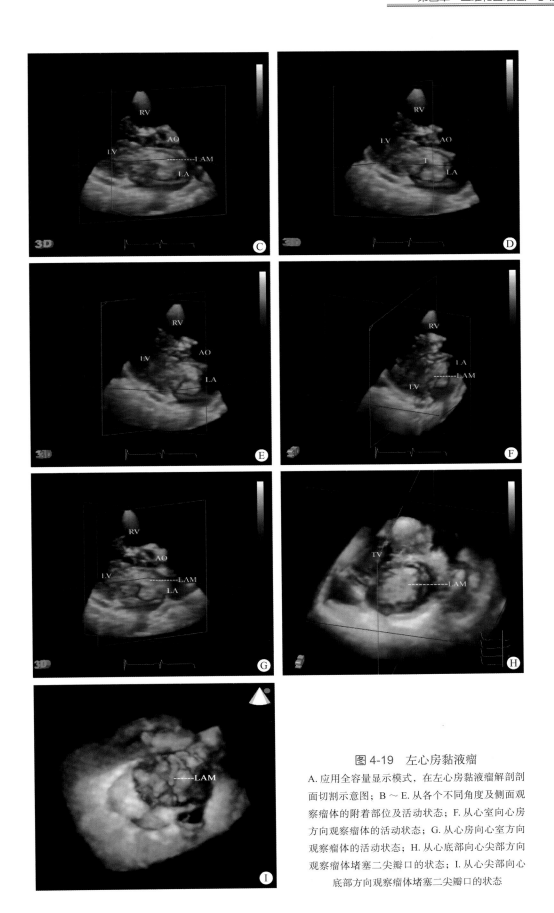

图 4-19 左心房黏液瘤

A. 应用全容量显示模式，在左心房黏液瘤解剖剖面切割示意图；B ～ E. 从各个不同角度及侧面观察瘤体的附着部位及活动状态；F. 从心室向心房方向观察瘤体的活动状态；G. 从心房向心室方向观察瘤体的活动状态；H. 从心底部向心尖部方向观察瘤体堵塞二尖瓣口的状态；I. 从心尖部向心底部方向观察瘤体堵塞二尖瓣口的状态

四、肥厚型心肌病

肥厚型心肌病以室间隔和（或）其他心壁异常肥厚为特征，肥厚可出现于不同部位，在部分患者可出现左室流出道梗阻。二维超声能大致显示其肥厚的部位、形态及程度，已经在其临床诊断方面发挥重要作用，但在确定室壁肥厚的具体部位、范围及其空间立体结构等方面，也存在一定的局限性。

另外，对室间隔肥厚所导致的左室流出道狭窄及二尖瓣前叶收缩期向前运动（SAM）现象，二维超声只是在平面图像上显示二尖瓣前叶与室间隔接触的状况，难以确定两者之间接触的具体部位及面积，而且在不同操作者之间存在一定差异，重复性较差，故对术者确定肥厚室间隔需要切除的部位，难以提供确切可靠的资料。

实时三维超声能够准确显示二尖瓣前叶与室间隔的接触部位及面积，可清晰显示本病患者心壁的立体形态和 SAM 现象，观察肥厚心壁与左室流出道梗阻的关系，为术者提供准确的相关信息，有助于提高手术疗效。

第四节　单心动周期全心脏容积成像的进展

心脏是一个具有复杂三维形态的动态器官，超声心动图的扫描者和诊断者常常需要依据固定扫查断面的平面图构思和推想患者心脏的三维结构，心功能的计算也是采用模拟的几何假设构型与演算公式来获得，相当于从只言片语来推论整体评述。超声心动图应用于临床已有 60 余年，从 M 型超声到二维超声、频谱多普勒、彩色多普勒等，并且早就开始了心脏三维成像探索的征程。

1. 心脏三维成像发展的轨迹　单心动周期全心脏容积成像是心脏三维成像在 21 世纪发展的最新阶段，从美国学者 Don L Dekker 等 1974 年在 *Computers and Biomedical Research* 上发表的文章 "A System for Ultrasonically Imaging the Human Heart in Three Dimensions" 开始，历经近 30 年的努力方达到现在的水平，其发展大致有 7 个阶段：①机械臂控制经胸探头重建心脏静态三维成像，以点状墨迹描绘出心脏房室架构；②经胸探头心尖转动法采样二维图像以网络法重建左心室的三维框架图，在网格架中展示左心室的结构；③采用双平面的食管探头以表面显示法进行心脏三维静态重建，显示心房和心室内表面的图像；④手控和步进马达操纵多平面食管探头以容量显示法进行心脏动态三维重建，再现心脏容积的轮廓；⑤容量动态三维重建，可观察动态的心脏内部结构；

⑥实时区域容量三维重建，采用超矩阵探头，高通量数据处理和三维空间定位系统，以体元显示法显示一个真正实时的 60° 宽、15° 厚的扇角区域心脏容积图像，亦可在心电和呼吸的门控下将四块扇角拼接在一起快速重建成全心脏容积图像；⑦单心动周期全心脏容积成像，实现了在一个心动周期中的实时全容积心脏成像。

2. 关于三维心脏超声的几个基本概念　从三维心脏超声开始研发就诞生了一系列新的名词，如静态三维心脏、动态三维心脏超声、实时心脏三维超声、实时心脏四维超声等，其中描述的焦点在静态、动态、实时。静态和动态比较容易理解，实时则有几层意思。实时的第一层意思是按超声传统的约定大于每秒 16 帧为实时，它反映的是心脏现实瞬间的变化；第二层意思是在引入心脏容积的概念后，容积心脏在动态显示时，可以达到传统超声概念对容积帧频的要求，但其最重要的是此刻的容积心脏已不是真正的实时，而是用动态代替了实时，因为一个容积是来自于几个心动周期的信息拼接合成的，屏幕上显示的已不是单心动周期心脏的真实反映。和实时真正的含义相差甚远，这种容积心脏成像的方法对结构的显示还可容忍合成拼接带来的差异，虽不完美但可以做初步研究之用，但对于功能的评估则带来很大的问题。我们知道心室不同步最浅显的标准是双心室的收缩时间相差大于 120ms，而将 3 ～ 5 个心动周期的区域容积图像合成为全容积心脏图像时，这种可能存在的误差大于 120ms，并且很常见。故称这种容积成像技术为实时心脏三维容积成像不严谨和不科学。真正意义上的实时全容积心脏成像应当是单心动周期即形成的全容积心脏成像。另一个关键问题是心脏在一个周期完成旋转和扭转的过程中，在心脏的每一个层面和每一个点相都会随时发生动态的改变和存在微小的差异，这种瞬时的改变和微小差异就形成了心脏生物力学 - 应变成像的研究基础。故空间位和时间相的精确要求为研究心脏生物力学素材必须来自单心动周期的全容积心脏成像。

3. 单心动周期全心脏容积成像的技术基础　先简略回顾一下传统实时区域容量三维成像方法，该技术采用的是二维面阵或矩阵探头的技术，是实现心脏实时区域三维成像从而达到三维电子相控阵的方法。这是一种为实现实时三维超声心动图技术而进行的探头换能器技术的革新。二维面阵探头的原理如图 4-20 所示。

该换能器晶片被纵向、横向多线均匀切割为呈矩阵排列，达 60×60 = 3600（或 80×80 = 6400）个微型正方形晶片阵。由程序控制晶片工作时序，声束发射按相控阵方式使 Y 轴进行方位转向形成二维图像，再沿 Z 轴方向扇形扫描获得容积数据库。从电子学角度看，在使用这种面阵探头时，当发射的声束沿预定 X 轴方向前

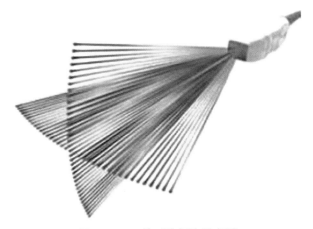

图 4-20 二维面阵探头示意图

进时，可形成一条扫描线（一维显示）；按相控阵方向沿 Y 轴进行方位转向形成二维图像；使二维图像沿 Z 轴方向扇形移动进行立体仰角转向，由于声束在互相垂直的三个方向进行扫描，最后将得到一个覆盖靶区各部位立体结构的金字塔形的三维图像数据库。而要达到"实时"显示三维超声图像的目的，每秒至少要获取 16 个金字塔三维图像数据库。据此，每秒内三维成像装置应发出的扫描线至少需要 1800×16 = 28 800 条，如果仍旧按 1 : 1 扫描，则不可能在扫描间隔时间内完成成像，只有采用并行处理才能完成成像。该成像方法采用分区采集信息，故图像视野小、空间分辨率受到限

制，达到完整的心脏图像需要 3～5 个心动周期来拼接（图 4-21）。如是彩色的容积信息需要 5～7 个心动周期采样，为了尽量减少拼接伪像，在采样时需要心电、呼吸的门控以减少拼接伪像。为了实现无拼接的单心动周期全容积心脏成像，采用了新一代三维相干立体全容积成像采样技术。为了达到真正意义上的实时全心脏三维成像，需要在一个心动周期内完成采样和实时成像，不再需要心电和呼吸门控。主要的技术是在球面波发射技术的基础上采用波束后聚焦技术（回溯性波束形成技术）。球面波发射是大面积的覆盖，空中各点都可能被多次辐射，同一位置的目标可以得到多个反射波数据（图 4-22）。聚焦可看作不同方向超声波的同相叠加，因此如果将各次辐射在同一点产生的依据位置调整相位的反射波进行叠加，就称之为波束后聚焦技术（图 4-23）。该技术要把各次发射产生的反射波同相叠加，因此必须把各次发射产生的反射波信息都存储下来，包括幅度信息和相位信息，然后加以处理，故发射波束聚焦是一种三维的相干成像技术。图 4-24 是利用新一代单心动周期全容积心脏三维成像技术采集图像的示意。另一个相关技术就是全程聚焦技术。传统的超声心动图无论是二维还是三维均需选择在近场、中场或远场设置单个或多个聚焦点，这或多或少会影响全场图像的均匀一致性和扫描帧频。全程聚焦技术在发射时无须设聚焦点而实现全程波束后聚焦（图 4-25）。

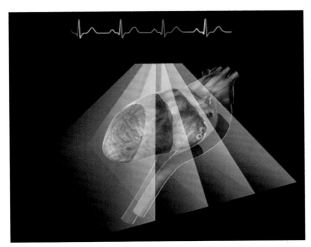

图 4-21 传统三维成像示意图

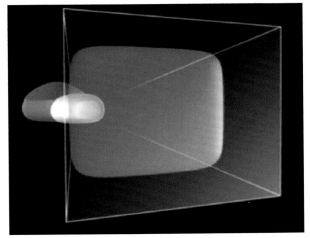

图 4-22 球面波发射技术示意图

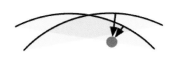 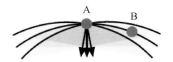 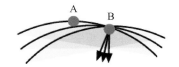

图 4-23 波束后聚焦技术示意图

把各次发射产生的反射波信息都存储下来，包括幅度信息和相位信息，然后加以处理，故发射波束聚焦是一种三维的相干成像技术

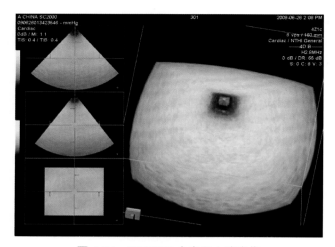

图 4-24　90°×90° 全容积心脏成像

4. 单心动周期全心脏容积成像的图像处理和显示
如同技术基础一样，先简略回顾一下传统实时区域容量三维成像方法。在图像处理方面采用的技术 – 体元模型法，是当时较为理想的动态三维超声成像图像处理技术，它可对结构的所有组织信息进行重建。在体元模型法中，三维物体被划分成依次排列的小立方体，一个小立方体就是一个体元。一定数目的体元按相应的空间位置排列即可构成三维立体图像。重构总的原则是利用采集的原始信息，包括一系列空间不规则排列的二维图像及每幅图像采集时相应的超声探头的空间位置与指向信息，其过程就是把二维图像中每个像素（pixel）的值放到一个最终的三维体积晶格上。重构算法必须解决以下几个问题：①二维平面图像中的每个像素点数据到三维体积晶

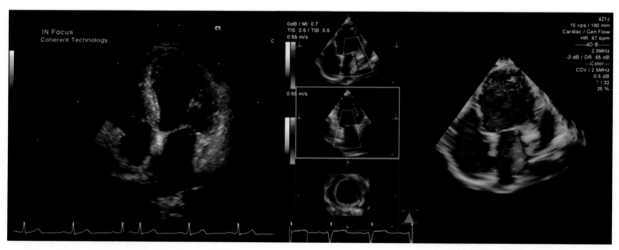

图 4-25　全程聚焦技术在发射时无须设聚焦点而实现全程波束后聚焦，该图显示二维与三维的全程聚焦技术

格数据的转换；②由于随意移动超声探头，可能有一些空间位置上未被采样，这部分未被采样的点的数据需通过插补运算获得，故在采样中要遵循的原则是想要显示的三维图像的区域必须是探头扫查所包括的区域；③对不可避免地被重复采样的点，必须确定一定的准则来校正该点的灰度值。由于三维原始数据量庞大且运算量巨大，提高三维图像重构速度和区域容量重建拼接采用了折中的方法。单心动周期全心脏容积成像图像处理采用的是直接三维数据法——含新一代三维相干立体全容积成像采样技术的 Siemens SC2000 直接得到含有振幅和相位的三维体素（voxel），利用这些信息即可直接演算成像，它已经超越了"重构"这个概念。完成源于单心跳的实时容积超声的关键指标是信息率，这个貌似简单的指标包含了图像质量中众多的关键指标，如时间分辨率、成像区域、穿透力、细微分辨率和对比分辨率。事实上，成像系统的信息率决定了实现最优图像质量和容积帧率与检查效率的上限，新的容积成像系统的处理速度达到了每秒 160 M 体素的处理能力，这是实现单心动周期全心脏容积成像的基础。如何显示这些全容积心脏图像呢？

从现代容积成像的概念来讲，其将一个 90°×90° 的空间范围内所有超声回波的信息包括于一个容积内，该容积内超声声学（灰阶和彩色多普勒）信息，可以根据临床需求和诊断目的显示不同的内容：

（1）容积切分工具（Sie shell）：该工具可以完成自动容积等间距切分并显示图像，便于图像观察，可以观察各半心脏内的结构。如含彩色多普勒血流信息，则可观察过瓣血流的状态和反流血柱是否偏心等（图 4-26、图 4-27）。

（2）厚层成像（thick slice imaging）技术：该技术是在感兴趣的一个视野的平面增加其层厚，优势是增加对比分辨率，增强组织的立体观和空间信息。使用该技术可以观察从二维到容积图像任意厚度的层面，对瓣膜或心肌的分析很有帮助（图 4-28）。

（3）自动参照面提取（auto reference plane extraction）技术：自动从全容积图像中获取其分解出的灰阶和彩色的四腔心、二心腔、短轴断面的图像或在该容积内任一角度或轴向的图像，亦可从任意二维的断面迅速转向与其一致方位的容积图像，对理解从二维到容积图像的方

位非常有帮助，在胎儿心脏全容积成像中有利于分析大　血管与房室间的关系（图 4-29、图 4-30）。

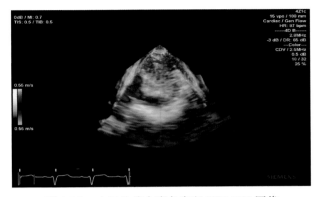

图 4-26　未切分前全彩色容积 90°×90° 图像

其包括灰阶和彩色血流信息

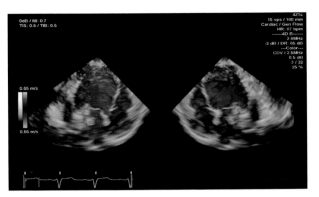

图 4-27　切分后全彩色容积图像显示

二尖瓣反流的彩色血柱

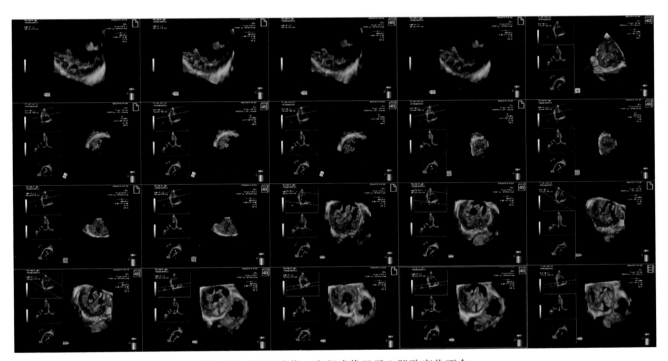

图 4-28　厚层成像 – 容积成像显示心肌致密化不全

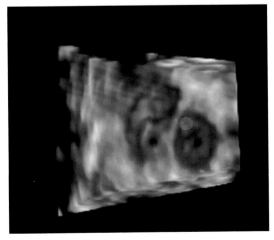

图 4-29　胎儿全容积心脏成像显示大血管短轴断面图像

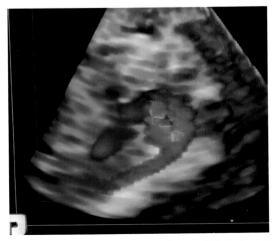

图 4-30　胎儿全彩色容积心脏成像显示异常的主动脉弓

（4）容积导航工具（D'Art）：该工具类似于一电子解剖刀，可以在全容积心脏图像上任意按选定的方位或角度进行切割，直观、方便、连续地显示心腔内的结构，亦可采用参照断面对容积数据进行导航，以便精确定位观察细微的结构（图4-31、图4-32）。

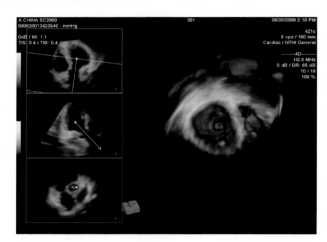

图 4-31 D'Art 电子解剖刀从心室面看开放的主动脉瓣

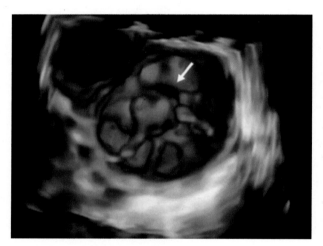

图 4-32 D'Art 电子解剖刀从心室面看二尖瓣
箭头所指为二尖瓣关闭不全处

（5）多层面剖面模式（multislice mode）：其采用多断面提取技术，可以选择容积的任一部位进行全容积环形剖析，是标准化分析全容积图像的重要工具（图4-33）。

（6）快速心脏负荷超声（rapid stress echo）：单心动周期全容积心脏扫描技术用于负荷超声心动图，只需在每一个负荷试验的阶段，如负荷前、低剂量、中剂量、高剂量、恢复期等采集一个心尖四腔心断面的全容积心脏图像，无须像常规的负荷超声心动图那样先后采集心脏左心室长轴断面、短轴断面、四腔心断面、二心腔面等。在分析时，系统会自动将该全容积的心脏图像分解为左心室长轴断面、二尖瓣环短轴断面、乳头肌短

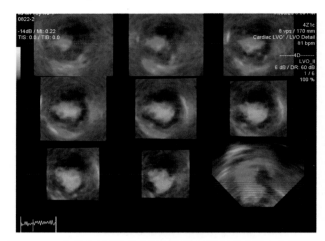

图 4-33 容积多层面剖面成像显示容积造影成像心尖部图像

轴断面、心尖短轴断面、左心室四腔心断面、左心室二心腔断面，对其同步进行对比分析（图4-34）。这项技术的优势在于：①保证在每一个阶段所采集的断面是在同一负荷状态或药物浓度；②保证在每一个阶段所采集的断面均来源于同一心动周期；③采集断面统一规范，有利于对比分析；④使负荷超声心动图这项技术操作更为简便、易行，减少对操作者的经验依赖性；⑤单心动周期的全容积负荷超声心动图彻底改变了过去负荷超声心动图对结果的评估依赖肉眼判定来评分的局面，为精确量化奠定了基础，因为基于单心动周期全容积心脏成像的许多自动分析技术和超声生物力学技术均可以应用。

5. 单心动周期全心脏容积成像的分析技术　单心动周期全容积心脏成像开启了心脏宏观与微观功能评估与研究的新篇章。从超声心动图开始应用于宏观心功能评估以来，一直是在平面上以几何模型模拟计算，无论是用单平面还是用双平面的 Simpson 法来计算心功能均如此。在采用二维图像以斑点或像素跟踪技术进行微观心脏功能（超声生物力学）的研究中，实质也是在二维图像的基础上追踪心脏在三维空间的力学变化过程并进行应变成像，缺乏空间的完整性和精确度，故二维应变成像虽然在心脏同步化（CRT）治疗中发挥了重要作用，但在最新的指南中仍未将二维应变成像列为同步化治疗效果评估的标准。其原因：①毫秒级的判定标准不能容忍毫秒级的误差；②用断面的信息去评估整个容积体的信息显然是不全面的，像树木不可替代森林一样。来源于一个心动周期的全容积成像的素材无论是空间相还是时间相均是超声心动图发展至今较为完美的，其满足了无假设和真实进行心脏功能研究与生物力学研究的要求，是一个全新的平台，在该平台上可以进行新层次的心脏宏观功能研究、血流研究、微观功能研究、生物力学研究。

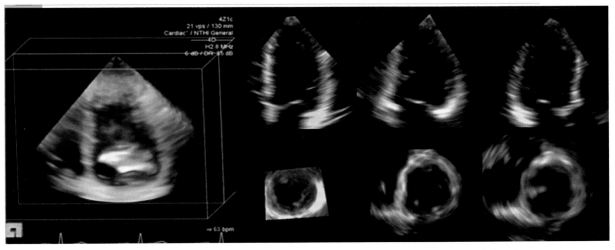

图 4-34 快速心脏负荷超声心动图自动从全容积图像中分解出 6 个断面的动态图像

其均来源于同一个心动周期

一、自动左心室容积功能分析

自动左心室容积功能分析（eSie LVA）是第一个全自动对单心动周期全容积心脏图像进行左心室分析的技术，不用通过假设心室几何数据而真实有效地评价心室容积和射血分数及一些全新的参数。

1. 自动左心室容积功能分析的技术基础 该功能采用了两类先进的技术。

第一类，基于专家智能库的人类工程学设计，采用的技术如下：

（1）自动参考平面技术，利用全容积心脏图像数据建立真实的心脏内在结构关系的模型。

（2）自动边界探测技术，在人类心脏大量数据库的基础上提炼而成。

第二类，容积自动跟踪技术，采用的技术如下：

（1）三维体素跟踪技术，新一代三维相干立体全容积成像技术的最小图像单元是体素，它是含有振幅和相位的立方体，这是真实心脏空间影像的结构基础，不再需要任何假设的几何模型（图 4-35）。

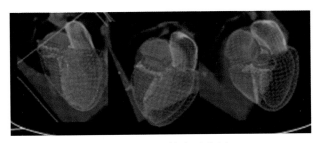

图 4-35 三维体素示意图

（2）容积光流（volume optical flow）技术：光流法是目前运动图像分析的重要方法，它的概念是由 Gibso

于 1950 年首先提出来的，主要是指时变图像中模式运动速度，因为当物体在运动时，它在图像上对应点的亮度模式也在运动，这种图像亮度模式的表观运动（apparent motion）就是光流。光流表达了图像的变化，由于它包含了目标运动的信息，因此可被观察者用来确定目标的运动情况。由光流的定义可以引申出光流场，它是指图像中所有像素点构成的一种二维瞬时速度场，其中的二维速度矢量是景物中可见点的三维速度矢量在成像表面的投影。所以光流不仅包含了被观察物体的运动信息，而且还包含有关景物三维结构的丰富信息。对光流的研究成为计算机视觉及有关研究领域中的一个重要部分。因为在计算机视觉中，光流扮演着重要角色，在目标对象分割、识别、跟踪及机器人导航和形状信息恢复等方面都有非常重要的应用。从光流中恢复物体三维结构和运动则是计算机视觉研究所面临的最富有意义和挑战性的任务之一。正是由于光流的这种重要地位和作用使得众多的科学家和工程研究人员都加入了对其研究的行列。十多年来，他们提出了许多种计算光流的方法，而且新的方法还在不断涌现。今天采用单心动周期相干全容积成像技术获得了代表全心脏结构和血流的三维体素，使对心脏光流的研究进展到一个全新的阶段（图 4-36）。

2. 自动左心室容积功能分析可获得的分析内容 心脏全容积自动左心室分析技术可以全自动完成对左心室容积的分析，得出两类结果，其心脏节段分区均采用美国心脏病协会和美国超声心动图协会制定的 16 节段和 17 节段心脏分区法。

第一类是容积功能参数，共 26 项数据（图 4-37）。

常用的基本的宏观容积心功能参数：

（1）收缩末容积（end systolic volume，ESV）。

（2）舒张末容积（end diastolic volume，EDV）。

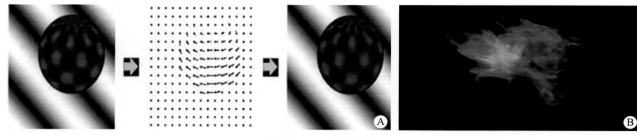

图 4-36 容积光流示意图

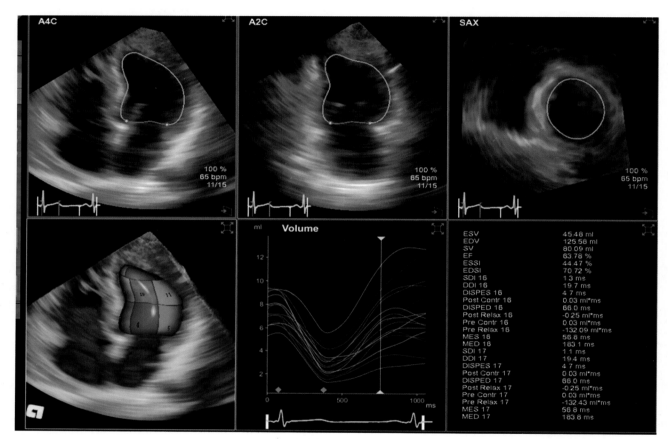

图 4-37 自动左心室容积分析参数报告图

（3）每搏量（stroke volume，SV）。

（4）容积射血分数（ejection fraction，EF）。

球形化参数计算：

（5）收缩末球形指数（end systolic sphericity index，ESSI）。

（6）舒张末球形指数（end diastolic sphericity index，EDSI）。

收缩期时相同步化参数计算：

（7）收缩期失同步指数（systolic dyssynchrony index，SDI）16 节段法。

（8）收缩期失同步指数 17 节段法。

（9）收缩末离散度（dispersion end-systole，DISPES）16 节段法。

（10）收缩末离散度 17 节段法。

（11）收缩后时间容积（post contraction time volume，Post Contr）16 节段法。

（12）收缩后时间容积 17 节段法。

（13）收缩前时间容积（pre contraction time volume，Pre Contr）16 节段法。

（14）收缩前时间容积 17 节段法。

（15）平均收缩末时间（mean end-systolic time，MES）16 节段法。

（16）平均收缩末时间 17 节段法。

舒张期时相同步化参数计算：

（17）舒张期失同步指数（diastolic dyssynchrony index，DDI）16 节段法。

（18）舒张期失同步指数 17 节段法。

（19）舒 张 末 离 散 度（dispersion end-diastole, DISPED）16 节段法。

（20）舒张末离散度 17 节段法。

（21）舒张后时间容积（post relaxation time volume, PostRelax）16 节段法。

（22）舒张后时间容积 17 节段法。

（23）舒张前时间容积（pre relaxation time volume, PreRelax）16 节段法。

（24）舒张前时间容积 17 节段法。

（25）平 均 舒 张 末 时 间（mean end-diastolic time, MED）16 节段法。

（26）平均舒张末时间 17 节段法。

第二类是左心室容积功能彩色参数成像图与微观的

参数曲线和数据，它是根据 4500 亚节段中的三维体素和容积光流的数据进行彩色编码形成。

（1）两个静态参数成像图，可选 16 或 17 节段法来显示。

1）最小容积图 – 收缩时相图（minimum volume-contraction time mapping，图 4-38A）。

2）最大容积图 – 舒张时相图（maximum volume-relaxation time mapping，图 4-38B）。

（2）两个动态参数成像图，可选 16 或 17 节段法来显示。

1）至最小容积时间 – 收缩前图（time to minimum volume-contraction front mapping，图 4-38C）。

2）至最大容积时间 – 舒张前图（time to maximum volume-relaxation front mapping，图 4-38D）。

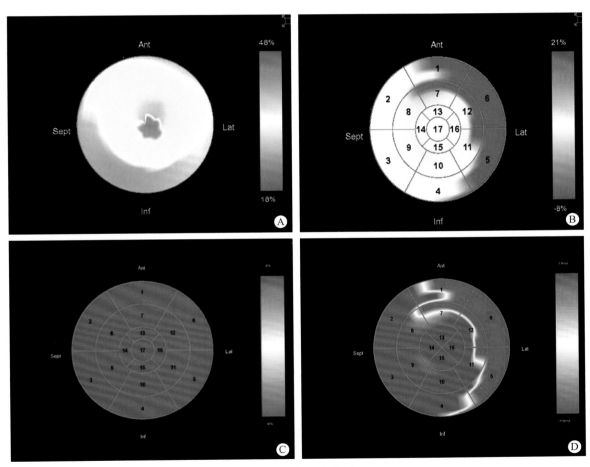

图 4-38　容积参数图
A. 最小容积静态参数图 – 收缩时相图；B. 最大容积静态参数图 – 舒张时相图；
C. 至最小容积时间动态参数图 – 收缩前图；D. 至最大容积时间动态参数图 – 舒张前图

3. 每一个节段均形成一条随心动周期变化的动态曲线和相应的数据　这些参数图和曲线可以按单节段、双节段对比，多节段或多节段对比，全节段来同步对应显示（图 4-39）；由此可通过精确定位和定性心动周期的时间段来了解其功能状态，将节段和整体心功能的研究提高到了新的空间和时间分辨水平。

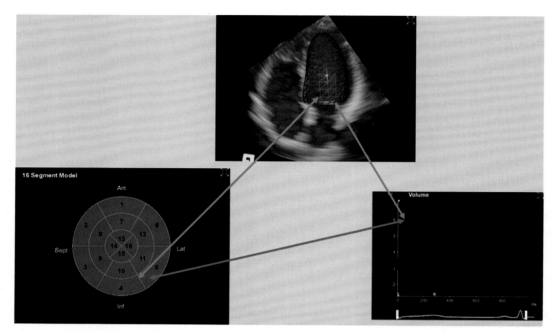

图 4-39　精确定位节段获得参数成像图与曲线和数据

二、右心室容积功能分析

容积分析技术可以对单心动周期全容积的心脏图像半自动地进行右心室容积功能分析。右心室是一个不规则的容积体，大致由流入道、流出道和心尖三部分组成。

目前的步骤是要在容积图像中利用自动参照面提取（auto reference plane extraction）技术先确定某些重要的解剖参照点后再自动得到右心容积的计算值。其值为四种：①收缩末容积；②舒张末容积；③每搏量；④容积射血分数。

右心室容积功能的研究为系统化、规范化研究右心功能提供了较过去更为有效的方法（图 4-40）。

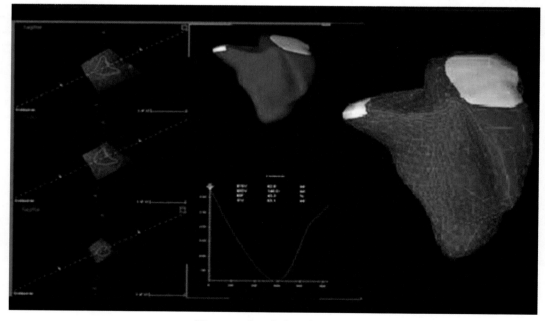

图 4-40　右心室容积功能分析

三、自动容积 PISA 计算技术

单心动周期全容积成像除了灰阶结构的信息外，还有彩色多普勒的血流信息，彩色容积血流已彻底改变了过去彩色二维血流的平面观，从而使其走向立体化。自动容积 PISA 计算技术（auto volume proximal isovelocity surface area，自动容积等速表面积法）利用单心动周期全容积心脏彩色血流成像的信息对瓣膜的反流进行自动计算，得到容积基础上有关反流的系列参数。从发展史看，利用有创或无创技术精确评估瓣膜反流严重程度比较困难，而且没有评估其相对准确性的金标准。多普勒超声心动图技术对四组人体或人工瓣膜反流的探测类似，方法主要包括对反流特异值（长度、顶点、面积、宽度）、有效的反流口面积的测量等，半月瓣反流的严重程度也可以通过测量舒张期血流速度的反流压差斜率计算。房室间反流的严重程度也可以通过收缩期肺静脉血流入量的减少或反转进行评估。在单一的瓣膜病变中，反流分数可以通过比较反流瓣膜和未受累瓣膜的心搏量进行评价。在二维超声时代，利用近似等速表面积法（PISA法）测量反流的血流量综合了多种参数，被认为是较为全面和科学的方法。PISA法是基于流体近端汇聚原理和流体连续性原理，当流体通过一个狭窄口时，流入的近端为层流并形成许多以狭窄口为中心、不同半径（r）的向心性类半球状等速面。按照流体力学规律，距离狭窄口越近（r越小）的等速面速度就越高。伴随着每个等速面的速度不断增加，该等速面的半球表面积就会不断减小。将半球等速面的速度（V）与半球表面积（A）相乘就可求出通过该等速面的瞬时流率（F，即流率＝面积×流速，$F＝A×V$），由于反流口附近的流速非常高，单凭肉眼无法分辨反流口附近的血流等速面和无法直接测量反流口附近区域的血流等速面半径（r），故利用彩色多普勒在远离反流口区域的某个血流等速面超过 Nyquist 彩色翻转速度（valiasing，Va）时形成的彩色翻转血流汇聚区，通过测量该区的半径（r），再根据半球面积计算公式就可求出其面积（$A＝2\pi r^2$）。利用

上文给出的公式：$F＝A×V$，就可以计算出该彩色翻转血流汇聚区表面的瞬时流率，即 $F＝2\pi r^2×Va$，根据流体流动的连续性原理，瞬时流经一封闭系统中某一截面的液体量（流率）等于在同一时间内流经另一截面的液体量，故计算所得的彩色翻转面血流汇聚区的流率应该等于流经反流瓣口的流率，再利用流率 F 与同一瞬间的反流速度（V）关系即可得到瞬间反流口面积（ROA＝F/V），并用 ROA 评估反流程度。从以上可以看出如何得到一个更理想和接近真实的彩色翻转血流汇聚区表面很重要，血流加速是通过孔洞和同轴心的等速面，反流血柱是立体的，但利用二维彩色多普勒获得的是平面的（图 4-41），显示出其有差距。二维 PISA 法受到以下因素限制：①必须采用二维的假设；②假设患者均为中央性反流血柱；③假设反流孔是环形的；④设想 PISA 都是半球形的。二维 PISA 实际应用的结果：①二维 PISA 是手动的多步骤处理；②有很强的操作者依赖性和不理想的重复性；③在实际应用中需排除不规则反流血柱的患者。故二维的容积 PISA 虽从理论上讲较为理想，但并未在临床上普及。容积 PISA 技术演算分析不再依赖几何假设，而是真实的容积数据（图 4-42），可在任何瓣膜中应用，只需分析采集于目标瓣膜的彩色多普勒血流容积图像，在机或脱机分析均可，只需 1min 即可完成工作流程，减少经验依赖，自动化带来良好的重复性。在机或脱机 30s 可获得以下演算结果（图 4-43）：①容积 PISA；②有效反流口面积（effective regurgitant orifice area，ERO）；③混叠速度；④瞬时流量；⑤峰值反流容积；⑥峰值反流分数（peak regurgitant fraction，peak RF）；⑦流速时间积分（VTI）。

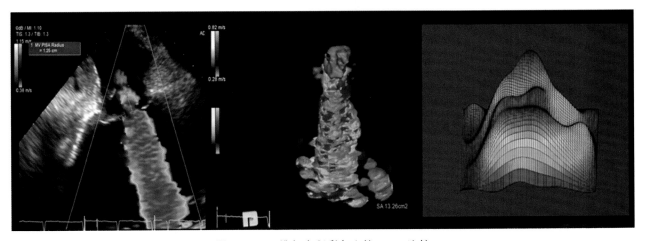

图 4-41　二维与容积彩色血柱 PISA 比较

四、自动彩色血流容积计算技术

单心动周期全容积成像除了包括灰阶的信息之外，

还可以包括彩色多普勒血流的信息。作为无创简便的方法，人们还是期待可以用经胸采集的三维彩色容积血流信息进行心脏功能的计算。长期以来彩色多普勒只是作为显示血流的一种方法，用颜色来反映血流的方向，通过

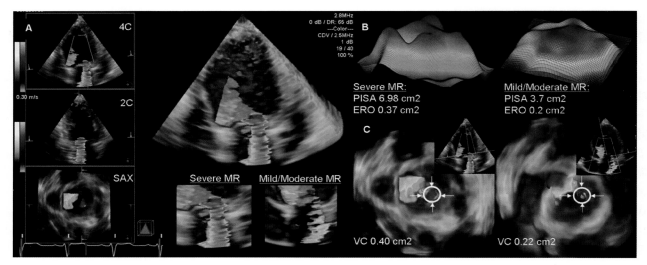

图 4-42　三维 PISA 获得的容积血柱

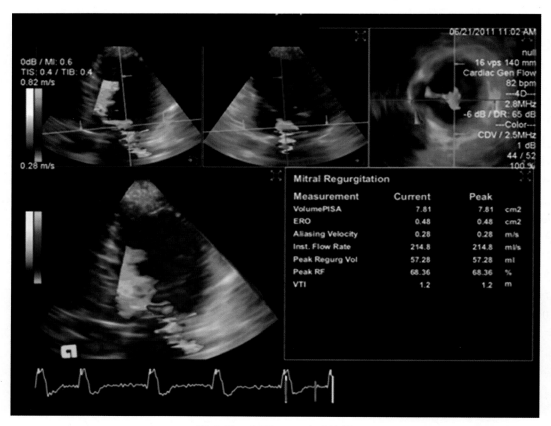

图 4-43　容积 PISA 自动计算

设定的速度量程显示血流速度的状态及是否存在混叠等，它是一种平均流速的表现；而频谱多普勒是一种获得血流速度绝对值的方法，亦可演算出其他参数，借助一些经典的公式来演算心功能。但从涵盖的面积来讲，彩色多普勒是区域显像，例如，其可以同时采样左心室二尖瓣的流入和主动脉瓣的流出；而频谱多普勒只是点采样。彩色多普勒血流信息过去无法被充分应用于心功能的演算，主要因为这是二维信息，只反映片状血流。彩色容积血流从根本上解决了这个问题，自动实

时经胸心脏三维容积血流多普勒评估技术应运而生，Thavendiranathan 等 2012 年发表了他们的研究结果，他们将这种自动容积彩色血流技术用于评估二尖瓣流入和主动脉瓣流出的每搏量，并与传统的经胸二维多普勒技术和心脏磁共振成像进行了比较，结果令人振奋，并诞生了一个新的超声心动图专用名词，即实时经胸三维心脏容积彩色血流多普勒技术（real-time three-dimensional volume color flow Doppler transthoracic echocardiography，RT-VCFD）。该研究选用 44 位无瓣膜

病患者，容积心脏超声采用 RT-VCFD，心脏磁共振成像采集左心室短轴电影系列和主动脉相衬的流量测定，还有二维经胸超声采集的常规多普勒等信息。专用软件被用来自动测量 RT-VCFD 的二尖瓣流入血流与主动脉射血容积。心脏磁共振成像总的射血容积的计算采用短轴剖析测面法和相衬流量成像，评估主动脉每搏量。二维经胸超声常规方法计算射血每搏量。入围者平均年龄（40±16）岁，平均左心室 EF 61%±9%。自动血流测量在所有病例中均可行，二尖瓣流入血流的每搏量二维经胸测量结果是（85±21.5）ml，RT-VCFD 的结果是（94.5±22.0）ml，心脏磁共振成像的 SV 结果是（95.6±22.7）ml（$P < 0.001$，变量分析）。析因分析显示采用 RT-VCFD 获得的主动脉 SV 与心脏磁共振成像得到的值无差异（$P = 0.99$）；然而，二维经胸超声测得的 SV 出现了低估现象（$P = 0.006$）。对 SV 的测量，在观察者差异方面，二维经胸扫查法远比 RT-VCFD 差。自动评估 RT-VCFD 的方法及与金标准的心脏磁共振成像比较取得了好的效果，使我们看到 RT-VCFD 具有很好的应用前景。

1. RT-VCFD 自动测量的技术原理 彩色心脏容积自动测量的精确度取决于三维容积的空间分辨率和时间分辨率，它们取决于探头口径和使用者的设置，例如频率、成像深度、彩色采样框的大小、扫描的线密度。在空间和时间分辨率间取得平衡，例如，典型的系统设置是深度 15 ～ 17cm，彩色采样框的大小可以含主动脉瓣和二尖瓣，时间分辨率是 14 ～ 33 容积帧 / 秒。采集的彩色多普勒体素量在采集平面的方位角，仰角和范围方向是 4.5mm×5.0mm×0.6mm。在扫描转换后呈现的立体体素量约是 0.4mm 的各向同性，相当于在每一个二尖瓣和主动脉瓣采样面上的体素量是 1800 ～ 3600（图 4-44）。采样横截面的大小取决于检测到的左心室解剖（如左心室心内膜面的筛孔）、采样的位置和彩色多普勒血流横截面积。该演算法聚集在每个采样面的每个体素瞬时流量速度来计算流速。时相决定时间分辨率的精细程度，收缩期末和舒张期末的确定依赖于数字影像中和医学数据常用的心电图信息，使用心电图来关联二尖瓣和主动脉瓣容积彩色血流信息，给计算提供精确的时相。通过这些时相的信息，确定时空一体化的流量 - 时间曲线，并计算二尖瓣和主动脉瓣的状态变量的时间间隔。在必要的每一帧进行自动退模糊化演算来对多普勒速度可能存在的模糊进行校正。退模糊遵循质量守恒定律，其确定左心室的体积变化和流量变化（跨二尖瓣环或左室流出道），在描述相同体积的血液流动原则的基础上确定退模糊的原则（图 4-45）。

2. RT-VCFD 自动测量的优势与临床应用展望

（1）采用 RT-VCFD 自动评估技术在同一心动周期

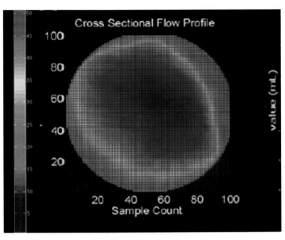

图 4-44 彩色容积采样彩色立体的体素量示意图

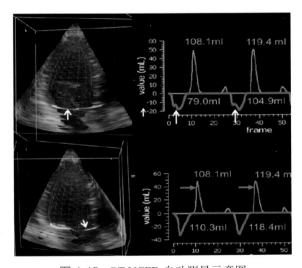

图 4-45 RT-VCFD 自动测量示意图
红色曲线表示二尖瓣流入血流的每搏量，蓝色曲线表示主动脉瓣流出血流的每搏量

中自动评估二尖瓣流入和主动脉射血容积量，先期研究表明了该技术的可行性、准确性和重复性，与视为金标准的心脏磁共振成像进行对比，相关性很好，该方法要优于手工的二维经胸测量法，值得临床推广。

（2）快速和自动测量使该技术可用于常规超声心动图检查，其结果可进入常规的测量报告中。

（3）需要心功能测定和治疗随访的患者均为适应证人群。

（4）重要潜在的应用方面，自动的主动脉每搏量容积测量可以常规用在超声负荷试验前后心排血量的测量中，即刻反映负荷后的变化。

（5）可用在随访心衰患者药物或同步化起搏治疗后，测量二尖瓣和左室流出道的每搏量变化，亦可用于起搏调试中。

（6）可用在估测二尖瓣和主动脉瓣的反流容积、反流分数、有效反流面积，以评估反流的严重程度。

（7）可用在右侧三尖瓣和肺动脉瓣的血流评估和瓣膜疾病程度的量化，获得左心和右心的每搏量容积就可以对左右心存在分流时的心脏病患者进行分流量的评估。

（8）由于来自同一心动周期，可用于各种心律失常对心每搏量影响的评估。

五、单心动周期心脏容积应变成像

关于组织多普勒和二维应变成像已被研究开发多年，取得了许多阶段性的成果，但是基于采集的图像是二维的，而分析的目的是获得三维的心脏生物力学结果，不免有许多欠缺之处，因为这是用片状的图像估测容积。源于非单心动周期的容积成像，开始了容积应变成像的尝试，但几个心动周期形成的心脏容积图像造成了拼接的误差，以毫秒级为单位的研究中不免导致结果的精确度和重复性均达不到临床要求，在美国心脏病学会关于CRT治疗评估的指南中，源于超声的应变成像未被列为评估的标准就是实例。单心动周期的心脏容积成像开拓

了心脏容积应变成像新的研究和应用阶段，这是因为采用了如下技术：

（1）新一代三维相干立体容积成像采样技术保证获得含振幅和相位的体素，从空间来讲无任何插补。

（2）单心动周期的全容积采样成像技术在采用球面波发射技术的基础上采用波束后聚焦技术（回溯性波束形成技术），保证在一个心动周期中形成全容积的心脏图像，并用足够的容积帧频，从时间来讲无须拼接。

（3）新的跟踪技术保证心内外膜的真实跟踪和自动退模糊化的演算技术保证校正作用（图4-46）。

（4）体素跟踪和容积光流技术保证全容积中实时的心脏结构和血流信息均被充分应用（图4-47）。

可以获得全容积心脏的纵向、轴向和环形应变成像的参数图与曲线、数据（图4-48）；获得全容积心脏的纵向、轴向和环形的位移参数图与曲线数据（图4-49）；获得容积旋转（rotation）、扭转（twist）、扭曲（torsion）参数曲线和数据（图4-50）。

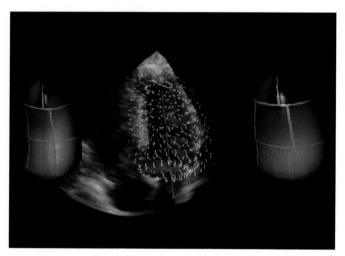

图4-46 自动跟踪和校正技术示意图

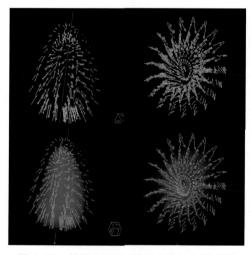

图4-47 体素跟踪和容积光流技术示意图

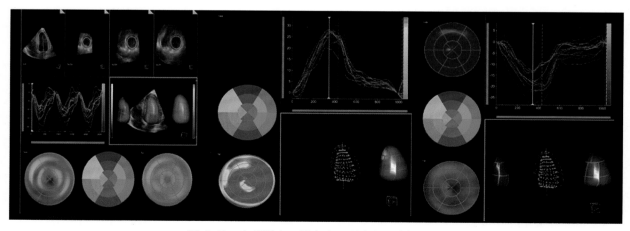

图4-48 容积纵向、轴向和环形应变成像示意图

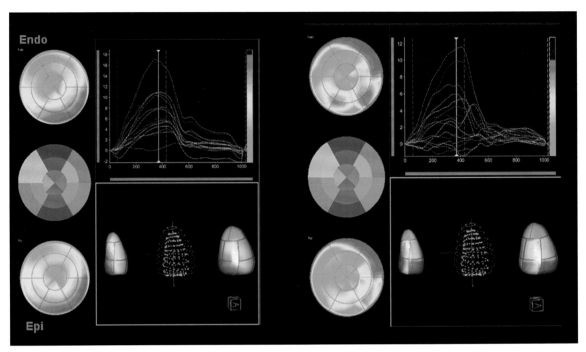

图 4-49 容积纵向和轴向位移示意图

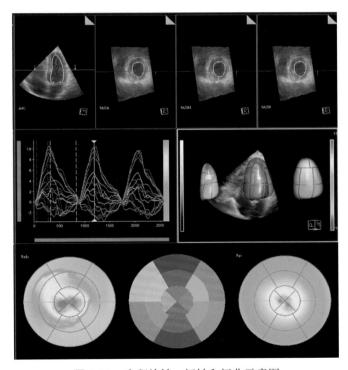

图 4-50 容积旋转、扭转和扭曲示意图

六、结论

历经 60 余年超声心动图和 40 余年三维超声心动图的研发,人们既期待用立体的技术实时显示立体的心脏,又期待用精确的技术研究心脏在心动周期中毫秒级的变化,从真实完美的结构成像进入功能性成像 – 超声心脏超声生物力学的阶段。期望标准化、自动化、高重复性的技术用于临床实践和每一位患者。这个理想的时代到来了吗?我们看到单心动周期全心脏容积成像和相关的演算评估技术开启了这扇大门。欧洲超声心动图联合会与美国超声心动图学会发表了关于使用三维超声心动图

获取图像的一些建议，这份关于三维超声心动图图像的获取和展示的建议发表在2012年1月出版的《美国超声心动图杂志》（*American Society of Echocardiography*）上。Dr. Alan S. Pearlman 说："我相信现在通过三维超声心动图进行实时的容积成像提供了一个不用通过假设心脏几何数据而有效评价心室容积和射血分数的方式，并且我想这项成像技术将超越目前的二维超声成像，就像25年前二维成像取代 M 型超声心动图一样，现在三维超声心动图越来越明显地展示了其观察心脏瓣膜病和先天性心脏病患者独特的视角，并且其临床应用也可能迅速发展起来。"

第五节 展 望

目前，实时三维超声研究及其临床应用已经得到明显的发展，但仍有一定的局限性，需要进一步开发和改进，包括实现探头的小型化，扩大实时精确的探查范围，减少或避免呼吸及心脏移位等影响，进一步提高图像质量，显示更接近于实体解剖结构的立体动态图像；另外，进一步实现不脱机就可以进行图像显示和三维定量测量，使之真正成为实时动态的在线定量检测手段等。

TTE 及 TEE 实时三维超声心动图的开发应用，已经为临床心血管病诊断提供了又一种新的检查方法。我们相信，随着科学技术的不断发展，以及实时三维超声技术的进一步提高，其在临床的应用范围会继续扩大，为心血管病临床诊断提供更准确可靠的资料。

如实时三维超声有可能成为诊断许多其他心血管病的可靠工具，有可能成为心血管病术中监测的重要常规方法；通过与心肌声学造影结合，有可能成为准确判断心肌缺血区域的新方法；通过与组织多普勒技术结合，有可能在观察心肌激动顺序、研究异位起搏点和传导途径，以及判断局部和整体心功能等方面，发挥独特的作用；通过开发冠状动脉内三维超声图像，有可能使之成为清晰显示冠状动脉管腔边界、轮廓及斑块几何形态，精确测量病变血管长度和范围的重要技术等。

同时，TTE 及 TEE 实时三维超声有可能成为研究心功能的重要方法。国内外学者已对此进行相关研究，认为实时三维超声不需要根据几何假设，即可准确测量左心室容积，进而演算心排血量、左心室射血分数等心功能参数，进行左心室功能的深入研究，对左心室形态和（或）室壁运动异常患者可能具有更重要的意义；同样，由于右心室形态特殊，没有相应的几何模型，采用实时三维超声测量右心室容量，可能会在右心室功能研究方面发挥重要的作用。

〔注：本章部分图像的原始资料分别由阜外心血管病医院朱杰敏（图 4-1）、许闻桥（图 4-2、图 4-4、图 4-5A～F）、吕秀章（图 4-7A、B、E、F，图 4-8）、朱振辉（图 4-9、图 4-10、图 4-12～图 4-14、图 4-16）和李靖（图 4-20）提供，特此致谢。本章第四节由陆兆龄教授撰写〕

（刘延玲 朱振辉 陆兆龄 李 靖 熊鉴然）

参考文献

李靖，等. 2003. 实时三维在 VSD 诊断中的应用. 中华超声影像学杂志，12（7）：342-345

李靖，等. 2003. 实时三维在心脏肿瘤诊断中的应用. 中国超声医学杂志，19（7）：524-526

李靖，等. 2004. 实时三维评价肥厚型心肌病. 中华医学超声杂志，1（2）：72-74

李靖，等. 2004. 实时三维在 VSD 封堵中的应用. 中华医学超声杂志，1（2）：75-76

刘延玲，等. 1999. 经胸动态三维的方法学探讨. 中国超声医学杂志，15：1

吕秀章，等. 2004. 实时三维在儿童继发孔 ASD 封堵治疗中的应用. 中华超声影像学杂志，13（12）：249-251

王新房，等. 1996. 四维超声心动图的临床应用. 中华心血管杂志，24：5-8

朱振辉，等. 2004. 实时三维在复杂先天性心脏病中的应用. 中华超声影像学杂志，13（4）：249-251

Abroad M. 2001. Real time three-dimensional echocmdiography in assessment of heart disease. Echocardiography，18（1）：73-77

Dekker DL，et al. 1974. A system for ultrasonically imaging the human heart in three dimensions. Comput Biomed Res，7：544-553

Lang RM，et al. 2012. EAE/ASE recommendations for image acquisition and display using three-dimensional echocardiography. J Am Soc Echocardiogr，25：3-46

Pandian NG，et al. 1992. Three-dimensional and four-dimensional transesophageal echocardiographic imaging of the heart and aorta in humans using a computed tomographic imaging probe. Echocardiography，9：677-687

Thavendiranathan P，et al. 2012. Automated quantification of mitral inflow and aortic outflow stroke volumes by three-dimensional real-time volume color-flow Doppler transthoracic echocardiography：comparison with pulsed-wave Doppler and cardiac magnetic resonance imaging. J Am Soc Echocardiogr，25：56-65

Zhang HL，et al. 2010. Development of beamforming for medical ultrasonic imaging. Chin J Med Imaging Technol，7（26）：1395-1398

第五章　多普勒超声心动图

第一节　概　述

多普勒超声心动图（Doppler echocardiography）是目前最主要的超声检查技术之一，利用多普勒效应原理，通过多普勒超声仪器主要探测心血管系统内血流的方向、速度、性质、途径和时间等，为临床诊断和血流动力学研究提供有价值的资料。此外，随着新技术的发展，多普勒也能对心肌等组织结构的运动状况进行探测分析，在心肌组织成像等方面发挥作用。以下将已广泛应用于临床常规检查的超声多普勒技术称为常规多普勒检查，将多普勒组织成像和其他正在开发研究的多普勒新技术称为新型多普勒技术。

常规多普勒检查主要分为彩色多普勒血流成像和频谱多普勒技术两大类，频谱多普勒又包括脉冲和连续多普勒两种。各种常规多普勒技术各有优缺点，通过取长补短，在临床心血管病诊断等方面发挥着重要的作用。在超声多普勒技术的发展过程中，曾有高脉冲重复频率多普勒和多点选通多普勒等其他技术，其中高脉冲重复频率多普勒属于介于脉冲和连续频谱多普勒之间的技术，没有明显的优越性，而多点选通多普勒的分析显示方式十分复杂，已被在其基础上发展起来的彩色多普勒血流成像技术所取代。

频谱多普勒（spectral Doppler）技术可显示一维的血流信息，提供血流动力学定量分析的重要资料，包括：

（1）脉冲频谱多普勒（pulsed-wave Doppler，脉冲多普勒）检查：采用间断发射和接收超声脉冲，以中空频带型频谱图像显示血流信息，适于对血流进行定位诊断，显示方式简单，图像质量好，操作方便，已得到广泛应用，但难以用于高速血流的定量分析。其所测流速大小还受到脉冲取样频率等限制，脉冲取样频率与取样深度成反比，探测深度与流速测定值成反比，这些因素造成了本技术主要的局限性。

（2）连续频谱多普勒（continuous-wave Doppler，连续多普勒）检查：是最早应用的多普勒技术，通过连续发射和接收超声脉冲，以充填型频谱图像显示血流信息，能测量高速血流，进行血流动力学的定量分析，包括测算各心腔压力、心排血量、狭窄口面积等，显示方式简单，图像质量好，也在临床得到应用。

彩色多普勒血流成像（colour Doppler flow imaging，彩色多普勒）：采用自相关技术，对比来自心血管系统中相同取样部位两个连续的多普勒频移信号，提取并分析相位差，自动计算出每个取样点的平均流速，再通过彩色编码技术以色彩显示血流方向、速度、性质、时相和途径等二维血流信息，显示方式直观简单，操作方便，图像质量好，对血流的空间定位能力强，尤其在诊断和鉴别诊断各种分流、反流性心血管病变中具有独特的作用，已得到广泛应用。其主要缺点是探测高速血流时可出现频率失真，难以进行血流动力学指标的定量测定，并可使二维图像质量降低。

多普勒组织成像：采用彩色编码或频谱多普勒技术，实时显示心肌等组织运动所产生的低频多普勒频移，提供心肌等组织结构及其运动方向、速度等方面的信息，是研究心肌组织的又一种新技术。

第二节　多普勒超声基本原理

奥地利数学家和物理学家多普勒（Doppler），根据传导过程中声波在接近与离开观察者时出现频率变化的现象，经过对天文学星球光色变化的研究，首次定性解释了上述现象，并创立了相应的数学公式，于1842年发表论文提出原理，并认为此物理学原理可应用于包括光波和声波在内的任何物理波，后人将其命名为多普勒效应（Doppler effect）。1845年Ballot首先深入研究并证实了声学的多普勒效应，随后经过大量学者的长期研究，尤其是近60余年来，随着超声心动图的发展，超声多普勒技术得到重视、开发和利用。

多普勒效应：指物理波源与物理波接收器之间出现相对运动时，物理波的发射频率与接收频率之间出现差别的物理学效应，两者频率之间的差别称为多普勒频移（Doppler frequency shift）。声学的多普勒效应则指声源与声接收器相对运动时，当两者相互接近时声音的频率增加，而两者相互背离时声音的频率减小，声波发射频率与接收频率之间出现差别。利用以上原理，超声从静止的探头发射，由流动血流中的血细胞接收和反射，再返回静止的探头，在探头发射和接收的超声之间出现频移，频移大小与血细胞运动速度等多种因素有关。

将多普勒的著名数学公式应用于超声探测血流速

度，超声多普勒频移（Δf）与超声波的发射频率（f_0）、接收频率（f_1）、在机体的传播速度（C）、声束与血流方向之间的夹角（θ）及血流中细胞流动速度（v）等有关，频移大小与发射频率、血流速度、声束血流夹角的余弦函数成正比，与声速成反比，以下述多普勒频移公式表示：

$$\Delta f = f_1 - f_0 = 2f_0 \times v \times \cos\theta / C$$
$$v = C \times \Delta f / 2f_0 \times \cos\theta$$

当声速、发射频率、声束血流夹角等条件不变或相同时，则超声频移大小直接与血流中血细胞的流动速度成正比，从而可通过测定超声频移来测算血流速度。而且，在超声检查的实际工作中，相同探头的发射频率一般固定不变，声速通常也属于常数，表示两者关系的探头定标系数（k）也即成为常数，可代入以上公式得

$$k = C / 2f_0$$
$$v = k \times \Delta f / \cos\theta$$

如果声束与血流方向平行，$\cos\theta = 1$，则进一步可将以上公式简化，显示血流速度与频移大小直接相关：

$$v = k \times \Delta f$$

其中 k 取决于探头的超声发射频率和声速，即从超声发射频率和声速可计算出 k。一般机体组织中声速为 1540m/s，发射频率为 5MHz 时 k 为 0.154，发射频率为 3MHz 时 k 为 0.26。测量高速血流，一般尽量采用低频探头，故发射频率以 3MHz 为例，其血流速度与频移大小之间的关系为

$$v = 0.26 \times \Delta f$$

当然在实际工作中，声束与血流之间可存在一定的夹角，从而会影响血流速度的测定结果，故为了减小误差，检查时要尽可能将声束与血流方向平行。

第三节　仪器设备和检查方法

一、仪器设备

（一）类型

1. 单纯多普勒超声检测仪　可进行脉冲多普勒、连续多普勒，甚至彩色多普勒检查，对多普勒信号的探测敏感性较高，但缺乏显示心血管形态结构的超声图像，定位功能差，应用受到严重限制。

2. 二维多普勒超声仪　同时具备二维超声心动图和频谱多普勒检查技术，可在二维超声进行心血管系统解剖结构定位的基础上，确定多普勒声束方向和取样容积位置，检查部位直观、明确，操作简便。但技术要求互相矛盾，使两者的敏感性均有所降低，为此，某些仪器专门配备多普勒探头，在二维超声初步确定多普勒声束方向和取样容积位置后，换用多普勒探头检查，以减少双方对敏感性和记录质量的相互影响。

3. 彩色多普勒超声仪　同时具备二维超声和彩色多普勒检查技术，在灰阶二维超声图像的基础上，显示彩色编码的二维多普勒信号，直观实时地同时显示心脏形态结构断面图像和彩色血流图像，能同时观察分析较复杂的心血管形态和血流变化，操作简便，检查时间短。同样，此类超声仪也存在各自图像质量有所降低的局限性。目前一般还同时配备脉冲和连续多普勒检查技术，可根据检查目的等要求，选择不同的多普勒技术，使用大为方便。随着仪器设备性能的提高，影响敏感性和图像质量的因素也有所改善，已成为临床上最常用的多普勒检查仪器。

（二）显示方式

1. 频谱多普勒　仪器对所接收的多普勒频移信号，一般通过快速傅里叶转换（fast Fourier transform，FFT）等频谱分析处理，以音频和频谱两种方式显示结果。音频显示为人耳可听范围的声音，通过声音即音频信号的变化反映血流的速度、性质等。通常音调的高低反映音频信号的频率，声音的响度反映频移振幅的大小，高速血流产生高调尖锐的声音，低速血流产生低调沉闷的声音，心血管腔中不同类型的血流产生不同特征的声音。频谱是主要的显示方式，其中脉冲多普勒以中空频带型频谱图像显示血流信息，连续多普勒则以充填型频谱图像显示血流信息。

纵坐标（Y 轴）显示频移幅度（单位 kHz），代表血流速度（单位 m/s）。横坐标（X 轴）显示频移时相，以秒（s）为单位。一般以频谱图像中央作为零位基线，可上下调节，零位基线调节至图像上限或下限时，流速测量的范围增大一倍。零位基线划分血流方向，基线以上的频移信号为正值，代表血流方向朝向探头；基线以下的频移信号为负值，代表血流方向背离探头。斜率代表血流的加速度或减速度。

频带宽度指频谱在垂直距离上的宽度，表示频谱离散度，代表流速分布范围，即单位时间内取样容积或超声声束内红细胞流速的分布范围大小。流速分布范围越大，频带越宽，反之则越窄。一般层流的脉冲多普勒频带较窄，而湍流的频带较宽，甚至出现频带宽至整个频谱高度，形成频谱充填。频谱面积反映流速积分。灰度指频谱亮度，反映取样容积或超声声束内流速相同红细胞相对数量的多少，相同速度的红细胞越多，频谱的灰阶越深，反之则越浅。

2. 彩色多普勒　血流方向，通常以红色代表朝向探头方向的血流，蓝色代表背离探头方向的血流，所谓正红负蓝彩色编码方式。但有的正好相反，所谓正蓝负红彩色编码方式，仅习惯不同，实际意义和灵敏性等并无差别。

一般情况下，以色彩的亮度反映血流速度，即流速与亮度成正比，流速越高色彩越鲜艳，反之则色彩越暗淡。

有的仪器，目前可直接读出取样点的血流速度及其正负值，甚至显示两个取样点之间的速度直方图，以显示各部位血流速度的大小和分布，比单纯观察色彩亮度更直观、简便和准确。

层流（laminar flow）：指具有黏滞性的血液在管道中流动时，出现分层流动，各层血液彼此只做相对滑动，不出现相互混合。血液在正常心血管系统中的流动，大多数属于层流。正常层流呈红色或蓝色的单一色彩，色调纯净，表示血流速度的离散度较小。

湍流（turbulent flow）：指血液在心血管系统中流动的速度超过一定数值时，流体不能保持分层流动，流层之间出现相互混合，甚至出现旋涡。处于层流和湍流之间的流动方式称为过渡流。

异常紊乱的血流，血流速度分布杂乱，离散度大，根据紊乱程度等情况可显示不同的色彩。一般正向有紊乱血流者显示为黄色，负向有紊乱血流者显示为青色，离散度极大的湍流显示为五彩镶嵌色。

通过沿心血管系统解剖结构的追踪检查，可观察血流途径。通过与心电图或 M 型超声心动图等对照，可确定感兴趣部位血流的时相。

（三）仪器的主要调节

1. 探头频率（transducer frequency） 不同仪器选择探头频率的方式不同，有的无须更换探头，操作方便，通过调整仪器面板的按钮即可改变多普勒发射频率，有的则需要更换频率不同的探头。与二维检查需尽可能采用高频率探头不同，为获得满意的多普勒图像，一般要尽可能采用低频率探头。条件许可时可先用高频探头进行二维超声检查，再更换低频探头进行多普勒检查。多普勒探头频率，成年人一般为 2～3.5MHz，儿童为 3.5～7MHz。

2. 取样容积（sample volume） 为三维体积，宽度取决于超声声束宽度，一般不能调节，主要通过改变取样容积的长度，调节取样容积大小。脉冲多普勒一般有 1～10mm 的调节范围，但取样容积与信号/噪声比、频谱宽度、距离分辨率等有关，为获得良好的多普勒信号，应在不影响流速定位的情况下尽可能增大取样容积长度。脉冲多普勒的取样容积长度，成人一般为 5～8mm，儿童为 3～5mm。彩色多普勒的取样容积由仪器设定，不能人为调节。

3. 取样频率（sample frequency） 指每秒发射的超声脉冲群次数，可调节脉冲多普勒和彩色多普勒的探测深度与最大可测流速之间的关系，与能否准确显示频移方向、大小密切相关。

取样频率不同于探头频率，探头频率指每秒发射的超声脉冲波个数即发射脉冲频率。取样频率一般为千赫兹（kHz），而探头频率为兆赫兹（MHz），差别很大。

增加脉冲多普勒取样频率可减少探测深度，增加最大可测流速大小。增加彩色多普勒取样频率增加彩色显示的最大流速，增加图像帧数和实时性，但缩小视野深度。

另外，只有在取样频率大于多普勒频移的两倍时，才能准确显示频移大小和方向。如果多普勒频移超过取样频率的一半（Nyquist 频率极限，Nyquist frequency limit），将导致频率失真，出现频率方向倒错的单纯性频率倒错（simple aliasing）或频率大小和方向均发生倒错的复合性频率倒错（complex aliasing）等，将造成伪差。在不影响探测深度的情况下，应尽可能使用较高的取样频率。

4. 多普勒增益（Doppler gain） 指输入信号强弱。频谱多普勒增益过低将丧失部分血流信号，难以显示频谱的完整轮廓，而增益过强使输入信号振幅过高，出现镜面图像和噪声。彩色多普勒增益过低也会丧失部分血流信号，使彩色黯淡，增益过高则图像出现彩色斑点。在清晰显示多普勒图像的情况下，尽可能调节增益，减少噪声信号。

5. 壁滤波频率（wall filter frequency） 指滤过心血管壁所产生低频多普勒信号的频率范围。增大壁滤波频率范围，将滤掉较大范围的上述低频信号，减少干扰，但同时滤掉与上述低频信号相接近低频血流信号的范围也将扩大。彩色多普勒的壁滤波频率由仪器设定，一般不能人为调节。频谱多普勒的壁滤波频率需根据检查目的调节，探测腔静脉、肺静脉和心房等低速血流时，应尽可能保留由它们所产生的低频信号，一般选择 200～400Hz；探测心室和半月瓣的正常高速血流时，可选择 400～800Hz；探测心血管内反流、分流或狭窄病变部位高速射流时，可选择 800～1600Hz，以清晰显示最大射流速度。

6. 零位基线位移（zero-shift） 指调节流速测量范围。脉冲多普勒的零位基线位于频谱图像中央，零位基线向下移位，增大正向血流速度测量范围，向上移位则增大负向血流速度测量范围。彩色多普勒零位基线位于红蓝两种色谱中央，零位基线向下移位增大红色频移信号测量范围，向上移位增大蓝色频移信号测量范围。

7. 彩色显示（colour display） 彩色多普勒仪器有不同的彩色显示方式。通常在二维图像标定心血管解剖结构的基础上，显示心血管腔内不同部位、方向的血流，观察分析感兴趣部位的血流状况。有时可单独显示彩色血流图像，但由于没有心血管解剖结构的标定，常缺乏实用价值。

二、检查方法

多普勒检查一般在二维超声心动图检查的基础上进行，可单独或先后使用各种多普勒技术，以获取最完整的血流信息。多普勒检查过程中的探头操作、显示、记录和信息后处理等方法与二维超声检查相似。

（一）常规二维超声检查

按常规进行经胸各标准断面的二维检查，显示清晰的二维图像，为多普勒检查的基础。二维检查部位和断面需根据检查目的，尽可能选择显示心血管腔图像最清晰、声束尽量与血流方向平行的断面。在检查异常血流过程中，应根据异常血流的部位、方向，选择不同的检查断面，以获取最高的血流速度。

心尖部断面：多普勒检查中最常用，声窗较大，心脏结构显示清晰，声束往往与许多心脏大血管腔内血流方向基本平行，尤其是经二尖瓣、三尖瓣、主动脉瓣血流和通过房间隔的分流等。

大动脉短轴断面：常用于获取房间隔缺损、室间隔缺损、动脉导管未闭、三尖瓣和肺动脉瓣反流等异常血流图像的多普勒检查，并且也是获取正常肺动脉血流频谱的最佳断面。

胸骨旁断面：一般可获得心血管系统的大部分血流信号，包括探测二尖瓣、三尖瓣和主动脉瓣的反流信号，因为在反流时部分湍流的血流方向与探头平行。可惜在此部位检查，由于声束与不少心血管腔内的血流之间存在夹角，有时并不是很理想的多普勒检查部位。

胸骨上窝断面：不是多普勒检查的常用断面，与原先设想的结果不甚相同，尤其是在血流量测量等方面受到一定限制，但对检查降主动脉病变、PDA 和主动脉弓离断等常具有特殊的作用。

剑突下断面：随着检查者技术水平的提高，剑突下断面的重要性越来越明显，尤其是在儿童受检者，可显示许多胸前声学窗口检查时所难以出现的断面图像。如果检查者的操作水平较高，许多剑突下断面图像的质量甚至可达到与经食管超声检查图像相类似的水平，故越来越受到重视。

经食管超声检查断面：是二维超声检查和多普勒检查的新途径，具有其独特的作用。

（二）彩色多普勒检查

在二维超声检查基础上，通常先进行彩色多普勒检查，显示有关断面心血管部位的血流方向、途径、性质、分布等总体状况和基本信息。然后对感兴趣部位进行进一步的彩色多普勒检查，包括慢速扫描和逐帧显示等方法，检出各种异常血流。再利用心电图触发停帧，显示心动周期中异常血流最佳的彩色多普勒图像，具体分析各部位异常血流的起源、方向、速度、途径、性质和分布等，并根据具体情况，用 M 型图像进一步细致分析异常血流及其在心动周期中的时相、持续时间等。

检查中，应根据探测部位和病变的不同，选择能最清晰显示有关部位结构二维超声图像的断面，尽量使声束与血流方向平行或两者之间的夹角最小，扫描线置于血流的中心部位，仔细选择和调节仪器的有关控制按钮，尽量获取最佳的彩色多普勒图像，并尽可能地从不同方向和角度进行探测，准确了解血流的各种详尽信息。为提高彩色多普勒的图像质量，需考虑有关技术问题，尤其是消除可能出现的色彩倒错、室壁幻影和瓣膜伪像等各种伪像，提高诊断准确性。

（三）频谱多普勒检查

一般在彩色多普勒检查的基础上进行，将多普勒的取样容积置于各感兴趣部位，进行脉冲和（或）连续多普勒检查，进一步获取血流信息，对正常或异常血流进行相关测量，做血流动力学的定量分析等。为获取血流速度等信号，准确测量有关血流动力学指标，同样应选择图像清晰的标准二维断面，正确选择取样部位和声束方向，尽量从多个断面和探头位置探测有关目标，减少诊断和测量误差。

第四节　正常多普勒超声图像

多普勒检查可在经胸或经食管二维超声检查的基础上进行，以下仅讨论经胸多普勒检查，经食管多普勒检查详见第七章。

一、腔静脉

（一）主要二维断面

检查上腔静脉，通常采用胸骨上窝上腔静脉长轴、心尖四腔心或剑突下四腔心断面，适当调整探头方向，可清晰显示上腔静脉。检查下腔静脉，多数采用胸骨旁大动脉短轴、剑突下四腔心断面。

（二）脉冲多普勒

取样容积置于靠近右心房入口处的腔静脉管腔中央，尽可能探测上腔静脉的最大流速，但下腔静脉一般难以获得最大速度。腔静脉血流频谱曲线一般呈窄带双峰波形（图 5-1A），其中上腔静脉从胸骨上窝探测时双峰为负向，剑突下探测时为正向；下腔静脉从胸骨旁大动脉短轴或心尖四腔心断面探测时为正向，剑突下断面探测时为负向。

S 波：出现于心室收缩期，波峰较高，系右心房舒张和三尖瓣环下移、上腔静脉回流加速所致。

D 波：出现于心室舒张早期，波峰较低，系三尖瓣开放、右心室快速充盈期，右心房内血液迅速流入右心室，腔静脉回流再次加速所致。

A 波：有时在第一峰之前出现一个较小的波，方向与 S 波、D 波相反，系右心房收缩、腔静脉出现血液逆流所致。

　　上腔静脉血流速度，最大流速均值为 0.51m/s，范围为 0.28 ～ 0.8m/s。腔静脉、右心房和右室流入道等右侧心腔的脉冲多普勒双峰频谱图像，均可随呼吸和心率出现明显变化。一般吸气时波幅增大，呼气时降低。心率缓慢时，第一波峰（S 波或 E 波）降低，而第二波峰（D 波或 A 波）升高，反之则相反。

（三）连续多普勒

　　频谱形态与脉冲多普勒相似。

（四）彩色多普勒

　　从胸骨上窝断面检查上腔静脉时，血流呈蓝色（图 5-1B ～ D），在心尖四腔心断面或大动脉短轴检查时，血流呈红色，而下腔静脉血流呈蓝色。

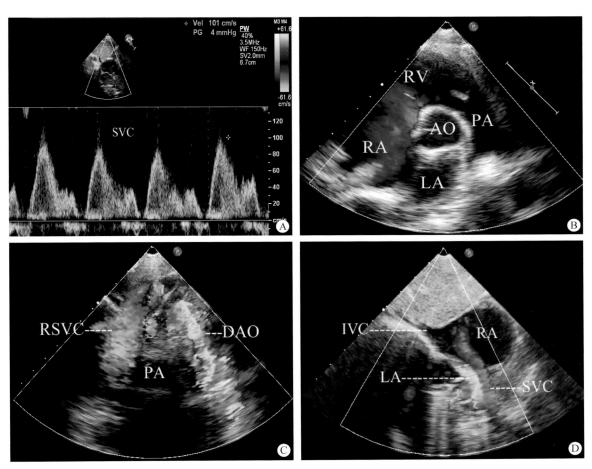

图 5-1　腔静脉血流频谱和彩色多普勒图像

腔静脉血流频谱呈双峰状，与三尖瓣口血流频谱极为相似。彩色多普勒于四腔心、大动脉短轴及剑突下双心房断面观察，由于血流朝向探头，故色彩呈红色，而从胸骨上窝探查时，腔静脉血流方向背离探头，色彩呈蓝色。A. 腔静脉频谱多普勒；B. 彩色多普勒大动脉短轴断面；C. 彩色多普勒胸骨上窝断面；D. 彩色多普勒剑突下双心房断面

二、右心房和三尖瓣

（一）主要二维断面

　　右心房和三尖瓣主要二维断面包括胸骨旁右室流入道、心尖或剑突下四腔心断面，以及剑突下右心肺动脉断面。

（二）脉冲多普勒

　　除腔静脉入口、房间隔右心房侧和三尖瓣环附近外，

一般无明显血流信号。取样容积置于三尖瓣环上，心室舒张期显示窄带正向双峰频谱（图 5-2A）。正常最大流速均值为 0.47m/s，范围为 0.38 ～ 0.74m/s。

　　E 波：出现于舒张早期，右心室压力低于右心房，右心室充盈，右心房内血流加速。

　　A 波：出现于心房收缩期，右心房压力超过右心室，血流再次加速。成年人 A 波多小于 E 波，儿童常相反。

　　观察三尖瓣时将取样容积置于三尖瓣尖，可取得显示舒张期窄带双峰正向频谱曲线。正常最大流速均值为 0.5m/s，范围为 0.3 ～ 0.7m/s。

（三）彩色多普勒

主要显示为红色血流图像（图 5-2B、C）。在心室收缩早期，腔静脉血液流入右心房，主要从右心房顶部沿房间隔流向三尖瓣口，在该处有红色血流图像。随后，右心房进一步舒张，腔静脉血液回流增加，但三尖瓣处于关闭状态，部分血液从三尖瓣口回流，形成蓝色带状血流图像。心室舒张早期，三尖瓣开放，血液流入右心室，

可观察到从右心房顶部到右心室的较鲜亮红色带状血流。舒张中期，右心房和三尖瓣口的血流速度减慢，红色变暗，甚至出现少量蓝色回流。心房收缩期，进入右心室血流再次加快，红色血流亮度增加。

正常情况下，右心房内没有黄色血流图像，也不出现收缩期三尖瓣反流图像。右心房血流速度受呼吸影响较大，吸气时血流亮度增加。

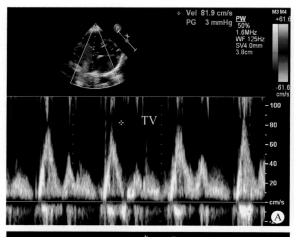

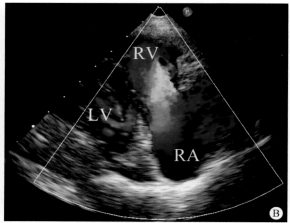

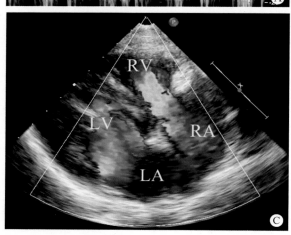

图 5-2 右心房及三尖瓣口血流频谱和彩色多普勒图像

舒张期三尖瓣口呈双峰状：第一个峰为 E 波，出现于舒张早期，右心室压力低于右心房，右心室充盈，为右心房内血流加速所致；第二个峰为 A 波，出现于心房的收缩期，由于右心房压力超过右心室，血流再次加速所致。彩色多普勒观察时，舒张期右心房的血流进入右心室时，由于血流的方向朝向探头，呈红色。A. 脉冲多普勒三尖瓣口血流频谱；B. 彩色多普勒右室流入道断面；C. 彩色多普勒双心室流入道断面

三、右室流入道

（一）主要二维断面

右室流入道主要二维断面包括胸骨旁大动脉短轴、右室流入道、四腔心断面或心尖四腔心断面。

（二）脉冲多普勒

取样容积置于三尖瓣下，声束先平行于室间隔，再调整探头方向取得最大流速。心室舒张期，显示窄带正向双峰频谱曲线。儿童正常最大流速均值为 0.6m/s，范围为 0.5～0.8m/s。成人正常最大流速均值为 0.5m/s，范围为 0.3～0.7m/s。

E 波：出现于舒张早期，右心室压力低于右心房，右心室快速充盈，血流加速，上升支较窄，下降支流速降低，频谱增宽。

A 波：出现于心房收缩期，右心房压力超过右心室，血流再次加速。成年人 A 波多小于 E 波，儿童常相反。

流速大小与呼吸、取样容积部位等因素有关。取样容积从三尖瓣环向三尖瓣尖方向移动时，E 波逐渐升高，A 波逐渐降低，反之则相反。

（三）连续多普勒

显示为心室舒张期宽带或充填型正向双峰频谱，分别为 E 波和 A 波，两个波峰均比脉冲多普勒高，亦受到呼吸的明显影响，吸气时增大，呼气时降低。

（四）彩色多普勒

主要显示为心室舒张期红色血流图像。舒张早期，宽带状红色血流从右心房经三尖瓣口入右心室（见图5-2B、C），充满整个右室流入道和心尖部，红色血流的亮度以三尖瓣尖中央处最亮，两端较暗，两侧边缘也较暗。舒张中期，进入右心室的血流速度减慢，三尖瓣处于半关闭状态，三尖瓣口血流的亮度明显降低，甚至不显示，而右心室腔及其心尖部仍然有红色血流。在心房收缩期，上述带状红色血流的亮度再次增强，但一般不如舒张早期明显。正常情况下，右室流入道无其他色彩的血流，红色血流的亮度也与呼吸有关。

四、右室流出道

（一）主要二维断面

右室流出道主要二维断面包括胸骨旁大动脉短轴断面或剑突下右室流出道长轴断面。

（二）脉冲多普勒

取样容积置于肺动脉瓣下，调整探头方向，直至探测到最大流速。心室收缩期，显示窄带负向单峰、基本对称圆钝的频谱曲线，上升支频谱较窄，到达顶峰时及其下降支，频谱增宽。最大流速也受呼吸影响。儿童正常最大流速均值为0.76m/s，范围为0.5～1.05m/s。成人正常最大流速均值为0.75m/s，范围为0.6～0.9m/s，与肺动脉瓣口血流极为相似（图5-3A）。

（三）连续多普勒

连续多普勒显示为心室收缩期宽带或充填型负向单峰圆钝的频谱曲线，最大流速稍高于脉冲多普勒，也受呼吸影响，可观察到肺动脉瓣开放和关闭频移信号。

（四）彩色多普勒

彩色多普勒主要显示为心室收缩期蓝色血流图像。

舒张期右室流出道内通常没有明显血流。心室收缩早期，肺动脉瓣开放，右心室射血，从右心室经肺动脉瓣至肺动脉，出现宽阔明亮带状蓝色血流图像，直至左、右肺动脉，以肺动脉瓣口处最亮，两端逐渐变暗。肺动脉瓣附近的宽带状蓝色血流，亮度较一致，其他部位以中央亮度较强，周围较暗。收缩中期的血流速度最大，在整个右室流出道形成明亮的蓝色宽度血流图像，至收缩晚期亮度再次降低。正常情况下，右室流出道除了在收缩早期可出现局部少量红色血流图像外，一般无其他色彩的血流。蓝色血流的亮度也与呼吸有关（图5-3B）。

五、主肺动脉

（一）主要二维断面

主肺动脉主要二维断面包括胸骨旁大动脉短轴、胸骨旁或剑突下右室流出道长轴断面。

（二）脉冲多普勒

取样容积置于肺动脉瓣上，探测最大流速。心室收缩期显示窄带负向单峰、基本对称圆钝的频谱曲线，上升支频谱较窄，到达顶峰时及其下降支频谱增宽，可记录到心房收缩期肺动脉内血流速度（见图5-3A）。取样容积的放置部位不同，频谱可有所不同，靠近肺动脉壁者流速降低，甚至出现收缩末期的血流逆转。呼吸也有类似影响。正常最大流速与右室流出道相同，但各部位肺动脉和不同年龄的流速有所不同，如左、右肺动脉血流速度，成人和儿童要低于主肺动脉，而新生儿可高于主肺动脉。

（三）连续多普勒

主肺动脉连续多普勒图像与脉冲多普勒图像相似。

（四）彩色多普勒

主肺动脉彩色多普勒表现与右室流出道表现相似（图5-3B～D）。

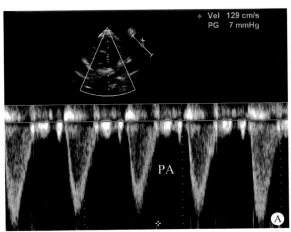

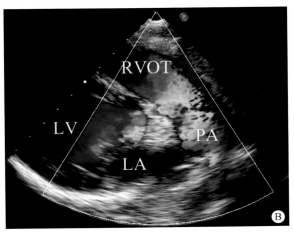

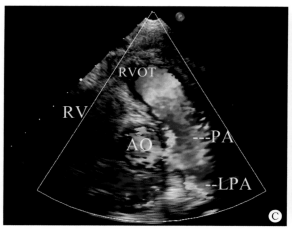
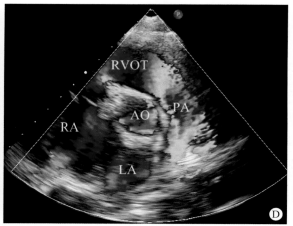

图 5-3 右室流出道及肺动脉瓣口血流频谱和彩色多普勒图像

收缩期右心室进入肺动脉瓣口血流呈负向单峰状，彩色多普勒显示收缩期进入肺动脉瓣口血流呈蓝色为主的层流状血流。A. 收缩期肺动脉瓣口血流频谱；
B. 收缩期彩色多普勒右室流出道血流；C 和 D. 收缩期彩色多普勒大动脉短轴肺动脉瓣口血流

六、肺静脉

（一）主要二维断面

肺静脉主要二维断面包括心尖四腔心断面、剑突下四腔心断面及双心房断面，成人探测通常比较困难。

（二）脉冲多普勒

取样容积置于靠近左心房入口处的肺静脉管腔中央，可显示窄带双峰血流频谱，也分别称为 S 波和 D 波，从心尖或剑突下探测时为正向，胸骨旁探测时可正向或

负向（图 5-4A）。肺静脉血流频谱十分类似于腔静脉，差别在于肺静脉最大流速出现于舒张早中期，受呼吸影响较小，左心房收缩期肺静脉不产生血液逆流。成人正常最大流速均值为 0.51m/s，范围为 0.4 ～ 0.6m/s。

（三）连续多普勒

连续多普勒与脉冲多普勒表现相似。

（四）彩色多普勒

显示舒张期呈红色的肺静脉内血流，进入左心房和左心室。图像与三尖瓣血流相类似，但血流速度较快，色彩亮度较高（图 5-4B）。

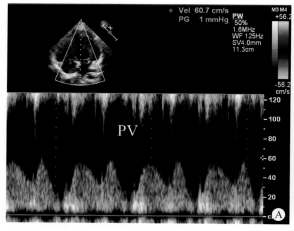
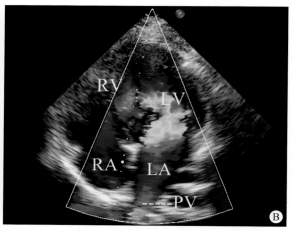

图 5-4 肺静脉血流频谱和彩色多普勒图像

A. 肺静脉血流频谱形态与二尖瓣口血流频谱极为相似；B. 彩色多普勒肺静脉血流频谱

七、左心房

（一）主要二维断面

左心房主要二维断面包括心尖四腔心、二腔心断面，

剑突下四腔心断面。

（二）脉冲多普勒

取样容积置于二尖瓣环上，探测最大流速，必要时可探测各部位左心房内血流频谱。除肺静脉入口处和二

尖瓣环附近，左心房其他部位通常无明显的血流信号，在上述部位探测时，可显示舒张期窄带双峰正向频谱，类似于右心房，但受呼吸的影响较小。儿童正常最大流速均值为 0.58m/s，范围为 0.4 ～ 0.8m/s。脉冲多普勒可观察到二尖瓣关闭的频移信号。

（三）彩色多普勒

彩色多普勒也可采用心尖左心室长轴断面探测，主要显示为红色血流图像。在心室收缩早期，肺静脉血液流入左心房，在左心房顶部有红色血流图像。随后，红色血流流向二尖瓣，出现于二尖瓣上部位。心室舒张早期，二尖瓣开放，左心房血液流入左心室，可观察到从肺静脉入口到左心室心尖部较宽阔鲜亮的红色带状血流。舒张中期，血流速度减慢，红色变暗。心房收缩期，血流再次加快，红色血流亮度增加。正常情况下，左心房内没有黄色血流图像，也不出现收缩期二尖瓣反流图像。左心房血流速度受呼吸影响较小。

八、二尖瓣和左室流入道

（一）主要二维断面

二尖瓣和左室流入道主要二维断面包括心尖四腔心、二腔心断面。

（二）脉冲多普勒

取样容积置于二尖瓣下，显示窄带双峰正向频谱（图 5-5A）。

E 波：出现于心室舒张期，左心室快速充盈，其上升支频谱较窄，下降支较宽。

A 波：波幅较低，与左心房收缩加速血流有关，上升支较窄，下降支较宽。

左室流入道血流频谱受呼吸的影响较小，但受取样容积的部位影响较大，取样容积从二尖瓣环移向二尖瓣尖时，E 波逐渐升高，A 波逐渐降低，反之则相反。左室流入道的最大流速、平均流速，均高于右室流入道，儿童正常最大流速均值为 1.0m/s，范围为 0.8 ～ 1.3m/s。成人正常最大流速均值为 0.9m/s，范围为 0.6 ～ 1.3m/s。

将取样容积置于二尖瓣，可观察到二尖瓣的频移信号，取样容积置于二尖瓣环时出现关闭的频移信号，而在二尖瓣尖时出现开放的频移信号。

（三）连续多普勒

连续多普勒显示为心室舒张期宽带或充填型正向双峰频谱，分别称为 E 波和 A 波，E 波较大，两个波峰均大于脉冲多普勒。连续多普勒可观察到二尖瓣开放和关闭的频移信号。

（四）彩色多普勒

彩色多普勒也可在心尖左心室长轴断面探测，心室舒张期主要显示为红色血流图像（图 5-5B ～ D）。在舒张早期，明亮宽带状红色血流从左心房经二尖瓣口入左心室，充满整个左室流入道和心尖部，红色血流以二尖瓣尖处中央最亮，两端较暗，边缘也较暗。舒张中期，进入左心室的血流速度减慢，二尖瓣处于半关闭状态，二尖瓣口血流的亮度明显降低，甚至不显示，而左心室腔及其心尖部仍然有红色血流，并有部分血流进入左室流出道，显示为蓝色血流图像。心房收缩期，上述带状红色血流的亮度再次增强，但不如舒张早期明显。正常情况下，由于舒张中期左室流入道产生涡流，可在二尖瓣两侧出现少量蓝色血流图像，但通常无其他色彩的血流，红色血流的亮度也与呼吸无明显关系。

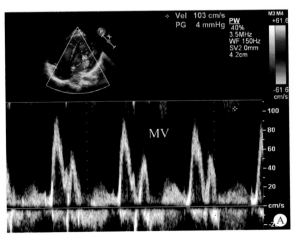

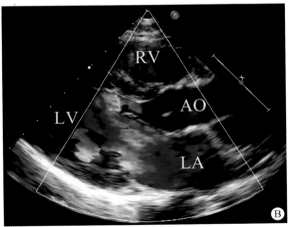

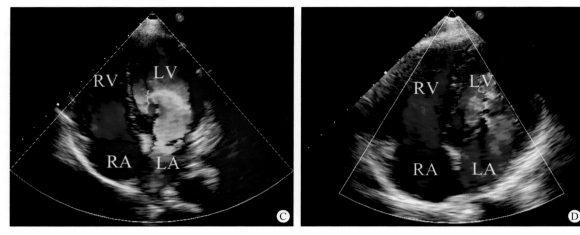

图 5-5 左室流入道及二尖瓣口血流频谱和彩色多普勒图像

频谱多普勒舒张期二尖瓣口血流呈双峰状，彩色多普勒显示舒张期左心房血流通过二尖瓣口呈红色，舒张晚期血流量明显减少。A. 舒张期二尖瓣口血流频谱；B. 彩色多普勒舒张期左心室长轴断面；C. 彩色多普勒舒张期四腔心断面；D. 彩色多普勒舒张晚期四腔心断面

九、左室流出道及主动脉瓣口

（一）主要二维断面

左室流出道及主动脉瓣口主要二维断面包括心尖五腔心、心尖长轴断面，剑突下五腔心断面或胸骨上窝主动脉长轴断面。

（二）脉冲多普勒

取样容积置于主动脉瓣下，调整探头方向直至探测到最大流速。显示心室收缩期窄带单峰、基本对称的三角形频谱曲线，上升支频谱较窄，到达顶峰时及其下降支频谱增宽（图 5-6A）。与右室流出道相比，上升支陡峭，最大流速大，受呼吸影响小。在胸骨上窝探测时为正向，其余部位探测时为负向。有时可出现主动脉瓣关闭的频移信号。儿童正常最大流速均值为 1.0m/s，范围为 0.7 ～ 1.2m/s。成人正常最大流速均值为 0.9m/s，范围为 0.7 ～ 1.1m/s。

（三）连续多普勒

连续多普勒显示为心室收缩期宽带或充填型单峰、不对称的三角形频谱曲线，胸骨上窝探测时为正向，其他部位探测时为负向。

（四）彩色多普勒

彩色多普勒也可采用心尖左心室长轴断面探测。从心尖部探测时，主要显示为心室收缩期蓝色血流图像。舒张期左室流出道内可观察到黯淡的蓝色血流图像，但主动脉根内没有血流信号。心室收缩早期，主动脉瓣开放，左心室射血，从左心室经主动脉瓣至升主动脉，出现宽阔明亮带状蓝色血流图像。正常情况下，左室流出道除了在收缩早期可出现局部少量绿色或青色的斑点图像外，一般无其他色彩的血流。血流的亮度一般与呼吸无明显的关系。从胸骨上窝探测时，血流的色彩与之相反，即显示红色血流图像（图 5-6B ～ D）。

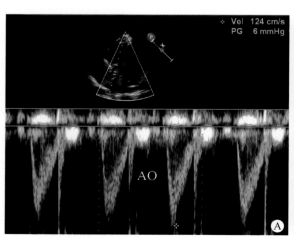

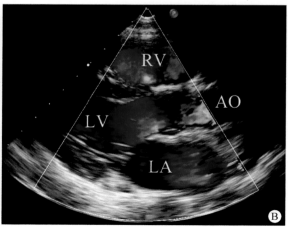

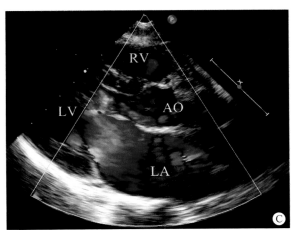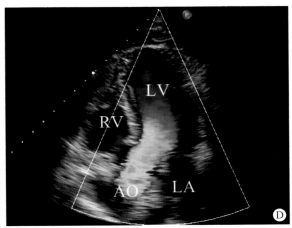

图5-6 左室流出道及主动脉瓣口血流频谱和彩色多普勒图像

收缩期左心室进入主动脉瓣口的血流呈负向单峰状，彩色多普勒显示收缩期进入主动脉瓣口的血流呈以蓝色为主的层流状，而舒张期无血流进入主动脉瓣口。A.收缩期主动脉瓣口血流频谱；B.收缩期彩色多普勒左心室长轴断面；C.舒张期彩色多普勒左心室长轴断面；D.收缩期彩色多普勒心尖五腔心断面

十、升主动脉

（一）主要二维断面

升主动脉主要二维断面包括胸骨上窝主动脉长轴、心尖部长轴或五腔心断面。

（二）脉冲多普勒

取样容积置于主动脉瓣上，显示的频谱形态、方向等均类似于左室流出道，可观察到主动脉瓣开放的频移信号。儿童正常最大流速均值为1.3m/s，范围为1.2～1.8m/s。成人正常最大流速均值为1.35m/s，范围为1.0～1.7m/s。

在升主动脉的不同部位探测时，流速可有明显的变化，一般主动脉瓣口附近最大，随后逐渐稍有降低，但与主肺动脉相比，上升支陡峭，最大流速明显高于肺动脉（图5-7A）。

（三）连续多普勒

连续多普勒与脉冲多普勒图像相似。

（四）彩色多普勒

出现宽阔明亮的带状蓝色血流图像，充满主动脉口和升主动脉，以主动脉瓣口处最亮，两端逐渐变暗。收缩中期，血流速度最大，在整个左室流出道形成明亮的蓝色宽带血流图像，并在主动脉瓣口附近出现绿色或青色斑点，系与局部湍流有关。至收缩晚期，蓝色带状血流的亮度再次降低（图5-7B）。

十一、降主动脉

（一）主要二维断面

降主动脉主要二维断面为胸骨上窝降主动脉长轴断面。

（二）脉冲多普勒

取样容积置于主动脉弓与降主动脉交界处管腔中央，探测到最大流速。显示的频谱类似于左室流出道，但下降支稍圆钝，呈不对称的三角形，在不同部位取样时，频谱形态和流速有所不同，基本为负向，收缩晚期有短暂正向逆流频谱（图5-7C）。

（三）连续多普勒

连续多普勒显示为心室收缩期宽带或充填型负向单峰不对称的三角形频谱曲线，收缩晚期也有短暂血流逆转频谱。

（四）彩色多普勒

彩色多普勒显示为收缩期蓝色血流图像。心室收缩期，来自升主动脉的明亮红色血流经主动脉弓后，显示为充满降主动脉的蓝色血流图像，中央最亮，边缘较暗，至收缩中期，蓝色开始逐渐变暗（图5-7D）。舒张期一般没有血流信号。

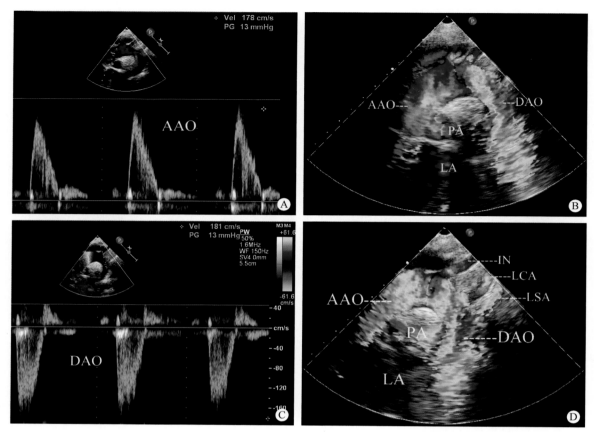

图 5-7 主动脉弓系统血流频谱和彩色多普勒图像

取样容积位于胸骨上窝升主动脉侧，收缩期出现位于零线上的单向血流频谱；而取样容积位于胸骨上窝降主动脉侧时，收缩期出现位于零线下的单向血流频谱。彩色多普勒观察时，升主动脉侧的血流为红色；而位于降主动脉侧时血流为蓝色。A.脉冲多普勒升主动脉血流频谱；B.彩色多普勒主动脉弓血流频谱；C.脉冲多普勒降主动脉血流频谱；D.彩色多普勒主动脉弓血流频谱

十二、胸骨上窝肺动脉血流

位于胸骨上窝部位，在大多数正常人仅能探及右肺动脉血流，可应用彩色多普勒观察，但如果应用频谱多普勒方法观察，并无实际的血流动力学意义，因其取样点位置与右肺动脉垂直，极大地低估了其血流速度（图 5-8）。

在部分患者于经胸部位探查时，其血流显示不清晰，可采用剑突下各种断面检查，尤其对于两大动脉的血流，可能更具优势（图 5-9）。

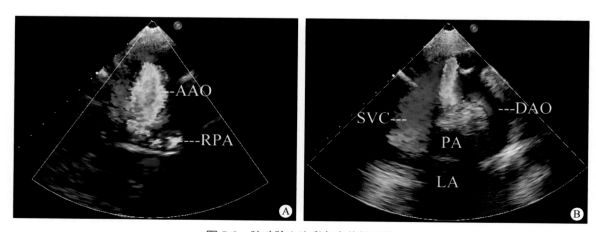

图 5-8 肺动脉血流彩色多普勒图像

探头位于胸骨上窝部位可显示右肺动脉血流及呈蓝色的部分右上腔静脉血流。A 和 B. 彩色多普勒胸骨上窝右肺动脉断面

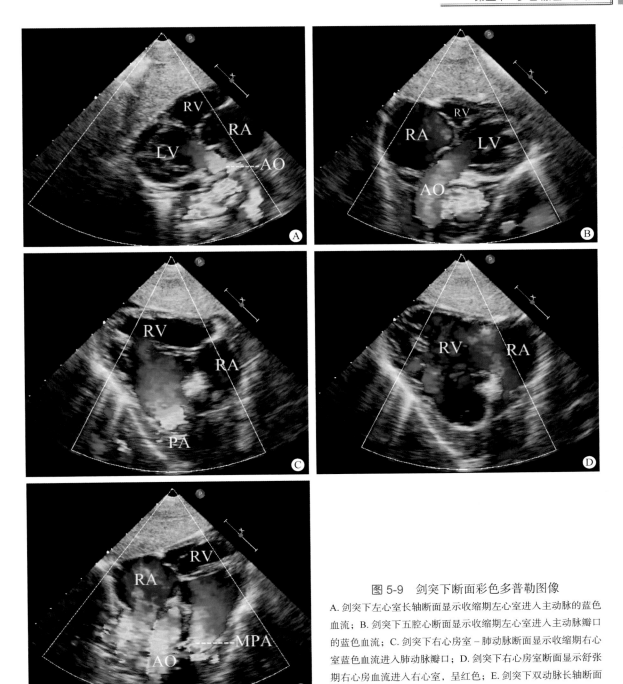

图 5-9　剑突下断面彩色多普勒图像
A. 剑突下左心室长轴断面显示收缩期左心室进入主动脉的蓝色血流；B. 剑突下五腔心断面显示收缩期左心室进入主动脉瓣口的蓝色血流；C. 剑突下右心房室 - 肺动脉断面显示收缩期右心室蓝色血流进入肺动脉瓣口；D. 剑突下右心房室断面显示舒张期右心房血流进入右心室，呈红色；E. 剑突下双动脉长轴断面显示双动脉内的蓝色血流

第五节　血流动力学指标测定

自超声心动图检查问世以来，血流动力学指标测定一直是研究的主要内容和目标之一，从 M 型、二维到其他超声技术均进行了大量研究，希冀能采用超声无创性准确测定血流动力学和心功能指标，特别是随着频谱多普勒的开发应用，为血流动力学定量分析提供了新的无创性检测手段，在临床上受到重视。

一、血流量测定

（一）主动脉

1. 主动脉根内径　一般采用胸骨旁左心室长轴二维超声断面，测定主动脉瓣环部位主动脉前、后壁回声缘之间的垂直距离。也有人采用测定主动脉其他部位内径的方法。主动脉根近似于规则的管形，故根据数学公式可从主动脉根径（D）计算出其横截面面积（A）。

$$A = (\pi/4) \times D^2$$

2. 主动脉血流速度　在胸骨上窝升主动脉长轴断面，脉冲多普勒取样容积置于主动脉瓣上部位，尽量避免受主动脉瓣活动和主动脉窦血流的影响。也有人采用心尖五腔心断面，将取样容积置于主动脉瓣下，认为该处不受主动脉窦血流的影响，频谱清晰可靠。从主动脉血流频谱曲线，将灰阶最深的轮廓线作为取样容积的空间平均流速，经计算机处理，获得心室收缩期主动脉血流空间平均流速积分，经单位换算得出流速积分（Vi）。

3. 主动脉血流容积（volumetric flow，以 Q 表示）从主动脉根径和血流流速积分，可计算出收缩期主动脉根血流容积，即单位时间内流经主动脉根测量部位横截面（以 A 表示横截面面积）的血流量。

$$Q = A \times Vi$$

（二）其他部位

依照测定主动脉血流量的类似方法，可对经主肺动脉、二尖瓣或三尖瓣的血流量进行测定。

1. 主肺动脉　从胸骨旁大动脉短轴断面二维图像测定肺动脉瓣环径，计算主肺动脉在该部位的横截面面积，再将脉冲多普勒取样容积置于肺动脉瓣下，记录该部位血流频谱曲线，获得收缩期流速积分，从而计算出收缩期主肺动脉血流容积。

2. 二尖瓣　二尖瓣血流量测定可在二尖瓣环或二尖瓣口部位。测定二尖瓣径、面积和血流速度时应注意测定的部位相同。

（1）二尖瓣面积测定：有各种测定正常二尖瓣面积的方法。①一般采用心尖四腔心断面二维图像测定二尖瓣环径，再按主动脉面积计算方法，得出二尖瓣在该部位的横截面面积，但实际二尖瓣环并非圆形，而是呈椭圆形，故有一定的计算误差；②从二尖瓣水平左心室短轴断面显示二尖瓣口短轴断面，直接测定其舒张期瓣口面积；③有人根据二尖瓣口面积主要与二尖瓣开放时前后径有密切关系，采用 M 型超声测定二尖瓣舒张期开放时前后径，再换算成二尖瓣口面积。

（2）二尖瓣舒张期流速积分测定：在心尖四腔心或二腔心断面，将脉冲多普勒取样容积置于二尖瓣环或二尖瓣口，获得二尖瓣最大流速的频谱曲线，计算出舒张期流速积分。

（3）按照前述方法计算二尖瓣舒张期血流容积。

不管测定部位和方法如何，为了减少误差，除需清晰显示二尖瓣舒张期开放的二维图像，准确掌握测定时相和部位，还必须考虑舒张期二尖瓣口面积变化较大，故应至少测定 5 个心动周期，取其平均值。

3. 三尖瓣　采用类似于测定二尖瓣环血流量的方法，从心尖四腔心断面测定舒张期最大三尖瓣环径，计算其瓣环面积。再将取样容积置于三尖瓣环水平，获得舒张期最大流速的频谱曲线，求出舒张期流速积分，计算三尖瓣环舒张期血流容积。

（三）血流动力学指标

从各大动脉或瓣口所测定的横截面面积（A）和血流流速积分（Vi），包括收缩期大动脉血流流速积分、舒张期房室瓣血流流速积分，以及心率（H）等参数，可进一步计算有关指标。

$$心每搏量（SV）= A \times Vi$$
$$心排血量（CO）= SV \times H$$

目前临床上所使用的超声仪，测得以上参数之后，均可自动计算出各种血流动力学指标。各种仪器测量的基本原理相似，但计算方法不同，结果会有所差异。

二、瓣膜狭窄病变的定量测定

连续多普勒技术可比较准确地测定瓣膜狭窄病变的跨瓣压力阶差（压差），频谱多普勒可测量和计算出各种血流动力学参数、狭窄瓣口面积等。跨瓣压差和瓣口面积等是瓣膜狭窄病变重要的定量检测指标，对评估狭窄病变程度、治疗效果和预后等具有十分重要的意义。

（一）二尖瓣狭窄

1. 二尖瓣射流流速测定　在心尖二腔心或四腔心断面，清晰显示左室流入道二维和彩色多普勒图像，调整探头方向使声束与二尖瓣口射流平行，记录完整的连续多普勒频谱图像，分别测定舒张期瞬时最大流速和舒张末期瞬时流速等参数。

2. 二尖瓣跨瓣压差

（1）伯努利方程（Bernoulli's equation）：根据流体力学原理，理想液体稳定流动时，同一流管的不同截面处，单位体积流体的动能、势能和压强之和都是相等的，是一恒量，一般采用伯努利方程表示：

$$\frac{1}{2}\rho v_1^2 + \rho g h_1 + p_1 = \frac{1}{2}\rho v_2^2 + \rho g h_2 + p_2 = 恒量$$

其中，p_1、v_1 和 h_1 分别代表流管一端的压强、速度和距离参考平面的高度，p_2、v_2 和 h_2 分别代表流管另一端的压强、速度和距离参考平面的高度，g 为重力加速度，ρ 为液体密度。在水平管中流动的液体，$h = 0$，故势能 $\rho g h_1$ 和 $\rho g h_2$ 均为 0，上述方程可变成：

$$\frac{1}{2}\rho v_1^2 + p_1 = \frac{1}{2}\rho v_2^2 + p_2$$

$$\Delta p = p_1 - p_2 = \frac{1}{2}\rho(v_2^2 + v_1^2)$$

在狭窄病变 Δp 代表压差，以 mmHg 表示，v_1、v_2 分别代表狭窄部位上流和下流流速，以 m/s 为单位。一般 v_2^2 远远大于 v_1^2，v_1^2 可忽略不计，将方程简化为

$$\Delta p = \frac{1}{2}\rho(v_2^2)$$

再将有关的血液密度、汞密度和重力加速度等参数代入方程，最终将伯努利方程进一步简化为

$$\Delta p\,(\text{mmHg}) \approx 4v_2^2\,(\text{m/s})$$

以上方程显示狭窄部位两端的瞬时压差 Δp 相当于狭窄病变下流瞬时流速平方（v_2^2）的 4 倍。当然血液并非理想液体，心血管腔中血液流动的状态远比简单流管复杂，上述关系也将显得更为复杂，影响因素更多。经过大量研究，一般进一步将流体加速度和黏性摩擦力造成的压差等影响因素忽略不计，最终仍可将上述简化方程广泛应用于超声多普勒检查测算狭窄部位两端压差，具有重要的实际应用价值。

（2）压差：测定狭窄病变下流瞬时流速，根据简化伯努利方程，通过计算机处理，即可计算出狭窄病变两端的瞬时压差（Δp），其中从舒张期最大瞬时流速计算出最大瞬时压差，从舒张末期瞬时流速计算出舒张末期瞬时压差，仪器还可自动计算并显示平均压差等参数。

3. 二尖瓣口面积

（1）连续性方程（continuity equation）：指不可压缩的流体进行稳定流动时，流管任一横截面积与该处平均流速的乘积为一恒量，即单位时间内流经流管内任意两个横截面的液体体积应当相等，以 S_1、S_2 分别代表两个截面积，v_1 和 v_2 代表流速，得出连续性方程：

$$S_1 \times v_1 = S_2 \times v_2$$

根据上述连续性方程，舒张期流经二尖瓣口的血流量应当等于收缩期流经主动脉瓣口的血流量。通过二维超声测定主动脉瓣环的横截面面积（AOA），脉冲多普勒测量流经主动脉瓣环的收缩期流速积分（SVI），连续多普勒测量流经二尖瓣口的舒张期流速积分（DVI），分别代入连续性方程，即可计算出二尖瓣口面积（MVA）。

$$MVA = (AOA \times SVI) / DVI$$

（2）压差半降法：也有人采用压差半降法测算二尖瓣口面积，准确性不如上述方法，但可以应用于伴有关闭不全的二尖瓣狭窄病变和联合瓣膜病，受到临床重视，采用的经验公式为

$$MVA = 220/PHT$$

其中，PHT 指舒张期左心房与左心室之间最大压差下降一半的时间，与二尖瓣狭窄程度成反比，称为压差半降时间（pressure half-time）。

（二）三尖瓣狭窄

在心尖四腔心断面或右室流入道断面，记录三尖瓣射流连续多普勒频谱图像，按照二尖瓣狭窄的测算方法测量三尖瓣射流流速，取得三尖瓣跨瓣压差。采用类似于二尖瓣口面积的测算方法，单纯性三尖瓣狭窄者一般通过肺动脉瓣口血流，用连续性方程测算三尖瓣口面积。

对于不伴有主动脉瓣或二尖瓣关闭不全病变的患者，也可采用主动脉瓣口或二尖瓣口血流，测算三尖瓣口面积。对于合并三尖瓣关闭不全或联合瓣膜病的患者，多数采用压差半降法测量三尖瓣口面积。

（三）主动脉瓣狭窄

在胸骨上窝、心尖部或胸骨旁主动脉根长轴断面，记录主动脉瓣射流连续多普勒频谱图像，按照二尖瓣的测算方法测量主动脉瓣射流流速，计算出主动脉瓣跨瓣压差，包括最大瞬时压差和平均压差等。在单纯性主动脉瓣狭窄者，一般也采用连续性方程，测算主动脉瓣口面积（AVA）：

$$AVA = (CMA \times DVI) / SVI$$

其中，CMA 指二维超声所测舒张期二尖瓣口平均面积，DVI 指脉冲多普勒所测舒张期二尖瓣口血流流速积分，SVI 指连续多普勒所测收缩期主动脉瓣口血流流速积分。

（四）肺动脉瓣狭窄

在胸骨旁大动脉短轴断面或剑突下右室流出道长轴断面，清晰显示右室流出道和主肺动脉二维图像，记录肺动脉瓣射流连续多普勒频谱图像，按照主动脉瓣测算方法，测算肺动脉瓣射流流速，取得肺动脉瓣跨瓣压差。对于单纯性肺动脉瓣狭窄患者，也可采用测算主动脉瓣口面积的方法，测算肺动脉瓣口面积。

三、压力测定

心血管系统内压力是血流动力学最重要的指标之一，目前已有多种创伤性和无创性测量方法，各有优缺点，以频谱多普勒超声进行无创性测量已受到临床重视。

（一）原理

根据简化的伯努利方程：

$$\Delta p\,(\text{mmHg}) \approx 4v_2^2\,(\text{m/s})$$

连续多普勒技术可从瓣膜狭窄病变的射流速度测算跨瓣压差，也可从反流性或分流性病变的最大反流或分流血流速度测算反流压差或分流压差 Δp。

$$\Delta p = p_2 - p_1$$

无论已知高心血管腔压力（p_2）或低心血管腔压力（p_1），均可从 Δp 计算出另外一个心血管腔的压力。

$$p_1 = p_2 - \Delta p$$
$$p_2 = p_1 + \Delta p$$

（二）心血管腔内压已知值确定法

1. 肱动脉血压　没有左室流出道狭窄的患者，肱动脉收缩压十分接近左心室或主动脉的收缩压，在临床上可测定肱动脉血压，代表左心室或主动脉收缩压的已知值。

2. 右心房压 可采用多种方法确定，包括：

（1）受检者取半卧位，右侧颈静脉最高充盈点至胸骨角的垂直距离加 5cm，作为颈静脉充盈高度，将其除以 1.36，推算成以 mmHg 为单位的右心房压。

（2）从超声检查的右心房大小，多普勒超声探测的三尖瓣反流情况来估测右心房压：无三尖瓣反流或轻度反流，右心房大小正常，右心房压估测为 5mmHg；中度三尖瓣反流，轻度右心房扩大，右心房压估测为 10mmHg；重度三尖瓣反流，明显右心房扩大，右心房压估测为 15mmHg。

3. 肺动脉压 根据脉冲多普勒测量的收缩间期，可估测肺动脉收缩压和平均压，其他方法如双通道 M 型 PC-TO 测算法等也经常采用（详见相关章节）。肺动脉瓣关闭至三尖瓣开放间期，即右心室等容舒张期，与肺动脉收缩压正相关。右心室射血前期与右心室射血期时间的比值（PEP/RVET）与肺动脉收缩压、平均压正相关。肺动脉收缩期血流加速时间（AT）及其与右心室射血时间的比值（AT/RVET），均与肺动脉收缩压、平均压负相关。右心室射血前期与肺动脉血流加速时间的比值（PEP/AT）与肺动脉收缩压、平均压正相关。对于肺动脉瓣狭窄患者，肺动脉收缩压可根据多普勒测量的最大瞬时压差估算，详见表 5-1。

表 5-1 根据最大瞬时压差估算肺动脉收缩压（单位：mmHg）

最大瞬时压差	肺动脉收缩压
< 50	30
50 ～ 80	25
> 80	20

（三）心血管腔内压力估测举例

1. $p_2 = p_1 + \Delta p$

（1）左心室流出道狭窄：先测定肱动脉收缩压作为 p_1，再从连续多普勒测量狭窄部位最大射流速度，按简化伯努利方程换算成跨狭窄部位压差 Δp，将两者相加，即可估测出左心室收缩压。

（2）三尖瓣关闭不全：先估测右心房压作为 p_1，再从连续多普勒测量三尖瓣反流最大速度，换算成最大反流压差 Δp，将两者相加即可估测出右心室收缩压。

（3）单纯性二尖瓣狭窄：可从连续多普勒测量的舒张期二尖瓣口最大射流速度，得出最大跨瓣压差 Δp，而舒张早期左心室压力接近于 0，故最大跨瓣压差相当于舒张早期左心房压。

（4）肺动脉瓣狭窄：用连续多普勒测量肺动脉瓣口收缩期最大射流速度，换算成最大跨瓣压差 Δp，加上肺动脉收缩压即为估测的右心室收缩压。其中肺动脉收缩压可从多普勒测量的最大瞬时压差估算（表 5-1）。

2. $p_1 = p_2 - \Delta p$

（1）主动脉瓣关闭不全：先测定肱动脉舒张压作为 p_2，再用连续多普勒测量舒张末期主动脉瓣最大反流速度，按简化伯努利方程换算成舒张末期反流压差 Δp，$p_2 - \Delta p$ 即得出左心室舒张末期压的估测值。

（2）室间隔缺损或主动脉窦瘤破入右心室：以肱动脉收缩压作为 p_2，再用连续多普勒测量收缩期经缺损部位的最大分流速度，换算成跨缺损压差 Δp，$p_2 - \Delta p$ 即可估测右心室收缩压。

（3）二尖瓣关闭不全：以肱动脉收缩压作为 p_2，再用连续多普勒测量收缩期二尖瓣最大反流速度，换算成最大反流压差 Δp，$p_2 - \Delta p$ 即可估测左心房收缩压。

（4）动脉导管未闭：以肱动脉收缩压或舒张压作为 p_2，再用连续多普勒测量收缩期经缺损部位的最大分流速度或舒张末期分流速度，分别换算成跨缺损收缩期或舒张末期压差 Δp，代入公式 $p_2 - \Delta p$，即可分别估测肺动脉收缩压或舒张压。

（刘延玲　熊鉴然）

参 考 文 献

程克正，等 . 1987. 彩色多普勒超声心动图诊断心脏瓣膜病价值的初步探讨 . 中国循环杂志，2：260

何建国，等 . 1991. 多普勒超声心动图估测肺动脉高压的实验研究 . 中华结核病呼吸杂志，14：137

刘汉英，等 . 1986. 超声彩色多普勒血流图诊断左向右分流先天性心脏病 . 中华医学杂志，66：581

刘汉英，等 . 1987. 超声彩色多普勒血流显像 . 中国超声医学杂志，3：1-36

刘汉英，等 . 1990. 4300 例彩色多普勒检查临床应用体会及 600 例先天性心脏病手术对比分析 . 中国超声医学杂志，6：9

刘延玲，等 . 1987. 彩色多普勒超声心动图诊断先天性心血管畸形的研究 . 中华心血管杂志，15：6-8

刘延玲，等 . 1987. 彩色多普勒诊断室间隔缺损 . 中国循环杂志，1：226

Galiuto L，et al. 1998. Contraction and relaxation velocities of the normal left ventricular using pulsed-wave tissue Doppler echocardiography. Am J Cardiol，81：609-614

Garcia MJ，et al. 1996. Myocardial wall velocity assessment by pulsed Doppler tissue imaging：characteristic finding in normal subjects. Am Heart J，132：648-656

McDicken WN，et al. 1992. Color Doppler velocity imaging of the myocardium. Ultrasound Med Biol，18：561-564

Omoto R，et al. 1987. Physics and instrumentation of Doppler color flow mapping. Echocardiography，4：467

Rivera JM，et al. 1992. Quantification of mitral regurgitation using the proximal flow convergence method：a clinical study. Am Heart J，124：1289

Vandervoort P，et al. 1991. High-velocity color Doppler flow mapping：validation in a stenotic model. J Am Soc Echocardiogr，4：296

第六章　多普勒组织成像及其衍生技术

从60余年前世界上第一台M型超声心动图仪问世至今，超声心动图已成为心血管疾病诊断的重要工具之一。当前，重要的趋势是医学超声的技术，已经从组织结构、血流动力学成像进一步向功能性成像进展，其中由Mc. Dicken等在1992年提出的多普勒组织成像（Doppler tissue imaging，DTI）及其衍生技术是很重要的方法。

逐步兴起的超声电生理学与超声心肌微动力学，均是基于DTI及其衍生技术，例如心肌应变（strain）和应变率（strain rate）技术的开发，推动了心脏同步化治疗的研究。导管DTI技术及多维DTI技术，使超声迈入了电生理的领域。这些新技术，正成为心脏电活动和机械活动分析，以及心脏整体和局部功能评估研究与临床应用的重要工具。

第一节　原理及分类

一、多普勒原理

无论是声源还是声源接收体的运动均会产生频移，任何产生频移的现象也会产生多普勒效应。多普勒技术应用于血流成像时，当探头发出声波到达血流中的红细胞，红细胞继而反射回来，探头再去接收，这个过程已经产生了频移现象。经典的公式视红细胞为二次声源，探头为声波的接收体：

$$f_d = \pm \frac{2f_0 V \cos\theta}{C} \qquad V = \pm \frac{f_d C}{f_0 V \cos\theta}$$

式中，f_d为多普勒频移；C为声速（1540m/s）；f_0为探头的频移；θ为声速与血流之间的夹角；V为血流速度。

从红细胞运动产生的频移信号接收后，根据不同的成像方式进行不同的处理。

彩色多普勒速度图（color Doppler velocity，CDV）：是将彩色多普勒取样框内的信号进行编码，朝向探头为红色，背离探头为蓝色，获得的是平均流速。

彩色多普勒能量图（color Doppler energy，CDE）：是采用多普勒频窗下所有背向散射的信号，不存在角度依赖性，亦无方向性，用一种颜色的明暗差来表示能量的大小。

从严格的定义上来讲，CDE利用的不是频移信号，而是振幅信号，即依据其强弱来表示采样框内能量的大小，故不能认为其利用的是多普勒原理，但约定俗成地将其称为彩色多普勒能量图。

彩色多普勒速度能量图（convergent color Doppler，CCD）：是同时利用回波信号中频移和振幅的信号，来反映血流的速度和能量。

以上三种多普勒处理及成像方式是用"显像"方式，还有用频谱方式来处理及显示的两种方式。

脉冲多普勒（pulse wave Doppler，PW）：用精确的采样门获取一点的多普勒频移信号，反映该处血流的峰值流速，这种处理及显示方式是要将发射的脉冲波接收以后，再发出第二个脉冲波，故有奈奎斯特定理的限制（Nyquist limit），被测血流速度及其深度会受到一些限制。

连续多普勒（continuous wave Doppler，CW）：其发射与接收脉冲信号可以同时进行，它可以将沿着采样线上的信号均收集回来。缺点是定位模糊，缺乏精确性；优点是能探测很高流速的血流信号，可探测较深的部位。

以上五种反映血流的多普勒成像方式，均是利用血流中红细胞流动产生的频移信号。事实上，在人体心脏中，除了流动的红细胞外，心室壁的运动也产生频移信号及振幅信号（图6-1），这两种频移信号有截然不同的物理性质，详见表6-1。

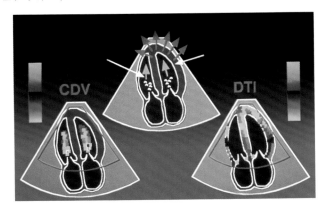

图6-1　心室壁与血流运动均能造成频移，成为多普勒信号的来源

表6-1　频移信号的物理性质

频移信号种类	振幅	频移
血流中红细胞运动频移信号	低	高
心室壁运动频移信号	高	低

心室壁运动的速度明显低于心腔内血流速度，前者≤10cm/s，后者为10～100cm/s；但心室壁运动信号的振幅，明显高于血流信号。利用心室壁或大血管壁运动产生的频移及振幅信号成像，称之为多普勒组织成像。采用高通滤波器检测血流反射回来的高频低振幅频移信号，实现血流的多普勒成像；采用低通滤波器并调节增益，设定相应的频率为阈值，滤除血流反射回来的高频低振幅频移信号，通过处理及彩色编码来实现组织的多普勒成像（图6-2）。

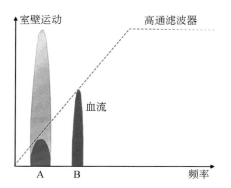

图6-2　低频率成分（组织，A）和高频率成分（血流，B）
采用高通滤波器，将低频率成分滤掉，反之亦然

二、多普勒组织成像分类及原理

（一）多普勒组织速度图（Doppler tissue velocity，DTV）

DTV采用实时编码，提供心肌组织运动时平均速度的空间分布。同样依据多普勒原理及编码规则，CDV将朝向探头运动编码成红色，背离探头运动编码成蓝色。

在彩色显示条中，又用颜色差来反映速度的大小，例如朝向探头的运动，从红色向黄色的过渡中反映速度的低与高；背离探头的运动，从深蓝色向浅黄色的过渡，也反映速度的低与高。

角度同样是不容忽视的问题，多普勒采样线与物体运动的方向，角度越小、越平行，得到的频移越大。以心脏乳头肌短轴断面为例，显示心脏的各个节段因其位置及与采样框的角度关系，在收缩期、舒张期有不同的色彩与色差的显示（图6-3）。

（二）多普勒组织加速度图（Doppler tissue acceleration，DTA）

DTA采用实时彩色编码，提供运动组织中加速度的空间分布，利用顺序采集间的时间间隔中速度变化，其公式为

$$加速度 = \frac{V_2 - V_1}{T}$$

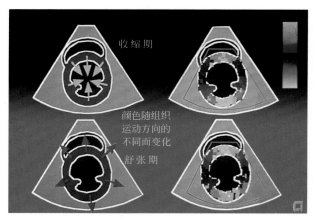

图6-3　在乳头肌短轴断面，室壁运动会因时相、方向与角度的不同，编码成不同的颜色

图6-4为加速度原理示意图。心脏在受到电刺激发生收缩以前，一定会有收缩脉冲的传播，由于DTA能够清晰显示这种传播的路径、过程和时相，故能利用其进行心脏传导方面的研究。

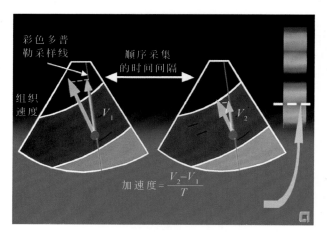

图6-4　DTA多普勒组织加速度原理示意图

（三）多普勒组织能量图（Doppler tissue energy，DTE）

DTE采用实时彩色编码，利用心脏运动信号中背向散射信号反映心脏运动能量的空间分布，其原理详见图6-5。

利用DTE的原理，可以进行高机械指数的超声心肌造影灌注成像的研究。在正常心肌的部位，当微循环中充满超声造影剂的微泡时，受到超声波照射后，其背向散射信号的强度，要比无造影剂时提高数十倍至数百倍。

因为造影剂微泡是很强的散射体，缺血心肌部位无造影剂微泡进入，造影前后无变化，但周边正常心肌部位增强数十倍至数百倍，则造成巨大反差，致使缺血区

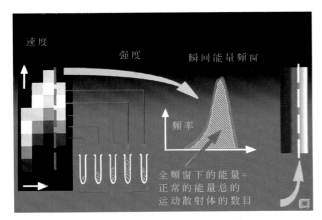

图 6-5　DTE 多普勒能量原理示意图

能勾画得更为清晰（图 6-6 ）。在遇到扫描困难的受检者时，即使不使用造影剂，DTE 采集组织背向散射能量的信号，会有很好的信噪比，也可以将心室壁的边界勾画得很清晰。

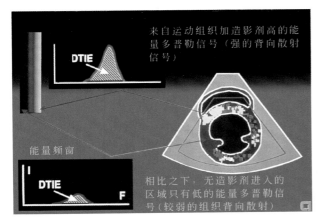

图 6-6　利用 DTE 进行心肌声学造影的原理示意图

有灌注的区域，由于造影剂微波是非常强的散射体，其能量信号强度要比缺血的区域高出许多倍

（四）M 型多普勒组织成像（Doppler tissue imaging M-mode）

在 DTV 的模式中，采用 M 型成像模式，称之为 M 型多普勒组织成像。由于 M 型成像具有很高的采样率，以及在纵横两个方向轴上展示时间与振幅的信息，所以是重要的定量工具。它可以帮助提供以下信息（图 6-7）：

（1）精确的时相分析，能够细分到心动周期中的毫秒。

（2）可以确定心肌单位时间内的斜率、速度与速率。

（3）极为精确的心肌纤维层次划分与确定。

（五）频谱多普勒组织成像（Doppler tissue imaging PW mode）

对心肌的任意一点进行频谱多普勒采样，得到该采

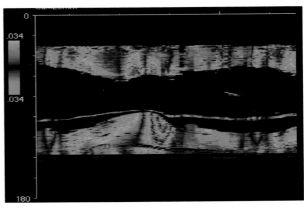

图 6-7　DT-M 模式示意图

横轴表示时间，纵轴表示速度振幅

样点心肌运动的频谱，就可以得到心肌运动的波形、比值、数据，这是研究心肌功能及心肌存活的重要手段。

（1）一个心肌室壁的节段，由于运动方向与速度的差异，产生各不相同的波形，类似心电图在十二导联上均有其不同但也存在规律的波形，为诊断提供了很好的标准（图 6-8）。

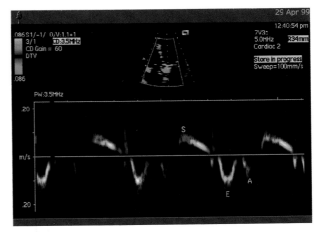

图 6-8　DT-PW 模式示意图

（2）由于在心肌上直接采样，故避免了利用瓣膜和血管血流频谱采样时，由于心脏前、后负荷影响而造成的假阴性或假阳性。例如，利用二尖瓣血流频谱来评估左心室舒张功能，会因心脏前、后负荷的影响，产生假阴性或假阳性，但在二尖瓣环上直接进行频谱多普勒组织成像的采样，则大大减少了以上误差（图 6-9）。

（六）谐波多普勒组织成像（harmonic Doppler tissue imaging）

超声波在体内传播时，由于组织的差异，亦造成声波传导的差异，并且声波的波峰传导始终快于波谷，这种差异导致了谐波的产生。谐波的另一个特性是在体层

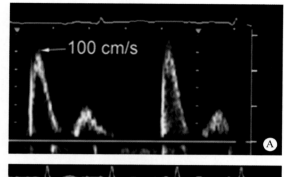

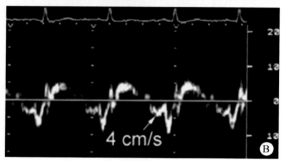

图 6-9　限制性充盈

$E/E_a = 100/4 = 25$，二尖瓣血流频谱与 DT-PW 的比较

下产生，并在一定深度内累积。90% 以上对超声成像的影响，来自体层（皮下脂肪的类型、含量等）。在体层下累积产生的谐波，则最大限度减少了体层对超声波的干扰，可得到较为"纯净"的声波。

谐波的多普勒组织成像，包括谐波多普勒组织速度图（harmonic Doppler tissue velocity，HDTV）、谐波多普勒组织加速度图（harmonic Doppler tissue acceleration，HDTA）、谐波多普勒组织能量图（harmonic Doppler tissue energy，HDTE），其分辨率要大大优于基波的多普勒组织成像（图 6-10）。如在谐波 DTV 上，能够更好地区分心肌各层肌纤维的排列和走向，使 DTI 的临床实用性大大提高。依据探查的部位和深度，可以选用不同频率的谐波 DTI。

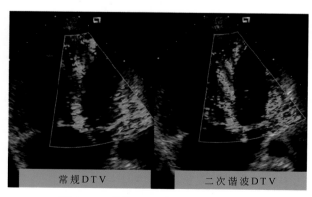

图 6-10　常规 DTV 与谐波 DTV 比较

后者分辨率大大提高，已可分辨出肌纤维的排列与走向

（七）高帧率多普勒组织成像（high frame rate tissue Doppler，HTD）及声学采集

常规的多普勒组织成像的帧率，随选择探头的发射频率和时间 / 空间分辨率的调整有所不同，但多维持在常规心脏扫查的帧率以内（30 ～ 40 帧 / 秒）。随着多普勒组织成像临床应用的深入，对扫描帧率的要求逐步提高，因为如果开展心肌微动力学的研究，捕捉到心肌在每一个心动周期中细微的变化是十分重要的。

在常规心脏扫描帧频时，对于以毫秒级变化进行的采集，相当于是间隔采集，丢失了很多重要的信息，并造成分析数据太粗略和不完整。使扫描帧率维持在 100 帧 / 秒以上，可保证捕捉到完整的信息。

传统的超声图像数字化采集的方式是利用视频，这种采集方式的上限是 50 帧 / 秒，这种限制就成为瓶颈，即使采用高频率的成像，也无法使其完整记录下来以供分析。

新的声学采集方式（acoustic capture）可以按设置 1、2 或 3 个周期，在每个心动周期中，无遗漏地采集所有帧率的图像，以供在线（online）或脱机（offline）分析（图 6-11）。

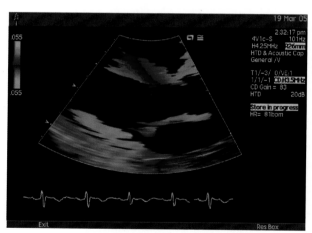

图 6-11　采用 HTD 高帧频的组织多普勒扫描及声学采集，无遗漏地采集到超过 100 帧 / 秒的全幅心脏多普勒组织图像

（八）经食管或导管多普勒组织成像

对心脏的扫描，可以采用经胸、经食管或心腔内导管的方式。

1. 经胸扫描　要受到体层的影像及干扰，信号会发生一定程度的衰减。同时，由于声窗的原因，不能对心脏的所有部位都进行探查。

2. 经食管扫描　消除了体层的影像，距离心脏更近，信号的强度及敏感度要比经胸高出很多。不足之处是探头置于食管内，扫查断面受到一定程度的限制。

3. 心腔内扫描　全功能的导管超声，可以将导管探头置入左、右心腔内，近距离直接扫描，得到二维彩色多普勒、频谱多普勒和组织多普勒的信号。10F AcuNav 超声导管可以经静脉系统进入右心系统；8F AcuNav 超声导管可以经动脉系统进入左心系统。超声导管具有很高的频率，可获得经胸与经食管探查所不能获得的断面与图像，例如窦房结和房室交界组织的二维图像（图6-12），并能获得其多普勒组织成像的图像，对心脏电生理学的研究极为重要（图6-13）。

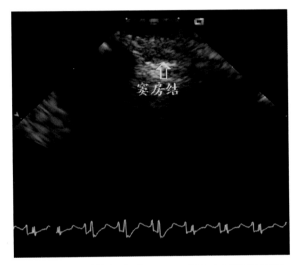

图 6-12　经导管超声（AcuNav 探头）可以显示窦房结的二维声像图

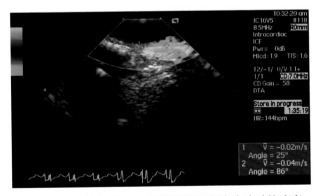

图 6-13　导管超声 DTI 显示窦房结发放冲动时的速度图及测值

（九）多维多普勒组织成像

能同时显示 X、Y、Z 轴的多平面成像或三维成像，从空间上立体显示心脏的结构。从空间及时间上立体动态显示心脏在运动周期中结构上的细微变化，同时加上完全实时三维多普勒组织成像或四维多普勒组织成像，形成结构与功能上的多维成像，对进一步研究心脏的激动起源、传导顺序，以及各种起搏方式对心脏的影像、

心脏失同步的表现与同步化治疗的调试和评估等，均具有重要的意义（图6-14）。

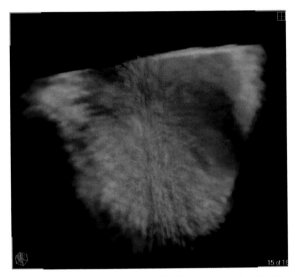

图 6-14　多维 DTI 的速度图可以实时展示心脏空间速度的传导及分布

第二节　临床应用

一、常规 DTI 方法学与测值

（一）DTV 扫查断面及显示

1. 胸骨旁左心室长轴断面　能显示右心室前壁（RVAW）、右心室（RV）、室间隔（IVS）、左心室（LV）、左心室后壁（LVPW）。在正常收缩状态，室间隔背离探头进行向心性收缩，显示为蓝色；左心室后壁（LVPW）朝向探头运动，显示为红色。在正常舒张状态则反之，室间隔朝向探头运动，显示为红色；左心室后壁（LVPW）背离探头，显示为蓝色（图6-15）。

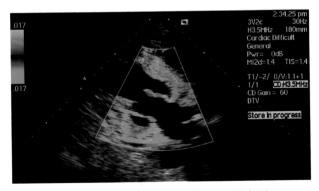

图 6-15　胸骨旁长轴断面的 DTV 示意图

2. 心尖四腔心断面　在此断面，室间隔与扫描声束几乎保持平行，可以获得最佳的空间分辨率，故对纵行及环形心肌纤维在左心室射血时的表现可清晰显示。纵

行排列的心肌呈纵向收缩，与环形排列的心肌呈环形收缩协调一致（图6-16），在心动周期不同的时相中，呈纵向螺旋状或环状运动。这对理解心肌的结构力学，对解开心肌是7层还是3层之谜非常重要，因为其形象直观。

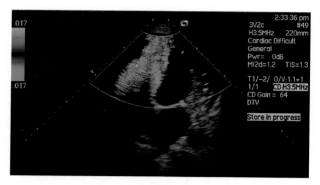

图6-16　心尖四腔心断面的DTV示意图

3. 胸骨旁左心室短轴断面　此为与胸骨旁长轴断面相交的水平断面，环形的上方为左心室前间壁及前壁，下方为左心室下壁与后壁；图像的右侧为室间隔，图像的左侧为左心室游离壁，其定位很精确。在收缩期时，由于前间壁及左心室前壁呈现为向心性运动，故从方向上是背离探头，彩色编码为蓝色。左心室下、后壁收缩时朝向探头，编码为红色。舒张期呈相反的颜色（图6-17）。

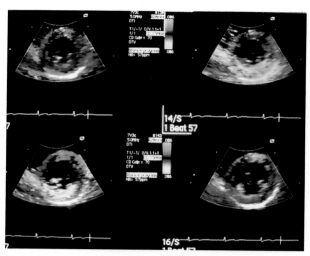

图6-17　胸骨旁短轴断面的DTV示意图

（二）DTA的扫描及显示特征

DTA的扫查断面，与检查者需了解的心律失常发生位置有关。如果需了解左心室期前收缩发生的位置，可以先从心尖短轴至心底短轴断面依次扫查，以便查找期前收缩发生的位置。可以结合心电图，从电影回放中逐帧观察，找到可疑之点，再转换到相交的另一断面上，以精确定位。在显示上调节适宜的量程，使心肌在舒张期呈现为深紫蓝色，收缩开始并传导的轨迹呈现为暗红色（图6-18）。

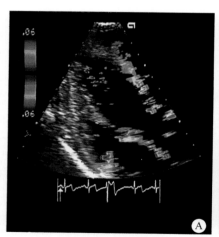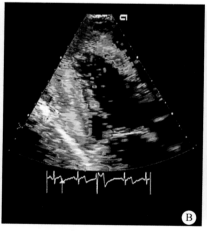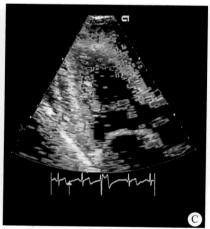

图6-18　DTA多普勒组织加速度图的示意图

（三）DT-M型扫描及显示特征

在DTV扫描断面的基础上，加上M型，可以将心动周期中不同阶段、不同层次心肌运动的方向、速度和时间精确表现出来。通过左心室长轴断面，可以了解左心室前壁、后壁、前间壁的向心性运动和离心性运动。通过左心室短轴断面，可以了解左心室前壁、前间壁、后壁的向心性运动和离心性运动。通过四腔心断面，可以对室间隔的运动进行精细的划分。极好的空间及时间分辨率及同步的心电图，可以帮助检查者精确定位与定时（图6-19）。

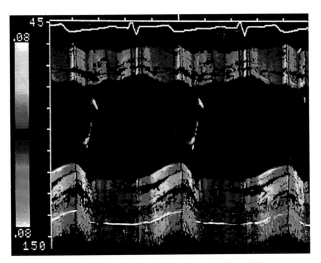

图 6-19　DT-M 型与心电图可以精确定位

1. 心房收缩期　产生于心电图的 P 波之后，心房收缩能使左心室扩张，胸骨旁左心室长轴断面的室间隔，由于扩张，朝向探头呈现为红色；左心室后壁则由于扩张而背离探头，呈现为蓝色。

2. 等容收缩期　在心电图 QRS 波群的 Q 波以后，主动脉瓣及二尖瓣均处于关闭状态，心室内压力迅速上升。此阶段表现为左心室壁的运动方向并非一致，在四腔心断面，室间隔的 DTM 型表现早期为红黄色，说明心脏此时在长轴方向朝向探头，而在后期又显示为蓝色，说明又背离了探头。显示心肌螺旋状运动特征，此阶段是心室收缩第一阶段。

3. 射血期　继等容收缩期结束，主动脉瓣开放，左心室开始射血，呈现为明显的向心性运动，并且速度提高。在左心室长轴断面的 DTM 型上，表现为室间隔与左心室后壁方向相反，室间隔朝向心腔，背离探头为蓝色；左心室后壁朝向心腔，即朝向探头，为红色。由于速度均加快，所以颜色鲜艳。另外，在四腔心断面，室间隔的长轴可以见到射血时，从心底水平向心尖提升造成的加速度，呈现为明亮的红色。

4. 等容舒张期　射血结束后，主动脉瓣关闭，而此刻二尖瓣尚未开放，心室容积保持稳定，室壁运动速度较慢。左心室壁的 DT-M 型表现较暗淡，此为等容舒张期的表现。

5. 快速充盈期　等容舒张期结束后，二尖瓣开放，左心室室壁快速回位，血液快速由心房流入心室。从胸骨旁长轴断面观，见室间隔与左心室后壁呈离心样运动，前者朝向探头呈红色，后者背离探头呈蓝色。从四腔心断面，可见到室间隔迅速由心尖向心底回位，呈现较为明亮的蓝色。

6. 舒张末期　心室壁均已到位，室壁与心底移动幅度较小，DT-M 型呈现的颜色均较为暗淡。

7. 二尖瓣环沿心脏长轴的运动　二尖瓣环是一个重要的结构标志，在评估左心室收缩与舒张功能中起着重要的作用。它在收缩期明显地上移至心尖方向，舒张期明显地回位至心底方向。二尖瓣环的 DT-M 型可以显示其在左心室收缩与舒张的过程中，沿长轴移动的振幅和速度。据此，可以评估左心室射血分数，测出心动周期中不同阶段二尖瓣环的运动速度等参数，以评估左心室功能。

（四）DT-PW 扫描及显示特征

频谱 DTI 模式，是应用 DTI 技术进行定性与定量工作时重要的手段之一。频谱 DTI 可以任意取样于心肌组织，并获得该取样点心肌运动的速度波形。但要想获得测量的准确性及高重复性须注意：一是角度问题，基于同样的多普勒技术原理，θ 角越大，$\cos\theta$ 值越小，所得的 V 值大于心肌运动的真实速度并出现误差。所以在测量时，尽量使探头发出的声束与心肌运动的方向保持衡，其夹角尽可能不要 > 30°。二是取样点定位的问题，要获得较高的规律性与重复性，需要有明显解剖标志的定位，为获得最适合的角度，也必须选择不同的扫查断面和不同节段的心肌。

频谱多普勒的波形可分为（图 6-20）：

1. 等容舒张波（IVR 波）　从收缩的 S 波结束至心室快速舒张开始。有时不容易测到，需加快频谱速度才能观察到。它反映的是等容舒张期（主动脉瓣关闭至二尖瓣开放之间）左心室节段心肌的舒张运动。

2. 快速充盈波（E 波）　是继 IVR 波之后的快速舒张波，反映心房的血流进入心室以后，产生左心室游离壁离心性运动速度，其方向与收缩的 S 波相反。发生的时间与二尖瓣血流频谱的 E 峰一致。振幅在舒张波中是最高的。

3. 快速充盈波（E_1 波）　在部分健康人的部分左心室节段可以检出 E_1 波。故快速充盈波可以呈现为双峰（E E_1 波），也可呈现为三相波，在 E 与 E_1 波之间出现一个向上的 R 波。

4. 弹性回缩波（R 波）　是心室快速充盈后出现的弹性回缩波，其振幅高低随节段不同而不同。多数在 E 波之后出现，亦可在 E 与 E_1 波之间出现。

5. 室壁舒张速度波（A 波）　其发生在舒张晚期，心房发生机械性收缩，致使与左心室的压差进一步增大，心房经二尖瓣口入左心室的血流进一步增加，在舒张晚期左心室产生一次明显的舒张波，其时间与二尖瓣血流 A 波一致，其振幅在正常状态应低于 E 波。

6. 等容收缩波（IVC 波）　其发生是不同方向、层次的心肌纤维在向心收缩运动之前的综合作功，时间是从心电图 Q 波开始至 S 波前，振幅与形态随探查位置不同而不同，常为双向波形。

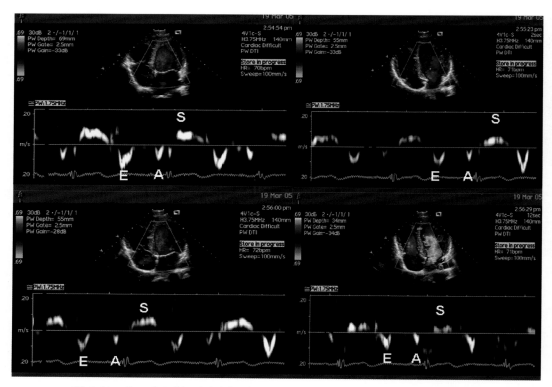

图 6-20　从四腔心断面室间隔基底段至心尖段 DT-PW 采样，可见变化的顺序

7. 左心室收缩波（S 波）　其发生是由于左心室射血时室壁的向心性收缩，反映了这种收缩速度。时间是从心电图 QRS 波开始至 T 波结束。振幅与形态取决于探查的位置，朝向收缩方向为正向波，背离收缩方向为负向波，最高的峰值可以在 S 波的前 1/3 部位，亦可以在 S 波的中部。

在以上 7 种波形中，S、E、A 波及 E/A 比值，被常规用于临床测值中。以下正常值是张宏金发表的关于各年龄组正常人不同室壁节段长轴方向运动速度，详见表 6-2。

表 6-2　各年龄组正常人不同室壁节段长轴方向运动速度（$\bar{x}\pm s$, cm/s）

	20～35 岁（$n=25$）			
	S	E	A	E/A
LW-B	11.60±2.39	16.90±3.91	5.24±1.56	3.31±1.07
LW-P	11.00±2.20	13.38±2.41	4.45±0.89	3.01±1.00
LW-A	7.24±1.15	9.10±1.51	4.40±0.91	2.21±0.74
IVS-B	10.90±2.40	14.85±1.96	5.02±1.40	2.95±0.90
IVS-P	8.75±2.20	11.87±1.90	4.12±0.98	2.90±0.95
IVS-A	6.94±1.44	8.11±1.58	4.10±0.88	1.98±0.80
IW-B	11.11±1.81	14.70±2.01	5.3±1.81	2.78±0.84
IW-P	9.14±1.50	12.55±1.96	4.25±1.04	2.97±1.09
AW-B	10.85±2.10	14.40±2.00	4.80±0.98	3.02±0.97
AW-P	8.80±1.87	12.11±1.90	4.21±0.96	2.89±0.90

续表

	36～50 岁（$n=20$）			
	S	E	A	E/A
LW-B	11.07±2.90	15.2±2.64	7.8±1.80	1.96±0.98
LW-P	10.04±1.77	13.29±1.93	6.3±1.27	2.12±1.06
LW-A	6.11±0.98	8.21±1.48	4.80±1.20	1.73±0.50
IVS-B	10.10±1.80	13.78±2.14	5.00±1.50	2.76±1.14
IVS-P	8.51±1.78	12.04±2.02	5.21±1.60	2.33±0.76
IVS-A	6.04±1.47	9.01±1.96	4.22±1.54	2.15±1.13
IW-B	9.85±2.36	13.22±2.19	6.35±1.71	2.10±0.96
IW-P	8.85±2.02	11.49±2.31	6.00±1.65	1.93±0.87
AW-B	9.50±2.23	10.97±2.02	5.40±1.60	2.05±0.89
AW-P	7.69±2.00	8.04±1.98	4.43±1.52	1.81±0.78

	51～65 岁（$n=16$）			
	S	E	A	E/A
LW-B	9.17±1.60	14.2±1.64	7.8±1.31	1.87±0.60
LW-P	7.90±1.30	11.4±2.97	6.42±1.40	1.78±0.62
LW-A	5.10±1.13	8.32±1.71	4.79±1.11	1.59±0.70
IVS-B	7.49±1.11	9.80±1.23	6.17±1.33	1.51±0.60
IVS-P	6.90±1.30	8.11±1.03	6.11±0.99	1.34±0.54
IVS-A	5.31±1.32	6.19±1.22	4.21±1.27	1.35±0.54
IW-B	8.89±1.50	12.80±1.81	7.20±1.91	1.79±0.89
IW-P	8.01±1.64	11.12±1.67	6.91±1.58	1.78±0.69
AW-B	9.11±1.50	12.14±1.61	6.70±1.85	1.81±0.65
AW-P	7.90±1.41	11.00±1.67	6.01±1.56	1.85±0.60

另一个重要的临床应用测值，是频谱 DTI 用于测量二尖瓣环的运动参数。其可以得到：①二尖瓣环收缩期的位移；②E 波速度；③A 波速度。表 6-3 是张宏金发表的关于健康受检者与冠心病患者二尖瓣环的运动参数比较。

表 6-3 健康受检者与冠心病患者二尖瓣环的运动参数比较

	健康对照组（$n = 30$）	冠心病患者（$n = 20$）	P
收缩期移位（cm）	1.22 ± 0.19	0.84 ± 0.21	< 0.01
E 波速度（cm/s）	12.9 ± 2.91	6.8 ± 3.42	< 0.01
A 波速度（cm/s）	8.35 ± 2.44	9.1 ± 3.94	> 0.05

（五）DTE 扫描及显示特征

DTE 利用心肌运动产生背向散射信号的能量进行成像。它在扫描中，由于接收背向散射的信号，所以几乎不受扫描角度的影响，可以在完全不用灰阶信号的背景下扫描，获得完全由心肌运动能量产生的信号，有助于心肌边界的勾画及小的室壁瘤的检出。

由此衍生的高机械指数心肌造影灌注成像技术／能量对比造影技术（power contrast imaging，PCI），是采用失相关技术来显示心肌的灌注（图 6-21）。

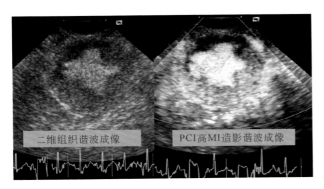

二维组织谐波成像　　　PCI高MI造影谐波成像

图 6-21 采用失相关技术的心肌造影成像显示前壁灌注

二、DTI 用于心脏功能及心肌活性的研究

通过对频谱 DTI 收缩波（S 波）的测量分析，可以对不同方向排列的心肌运动进行独立鉴定。设想心肌纵向纤维执行心室长轴的纵向收缩，心肌横向纤维执行心室短轴的径向收缩，就能分别对两种轴向的收缩运动进行测量分析。

当分析心尖四腔心或心尖两腔心断面的心肌运动时，声束的方向与左心室长轴的运动方向基本平行，测得的心肌纵向运动速度基本反映真实速度。而在此两个断面上，由于角度的关系，测得的径向收缩运动速度与真实速度不符，可以忽略不计。测量心室短轴径向速度，可在胸骨旁心室短轴断面或胸骨旁左心室长轴断面进行。

多位学者研究的结果表明，左心室长轴的缩短发生于短轴缩短之前，在心尖左心室长轴断面测得的纵向收缩 IVC 间期，比通过胸骨旁断面测得的 IVC 间期平均短25ms。这也能说明长轴纵向心肌纤维收缩早于短轴横向心肌纤维收缩，故心室腔更接近半球形。

排列在心内膜下纵向心肌纤维的血供，在发生心肌缺血时，早于其他层心肌受到影响，故在缺血性心脏病，首先表现为长轴功能受损。在左心室整体功能正常时，左心室长轴可以提前提供功能变化的信息。

在冠心病时，由于心肌内在收缩性受到明显影响，局部心肌收缩发生严重异常，心肌主动性收缩或仅由周边心肌收缩产生被动牵拉，致病变心肌节段性室壁运动速度明显降低，收缩波（S 波）明显低于正常水平，并可以出现 S 波形态低矮、时相延迟或频谱紊乱。

文献报道，在心肌梗死或经冠脉造影证实的坏死、缺血节段中，80.85% 的病变节段 S 波速度 ≤ 4cm/s，室壁运动速度明显降低，97.87% 的病变节段 S 波速度 ≤ 5cm/s。在正常对照组中，85.47% 的室壁节段 S 波速度 ≥ 6cm/s，98.93% 的室壁节段 S 波速度 > 5cm/s。甚至在一些患者，病变节段静息时缺血的程度较轻，常规灰阶超声上可表现为阴性，但 DTI 的 S 波的峰值速度已经降低，说明其有很高的敏感性，因此 S 波是评价室壁收缩性能的定量指标。

除非是大面积的心肌梗死，在常见冠心病病变节段中采集的 S 波均可测得较低的速度，说明其主动收缩消失后，仍会有被动牵拉产生，从而可以用 DTA 来鉴别主动收缩与被动牵拉。

对心脏舒张功能的研究，在临床上可采用二尖瓣口血流频谱来评估，但此方法是从左心室血流充盈的角度来反映舒张功能的。用 DTI 测定二尖瓣环的 E、A 峰速度和 E/A 比值，是侧重于反映左心室舒张功能运动的机械性因素，是通过观察与测量瓣环运动速度、时相和位移的改变，显示左心舒张特性的改变。

临床研究表明，正常组 DTI 测定的二尖瓣环舒张期运动频谱 E、A、E/A，与多普勒测得的瓣环血流频谱的 E、A、E/A 比值相关，$r = 0.81$。说明两种方法对左心室舒张功能评估的一致性。DTI 测试的方法受左心机械运动的影响较大，而受左心室充盈状况和左心房压的影响较小，故可以显示一些多普勒测定法假性正常的舒张功能异常。

若多普勒测定法显示二尖瓣口血流频谱 E > A，同时，DTI 测定法二尖瓣环运动的频谱 E > A，则说明左心室舒张功能正常；若两种测定法均是 E < A，则提示左心舒张功能明显受损；如果多普勒测定法显示 E > A，但 DTI 测定法显示 E < A 时，提示左心室舒张功能减退，是因受血流充盈和左心房压的影响，多普勒测定法出现的假性正常（图 6-22）。

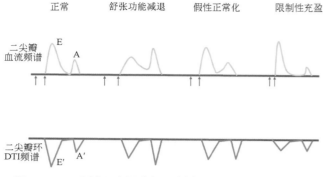

图 6-22　二尖瓣血流频谱与二尖瓣环 DT-PW 在心脏舒张
功能受损时测量比较
提示后者要准确

值得注意的是，DTI 测定法显示的正常 E 和 E/A 均与年龄呈负相关。

对存活心肌的鉴别一直是临床选择治疗、评估预后较为困难的问题，最大的原因是，在冠心病患者中，其心肌是由正常、坏死和处于不同缺血状态的存活心肌，按不同比例存在于室壁中。最大的干扰因素是，坏死或存活心肌存在的量的问题。有研究者为了对坏死心肌进行精确检出，筛选了所有 DTI-PW 的测量计算指标，认为主动舒张期 E 峰的加速度，在存活心肌组和坏死心肌组中出现了明显的统计学差异 [（1.918±0.5285）cm/s：（1.518±0.4725）cm/s，$P < 0.05$]。

三、DTI 用于心脏电生理及心律失常的诊断与治疗

（一）导管超声 DTI 用于心脏电生理研究

由于超声导管可以进入大血管及心腔内，不受经胸及经食管扫描断面的限制，可以显示心脏起搏、传导系统的结构，如窦房结、房室交界区、冠状静脉窦、主动脉无冠窦等。导管超声所具有的 DTI 功能，可以实现实时同步精确显示整个心脏传导系统的心肌电机械兴奋过程（窦房结 → 房室交界区 → 希氏束），并且实现量化。

它为研究心脏传导系统生理及病理生理，提供了一种良好手段；为包括心脏同步化治疗在内的新治疗方法提供导航作用；尤其是为精确的起搏靶点的选择，筛选出更优化的治疗方案。例如，在具有 DTI 功能的导管超声引导下，实现经希氏束的生理性起搏，可以使心室兴奋顺序与正常窦性心律心室兴奋顺序无显著差异，即最接近生理性的起搏（图 6-23）。

（二）DTI 用于心律失常的诊断与治疗

DTI 的加速度图可以帮助检出心肌内预先激动的区域，对帮助判定心律失常发生的部位有重要的作用。

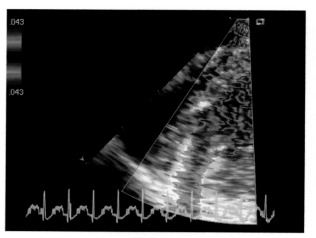

图 6-23　DTA 多普勒组织加速度图显示希氏束的加速度传导

具体操作步骤：可以先用心脏短轴断面，从心尖到心底部逐层扫描，在同步的心电图提示期前收缩发生时，采用电影回放的方式逐帧回放；可以在心电图发生期前收缩的同帧图像中，找到这个期前收缩发生的部位。为了精确定位，亦可以再转到心尖四腔心等其他断面。

预激综合征（WPW syndrome）根据分型的不同，可以在旁路所在的部位找到预先激动的区域（带）（图 6-24）。

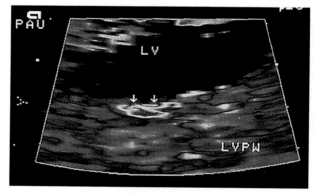

图 6-24　DTA 多普勒组织成像加速度图显示预激综合征的旁路（左后旁路）

DTI 的加速度图常选择在相对静止无加速度的心肌区域采用蓝色的背景，有预先激动的区域用红黄色的编码来表示，非常醒目。但是为了证实期前收缩是否存在逆向传导，可以改变成背景为红蓝两色来编码，朝向探头为红色，背离探头为蓝色，这样很快就能判定该期前收缩是顺传还是逆传，对确定是否存在折返激动有帮助（图 6-25 和图 6-26）。

DTI 的加速度图可用来引导对异位起搏点或旁路所进行的射频消融术。其优点在于无创，无须 X 线照射，可以显示全层心肌的异位兴奋点。电生理的标测，仅限于心内膜表层的异位起搏点。

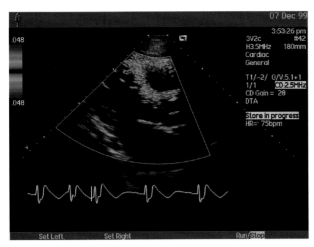

图 6-25　DTA 多普勒组织成像加速度图显示室性期前收缩发生的部位（近心尖部红色的区域）

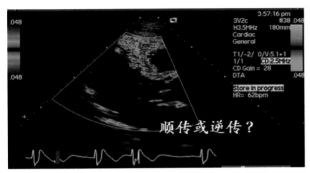

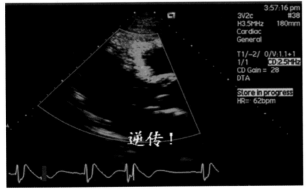

图 6-26　显示室性期前收缩的预先激动区域（图右侧），为了辨别是否有逆传，改变后处理，显示伴有逆传存在。背离探头的传导为逆传（图左侧）

四、基于 DTI 的心肌应变及应变率等参数测定

采用高帧率的组织多普勒成像（HTD）及声学采集，可以一帧不漏地采集到多普勒组织成像。利用自动跟踪定量技术（quantitive strain rate imaging，QSI），可以获得某一局部心肌的应变、应变率、达峰时间、达峰速度、位移等参数，用于心肌微观动力学的研究。

在超声心动图发展的早期，采用 M 型超声心动图，其用较高的采样率在心脏某一点进行无限延长，获得瓣膜运动及室壁运动在心动周期中的曲线。随之发展为实时灰阶超声，可以观察心脏各个部位运动的图像。

频谱多普勒的开发，使检查者能获得各个瓣膜及大血管血流速度等参数，开始血流动力学的研究。彩色多普勒技术的应用，使检查者能实时观察血流的方向、性质，对瓣膜病、先天性心脏病的研究起到了重大的作用。

多普勒组织成像（DTI）的问世，使我们从血流动力学的领域，进展到心肌组织运动评估的范畴，直接获得心肌某点运动的速度，开始了对心肌本身的研究。

以上这些方法均关注和涉及心脏与血流的运动。从结构力学上讲，心脏除了运动以外还有形变，包括应变与应变率。当一个运动着的物体每一部分都保持同样的运动速度时，物体的形状就不会发生改变。相反地，当一个运动的物体每一部分都有不同的运动速度时，物体就会发生形变。具体地讲，形变是来源于不同速度的运动。心脏正是这样一种运动性质的器官。

心肌的应变（strain，ε）：实质上是指心肌发生变形的能力，即心肌长度变化值占心肌原长度的百分数（图 6-27）。

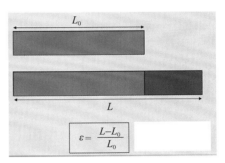

$$\varepsilon = \frac{L - L_0}{L_0}$$

图 6-27　应变定义示意图

ε 表示应变，L_0 表示初始长度，L 表示形变后的长度

心肌的应变率（strain rate，SR，$\dot{\varepsilon}$）：实质上是指心肌发生形变的速度，反映了心肌运动在声束方向上的速度梯度，即局部两点之间的速度差除以两点之间的距离（图 6-28）。

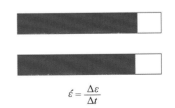

$$\dot{\varepsilon} = \frac{\Delta \varepsilon}{\Delta t}$$

图 6-28　应变率定义示意图

ε 表示应变率，$\Delta \varepsilon$ 表示形变的量，Δt 表示形变的时间

心脏由多层心肌构成，在一个收缩过程中，具有不同方向运动及扭转的特性。值得重视的是，心肌具有不可压缩性，所以在形变过程中，运动流量是连续

性的，在一个方向上压缩，在另一个方向上就会膨胀，故在三个方向上的应变，应当是相互协同的，心肌在同一点上表现出不同方向上的延长与缩短，同等重要的是它提供了局部心肌功能的信息，故在一个方向上的形变，代表了局部的应变来源于不同方向的综合向量（图 6-29）。

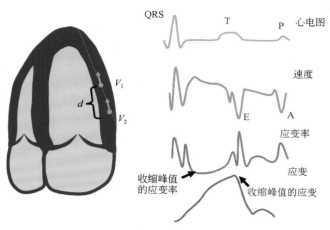

图 6-29　心电图、速度曲线、应变及应变率曲线示意图

源于 DTI 的应变与应变率技术成像，能够采用曲线或量化的数据分析局部心肌的形变，包括速度、位移（图 6-30）、应变、应变率（图 6-31）。正常的应变曲线图，由收缩期负相波组成，其最大值为 St。正常的应变率曲线图，由一个收缩期的负相波 s 和两个舒张期 e 与 a 组成（图 6-32）。它不受周围节段的影响，也较少受到心脏搏动与呼吸的影响，直接反映心肌局部的功能，即心肌收缩与舒张引起形变在空间与时相上细微的变化。它可应用于评估缺血性心脏病、各种心肌病及心脏同步化治疗等方面。

已发表的研究结果提示，左心室室壁基底段、中段与心尖段的应变、应变率的测值依次降低（应变的 St 与应变率的 s、e、a 值均如此）。右心室基底段的应变大于左心室，右心室中间段与心尖段的应变和应变率的测量值均大于左心室，提示右心室心肌的形变大于左心室心肌；而右心室中间段心肌的应变测值 St 与应变率测值 e 和 a 大于心尖段。亦有文献报道，左心室长轴方向各节段的应变和应变率相同。为何应变与应变率的标准值及重复性存在一些问题？可能的原因主要为：①心脏是一个具有旋转和形变特性的多层运动体，定点测量的定位需保持统一性才能有好的重复性；②基于多普勒原理的应变、应变率、采样角度、扫描帧率等是很大的问题，应尽量采用小的角度和高的帧率。

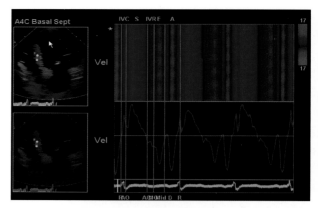

图 6-30　显示室间隔中段速度的彩色 M 型及曲线图

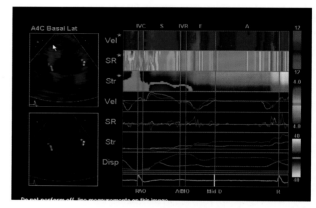

图 6-31　显示速度（Vel）、应变率（SR）、应变（Str）的彩色 M 型模式与曲线模式，以及位移（Disp）的曲线模式

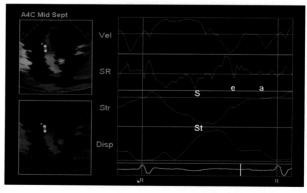

图 6-32　标注应变（Str）的波形，主要由收缩期负相波组成，最大值为标注的 St；应变率主要由标注的负相波 S 和两个舒张期正相波 e 和 a 构成

五、DTI 及其衍生技术用于心脏同步化治疗

（一）心脏同步化治疗

心脏同步化治疗（cardiac resynchronization therapy，CRT）是对药物难以控制的严重心衰的治疗方法之一，受到临床日益重视。

心功能不全目前仍是导致 60 岁以上患者死亡率、发病率及住院率增加的最主要原因之一，也是导致患者生活质量下降的最主要原因之一。尽管各种治疗心功能不全的药物研究进展很快，但患者的发病率及死亡率仍居高不下。

CRT 于 1990 年才开始研究，但发展很快，2001 年已被 FDA 批准用于临床，并被美国心脏病学院（American College of Cardiology，ACC）、美国心脏协会（American Heart Association，AHA）和北美起搏与心脏电生理协会（North American Society of Pacing and Electrophysiology Heart Rhythm Society，NASPES）纳入心功能不全的治疗指南中。

这些经验来源于多个多中心临床试验，包括 MUSTIC 和 MIRACLE。这些试验组的结果显示，CRT 显著改善了患者的症状、运动耐受能力及其生活质量，但仍有 20%～30% 的患者对 CRT 无反应。为此强调，单纯依赖体表心电图的标准（宽的 QRS 波 > 120ms 并伴有 LBBB 形态），不再是 CRT 候选者最理想的指标。

更近的研究资料提示，机械性不同步不再必须与相应的电不同步相关。某些具有宽的 QRS 波的患者，都有左心室不同步存在；真正的左心室非同步者，应当是 CRT 的理想对象，故应提倡用新的成像技术，特别是超声心动图来评估。超声心动图技术本身亦在不断进展中，DTI 及其衍生技术日新月异，已经成为选择 CRT 的潜在患者，最优化左心室起搏定位及调控，以及评估即刻、中期和远期疗效必不可少的手段之一。

（二）心脏非同步基本概念

在具体阐述超声心动图技术用于 CRT 以前，简要回顾心脏非同步的基本概念。

1. 机械性非同步（电机械延迟）　此类非同步可能与窦房结和房室交界区功能障碍有关。房室交界区传导异常可导致：

（1）心房与心室的收缩延迟（房室不同步）。

（2）伴有舒张期反流的二尖瓣功能不全。

（3）左心室充盈缩短，限制了舒张期每搏容积。

（4）伴随心房的收缩，发生同步的早期左心室被动充盈，故也减少了左心室充盈。

2. 室间不同步　主要是由于心室间电活动不同步所致。例如在 LBBB，右心室电活动事件要早于左心室，提早的右心室收缩将使右心室射血发生在左心室舒张末期，此刻右心室产生较高的压力，反转了正常状态下的跨壁压力梯度，因此造成室间隔向左心室发生位移。

3. 心室内不同步　正常的心室激动，才能导致同步的左心室收缩。如果左心室一部分被预先激动或推迟激动，将产生提早和延迟收缩的区域，从而导致左心室整体性能的下降。因为提早和延迟的收缩，只是产生无效

的工作；在左心室高张力时，晚期收缩会使已经开始收缩的节段过度伸展，合力作用的结果仍是降低左心室的性能。产生左心室性能降低，是因为增强的收缩末期容积与室壁的张力继发滞后的扩张舒展，降低了效率。

（三）超声心动图判定心脏不同步

尚不清楚在严重心衰时不同形式的非同步发生在心脏的哪个区域，发挥了什么作用。尽管如此，重要的是，所有形式的不同步，均是 CRT 潜在的适应者。超声心动图对心脏不同步的判定，也是随着 DTI 及其衍生技术的进展而不断进步。大致可以分成 4 个步骤。

（1）根据二尖瓣血流持续时间判定房室间的不同步。

（2）根据心室间机械性延迟（interventricular mechanical delay，IVMD）的范围定义左、右心室射血前期的时间差异。IVMD ≥ 40ms 即可提示心室间非同步（图 6-33）。利用 M 型超声心动图，测量胸骨旁短轴断面乳头肌水平上室间隔与左心室后壁的运动，如果发生延迟 ≥ 130ms，即可认为有心室内不同步存在（图 6-34）。这种方法命名为 SPWMD（septal-to posterior wall motion delay）。

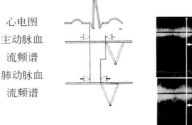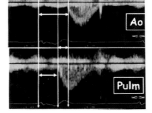

图 6-33　心室间机械性延迟（IVMD）利用心电图及肺动脉和主动脉血流频谱测量示意图

以 QRS 波起始点分别测量其与肺、主动脉血流频谱的起始点，其差值 > 40ms 即可被认为存在心室间不同步

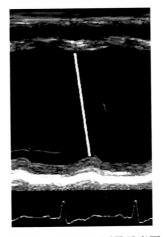

图 6-34　SPWMD 测量示意图

短轴断面乳头肌水平测量室间隔与左心室后壁收缩期运动，延迟 ≥ 130ms 即可认为心室内不同步存在

（3）描绘心内膜边界和使用计算机的傅里叶转换技术，产生节段序列性室壁曲线的方法，判定非同步的部位（图6-35）。

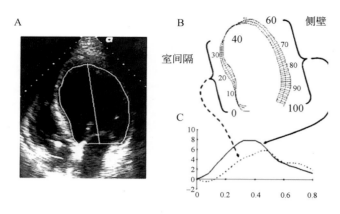

图6-35　利用傅里叶转换术产生节段序列性室壁曲线示意图

（4）利用DTI及其衍生技术测定的参数

1）收缩峰值速度（peak velocity，PV）。

2）收缩达峰时间（timing of peak velocity，TPV）：是与电活动QRS波相关的值（图6-36和图6-37）。

3）自动彩色编码的达峰时间图（图6-38）。

心室内不同步的建议指标：左心室分成12个节段进行采样，如果任意两点达收缩峰值速度时间的最大差异≥100ms；达峰时间超过33ms的标准差，亦是非同步的指标（图6-39）。另外建议的指标：在室间隔基底与侧壁，TPV的差≥60ms，可作为室间不同步的指标。

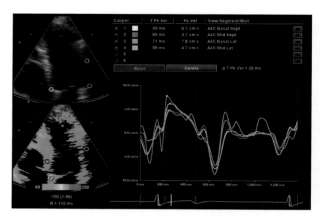

图6-36　利用QST技术测量室间隔基底段、中段，左心室侧壁基底段、中段示意图

曲线的横坐标表示时间，纵坐标表示速度，上方为测值；图左上方为DTI，下方为达峰的彩色编码图

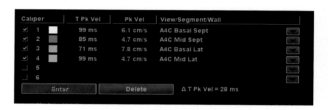

图6-37　QST的测值

TPkVel表示达峰时间，PkVel表示达峰速度，View/Segment/Wall表示所测节段

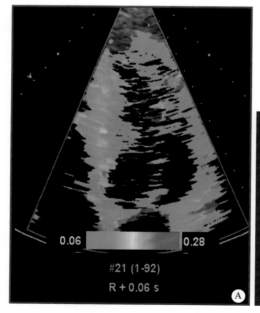

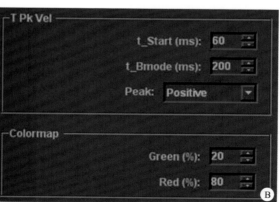

图6-38　QST的自动编码彩色达峰图

可将不同的达峰时间设置为以不同的颜色来显示，从而一目了然地观察到达峰延迟的区域

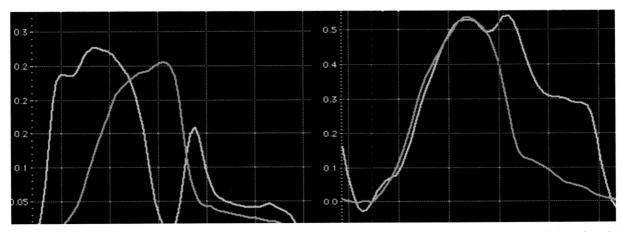

图 6-39　心室不同步患者室间隔与左心室侧壁达峰时间明显不一致，＞100ms（左图）；CRT 后达峰时间恢复正常（右图）

DTI 及其衍生技术更为重要的意义在于 CRT 中指导起搏电极放置的位置及调整起搏参数达到最佳状态。应变率明显的优势是，可以区分动态的主动收缩与被动牵拉，二者之间有很大的区别。

（陆兆龄）

参 考 文 献

马小静，等.1999.应用多普勒组织成像脉冲技术对正常人左室前壁和下壁运动分析.中国影像学技术，15：2-5

舒先红，等.2004.正常人心肌应变及应变率定量分析.中华超声影像学杂志，11（13）：805-807

张宏金，等.1999.多普勒组织声像图对飞行员心功能鉴定的价值.中华航空航天医学杂志，10（2）：110

Abraham WT, et al. 2002. Cardiac resynchronization mechanical resynchronization does not require electrical synchrony in the dilated failing heart with left bundle-branch block. Circulation, 106：1760-1763

Abraham WT, et al. 2003. Cardiac resynchronization therapy for heart failure. Circulation, 108：2596-2603

Ansalone G, et al. 2001. Doppler myocardial imaging in patients with heart failure receiving biventricular pacing treatment. Am Heart J, 142：881-896

Bleeker GB, et al. 2004. Relationship between QRS duration and left ventricular dyssynchrony in patients with end-stage heart failure. J Cardiovasc Electrophysiol, 15：544-549

Brecker SJ, et al. 1992. Effects of dual-chamber pacing with short atrioventricular delay in dilated cardiomyopathy. Lancet, 340：1308-1312

Breithardt OA, et al. 2003. Acute effects of cardiac resynchroniza-tion therapy on functional mitral regurgitation in advanced systolic heart failure. J Am Coll Cardiol, 41：765-770

Cleland JGF. 2001. The heart failure epidemic：exactly how big is it? Eur Heart J, 22：623-626

Gregoratos G, et al. 2002. ACC/AHA/NASPE 2002 guideline update for implantation of cardiac pacemakers and antiarrhythmia devices. J Am Coll Cardiol, 40：1703

Heimdal A, et al. 1998. Real-time strain rate imaging of the left ventricle by ultrasound. J Am Soc Echocardiogr, 11：1013-1019

MoDicken WN, et al. 1992. Color Doppler velocity imaging of the myocardium. Ultrasound Med Biol, 18：651

Nelson GS, et al. 2000. Predictors of systolic augmentation from left ventricular preexcitation in patients with dilated cardiomyopathy and intraventricular conduction delay. Circulation, 101：2703-2709

Stellbrink C, et al. 2001. PATH-CHF（Pacing Therapies in Congestive Heart Failure）Investigators；CPI Guidant Congestive Heart Failure Research Group. Impact of cardiac resynchronization therapy using hemodynamically optimized pacing on left ventricular remodeling in patients with congestive heart failure and ventricular conduction disturbances. J Am Coll Cardiol, 38：1957-1965

Yu CM, et al. 2002. Tissue Doppler echocardiographic evidence of reverse remodeling and improved synchronicity by simultaneously delaying regional contraction after biventricular pacing therapy in heart failure. Circulation, 105：438-445

Yu CM, et al. 2003. Predictors of left ventricular reverse remodeling after cardiac resynchronization therapy for heart failure secondary to idiopathic dilated or ischemic cardiomyopathy. Am J Cardiol, 91：684-688

第七章　经食管超声心动图

第一节　概　　述

经胸超声检查具有操作简便，可反复无创伤性检查等优点，已得到广泛应用，但由于受到胸部声学窗口的限制，不能清晰显示某些心血管系统结构，甚至难以显像，并受到胸廓、肺部疾病等明显影响，伴有肺气肿、过度肥胖、胸廓畸形等病变的受检者往往无法取得满意的超声图像，从而影响诊断和鉴别诊断。为此，利用食管与心血管结构毗邻，且没有严重影响超声穿透的骨性组织和含气体组织的大范围覆盖，食管可成为新的声学窗口进行超声检查，形成经食管超声心动图（transesophageal echocardiography，TEE）检查。

1971 年 Side 等首次采用 TEE，目前 TEE 技术已逐渐完善和成熟，在临床上得到比较广泛的应用。TEE 实际上是胃镜技术与超声检查有机结合的产物，采用胃镜检查方法将超声探头插入受检者食管内做二维、多普勒等超声检查，具有许多突出优点和发展前景。

但是，超声原本是无创性检查，而 TEE 增加了一定的创伤性，具有类似于胃镜检查的各种问题，增加受检者不适和痛苦，不能经常反复检查，具有潜在的危险性，增加检查者操作负担和责任等。因此，对 TEE 受检者需慎重考虑，严格选择适应证，通常只有在常规经胸超声检查等难以明确诊断，或必须在 TEE 下才能实施心血管病介入治疗、外科术中监测等情况下，同时又没有经食管插管检查禁忌证者才选择使用，并在术中严格遵照操作规程，尽可能减少受检者痛苦和危险性，避免 TEE 并发症，真正发挥其优势，才能取得满意结果。

第二节　仪器设备

一、超声心动图诊断仪器

TEE 是在常规超声心动图基础上发展起来的，所采用的超声仪与常规使用者相同，但仪器主机必须配备与 TEE 相适应的结构功能和软件系统。目前许多类型的超声仪具备上述结构和功能，如 HP Sonos-5500 型、IE33、Toshiba 380A、Acuson C256、Acuson C512、C2000 等。

二、食管探头

TEE 探头是 TEE 的必要设备。1976 年 Frazin 等首先使用 M 型 TEE 探头取得清晰的 M 型图像。1979 年起采用二维 TEE 探头，最初使用的是机械式扫描探头，后来采用相控阵式等各种类型的二维 TEE 探头，扫描形式也从单平面、双平面发展到多平面等类型，迅速推动了 TEE 技术的发展。目前的 TEE 探头，类型很多，各有差异，根据用途分为成年用、儿童和婴儿用等类型，主要差别在于换能器大小和管体长短、粗细等。

目前使用的 TEE 探头，多数采用相控阵原理，少数采用环阵原理或矩阵原理，一般均具有二维、M 型、彩色、脉冲和（或）连续多普勒检查功能。TEE 探头的基本结构，由发射和接收超声的换能器、管体和操纵连接装置三部分组成。

（一）换能器

换能器是 TEE 探头的核心部件，均位于管体顶端，从扫描功能、体积大小、扫描平面和内部结构等方面，已经历了多个发展阶段，进展很大，同时也是今后继续改进的主要目标，包括缩小体积、减少创伤性、提高敏感性和分辨率、增加检查功能、改善图像质量、增加操作灵活性和简便性等。目前换能器所采用的超声发射频率为 3.75 ～ 7.0MHz。

单平面探头（monoplane transducer）：是早期使用的 TEE 探头，最初采用机械式扫描原理，后来通常采用相控阵原理制成，仅一组换能器，只能进行单个横断面扫描，不能完全适应检查的要求，多数被双平面或多平面探头取代，但由于其换能器体积较小，仍可应用于儿童和婴儿受检者。

双平面探头（biplane transducer）：分为相控阵式和矩阵式两种。前者采用两组换能器，可分别获取横断面和纵轴断面的图像，已有多种类型，在临床上发挥着重要作用；后者采用一组换能器，压电晶体的排列特殊，由计算机控制调节脉冲发射程序，分别进行横断面和纵轴断面扫描，在显示器上同时显示上述两种断面的超声图像，而且图像的中心点相同，但探头的结构复杂，制作成本高昂，图像质量欠理想，有待改进。有人将此型

TEE 探头换能器进行原位旋转，同时获取两个相交 90° 平面的实时超声图像，可为经食管动态三维超声检查使用。

多平面探头（multiplane probe）：一般采用相控阵或环阵原理制成，单个换能器根据需要在原位做 180° 旋转，可随意调整扫描断面，从各个方向对心血管系统进行比较全面的扫描，获取满意图像，正在成为临床上常用的 TEE 探头。

其他特殊 TEE 探头，包括：

（1）全景 TEE 探头（panoramic probe）：压电晶体呈环阵排列，换能器能旋转 270°，可更全面地观察心血管结构，但只能做横断面扫描，探头过于粗大，有待研究改进。

（2）动态三维 TEE 探头：由一系列横断面扫描换能器构成，在计算机控制下进行一系列基本平行的横断面扫描，获取各个断面图像，经计算机处理重建动态三维图像，但由于探头粗大等原因，基本已被多平面探头所取代。

（二）管体

类似于胃镜的管体，直径 5～10mm，长度 70～110cm，其中成人用大多数为直径 10mm，长度 100～110cm。选择管体长度主要根据受检者个体差异与检查环境等，心脏外科手术中监测使用时通常采用管体较长的探头，以免影响手术和麻醉工作，而门诊常规检查则不宜使用管体过长的探头，以免增加操作难度。

管体一般由制作消化道内镜的类似特殊材料制成，圆形、柔韧，表面光滑，带有深度标尺，顶端安装换能器，靠近顶端处管体较柔软，可通过后部的连接装置进行一定范围的左右、前后摆动，还可对整个管体进行旋转和（或）进退操作。

（三）操纵连接装置

管体后端连接操纵器，有控制钮和电键操纵管体旋转，探头顶端向左右、前后方向移动，使其到达合适部位并与食管黏膜贴紧，取得满意的图像。操纵器通过电缆和插头连接超声仪主机，完成超声信息的传送。

第三节　食管解剖学和 TEE 检查基础

一、食管解剖结构

食管是肌性管道，长度与个体身高有关，成人一般长 25cm 左右，平均内径 20mm。成人从中切牙起计算距离，一般至食管起始部约 15cm，至贲门约 40cm，故探头深度为 34cm 左右时，其顶端相当于在食管中段、左

心房后方。31～40cm 通常是 TEE 常规检查的探头深度，超过 40cm 时探头顶端往往已接近膈肌或到达膈下，膈下检查心脏时声束需穿过肝脏和膈肌。

食管从咽部下行，起始部近似于垂直，颈部中段至食管胃连接处轻微向左侧偏斜。食管位于颈椎和胸椎前面，随颈椎和胸椎相应出现前后方向的轻微弯曲，途经气管、左支气管、左心房和左心室后方，最终经膈肌食管裂孔进入腹腔，很快与胃相延续。食管并非处于机体的正中垂直位置，也非处于前后垂直位，因此可以影响 TEE 探头换能器的位置、方向及其与心血管结构之间的空间关系。

食管由四层结构构成：

（1）外膜：由结缔组织膜构成。

（2）肌层：由内外两层肌肉构成，内层为环形肌，外层为纵行肌，食管上段的两层肌肉均为横纹肌，下段均为平滑肌，中段系两者混合。

（3）黏膜下层：由疏松结缔组织构成。

（4）黏膜层：由 20 余层复层扁平鳞状上皮细胞构成。

黏膜下层和黏膜层比较薄弱，容易被粗糙食物、异物等损伤，TEE 术中需避免损伤黏膜下层和黏膜层，一旦损伤，容易造成局部溃疡等病变。

食管起始部、左支气管及主动脉弓水平、膈肌食管裂孔为食管的三个狭窄部位。食管起始部和食管胃结合部分别有括约肌，平时括约肌收缩使食管上下两端保持紧闭状态，做吞咽动作时食管上括约肌开放，插入 TEE 探头时通常需要受检者配合做吞咽动作，以利于探头通过，强行插入很容易造成局部损伤。

二、食管分段

1. 按部位分段　一般分为三段。

（1）颈段：从食管起始部至胸骨颈静脉切迹，很短，长约 5cm。

（2）胸段：从胸骨颈静脉切迹至第 10 胸椎水平的膈肌食管裂孔，最长，约 18cm，其中以支气管分叉为界，将胸段食管又分为胸上段和胸下段，前者从胸骨颈静脉切迹部位到支气管分叉，约占胸段的 1/3，后者从支气管分叉至膈肌食管裂孔，占胸段的大部分，也是 TEE 检查的主要部位。

（3）腹段：最短，一般仅 1～2cm，很快与胃贲门相延续连接胃部，腹段食管和胃也可进行 TEE 检查，其中经胃底检查者也称为经胃断面（transgastric view）。

2. 按临床应用分段　分为上、中、下三段。

上段：指主动脉弓上缘以上的食管，即从食管起始部至主动脉弓上缘。

中段：介于上段和下段之间。

下段：指肺下静脉下缘以下的食管，即肺门下缘的

食管至胃贲门，其中中段和下段是 TEE 检查部位。

三、食管周围组织结构

食管周围有许多重要的组织结构，包括纵隔胸膜、肺部、气管、支气管、心脏、大血管、左锁骨下动脉、胸导管、奇静脉、肋间后动脉、喉返神经、膈肌和胸椎等。肋骨前端在临床上比较容易确定和识别，以下从第 2～5 肋骨前端水平胸廓横断面，讨论食管与心脏大血管等周围组织的关系，以便理解 TEE 检查方位、心血管断面结构等。

第 2 肋前端水平：在胸骨角平面，相当于第 5 胸椎水平，一般为食管的第 2 个狭窄部位，距中切牙 25～30cm，其左侧壁靠近主动脉弓，左后方为降主动脉起始部，前方为左支气管。食管前方的心底部两侧完全被肺包绕，主要有升主动脉远端、主动脉弓、降主动脉起始部、上腔静脉和肺动脉等结构（图 7-1）。由于前方有充满气体的左支气管，TEE 一般无法直接向前探测，是 TEE 的所谓盲区。

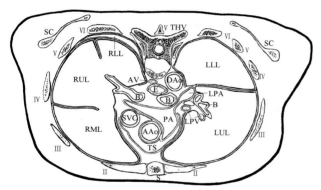

图 7-1　第 2 肋前端水平胸腔横断面示意图

E. 食管；AV. 奇静脉；B. 支气管；LLL. 左下肺叶；LUL. 左上肺叶；LPA. 左肺动脉；RLL. 右下肺叶；RML. 右中肺叶；RUL. 右上肺叶；S. 胸骨；SC. 肩胛骨；TS. 横窦；V THV. 第 5 胸椎椎体；Ⅱ. 第 2 肋软骨；Ⅲ～Ⅵ 分别为第 3～6 肋

第 3 肋前端水平：食管位于左心房后方、降主动脉的右前方，附近还有主动脉瓣水平的升主动脉、上腔静脉、右心房、左心室和肺静脉等心血管结构（图 7-2），是 TEE 检查上述结构的主要部位。

第 4 肋前端水平：食管在左心房后方、降主动脉前方，处于本横断面的主要心脏大血管相当于胸骨旁四腔心断面所显示的结构，包括左右心房、左右心室、降主动脉和冠状静脉窦等（图 7-3），为常规 TEE 检查部位之一。

第 5 肋前端水平：食管前方为左心室，后方为降主动脉，已接近膈肌水平。其他主要心脏大血管结构有靠近膈面的右心房、右心室和下腔静脉等（图 7-4），也是常规 TEE 检查部位。

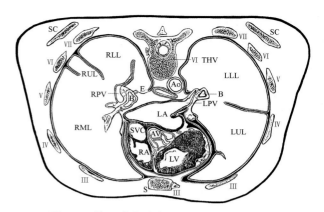

图 7-2　第 3 肋前端水平胸腔横断面示意图

LPV. 左肺静脉；RPV. 右肺静脉；Ⅵ THV. 第 6 胸椎锥体；Ⅶ. 第 7 肋

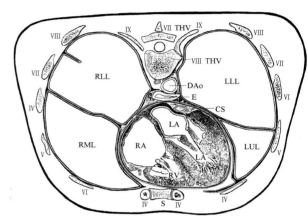

图 7-3　第 4 肋前端水平胸腔横断面示意图

Ⅶ THV. 第 7 胸椎棘突；Ⅷ THV. 第 8 胸椎椎体；Ⅷ和Ⅸ分别为第 8、9 肋

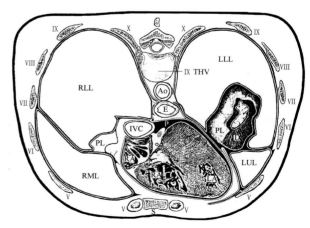

图 7-4　第 5 肋前端水平胸腔横断面示意图

D. 横膈；P. 心包腔；PL. 壁层胸膜；Ⅸ THV. 第 9 胸椎椎体；Ⅹ. 第 10 肋

四、TEE 检查基础

食管的胸段、腹段和胃底是 TEE 检查部位，尤其是胸下段食管和胃底。TEE 探头一般位于左心房后方或左

心室后方、下方,可对前方和两侧的心血管结构进行检查。TEE管体刻度插入深度与所检查的心血管结构大致关系如表7-1。

表7-1　成人检查常用断面与探头插入深度的关系

断面	插入深度（cm）	深度/身高（cm/m）
主动脉弓斜断面	25	15
主动脉根部短轴断面	31	19
肺静脉断面	31	19
四腔心断面	35	21
左心耳断面	31	19
左心两腔心断面	35	21
左心室短轴乳头肌水平	40	24.5

描述TEE断面有两种方法:

（1）根据心脏大血管的长轴轴线、短轴轴线分为长轴断面和短轴断面,与经胸二维断面相类似。

（2）根据TEE扫描平面与身体方位的关系:由于人体的方位分为水平面、矢状面和冠状面,食管位于人体的后方,TEE超声声束平面可与身体的矢状面或水平面基本一致,与身体矢状面一致者称为纵轴断面,与身体水平面一致者称为水平断面即横断面,与上述短轴断面、长轴断面不同,不能混淆。

食管在下降过程中,有前后方向的弯曲度和左右方向的偏斜,探头换能器位置、方向和声束方向随之改变。食管中段向后自然弯曲,超声声束向足侧偏斜,食管下段尤其是膈肌附近和腹段食管向前弯曲,使声束向头侧偏斜,探头进入胃底后声束进一步向头侧偏斜。

声束水平方向所探测的断面,并非都真正处于机体的水平面,仅一部分属于真正的水平断面,上下各个水平断面之间并非都彼此平行,通常有一定的角度,甚至相互交叉。

通过调节操纵器,对TEE探头前端的位置和方向进行调整,可以使声束基本保持在水平方向,显示接近于水平方向的断面。为了避免混淆,以下将所有基本上属于水平方向的断面,不拘其是否真正处于水平位置,均简称为横断面。

随着多平面TEE的应用,已经改变了TEE只能扫描水平断面（横断面）和纵轴断面心血管结构的局面,除扫描上述断面外,还可以扫描介于两者之间的断面,全方位地显示心血管形态结构和功能。

（一）横断面扫描

单平面TEE检查时,TEE换能器只能显示与换能器

轴心垂直的横断面,对其前方的心血管结构做0°横断面扇形扫描,或后方结构做180°横断面扇形扫描。需通过进退探头,改变换能器在食管的深度,扫描心血管系统的各部位,建立立体结构的概念（图7-5）。在双平面和多平面TEE检查时,仍可进行与单平面TEE相同的横断面扫描。

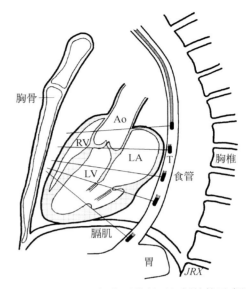

图7-5　TEE显示各水平横断面解剖结构示意图

（二）纵轴断面扫描

双平面TEE除了可做横断面扫描外,还可扫描与身体矢状面平行的断面,分别显示互为90°的横断面图像和纵轴断面图像,有利于进一步了解心血管系统的立体空间结构（图7-6）。进行多个纵轴断面扫描时,双平面TEE一般需向左右两侧改变换能器位置和方向,而多平面TEE则可以自动改变扫描方向和角度。

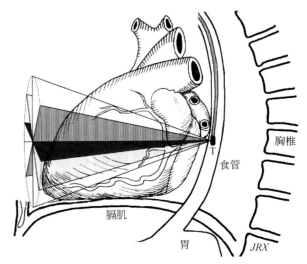

图7-6　TEE显示各角度横断面和纵轴断面解剖结构示意图

（三）多轴断面扫描

除了横断面和纵轴断面外，多平面TEE还可扫描其他方位，显示介于上述两者之间的各种断面（图7-7），可显示无数个轴线的断面，包括与心脏轴线垂直或平行的断面，显示左心长轴断面等类似于经胸二维断面的图像。

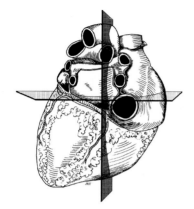

图7-7　多平面TEE各种角度显示解剖结构断面示意图

多平面TEE扫描时探头角度与扫描断面之间一般具有如表7-2基本关系，可供参考。

表7-2　探头角度与扫描断面的关系

探头扫描角度	扫描断面
0°	横断面
30°～50°	心脏短轴断面
90°	纵轴断面
110°～130°	心脏长轴断面
180°	与0°扫描断面相反方向的横断面

第四节　TEE检查方法

一、受检者

（一）适应证

（1）常规经胸超声检查显像困难或显示有关结构不够满意，难以明确诊断的各种心脏大血管疾病，主要病种有各种先天性心脏病、瓣膜病、感染性心内膜炎、主动脉疾病和心肌疾病等。

（2）各种心血管疾病介入治疗或心脏外科手术前，为进一步明确诊断，确定病变部位、范围和程度，以便选择合适的治疗方法、器材，如房间隔封堵术前测定房间隔缺损大小、形状和周围残余边缘等，二尖瓣狭窄球囊扩张成形术前确定左心房或左心耳是否存在细小附壁血栓及其附着部位、形态、数目及活动度等，心脏瓣膜病患者手术前评价瓣膜损害程度和范围等。

（3）各种心血管疾病介入治疗术术中监测和引导，TEE通常属于房间隔缺损封堵术等治疗必要的监测引导手段，否则治疗难以实施。

（4）心脏外科手术术中监测。

（二）禁忌证

禁忌证与胃镜检查基本相似。TEE具有一定的创伤性，有引起严重并发症的潜在可能性，不应盲目开展，必须严格掌握禁忌证以减少或避免并发症。

1.严重心血管系统疾病　巨大心脏、严重心力衰竭、严重心律失常、急性心肌梗死、不稳定型心绞痛、重度高血压、低血压或休克状态等。

2.咽部或食管疾病　急性扁桃体炎、急性咽部炎症、咽部脓肿、食管炎症、食管狭窄、食管静脉曲张、先天性食管畸形、咽部或食管占位性病变等。

3.局麻药物过敏

4.其他　严重感染、传染病、凝血功能异常、其他上消化道病变及全身状况不良、体质极度虚弱、剧烈胸痛、腹痛、哮喘、咳嗽、精神障碍等不能配合检查者或拒绝检查者。

二、检查前准备

按常规准备超声仪，使其处于正常状态。

使用前后必须仔细检查探头，包括探头外层是否完整，外层有损伤者具有漏电和杂物残留等潜在的危险性。每次使用后，必须用合适的清洗液处理探头，消除残留的各种杂物，再经流水清洗、空干备用。使用前按常规消毒，目前一般对探头换能器和管体部分用0.1%氯己定溶液浸泡30min以上，也可采用探头清洗消毒专用设备处理。

必须具有完善的急救器材和药品，每次检查前必须认真核查，保证器材完备、功能正常，药品齐全、符合使用期限，以便发生各种意外事件时及时进行有效的抢救。主要的急救器材和药品：

（1）心电图监护仪：检查过程中，需全程监护心电图变化。

（2）除颤器：应处于完善状态，电源充足或已接通外接电源，随时可以使用。

（3）吸痰器和气管插管设备：以清除食管探头插送过程中出现的分泌物，防止受检者发生呛咳、分泌物吸入肺部、窒息等，以及一旦发生呼吸停止时气管插管急救。

（4）输液相关器具、液体：输液器、注射器和葡萄糖溶液、生理盐水等常规静脉用液体，以便迅速建立输液通路，使用急救药品。

（5）常用急救药品：至少应包括利多卡因、肾上腺素、异丙肾上腺素、多巴胺、呋塞米、毛花苷C、阿托品、尼可刹米、硝酸甘油、地塞米松等。

（6）氧气：氧气和氧气面罩等，对病情较重或需急救的受检者可及时供应氧气。

除心血管介入治疗和外科术中监测患者外，受检者年龄一般应在12周岁以上。检查前应先行常规经胸超声心动图检查，预约TEE检查时间，介绍TEE检查过程、必要性、可能出现的不适感，核实适应证、禁忌证、经胸超声检查结果和各种临床资料，包括食管、胃和肝脏等消化道病史、药物过敏史、肝脏功能和其他血液学检查结果。对疑有食管等上消化道病变者需事先进行钡餐等检查排除食管等病变。向家属介绍检查中可能发生的不良反应和意外，征求意见和态度，并签署检查知情同意书备案。检查前禁食禁水4～6h。对病情严重者需有临床医生或有关人员陪同。对有感染性心内膜炎易感性的受检者需预防性使用抗生素。检查前测定心率、血压等，术中需反复核查，尤其是开始麻醉和插管过程中。

检查者必须经严格的专业培训，取得相关资格，具有较高的超声心动图检查分析水平，熟练掌握食管插管技术，掌握必要的急救知识、各种急救器材和药品使用方法，具有比较丰富的临床经验。

检查现场一般至少需有两名医生和一名护士，其中一名应当是主治医师以上职称，分工合作，包括操纵食管探头，使用超声仪，观察患者血压、心率和处理并发症。此外，为保持经食管超声检查的技能，检查者还应每年有足够的病例实践。美国超声心动图协会推荐的训练内容及操作者所应具备的能力如表7-3、表7-4。

表7-3　美国超声心动图协会推荐TEE检查训练内容

内容	目的	期限	病例数
常规超声检查，二级	获得TEE检查和解读所需背景知识	6个月	300
食管插管	TEE探头插管	随时	25
TEE检查	TEE检查和解读的技巧	随时	50
继续学习	能力的保持	每年	50～70

表7-4　TEE检查者所需技能

诊断知识	操作技能
TEE检查风险、适应证、禁忌证的知识	熟练完成完整的超声检查，对适宜的病例能进行各种超声检查
超声成像物理原理和血流速度测量知识	熟练安全地进行食管插管，并熟练调节探头位置以获得满意的图像
熟悉超声仪器的操作，包括对图像质量的调节	熟练操作超声仪器，并进行调节以获得满意的图像
熟悉正常心血管解剖结构及断面解剖	熟练地应用TEE识别心血管结构和功能的异常，并能识别伪像
熟悉先天及后天性心脏病对心血管解剖造成的改变	熟练进行超声数据的定性和定量分析
熟悉先天及后天性心脏病对心血管血流动力学和血流造成的改变	熟练书写超声报告并应用于临床
熟悉综合超声心动图及TEE技术，包括何时将其应用于解决相应的临床问题	
从有限的超声检查和TEE检查信息中获得所需的能力	
熟悉其他心血管病影像学检查方法并和TEE检查印证	
将超声检查和临床资料结合联系的能力	

三、检查方法

TEE检查前，应清除受检者口腔和食管内所有活动异物，包括活动义齿、鼻胃管等，以免异物意外脱落或影响探头插入，干扰超声检查。插入探头时，受检者一般取左侧卧位，插入探头后可根据检查目的继续保持左侧卧位或平卧位。受检者应保持安静，呼吸平稳，将左侧口角尽量放低，旁边放置弯盘以容纳流出的分泌物。少数情况下受检者可采取坐位或平卧位等。

一般采用局部麻醉，以2%利多卡因溶液喷受检者咽部，并含漱局部麻醉剂，必要时追加局部麻醉剂喷雾，有时可缓慢吞咽含有局部麻醉剂（2%利多卡因喷雾剂或1%盐酸可卡因）的半胶冻状润滑止痛胶，充分麻醉咽部和食管，减少对探头刺激的反应，减轻痛苦，提高插管成功率。对儿童或不能配合的受检者可酌情使用镇静剂或基础麻醉剂，一般以受检者安静、清醒、合作为度。外科手术术中监测或极少数合作极困难者可采用全身麻醉，麻醉后插入食管探头往往比较容易。有气管插管者可将气管插管推向一侧，在其旁边插入TEE探头。

插入TEE探头的基本方法类似于胃镜检查。受检者头部尽量后仰，使口腔、咽部和食管成直线，口腔内放置牙垫，轻微做哈气状，当探头顶端位于食管起始部时，要嘱受检者做吞咽动作配合。插管过程中，要注意保护探头和检查者的手指，避免被受检者牙齿损伤，尤其是合作程度较差的受检者，可采用牙垫等保护器具。

检查者将经过消毒的探头前端表面涂以超声耦合剂，调整好顶端方向，一般应将有换能器的面朝前，将侧向移动控制钮锁定，有利于顺利插入探头，并掌握探头的基本方向。右手持探头管体，左手以包裹消毒纱布的食指和中指或压舌板压迫受检者舌根，先将探头顶端通过口腔到达咽部，在受检者做吞咽动作时轻巧、迅速、柔和地将探头插入食管。争取在受检者出现咽部刺激反应前顺利完成插管。探头进入食管后，大部分受检者的不适感将减轻，可根据需要继续插送、调整探头，直至探头顶端到达满意部位。

插送探头过程中如遇到阻力，要根据具体情况柔和地调整探头顶端角度、方向等，试验性进退，必要时撤出探头重新操作，切忌动作粗暴。有时操作过程中出现探头前进比较容易而后退遇到阻力，可能与探头顶端角度过大或形成弯曲有关，需要缓慢细致地调整探头方向和位置，必要时可继续柔和地将探头插入胃内，将探头顶端调整成直线后再小心地退回食管，千万不可盲目粗暴地后撤探头，造成食管的严重损伤。探头插入食管后，受检者要保持适当体位、安静、呼吸平稳，避免吞咽口腔和咽部分泌物。检查者应尽量减少移动探头幅度，缩短操作时间，及时用吸引器清除口腔分泌物。

通常只有 0.8% ～ 1.5% 的插管失败率，多数属于检查者经验不足或受检者配合困难，随着检查者水平提高，且注意受检者配合，失败率将降低。有人采用直接喉镜观察下插入 TEE 探头，成功率可接近 100%。

与胃镜检查不同，TEE 是在完全盲目的情况下插送探头和进退，因此除注意细致规范的操作方法和严肃认真的态度，还需要充分了解食管的解剖结构，掌握探头深度与心血管等周围结构之间的关系等。

TEE 检查时，可将探头换能器放置于食管的胸段或腹段、胃内检查，也可将探头顶端插入胃内后，采用逐步后撤探头的方法进行系统检查。探头深度需根据检查部位确定，检查心底部和心房结构时，一般将探头顶端放置于胸下段上部、左心房后方，受检者前切牙至换能器距离约 31cm；检查心室时将换能器放置于胸下段下部、腹段或胃内，受检者前切牙至换能器距离为 35 ～ 40cm。

按常规进行超声检查，对各主要断面进行仔细扫描和记录，既要全面完整，图像清晰，又要动作快捷、流畅，争取在最短时间内达到检查目的。除介入治疗和术中监测外，最长检查时间一般不要超过 15min。

检查过程中必须严密观察受检者，包括监护全程心电图、观察反应等，一旦发现不良反应、心律失常、病情变化等应及时处理，包括立即撤出探头，进行抢救。

TEE 术后，至少应静卧数分钟，有问题者需延长静卧观察时间。术后禁食 2h，随后 4h 内只能进食流质。对疑有食管损伤者需在门诊或病房内继续观察，必要时使用抗生素等。

常见并发症有咽部黏膜擦伤、血痰、阵发性室上性心动过速、一过性高血压等，个别可出现严重并发症，甚至死亡。随着检查者操作技术水平提高，并发症可明显减少甚至完全避免。

第五节　标准正常 TEE 图像

与经胸二维超声检查相似，TEE 尤其是多平面 TEE 的断面数量，实际上也是无数个，以下介绍基本的常用标准 TEE 断面，包括水平断面、横断面及纵轴断面。

一、主动脉短轴断面（aortic short axis view）

将 TEE 探头顶端置于第 6 胸椎水平，一般探头深度为 30 ～ 35cm，探头角度为 0°～ 25°，扇形图像中央显示圆形的主动脉根及其主动脉瓣，周围分别为左心房、右心房、右室流出道和主肺动脉等结构，是 TEE 具有特征性的重要断面之一。由于为主动脉根的横断面，故亦称为主动脉根短轴断面（short axis of aortic root）。

主动脉根回声位于扇形图像中央，呈圆形，管壁回声较粗大，管腔内有三个主动脉瓣叶的纤细回声，随心动周期出现规律性的开放和关闭活动，瓣叶活动灵活迅速，与经胸主动脉根短轴图像相似，关闭时呈"Y"形，开放时呈三角形（图 7-8）。

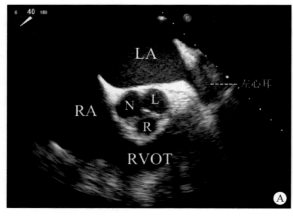

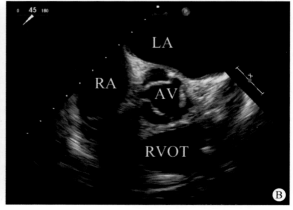

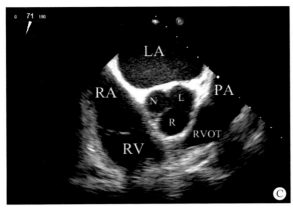
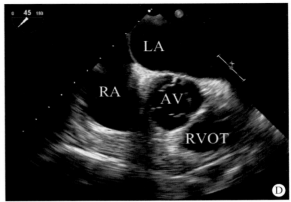

图 7-8　TEE 大动脉短轴断面

显示主动脉的三个窦部及主动脉瓣、左心房与左心耳、右心房与右心室、右室流出道与肺动脉。A. 舒张期主动脉瓣关闭；B. 收缩期主动脉瓣开放；
C. 舒张期改变探头的扫描角度可显示右心室、右室流出道及肺动脉；D. 收缩期改变探头的扫描角度可显示右室流出道

　　轻微改变探头角度和深度，可显示主动脉根的各部分结构，包括主动脉瓣环、主动脉窦及其以上部分、左右冠状动脉开口处、主干及其主要分支。

　　在主动脉窦部位，可观察到三个稍向外膨出的主动脉窦，其中靠近主肺动脉的是左冠状窦，右室流出道后方为右冠状窦，左、右心房之间靠近房间隔的是无冠窦。探头向心尖部方向偏斜时，可观察到左室流出道。在此断面可较准确地测量主动脉根内径，但有时受到技术水平的影响。

　　如果改变探头的扫描角度，还可同时显示右心室、右室流出道及肺动脉系统。

二、左心耳短轴断面（left atrial appendage short axis view）

　　探头顶端处于第 6 胸椎水平，从检查主动脉根短轴断面稍微后退并旋转，是观察左心耳较理想的断面。探头前方为左心房，其前方为左心耳，一般呈楔形，尖端朝前，底部连接左心房，有时呈镰刀状，前端窄小，后端宽大，与左心房相连接。左心耳内有梳状肌回声，其余腔内无回声。主动脉和右室流出道在左心房和左心耳的右前方（图 7-9、图 7-10）。

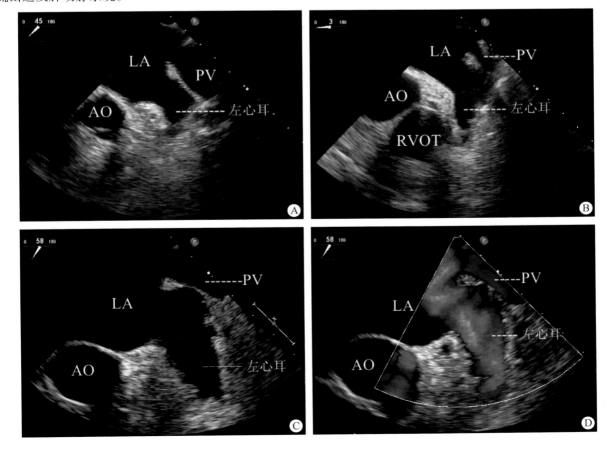

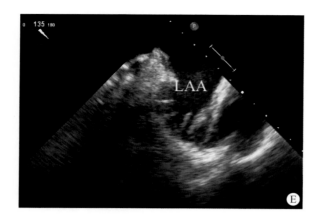

图 7-9 TEE 大动脉短轴 – 左心耳 – 肺静脉断面

可显示不同的左心耳形态及与肺静脉的关系，并显示左心耳内
的梳状肌。A ~ C. 大动脉短轴 – 左心耳断面；D. 彩色多普勒
大动脉短轴 – 左心耳断面；E. 左心耳断面

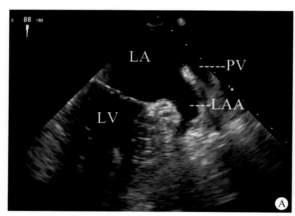

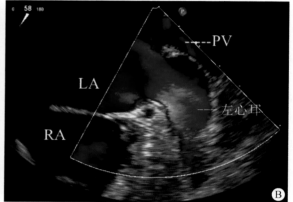

图 7-10 TEE 二维及彩色多普勒左心房 – 右肺静脉断面

显示左心耳与肺静脉的关系，进入左心耳与肺静脉的血流呈红色层流状。A. 左心房室 – 左心耳 – 肺静脉断面；B. 彩色多普勒双心房 –
左心耳 – 肺静脉断面

三、肺静脉断面（pulmonary vein view）

从左心耳断面稍推进并旋转探头改变扫描角度，可
观察肺静脉图像，探头向左旋转时，通过改变探头的扫
描角度，显示左肺静脉的开口部位，于左心房的左外侧
处可观察到左肺静脉及左上和左下肺静脉，呈管状。探

头向右侧旋转时，当探头指向左心房右侧时，可于房间
隔后面的左心房后方观察到右肺静脉位于左心房的开口
部位，内侧开口于左心房。彩色多普勒检查，可显示肺
静脉进入左心房的血流为层流状的纯红色，色彩较明亮
（图 7-11）。脉冲多普勒显示为位于零线上的收缩晚期
舒张早期的血流频谱。

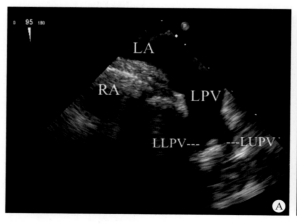

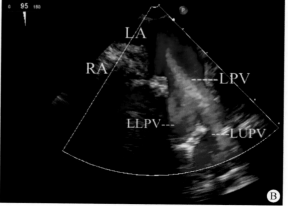

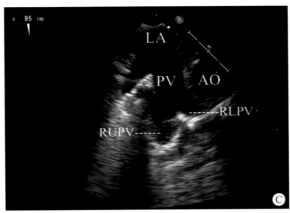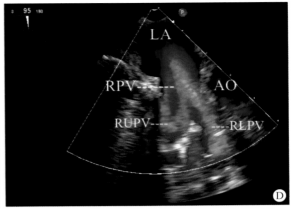

图 7-11　肺静脉 TEE 二维及彩色多普勒图像

可同时显示二维及彩色多普勒超声心动图的左肺静脉及左上和左下肺静脉、右肺静脉与右上和右下肺静脉的解剖结构和彩色多普勒血流，肺静脉内的血流呈亮度较高的纯红色

四、双心房断面（biatrial view）

探头位置基本与四腔心断面相同，按顺时针旋转，使声束指向右前方，显示两侧心房图像，对检查两侧心房和房间隔具有十分重要的作用。左心房在扇形图像的顶端，即靠左后方，稍微向左改变声束方向，可观察位于左前外侧的左心耳及其内部结构。右心房在左心房的右前方，稍改变声束方向可观察右心耳及其内部结构。在左、右心房之间的前方，可观察到主动脉根的斜断面。

调整探头角度，可观察到上腔静脉、下腔静脉及下腔静脉瓣。

声束一般与房间隔垂直，房间隔显示为从主动脉根至心房上壁之间几乎呈水平的回声线，移动探头可完整观察整个房间隔，清晰显示房间隔的位置、结构、连续性和方向，包括卵圆窝部位结构，是检查房间隔较理想的断面。结合多普勒技术或声学造影往往可对房水平分流性病变进行准确诊断，是房间隔封堵术中最常采用的监测断面之一。通过探头的旋转在部分患者可显示三尖瓣及右心室（图 7-12）。

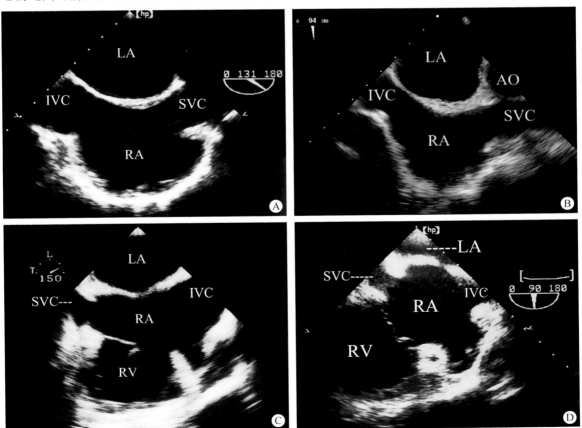

图 7-12　TEE 二维超声心动图双心房断面

同时显示左心房及右心房、上腔静脉及下腔静脉和右心室

五、左室流出道 – 双心房断面

探头深度在 32 ～ 35cm 时，显示出两侧心房及左室流出道或主动脉，可观察两侧心房大小、房间隔有无缺损、主动脉端有无房间隔缺损的残端等（图 7-13）。

六、左心房室 – 主动脉长轴断面（left ventricular outflow tract，aortic valve view）

从四腔心断面，将探头顺时针方向旋转至 125° ～ 135°，可显示左心房、二尖瓣、左室流出道和主动脉根图像。左心房在后方，左心室在前方，两者之间可观察到二尖瓣。二尖瓣处于倾斜的长轴断面，通常可观察到二尖瓣前叶和后叶、腱索和前外侧乳头肌。左室流出道和主动脉根在右前方，斜行，接近左室流出道和主动脉根的长轴断面，可清晰观察它们的位置、形态和腔内结构，可显示左心室侧壁和室间隔上部。彩色多普勒观察时，舒张期左心房进入左心室的血流呈蓝色，收缩期进入主动脉内的血流也为蓝色。左心房室 – 主动脉长轴断面为观察二尖瓣病变及主动脉瓣病变的最佳断面（图 7-14）。

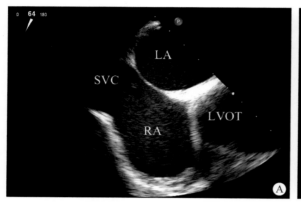
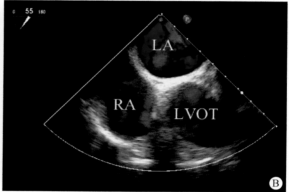

图 7-13　二维及彩色多普勒左室流出道 – 双心房断面

显示左心房、右心房及上腔静脉和左室流出道，彩色多普勒观察时，显示心腔中的血流呈层流状

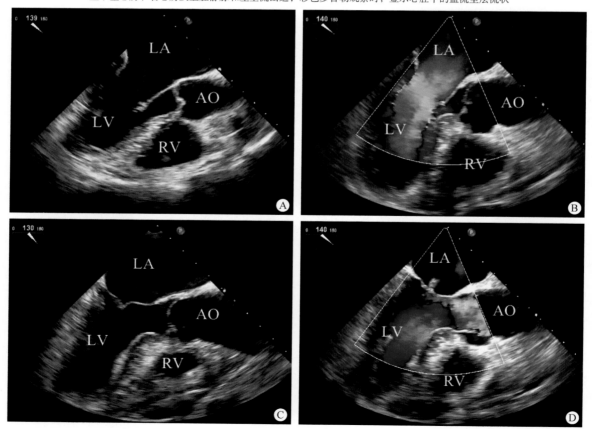

图 7-14　左心房室 – 主动脉长轴断面

显示二尖瓣叶及主动脉瓣叶的开放与关闭状态，彩色多普勒观察时，舒张期左心房的血流进入左心室呈层流状的蓝色，收缩期主动脉瓣开放时，左心室腔内的红色血流进入主动脉瓣口时呈蓝色

七、四腔心断面（four-chamber view）

将探头顶端置于第 8 胸椎水平，深度 35 ~ 38cm，进行水平方向扫描，可显示与经胸超声四腔心断面相似的图像，但方向相反。本断面的声束穿过左心房上部，横穿二尖瓣和三尖瓣中部，穿过靠近心尖部的心室前壁，接近左心室长轴断面，并不是心房和心室真正的长轴图像，是重要的断面之一。要显示真正的长轴断面，需将声束方向再向足侧稍偏斜。

本断面可显示两侧心房、两侧心室、两侧房室瓣、房间隔和室间隔，对显示四个心腔、心壁、房间隔、室间隔和房室瓣的位置、大小、结构、功能，以及对观察左心房顶部、与肺静脉的连接和肺静脉内结构等，均具有十分重要的作用。

左心房靠近扇形图像顶端，右心房在其右侧，左心室在其前方，右心室在右心房的前方和左心室的右侧。心脏十字交叉一般在图像中央，但心脏间隔与扇形的中轴线之间有小的角度，二尖瓣靠后，三尖瓣偏前。如同经胸四腔心断面图像，房间隔与室间隔之间、二尖瓣与三尖瓣之间均不完全在直线上（图 7-15）。

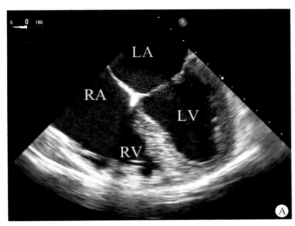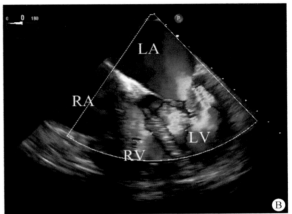

图 7-15　TEE 二维及彩色多普勒超声心动图四腔心断面
同时显示左心房室和二尖瓣叶及右心房室和三尖瓣叶、房间隔和室间隔组织结构

在两侧心房之间，可清晰显示房间隔全貌，包括卵圆窝及覆盖在卵圆窝上的瓣膜样隔膜，与房间隔靠近探头及与声束基本垂直有关。房间隔位置多随心动周期变化，可稍突向右心房侧或左心房侧，与血流动力学变化有关，房间隔向压力较低的一侧突出。

可显示二尖瓣前叶和后叶，前叶靠内侧，后叶靠外侧。在二尖瓣尖端部位，可显示腱索回声。还可显示三尖瓣前叶和隔叶，前叶靠外侧，隔叶靠内侧。

八、五腔心断面（five-chamber view）

探头顶端处于第 7 胸椎水平，其深度相当于主动脉短轴断面至四腔心断面距离，一般在检查四腔心断面的基础上，将探头后撤少许，即显示包括四个心腔和主动脉根的图像，主动脉根图像在四个心腔的中心。为了清晰显示有关结构，需稍微调整探头方向和角度，图像可出现变化。四个心腔和房间隔、室间隔的图像与四腔心相似，左室流出道和主动脉根在两侧心房、心室之间，其右侧为右心房和右心室，以显示左侧心腔和主动脉根为主（图 7-16）。可清晰观察到二尖瓣前叶、后叶及腱索回声，前叶与主动脉根前壁连续。显示主动脉根的长轴，当探头角度为 5° 时，可观察右冠状瓣和无冠瓣瓣叶，而角度为 111° 时一般可清晰观察到右冠状瓣和左冠状瓣瓣叶。

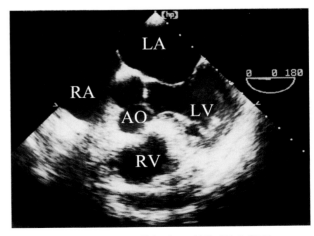

图 7-16　TEE 二维超声心动图五腔心断面
同时显示左心房、右心房、主动脉及主动脉瓣叶、左心室及二尖瓣叶、右心室

九、左心房室 – 双腔心断面（two-chamber view）

从四腔心断面旋转探头 90°，与四腔心断面垂直，可显示左侧二腔心断面图像，类似于经胸心尖二腔心断面图像。左心房位于最后方，可观察到大部分左心房，通过调整声束方向可对整个左心耳进行仔细观察，并可显示肺静脉在左心房的开口。左心耳连接于左心房左前侧游离壁，靠近左心室前游离壁基底部，呈长囊袋状，与左心房腔相通，开口处与左上肺静脉开口靠近。左心耳内部有梳状肌回声（图 7-17A ～ C）。

可显示基本上处于前后方向的左心室断面，观察左心室前游离壁和下游离壁、乳头肌和长轴方向的左心室腔。稍微调整探头可显示左心室心尖部，从而显示左心室整个前后方向的长轴断面。二尖瓣一般在图像的中部，前叶和后叶左右排列，观察二尖瓣与二尖瓣环的连接关系，可显示腱索回声。

十、二尖瓣斜位断面（oblique mitral valve view）

从四腔心断面推进探头 1 ～ 2cm，并向左前方旋转，使探头指向左外侧方向，扫描平面穿过左心房下基底部、二尖瓣和左心室前壁（图 7-17D）。左心室位于左心房的前方，两者之间为二尖瓣及其瓣器，可同时观察部分右心房、房间隔、三尖瓣和右心室。观察右侧心腔和三尖瓣时，需将探头指向右侧，直接从右心房后方探测右心结构时，往往是观察右心房和三尖瓣的最佳断面之一，尤其是右心房扩大者。

本断面图像类似于四腔心断面，但以左侧心腔为主，可对二尖瓣等左心结构进行细致观察，尤其是检查二尖瓣赘生物、腱索断裂、瓣叶穿孔和关闭异常等二尖瓣病变时，往往是观察二尖瓣结构最佳断面之一。

可用多普勒检查观察经过二尖瓣口的血流状况，包括前向血流和反流，但由于声束斜穿二尖瓣口，一般不能进行准确的定量测定。

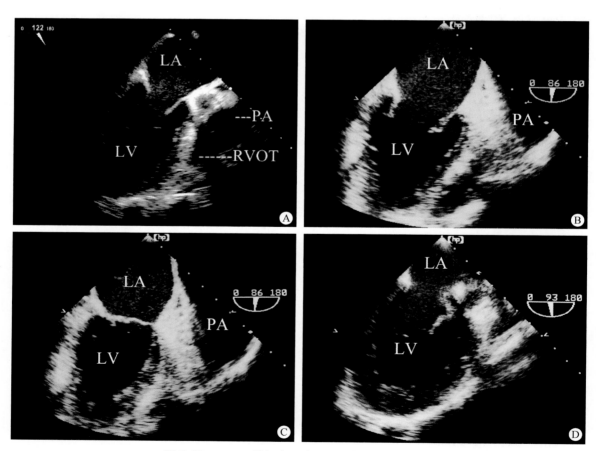

图 7-17　TEE 二维超声心动图左心房 – 左心室断面

显示左心房、左心室和二尖瓣叶及部分肺动脉结构。A 和 B. 舒张期二尖瓣叶开放；C. 收缩期二尖瓣叶关闭；D. 二尖瓣斜位断面：二尖瓣叶开放

十一、右室流出道 – 主肺动脉长轴断面（right ventricular outflow tract and main pulmonary artery long axis view）

探头位于第 6 胸椎水平主动脉长轴断面，角度为

120°～135°，指向左前方，右室流出道、主肺动脉位于食管前方，可清晰显示长轴图像。左心房前方为部分主动脉根，右心室、右室流出道和主肺动脉显示于图像中部，横向稍呈圆弧依次排列，可观察到肺动脉瓣，通过旋转探头可显示右肺动脉。彩色多普勒观察时，进入肺动脉的血流呈红色（图 7-18）。

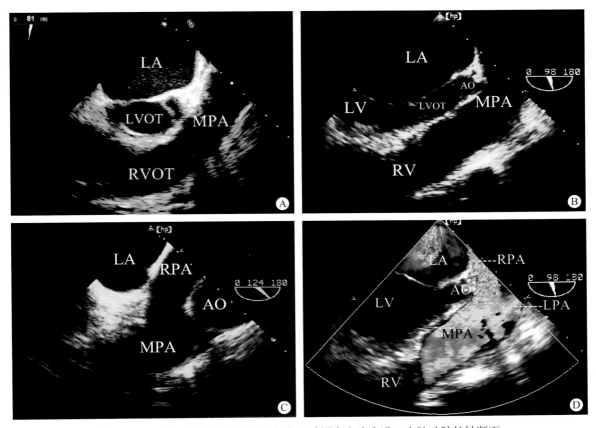

图 7-18 TEE 二维及彩色多普勒超声心动图右室流出道 – 主肺动脉长轴断面
显示左心房、左心室、左室流出道、右心室、右室流出道及肺动脉系统，收缩期进入肺动脉瓣口的血流呈红色

十二、左心室二尖瓣水平短轴断面（mitral valve short axis view）

将探头放置于食管与胃交界处附近，声束指向前上方，也可检查不同水平的断面。二尖瓣短轴断面图像较接近于真正的左心室短轴，超声一般横穿二尖瓣叶中部、左心室和部分右心室（图 7-19A）。稍微调整探头方向，还可观察主动脉瓣和肺动脉瓣。

与经胸左心室二尖瓣水平短轴断面图像相似，左心室呈环形图像，腔内有二尖瓣回声，但两侧瓣叶呈左右方向，收缩期二尖瓣关闭形成前后方向的一条回声，舒张期分别向两侧分开。调整声束方向，可观察二尖瓣腱索回声。与经胸断面相似，显示的左心室壁分别为心底部前壁、室间隔、后壁和侧壁，中央为呈圆形的左心室腔，可观察左心室各部位室壁的厚度、形态、活动状态及左心室腔大小、功能、结构等。可测量左心室有关功能指标，

但左心室并非显示为圆形图像时，测量结果可受影响。

右心室在左心室的右侧和右前方，内部结构与经胸断面相似，形状类似于围绕部分左心室的半月形。稍微改变探头位置和方向，可观察位于房室沟内的冠状静脉窦及其在右心房的开口。

十三、左心室乳头肌水平短轴断面（papillary muscle short axis view）

从二尖瓣短轴断面的位置适当推进探头和（或）改变方向，显示乳头肌短轴断面。左心室位置稍偏向食管左侧，需稍将声束指向前左侧方向，以便与乳头肌垂直，显像清晰。在某些受检者，需要将探头推入胃内，声束指向前上方，从左心室下部进行检查。

与经胸左心室乳头肌水平短轴断面图像相似，左心室呈环形图像，左心室腔内有乳头肌回声，包括前外侧

乳头肌和后内侧乳头肌（图7-19B）。左心室壁分别为中部前壁、室间隔、后壁和侧壁。由于乳头肌关系，左心室腔不呈圆形。可较确切观察左心室各部位室壁的厚度、形态、活动状态，乳头肌形态结构、功能，左心室腔大小、功能和心腔内结构等。测量左心室功能的准确性也受到声束方向的限制，通常能比较准确地反映左心室壁的运动状态和左心室功能，经常是术中超声监测的重要断面之一。

右心室在左心室的右前侧，内部结构与经胸断面相似，形状仍然类似于围绕部分左心室的半月牙形，但心腔大小有所变化。通过稍改变探头位置和方向，可观察位于右心室腔内的三尖瓣及其腱索。

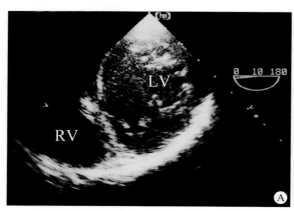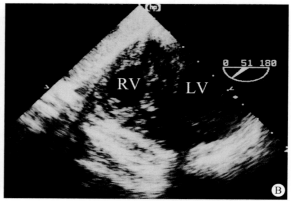

图7-19 左心室短轴断面
显示左心室短轴、室间隔及右心室。A. 左心室二尖瓣水平短轴断面；B. 左心室乳头肌水平短轴断面

十四、心尖部短轴断面（apical short axis view）

探头位置与乳头肌短轴断面相似，适当推进探头和（或）改变声束方向，检查心尖部短轴断面，对确定某些心尖肥厚型心肌病、心尖部室壁结构和功能异常等具有重要作用。必要时也可从胃内探头位置检查。

与经胸左心室心尖部水平短轴断面图像相似，左心室呈环形图像，分别为左心室心尖部前壁、室间隔、下壁和侧壁，左心室腔很小，收缩期可完全闭塞。可观察上述左心室各部位室壁的厚度、形态、活动状态及心尖部心腔内结构等。右心室在左心室的右前侧，内部结构和形态与经胸断面相似，有时不显示右心室图像。

十五、上下腔静脉 – 右心房长轴断面（superior vena cava，right atrium and inferior vena cava long axis view）

探头顶端在第6胸椎水平，从矢状面位置向右旋转约20°，扫描平面指向右前方，声束通过部分左心房，随后穿过房间隔后部，再穿过长轴方向的上腔静脉、右心房上部和下腔静脉，可观察上腔静脉、下腔静脉、右心房、右心耳和房间隔（图7-20）。

左心房在后方，其前方分别显示上腔静脉、右心房室和下腔静脉，但有时需稍微改变探头方向才能显示各个结构，因为下腔静脉与右心房的交界比上腔静脉与右心房的交界靠右，有时不能同时显示以上三个结构。右心房在左心房的右前方，较宽大，前后径约30mm，位于图像中央。右心房前方可观察到右心耳基底部。显示的房间隔部分较长，可较全面地观察房间隔的位置、形态和连续性。房间隔上缘通常较厚，与两侧心房游离壁之间Waterston沟内的脂肪组织有关。

上腔静脉较窄，内径仅为右心房的一半左右，从右心房向头侧延伸。可清晰地观察到右心房、房间隔与上腔静脉之间的连续性，右心房前游离壁与上腔静脉前壁相连接，房间隔与上腔静脉的后壁相连接。下腔静脉在右心房的另外一端，与右心房的连接处可观察到下腔静脉瓣。

十六、胸主动脉短轴断面（thoracic aorta short axis view）

从起始部至膈肌部位的胸降主动脉基本在食管的后方，故需将探头旋转180°指向左后方进行横断面扫描。探头顶端从距前切牙25～40cm处水平扫描，可显示胸主动脉短轴断面图像（图7-21A），对观察胸主动脉管壁和管腔结构有很大帮助。胸主动脉在扇形图像的顶端，管壁回声反射较强，可观察动脉内膜等结构。探头顶端部位不同时，可呈现不同形态的胸主动脉图像，在第4、5胸椎水平降主动脉起始部，声束斜穿胸主动脉，显示为椭圆形或腊肠样图像；此水平以下的胸主动脉均呈圆形图像，内径基本相等。

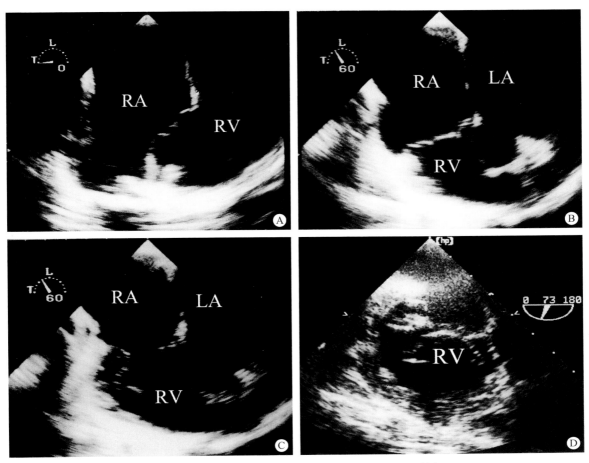

图 7-20　TEE 二维超声心动图上下腔静脉 – 右心房长轴断面

A～C.显示上腔静脉及下腔静脉在右心房的开口部位，以及右心室、房间隔、左心房；D.显示右心室及三尖瓣叶

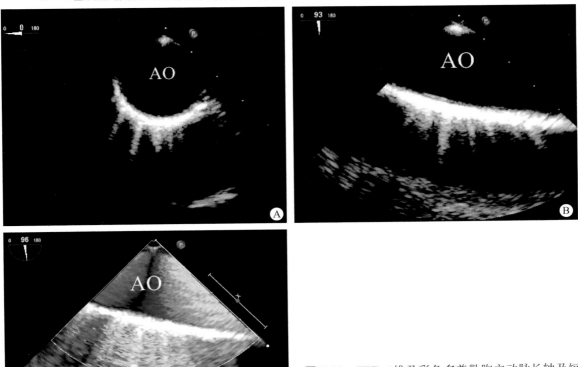

图 7-21　TEE 二维及彩色多普勒胸主动脉长轴及短轴断面

显示升主动脉及近主动脉弓部水平的主动脉短轴及长轴断面，彩色多普勒显示不同水平段的主动脉腔内血流的色彩不同

十七、胸主动脉长轴断面（thoracic aortic long axis view）

将探头向后旋转180°，在胸主动脉短轴断面的基础上旋转至90°，即可出现主动脉长轴断面，探头在不同深度，可显示主动脉弓及不同水平的各段胸主动脉（图7-21B、C）。

第六节　TEE与其他超声检查

目前的TEE均具有M型超声心动图检查功能，可在TEE二维图像基础上进行M型检查，但多数超声仪的M型曲线方向不能倒转，与经胸超声检查的M型图像有所不同，需予以注意。

TEE一般均具有彩色多普勒检查技术，大多数还有脉冲多普勒和连续多普勒技术，但少数只有脉冲多普勒或连续多普勒技术。由于TEE所显示的二维图像多数与经胸超声不同，多普勒检查时也需注意血流方向等变化。TEE多普勒检查往往使脉冲重复频率提高，信号增强，色彩鲜亮，基本上没有彩色与频谱混叠现象，提高了多普勒检查质量。

TEE检查时，可同时进行声学造影检查，早期TEE研究中曾用声学造影方法确定心血管有关部位和结构，对TEE发展起了重要作用，现在仍可采用声学造影协助TEE进行诊断和鉴别诊断。

在TEE检查基础上，也可进行心血管形态结构的三维重建，迄今已有不少报道，特别是随着多平面TEE的广泛应用，为心脏大血管的动态三维重建创造了良好条件，具有临床应用的潜在可能性。同样，其他可应用于经胸超声心动图检查的各种新技术，也将会应用于TEE。

与经胸超声检查相比，TEE不受胸廓、肺部组织的影响，可直接近距离使用高频探头，分辨率高，显像清晰，显示心血管系统形态结构和空间关系更加明确，还可以显示经胸超声难以清晰显像或显像不够满意的心血管组织结构，如左心耳、肺静脉、腔静脉、胸主动脉、房间隔、二尖瓣、肺动脉等，有利于提高诊断的准确率，对心血管病的介入治疗等具有更重要作用。

但TEE检查仍有一定的创伤性，目前使用的探头过于粗大，给受检者带来不适、痛苦甚至潜在的危险性，尤其不适合年龄过小的受检者，有待创伤性小的小型探头及其相关新技术面世。但问题是随着TEE探头缩小，换能器的面积也必然缩小，目前使用的探头换能器已造成超声发射能量、转换比例降低，换能器面积继续缩小将进一步降低声能，加速声能衰减，降低分辨率尤其是远场的分辨率，将影响远场心血管结构的图像质量，有待深入研究以解决上述矛盾。

多平面TEE检查，已在一定程度上克服了由于食管位置固定、食管内探头移动受限，从而影响全面细致观察心脏大血管形态结构等局限性，但气管和支气管仍限制超声穿透，用TEE仍然难以探测心底部升主动脉远端、主动脉弓和上腔静脉远端等结构。

TEE无疑是超声心动图的重要发展，在临床上发挥着较大作用，但以上各种问题和不足，仍然在一定程度上限制了TEE的应用。研究解决探头的小型化，减少创伤性，提高超声仪和探头的灵敏性、分辨率和图像质量，与超声新技术结合，将进一步提高TEE的临床应用地位。

第七节　TEE的临床应用

TEE已经广泛应用于临床心血管病，本节仅对TEE的临床应用进行大体论述，以便读者有个总体概念。在各论中，将针对各种具体心血管病的超声检查，比较详尽地介绍TEE检查方法及其表现，请详见相关章节。

一、心腔内血栓

心腔内血栓可在瓣膜病、人工瓣膜、房性心律失常、心肌病及心肌梗死等基础上发生。超声心动图检出心腔内血栓，对临床处置和治疗有重要的指导作用。经胸超声心动图有时存在扫查盲区，或声窗不好，导致图像不清晰，容易造成左心耳等处血栓的漏诊，因此在经胸超声检查的基础上加做TEE检查，可以大大提高心腔内血栓的检出率，尤其是左心耳血栓的检出率。

检查方法：通过各常规断面的扫查，观察心腔壁有无异常团块回声附着。检查时，不要局限于某几个断面，而是要从不同的深度和角度，进行多个断面全面观察。主要观察断面包括主动脉短轴断面、四腔心断面、心房二腔心断面、左心耳断面及上下腔静脉长轴断面。

TEE对血栓具有良好的显像效果，甚至可以显示血栓形成前高凝血液的"自发显影"图像，有助于提示临床适当加强抗凝治疗。但也有学者认为，TEE对于1cm以下血栓的检出率低，故阴性结果并不能完全排除心腔内血栓。

检查时，注意声场的近场观察角度小，应在较大范围转动探头，以实现全面扫查，并注意与心腔内梳状肌等肌束进行鉴别。

二、瓣膜病

TEE检查适用于经胸超声检查难以定性和进行鉴别

诊断的各种瓣膜病，包括先天性和获得性瓣膜病，尤其是二尖瓣和主动脉瓣病变，通常可以获得更清晰、更详细的解剖学信息。

1. 二尖瓣狭窄 选择 TEE 四腔心断面、左室流入道长轴断面、左心室短轴系列断面等，可以显示瓣膜增厚或钙化，显示瓣膜交界处粘连及钙化，观察瓣叶活动情况，确定瓣下腱索增粗融合情况、瓣下乳头肌数目等，评估瓣口面积，同时可观察左心房血栓或"自发显影"情况，观察肺静脉及其血流，从而综合评判病变情况，为介入治疗或外科手术提供更丰富实用的信息。

2. 二尖瓣关闭不全 选择 TEE 四腔心断面、左室流入道长轴断面、左心室短轴系列断面等，显示瓣叶脱垂的位置和范围，观察有无连枷样运动、有无合并腱索断裂、有无合并赘生物等情况，能更准确地评估关闭不全的程度和血液反流的范围。

3. 主动脉瓣狭窄 采用大动脉短轴断面，可清晰观察瓣叶数目，观察各瓣叶增厚钙化的情况，直观判断瓣叶病变性质。

（1）先天性单叶式主动脉瓣，二叶式、三叶式或四叶式主动脉瓣狭窄。

（2）风湿性主动脉瓣增厚、钙化，瓣叶呈圆顶状开放，多数伴有二尖瓣病变。

（3）退行性主动脉瓣病变，瓣叶基底部和瓣体增厚、钙化，瓣叶僵硬并伴有主动脉瓣环及二尖瓣环的钙化和升主动脉硬化。

左室流出道和主动脉长轴断面，可观察有无瓣下隔膜狭窄和升主动脉有无扩张。

4. 主动脉瓣关闭不全 采用 TEE 大动脉短轴断面和长轴断面，结合彩色多普勒血流图观察，判断反流性质。

（1）风湿性。

（2）先天性。

（3）感染性心内膜炎、主动脉瓣穿孔及赘生物。

（4）主动脉瓣脱垂定位。

（5）主动脉瓣退行性变或黏液变性。

（6）升主动脉瘤或夹层动脉瘤累及主动脉瓣。

5. 三尖瓣和肺动脉瓣病变 TEE 对三尖瓣和肺动脉瓣病变的观察和评估，并不优于经胸超声检查，但在一些经胸超声声窗欠佳及外科、介入术中超声检查时仍有应用。

在 TEE 四腔心断面和右室流入道长轴断面观察三尖瓣，可判断以下病变情况：①三尖瓣下移畸形；②三尖瓣脱垂；③三尖瓣狭窄；④三尖瓣赘生物；⑤三尖瓣继发性瓣环扩张关闭不全等。

在右室流出道长轴断面可观察肺动脉瓣病变情况，包括肺动脉瓣增厚粘连、肺动脉瓣关闭不全、有无合并瓣下流出道狭窄等，部分情况下还可转换成肺动脉瓣短轴断面，以观察瓣叶数目及各瓣叶病变情况。

三、人工瓣膜

人工瓣（机械瓣和生物瓣）的合成材料可造成超声衰减和多次反射，致使远场图像质量差，这是经胸超声和 TEE 共同面临的难题。

TEE 探头离心脏较近，无肺组织和胸壁的阻挡，同时高频探头可提高图像分辨率，使赘生物、血栓和脓肿的检出率明显提高；另外，TEE 探头从左心房后壁发射超声波，避免了人工瓣声影对反流束的遮挡，能准确评估二尖瓣人工瓣反流情况，鉴别瓣周漏与中心性反流。TEE 对主动脉瓣瓣周漏或人工瓣功能障碍反流的诊断方面，并不优于经胸超声，但高频探头可提高图像分辨率，仍然有助于提高诊断的准确性。

结合 TEE 长轴及短轴断面，可观察、测量机械瓣碟瓣瓣叶开合幅度和角度，可以提示机械瓣狭窄，如 TEE 观察到瓣周及瓣叶上组织过分增生或有血栓形成，将更有助于诊断。生物瓣狭窄表现为瓣叶增厚、钙化、损耗，开放幅度减小。人工瓣狭窄的彩色多普勒检查均可观察到瓣口血流束变窄，流速增快。

四、主动脉疾病

TEE 属于侵入性检查，可诱发患者恶心，增加胸腹腔压力，有可能发生检查意外，甚至严重并发症，因此 TEE 不应成为主动脉瘤（夹层动脉瘤，真性、假性动脉瘤）的常规检查，何况经胸超声可以确诊多数主动脉瘤。当然，经胸超声检查主动脉全程也存在一定的盲区，远场降主动脉满意显像率不高，肺气肿、肥胖和胸廓畸形患者的诊断常出现假阳性和假阴性，在这些情况下 TEE 可发挥一定的作用，有助于提高主动脉疾病诊断的敏感性和特异性。

转换 TEE 主动脉短轴及长轴断面，探头向前、向后扫查，通过改变探头深度扫查主动脉全程，仔细探查，可观察和直观判断：①主动脉内膜剥脱形成夹层；②主动脉夹层的真腔与假腔；③主动脉夹层破口；④主动脉夹层累及范围及类型；⑤主动脉夹层假腔中有无血栓形成；⑥鉴别壁内血肿及壁内出血。

其他主动脉瘤的检查方法，基本类似于主动脉夹层的检查方法，检查时应注意观察和测量瘤体大小、形态、累及范围及有无血栓形成，同时要观察瘤体壁的构成情况、有无主动脉壁的连续性中断，以便对真性动脉瘤和假性动脉瘤进行鉴别。

五、先天性心脏病

经过经胸超声检查，大部分先天性心脏病可以得到

明确诊断,但在某些经胸超声声窗不理想、诊断有疑问的患者,可进一步采用 TEE 检查,以便提高诊断正确率,包括:

(1)间隔缺损,如房间隔缺损位于经胸超声检查远场,房间隔平面与超声束平行,容易造成假性回声脱失,在经验不足的检查者出现假阳性及假阴性的情况较常见,故有疑问时,可进一步采用 TEE 检查,以便清晰显示房间隔缺损的大小、形态、位置和数目等详细信息。

(2)先天性瓣膜疾病,可以定性或定量诊断瓣膜狭窄或(和)关闭不全,并提供较为详细的病理解剖信息。

(3)心室流入道和(或)流出道狭窄病变。

(4)血管连接异常。

(5)各种复杂畸形病变。

六、心脏肿瘤

心脏肿瘤以继发性肿瘤较常见,原发性肿瘤中良性约占 75%,其中最常见的是黏液瘤。TEE 检查对心脏肿瘤具有较高的敏感性,可详细显示肿瘤的大小、形态、位置、活动度及其与周边组织结构的关系,尤其是位于心脏深部的结构及肿瘤,故具有重要的诊断价值。

七、心脏手术术中监测

TEE 可应用于心脏外科手术中,不会影响手术进程,患者在麻醉状态下也不会出现明显不良反应,因此是较理想的术中监测引导和实时评估方法。目前国际上在很多心血管病中心,TEE 已是心脏手术中常规的监测与评估手段之一。

(1)在开胸手术前进一步检查,进行术前诊断的再次证实或补充,为外科提供更详细的解剖信息。

(2)在 TEE 的监测下,可根据术中具体情况,部分改变手术术式和进程,如由瓣膜置换改为瓣膜成形术,非体外循环(off-pump)冠状动脉旁路移植术式的选择等。

(3)及时评估手术效果,了解有无残余病变,协助外科决定手术进程或增补修复措施,以避免二次开胸。

(4)术中监测左心室功能。

(5)指导术中排气,避免发生脑血管和冠脉气栓。

(6)术中、术后并发症的监测。

八、心血管病介入治疗术中监测引导

在心血管疾病介入治疗术中,TEE 的主要应用范围:①房间隔缺损、卵圆孔未闭经导管封堵术,在临床最常用;②室间隔缺损经导管封堵术;③二尖瓣、主动脉瓣、肺动脉瓣狭窄球囊扩张术;④心律失常射频消融术;⑤梗阻性肥厚型心肌病化学消融术等。

TEE 已经广泛应用于房间隔缺损封堵术中,通过 TEE 可确定缺损的大小、范围,了解缺损残端与周边结构的距离及关系,判断是否适合做介入治疗,更重要的是可以帮助术者选择封堵器大小,在术中可以观察导管和封堵器的位置、引导放置到位,协助判断它们与周边结构的空间关系,并及时评估封堵疗效。TEE 在房间隔缺损封堵术中起着不可替代的重要作用。

(刘延玲 朱振辉 熊鉴然)

参 考 文 献

陈灏珠,等.1994.多平面经食管超声心动图方法的建立和临床应用.上海医学影像学杂志,3:97-100

姜楞,等.1989.经食管超声心动图.中华物理医学杂志,11:242

李守平,等.1993.经食管二维彩色多普勒超声心动图评价四联症的价值.中华超声影像学杂志,2:105

张运,等.1995.多平面经食管超声心动图的临床研究.中华超声影像学杂志,4:1

Agrawal G,et al. 1997. Identification of the aortic arch branches using transesophageal echocardiography. Echocardiography,4:461-466

Frazin L,et al. 1976. Esophageal echocardiography. Circulation,54:102

Hisanaga K,et al. 1980. Transesophageal cross-sectional echocardiography. Am Heart J,100:605

Khandheria BK. 1994. The transesophageal echocardiographic examination:is it safe? Echocardiography,11:55-63

Omoto R,et al. 1992. Evaluation of biplane color Doppler transesophageal echocardiography in 200 consecutive patients. Circulation,85:1237

Orsinelli DA,et al. 1996. Usefulness of multiplane transesophageal echocardiography in differentiating left atrial appendage thrombus from pectinate muscles. Am Hear J,131:616-618

Pandian NG,et al. 1992. Multiplane transesophageal echocardiography. Echocardiography,9:649

Seward JB,et al. 1990. Biplanar transesophageal echocardiography. Mayo Clin Proc,65:1193

第八章　右心声学造影

第一节　概　　述

1967 年，Joyner 等在心腔内注射生理盐水或吲哚氰蓝绿等液体后，观察到相应心腔内出现致密的云雾状回声图像。随后，Gramiak 等进一步研究了此类现象，并将其应用于临床。

在常规超声心动图检查的基础上，将能够使心血管系统超声图像发生改变的某些物质，通过各种途径进入心血管部位产生造影效果，进一步达到诊断目的的方法，称为心血管声学造影或造影超声心动图检查（contrast echocardiography，以下简称声学造影）。上述可产生声学造影作用的物质称为声学造影剂（echo-contrast agent）。

超声心动图检查可以显示心血管系统结构和功能的改变，如瓣膜的开放关闭、心壁运动、心脏大血管各部位位置等，成为研究心血管系统解剖和功能非常有价值的无创性检查方法。但由于未使用声学造影剂之前，心血管腔内充满血液，超声均显示为无回声的液性暗区，无论 M 型或二维超声心动图检查，均不能直观地显示心血管腔内血流，以及分流或反流病变所产生的血流束。

多普勒技术对准确诊断分流性、反流性心血管疾病具有重要的作用，通过分析血流频谱等方法可估测跨瓣压差、跨隔压差，分析分流或反流血流束面积、长度，估计分流或反流量等。

由于在当时多普勒技术尚未得到开发应用，而且多普勒技术在血流速度缓慢或紊乱的心血管系统病变、合并肺动脉高压的患者也有一定的局限性，故虽然随着多普勒等各种新技术的广泛应用，声学造影在许多方面已经被取代，但声学造影仍有其独特的作用和地位。声学造影一般对心血管系统的分流或反流性病变相当敏感，尤其是对右向左分流病变的检出率，声学造影可高于多普勒检查，这是由于右向左分流患者心血管系统内血流方向、血流量等状况比较复杂，而且受到超声声束和采样容积等影响，多普勒检查结果有时可出现误差。

根据声学造影研究的部位，一般分为右心声学造影、左心和心肌声学造影等类型。声学造影对超声心动图学的发展，对超声确定心血管系统组织结构和功能，以及对诊断各种分流性、反流性心血管病变和复杂先天性心脏病等，曾起着十分重要的作用，迄今仍然是临床超声检查的重要方法之一。随着左心和心肌声学造影研究的进展，其在冠心病、心肌疾病等临床研究方面也可能具有重要意义。

第二节　声学造影原理及造影剂种类

一、声学造影原理

研究结果表明，声学造影的基本原理是注射液中存在微气泡（microbubble），血液与微气泡之间的声阻抗差极大，血液与空气的声阻抗差超过 4000 倍，血液与二氧化碳气体之间的声阻抗差在 2000 倍以上。当含有微气泡的声学造影剂进入血液时，微气泡与血液之间非常明显的声阻抗差形成强烈的超声反射，使原来没有明显回声反射的心血管腔内血流得到显像，为确定心血管系统的解剖结构、心血管内分流或反流性病变等提供新的信息。

事实上，所有含有微气泡的液体均具有声学造影作用，包括含有微气泡的生理盐水、葡萄糖溶液和各种可供血管内注射的药物溶液等，都可成为声学造影剂供临床使用，如超声监测引导心血管病介入治疗术中经注射器反复抽吸振荡的葡萄糖溶液等，注入心血管系统，即可进行声学造影，以确定房间隔穿刺针、心导管的确切位置等。但普通医用注射液或溶液内所含微气泡很少，多数为空气微气泡，且很不稳定，声学造影的作用较差，临床上通常需要作用良好的理想声学造影剂。

二、理想声学造影剂的基本条件

根据声学造影部位不同，理想的声学造影剂应当有不完全相同的条件，其中右心声学造影剂须具备以下基本条件：

（1）含微气泡数量较多、直径较小、大小基本一致，形成微气泡的气体成分在血液中弥散性好，造影时所显示的回声光点细腻、分布均匀，完全符合检查的目的和要求。

（2）注入体内的造影剂及其代谢产物，属于机体内正常成分或代谢产物，对机体没有不良反应和毒性，可重复使用。

（3）制作、保存和使用方便，价格低廉。

三、常用声学造影剂

（一）二氧化碳

有人在 1956 年发现，静脉注射二氧化碳（CO_2）比较安全，在心包积液穿刺定位过程中，曾静脉注射高达 200ml 的二氧化碳气体。1968 年 Tege 等为了研究血流，直接将二氧化碳注入冠状动脉，观察供血状况、痉挛、栓塞等，没有发生严重的并发症。1980 年 Reale 等采用心导管肺动脉嵌顿法注入 0.5ml 二氧化碳气体，获得优于吲哚氰蓝绿和生理盐水的左心声学造影效果。结果表明，如果操作适当，静脉注射二氧化碳气体相对比较安全，故经周围静脉注射且经过反应后所产生的少量二氧化碳微气泡进行声学造影，当属于更安全的方法。

1. 碳酸氢钠和稀盐酸溶液混合液　阜外心血管病医院首先采用碳酸氢钠和稀盐酸溶液混合液进行心血管声学造影，取得了十分满意的效果。

碳酸氢钠和稀盐酸溶液混合后，经化学反应可产生二氧化碳等，其化学反应过程为：$NaHCO_3 + HCl \rightarrow NaCl + CO_2 + H_2O$。化学反应所产生的氯化钠和水均为机体内的正常物质，而注射后二氧化碳以微气泡形式进入体内，利用二氧化碳微气泡与血液界面之间巨大的声阻抗差，产生强烈的回声反射，获得良好的造影效果。

二氧化碳在血液中的溶解度良好，远远超过空气和氧气；同时，二氧化碳微气泡的表面张力高，直径大多数在 8μm 左右，以微气泡形式在血液中的留存时间较短，通常迅速被溶解吸收或经肺排出体外，一般不能经肺毛细血管进入左侧心腔，因此没有产生动脉气栓的危险性。

碳酸氢钠和稀盐酸的药源广泛，价格低廉。二氧化碳微气泡溶解迅速，无明显不良反应，造影效果好，制剂、保存和使用较简便，可重复使用。但在操作中，要注意两种溶液混合后需及时注射，以免微气泡融合成较大气泡，影响造影效果。

2. 碳酸氢钠和维生素 C 溶液混合液　上海学者采用碳酸氢钠和维生素 C 溶液混合液，化学反应之后产生二氧化碳微气泡进行声学造影，基本原理与上述相似。他们将两者以 2：1 容量比例混合后，2min 内产生二氧化碳气体，随后反应减慢，一般 6min 后反应终止。以上比例的 15ml 混合液可产生二氧化碳气体 14ml 左右，产气结束后混合液 pH 为 7.0。

临床上一般用 5% 碳酸氢钠溶液 10ml，加 5% 维生素 C 溶液 5ml 混合后，注入周围静脉，再注射适量生理盐水推送，以加速上述混合液进入心腔，必要时可重复使用。本方法同样具有药源广泛、价格低廉、制作和使用比较方便等优点，但维生素 C 需特殊处理，pH 保持

在 2.0 左右者声学造影效果比较理想，否则效果欠佳。

3. 碳酸氢钠和乙酸溶液混合液　碳酸氢钠和乙酸溶液混合液，经化学反应产生二氧化碳微气泡，声学造影原理相似。一般采用 5% 碳酸氢钠溶液 5ml，混合 5% 乙酸溶液 1ml 后，注射入周围静脉，进行右心声学造影，优缺点基本上也相似。

4. 纯二氧化碳气体　1980 年 Meetjer 等用 1～3ml 医学纯洁净二氧化碳气体，放入 5% 葡萄糖溶液 5～8ml 中，反复摇晃，充分混合气体与液体后，注入周围静脉，获得满意的造影效果。缺点是气态二氧化碳抽取使用不便，容易混入空气，一旦混入较多空气，就容易出现不良反应。

（二）液体混合液类

20% 葡萄糖溶液 20ml 或 50% 葡萄糖溶液 10ml+0.9% 生理盐水 10ml 混合液。取 20ml 注射器一个，5ml 注射器两个，通过三通接头将两个 5ml 的注射器与 20ml 的注射器相连接，通过 20ml 注射器抽入 20% 葡萄糖溶液或 50% 葡萄糖溶液 10ml+0.9% 生理盐水 10ml 混合后，两个 5ml 注射器不断做抽吸，产生极微小的颗粒状物，注入后产生造影效果。目前阜外医院使用的右心声学造影装置见图 8-1。

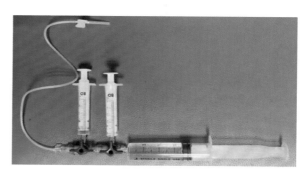

图 8-1　三个注射器通过三通连接的右心声学造影装置示意图

（三）双氧水

双氧水（hydrogen peroxide）即过氧化氢，进入体内之后，受血液细胞内过氧化氢酶催化发生分解，释放出氧气，部分与血红蛋白结合，部分呈游离状态形成微气泡弥散在血液中：

$$2H_2O_2 \xrightarrow{\text{过氧化氢酶}} 2H_2O + O_2$$

按常规建立静脉输液通路，经三通注射已特殊处理、符合静脉使用要求的 3% 双氧水，每次注射量为 0.01ml/kg 体重，一次最大注射量不得超过 1ml。由于发绀患者多数有右向左分流，为防止氧气泡直接进入左心系统造成气体栓塞等并发症，剂量至少必须减半，一次注射量不得超过 0.3ml。必要时可用生理盐水稀释双氧水至 1%～2% 后使用。注射双氧水之后，立即从三通注射生

理盐水冲洗推送。注射速度要快，必须严格掌握剂量，需重复使用者必须有一定的间隔时间，重复使用不得超过 5 次，否则很容易出现不良反应。

用双氧水进行声学造影的显影维持时间较长，方法尚较简便，药源广泛，价格低廉。注射用双氧水需新鲜配制，冰箱内冷藏，短期内使用，不易保存，否则氧会自然释放，并有发生爆炸的可能性。使用前必须严格检查，不得使用含有杂质、色泽异常的双氧水。双氧水分解所产生氧的溶解度低，气泡较大，在血液中吸收消失较迟缓，尤其是在有右向左分流的患者，氧气泡可直接从右心进入左心，有发生动脉气体栓塞的危险。同时，由于注射剂量不能过大，气泡较大，故回声光点多较粗大，密度较低，影响造影效果。

（四）其他

曾经常在国外心导管实验室中使用吲哚氰蓝绿，但少数患者可出现过敏反应，而且价格较高，目前已很少使用。

曾有人利用乙醚，乙醚在体温时可变成气态，在血液中形成小气泡，可在动物实验中显示出强烈的回声显像，但乙醚有毒性反应等缺点，难以应用于临床。

将葡萄糖溶液或生理盐水抽入注射器后，反复摇晃，使溶液中混合少量空气，形成微气泡，也可产生造影效果。浓度较高的葡萄糖溶液，由于其黏稠度大，摇晃振荡后容易形成空气微气泡，效果往往优于生理盐水。由于葡萄糖溶液或生理盐水没有毒性和不良反应，价格低廉，操作简便，有一定声学造影效果，在超声心动图监测引导心导管检查治疗术中，可临时当做声学造影剂使用。

（五）声振微气泡

利用声振（sonication）技术，将各种可供注射用液体，如 50% 葡萄糖溶液、76% 泛影葡胺等 X 线造影剂、5% 白蛋白液体等，通过声振仪处理，使液体内形成均匀的微气泡，可提高声学造影效果。目前，许多左心和心肌声学造影剂均采用声振技术处理，详见第九章。

（六）左心心肌声学造影剂

一般的声学造影剂，除非将其直接注入左心系统，否则从周围静脉注射后，微气泡在肺部基本被清除，不能通过肺循环，难以到达左心系统，不能达到左心心肌声学造影的目的，故需要研制特殊的心肌声学造影剂，详见第九章。

（七）自发造影

自发造影（spontaneous contrast）指超声检查中未使用声学造影剂，但可观察到心血管系统内出现类似于造影剂的回声显像。其确切机制尚不甚明确，可能与心血管内自发产生微气泡或出现颗粒物质等有关。

（1）在湍流等血流动力学作用下，血液发生自发性空化现象，产生微气泡。

（2）人造瓣膜置换术后，附着于人造瓣膜的纤维素、血小板凝集颗粒或其他颗粒物质等脱落。

（3）红细胞溶血释放微气泡。

（4）甲烷等气体从胃肠道吸收、弥散，微气泡出现于静脉血等。

常用声学造影剂见表 8-1。

表 8-1　声学造影剂类型、特点和应用范围

类型	特点	应用范围
生理盐水或葡萄糖溶液	取材、使用方便，没有抗原性和不良反应，反复抽吸产生微气泡后声学造影效果好	右心声学造影，心导管检查治疗术中*
双氧水	使用较方便，价格低廉，造影效果尚满意，但回声粗大稀疏，氧气在血液中弥散性差，掌握不当可发生不良反应或爆炸	右心声学造影，少数应用于心肌声学造影研究*
二氧化碳气体	造影效果较好，但使用不方便，容易混入空气而产生不良反应	右心声学造影*
碳酸氢钠、稀盐酸混合液	制作、保存和使用方便，价格低廉，二氧化碳在血液中弥散性强，微气泡回声细小均匀，造影效果满意，一般没有不良反应和毒性	右心声学造影*
碳酸氢钠、维生素 C 溶液混合液	基本与碳酸氢钠、稀盐酸混合液相似，但维生素 C 溶液需特制	右心声学造影
碳酸氢钠、乙酸溶液混合液	与碳酸氢钠、稀盐酸混合液相似	右心声学造影
声振微气泡造影剂	声学造影效果较满意，需要特殊的声振设备	右心声学造影、左心声学造影
特殊左心心肌声学造影剂	经肺循环进入左心进行左心心肌声学造影，多数正在研究中，少数造影剂已获准应用于临床，价格高昂	左心和心肌声学造影

注：带 * 者有报道经心导管进行左心或心肌声学造影。

第三节　右心声学造影方法及其临床应用

一、碳酸氢钠和稀盐酸混合液右心声学造影法

（一）操作方法

患者取平卧位或左侧卧位，按常规建立静脉输液通路，一般采用头皮针或套管针穿刺周围静脉，三通连接静脉输液通路。用 20ml 注射器，先后抽取 0.5mol/L 稀

盐酸溶液 2ml 和葡萄糖溶液 5ml，混合均匀，再抽取适量 5% 碳酸氢钠溶液，混合后，迅速从三通经头皮针注射入周围静脉，抬高患者静脉输液通路侧肢体，加速血液回流，必要时可重复使用。也可将混合液迅速经心导管直接注入有关心血管腔内，进行声学造影。

（二）注意事项

（1）在超声检查和周围静脉输液通路等准备工作完善后，再抽取有关溶液均匀混合，配制后立即注射。产生二氧化碳微气泡的高峰一般在 1min 以内，混合后静止超过 5min 液体中将没有明显的微气泡。注射速度要快，一般应在 30s 内注射完毕。注射后立即抬高患者静脉注射侧肢体，并适当挤压其远端加速血液回流，增强造影效果。

（2）患者左侧卧位时，一般不宜采用左上肢注射，以免静脉受压，延缓声学造影剂回流，降低造影效果。必须左侧卧位并同时使用左上肢者，注射后要立即抬高左上肢，沿静脉回流方向迅速挤压推送，以加速血液回流。

（3）对婴幼儿尽可能不采用头皮静脉通路，以免患儿哭闹挣扎，影响检查效果，一般可选用下肢静脉。

（4）争取周围静脉穿刺一次成功，不要穿透静脉后壁，注射针头尽可能深入静脉，以避免因注射速度快、局部静脉内压力高等造成注射液外渗和血肿形成，增加患者痛苦。一次穿刺不成功者，应尽量改用其他肢体或其他部位。造影剂外渗者一般无须特殊处理。

（三）M 型和二维超声检查

根据需要，可选择胸骨旁、心尖部、剑突下、胸骨上窝和经食管内等不同的心脏声窗，通常进行胸骨旁和心尖部 M 型检查，并根据实际需要，选择二尖瓣波群、心底部波群、肺动脉波群或三尖瓣波群等扫查。需了解主动脉、右肺动脉和左心房的解剖结构及其相互关系时，可进行其他部位扫查或经食管超声检查。根据具体情况选择二维断面，除常规断面外，可灵活应用各种特殊断面进行检查。进行 M 型或二维声学造影时，均需充分掌握心脏解剖的立体结构、病理和病理生理知识，在特殊部位检查时，需要检查者有较熟练的操作技巧。二维声学造影的诊断准确率通常较高。

二、观察分析方法及其临床应用

（一）观察分析方法

观察分析声学造影剂所产生云雾状声影的显影部位、时间程序、运行方向、速度、扩散或负性显影区、射流流程长短、造影剂滞留时间等，可取得十分丰富的综合性信息，采用综合性分析方法，可提供心血管系统结构和血流动力学的重要诊断资料。

M 型超声，根据造影剂回声光点运行时流线的倾斜度（斜率），可计算出心内血流速度，精确分析血流最早出现于右心室、大血管和心瓣膜的时间，判断血流类型和解剖结构异常等。通过声学造影测定肺动脉口血流速度，结合瓣口面积，可计算出主肺动脉内血流量峰值等心功能指标。

二维声学造影，可观察分析上述各种资料，尤其是声影充盈后心腔轮廓形态、负性显影区部位、面积、起源部位、流程及心血管内分流水平与其具体时相等，对诊断有重要作用，其中确切的时间测定一般需要结合 M 型检查。

1. 显影部位、时间和次序　从周围静脉注射声学造影剂，使心血管腔及其血流显影，观察造影剂回声的显影部位、时间和先后顺序，对诊断心血管病帮助极大，甚至可起决定性的作用。正常声学造影剂回声的显示顺序为腔静脉→右心房→右心室→主肺动脉，均有开始出现、达到高峰和完全消失等不同时相。如果声学造影剂未按正常部位、时间和次序出现，往往提示心血管系统有异常通路、连接异常或阻塞性病变等，可根据具体表现进行诊断（图 8-2）。在有些病变，如果不采用声学造影检查或其他超声检查，单纯依靠常规 M 型及二维检查时，诊断会出现困难。

心房转位者显影的次序发生改变，声学造影剂可先进入左侧心室。大动脉转位者，依据其病理解剖变化，可出现显影部位和（或）次序的异常。患者的右心房显影之后，右心室没有立即显影，而是造影剂从右心房→左心房→左心室→右心室→肺动脉者，通常提示有三尖瓣闭锁，右侧房、室之间没有直接通路。左上腔静脉经冠状静脉窦引流入右心房者，从左上肢注射造影剂时，其造影剂回声可先出现于冠状静脉窦→右心房→右心室，形成特异的显影次序。部分型腔静脉异常引流入左心房者，造影剂声影通常可在右心房和左心房同时显示，患者往往有轻度发绀；而完全型腔静脉畸形引流入左心房者，左心房显影早于右心房，心房显影次序异常。

一般情况下，造影剂出现的部位和次序与显影时间关系密切，但在某些情况下，造影剂开始显影的时间可能对诊断更为重要。在肺动静脉瘘患者，部分肺动脉血从肺静脉直接进入左心房，其造影剂所出现的部位和次序与一般房间隔缺损（ASD）没有明显的差别，但肺动静脉瘘患者左心房出现造影剂回声的时间，要比右心室晚 4~8 个心动周期，时间差成为诊断本病的决定性因素。

造影剂回声出现于正常情况下不应出现的部位，尤其是造影剂在左心显影者，称为造影剂扩散，是声学造影重要的观察项目之一。正常情况下，周围静脉注射造影剂后，其回声只沿右侧心血管系统依序显示，微气泡到达肺部时被清除，左侧心血管腔内不应出现造影剂

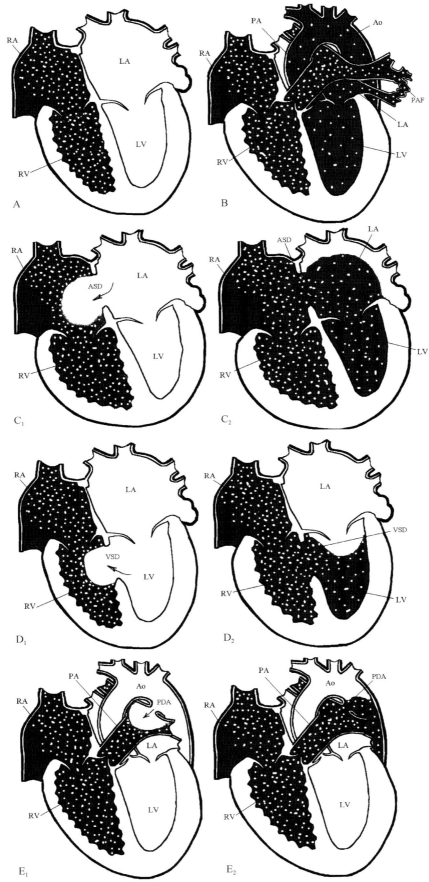

图 8-2　周围静脉注射法右心声学造影显影（白点）和扩散示意图

A. 正常；B. 肺动－静脉瘘（PAF）；C_1 和 C_2.ASD；D_1 和 D_2.VSD；E_1 和 E_2.PDA；其中 1 为左向右分流，2 为右向左分流

回声，左心出现造影剂显影，均提示有右向左分流性病变，通过观察分析造影剂扩散的部位、方向、光点密集程度和显影时间等，可确定分流的水平和病变的性质。观察声学造影剂扩散及其起始时间，对确定分流水平有很大帮助。

（1）体循环静脉畸形引流入左心房者，在体循环静脉水平出现右向左分流，根据畸形类型，可出现右心房和左心房同时显影，甚至左心房显影早于右心房。

（2）右心房显影之后，右心室与左心房、主肺动脉与主动脉几乎同时出现造影剂回声，提示有房水平右向左分流。单纯性房水平右向左分流者，左心房显影一般稍晚于右心房，包括通过未闭卵圆孔或 ASD 的分流，但在某些 ASD 患者，左、右心房基本上同时显影。由于必须在舒张期二尖瓣开放之后，混有房水平分流的血液才能到达左室流出道，故在 M 型二尖瓣曲线 E 峰之后才出现造影剂显影。

（3）右心房、右心室依序显影之后，左心室、主动脉出现造影剂回声，提示有室水平右向左分流。不少没有明显发绀等右向左分流临床表现的室间隔缺损（VSD）患者，在等容收缩期可出现经 VSD 少量右向左的室水平分流，可在左室流出道内观察到少量声学造影剂回声，对诊断 VSD 有重要意义，此可能与心室内瞬间压力差变化有关。室水平右向左分流者，在等容舒张期末、二尖瓣尚未开放时，只要左室流出道压力低于右心室，即可出现右向左分流，故左心室出现造影剂的时间，通常在二尖瓣 M 型曲线的 DE 段之前、第二心音之后。

左心房是否出现造影剂回声，对判断房水平或室水平右向左分流具有重要作用。单纯房水平右向左分流，或房水平和室水平同时有右向左分流者，左心房均可显影，左心房显影通常稍晚于右心房。单纯室水平右向左分流者，左心房没有造影剂回声显影，合并二尖瓣反流者左心房也可显影，但左心房显影的时相不同，而且在二尖瓣可出现造影剂回声光点的往返移动。如从四腔心断面观察是房水平还是室水平扩散不够清楚，可从左心室长轴断面观察。

（4）在主肺动脉出现造影剂的同时，主动脉也出现造影剂回声，提示有大动脉水平的右向左分流。其中主动脉-肺动脉间隔缺损者，升主动脉可出现造影剂回声，左心房和左心室一般没有造影剂回声，而动脉导管未闭（PDA）者，降主动脉可出现造影剂回声，左心房、左心室和升主动脉一般不出现造影剂回声。

2. 造影剂回声光点运行方向、速度、密度和滞留时间 声学造影剂所形成的回声光点，在 M 型图像上表现为光点移动产生的流线，在二维图像上显示为光点密布的动态断面图像，均可反映心血管系统血流中微气泡的运行方向、速度、密度和滞留时间状况。

造影剂回声光点的运行方向和速度，通常与血流的方向和速度有关。造影剂回声密度也与造影剂剂量及其含微气泡数量等有关，相似条件下局部造影剂光点的密度与心血管解剖结构及其病变类型等有关。

在某个心血管腔内，造影剂从开始出现到完全消失的时间间期，称为滞留时间。其往往与心功能及血流通路有无狭窄、阻塞、分流、反流病变等有关，同时也与造影剂微气泡数量和消失时间等有关，如造影剂微气泡数量过少，消失迅速，滞留时间缩短，需综合考虑。

正常情况下，声学造影剂的回声光点依序沿正常途径运行，其方向、速度、密度和滞留时间有一定规律。在心血管病患者，造影剂显影的部位和次序，可与回声光点的运行方向、速度、密度和滞留时间等同时或分别出现异常。

（1）瓣膜病变：在心动周期中，可观察到造影剂回声光点的运行方向和（或）速度、密度和滞留时间等出现异常。三尖瓣狭窄者，造影剂回声光点通过三尖瓣口之前运行缓慢，造成造影剂在右心房内滞留时间延长，但舒张期通过瓣口时运行速度明显加快，在心室内形成由光点显示的涡流图像。造影剂光点运行的方向、速度和滞留时间，往往与三尖瓣狭窄程度有关。无三尖瓣关闭不全者，收缩期血流不能反流，故造影剂不能从右心室穿过三尖瓣返回右心房。三尖瓣关闭不全者，造影剂光点在收缩期从右心室向右心房快速返回，二维图像上可观察到造影剂光点在右心房和右心室之间来回运行，称为往返穿梭现象（图8-3），滞留时间通常明显延长。

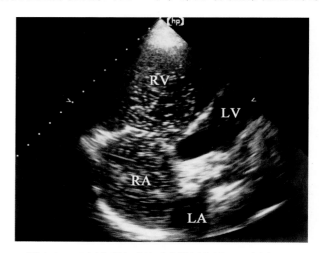

图 8-3　三尖瓣反流时显示造影剂往返于三尖瓣口呈穿梭样改变

肺动脉瓣狭窄者，造影剂回声在右心室内的滞留时间延长，收缩期通过肺动脉瓣口时运行速度明显加快，可在肺动脉内形成由光点显示的涡流图像。造影剂光点运行的方向、速度和滞留时间，与肺动脉瓣狭窄程度有关。无肺动脉瓣关闭不全者，舒张期肺动脉内血液不能反流入右心室，故舒张期肺动脉内没有回声流线向右心室方向运动。肺动脉瓣关闭不全者，在舒张期造影剂回声从肺动脉瓣口反流入右心室，二维图像上可观察到造影剂光点在肺动脉和右心室之间来回运行，右心室内造影剂排空缓慢，滞留时间延长。M 型曲线显示，收缩期造影剂回声的流线由右心室斜向主肺动脉，而舒张期由主肺动脉穿过肺动脉瓣曲线斜向右心室，形成比较特异的图像，对诊断肺动脉瓣关闭不全甚为敏感。

从周围静脉注射造影剂，一般只能观察到右侧心脏瓣膜的状况，但在合并右向左分流的心脏间隔缺损患者，由于造影剂可以从右心分流入左心，与直接将造影剂注入左心相似，可提供观察分析左侧心脏瓣膜状况的机会，比如在二尖瓣狭窄患者，仅在合并 ASD 时，可出现类似于三尖瓣狭窄的表现；而在二尖瓣关闭不全患者，在合并 ASD 和（或）VSD 等病变时，均可在二尖瓣部位出现类似于三尖瓣关闭不全的表现。

（2）其他心血管病：在肺动脉瓣上或瓣下狭窄病变患者，可出现类似于肺动脉瓣狭窄的声学造影表现。在心脏间隔缺损患者，除出现造影剂显影部位和次序异常外，还可表现出造影剂回声光点运行方向、速度和密度等异常。周围静脉注射造影剂后，右心室内出现较浓密的回声光点，在完全没有右向左分流的 VSD 患者，左室流出道不会出现造影剂回声，如果在舒张期，出现少量造影剂流线由右心室穿过室间隔向左心室方向运行，左室流出道内造影剂密度稀疏者往往提示有少量右向左分流，而左心室出现密集造影剂回声者，提示有大量右向左分流。

与一般紫绀型先天性心脏病不同，完全型大动脉转位的房水平和（或）室水平右向左分流越多，有效肺循环血流量越大，体循环动脉血氧饱和度越高，左心的造影剂回声密度大致与肺循环有效血流量、体循环动脉血氧饱和度相一致。主动脉与肺动脉造影剂回声密度，大致可反映上述情况，如主动脉血氧饱和度低于 40%，左心出现的造影剂密度低，主动脉造影剂回声密度远高于肺动脉；主动脉血氧饱和度高于 40%，主动脉造影剂回声密度等于或低于肺动脉。

（3）有关指标测量

1）M 型光点流线倾斜度测量法：声学造影剂微气泡所产生的光点悬浮于血液，随血液流动，微气泡和血液的运动方向和流速一致，因此在 M 型图像上，造影剂光点走行轨迹的方向和速度即代表血流的方向和速度（图 8-4）。一般可先选取一段较长的流线（c），测定所经历的时间（b）及运动的垂直距离（a），两者的比值（b/a）即为流线 c 的速度（mm/s）。还可取 c 的延长线将三角形放大，使 b 值相当于 1s，再测量 a 值即可直接读出其流速。流速过高时，亦可取 0.1s 的 b 值，再将 a 值乘 10 倍即可。

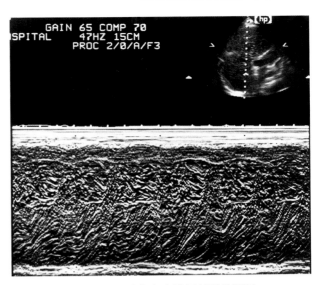

图 8-4　M 型光点流线倾斜度的测量

需要注意的是，取样线应尽量平行于中心血流层，以获得最接近于实际血流速度的造影剂光点流线。测量时，应取瓣膜开放后 120ms 前后的流线，因此时血液的流速最快。应注意声束方向与造影剂微气泡的运动平行，这样所记录的流线最长。如果不平行，流线与声束之间的夹角大、流线短，可造成假象，所测定的流线速度将降低。

有的学者认为，探查三尖瓣时声束方向合适者，可获得结果为（2.4±0.6）cm 的流线速度，结果与心导管所测定的血流速度比较接近；而声束方向不合适、流线短者，则测定结果往往较实际血流速度低，所测定的流线长度不应少于 1.5cm。造影剂密度要适当，过多图像会失真，过少则测不到适当长度的流线。患者呼吸要平静，因呼吸影响测定结果，吸气时流速加快，呼气时则减慢。有的学者认为，测量瓣口的血流速度，结合其他数据，有可能比较准确地计算心排血量及肺动脉血管阻力大小。

2）肺动脉有关指标：有的学者提出，可用二维及 M 型声学造影技术显示主肺动脉内血流类型，测算其速度和肺动脉压，根据肺动脉收缩期血流情况可提示肺动脉压状况。

A. 正常人：肺动脉压较低，整个射血期血流由右心室经肺动脉瓣进入肺动脉，向前流动，M 型记录到微气泡流线的轨道方向由右心室斜向肺动脉，无逆流及涡流形成，称为正常型。

B. 肺动脉高压者：肺循环阻力增加，肺动脉压升高，甚至可超过右心室压，收缩期血流进入肺动脉受阻，在收缩中后期射血可基本停止，甚至出现反流，造影剂 M 型流线的轨道有其特异性，即在射血期前半段，流线由右心室快速向肺动脉内运行；而在后半段，流线的速度减缓、停滞，甚至返回右心室，形成类似逆反样改变，称为反跳型。在二维右室流入道断面可见光点在收缩中期之后到达主肺动脉内，不能进入肺动脉，反而向右心室方向运行，造影剂在右室流出道及主肺动脉内出现涡流。

肺动脉瓣收缩早期关闭出现于前进血流终止时，可能对阐明其机制有所帮助。有的学者认为，正常人前向血流持续时间占右心室收缩期的80%～90%，而逆反的血流仅在收缩晚期肺动脉瓣关闭时才能观察到。但肺动脉高压患者与此不同，在所有的患者，收缩期后半期均显示血流速度减慢或血流逆反，没有一例患者前向血流的持续时间达到收缩期的80%。

C.肺动脉压力轻度增高者：肺动脉收缩期血流显影类型可介于上述两型之间，称为中间型。

3. 负性显影区（negative contrast area） 正常情况下，造影剂依序在右心房→右心室→主肺动脉显影，各个心腔内的回声光点一般均匀密布，充盈完整，从而可观察到心腔与心壁的明确边界（图8-5）。心血管内出现左向右分流时，从左心分流到右心的血流没有造影剂，表现为无回声的液性暗区，进入右心后，冲走相应部位含有造影剂的血液，形成一个没有造影剂光点的充盈缺损区域，称为负性显影区。观察分析负性显影区的起源部位、起始部宽度、大小及其扩展方向和长度等，可提供诊断心血管缺损部位及其大小等重要信息。一般认为，负性显影区受超声声束方向的影响较少，结果多数比较准确。

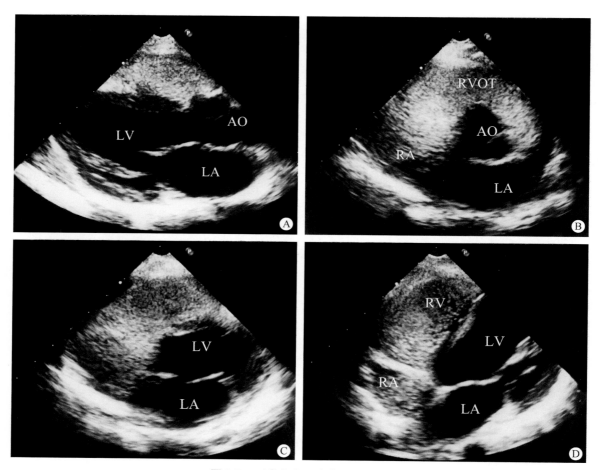

图8-5　正常人右心声学造影图像
A.左心室长轴断面；B.大动脉短轴断面；C.胸骨左缘四腔心断面；D.心尖四腔心断面

在不同心血管病患者，可采用不同断面观察声学造影结果。观察房、室水平的左向右分流，一般选择心尖四腔心断面，如显示不够清楚，ASD患者还可采用主动脉短轴等其他断面进行观察，VSD患者可采用左心室长轴等断面观察，必要时可采用剑突下或经食管内断面观察，结果会更满意。在主动脉-肺动脉间隔缺损患者，可采用大动脉短轴断面；在PDA患者可采用大动脉短轴及肺动脉长轴断面，但造影剂到达PDA的距离较远，回

声光点密度多数已明显降低，要注意产生的假阳性和假阴性结果（图8-6～图8-8）。

4. 臂心循环时间 通过右心声学造影，可测定循环时间。从手臂周围静脉注射声学造影剂即刻起，到右心出现云雾状回声影的时间，为臂心循环时间。其意义与以往临床上测定臂肺时间类似，但声学造影测定循环时间方法简便，影响因素较少，结果可靠。

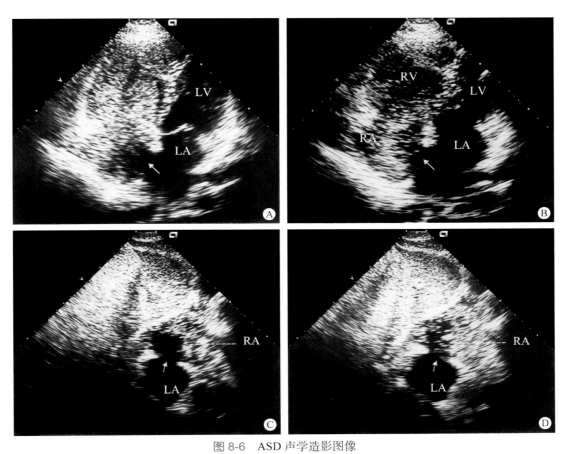

图 8-6 ASD 声学造影图像

右心房内出现负性显影区，说明房水平左向右分流；A 和 B. 四腔心断面；C 和 D. 剑突下双心房断面

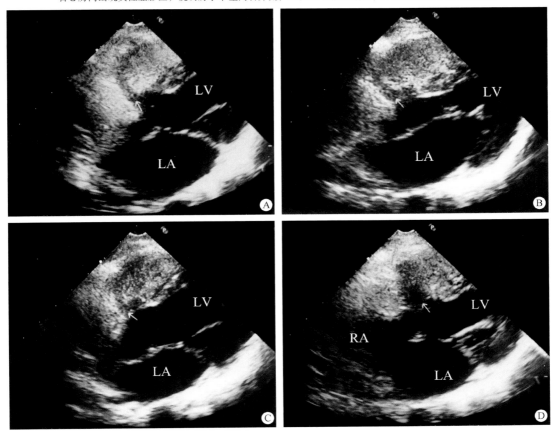

图 8-7 VSD 声学造影图像

右心室内出现负性显影区，说明室水平左向右分流；A 和 B. 胸骨左缘四腔心断面；C 和 D. 五腔心断面

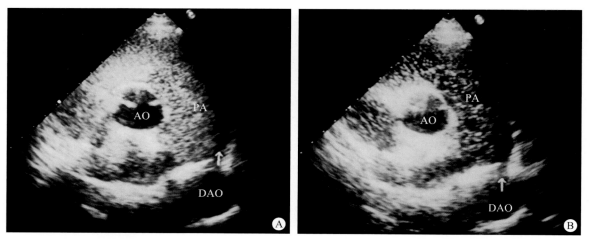

图 8-8　PDA 声学造影图像

大动脉短轴断面，显示负性显影区

在正常人，周围静脉血液迅速回流到心脏，故循环时间较短，声学造影所测定的臂心时间一般在 10s 左右。在不同的心血管病患者，循环时间可不同，原因各不相同。在右心心衰患者，腔静脉和周围静脉血液回流受阻，循环时间延长，通常在 15s 以上，循环时间大致可反映患者的右心功能状态。普通声学造影剂难以测定周围静脉到体循环动脉的循环时间。

右心声学造影发展到今天，在临床上主要应用于肺动静脉瘘和左上腔静脉引流入左心房。如在检查的过程中未能检出患者心内的畸形，而患者又有明确的缺氧表现，如杵状指趾、口唇及面部青紫，应考虑到本病的可能性，但应注意与骨关节病相鉴别。此时应采用本方法，注入造影剂后右心房室顺序充盈，达到臂心循环时间后，左心房室出现大量的造影剂回声，提示肺动静脉瘘（图 8-9）。

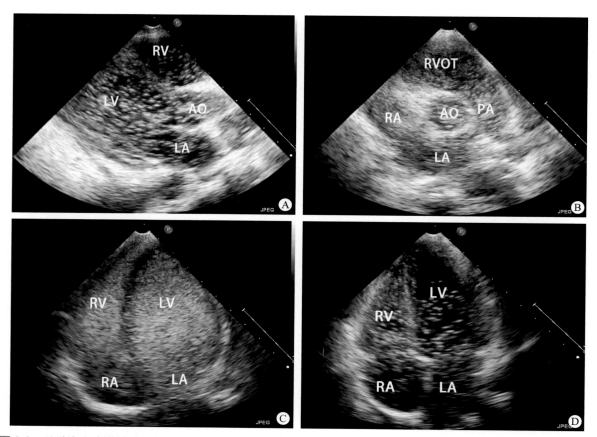

图 8-9　显示注入造影剂后，右心房室顺序充盈，达到臂心循环后左心房室出现大量的造影剂回声，而后逐渐减少

A. 左心室长轴断面；B. 大动脉短轴断面；C 和 B. 四腔心断面

而左上腔静脉进入左心房的表现应为注入造影剂后，右心房与左心房同时出现造影剂回声，而后右心室出现造影剂回声。

（二）临床应用

通过以上各种观察和分析方法，右心声学造影可提供诊断各种心血管病及其血流动力学改变的重要信息。目前，许多心血管病已经可以通过 M 型、二维和多普勒超声心动图检查明确诊断，但对诊断有困难的某些病例，仍可通过声学造影予以解决。

1. 心血管形态结构　早期的声学造影研究，通过将造影剂直接注入有关心血管腔来确定其位置、形态结构和空间位置关系，包括主动脉根、主动脉瓣、左室心内膜、室间隔、房间隔、冠状动脉和冠状静脉窦等，在超声心动图学发展中发挥过十分重要的作用。目前，仍可通过声学造影明确心血管形态结构，在各种心血管病，尤其是复杂先天性心脏病的诊断中发挥重要作用。

2. 分流或反流性病变　声学造影在诊断分流和（或）反流性心血管病中的作用十分重要，可协助诊断的主要分流和（或）反流性疾病有 VSD、ASD、PDA、主动脉窦瘤破裂、心内膜垫缺损、肺动 - 静脉瘘、肺静脉畸形引流、体循环静脉畸形引流、瓣膜关闭不全和各种心血管复杂畸形等。

3. 上腔静脉综合征　从上肢周围静脉注射声学造影剂后，可观察到造影剂经侧支循环到达下腔静脉的图像，上腔静脉阻塞越严重，通过上述侧支循环经下腔静脉进入右心房的造影剂回声越多。

4. 心导管检查和介入治疗　在术中超声监测引导过程中，采用声学造影，可确定心导管的位置和方向、房间隔穿刺针与房间隔的位置关系、球囊导管放置部位及其扩张程度等，由于声学造影剂通常具有无不良反应、可反复使用、简便、安全可靠等特点，可部分取代术中 X 线造影，减少放射线投照时间（详见第十五章）。

5. 心功能研究　右心声学造影可提供心功能等方面的重要信息，如从造影剂滞留时间观察心功能状况等。

三、局限性

（一）增加创伤性

超声心动图检查本身是一种重要的无创性检查方法，而声学造影至少需建立静脉通路、注射造影剂等，增添了具有一定创伤性的操作，从而在不同程度上增加了患者的痛苦和经济负担，以及操作的复杂性和操作者的工作量，有的声学造影剂还具有潜在的危险性。因此，在仪器条件日益改善、新技术不断完善的情况下，可尽量采用多普勒等常规检查方法解决问题，尽量减少或避免进行声学造影。

多普勒超声完全无创，无须任何注射操作，在分流性或反流性心血管病检查领域应当是首选，只有在少数情况下才考虑声学造影协助。当然，由于某些心血管腔内的血流速度低等原因，如肺动 - 静脉瘘、上腔静脉综合征、左上腔静脉永存、体循环静脉畸形引流入左心房和某些复杂先天性心脏病，多普勒超声也有其局限性，有时仍需要利用声学造影的独特作用，两者发挥各自的重要作用。

（二）重复可比性有待提高

周围静脉注射声学造影剂所产生的声学造影效果，目前尚不够一致，造影剂种类、剂量、注射途径和速度等因素，对显影的影响比较明显，个体差异很大，结果的差异显著，目前尚无标准化技术，有时难以进行定量分析比较。

（三）伪影

造影剂所产生的回声光点，尤其是密度较高时，产生的强烈回声可出现伪影，可能掩盖心血管组织结构的细微变化。因此有必要综合利用各种超声心动图检查技术，取得准确资料，提供正确的诊断。

（四）并发症

声学造影的不良反应很少见，即使发生也很短暂，发生率约为 0.062%，持续时间一般在数分钟，尚未见严重并发症。声学造影过程中可出现的一过性临床表现有焦虑、呼吸加快、哮喘、呼吸困难、头痛、头晕、晕厥、心动过缓和期前收缩等各种心律失常，严重者可出现神经系统表现，一般与声学造影剂种类、剂量、使用方法、造影剂出现部位、气体栓塞及患者的病情和精神状态等因素有关。冠状动脉内注射造影剂，可出现一过性心电图改变等。

曾有微气泡阻塞细小动脉而出现气体栓塞的报道，产生一过性脑动脉等细小动脉的机械性闭塞，出现短暂的神经系统症状，故对造影剂进入左侧心血管系统者，需注意选择造影剂种类、剂量，严密观察，防止出现并发症。

声学造影剂是注射液，也可出现污染、过敏等注射剂等所共有的各种问题，亦应予以注意。

（刘延玲　熊鉴然）

参 考 文 献

刘延玲，等 . 1985. 声学造影诊断先天性心脏病 . 中华物理医学杂志，7：151
刘延玲，等 . 1986. 右心声学造影诊断房间隔缺损（230 例报告）.

中国循环杂志，1：105

刘汉英，等. 1987. 超声造影诊断先天性心脏病异常分流. 中国超声医学杂志，3：150

Camarano GP, et al. 1994. Assessment of risk area mined with myocardial contrast echocardiograph using intravenous injection of FS069, a new contrast agent. Circulation, 90：1-68

Feinstein SB. 1986. Myocardial perfusion imaging：contrast echocardiography today and tomorrow. J Am Coll Cardiol, 8：251-252

Gaffney FA, et al. 1983. Hydrogen peroxide contrast echocardiography. Am J Cardiol, 52：607

Gramiak R, et al. 1969. Ultrasound cardiography：contrast studies in anatomy and function. Radiology, 92：939

Lønnebakken MT, et al. 2011. Usefulness of contrast echocardiography for predicting the severity of angiographic coronary disease in non-ST-elevation myocardial infarction. Am J Cardiology, 107：1262-1267

Mulvagh SL, et al. 1996. Second harmonic imaging of an intravenously administered echocardiographic contrast agent：visualization of coronary arteries and measurement of coronary blood flow. J Am Coll Cardiol, 27：1519-1525

Munoz S, et al. 1984. Two-dimensional contrast echocardiography with carbon dioxide in the detection of congenital cardiac shunts. Am J Cardiol, 53：206

Porter TR, et al. 1994. Multifold sonicated dilutions of albumin with 50% dextrose improve left ventricular contrast videointensity following intravenous injection in humans. J Am Soc Echocardiogr, 7：465-470

Rowland E, et al. 1985. Intracardiac contrast echoes during transvenous HIS bundle ablation. Br Heart J, 53：240

Santoso T, et al. 1984. Myocardial perfusion imaging in humans by contrast echocardiography using polygelin colloid solution. JACC, 3：992

Wei K, et al. 1997, Detection of coronary stenosis from venous administration of microbubbles. Circulation, 96：1-214

第九章　心肌声学造影

第一节　概　　述

从最初发现超声声学造影现象，经随后开展各种右心声学造影研究，到开发应用左心和心肌声学造影，心血管系统的超声声学造影技术历经 50 余个年头，已取得十分明显的进展。尤其是希望经周围静脉行左心和心肌声学造影的技术，一直受到高度重视，进行了大量的深入研究，近年来更是取得了长足进展，是目前心肌疾病（特别是冠心病）等领域内发展最为迅速的课题之一，单从网上就可检索到成千上万篇相关文献，以至于有许多作者认为，超声声学造影是医学超声第三次革命的标志。

心血管系统的超声声学造影，通常分为右心声学造影和左心声学造影，右心声学造影已在第八章集中讨论，本章将主要讨论左心声学造影（left heart contrast echocardiography），包括左心和心肌声学造影，其中重点放在心肌声学造影（myocardial contrast echocardiography）。

在心血管系统领域，左心声学造影是一种新方法，既可应用于常规的心血管声学造影，又可成为实时心肌灌注、冠状动脉血流检测及其储备测定等基础和临床研究的重要技术；另外，超声声学造影在分子成像中可担任载体的特殊角色，将成为心血管病药物或基因治疗的重要方法；加上超声声学造影还可以与其他超声检查方式或新技术相结合，例如与负荷超声心动图、心肌应变及应变率研究、实时三维超声心动图等结合，其作用将不可同日而语。其中，经静脉心肌声学造影是冠心病新的实时影像诊断技术，具有创伤小、价格相对低廉、可在床边应用和可重复性等优点，有着广阔的临床应用前景。

随着声学造影从形态学研究进展到功能性成像，并有可能使医学超声从诊断领域进一步延伸至治疗领域，真正成为介入治疗的重要手段之一，日益深入到基础研究及临床实践，无疑将会越来越重要。

在心血管系统以外的领域，超声声学造影的发展也很快，涉及的领域相当宽，并有相当的深度。

随着声学造影领域的不断发展，将在此基础上产生新的学科，即微循环灌注生理学与微循环灌注病理学，改变过去活体灌注研究缺乏实时无创检测方法的状况。

总之，超声声学造影已成为当今医学超声范围内学科交叉最多的领域，最为前沿的技术之一。声学造影的发展，离不开新型声学造影剂的研发和成像技术及分析方法等关键性技术的进展，相信随着科学技术的进步，声学造影领域必将进一步取得突破性成果。

第二节　研发简史及现状

超声声学造影的发展历史，涉及超声造影剂研发、超声造影显像技术研发，以及临床认识、思维、方法学和分析手段研发等方面。

一、超声造影剂研发

（一）经心导管注射声学造影剂

1968 年 Rayond Gramiak 等报道，在检查心脏大血管时，从心导管注射经过摇动的吲哚氰蓝绿液体后，在 M 型超声心动图观察到明显的回声增强效应。他们利用这种效应，同时记录主动脉瓣开放的幅度和时间，评估每搏输出量，估算心排血量，并帮助确定心血管结构，探查瓣膜关闭不全，确定心内血液分流。

后来研究者发现，这种回声增强的效应是由微泡所致。由于直接经心导管将声学造影剂注入心血管内属于创伤性检查方式，随着实时二维及多普勒技术的广泛应用，上述方法已被取代。

（二）右心声学造影剂

考虑到在声学造影发展初期，某些用于右心声学造影的造影剂，也曾试图应用于左心声学造影研究，故进行简要介绍。有关声学造影原理、声学造影剂和右心声学造影方法等内容，详见第八章。

1. 心血管系统　采用静脉注射方法进行声学造影，曾得到开发应用，使用的右心系统声学造影剂包括碳酸氢钠与盐酸或乙酸混合液、双氧水、纯二氧化碳等。在采用静脉注射进行造影时，由于此类造影剂不能通过肺循环，如果在左心系统观察到微泡，或在含密集微泡的右心内看到充盈缺失，均提示心血管系统内有右向左分流，详见第八章。

2. 其他领域　有研究者试用双氧水保留灌肠，待双氧水从肠管吸收而进入门静脉系统后，从肝脏二维超声扫描可观察到，大部分由门脉供血的肝正常组织呈现为回声增强，而大部分由肝动脉供血的原发性肝癌组织呈现为相对的低或无回声，从而帮助确认肿瘤的数目、大小和边界。

另外，从 1983 年开始，有研究者将双氧水注入子宫腔和输卵管进行声学造影研究，双氧水在体腔内产生微泡，利用其声学特性，与组织及器官形成二维灰阶图上的对比界面，使子宫腔轮廓及输卵管走行得到清晰显示，有利于观察输卵管是否通畅，帮助对子宫肌瘤、内膜息肉等进行定位，判断附件肿块的原发部位等。

但上述造影剂不稳定，体积过大，副作用较大，除子宫腔和输卵管的声学造影仍在继续应用外，其他已不再采用。

（三）左心声学造影剂

上述右心声学造影剂通常无法通过肺循环，故难以实施左心声学造影检查，为此许多研究人员进行了大量研究。

1. 理想心肌声学造影剂的基本条件

（1）不需要极特殊的原材料，容易合成，制作工艺简便，能按需求分类批量生产，价格低廉，制剂成品的性能稳定，有足够长的有效期，保存、运输和使用安全，无须特殊保存和运输条件。

（2）可直接经周围静脉注射产生左心和心肌声学显像，使用和操作简便，无须特殊附加设备。

（3）具有理想的心肌显影效果，如 Kaul 指出，从感兴趣部位返回的信号强度要大于周围组织的回声，经静脉注射的声学造影剂要能提高血液的回声强度，提高血管内或心腔内信噪比，从而使心肌显影均匀稳定，显像清晰，而且声学造影剂在体内的半衰期可控，有足够长的心肌显影时间，能对其显像进行准确的定性和定量分析测定，无须极特殊的显像仪器设备。

（4）无生物活性，无毒性和不良反应（包括过敏反应），能在机体内降解代谢，不产生有毒或不良反应的代谢产物，组成成分及其代谢产物可安全排出体外。在动脉内，尤其在冠状动脉内，不产生干扰血流动力学的不良影响，不产生气体栓塞、微小血栓、心肌血液灌注障碍等不良反应。一旦出现不良影响或反应，处理方法简便有效，不产生致命性后果，不遗留并发症。

（5）特殊类型的造影剂微泡能携带不同药物或基因，直接与病变组织器官细胞上的靶分子结合，完成主动性靶向示踪和（或）治疗的任务，而不对其他组织细胞产生影响。

2. 新型声学造影剂的种类及特点 1984 年 Feinstein 首先报道采用声振的方法制成声学造影剂，将人血白蛋白置于超声振荡器的高能声场中进行振荡，使其产生小而稳定的气体微泡（直径为 4 ～ 6μm），直径小于红细胞，并观察到其能顺利通过肺循环毛细血管网进入左心室。从此，开创了新型超声造影剂研究及应用的时代，其标志就是声学造影剂能通过肺循环，大体经历以下阶段：

第一代：有研究者发现，要使微泡稳定，需要给微泡一个包裹物或外壳，也可以让其具有一个吸附物，以便在血液内维持更长的时间。相应的产品有 Levovist™，其外壳是糖与棕榈酸；"东冠"，白蛋白包裹含空气微泡的造影剂，以及 Albunex 等。

其中 Albunex 曾是第一个可供人体使用的左心心肌声学造影剂，载体为 5% 人血白蛋白，系人血白蛋白经过声振技术处理，液体内有丰富的空气微泡，微泡外有较稳定的蛋白层，微泡直径为 2.5 ～ 3.8μm，浓度为（0.4 ～ 0.5）×10^8 个 /ml，在血液中的半衰期短于 1min。经周围静脉注射后，63% 的微泡可通过肺循环，可产生较好的左心造影效果，没有明显不良反应，缺点是不够稳定。

第二代：有研究者发现，前阶段造影剂微泡中所常规采用的空气弥散太快，产生的非线性共振强度弱，对超声波扫描的耐受性差，仅能使用于心腔造影，心肌造影的效果不好，并只能采用触发式的灰阶成像及能量方式。Poter 等提出惰性气体学说，认为造影剂微泡中所含的气体，要选择弥散系数小、破坏慢的气体，如氟碳、氟烷、氟硫等，其外壳可以采用脂质体或白蛋白等。在此基础上，研发了各种第二代新型声学造影剂。

相应的产品包括 SonoVue™，由脂质体包裹的六氟化硫微泡；氟必显，白蛋白包裹的六氟化碳微泡的冻干制剂，首个国产超声声学造影剂；以及 Optison、Definity、PESDA、AI700、Sonazoid、QW7437、PB127 等。

目前在美国，已在临床上常规使用 Optison 和 Definity；而在欧洲，通常将 Optison 和 SonoVue™ 使用于某些适宜的受检者。国内北京、上海、重庆、成都等许多研究机构，也在开发研制造影剂。可以预测，将会在近年内推出更多种心肌声学造影剂，并逐渐应用于临床。

第三代：其标志是造影剂微泡外壳要保证可塑性好，声学特性好，容易携带药物或基因，可完成靶向治疗的任务。造影剂要更容易合成，并且按需求分类生产，如按机械指数不同、微泡大小不同等分类。这类造影剂尚在国内外许多实验室开发中，如多聚体的造影剂是其发展方向之一。

二、超声造影显像技术研发

造影剂必须通过超声设备所具有的超声造影显像技术才能发挥其性能，反过来超声造影剂的研发也推动了超声造影显像技术的进展。

（一）超声造影成像的基本原理

循环系统中的造影剂微泡，受到探头发出的超声脉冲波扫描，在不同超声能量作用下，微泡的壳可随超声波的正压波而发生压缩，而在负压波下发生舒张与膨胀，产生不同的声学效应。

超声波能量在局部可用机械指数（mechanical index，MI）表示，从低到高，在一定范围内，不同的 MI 可使造影剂微泡产生规律的收缩与膨胀，即线性对称的反应，产生线性的共振频率信号。

随着 MI 的增加，可发生无规律的微泡收缩与膨胀，即非线性非对称的反应，产生非线性的共振频率，产生大量非线性的基波与非线性的谐波信号。非线性的基波与发射频率段一致，非线性的谐波则有很多成分，但均不是在发射的频率段内，2 次谐波是发射频率的 2 倍，1.5 次谐波是发射频率的 1.5 倍等。

随着 MI 进一步提高，造影剂微泡发生剧烈收缩与膨胀，产生强烈的非线性共振，继而破裂，释放大量的声能（图 9-1）。

超声造影显像技术的发展史，是从利用微泡产生的线性信号到非线性信号，从仅利用非线性谐波到同时利用非线性谐波与非线性基波，从同时接收组织与造影剂的非线性信号，到能自如控制，同时接收或分离两者的接收，达到减影的效果。

（二）超声声学造影技术研发的阶段性标志

1. 多普勒信号增强 只能利用造影剂微泡产生的散射信号作为多普勒信号增强的来源。常规的彩色多普勒仪器就可以完成这项任务，即完成彩色多普勒速度图或

能量图信号的增强。

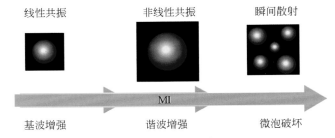

图 9-1 超声造影成像原理

从左至右，在极低的 MI 超声扫描下，造影剂微泡会发生线性共振，使基波信号增强；随着 MI 提高，微泡发生非线性共振，产生并增强谐波信号；在高 MI 的作用下，则会使微泡发生破裂，产生极强的瞬间散射信号

2. 间歇成像 这个阶段的技术，对提取造影剂微泡产生的非线性谐波信号，采集敏感性低、利用率低，而且当时造影剂中使用的气体弥散快、外壳柔软性差，因此只能采用间歇性的高 MI 或低 MI 成像方法。

采用心电触发或时间触发，灰阶谐波成像或者谐波的多普勒组织能量图成像，如能量对比造影成像技术（power contrast imaging，PCI），采用失相关技术，专门采集非线性的信号（图 9-2）。要几个心动周期才发射一次超声波，目的是减少超声波对微泡的扫描，同时也使靶目标区积聚更多的造影剂微泡，当超声波扫描时可以增加非线性信号的强度。

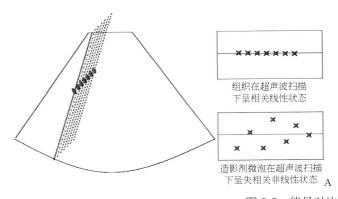

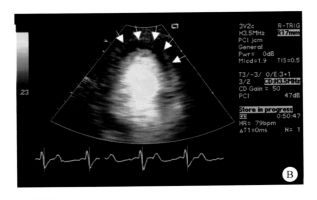

图 9-2 能量对比造影成像技术

A. 采用高 MI 间歇成像的能量对比造影成像技术，利用失相关原理，造影剂微泡在超声波作用下，产生非线性共振，呈现为失相关状态，从组织的相关信号中，提取这种失相关的信号进行成像，能显示出灌注缺失的心肌。B. 在冠状动脉病变时，造影剂微泡无法到达缺血心肌（白色箭头），故无法产生非线性的失相关信号，呈现为明显的信号缺失区域；而灌注正常的心肌节段显示信号正常，定性与定位性良好

这些造影方法的缺点是失去了超声最具优势的特性，即实时性，没有实时性也就无法同时观察室壁的节段运动。如果采用能量多普勒信号，则比灰阶信号的分辨率差。

3. 实时造影 可以实时进行灰阶造影，此阶段只能提取及利用造影剂产生的非线性谐波信号。为了较为完整地消除组织产生的基波和谐波信号，使其不干扰造影剂产生的非线性谐波信号，采用了两种方法。

（1）多脉冲波删除技术——脉冲反向技术：发射一

个正向的脉冲波后，再发射一个反向的脉冲波，这样可以较完整删除组织的基波信号，使造影剂产生的谐波信号更纯净（图 9-3）。不足之处是由于每次要发射二次脉冲波，故使扫描帧率减少一半，在心脏造影中会使时间分辨率受到影响。

（2）单脉冲删除技术——相干对比造影成像技术（coherent contrast imaging，CCI）：先进行精确的脉冲波整形，使基谐波呈分离状态，再利用其同时具有相位

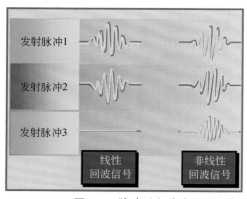

图9-3 脉冲反向谐波造影成像技术

采用先发射一个正向的基波，再发射一个反向的脉冲波，相加以后基波被抵消，使谐波更为纯净，其不足之处是使帧率减慢

及振幅的优势，可以使相邻的相位信号在发射时呈反向位，这样发射一个单波就删除了基波信号。同时，保证有每秒40帧的扫描帧率，实现了高帧频的实时灰阶造影成像，其帧率、分辨率都达到了新的水平（图9-4）。

4. 对比脉冲系列成像技术（contrast pulse sequence，CPS） 全面利用造影剂成分即可进行功能成像（图9-5）。

造影剂微泡受到超声波照射后，可以产生非线性

基波及非线性谐波。过去的超声造影成像技术，只能接收和利用造影剂微泡产生的各种非线性谐波信号成分（2次谐波、半次谐波、1.5次谐波等），目前发展到能够同时利用造影剂微泡产生的非线性基波加上非线性谐波信号成分，全面地利用迄今为止所发现的造影剂微泡产生的所有声学成分。

从图9-5中可以看出造影剂产生的非线性基波有许多优势：

（1）信号强度明显大于非线性谐波。

（2）接收频带与发射频带一致。

（3）可以进行高频造影成像。

CPS还有一个很大的优势，就是能够通过减影实现组织与造影的分离，即完成解剖成像与功能成像。其优势在于：

（1）二维解剖成像是依赖组织的回波信号，灌注功能成像则是依靠微泡在灌注血管床中的非线性回波信号，分离两者可完全消除组织对灌注成像的干扰，对心内膜下缺血病灶更易显示（图9-6）。

（2）在评估与分析造影成像时，只需考虑造影回波信号与噪声之比，无须考虑组织回波与造影回波信号之比。

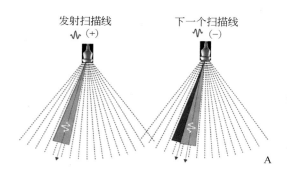

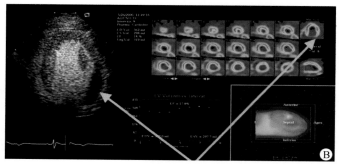

图9-4 单脉冲删除技术——相干对比造影成像技术

A. 相干对比造影成像技术（CCI）原理：利用其具有相位信号的优势，在相邻的发射线中，使其相位彼此反转，抵消了基波，得到纯净的谐波信号。可达到每秒40帧，实现了高帧率的灰阶实时造影。B.CCI实现了每秒40帧的灰阶造影，在观察室壁运动的同时，又能观察到心肌的灌注，对显示缺血或低灌注区域与PET比较，有良好的相关性

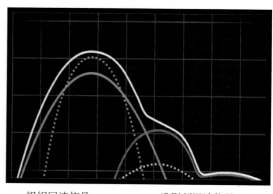

图9-5 对比脉冲系列成像技术

在超声波扫描下，造影剂微泡会产生非线性的基波（绿线）与非线性的谐波（粉色），对比脉冲系列成像技术同时利用了这两种信号，前者信号强度明显大于后者，并与发射波在同一频段范围内

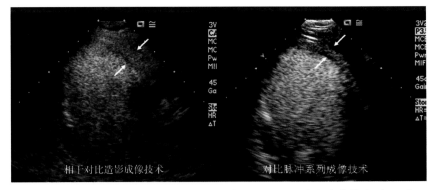

图 9-6　对比脉冲系列成像技术（CPS）优于相干对比造影成像技术（CCI）

除了能同时利用非线性基波、谐波外，更重要的是可以将解剖组织成像与功能造影成像进行分离，这样可以完全消除组织对造影成像的干扰，特别是在超声扫描困难者。左侧图用 CCI，右侧图用 CPS，使用同样剂量的造影剂进行比较：心内膜下缺血区及心肌的边界（白色箭头），CPS 比 CCI 清晰得多；而信号的强度及全场均匀性，CPS 也明显比 CCI 好

第三节　方法与安全性

一、左心声学造影方法

左心声学造影包括左侧心腔声学造影和心肌声学造影。与右心声学造影一样，左心声学造影在初期即受到广泛关注并得到深入研究，在超声心动图和声学造影的发展史中起过重要作用。在此基础上，心肌声学造影也随着冠状动脉病变研究的深入，越来越受到重视，并取得明显进展。

左心和心肌声学造影的基本原理与右心声学造影相同，一般采用心导管或经周围静脉注射声学造影剂的方法，以左心系统出现能产生强烈回声反射的微泡为基础。

（一）左心导管注射法

在早期，通过心导管将声学造影剂直接注射到左侧心腔或冠状动脉内，进行左心和心肌声学造影。但本法有创伤性检查的共同缺点，目前除了在心血管病创伤性检查和介入治疗过程中，仍可同时配合进行左心和（或）心肌声学造影外，难以在临床上广泛使用。

（二）右心导管注射法

通过普通右心导管在右心系统内注射普通声学造影剂，左心显影的机会很少，但右心导管的创伤性小于左心导管，因此，许多研究者希望通过右心导管注入造影剂进行左心声学造影。有研究者通过右心导管，将乙醚或双氧水等注入右心或肺动脉，可达到一定的左心显影的目的。也有研究者将右心导管或漂浮导管顶端插入或嵌顿于周围肺动脉，注射吲哚氰蓝绿等液体，获得左心造影结果。Reale 等通过研究认为，经心导管高压快速注射声学造影剂，能取得较好的左心造影效果，而采用非嵌顿部位肺动脉的心导管注射者造影效果很差，认为导管嵌顿对效果影响较大，而与造影剂的种类关系不大。

采用右心导管法有时可出现左心显影，但效果多数不满意，而且仍属于创伤性检查方法，实验研究提示肺动脉嵌顿部位进行高压快速注射造影剂，存在潜在的危险性，故远非理想的左心造影方法，已被完全淘汰。

（三）周围静脉注射法

经周围静脉注射声学造影剂，其创伤性很小，曾在右心声学造影中广泛使用。但使用普通声学造影剂，微泡在通过右心系统的过程中逐渐消失，难以在左心系统显影，其确切机制尚未完全明确，可能与以下因素有关：

（1）从周围静脉注入的造影剂，在流向心脏的沿途不断与血液混合稀释，微泡密度逐渐降低。

（2）普通声学造影剂所含微泡的直径一般为 10～100μm，而肺毛细血管直径为 8～10μm，直径过大的微泡难以通过肺毛细血管，即使有某些微泡到达肺毛细血管，大部分也在肺部被过滤清除，不能通过肺循环。

（3）微泡的直径越小，表面张力越大，溶解、破碎和消失就越快，直径 8μm 的微泡通常在 550ms 内溶解消失，直径较小的微泡即使通过肺毛细血管，其留存时间也短于微泡从肺毛细血管到达左心房的血流时间。

（4）少数微泡通过肺毛细血管到达左心，尚难以被目前使用的超声仪器检出。

因此，从周围静脉注射普通声学造影剂，通常不能进行左心造影，除非患者伴有心血管右向左分流病变。如何使声学造影剂的微泡稳定地保持在血流中，并顺利通过肺循环，或直接在左侧心腔内显影，一直是深受关注的关键性研究课题。目前已研制成功的新型声学造影剂，可采用静脉注射法，实施左心和心肌造影，已取得重大进展。

二、左心室声学造影

经周围静脉注射新型造影剂，达到左心造影的目的，已有深入研究，尤其是通过左心室声学造影明显提高成像质量，在增强多普勒信号、检出心内分流和增强左心室心内膜边界轮廓等方面，发挥着重要作用。

左心室声学造影的观察分析方法与右心声学造影相似，从造影剂回声显影部位、显影时间、次序、运行方向、速度、密度、扩散和滞留时间等，确定左心系统的形态结构、左侧心腔内径、左心室壁厚度、左向右分流和左侧心脏瓣膜反流性病变，以及研究左心血流动力学和左心功能状态等。

三、心肌声学造影

心肌声学造影是左心声学造影的研究重点。

冠心病是最常见的心血管病之一，冠状动脉造影、心电图运动试验、超声负荷试验、心脏放射性核素检查及电子束 CT 等各种新型影像学技术，在冠心病诊断方面发挥了非常重要的作用，提供了极为重要的信息。但冠状动脉造影术属于创伤性检查，各种无创性检查方法也各有优缺点，存在一定的局限性。

随着 M 型、二维、多普勒和超声负荷试验等超声检查技术的广泛应用，已对冠状动脉及心肌进行了大量深入研究，为冠心病等冠状动脉病变的病理、病理生理和临床诊断等方面提供了非常丰富的资料。二维等常规超声检查可以显示冠状动脉较大分支的解剖结构和血流状况，可对冠状动脉畸形等病变进行准确诊断；超声常规和负荷试验可对左心室腔大小、心壁厚度、活动状态、左心室整体或局部功能、冠状动脉血液灌注状况等进行深入研究；冠状动脉内超声检查可以实时、直观和深入研究冠状动脉的解剖结构及其血流动力学状态等。

但以上各种超声检查方法通常难以更直观地显示正常或病理状态下，心脏各部位的血液供应和心肌状况的信息，因此利用声学造影特点，开展对冠状动脉和心肌形态结构、心肌血流灌注、冠状动脉血流储备和心肌功能等方面的研究，一直受到关注，希望超声可部分取代冠状动脉造影等创伤性检查，或取代价格高昂、需要特殊设备的心脏放射性核素等检查方法，为临床提供一种无创、直观、实时、准确、简便、经济、实用、安全和可反复检查的新方法。

在研究初期，有人将普通声学造影剂直接注入左心室或冠状动脉内，观察分析冠状动脉灌注范围的心肌显影，这是最早的心肌声学造影。现在，仅在少数有条件的情况下，仍在临床上采用此方法进行心肌声学造影。研究者的最终目标锁定在经周围静脉注射造影剂实施心肌声学造影，其中关键的技术问题是研制新型心肌声学造影剂（详见本章第一节）和研发心肌显像技术。

（一）心肌声学造影类型

1. 破坏性（destructive）　采用高超声波发射能量，即高 MI，在局部破坏造影剂微泡，利用间歇式超声显像（intermittent ultrasound imaging）进行谐波成像（harmonic imaging）、谐波能量多普勒（harmonic power Doppler）、脉冲反向成像（pulse inversion imaging）等。同时，本类技术也将在声学造影剂的局部药物或基因特异性治疗领域发挥重要作用。

2. 非破坏性（non-destructive）　采用低超声波发射能量，即低 MI，在局部不破坏造影剂微泡，可进行实时心肌声学成像等超声检查，显示心室室壁运动和室壁厚度变化等。

（二）周围静脉心肌声学造影方法

1. 途径　各种周围静脉均可成为注射或输入声学造影剂的途径，通常采用临床上静脉注射或输液的周围静脉，如上肢或下肢的浅表静脉。如果受检者已经有静脉通路，在心肌声学造影时可予以利用，但必须考虑受检者的安全性和超声检查的方便可靠性，尤其在同时进行负荷试验的情况下。

2. 方法

（1）"弹丸式"注射（bolus injection）：采用"弹丸式"静脉注射，注射速度需根据造影剂剂量和检查目的而定。

其优点是方法简便，造影剂的用量较少。比较适用于实时、非破坏性、低 MI（MI＜1）成像技术，可在造影剂增强下，同时评价心室室壁运动和心肌灌注，通常应用于静态心肌声学造影，以及超声心动图负荷试验的初始阶段。在负荷试验（如多巴酚丁胺）达到接近于最大负荷阶段（submaximal）时，也可采用"弹丸式"注射造影剂进行心肌声学造影。

缺点是造影剂停留时间短暂，不利于清晰观察心肌造影剂浓度，难以准确进行心肌血流容积等分析，故需要注射与超声检查密切配合，超声检查者必须具有相当熟练的检查技术。

（2）持续输入：方法不如"弹丸式"注射方便，消耗的造影剂较多，花费较大，从而造成浪费。但采用本方法时，造影剂持续输入，造影剂的剂量可控、稳定，尤其是在负荷试验过程中，容易根据试验目的控制和调节造影剂剂量，从而可避免心肌成像时，由于造影剂明显衰减而影响心肌图像质量，较适用于以心肌声学造影准确测定心肌血流量等研究。

（三）成像技术及分析方法

对相关技术和方法的进展，在本章第二节已经讨论。为了便于进一步了解，现将在心肌声学造影研发过程中，曾使用的主要相关成像技术及分析方法，进行简要说明或补充，以供参考。

1. 谐波成像技术　心肌声学造影剂含有微泡，具有较强的非线性传播特性，因此当超声声束通过微泡后出现波形畸变，谐波成分明显增加。探头发射频率为2.5MHz的超声波，从心肌组织反射的回声频率仍然为2.5MHz；但从微泡反射的回声，包括频率相同的基调谐波（fundamental harmonic）及频率为5MHz的二次谐波等。由声学造影剂微泡所产生的二次谐波回声信号，其强度一般超过其他组织上千倍，是二次谐波成像（second harmonic imaging）技术的基础。

利用声学造影剂微泡具有的这种特性，在超声仪接收回声时，通过着重显示由微泡所产生的二次谐波反射信号，同时抑制基调谐波信号，使心肌声学造影剂的回声图像明显增强，周围组织的声影显著减弱，突出含有声学造影剂血流灌注部位的心肌成像，而缺血部位心肌组织成像不甚明显，达到显示不同心肌灌注状况影像的目的。

谐波成像一般通过形成灰阶图像显示心肌的血液灌注状况，通常可得到与B型显像相同的时间强度曲线，但对显示造影剂比一般B型显像更敏感，尤其是显示含有少量声学造影剂的心肌组织，对心肌成像十分有利。

目前多种超声心动图仪具有二次谐波成像功能，可进行心肌声学造影研究。直视观察法及视频密度（videointensity）分析法是常用的二次谐波成像分析方法。

2. 间歇式超声显像技术　超声波具有破坏声学造影剂中微泡的作用，微泡被破坏的程度与超声发射能量、超声频率等有关，一般随超声发射能量的增加而微泡的破坏率增加。在相同的发射能量条件下，具有共振效应的超声频率场（如2.7MHz），微泡可被迅速破坏。

因此，降低超声发射能量，减少超声发射次数，避免超声共振，将减少微泡被破坏的速度和程度，有助于提高心肌灌注血流中微泡的浓度和存留时间，提高心肌显像效果。Porter等通过动物实验观察到，采用间歇式超声显像技术，可增加心肌声学造影时心肌显影强度，延长持续时间，提高心肌造影效果。

3. 视频密度分析法　通过目测，一般可直观观察心肌声学造影图像，确定心肌灌注的大体状况，随后则需利用视频密度分析法，对造影图像进行深入的分析研究，对图像进行计算机处理，取得心肌造影剂时间强度曲线，计算出从注射声学造影剂至心肌开始显影的间期、峰值时间及强度、强度减半和完全消失时间等指标，从中取得各部位心肌血流灌注状况的信息。

4. 声学密度定量（acoustic densitometry）分析法　以背向散射积分为基础的定量分析方法，对心肌声学造影二维图像感兴趣部位取样进行定量监测，再经计算机自动分析处理，取得峰值强度、平均图像强度和图像强度标准差等声学定量参数。

5. 背向散射积分成像技术　采用超声组织定征技术，即背向散射积分（integrated back scatter）分析技术，用每次持续3s时间发射的高频声束，沿超声扫描线多点取样，将每条背向散射积分的平均功率与参考功率频谱进行对比，所得数据输入扫描转换器，重建为二维实时图像。

6. 数字减影及伪彩色编码技术　采用数字减影技术，将检查过程中无关的图像信号滤掉，突出感兴趣部位心肌的信息，使之易于识别和处理。同时，由于眼睛具有辨别彩色图像的能力要强于分辨黑白图像能力的特点，按不同灰阶强度人为编成各种不同的颜色，从而易于识别造影后心肌的灰阶强度变化。

总之，随着一些关键性技术问题的深入研究和解决，特别是新型心肌声学造影剂的成功研制，心肌超声显像、分析等技术的不断研发完善，采用周围静脉注射法进行心肌声学造影，逐步成为冠状动脉血流灌注基础研究的重要新技术；也已经开始应用于临床研究，以显示心肌缺血部位，评价心肌梗死后心肌的存活性，探讨冠状动脉微循环储备能力，评价介入治疗和心肌梗死溶栓治疗效果，提高负荷试验中左心室心内膜超声图像的分辨率等，有望在冠心病的实验和临床研究中进一步发挥重要作用。

四、安全性

与其他药物相似，新型声学造影剂也有出现各种不良反应的可能性，受检者的安全性仍然是第一位的。

据文献报道，已经有成千上万受检者使用过新型心肌声学造影剂，与X线等心血管影像学检查所使用的造影剂或同位素制剂等相比较，目前已批准使用的新型声学造影剂是相当安全的，出现不良反应或并发症的极少见，其不良反应发生率约占0.0172%。因此，根据欧洲和美国超声心动图学会的推荐，可以常规使用某些类型的新型声学造影剂。

新型声学造影剂主要的副作用是发生过敏反应、类过敏反应及血管迷走神经反射，比较严重的不良反应总发生率为0.0137%，其中个别受检者在使用声学造影剂过程中死亡，报道认为其原因是受检者本身存在严重的潜在心脏疾病。其与使用声学造影剂之间的确切关系，尚待进一步探讨。因此，在使用新型声学造影剂过程中，必须严密监测，及时处理可能出现的各种不良反应。尤其是对存在心内或经肺左向右分流的心血管病患者，由于发生不良反应的概率增加，更应提高警惕。

对不稳定型心肌缺血性疾病、急性或严重（Ⅲ/Ⅳ级）心力衰竭、严重室性心律失常、高度过敏体质等患者，由于有可能增加不良反应的概率，而且一旦发生不良反应则后果严重，甚至可导致致命性的后果，属于目前使用上述心肌声学造影剂的禁忌证。

为了顺利实施心肌声学造影检查，确保受检者的安全和图像质量，目前仍主张只在具备条件的单位使用，不主张盲目、普遍开展；相关研究人员必须经过培训，掌握造影剂特性、造影剂与超声的相互作用，掌握使用新型声学造影剂的适应证、禁忌证和方法，严格遵守相关规定和注意事项，包括受检者签署知情同意书，有经验的临床医生、护士现场监测，备有相关监测急救设备、药品等。

由于新型声学造影剂在心血管使用的安全性问题，其在不同国家被批准使用的情况有所不同，有的批准了其在心肌及心腔造影使用，有些则批准了其在心腔使用。2001年美国超声心动图学会（American Society of Echocardiography）曾发表相关指南，论述了声学造影的作用、检查者的职责和要求、安全性等，请参阅相关文献（Waggoner等）。国内尚无关于心血管领域声学造影剂的使用指南。

Bracco公司曾就SonoVue的安全性问题，在网站上公布了"SonoVue（声诺维）安全信息"（详见本章末附）。

五、局限性及需要解决的问题

与其他任何新技术一样，在发展过程中必然需要不断提高和完善，左心和心肌声学造影也存在不少问题，需要继续研发改进。

目前的心肌声学造影尚存在一定的局限性，比如声学造影剂可产生声影，影响观察超声扫描平面后方（far zone）部分心肌的灌注状况，难以获取该区域可靠的心肌声学造影信息；由于声学造影剂衰减和室壁运动等因素，可产生伪像，影响评价的准确性等。

另外，目前采用的新型声学造影剂，未达到理想的标准，其效果和毒副作用等尚待深入研究，更安全、具有特殊作用的声学造影剂有待进一步研制。心肌声学造影的成像技术及分析方法还需要继续提高，新的特殊图像软件需要进一步研究开发。其基础和临床研究范围及深度也有待不断探索，需要通过大量实验和临床研究，在调查和总结分析的基础上，形成可以在临床上广泛应用、安全可靠的标准化方法。

我们深信，开发研究的不断深入，仪器设备功能的日臻完善，以及左心、心肌声学造影与实时三维超声心动图等新技术的结合，必将推动左心、心肌声学造影的基础研究及其应用的发展，从而使其更广泛地为临床服务。

第四节 应 用

一、增强多普勒信号

造影剂微泡能产生非常强的散射信号，在循环中可以明显增强多普勒信号，帮助检出正常组织与器官内低速血流的信号。在心血管系统方面，可用于增加冠状动脉血流信号的检出率。在检测心肌内冠状动脉血流，检查冠状动脉桥、乳内动脉、冠状动脉移植后桥血管的彩色多普勒及频谱多普勒时，如遇信号强度不够，可使用低剂量声学造影剂，采用慢速静脉注射，以帮助检出这些血流信号（图9-7）。

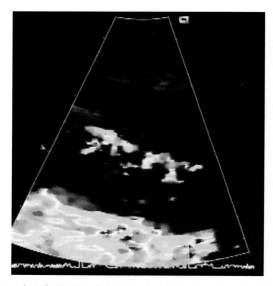

图9-7 含空气的微泡或低剂量含惰性气体的超声造影剂，能适量提高多普勒信号的强度，注射造影剂后，显示增强了心肌内冠状动脉彩色多普勒信号

二、心腔造影

对诊断而言，超声图像的质量至关重要。业已证实，声学造影可提高心腔超声图像的质量，已在许多超声实验室常规使用。采用声学造影，可提高勾画左心室心内膜轮廓的清晰度，从而准确确定心腔的边界，有助于进行心室形态学诊断，并有助于比较准确地评估左心室射血分数等心功能指标。

有许多研究者证实，采用声学造影方法，心腔超声图像的质量良好，有较好的可重复性，各检查者间的差异性明显缩小，其图像质量及检查者间差异性优于X线心血管造影，基本与心脏磁共振图像相当，而成本仅为磁共振的几分之一。

对冠心病患者，特别是在进行负荷超声心动图检查时，确定心内膜边界，精确显示室壁局部节段运动非常重要。通过声学造影，无论是在静息还是负荷状态，对清晰显示左心室局部的形态、心肌细微结构和功能均有相当大的帮助。

对识别小的或新鲜的附壁血栓，以及对明确小的室壁瘤边界等，心腔声学造影通常也有非常重要的作用（图 9-8 和图 9-9）。

由于认识的提高及组织谐波技术的应用，对诊断心肌致密化不全的准确性已大为增加，但仍在部分扫描困难的患者，需要声学造影剂提供帮助，以显示其心肌筛孔状病变（图 9-10），提高诊断准确性。

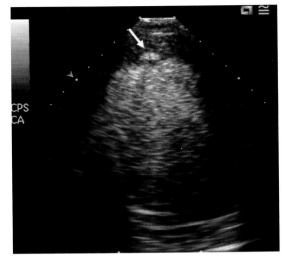

图 9-8　心腔内声学造影可明显提高附壁血栓（白色箭头所指）的检出率

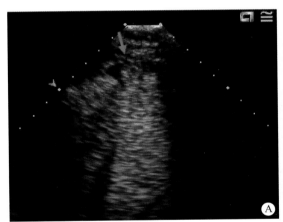 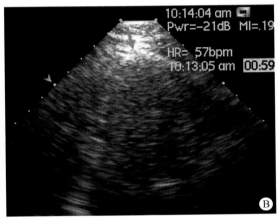

图 9-9　造影功能成像（A）和解剖组织成像（B），前者能有效地帮助检出心尖部很小的室壁瘤（红色箭头所指）

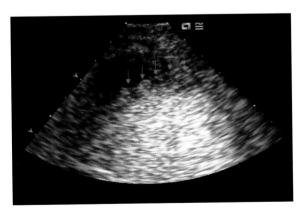

图 9-10　声学造影剂帮助检出心肌致密化不全，可观察到造影剂微泡进入筛孔状的心肌内（红色箭头所指）

三、心肌血流灌注研究

心肌血流灌注（myocardial perfusion）研究是心肌声学造影的强项，是迄今为止能实时动态研究人体活体器官灌注的唯一有效手段。声学造影为研究冠状动脉血管床及其心肌灌注提供了很好的实时无创方法，能从灌注水平研究包括冠心病在内的心脏生理及各种病理表现，寻找其规律性。

心肌血流灌注减少，通常是冠状动脉病变患者心肌氧供需失衡的第一个指标。心肌声学造影剂的信号强度与心肌血流容积成正比，通过心肌声学造影，可在心室室壁节段评估心肌血流容积和血流速率，从此两者的乘积可确定心肌血流量。评估心肌灌注，对确定冠状动脉病变患者的预后有重要意义，通常比单纯采用选择性冠状动脉造影评估冠状动脉解剖结构更重要。

1. 基础研究　超声声学造影，为心动物血管实验提供了良好平台，包括小白鼠在内的各种心脏病理模型研究，几乎为全球心血管实验室所采用，包括各种基础研究及药物开发（图 9-11），心肌缺血预适应研究等。

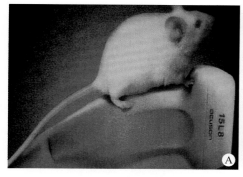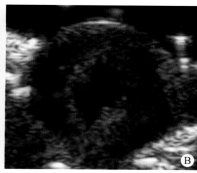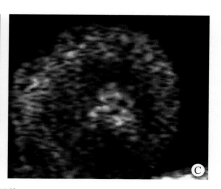

图 9-11　小白鼠声学造影实验超声探头及相关图像

A. 用于小白鼠声学造影的探头；B. 小白鼠心脏的二维图像；C. 小白鼠心脏的声学造影图像

2. 急性冠状动脉缺血　对部分心电图没有明显表现的急诊胸痛患者，在心肌酶异常尚未显现之前，进行心肌声学造影，可提供诊断依据。

当冠状动脉发生急性阻塞时，相应冠状动脉供血区域的心肌发生缺血，在心肌声学造影时，濒临坏死的区域显示为造影剂充盈缺损，充盈缺损的大小即为心肌危险面积，是确定随后梗死面积大小的重要指标。

一旦该冠状动脉的阻塞病变缓解，其供血部位的心肌得到再灌注后，通过再次心肌声学造影，可观察相应部位是否继续存在充盈缺损区。如果该血管供血区仍有造影剂充盈缺损区，则提示该区域为梗死部位，并可从充盈缺损区域的大小，估测其梗死面积的大小。

3. 慢性冠心病　在慢性缺血性心脏病患者的常规检查中，心肌声学造影可为诊断、鉴别诊断、疗效评估及随访提供重要的无创检查手段（图 9-12）。

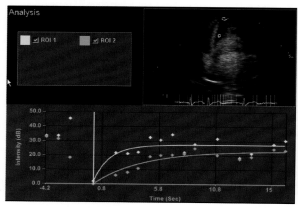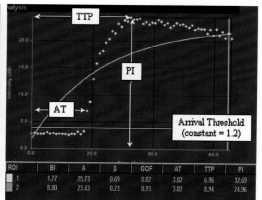

图 9-12　慢性冠心病

BI. 基础强度，即造影剂未进入前的本底；A. 造影的血流量指数；β. 微泡进入的速度指数；GOF. 离合度；AT. 造影剂到达时间；

TTP. 造影剂到达峰值时间；PI. 峰值强度

有研究者认为，声学造影剂所采用的微泡是运行于血管内的一种示踪剂，故测定其在不同血管床内的相应浓度能客观反映其血流容积，进而判断血管的狭窄程度和缺血的范围，达到诊断冠心病的目的。

心肌声学造影时，通过观察病变部位冠状动脉供血区域的灰阶强度、心肌不显影或延时显影状况，以及心肌声学造影剂的排空速率等，可以评估该血管阻塞的程度，判断是否存在侧支循环及其大小、范围。

4. 定性和定量分析　心肌声学造影与负荷试验结合，采用放射性元素标记的微泡，不仅能测量冠状动脉血流，而且可用微泡峰值强度估测血流容积，有助于早期发现冠状动脉病变。

许多文献认为，静脉法心肌声学造影测定局部心肌的血流容积和血流速率，并进而得出心肌血流量，进行定量测定，最终可替代正电子发射断层摄像（positron emission tomography，PET），而且成本不到 PET 的几分之一。心肌灌注的定性和定量分析，可为冠心病患者的预后评估提供重要的客观信息。

基于造影声学密度及强度变化的动态追踪演算技术，能提供声学密度及强度变化的上升斜率、幅度、面积、基础强度、峰值强度、到达时间、到达峰值时间和离合曲线等数据，为诊断及研究提供了量化的基础（图 9-13）。

结合双嘧达莫、多巴酚丁胺、腺苷等药物负荷试验，心肌声学造影已成功地应用于临床冠状动脉血流储备的

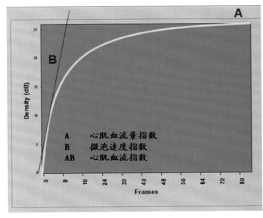
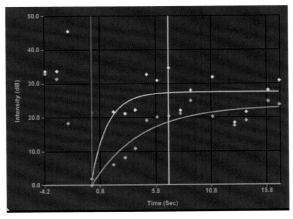

图 9-13　造影时间强度曲线分析参数

缺血性心脏病患者声学造影的时间强度曲线分析图，黄色采样区与曲线代表正常灌注的区域，绿色采样区与曲线代表低灌注区，后者灌注到达时间及峰值强度均慢于、低于前者，二者有明显的差异。图中 A 代表心肌血流量指数，图中 B 代表造影剂微泡进入的速度指数，AB 代表心肌血流指数，但必须以合适的造影剂剂量、注射方式与超声波能量为前提

测定，有作者通过与冠状动脉内多普勒测定相比较，认为两者的相关性良好。在心肌声学造影时，如果观察到心肌灰阶值增加 40%～100%，提示冠状动脉血流储备能力正常；灰阶值的增值减小或甚至降低，则提示冠状动脉血流储备下降。

5. 心肌存活性　通常认为，微血管密度和心肌收缩功能是评估心肌存活性的重要指标，心肌声学造影的峰值强度往往可反映微血管密度。急性心肌梗死后，微血管开放，提示心肌存活，而再灌注后心肌的血流灌注缺乏或减少，则表明心肌的存活性降低，或没有心肌存活。

四、冠状动脉内皮细胞功能

有研究报道，在吸烟或高脂血症患者，发生冠状动脉粥样硬化前，已有冠状动脉内皮细胞功能的异常。如果在粥样硬化发生前，或在动脉粥样硬化早期，就能发现冠状动脉内皮细胞的功能异常，将非常有利于消除或控制各种危险因素，有可能阻止冠心病的发生和发展。

一般认为，通过测定声学造影剂微泡的血管黏附性，可判定冠状动脉内皮细胞功能，确定血管损伤的程度。通过常规的病理组织学检查，微泡黏附性较大的血管区域并无特殊的明显变化，但通过电子显微镜检查，证实有超微结构的明确改变，提示心肌声学造影可以应用于研究冠状动脉内皮细胞的功能。

五、心血管病介入治疗术

凡涉及心肌血流灌注的心脏介入治疗，应用超声声学造影，可为介入治疗部位、疗效的评估提供依据，而这些依据是实时动态的心肌灌注信息，通过心肌声学造影即刻就可以获得，而选择性冠状动脉造影是无法获得的。

（一）冠心病

在急性或陈旧性心肌梗死、慢性冠状动脉严重狭窄病变患者，通过心肌声学造影，不仅可以观察冠状动脉的病变及其血流灌注等状况，还可用于评估溶栓、PTCA 及支架、冠状动脉搭桥等治疗效果。

比如，在冠心病患者进行 PTCA 和（或）支架植入术前后，可经冠状动脉导管注射超声声学造影剂 0.5ml，分别进行选择性冠状动脉超声造影。在术前，可以评估拟行介入治疗的冠状动脉及其供血部位心肌的灌注状态；介入治疗后，可了解该冠状动脉病变部位远端的心肌灌注状态，从而可帮助术者即刻了解疗效，有助于下一步治疗方案的制定和实施（图 9-14）。

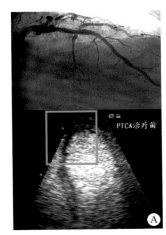
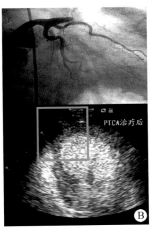

图 9-14　超声声学造影可即刻评估心脏介入治疗效果，特别是评估冠状动脉开通后其远端微循环灌注的状态

A.PTCA 治疗前，冠状动脉造影与心肌声学造影显示的低灌注区和无灌注区（绿框内）；B. 经 PTCA 治疗，冠状动脉开通后，心肌灌注恢复（绿框内）

（二）梗阻性肥厚型心肌病

在梗阻性肥厚型心肌病介入治疗前后，可以同样经

微小心导管注射声学造影剂行心肌声学造影。

　　术前，可协助精确定位，确定准备化学消融的冠状动脉分支及其所支配的心肌节段，最大程度地避免由于冠状动脉解剖变异导致消融部位不精确，造成对无关部位或有传导系统等重要结构供血的冠状动脉分支，进行误消融，产生严重后果。

　　术中，可进行试验性阻断冠状动脉分支时的疗效预估。

　　术后，可即刻评估消融术的疗效。

六、综合应用

　　随着超声由解剖性成像朝功能性成像的方向发展，可以综合各种成像手段及分析方法，以获得更全面的信息。

　　负荷超声心动图加超声心肌灌注成像：在观察室壁节段运动的同时，得到心肌灌注的信息，即同时进行解剖性成像与功能性成像。

　　超声心肌灌注成像加心肌结构力学的成像分析：在得到心肌灌注成像的同时，可以获得心肌宏观及微观的结构力学信息，包括速度、向量、加速度、加速时间、应变、应变率、径向与轴向的达峰时间、节段的 EF、节段及整体的容积、速度彩色三维图和应变彩色三维图等参数（图 9-15）。

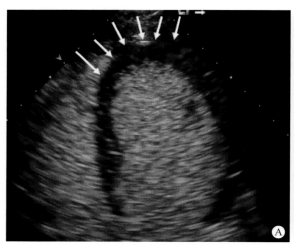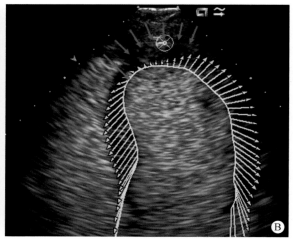

图 9-15　心肌声学造影与心脏其他无创检查手段综合应用

A. 与负荷超声心动图一起，可以同时观察心室壁的节段运动及相应区域的心肌灌注状态，显示在室壁运动差的节段存在心肌的灌注减弱；B. 超声声学造影与速度向量成像技术（velocity vector imaging，VVI）综合使用，在低灌注区域也显示出心肌在结构力学方面的改变（详情请参阅有关 VVI 章节）

第五节　展　望

　　超声声学造影是功能性成像的标志，将日益深入基础及临床，并有可能成为将医学超声从诊断领域引导至治疗领域的桥梁。国内外许多研究室均在研发新型造影剂及其造影方法，其重点之一是靶向超声微泡与分子成像，纳米级的造影剂微泡也有望能成为基因治疗的载体。

　　分子成像应用的基础，是从细胞和分子水平发现与认识疾病的病理生理过程，而这些过程早在患者出现临床症状与实验室改变之前就开始了。例如，如果在动脉壁发生硬化的最初阶段，就能发现某些启动因子，并能阻断它，其意义将十分深远，不仅使超声从诊断走向治疗，还迈向了预防的领域，可能有助于将冠心病等消灭于萌芽之中。

　　用于心血管领域的各种影像技术，包括 CT、MRI、PET 与核素技术、超声，均在分子成像领域积极探索，其中核素技术发展最快并较为成熟，不受体层的影响，敏感性高。

　　超声是回波技术，会受到体层的影响，但其基础成像技术也在迅速发展中，图像质量的改善日新月异，应用透射技术的超声也在全速开发。医学超声所具有的优势是实时性，良好的空间与时间分辨率，无创性与无放射性，短期可重复使用，方便性，费用相对低廉等。

　　超声声学造影剂微泡的优势：具有良好的可用于成像来源的散射体，并能在超声波的照射下产生良好的声学特性；微泡为空心体，其内可装载药物、基因等物质；微泡的外壳可装载导向物质，便于与特定靶目标结合；微泡在一定能量超声波的照射下会破裂，使内载的物质在靶目标处释放；其流变学特性类似红细胞，可以无滞留，并能安全通过肺循环与体循环，是良好的示踪剂。

　　目前，心血管系统的分子成像主要集中在以下领域：

　　通过主动性的靶向性机制，使带有靶向性的单克隆抗体或特异性配体的微泡，直接与病变组织器官的血管内皮细胞上的靶分子结合，探测损伤，释放修复损伤的物质，阻断血管内皮损伤所导致的病理生理过程（图 9-16）。

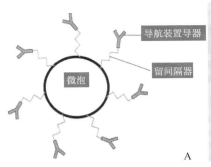
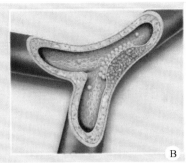
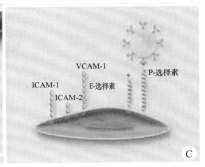

图 9-16 靶向治疗与超声分子成像

A.靶向治疗微泡结构示意图：微泡上具有导航装置，其与微泡间有留间隔器，以保障微泡在超声波作用下发生舒缩，微泡内可带有基因药物；B.微泡在循环中可经过导航器上的特异物质与特定部位相结合；C.结合后会释放特异的物质，起到定点治疗作用

探测血栓与溶栓治疗：通过注射带有能与血栓发生特异性结合并载有溶栓药的微泡后，在低 MI 超声的监测下，待微泡与血栓发生吸附、结合后，再在适当的 MI 作用下，使微泡破裂，释放溶栓药，达到血栓溶解的目的，对消除可能危及生命的血栓具有重要作用。近来的研究也表明，超声造影剂微泡受到某种等级能量的超声波扫描后，借助其发生的空化效应，也有助于溶栓治疗（图 9-17）。

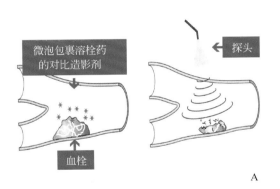
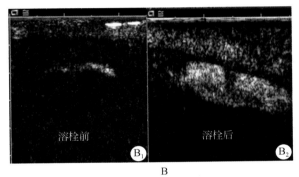

图 9-17 声学造影溶栓治疗

A.声学造影溶栓治疗示意图：包裹有溶栓药的微泡，在特异的导航作用下与血栓相结合，在一定能量的超声波扫描下，微泡破裂，溶栓药释放，起到溶栓作用；B.声学造影溶栓的动物试验；B_1.溶栓前，造影剂无法通过；B_2.溶栓后，造影剂能顺利通过

药物与基因的载体：用于药物和基因的局部特异性治疗，例如通过特殊微泡载入与释放成纤维因子，用于梗死后局部心肌的治疗。

总之，分子成像研究进展非常快速，它是超声造影剂与超声成像方法发展中的一个缩影，可能每天都会有新的发现与突破。我们期待这些技术早日进入临床，造福人类！

附：SonoVue（声诺维）安全信息

声诺维在欧盟国家均获得使用许可，并在挪威、瑞士、中国和其他一些国家怀疑或明确有心血管疾病的患者中使用，用于心腔的显示及左心室心内膜边界的描绘。声诺维在改善大血管的显像（"大血管适应证"，例如大动脉或门静脉系统），或微血管的显示（"微血管适应证"，例如肝脏或乳腺的血管情况）方面也同样获得认可。

我们现在想通知您关于声诺维（六氟化硫）新的安全信息。

自 2001 年 4 月 1 日至 2004 年 4 月 30 日，在欧洲共有 168 227 名患者使用了声诺维。

共报道了 29 例（0.0172%）不良反应（ADR），其中 23 例（0.0137%）ADR 较严重（23 例中有 3 例死亡），19 例类过敏反应，1 例血管迷走神经性晕厥，6 例（0.0036%）ADR 并不严重。

19 例类过敏反应并非抗体介导的，而是由于微泡与肥大细胞及嗜碱性粒细胞直接反应而释放的介质所导致。类过敏反应表现包括严重的低血压、心率减慢、皮肤反应。在很少一部分患者中，由于存在潜在的心肌缺血条件，会出现特异质反应，如低血压合并心绞痛、急性心肌梗死，有 1 例心脏停搏。在没有心脏疾病病史的病例中，未有缺血性并发症的报道。

由于这些类过敏反应的发生率极低，在一项临床研究中超过 3000 例患者使用了声诺维，只发生了 1 例严重的类过敏反应。只是在上市后监督中少数反应才开始变得明显。

据报道，上述 3 例病例均是在使用声诺维后短时间内死亡的。这 3 例病例的高风险性的心脏并发症都是可能致命的。3 例病例中有 2 例收集到了完整而详细的资料：心脏科医生及病理科医生将其死亡原因归结于患者本身严重的潜在心脏疾病，而与声诺维的使用并无关系。

Bracco 公司已经提交了 II 类更改，并对 EMEA 的产品特性总结（SmPC）做了修改。

严重的类过敏反应及血管迷走神经反射虽然少见，但在使用声诺维后也有可能发生。如果发生于有严重心脏疾病的患者，后果将是十分严重的。

因此，声诺维的禁忌证中应加入以下内容。

声诺维禁止使用于以下临床疾病：不稳定的缺血性心脏疾病、急性心衰、心衰分级 III / IV 级、严重的室性心律失常。因为在上述疾病患者中，类过敏反应和（或）血管扩张反应均可导致致命性的后果。

并且在 SmPC 的药物使用部分增加了以下特别提醒及预防措施：患者在使用声诺维后要接受至少 30min 的医学观察，急救设备及受过专门培训的人员必须到场。

（陆兆龄　熊鉴然）

参 考 文 献

刘汉英，等 . 1987. 超声造影诊断先天性心脏病异常分流 . 中国超声医学杂志，3：150

刘延玲，等 . 1985. 声学造影诊断先天性心脏病 . 中华物理医学杂志，7：151

刘延玲，等 . 1986. 右心声学造影诊断房间隔缺损（230 例报告）. 中国循环杂志，1：105

王新房，等 . 1979. 双氧水心脏声学造影在临床上的应用 . 中华物理学杂志，1（1）：2

Aronson S. 1993. Identifying stunned myocardium during cardiac surgery：the role of myocardial contrast echocardiography. J Card Surg，8（Suppl 2）：224-227

Feinstein SB,et al. 1984. Two-dimensional contrast echocardiography：1. In vitro development & quantitative analysis of echo contrast agents. JACC，3：14

Feinstein SB. 1986. Myocardial perfusion imaging：contrast echocardiography today and tomorrow. J Am Coll Cardiol，8：251-252

Galiuto L，et al. 2002. Assessment of coronary stenoses of graded severity by myocardial contrast echocardiography. J Am Soc Echocardiogr，15：197-205

Gramiak R，et al. 1968. Echocardiograph in the aortic root. Invest Radiol，3：356-388

Gramiak R，et al. 1969. Ultrasound cardiography：contrast studies in anatomy and function. Radiology，62：939-948

Iliceto S，et al. 1996. Analysis of microvascular integrity, contractile reserve and myocardial viability after acute myocardial infarction by dobutamine echocardiography and myocardial contrast echocardiography. Am J Cardiol，77：441-445

Immer FF，et al. 2000. Influence of the ultrasound contrast agent Levovist on human naifold capillary microcirculation. Angiology，51（2）：123-129

Kaul S. 1997. Myocardial contrast echocardiography. Curr Probl Cardiol，22（11）：553-635

Klibanov AL，et al. 2006. Targeted ultrasound contrast agent for molecular imaging of inflammation in high-shear flow. Contrast Media Mol imaging，1（6）：259-266

Liang HD，et al. 2003. The role of ultrasound in molecular imaging. Br J of Radiol，76：140-150

Masugata H，et al. 2003. Comparison of open-and closed-chest canine model for quantification of coronary stenosis severity by myocardial contrast echocardiography. Invest Radiol，38：44-50

Monaghan MJ. 2003. Contrast echocardiography：from left ventricular opacification to myocardial perfusion. Are the promises to be realised? Heart，89：1389-1390

Mor-Avi V，et al. 2001. Combined assessment of myocardial perfusion and regional left ventricular function by analysis of contrast-enhanced power modulation images. Circulation，104：352-357

Mulvagh SL，et al. 1996. Second harmonic imaging of an intravenously administered echocardiographic contrast agent：Visualization of coronary arteries and measurement of coronary blood flow. J Am Coll Cardiol，27：1519-1525

Porter TR，et al. 1995. Transient myocardial contrast after initial exposure to diagnostic ultrasound pressures with minute doses of intravenously injected microbubbles demonstration & potential mechanisms. Circulation，92：2391

Porter TR，et al. 1997. Detection of myocardial perfusion in multiple echocardiographic windows with one intravenous injection of microbubbles using transient response second harmonic imaging. J Am Coll Cardiol，29：791-799

Poter TR，et al. 1995. Visually dicrmible myocardial echocardiographic contrast after intravenous injection of sonicated dextrose albumin microbubbles containing high molecular weight, less soluble gases. JACC，25：509

Ronderos RE，et al. 2002. Correlation between myocardial perfusion abnormalities detected with intermittent imaging using intravenous perfluorocarbon microbubbles and radioisotope imaging during high-dose dipyridamole stress echo. Clin Cardiol, 25：103-111

Shaw LJ. 1997. Impact of contrast echocardiography on diagnostic algorithms：pharmacoeconomic implications. Clin Cardiol, 20（Suppl1）：139-148

Swinburn JM, et al. 2002. Real time contrast echocardiography：a new bedside technique to predict contractile reserve early after acute myocardial infration. Eur J Echocardiogr, 3（2）：95-99

Waggoner AD, et al. 2001. Guidelines for the cardiac sonographer in the performance of contrast echocardiography：recommendations of the American Society of Echocardiography Council on cardiac sonography. J Am Soc Echocardiogr, 14：417-420

Wei K. 2002. Assessment of myocardial blood flow and volume using myocardial contrast echocardiography. Echocardiography, 19：409-416

第十章 心功能检查

第一节 概 述

根据心脏的组成部分，心功能可分为心房功能和心室功能，心室功能又分为左心室功能和右心室功能；再根据心动周期的时相，可分为收缩功能和舒张功能，如左心室功能可分为左心室收缩功能和左心室舒张功能；同时，根据影响左心室的部位和范围，可分为左心室整体功能和室壁节段性运动功能等。但心脏是一个有机的整体，各部位的结构和功能互相影响，关系密切。

心室收缩功能主要指心室收缩期的射血能力，即心室的泵血功能，通常用心排血量和射血分数等指标来评价，而心室舒张功能主要指心室的舒张期扩张能力，一般用心室顺应性等指标来评价。左、右心室的收缩功能和舒张功能有相似之处，但也各有特点。

心室功能对心脏和机体十分重要，一般意义上的心功能多数指心室功能，尤其是左心室功能。下文着重讨论与临床关系密切的左心室收缩功能和舒张功能。心功能检查对准确评价心室功能，对心血管病的诊断和处理均具有重要的意义。

心功能正常者，左心室舒张末期容积为 100～150ml，每搏量一般为 75～100ml，射血分数为 55%～70%，每搏量与心率的乘积即为左心室每分钟排血量，它们都是反映左心室收缩功能的重要指标。

心脏的形态结构、代谢，以及机体整体和循环系统状态等很多因素，尤其是各种心血管病，通过改变心肌收缩力、心率、前负荷和后负荷等不同机制影响心功能，各种因素还可相互影响，共同对心功能产生影响。

心肌收缩力指心肌收缩缩短产生射血功能的能力，与心肌本身的组织结构、代谢状况、神经体液因素、前负荷和后负荷等有关。交感神经兴奋、血液循环中儿茶酚胺类物质浓度增加、正性肌力药物作用等，使心肌收缩力增强；而副交感神经兴奋、儿茶酚胺类物质浓度降低或负性肌力物质增加，以及各种导致心肌代谢失常、形态结构和功能异常的病变等，均可使心肌收缩力降低。

前负荷指心室舒张末期容积或室壁张力，一般用心室舒张末期压或容积为指标。心室舒张末期容积大、张力高，收缩期之前心室的负荷增加，在一定范围内心肌缩短速度加快，缩短明显，心肌收缩力随前负荷增加而

增强，排血量增加。任何减少心室充盈的因素，将通过影响前负荷而降低心室收缩功能。

后负荷指心室收缩出现后心室壁所产生的张力，即心室射血所遇到的阻力，其中主要是动脉压。在前负荷相同的条件下，后负荷增加将减缓心肌收缩期的缩短速度和程度，降低心排血量，在心肌收缩力减弱时其影响尤为明显。

心率：增加心率，在一定范围内可提高心排血量，但心率增加将使心室舒张期缩短，心室充盈时间减少，前负荷减少，也将影响心肌收缩力和心排血量。

临床可通过心导管检查、心血管造影术等创伤性检查，测定心血管腔内压力、各心动周期间期、心腔容积、室壁厚度、节段性和整体室壁运动等指标，测算每搏量、心排血量、射血分数、室壁缩短速率和程度、室壁张力、收缩末期压力容积关系等参数，来评价心室的收缩功能和舒张功能，往往可获得比较客观、直接、准确的心功能状况，迄今仍然被广泛采用，一般是其他测定方法参照的所谓"金标准"。但此类检查属于创伤性的，受客观条件限制，并具有增加受检者疼痛、并发症和 X 线损伤等不利影响，有很大的局限性，正在深入研究的无创性检查方法，希望能将其取代。

目前，无创性心功能检查已取得巨大进展，采用放射性核素、超高速 CT、超声心动图检查等，可比较准确地测定心功能。尤其是超声心动图，具有无创、准确、安全、可反复使用等特点，并能测定心室的收缩功能、舒张功能、心室整体功能和室壁节段性运动功能等，已在临床上发挥重要作用，正逐步成为替代创伤性心功能测定的主要无创性方法之一。

第二节 左心室收缩功能检查

在超声心动图发展的初期，一般采用 M 型超声心动图测定左心室容积、每搏量、射血分数、心排血量、左心室短轴缩短率和平均心室环周缩短速率等指标（图 10-1），目前 M 型仍然在临床心功能检查中被广泛使用，详见第二章。随着二维、三维和多普勒超声心动图等技术的发展应用，超声心动图已成为心功能检查的重要方法，以下主要讨论二维超声心动图检查心功能。

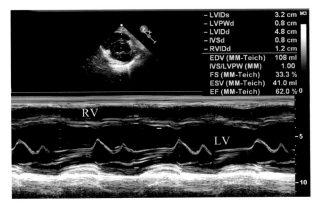

图 10-1　M 型左心室功能测定

一、左心室容积、每搏量和射血分数

左心室射血分数是临床最常用、最重要的左心室收缩功能指标，一般从左心室收缩末期和舒张末期容积测算。

左心室每搏量＝舒张末期左心室容积－收缩末期左心室容积，正常范围为 60～120ml。

$$左心室射血分数（LVEF\%）=\frac{左心室每搏量}{左心室舒张末期容积}\times100\%$$

采用 M 型和二维超声测定时，通常将左心室假设为一定的几何体模型，测定心动周期中该几何体模型各个方向的内径等，先计算左心室容积，再按公式得出每搏量和射血分数等有关指标，进而衍生出心排血量、心搏指数、心脏指数等其他左心室收缩功能指标，因此最基本的是测定左心室收缩末期和舒张末期容积。

心排血量＝每搏量 × 心率

正常范围为 3.5～8.0 L/min。

心搏指数＝每搏量 / 体表面积

正常范围为（40±7）ml/m²。

心脏指数＝心排血量 / 体表面积

正常范围为 2.7～4.2 L/m²。

左心室舒张末期容积指数＝左心室舒张末期容积 / 体表面积

正常范围为（70±20）ml/m²。

左心室收缩末期容积指数＝左心室收缩末期容积 / 体表面积

正常范围为（24±10）ml/m²。

目前较多采用的几何体模型有长椭圆体（图 10-2）、Simpson 法则和各种圆柱圆锥体组合等。Vuille 等采用以下多种左心室容积测定的几何体模型及方法（图 10-3）：①长椭圆体 D^3 法（prolate ellipsoid，D^3）；②长椭圆体长度 – 直径法（prolate ellipsoid，length-diameter）；③长椭圆体面积 – 长度法（prolate ellipsoid，area-length）；④长椭圆体短轴面积和长度法（prolate ellipsoid，short axis

area and length）；⑤ Simpson 法 则（Simpson's rule）；⑥圆柱体 – 半椭圆体组合法（cylinder-hemiellipse）；⑦圆柱体 – 截头圆锥体 – 圆锥体组合法（cylinder-truncated cone-cone）；⑧圆柱体 – 圆锥体组合法（cylinder-cone）等。利用这些几何体，测定心室收缩功能的原理、测定方法和计算公式各异，各有优缺点。

尽管迄今为止进行了大量研究，但由于某些局限性，尚没有超声准确测定心功能的满意方法可供临床广泛使用，仍需进一步深入探讨简便、准确的临床超声测定方法。从临床出发，为避免涉及过于繁杂的理论和数学公式，下文仅讨论常用方法。一般以长椭圆体为例，其 $D_1 = D_2 = D$，$L = 2D$，通过以下公式计算求得容积 V 相当于 D^3：

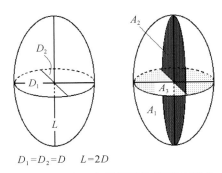

图 10-2　左心室长椭圆体模型示意图

L. 左心室长轴内径；D_1 和 D_2. 左心室短轴内径；A_1 和 A_2. 长轴相互垂直的两个平面；A_3. 短轴平面

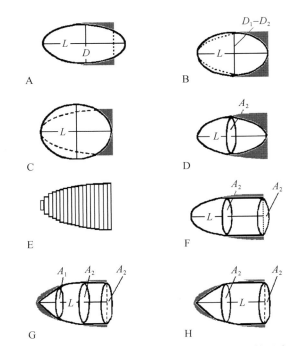

图 10-3　左心室功能测定中所使用的各种几何体示意图

A～H. 分别与正文中①～⑧相对应，其中 A_1 和 A_2 分别为左心室二尖瓣和乳头肌水平短轴断面面积；D_1. 左心室短轴内径；D_2 与 D_1 垂直的左心室短轴内径；*L*. 左心室长轴内径（参照 Vuille 等）

$$长椭圆体容积（V）= \frac{4\pi}{3} \times \frac{L}{2} \times \frac{D_1}{2} \times \frac{D_2}{2}$$

$$= \frac{4\pi}{3} \times \frac{2D}{2} \times \frac{D}{2} \times \frac{D}{2} = \frac{\pi \times D^3}{3}$$

$$= 1.047 \times D^3 \approx D^3$$

（一）M型法

一般采用左心室容积的立方公式法，简便实用，多数左心室形态结构变化较小的受检者，其结果较准确，但受到M型检查空间关系和心脏形态结构变化等限制，尤其是伴有室壁节段运动异常者，其结果不够精确。测定和计算方法详见第二章。

（二）二维面积长度测定法

面积长度法是心血管造影术测定左心室容积的经典方法，应用于超声检查时，根据超声断面和测算方法不同而有多种方法。常用且简便可靠的方法是单平面测定法（图10-4），采用心尖四腔心、心尖二腔心或心尖左心长轴等清晰显示左心室图像的断面，分别获取收缩末期和舒张末期左心室标准图像，且描绘心内膜回声轨迹，测定其面积和长轴内径，再分别按以下公式计算出左心室收缩末期容积和舒张末期容积，进一步计算出左心室每搏量和射血分数等。

$$左心室容积（ml）= 0.85 \times \frac{左心室图像面积^2}{左心室长轴内径}$$

分别测定心尖四腔心和二腔心左心室图像的上述指标，以两者相应面积的乘积替代上述左心室面积的平方，可得出双断面面积长度法（图10-5）测定的左心室容积，结果较准确，但方法不够简便。

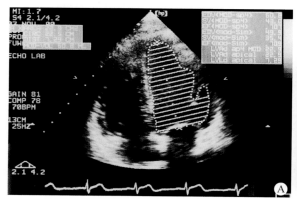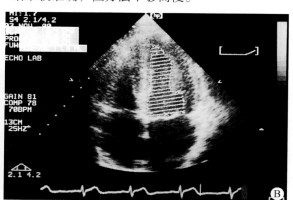

图10-4　二维单平面面积长度测定法

A.舒张末期心尖四腔心；B.收缩末期心尖四腔心

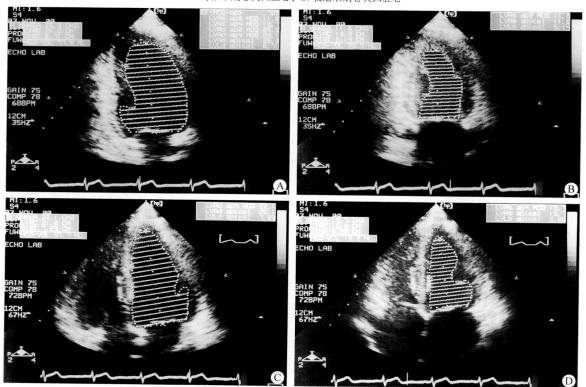

图10-5　二维双平面面积长度测定法

（三）二维 Simpson 法

根据 Simpson 规则，左心室由若干个形状相似的圆柱几何体构成，分别测定各个圆柱体的容积，其总和即为左心室容积（图 10-6A～F）。Simpson 法不受固定几何体模型的限制，尤其适用于伴有室壁节段运动异常的冠心病患者，但测定和计算方法复杂，一般需通过计算机分析处理。超声测定时，一般采用左心室短轴断面，将左心室分成不同数量的圆柱体、圆锥体等，测定原则基本相同，方法有所差别，其中以分为三种几何体最简便，结果也尚可靠，初步可供临床研究应用。

目前随着测量方法的不断改进，许多超声心动图检查仪已能通过勾画心室腔的轮廓，自动计算出心功能的各项指标（图 10-6G、H）。

三种几何体的改良 Simpson 法，采用二维超声左心室二尖瓣水平和乳头肌水平短轴断面，将左心室分为各占 1/3 的三段，基底部呈圆柱体，中部为截头圆锥体，心尖部为圆锥体（图 10-7）。分别测定左心室长轴内径（L）、二尖瓣水平短轴断面面积（AMV）和乳头肌水平短轴断面面积（AP），计算各几何体容积，三个几何体容积之和为左心室容积（V）：

$$V = \frac{AMV \times L}{3} + \frac{(AMV+AP) \times L}{2 \times 3} + \frac{AP \times L}{3 \times 3}$$

（四）二维其他几何体组合法

类似于 Simpson 法，从左心室二维标准断面，将左心室分为圆柱体、圆锥体、截头圆锥体或半椭圆体等两个或两个以上不同的几何体，分别测定其容积，各部分几何体容积之和即为左心室容积，有的实际上与改良 Simpson 法相同。

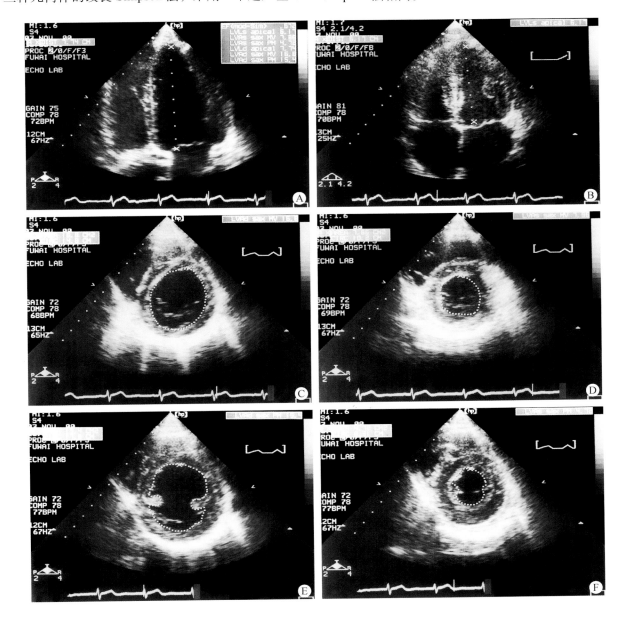

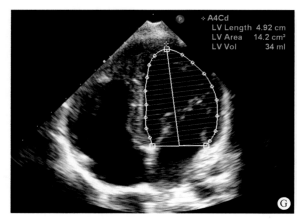
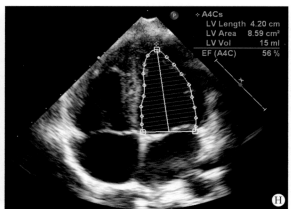

图 10-6　二维 Simpson 法测量心功能的各项指标

以上测定方法的结果，在左心室形态规则时尚较准确，但左心室形态发生变化时，采用断面较少的测定方法可出现明显的偏差，需尽量增加断面数量，通过计算机处理或采用三维超声方法进行测定，以求得准确结果。

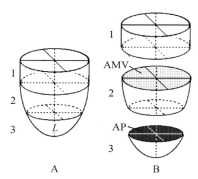

图 10-7　左心室几何体分段示意图

A. 左心室形状类似于倒置的长圆柱体 – 圆锥体。B. 将左心室三等分：圆柱体形的心底部（1）、截头圆锥体形的中部（2）和圆锥体形的心尖部（3）；L. 左心室长轴内径；AMV. 二尖瓣水平短轴断面面积；AP. 乳头肌水平断面面积

（五）三维超声心动图法

在二维左心室图像的基础上，进行三维重建，经计算机自动处理，获得左心室容积和其他参数。三维超声可克服二维超声不能全面显示左心室、具有计算误差等局限性，尤其是经食管或经胸多平面超声的三维重建，测定左心室功能比较准确，但需要特殊的计算机和软件等条件，正在深入研究中，其有望发挥重要作用。

（六）多普勒测定法

多普勒测定左心室每搏量和心排血量的原理，与上述方法不同，一般以钢管横截面面积及其腔内流体的流动速度为基础，经测算得到结果。目前多通过主动脉瓣环、二尖瓣环或二尖瓣口的血流进行测算，其中主动脉瓣环或二尖瓣口测定方法比较准确、简便，尤其是主动脉瓣环血流测定法，在临床上最常用。

主动脉瓣环血流测定法：采用胸骨旁左心室长轴断面，测定收缩期主动脉瓣环内径，计算出主动脉瓣环面积（AAO），再采用心尖五腔心断面，将脉冲多普勒取样容积置于瓣环水平，记录血流频谱，描绘频谱轮廓，由仪器自动计算出收缩期流速积分（SVI），再求出心搏量（心搏量 = AAO×SVI）。

二、其他左心室收缩功能测定

超声心动图检查还可获得左心室短轴缩短率、平均环周缩短速率、二尖瓣 E 峰与室间隔之间的垂直距离、每搏功、左心室收缩期射血力、室壁应力、左心室等容收缩期压力上升最大速率等左心室收缩功能参数，以及主动脉血流动力学指标和左心室内压力的无创性测定等，可从不同角度反映左心室收缩功能。有关左心室短轴缩短率、平均环周缩短速率等测定方法详见第二章，其他测定指标有待继续研究。

左心室等容收缩期压力最大上升速率：在心室等容收缩期，左心室腔内只有压力变化，没有容积变化，单位时间内左心室内压力上升速度越快，反映左心室心肌收缩力越强，此速率用最大 dP/dt 表示，目前有人通过二尖瓣反流的连续多普勒频谱测定。

通过脉冲多普勒技术，可测算主动脉血流动力学指标，包括主动脉血流最大速率、最大加速度等，反映左心室收缩功能。

左心室壁节段运动功能详见第十四章。

第三节　左心室舒张功能检查

近几年来，关于心功能衰竭流行病学的研究焦点发生了明显变化，左心室（LV）舒张功能的重要性越来越受到重视。1984 年 Dougherty 等第一次将心衰和重要的心肌损伤归因于舒张功能失调。随后，大量的临床研究和流行病学调查都肯定了这一发现。现已得到共识，在表现为充血性心力衰竭的患者中，30%～40%的收缩功能正常而舒张功能异常。现在认为，舒张性心衰（diastolic heart failure，DHF）是一组以具有心力衰竭的症状和体征、射血分数正常而舒张功能异常为特征的临床综合征。

从概念上讲，舒张性心衰时，心室腔在舒张期不能接受足够的血液，是由心室主动舒缓性能减低和（或）心室僵硬度增加，导致被动充盈受限所引起的，而不是由前负荷异常所引起的。舒张功能障碍的患者，临床可以有也可以无心力衰竭表现，可以伴有也可以不伴有收缩功能异常。

舒张期是指从心肌不产生力量和收缩到恢复至收缩前初始长度的过程。当这一过程延长、减慢或者不完整时，即可定义为舒张性心功能不全（diastolic heart dysfunction）。

传统的舒张期定义为心动周期中自主动脉瓣关闭到二尖瓣关闭的时间间期。一般分为四个阶段：等容舒张期、快速充盈期、缓慢充盈期及心房收缩期。

Brutsaeat等为了便于功能研究，将心动周期分为收缩期、主动舒缓抽吸的心室松弛期及被动充盈的心室顺应期。松弛期包括缓慢射血期、等容舒张期及快速充盈期；顺应期包括缓慢充盈期与心房收缩期。相对应的松弛期和顺应期的舒张功能，也可分别称为心脏的松弛性和顺应性。松弛期是一个主动耗能的过程，这一过程消耗的能量，约占心脏整个作功消耗能量的15%，因此，任何影响心肌能量代谢的病理过程都可能影响心脏的松弛功能。顺应期是心室在血流惯性和心房收缩压作用下的被动充盈的过程，或者说，是心室壁随前负荷增加的伸展能力。因而，当心肌发生肥厚或纤维化等可能导致心肌僵硬度增加的病理改变时，必然影响心肌的顺应性。

实际上，心脏的舒张不能简单地划分为上述两个独立的过程和显而易见的几个影响因素。心室的舒张是一个非常复杂的过程，可以将影响心脏舒张功能的因素，从时间和运动上划分为舒张运动和舒张运动以外两部分，可以从病理生理机制上划分为心肌内在和心肌外在两部分。上述每部分又可进一步划分出许多分支。例如，心肌外在因素包括：①血流动力学负荷（舒张早期负荷和后负荷）；②结构或运动的不统一性（heterogeneity）；③心包。心肌内在因素包括：①心肌细胞；②细胞间质；③神经激素活性。

上述因素可综合归纳为：细胞钙和能量的动态平衡、心肌（细胞和间质）的结构特性、心室前负荷和后负荷、心肌收缩/舒的非同一性（电兴奋和机械活动两方面）、左心室和右心室间的相互作用、心房收缩、心包的结构功能、冠脉血流状态、年龄和心率等多种因素的直接和间接影响。要正确使用超声心动图进行心脏舒张功能的

诊断，必须熟悉心脏舒张功能相关的生理和病理生理方面的知识概念。

舒张功能异常的发病率、发病机制、治疗方法及预后与收缩功能异常均有所不同。使得正确识别和评价左心室舒张功能异常具有重要的临床意义。有创性检查是舒张功能诊断的金标准，但近年来，随着超声新技术的不断发展，超声心动图技术已逐渐代替有创的心导管检查，特别是因为超声心动图技术的无创、简便、经济和可重复使用等突出优点，使其成为心脏舒张功能检测的主要手段。

有创性心导管检查松弛功能，可用心室内压力下降速率（$-\mathrm{d}P/\mathrm{d}t$）及心室等容松弛时间常数（Tau）来表示，顺应性可用容积/压力关系（$\Delta V/\Delta P$）来表示。遗憾的是，目前超声心动图尚难以直接测定上述参数，但大量关于舒张功能有创与无创方法的对比研究显示，合理运用超声心动图检测，可以为心脏舒张功能的诊断提供有效参考依据。现将常用的评价方法及其优缺点（主要影响因素）介绍如下：

一、二尖瓣多普勒血流频谱

二尖瓣多普勒血流频谱是最简便、最常用和经验积累最多的左心室舒张功能诊断方法。将脉冲多普勒取样容积放置于二尖瓣尖处，并注意取样线与左心房到左心室的充盈血流方向保持平行，注意取样容积位置偏低或过高、取样容积过大和取样角度偏斜，均会对频谱检测的准确性有影响。

取样位置偏低（瓣尖向心尖部方向移动）可导致频谱渐增宽。取样位置过高（瓣尖向瓣环方向移动）可导致峰值流速减低，且E峰较A峰更明显，有可能出现假阳性。

取样容积过大（＞2mm）信噪比降低，可能导致频谱模糊测量精确性受影响。取样角度偏斜，特别是在扩张型心肌病等心腔明显扩大转位患者，取样线不能与充盈血流保持平行，有可能导致频谱形态特征改变，时间参数测量误差，如E峰减速时间缩短。

二尖瓣血流频谱之所以重要和常用，是因为无论心脏舒张功能受损的机制如何复杂多样，最终体现在左心室舒张期充盈上，而二尖瓣舒张期血流是左心室充盈的最后唯一通道，充盈血流的模式取决于充盈压即舒张期左心室与左心房之间的压力阶差变化（图10-8）。

二尖瓣血流频谱的特点，在于对左心房压力的变化很敏感，借助于二尖瓣血流模式的变化，可以间接判断左心室舒张功能。具体检测参数可多达十几种，但目前得到公认的主要有E/A比值（即舒张早期和晚期充盈速度的比值）和DT（deceleration time，即舒张早期E峰的减速时间）（图10-9）。

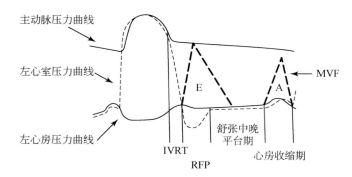

图 10-8　左心室充盈压与二尖瓣血流频谱的关系

IVRT. 等容舒张时间；RFP. 舒张早期快速充盈；MVF. 二尖瓣血流频谱；
E.MVF 的 E 波；A.MVF 的 A 波。一般将舒张期划分为 IVRT、RFP、舒张
中晚平台期和心房收缩期 4 个阶段

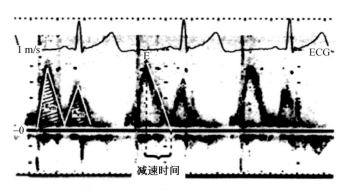

图 10-9　二尖瓣血流频谱常用参数

当舒张期左心室和左心房压力均在正常范围时，左心室舒张充盈量的 60%～70% 在舒张早期完成，E/A > 1，DT 为 150～250ms。当舒张早期松弛性受损时，左心室压力下降缓慢并且充盈量减少，舒张晚期充盈量相对增加，导致 E/A < 1 和 DT 延长。

现在认为，在排除瓣膜性心脏病等可能影响二尖瓣血流模式的前提下，正常心率的中青年如果出现 E/A < 1 和 DT 延长，往往存在影响心脏舒张功能的某种病变。

然而，对于老年患者，二尖瓣血流频谱的评价问题不尽相同。大量研究证明，老年组中存在 A/E < 1、DT 延长较青年和中年组显著增多，且与年龄增加成正比。有报道 70 岁以上老年人 87% 存在 E/A < 1。老年组高发生率的舒张性心衰，可以在各种可能影响心脏舒张功能病变的基础上发生，但更多的是与老年自然生理功能减退有关。

总之，舒张性心衰在老年人发病率明显增高，年龄是舒张性心衰病因中的一个不可忽视的独立因素。反之，如果在高龄患者特别是患有可能影响心脏舒张功能病变的老年人，未见舒张功能减退的表现，则需警惕是否为假性正常。

当舒张功能受损进一步加重时，即出现了左心室顺应性下降和左心室舒张末期压力增高，同时左心房压力

相应增高，由于舒张早期的左心室压力变化不大，致该期左心房室间压差相对加大。上述压力关系的变化对 E/A 值和 DT 的作用，恰恰与单纯舒张早期松弛性受损的作用相反，使 E/A 值和 EDT 由前述异常状态又恢复到"正常"范围。

但由于这种类似正常人的血流频谱是出现在舒张功能异常的基础上，故被称为假性正常，是二尖瓣多普勒血流频谱用于诊断左心室舒张功能的缺陷之一。对于这种伪像的鉴别关键在于避免孤立地进行超声心动图检测，必须将超声心动图检查与临床紧密结合，对于高血压、冠心病及其他可能导致心脏舒张功能异常，或存在心肌肥厚、左心房扩大等可疑征象的患者，应进行 Valsalva 试验（产生减轻前负荷的效应），对假性正常进行鉴别。

如果左心室舒张功能明显减低，主要是舒张晚期左心室顺应性严重受损，导致舒张中晚期压力明显增高和左心房压力代偿性明显增高，上述改变的结果是舒张早期左心房室间压差加大，充盈速度增加但又随之迅速达到零平衡，此种压差状态甚至持续到舒张晚期，表现为舒张早期 E 峰高尖、舒张晚期 A 峰低矮甚至消失、E/A > 2 和 DT < 120ms，这种表现称为限制性充盈异常。其临床意义明显大于松弛功能受损，虽然这种表现并非诊断心肌舒张病变的直接依据，在许多情况下，如心肌淀粉样变、嗜伊红细胞增多心肌病、心腔扩大、心肌肥厚、糖尿病，甚至输液量超负荷的正常心脏，都意味着左心室充盈压增高。

所有二尖瓣血流模式的变化，在心率较慢时很容易识别和测量，但当心率增快时早期充盈时间和充盈量减小，晚期充盈量相对增加，主要表现为 A 峰速度增加导致 E/A ≤ 1，当心率 > 88 次 / 分时就可能出现假性异常改变，需注意鉴别，对 DT 等数据亦需心率矫正才有参考价值。当心率更快时，E 峰和 A 峰融合甚至难以辨认，需要与房颤心律相鉴别。笔者在工作中体会，可以通过一些简易增加迷走神经张力的方法减慢心率，来帮助检测。

利用二尖瓣血流评估舒张功能还有一个不言而喻的限制，二尖瓣本身必须处于正常功能状态，不同程度的狭窄和反流都将导致相应的血流频谱改变。

二、等容舒张时间（IVRT）

合理运用 IVRT，首先须了解不同检测方法所测正常值不尽相同，超声心动图在心尖四腔心断面，将连续多普勒取样线放置于二尖瓣口与左室流出道之间，同时得到左室流入与流出道血流频谱，可测量主动脉频谱终点与二尖瓣 E 波起始点之间的时间，正常范围为 70～110ms。

IVRT 在不同病变状态下向两个方向偏移。一般情况下，在左心室收缩功能正常的心室肥厚、高血压、冠

心病 IVRT 延长，理论上说 IVRT 延长仅出现在左心室舒张早期松弛功能受损状态下。当各种病变导致左心室收缩功能受损、左心室顺应性明显下降，或从另一角度说，当左心室舒张末期压力和左心房压力明显增高时，IVRT 缩短；当左心室舒张末压升高到 30mmHg 时，IVRT 可能接近零。但 IVRT 对主动脉舒张压敏感，舒张压较低时，IVRT 缩短，反之舒张压较高时 IVRT 延长。这些都是在合理解释 IVRT 测定结果时需注意的问题。

心脏舒缓功能最突出的表现是等容舒张期左心室压力的下降。在大多数情况下，压力的下降呈指数形式，通过有创性导管检查可以测定松弛时间常数（Tau）、最大负性 dP/dt 等指标。如果将左心室舒张压力用自然对数相对于时间来作图，Tau 约等于从左心室压力下降到其初始值 2/3 所用的时间。遗憾的是，目前无创性方法尚难以直接测量上述指标。

超声心动图可以检测与上述指标密切相关的等容舒张时间，IVRT 表示舒张早期心肌舒张的速率，在心肌发生病变时，它是多普勒检测舒张功能最早表现为异常和最为敏感的指标之一。但 IVRT 是反映舒张早期心肌松弛功能的一个综合性指标，受到心室前负荷、后负荷、左心房压力、等容舒张协调性和心率等多种因素的影响，除非能在心脏负荷和其他调控因素被持续控制的状态下进行检测，否则不能将其看作单纯反映心肌内在松弛性的指标。因此，对其变化的意义必须结合临床，特别是对心室负荷状态进行分析判断时。

举例说，如果收缩早期后负荷增加致收缩间期延长和心脏作功增加，相应出现心肌主动松弛的起点延迟和松弛时间延长。如果收缩晚期后负荷增加致收缩间期缩短，相应出现心肌主动松弛的起点提前和松弛时间缩短。

虽然 IVRT 与多种因素存在复杂的相互影响关系，许多研究结果仍显示，这一参数对舒张功能诊断具有重要意义。总之，现认为 IVRT 明显缩短是左心室充盈压升高的可靠信号，而 IVRT 延长意味着心室存在导致心肌松弛功能受损的病变，同时左心室充盈压尚正常或接近正常。

三、肺静脉血流频谱

从上述超声指标的叙述可以看出，在心室舒张过程中，瞬时前、后负荷状态与二尖瓣血流频谱和 IVRT 测定结果息息相关，没有一个单纯指标能精确代表某一阶段的舒张功能状态，每一测定方法和参数都有其优缺点。为克服某一种方法和参数的片面性，可以综合应用具有不同优缺点的几种方法和参数，以便更全面准确地对舒张功能进行评估。肺静脉血流频谱受心脏负荷影响较小，并能侧重反映左心室充盈压的指标。

肺静脉血流频谱检测时应同时记录心电图，否则由于存在心底部其他大血管血流信号的干扰，有时难以清晰辨别心动周期时相。检测通常采用心尖四腔心断面，将取样容积放置于右上静脉开口内 1cm 处。注意不能用连续多普勒，且取样容积不宜偏大，否则易受其他血流信号干扰。正常肺静脉血流频谱，由收缩期的 S 波、舒张早中期的 D 波和心房收缩期的 Ar 组成（图 10-10）。

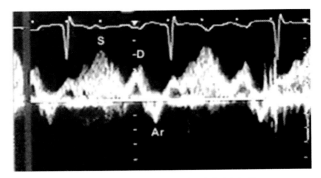

图 10-10　肺静脉血流频谱常用参数

在心室收缩期，二尖瓣关闭，心房松弛期肺静脉前向血流形成 S 波。有时 S 波呈双峰，第一个峰与心房松弛的压力降低有关，第二峰与心室收缩导致的心房压力降低有关。

在心室舒张早期，二尖瓣开放，肺静脉、左心房和左心室形成一个连续管道，肺静脉前向血流形成 D 波。

当左心房收缩时，由于左心房与肺静脉之间无瓣膜，因而在形成过二尖瓣 A 波的同时，还形成肺静脉血流频谱的逆向 Ar。

通常 S 波峰值流速＞D 峰值流速，但由于年轻人和运动员的左心房高效率传送作用，可能使 S 波呈相对低钝，通常逆行 Ar 值流速＜20cm/s，Ar 持续时间（Ard）大于二尖瓣血流频谱 A 波的持续时间（Ad）。S/D 值、Ar 峰值速度和 Ad，可反映左心室顺应性和左心室充盈压。S 峰值流速的衰减意味着左心房后负荷增加（即左心室舒张末压增高），左心房压增高，以及左心室僵硬度增加。另外，S/D 值降低也与左心房功能衰竭有关。当左心室顺应性降低时，Ad 缩短而 Ard 相对延长，两者的差值减小甚至逆转（正常情况下 Ad 大于 Ard）。利用 Ar 峰值流速增高和 Ad 与 Ard 差值减小，评估左心室舒张末压＞20mmHg，其敏感性和特异性可高达 82% 和 92%。与二尖瓣血流 A 波峰值流速类似，Ar 峰值流速也有年龄依赖现象，但两者的持续时间不随年龄增加发生变化。

对肺静脉血流频谱评估时，要注意心率对其影响。当心率增加时，由于舒张期相对缩短，可导致 S 波与 D 波融合及 S/D 值增加，但不影响其他测值的评估。心脏压塞亦可使 S/D 值增加。很容易理解，当存在二尖瓣反流时，S 波减低甚至逆转。

左心房不仅是肺静脉血流的储存器，也是左心室血流的输送器，从上文可见，左心房流入血流（肺静脉血流）与流出血流（二尖瓣前向血流）密切相关，将两者的多普勒血流频谱综合更具临床意义。在多数患者，根据 E/A 值和 S/D 值一般可以判断左心室充盈压状况，但对于尚具有心功能储备的单纯舒张功能受损患者，仅仅观察上述舒张早期频谱变化不一定可靠，此时 Ar 波的流速和持续时间更有临床价值。

在可疑二尖瓣血流频谱呈假性正常改变时，检测肺静脉血流频谱最有价值，两者的综合分析有助于对舒张功能受损进行分型（表 10-1）。

表 10-1　二尖瓣和肺静脉多普勒血流频谱综合分析舒张功能

指标	正常	松弛受损	假性正常	限制性充盈
IVRT（ms）	70～110	＞110	正常或＜70	＜70
E/A	1～1.5	＜1	1～2	＞2
DT（ms）	160～240	＞240	正常	＜160
S/D	≥1*	≥1	＜1	＜1
Ar（cm/s）	＜20	＜35	≥35	≥25**
Ad-Ard（cm/s）	＞45	正常或＜45	＜0	＜0

*年轻人或运动员可以＜1；** 如果存在心房功能衰竭可以＜25。

虽然一些研究已经显示，无创性超声方法在定量检测左心室充盈压方面，与有创方法有很好的相关性，但利用回归方程定量计算左心室充盈压，在临床工作中较为烦琐。而对二尖瓣和肺静脉瓣多普勒频谱进行综合分析，利用表 10-1 内容将左心室舒张功能大致进行危险度分层更便于实际应用。

现在认为，多普勒超声心动图检查对主诉心悸、气短的患者进行初步评价非常有帮助，是对临床病史和体检的重要补充。对于急性病患者更具优越性，因为在检查时即可得到结果。特别是对于存在上述典型异常的患者，在反映血流动力学方面很可靠。对于无须频繁进行血流动力学检测的患者，可以用多普勒超声心动图检查替代右心导管检查。在一些医院，对心脏移植患者，多普勒超声心动图已成为舒张功能的常规监护工具。

总之，在掌握舒张功能知识的基础上，将常用二尖瓣和肺静脉多普勒超声检查参数与临床资料紧密结合进行分析和正确解释，可以对多数患者提供无创的关于诊断心脏舒张功能有价值的信息。但是对某些患者，仅采用上述常用超声指标，尚难以得到肯定性结论，还需要结合其他超声心动图新技术和新指标才能进行评判。

四、彩色 M 型多普勒超声心动图（CMD）

心脏舒张功能受损时，左心室舒张早期血流传播速度（FVP）降低的原理：在舒张早期，二尖瓣开放后，心室继续弛张产生抽吸动力，驱动血流进入心室，向心尖流动。心室内压下降越快，血流从瓣口播散到心尖的速度也越快。舒张功能减退时，左心室内舒张期的最低压力升高，使左心室内压力梯度减小甚至丧失，导致舒张早期抽吸力量减小，FVP 下降。与二尖瓣频谱形成机制不相同之处在于，二尖瓣血流频谱主要反映左心房室间的压力梯度，而 FVP 主要反映左心室内压力梯度，后者主要由左心室松弛的局部不一致产生。

基于 M 型超声心动图的成像特点，CMD 有较高的时间和空间分辨率，可较准确地检测 FVP。大量研究显示，FVP 受前负荷影响小，与二尖瓣频谱比较，无论心腔是否扩大、是否有心脏病变，FVP 均与心导管测值 Tau 和 $-dp/dt_{max}$ 相关性良好（$r = -0.82$ 和 $r = -0.72$），特别是当二尖瓣血流频谱表现为"假性正常"时，FVP 仍与有创性检查结果呈良好相关。

CMD 检测方法：取心尖长轴或四腔心或两腔心断面，彩色多普勒成像（CDFI）显示过二尖瓣的左心室舒张期血流，调整 M 型取样线使之与舒张早期充盈血流平行并通过血流束中心，然后启动 M 型成像按键即可得到 CMD 图像。

不同研究者采用的测量方法不尽相同，具体测量方法：

方法之一：在舒张早期，二尖瓣口周围，在 M 型彩色血流束上确定最小混叠区中心为最大的流速点，并进一步缩小彩色多普勒血流速度检测范围，即扩大混叠血流的显示范围，然后在心室中部混叠接近顶点处，找出相当于最大流速 70% 的点，测量这两点连线向上的斜率，即距离/时间值，为舒张早期 FVP（图 10-11）。

方法之二：在 CMD 图像上，沿图像前缘颜色变化（由黑色转为红色）处，选一个线性节段，起点为血流在左心室入口处，终点在左心腔内图像前缘线性节段达最低血流速度处。测量舒张早期血流束线性节段的斜率，以 m/s 为单位，得出舒张早期左心室内 FVP（图 10-12）。

其他检测方法：也有研究者采用其他参数，反映左心室内血流传播速度。例如，Stugaar 等将 CMD 图像输入计算机，将彩色资料转换成数字值，以每四个像素的距离从二尖瓣向心尖部分辨峰速度，因为在心室最远端速度太小很难辨别噪声，所以选用二尖瓣峰速度的出现距心尖部 3.7cm 与峰速度下降 50% 的时间差（TD），为舒张早期左心室血流传播时间。Stojnic 用 CMD 测量心尖充盈延迟时间，评估左心室舒张功能，方法是测量从 QRS 波开始到向心尖部的彩色信号消失的时间，即为心尖充盈延迟时间。

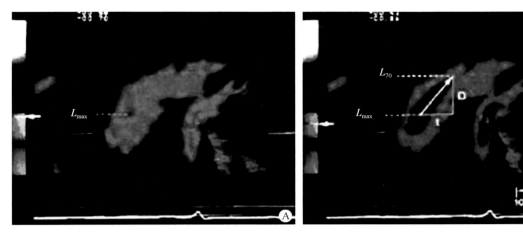

图 10-11 FVP 测定方法之一

A. 显示彩色多普勒血流检测速度范围较高时的混叠血流最先出现部位，L_{max} 为层流最大速度点所在部位，即混叠血流最先出现处。B. 可见彩色棒的混叠极限降低，CMD 混叠范围扩大，L_{70} 为舒张早期充盈血流最大流速 70% 的位置。由 L_{max} 到 L_{70} 连线的斜率为左心室舒张早期 FVP

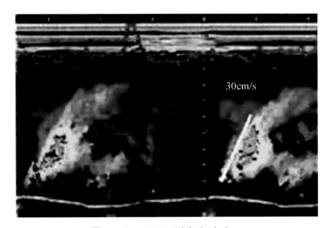

图 10-12 FVP 测定方法之二

目前，临床上多数采用 CMD 彩色图像舒张早期血流线性节段的斜率测定 FVP。正常人 FVP 的平均值一般 > 45cm/s；当心脏舒张功能受损时，不仅可观测到 FVP 低于正常值，还可将二尖瓣血流频谱的 E 峰最大速度与 FVP 测值进行比值计算。有研究者发现，急性心肌梗死（AMI）后，二尖瓣频谱 E/FVP < 1.5 者的预后，明显好于 E/FVP ≥ 1.5 者。E/FVP 预测 AMI 后发生心衰及死亡的价值优于 EF。

同二尖瓣脉冲多普勒频谱一样，FVP 也随年龄的增加而延迟，特别是在 75 岁以上者，这可能反映了心肌内在特性的退行性改变，致年龄依赖性左心室松弛的下降。我们有体会，FVP 也受心率影响，心率偏快或心律明显不齐时，FVP 变异较大，其他影响因素尚待进一步研究总结。

五、组织多普勒成像（TDI）

TDI 是近年发展的超声多普勒新技术，其原理与多普勒显像相同。将高速低振幅运动的血流信号滤掉，保留低速高振幅的室壁运动信号。

TDI 有多种成像模式，其中频谱模式的检测方法类似于脉冲多普勒血流频谱，可定量测定取样容积所在部位的局部室壁运动速度，其中二尖瓣环的运动速度代表心肌纤维沿长轴方向的缩短和延长，其大小能反映左心室容量的变化。在正常人，舒张早期运动速度（E′）高于舒张晚期运动速度（A′）。E′ 与 E 峰及 E′/A′ 值，与 E/A 值相关。类似于二尖瓣血流频谱，随着年龄的增加 E′/A′ 值亦下降。

许多研究结果显示，当左心室松弛功能受损时，与正常组对照，病变组的 E′ 峰速度明显降低。而在二尖瓣血流频谱出现"假性正常"时，E′/A′ 值仍然低于正常，显示松弛降低的充盈模式。现已公认，E′ 是反映左心室松弛功能的指标，不依赖前负荷的影响，是评估左心室舒张功能敏感而特异的指标（图 10-13）。

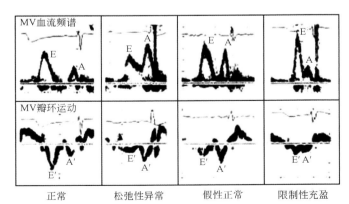

图 10-13 不同舒张功能状态下 TDI 与二尖瓣血流频谱的对比

晚近的研究结果显示，将脉冲多普勒检测舒张早期的二尖瓣血流频谱 E 峰结果，与 TDI 检测舒张早期二尖瓣环运动的 E′ 结果相结合，即 E/E′ 值，可以实现无创性准确评估左心室充盈压力（LVFP）。当左心室充盈压升高时，二尖瓣血流频谱的 E 峰流速增大，而组织多普勒二尖瓣环的 E′ 峰值速度减小，最终 E/E′ 值增大（图 10-14）。有报道指出，当 E/E′ > 10 的时候，判定 PCWP > 12mmHg 的敏感性为 91%，特异性为 81%。

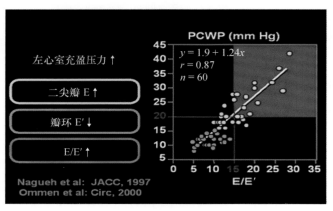

图 10-14　E/E′ 与左心室充盈压力的关系

还有研究显示，E/E′ 值与有创性心导管测定的肺动脉楔压（PCWP）、能敏感反映心功能状态的生化指标脑钠素（BNP）密切相关。在射血分数（EF）降低的患者，E/E′ > 15 为 PCWP > 15mmHg 的临界值。在 EF 正常患者，E/E′ > 11 为 PCWP > 15mmHg 临界值。E/E′ < 8 表示 LVFP 在正常范围内，E/E′ 为 8～15 是评估 LVFP 的灰色区域。许多研究结果显示，以上参数在临床评估心脏病患者的心功能状态、制定治疗方案、随访治疗结果、评估预后等多方面都具有实用价值。

六、舒张早期左心室内充盈减射现象

动物实验表明，在舒张早期，从心室基底部到心尖部存在负性压力梯度，此压力梯度保证舒张早期血液由左心房进入左心室后，从二尖瓣口沿流入道到达心尖部，再转至流出道。理论上，舒张期左心室内形成的负性抽吸作用，保证流入道各点流速不低于甚至略高于二尖瓣口处流速，但实际上，血流进入左心室后，由于"流管"截面积相对增大，血流方向发生一定的偏移，使二尖瓣下流速有轻度递减现象。

采用脉冲多普勒测量正常人二尖瓣下 1cm、2cm、3cm 处的最大流速，均接近瓣口血流速度或略减低（减低幅度不大于 25%），这种正常左心室内舒张早期的充盈流速变化，也可称为平射或轻度减射现象。但在左心室舒张功能异常时，由于左心室舒缓和弹性回缩功能下降，引起心室内舒张充盈速度明显递减（瓣下 2～3cm 处流速与瓣口流速比较，减低幅度大于 25%），当出现二尖瓣"假性正常"频谱时，这种明显的减射现象仍然存在。因此，该指标有助于鉴别"假性正常"，而且减射现象的测量

不涉及充盈模式（舒张早晚期充盈比例或时间），适宜于心房纤颤时对左心室舒张功能的评估（图 10-15）。

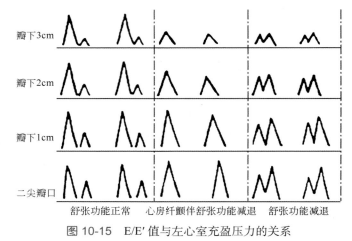

图 10-15　E/E′ 值与左心室充盈压力的关系

七、房室平面位移（AVPD）

超声心动图研究表明，收缩期 AVPD 向心尖移动是由左心室心肌纤维短缩所致，可用于评估左心室收缩功能。在舒张早期，AV 平面迅速逆向心尖朝左心房移动，此阶段的 AVPD 主要取决于左心室松弛，故松弛性减退时可导致 AVPD 逆向运动的下降斜率减小。在舒张晚期，AVPD 同 ECG 的 P 波及脉冲多普勒二尖瓣血流频谱的"A"波相对应，主要由左心房收缩所致。当舒张早期心室舒张功能受损时，心房代偿性收缩往往在舒张晚期加强，导致舒张晚期房室环负向位移相对加大，故 AVPD 舒张晚期负向位移的程度可成为评价心脏舒张功能的一种简易指标。

1992 年 Alam 等首先应用超声心动图测量房平面位移用于评价左心室舒张功能。具体检测时，应取 3 个心动周期平均值，将 M 型取样线置于室间隔或侧壁边缘与左心室 AV 平面（即二尖瓣环）交界处（图 10-16），可得到左心室 AV 平面的 M 型运动曲线（图 10-17）。在该曲线上，可分别测量舒张早期 AVPD 下降斜率、逆向 AVPD 最大值（T）及左心房收缩引起房室平面位移（A），计算其比值（A/T），求均值，得到最后结果。

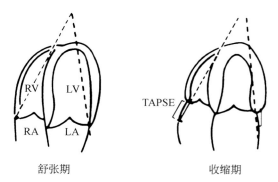

图 10-16　M 型超声心动图 AVPD 检测方法

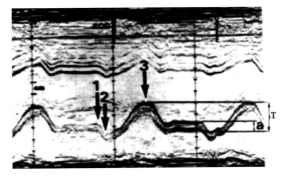

图 10-17 M 型超声心动图 AVPD 运动曲线

有报道指出，舒张早中期 AVPD 下降斜率，在正常对照组一般 > 70cm/s；一般 A/T < 0.40；在舒张功能减退者，AVPD 下降斜率一般 < 0.45cm/s；A/T 值增加，一般 > 0.50。上述 AVPD 参数的影响因素可能有心脏收缩功能、心率及心房收缩功能。

第四节　右心室功能检查

左心室功能代表最重要的心功能，而右心室往往处于从属地位，因此右心室功能的研究较少。

正常情况下，右心室并非规则的几何体，在心血管病时，其形态可出现明显变化，因此测定右心室容积相当困难。类似于左心室容积测定，一般也采用几何体假设测定法、Simpson 法和超声图像三维重建法等测定右心室容积，但以往所采用的方法使得结果不够准确，迄今未能在临床广泛应用。随着三维技术的发展，特别是经食管和经胸多平面超声检查基础上的三维重建术，有望开辟准确测定右心室容积的新途径。

如前所述，二维或三维超声测定每搏量和射血分数系以测定右心室容积为基础，而在目前二维超声很难准确测定右心室容积，故尚难准确测定每搏量和射血分数，有待三维技术的发展。有研究者采用多普勒技术，按照主动脉瓣环测定左心室收缩功能的方法和计算方式，用肺动脉瓣环血流测定法测定右心室每搏量，发现其结果与心导管测定结果密切相关，有待继续研究。

类似于左心室舒张功能测定，也有研究者采用右心室等容舒张期时间、右心室压力最大下降速率、经过三尖瓣血流的有关指标测定等，测定右心室舒张功能，这些研究均尚待深入探讨（图 10-18 和图 10-19）。

右心室功能与许多疾病预后密切相关，随着临床对右心室功能认识和研究的深入，右心室功能评价受到越来越多的重视。超声心动图是目前评估右心室结构和功能的主要方法，但由于右心室复杂的解剖形态，准确评估右心室功能充满挑战，一般应用多参数综合评估。

1. 右心室面积变化分数（fractional area change，FAC）　于心尖四腔心断面通过勾勒右心室心内膜下面积，分别测量右心室收缩末期和舒张期末期面积，计算右心室 FAC。右心室 FAC% =（舒张末期面积－收缩末期面积）÷ 舒张末期面积 ×100%。右心室 FAC < 35% 为右心室收缩功能减低（图 10-20）。

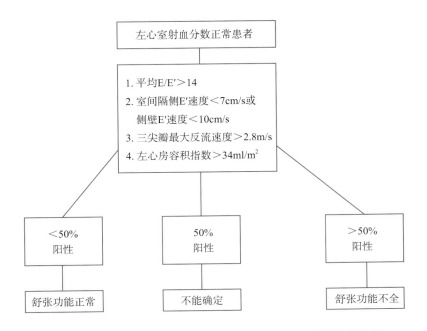

图 10-18　左心室射血分数正常患者的左心室舒张功能诊断流程

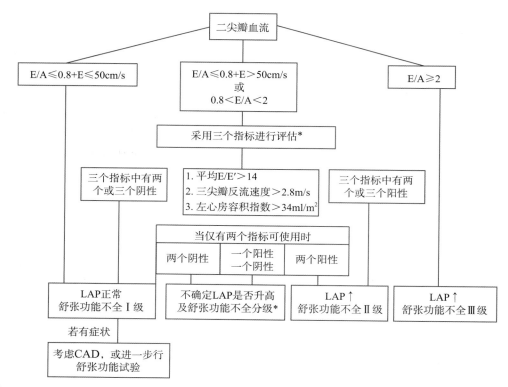

图 10-19　在左心室射血分数（LVEF）减低和正常的心肌疾病患者中，评估左心室充盈压及左心室舒张功能分级的流程图

* 当三个指标中仅有一个指标可获取时，LAP 是否升高不能确定。在 LVEF 减低的患者中，肺静脉 S/D < 1 提示 LAP 升高（引自 Nagueh SF, et al. 2016. Recommendations for the evaluation of left ventricular diastolic function by echocardiography: an update from the American Society of Echocardiography and the European Association of Cardiovascular Imaging. J Am Soc Echocardiogr, 29（4）: 277-314.）

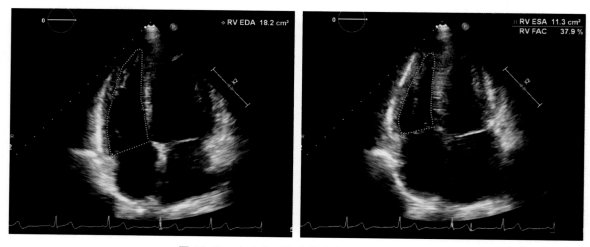

图 10-20　右心室面积变化分数（FAC）测量

2. 三尖瓣环收缩期位移（tricuspid annular plane systolic excursion，TAPSE）　于心尖四腔心断面将 M 型取样线置于三尖瓣侧瓣环，测量瓣环在收缩达峰时的纵向位移，TAPSE < 17mm 提示右心室收缩功能减低。TAPSE 易于获取，测量简单，可重复性好，但仅代表右心室部分纵向功能（图 10-21）。

3. 三尖瓣环收缩位移速度（S′）　于心尖四腔心断面应用组织多普勒测量三尖瓣侧瓣环纵向位移速度（S′）。

S′ < 9.5cm/s 提示右心室功能异常。S′ 测量具有角度依赖性，在节段性室壁运动异常时不适用（图 10-22）。

4. 右心室心肌作功指数（right ventricular index of myocardial performance，RIMP）　RIMP 又称右心室 Tei 指数，可同时评估整体右心室收缩和舒张功能。RIMP =（等容舒张时间 + 等容舒张时间）/ 右心室射血时间 =（三尖瓣关闭开放时间 − 右心室射血时间）/ 右心室射血时间。可通过脉冲多普勒和组织多普勒测量获取。RIMP > 0.4

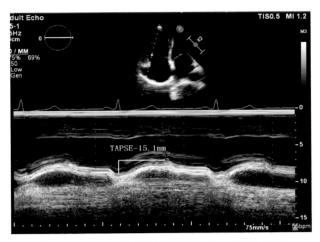

图 10-21 三尖瓣环收缩期位移（TAPSE）测量

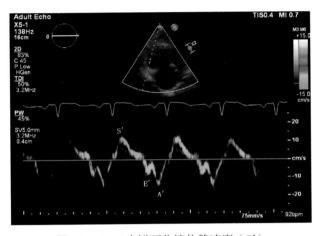

图 10-22 三尖瓣环收缩位移速度（S′）

（PW 测量）或 > 0.55（TDI 测量）提示右心室功能异常。RIMP 不应单独作为评估右心室功能的参数，需结合其他参数评估，且心率不规则时不能采用此方法（图 10-23）。

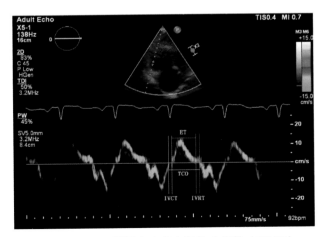

图 10-23 TDI 测量右心室心肌作功指数（RIMP）

RIMP＝（TCO–ET）/ET＝（IVCT+IVRT）/ET。其中，TCO 为三尖瓣关闭开放时间，ET 为右心室射血时间，IVCT 为等容收缩时间，IVRT 为等容舒张时间

5. 右心室射血分数（RVEF） 由于右心室复杂的解剖形态及二维超声的局限性，二维超声心动图无法准确评估右心室容积和射血分数，目前不建议使用二维法评估 RVEF。研究表明，三维超声心动图可准确测量右心室容积和 RVEF。RVEF ＜ 44% 为右心室功能减低。RVEF 测量受技术和分析软件限制，需大样本研究进一步明确测量数据的意义。

以上右心室收缩功能的测量方法及参数具有各自的优势和限制，单一参数无法准确全面评估右心室功能，需根据临床情况采用多参数综合评估。

右心室舒张功能是影响右心室功能的重要方面，是评估右心室功能受损的一项早期敏感指标。超声心动图评估右心室舒张功能的参数多参照描述左心室舒张功能的参数，如三尖瓣舒张期血流频谱（E、A 和 E/A）、三尖瓣环运动速度（E′、A′、E′/A′）等。目前对于右心室舒张功能仍缺乏系统研究，临床及研究数据有限。

（本章图 10-8 至图 10-17 由李越提供，特此致谢）

（吕秀章 李 越）

参考文献

李越 . 2001. 超声心动图新技术 . 北京：科学技术文献出版社，98-112，152，153

于东明，等 . 2000. 超声测定二尖瓣环运动评价心室舒张功能 . 中国医学影像技术，16（12）：1048，1049

张红颖，等 . 2001. M 型彩色多普勒超声评价左心室舒张功能的进展 . 心脏杂志，13（5）：401，402

章仁品，等 . 1998. 多普勒超声测舒张早期室内充盈减射评价左心室舒张功能 . 中华超声影像学杂志，7（1）：1

Christian B，et al. 1999. M mode analysis of mitral annulus motion for detection of pseudo mormalization of the mitral inflow pattern. Am J Cardiol，84：692-697

Cohen GI，et al. 1996. A practical guide to assessment of ventricular diastolic function using Doppler echocardiography. J Am Coll Cardiol，27（7）：1753-1760

Dougherty AH，et al. 1984. Congestive heart failure with normal systolic function. Am J Cardiol，54：778-782

Dumesnil JG，et al. 1991. Use of Valsalva maneuver to unmask left ventricular diastolic function abnormalities by Doppler echocardiography in patients with coronary artery disease or systemic hypertension. Am J Cardiol，68（5）：515-519

Frigerio M，et al. 2003. Prevention and management of chronic heart failure in management of asymptomatic patients. Am J Cardiol，91（9A）：4F-9F

Galderisi M，et al. 1993. Impact of heart rate and PR interval on Doppler indexes of left ventricular diastolic filling in an elderly cohort（the Framingham Heart Study）. Am J Cardiol，72（15）：

1183-1187

Gibson DG，et al. 2003. Clinical assessment of left ventricular diastolic function. Heart，89：231-238

He ZX，et al. 1992. Correlations of left ventricular diastolic parameters and heart rate：assessment through right ventricular pacing. Eur J Nucl Med，19（5）：343-348

Lee CH，et al. 1990. Discrepancies in the measurement of isovolumic relaxation time：a study comparing M mode and Doppler echocardiography. British Heart Journal，64，214-218

Lewis BS，et al. 1980. Isovolumic relaxation period in man. Am Heart J，100（4）：490-499

Manca C，et al. 1995. Effect of aging on left ventricular filling in untreated hypertensive patients. Int J Cardiol，48（2）：121-129

Nagueh SF，et al. 1997. Doppler tissue imaging：a noninvasive technique for evaluation of left ventricular relaxation and estimation of filling pressures. J Am Coll Cardiol，30：1527-1533

Nagueh SF，et al. 2001. Clinical assessment of LV diastolic filling by Doppler echocardiography. ACC Curr J Rev，Jul/Aug：45-49

Ommen SR，et al. 2000. Clinical utility of Doppler echocardiography and tissue Doppler imaging in the estimation of left ventricular filling pressures；a comparative simultaneous Doppler-catheterization study. Circulation，102：1788-1794

Rakowski H，et al. 1996. Canadian consensus recommendation for the measurement and reporting of diastolic dysfunction by echocardiography：from the Investigators of Consensus on Diastolic Dysfunction by Echocardiography. J Am Soc Echocardiogr，9：736-760

Razuhiro Y，et al. 1995. Intraventricula dispersion of early diastolic filling：a new marker of left ventricular diastolic dysfunction. Am J Heart，129：291

Sagie A，et al. 1993. Reference values for Doppler indexes of left ventricular diastolic filling in the elderly. J Am Soc Echocardiogr，6（6）：570-576

Scalia GM. 1997. Noninvasive assessment of the ventricular relaxation time constant（Tau）in humans by Doppler echocardiography. Circulation，95：151-155

Schiller NV，et al. 1989. Recommendations for quantitation of the left ventricle by two-dimensional echocardiography. J Am Soc Echocardiogr，2：358-367

Schwammenthal E，et al. 2000. Noninvasive assessment of left ventricular end-diastolic pressure by the response of the transmitral a-wave velocity to a standardized Valsalva maneuver. Am J Cardiol，86（2）：169-174

Shapiro LM，et al. 1987. Measurement of isovolumic relaxation：

comparison of echocardiographic mitral valve opening and Doppler mitral valve flow. Cardiovasc Res，21（7）：489-491

Sohn DW，et al. 1997. Assessment of mitral annulus velocity by Doppler tissue imaging in the evaluation of left ventricular diastolic function. Journal of the American College of Cardiology，30（2）：474-480

Sohn DW，et al. 1999. Evaluation of left ventricular diastolic function when mitral E and A waves are completely fused. J Am Soc Echocardiogr，12：208-303

Soufer R，et al. 1985. Intact systolic left ventricular function in clinical congestive heart failure. Circulation，55：1032-1036

Spirito P，et al. 1988. Influence of aging on Doppler echocardiographic indices of left ventricular diastolic function. Br Heart J，59（6）：672-679

Sundereswaran L，et al. 1998. Estimation of left and right ventricular filling pressure after heart transplantation by tissue Doppler imaging. Am J Cardiol，83：352-357

Takatsuji H，et al. 1996. A new approach for evaluation of left ventricular diastolic function：spatial and temporal analysis of left ventricular filling flow propagation by color M-mode Doppler echocardiography. J Am Coll Cardiol，27：365

Ural D，et al. 2001. Effect of the Valsalva manoeuver on diastolic filling indices in patients with essential hypertension. J Am Soc Echocardiogr，15（9）：607-612

Wang TJ，et al. 2003. The epidemiology of "asymptomatic" screening. Ann Intern Med，138（11）：907

Yamamoto K，et al. 1997. Assessment of left ventricular end-diastolic pressure by Doppler echocardiography：contribution of duration of pulmonary venous versus mitral flow velocity curves at atrial contraction. J Am Soc Echocardiogr，10：52-59

Yamamoto K，et al. 1997. Determination of left ventricular filling pressure by Doppler echocardiography in patients with coronary artery disease：critical role of left ventricular systolic function. J Am Coll Cardiol，30：1819-1826

Zabalgoitia M，et al. 1997. Role of left ventricular hypertrophy in diastolic dysfunction in aged hypertensive patients. J Hypertens，15（10）：1175-1179

Zile MR，et al. 2002. New concepts in diastolic dysfunction and diastolic heart failure：Part I. Diagnosis, prognosis, and measurements of diastolic function . Circulation，105：1387

Zile MR，et al. 2002. New concepts in diastolic dysfunction and diastolic heart failure：Part II. Causal mechanisms and treatment. Circulation，105：1503

第十一章　心腔内超声心动图

第一节　历史与现状

将超声探头的晶片置于导管顶端，制成类似于心导管的超声导管，可经静脉或动脉将超声导管探头送入大血管或者心腔内，进行超声成像，统称为导管超声。根据超声导管置入的位置及其检查的组织结构，包括心血管系统和其他系统，分别可有不同的名称。其中，超声导管置入血管内检查者，称为血管内超声（intravascular ultrasound，IVUS，详见第十二章）；超声导管置入心腔内对心脏大血管进行检查者，称为心腔内超声心动图（intracardiac echocardiography，ICE）。

在心血管系统以外，利用导管通过尿道、阴道、子宫腔、腹腔、气管及支气或鼻咽等，进入相应脏器部位，亦可以进行超声扫描成像，但均不属于本章阐述范围。

导管超声应用于临床已有 20 余年，初始的导管超声采用机械式扫描，呈 360° 旋转，较高的频率使穿透力受限，仅能展现近端的轴向图像（图 11-1）。机械式扫描，多数限于二维或多普勒成像方式。经过不断改进，这种技术已能提供实时高分辨率的图像，是当前评估冠状动脉病变及介入治疗效果的有效方法之一，即血管内超声（图 11-2）。

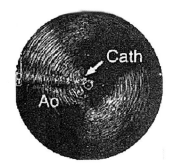

图 11-1　传统的超声导管为机械式扫描，呈 360° 旋转，仅显示二维图像

近年发展起来的导管超声采用相控阵探头技术，扫描方式包括二维、彩色多普勒、频谱多普勒、多普勒组织成像（DTI）和速度向量成像（velocity vector imaging，VVI），亦可进行心腔心肌的造影成像（图 11-3）。这种导管超声，由于穿透力好，故可在进入右心或

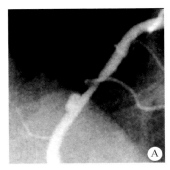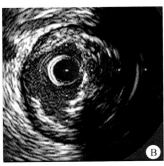

图 11-2　血管内超声
在冠状动脉疾病中使用。A. 冠状动脉造影图像；B. IVUS 显示的冠状动脉内偏心斑块

左心后，观察到整个心脏的解剖结构，对显示整体心脏、血管的解剖、功能图像的能力均有所提高。心腔内超声心动图可以完成所有超声心动图的检查任务。最主要的优势还在于，可以获得许多经胸与经食管扫描无法获得的解剖结构，而且由于探头位于心腔内，可以获得高分辨率的图像。

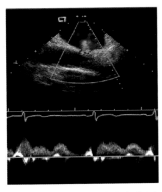

图 11-3　AcuNav 超声导管为相控阵扇扫探头，具有二维多普勒、彩色多普勒、频谱多普勒、连续多普勒和多普勒组织等成像方式

目前能进行 ICE 的导管超声探头是 AcuNav，共有两种规格（图 11-4）：

AcuNav 10F：外径 10F，长 90cm，可用于从静脉系统进入右心系统。

AcuNav 8F：外径 8F，长 110cm，可用于从动脉系统进入左心系统。

这些探头包含 64 个相控阵晶片，探头沿长轴平面扫查，可以获得 90° 的扇形图像，最大深度为 12cm。

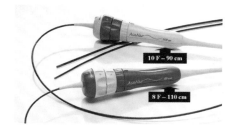

图 11-4 AcuNav 导管超声探头的两种规格：
AcuNav 10F-90cm 和 AcuNav 8F-110cm

在导管控制柄上，有可以控制导管前端朝上、下、左、右四个方向运动的按键，可采用无极变速运动，并有一个键可以锁住，固定探头前端（图 11-5）。二维及 M 型导管超声探头的频率为 10MHz、8.5MHz、7.5MHz、5.5MHz；彩色多普勒速度图及多普勒组织成像的探头频率为 5.0MHz、4.0MHz；连续多普勒的探头频率为 5.0MHz。根据扫查目的与断面等需要，可以选用不同的频率。该探头可安装在大的超声仪器上，亦可用于便携式超声设备。

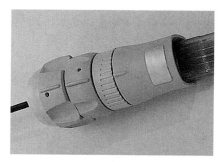

图 11-5 AcuNav 超声导管的控制柄具有上、下、左、右调整及锁住的功能

第二节　在心血管病介入治疗中的应用

Amplatzer 等各种新型封堵器的应用（图 11-6），使许多先天性心血管病患者可用介入治疗的方法得到根治。

超声是一种无创、可重复、无辐射的检查方法，在心血管病介入治疗方面起到了越来越重要的作用。早期的封堵术通常在经食管超声引导下实施，目前在部分心血管病介入治疗术中，可采用经胸超声心动图引导。由于在介入治疗术中，一般需要患者保持平卧体位，故在部分大龄儿童及成人患者，有时难以取得满意的超声图像。当术中怀疑合并其他心血管畸形，为了进一步明确诊断，取得相应断面的优质图像，仍然需要采用经食管超声心动图检查。

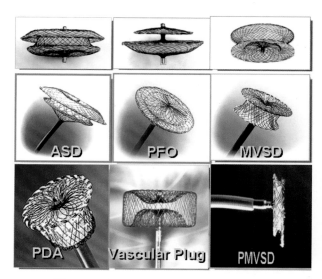

图 11-6 各种 Amplatzer 封堵器（AGA）

采用经食管超声检查，清醒状态下的成人患者无法长时间耐受食管探头，儿童患者仍然需要进行全身麻醉，从而均有增加患者痛苦和发生并发症的可能性。

使用导管超声，经静脉穿刺即可将超声导管插入右心系统，可清晰显示心脏和大血管图像，获得心血管相关部位解剖结构、血流动力学和功能改变的详细资料，监测引导介入治疗术中的操作。心腔内超声有其特点，包括可以取得经胸或经食管超声无法显示的某些断面，图像清晰，与介入治疗同步进行；从左心系统进行导管超声检查时，还可以在基因治疗等情况下，协助精确定位，因此有进一步研究应用的前景。

一、房间隔缺损封堵术

美国芝加哥大学儿童医院率先应用心腔内超声引导经心导管房间隔封堵术。

（一）标准应用断面

经过临床实践和经验的不断积累，逐渐建立了以下标准应用断面：

1. 基础断面　当超声导管进入右心房中部时，显示的超声断面称为基础断面（home view）。此时超声导管的长轴平行于脊柱，晶片部分面对三尖瓣（图 11-7），可以显示右心房、右心室、右室流入道、右室流出道及肺动脉长轴图像。

2. 间隔断面　调节旋钮至右侧方向，超声导管向后弯曲或顺时针旋转，使探头晶片朝向房间隔，可显示右心房、房间隔及左心房，稍调整探头方位还能显示冠状静脉窦及肺静脉，此断面也称为双心房断面（图 11-8）。

3. 长轴断面　再向后下调节探头的位置，探头晶片朝向上腔静脉，称为长轴断面或上腔静脉断面（图11-9）。再调整探头的位置，亦可观察到下腔静脉与右心房的连接部。

4. 短轴断面　锁定探头，再顺时针旋转，使其接近三尖瓣环和主动脉瓣的位置，称为短轴断面或双心房大动脉短轴断面（图11-10）。长轴与短轴断面是在术后评估有无残余分流很重要的断面。

5. 长轴断面　长轴断面是监测封堵全过程最佳的断面。

采用X线透视，用球囊来测量房间隔缺损（ASD）的内径。通过比较导管超声测得的ASD内径与球囊测得的ASD延长轴，两者密切相关（$P < 0.01$），而且后者不会由于过度充盈造成缺损高估的情况，从而对正确选择封堵器的尺寸具有非常重要的意义（图11-11）。

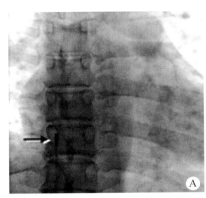
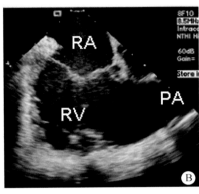
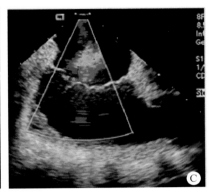

图 11-7　心腔内超声：Ⅱ孔型房间隔缺损①

A. X线显示AcuNav导管的位置；B. 二维超声显示右心房及右心室，即右室流入道和流出道、肺动脉长轴断面；C. 彩色多普勒显示三尖瓣血流

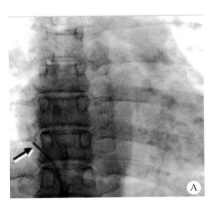
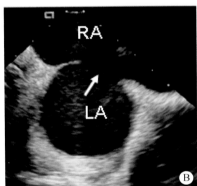
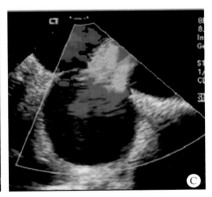

图 11-8　心腔内超声：Ⅱ孔型房间隔缺损②

A. X线显示超声导管的位置，向右弯曲，与房间隔解剖位置平行；B. 二维超声显示右心房、左心房、ASD及其残端；C. 彩色多普勒显示跨ASD的左向右分流的血流信号图

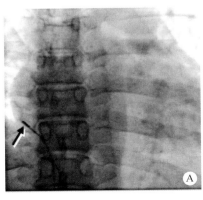
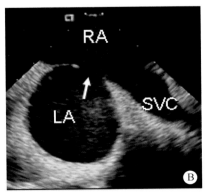
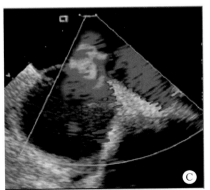

图 11-9　心腔内超声：Ⅱ孔型房间隔缺损③

A. X线显示超声导管的位置，并向右下微调；B. 长轴断面显示上腔静脉右心房的入口、右心房、右心室及ASD部位；C. 彩色多普勒同时显示上腔静脉回右心房及ASD左向右分流的血流信号

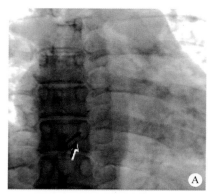
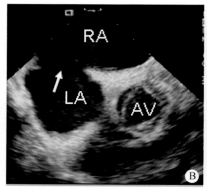
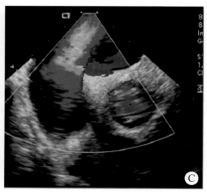

图 11-10　心腔内超声：Ⅱ孔型房间隔缺损④

A. X 线显示超声导管顺时针旋转的位置；B. 二维超声显示主动脉瓣短轴、右心房、右心室、ASD 及其残端；C. 彩色多普勒显示主动脉瓣短轴断面的血流，应注意是否有反流存在，有利于术后对照，亦可见通过缺损口的血流信号

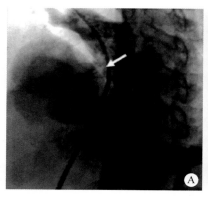
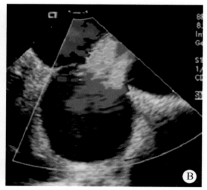

图 11-11　应用 X 线测量房间隔缺损内径

A. X 线下采用球囊测量 ASD 内径；B. 二维超声及彩色多普勒血流信号均可用来测量缺损口内径

（二）房间隔封堵全过程导管超声监测

（1）以图像显示房间隔封堵术中全过程：

图 11-12 显示插入导引钢丝。

图 11-13 显示鞘管沿导引钢丝进入心腔内，并通过 ASD 部位。

图 11-14 显示带有封堵器的鞘管通过 ASD 部位。

图 11-15 显示封堵器的前端送出鞘管顶端，导管超声实时观察到封堵器离开鞘管，封堵器的左心房侧伞盘打开。

图 11-16 显示封堵器和鞘管回撤，直至封堵器前端伞盘到达房间隔的左心房侧，固定封堵器左心房侧伞盘，继续回撤鞘管，在 ASD 部位释放封堵器的腰部，随后将右侧伞盘送出鞘管，打开右心房侧伞盘，使封堵器的两侧伞盘与房间隔缺损的周边组织残端连接良好。

图 11-17 显示封堵器的位置调整，使之紧密封闭 ASD，经监测封堵结果满意，封堵器到位准确、稳固，确定封堵器与周边组织之间无裂隙、无残余分流，且不影响周围组织的功能时，释放封堵器。

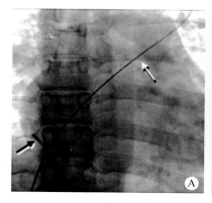
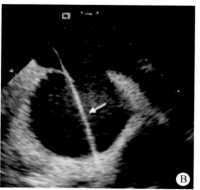

图 11-12　导引钢丝通过房间隔缺损部位

A. X 线显示超声导管朝向房间隔，可观察到插入的导引钢丝；B. 二维超声显示导引钢丝穿过房间隔

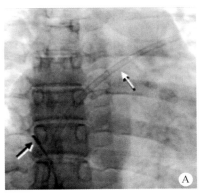
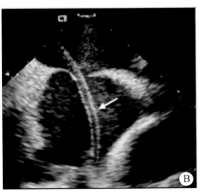

图 11-13 鞘管通过房间隔缺损

A. X 线显示鞘管；B. 二维超声显示鞘管沿导引钢丝进入右心房并穿过房间隔

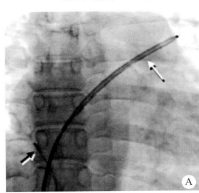
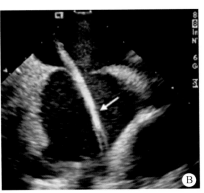

图 11-14 封堵器通过房间隔缺损

A. X 线显示带有封堵器的鞘管通过 ASD 进入左心房；B. 二维超声心动图双心房断面显示带有封堵器的鞘管穿过 ASD 进入左心房

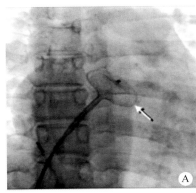
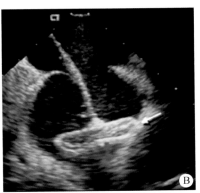

图 11-15 封堵器进入左心房并释放左侧伞盘

A. X 线下观察到从鞘管前端释放封堵器左侧伞盘；B. 二维超声心动图清晰显示封堵器左侧伞盘打开及其位置

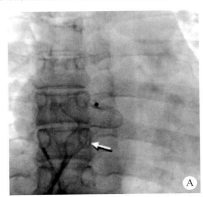
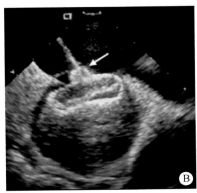

图 11-16 封堵器腰部释放

A. X 线显示封堵器贴住房间隔，其腰部释放；B. 二维超声清晰显示封堵器释放的左侧伞盘及腰部与房间隔的关系

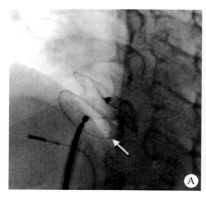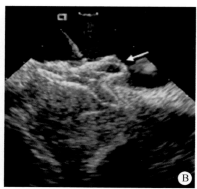

图 11-17 封堵器释放完毕

A.右侧伞盘打开后，微调封堵器，但X线无法清晰显示细微的关系；B.二维超声心动图显示右侧伞盘打开后，微调封堵器，观察到封堵器夹住房间隔残端

图 11-18 显示封堵器释放完成后的图像。

（2）封堵术完成后，应用彩色多普勒观察是否存在残余分流的血流信号（图 11-19），并通过调整探头的深度及方向，显示上腔静脉长轴断面，观察封堵器是否影响上腔静脉，避免造成伞盘的边缘部分堵塞上腔静脉入口处，造成狭窄（图 11-20）。

继续调整探头至短轴断面，观察在此断面上是否尚有分流的血流信号，同时主要可观察封堵伞的两侧伞盘是否抱住主动脉管壁，主动脉瓣是否受到封堵器的影响（图 11-21）。

二、卵圆孔未闭封堵术

在卵圆孔未闭封堵术中，其超声监测的步骤与ASD封堵术相似，参见相关的扫查断面及方法（图 11-22）。

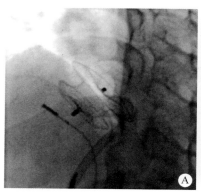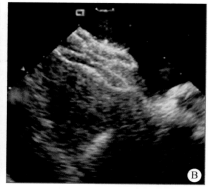

图 11-18 封堵器位置良好

A.X线显示释放后的封堵器；B.二维超声显示封堵器释放后，回位良好

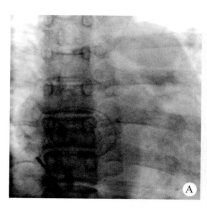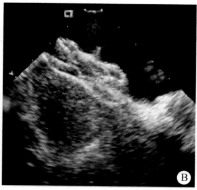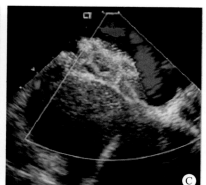

图 11-19 鞘管退出后的封堵器

A.X线显示鞘管退出后的封堵器；B.二维超声显示完整的封堵器；C.彩色多普勒显示无残余分流信号

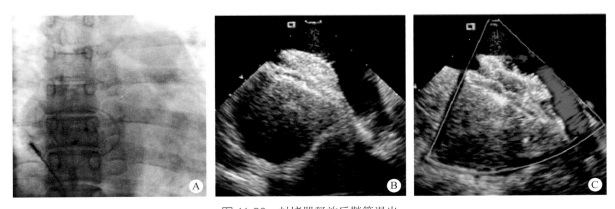

图 11-20　封堵器释放后鞘管退出

A. X 线显示同图 11-19；B. 二维超声心动图显示上腔静脉长轴断面，其右心房入口未受到牵拉；C. 彩色多普勒显示上腔静脉流入右心房的
血流信号正常，封堵器周边无残余分流信号

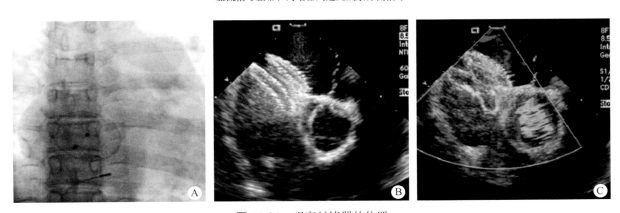

图 11-21　观察封堵器的位置

A. X 线显示顺时针旋转超声导管探头；B. 二维超声从短轴断面显示封堵器与主动脉瓣的关系；C. 彩色多普勒显示主动脉瓣血流信号正常，
封堵器周边无残余分流信号

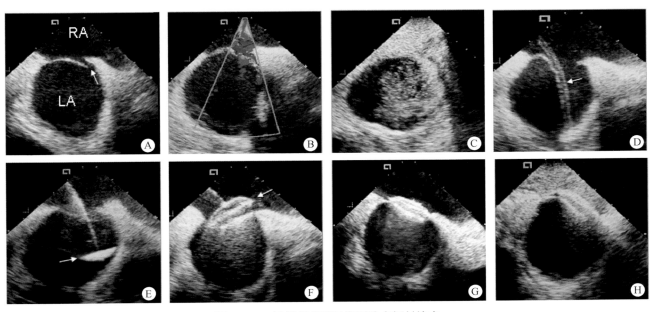

图 11-22　导管超声引导卵圆孔未闭封堵术

A. 二维超声显示未闭卵圆孔；B. 彩色多普勒显示分流信号；C. 经静脉注射声学造影剂，显示右向左分流的气泡；D. 插入封堵器鞘管；E. 打开封堵
器左侧伞盘；F. 回抽封堵器，调整位置，并打开右侧伞盘；G. 释放封堵器关闭卵圆孔后；H. 再次注射声学造影剂，再无气泡从右向左分流

三、室间隔缺损封堵术

（一）标准应用断面

1. 基础断面 导管超声探头进入的初始断面与 ASD 封堵术一样，也是基础断面（图 11-23）。将导管继续向前插入右心房中部，导管顶端置于中间位，成像断面朝向三尖瓣，在这个断面能观察到右心房、右室流出道及室间隔的膜部与膜周部，可显示室间隔缺损（VSD）与三尖瓣的关系（图 11-24）。

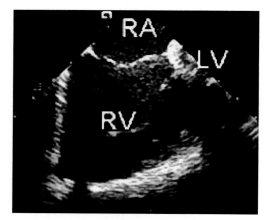

图 11-23 导管超声引导 VSD 封堵

超声导管进入右心房中部，显示基础断面，可见右心房、三尖瓣及右心室

2. 短轴断面 也与 ASD 和 PFO 封堵术中获得的短轴断面相似。将导管探头向后弯曲并锁定，再顺时针旋转，使其接近三尖瓣环和主动脉瓣的位置，出现大动脉短轴断面，显示主动脉短轴，以及双心房、右室流出道和肺动脉系统。此断面可以较清晰显示 VSD 缺损的部位和大小，并能观察到导引钢丝通过 VSD 进入左心室的位置，观察导引钢丝、外鞘管及封堵器置放于 VSD 的部位（图 11-25）。

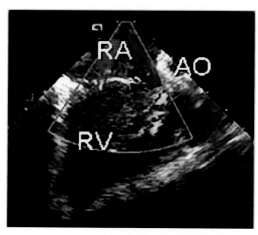

图 11-24 调整超声导管探头，朝向三尖瓣，在此断面显示 VSD 与三尖瓣的关系。多普勒显示蓝色的 VSD 左向右分流的血流及红色的三尖瓣反流血流信号

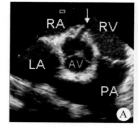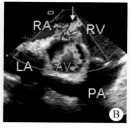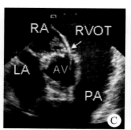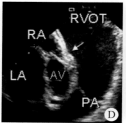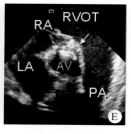

图 11-25 导管超声显示短轴断面

A. 二维超声图像显示右心房、左心房、右心室及肺动脉，箭头所指为 VSD；B. 彩色多普勒显示缺损口左向右分流的血流信号；C. 插入导引钢丝（箭头）；D. 封堵器插入并打开（箭头）；E. 释放后的封堵器（箭头）

3. 类四腔心断面 可以使导管超声探头在右心房中部顶端更靠近房间隔，获得类四腔心断面，亦能较好地显示封堵器与缺损的位置（图 11-26）。

4. 主动脉瓣下基底部短轴断面 如果 VSD 患者同时伴有心房之间的交通（ASD 或 PFO），则可以将导管超声通过上述交通口到达左心房，进入左心房中部以后，探头向前弯曲 45°，即可获得主动脉瓣下基底部短轴断面，显示右心房、右室流入道及流出道、主动脉瓣的短轴断面图像（图 11-27）。

5. 长轴断面 将导管超声探头前移至二尖瓣尖，再向前弯曲 90°，即可获得左心房室主动脉长轴断面，显示左心房、二尖瓣、左室流入道和流出道、主动脉瓣的长轴，并同时显示缺损口与主动脉瓣下的残端（图 11-28）。

6. 四腔心或五腔心断面 位于左心房中部的导管超声探头，顶端向前弯曲 90°可获得四腔心或五腔心断面，在此断面中通过微调可以显示主动脉瓣下缺损残端，缺损部位和大小及其与主动脉瓣右冠瓣瓣叶的关系，封堵器与主动脉之间的关系（图 11-29）。

（二）室间隔封堵全过程监测

导管超声可以监测引导 VSD 封堵的全过程，包括显示患者病变的解剖结构、大小及其与主动脉瓣之间的关系；显示导引钢丝、固定鞘及封堵器位置，观察封堵器与主动脉瓣之间的关系，监测引导封堵器的植入和定位，指导封堵器释放；可以在封堵前后即刻评估 VSD 残留缺损及残余分流，观察封堵器是否对相邻瓣膜等结构造成影响等。

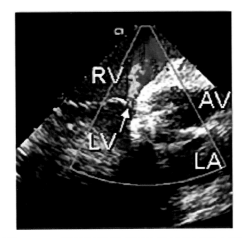

图 11-26　调整导管超声探头显示类四腔心断面

清晰显示 VSD 与封堵器的位置，箭头示尚未释放的封堵器旁有分流信号

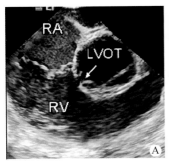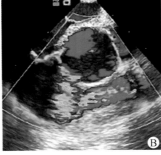

图 11-27　应用心腔内超声观察室间隔缺损的部位①

A. 导管超声探头进入左心房，向前弯曲 45°，显示主动脉瓣基底部短轴、右心房与右室流出道，箭头示位于左室流出道的 VSD；B. 彩色多普勒显示通过缺损口血流的蓝色分流信号

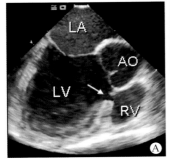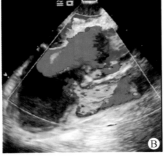

图 11-28　应用心腔内超声观察室间隔缺损的部位②

A. 导管超声探头前移至二尖瓣尖端，再向前弯曲 90°，获得长轴断面，显示左心房、左心室、主动脉瓣及右心室，箭头示 VSD；B. 多普勒显示左室流出道血流信号（红色）和 VSD 的蓝色分流信号

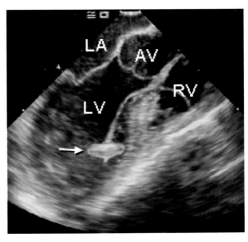

图 11-29　封堵器的左心室侧伞盘已打开（箭头所示）

四、左心耳封堵术

在某些病理情况下，左心耳是血栓容易产生与附着的部位，血栓脱落后易造成栓塞。目前，可以采用介入治疗方法将左心耳封堵，阻止血流进入左心耳，防止在左心耳内形成血栓。单纯采用 X 线引导，由于 X 线无法显示左心耳软组织的特殊形态结构，封堵器常无法正确定位，通常难以实施左心耳封堵术。

采用经胸超声监测，有时无法完整显示左心耳的结构，而导管超声能够显示左心耳的全部结构，可以监测引导整个封堵术过程（图 11-30）。

五、瓣膜球囊扩张术

超声心动图已经在瓣膜评估及患者选择方面起了很大的作用。

在瓣膜球囊扩张术的监测引导方面，导管超声可发挥重要作用，包括指导房间隔穿刺，引导穿刺针通过房间隔卵圆孔部位，监测引导导管进入左心房，协助术者确定最适合的球囊径，使球囊导管准确置入于二尖瓣口，观察球囊扩张过程；观察二尖瓣口开放的幅度，测量过二尖瓣口血流速度的变化，即刻评估扩张后效果及术后房间隔是否有分流等情况（图 11-31）。

六、其他介入治疗术

导管超声是一种直观的实时监测工具，可用于许多心血管病介入治疗术中。

（一）冠状动脉瘘封堵术

由于冠状动脉瘘病变位置的特殊性，采用经胸及经食管超声检查时，有时不能显示冠状动脉瘘的所有表现。

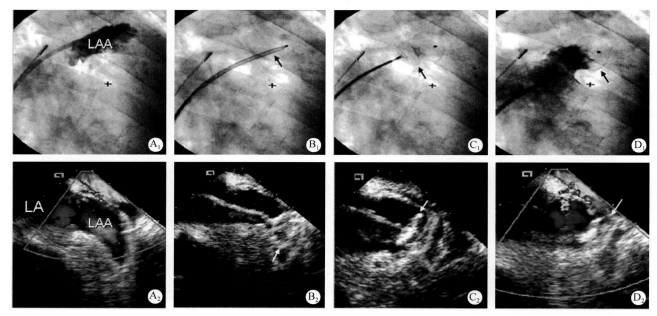

图 11-30　心腔内超声引导左心耳封堵术

A₁. 注射 X 线造影剂，X 线未能显示出完整及清晰的左心耳轮廓；A₂. 超声二维及彩色多普勒能直观显示左心耳全部的结构；B₁.X 线无法确定左心耳真正的底部；B₂. 导管超声引导导丝进入左心耳最深处；C₁. 打开封堵器的一侧伞盘及腰部；C₂. 导管超声引导细微调整封堵器的位置；D₁. 再注射 X 线造影剂，心耳内无显影，提示左心耳已被完全封堵；D₂. 二维超声及彩色多普勒清晰显示封堵器的位置及封堵效果

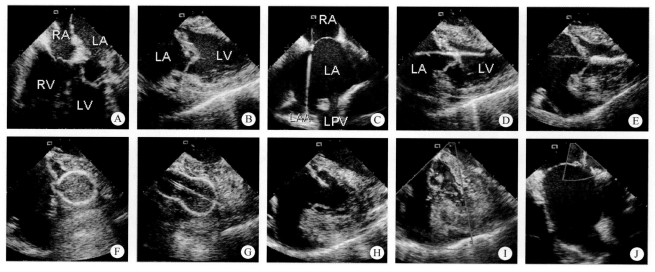

图 11-31　导管超声监测引导二尖瓣球囊扩张术

A. 导管超声显示类四腔心断面，可见狭窄的二尖瓣；B. 类长轴断面，观察狭窄的二尖瓣及腱索；C. 在心腔内超声引导下穿刺房间隔；D. 球囊通过二尖瓣；E. 球囊开始扩张；F. 根据狭窄程度调整球囊扩张程度；G. 引导球囊扩张，将二尖瓣扩至最佳程度；H. 扩张后二尖瓣开放正常；I. 彩色多普勒显示二尖瓣血流已恢复正常；J. 彩色多普勒显示穿刺过的房间隔有小的分流存在，通常无影响，会在一段时间内自动闭合

超声导管在心腔内检查，通常能清晰显示其形态结构，具有一定的优势。图 11-32 显示在心腔内超声引导下进行右冠状动脉右心房瘘封堵术的监测过程。

（二）心肌活检术

在心腔内超声引导下进行心肌活检术，也是很重要的操作。在心肌病、心脏移植术后等情况下，需要行心肌活检术，协助心腔内超声能够精确确定活检部位及活检取材的深度。

（三）其他介入治疗新技术

例如在介入性基因治疗术中，进行成纤维因子心肌局部注射时，需要定位非常精确（图 11-33），导管超声能提供很重要的监测引导作用。

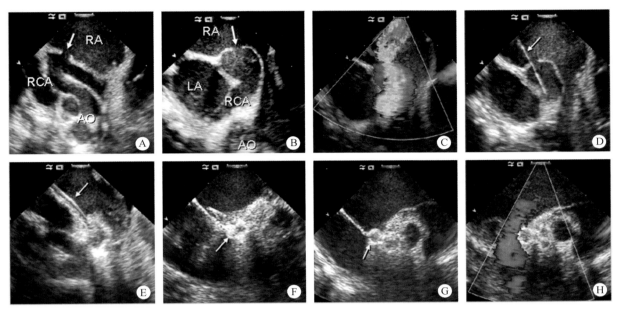

图 11-32 导管超声监测引导冠状动脉瘘封堵术

A. 心腔内超声清晰显示右冠状动脉瘘开口至右心房；B. 转换断面，显示瘘口；C. 彩色多普勒显示经过瘘口的血流信号；D. 超声引导导丝从右心房侧进入瘘口；E. 超声引导鞘管插入及打开封堵器；F. 超声引导封堵器定位；G. 封堵器定位封堵完成；H. 彩色多普勒提示瘘口完全封闭，无任何分流信号

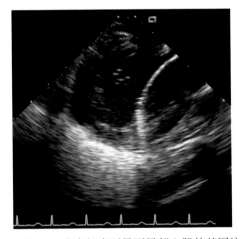

图 11-33 心腔内超声引导下局部心肌的基因注射

第三节 在心脏电生理诊断及治疗中的应用

在心脏电生理诊断及治疗中，导管超声目前在以下几个方面发挥作用：

引导实时精确定位，使各种诊断或治疗电极到达靶目标。

监测治疗的整个过程，起到重要的引导及指导作用，力求最大程度地避免并发症的发生。

进一步了解心脏心肌电－机械兴奋耦联、机械兴奋与血流动力学、心肌结构动力学之间的关系，推动超声电生理学的发展。

一、经导管房颤射频消融术

心房纤颤（简称房颤）是引起脑栓塞从而致死和致残的重要危险因素之一，我国人群的房颤发病率为 0.61%～0.77%，总发病人数约为 800 万，如果无合理的治疗方案，将造成巨大的社会及经济负担。

房颤的病理生理尚未完全清楚，无法用单一机制来阐述，可能包括电重构、结构重构、收缩性重构等学说；亦有人认为进入心房的大静脉（尤其是肺静脉），是诱发房颤的病灶所在。此外，还有许多其他的调节机制。

房颤的治疗方式包括：药物治疗；手术治疗（迷宫术及改良迷宫术）；导管消融治疗术，包括射频消融及冷冻消融等。

（一）导管射频消融治疗房颤简史

导管射频消融治疗房颤已经过了二十多年的探索，最早采用左、右心房联合线性消融。1994 年 Swarts 等首先证实在左、右心房内进行连续性的线性消融可成功根治房颤，但由于该项操作难度大、并发症高而未能广泛采用。随后采用各类简化线性消融，也因成功率低而未能得到推广。

1998 年 Haissaguerre 等发现房颤的触发灶常常位于肺静脉肌袖内，在肺静脉内消融这些触发灶，可以使房颤不再发生，开始采用肺静脉口内消融病灶治疗房颤的方法。

　　这些发现是房颤消融治疗史上的重要里程碑，但在推广使用中出现了两个问题：一是触发灶常呈多灶性，消融一个病灶后又会出现新的触发灶，导致阵发性房颤的治疗成功率低；另一个是肺静脉内消融可导致肺静脉发生狭窄，发生率可达 4% ～ 42%。

　　2000 年开始的肺静脉电学隔离，即用导管消融肺静脉口，使肺静脉和左心房之间从电学上得到隔离，在肺静脉电位指导下施行环形消融肺静脉口，使电学隔离得以完成。房颤的触发灶或驱动灶还可来源于胸腔的其他静脉，如 Marchall 静脉、上腔静脉、冠状静脉窦、左或右心房本身。肺静脉电学隔离后，仍有 3% ～ 5% 的患者发生严重的肺静脉狭窄，因为肺静脉的开口有时呈漏斗状，难以确认。射频消融有时可伤及肺静脉口的组织，而在远期产生肺静脉狭窄。

　　由于肺静脉电学隔离存在缺陷，电生理学者又在其基础上探索新的消融策略。

　　策略之一，在电学隔离的基础上增设左心房消融线，如位于左下肺静脉开口和二尖瓣环之间的峡部线性消融，使阵发性房颤消融的成功率提高至 82%；并在此基础上进行左心房顶部的线性消融，慢性房颤的消融成功率可达 60%。

　　策略之二，在节段隔离肺静脉的同时，进一步消融肺静脉口周围的心房组织，可使成功率提高至 80% ～ 90%。环绕肺静脉口的左心房线性消融，消融肺静脉口组织，增加电学隔离的成功率，这样也就衍生出环肺静脉口的左心房线性消融术。该项技术可以在三维导航下，分别于两侧肺静脉口外 1 ～ 2cm 处进行环形消融，有的报道还同时增加左心房后壁和二尖瓣峡部的线性消融。有 1% 的患者发生心脏压塞的并发症。目前的导航方式是建立在模拟机制基础上的。

　　综上可以看出需要消融的部位越来越精细，定位成为关键因素之一，而 X 线不能显示软组织，因此在精确定位方面有很大的局限性。同时，密切监测消融的全过程又是减少并发症的重要环节，需要在术中监测消融时使用的能量指标，既能透壁彻底消融局部组织，又能避免发生并发症。因此，在导管射频消融术中，使用新的监测引导方法成为关键。

（二）心腔内超声在经导管射频消融治疗房颤术中的作用

　　1. 指导房间隔穿刺部位　图 11-34 显示了在 ICE 引导下穿刺非常厚的房间隔，该病例曾在未用导管超声引导下二次穿刺房间隔，但均以失败告终。

　　2. 精确引导射频消融部位　图 11-35 是二维及彩色多普勒显示位于肺静脉内的消融电极；图 11-36 是二维

显示位于腔静脉内的消融电极；图 11-37 是 ICE 显示左心房与食管的关系，可以实时监测消融，避免严重并发症，如心房 - 食管瘘。这样的精确定位，可以了解消融导管和心内膜的接触情况。如果接触不良，能量输出过高，过多的热量传播到循环的血液中，易导致血栓形成。实时监测导管的位置，避免其移位。

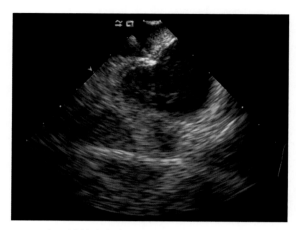

图 11-34　在经导管房颤射频消融术中，对一例很厚的房间隔患者进行心腔内超声引导下房间隔穿刺

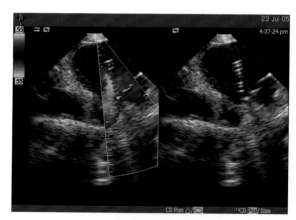

图 11-35　彩色多普勒显示消融电极位于肺静脉内；二维超声显示消融电极位于肺静脉内

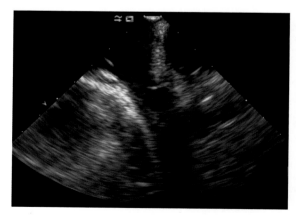

图 11-36　心腔内超声引导消融电极置于腔静脉内

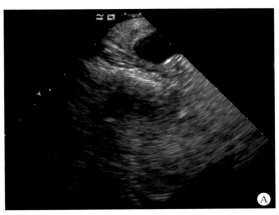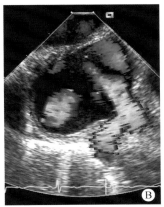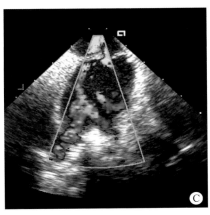

图 11-37 心腔内超声显示心房与食管的关系

超声显示以保证实施透壁的消融而不发生严重的并发症，如心房－食管瘘；A.心腔内超声二维图像；B、C.彩色多普勒显示左心房及左上下肺静脉血流信号

3. 实时观察射频消融时产生的微气泡的类型

（1）无微气泡：提示输出能量不够，或者导管与心内膜接触不良。

（2）Ⅰ型微气泡：导管周围散在的气泡，提示能量合适（图 11-38）。

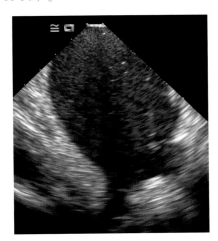

图 11-38 Ⅰ型微气泡

在消融时，心腔内超声显示散在的气泡（小亮点），提示消融能量合适

（3）Ⅱ型微气泡：密集的气泡，提示阻抗过高，表明输出功率过高，应停止消融，避免此类气泡的产生，以防止肺静脉狭窄、心脏压塞等并发症的发生（图 11-39）。

4. 采用多普勒技术实时监测 若肺静脉舒张期流速＞1.0m/s，则应停止消融，防止肺静脉狭窄的发生（图 11-40）。

5. 采用心腔内导管超声引导 减少了并发症，大大提高了房颤消融的成功率。

二、心腔内超声引导下的心脏电生理基础及临床研究

导管超声位于心腔内，可以直接显示心脏及传导系

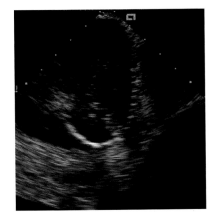

图 11-39 Ⅱ型微气泡

在消融时，心腔内超声显示连续成串的气泡（连续线性的亮点），提示消融能量过大，应立即停止，避免发生并发症

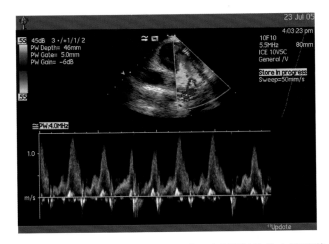

图 11-40 心腔内超声在消融术前、中、后监测肺静脉血流频谱，有利于防止肺静脉狭窄的发生

统的细微结构。图 11-41 显示的是窦房结。采用多普勒组织成像（DTI）或速度向量成像（VVI）进行心脏心肌电－机械兴奋耦联、机械兴奋与血流动力学关系的研

究，可以帮助检出正常的心肌电活动起源及传导（图11-42），检出异位起搏点及其位置和范围。模拟各种起搏装置在不同的定位点对心脏同步性及血流动力学的影响，推动超声电生理学的研究，实现准确的定位监测技术。

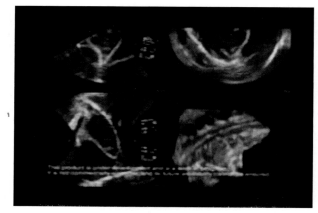

图 11-43　正常人四维超声心动图
从四腔心断面向左心室面旋转，显示左心室腔及房室交界部位

（陆兆龄　曹期龄）

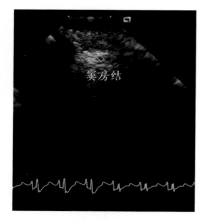

图 11-41　心腔内超声显示窦房结的结构

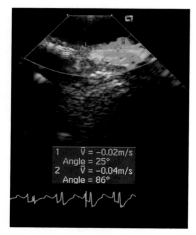

图 11-42　心腔内超声的 DTI 功能可以显示
窦房结发放冲动时的速度

随着综合性超声心动图技术的不断发展，包括四维超声心动图，能清晰显示人体心脏各部位的结构及其毗邻关系（图 11-43），可为临床各种心血管介入性手术提供良好的监测方法。

导管超声进入导管室是发展的趋势，在各种心血管创伤性检查及介入治疗术、心腔内心脏电生理检查治疗术、生理性心脏起搏治疗术等，导管超声均可发挥其作用。在部分医院，导管超声已成为导管室的常规设备之一。

参 考 文 献

金梅，等 . 2004. 心腔内超声心动图引导经导管关闭房间隔缺损二例报告 . 中华儿科杂志，42（1）：74

金梅，等 . 2004. 心腔内超声引导经导管关闭房间隔缺损 9 例报告 . 中国医学影像技术，20（9）：1365-1367

Haissaguerre M，et al. 1998. Spontaneous initiation of atrial fibrillation by ectopic beats originating in the pulmonary veins. N Eng J Med，339：659-666

Haissaguerre M，et al. 2000. Electrophysiological breakthroughs from the left atrium to the pulmonary veins. Circulation，102：2463-2465

Hijazi Z，et al. 2001. Transcatheter closure of atrial septal detects and patent foramen ovale under intracardiac echocardiographic guidance：feasibility and comparison with transesophageal echocardiography. Catheterization and Cardiovascular Interventions，52（2）：194-199

Ouyang F，et al. 2005. Recovered pulmonary vein conduction as a dominant factor for recurrent atrial tachyarrhythmias after complete circular isolation of the pulmonary veins：lessons from double Lasso technique. Circulation，111：127-135

Pappone C，et al. 2000. Circumferential radiofrequency ablation of pulmonary vein ostia：a new anatomic approach for curing aterial fibrillation. Circulation，2619-2628

Swarts JF，et al. 1994. A catheter-based curative approach to atrial fibrillation in humans. Circulation，90（Suppl Ⅰ）：1-335

Yin LX，et al. 2000. Cardiac conductive system excitation maps using intracardiac ultrasound catheter with tissue Doppler imaging：multi-parametric imaging of electrical and mechanical activation. Circulation，（Suppl Ⅱ）：1794

第十二章 血管内超声在冠心病诊断中的应用

第一节 血管内超声检查方法

一、仪器设备

血管内超声（IVUS）检查的仪器设备包括两部分，即带微探头的导管和超声成像仪。

（一）IVUS 导管

IVUS 导管的种类很多，可根据靶血管大小选择不同外径和长度的导管，一般为 2.9～3.9F（0.96～1.17mm）。使用高频探头（20～30MHz）及探头尽可能接近探测的靶位，可产生高质量图像。正常时的轴向和侧向分辨率分别为 0.08mm 和 0.20mm。超声导管的核心部件是安装在导管顶端的超声晶片。

超声探头分为机械和电子探头两类（图 12-1）。前者包括旋转式单晶片和晶片固定旋转 - 声学反光镜两种。单晶片位于可弯曲的轴心头端，轴心在外鞘管内以 1800 转 / 分的速度旋转，超声束环绕血管周径进行 360°扫描，以 30 帧 / 秒获取血管横断面的超声图像。电子相控阵式超声导管由 32～64 个晶片组成，呈环形排列于导管顶端，同时以 360° 发送超声束，获得血管横断面图像。

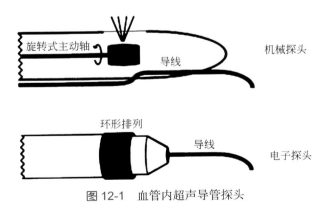

图 12-1 血管内超声导管探头

目前的导管探头轴向分辨率可达到 80～100μm，侧向分辨率为 150～200μm，探测深度 6～16mm，频率通常为 20～30MHz。频率过高时，因血液中红细胞的大量散射，可能产生较多的伪差；同时，声束的穿透

力减低。而频率较低（20MHz）的晶片，分辨率随之下降，主要用于心腔内和主动脉内的超声成像检查。

尽管电子探头的图像不如机械探头清晰，然而电子探头的小型化，导管的柔韧性，良好的导引性，以及克服了机械探头转动而产生的图像失真等优点，使电子探头有更好的应用前景。美国 FDA 已批准超声电子探头与 PTCA 球囊结合为一体的血管超声导管，行 PTCA 时不必反复交换导管，在 PTCA 前后可以很方便地进行血管内超声检查。

（二）超声成像仪

二维超声主机，通过电子线路控制超声导管顶端的晶片发射和超声信号的接收，经计算机处理后，将影像输送到显示屏上，实时显示血管的横断面图像。在主机上，可选择导管类型、频率和测量深度，并可由键盘输入患者的有关信息，超声图像可进行实时录像，可进行联机或脱机的图像定性和定量分析，还可对血管内超声图像进一步处理，取得冠状动脉的三维图像（图 12-2）。

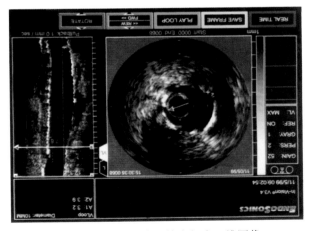

图 12-2 冠状动脉血管内超声三维图像

二、血管内超声检查方法

血管内超声在血管造影时进行。通常在冠状动脉造影后，有目的地进行血管内超声检查（图 12-3）。选择靶血管后，先将 0.014in（1in ＝ 2.54cm）的导丝送入靶

血管远端，沿导丝将超声导管送入血管远端。然后，由手动或自动方式缓慢回撤导管至血管起始部位。将全部血管内超声成像记录在 CD 盘内。手动时应以 1～2mm/s 的速度匀速回撤，必要时可将探头位置记录在血管造影的图像中，提示病变部位及病变长度等。机械自动回撤装置可保证以 0.5～1mm/s 的速度匀速回撤，主要适用于血管三维重建。

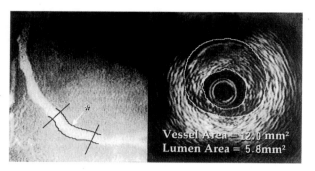

图 12-3　正常选择性冠状动脉造影（QCA）和血管内超声成像（QCU）

第二节　冠状动脉粥样硬化斑块血管内超声影像

一、正常冠状动脉 IVUS 表现

正常的血管壁，在超声上表现为三层结构（图 12-4）。

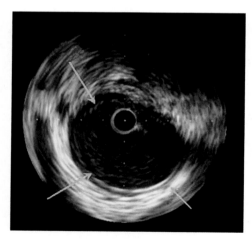

图 12-4　正常冠状动脉血管内超声成像显示三层结构

内层：为一较强回声亮环，厚度为 0.2mm，来自血管内膜和内弹力层。

中层：为低回声暗带，厚度为 0.6～0.7mm，来自血管中膜肌层。

外层：为较明亮的强回声带，是血管外膜外弹力层组织，厚度为 0.3～0.5mm（图 12-5）。

在有些正常人的冠状动脉，尤其是年轻人，在 IVUS 看不到血管内膜回声，故表现为单层结构。

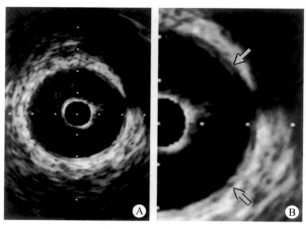

图 12-5　正常冠状动脉血管内超声成像显示内层、中层和外层结构

二、冠状动脉粥样硬化的 IVUS 表现

（一）定性诊断

通过对冠状动脉不同部位进行血管内超声检查，可以观察各个部位血管的表现，为诊断提供重要的信息（图 12-6）。

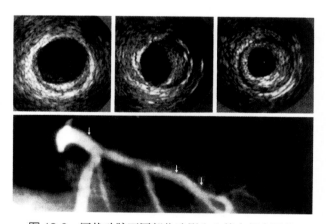

图 12-6　冠状动脉不同部位造影和血管内超声图像

早期动脉粥样硬化仅表现为内膜增厚（图 12-7），厚度为 0.5～1mm，中层低回声带变薄甚至消失，血管壁三层结构不易辨认。随粥样斑块的出现和堆积，内膜厚度增加至 1～2mm 或更多，回声均匀的斑块逐渐被回声强度不等的斑块所代替。当粥样硬化进展时，中层变薄，甚至闭塞，以至于斑块和中层间的边界不能分辨。由于动脉粥样斑块成分有较好的声学特征，根据回声强度可对斑块进行定性诊断。

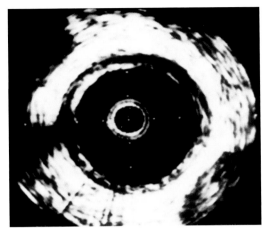

图 12-7 冠状动脉内膜增厚

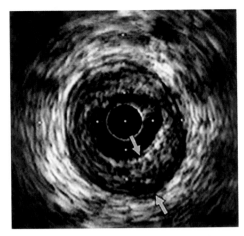

图 12-8 脂质斑块回声低于外膜回声，
脂质斑块表面可见纤维帽

1. 脂质斑块（软斑块） 透声性好，回声低，其强度低于血管外膜回声，脂质斑块低回声是由于含有大量脂质，形成脂质池之故。脂质斑块与管腔之间常有强度增加的纤维帽回声（图 12-8）。

2. 纤维斑块 其回声高于血管外膜回声（图 12-9），胶原和弹力蛋白含量较高。

3. 钙化斑块 其回声强并伴有声影。钙化斑块可位于内膜（表浅钙化），也可位于血管中外层（深层钙化），IVUS 可清晰显示钙化斑块的位置深浅（图 12-10、图 12-11）。钙化斑块的范围，采用占据血管截面积 0～360° 进行定量评估，分为 ≤ 90°（Ⅰ度）、＞ 90° 且 ≤ 180°（Ⅱ度）、＞ 180° 且 ≤ 270°（Ⅲ度）、＞ 270° 且 ≤ 360°（Ⅳ度）等不同程度的钙化斑块范围。纤维和钙化斑块称为硬斑块。

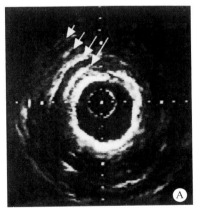
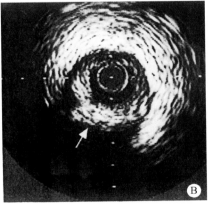
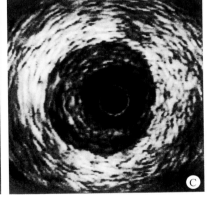

图 12-9 纤维和钙化斑块

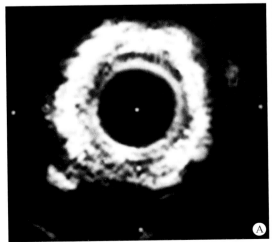
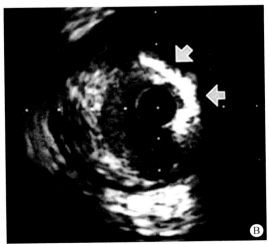

图 12-10 360° 钙化斑块（A）；90° 表浅钙化斑块（B，箭头所示）

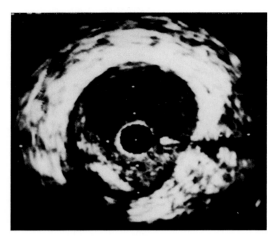

图 12-11 深层钙化斑块

4. 混合斑块 具备上述两种或两种以上的斑块回声特点。

5. 血栓 常易被误认为软斑块，确定血栓的特征是血栓回声活动、边缘呈分叶状，在心动周期中，血栓回声可离开血管壁等。

6. 夹层和斑块破裂 PTCA 术后冠状动脉造影评定血管夹层的定义为管腔内线形充盈缺损或造影剂外渗。IVUS 评定血管夹层的定义为斑块与中层之间出现无回声区，宽度通常 > 0.3mm 或管腔附近斑块随血流波动，与管腔有交通撕裂口，可通过注入造影剂加以证实。IVUS 评定斑块破裂的定义为自管腔至斑块出现长短不一、薄的无回声中断。

通过完整的观察，可了解各个部位冠状动脉的 IVUS 状况（图 12-12），为治疗提供有力的依据。

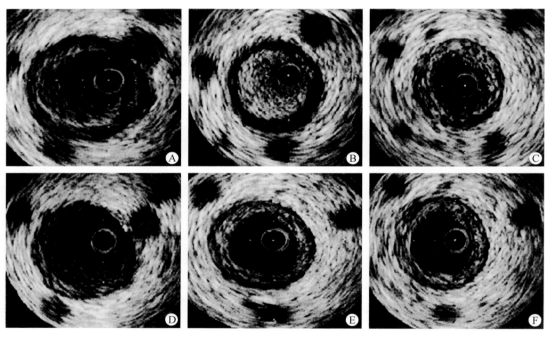

图 12-12 冠状动脉不同部位血管内超声图像的比较

（二）定量诊断

各种参数测定（图 12-13）：

（1）血管内径（mm）：最大内径和最小内径（图 12-14）。

（2）血管截面积（mm²）：包括管腔截面积、外膜腔截面积（即外弹力膜面积＝管腔截面积＋斑块面积）。

（3）斑块面积（mm²）＝外膜腔截面积－管腔面积。

（4）血管狭窄：面积狭窄率（%）＝斑块面积/外膜腔面积×100%；直径狭窄率（%）＝斑块直径/管腔内径×100%（图 12-15）。

（5）偏心指数（EI）＝斑块最小径/斑块最大径。

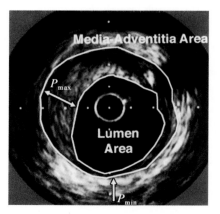

图 12-13 IVUS 定量测定

P_{max} ＝斑块最大内径；P_{min} ＝斑块最小内径

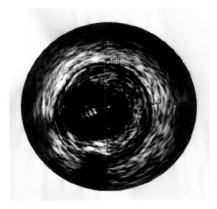

图 12-14　IVUS 定量测定冠状动脉管径

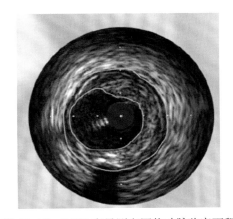

图 12-15　IVUS 定量测定冠状动脉狭窄面积

第三节　冠状动脉血流储备

一、冠状动脉内多普勒血流测定方法

冠状动脉内多普勒血流测定是在透视下，将超声探头导丝插入冠状动脉内，记录多普勒血流频谱。探头导管犹如引导钢丝，柔韧性好，长 175cm，直径 0.018～0.014in，顶部电子探头频率 12MHz。由于探头小，通过血管内膜腔时不引起血流速度改变，而且能很容易通过狭窄部位到达血管远端。

应用脉冲式多普勒，记录平均血流峰值速度及舒张期血流速度和收缩期血流速度的比值。不同的冠状动脉血流频谱不一，左冠状动脉近端和分支以舒张期血流为主，而右冠状动脉收缩期和舒张期血流均匀分配。严重狭窄时，舒张期血流速度下降。舒张期血流与收缩期血流比值的意义有限，因为个体差异大，也受心肌收缩力和测量部位的影响。平均血流峰值速度，在每个人的 3 支血管是相同的。血流峰值速度评价冠状动脉血流的意义有限，因为受到较多因素的影响，如心排血量（CO）、血管截面积、心肌状态等。

二、冠状动脉血流储备

Gould、Lipcomb 和 Hamilton 等最早建立了测定血流储备的方法。在正常情况下，当心肌需氧量增加时，冠状动脉血流储备可增加 4～5 倍。冠状动脉血流量的增加，是通过小动脉床血管扩张、血管阻力降低调节的。

冠状动脉血流储备（CFR）的定义：冠状动脉血管床增加血流以满足心肌需要的最大能力。通常用最大充血性血流与基础血流的比值表示。

冠状动脉充血性反应，采用药物诱发，引起充血反应的药物有双嘧达莫、罂粟碱和腺苷等扩血管药。持续静脉滴注适量双嘧达莫，可引起最大的冠状动脉扩张，但缺点是作用时间相对较长。冠状动脉内注射单剂腺苷或罂粟碱后，血流增加相同，罂粟碱 8～12mg 冠状动脉内注射与静脉滴注双嘧达莫 0.56～0.84mg/kg 的效果是相同的。冠状动脉内注射腺苷的充血反应峰值和持续时间短，不引起明显心率或血压改变，不延长 QT 间期，不像罂粟碱可引发室性心律失常。静脉持续滴注腺苷 140μg/（kg·min）引起最大的冠状动脉扩张，可发生轻度低血压、心动过缓、胸部不适、头痛、面部发红、呼吸困难或房室传导阻滞等，不如小剂量安全，故推荐小剂量腺苷冠状动脉内注射。

冠状动脉造影正常者，其 CFR ≥ 2.0。CFR < 2.0 提示血管有显著狭窄，血流储备可区别血管病变的严重程度，严重病变的 CFR 为 1.0。

三、临床应用

（一）评价轻度病变

临床上，对 30%～70% 狭窄病变的诊断常常会遇到困难。冠状动脉多普勒可提供功能信息。首先将探头导丝放入血管病变近端，记录平均峰值速度，显示脉冲血流特征。然后，探头导丝前进到病变远端，重复测定以上参数。病变近端和远端平均峰值流速的比值（P/D）也应测量。最后，测定 CFR，其反映冠状动脉对增加氧耗量的反应能力。

在无明显冠状动脉病变时，远端小动脉床对代谢增加的反应是积极扩张，冠状动脉血流至少增加 2～4 倍。存在狭窄时，远端血管扩张，以维持冠状动脉血流在稳定水平；然而，持续的血管扩张将损害对进一步扩张的反应能力，从而引起心肌缺血。

应用多普勒计算药物刺激（充血）的最大流速与基础流速的比值，获得 CFR。其方法是将探头导丝放在病变的远端，冠状动脉内注入腺苷 12～18μg，注射前后记录平均峰值速度。如充血时流速不增加，说明血流储备不正常。如果 P/D > 1.7，CFR < 2.0，提示血管有显著狭窄。冠状动脉内多普勒可判断是否需要血管重建，此技术还能为患者进行分层处理提供依据。

（二）评价内皮功能

腺苷为非内皮依赖性血管扩张剂，它不需要完整内皮或 NO 产生而引起血管扩张。而乙酰胆碱通过刺激正常的内皮反应使血管扩张，在内皮功能显著异常时，它可引起冠状动脉收缩。如果对腺苷正常反应，而对乙酰胆碱反应不正常，可认为内皮功能异常，见于动脉粥样硬化和移植血管病变等。

（三）胸痛及冠状动脉造影正常

典型缺血性胸痛和（或）无创检查有缺血证据，而冠状动脉造影正常或接近正常者，占冠状动脉造影患者的 10% ～ 20%。排除了冠状动脉痉挛，或血管开口处或分叉处的模糊病变后，心绞痛或缺血原因仍需调查。应用血流储备测定，可发现微血管病变并有血流储备受损。大量研究发现，这些患者的血流速度反应各异，可能反映了对内皮非依赖性血管扩张的反应受损，如对腺苷或内皮调节的反应受损。当然，尚缺乏应用此评价指导治疗对策及判断长期预后的试验。

（四）移植血管病变

尸检发现，移植血管病变是累及 < 400μm 血管的弥漫性病变，可导致最大冠状动脉血流的下降。应用多普勒导引钢丝的研究发现，这些患者的充血反应常常受损，其程度与 IVUS 所见的心外膜冠状动脉病变程度存在分离现象。

（五）PTCA 术后血流改变

多普勒血流测定用于评价 PTCA 效果已趋增加。成功的 PTCA 术后，常有正常的多普勒血流储备特征，如 P/D 值正常，舒张期血流占优势等。有些患者在 PTCA 即刻，CFR 可恢复正常，但不除外继发于一过性缺血后的充血反应。

PTCA 术后，采用连续方程判断功能性血管内径。连续方程为 $APV_L \times A_L = APV_D \times A_D$，其中，$APV_L$ 为病变处平均峰值速度，APV_D 为病变远端平均峰值速度，A_L 为病变面积，A_D 为病变远端面积。通过测定靶血管病变处及其远端的峰值流速和病变远端血管截面积，病变面积及直径狭窄百分比即可计算。用于评价介入后的血管功能性狭窄，尤其在冠状动脉造影判断不清时更有用。

PTCA 术后，尽管造影图像满意，但多普勒血流参数并非完全正常，二者不一致的解释，可能是操作过程中血流动力学改变、小血管微栓塞或远端微血管反应短暂或持久受损。Onodera 等报道，介入后多普勒血流特征可能与再狭窄的相对危险性有关，而与 PTCA 术后即刻造影狭窄程度无关。研究发现，以后发生再狭窄的患者术后远端和近端平均峰值流速高。

一项多中心研究发现，介入后血流储备受损与持续性或反复心绞痛发作有关，随诊观察发现，1 个月后运动试验阳性及 6 个月血管重建多见。介入治疗后，造影结果满意（残余狭窄 < 35%）和 CFR > 2.5 者，6 个月后临床预后好，心脏事件少。因此，造影加多普勒功能评价，可用于 PTCA 术后对残余狭窄程度和预后的判断。

四、多普勒技术的局限性

多普勒取样容积小，不能准确反映探测部位的全部血流速度。在湍流部位，如严重狭窄病变的远端或几何形态特别的内膜腔节段，此问题尤为重要，这些部位血流的不同层次有不同的流速。CFR 受到多种因素影响，如心率、前负荷、心肌肥厚或微血管改变等。

第四节　冠状动脉狭窄与冠心病

一、血管造影在血管狭窄程度判断上的局限性

长期以来，血管造影被公认为诊断血管病变的金标准，但实际上，此方法只能通过造影剂充填血管腔来显示管腔轮廓，不能提供血管壁信息。早在 20 世纪 60 年代，就有人质疑冠状动脉造影的准确性及重复性。

一项多中心试验提出，肉眼观察冠状动脉造影结果在不同观察者之间存在显著差异，对冠状动脉病变程度的判断和尸检结果也有显著差异。定量化冠状动脉造影固然可改善测量的重复性，操作者通过测量参考段血管内径作为正常标准来评价病变血管的狭窄程度，然而，尸检及 IVUS 所显示的冠状动脉粥样硬化常常是弥漫性的，所谓"正常"的参考段血管可能并非正常的标准，这时冠状动脉造影就会低估冠状动脉病变的程度。研究表明，在冠状动脉病变早期，病变血管可发生代偿性扩张，只有在病变累及内弹力膜的 40% 时才会失代偿而发生狭窄。对于偏心性病变，由于造影投照的局限性，也会影响评估血管狭窄程度。

二、血管内超声成像的优点

IVUS 可看到血管 360° 截面积上血管壁和内膜腔的结构和信息。冠状动脉造影只能看清粥样硬化对血管腔的影响，而 IVUS 的最大优点是看到了活体的血管壁。IVUS 的优点表现为：

第一，可精确测量血管各参数，如内膜腔内径、参

考段血管内径、血管截面积（CSA）等。

第二，确定斑块特性，如斑块偏心性或向心性分布、斑块组成，脂质斑块、纤维斑块、钙化斑块和混合斑块等。IVUS 在帮助认识急性冠状动脉综合征方面有很大贡献。

IVUS 显示的富含脂质的斑块为不稳定斑块，脂质斑块表面的纤维帽易破裂，斑块破裂就会形成血栓堵塞血管，发生心肌梗死；而纤维化斑块为稳定斑块，不会发生破裂，故斑块组成对预后起了重要作用。IVUS 可显示钙化斑块的程度和深度，超声发现钙化斑块比冠状动脉造影敏感，当钙化斑块＞270°及长度超过5mm时，冠状动脉造影的敏感性才达到80%。

第三，检出夹层，并能评价累及管腔与管壁的程度和长度。

三、IVUS 在诊断冠心病中的价值

（一）IVUS 能检出冠状动脉造影未能发现的动脉粥样硬化

由于血管造影投照角度的限制，参照血管段可能有病变及早期病变血管的代偿性扩张等（图12-16）因素，冠状动脉造影可能低估冠状动脉病变的程度。IVUS 不受这些因素的影响，可如实显示血管病变（图12-17），包括早期动脉粥样硬化病变和血管分叉处造影图像模糊的病变。

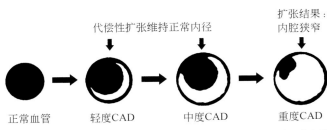

图 12-16　轻度和中度冠状动脉粥样硬化病变（CAD）时血管代偿性扩张，使内膜腔内径和正常参考段血管的内膜腔内径一致，血管造影不能发现病变血管狭窄

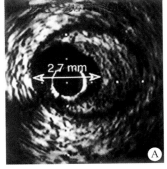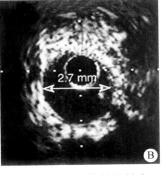

图 12-17　动脉粥样硬化病变血管段（A）由于代偿性扩张，使其管腔内径与正常参考段血管的内膜腔内径一致（B）

我们分析了135例临床怀疑为冠心病，但冠状动脉造影正常的 IVUS 结果，其中28例（20.7%）IVUS 完全正常，38例（28.2%）有内膜增厚，69例（51.1%）有不同程度和性质的斑块。其中19例（14%）血管狭窄≥50%，6例患者行 PTCA 及支架植入术，术后心绞痛缓解。在有斑块的患者中，3例有陈旧性心肌梗死，4例为变异型心绞痛，20例为不稳定型心绞痛，33例为稳定型心绞痛。IVUS 正常组与斑块组相比，斑块组年龄大，血清胆固醇高，吸烟多，血压高，男性比例大，并有统计学差异，斑块组的冠心病危险因素显著多于正常组。

虽然 IVUS 发现的冠状动脉病变，有些可能无临床意义，但 IVUS 在活体观察冠状动脉粥样硬化的演变过程，研究冠状动脉痉挛的解剖学基础，发现不稳定斑块，解释冠状动脉造影低估冠状动脉狭窄程度等方面，具有重大意义。

对冠状动脉造影正常而 IVUS 异常者，能否诊断冠心病，目前尚无统一标准。如果有典型心肌缺血的临床表现，IVUS 显示冠状动脉狭窄＞50%，认为可以诊断冠心病。冠状动脉造影正常者，如心绞痛典型，年龄大，有高血脂、高血压、吸烟等危险因素，心电图有缺血性改变，尤其是男性患者，应进一步行 IVUS 检查，以免漏诊冠心病。

（二）IVUS 能提高定量血管狭窄程度的准确性

IVUS 能提高定量血管狭窄程度的准确性，能澄清造影模糊的病变，尤其在血管开口处和分叉处的病变。IVUS 发现冠状动脉斑块，常常比血管造影所见更弥漫、广泛，也可发现血管负性重塑导致的严重血管狭窄和闭塞。

（三）进行远期随访性研究

远期随访性研究包括定性和定量随访冠状动脉粥样硬化病变的进展和消退，评估药物特别是他汀类调脂药物长期干预使病变消退的效果，随访冠状动脉介入治疗后再狭窄，以及探讨其发生机制。

第五节　血管内超声在冠心病介入治疗中的应用

血管内超声（IVUS）无疑能为介入心脏病学医生提供有用的信息，许多大的中心在介入治疗（PCI）中，已常规应用 IVUS 辅助冠状动脉造影，以提高介入治疗水平，可以在 PTCA 术前进行分析比较（图12-18～图12-20）。而且，可以随访观察介入治疗术后冠状动脉的状况（图12-21）。

此外，血管内超声对大血管病变及其支架植入术前后的观察也有十分重要的作用（图12-22）。

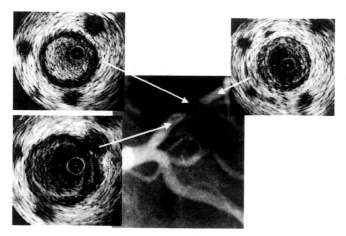

图 12-18　PTCA 术前冠状动脉造影和血管内超声图像

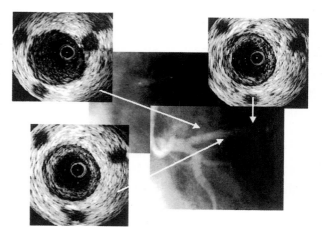

图 12-19　PTCA 术后冠状动脉造影和血管内超声图像

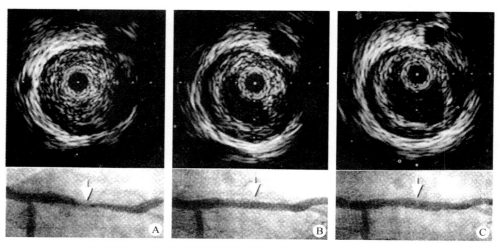

图 12-20　PTCA 术前后冠状动脉造影与血管内超声图像对照

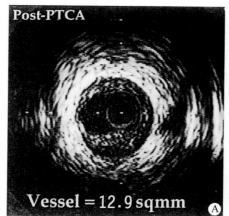

图 12-21　PTCA 术后血管内超声复查图像
A. PTCA 术后即刻；B. PTCA 术后 90 天

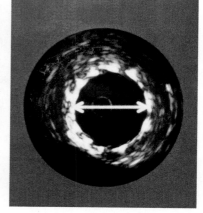

图 12-22　大血管支架植入术后血管内超声图像

一、斑块定性以选择介入治疗方案

　　IVUS 对确定斑块的分布、组成及钙化斑块部位和程度是非常有用的。确定斑块的这些特征，对选择适当的治疗方案十分重要。例如，钙化病变会影响 PTCA 术后管腔满意扩大，而且在钙化斑块和正常血管壁之间容易造成夹层。

　　钙化斑块范围＞120°的浅表钙化病变，宜采用旋磨术，旋磨术对去除浅表钙化斑块十分有效，并能扩大管腔而不造成夹层。对浅表钙化斑块 < 120°，靶血管内径 ≤ 3mm 的病变血管，可采用 PTCA。当然，与造影指导介入治疗相比，IVUS 指导介入治疗是否能改善即刻和长期预后，尚需进行更深入和广泛的研究。

二、了解介入治疗管腔扩大的机制

IVUS 对认识介入治疗中管腔扩大的机制十分有用。IVUS 显示 PTCA 术后夹层形成是管腔扩大最常见的机制，但在有些患者，血管壁伸展是主要的或唯一的机制。由于斑块压缩或斑块重新分布引起的管腔扩大，是 PTCA 的不常见机制。与球囊扩张相反，定向旋切（DCA）后管腔扩大，是由于斑块切除的结果，但是斑块切除并不完全，因为靶病变处血管截面积的 40%～60% 仍为斑块所占据。IVUS 所见斑块消融是旋磨的原理。支架造成的管腔最大扩张，实际上消除了弹性回缩。

三、实现精确定量测定评价介入治疗效果及并发症

介入治疗效果的判断，需对管腔内径、正常参考段血管内径、血管狭窄程度及介入治疗后血管内膜腔增大值进行精确测量。IVUS 的应用价值在于，可对这些参数进行客观定量测定。

PTCA 术后冠状动脉造影和 IVUS 的对比研究发现，对术后血管内膜腔内径的测量，二者相关性差，是由于 PTCA 术后，造影剂可进入破碎的斑块内，故造影常常高估 PTCA 的效果。

我们对 50 例 68 支靶血管 PTCA 前后进行了冠状动脉造影和 IVUS 的对比研究，发现冠状动脉造影无法辨认脂质斑块和纤维斑块，检出的钙化斑块仅为 IVUS 的一半。PTCA 前，血管造影和 IVUS 定量测定最小内膜腔内径、参考段血管内径、斑块面积和血管狭窄率等参数相关良好；但 PTCA 术后，两种方法测量的斑块面积和血管狭窄率相关性差，造影过高估计 PTCA 的效果，造影判断 PTCA 的满意率为 61.8%，而 IVUS 判断 PTCA 的满意率为 29.4%（P < 0.05）；造影认为 38.2% 需植入支架，而 IVUS 认为 70.6% 需植入支架（P < 0.05）。

PTCA 术后，IVUS 仍可见靶血管段残存的各种斑块，大部分斑块都有断裂破碎或夹层形成，而斑块面积改变不大，但血管外膜腔面积和内膜腔面积显著扩大，血管狭窄率显著降低。

IVUS 还可观察到造影不能见到的 PTCA 术后管壁的变化，如自管腔至中层方向出现未完全穿透斑块的线性撕裂；斑块裂口进一步延伸至中层；出现一个或多个穿透斑块全层的裂口，斑块后方夹层累及管壁范围达 180°，甚至超过 180° 等。

成功的 PTCA 术后，40%～80% 的病变有夹层，在硬斑块和软斑块或钙化组织和正常组织的连接处最易发生夹层。IVUS 可判断夹层的深度和范围，轻的为内膜表面撕裂，重的为广泛的外膜周围夹层。IVUS 也可判断夹层的确切长度，帮助确定 PTCA 术后需植入多长的支架，应放在何处等（图 12-23）。

与其他影像学比较，IVUS 的优越性显而易见。至于 IVUS 在评价 PTCA 效果的必要性，保证其安全性，减少远期心脏事件方面的价值，尚需进一步的前瞻性研究。

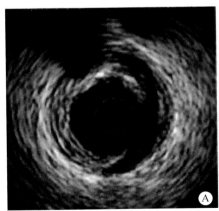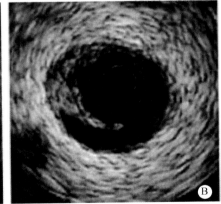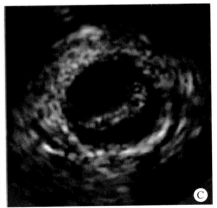

图 12-23　IVUS 显示夹层及其长度，以指导植入支架

四、在定向斑块旋切（DCA）中的应用

IVUS 可帮助旋切定位，但在实际操作过程中，应用 IVUS 进行精确定位仍是一种挑战。一般在 IVUS 检查时，用一些解剖标记，如分支开口，来帮助确定定向旋切的方向。也可应用连续的超声成像判断斑块范围和长度，根据管腔内径确定旋切刀大小，在旋切过程中，不断评价是否需要再次旋切。

由于透视不能区分深层和浅表钙化病变，而 IVUS

可精确定位，深层钙化病变选择 DCA，相反，浅表钙化应选择旋磨术。旋切深层钙化能取得切除斑块的效果，旋切加 PTCA 可使残余狭窄 < 15%。

OARS 试验（the Optimal Atherectomy Restenosis Study）发现 IVUS 帮助旋切可取得满意结果，但 BOAT 试验（Balloon vs Optimal Atherectomy Trial）证明不用 IVUS 也可得到同样的结果，IVUS 的作用还需更多的临床实践验证。

超声探头与旋切合为一体的超声 -DCA 导管的初步实践经验认为，超声引导 DCA 是可行的，但尚需进一步的临床研究。

五、在冠状动脉支架中的应用

IVUS 研究证明，冠状动脉支架植入后，尽管造影十分满意，但 IVUS 观察发现有些支架并非完全紧贴血管壁，或呈非对称性扩张。支架满意植入是避免发生急性或亚急性血栓形成的关键，IVUS 评价支架植入满意的标准见表 12-1。血管内超声对评价支架植入是否满意、术后是否有再狭窄和支架内血栓形成等均具有重要作用（图 12-24 ～图 12-26）。

表 12-1 支架满意植入的 IVUS 标准

支架结果	GAP（mm）	CSA 指数	对称指数
不合适	> 0.3	< 0.6	< 0.5
边缘	0.1 ～ 0.3	0.6 ～ 0.8	0.5 ～ 0.7
满意	< 0.1	≥ 0.8	> 0.7

注：GAP 为支架与血管壁之间的最大距离；CSA 指数 = 支架最小的截面积 / 正常参考段血管内膜腔截面积（取支架近端和远端的平均数）；对称指数 = 支架最小径 / 支架最大径。

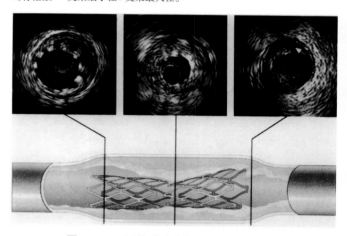

图 12-24　冠状动脉支架血管内超声图像

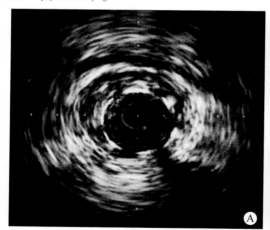

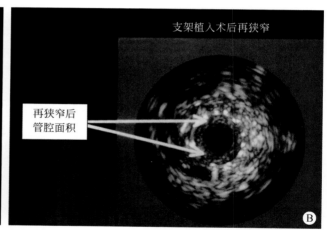

图 12-25　支架植入后再狭窄血管内超声图像

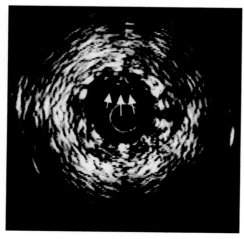

图 12-26　血管内超声显示冠状动脉支架内血栓（箭头）

对不满意者，需再次或多次扩张以达到支架扩张对称、贴壁良好，支架最小截面积与正常参考血管内膜腔截面积比 ≥ 0.8。北京协和医院总结分析了 100 例支架植入患者，其中 53 例由造影引导，47 例由 IVUS 引导支架植入。两组性别、年龄、冠心病危险因素、所用药物及冠状动脉造影 A、B、C 型病变等临床资料无显著性差异。术后平均随访 6.6 个月，造影组心脏事件 18 例（34%），包括急性血栓形成致急性心肌梗死 1 例，再次血管重建 3 例，心源性死亡 3 例，心绞痛 11 例。IVUS 组仅 3 例（6.4%）术后有心绞痛发作，未发生严重心脏事件。两组的预后差异显著（P < 0.05）。此结果说明，IVUS 引导支架植入，在保证支架满意植入、减少并发症方面优于冠状动脉造影，又能避免盲目高压

球囊扩张支架而加重血管内膜损伤。

第六节 冠状动脉旁路血管移植术血管内超声评价

一、IVUS 用于对移植血管的随诊检查

由于冠状动脉搭桥术（CABG）后常无心绞痛症状，识别移植血管动脉粥样硬化十分重要，而临床及冠状动脉造影又不容易发现，国外不少中心在术后定期复查冠状动脉造影时常规行 IVUS 检查。IVUS 可显示病变的解剖特征、形态特征及严重程度。多普勒技术可用于评价桥支狭窄血管的 CFR，CFR 减低的病变是血管重建的指征。

术后早期（出院前）静脉桥堵塞率为 8% ～ 12%，其原因是血栓；术后 1 个月至 1 年可见内膜和中层增生；1 年后斑块形成。桥血管开通的患者，实际上也有动脉粥样硬化病变，20% ～ 40% 管腔狭窄。术后 10 年，大约 50% 的桥血管堵塞。乳内动脉桥开通率要高得多。

二、移植血管 IVUS 特征

正常大隐静脉桥血管的 IVUS 特点：静脉血管壁薄、回声均匀一致，很少见到三层结构，血管无搏动。

大隐静脉桥血管动脉粥样硬化特点：向心性或偏心性斑块，以软斑块多见，钙化斑块少见，可见斑块溃疡和破裂，伴血栓形成。早期为血管内膜增生。

（注：本章的图 12-2 ～图 12-4、图 12-6、图 12-9、图 12-12、图 12-14、图 12-15、图 12-18 ～图 12-22、图 12-24 ～图 12-26 由樊朝美提供，其余由朱文玲提供）

（樊朝美　朱文玲）

参 考 文 献

Arnold JR，et al. 2006. Thrombotic occlusion of a drug-eluting stent：is IVUS mandatory. J Invasive Cardiol，18（9）：E238-E240

Fujii K，et al. 2006. Intravascular ultrasound profile analysis of ruptured coronary plaques. Am J Cardiol，98（4）：429-435

Giannoglou GD，et al. 2006. In-vivo validation of spatially correct three-dimensional reconstruction of human coronary arteries by integrating intravascular ultrasound and biplane angiography.
Coron Artery Dis，17（6）：533-543

Kickuth R，et al. 2006. Guidance of interventions in subintimal recanalization and fenestration of dissection membranes using a novel dual-lumen intravascular ultrasound catheter. Rofo，178（9）：898-905

Kimura M，et al. 2006. Outcome after acute incomplete sirolimus-eluting stent apposition as assessed by serial intravascular ultrasound. Am J Cardiol，98（4）：436-442

Murase Y，et al. 2006. Evaluation of compliance and stiffness of decellularized tissues as scaffolds for tissue-engineered small caliber vascular grafts using intravascular ultrasound. ASAIO J，52（4）：450-455

Nicolas RT，et al. 2006. Surveillance for transplant coronary artery disease in infant，child and adolescent heart transplant recipients：an intravascular ultrasound study. J Heart Lung Transplant，25（8）：921-927

Porto I，et al. 2006. Plaque volume and occurrence and location of periprocedural myocardial necrosis after percutaneous coronary intervention：insights from delayed-enhancement magnetic resonance imaging，thrombolysis in myocardial infarction myocardial perfusion grade analysis，and intravascular ultrasound. Circulation，114（7）：662-669

Schartl M，et al. 2006. How to assess coronary artery remodeling by intravascular ultrasound. Am Heart J，152（3）：414-416

Sipahi I，et al. 2006. Effects of normal，pre-hypertensive，and hypertensive blood pressure levels on progression of coronary atherosclerosis. J Am Coll Cardiol，48（4）：833-838

Sipahi I，et al. 2006. Static and serial assessments of coronary arterial remodeling are discordant：an intravascular ultrasound analysis from the Reversal of Atherosclerosis with Aggressive Lipid Lowering（REVERSAL）trial. Am Heart J，152（3）：544-550

Tsutsui JM，et al. 2006. Treatment of deeply located acute intravascular thrombi with therapeutic ultrasound guided by diagnostic ultrasound and intravenous microbubbles. J Ultrasound Med，25（9）：1161-1168

van Mieghem CA，et al. 2006. Multislice spiral computed tomography for the evaluation of stent patency after left main coronary artery stenting：a comparison with conventional coronary angiography and intravascular ultrasound. Circulation，114（7）：645-653

Waseda K，et al. 2006. Impact of angiotensin II receptor blockers on the progression and regression of coronary atherosclerosis：an intravascular ultrasound study. Circ J，70（9）：1111-1115

第十三章　胎儿心脏超声

第一节　概　　述

胎儿心脏超声是临床超声心动图应用于胎儿的检查方法，即胎儿超声心动图（fetal echocardiography）。关于胎儿心脏超声的论文最早发表于1964年，此后国内外进行了不少研究。1980年Lange发表了详细的研究论文。国外十分重视对此技术的开发应用，随着超声诊断仪器的完善和高新技术的发展，胎儿心脏超声已被广泛应用。国内开展胎儿心脏超声检查也较早，但范围较小，后来随着国家提高人口素质相关政策的制定，胎儿心脏超声也越来越被重视。

多普勒超声检测胎盘血流和M型超声检测胎儿心脏搏动，是最早应用于胎儿的心脏超声检查方法。随着二维和多普勒超声检查技术的开发，胎儿心脏超声检查逐步应用于临床，为无创检测胎儿心血管系统的解剖和血流动力学提供了可靠方法。

胎儿心血管系统的发育变化实际上还有许多未知因素。有关胎儿循环和心血管系统胚胎学，详见第十九章。在胚胎第6周，心脏即发育形成，但整个胚胎长度仅20mm左右，用现有的超声技术尚难显示。至妊娠第16周，心血管系统已基本形成，超声已可显示其结构，故通常从妊娠16周开始，可进行胎儿心脏超声检查。

胎儿心血管系统的结构和功能有其自身特点，与新生儿和成人不尽相同，但基本结构和功能大体相似，在掌握新生儿和成人超声心动图的基础上，结合胎儿心血管特点，即可实施胎儿心脏超声检查。

目前，胎儿心脏超声主要用于检查妊娠第16周至产前胎儿心血管的结构和功能，尤其是对妊娠第18～28周胎儿心血管结构异常的检查，具有重要作用：①确定胎儿心血管系统结构和功能正常，可消除母亲及亲友的焦虑情绪；②早期发现胎儿患有先天性心脏病或心律失常，可在妊娠期间和分娩时采取适当处理，包括药物治疗严重心律失常和胎儿心血管病的介入治疗等，以保障新生儿和母亲安全；③为胎儿心血管系统正常发育和病理变化提供科学资料，有利于医学发展。

第二节　胎儿心血管病高危因素

一、胎儿心脏超声专项检查

从妊娠保健出发，妊娠第18～24周开始应进行常规胎儿超声检查，确定胎儿大小、胎盘位置和功能、有无各脏器的先天性畸形等，对胎儿心脏进行初步筛查应成为常规。详细的胎儿心脏超声专项检查，应由经过训练的心血管超声专业人员进行。

先天性心脏病在新生儿的发生率为8‰～11‰，国外报道出生前在宫内检出率为25%，国内尚无这方面的报道。如果具备相应的技术和设备条件，应在妊娠18～28周对胎儿进行心脏超声专项检查；如不具备条件，至少应对以下具有发生先天性心脏病高危因素的胎儿进行专项心脏超声检查。

二、胎儿心血管病高危因素

（一）胎儿因素

（1）常规胎儿超声检查，发现胎儿心尖四腔心断面有可疑处或异常，应进一步行胎儿心血管超声检查。

（2）胎儿出现某些脏器发育异常，包括脑积水、食管闭锁、十二指肠闭锁、空肠闭锁、脐膨出、肠膨出、肾盂积水或发育不全、膈疝等。

（3）染色体异常：染色体异常胎儿的心血管发育异常发生率很高，平均在30%～50%。例如，21-三体综合征的先天性心脏病发生率为50%；13-三体综合征的先天性心脏病发生率为84%；18-三体综合征的先天性心脏病发生率可高达99%。此外，还有农内综合征等。

（4）胎儿心律失常：胎儿心动过速（心率大于200次/分）、心动过缓（心率低于100次/分）和持续心律不齐。发生心脏传导阻滞合并先天性心脏病可高达40%。

（5）胎儿宫内发育受限。

（6）胎儿水肿：指非特异性胎儿水肿，可由于胎儿心血管异常所致心功能不全引起。

（7）胎儿羊水过多、过少，多胎妊娠，单脐动脉，宫内胎盘异常等。

（二）母亲因素

（1）母亲患有各种类型的糖尿病、胶原性血管疾病、妊娠高血压。

（2）母亲患有结缔组织病，如系统性红斑狼疮、Rh溶血病；风湿性病变，如风湿性心脏病等。

（3）妊娠期感染：如妊娠早期感染风疹、流感、腮腺炎病毒及弓形体等。胎儿心血管异常发生率约为10%。

（4）母亲用药或酗酒：妊娠早期心血管系统发育阶段，使用某些药物可导致胎儿心脏畸形。酗酒可导致胎儿酒精综合征，易发生先天性心脏病。

（5）高龄孕妇：孕妇年龄在35岁以上时，胎儿心血管发育异常的发生率增高。

（6）既往异常妊娠史，如胎死宫内、流产等。

（三）其他因素

（1）家族遗传史：父母本身为先天性心脏病患者，曾有生育先天性心脏病子女史，较近的旁系亲属中有先天性心血管病患者，此组患者子女的先天性心脏病发生率为3%～5%。

（2）有接触放射线或有害化学物质史等（包括胎儿父亲）。

（3）环境因素，包括水、空气、土壤等各种污染，吸烟（包括被动吸烟）。

即使以上已经列出可能引起胎儿心血管发育异常的多种因素，但是在有心血管畸形的新生儿中，绝大多数仍难以找到确切的原因。因此，常规胎儿体检中，在妊娠18周以后，应把检测胎儿心血管系统是否异常列为常规检查项目。

第三节　检查方法及正常图像

一、心脏位置判定

（一）判定胎儿心脏位置的意义

胎儿心脏在胸腔中的位置与出生后不尽相同。胎儿的肝脏发育较大，尤其是肝左叶，使心尖的位置被抬高，呈水平位，右心室完全位于前方，更加贴近胸壁。胎儿的肺是无气体、充满液体的实性器官，对心脏无遮盖作用，心脏占据胸腔的1/3。

鉴于上述原因，二维超声心动图可很容易地通过胎儿胸腔进行横断面、纵断面和侧断面检查，从而可获得比探查成人时更多的心脏断面图像。

胎儿的位置，除在妊娠晚期相对稳定外，其余时期在子宫内的变动较大，给判定心脏解剖结构位置带来一定的困难。因此，胎儿心脏位置的判定非常重要，其是取得正确诊断、避免错误判断的基础。

（二）判定胎儿心脏位置的步骤

（1）胎位判定：通常胎位有头位、臀位和横位。在头位和臀位，根据胎儿头枕部朝向，分为左前、右前、左后和右后。在横位，可分为右肩前、左肩前、右肩后和左肩后。

（2）胎儿体位的左右位置判定及其与屏幕图像的位置关系。

（3）胎儿内脏的左右位置判定。

（4）心脏位置判定。

（5）心脏与内脏位置关系判定。

（6）左、右心腔位置判定。

遵循四位一体定位方法：超声屏幕方位定位－母亲左右位定位－胎儿方位定位－胎心左右位定位。

二、胎儿心脏在胸腔中的位置关系

（一）正常胎儿心脏位置

胎儿在宫内的位置确定后，即可明确胎儿心脏在胸腔中的位置。正常胎儿心脏应位于胸腔的左侧，心底靠近脊柱，心尖朝向前胸；在胸腔横断面，心脏长轴与胸腔纵轴约成45°角（图13-1）。

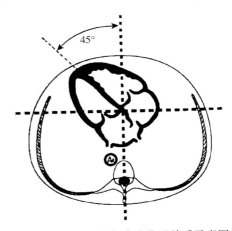

图 13-1　胎儿心脏与胸腔位置关系示意图

（二）方位识别标志

1. 心尖与胃泡的关系　明确胎儿左右位置后，内脏发育正常位置时，胃泡位于腹腔左侧，胎儿位置及心尖朝向与胃泡同侧。

2. 降主动脉与脊柱的关系　正常胎儿的降主动脉位于脊柱前偏左侧。横向扫查胸腔，降主动脉横断面位于脊柱回声前方偏左侧，左心房位于降主动脉前（图13-2）。

3. 下腔静脉与脊柱的关系　胎儿的下腔静脉位于其

脊柱前偏右侧，较降主动脉位置靠前。

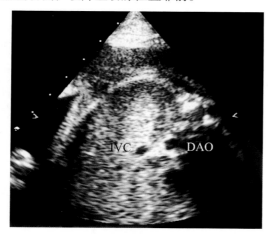

图 13-2　胸腔横断面示脊柱与降主动脉的关系

三、胎儿心血管超声检查技术

（一）正常胎儿二维超声心动图

胎儿的二维超声心动图表现随胎儿周龄不同而异。

在妊娠第 6 周时无法显示，第 10 周左右可观察到快速运动的强回声团块。随着胎儿成长，逐渐可区分各个心腔、心壁、心脏瓣膜和大血管、动脉导管等结构，可取得类似于新生儿四腔心等断面的图像。

由于胎儿位置不同，加上胎动较多，确定心脏超声断面通常不能以胎儿身体的方位做参考，需依靠心脏本身的结构。目前，一般有 5 个所谓的标准断面，即四腔心、左心和主动脉长轴、大动脉短轴、左心室基底部短轴和主动脉弓断面，其中四腔心和大动脉短轴断面比较重要，容易观察，可显示大部分心脏大血管结构，四腔心断面为最常用的常规断面。

尽管在不同胎位时，四腔心断面的表现有所差别，但通常可清晰显示心脏四个心腔、间隔、房室瓣的位置和形态结构等。与儿童心脏相比，二维超声所显示的胎儿右心室较大，往往与左心室相似，右心室壁、室间隔和左心室壁的厚度基本相似（图 13-3）。

由于心脏的长轴并非与脊柱平行，而与右肩至左髂连线平行，因此横轴平面所显示胎儿心脏断面有可能为长轴断面。

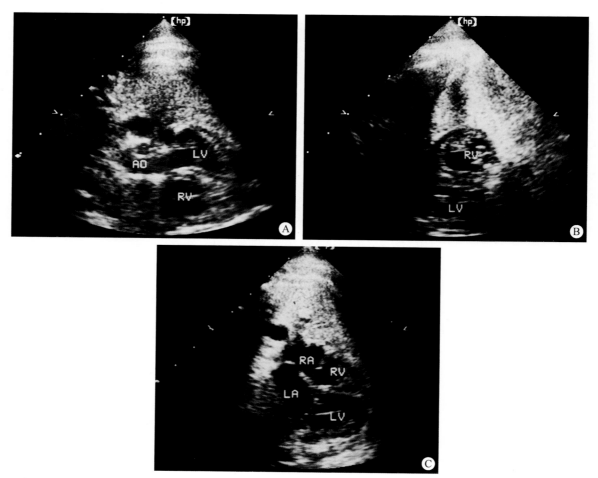

图 13-3　胎儿二维超声心动图
A. 左心室长轴断面；B. 双心室短轴断面；C. 四腔心断面

1. 心尖四腔心断面　沿胎儿胸腔横向扫查，是最重要的首选断面。探头声束在胸腔行水平横向扫查，与胎儿脊柱成近似90°角，可获得此断面（图13-4）。

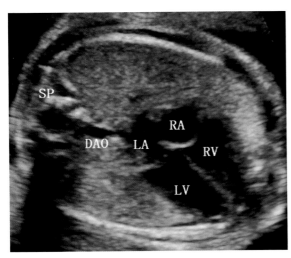

图13-4　胎儿心尖四腔心断面：显示双心房及双心室

在整个妊娠期间，除晚期胎头入盆时外，胎儿在宫腔内的位置通常处于不断变化中，因此心尖四腔心断面的方位在不同时期亦有多种变化。

正常心尖四腔心断面在诊断中的作用：

（1）左、右心腔解剖特点：是识别左、右心腔的重要断面。右心室解剖标志为心室下部的调节束回声。卵圆孔瓣开放方向为左心房标志。上、下腔静脉连接是右心房标志。正常在此断面显示的三尖瓣位置略低于左侧二尖瓣。

（2）心房和心室：左、右心房和左、右心室内径比例显示，是测量心胸和左、右房室比例的常规位置。可评估房室腔大小、室壁厚度及心室功能。正常胎儿心脏的左、右心房室大小比例近似。

（3）确定房室连接，评价房室瓣畸形。

（4）确定心内结构性异常。许多心血管病变及发育畸形，均可在此断面显示，提供诊断信息，如某些部位的室间隔缺损或大室间隔缺损、左、右心室发育不良、心内膜垫缺损、房室瓣闭锁、单心室、三尖瓣下移畸形，以及心脏占位性病变等。对心脏位置变异、心房或心室转位，此断面是重要的判定标准断面。

从心尖四腔心断面无法确定的异常：大动脉异常，特别是主动脉和主肺动脉关系，以及复杂心血管畸形，如大动脉转位、错位、主动脉弓异常、干下室间隔缺损、肺静脉连接异常等。

2. 心尖五腔心断面和左室流出道长轴断面　在心尖四腔心断面基础上，声束略向胎儿头侧倾斜显示此断面（图13-5），是判断大动脉起源和大动脉关系的主要断面。从此断面略向左倾斜，通常显示为左室流出道长轴断面，

可观察主动脉后壁与二尖瓣前叶纤维连续，可测量主动脉内径。

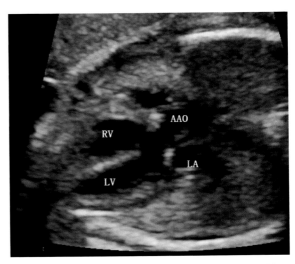

图13-5　胎儿左室流出道断面：显示升主动脉长轴、左心房和左心室及右心室

3. 右室流出道断面　在上述断面的基础上，声束再略向胎儿头侧倾斜横切获得。在此断面可测量肺动脉主干内径，正常肺动脉主干内径略大于主动脉内径。根据心尖五腔心断面和右室流出道断面，即可判定主动脉与肺动脉的位置关系（图13-6）。

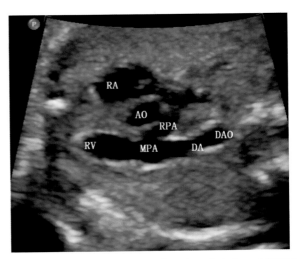

图13-6　右室流出道断面：显示右心房、右心室、主肺动脉及右肺动脉，以及和通过粗大未闭的动脉导管与降主动脉相连接的肺动脉系统

4. 正常三血管–气管断面　自左向右依次为肺动脉、主动脉、上腔静脉，肺动脉靠前，上腔静脉在后，主动脉位于两者之间，管腔自左向右依次变窄。主动脉与上腔静脉之间为气管，位于主动脉弓右后方和上腔静脉左后方（图13-7）。

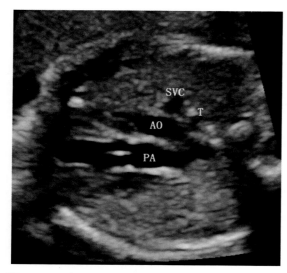

图 13-7　三血管 – 气管断面：显示右心室、肺动脉、主动脉、上腔静脉和气管（T）

5. 主动脉弓长轴断面　可完整显示主动脉升部、弓部、降部。主动脉弓部发出三支头臂动脉（图 13-8）。

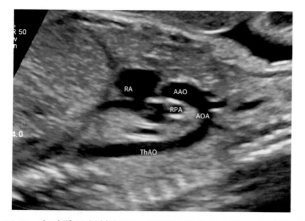

图 13-8　主动脉弓长轴断面：完整显示升主动脉、主动脉弓部及降主动，并显示左心房、右心房、房间隔组织及卵圆孔分离的部位

6. 动脉导管降主动脉长轴断面　动脉导管由肺动脉主干延续，直接与降主动脉相连，似弓状，即动脉导管降主动脉弓。此弓小于主动脉弓，且在其下方（图 13-9）。

（二）正常胎儿 M 型超声心动图

M 型超声心动图是二维超声心动图的重要补充，具有时间距离精确定位的特点，对研究胎儿心脏结构、胎儿心律和心功能起重要作用。M 型超声心动图可以标定时限测定胎儿心腔及大血管的内径、室壁厚度、室壁运动、心内膜和心包厚度，还可精确显示瓣膜开放关闭在心动周期不同时限的运动轨迹等。常用 M 型超声心动图图像

选择如下：

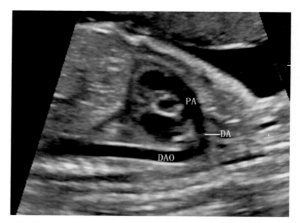

图 13-9　动脉导管弓长轴断面

1. 心室活动曲线图　选择二维超声心动图双心室断面或心尖四腔心断面，M 型声束扫描线垂直通过双心室腔和室间隔，形成心室活动曲线图。由于胎儿心脏位置随胎儿体位而变动，故声束扫描线所通过的心脏结构顺序有所不同（图 13-10A）。在此曲线图可以检测不同时限的心室壁厚度、运动方向、运动幅度和心室腔内径，亦可测量心包积液厚度。

2. 双心房活动曲线图　选择心尖四腔心、双心房断面，M 型声束扫描线垂直通过双心房壁、心房腔及双心房之间的房间隔或卵圆孔，获得左、右心房壁和卵圆孔瓣的活动曲线图（图 13-10B）。左、右心房壁于心室舒张末期同步向心房腔收缩运动，右心房壁运动幅度略大于左心房壁。

3. 心房心室运动曲线　选择心尖四腔心断面，M 型声束扫描线通过右心房壁、十字交叉部、左心室壁；或通过左心房壁、十字交叉部、右心室壁。同时记录心房和心室壁运动（图 13-10C）。在正常窦性心律，心房运动与心室运动呈固定时限出现，因此根据此规律，可判定胎儿是否有房室传导性障碍和心律失常。

（三）正常胎儿多普勒超声心动图

多普勒超声检查一般也在二维基础上进行，其表现也因胎儿周龄不同而异，较大胎儿的多普勒图像类似于新生儿。多普勒超声检查对确定主动脉、肺动脉、动脉导管、房室瓣、脐动脉、卵圆孔等部位的血流，确定心脏瓣膜的反流性病变等均具有重要作用（图 13-11）。但胎儿的心脏大血管均很小，胎动较多，影响因素多，通常难以取得满意的声束位置和方向，测量结果准确性较差。

多普勒超声心动图对研究胎儿血液循环和血流动力学有重要价值。

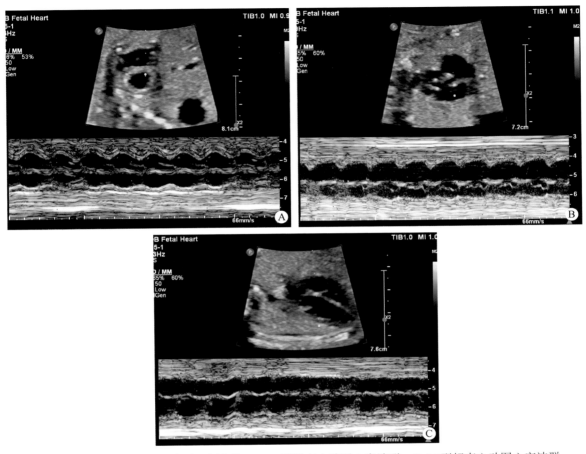

图 13-10 A. M 型超声心动图心室波群；B. M 型超声心动图心房波群；C. M 型超声心动图心室波群

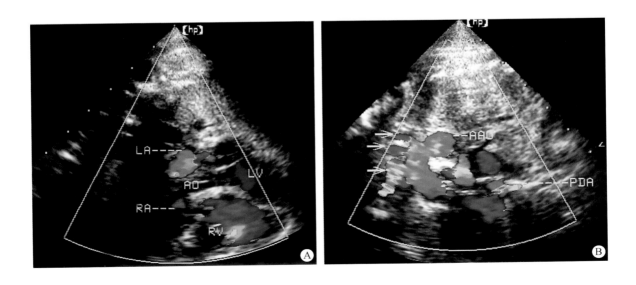

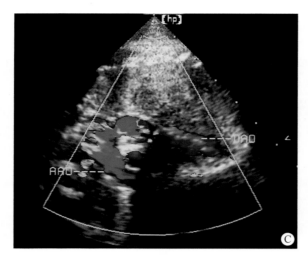

图 13-11　胎儿彩色多普勒超声心动图

A.彩色多普勒左心室长轴断面；B.彩色多普勒主动脉弓长轴断面：在降主动脉与肺动脉之间可探及未闭的动脉导管中有血流通过；C.彩色多普勒主动脉弓长轴断面，升主动脉的血流为红色，降主动脉的血流为蓝色

1. 房室瓣口血流

（1）取样部位：在心尖四腔心、左室两腔心和右室两腔心断面，脉冲式多普勒超声取样容积置于二尖瓣口或三尖瓣口，可检测到二尖瓣或三尖瓣舒张期血流频谱（图 13-12）。

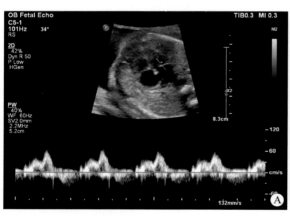
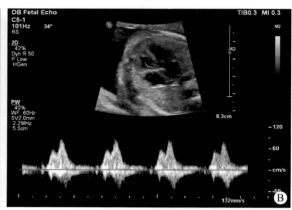

图 13-12　房室瓣口血流频谱

A.显示舒张期左心房血流通过二尖瓣口的频谱多普勒；B.显示舒张期右心房血流通过三尖瓣口的频谱多普勒

（2）房室瓣口血流频谱特点：房室瓣口血流频谱呈双峰状（三尖瓣有时为单峰），即心室舒张早期充盈形成过瓣血流，峰值血流称 E 峰；舒张晚期充盈形成过瓣血流，峰值血流称 A 峰。与成人不同的是，在整个孕期，胎儿房室瓣口血流频谱 A 峰均高于 E 峰。充盈时间，在舒张早期与晚期大致相同，而充盈量则舒张晚期大于早期。三尖瓣血流速度及充盈右心室的血流量略大于二尖瓣。

（3）彩色多普勒血流特点：房室瓣血流的色彩随胎位不同而异。在心尖四腔心断面，心尖朝向探头方向，舒张期房室瓣过瓣血流为红色；心尖背离探头方向，舒张期房室瓣过瓣血流为蓝色（图 13-13）。

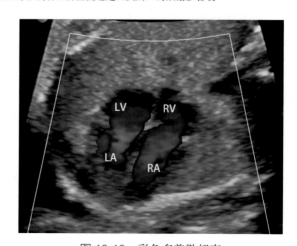

图 13-13　彩色多普勒超声

显示舒张期左心房及右心房的血流通过二尖瓣口及三尖瓣口进入左心室及右心室，血流呈蓝色

2. 主动脉及肺动脉血流

（1）取样部位及其频谱：于心尖五腔心、左右室流出道长轴断面，脉冲式多普勒超声取样容积置于主动脉瓣口或肺动脉瓣口。

（2）多普勒血流频谱的特点：主动脉血流频谱呈单峰状，上升支速率与下降支速率基本对称，位于主动脉弓部位，血流速度可以比升主动脉略增快，且舒张期出现一较低、较平缓的波峰。

肺动脉瓣口的血流速度低于主动脉瓣口，肺动脉血流呈交叉状，血流显色因血流与声束角度不同而异。

肺动脉血流频谱亦呈层流单峰，与主动脉血流频谱不同的是上升支速率明显快于下降支，在妊娠早期几乎呈"直角三角形"，随孕周增加，上升支速率可有所减慢，但仍快于下降支。肺动脉血流速度低于主动脉（图13-14）。

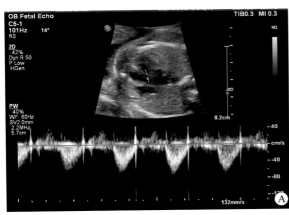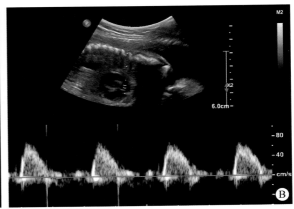

图 13-14　A. 主动脉瓣口血流频谱；B. 肺动脉瓣口血流频谱

3. 动脉导管及降主动脉血流

（1）取样部位及其频谱：于导管降主动脉长轴断面、大动脉短轴断面，脉冲式多普勒取样容积置于动脉导管内或动脉导管与降主动脉连接处。

动脉导管血流频谱呈双峰双期单向血流，收缩期峰值流速较高，舒张期流速较低，两期血流均为同一方向。动脉导管收缩期流速高于主动脉、肺动脉收缩期流速（图13-17）。降主动脉血流频谱亦呈同向单峰收缩期血流，降主动脉收缩期流速低于动脉导管收缩期流速，且离心越远流速越低。

（2）彩色多普勒血流显像：显示动脉导管血流朝向降主动脉，且色彩较其他心腔大血管血流明亮（图13-15）。

4. 卵圆孔血流　取样容积置于心尖四腔心断面或双心房断面卵圆孔左心房侧，卵圆孔血流频谱为双期双峰单向态。由于卵圆孔在一个心动周期中有两次开放，故形成双峰（图13-16），收缩期峰值流速较高，舒张期峰值流速较低。卵圆孔的关闭使血流呈单向。当卵圆孔瓣吸收过度或缺失，卵圆孔直径较大时，卵圆孔血流频谱峰值流速可增快，呈湍流状，且可出现双向血流。

彩色多普勒血流显像：在心尖四腔断面或双心房断面，显示下腔静脉血流由右心房通过卵圆孔到达左心房。

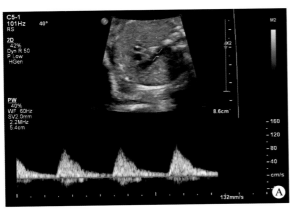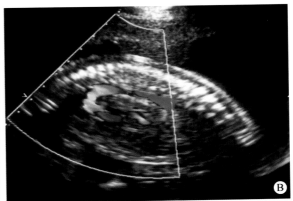

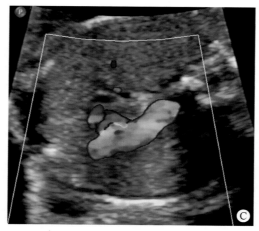

图 13-15 A.动脉导管血流频谱，频谱呈双峰双期单向血流，收缩期峰值流速较高，舒张期流速较低；B.显示降主动脉与动脉导管血流；C.显示橙红色明亮的动脉导管血流

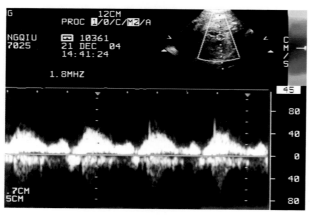

图 13-16 卵圆孔未闭分流性血流

第四节　胎儿心血管病超声特点

胎儿心脏超声检查可明确胎儿心血管系统结构和功能，明确先天性心脏畸形部位、性质和程度，诊断心血管肿瘤等其他病变，明确胎儿血流动力学改变和心功能等。目前，在英国几乎已经对所有妊娠妇女进行常规胎儿心脏超声检查，发现严重心血管畸形的胎儿即采取终止妊娠等方法，已基本无严重先天性心血管畸形患儿出生，即使出生也可在早期进行手术等治疗，对提高人群素质、减少医疗负担和家庭损失等有十分重要的作用。

胎儿心脏超声检查可观察到几乎所有种类的心血管异常，结构性发育异常主要有心脏瓣膜畸形，大动脉狭窄病变，室间隔缺损，法洛四联症，单心室、左心发育不良综合征，心内膜垫缺损，大动脉转位，共同动脉干，心室双出口和心脏位置异常等复杂畸形；非结构性异常，如动脉导管和卵圆孔提前关闭、心肌病、心包积液、心脏占位性病变、心律失常等。

这些异常，在解剖结构上与出生后大体相同，其解剖分型和超声特点可参照有关章节，但胎儿心脏在妊娠期仍有其特点，血流动力学也不尽相同。以下重点介绍常见严重复杂异常的胎儿心血管疾病（各种先天性畸形均可详见有关章节）。

一、三尖瓣闭锁

三尖瓣闭锁是极少见的复杂畸形，胎儿宫内死亡率较高。在胎儿期，三尖瓣闭锁者主要由左心室向全身供血，肺部无通气功能，血流量很少，不负担全身血供，氧合血由脐静脉供应，因此胎儿的生长发育多数不受影响。

出生后，脐静脉供血阻断，肺部膨胀，肺循环状态改变，血流动力学即出现明显异常。左心室接受肺静脉和体静脉混合血，动脉血氧饱和度下降，新生儿出生后即出现发绀、呼吸窘迫、充血性心力衰竭等症状。

（一）二维超声心动图检查

（1）右侧房室无连接：在心尖四腔心断面，显示右侧房室之间无正常连接，三尖瓣组织未发育或发育不良，无三尖瓣叶活动显示，代之以膜性或肌性组织，右心房、右心室之间为带状强回声（图 13-17A）。

（2）右心室发育不良：四腔心断面可显示右心室腔明显小于左心室，且心室壁增厚。

（3）室间隔缺损：左心室血流通过室间隔缺损与右心室相通，也是右心室的唯一流入口（图 13-17B）。

（4）上、下腔静脉血液进入右心房后，全部通过卵圆孔流入左心房。卵圆孔直径明显增大。

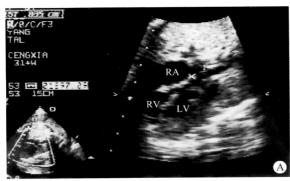

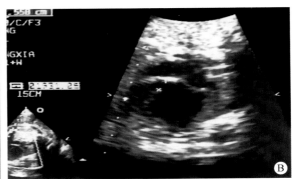

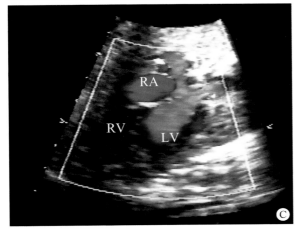

图 13-17 A. 三尖瓣闭锁二维超声心动图：显示右房及右心室之间无明确的交通口；B. 三尖瓣闭锁并室间隔缺损二维超声心动图：显示膜部室间隔水平出现回声脱失现象；C. 三尖瓣闭锁彩色多普勒血流图像：显示三尖瓣口无血流通过

（5）左心腔径明显增大，室壁肥厚。

（6）主动脉内径可增宽，肺动脉内径变窄。

（二）多普勒超声心动图

彩色多普勒血流显像，于右侧房室之间无血流信号通过，血流直接由房间隔卵圆孔处进入左心房，室间隔缺损处可见血流信号由左心室进入右心室。左心血流量增大，在胎儿期通常易引起二尖瓣关闭不全，彩色多普勒血流显像可显示二尖瓣反流血流信号（图 13-22）。如合并右室流出道或肺动脉狭窄，频谱多普勒超声可检测到狭窄处快速血流频谱。

三尖瓣闭锁常合并其他畸形，如肺动脉狭窄、大动脉转位、左心室双出口等。三尖瓣闭锁属严重复杂畸形，预后较差。在胎儿期，超声心动图检测与单心室有时鉴别困难，但无论是诊断三尖瓣闭锁还是单心室，一侧心室发育不良和大动脉异常是诊断的关键，通常是提示临床是否继续妊娠的依据。

二、三尖瓣下移

三尖瓣还可出现瓣叶下移现象，称为三尖瓣下移畸形，常见于后叶及隔叶畸形，而前叶通常位置正常，但形态出现改变呈船帆样，导致瓣叶关闭不良（图 13-18）。

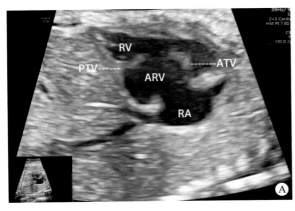

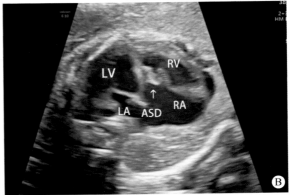

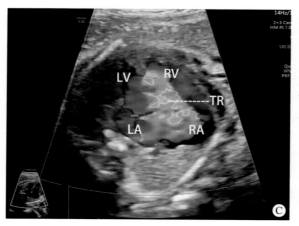

图 13-18　三尖瓣下移畸形

A. 右室流入道断面：显示三尖瓣后叶向心尖部下移；B. 四腔心断面：显示三尖瓣隔叶向心尖部下移；C. 四腔心断面：彩色多普勒显示三尖瓣口探及中量反流

三、单心室

单心室是由原始心室段发育异常形成的一组复杂畸形。心脏只有一个功能主心室腔，左、右心房或共同心房经房室瓣口与主心室腔相通，两组房室瓣或共同房室瓣与一个大的心室腔连接，常伴或不伴残余心室腔及心室大动脉连接关系异常。

单心室的病理解剖和类型非常复杂，其血流动力学改变亦差别很大。在胎儿期，胎儿无呼吸，氧和营养来源于单一的脐静脉，因此无论肺动脉发育如何，胎儿循环的主心室接受来自肺静脉和腔静脉的混合血，并搏入两大动脉，故对胎儿的全身供血影响较小。一旦出生，由于心室容量负荷较重，较短时间内即可出现发绀、缺氧和心力衰竭，50% 以上在出生后短期内死亡。

（一）二维超声心动图

在心尖四腔心断面，可显示室间隔完全缺如（图13-19A）。但单心室内通常存在较大肌束，易误认为是室间隔，是胎儿超声检查易漏诊本病的原因之一。单心室可以是一组房室瓣，亦可为两组房室瓣，可并存大动脉关系异常、肺动脉狭窄、主动脉缩窄等，超声心动图可对大动脉进行判定。

（二）彩色多普勒血流显像

通过房室瓣口过瓣血流数量，可协助判定瓣口数量。瓣膜关闭不全时，彩色多普勒血流显示瓣膜反流血流信号（图13-19B）。对动脉导管依赖性肺循环的显示有一定作用，但敏感性较低。

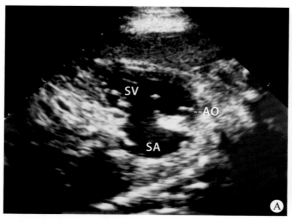
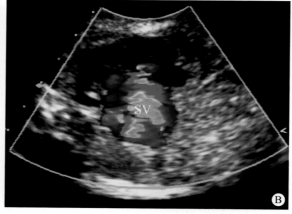

图 13-19　A. 二维超声心动图：心室腔内未能探及明确的室间隔组织，呈单心房室；B. 彩色多普勒显示心房血流通过单一的房室瓣口进入单心室

向的连续低速血流。

四、共同动脉干

共同动脉干通常骑跨于两心室之间，亦可完全从右心室发出，是心底部发出的唯一血管，较正常主动脉粗大。约96.5%的共同动脉干伴有室间隔缺损，缺损通常较大，位置高且靠前。

共同动脉干同时接受两个心室的血流，出生后，这种结构不会改变，但血流动力学与出生前明显不同。出生前，左、右心室血流进入共同动脉干，然后分布到全身，含氧血主要来自下腔静脉，因此不影响胎儿整体发育。出生后，回流到右心的血液变为低氧静脉血，共同动脉干接受左心动脉和右心静脉混合血，使体循环系统氧饱和度明显降低，肺血管流量增加，出生后早期可出现明显的肺动脉高压，导致心力衰竭。

（一）二维超声心动图

从心尖四腔心断面显示，左、右心比例改变不明显。将声束略向头侧倾斜时，可发现一条大动脉骑跨于两心室之间，类似于法洛四联症的主动脉骑跨，动脉干内径明显增宽。动脉干下显示室间隔回声中断（图13-20）。多断面、多角度探查显示心室无第二条动脉发出。

（二）多普勒超声

彩色多普勒血流图像显示左、右心室血流汇聚至同一条大动脉内，动脉干下室间隔缺损处无明确的左向右或右向左分流。瓣叶关闭不全时，可检测到源自动脉瓣的反流信号。

脉冲式多普勒超声检测动脉干内血流，其收缩期血流速度积分均较正常同龄胎儿增大，并于舒张期出现同

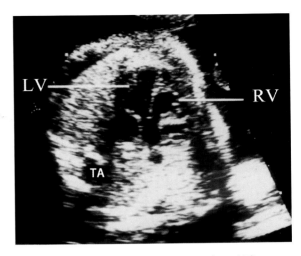

图 13-20　共同动脉干二维超声心动图

共同动脉干合并的畸形，除室间隔缺损最常见外，还可见右位主动脉弓、主动脉弓离断、冠状动脉开口异常、单心房、单心室、二尖瓣畸形、三尖瓣畸形、完全型肺静脉畸形引流等。

超声心动图需与重症法洛四联症、主动脉-肺动脉间隔缺损、肺动脉闭锁合并室间隔缺损、右室双出口、大动脉转位等鉴别。

五、肺动脉闭锁

肺动脉闭锁属紫绀型先天性心脏畸形，肺动脉闭锁分为两种类型，分别为室间隔完整的肺动脉闭锁和伴有室间隔缺损的肺动脉闭锁，两者均为肺动脉系统（包括肺动脉瓣、主肺动脉、左右肺动脉及其分支）发育不良（图13-21）。

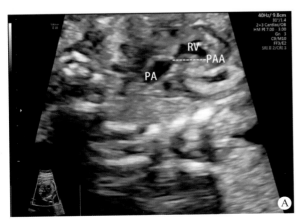

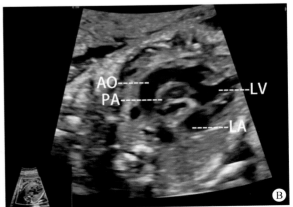

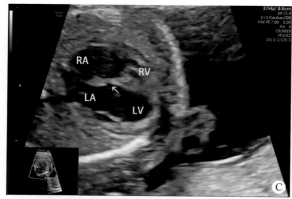

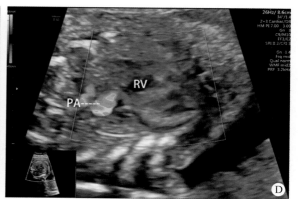

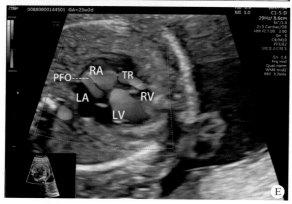

图 13-21　室间隔完整的肺动脉闭锁

A. 肺动脉右心室长轴断面：肺动脉及右心室发育不良，肺动脉瓣口呈隔膜样闭锁；B. 双动脉左心房室断面：显示肺动脉发育不良，肺动脉瓣口呈闭锁状态；C. 四腔心断面：箭头所示为卵圆孔未闭，但室间隔连续性良好；D. 彩色多普勒肺动脉 – 右心室断面：显示肺动脉血流未能进入右心室；E. 彩色多普勒四腔心断面：显示房水平出现右向左分流，三尖瓣口出现反流

六、心室双出口

心室双出口指主动脉和肺动脉全部起源于一侧心室，或一条大动脉的全部和另一条大动脉的大部分从一侧心室发出。如一条动脉的全部及另一条动脉的大部分起源于左心室，为左室双出口，反之则为右室双出口。

在胎儿期，胎儿特有的循环通路，以及供氧血液主要来自右心系统，右室双出口胎儿的血流动力学改变不显著，因此不影响其生长发育；但由于右心室需承担两个心室的作用，负荷增加，多数有室壁肥厚。如肺动脉狭窄增加了右心负荷，常合并三尖瓣反流，此时易导致胎儿水肿。

左室双出口常同时有右心室发育不全，供氧血液主要由左心系统搏出。左室或右室双出口预后极差，多数于出生后早期即死亡。如尽早手术治疗，可望提高生存率。

（一）二维超声心动图

在心尖四腔心断面，显示室间隔上部回声中断。右室双出口时，两条大动脉并列从右心室发出，各断面显示左心室无主动脉发出。无肺动脉狭窄时，肺动脉明显增宽，直径大于主动脉。肺动脉狭窄时，表现为肺动脉发育不全，主动脉内径可大于肺动脉。主动脉与肺动脉的位置可呈多种变化，如右位型大动脉转位、左位型大动脉转位等。到妊娠晚期，超声通常表现为左心室发育迟缓，右心室增大，右心室壁增厚。左室双出口时，两条大动脉均从左心室发出，而右心室发育不全（图 13-22）。

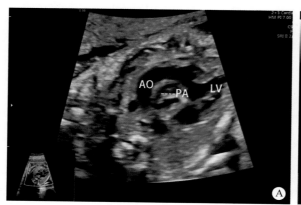

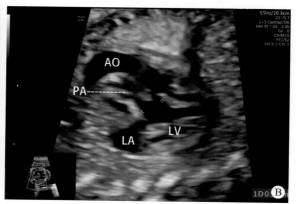

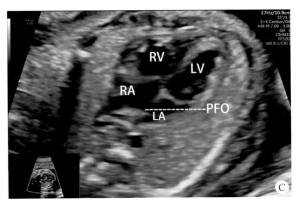

图 13-22　右室双出口二维超声心动图

A、B.二维超声心动图显示两大动脉均起源于右心室腔，肺动脉系统发育不良，肺动脉瓣口瓣叶启闭受限，呈狭窄状态；C.卵圆孔呈开放状态

（二）多普勒超声

彩色多普勒血流图像显示左心室血液通过室间隔缺损进入右心室。三尖瓣关闭不全时，可探及源自三尖瓣口的反流信号。

脉冲式多普勒超声探测室水平分流血流频谱类似左室流出道血流频谱。心房压力增高，静脉导管可出现心房收缩反向血流频谱。

七、大动脉转位

大动脉转位是指主动脉和肺动脉与左心室和右心室连接异常的先天性心脏畸形，即肺动脉连接形态学左心室，主动脉连接形态学右心室。大动脉转位分为完全型、矫正型两种类型。胎儿期的大动脉完全转位，因胎儿循环和血氧供给通道的特殊性，对血流动力学影响较小，即不影响胎儿发育。出生后，一旦建立肺循环，则新生儿会因严重缺氧无法生存，合并大的房间隔缺损或适度的室间隔缺损伴肺动脉狭窄，可存活并获得手术机会。

（一）二维超声心动图

完全型大动脉转位主要形态学改变是主动脉与形态学右心室连接，肺动脉与形态学左心室连接，二维超声检查需按节段分析法顺序，确定内脏与心房、心房与心室、心室与动脉的关系，确定解剖左心室和右心室。二维超声主要根据解剖左心室和右心室特征识别。

主动脉与肺动脉的鉴别通常从心尖五腔心断面和大动脉长轴断面显示。肺动脉分支较早，且直接发出动脉导管至降主动脉，动脉导管由左室流出道、肺动脉直接延续，形成的导管弓较正常略小。主动脉由解剖右心室发出，直接连续主动脉弓，至降主动脉。

从心尖四腔心断面可显示心室比例、心腔大小，其一般正常，而房间隔缺损或室间隔缺损是大动脉转位常见合并的畸形（图 13-23）。

（二）多普勒超声心动图

主要观察室间隔缺损分流血流，虽然胎儿期室水平分流速度较低，但彩色多普勒血流仍可显示分流信号。存在肺动脉狭窄时，频谱多普勒超声检测可显示肺动脉瓣上血流速度增快。

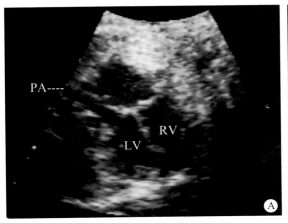
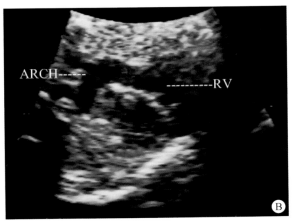

图 13-23　二维超声心动图显示大动脉转位

A.显示左心室与肺动脉相连接；B.显示主动脉与右心室相连接

八、心内膜垫缺损

心内膜垫缺损的特点是房室瓣上下间隔发育不全或缺如，以及房室瓣发育畸形。完全型心内膜垫缺损预后很差，多数于出生后即出现严重肺动脉高压和心力衰竭。这类胎儿应做染色体分析。心内膜垫缺损分为部分型和完全型两型。

部分型心内膜垫缺损：胎儿期血流动力学改变主要与瓣膜关闭不全程度有关。关闭不全越严重，心房血量增多，其压力越高，二尖瓣反流增大，可出现房水平左向右分流，加重右心房压，易引起胎儿水肿。

完全型心内膜垫缺损：病理解剖复杂，其血流动力学改变亦比较复杂。在胎儿期，两侧心房之间和两侧心室之间的压差很小，通常房水平和室水平分流量较小，但由于存在原发孔房间隔缺损，上腔静脉低氧饱和度血流可直接通过此缺损进入左心房到主动脉，使肺动脉氧分压增高，而主动脉氧分压降低。

（一）二维超声心动图

心尖四腔心断面显示十字交叉部回声缺失。部分型为房间隔低位回声缺失，完全型则为房间隔低位和室间隔上部完全缺失（图13-24）。瓣膜位置异常，部分型二尖瓣前叶与三尖瓣隔叶附着点下移至室间隔顶部，而完全型则仅见共同房室瓣悬浮于房室之间。心脏扩大，心胸比例增大。如左心发育不良，超声显示左心室内径明显减小，同时右心室扩大。如不合并大动脉转位，主动脉和肺动脉关系可正常，比例正常。

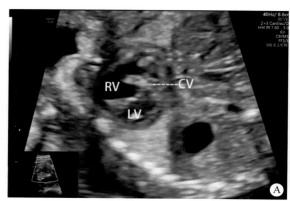 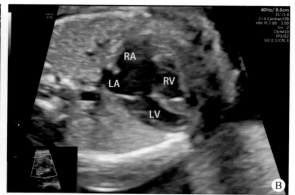

图 13-24　二维超声心动图显示完全型心内膜垫缺损

显示右心房室增大，房间隔近房室瓣环水平和室间隔上端出现回声脱失，二、三尖瓣叶形成共同的房室瓣口

完全型心内膜垫缺损常同时合并单心室，超声显像可见室间隔完全缺如，仅一组或两组房室瓣悬浮于共同心室之间，可见粗大肌束回声。如同时存在单心房，则称两腔心脏，即单房单室心脏。

（二）多普勒超声心动图

彩色多普勒血流显像可确切诊断瓣膜反流，显示源自房室瓣口的反流信号。频谱多普勒检测静脉导管血流频谱，根据频谱形态是否有心房收缩反转来判定心房压力是否增高。对主动脉和肺动脉血流的检测，可发现两大动脉是否存在狭窄。

九、左心发育不全综合征

左心发育不全综合征是左侧心腔、主动脉发育不良的一组复杂先天性心脏病，主要表现是左心系统的严重病变，左心室发育极缓慢，左心室腔呈窄细缝隙，左心房亦发育得较小。此时右心系统相对扩大，肺动脉通常比主动脉宽4～5倍。动脉导管较粗，与降主动脉可在正常位置相连接。卵圆孔开放或合并房间隔缺损。由于左心系统的严重病变，冠状动脉供血及头颈部的供血，主要依赖于动脉导管向主动脉的血流，胎儿全身血液的供给均来自右心。如左心室发育不全以左室流出道梗阻为主，使心脏阻力负荷增加，心肌作功增加，需氧增加，如不能保证心肌灌注，可发生心肌缺血，此类胎儿多数有心内膜弹力纤维增生，可进一步限制左心室功能和发育。如有二尖瓣反流，因肺血流和静脉回流增加，可引起早期严重肺水肿。

（一）二维超声心动图

在心尖四腔心断面，可显示左心房、左心室内径明显小于正常，右心房、右心室内径则明显增大。二尖瓣闭锁时，左心房、左心室之间无连接关系，代之以增厚的肌性或膜样回声，无瓣叶活动征象。如二尖瓣狭窄，则见瓣叶发育短小，回声增厚增强。主动脉明显小于正常，主动脉闭锁时升主动脉探测通常较困难。主动脉弓多数有发育不良。肺动脉、动脉导管异常增粗（图13-25）。

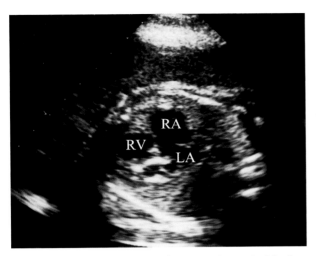

图 13-25 左心发育不良综合征：显示左心室腔极小

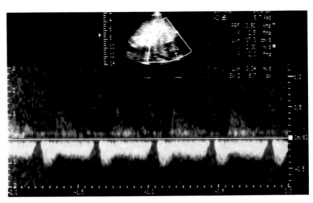

图 13-26 左心发育不良、肺静脉血流频谱显示心房波反转

（二）多普勒超声

彩色多普勒血流图像显示三尖瓣、肺动脉血流宽阔，色彩明亮。动脉导管血液进入降主动脉时，方向出现逆转，即动脉导管血液不仅入降主动脉，而且由降主动脉逆流至升主动脉。卵圆孔出现左向右分流。

二尖瓣位无明确血流通过。二尖瓣狭窄时，瓣口出现明亮窄束血流信号；如合并关闭不全，则出现源自瓣口的收缩期反流信号。

脉冲式多普勒超声检测三尖瓣、肺动脉血流频谱均显示高于正常。动脉导管血流速度增快，主动脉内出现逆行血流。二尖瓣狭窄时，舒张期瓣口血流速度增快。肺静脉血流心房波反转（图 13-26）。

左心发育不良的预后极差，未经及时手术治疗的新生儿，几乎在新生儿期即死亡。极少数可存活数年。宫内介入治疗的开展，有望提高患儿的生存率。

十、胎儿非结构性心血管病的超声诊断

胎儿非结构性心脏病是指胎儿心脏结构发育正常的心血管病变，通常为妊娠期间获得性心血管病。主要病因可能是各种感染因素、环境因素、药物、母亲生病及胎儿本身发育障碍等引起。这类病变通常在妊娠中期被发现，有些可能在妊娠晚期才能被检测出，故在妊娠中晚期胎儿心血管超声诊断时，应对非结构性心脏病特别注意观察和鉴别。

（一）胎儿心脏占位性病变

胎儿心脏占位性病变分为原发性和继发性。继发性心脏占位性病变往往与心外畸形同时并存。原发性心脏占位性病变常见于心肌的异常增生，如心肌横纹肌瘤、横纹肌肉瘤、错构瘤、畸胎瘤、纤维瘤、血管瘤及心腔内异常肥厚的肌束等（图 13-27）。胎儿期心内黏液瘤未见报道；可出现室壁憩室。

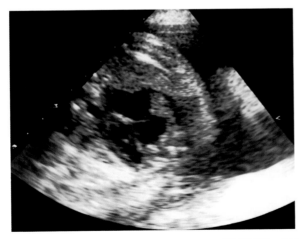
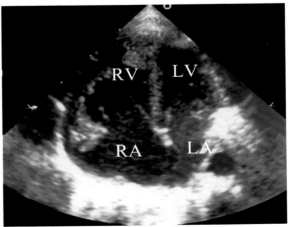

图 13-27 右心室内粗大肌束

超声心动图显示胎儿心脏肿物多数位于心室壁，凸入心腔内。肿瘤内回声呈多样性，心肌横纹肌瘤回声较

强，而其附着部位心肌增厚，界限清晰，边缘规整（图13-28）。肿物由于生长部位不同，对心脏的功能影响亦

不同，如累及心脏瓣膜，则可导致瓣膜关闭不全或狭窄；如累及流出道，则导致流出道狭窄。在心内发生占位性病变时，通常可合并心包积液或胸膜腔积液、心律失常。心衰导致胎儿水肿，是胎儿宫内死亡的主要原因。

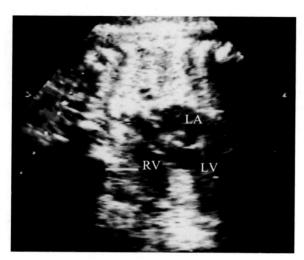

图 13-28　心肌横纹肌瘤

（二）胎儿期动脉导管提前关闭

胎儿期动脉导管提前关闭，已被应用前列腺素合成酶抑制剂治疗早产所证实，显著的例子是应用吲哚美辛（消炎痛）。另外，还有未探明原因的动脉导管提前关闭。动脉导管提前关闭使肺动脉压和血流增加，可以导致右心功能降低及三尖瓣关闭不全。

超声心动图显示，均有右心和肺动脉扩大，三尖瓣关闭不全。还有右心室高压，严重的右心衰竭，异常的脐静脉搏动。频谱多普勒超声可检测动脉导管血流速度，当动脉导管血流速度显著增快，超过同孕龄胎儿动脉导管血流速度时，除外其他因素影响，应高度警惕动脉导管提前关闭（图 13-29）。

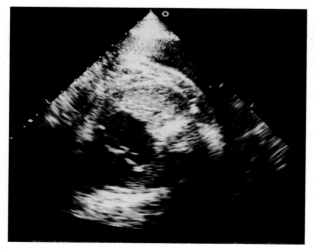

图 13-29　显示动脉导管提前关闭，右心明显扩大，说明出现肺动脉高压

彩色多普勒血流图像显示胎儿心内血流重新分配，收缩期通过肺动脉瓣的血流减少，而卵圆孔右向左分流量加大，同时，三尖瓣口和肺动脉瓣口可分别呈现收缩期和舒张期反流血流信号。动脉导管向降主动脉顺流的血流信号消失。频谱多普勒超声检测三尖瓣反流压差，表明右心室收缩压增高，静脉导管血流频谱出现异常。

动脉导管宫内闭合引起的以上一系列改变，在胎儿分娩后可立即得到改善。动脉导管提前关闭对胎儿心脏是极危险的，但只要立即分娩，临床预后良好。

（三）胎儿心律失常

胎儿心律失常多数是在妊娠体检时观察到胎儿心律不齐、心率过快或过缓而被发现。在妊娠妇女中，1%～2%的胎儿发生心律失常，而其中 10% 左右与胎儿宫内死亡和心脏发育结构有关。胎儿心律失常中，约 80% 为室上性，最常见的是房性期前收缩。

超声心动图是检测胎儿心律失常的主要技术手段，可正确测算心率，识别胎儿心律失常的类型，以及有可能导致胎儿心律失常的原因，排除心脏结构发育异常，为临床治疗和预后提供重要信息。

1. 心动过缓　胎儿心动过缓是指胎儿心率≤100次/分。早期妊娠（4～6个月），可以出现短阵的心动过缓，往往是瞬间变化，多数并非异常，为胎儿心脏神经系统发育不完全所致。持续的心动过缓则属异常，常见有窦性心动过缓、房室传导阻滞和频发房性期前收缩未下传等。

（1）M 型超声心动图：声束扫描线通过心房壁和心室壁，显示心房壁运动曲线和心室壁运动曲线，观察心房、心室固定依存关系。完全性房室传导阻滞时，心房、心室收缩完全没有关系，心房和心室以各自的节律收缩舒张，表现为心室率缓慢，而心房率增快。

（2）频谱多普勒超声：取样容积置于左室流出、流入道交汇处，同时记录二尖瓣和主动脉瓣下血流频谱，主动脉瓣下血流频谱代表心室收缩，二尖瓣血流频谱 A 峰代表心房收缩。正常节律时，二尖瓣血流频谱与主动脉瓣下血流频谱呈时间固定关系。窦性心动过缓时，两个心动周期间二尖瓣 E 峰 -E 峰时间延长，或主动脉瓣下两峰值时间延长，但时间固定关系存在。如果发现心室收缩与心房收缩的依从关系不存在，多数为完全性房室传导阻滞。如果依从关系依然存在，且心房率与心室率以两倍关系传导，为 2∶1 房室传导阻滞。

2. 心动过速　胎儿心动过速是指心率 180 次/分以上，包括窦性心动过速、室上性心动过速、心房纤颤、心房扑动及室性心动过速。心脏结构正常的胎儿窦性心动过速，可能与母亲身体精神状态、环境，以及妊娠中晚期不规则子宫收缩等心外因素有关。其他性质的心动过速，常与胎儿的结构性心脏异常和心力衰竭有关，尤其是室上性心动过速、心房纤颤、心房扑动及室性心动过速，均属致死性心律失常。

M型超声心动图扫描线通过心房、心室壁，同时显示心房收缩和心室收缩，或用脉冲式多普勒记录左室流入、流出道交汇处血流频谱，观察心房、心室收缩期血流状态。如心房、心室收缩关系固定，则为窦性心动过速；如心房、心室收缩的依从关系消失，且节律规整，则为房室传导阻滞，多数为室上性心动过速；如房室收缩的依从关系消失，且节律极不规整，绝对不齐，则为心房纤颤。

3. 房性期前收缩 是胎儿期最常见的心律失常，胎儿的心脏结构通常未见异常，往往可于出生后数天内消失。

（1）频谱多普勒超声：记录房室瓣过瓣血流频谱，A峰代表心房收缩。房性期前收缩表现在左心室收缩后，房室瓣口无E峰血流，而代以A峰提前出现。其后常紧跟心室舒张早期E峰（图13-30）。

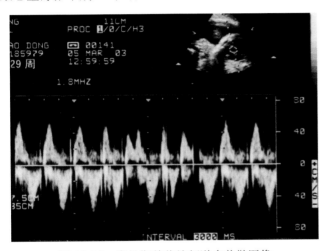

图 13-30 房性期前收缩频谱多普勒图像

（2）M型超声心动图：扫描线通过右心房壁和左心室壁，同时记录心房和心室收缩运动曲线，可见心房收缩波提前出现，根据有无心室收缩运动波出现，判明是否下传（图13-31）。

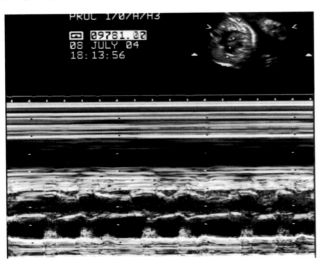

图 13-31 房性期前收缩M型超声心动图

4. 室性期前收缩 远比房性期前收缩少见，通常为偶发性，极少数呈多发性，一般持续时间较短，出生后无须治疗通常可自行消失。极少伴有心脏结构性异常。

（1）频谱多普勒超声心动图

方法一，取样容积置于左室流入、流出道交汇处，记录到提早发生的心室收缩期血流频谱，其前的心房收缩血流A峰消失，其后再出现的心室收缩期血流频谱的时间间隔延迟。如果提前出现心室收缩波的前一心室收缩波，至其后出现的心室收缩波之间的时间，相当于正常心动周期的两倍，说明室性期前收缩并完全性代偿间歇。

方法二，取样容积置于房室瓣口，记录过房室瓣血流频谱，表现在正常心室舒张早期血流频谱E峰之后，A峰消失。经过一较长间歇，又出现一E峰，而此E峰后的A峰出现时间较正常心律延迟（图13-32）。

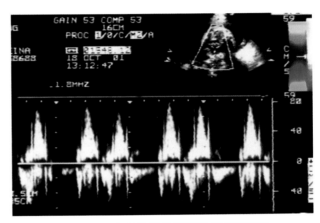

图 13-32 室性期前收缩频谱多普勒图像

（2）M型超声心动图：扫描线通过心房、心室壁记录心房、心室收缩活动曲线。室性期前收缩时，心室收缩波提前出现，且无期前心房波，舒张时间明显延迟，是正常节律的两倍。

第五节 胎儿心功能和血流动力学评价

一、收缩功能

胎儿发育生理学研究心室收缩功能变化，目前在活体胎儿心脏主要应用心血管超声，包括M型超声、二维超声和频谱多普勒超声。胎儿心室收缩功能与胎儿发育成长是相辅相成的。

对心室收缩功能的研究通常从妊娠中期开始，妊娠中期心室排血量逐渐增加，与后负荷减少有关，且影响左侧多于右侧。升主动脉的血流峰值速度一般高于肺动脉主干的血流峰值速度，并随着孕龄的增加而呈线性增加。但血流加速时间，肺动脉短于主动脉。肺动脉瓣直径大于主动脉。

心室的收缩功能在妊娠过程中一般相似。二维超声显示左心室腔大小、左心室壁，分别测量舒张期和收缩期左心室腔面积及左心室壁面积，计算面积缩短率、心肌壁面积比值和左心室腔舒张末期面积。研究表明，左心室腔舒张末期面积、心肌壁面积随孕龄增加而增加（$r = 0.88$ 和 $r = 0.90$，$P < 0.001$），面积缩短率无显著改变，心肌壁面积与左心室腔舒张末期面积比例随孕龄增加而减小（$r = -0.77$，$P < 0.001$）。

胎儿心功能的影响因素比较复杂，不仅受心脏发育结构性异常的影响，而且还受心肌本身发育、心外制约因素、血流动力学等因素影响。心外制约因素影响的研究表明，主要是在临近预产期时，心室充盈受限对左心功能影响，以及受动脉压增高的影响。

计算心室等容收缩期，也是评价心室收缩功能的方法。正常胎儿心室等容收缩时间与孕周和胎儿心率，始终保持一个非常显著的常数，但到围生期，等容收缩时间明显延长，与胎盘阻力增高有关。因此，胎盘血管病变引起胎盘血管阻力增高，会影响胎儿心室收缩功能。

对左心室、右心室射血分数和缩短分数（LEF、LFS、REF、RFS）的研究显示，在 6 个孕龄组，REF 和 RFS 随孕龄略下降，而 LEF 和 LFS 各孕龄组无显著改变。REF/LEF 和 RFS/LFS 在 6 个孕龄组呈减少趋势。

二、收缩功能参数检测

使用 M 型超声检查室壁的运动，评价心脏功能；或应用多普勒超声检测通过房室瓣或动脉瓣的血流速度频谱，推断心脏功能。

（一）心室内径或面积缩短率

胎儿心脏收缩功能可以通过 M 型超声心动图检测心室收缩末期和舒张末期直径，计算心室内径缩短率（fractional shortening index，FS）来评价。右心室和左心室正常 FS 为 32% ～ 36%。

（二）环周纤维缩短率

由于心肌细胞收缩速度存在差别，右心室和左心室收缩状态略有不同，可分别计算左、右心室射血时间，应用环周纤维缩短率（VCF）来评估左、右心室收缩功能。左、右心室射血时间，可通过多普勒超声分别检测主动脉瓣和肺动脉瓣血流频谱，计算射血时间，代入公式：VCF = FS / ET（s）。右心室正常 VCF 为（1.3 ± 0.18）circ/s，左心室正常 VCF 为（1.34 ± 0.21）circ/s。

（三）每搏排出量

应用脉冲式多普勒超声可以检测胎儿每搏排出量（stroke volume，SV）。方法是，分别检测主动脉瓣和肺动脉瓣血流频谱，右心每搏排出量，从孕龄 20 周的 0.7ml 到孕龄 40 周的（7.6 ± 1.6）ml。左心每搏排出量从孕龄 20 周的（0.7 ± 0.3）ml 到 40 周的（5.2 ± 2.0）ml。右心每搏排出量超过左心每搏排出量的 28%。

（四）心排血量

在计算出每搏排出量后，再乘以心率得出心排血量（CO），即 CO = SV×HR。

研究表明，心率从（132 ± 8）次／分到（158 ± 9）次／分时，心率增加 20%，SV 降低 23%。由于心排血量为每搏排出量和心率的乘积，因此心排血量保持不变。在生理范围内，增加心率，SV 降低是由于心室舒张末期面积减小，而收缩末期面积不变，所以不改变心排血量和心室缩短。研究表明，胎儿右心排血量占联合心排血量的 59%，左心排血量占联合心排血量的 41%，右心排血量与左心排血量的比率是 1.42，平均双室排血量是 425 ml／（min·kg 胎儿体重）。左、右心和双室心排血量及导管血流容积随胎龄增长呈指数增加。

三、胎儿期心室舒张功能特点

目前研究结果已经明确胎儿期心室舒张功能的特点。在胎儿期，胎儿心室舒张功能处于生理性非健全期，由于胎儿循环的特点是右心占优势，因此与成人的心室舒张功能不同。

（一）左、右心室充盈模式

在正常胎儿生长中，左、右心室的充盈模式不同，亦不同于成人。胎儿期左、右心室充盈模式，根据多普勒超声胎儿左、右房室瓣口血流频谱的检测，主要有以下几方面不同：

（1）右心优势：房室瓣口血流充盈模式充分反映了胎儿期右心优势，表现在三尖瓣血流速度大于二尖瓣血流速度。

（2）房室瓣口峰值血流速度：房室瓣口峰值血流速度，在整个妊娠期间舒张晚期充盈均大于舒张早期，表现在左、右房室瓣口血流 $V_a > V_e$，血流充盈量指标血流速度积分 $VTI_e < VTI_a$ 和最大跨瓣压差 $P_{ge} < P_{ga}$，反映心房功能在胎儿期的重要作用。

（3）左心室心肌壁面积与左心室舒张末期面积比例随胎龄增长而降低，而左心室充盈早期峰值血流速度随胎龄增长而增加，两者明显相关。

（4）胎儿期心室舒张功能不健全，主要表现为心肌僵硬度大，松弛功能较弱。

（二）心室舒张功能随胎龄的演进

对正常胎儿舒张功能连续观察显示，胎儿房室瓣口血流变化随胎龄增长而变化。主要有几方面：

（1）心率随胎龄增长而降低，而左、右心室房室瓣口充盈血流速度随胎龄增长而增加，心房始终保持优势大于1。但V_e/V_a的值随胎龄增长而减小，反映经过右侧心脏的血流增加。心室充盈模式随胎龄增长而变化，伴有舒张早期充盈的相对增加，表现为e波；而舒张晚期为a波，反映心室顺应性的增加。

（2）胎儿期随胎龄增长，房室瓣口血流e峰充盈减速时间增加。

（3）心室僵硬度随胎龄增长而降低，表现为心室等容松弛时间随胎龄增长而延长。

（三）出生后心室舒张功能转变

胎儿出生后，由胎儿循环转变为成人循环，随着呼吸系统建立，动脉导管和卵圆孔等胎儿循环通路被关闭，使胎儿的血液循环发生显著变化，血流动力学发生转变。出生24h后，房室瓣口血流充盈模式转变，由心房收缩充盈为主，转变为舒张早期快速充盈为主，表现为房室瓣口血流频谱$V_e > V_a$；由右心优势转变为左心优势，表现为峰值血流速度二尖瓣口大于三尖瓣口。

四、胎儿舒张功能参数检测

多普勒超声检测：

1. 房室瓣血流频谱

（1）舒张早期最大峰值血流速度（PV_e）。

（2）舒张晚期最大峰值血流速度（PV_a）。

（3）峰值速度比值（PV_e/PV_a）。

（4）舒张早期峰值血流速度积分（VTI_e）。

（5）舒张晚期峰值血流速度积分（VTI_a）。

（6）血流速度积分比值（VTI_e/VTI_a）。

（7）跨瓣峰值压差（PPG）。

（8）左心室等容舒张时间（IRT）为（49±10）ms（胎龄26～40周）、（40±6.92）ms（胎龄17～41周）。

2. 肺静脉血流频谱

（1）收缩期血流速度峰值（PVS）。

（2）舒张期血流速度峰值（PVD）。

（3）收缩期血流速度峰值与舒张期血流速度峰值比值（PVS/PVD）。

3. 心肌综合指数（Tei指数或MPI）

计算公式为Tei指数或MPI＝（ICT＋IRT）/ET

ICT为心室等容收缩时间，是二尖瓣关闭点至主动脉瓣开放点的时间。

IRT是心室等容舒张时间，为主动脉瓣关闭点至二尖瓣开放点的时间。

ET是左心室或右心室射血时间，由多普勒超声分别检测主动脉和肺动脉血流频谱获得。

（ICT＋IRT）由心室全部收缩时间（ST）减去左心室或右心室射血时间获得。

ST测量由心室前一心动周期结束二尖瓣关闭起始点，至下一心动周期二尖瓣开放点的时间（图13-33）。

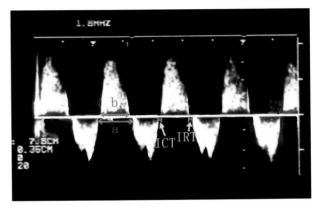

图13-33 Tei指数（或MPI）测量示意图

五、胎儿血流动力学检测

（一）胎儿血液循环解剖特点

正常胎儿血流动力学研究，对胎儿生理和病理学研究具有重要意义。正常胎儿为单循环系统。氧合血经脐静脉、门静脉、下腔静脉至右心房，大部分经卵圆孔至左心房。几乎所有上腔静脉入右心房的血液经三尖瓣进入右心室。大部分进入右心室的血液绕过高阻力、未膨胀的肺，通过动脉导管进入降主动脉。以上血液循环特点与婴儿及成人的双循环系统差别很大，因此胎儿期肺循环在超声心动图上有其特点。

胎儿血液循环解剖特点，主要是胎儿期固有的四个交通，即卵圆孔、动脉导管、脐动脉、脐静脉。维持胎儿生长所需的营养物质和氧通过胎盘进入脐静脉，脐静脉携带氧合血，含氧80%～90%，从胎盘到脐带。脐带进入胎儿腹部，沿前腹壁上升至肝前，分成门窦和静脉导管，一部分血进入门静脉，灌注肝脏。

静脉导管携带氧合血直接进入下腔静脉。静脉导管起始和近段功能像生理性括约肌，缺氧或缺血时起到增加氧合血压通过导管到下腔静脉和心脏，并减少门静脉和肝脏供血（图13-34）。氧合血从静脉导管被"追赶"至下腔静脉中部。

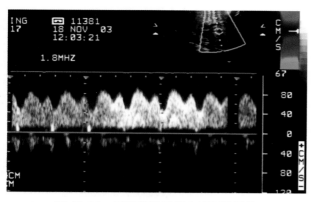

图 13-34　正常静脉导管血流频谱图像

下腔静脉血流连续朝头方向进入右心房下方，下腔静脉与右心房的连接近似成 90° 角，其与心房连接根部嵴起到分流作用，部分阻碍血流进入右心房。

超声心动图可观察到，氧合血被转向左侧心脏，正对卵圆孔。在下腔静脉流体静压驱动下，含氧量高的下腔静脉血液优先经卵圆孔进入左心房。残留氧合血约 40% 与从肠系膜、肾、髂、右肝静脉，以及从冠状静脉窦和头臂静脉分支回流的混合静脉血，通过三尖瓣进入右心室。混合静脉血进入肺动脉前混合，含氧 50% ～ 55%，大部分直接通过动脉导管到降主动脉，少部分连续进入左、右肺动脉分支。

经卵圆孔进入左心房的血液，与肺静脉回心血液完全混合后，一起进入左心室，含氧约 60%。主要部分血液被左心室射入升主动脉，直接供应头部和上肢，使更多的氧合血进入大脑，约 30% 左心室输出的血液通过主动脉弓进入降主动脉和身体下部。

肺动脉的大部分血液，通过动脉导管进入降主动脉，只有少部分进入左、右肺动脉分支灌注肺血管，经肺循环（无气体交换）后的血液，由肺静脉回流至左心房，完成整个肺循环。实际上真正的肺循环血，仅占全部循环血的 15% 左右。右心排出的大部分血液（约 80%）通过动脉导管，与部分左心排出的血液进入降主动脉，沿降主动脉及分支分布于躯干、内脏和下肢。

最后，腹主动脉血液经两侧髂总动脉至脐动脉到达胎盘，与母体进行物质交换。静脉导管的血液，约占全部回流到心脏的静脉血的 70%。降主动脉总血流量的 60%，经双侧髂总动脉到脐动脉。占心脏联合排血量 40% ～ 50% 的血液回到胎盘，进行物质交换。

（二）多普勒超声检查

可从上、下腔静脉起，到肺动脉主干及其分支，检测各级血流频谱，研究胎儿循环特点。其特点主要有以下方面：

（1）正常胎儿肺动脉内径明显大于主动脉内径，并随孕周增大而增加，但其比例在整个妊娠期间无明显变

化。正常胎儿肺动脉流量大于主动脉流量，肺动脉及主动脉峰值流速（V_{max}）、血流积分（VTI）随孕周增大而增大，肺动脉及主动脉流量亦随孕周增大而增加。主动脉、肺动脉流量始终保持恒定比例，与胎儿期左、右心排血量的特点相一致。

（2）正常胎儿的动脉导管血流呈连续单向双期双峰血流，其收缩期流速明显高于主动脉瓣口及肺动脉瓣口流速。收缩期与舒张期速度比值为 5.05±1.29，且收缩期血流速度及收缩期与舒张期比值亦随孕周增大而增大。

（3）正常胎儿的肺动脉分支血流呈单向双峰血流，其峰值流速低于肺动脉瓣口流速，血流形态表现为收缩早期呈窄尖峰状，晚期呈低速缓慢圆钝状波形，类似为高阻力低灌注的特点。肺动脉分支血流体现其面对高阻力、低灌注的肺脏的频谱特点（图 13-35），动脉导管血流体现其面对低阻力的降主动脉的频谱特点，肺动脉血流频谱为两种阻力的综合形态。

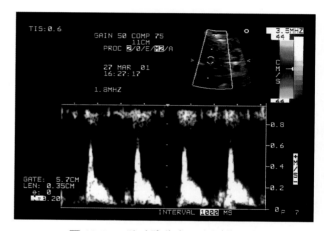

图 13-35　肺动脉分支血流频谱图像

（4）主动脉血流速度大于肺动脉血流速度，动脉导管血流速度大于主动脉和肺动脉血流速度，血流速度均随孕龄增大而增加。

（5）房室瓣口血流频谱特点：房室瓣口血流频谱呈双峰状，舒张早期峰值低于舒张晚期峰值，在整个孕期不变，充盈量晚期大于早期，三尖瓣略大于二尖瓣，峰值流速三尖瓣大于二尖瓣。

多普勒超声检测胎儿血流意义：心脏结构性异常定性诊断，研究心脏结构性异常的血流动力学改变和心功能评价。

（吕秀章　王剑鹏　吴雅峰）

参考文献

阿尔弗莱德·阿布汗默德，等．2021.胎儿超声心动图实用指南：正常和异常心脏.第 3 版.刘琳主译.北京：北京科

学技术出版社：22

王惠玲. 1998. 小儿先天性心脏病. 第2版. 北京：北京出版社，1132-1142

吴江声，等. 1994. 组织学与胚胎学. 北京：北京医科大学、中国协和医科大学联合出版社

吴江声，等. 2003. 正常胎儿心脏肺循环血流的超声心动图特征. 中国超声医学杂志，19（8）：598-560

吴雅峰，等. 1991. 彩色多普勒血流显像在正常胎儿心脏的应用. 中国超声医学杂志，10：205

吴雅峰，等. 1993. 应用超声心动图观察正常胎儿动脉导管解剖及血流特征. 中华妇产科杂志，28：530

吴雅峰，等. 1995. 二维彩色多普勒超声心动图对胎儿心脏病的应用研究. 中国医学影像技术，11：13

吴雅峰，等. 1996. 实用心脏超声诊断学. 北京：中国医药科技出版社

吴雅峰. 2004. 胎儿心血管超声诊断. 北京：人民卫生出版社

徐国成，等. 1992. 解剖组织胚胎学图谱. 北京：人民卫生出版社

杨永健，等. 1994. 先天性心脏病的病因学研究现状. 国外医学·儿科学分册，21：284-288

Abdullah M，et al. 2000. Fetal echocardiographic features of twisted atrioventricular connections. Cardiol Young，10（4）：409-412

Chaoui R，et al. 1995. Doppler echocardiographic analysis of blood flow through the fetal aorta and pulmonary valve in the second half of pregnancy. Geburtshilfe Und Frauenheilkunde，55（4）：207-217

Hasegawa S，et al. 1994. Usefulness of echocardiographic measurement of bilateral pulmonary artery dimensions in congenital diaphragmatic hernia. J Pediatr Surg，29（5）：622-624

Hoffman JIE. 1991. Congential heart disease：incidence and inheritance. Pediatr Clin North Am，37：25-43

Maulik D，et al. 1984. Fetal Doppler echocardiography：methods and characterization of normal and abnormal hemodynamics. Am J Cardiol，53：572-578

Nishibatake M，et al. 1999. Echocardiographic findings of pulmonary atresia or critical pulmonary stenosis and intact ventricular septum in utero. Pediatr Int，41（6）：716-721

Nora JJ. 1971. Etiologic factors in congenital heart disease. Padiatr Clon North Am，18：1059

Rychik J，et al. 1997. The single ventricle heart in the fetus：accuracy of prenatal diagnosis and outcome. J Perinatol，17（3）：183-188

Sanders S. 1985. Fetal echocardiography. Echocardiography，2：343

Sutton SJ，et al. 1984. Quantitative assessment of growment and function of the cardiac chambers in the normal fetus：a prospective longitudinal study. Circulation，69：645

Weyman AE. 1994. Principles and Practice of Echocardiography. 2nd ed. Canada：Lippincott Williams & Wilkins，1057

第十四章　负荷超声心动图

第一节　概　述

冠心病是最常见的心血管病之一，其病理和病理生理详见第五十六章。冠状动脉有很好的储备代偿能力，粥样硬化病变造成固定性狭窄使管腔内径减小超过50%，才会在心肌需氧量增加时发生心肌缺血；狭窄超过90%时，在休息状态下也可发生心肌缺血。短暂可逆性心肌缺血将出现心绞痛，持续性心肌缺血将导致心肌梗死。

一、缺血心肌的变化

在心肌缺血的发生、发展及其恢复过程中，受累心肌组织可出现代谢生化、心肌功能、电生理和组织病理等一系列改变，十分复杂，其先后次序有一定的规律性，但其间并没有绝对的时间界限。短暂可逆性心肌缺血恢复时，也随之出现各种变化，但如缺血持续时间较长，上述变化将越来越明显和严重，在心肌坏死前一般仍属于可逆性变化。

一旦心肌出现坏死，将形成不可逆性病理改变，局部由纤维结缔组织形成的瘢痕所替代。缺血区心肌由于缺血程度、持续时间等不同，心肌细胞的存活性、功能状态等也存在差异，心肌细胞有的坏死，有的存活但功能不良，有的接近于正常，情况比较复杂。

心肌缺血时，心肌的氧储备降低，氧张力下降，最早出现心肌代谢和生化异常，心肌的有氧代谢障碍，糖无氧代谢成为提供心肌能量的主要途径，心肌细胞钾丢失，二氧化碳、氢离子和乳酸堆积，腺苷、血栓素 A_2 等血管活性物质释放。

随后，缺血心肌很快出现舒张功能和收缩功能障碍，局部心肌运动异常。心肌的舒张功能降低，首先表现出 $-dP/dt$ 减小，心室舒张末期压升高，顺应性降低。接着，心室收缩功能也很快出现障碍，$+dP/dt$ 进行性异常，最终局部心肌停止收缩，一般出现于心肌缺血后 15s 内。

较大范围的心肌缺血时，将影响整个心功能，导致左心室每搏量减少，射血分数降低，左心室舒张末期压和左心房压随之升高，少数可出现血压下降。如果心肌的血液供应恢复，其舒张功能和收缩功能通常将迅速恢复，但心肌缺血较久者其功能恢复较缓慢；一旦心肌细胞出现不可逆性病理改变，功能将完全丧失。

心肌缺血时，心肌的功能异常稍晚于心肌代谢生化异常，一般在心电图改变之前，而且与心肌缺血的进展关系密切，故检测心肌的功能状态可以了解心肌缺血的发生、发展、部位、范围和程度，为负荷超声心动图提供理论基础。

心肌细胞缺血造成代谢、生化改变，细胞内钠离子和水潴留，乳酸等代谢产物堆积，细胞内酸中毒，钾离子丢失，细胞外钾离子浓度升高，使心肌细胞的动作电位、复极和除极等电活动出现异常，造成心电图 ST 段、T 波、U 波和 QRS 波群形态的改变，以及心脏电冲动形成和传导异常而导致的各种心律失常、传导功能障碍等。心电图变化一般早于心绞痛等临床表现，因此心电图是负荷试验重要的检测指标之一。

在心肌缺血初期，患者没有临床表现，只有当心肌缺血持续一定时间后，才可出现心绞痛等症状。心绞痛一般可随心肌血液供应恢复而缓解，但持续性心肌缺血将导致心肌细胞坏死等不可逆性病理改变，出现心肌梗死的各种临床表现。在心肌缺血过程中，往往是最后才出现临床表现，个体差异很大，有的甚至一直没有明显的临床表现。出现典型的临床表现提示心肌缺血，没有临床表现并不等于不存在心肌缺血。

二、负荷试验

（一）机制

心脏的重量一般只占体重的 0.5%，正常静息状态下冠状动脉的血液供应占心排血量的 5%，但耗氧量占全身的 12%，心肌可最大限度地从冠状动脉血流摄取氧，血流中约 70% 的氧被心肌摄取利用。可见心脏的代谢水平很高，所需的氧远远高于其他组织器官，但同时心肌内氧储备很少，氧张力很低，需以扩张冠状动脉增加血流灌注的方式，满足耗氧量增加的需求。

正常情况下，在各种机械、代谢和神经体液等诸多因素参与下，通过冠状动脉管径的变化，自动调节其血液供应。机体在运动等负荷状况时，心肌耗氧量增加，冠状动脉扩张，血流量明显增加，最大时可达静息状态时的 5 倍，冠状动脉具有很大的血流储备能力。

心肌耗氧量取决于多个因素，主要有心肌收缩力、收缩期室壁张力及其持续时间，后者即心率与收缩期射血时间的乘积。上述指标多数难以直接测定，目前一般采用比较简单的方法了解心肌耗氧量，即以心率和收缩期血压的乘积为心肌耗氧量指数，已广泛应用于临床。凡使心肌收缩力增强、心率加快和收缩期血压升高的因素，均可增加心肌的耗氧量。

在冠心病等冠状动脉疾病患者，病变部位冠状动脉由于狭窄等原因，使血流灌注量减少，或不能随机体负荷需要而增加，有的冠状动脉已经代偿性扩张到最大程度，增加负荷时无法进一步扩张，冠状动脉血流储备能力降低。静息状态下，病变部位冠状动脉的血流灌注，可在一定阶段内保持正常或接近正常的较低水平，通常没有明显的心肌缺血。但在运动、情绪和外界环境变化等负荷条件下，病变部位冠状动脉不能通过扩张以满足心肌耗氧量增加的需求，和（或）其他部位冠状动脉扩张，造成病变部位血流量进一步减少，发生窃血现象，局部心肌将出现缺血。

负荷试验（stress testing）就是基于以上两种机制，其中运动负荷试验、多巴酚丁胺等肾上腺素能受体兴奋剂药物负荷试验和其他多种负荷试验，系通过增加心肌耗氧量为主，诱发心肌缺血；而双嘧达莫、腺苷和硝酸甘油等血管扩张剂，则以扩张其他血管，造成病变部位冠状动脉发生窃血现象为主，诱发心肌缺血，但实际机制十分复杂，可能涉及包括以上两种机制在内的多种综合性因素的影响。

（二）目的和方法

通过增加机体负荷，增加心排血量、心肌耗氧量，检测冠状动脉血流量状况，确定冠状动脉血流灌注的储备能力等。几乎所有心血管疾病均可对负荷的反应产生影响，但最重要的影响来自冠状动脉病变，尤其是冠心病。

1.目的　目前负荷试验主要应用于以下情况：

（1）健康人群（尤其是具有高危因素）或飞行员、公共交通工具驾驶员等事关公众安全的从业人员的冠心病普查。

（2）疑有冠心病患者的诊断或鉴别诊断。

（3）进一步确定冠心病患者心肌缺血性质、部位、范围和程度，选择最佳治疗方案，协助评价疗效等。

2.方法

（1）负荷试验方法：目前常用的负荷试验方法有运动负荷试验、药物负荷试验和其他负荷试验。负荷状态下，冠状动脉病变部位将出现心肌缺血，心肌组织出现一系列病理和病理生理变化，可通过各种检测方法测定各项指标，观察和分析上述变化，确定心肌灌注储备等，协助临床诊断分析。

（2）负荷试验检测方法：在负荷试验中，目前常用的检测方法是心血管物理检查、心电图、心脏放射性核素和超声心动图检查等，其中物理检查主要是测定血压和观察临床体征，心电图和心脏放射性核素属于常规检测手段。

心肌缺血时，病变局部心肌出现功能状态异常一般早于心电图变化，而超声心动图是检查心脏解剖结构、心脏整体功能和室壁局部节段性功能、血流动力学状态比较理想的无创性方法，因此超声心动图负荷试验具有重要的地位。

第二节　负荷试验方法

目前主要有运动负荷试验、药物负荷试验和其他负荷试验，可单独或合并使用，后两者又称为非运动性负荷试验（nonexercise stress testing）。

一、运动负荷试验

运动负荷试验（exercise stress testing）指采用运动的方式增加心脏负荷，检测冠状动脉血流量状况，确定冠状动脉血流灌注的储备能力等。

1932年Goldhammer等首先提出运动试验，心电图协助诊断冠状动脉供血不足。开始时采用二级梯运动试验，由于敏感性较差而基本上被废弃，仅可供基层单位初步筛选使用。

随后采用分级运动试验，从低负荷量开始，逐渐增加运动量，直至达到次极量或极量负荷，以提高阳性率，目前主要有平板运动试验和蹬车运动试验两种，两者均属于动力负荷即等张运动，最接近于日常生活，属于生理性负荷试验，心血管系统的反应与耗氧量增加一般呈正相关，能比较准确全面地反映心脏作功和冠状动脉血流灌注储备，缺点是受非心血管系统因素影响较多。

运动负荷试验主要禁用或不适用于不稳定型心绞痛或急性心肌梗死初期、严重心律失常、传导阻滞、高血压、心力衰竭、电解质紊乱、合并其他心血管病患者，以及其他不宜进行运动的患者。

（一）平板运动试验

1.方法和分级标准　平板运动试验（treadmill exercise testing）有多种方法，目前一般以Bruce法或改良Bruce法为标准，尤其适用于冠心病，但不太适用于心力衰竭。

受试者在心电图和血压等动态监测下，在自动调节坡度和转速的活动平板仪上步行，按预先设定的运动分级标准，逐级增加平板的坡度和转速（表14-1），检测心率、血压、心电图和症状等指标，直至运动达到终点标准。普通受检者一般采用Bruce法分级标准，年龄较大或有其他影响运动的因素者采用改良的 Bruce 法分级标准。

表 14-1　Bruce 法和改良 Bruce 法活动平板运动试验分级标准

分级	时间（min）	速度（mi/h）*	坡度（°）*
1	3	1.7[1.7]	10[0]
2	3	2.5[1.7]	12[5]
3	3	3.4[1.7]	14[10]
4	3	4.2[2.5]	16[12]
5	3	5.0[3.4]	18[14]
6	3	5.5[4.2]	20[16]
7	3	6.0[5.0]	22[18]

注：带 * 者 [ ] 内为改良 Bruce 法标准；1mi = 1.61km。

2. 极量和次极量运动　按 Bruce 法分级标准，以年龄为计算基础，以最高心率为标准，能达到年龄段所预计的相应最高心率者为极量运动，达到最高心率的85% 者为次极量运动，是目前国内外较普遍采用的方案（表 14-2）。

表 14-2　分级运动试验按年龄预计心率标准

年龄（岁）	极量运动最大心率（次/分）	次极量运动最大心率（次/分）*
25	200	170
30	194	165
35	188	160
40	182	155
45	175	150
50	171	145
55	165	140
60	159	135
65	153	130

注：* 次极量运动最大心率相当于极量运动最大心率的85%，约等于195– 年龄。

3. 检测方法　按标准部位连接心电图胸前导联电极，包括心前导联 $V_{1\sim5}$，胸前内侧靠肩关节部位分别代表左、右上肢导联，左、右上季肋部分别代表下肢导联和无干电极，按常规方法记录 12 导联心电图，并持续心电图监护。按常规测定血压，可采用普通袖带式血压计测定，或采用自动血压计测定。

运动前静息状态下分别测定平卧位、立位血压和记录 12 导联心电图，运动中持续检测心电图，每 3min 分别测定血压和记录 12 导联心电图一次，必要时增加测定血压和记录心电图次数。运动终止时，继续持续检测心电图，并在运动终止即刻及终止后 2、4、6min 分别测定血压和记录 12 导联心电图一次，必要时增加血压测定、心电图记录次数，在运动终止 6min 后可延长检测时间，直至血压和心电图恢复或接近运动前水平。

超声心动图检测详见本章第四节。

4. 运动终点指标

（1）达到与年龄相应的最大心率标准。

（2）出现典型心绞痛。

（3）心电图出现阳性结果。

（4）采用超声检测者，检出室壁节段性运动异常（regional ventricular wall motion abnormality，RWMA）。

（5）出现严重心律失常，包括频发室性期前收缩、室性心动过速等。

（6）血压较运动前下降 ≥ 10mmHg（有人以 ≥ 20mmHg 为标准），或最高收缩压超过 210mmHg 和（或）舒张压超过 130mmHg。

（7）出现明显临床表现，如头晕、面色苍白、运动状态失常，难以继续进行运动，以及受检者或检查者因各种原因要求终止运动者。

5. 阳性评定标准

（1）运动中出现典型心绞痛。

（2）运动中或运动后，心电图出现 ST 段水平或下斜型下降 ≥ 0.1mV，或在原有 ST 段下降的基础上再下降 ≥ 0.1mV。

（3）血压较运动前明显下降。

（4）超声检测的其他阳性标准详见本章第四节。

6. 注意事项

（1）试验前需检查仪器设备，保持功能状态良好。

（2）稳妥连接心电图导联电极和血压检测设备，减少人为干扰。

（3）备有完整、良好的心肺复苏等急救药品和器材，包括注射用具、氧气、心脏电除颤器和气管插管设备等。

（4）有熟练掌握心肺复苏急救技术的医务人员在场。

（5）运动试验一般应在餐前或餐后 2h 以上进行，运动试验前应对受检者药物治疗等进行综合考虑。

（6）运动试验全程密切观察受检者表现和各项检测指标。

（二）蹬车负荷试验

蹬车负荷试验（bicycle ergometer）中，蹬车姿势分为坐位、立位和卧位三种，受检者在特制的自行车功量计上以等量递增负荷蹬车，按负荷分为 1 ～ 8 级，每级蹬车 2 ～ 3min，蹬车速度控制在每分钟 60 次左右（35 ～ 100 次）。

常用蹬车负荷试验方法有两种：一种为 WHO 推荐的方法，开始 1min 从 10W 开始，每分钟增加 10W，初始负荷相当于 30W，随后每 3min 增加 30W 负荷，最适用于肺部病变者，其次是冠心病。另一种是从 20W/min

开始，时间减半，到第 6min 氧耗量与 Bruce 平板运动试验相似，可互相转换。也有人根据受检者年龄确定初始负荷量，40 岁以下者从 50 ～ 60W 开始，其他从 25 ～ 30W 开始，每级等量递增 25 ～ 30W。目前已建立 Bruce 法和 20W/min 法正常值标准。

蹬车试验的检测方法、运动终点、阳性标准和注意事项等，基本与活动平板运动试验相似，其中静息状态下血压测定和心电图记录与活动平板试验相同，随后按受检者在自行车功量计上的姿势测定和记录。三种姿势蹬车负荷试验的效果基本相似，坐位蹬车时受检者比较适应，运动试验效果较好，但卧位蹬车运动容易进行超声检查，尤其是连续超声检查，对超声图像的影响相对较小，故目前负荷超声心动图检查多数选择卧位蹬车运动。

二、药物负荷试验

从 1976 年开始，研究者对药物负荷试验（pharmacologic stress testing）进行了广泛深入的研究，取得了明显进展，已部分取代运动负荷试验，尤其适合于需要进行负荷试验协助诊断而又不宜运动的受检者，可取得与运动试验类似的结果。

常用于负荷试验的药物包括多巴酚丁胺、双嘧达莫和腺苷等，均具有简便准确、安全可靠等特点，尤其是对多巴酚丁胺负荷试验的评价颇高，故下文进行详细的介绍以供参考。药物负荷试验可与运动负荷试验等合并使用，以提高敏感性、特异性和阳性率，如多巴酚丁胺或双嘧达莫负荷试验与心脏放射性核素运动试验合并使用。

药物负荷试验与运动负荷试验相比较，各有优缺点。药物负荷试验属于非生理性方法，有可能出现药物不良反应，但方法简便，可重复使用，对超声图像质量的干扰相对较小。一般认为，药物负荷试验的效果稍差于运动负荷试验加心脏放射性核素检查，但也有研究者认为差别不明显，甚至有研究者认为特异性和阳性率更好者。

药物负荷试验的种类和方法很多，药物剂量、试验标准和观察分析方法等尚待规范化，其禁忌证、试验终点、注意事项和结果分析等，一般与次极量运动试验相接近，可进行参照。

药物负荷试验目前尚无统一的阳性结果标准，一般采用与运动试验相类似的标准，如出现典型心绞痛、典型心电图 ST 段改变者为阳性等，超声心动图检测判断标准详见本章第四节。但药物负荷试验中使用了各种药物，故有相应的特殊性，如试验终点包括药物达到最大剂量、出现明显的药物不良反应等。对药物过敏或反应严重者属于禁忌，对不能停止黄嘌呤类药物治疗的肺部疾病患者不能进行双嘧达莫负荷试验等。

（一）多巴酚丁胺

1. 原理　目前较常用，通过多巴酚丁胺（dobutamine）对 β_1、β_2、α_1 等肾上腺素能受体的兴奋作用，尤其是对 β_1 受体的兴奋作用，使心肌收缩力增强，心率加快，血压升高，增加心肌氧耗量，诱发冠状动脉病变部位心肌供血不足，引起心电图、血压等改变和（或）局部室壁收缩运动减弱或消失。超声检出 RWMA，对检出心肌缺血有很高的敏感性和特异性。

多巴酚丁胺进入人体后，1 ～ 2min 开始起效，8 ～ 10min 达到药效高峰，停止注射后 5 ～ 10min 作用消失，常规剂量下室壁运动开始出现反应的时间在 6min 左右。

2. 方法　将多巴酚丁胺加入 5% 葡萄糖溶液或生理盐水，一般采用上肢静脉输液泵缓慢注射，开始剂量为每分钟 5μg/kg，每 3min 增加一次剂量，递增量为 12μg/kg，逐渐增加到每分钟 20 ～ 40μg/kg。有时为了提高敏感性，减少药物不良反应，可采用低剂量较长时间持续输入的方法，如多巴酚丁胺剂量用至每分钟 10μg/kg 时持续 5 ～ 12min，或者在达到最大剂量后继续延长投药时间。

必要时，可同时使用阿托品 0.5 ～ 2mg（常用 1mg）以提高心率，缩短负荷试验时间，增加敏感性。一般在开始输入多巴酚丁胺时静脉注射阿托品，或在多巴酚丁胺剂量达到每分钟 20μg/kg 但心率仍未达到预定目标的 60% 时，静脉注射阿托品。

负荷试验前、中、后采用类似于运动负荷试验的方法测定血压、记录 12 导联心电图。进行超声心动图检查者，可采用连续检测方法，或在使用药物前、药物剂量为每分钟 5μg/kg 时和药物停止输入后 5min 时各检测一次的方法，检测中按常规观察记录超声图像，详见本章第四节。

3. 安全性和不良反应　多巴酚丁胺负荷试验一般比较安全，尚未见试验中发生死亡者。试验中常见的临床症状有头痛、头晕、心悸、恶心、呼吸困难、胸痛甚至晕厥等，约 3/4 的受检者可出现胸部不适、心绞痛，1/3 的受检者可出现心律失常，包括各种期前收缩、室上性心动过速、室性心动过速，甚至室颤，个别发生心肌梗死。

除室颤、心肌梗死等严重并发症外，由于其在血液中半衰期为 2 ～ 3min，持续时间较短，一般性症状和反应多数在停止输入药物后迅速消失，故通常无须处理。必要时，可根据反应和症状采用吸氧、β 受体阻滞剂、硝酸甘油等处理，反应严重者需按心血管急诊处理。

由于在负荷试验中有可能出现各种反应，故仍需严格选择受检者，严格执行试验常规，密切观察和处理各种不良反应及并发症，凡严重心力衰竭、心律失常、肥厚型阻塞性心肌病和控制不满意的高血压患者，不得进行此项试验。

（二）双嘧达莫

双嘧达莫（dipyridamole）又称潘生丁，属于小动脉扩张剂，可使正常冠状动脉血流量增加250%～600%。使用双嘧达莫后，正常供血部位和缺血部位的血流量差别增大，造成窃血现象，使缺血区血流量进一步减少，从而可检出缺血部位。但其机制比较复杂，可能还与双嘧达莫反射性兴奋交感神经，使心肌耗氧量增加等因素有关。

受检前，需停用黄嘌呤类药物24～48h，禁止饮用含有茶碱的饮料12h，停用血管扩张剂。

1. 口服法 运动负荷试验的替代方法之一。口服双嘧达莫300～375mg，服药前和服药后15、30、45min分别测定血压、记录12导联心电图，服药后1h可进行心肌放射性核素扫描。口服法投药方便，但双嘧达莫吸收率难以预计。

2. 静脉注射法 一般采用双嘧达莫0.56mg/kg，4min内静脉注射，注射前和注射后即刻和2、4、6、10min分别测定血压、记录12导联心电图。可同时进行心肌放射性核素扫描。静脉注射法剂量准确，作用时间短，较少出现不良反应。

静脉注射双嘧达莫进行负荷试验者，约1/5出现胸痛，非心源性不良反应约见于1/3的受检者。一般较安全，并发症发生率不高，但有个别发生心肌梗死或死亡，多系不稳定型心绞痛患者，应予以注意。

（三）腺苷

腺苷（adenosine）的作用大致与双嘧达莫相似，双嘧达莫系通过抑制体内腺苷的代谢，增加内源性腺苷浓度而起作用。静脉注射腺苷，系外源性，直接通过对冠状小动脉的强烈扩张作用，增加冠状动脉血流量，注射腺苷后平均冠状动脉血流量增加4.4倍，心排血量和肺毛细血管楔压均增加，导致缺血区发生窃血现象而检出心肌缺血。

直接静脉注射腺苷剂量为每分钟0.14mg/kg，共6min，一般在静脉滴注3min时注射心脏放射性核素。外源性腺苷的血浆半衰期仅10s，作用与不良反应均容易控制。缺点是属于非生理性试验，约半数受检者可出现胸痛，有的有潮热和头痛，10%出现一度房室传导阻滞。腺苷铊负荷试验的敏感性、特异性和准确率分别为90%、89%和96%，高于运动负荷试验，但胸痛的特异性较差。

（四）硝酸甘油

硝酸甘油（glyceryl trinitrate）主要扩张静脉系统血管，使回心血量减少，心室舒张期充盈减少和舒张压降低，室壁心肌张力和耗氧量降低，有助于冠状动脉病变部位心肌氧供应与消耗之间取得平衡，常规剂量的硝酸甘油一直是治疗冠心病的血管扩张剂，广泛应用于临床。

使用大剂量硝酸甘油时，由于全身血管扩张，血压下降，冠状动脉灌注压降低，心率反射性加快，心肌收缩力增强，使心肌耗氧量反而增加，从而可加重心肌缺血。利用此种作用特点，目前也是负荷试验的使用药物，主要应用于检测心肌的存活性。硝酸甘油作用迅速、安全、可靠，价格低廉，可反复进行试验。

投药方法有两种：口腔内含化法，使用硝酸甘油0.4～2.4mg；静脉滴注法，一般先以每分钟20μg/kg的速度输入，至收缩压降低5～10mmHg时，配合多巴酚丁胺负荷试验。

三、其他负荷试验

（一）等长握力运动

等长握力运动（handgrip exercise），以握力计测定受检者的最大握力，用其最大握力的30%左右，握紧握力计并持续3～4min，可使血压突然升高，血流加快，心排血量增加，诱发心肌缺血。此法简便，特异性尚好，但敏感性欠佳，受检者有不舒服感。

（二）冷加压试验

冷加压试验（cold pressor testing）是将双手腕关节及其以远部位浸泡于0～3℃冰水中，持续3～4min，通过寒冷刺激使周围血管收缩，增加周围血管阻力，增强心肌收缩力，增加心肌耗氧量，同时也使冠状动脉发生痉挛，诱发心肌缺血。此法简便，容易采用，同样存在敏感性差和受检者有不舒服感等缺点。

（三）精神负荷试验

精神负荷试验（emotional stress testing）属于生理性负荷试验，但敏感性较差。

（四）心房调搏

经食管或心腔内进行心房调搏（atrial pacing），加快心率，进行负荷试验。容易调节和控制负荷程度及其变化，可与创伤性检查同时进行，但属于非生理性试验，心腔内检查属于创伤性，使用受限。

（五）过度通气试验

过度通气试验（hyperventilation）通过激发冠状动脉痉挛和增加心肌耗氧量诱发心肌缺血，敏感性和特异性均较差。

第三节　常规检测方法

在负荷试验中，需要用各种检测方法观察、记录和分析结果，目前常用方法有临床物理检查、心电图检查、放射性核素心肌扫描和超声心动图检查等，其中临床物理检查和心电图检查属于基本手段。按照检查方法不同分别称为心电图负荷试验、放射性核素负荷试验和负荷超声心动图等。

一、心电图检查

通过记录分析负荷试验前、中、后 12 导联心电图，确定负荷试验结果。在负荷试验中，可出现各种心电图变化。经与冠状动脉造影结果比较，心电图负荷试验检出冠心病的平均敏感性为 68%，特异性为 77%，采用计算机心电图信号叠加技术，并将确定 ST 段改变的部位定为 J 点之后 60ms，可将敏感性提高到 85%，特异性保持不变。

（一）ST 段改变

目前一般以 J 点之后 80ms 处 ST 段水平型或下斜型压低 ≥ 0.1mV，或在原有 ST 段下降的基础上再下降 ≥ 0.1mV，为负荷试验可靠的心电图阳性标准；ST 段平缓上斜型压低 ≥ 0.2mV，也提示心肌缺血。通常，ST 段压低程度越大、出现时间越早、涉及导联越多、持续时间越长和伴临床症状越明显者，心肌缺血越严重。

有约 3.5% 的受检者可出现 ST 段抬高，J 点之后 60ms ST 段水平型或弓背型抬高 ≥ 0.1mV 或 J 点升高 ≥ 0.1mV，或在原有 ST 段抬高的基础上进一步抬高 ≥ 0.1mV，为心电图阳性标准，往往提示心肌缺血较严重，尤其是 ST 段抬高出现于静息心电图没有 Q 波的导联者，多数提示冠状动脉较大分支痉挛，造成暂时性闭塞，ST 段抬高的导联与心肌缺血部位密切相关。

（二）T 波和 U 波

T 波改变往往不是负荷试验检出心肌缺血的可靠心电图表现。负荷试验时，出现 ST 段缺血性改变的导联，随后可出现 T 波倒置，并在短期内逐渐恢复正常，属于心肌缺血恢复期表现。静息心电图 T 波倒置，随负荷试验而 T 波逆转，甚至恢复正常者称为伪改善，通常也是心肌缺血的表现。

U 波改变较少见，但特异性较高，可以不伴有 ST 段改变。静息心电图正常、没有左心室扩大等病变者，在负荷试验时出现 U 波一过性倒置，往往高度提示心肌缺血，而且多数提示左前降支严重狭窄。

（三）QRS 波群

有的受检者可出现 QRS 波电压降低、出现一过性 Q 波等 QRS 波群的改变，可能与心肌缺血有关，但关系尚待继续研究确定。

（四）心律失常

负荷试验中可出现各种心律失常，尤其是室性期前收缩，一般诊断价值有限。负荷试验早期出现频发、多源、连发室性期前收缩或室性心动过速等严重心律失常，并伴有缺血性 ST 段改变者，多数提示冠状动脉有严重的缺血性病变。

二、心脏放射性核素检查

心脏放射性核素检测（cardiac radionuclide study）一般在物理检查和心电图检查的基础上进行，目前常用 ^{201}Tl 和 MIBI ^{99m}Tc 等放射性核素心肌扫描。

通常，在运动试验高峰时静脉注射 ^{201}Tl，继续运动 2min，注射后 5min 进行心肌扫描，3 ～ 4h 或更长时间后重复扫描，比较动态和静态心肌灌注扫描图像，观察心肌供血再灌注，确定病变部位、范围和性质。心肌灌注恢复或部分恢复者属于可逆性心肌缺血，不能恢复者属于心肌梗死病灶。

MIBI ^{99m}Tc 一般分别采用动态和静态灌注扫描，没有再灌注现象，可同时用于心室功能检查。

第四节　负荷超声心动图

负荷超声心动图（stress echocardiography）指以超声心动图为检测手段实施负荷试验的方法，负荷试验方法一般包括运动和（或）药物试验，以蹬车负荷试验和多巴酚丁胺、双嘧达莫等药物试验较常用。

最早 Mason 等采用 M 型超声心动图检测运动试验，但结果不理想。随着二维超声心动图和药物负荷试验的开发应用，负荷超声心动图得到迅速发展，成为冠心病临床检测诊断的可靠方法之一。

一、左心室壁节段及其分析方法

左心室是心脏最重要的组成部分，各部分左心室壁由不同的冠状动脉分支供应血液，当某支冠状动脉发生病变导致心肌缺血、心肌梗死时，该冠状动脉供血范围的室壁节段将出现心壁厚度和（或）功能异常，形成室壁节段性运动异常（RWMA）的特异性表现。

为了研究各部位左心室壁厚度、功能状态的变化和比较相应冠状动脉的血液供应状况，一般将左心室壁分成若干节段，通过超声心动图逐个观察分析各个节段的解剖结构和功能状态，并根据各个节段室壁的收缩运动状态评分，对局部心肌功能进行半定量诊断。最后将各个节段得分之和与节段数相比得出室壁运动指数（wall motion score index，WMSI），评价左心室收缩功能和缺血性病变的临床过程、预后及疗效等。

$$室壁运动指数（WMSI）=\frac{左心室壁各节段总分}{评分的左心室节段数}$$

迄今已有多种左心室壁节段区分方法和收缩功能评分标准，包括将左心室壁分为 5 ～ 20 个节段不等，以下几种为目前临床常用方法，且各有优缺点。

（一）9 节段区分法

Heger 等按左心室二尖瓣水平和乳头肌水平短轴断面，将左心室壁各分为前后内外 4 个节段，共 8 个节段，加上心尖部 1 个节段，共 9 个节段（图 14-1）。再按室壁运动状态对各个节段评分，分为运动增强(hyperkinetic，－1分）、运动正常（normal，0 分）、运动减弱（hypokinetic，1 分）、无运动（akinetic，2 分）和矛盾运动（dyskinetic，3 分）。左心室各节段收缩功能正常者 WMSI 为 0 分，WMSI 越大，左心室收缩功能受损程度越重。

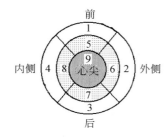

图 14-1 左心室壁 9 节段区分法示意图

外圈示左心室基底部短轴断面，中圈示左心室乳头肌水平断面，中央示心尖部。1. 前壁基底部；2. 外侧壁基底部；3. 后壁基底部；4. 室间隔基底部；5. 前壁中部；6. 侧壁中部；7. 下壁中部；8. 室间隔中部；9. 心尖部

（二）14 节段区分法

美国超声心动图学会 1989 年推荐 16 节段区分法，将左心室壁分为 16 个节段（图 14-2）。随后有作者根据冠状动脉解剖与左心室各部位之间的关系，提出左心室壁 14 节段区分法及其评分标准。室壁运动评分标准分为运动增强（0 分）、运动正常（1 分）、运动减弱（2 分）、无运动（3 分）、矛盾运动（4 分）和室壁瘤（5 分）。左心室各个节段收缩运动正常者 WMSI = 1，WMSI > 1 提示左心室收缩功能异常，WMSI > 2 为左心室收缩功能明显异常，WMSI 越高，左心室功能受损越严重，预后越差。

对陈旧性心肌梗死患者，按超声心动图检测结果，以梗死区室壁节段无运动者计 6 分，矛盾运动者计 7 分，室壁瘤计 8 分，根据梗死区节段得分情况，计算梗死区的 WMSI。

$$梗死区 WMSI=\frac{梗死区各节段室壁运动总分}{梗死区节段总数}$$

WMSI 越高，左心室壁节段运动异常越明显，左心室功能受损越严重。

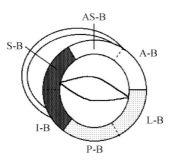

左心室二尖瓣短轴断面

左前降支

左回旋支

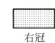
右冠

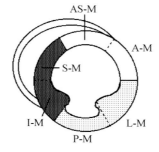

左心室乳头肌短轴断面　　　左心室心尖部短轴断面

图 14-2 左心室壁 16 节段区分法及其与冠状动脉分布关系示意图

A. 前壁；L. 侧壁；I. 下壁；P. 后壁；AS. 前间隔；S. 室间隔；AP. 心尖部；M. 中部；B. 基底部

（三）20 节段分析法

此法由美国麻省总医院等所采用（图 14-3），按二尖瓣尖和乳头肌水平断面分为心底部、中部和心尖部，其中心底部和中部各分为 8 个节段，心尖部分为 4 个节段，共 20 节段，具有分段比较简便、容易进行计算机处理等优点，可供临床应用参考。

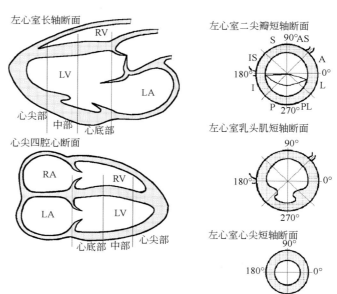

图 14-3 左心室壁 20 节段区分示意图

二、检测方法

从各个不同的二维超声断面，观察分析心室壁厚度、节段性运动和心肌存活性状况，检查心室收缩期和舒张期功能等。

（一）超声主要检测断面

1. 心尖四腔心断面　观察室间隔和侧壁的心尖部、中部和基底部等。

2. 心尖左心二腔心断面　观察下壁和前壁的心尖部、中部和基底部等。

3. 胸骨旁左缘左心室长轴断面　观察前室间隔基底部、中部和心尖部，后壁基底部，下壁中部和心尖部等。

4. 胸骨旁左缘左心室短轴断面　在二尖瓣尖水平断面，观察左心室基底部的前后间隔、前壁、侧壁和下壁；在乳头肌水平断面，观察前后室间隔中部、前壁、侧壁和下壁的中部等；在心尖部断面，观察心尖部前壁、侧壁、下壁和间隔。

超声心动图检测各断面左心室壁节段，与冠状动脉分布有密切关系（见图14-2）。

（二）室壁节段运动评定方法

从超声的各个断面，观察记录负荷试验前、中、后左心室壁各部位图像，根据评分标准，实时或重放所记录图像评定各个节段的运动状况。目前一般有目测法和计算机中心室壁测定法两种，前者简便易行，如检查者对室壁运动的观察分析有丰富经验，结果准确性较高，否则可能存在偏差；后者先在条件相同的超声断面图像，分别勾画出左心室舒张末期和收缩末期的心内膜面轮廓，通过计算机将以上两个轮廓按轴固定法重叠，得到两个轮廓之间的中间线，并将其垂直等分为100个小节段，测定各个节段垂直线长度，自动计算出有关参数。

（三）声学定量和彩色室壁运动技术定量测定

声学定量（acoustic quantification，AQ）和彩色室壁运动技术（colour kinesis，CK）定量测定，详见第十七章。

三、指标分析及临床应用

（一）RWMA

负荷试验中，冠状动脉病变部位出现心肌缺血，造成相应室壁节段收缩期心内膜运动幅度和室壁增厚率降低，短暂的心肌缺血可出现一过性RWMA，而长期心肌缺血可出现持续RWMA。急性心肌梗死者RWMA多数较明显，陈旧性心肌梗死除有RWMA外，还可伴有心室壁变薄、超声回声增强等。观察分析RWMA可对心肌缺血进行定性分析。

同时，可采用WMSI进行RWMA的半定量测定，WMSI值越大，提示室壁节段性运动异常越严重，局部冠状动脉病变越严重。通过比较各种治疗方法或发生心肌梗死前后RWMA的变化，可判断局部心肌缺血状况。WMSI进行性降低，提示室壁运动状况改善，反映冠状动脉血液供应好转，反之则病变进展、恶化、心肌缺血加重。

冠心病患者发生急性心肌梗死，可从WMSI反映左心室功能状况，以协助识别和判断高危性质、并发症和预后。高WMSI者，死亡率明显升高，WMSI越高，左心室收缩功能受损越严重，预后越差。通过溶栓或介入治疗术后，WMSI降低，提示冠状动脉血液供应恢复，心功能改善，预后好转。

左心室壁节段与冠状动脉分支的分布密切相关，因此RWMA的部位、范围和程度等，与冠状动脉病变的部位、范围和程度基本一致，从RWMA可以推测冠状动脉病变。结合WMSI、室壁收缩期增厚率等指标，可对冠状动脉病变的部位、范围、程度和性质等，进行初步的无创性诊断，预测该冠状动脉完全阻塞时发生急性心肌梗死的范围和预后。对冠心病患者的长期随访检测，有助于预防和处理冠心病各种急性事件。

超声也可以从RWMA对室壁节段运动和室壁收缩期增厚率进行定量测定，有助于检测RWMA的准确性，定量分析RWMA的程度和范围，估计心肌梗死面积，目前已有大量研究、测定和计算方法，有可能成为准确可靠的标准化定量测定方法。

（二）室壁收缩期增厚率

室壁收缩期增厚率是检测指标之一，一般与RWMA合并使用。正常值＞35%，＜25%为异常，数值越小，提示心肌缺血越严重，负值提示室壁出现矛盾运动。

（三）心肌存活性及功能状态

1. 方法　存活心肌有代谢活动，心肌细胞膜完整，随局部血流灌注增加而室壁运动改善等，目前已有多种方法评价心肌存活性（viability of myocardium），包括^{201}Tl心肌灌注扫描、正电子发射断层成像、磁共振成像、心肌声学造影和负荷超声心动图等。

在超声心动图检测方面，也有多种方法可评价心肌存活性，包括心肌声学造影、心肌组织定征、彩色室壁动态（CK）技术和组织多普勒成像等，均为研究缺血心肌存活性及功能状态无创、简便、动态和可靠的方法。

从负荷试验前静态超声心动图检查显示心肌组织

不同的结构类型，获得心肌存活性的基础信息，初步确定存活性完全丧失心肌及基本上存活心肌的部位和范围。

2. 节段运动异常局部室壁结构类型 根据静态超声检出的室壁厚度和心肌组织回声情况，一般将有室壁节段运动异常的局部室壁结构分为两种类型。

Ⅰ型：指室壁舒张末期厚度及回声与周围心肌组织没有明显差别，提示局部心肌组织虽然有节段运动异常，但以存活心肌成分组成为主。

Ⅱ型：指舒张末期局部室壁厚度，明显比周围薄，并失去正常心肌组织的颗粒状细回声，局部组织回声明显增强，呈线条状或条索状，往往无法区分心内膜、心肌和心外膜层，提示局部以瘢痕组织为主，很少或基本上不存在存活心肌。

3. 心肌存活性超声心动图评价 负荷超声心动图是目前检测心肌存活性最常用的方法之一，尤其是多巴酚丁胺负荷试验。随负荷增加，检测到有关室壁节段部位心肌的收缩力改善，WMSI降低，室壁收缩期增厚率增加，提示该部位心肌存活。

目前尚无判断心肌存活的统一标准，一般以至少两个相邻节段室壁节段运动异常为根据，并在负荷状态下可得到改善，WMSI降低超过20%，室壁收缩期增厚率增加超过25%（图14-4）。

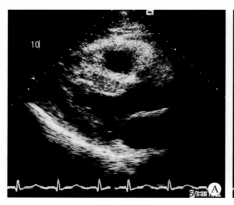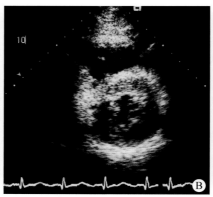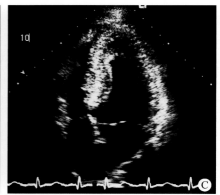

图14-4 注射小剂量多巴酚丁胺后显示心室壁运动无异常
A.左心室长轴断面；B.左心室短轴断面；C.四腔心断面

超声负荷试验检测存活心肌比较可靠，可检出室壁运动异常节段心肌存活的部位和范围，对预计冠状动脉血液灌注重建术后局部室壁运动和左心整体功能恢复状况具有重要作用。左心室扩大、病变部位室壁节段没有检出心肌存活证据者，术后整体心功能改善多数不明显；反之，如室壁节段运动异常部位存在存活心肌，则术后心功能通常可获改善。

缺血区心肌收缩力低下，甚至没有明显收缩功能的表现，但心肌可能仍然存活，有两种状态：

（1）心肌冬眠（myocardial hibernation）：指心肌缺血区心肌收缩功能出现较长时间的障碍，只有在冠状动脉血流灌注恢复正常后，其收缩功能才能恢复，多数见于慢性冠心病心绞痛患者的运动减低节段。

冬眠心肌具有心肌血液供应降低、左心室收缩功能异常、受累心肌保持收缩功能储备和血液供应恢复后心肌收缩功能可较迅速恢复等特点。有人认为，心肌冬眠系缺血心肌的自我保护机制，缺血部位心肌功能降低以减少耗氧量，达到局部血液供应与氧消耗之间的相对平衡。此类心肌仍然存活，没有发生心肌梗死，一般也没有明显缺血表现，一旦心肌血液供应恢复，其功能即可恢复。

在超声负荷试验中，静息状态下观察到的室壁运动异常节段，在低剂量多巴酚丁胺负荷试验时出现收缩功能储备，室壁收缩期增厚率增大，RWMA好转，但随药物剂量继续增加，室壁收缩期增厚率反而下降，呈现双相反应，一般认为是冬眠心肌的反应特点（图14-5）。

（2）心肌顿抑（myocardial stunning）：指急性心肌梗死早期得到再灌注的心肌，或不稳定型心绞痛或运动所导致的缺血心肌等，局部心肌收缩功能并未随血液供应改善而很快恢复，即使随后血液灌注保持正常或接近正常，往往需要数小时甚至数周，其收缩功能才能逐步恢复到原有水平。

因此，顿抑心肌仍然保持收缩功能储备，缺血后虽然心肌的血液灌注恢复并保持正常或接近正常，但心肌的收缩功能需要经过较长时间才能逐渐恢复，可能与部分心肌的缺血-再灌注损伤、氧自由基和脂质过氧化物沉积、钙离子增加等因素有关。

在超声负荷试验中，顿抑心肌的RWMA可改善，室壁收缩期增厚率多数随药物剂量增加而继续增大，一般没有明显的双向反应，与冬眠心肌的反应有所不同。通过超声负荷试验检测上述指标，有可能区别两者，对心肌缺血的预后判断和处理有重要意义。

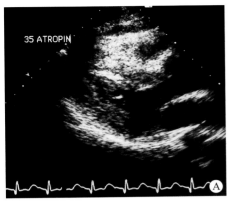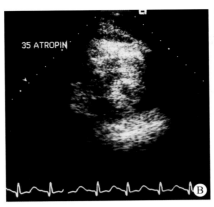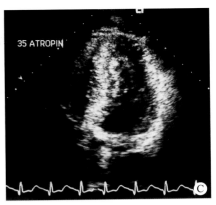

图 14-5　加大注射多巴酚丁胺的剂量后显示心室壁运动仍正常
A. 左心室长轴断面；B. 左心室短轴断面；C. 四腔心断面

当然，缺血区心肌细胞的存活性及功能状态，有时比较复杂，可能同时存在坏死心肌细胞及其瘢痕、冬眠心肌、正常心肌，有时同时存在坏死心肌、顿抑心肌和僵直心肌（embalmed myocardium）等复杂状况，难以确定心肌存活性及功能类型，出现各种负荷试验假阳性和假阴性结果，需认真检测和分析。

（四）临床应用

1. 冠心病　是超声负荷试验的主要对象，已有大量文献报道和丰富的资料，在冠心病临床诊断方面起着重要作用。超声负荷试验可检测受检者心肌血液供应状况，检出心肌缺血及其部位、范围、性质和程度，检测冠状动脉血流储备及缺血心肌的存活性和功能状态，是判断冠心病患者预后、疗效比较理想的无创性检查方法，敏感性、特异性和准确率很高，与心脏放射性核素负荷试验结果相当。

2. 瓣膜病　在瓣膜狭窄患者，超声负荷试验时跨瓣压差等指标明显升高，有助于准确确定瓣膜狭窄程度及其对血流动力学的影响，确定负荷状态下血流动力学变化和治疗后效果，为临床提供重要资料，其诊断准确性明显优于静息检查结果。

在瓣膜关闭不全患者，负荷试验时反流量增加，比静息状态下更能了解病变程度及其对血流动力学、心脏功能的影响。

在人造瓣膜置换术后患者，在负荷下更能反映人造瓣膜的功能状态，准确测定其血流动力学及其对心脏功能的影响等，随访观察可了解人造瓣膜置换术后患者对负荷的耐受能力。

3. 心肌病　通过负荷试验，可对肥厚型心肌病、扩张型心肌病等进行血流动力学研究，取得更准确、更有价值的资料。

对于隐匿性肥厚型心肌病患者，心肌增厚，收缩期左室流出道血流速度基本正常，或呈轻度增高状态，患者胸闷气短的症状不明显时，可加做运动负荷试验，在检查的过程中，连续做蹲下起立运动 10 ～ 20 次，然后即刻测量其左室流出道血流速度及压差，观察是否达到手术标准。在做的过程中应密切观察患者的状态，避免发生意外。

四、局限性及前景

负荷超声心动图有许多优点，正逐步得到应用，但除了受到检查者操作技术、仪器设备、试验方法等影响外，还受到受检者心率、呼吸、运动等因素影响，尤其是运动试验中超声图像往往不够清晰，影响结果的准确性、敏感性和特异性等。

为此，目前采用多种方法以改善超声图像质量，提高检查效果，如负荷试验时合并使用经周围静脉注射法左心、心肌声学造影，以提高室壁运动异常节段图像质量和心肌缺血区显像；采用多普勒组织成像、彩色室壁动态成像和三维成像等新的超声成像技术，以提高超声图像的质量等。

采用经食管超声心动图检查，可减少受检者血流、呼吸和运动等对超声图像的影响，但经食管超声检查对受检者会造成一定的痛苦，在目前的仪器设备条件下仍然难以取得满意结果，相信随着食管探头微型化等改进，有望发挥更大的作用。

（本章图 14-4、图 14-5 由阜外心血管病医院超声科王浩教授提供，特此致谢）

（熊鉴然　刘延玲）

参考文献

陈立军，等 . 1995. 多巴酚丁胺负荷超声心动图 . 中国医学影像学杂志，3：112

陈立军，等.1995.冠脉搭桥术后局部左室功能改善的预测：比较低剂量多巴酚丁胺超声心动图与Tl201SPECT.心血管病学进展，16：382

陈立军，等.1997.两维超声心动图评价冠心病心肌梗死患者左室形态及其与心脏功能关系.中国医学影像学杂志，6：152

Afridi I, et al. 1995. Dobutamine echocardiography in myocardial hibernation. Circulation, 91：663-670

Armstrong WF. 1996. "Hibernating"myocardium：asleep or partly dead? JACC, 28：530-535

Bolli R. 1992. Myocardial "stunning" in man. Circulation, 86：1671-1691

Dilsizian V, et al. 1993. Current diagnostic techniques of assessing myocardial viability in patients with hibernating and stunned myocardium. Circulation, 87：1-20

Feigenbaum H. 1988. Exercise echocardiography. J Am Soc Echocardiogr, 1：161

Geleijnse ML, et al. 1997. Methodology, feasibility, safety and diagnostic accuracy of dobutamine stress echocardiography. JACC, 30：595-606

Jaarsma W, et al. 1986. Usefulness of two-dimensional exercise echocardiography shortly after myocardial infarction. Am J Cardiol, 57：86

Kaul S. 1995. Assessment of coronary microcirculation with myocardial contrast echocardiography：current and future clinical applications. Br Heart J, 73：490-495

Picano E, et al. 1991. Stress echocardiography and the human factor：the importance of being expert. J Am Coll Cardiol, 17：661

Sawada SG, et al. 1990. Prognostic value of a normal exercise echocardiogram. Am Heart J, 120：49

Schiller NV, et al. 1989. Recommendations for quantitation of the left ventricle by two-dimensional echocardiography. J Am Soc Echocardiogr, 2：358-367

Segar DS, et al. 1992. Dobutamine stress echocardiography：correction with coronary lesion severity as determined by quantitative angiography. JACC, 19：1197-1202

第十五章　超声心动图在心血管病介入治疗中的应用

第一节　概　　述

一、简史

1929 年 Forssmann 在自己的静脉内插入导尿管进行 X 线检查，开创了心导管检查的先例，随后迅速发展的心导管检查和心血管造影术，为心血管疾病诊断提供了重要的方法及资料，对心脏病学的发展起着极为重要的作用。

1964 年 Dotter 等采用硬质心导管扩张周围动脉的粥样硬化性狭窄病变，1966 年 Rashkind 用球囊导管进行房间隔造瘘术等，1971 年 Porstmann 等报道成功封堵未闭的动脉导管。1974 年 King 等首先提出经导管闭合房间隔缺损（ASD）的设想，并设计出 King 双伞封堵器，在动物实验中获得成功；并于 1976 年应用于临床，获得部分成功。随后 Rashkind、Clamshell、CardioSEAL、Angle Wing、Amplatzer 等封堵器陆续出现，并先后应用于临床。

目前，先天性心脏病（简称先心病）的介入治疗应用范围，已逐步拓展至 ASD、卵圆孔未闭、室间隔缺损（VSD）、主 - 肺动脉间隔缺损、肺动静脉瘘、冠状动脉瘘等病变的封堵术，以及肺动脉瓣狭窄的球囊扩张成形术，在临床上得到了广泛的应用。

心血管病介入治疗具有创伤轻、危险性小、术后恢复快和胸部不遗留手术瘢痕等优越性，在临床上得到迅速发展和应用。随着介入治疗器材和技术的不断改进，尤其是随着 Amplatzer 封堵器的应用，使封堵术的操作简化，安全性和成功率提高，获得了良好的治疗效果。

二、超声心动图在心血管病介入治疗中的应用

早期，在心导管检查和心血管病介入治疗过程中，一般在 X 线监测引导下进行，其优点突出，对介入性心脏病学的发展有极为重要的贡献，但也存在明显的局限性。比如，在 X 线检查时，如果不使用造影剂，通常不能显示心血管系统内部结构及血流动力学状态，同时患者和术者都受到放射线损伤的潜在危险性，尤其是长期从事此项工作的人员。

（一）优点

1990 年 Hellenbrand 等首次报道经食管超声心动图（TEE）引导房间隔缺损（ASD）封堵术，进行术前检查及术中引导，明显提高了封堵的成功率和安全性。此后，超声心动图逐渐成为心血管介入治疗术，尤其是先天性心脏病 ASD、VSD 的封堵术的常规监测引导方法，包括在术前诊断、适应证选择、术中监测和术后随访等方面，都起到了不可替代的作用，具有以下诸多优点：

（1）检查方法方便、快捷、无创、安全，无放射性危害，可重复应用及床旁操作。

（2）能清晰显示心血管内各部位的结构及其相互之间的毗邻关系，观察心血管病变的性质、范围、发育状况、管腔内径等。

（3）能实时动态观察心血管结构、功能和血流动力学的变化，能显示心导管、封堵器等器材与周边毗邻组织结构的相互空间关系等。

因此，超声心动图已经在介入治疗术前诊断、适应证选择、术中监测引导及术后随访等方面，起着关键性的作用。

（二）局限性

（1）在心导管未进入心腔和大血管之前，超声不能显示其状况，故难以单纯使用超声完成心导管检查和介入治疗的全过程。有时只能在某些断面观察心血管腔内心导管的局部，难以清晰显示其全貌。

（2）在部分患者，经胸超声的图像质量较差，限制其应用，而采用 TEE 又会增加患者的痛苦及危险性。

（3）在一定程度上需要依赖于超声医生的个人经验、操作技巧和对空间重构图像的想象力等。

故在目前，在心血管病的介入治疗中，多数医疗中心仍采用 X 线、造影及超声心动图相结合，取长补短，共同完成心导管检查和介入治疗的监测引导。如何进一步提高超声在介入治疗的作用，仍需继续深入研究。

（三）方法

1. 经胸超声心动图　采用常规的超声扫查方法，尤其适用于经胸超声检查窗口比较理想的患者，但在部分

肥胖、胸廓畸形和肺气肿等患者,因图像欠佳而受到限制。

采用常规剑突下超声心动图扫描,尤其适合于不能接受 TEE 检查的患儿,可显示与 TEE 基本相同的断面图像。

2. TEE　图像质量高,但患者需耐受一定的痛苦。

3. 心腔内超声　图像质量高,但对设备条件和操作要求高,费用高昂,是新发展起来的方法,对心腔内的结构,尤其是相互之间的毗邻关系显示更为清晰。

4. 心外膜超声　将超声探头放在心外膜表面进行扫查获得图像,中间无其他组织的阻隔,可使用高频探头,图像分辨率高,适用于开胸手术术中的封堵;但消毒要求高,有时会妨碍手术医生的操作,难以做到连续监测观察。

随着各种新技术、新方法、新材料的进一步开发应用,超声心动图已经在介入治疗领域中发挥了重要的作用。到 2006 年 6 月,阜外医院已采用介入治疗成功封堵 1412 例 ASD、249 例 VSD,另外还治疗了许多动脉导管未闭(PDA)、主动脉窦瘤、冠状动脉瘘、肺动静脉瘘、肺动脉瓣狭窄、二尖瓣狭窄和复杂畸形的房间隔造口术等患者,超声心动图无论在术前筛选、术中监测引导及术后随访等方面,都起到了重要的作用。

第二节　房间隔缺损封堵术

ASD 是最常见的先天性心脏病之一,以往均采用心外科开胸的方法治疗,给患者带来较大的痛苦。随着 Amplatzer 封堵器的出现,尤其是国产封堵器价格较低,已得到比较广泛的应用。介入治疗 ASD,与外科手术治疗方法截然不同,故需要在术前对 ASD 的分型、解剖形态、缺损大小、房间隔发育、房间隔残端的长度和厚度及其与周边的毗邻关系有详细的了解,从而保证治疗的成功率。

一、房间隔局部解剖和房间隔缺损类型

(一)房间隔局部解剖

正常人的左心房位于右心房的左后方,房间隔与人体正中矢状面约成 45° 角,当患者左侧卧位时,大约为同一水平方向。房间隔是厚薄不均的肌性和纤维性组织结构,中心为卵圆窝,为菲薄的膜样组织,卵圆窝周边为肥厚的肌肉环。

根据房间隔与周边的毗邻关系,可分为前缘、后缘、上缘、下缘、左侧和右侧。

前缘与主动脉后无窦的中心部位相对,其下方为中心纤维体;后缘为房室沟;下缘位于二尖瓣环之上,中间间隔的上缘是卵圆窝下缘的肌性间隔,其前端为中心

体,后端与下腔静脉及冠状静脉窦相连;上缘与上腔静脉内侧壁相延续。

左侧为二尖瓣环,其后内交界位于中心纤维体的左后方,大致位于房间隔下缘的中点;右侧为三尖瓣环和中间隔。房间隔的下缘在右侧,与三尖瓣环有一定的距离,而左侧与二尖瓣环相连。

(二)房间隔缺损类型及其治疗策略

1. 中央型　最多见,缺损位于房间隔的中部,四周有完整的 ASD 组织边缘,其上缘及前、后缘均为继发隔的肌肉组织,下缘为原发隔,而且通常为椭圆形,适合介入性封堵治疗。

2. 上腔型　位于继发隔的后上缘,卵圆窝位置正常,缺损的下缘及前缘是继发隔的肌肉组织,但无后、上缘,极靠右上肺静脉的开口。左、右心房的后上部及上腔静脉、右肺静脉的开口混为一体。对此类型 ASD,如缺损较小,仍可考虑采用介入性封堵方法。

3. 下腔型　位于房间隔的后下缘,其上缘和前缘的上半部分为继发隔的肌性组织边缘,但其下缘通常无边或组织菲薄,而且部分患者有较长的欧氏瓣。在检查过程中,应避免将欧氏瓣误认为是房间隔的残端组织。多数本类型的 ASD 患者不适合采用介入性封堵术。

4. 混合型　累及两个以上部位者,一般情况下 ASD 均较大,应采取外科手术治疗。

二、封堵术前超声检查方法

术前充分了解 ASD 大小及形态的方法,可采用经胸、TEE 和三维超声心动图。

儿童患者主要采用经胸超声方法,而成人可采用 TEE 方法,随着经验的不断积累及剑突下超声心动图的应用,目前对绝大多数成人患者也可不采用 TEE 检查;但对于 ASD 形态不规则或声窗条件不好的患者,术前仍然应当采用 TEE 检查。

在条件允许的情况下,可在术前进行三维图像重建,对选择伞的型号往往有很大的帮助,可提高手术的成功率,只是由于程序较为复杂,有待继续研究和应用。

通常采用经胸及 TEE 检查,观察及测量 ASD 各径线大小,各个角度的 ASD 残端长度,房间隔发育状况,缺损与周边组织之间的毗邻关系,以及 ASD 分流量、分流方向和各心腔的容量改变。

三、封堵材料

1974 年 King 等最早采用双伞封堵器治疗 ASD 获得成功,随后 Rashkind 等用改良双面伞封堵 ASD,但由于封堵器过大等原因,使用不够方便,效果不够理想,未

得到迅速发展和广泛应用。

近年来，采用纽扣式双面伞碟、CardioSeal 和 Amplatzer 封堵器等，取得明显进展，尤其是 Amplatzer

封堵器及其同类型的封堵器，适用范围较广，操作较简便，创伤性小，治疗效果满意，并发症较少，从而受到高度重视和广泛应用（图 15-1）。

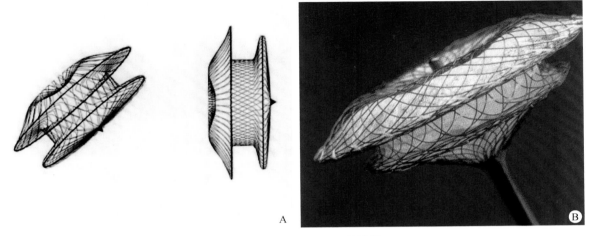

图 15-1　Amplatzer ASD 封堵器
A.Amplatzer ASD 封堵设计图；B. 进口 Amplatzer ASD 封堵器

四、超声心动图在房间隔缺损封堵术的应用

（一）适应证选择方法

并非所有的 ASD 均适于行封堵术，在诊断与鉴别诊断之后，还应进一步通过超声心动图检查，筛选适合行封堵术的患者，仔细观察缺损的部位、形态，精确测量缺损的大小及残端边缘长度。

1. 检查方法　早期由于缺乏经验，术中对成人 ASD 患者均采用多平面探头行 TEE 检查，以利于全方位观察 ASD 各个角度的大小、残端长度及缺损与周边结构的关系、封堵器与周边结构的空间关系，避免出现封堵器边缘影响瓣膜的启闭功能和心房静脉的回流。

随着经验的积累，对经胸或剑突下声窗满意的患者，以及难以进行 TEE 插管的年幼患者，均采用经胸超声心动图（TTE）检查进行筛选和术中监测。但对缺损较大，而且残端较短且菲薄的患者，仍需要采用 TEE 检查。

通常采用经胸及剑突下或 TTE 的大动脉短轴、四腔心、双心房和双室流入道等断面，明确 ASD 的诊断及缺损的部位、形态，测量 ASD 的大小，并了解心房顶部及房室瓣端 ASD 残端的长度，缺损与上腔静脉、下腔静脉、右肺静脉及二尖瓣叶和冠状静脉窦之间的位置关系等。

2. TEE　通过改变多平面 TEE 探头的深度，调整探头左右及前后方向，以及探头内晶片 180° 范围内的旋转，从而可清晰显示 360° 空间方位内的 ASD 形态及其与周边毗邻结构的相互关系，包括 ASD 的位置，与上、下腔静脉及右肺静脉、冠状静脉窦和二尖瓣前叶之间的关系，房

间隔的发育状况和各部位残端的长度等（图 15-2）。

（1）主动脉左心房断面（大动脉短轴断面）：角度为 20°～35°，主要观察 ASD 的大小、房间隔后下部及缺损前缘与主动脉端无冠窦的距离关系，以及对应的缺损后缘距心房后壁残端的长度，房间隔残端组织的长度，尤其是主动脉端 ASD 残端的长度及发育状况（见图 15-2A）。

（2）左室流出道短轴及双心房断面：角度为 70°～90°，但较主动脉左心房断面距门齿深 5～10mm，主要用于观察主动脉侧房间隔残端的长度及发育状况（见图 15-2B），以及近下腔静脉端的房间隔组织的发育状况。

（3）双心房断面：角度为 70°～95°，本断面是检测 ASD 与上腔静脉及下腔静脉关系的最佳断面，也是确定 ASD 类型的主要断面之一，主要用于观察缺损所在的部位，上、下腔静脉端房间隔残端的长度及发育状况（见图 15-2C）。

（4）四腔心断面：角度为 0° 或 180°，但左右心房、心室的位置相反，主要用于观察 ASD 前后径的大小、房室瓣环部位残端组织的长度及发育，如果房室瓣环部位的房间隔残端组织的长度过短，易造成二尖瓣口的反流。从本断面如调整探头的角度，可同时观察缺损与右肺静脉及冠状静脉窦的关系（见图 15-2D）。

（5）类四腔心断面（双室流入道断面）：角度为 135° 左右，主要测量房间隔的总长度、缺损的大小、房间隔后部及房室瓣环部位残端的长度，并可观察 ASD 与右上肺静脉及冠状静脉窦的关系。在检查过程中，应注意旋转探头的前、后、左、右方向，多断面扫查 ASD 的大小、残端长度及其与周边的毗邻关系。

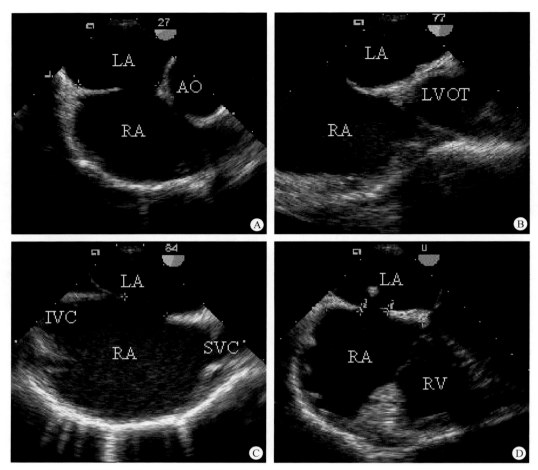

图 15-2   TEE 测量房间隔缺损的过程图

A. 主动脉 - 左心房断面：右心房内径增大，房间隔回声中断，主动脉侧可探及房间隔残端组织；B. 四腔心断面：右心房内径明显增大，ASD 回声脱失，可观察到 ASD 与上腔静脉及下腔静脉关系；C. 双房左室流出道断面：右心房、右心室内径增大，房间隔中部回声脱失，可观察到房室瓣环部位的房间隔残端的长度；D. 双心房断面：右心房、右心室内径增大，房间隔中部回声脱失，可观察到房间隔的总长度

3. 经胸及剑突下超声   如医生的操作技巧娴熟，大多数患者可采用经胸及剑突下超声检查，可免除患者的痛苦（图 15-3）。

（1）大动脉短轴断面：可观察 ASD 的大小、部位及主动脉侧有无房间隔残端组织，观察心房顶部房间隔残端的长度及发育。通常，如在本断面观察到 ASD 靠近心房顶部，则 ASD 位于近上腔静脉端（见图 15-3A）。

（2）双室流入道断面：显示双心房及双心室的内径大小，能精确测量 ASD 的大小、房间隔的总长度，观察房间隔残端组织的长度及发育状况，显示右上肺静脉与 ASD 的关系（见图 15-3B）。

（3）四腔心断面：测量 ASD 的大小，尤其是房室瓣环部位残端组织的长度及发育，如过短则易造成二尖瓣反流（见图 15-3C）。

（4）剑突下大动脉短轴、四腔心及双心房断面：是选择 ASD 适应证的最佳断面，与 TEE 相同，可清晰显示 ASD 的部位、大小、缺损与上腔静脉及下腔静脉的关系，以及上、下腔静脉部位 ASD 边缘组织的长度及发育

状况（图 15-4）。

（二）房间隔缺损封堵适应证

正确选择适合行 ASD 封堵的患者，是手术成功的关键，因此除了需要对房间隔解剖结构有充分了解外，还应掌握封堵手术的禁忌证和适应证。适合行 ASD 封堵的患者应符合以下几个条件：

（1）分流方向为左向右的 Ⅱ 孔型 ASD，以中央型 ASD 为最佳。如为上腔静脉端的房间隔组织出现缺损，缺损的残端又较短，缺损大小在 20mm 之内，角度为 $30° \sim 40°$；下腔静脉端的房间隔组织出现缺损，通常下腔静脉端的房间隔残端菲薄或基本无边，但无房间隔残端的角度为 $30° \sim 40°$，均仍可考虑适合行封堵术，但封堵的技术难度较大，封堵伞容易脱落。

（2）位于四腔心断面观察时，左心房侧残端距二尖瓣前叶应 $\geqslant 7mm$，距右上肺静脉残端应 $\geqslant 5mm$。

（3）从双心房断面观察时，右心房侧的残端距离上腔静脉及下腔静脉口，以及在类四腔心断面观察时，近

冠状静脉窦部位的房间隔残端均应≥ 5mm。

（4）残端组织发育良好，边缘组织较厚。

（5）如有房间隔瘤，而且较大，房间隔组织又较薄，可考虑扩大 ASD 的范围，选择较大号的封堵器进行封堵，或改行外科手术治疗。如仅为局部房间隔瘤形成，可根据 ASD 的大小选择封堵伞型号。

（6）多发 ASD，缺损间距最好在 5 ～ 7mm。如超过此范围，应考虑采用两个封堵器进行封堵。

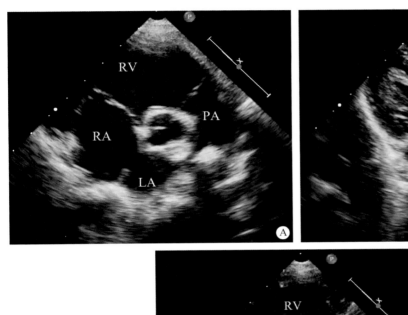
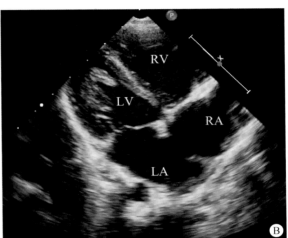
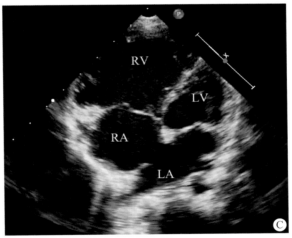

图 15-3　经胸二维超声心动图测量房间隔缺损径线值

右心房室增大，房间隔中部回声中断，通过大动脉短轴、双室流入道及四腔心断面观察房间隔缺损大小及各残端组织的长度及厚度。A. 大动脉短轴；B. 双室流入道长轴；C. 四腔心断面

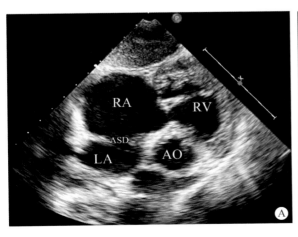
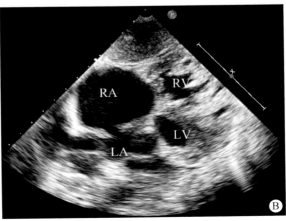

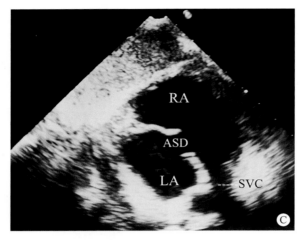

图 15-4　ASD 剑突下断面二维超声心动图

剑突下的大动脉短轴、四腔心及双心房断面可显示房间隔缺损的各径线及各残端及其厚度。A. 大动脉短轴断面；B. 四腔心断面；C. 双心房断面

（7）一般情况下，ASD 的最大径不宜超过 34mm（≤ 34mm），从封堵经验看，房间隔缺损大小在 25mm 左右其疗效最佳。但在成人，如果缺损的残端发育尚可，可试行封堵术，也有成功的可能性。

（三）选择房间隔缺损封堵患者注意事项

（1）对缺损较大的患者，尤其应注意房室瓣环部位 ASD 的长度，而不是上腔静脉、下腔静脉及主动脉端的房间隔残端长度。

（2）ASD 位于下腔静脉端时，主要应考虑无房间隔残端所占的区域范围，而不是房间隔残端的长度。

（3）仔细观察主动脉端有无房间隔残端，如果残端较短，与主动脉端无残端相比较，选伞的难度较大。

（4）三尖瓣下缘房间隔残端组织的厚度。

（5）如为多发孔型，应比较精确地测量两个缺损之间的距离。

（四）封堵器型号的选择

超声心动图主要用于心导管进入心腔后的引导，以及对封堵器的定位操作和植入的引导，监测心功能和血流动力学的改变，防止并发症发生，即刻评价封堵效果，以指导确定封堵成功，或需要重新尝试。因此，正确选择大小合适的封堵器，是手术封堵成功的关键。

（1）中央型是最佳适应证，如 ASD 的残端组织发育良好，可选择封堵器腰部径比 ASD 直径大 4 ～ 7mm 的伞号；但如果有发育不良，残端组织较薄，选择封堵器的型号应适当加大，加大的程度视菲薄组织所占的面积而定。

（2）近上腔静脉端 ASD，且上腔静脉端的残端组织较短，选择的封堵器号应在缺损大小的基础上增加 4 ～ 5mm，不宜过大，以免造成上腔静脉入口堵塞。

（3）如 ASD 位于近下腔静脉端，残端组织菲薄，伞的型号应加大 7 ～ 10mm；如基本无边，但不超过 40°，封堵器的型号应加大 12mm 左右，使封堵缘与心房顶部相接触，在主动脉与心房顶部之间有支撑力，封堵器不易脱落。

（4）对主动脉侧无残端的 ASD 患者，如果对侧的残端组织发育良好，可选择大于缺损 5 ～ 7mm 型号的封堵器，使其盘翼能"抱住"主动脉，但应注意盘翼"抱住"主动脉的范围，避免影响主动脉窦部的功能或损伤主动脉窦部。

（5）在房室瓣侧残端较短的 ASD 患者，较难选择封堵器型号，应注意伞翼的长度不能超过二尖瓣前叶的根部，以避免损伤二尖瓣叶，通常应在控制缺损大小的基础上，选择封堵器腰部径比 ASD 直径大 4 ～ 5mm 的型号。

（6）几乎累及整个房间隔组织的房间隔瘤，一般情况下应动员患者进行外科手术治疗；如患者坚持介入治疗，可考虑将房间隔瘤的破口扩大，选择大型号的封堵器封堵，以加固薄弱的房间隔组织。如果是局部房间隔瘤，可根据破口大小选择封堵器型号。

（7）多发孔型 ASD 封堵器型号选择：多发缺损占 ASD 患者的 6% ～ 10%，可采用经胸超声或 TEE 明确诊断。封堵时，应精确检测缺损的数目，各个缺损的大小及其之间的距离，综合判断能否进行封堵，并指导封堵方案的制定。

对多发孔型 ASD，主要根据缺损与缺损的间距选择封堵器型号。如相邻的两个缺损，可选择稍大型号的封堵器，利用伞翼覆盖及封堵器腰部向外挤压，同时封堵两个缺损。以单一封堵器封堵多发孔型 ASD，一般以较大的缺损为主。与大缺损呈"卫星"分布，间隔短且薄弱的多发缺损，应测量缺损的累计总长度，并大致以此为基准，选择较大型号的封堵器。

超声引导封堵器在大缺损处释放，这是多发缺损封堵成功的关键。由于 Amplatzer ASD 封堵器的左心房侧伞翼侧缘比腰部宽 5 ～ 7mm，因此在封堵大缺损的同时，通过其左心房侧伞翼覆盖或封堵器挤压可闭合小缺损。

如两个缺损的间距较大，则应考虑使用两个封堵器。对多发孔型 ASD 的缺损大小近似，且距离又较远（＞7mm）者，则可采用两个封堵器进行封堵。术中，超声引导心导管分别穿越不同部位的 ASD，并在释放封堵器时精确定位封堵器，分别封堵于不同的 ASD 部位（图 15-5）。

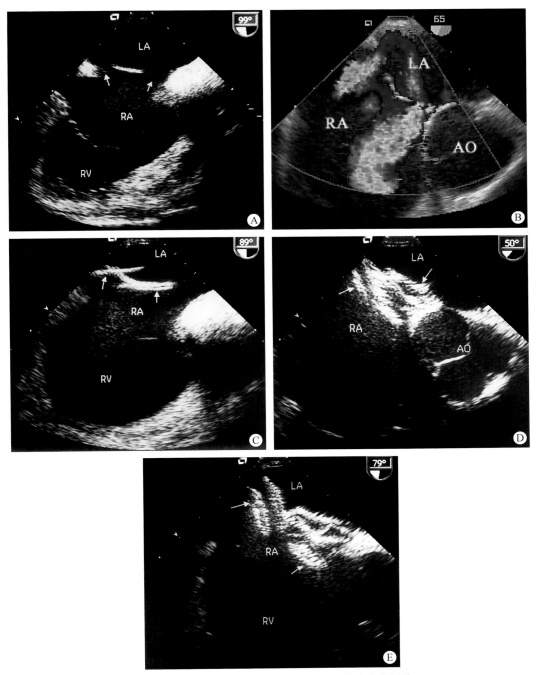

图 15-5　多发房间隔缺损 TEE 二维及彩色多普勒图像

A. 房间隔中部可探及两处回声脱失（箭头所示）；B. 彩色多普勒可探及房水平出现两束左向右分流，呈蓝五彩镶嵌色；C. 同时进入两个导管；D. 同时放入两个封堵伞；E. 脱钩后可见两个伞平行排列（箭头所示）

封堵器型号，一般根据超声多角度测量所得的最大径，并综合考虑根据缺损边缘残端等条件而定，以加固边缘较薄的房间隔组织，使薄缘受挤压折叠增厚，增加其与封堵器的结合，增强封堵器植入后的稳固性，而且以不影响周围组织结构的功能为原则。

在多发房间隔缺损患者行房间隔缺损封堵术时，应注意通过心血管造影图像同步观察多个封堵伞所在的位置，以避免封堵伞之间相互影响（图 15-6）。

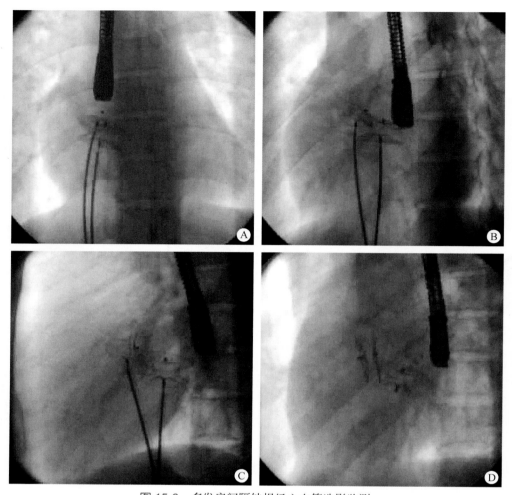

图 15-6 多发房间隔缺损经心血管造影监测

A. 正位：显示双伞出现相互重叠；B. 侧位显示双伞位于不同的层面；C. 显示双伞位于房间隔缺损的部位，并全部打开；D. 显示封堵伞已完全脱钩

（五）超声术中监测引导

各种 ASD 封堵器的术中操作方法（图 15-7）基本

相类似，但也各有特点。

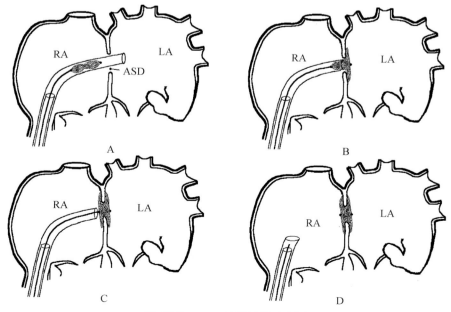

图 15-7 ASD 封堵过程示意图

在早期，除应用超声心动图测量 ASD 的大小外，在术中可以球囊导管测量 ASD 大小，充盈位于 ASD 部位的球囊，在 X 线下观察的同时，超声测量和观察球囊的直径和球囊封闭 ASD 后残余分流的情况（图 15-8），有助于协助选择封堵器类型及型号，并确定封堵术的预期效果。

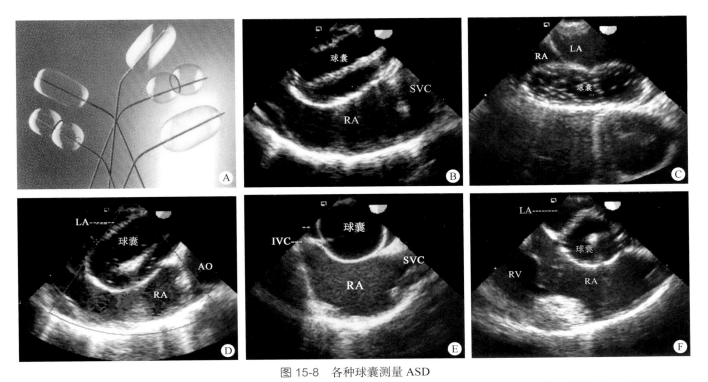

图 15-8　各种球囊测量 ASD

A. 各种球囊导管；B 和 C. 双心房断面及大动脉短轴断面：球囊位于 ASD 处的长轴观；D. 大动脉短轴断面彩色多普勒图像：球囊位于 ASD 处的长轴观，房水平分流消失；E 和 F. 双心房断面：球囊位于 ASD 处的短轴观

随着经验的不断积累，现在基本不采用上述方法，而是直接通过超声心动图测量缺损的大小，从多个断面测量 ASD 的各径线，构想 ASD 的形态，选择封堵器的相应型号，简化操作步骤，节省材料费用，减少并发症发生率，并已取得满意的成功率。

通常，在 X 线和上述超声断面监测下，引导术者操纵送封堵器的导管。先将送封堵器的导管从右心房经 ASD 入左心房，经导管插入封堵器，调节封堵器的位置，先打开左心房侧的伞盘或伞碟片，将导管后撤拉向 ASD 部位，使左心房侧的伞面扣在 ASD 的左心房侧，包括其主动脉端残端，将封堵器的腰部拉到缺损部位，使位于左心房的伞翼与房间隔的左心房面贴紧（图 15-9），然后打开右心房侧的伞盘或伞碟面，使之与右心房侧房间隔残端紧贴，封闭 ASD。超声心动图发展到目前，已基本使用 TTE 进行术中监测（图 15-10）。

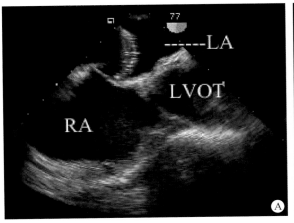

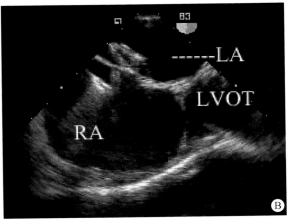

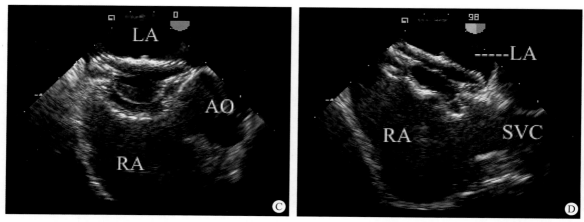

图 15-9　TEE 全程监测 Amplatzer ASD 封堵器封堵术

A. TEE 双心房左室流出道短轴断面：心导管由右心房通过 ASD 部位进入左心房；B. TEE 双心房左室流出道短轴断面：封堵器的左心房侧伞面打开；
C. TEE 大动脉短轴断面：封堵器的右心房侧伞面打开，右心房伞已进入右心房侧；D. TEE 双心房断面：Amplatzer 封堵器植入 ASD 部位后被释放，
封堵器将 ASD 封闭

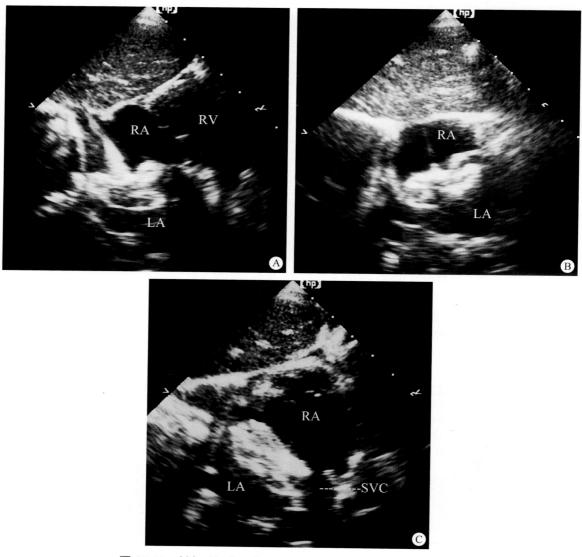

图 15-10　剑突下超声心动图监测 Amplatzer ASD 封堵器封堵术

A 和 B. 剑突下双心房断面：Amplatzer 封堵器经下腔静脉进入右心房，通过 ASD 进入左心房，封堵器在房间隔左、右心房侧的伞翼均已打开，
位于 ASD 处；C. 剑突下双心房断面：Amplatzer 封堵器已释放，ASD 已关闭

术中可对封堵器的位置、方向等进行调整，使封堵器的两侧伞盘与房间隔残端的左、右心房侧面紧贴，牢固固定。采用彩色多普勒超声检查分流是否消失，有无残余分流及分流量的大小。

经超声多个断面检查，进一步确定封堵器的植入部位、稳定性和残余分流状况等。根据超声等检查结果，必要时调整封堵器位置，甚至更换封堵器，重新植入封堵器。

确认封堵器形态正常，缺损的残端组织夹于左右伞盘之间，封堵器已将 ASD 完全覆盖，同时观察封堵器与冠状静脉窦、肺静脉及上下腔静脉的关系，是否影响其回流，有无影响二尖瓣叶及三尖瓣叶的启闭。确认效果满意后，即可指导释放封堵器，撤出导管（图 15-11、图 15-12）。

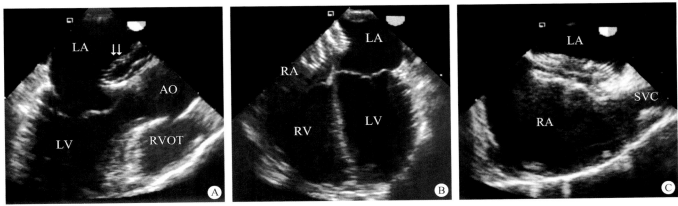

图 15-11　封堵过程中 TEE 从各个角度观察封堵器的位置

A. 左心房室主动脉长轴断面：观察伞翼对二尖瓣前叶的影响；B. 四腔心断面：观察伞翼对二尖瓣前叶及三尖瓣隔叶的影响；C. 双心房断面：观察伞翼对上腔静脉及下腔静脉的影响

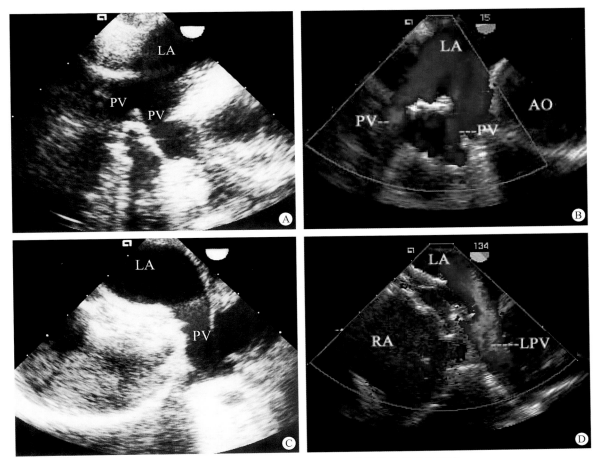

图 15-12　肺静脉 – 左心房断面 TEE 二维及彩色多普勒图像

Amplatzer 封堵器位于 ASD 部位，观察伞翼对上腔静脉及右上肺静脉的影响，ASD 封堵术后，伞翼对肺静脉未造成阻塞。A. 右肺静脉 – 左心房断面；B. 右肺静脉 – 左心房断面彩色多普勒图像；C. 左肺静脉 – 左心房断面；D. 左肺静脉 – 左心房断面彩色多普勒图像

如果 ASD 较大，而且周边残端较短或菲薄、发育不良，可将输送管引导进入肺静脉系统，使封堵器在输送管内将其拉长，在输送管位于左心房侧近 ASD 部位时，采取快速放伞的方法，可提高封堵的成功率。如缺损位于下腔静脉端，输送管可送入右上肺静脉内；如缺损位于上腔静脉端，输送管则可送入左肺静脉内。这样可能更有利于封堵伞的放置。

（六）选择术中监测方法的原则

对 18 岁以下的患者，均应选用经胸超声监测方法。因 TEE 多平面探头直径较大，对年幼患儿插管需在麻醉下进行，患儿痛苦较大；完成一例 ASD 封堵需 30 ～ 60min，如全程 TEE 监测，部分敏感患者通常难以配合。

对成年患者，如采用 TEE 检查，尤其是大的 ASD，可清晰监测并引导全过程，安全性及成功性均较高。但 TEE 毕竟是半创伤性操作，患者需忍受一定的痛苦。随着经验积累及采用剑突下超声心动图，目前对大多数患者可采用经胸超声心动图引导监测方法，顺利完成术中监测引导。

经胸超声监测引导的优势在于操作简便，患者痛苦小，并可减少麻醉对大脑的影响；其不足之处是，部分患者的图像显示不清晰。因此，应考虑以下选择术中经胸超声心动图监测的原则：

（1）术前精确测量 ASD 大小，明确其与周边结构的关系。

（2）经胸或剑突下超声图像清晰。

（3）缺损不宜过大。

（4）在缺损较大的成人患者，术前经 TEE 检查可明确 ASD 的大小、组织发育状况，掌握缺损与周边组织的毗邻关系等，从而确定适合行封堵术的患者。

（七）术中超声引导注意点

在超声心动图术中引导过程中，应注意以下几点：

（1）ASD 较大的患者需要选择大号封堵器时，尤其应注意房室瓣环部位的残端长度及发育状况，一旦选择的封堵器型号过大，容易导致二尖瓣口出现反流。

（2）注意观察上腔静脉及下腔静脉进入右心房的血流是否受阻。

（3）注意观察右上肺静脉进入左心房内的回流是否通畅。

（4）注意 Amplatzer 伞翼是否抱住主动脉，伞翼是否磨损主动脉窦部。

（5）如果房间隔残端组织菲薄，应注意两侧的伞翼是否夹住残端组织。

（6）注意封堵器伞面与周围组织之间有无残余性分流。

（7）注意 Amplatzer 封堵器部位有无渗漏性分流。

（8）在多发 ASD 患者，当使用单个封堵器封堵两个缺损时，注意观察较小的是否得到满意封堵。

（八）放弃封堵或封堵失败的原因

由于适应证选择失误或其他原因，在极少数患者，可能会出现放弃封堵治疗的情况，应尽量避免。

（1）多发 ASD，发现缺损间距大，而且缺损的边缘薄；如使用两个封堵器，患者的经济能力又受到限制。

（2）对缺损的大小测量有误，或对边缘残余组织观察得不够清晰，封堵器容易滑脱。

（3）ASD 缺损较大，且边缘残余组织薄弱，不能承受封堵器悬挂，封堵器容易滑脱。

（4）患者无法忍受 TEE，且经胸超声图像不满意。

（九）ASD 封堵禁忌证

（1）Ⅰ孔型及冠状静脉窦型 ASD。

（2）ASD 缺损最大径 ≥ 38mm，边缘组织过短，尤其是下腔静脉端及房室瓣环部位。

（3）房间隔组织发育差，有大的房间隔瘤。

（4）合并重度肺动脉高压。

（5）合并其他必须手术矫治的畸形。

（6）合并血栓、感染、败血症或其他严重并发症。

（十）术后评价和随访

一般采用经胸超声检查进行术后评价和随访，主要观察术后心腔径的改变，有无残余分流，以及封堵器形态、位置的变化等。

通常，可在术后 24h、1 个月、3 个月采用经胸超声复查。术后患者处左侧卧位，或调整体位以取得最佳图像，通过经胸及剑突下左心室长轴、大动脉短轴、双室流入道、四腔心及双心房等断面，观察各个心腔径的改变，封堵器的位置、形态，以及是否影响周围组织结构的功能等。

可观察封堵器的塑型是否正常，形态是否恢复为扁平，左、右伞盘是否处于自然弹性状态，是否与房间隔贴合良好。并通过彩色多普勒观察有无残余分流，尤其应注意观察封堵器与肺静脉、腔静脉及冠状静脉窦之间的关系（图 15-13）。

超声心动图术前检查和术中监测引导，对 ASD 封堵术的成功具有极为重要的作用，是 ASD 封堵成功的关键之一。

阜外心血管病医院放射科与超声科合作，实施了数万例 ASD 封堵，大部分是在 TEE 和 X 线同时引导下进行，少部分在经胸超声和 X 线引导下进行，全部获得封堵成功，包括少数主动脉侧没有 ASD 残端的患者。封堵术后

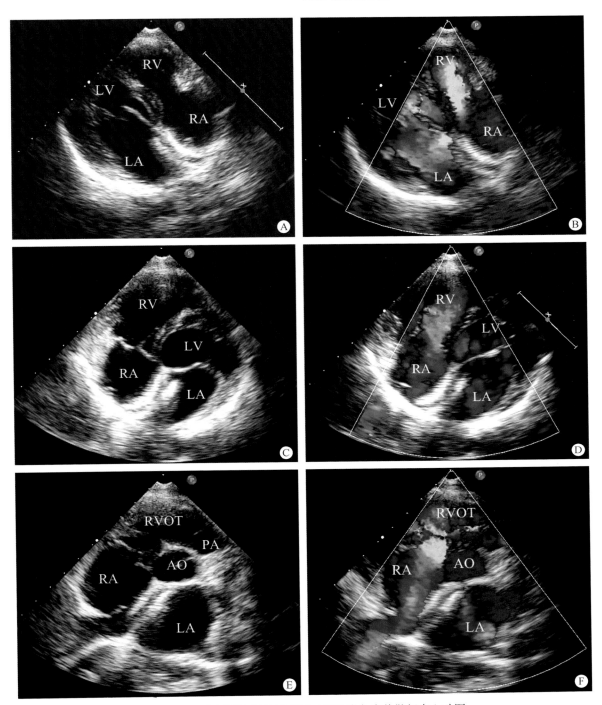

图 15-13　房间隔缺损封堵术后二维及彩色多普勒超声心动图

封堵伞位于房间隔部位，与房间隔组织粘贴良好，无明显的裂隙，对二尖瓣叶、腔静脉和肺静脉均无影响。A. 双室流入道断面；B. 双室流入道断面彩色多普勒图像；C. 四腔心断面；D. 四腔心断面彩色多普勒图像；E. 大动脉短轴断面；F. 大动脉短轴断面彩色多普勒图像

复查超声，绝大多数均完全封闭，仅少数存在少量残余分流，但在随访复查中少量残余分流逐渐消失。术后超声心动图复查，观察到所有患者的右心房、右心室内径均缩小，经三尖瓣口的血流量明显降低，治疗效果良好。

随着科学技术的不断发展，介入治疗与影像学的关系越来越紧密，三维超声心动图的出现，为心血管病介入治疗带来了更广阔的前景。三维超声心动图所显示的

心血管图像，与实体解剖结构非常接近，能更直观地反映 ASD 大小的真实情况，清晰显示 ASD 周围组织的发育状况及相互间的毗邻关系。

因此，在术前及术后进行 ASD 三维重建，可为介入治疗提供大量、可靠的信息，有利于进一步降低失败率，提高成功率。可惜，无论是三维重建还是实时三维超声心动图，操作程序都比较烦琐，目前难以得到常规使用，

有待其进一步发展提高。

第三节 室间隔缺损封堵术

一、封堵材料和方法

VSD 是最常见的先天性心脏病（约占 20%），由于缺损位置、大小变化大，与周围组织结构如主动脉瓣右冠瓣、肺动脉瓣、三尖瓣隔叶、房室束等传导系统的关系比较复杂等，一直是介入性封堵治疗的难点和禁区。

（一）封堵器类型

1988 年 Lock 等首先采用 Rashkind 双面伞封堵肌部

VSD 获得成功，此后经过逐步改进，先后有蛤式封堵器（Clamshell）、CardioSEAL 封堵器、改良的 ASD 封堵器、Sideris 纽扣式伞碟用于封堵 VSD，以及弹簧钢圈用于封堵小的肌部 VSD，都取得了一定的疗效，也存在着不同程度的并发症，如残余分流、封堵器断裂移位和瓣膜反流等。

Amplatzer 系列封堵器的设计成功，为先天性心脏病介入治疗带来了技术革命，目前介入治疗 VSD 的封堵器包括肌部 VSD 封堵器、心肌梗死后肌部 VSD 封堵器和膜部 VSD 封堵器等类型。1999 年肌部 VSD 封堵器在临床应用中取得良好的效果。2002 年新型偏心性膜部 VSD 封堵器研制成功，并在临床应用，大大拓宽了 VSD 封堵的应用范围，Amplatzer VSD 封堵器或其同类封堵器已得到广泛的临床应用。随着封堵器材和操作技术的改进，封堵术已成为 VSD 的主要治疗方法之一（图 15-14）。

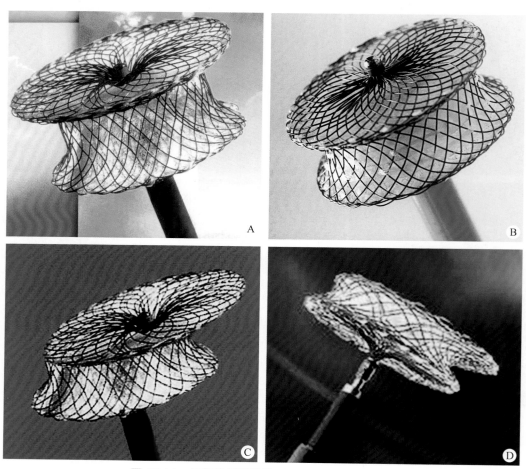

图 15-14 各种膜部及肌部 Amplatzer VSD 封堵器

A. 进口 Amplatzer 肌部 VSD 封堵器；B. 国产 Amplatzer 肌部 VSD 封堵器（华医圣洁科技有限公司生产）；C. 进口 Amplatzer 膜部偏心性 VSD 封堵器；
D. 进口 Amplatzer 膜部 VSD 封堵器

（二）封堵方法

室间隔右心室面的肌小梁丰富而粗大，且缺损往往有增生、粘连、分隔，心导管不容易从缺损准确进入左心室。左心室面比较光滑，理论上认为从左心室侧输送

装载系统比较理想，但实际上粗硬的输送导管对股动脉有较大损伤，且容易损伤主动脉瓣及左心室心内膜。

目前通常采用建立轨道的方法：

（1）在局麻或全麻（小儿）下，穿刺右股动脉和相应的静脉，其中中下位置肌部 VSD 或心尖部 VSD，可

采用颈静脉穿刺，而室间隔上部或膜周部 VSD 则一般采用股静脉穿刺。常规由静脉给予地塞米松 200μg/kg。先送入猪尾导管行左心室及升主动脉造影，观察 VSD 的位置、大小及有无主动脉瓣反流等，再行左、右心导管检查。

（2）从动脉端送入 Judkins 导管，心导管从左心室侧经 VSD 进入右心室，沿导管将一根长而柔软的软头导丝（面条导丝）送入肺动脉；同时，沿股或颈静脉端送入圈套器，将导丝顶端抓住并从静脉端拉出，建立从股（颈）静脉→右心室→VSD→左心室→股动脉的导丝轨道。

（3）从静脉端沿导丝轨道送入输送鞘管，直至升主动脉，随后一边回撤输送鞘至主动脉瓣口，一边从动脉端推送心导管及导丝，使输送鞘的顶端指向左心室心尖部，随后从动脉侧撤出轨道导丝。

（4）将装载好的封堵器沿输送鞘送至鞘管顶端，小心回撤输送鞘，在左心室腔内打开封堵器前端的左心室盘，然后将输送鞘和封堵器一起后撤至 VSD 的左心室面，使左心室盘紧贴室间隔左心室面。保持封堵器的位置固定，继续小心回撤输送鞘管，依次打开封堵器腰部及右心室盘，使腰部正好卡在 VSD 上，右心室盘紧贴室间隔右心室面。

（5）再次行左心室及升主动脉造影观察，如果封堵器的位置、形态良好，经监测无明显残余分流及主动脉瓣反流，即可释放封堵器，撤离输送装置，完成封堵。

二、超声心动图在室间隔缺损封堵术中的应用

（一）监测方法

对成人 VSD 患者，采用全平面探头 TEE 检查，可获得高质量的图像，并可全方位观察 VSD 形态、缺损大小及其与周边结构的关系，观察封堵器与 VSD 周边结构的空间关系，避免发生瓣膜启闭功能障碍及并发症。

对年幼患者，在经胸或剑突下声窗满意的前提下，可以采用经胸超声检查进行术中监测。

随着经验的不断积累，目前在术中的监测均采用经胸超声检查，可取得满意的结果，而且避免了 TEE 检查给患者增加的痛苦。

（二）适应证和封堵器型号的选择

封堵适应证的筛选，同样是依据封堵器的结构特点而定，对不同的封堵器或未来对封堵器的改进，可能会有不同的适应证标准。目前，在临床广泛使用的仍然是 Amplatzer 封堵器，故以下适应证系基于此封堵器。

到目前为止，VSD 封堵术主要用于膜部及中心部位的肌部 VSD，VSD 修补术后的残余分流，外伤性或心肌梗死所致的室间隔穿孔。

1. 适应证

（1）有左心容量负荷增加征象的 VSD，如左心室舒张末期内径增大，心电图示电轴左偏、左心室高电压、左心室肥厚，胸片示左心室增大等。

（2）膜部 VSD，主动脉右冠瓣下的上缘残端长度应在 2mm 以上，以封堵术后不影响主动脉瓣右冠瓣的启闭为原则。对干下型、隔瓣下型或粘连较重的 VSD，应慎重对待。

（3）VSD 直径应≤ 15mm。

（4）术前无主动脉瓣关闭不全及主动脉窦部脱垂。

（5）室水平为左向右分流，无重度肺动脉高压。

（6）无左或右束支传导阻滞及其他严重心律失常。

（7）不合并需外科矫治的其他心血管畸形，也无不适合造影及介入性操作的其他疾患或禁忌证。

在 VSD 封堵过程中，术前的筛选至关重要，对 VSD 部位、大小及有无室间隔膜部瘤，对 VSD 与三尖瓣及主动脉右冠瓣之间的关系，尤其是主动脉右冠瓣下室间隔残端的长度，均需全面了解，才能确保手术的成功。

2. 封堵器型号选择　准确选择封堵器型号，也是取得封堵术成功的一个关键因素。

选择的型号过大，封堵器容易挤压周边结构，伞盘边缘会接触摩擦主动脉瓣、三尖瓣环，而且封堵器形态恢复不佳，其形体过于膨大，异物感明显，容易造成左室流出道及右室流入道阻塞。

选择的型号过小，可能造成封堵器嵌塞固定不稳，容易发生移位和脱落，造成更大的危险。

临床实践中通常根据 VSD 的精确测量值（综合超声及左心室造影测量结果），并综合考虑 VSD 的形态、位置，以及左、右心室侧大小，选择比 VSD 直径大 2 ～ 4mm 的封堵器，以使其植入缺损部位，并且不影响主动脉瓣、三尖瓣的启闭功能。如有室间隔膜部瘤，封堵伞的型号应适当加大。超声心动图在观察、测量 VSD，以及帮助选择封堵器方面起着重要的作用。

（三）超声监测断面

由于膜周部 VSD 所占的面积小，且周边毗邻结构复杂，容易造成瓣膜功能的损伤，对其进行封堵一直在技术上存在困难。因此，在术前筛选中，对超声心动图的精确定位、测量及 VSD 形态的观察提出了更高的要求。一般认为，应从多个角度、多个断面观察和测量，以便进行全面的评价。常用以下断面进行观察、测量及筛选：

1. 胸骨旁长轴断面　观察 VSD 与主动脉瓣右冠瓣的距离，以及 VSD 与左室流出道的关系。

2. 大动脉短轴断面　主要用于观察判断 VSD 的部位，一般认为在此断面，在 10 ～ 11 点位置为膜部 VSD，在 11 ～ 12 点位置为嵴下型 VSD，在 12 ～ 1 点位置为嵴内型 VSD，紧邻肺动脉瓣下者为干下型 VSD。

3. 四腔心断面　观察 VSD 与二尖瓣、三尖瓣隔叶的

距离，以及 VSD 与心室流入道的关系。

4. 心尖五腔心断面 是测量主动脉瓣下 VSD 残端长度的主要断面，可进一步观察 VSD 与主动脉瓣的距离，以及 VSD 与左室流出道的关系。如部分患者在左心室长轴及四腔心断面未能探及明确的室间隔残端组织，应注意应用此断面观察。如果在本断面可探及长约 2mm 的室

间隔残端组织，仍可考虑采用封堵术，并且有较大的成功可能性（图 15-15）。

5. 剑突下右室流出道断面 本断面可清晰显示 VSD 的形态、缺损的大小及其与主动脉瓣、肺动脉的关系。通常在年幼患者可以获得高质量的图像，有助于进一步观察以上结构及其与 VSD 的空间关系（图 15-16）。

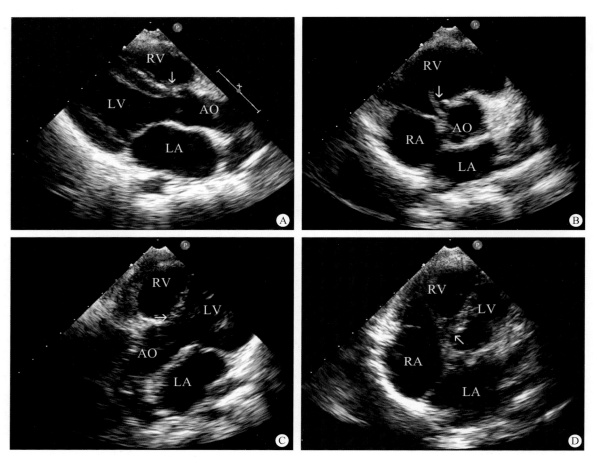

图 15-15 膜部室间隔缺损二维超声心动图

大动脉长轴、大动脉短轴、五腔心及四腔心断面均于膜部探及室间隔回声中断现象（箭头所示）

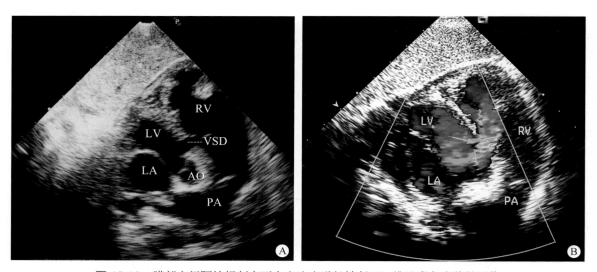

图 15-16 膜部室间隔缺损剑突下右室流出道长轴断面二维及彩色多普勒图像

膜部室间隔回声中断，显示与主动脉瓣下的距离及与肺动脉的关系。A. 剑突下右室流出道长轴断面；B. 剑突下右室流出道长轴断面彩色多普勒图像

部分患者在术前还可采用 TEE 检查，以便清晰观察主动脉瓣下的膜部室间隔是否存在残端组织及残端组织的长度（图 15-17）。

（四）封堵术中超声监测

超声心动图在 VSD 封堵术中监测，主要应注意以下方面：

（1）术中观察心导管在心腔内的确切位置，可以避免导丝误入心室腔心尖部，或与腱索缠绕，导致误操作。

（2）建立导丝轨道和封堵器输送鞘管到位，是整个封堵术中最费时费力的步骤。超声心动图在监测引导过程中，可从五腔心断面观察，首先引导左侧伞盘贴近室间隔的左心室面，使封堵伞腰部正好位于缺损的室间隔内，随后打开右侧伞盘，使其贴近室间隔的右心室侧。如经监测无残余分流，可将伞释放（图 15-18）。超声心动图在精确引导封堵器的两侧伞盘准确到达 VSD 两侧心室面，并准确引导其分别释放方面非常重要。

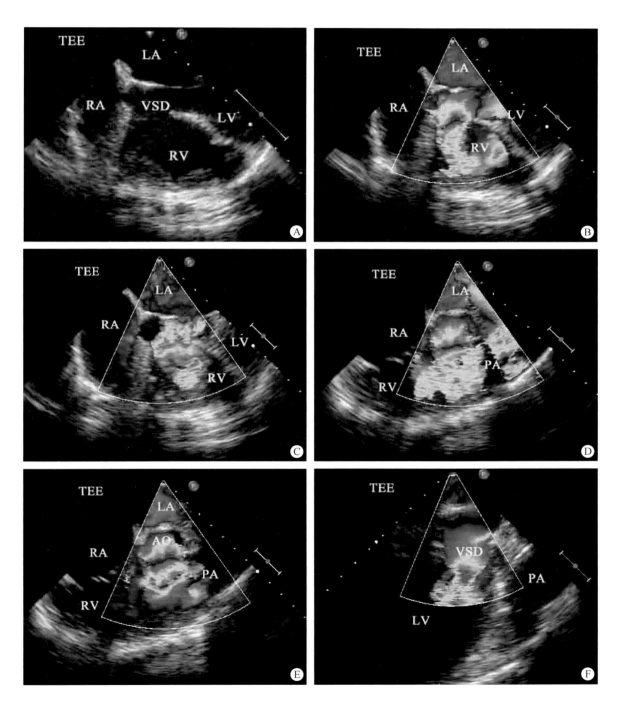

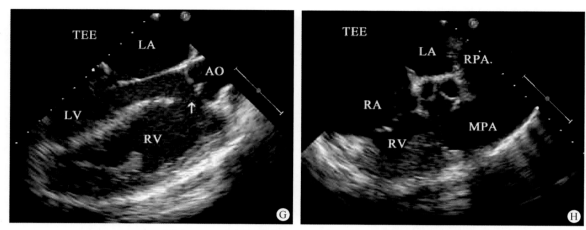

图 15-17 室间隔缺损 TEE 二维及彩色多普勒图像

显示室间隔膜周部连续性中断，主动脉右冠瓣下无室间隔残端组织（箭头所示）。A. 四腔心断面；B 和 C. 四腔心断面彩色多普勒图像；D 和 E. 大动脉短轴断面彩色多普勒图像；F. 类左心室短轴断面彩色多普勒图像；G. 左心房室 – 主动脉断面；H. 大动脉短轴断面

（3）在完成封堵器放置但未释放时，除了观察封堵器形态、位置的变化，应即刻观察监测血流动力学的变化，包括有无残余分流，以及分流量的大小及位置。如残余分流起源于封堵器伞翼间隙，或为伞盘中心部位的少量渗漏，可等待 10 ～ 20min，封堵器可自行调整位置和塑型，当伞翼充分与室间隔贴合后，可观察到残余分流消失。如果在伞翼与室间隔间有较大缝隙，存在中至大量残余高速分流，则提示封堵结果不满意，需要重新选择封堵器，再次尝试封堵。并可通过心血管造影观察封堵伞的位置（图 15-19）。

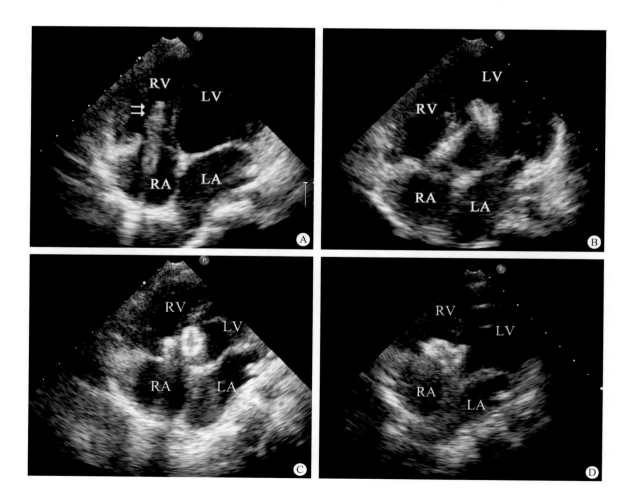

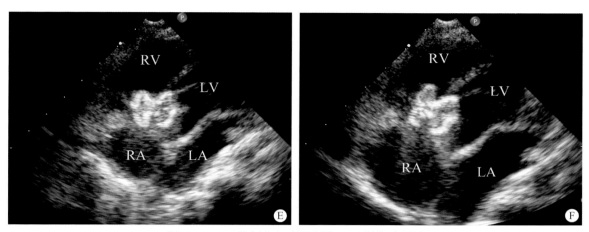

图 15-18　二维超声心动图监测 VSD 封堵过程图

左心房室增大，导管进入右心室后（箭头所示），通过室间隔缺损部位进入左心室，左心室侧伞盘打开，并贴近室间隔的左心室面，然后在右心室侧打开右侧伞盘，贴近室间隔的右心室侧，并使伞脱钩

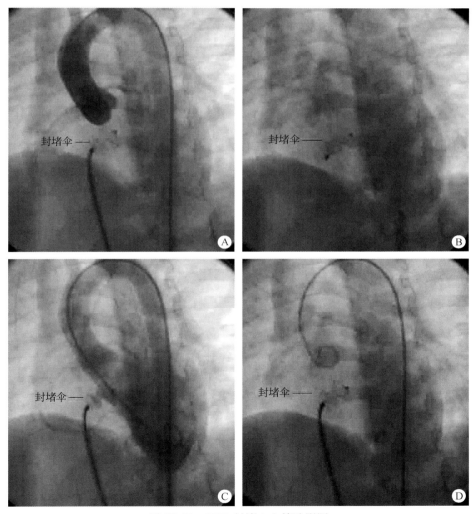

图 15-19　VSD 封堵心血管造影图

显示心血管造影监测 VSD 封堵过程

封堵器释放后，仍有自行调整和塑型的过程。如封堵器形态扁平，紧密贴合室间隔，提示封堵满意。封堵器外形膨隆，贴合不佳，则提示封堵不满意。

（4）仔细观察 VSD 周围结构功能是否受到影响，应着重观察封堵器边缘与主动脉瓣右冠瓣及三尖瓣隔叶的关系。如舒张期过三尖瓣口的血流速度在正常范围，则提

示右侧的伞翼不影响三尖瓣隔叶的功能，右室流入道无血流受阻现象。如左侧的伞翼上缘与主动脉右冠窦相接触，

主动脉瓣口出现反流，提示封堵器明显影响主动脉瓣的启闭功能，应放弃封堵或重新选伞封堵（图 15-20）。

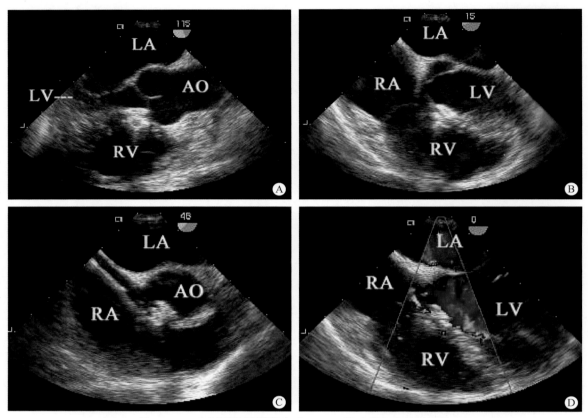

图 15-20　室间隔缺损封堵术后 TEE 二维及彩色多普勒图像

观察封堵术后封堵伞与缺损周围组织的关系。A. 左心房室－主动脉断面；B. 四腔心断面；C. 大动脉短轴断面；D. 四腔心断面彩色多普勒图像

（5）在术中，应注意全程监测心功能变化、有无心包积液或变化，可提示有无房室壁穿透的并发症，术中必须严格防止发生并发症。一旦监测到异常情况，要及时处理。

（五）术后随访

术后均采用经胸超声检查随访，比较安全，可减轻患者痛苦。一般在术后 24h、1 个月、3 个月、半年及 1 年随访复查。应注意观察以下方面：

1. 心脏容量负荷的改变　观察左心房、左心室内径的变化，一般在数月后，左心腔会有比较明显的回缩，左心室形态也会渐趋正常。

2. 封堵器形态和位置的变化　封堵术后，随着时间的推移，封堵器会逐渐塑型，通常可观察到变薄，形态趋于扁平。在复诊过程中，应注意封堵器是否移位，植入状况和稳固性欠佳者，有可能发生封堵器移位甚至脱落，形成栓塞，因此早期发现异常征象，有利于尽快采取适当措施，防止严重并发症发生。

3. 注意有无残余分流　应注意观察残余分流的状况。在封堵后早期，封堵器伞翼间隙或伞盘中心可有少

量分流，通常随着封堵器表面内皮化而减少直至消失，一般发生在 1 个月后（图 15-21）。

4. 观察瓣膜启闭功能　如果在封堵术中或术后即刻，明确判断封堵器对主动脉瓣与三尖瓣的启闭功能无影响，在术后随访中一般不会发生瓣膜启闭功能障碍，但应注意左侧伞翼对主动脉右冠瓣有无磨损，如果有磨损，存在造成窦部穿孔的可能性。

三、膜部室间隔瘤对封堵术的意义

近年来，随着 VSD 封堵治疗技术的发展，也对超声心动图观察 VSD 形态提出了新的要求。

根据阜外医院的实践经验，膜部瘤缺损的封堵，应根据其具体的形态变化选择不同的封堵方式。

对结构较小而形态较规则的膜部瘤，封堵器的型号应略大于无膜部瘤者。

对缺损的左心室侧基底部较宽，且右心室膜部瘤顶端破口较小，或存在多个破口的情况，需要综合各种因素选择封堵器的型号。

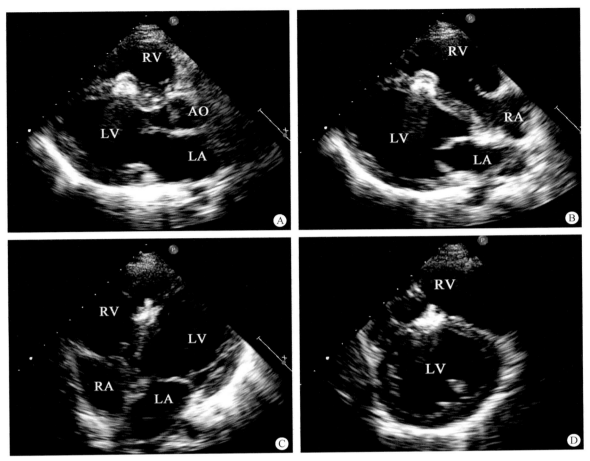

图 15-21　肌部室间隔缺损封堵术后 TTE 二维图像

肌部室间隔可探及封堵伞，与周围组织连续性良好，无明显裂隙。A. 左心室长轴断面；B. 双室流入道断面；C. 四腔心断面；D. 左心室短轴断面

VSD 左心室侧直径相对较小时，可选择将封堵器左侧的伞翼置于缺损的左心室基底部，而将右心室侧伞翼置于瘤体的右心室侧，阻断分流。

如果膜部瘤较大，在 VSD 左心室侧基底部的直径较大时，通常很难根据左心室侧直径选择封堵器型号，此时应根据右心室侧的破口大小，选择超出 3 ～ 4mm 甚至更大型号的封堵器，将封堵器左心室侧伞盘拉过左心室侧缺损部位，把封堵器完全置于瘤体内，而将右侧的伞缘置于膜部瘤破口的右心室侧，达到阻断分流的目的，但应注意有无影响三尖瓣隔叶的启闭功能，以及右室流入道是否受阻。

第四节　动脉导管未闭封堵术

一、封堵材料和方法

目前所采用的封堵物各有优缺点，应用范围也有所不同，内径较细小的 PDA 最适合采用可回收弹簧栓治疗，较粗大的 PDA 以伞状封堵器为宜，塞状封堵物在经济欠

发达地区可能仍有一定的应用价值。

（一）塞状物类

1967 年 Porstmann 等首先报道用塞状物进行 PDA 封堵术。塞状物封堵 PDA 的术中操作比较复杂，对外周血管局部损伤较大，但材料价格低，制作方便，术中可进行修剪，封堵成功者疗效确切，曾在相当长时间得到应用。迄今使用的塞状物主要有两种。

（1）采用不锈钢架和聚乙烯醇泡沫等材料，通常预制成或根据术中需要修剪成葫芦状、哑铃状或锥形，前端较细，中部隆起，有的中后部交界处亦较细，尾端粗大。为便于术中观察整个塞子，有的在泡沫材料中加入不透 X 线的成分。

术中操作的基本方法大致与 Porstmann 等报道的相似，先经皮穿刺插入血管鞘，将导引钢丝从皮肤外→股静脉→下腔静脉→右心房→右心室→主肺动脉→ PDA 钎→降主动脉→股动脉→皮肤外建立轨道，沿轨道从动脉端将合适的塞子逆行送入 PDA 内，经确认结果满意后，撤除轨道和血管鞘。

（2）Botalloccluder 封堵器，由不锈钢架和聚氨酯泡沫材料制成，通常预制成锥形，前端较粗并带有多个小钩，后部较细。术中需使用特殊的导入鞘管及送塞导管系统，从肺动脉端经 PDA 将封堵器送入主动脉后回撤，将其封堵于 PDA 的主动脉端和 PDA 内。

随着 Amplatzer 封堵器的广泛应用，塞状物类已逐步被淘汰。

（二）弹簧栓类

一般用不锈钢丝等金属材料制成，结构较简单，有的可以自制，植入时只需要直径细小的血管鞘和心导管，损伤小，操作较简便，疗效确切，残余分流发生率低，特别适合于细小的 PDA。目前主要有单纯弹簧栓和可回收弹簧栓两种，包括带或不带纤维毛。单纯弹簧栓经心导管腔内直接推入且嵌顿于 PDA 内，推出导管后不能回收。

我们从 1994 年起采用可回收带毛弹簧栓封堵治疗 PDA，弹簧栓在术中未释放前可以回收和更换，有利于减少脱位等并发症。术中先将合适的心导管从主动脉经 PDA 入肺动脉，经心导管插入送弹簧栓导管，弹簧栓前端置于 PDA 肺动脉端，后撤心导管，再将弹簧栓其余部分置于主动脉端封闭 PDA，结果满意后释放弹簧栓，撤出导管。必要时也可从相反方向植入弹簧栓。术后采用造影和超声复查封堵结果。但到目前为止，主要应用于导管内径细小而不适合用 Amplatzer 封堵器的患者（图 15-22）。

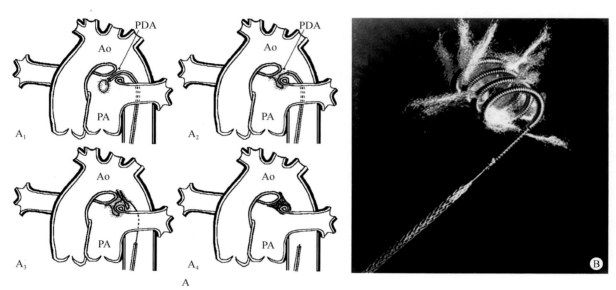

图 15-22　动脉导管封堵术
A. 带毛弹簧栓封堵 PDA 示意图；B. 带毛弹簧栓

（三）伞状物类

1977 年 Rashkind 等首先使用双面伞状物封堵 PDA，目前有纽扣式双面伞碟、CardioSeal 封堵器和 Amplatzer 封堵器等多种类似器材，性能改进，操作简化，局部创伤减小，疗效确切，可用于封堵中等及较粗大的 PDA。

早期报道在行伞状物封堵术后，残余分流检出率和伞状物脱位发生率较高。目前所采用的封堵物，效果确切可靠，并发症较少。但如果采用国外进口的封堵物及其附件，价格高昂，随着国产封堵器的出现，价格降低，使用范围日益广泛。

CardioSeal 封堵器由两个中心呈点连接的伞状结构构成，两个伞盘状结构呈对向扣合，伞盘状结构内有聚合材料填充物，每个伞盘状结构有四个可张开的金属臂。

Amplatzer 封堵器由具有自膨胀特性的双盘及连接双盘的腰部等三部分组成，腰部和双盘均由高镍钛记忆合金编织的密集网状结构制成，其内部充以三层高分子聚合材料（图 15-23）。

术中基本操作方法：将特制传送导管顶端从肺动脉经 PDA 插入主动脉，经导管送入封堵器，先打开前面主动脉端的伞面或碟片，后撤导管将其扣在 PDA 主动脉端，再打开后面的伞面或碟片，封闭 PDA 肺动脉端，经确认封堵结果满意后释放封堵器，撤出导管（图 15-24）。

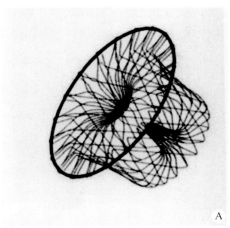
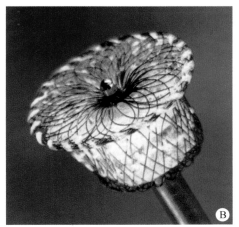

图 15-23　Amplatzer PDA 封堵器设计图及其实物图

A.Amplatzer PDA 封堵器设计图；B. 进口 Amplatzer PDA 封堵器

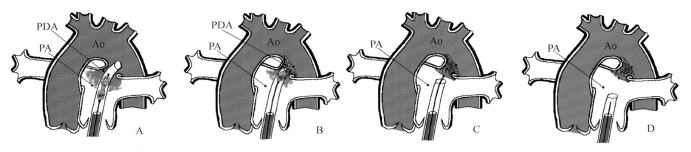

图 15-24　Amplatzer 封堵器封堵 PDA 过程示意图

二、超声心动图在动脉导管未闭封堵术的应用

目前超声心动图在 PDA 的介入治疗中，主要用于术前诊断、术中监测及术后疗效的观察，采用胸骨旁大动脉短轴、右室流出道及肺动脉长轴和主肺动脉降主动脉长轴等断面观察。

（一）术前

主要采用大动脉短轴、胸骨上窝主动脉弓长轴、右室流出道及肺动脉长轴和主肺动脉降主动脉长轴等断面观察，明确诊断，测量 PDA 内径、长度、形态特征、分流量等重要参数，确定是否合并其他心血管畸形，分别测定 PDA 主动脉端及肺动脉端内径，以协助选择适应证，以及封堵物的类型和型号（图 15-25）。

（二）术中

超声心动图监测引导方法及其表现，视封堵物类型和操作方法而异，以下主要讨论采用可回收带毛弹簧栓和 Amplatzer 封堵器封堵 PDA。

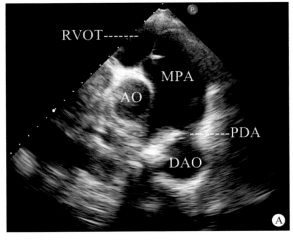
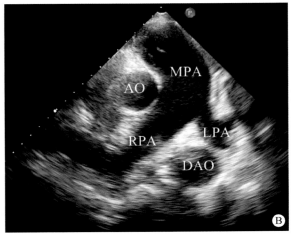

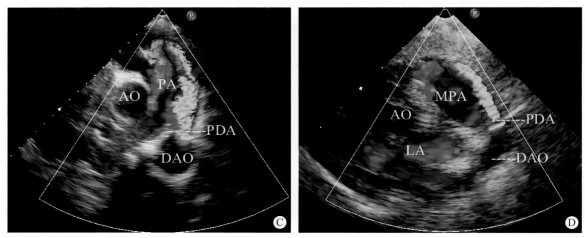

图 15-25　动脉导管未闭二维及彩色多普勒图像

肺动脉内径增宽，主肺动脉与降主动脉之间可探及未闭动脉导管，彩色多普勒观察时，动脉水平出现红五彩镶嵌色的高速左向右分流。A. 大动脉短轴断面；B. 主肺动脉长轴断面；C. 大动脉短轴断面彩色多普勒图像；D. 胸骨左缘高位肺动脉 – 降主动脉长轴断面

1. 从主动脉侧进行可回收带毛弹簧栓 PDA 封堵术心导管由降主动脉经 PDA 入主肺动脉时，超声检查可在大动脉短轴及主肺动脉长轴断面，观察到心导管所在的位置，显示为较强反射的心导管回声，从主动脉经 PDA 入主肺动脉。一般可显示心导管的全程，心导管回声随心脏搏动，同时随心导管推进或后撤而移动。

当术者将封堵物前端送入主肺动脉时，从大动脉短轴断面，可显示封堵物前端在主肺动脉内的位置，呈强反射回声团。在超声监测引导下，将封堵物拉向 PDA，随封堵物从肺动脉内移至 PDA 的肺动脉端，封堵物的强回声团随之向 PDA 移动，直至封堵物前端与 PDA 主肺动脉端相平齐。

随后，部分封堵物留在 PDA 内，封堵物尾端位于 PDA 主动脉端，并与之紧贴平齐，可观察到封堵物的大部分强回声团，位于主肺动脉与主动脉之间的 PDA 处。

多普勒检查可观察到经 PDA 的分流随封堵物封堵而逐步减少，直至消失。

2. 从主肺动脉侧进行 PDA 封堵术心导管由下腔静脉→右心室→主肺动脉，超声心动图在大动脉短轴及主肺动脉长轴断面可观察到各部位的心导管及可回收带毛弹簧栓的回声。随着心导管经 PDA 进入主动脉，即按与上述步骤相似的方法进行封堵，超声表现基本与上述相似，但方向相反。

采用 Amplatzer 封堵器者，通常从肺动脉端植入封堵器，与 ASD 封堵术相类似，可参考 ASD 封堵术。通过超声监测，可探及伞状物在 PDA 的部位（图 15-26）。

3. 释放封堵器前后的超声监测根据超声观察到的封堵物位置和分流量，结合 X 线和临床观察结果，必要时可调整或改变封堵物的形状和植入部位，使 PDA 完全封堵。彩色多普勒显示分流完全消失，并经术者试验结果满意，封堵物嵌顿牢固，即可在超声和 X 线共同观察下释放封堵物，撤除导管。此时从超声大动脉短轴断面观察，主肺动脉内的血流频谱形态已恢复正常。

植入封堵物后，一般需用超声心动图动态观察 15min 左右，此时随封堵物血栓形成，超声可观察到封堵物回声逐渐增强，封堵物图像逐步变大。采用弹簧栓

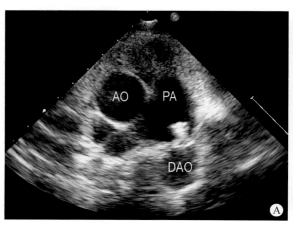

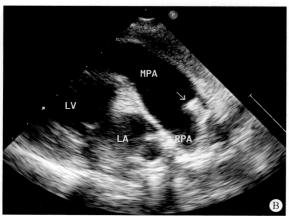

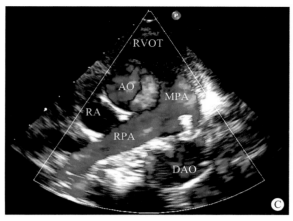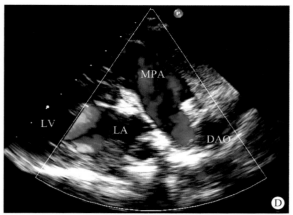

图 15-26　动脉导管未闭封堵术后二维及彩色多普勒图像

降主动脉与主肺动脉之间可探及封堵伞物（箭头所示），彩色多普勒观察时，动脉水平分流消失。A.大动脉短轴断面；B.肺动脉长轴断面；C.大动脉短轴断面彩色多普勒图像；D.肺动脉长轴断面彩色多普勒图像

封堵物者,可观察到其上的毛状物开始时悬浮于血液中，随后毛状物的悬浮减少，封堵物与 PDA 管壁逐渐黏合贴紧，经多普勒观察其分流逐渐减少、消失。

如植入封堵物后，于超声大动脉短轴断面及 X 线下观察，发现封堵物漂浮感较强，或超声发现较多残余分流者，通常说明封堵物型号不合适，提示封堵物有脱落危险，须及时更换封堵物，重新按上述方法将封堵物植入 PDA 内。

超声心动图在术中能清晰地观察到封堵物在心脏大血管内的位置，协助术者确定导管移动的方向和程度、封堵物合适的植入位置，以及显示植入后局部形态结构、血流动力学状态的变化，实时观察封堵物植入部位及牢固程度，确定封堵物与 PDA 管壁之间的关系，实时观察有无残余分流和血流频谱的变化。超声心动图监测引导 PDA 封堵术可提高治疗的成功率，减少并发症发生率。

（三）术后

术后 1 周内，按常规进行超声心动图检查，观察心脏大血管的形态结构、封堵物的位置和形态，是否存在残余分流等。

超声心动图在术前筛选封堵适应证，对封堵能否成功起到了至关重要的作用。在 ASD、VSD 和 PDA 封堵术中，超声心动图对确定诊断、选择封堵器型号、监测封堵器植入和定位，对确定封堵器与周围组织结构的关系，以及监测术中残余分流等方面，均具有十分重要的作用。

第五节　冠状动脉瘘封堵术

一、封堵材料和方法

先天性心脏病冠状动脉瘘（CAF）比较少见，1865年由 Krause 等最早报道，1947 年 Bjork 等首次实施开胸结扎治疗。近年来已开展封堵治疗 CAF，封堵材料有

Gianturco 弹簧栓、可释放性带毛弹簧栓、可脱离性（IDC）弹簧栓和可脱离性球囊等。

在超声心动图和 X 线共同监测引导下，我们曾成功地采用可释放性带毛弹簧栓封堵治疗 CAF，包括植入 17 枚弹簧栓完全封堵的巨大 CAF 病例。封堵术中所使用的心导管细小，对血管损伤轻微，可应用于各年龄段患者，材料较简单，并发症发生率低，疗效确切。但本术操作较复杂，心导管技术要求较高。CAF 内径越大，一般弹簧栓封堵的难度越大，尤其是栓子最初能否顺利牢固地嵌顿于 CAF 往往是成败的关键。

术中按常规进行升主动脉造影、选择性冠状动脉造影和超声检查明确诊断，确定 CAF 位置、起始部位、引流入口、全程走向、形状、最狭窄部位及其与正常冠状动脉的关系，准确测定 CAF 长度和各部位内径。

自主动脉逆行将多功能导管和 Berman 导管顶端插入 CAF 内，反复核实 CAF 全程径路和最狭窄部位，充盈 Berman 导管的球囊于 CAF 最狭窄部位，经心导管插入可释放性带毛弹簧栓，使弹簧栓盘曲植入 CAF 最狭窄的部位及其近端，经严密观察和反复试验确认牢固嵌顿后释放弹簧栓。如发现弹簧栓释放前定位或稳定性不够满意，可撤回更换后重新植入。

根据造影和超声监测的残余分流情况，反复经心导管植入弹簧栓，直至临床、超声检查和冠状动脉造影均证实 CAF 完全闭塞，撤出心导管。

二、超声心动图在冠状动脉瘘封堵术的应用

根据 CAF 的类型和位置，采用能清晰观察 CAF 及其血流状况的二维断面，观察冠状动脉的形态、走向、内径及瘘口位置和大小；用多普勒超声观察其血流状况，并在封堵术中反复检查，直至经瘘管分流的血流完全消失，封堵成功。

对右冠状动脉右心房瘘,一般采用心尖四腔心断面,通常在房室瓣环部位可观察到 CAF,并可显示 CAF 在右心房的入口(图 15-27、图 15-28)。术中反复观察,

随着 CAF 逐渐得到封堵,可观察到瘘管内封堵物的团块状强回声图像,经瘘管分流的血流量减少,最后异常分流血流频谱完全消失。

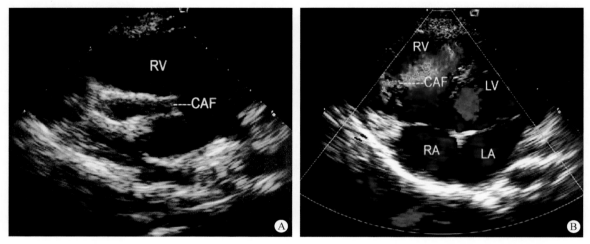

图 15-27　冠状动脉瘘二维及彩色多普勒图像

A.右心房室断面:右心室内径增大,右冠状动脉内径扩张,瘘口位于三尖瓣前叶的根部;B.四腔心断面:右心室内径增大,显示位于右心室内三尖瓣前叶根部的右冠状动脉瘘口,血液分流入右心室,呈五彩镶嵌色

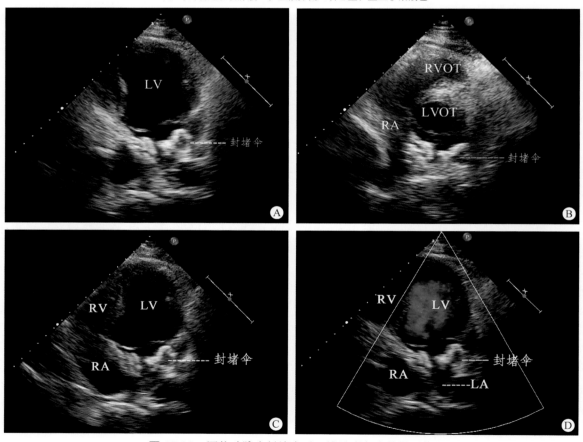

图 15-28　冠状动脉瘘封堵术后二维及彩色多普勒图像

右心房可探及封堵伞,心房腔内分流消失。A.类双腔心断面;B.类左心室短轴断面;C.类四腔心断面;D.类四腔心断面彩色多普勒图像

第六节　主动脉窦瘤封堵术

与室间隔缺损封堵术的方法及材料基本相同(见本

章第三节),但因本病的发病率较低,而且适合行封堵术的患者极少。据文献报道,在封堵后的患者中,曾出现 Amplatzer 封堵器对主动脉窦部产生摩擦损伤,导致主动脉窦部出现破损,因此本方法应谨慎使用(图 15-29)。

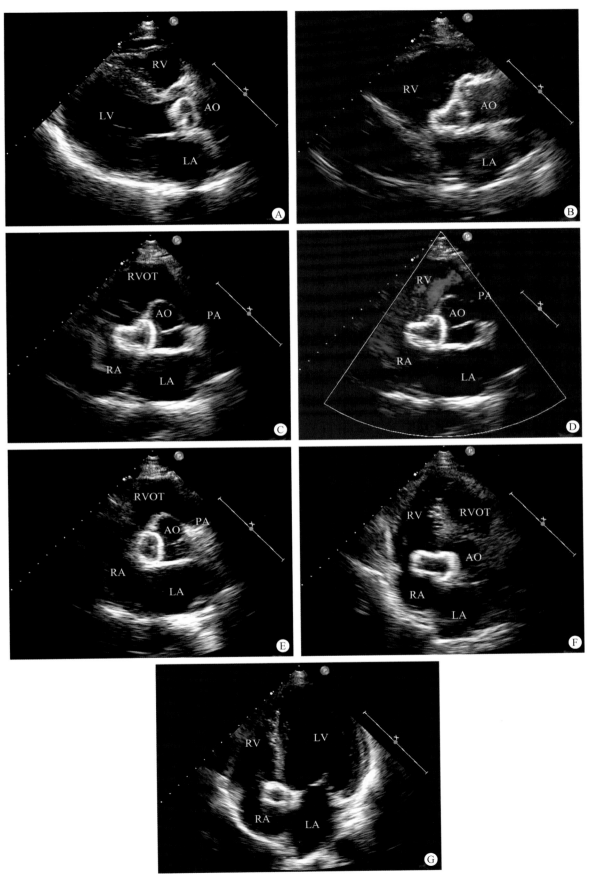

图 15-29　主动脉右冠窦破入右心室封堵术后二维超声心动图

主动脉右冠窦部位探及封堵伞，主动脉右冠窦 – 右心室分流消失。A. 左心室长轴断面；B 和 C. 大动脉短轴断面；D. 大动脉短轴断面彩色多普勒图像；E 和 F. 大动脉短轴断面；G. 四腔心断面

第七节 经导管瓣膜球囊扩张成形术

一、二尖瓣球囊扩张成形术

（一）材料和方法

1984 年 Inoue 等首先进行二尖瓣狭窄的球囊扩张，目前已有单球囊和双球囊等多种类型，其中以 Inoue 球囊导管应用广泛、疗效确切、安全可靠。一般采用经皮穿刺股静脉插管，经穿刺房间隔或通过未闭卵圆孔等途径，将球囊导管插入左心房，偶尔有人采用经动脉从左心室逆行实施扩张术，但操作比较困难。

按常规穿刺房间隔卵圆窝部位成功后，插入左心房钢丝，经扩张房间隔穿刺口后，插入球囊导管至左心房。在 X 线和（或）超声心动图监测引导下，依法操纵球囊导管，使之经二尖瓣口入左心室，将球囊中部置于二尖瓣口后，快速加压充盈球囊，扩张二尖瓣口（图 15-30），扩张后应立即抽瘪球囊。通过临床听诊、X 线和超声心动图检查，核查扩张效果及血流动力学变化，必要时可重复扩张直至效果满意，术毕依法撤除球囊导管。

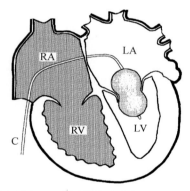

图 15-30 二尖瓣狭窄球囊扩张术示意图

（二）超声心动图

在二尖瓣球囊扩张成形术中，超声心动图主要的观察断面是胸骨旁及心尖部四腔心、左心室长轴及双腔心等断面。

1. 适应证 术前经超声心动图检查选择适于球囊扩张的患者非常重要，主要应注意观察瓣口面积大小、瓣叶钙化程度、瓣下腱索融合程度及长度。如瓣叶钙化较重，瓣叶柔韧度差，球囊扩张时瓣叶容易撕裂；如瓣下腱索融合的程度较重，腱索融合成管状，在球囊扩张过程中，不易通过二尖瓣口，易造成二尖瓣叶的腱索断裂，出现反流。

超声心动图可从左心室短轴断面观察二尖瓣口的开放面积；从四腔心、左心室长轴及两腔心断面观察瓣下腱索和乳头肌的形态结构、融合的程度及瓣环大小，协助选择适应证，并确定所需球囊导管的型号。

2. 术中超声监测 二尖瓣球囊扩张成形术通常在 X 线监测下进行，我们采用 X 线和超声共同监测引导，实施本项手术。

（1）房间隔穿刺：在超声监测引导房间隔穿刺过程中，当房间隔穿刺针进入下腔静脉时，于心尖四腔心及胸骨旁四腔心断面可观察到穿刺针的走向，并可引导穿刺针从下腔静脉经右心房入上腔静脉。随后，穿刺针从上腔静脉向房间隔方向滑行，直至穿刺针顶端滑入卵圆窝内，此时于四腔心断面观察，在距房间隔顶部约 15mm 处的卵圆窝部位，可见穿刺针的强回声带，其顶端一般与房间隔成 90° 左右的角。

在超声引导下，术者将穿刺针向左心房方向缓慢推进，待超声观察到穿刺针顶端出现于房间隔的左心房侧时，经穿刺针注入少量生理盐水或葡萄糖溶液进行声学造影，可在左心房内观察到微气泡声影，证实穿刺成功，同时可注射少量造影剂进行 X 线造影证实。

经房间隔穿刺针插入左心房钢丝后，从四腔心断面，在靠近肺静脉入口处可观察到 3 ～ 4 个左心房钢丝横截面点状较强的回声。在观察期间，可反复检查心腔和心包各部位是否出现心包积液等并发症。

（2）二尖瓣球囊扩张：球囊导管进入左心房时，超声可观察到球囊导管的位置。球囊导管在左心房内操作时，用超声引导球囊导管一般比较容易引导其顶端到达二尖瓣口，并经二尖瓣口入左心室，可观察球囊导管与左心房、二尖瓣、左心室各部位的相互位置关系。

充盈前半部分球囊并后撤导管时，超声可协助引导术者将球囊中部置于二尖瓣口（图 15-31），并可观察球囊导管扩张的全过程扩张后，超声检查可实时动态评估二尖瓣结构和瓣口大小的变化，测量二尖瓣口压差等血流动力学指标，为是否需要重复进行球囊扩张提供重要的参考资料，有利于提高成功率和疗效。如超声检出有轻微的二尖瓣反流，通常即可终止球囊扩张，以减少并发症。

3. 术后疗效观察 应用彩色多普勒和连续多普勒，测量球囊扩张术后的过二尖瓣口血流速度及压差，并观察有无二尖瓣反流。术后，允许出现少量的二尖瓣反流，但不应出现明显的反流。

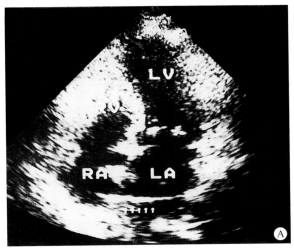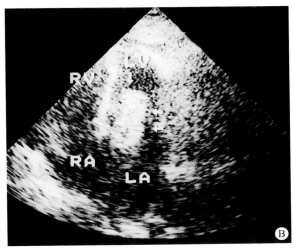

图 15-31 二尖瓣狭窄房间隔穿刺二维超声心动图

A. 显示左心房、左心室内径增大，二尖瓣叶开放受限，心房内可探及穿刺针通过房间隔进入左心房；B. 显示球囊位于二尖瓣口，充盈扩张，球囊呈强回声团

二、肺动脉瓣球囊扩张成形术

（一）材料和方法

1982 年 Kan 等首先采用球囊扩张肺动脉瓣。与二尖瓣球囊扩张成形术相似，目前采用多种类型的单球囊或双球囊导管。

经皮穿刺股静脉插管，依法操纵球囊导管，使其经下腔静脉→右心房→三尖瓣口→右心室→肺动脉瓣口→肺动脉，将球囊中部置于肺动脉瓣处，加压充盈球囊，扩张肺动脉瓣口，术中应避免刺激右室流出道。经临床听诊、X 线检查和超声心动图核查扩张结果及血流动力学变化，必要时可重复扩张直至结果满意，术毕依法撤除球囊导管。

（二）超声心动图

主要观察右室流出道长轴和大动脉短轴断面。

1. 术前 从大动脉短轴及右室流出道长轴断面检查，明确诊断，测量肺动脉瓣环径，以协助选择球囊的直径大小。

2. 术中 术者在超声监测引导下操作球囊导管，成功插入球囊导管后，在胸骨旁流出道短轴及四腔心断面，可观察到球囊导管从下腔静脉→右心房→右心室→右室流出道→主肺动脉内，球囊中部置于肺动脉瓣口，在超声和 X 线监测下充盈球囊，扩张肺动脉瓣（图 15-32）。扩张后即刻用多普勒超声测定跨瓣压差，以确定是否需要重复进行扩张。

于大动脉短轴断面，超声检查可清晰观察球囊的位置，有利于提高成功率，并可避免因球囊放置过低，扩张时激惹右室流出道，造成心律失常甚至猝死等并发症。

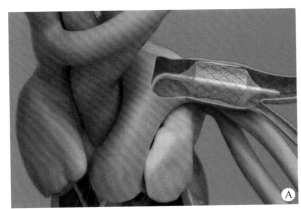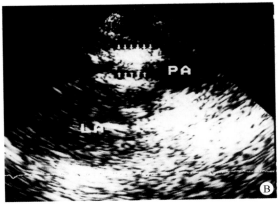

图 15-32 A. 肺动脉球囊扩张示意图（Pul-Stent，由迈迪顶峰医疗科技股份有限公司提供）；B. 肺动脉长轴断面二维超声心动图：显示肺动脉瓣增厚狭窄，开放受限，球囊位于狭窄的肺动脉瓣口，充盈扩张肺动脉瓣口

第八节　左心耳封堵术

（一）材料和方法

目前由于房颤和风湿性心脏病二尖瓣的患者较多，尤其是房颤的患者日趋增多，导致左心耳产生血栓，而血栓脱落引发偏瘫，给患者及其家属带来了痛苦和经济上的沉重负担。近年来通过国内外科研工作者及医务工作者的共同努力，研发了左心耳封堵器，并得以应用于临床，为患者带来了福音（图 15-33、图 15-34）。

当前研制左心耳封堵器的公司及机构极多，因此左心耳封堵器的种类也繁多，以下仅列举国外及国内的两类封堵器，以说明左心耳封堵器的作用。

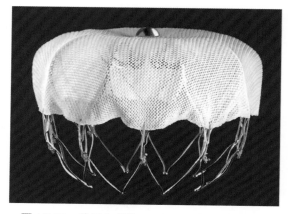

图 15-33　美国生产的 Watchman 左心耳封堵伞

本伞骨架形似水母，外覆聚酯纤维膜，有倒钩，起固定作用，共有 5 个型号，即 21mm、24mm、27mm、31mm 和 33mm，临床可根据左心耳部的开口直径选择大小合适的型号（引自：www.bostonscientific.cn）

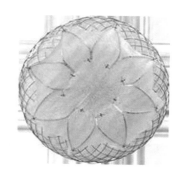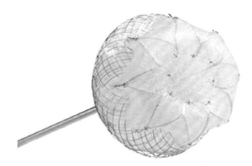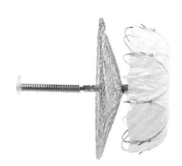

图 15-34　LAmbre™ 左心耳封堵伞

（引自：lifetechmed.com）

由于每个患者的心耳大小及形态不尽相同，因此行封堵术前，应该采用 TEE 技术测量左心耳的开口、左心耳的中部及左心耳近心尖部的直径、左心耳开口处至心耳心尖的距离，以便选择封堵伞的型号（图 15-35）。

左心耳封堵术的应用解决了患者不能长期服用抗凝药的问题，并减少了由于血栓脱落导致患者偏瘫的发生率。但由于进口的封堵伞价格高昂，患者的经济负担较重。国产封堵伞的出现，解决了这一问题。

在释放封堵伞的过程中，用 TEE 技术，取双心房断面引导导管行房间隔穿刺，使导管通过房间隔进入左心房，穿刺处选择下后部位，以避免误入主动脉腔，使带有封堵伞的导管向左心耳部位走行，并进入左心耳。确认进入的部位正常，将带有封堵伞的导管进入左心耳的中部时即可释放封堵伞。

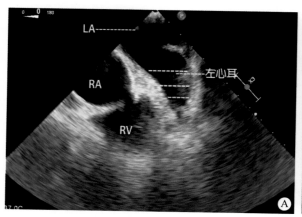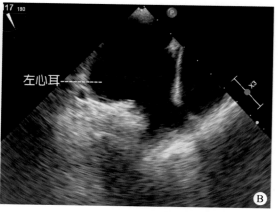

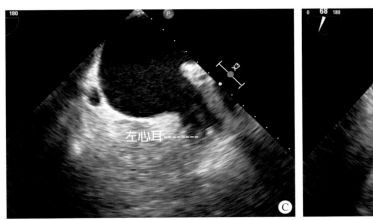
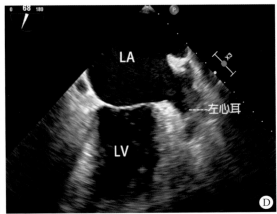

图 15-35　各种形态的左心耳

A. 显示封堵术前测量左心耳部的三条径线；B ~ D. 显示左心耳部不同的形态

（二）超声心动图

在释放封堵伞前通过二维及三维超声心动图检查

仔细观察封堵伞所在的位置，封堵伞边缘与心耳周边组织的贴合程度。如果无血流通过即可释放封堵伞（图 15-36、图 15-37）。

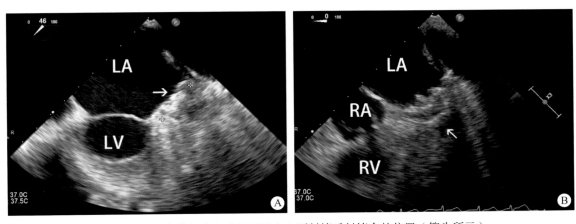

图 15-36　经食管超声心动图显示左心耳封堵后封堵伞的位置（箭头所示）

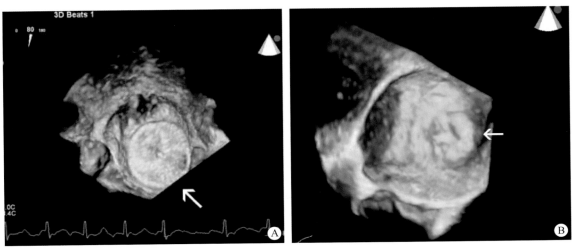

图 15-37　应用超声心动图三维成像技术显示封堵伞在左心耳的位置（箭头所示）

第九节　经导管主动脉瓣置换术

一、材料与方法

经导管主动脉瓣置换术（transcatheter aortic valve

replacement，TAVR）是近年来发展起来的无创性治疗方法，指将组装好的人工主动脉瓣经导管的方法，通过血管植入主动脉根部，置换功能已损坏的自体主动脉瓣，也称为经导管主动脉瓣植入术（transcatheter aortic valve implantation，TAVI）（图 15-38）。

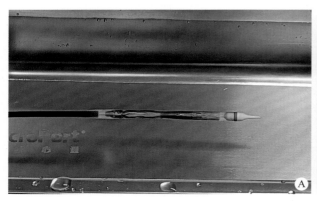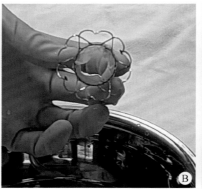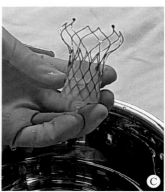

图 15-38　A. 人工主动脉瓣装置位于管鞘内；B、C. 人工主动脉瓣位于管鞘外，呈展开状态
（Vitaflow 瓣膜，由微创心通公司提供）

传统的开胸主动脉瓣置换术适合于任何年龄的主动脉瓣功能严重受损的人群，但对于年龄较大或心功能较差（EF < 30%）、不能耐受开胸手术的重度损伤性治疗的主动脉瓣狭窄和主动脉瓣关闭不全患者（不能耐受的

标准可以参考心脏外科手术风险评分，EuroScore > 4%，或 logistic EuroScore > 10%，也可考虑采用本方法治疗（图 15-39）。

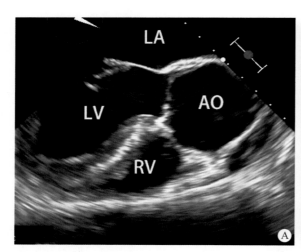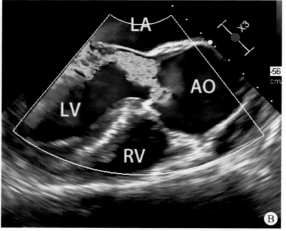

图 15-39　TEE 食管中段左心室长轴断面：术前患者主动脉瓣右冠瓣脱垂，导致主动脉瓣关闭不全，出现中至大量反流，呈五彩镶嵌色

二、手术路径

手术采用股动脉穿刺，经心尖、主动脉；或经颈动脉、锁骨下动脉或腋动脉。其中，经股动脉和

心尖为最常用的手术方法。同时安装临时起搏器，然后放入跨瓣膜导丝，安装人工瓣膜装置，并对狭窄的主动脉瓣膜进行球囊扩张，植入并释放人工瓣膜。即时评估人工瓣膜的释放状态和功能是否良好（图 15-40）。

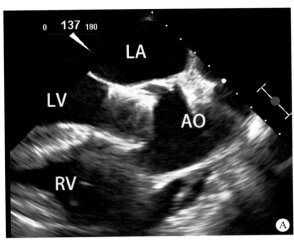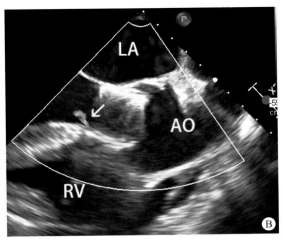

图 15-40　TEE 食管中段左心室长轴断面：植入的人工主动脉瓣形态良好，与主动脉瓣环贴合紧密，瓣周仅出现微量反流（箭头所示），完全释放人工主动脉瓣

三、主动脉瓣狭窄或和关闭不全，术前经胸超声心动图的评估方法及量化指标

超声评估分为术前评估和术中评估，使用连续方程法测量术前主动脉瓣狭窄瓣口的有效面积和植入人工瓣膜后的有效面积。在食管中段水平左心室长轴断面放大主动脉瓣及瓣下的组织结构，并在主动脉瓣下约 2mm 处测量左室流出道的直径，测量主动脉瓣环径，或于主动脉窦部与主动脉瓣叶方向交界处 1 ~ 2mm 及主动脉窦管交界处测量内径，以便选择人工瓣膜的大小。

（1）于收缩中晚期测量胸骨旁左心室长轴断面的主动脉瓣环、窦部内径、主动脉窦管交界部位内径、根部的大小、主动脉窦部的高度及瓣环距冠状动脉开口的距离。

（2）监测主动脉瓣的瓣叶数量、功能。测量主动脉瓣环面积、周长，精确测量最长径和最短径。根据使用的瓣叶来选择方法。Sapien 瓣膜是根据瓣环的面积进行选择，Evolut-R 是根据瓣环的周长进行选择。

（3）测量左室流出道内径、舒张末期和收缩末期左心室内径。

（4）解剖结构形态学的观察：主动脉瓣的瓣叶数量、钙化程度、窦管交界及升主动脉是否扩张。

（5）监测二尖瓣的形态及功能、室间隔基底段的形态。需要在胸骨旁左心室长轴和胸骨旁主动脉瓣短轴断面进行观察。左心室短轴断面和心尖四腔心断面观察及评估左心室收缩与舒张功能。

四、经食管超声心动图术前的评估方法

由于本方法在我国处于初始阶段，因此治疗费用较高，目前选择的患者以年龄较大、瓣膜损坏严重、心功能低下，且合并多器官功能异常、不能承受外科开胸手术为主。

（1）通常术前首选的检查为 CT，如果可疑存在心腔内血栓，尤其是左心耳血栓，建议采用 TEE 检查排除。但一般情况下不推荐 TEE 作为 TAVR 术前常规评估。

（2）患者术中应用局部麻醉时，因难以忍受长时间的 TEE 监测，故不推荐使用。应采用不干扰导管操作和透视 TTE 监测，并可同时采用心血管造影技术进行 TAVR 手术监测。但是应用 TTE 监测，由于方法的局限性，如受患者体位、消毒铺单影响，通常成像清晰度减低。

（3）患者处于全麻醉状态时，可应用 TEE 监测，具有易操作、不干扰手术进行、可实时监测的优点，而且图像清晰度明显优于 TTE 监测。

（4）监测期间，超声医生和介入医生应进行及时充分的沟通，确认植入后的瓣膜状态，瓣膜所在的部位，启闭状态，并除外是否存在瓣周漏，确定瓣周漏的位置及瓣周漏的残余流量度（图 15-41、图 15-42）。

（5）仔细观察植入的主动脉瓣与二尖瓣前叶之间的关系，以及二尖瓣叶的启闭功能，观察反映心脏功能的多项监测指标，便于术中决策。

建议使用连续方程法测量狭窄的主动脉瓣的有效瓣口面积和植入后的人工瓣膜有效瓣口面积。选择食管中段左心室长轴断面，局部放大主动脉瓣及瓣下结构，于主动脉瓣下 1cm 范围测量左室流出道直径。

我国人群中主动脉瓣二瓣化畸形发病率高，故人工瓣架短轴并非呈圆形，而是呈椭圆形。非圆形的形态和钙化程度致使瓣架呈凹陷形，因此可在瓣膜植入前进行球囊扩张术。其他的主动脉瓣狭窄患者也可先行球囊扩张。植入适宜的主动脉瓣人工装置，并评估释放瓣膜后的效果。

在释放主动脉瓣人工装置之前，应进行主动脉根部

造影或和 TEE 检查，观察瓣膜释放的位置、瓣叶启闭功能、有无瓣周漏，人工主动脉瓣装置是否影响冠状动脉的开口，升主动脉有无夹层及心包积液（图 15-43、图 15-44）。

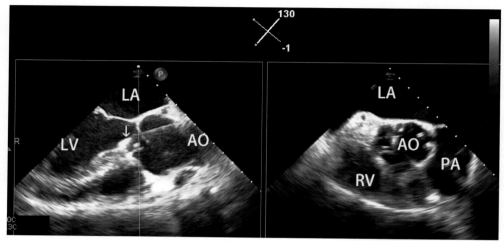

图 15-41　TEE 食管中段双平面显示：从心尖部送入导丝到达升主动脉
箭头所示为导丝

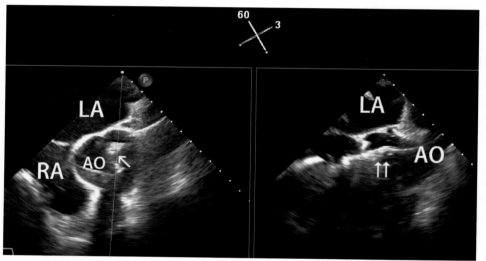

图 15-42　TEE 食管中段双平面显示：沿导丝送入主动脉瓣，应用超声和射线进行定位
箭头所示为等待释放的主动脉瓣装置

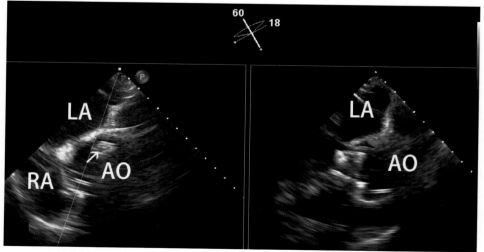

图 15-43　TEE 食管中段双平面显示：部分释放人工主动脉瓣，在 TEE 的监测下定位
箭头所示为部分释放的人工主动脉瓣

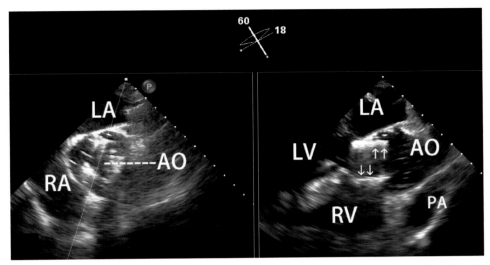

图 15-44　TEE 食管中段双平面显示：已经完全释放的人工主动脉瓣，与主动脉瓣环贴合良好

箭头所示为全释放的人工主动脉瓣

术后应在紧邻人工瓣膜下方测量左室流出道直径，于深胃底五腔心断面测量左室流出道血流 TVI 和主动脉瓣血流 TVI，运用连续方程法计算有效瓣口面积。

术后并发症是超声检查需要特别关注的问题，一般包括主动脉夹层、主动脉血肿、心包积液、心脏压塞、封堵后出现的室壁运动异常。

目前对 TAVR 的术前评估方法很多，包括 X 线胸片、CT、TTE、TEE。目前综合各项检查来看，CT 对于瓣环大小、瓣叶数量、瓣膜钙化程度、冠状动脉、瓣膜植入入路的评估均为首选检查方法。

因此，所有 TAVR 患者首选 CT 作为常规术前评估方法。TEE 和 TTE 作为次选和备选方法具有一定的参考价值。再考虑到 TEE 对于患者的轻微损伤和检查难度、获得的收益，与 CT 相比并无优势，因此 TEE 不要求TAVR 作为术前常规检查。而 TTE 作为一项常规的心脏检查技术，可以用于术前评价心脏功能、瓣膜结构与功能。

手术禁忌证：

（1）预期生存期过短（＜1 年）的患者。

（2）合并有其他严重的瓣膜病变。

（3）亚急性细菌性心内膜炎及赘生物、左心室血栓。

（4）未治疗的需要血管重建的冠状动脉疾病。

（5）合并有其他预期影响患者生活质量的疾病。

第十节　超声在 MitraClip 手术中的应用

随着我国人均寿命的提高，二尖瓣反流发病率随年龄增长而增加。在 75 岁以上人群中，约 10% 患有中度以上的二尖瓣反流。中度以上的二尖瓣反流如果得不到解剖矫治，会显著增加患病人群的心衰发生率和死亡率。

对于二尖瓣反流的解剖矫治，到目前为止，心脏外科手术仍然是主要的治疗方法。但是，由于包括手术风险过高在内的各种原因，高达 50% 的患者无法得到矫治。二尖瓣成形外科手术可以干预包括瓣环、瓣叶、腱索在内的二尖瓣器结构，可以应对从简单到复杂的二尖瓣病变。缘对缘（edge-to-edge）技术是一种用于解决二尖瓣部分脱垂病变的外科技术，通过将二尖瓣前叶和后叶对应区域进行缘对缘缝闭来解决瓣叶脱垂及反流问题。虽然存在导致二尖瓣有效开口面积减小的风险，但是对于很多二尖瓣病变都可以起到有效缓解反流的作用。基于这一思路，经皮穿刺心导管植入缘对缘 MitraClip 装置得以实现。

MitraClip 装置首次成功实施的报道见于 2003 年，此后全球进行了多项临床试验进行研究，取得了比较好的效果。于 2013 年获得美国 FDA 批准用于治疗外科高危的退行性二尖瓣反流（DMR）患者；于 2019 年获得批准用于治疗继发性二尖瓣反流（FMR）患者。全球已有十多万患者接受了这一手术并获益。应用 MitraClip 手术治疗外科高危的 DMR 患者获益是毋庸置疑的，但对治疗 FMR 患者的获益存在争议。临床试验证明，ASE 分级 ≥ 3+ 的 FMR 患者接受 MitraClip 治疗是有明确获益的，因此对 FMR 患者进行准确的超声评估分级极其重要。实际上，TTE 和 TEE 在术前评估、术中引导完成手术及术后随访中都起着不可替代的作用。

一、MitraClip 系统介绍

MitraClip 系统分为以下几个部分。可控指引导管（steering guide catheter，SGC）：用于 MitraClip 手术中为 Clip 输送提供轨道支持和部分调整方位功能。钳夹装置输送系统（clip delivery system）：通过预先放置好的指引导管，调整角度和方位，将钳夹装置放置到心室内，在TEE观察下，捕捉并固定二尖瓣。钳夹装置（clip）：分为手臂（arm）和夹子（gripper）两组对称的活动部件，

在手术中呈现不同的角度和状态，通过不同的角度和状态组合，可以到达安全工作位置，抓捕二尖瓣叶病变部位，锁紧二尖瓣叶，以及施放钳夹装置等（图15-45）。

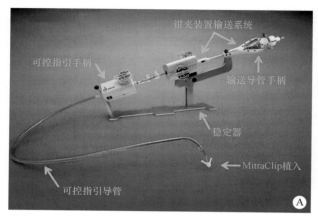

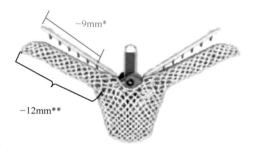

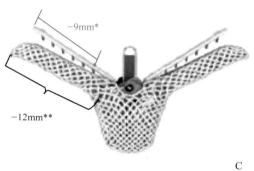

图15-45　A. MitraClip传输系统装置；B、C. MitraClip二尖瓣夹子示意图
（图片由雅培公司提供）

二、经导管二尖瓣缘对缘修复的患者评估流程

　　MitraClip手术适用于手术高危风险的患者，同时对于患者的选择有一系列严格的要求。下面介绍适用于MitraClip手术的病变类型。Carpentier教授提出了一种基于瓣叶运动的功能学分型来反映二尖瓣反流的病理改变：瓣叶运动正常、瓣叶运动过度、舒张期或收缩期运动受限（表15-1）。TTE和TEE均可用于明确这些分型。MitraClip手术的首选病变类型为Carpentier Ⅱ型病变，且病变位于中部（2区）的患者最为理想。其次，瓣环扩张或收缩期瓣叶运动受限的二尖瓣反流（≥3+）也可以使用MitraClip进行治疗。

三、手术中的超声心动图评估流程

（一）经胸超声心动图

　　通过TTE定量确定二尖反流程度，如中重度或重度，

以及二尖瓣口的反流量，如中量或大量，并同时判断导致二尖瓣关闭不全的机制，如原发性或继发性（或混合性）反流。

　　（1）在二尖瓣的短轴测量二尖瓣口面积，确认MVA ≥ 4.0cm²。

　　（2）排除二尖狭窄（钙化或风湿性）或跨瓣压差＞5mmHg。

表15-1　二尖瓣反流的机制和病因（Carpentier分型）

器质性二尖瓣反流		功能性二尖瓣反流	
瓣叶运动正常（Ⅰ型）	瓣叶运动过度（Ⅱ型）	舒张期瓣膜运动受限（Ⅲa型）	收缩期瓣膜运动受限（Ⅲb型）
瓣叶穿孔（感染性心内膜炎）	二尖瓣黏液样变（最常见）	风湿性瓣膜病	缺血性心脏病（IHD）
二尖瓣环钙化	二尖瓣腱索断裂，连枷征	药物影响（减肥药、麦角碱）	扩张型心肌病
二尖瓣环扩张	乳头肌功能障碍	放射相关性心脏病	
二尖瓣叶裂（常见于前叶）			

（二）临床评估

（1）确认 NYH 的心功能分级。

（2）评估是否优化药物治疗，进行必要的血运重建或 CRT 治疗。

（3）经 MDT 团队评估一致同意行经导管介入治疗。

（三）经食管超声心动图

（1）确定二尖瓣反流机制和二尖瓣反流束位置，排除瓣叶穿孔或裂隙。

（2）评估是否存在瓣叶钙化及其部位。

（3）对于原发性二尖反流，确认脱垂的节段部位，确认是否存在适合的解剖结构。

1）捕获区≥ 10mm 并且无钙化。

2）脱垂 / 连枷宽度＜ 15mm。

3）瓣叶间隙＜ 10mm。

4）单纯中部脱垂。

（4）对于继发性二尖瓣反流，确认是否存在适合的解剖结构。

1）捕获区≥ 10mm 并且无钙化。

2）瓣叶交界处深度＜ 11mm。

3）瓣叶交界处（重叠长度）＞ 2mm。

超声对二尖瓣反流量的评估参考美国 ASE 指南对二尖瓣反流的推荐流程（详细流程可参照二尖瓣反流章节）。

正确选择能够进行夹闭术的患者是非常重要的，也是手术成功的关键，因此在术前应注意观察二尖瓣叶脱垂的部位，准确提示夹子所置放的部位（图 15-46）。

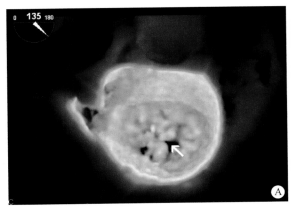 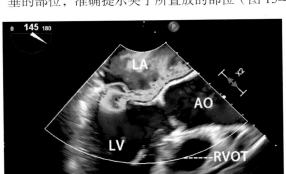

图 15-46　A. 术前 TEE 及三维成像图，显示二尖瓣后叶 P2 区域脱向左心房侧及瓣叶腱索断裂（箭头所示）；B. TEE 左心房室及主动脉断面：显示二尖瓣后叶脱向左心房侧，导致二尖瓣叶关闭不良，出现大量反流，呈蓝五彩镶嵌色

（四）手术过程

全程需要在 TEE 引导下进行，具体步骤如下：

1. 经股静脉 – 右心房侧 – 房间隔穿刺　本手术的穿刺点要求非常严格，穿刺点的位置将决定手术能否顺利完成，是 MitraClip 手术中最为重要的环节。正确的穿刺点位于房间隔卵圆窝后上方。单纯使用 TEE 引导完成穿刺是可以的，但是，联合使用 X 线透视可以缩短穿刺时间。必须使用 TEE 断面来确定正确的穿刺点。在食管中段上下腔静脉断面（90°～ 120°）可以观察房间隔的上下方向，在食管中段短轴断面（30°～ 40°）可以观察房间隔的前后方向。因此，3D-TEE 中的双平面超声非常适合，可以同时观察房间隔的上下方向及前后方向，非常适合用于判断穿刺点的位置。在观察的时候，追踪房间隔穿刺针把房间隔顶向左心房侧而形成的帐篷样形态，确保帐篷样改变处于房间隔卵圆窝靠后、靠上的位置（最佳穿刺点）。这个穿刺点在食管中段四腔心断面应距离二尖瓣环 45 ～ 50mm（图 15-47）。这样才能够保证足够的左心房内空间，用于来自下腔静脉的 MitraClip 设备安全操作。需要注意的是，器械通过未闭的卵圆孔

和先天性的房间隔缺损是不利于 MitraClip 手术操作的，容易造成左心房损伤。

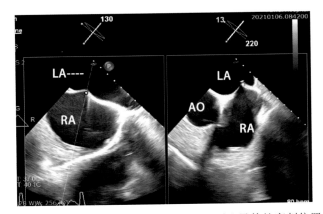

图 15-47　使用双平面 TEE 引导穿刺针到达最佳的穿刺位置
左图为食管中段上下腔静脉断面，"帐篷"位于卵圆窝上方；右图为食管中段短轴断面，"帐篷"位于房间隔靠后的位置。箭头所指即为穿刺针导致的"帐篷"样改变

2. 放置可控指引导管（SGC）进入左心房　可控指引导管的正确放置将会为 MitraClip 手术建立理想的操作

平台。引导导管的尖端具有特征性的 X 线下强回声的双环征，而扩张器的尖端为 TEE 容易观察到的具备螺纹线的圆锥形。因此，应同时在 X 线透视和 TEE 监测下，安全将 SGC 导管置于左心房内合适的位置。在操作过程中，当观察到扩张器尖端进入左心房后，动作应变得缓慢以降低左心房损伤的风险。最终，在扩张器撤出后，SGC 导管应位于左心房内，以末端距离房间隔 2cm 为宜（图 15-48、图 15-49）。

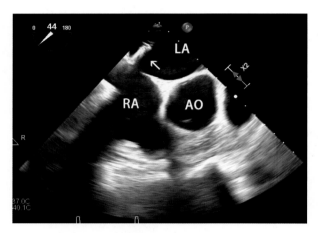

图 15-48　食管中段短轴断面：可控指引导管（SGC）通过房间隔穿刺点到达左心房内，末端的标记环距离房间隔穿刺点约 2cm
箭头所示为 SGC 末端双环征

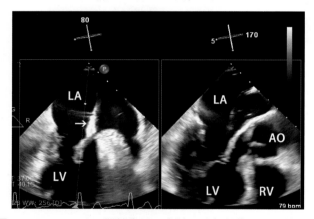

图 15-49　MitraClip 器械靠近二尖瓣口（但是靠近 1 区前叶）
TEE 超声心动图，左图为左心房室断面，右图为左心房室及主动脉断面，显示心导管进入左心房室的过程（箭头所示）

3. 通过 SGC 将钳夹装置输送系统（CDS）输送至左心房　在体外无菌操作台组装 CDS，并反复调试各个活动部件使其可以准确完成动作。同时在 X 线透视和 TEE 监测下，将准备完毕的 CDS 沿外鞘缓慢送至左心房内。注意此步骤需要在 3D TEE 持续监测下，控制 CDS 尖端与左心房游离壁保持安全距离。

4. 调整 MitraClip 器械位置　在心房内对 Clip 进行不断调整，以达到正确的角度和方位，这是本手术最具特色的步骤，也是最重要的技术动作。首先可能需要回撤导管和系统来帮助进行 Clip 的准确定位。将 MitraClip

手臂展开 60°，在外科视角的二尖瓣 3D 超声视图下监测调整 MitraClip 的角度，需要将 Clip 的展开平面和二尖瓣 2 区闭合缘垂直（图 15-50）。

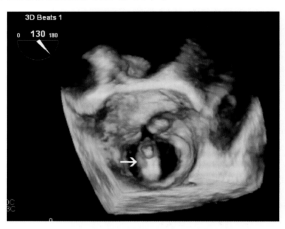

图 15-50　外科视角 3D 超声调整 Clip 和二尖瓣对合缘成直角
箭头所示为调整好的夹子

在外科视角 3D TEE 二尖瓣角度下，调整 Clip 张开的双臂和二尖瓣 2 区闭合缘垂直。

然后在双平面 TEE 断面（二尖瓣交界联合断面＋左心长轴断面）下，将 MitraClip 缓慢、精确地放置于二尖瓣病变部位。在这一过程中，应保证在二尖瓣交界联合断面看不到展开的双臂，而在左心室长轴断面可以看到完整展开的双臂（图 15-51、图 15-52）。MitraClip 应在两断面上将反流束分开。如果成像困难，经胃底断面可能会提供帮助判断器械方向的影像信息。在 MitraClip 从心房内下降至心室内的过程中，可能会发生旋转，需要不断释放张力和调整下降路径，才能最终确保 MitraClip 顺利到达病变部位。这一步骤应缓慢操作，并且在 TEE 实时监测下完成。

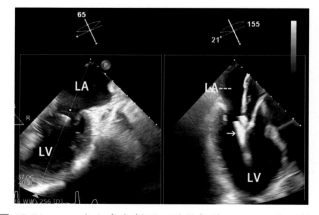

图 15-51　TEE 左心房室断面：可观察到 MitraClip 张开的双臂已经将病变部位的前叶与后叶抓捕到位
箭头所示为二尖瓣前叶在张开的双臂中

5. 捕捉二尖瓣叶　准确定位 MitraClip 后，应在食管中段左心室长轴断面监测器械臂捕捉瓣叶。捕捉瓣叶的过程应在超声图像中清晰显示。在心房水平经过充分调整后，缓慢将夹子向深处移动至左心室内，继续调整夹子的位置，确认病变部位的前叶和后叶分别进入张开的双臂中。确认后释放夹子捕捉瓣叶（图 15-53 ～图 15-58）。

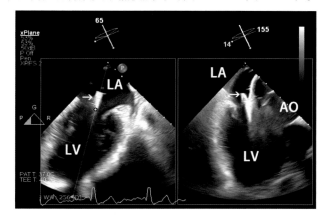

图 15-52　左图为二尖瓣交界联合断面，右图为左心室长轴断面。在食管中段二尖瓣交界联合断面和左心室长轴断面的双平面监测下，引导 Clip 从左心房下降到左心室二尖瓣叶病变位置

箭头所示是固定在输送系统上的 Clip

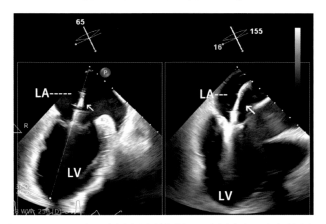

图 15-53　左图为二尖瓣交界联合断面，右图为左心室长轴断面。在右侧长轴断面上观察到 MitraClip 张开的双臂已经将病变部位的前叶与后叶抓捕到位

箭头所示为二尖瓣前叶在张开的双臂中

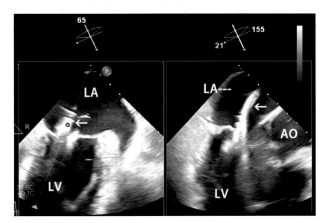

图 15-54　TEE 超声心动图，左图为左心房室断面，右图为左心房室及主动脉长轴断面，显示 MitraClip 夹子抓捕瓣叶的过程（箭头所示）

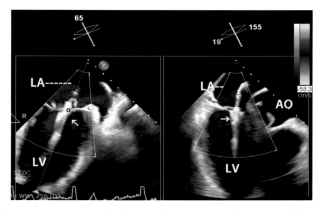

图 15-55　左图为二尖瓣交界联合断面，右图为左心室长轴断面

箭头所示为 MitraClip 放置于病变部位置，二尖瓣反流量明显减少

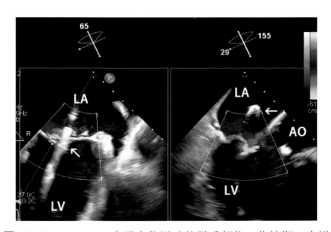

图 15-56　MitraClip 夹子夹住瓣叶的脱垂部位，收缩期二尖瓣叶关闭时，显示瓣口的反流量减少

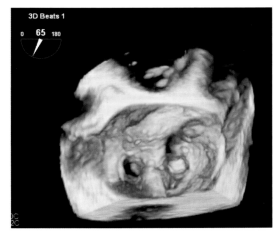

图 15-57　释放 MitraClip 夹子后，应用三维超声心动图观察二尖瓣口，未能探及明确的反流性血流

6. 评估 MitraClip 释放效果　使用 MitraClip 成功捕获二尖瓣前后叶后，首先需要闭合夹子到 0°，然后通过 TEE 长轴断面评估夹子周围的瓣叶形态，测量夹子捕获的瓣叶长度。同时也要评估二尖瓣的结构变化，观察二尖瓣反流量和反流位置的变化。如果器械放置在正确的位置，

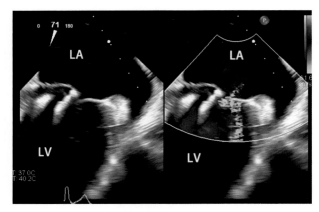

图 15-58　TEE 左心房室断面，植入二尖瓣叶夹子后，收缩期二尖瓣口出现少量的反流

反流量通常会较术前明显减少（图 15-59）。在评估过程中，应保持超声仪器条件和术前相同。DMR 患者在 MitraClip 释放之后，反流可能会减少；FMR 患者在 MitraClip 释放之后，反流可能会有所增加。充分评估完毕后，在双平面超声视图下完成 MitraClip 的释放步骤，然后需要再次评估是否需要放置第二个 MitraClip。

7. 额外 MitraClip 的放置　如果需要放置第二枚 MitraClip，可以在外科视角的二尖瓣 3D TEE 视图下进行器械方位和角度的调整。有赖于第一枚 MitraClip 的存在，放置第二枚 MitraClip 的难度会明显下降。使用 X 线透视可以为第二枚 MitraClip 放置提供更有利的视角。两个 MitraClip 之间应避免残余明显的二尖瓣反流。

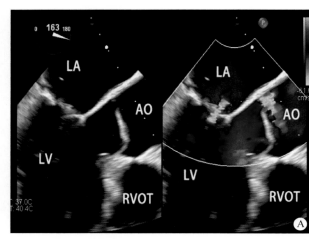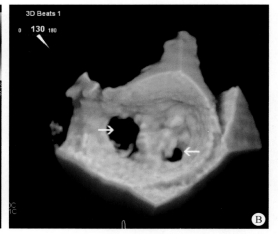

图 15-59　A. MitraClip 手术后，左心室长轴断面观察，彩色多普勒显示二尖瓣仅有微量反流；B. 术后从外科视角观察的三维二尖瓣图像，显示二尖瓣开放时呈双孔状改变，瓣叶被夹子固定（箭头所示）

随着科学技术的进步，各种封堵器的出现，促使心脏外科有了长足的发展，使更多的患者受益，同时也促进了多学科的协作和发展。

（本章图 15-1A、B 由阜外心血管病医院放射科戴汝平教授提供；图 15-8，图 15-14A、C、D，图 15-22B，图 15-23A、B 由蒋世良教授提供）

（刘延玲　朱振辉　吕秀章　段福建　张戈军）

参考文献

戴汝平，等 . 2000. 应用 Amplatzer 封堵器介入治疗 ASD 疗效评价（附 60 例报告）. 中华心血管病杂志，28：87-92

刘延玲，等 . 1997. PDA 封堵术中超声心动图引导的作用及临床应用价值 . 中国超声医学杂志，13：11-13

刘延玲，等 . 1997. 超声心动图在心血管病介入性治疗的应用 . 中国循环杂志，12：284-285

刘延玲，等 . 2001. TEE 引导 ASD 封堵治疗的研究 . 中华心血管病杂志，29：12

吕秀章，等 . 2004. ASD 封堵术后 Amplatzer 封堵器形态变化的研究 . 中华超声影像学杂志，13：3

吕秀章，等 . 2004. 实时三维超声心动图在儿童继发孔型 ASD 封堵治疗中的应用研究 . 中华超声影像学杂志，13：12

唐红伟，等 . 2000. TEE 引导介入性 ASD 封堵术进展 . 中华超声影像学杂志，9（7）：445-446

唐红伟，等 . 2001. 单纯心内超声介导房间隔穿刺术的实验研究 . 中国医学影像技术，17（1）：13-15

熊鉴然，等 . 1996. 经皮导管细小未闭动脉导管弹簧栓封堵的临床研究 . 中华心血管病杂志，24：391-392

熊鉴然，等 . 1997. 经皮导管巨大冠状动脉瘘的弹簧栓封堵 . 心肺血管病杂志，16：22

熊鉴然，等 . 1997. 未闭动脉导管经皮弹簧栓封堵方法的临床研究 . 中国循环杂志，11：380-382

熊鉴然，等 . 1998. 超声和 X 线双重引导二尖瓣球囊扩张成形术初探 . 解放军医学杂志，23：9

朱振辉，等 . 2001. 经胸超声心动图监测引导经导管 ASD 封堵术的临床研究 . 中华超声影像学杂志，10：455-458

朱振辉，等 . 2002. TEE 对 ASD 封堵治疗适应证的筛选和评价 . 中华超声影像学杂志，11：342-344

朱振辉，等 . 2002. TEE 在多发 ASD Amplatzer 伞封堵治疗中的应用 . 中华超声影像学杂志，11：460-462

朱振辉，等 . 2005. 超声心动图对膜周部 VSD 封堵术前形态学分型的初步探讨 . 中华超声影像学杂志，14：89-91

Allen LD，et al. 1982. Balloon atrial septostomy under two-demensional echocardiographic control. Br Heart J，47：41-43

Chen MF，et al. 1996. Transcatheter embolization in treatment of congenital coronary artery aneurysm. Am Heart J，131：396-397

Hellenbrand WE，et al. 1990. Transesophageal echocardiographic guidance of transcatheter closure of atrial septal defect. Am J Cardiol，66：207-213

Liu YL，et al. 1997. Echocardiography guiding percutaneous transcatheter closure of patent ductus arteriosus using detachable coil. Ultrasound International，3：178-187

Ludomirsky A，et al. 1990. The role of echocardiography and Doppler during occlusion device procedure for congenital heart disease. Circulation，82：402

Pandian NG，et al. 1991. Real-time，intracardiac，two-dimensional echocardiography. Echocardiography，8：407

Porstmann W，et al. 1971. Catheter closure of patent ductus arteriosus 62 cases treated without thoracotomy. Radiol Clin North Am，9：203-218

Qureshi SA，et al. 1995. Interlocking detechable coils in embolisation of coronary artery fistula. Circulation，92：I470

Rao PS，et al. 1993. Transcatheter occlusion of patent ductus arteriosus with adjustable buttoned device. initial clinical experience. Circulation，88：1119-1126

Rashkind WJ. 1983. Transcatheter treatment of congenital heart disease. Circulation，67：711-716

Stumper O，et al. 1991. Transesophageal echocardiographic monitoring of interventional cardiac catheterization in children. J Am Coll Cardiol，18：1506-1514

Verin VE，et al. 1993. Results of transcatheter closure of the patent ductus arteriosus with the Botallooccluder. J Am Coll Cardiol，22：1509-1514

Xiong JR，et al. 1995. Echocardiographic guidance of percutaneous transcatheter closure of patent ductus arteriosus. Circulation，92：I-729

Yock PG，et al. 1991. Intravascular ultrasound imaging for guidance of atherectomy and other plaque removal techniques. Int J Cardio Imaging，6：179

第十六章 术中经食管超声心动图监测

第一节 概　　述

1972 年 Johnson 等最早将 M 型心外膜超声应用于二尖瓣联合切开术及冠状动脉旁路移植术，1979 年 Matsumoto 等应用 M 型经食管超声术中评价心功能，开创了术中超声心动图（intraoperation echocardiography，IOE）应用的先河。经过多年的发展，IOE 在心外科手术中得到越来越广泛的应用，成为现代心外科手术密不可分的一部分。临床实践表明 IOE 对于提高手术即时效果和减少二次开胸等手术并发症、改善患者远期预后起着举足轻重的作用。IOE 在发达国家应用非常普遍，90% 以上的心血管疾病手术均应用 IOE 作为监测及引导。我国为发展中国家，由于诸多因素限制，IOE 的应用尚不普遍，许多医院还未开展。在笔者所在医院的心脏外科实践中外科医生对 IOE 的依赖性不断增加，IOE 的使用量逐年增长，为心血管外科手术种类拓宽和手术难度的不断提高起到了不可替代的作用，同时为年轻心外科医生的成长起到了保驾护航的作用。

第二节 仪器设备与应用方法

常用的 IOE 技术有术中经食管超声（intraoperation transesophageal echocardiography，IOTEE）、心外膜超声及主动脉超声，但应用最广泛的还是 IOTEE。通常成人外科手术可将普通多平面经食管超声探头作为常规应用；体重＜ 25kg 或是儿童患者可用较细的小儿多平面经食管超声探头以避免损伤食管；对于新生儿或体重＜ 4kg 的患者，食管插管困难者，将一次性无菌套膜套在经胸超声探头（可用到 12MHz）外，在患者剑突下或在心外膜表面进行扫查，此时则应有帮助操作仪器的超声医生协助。近年随着器械和工艺的发展，实时经食管三维超声探头也应用于临床，术中实时显示心脏三维图像，更有助于超声医生与外科医生对心脏解剖畸形的交流和理解。

应用方法：通常在麻醉科医生完成对患者的麻醉和气管插管后、摆放体位和铺巾前比较有利于放置经食管探头，迅速完成术前的常规检查并与外科医生详细交流。放置经食管探头的方法和禁忌证和常规经食管超声心动

图一致，而放置操作则因患者处于麻醉状态，较门诊常规 TEE 检查更容易些。极少数的情况下会出现插入探头困难的情况，有文献统计食管插入失败者约占 0.18%。因外科手术患者均处于肝素化状态，插入探头时应更谨慎、动作轻柔，以避免上消化道出血（文献报道发生率约 0.03%）、食管穿孔（文献报道发生率约 0.01%）等严重并发症的发生。

体外循环建立、心脏停搏后即难以获得满意的超声图像，可将探头留置于患者食管内。手术完成、心脏复跳后，需及时对术后心脏血流动力学、心功能及手术效果进行全面评价。同时结合患者的血压、中心静脉压、心率、心电图、血氧饱和度等血流动力学指标动态观察评价，直到体外循环停机、患者血流动力学接近生理状态再进行最后评价以帮助外科医生决定是否结束手术。

第三节 临床应用

一、一般性应用

1. 术中心功能的监测　术后心脏复跳后，应结合患者循环状态及时监测心功能的变化情况，包括左右心腔容量的恢复，左右心室整体收缩功能，左心室壁各节段局部收缩功能和运动幅度变化，以指导控制体外循环向患者心脏还血速度和容量。判断心脏整体收缩功能及有无新的节段性室壁局部功能障碍以帮助外科医生了解患者的整体循环状态。

与经胸超声心动图评价心室收缩功能方法类似，应结合多个断面综合判断左心室的整体和局部功能，可在食管中下段显示经食管四腔心断面、左心室两腔心断面，将探头深入患者胃底并前曲探头，调整晶片角度可获得左心室长轴及短轴等一系列断面，在全面和标准断面的基础上，采用 M 型超声、声学定量心内膜自动描记（AQ 技术）及彩色室壁运动技术（CK 技术）等即可对心功能进行实时、连续的自动监测；紧急情况下，有经验的超声医生通过目测观察的方法也可以对整体和局部心功能进行快速而准确的评价，从而对心室整体和局部功能做出较全面的评价（图 16-1）。

2. 术中指导排气　心脏外科手术时切开心脏壁操

作，手术完成后缝合心脏时需要排气操作以排出心腔内的空气，排气不尽会导致心腔内残余气泡，或者逐渐恢复自身循环向心脏还血时，肺静脉内一些小气泡随回血进入左心房室。排气不尽会导致气泡进入冠状动脉、大脑动脉等重要脏器的动脉系统，导致重要动脉气体栓塞，从而引起心肌缺血等相应的并发症。超声波对气泡在血液中的检测非常敏感，表现为气泡在心腔内附壁蓄积或游离随血流漂动的强回声光团或光点，很容易观察到。

术中心腔内气体常位于：①左心耳内及心耳尖部；②肺静脉入左心房口处；③房间隔左心房侧顶部高位；④左心室腔内肌小梁间积气；⑤右心系统则常位于肺动脉内。心脏复跳后术中超声应仔细观察上述部位，发现积气应与外科医生及时沟通，可采取摇晃患者身体、加大体外循环左心吸引、肺动脉前壁高位扎针头等方法排气，同时调整手术台使患者处于头低位，直至心腔内气体排净，以避免动脉气体栓塞的发生（图 16-2）。

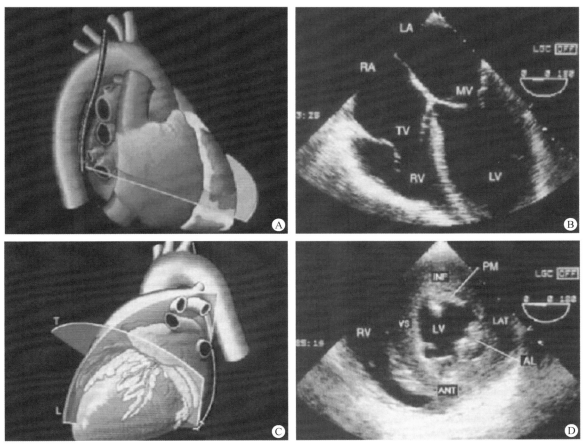

图 16-1　TEE 对术中心功能的监测

A. 经食管探头位于食管中下段 0° 扫查；B. 可显示四腔心断面，观察左右心室壁运动情况及收缩功能；C. 经食管探头深入胃底并前曲；D. 可显示左心室不同层面系列短轴，评价左心室壁各节段局部功能（引自 Nanda NC，et al.Atlas of Transesophageal Echocardiography）

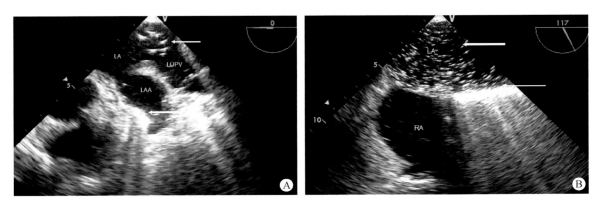

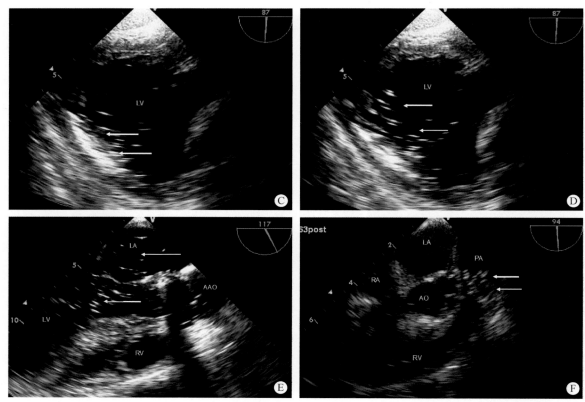

图 16-2　TEE 监测术中排气过程

A. 术后体外循环血时显示从左上肺静脉（LUPV）回到左心房的气泡及左心耳（LAA）内的积气（箭头所示）；B. 房间隔顶部积气（后方可见"彗星尾"征），摇晃后气泡漂起充满左心房（箭头所示）；C. 扩大的左心室腔术后容易在肌小梁间积气且不容易排出（箭头所示）；D. 指导外科医生采取摇晃患者躯体使肌小梁间积气漂动起来（箭头所示）；E. 排气后可观察到小气泡按左心房—左心室—主动脉的顺序排出（箭头所示），此时指导体外循环加大左心吸引加速排出气泡，并摇动手术床使患者处于头低位；F. 右心系统积气常位于肺动脉内，可见一团气泡表现为漂动的强回声光点（箭头所示）

二、IOTEE 在瓣膜病手术中的应用

由于超声心动图对瓣膜病的实时动态观察及定性定量诊断具有的独到优势，超声心动图已经成为心脏瓣膜病诊断的金标准，经食管超声对瓣膜显像质量优于经胸超声，因而 IOTEE 在心脏瓣膜手术中的应用是最常见的，其主要目的和作用：①量化评估瓣膜狭窄或关闭不全程度；②确认瓣膜及瓣器的结构异常解剖信息；③推测瓣膜功能障碍的机制；④帮助外科医生判断瓣膜有无手术适应证及选择术式；⑤术后及时评价瓣膜成形效果或人工瓣功能。

1. 二尖瓣成形手术　食管紧邻左心房后壁，对左心房及二尖瓣器的观察，TEE 可以获得非常满意的声窗，因此 IOTEE 在二尖瓣外科手术中具有明显的优势。根据病变情况估计病因很重要，一般单纯瓣膜黏液样变及脱垂、缺血性疾病二尖瓣病变等多数可行二尖瓣成形术，而风湿性心脏病或感染性心内膜炎、先天性二尖瓣病变等则多数需要行生物瓣或机械瓣置换术。手术前应全面观察瓣环是否扩张、瓣叶情况、瓣下腱索（正常、增长、短缩或断裂）和乳头肌的病变情况，以帮助外科医生决定进行瓣膜成形或是瓣膜置换术。Carpentier 将二尖瓣前后叶分为三个节段评价二尖瓣病变情况，在成形术时，外科医生通过 IOTEE 了解各节段病变情况对于成形效果及手术成功至关重要。单纯二尖瓣黏液样变成形术的外科风险非常低，且远期疗效明显好于药物治疗。Smolens 等研究表明对重度二尖瓣关闭不全但临床症状轻微或不明显的患者在 IOTEE 引导下早期外科修复，可获得零死亡率及低并发症的满意结果。

缺血性心肌梗死患者常合并二尖瓣环扩张及后叶运动受限。文献表明中度以上的二尖瓣关闭不全患者进行二尖瓣成形可以降低死亡率。IOTEE 对准确评价缺血性心肌病患者二尖瓣病变程度非常重要（图 16-3）。

2. 主动脉瓣手术　主动脉瓣手术中 IOTEE 可以帮助外科医生详尽了解病变的病理解剖；测量瓣环大小以选择人工瓣膜型号；估测瓣膜狭窄程度；评价关闭不全程度，严重关闭不全可导致顺行灌注时停跳液流失，因而提示主动脉切开灌注的必要性。IOTEE 还可评估合并二尖瓣病变程度以决定是否需要行二尖瓣矫治。此外，在主动脉根部人工血管替换或无支架瓣膜置换时，瓣膜可能会受到损伤，术后应仔细观察有无瓣膜关闭不全。在主动脉根部成形（Yacoub/David 术式）术后 TEE 观察评

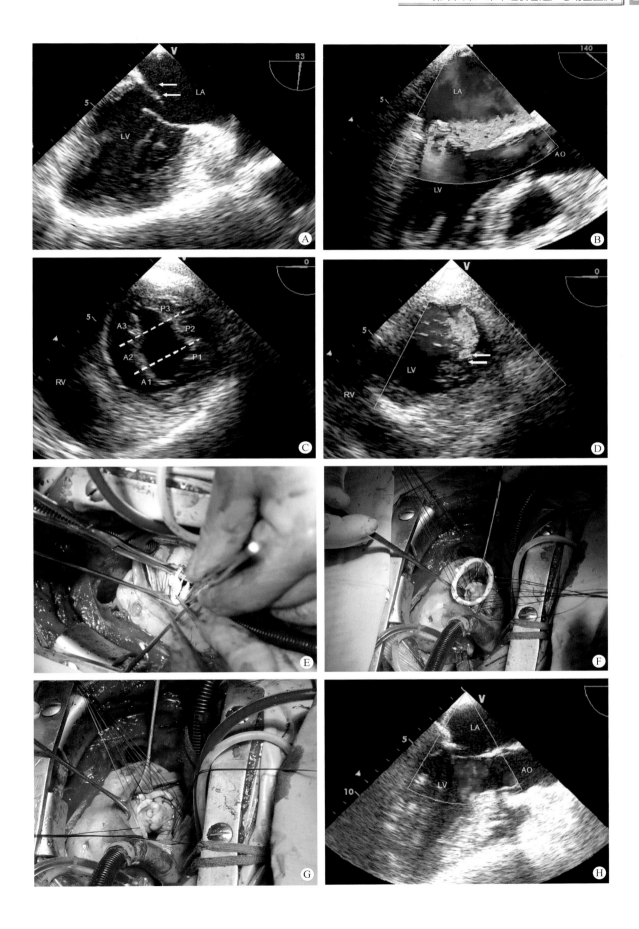

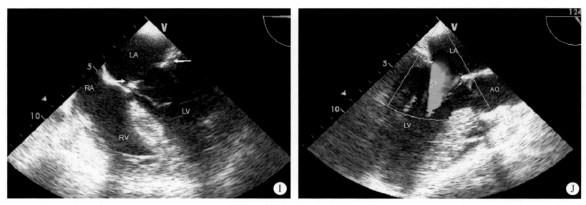

图 16-3 TEE 在二尖瓣脱垂术中所见解剖改变及成形术中监测过程

A. 左心室两腔心断面显示二尖瓣后叶瓣下腱索延长，瓣叶脱垂呈连枷样改变（箭头所示）；B. 在图 A 断面基础上 CDFI 显示中至大量偏向性反流，朝向二尖瓣前叶、左心房前壁主动脉根部；C. 探头深入胃底二尖瓣口左心室短轴断面显示 Carpentier 二尖瓣分三个节段示意图，前交界至后交界方向，A1 ～ A3 为二尖瓣前叶 1 ～ 3 区，P1 ～ P3 为后叶 1 ～ 3 区；D. 在图 C 断面基础上 CDFI 显示反流束起自二尖瓣前交界，朝向前叶，判断为二尖瓣后叶 P1 区脱垂；E. 术中探查证实二尖瓣后叶前交界处瓣下腱索延长，P1 脱垂，伴瓣环扩大；F. 楔形切除病变部位并对合缝合，放置二尖瓣成形环；G. 楔形切除病变部位并对合缝合，放置二尖瓣成形环，完成成形手术；H. 术后患者循环稳定后评价二尖瓣功能，收缩期无明显反流，二尖瓣闭合良好；I. 术后患者循环稳定后评价二尖瓣功能，舒张期二尖瓣开放良好，成形环（箭头指处）位置固定；J. 在图 I 断面基础上 CDFI 显示舒张期前向血流速度不快，开放良好，综合评价二尖瓣成形效果良好，可以完成手术

价瓣膜功能至关重要。

IOTEE 在人工瓣置换术后对人工瓣功能的评价或人工瓣术后功能障碍二次手术前的评价具有重要的价值。常见的为二尖瓣及主动脉瓣人工瓣，包括人工机械瓣和生物瓣置换，IOTEE 在其中的主要目的和作用：①人工瓣置换术后瓣叶位置是否正常，瓣叶启闭灵活与否，有无瓣周漏，有瓣周漏的帮助定位。②机械瓣置换术后功能障碍的原因及程度，主要包括机械瓣瓣周漏定位；机械瓣心内膜炎，是否有赘生物形成；机械瓣狭窄或机械瓣"卡瓣"，其原因主要有瓣架或瓣叶上血栓形成、瓣周组织过度增生、血管翳长入等，IOTEE 清晰图像可帮助判断瓣膜障碍的原因及程度，从而帮助制定手术方案。③生物瓣功能障碍的主要原因为生物瓣叶退化、老化和钙化；瓣叶撕裂损坏；生物瓣感染性心内膜炎等。IOTEE 可以帮助确定生物瓣功能障碍的原因及病变程度，判断再次手术的适应证（图 16-4）。

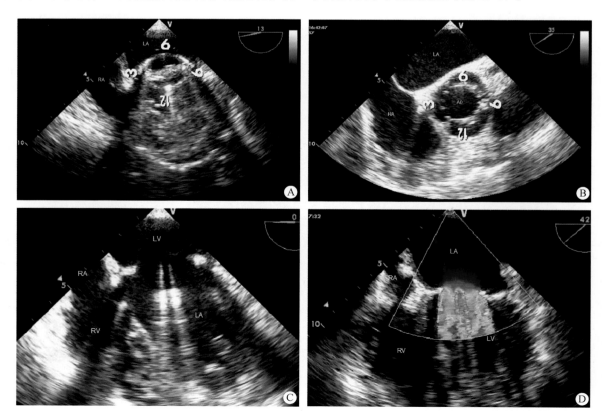

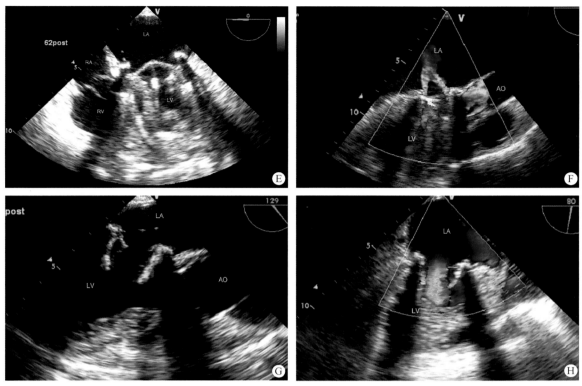

图 16-4 IOTEE 监测主动脉瓣置换术

A.二尖瓣机械瓣置换术后，瓣口短轴断面，示意外科医生观察角度判断瓣周方位：近房间隔内侧方为 3 点钟方位，后方为 6 点钟方位，心耳侧为 9 点钟方位，前方心尖侧为 12 点钟方位；B.主动脉瓣机械瓣置换术后，瓣口短轴断面，示意外科医生观察角度判断瓣周方位：近房间隔内侧方为 3 点钟方位，后方为 6 点钟方位，外侧为 9 点钟方位，前方为 12 点钟方位；C.二尖瓣机械瓣置换术后 IOTEE 评价，四腔心显示机械瓣双叶舒张期开放角度充分，瓣叶启闭灵活；D.结合图 C CDFI 显示二尖瓣机械瓣前向血流呈三股血流，两边瓣口血流较宽，中间小瓣口血流较窄；E.四腔心显示机械瓣双叶收缩期闭合严密，两瓣叶中间对合，角度对称，瓣膜启闭灵活；F.正常情况下，机械瓣边缘与瓣环常不能完全密封，CDFI 可探及源自瓣叶边缘与瓣环内缘的细窄反流束，反流束对称，且流速不高，局限于瓣环内，IOTEE 的高分辨率可与瓣周漏鉴别；G.二尖瓣生物瓣置换术后，可探及较长瓣架，瓣叶回声则纤细柔顺，和自体正常二尖瓣叶类似，瓣叶启闭灵活；H.结合图 G CDFI 观察舒张期二尖瓣生物瓣前向血流正常，类似于正常二尖瓣口血流

　　IOTEE 获得的信息还可以帮助外科医生选择最佳手术途径，在左心房明显扩大而三尖瓣病变轻微的患者，可以在房间沟处左心房切口行二尖瓣操作；而左心房不大合并三尖瓣病变时则应在右心房及房间隔切开行二尖瓣操作，以便于同时行三尖瓣成形术。在联合瓣膜病变，以二尖瓣病变为主的患者，如术前超声明确主动脉瓣病变轻微无手术适应证，外科医生即可避免主动脉切开探查主动脉瓣；而术前超声明确主动脉瓣病变为主、二尖瓣病变轻微者，则可提醒外科医生采用心房单房插管，不必切开房间隔探查二尖瓣，从而大大简化了手术步骤，节约了手术时间，也减少了手术并发症的发生。

三、IOTEE 在冠状动脉旁路移植术（CABG）中的应用

　　越来越多的临床实践和证据表明应当将 IOTEE 作为 CABG 中的常规应用。其应用的目的和作用主要有以下几方面：

　　（1）术中监测心功能：有研究表明，在同样高危患者中，应用 IOTEE 组的死亡率（1.2%）和心肌梗死发生率（1.2%）明显低于未应用 IOTEE 组（分别为 3.8%、3.5%）。

　　（2）帮助外科医生判断心脏整体状态和循环情况，以决定采用体外或非体外循环方法进行手术；左心室功能监测和节段性室壁运动异常的观察在非体外循环下 CABG 中尤其重要，可以帮助外科医生术中随时调整心脏位置或调整手术进程。Savage 等报道了 82 例高危患者 CABG 中 TEE 的应用表明，TEE 的应用在部分患者中可能改变手术方法、麻醉及循环方法中的至少一项。

　　（3）冠心病并发症的进一步确认：IOTEE 可探查有无室壁瘤及室壁瘤的位置和大小，室壁瘤内有无附壁血栓以决定是否行室壁瘤切除并血栓清除术；结合彩色多普勒血流（CDFI）可敏感发现有无室间隔穿孔并发症及穿孔位置，帮助外科医生进行室间隔穿孔修补术等。

　　（4）判断瓣膜功能：在冠心病合并瓣膜功能障碍时，Aklog 等认为在 89% 的患者中，由于麻醉状态下患者血流动力学的改变，IOTEE 可能低估二尖瓣反流程度，在他们的研究中，患者术前、术中、术后的二尖瓣反

流程度平均为 3.0±0.0、1.4±1.0、2.3±0.8。因此，当 IOTEE 发现二尖瓣反流程度低于预期时，应以综合方法评估来决定是否进行二尖瓣功能矫治。老年冠心病患者合并主动脉瓣轻中度狭窄也是很常见的，IOTEE 对主动脉瓣口面积指数的测量，瓣叶钙化和病变程度的估计对是否同时进行主动脉瓣换瓣术起着决定性的作用。

（5）综合超声心动图技术对手术疗效和预后的判断：如有报道表明在 IOTEE 中合并使用小剂量多巴酚丁胺可以预测 CABG 后患者心肌功能储备的恢复。应用多普勒组织成像术中定量评价心肌运动情况，可更客观地定量评价 CABG 前后室壁运动的改善情况（图 16-5）。

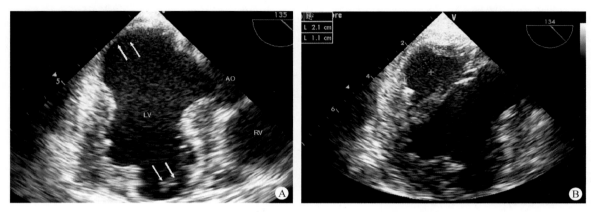

图 16-5　IOTEE 在冠状动脉搭桥术中的应用

A. 左心室三腔心显示左心室多个室壁瘤形成，分别位于左心室下壁和室间隔近心尖部；B. 调整断面，仔细观察室壁瘤形态并测量其大小，评估对左心室容积和每搏射血量的影响，观察有无附壁血栓形成，以帮助外科医生判断是否需要外科处理及选择术式

四、IOTEE 在主动脉夹层术中的应用

TEE 在主动脉夹层的快速诊断决定其在早期治疗中是非常好的影像工具。IOTEE 在主动脉夹层术中的主要目的与作用：①确定主动脉夹层的存在和累及范围。尽管 CT 或 MRI 较超声心动图能更全面地展示主动脉夹层的累及范围，但在手术室中却只能采用 IOTEE 实时动态显示主动脉夹层。Rizzo 等报道快速无创诊断主动脉夹层以早期手术治疗，避免常规造影检查从而减小主动脉破裂的危险，提高患者生存率。多项研究比较 TEE 与 CT、MRI 对急性主动脉夹层诊断的敏感性和特异性表明，多平面 TEE 诊断敏感性为 99%，特异性为 98%，TEE 在观察夹层内膜漂浮及破口位置甚至优于 CT 和 MRI。②IOTEE 对主动脉窦部的观察和测量。术中观察夹层是否累及主动脉窦部对外科手术是否进行窦部的置换及冠状动脉移植等手术操作起决定性指导作用。③主动脉瓣功能的定性和定量判断。IOTEE 判断主动脉瓣不受累或病变轻微则有利于患者保留自体主动脉瓣，简化手术步骤并有更好的预后，而 IOTEE 显示主动脉瓣中度以上关闭不全，左心室扩大则提示需要置换主动脉瓣。④多平面 IOTEE 观察冠状动脉及主动脉弓部的内膜破口也为手术提供了详尽和必要的信息。⑤临床上容易出现将主动脉夹层作为重症被重视而忽略了其他较轻的合并症如房间隔缺损等，IOTEE 作为全面的检查可以很好地为术前的漏诊误诊做出及时的修正。⑥术后自体主动脉瓣或人工瓣膜功能的评价（图 16-6）。

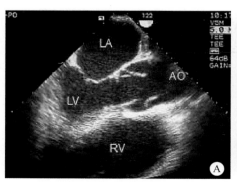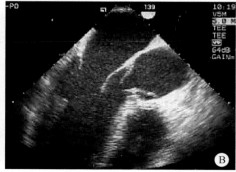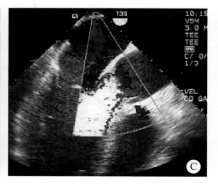

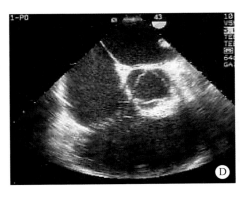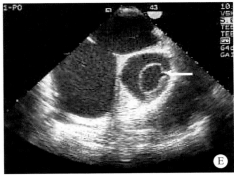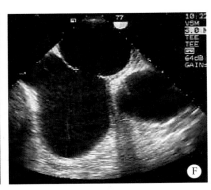

图 16-6　主动脉夹层术前 TEE 检查

A. 升主动脉窦部以上可探及剥脱内膜回声，与主动脉如同 "二重瓣膜"；B. 舒张期全周剥脱的内膜脱落至左室流出道；C. 形成大量主动脉瓣反流；D. 主动脉瓣短轴观察自体主动脉瓣无明显器质性病变；E. 升主动脉短轴显示内膜全周剥脱呈环状，并发现合并 Ⅱ 孔型房间隔缺损为术前所漏诊；F. 进一步仔细观察房间隔缺损并测量其大小，从而全面指导手术方式的选择

五、IOTEE 在小儿先天性心脏病手术中的应用

　　小儿先天性心脏病病情复杂多变，且小儿各系统器官发育不成熟，循环系统的轻微变化都将很快造成很大的影响，超声心动图作为无创和快速便捷的影像工具，不仅在术前详细完整的诊断和评估中起着重要作用，手术中其对心功能的监测、手术即时疗效的评价也起着至关重要的作用。IOTEE 在小儿先天性心脏病手术中的应用是非常广泛的，多数心脏外科中心已经将 IOTEE 在小儿先天性心脏病手术中常规应用。常用于以下情况：①心脏缺损修补的评价，单纯室间隔缺损修补效果评价；多发室间隔缺损的位置指导和修补效果评价；复合畸形合并室间隔缺损的修补效果评价；心内膜垫缺损矫治术后的效果评价等。②流出道狭窄的观察和疏通后效果评价，包括单纯左室流出道隔膜狭窄的诊断和效果评价；单纯右室流出道狭窄（包括右心室双腔心）的诊断和疏通术后压差的测量；复杂畸形合并心室流出道狭窄术前解剖的诊断判别及疏通后效果的评价；复杂畸形如法洛

四联症、右室双出口等术后右心室外管道是否通畅的评价；右室双出口、大动脉转位等复杂畸形术后左心室内隧道内径和形态、压差的评估；主动脉弓降部狭窄压差术前术后的比较评价等。③小儿单纯先天性瓣膜功能障碍的解剖和功能评价，为术式选择提供参考；复合与复杂畸形合并瓣膜功能障碍的术中观察和评价。具体瓣膜评价方法同瓣膜病章节。严重的主动脉瓣 / 二尖瓣瓣膜功能病变外科矫正效果不满意，对循环影响较大者，需行人工瓣置换，这对超声科医生和外科医生或患者都是严峻的考验，需要谨慎判断和评估。④其他方面如心腔大小及功能评价、心内分流方向的评价、肺动脉及心室压力的估测等。

　　小儿复杂先天性心脏病心脏位置、解剖多变，外科术式种类也非常丰富，技术不断发展，常规经食管超声心动图断面多数难以显示所有需要观察和评价的结构，检查无一定成法可循，需要超声医生在长期的临床实践中不断学习、练习、思考和总结，与外科医生不断合作交流，从而熟练掌握小儿心脏外科的 IOTEE 检查，更好地服务于外科临床（图 16-7）。

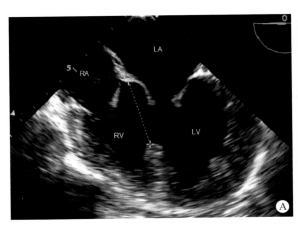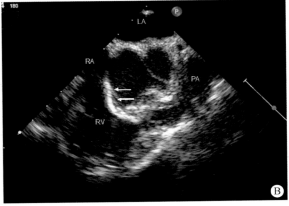

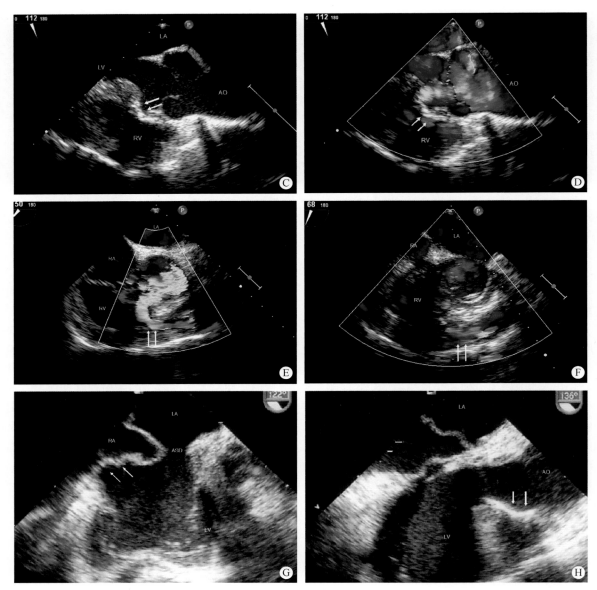

图 16-7　室间隔缺损术中 TEE 监测

A. 四腔心断面显示流入道巨大室间隔缺损；B. 大动脉短轴断面显示膜周部大室间隔缺损修补；C. 左室流出道长轴断面显示补片位于主动脉瓣下，连续完整（箭头所示）；修补术后，补片为片状较强回声，补片平整，连续、完整；D. 图 C 结合 CDFI 显示收缩期室间隔补片处无明显分流信号，室间隔缺损修补成功；E. 术前大动脉短轴断面显示室间隔缺损合并右室流出道肌性狭窄；F. 术后右室流出道断面显示右室流出道内径增宽；G. 房室连接不协调的右心室双出口合并室间隔缺损靠近主动脉瓣下，心房转流（Senning）术后，原左心房肺动脉血流经室间隔缺损入右心房后进入左心室，而腔静脉血流则经心房板障（箭头所示）隔入右心室（箭头所示）；H. 室间隔缺损补片（箭头所示）将主动脉隔入左心室连接，断面显示主动脉瓣下流出道通畅，血流速度正常

六、IOTEE 在外科镶嵌手术中的应用

镶嵌（Hybrid）手术或杂交手术是指结合了心导管技术的开胸外科手术，适用于：①常规经皮血管途径的导管技术难以完成的心脏病变，如低体重的婴幼儿患较大的房间隔缺损 / 室间隔缺损，不能经血管途径进行导管操作。②复合病变可以通过外科手术和导管技术同时完成的，如合并冠心病和先天性房间隔缺损病变，可以采用非体外循环下的冠状动脉旁路移植术同时经导管封堵房间隔缺损，又如合并粗大体肺侧支难以手术结扎的法洛四联症需先行导管封堵侧支。③其他复杂的复合病变等。因而外科镶嵌手术的特点和优点是：相比于常规导管介入术，导管途径不用通过血管；导管及鞘管较短，便于操作；可以根据需要选择荷包缝合口的位置；可以较方便地调整导管的方向；可以借助于心表的一些外科操作如用手指在心表调整封堵器位置，心房外壁缝线帮助固定封堵器等优势；同时镶嵌手术相比于常规外科手术还有非体外循环，减少损伤，避免灌注并发症；减少心脏切缝操作，减少手术步骤，缩短手术时间，不损伤

心功能；"一站式"完成复合病变，缩短了住院和治疗时间等优点。镶嵌手术的迅速发展，超声心动图的术中引导起着不可替代的作用。

1. 房间隔缺损外科镶嵌封堵术　对低龄低体重的大房间隔缺损患儿，常规经皮导管难以封堵，或是房间隔缺损合并其他必须开胸手术的心脏病变，如冠心病冠状动脉旁路移植术患者可以采用镶嵌手术开胸导管封堵房间隔缺损（图16-8）。非体外循环下在右心房前壁合适位置做荷包缝合，并放置封堵器鞘管。整个过程在经食管超声引导下选择合适的封堵器，逐步释放封堵器的左心房侧伞盘、腰部和右心房侧伞盘，使双侧伞盘夹住房间隔缺损各边缘残端。超声观察封堵器位置稳固、房水平分流消失，即可指导完成封堵，释放封堵器（图16-9），继而可以进行其他病变的外科操作如冠状动脉旁路移植等（具体封堵过程同常规经皮导管封堵房间隔缺损的超声监测引导方法，见第十五章相关内容）。

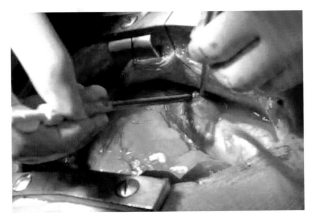

图 16-8　冠心病合并先天性房间隔缺损患者行 Hybrid 冠状动脉旁路移植术＋房间隔缺损封堵术

在右心房表面荷包缝合处插入封堵器短鞘管进行封堵操作，导管途径短且可以在超声引导下调整导管方向，更方便封堵操作

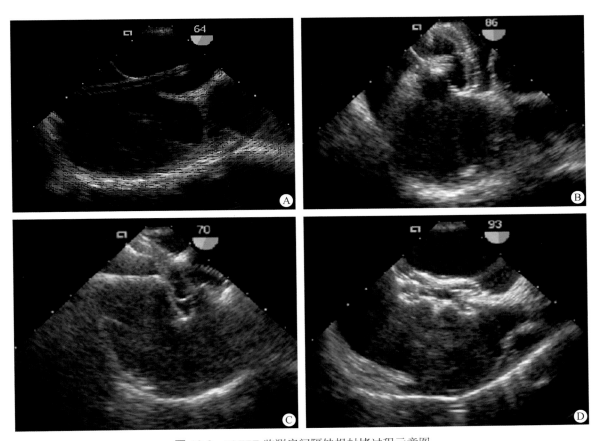

图 16-9　IOTEE 监测房间隔缺损封堵过程示意图

A. IOTEE 测量房间隔缺损大小并引导封堵器鞘管经 ASD 进入左心房；B. 超声引导下释放左心房侧伞盘，并使其贴紧房间隔；C. 继而逐步释放腰部和右心房侧伞盘，使双侧伞盘夹住房间隔缺损边缘，位置牢固，形态正常；D. 超声观察封堵器封堵牢固后，房水平分流消失，无封堵并发症后即可指导释放封堵器，完成封堵操作

2. 室间隔缺损（VSD）外科镶嵌封堵术　对常规经皮导管难以封堵的低龄低体重的大室间隔缺损患儿，或室间隔缺损合并必须开胸手术的其他心脏病变患者可以采用镶嵌手术开胸导管封堵室间隔缺损。非体外循环下在右心室前壁合适位置做荷包缝合，并放置封堵器鞘管。经食管超声精确测量室间隔缺损大小和位置，帮助选择大小合适的封堵器，整个过程在超声引导下进行。封堵器输送到缺损位置后，逐步释放封堵器的左心室侧伞盘、

腰部和右心室侧伞盘，使双侧伞盘夹住室间隔缺损各边缘残端。超声观察封堵器位置稳固、室水平分流消失，即可指导完成封堵，继而可以进行其他病变的外科操作。由于导管从右心室前壁荷包缝合处插入，导管途径短，直接朝向 VSD，在超声引导下进行，不需要常规经皮导管建立股静脉 – 右心室 – 左心室 – 股动脉导丝轨道的复杂操作，也不需要造影、透视等操作，整个过程方便快捷，大大减少了操作步骤、节约了时间，也尽可能地减少了封堵相关的并发症（图 16-10）。

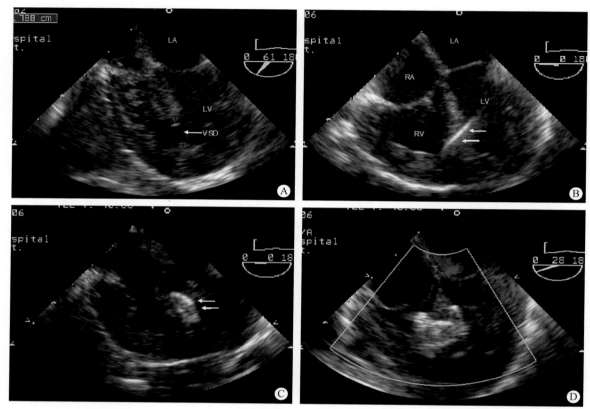

图 16-10　IOTEE 监测室间隔缺损封堵术

A.2 月龄患儿，经食管超声准确测量肌部室间隔缺损约 8mm；B. 右心室前壁荷包缝合穿刺，超声观察引导钢丝（箭头所指线状强回声）从右心室前壁经 VSD 进入左心室；C. 超声引导从鞘管送入封堵器，到 VSD 位置时先释放左心室侧伞盘（箭头所指）并使其贴紧室间隔；D. 而后逐步释放腰部及右心室侧伞盘，使双伞牢固夹住 VSD 边缘，完成操作后 CDFI 观察分流消失，无其他并发症后可指导释放封堵器，完成封堵操作

3. 室间隔完整的肺动脉瓣闭锁外科球囊成形术　室间隔完整的肺动脉瓣闭锁（PAA/IVS）是一种少见的动脉导管依赖型的危重紫绀型先天性心脏病，占先天性心脏病的 1%～1.5%。如不及早干预，患者绝大部分早期死亡。病理解剖上表现为肺动脉瓣水平的膜性闭锁，通常肺动脉发育正常，肺动脉血流依赖于大型的未闭动脉导管（PDA），同时有房间隔缺损或卵圆孔未闭（ASD/FO），合并不同程度的右心室 / 三尖瓣发育不良，也可能有冠状动脉畸形和其他畸形如三尖瓣下移（Ebstein）畸形等。尽早诊断及右心室减压，恢复肺动脉前向血流，对后续的右心室和肺血管发育有十分重要的意义。笔者所在医院 2004 年始开展外科镶嵌手术肺动脉瓣打孔球囊成形术、肺动脉瓣打孔球囊扩张成形术，可避免体外循环和右室流出道切口，提高了患儿生存率，简化了手术步骤。超声心动图在实施球囊成形术中起着重要作用：

①精确测量肺动脉瓣环直径以帮助选择球囊大小；②引导穿刺针处于肺动脉瓣膜的中心点以保证成形效果；③球囊扩张时中部处于肺动脉瓣环位置；④观察肺动脉瓣口血流量，测量肺动脉跨瓣压差的变化以指导手术进程；⑤三尖瓣反流量变化，测量反流速度以评估右心室解压的效果；⑥观察房间隔缺损 / 卵圆孔分流方向的改变以实时评价治疗效果；⑦术中左右心室功能的监测（图 16-11）。

随着科学技术的不断发展，对于室间隔完整的肺动脉闭锁这种少见疾病，目前还可以采用介入肺动脉瓣植入治疗，对肺动脉瓣闭锁但瓣环良好的患者行人工肺动脉瓣植入术，使患者右心的血液通过人工肺动脉瓣进入肺动脉系统，此方法简化了治疗程序，减轻了患者的痛苦（图 16-12）。

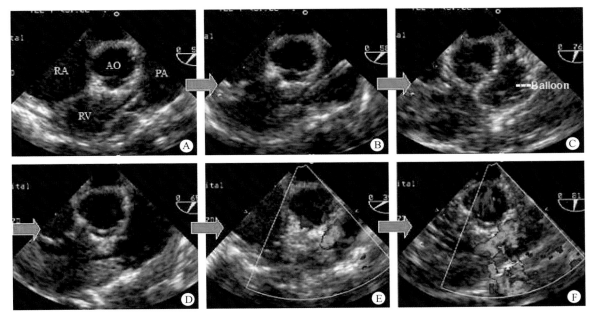

图 16-11 室间隔完整的肺动脉瓣闭锁外科镶嵌球囊成形术 IOTEE 全程监测引导

A.引导穿刺钢丝通过闭锁的肺动脉瓣膜中心点；B.引导球囊鞘管通过穿刺钢丝进入肺动脉；C.观察球囊在肺动脉瓣口的位置并进行打水加压扩张；D.收回球囊；E.观察成形后肺动脉瓣口前向血流量并测量速度；F.前向血流不满意，再次球囊扩张后前向血流量明显增加，完成球囊成形

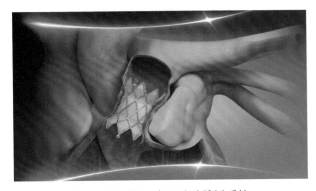

图 16-12 新型介入肺动脉瓣系统

显示人工肺动脉瓣通过导管介入的方法，使人工瓣膜进入主肺动脉到达肺动脉瓣口，使右心的血流经肺动脉瓣口进入肺动脉系统（图片由迈迪顶峰医疗科技股份有限公司提供）

七、小儿术中观察应注意的问题

在小儿术中监测中，还应注意很多问题，如由于手术的需要，心脏位置发生变异，心脏畸形导致的房室位置和大小出现变化，从而使 TEE 显示常规断面时，所需的探头角度发生很大的改变。因此，在显示断面时，必须坚持患者个体化的原则，以便能够有针对性地显示一些非常规性断面。

对于低龄患儿，由于 TEE 探头长时间放置在食管内对患儿的不利影响较大，而小儿 TTE 通常声窗较好，与 TEE 相比较，TTE 观察较全面清晰，而且患儿无明确的痛苦，因此术前诊断通常依赖于详细的 TTE 检查。只在部分需要术前术后对比观测及需要通过 TEE 引导手术的患儿术前仍行 TEE 检查。

1.观察过程中的注意点，尤其是观察单纯或复合畸形室间隔缺损修补效果时

（1）超声出现伪像，鉴别涡流、三尖瓣反流、右室内加速血流、冠脉血流等，判断是否存在残余分流。

（2）鉴别残余分流的部位和性质，如是补片周围还是其他没有修补的缺损，或者是补片中央术中主动保留的分流口。

（3）明确定位残余分流与补片的位置关系。观察残余分流口的大小、部位和形态，分流量，分流的方向；分析引起残余分流的原因，如缝隙撕脱、针距过大；测量残余分流的速度。

（4）判断修补手术对主动脉瓣及三尖瓣反流有无影响。在监测的过程中，应详细观察残余分流情况，以便为决定手术是否继续进行提供依据，并为再次修补顺利进行提供帮助（图 16-13、图 16-14）。

2.法洛四联症患儿肺动脉瓣及瓣下狭窄术后右室流出道疏通效果的观测

（1）术中监测右室流出道至肺动脉瓣口疏通术后的压差变化，通过肺动脉瓣口的血流量及肺动脉瓣口有无反流及分流量，并结合高残留压差的部位，判断其原因并考虑解决方案。例如，右室流出道疏通不充分，肺动脉瓣开放仍受限，可采取肺动脉狭窄补片加宽或球囊扩张术；肺动脉瓣环小可跨环补片。

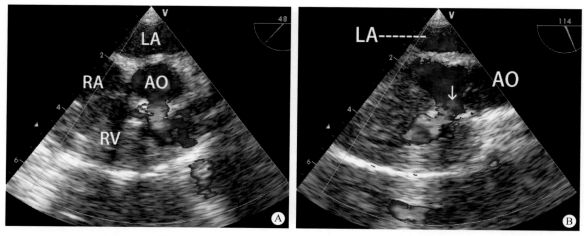

图 16-13　室间隔缺损修补后残余分流（箭头所示）

A. TEE 大动脉短轴断面；B. 主动脉长轴断面

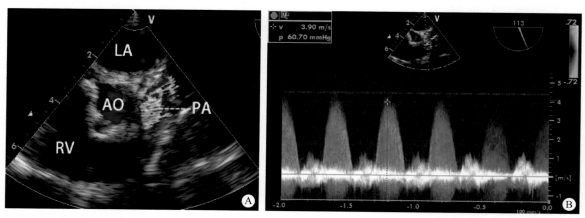

图 16-14　A. TEE 大动脉短轴断面：显示肺动脉血流增快，血流加速源于肺动脉瓣环，考虑为修补干下室间隔缺损的补片影响所致；B. 频谱多普勒显示肺动脉瓣口血流速度增快

（2）残存的压差状况及部位，如右室流出道、肺动脉瓣环、肺动脉瓣、主肺动脉或其分支（图 16-15）。

（3）残留较高压差对心脏的影响，以及右心室的承受能力。

（4）观察有无三尖瓣反流及房室水平分流。

如果重症法洛四联症患儿做 SANO 手术，需要重新测量右心室 – 肺动脉残余压差、右心室的大小和功能，并观察室水平分流情况。

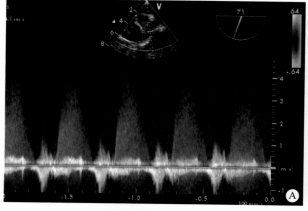
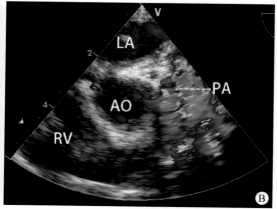

图 16-15　A. 肺动脉瓣口频谱多普勒：收缩期测量法洛四联症术后右室流出道血流，频谱显示血流速度增快；B. TEE 大动脉短轴断面：再次转机行肺动脉瓣跨环补片加宽，术后肺动脉瓣口血流通畅

3. 小儿人工瓣膜置换存在的问题　如瓣膜出现一定量的反流和狭窄，因此通常采用瓣膜成形术。

（1）术后观察瓣膜的残余反流量和狭窄程度，患儿畸形矫正的状况，特别是通过瓣口的血流量和瓣口两侧的压差，矫治术前术后心腔径的改变，患儿的体外循环转机状态等。

（2）正确判断术后瓣膜残余反流和狭窄的原因，如未能矫治的畸形，反流起源的部位，瓣叶的启闭状况（图 16-16）。

（3）除外引流管或漂浮导管、心脏转机打击功能未恢复、冠脉进气等手术临时情况对瓣膜活动的影响等。

（4）结合手术情况判断术后瓣膜残余反流和狭窄，能否通过再次成形解决。

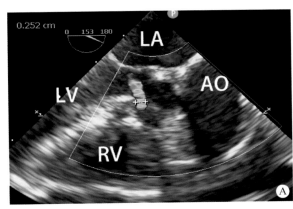
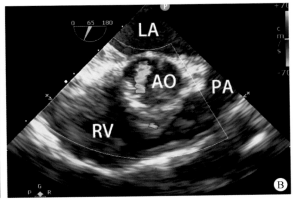

图 16-16　A. 主动脉左心室长轴断面；B. 大动脉短轴断面

显示室间隔缺损术后，主动脉瓣出现少量偏心性反流，起源位置接近瓣环，短轴断面显示反流起源于主动脉右冠瓣根部瓣缘，紧邻补片，为室缺修补时主动脉瓣受到损伤

4. 肺静脉异位引流手术的观察

（1）观察房间隔缺损修补的状况及其他合并畸形的矫治情况。

（2）观察异位引流的肺静脉矫治术后，肺静脉入左心房口部位是否狭窄（图 16-17）。

（3）根据肺静脉异位引流路径不同，所采取的手术方式不同，因此根据不同的手术方式观察手术路径中有无狭窄的区域，尤其是否影响上腔静脉及下腔静脉。

（4）观察肺动脉压力下降情况。

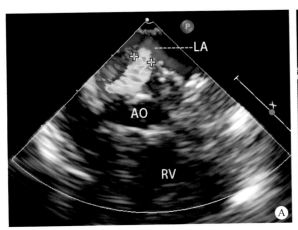
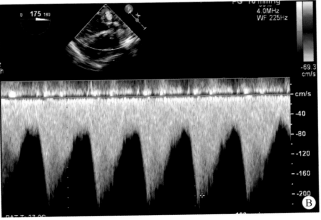

图 16-17　TEE 完全性心上型肺静脉异位引流矫治术后

A. 大动脉短轴断面：吻合口血流速度增快；B. 共同肺静脉干与左心房吻合口部位狭窄，吻合口血流速度增快

5. 完全型大动脉转位动脉调转手术的观察

（1）观察室壁运动和左心功能，有无节段性室壁运动异常，避免出现冠状动脉问题，致使心肌受累。

（2）二尖瓣出现反流时应鉴别其原因，如瓣膜自身原因、左心室退化导致或冠状动脉缺血所致。

（3）观察主动脉和肺动脉是否存在瓣上狭窄。

（4）观察有无房间隔缺损和室间隔缺损等，以及合并畸形的矫治情况。

（5）观察有无主动脉瓣反流。

6. 室间隔缺损或单心室等合并肺动脉高压行肺动脉环缩术

（1）实时观测肺动脉压差情况，测量加速血流速度，或者通过二尖瓣反流速度及室水平分流等情况间接判断。

（2）需通过观测二尖瓣反流、左心室增大及收缩功能等判断左心室能否承受目前的环缩程度。

（3）室水平分流情况，包括分流量和流速。

由于先天性心脏病多种多样，难以一一尽数，每种疾病对应一种或数种特殊手术方式，需要根据患者具体情况选择。术后的 TEE 观测也随之不同，有各自的特点，需要在实践中勤思考、多体会。

部分先天性心脏病患者由于畸形复杂或情况特殊，不能采用解剖根治手术或者需要分期手术，这些非根治手术由于术后仍处于畸形状态，故需要采用针对性的超声观测。

常见的非根治性手术有：肺动脉高压肺动脉环缩术，体肺分流手术，SANO（右室流出道疏通）手术，Fontan类手术、治疗完全型大动脉转位的左心室训练手术（肺动脉环缩＋体－肺分流）等。

随着现代心血管外科和超声心动图技术的发展，IOTEE 已经逐步被国内外心血管外科中心列为外科手术常规，在心血管外科手术中发挥着越来越重要的作用。大量的临床实践证明，IOTEE 是一种安全有效、简便易行且不干扰手术野的监测、指导和评价手段，手术前检查可进一步明确心血管病变，及时更正可能的误诊补充漏诊，同时 IOTEE 提供了一种超声科医生与外科医生在手术室直接交流的模式与平台，为术式的选择和手术决策提供了更多的信息和依据。此外，在心脏复跳后、手术结束前即刻评价手术治疗效果，及时做出是否需再次体外循环转机进一步处理的决定，避免术后的二次开胸手术，及时评价心功能状况、心腔容量变化，以及指导排气等，避免和减少了了手术并发症和死亡率。此外，术中超声也能及时提供手术治疗效果的证据，为医院举证倒置的政策提供了一种及时有效的依据，这在政策和实践中有待进一步探讨。

（朱振辉　王剑鹏）

参考文献

Aklog L, et al. 2001. Does coronary artery bypass grafting alone correct moderate ischemic mitral regurgitation. Circulation, 104: 168-175

Birks EJ, et al. 1999. Early and long-term results of a valve-sparing operation for Marfan syndrome. Circulation, 100: 1129-1135

Carpentier A. 1998. Cardiac valve surgery—the "French correction". J Thorac Cardiovasc Surg, 86: 323-337

Cigarroa JE, et al. 1993. Diagnostic imaging in the evaluation of suspected aortic dissection. N Engl J Med, 328: 35-43

David TE. 1999. Aortic valve-sparing operations in patients with ascending aortic aneurysms. Curr Opin Cardiol, 12: 391-395

Filsoufi F, et al. 2002. Management of mild to moderate aortic stenosis at the time of coronary artery bypass grafting. J Heart Valve Dis, 11: S45-S49

Johnson ML, et al. 1972. Usefulness of echocardiography in patients undergoing mitral valve surgery. J Thorac Cardiovasc Surg, 64: 922-934

Kallmeyer IJ, et al. 2001. The safety of intraoperative transesophageal echocardiography: a case series of 7200 cardiac surgical patients. Anesth Analg, 92: 1126-1130

La Canna G, et al. 1994. Echocardiography during infusion of dobutamine for identification of reversibly dysfunction in patients with chronic coronary artery disease. J Am Coll Cardiol, 23: 617-626

Matsumoto M, et al. 1979. Transesophageal echocardiography for assessing ventricular performance. NY State J Med, 79: 19-21

Mohty D, et al. 2002. The long-term outcome of mitral valve repair for mitral valve prolapse. Curr Cardiol Rep, 4: 104-110

Nowrangi SK, et al. 2001. Impact of intraoperative transesophageal echocardiography among patients undergoing aortic valve replacement for aortic stenosis. J Am Soc Echocardiogr, 14: 863-866

Perier P, et al. 1997. Valve repair for mitral regurgitation caused by isolated prolapse of the posterior leaflet. Ann Thorac Surg, 64: 445-450

Rizzo RJ, et al. 1994. Rapid noninvasive diagnosis and surgical repair of acute ascending aortic dissection. Improved survival with less angiography. J Thorac Cardiovasc Surg, 108: 567-574

Savage RM, et al. 1997. Intraoperative echocardiography is indicated in high risk coronary artery bypass grafting. Ann Thorac Surg, 64: 368-374

Siegel LC, et al. 1997. Monitoring consideration for port-access cardiac surgery. Circulation, 98: 562-568

Smolens IA, et al. 2001. Prophylactic mitral reconstruction for mitral regurgitation. Ann Thorac Surg, 72: 1210-1215

第十七章　超声心动图其他技术和进展

第一节　概　　述

自1954年瑞典Edler首次发表著名论文以来，经过多年的大量深入研究，超声心动图已取得巨大进展，许多技术已经成熟，M型、二维、多普勒、声学造影、负荷超声和经食管超声等超声心动图技术已得到广泛应用，成为临床常规的检查方法，是心血管病临床和研究工作中不可缺少的重要工具之一。同时，超声心动图原有技术和新技术都在日益迅速发展，有的正在完善和发展，新技术不断涌现，超声将在心血管病无创性诊断和介入治疗等方面，发挥其越来越重要的独特作用。尤其是利用超声心动图的无创性和显示心血管系统形态结构清晰等突出优点，超声心动图在心血管病介入治疗和外科手术治疗等过程中，逐步发挥重要作用，有的甚至已成为某些心血管病介入治疗中不可缺少的重要监测引导方法。

与临床常规检查方法有关的新技术和进展分别在相应章节中讨论，如多普勒组织成像详见第六章，经食管超声检查详见第七章，心肌声学造影详见第九章，心功能检查详见第十章，心腔内和心血管内超声分别详见第十一章和第十二章，介入治疗术中超声心动图监测引导详见第十五章等。以下仅讨论超声心动图其他技术及其进展。

第二节　声学定量和彩色室壁运动显像

二维超声是显示心血管系统形态结构和功能的重要方法，随着仪器和检查技术的发展，二维成像的清晰度不断改善。对冠心病等常见心血管病，利用超声特点清晰地显示心肌组织图像，简便、准确、可靠地检测局部心肌组织的结构和功能，一直是超声研究的重要领域之一。

局部心肌的收缩功能与心肌缺血相关，局部心肌功能反映心肌血流灌注的状况，探测局部室壁运动异常是超声诊断冠心病的主要方法。目测法是分析室壁组织结构和运动的传统方法，通过观察室壁运动幅度、增厚率和协调性，进行定性或半定量评价。但结果的准确性和重复性明显受检查者经验的影响，客观性、重复性往往较差。尤其是负荷试验中受心率加快、心脏位移增加等因素的影响，更难以进行准确客观的判断。

目前采用定量研究左心室局部收缩功能的方法，通过脱机后处理超声图像，包括手工勾画或计算机辅助，至少描记收缩末期和舒张末期两帧图像的心内膜和心外膜边界，将收缩期和舒张期图像叠加，定量测定各节段半径、面积、周径或室壁增厚等变化，操作复杂、费时费力，不适合日常工作应用。M型超声及新型多普勒组织成像技术，对心室长轴功能的评价比较方便、准确，但受到声束夹角等限制，除左心室前壁和后壁外，多普勒组织成像对短轴功能的评价尚无简便易行的定量方法。

舒张功能异常是心肌缺血最早期的表现之一，左心室整体舒张功能又受局部舒张功能的影响，早期评价左心室局部室壁的舒张功能有助于检测心肌缺血。但目前无创定量测定室壁局部舒张功能尚比较困难，即使采用二尖瓣或肺静脉多普勒超声血流频谱等无创评价左心室整体充盈的方法，也难以准确分析左心室局部舒张特性。

总之，探讨能清晰显示和客观准确评价室壁组织结构及其功能，尤其是心内膜及心肌运动的简便、可靠的定量检测方法，具有重要的临床意义。目前此方面的主要超声技术包括心肌声学造影、多普勒组织成像和声学定量技术等，在显示心肌组织图像及其功能等方面取得了较大的进展。

一、声学定量研究技术

（一）声学定量测定

声学定量测定（acoustic quantification，AQ）技术，也称自动边缘检测技术（automatic borderline determination），指通过计算机自动识别血流与心壁组织之间的边缘，实时检测心腔面积、容积和心功能的变化。

在AQ技术的基础上，引入心搏之间波形平均技术等，自动显示几个心动周期心功能的平均值，操作简便，提高了检查准确性和效率，称为智能声学定量技术（AQi）。

临床和实验研究均表明，AQ得出的左心室面积和容量与离线、手动的超声心动图方法，以及磁共振成像、放射性核素左心室造影、超高速CT等其他影像学方法测量的结果，均有良好的相关性。

（二）彩色室壁运动显像

彩色室壁运动显像（colour kinesis，CK）技术是在 AQ 技术基础上发展起来的组织定征技术。血液和心肌组织的背向散射集合回声不同，红细胞的背向散射回声能量小、振幅微弱，在二维超声检查中常被滤掉而不显影。CK 技术是将血液和心肌组织的背向散射（integral back scatter）信号直接接收，通过计算机辅助分析，自动分析和对比来自血流与心壁组织的回声信号等差别，以彩色连续编码确定两者的界面，将心内膜整个收缩期或舒张期运动的彩色编码图像叠加在二维图像上，可清晰观察心内膜面，实时、直观地显示心内膜运动的幅度和时相，客观评价室壁收缩期或舒张期运动过程。

二维超声图像仅显示心内膜瞬时运动的位置，而 CK 则将任一时相内心内膜运动的全过程以不同色彩显示在同一幅图像上，与二维显示的心内膜不同，可全面直观地评估室壁运动的幅度和时相，故其突出优点是在一幅图像上可直观显示整个心动周期心内膜向内或向外运动的幅度和时相。

根据彩色编码，一般从收缩期开始由外向内依次将心内膜图像编码为红色→橘红色→黄色→绿色→蓝色，从舒张期开始由内向外依次编码为红色→蓝色→绿色→黄色，而将无运动或矛盾运动者始终显示为红色。心内膜运动主要反映室壁运动，正常心室壁的心内膜位移幅度大，运动减弱节段的心内膜位移明显减小，无运动节段的心内膜位移消失，矛盾运动节段显示为红色，可用于室壁运动评价。

CK 技术可应用于经胸或经食管超声检查，后者相对不受声窗限制，二维图像质量好，CK 图像的采集成功率较高。

二维超声心动图十分适合评价左心室局部功能，因为其能实时显示心内膜运动和室壁增厚。传统上，通过超声视频图像的视觉判读来诊断局部室壁运动异常，这种方法学虽然得到广泛认可，但是主观性强，明显依赖于判读者的经验。

1. CK 优点 与常规二维超声心动图比较，CK 有如下优点：

（1）为客观、自动评价局部收缩舒张功能提供了基础，而后者可能直接与各种心肌疾病状态有关，尤其是冠状动脉疾病的诊断。

（2）CK 图像直观，易于目测，可即刻进行定性诊断。

（3）CK 具有同时从空间和时间两方面定量分析室壁优点的性能。

2. CK 局限性 CK 是一项新技术，目前仍处于临床实验研究阶段，尚有一定的局限性。

（1）描记心内膜运动的准确性受二维图像质量、近场干扰和侧向分辨率的显著影响，只有心内膜显示清楚、心腔伪影少，才有利于准确勾画心内膜，故其可影响判断室壁节段及其运动状态的特异性。

（2）心内膜色彩的变化与仪器系统增益等有关，增益过高容易高估心内膜运动幅度，而增益不足则易低估室壁运动，使部分正常节段被 CK 描记为运动减弱，尤其是室间隔、心尖部和位于声束侧向的前壁和侧壁，会降低检测的特异性和准确性。

（3）CK 受到心律失常、心包疾病、胸廓病变等因素的影响，在一定程度上限制了其临床应用。相信随着技术的进一步发展，并结合其他新技术，CK 将在临床上发挥其应有的作用。

（三）组织谐波成像

组织谐波成像（tissue harmonic imaging，THI）又称自然组织谐波成像（native tissue harmonic image），是一种新的二维图像成像技术，指以声波在组织传播过程中产生的二次谐波信号成像。THI 技术利用声波传播的非线性，即传播过程中通过与介质的相互作用产生新频率的特性，滤掉与发射波频率相同的回波信号（即基波），仅接收频率是基波二倍的信号即谐波信号进行成像。目前一般将没有使用声学造影剂而经二次谐波成像处理的图像称为 THI，而将未进行二次谐波成像处理的图像称为基础谐波成像（fundamental harmonic imaging，以下简称基波成像），应用于心肌声学造影研究中的二次谐波成像。

对经胸超声检查时受胸廓、肺部等影响而声窗条件不佳的受检者，THI 技术可改善图像质量，增加心内膜显像的清晰度，提高超声检查的准确性，具有一定的意义。

二、AQ、CK 和 THI 检查方法

（一）仪器设备和检查方法

配置有 AQ-CK 系统和 THI 技术的 Philips Sonos-2500、5500、7500 或 iE33 系列多功能超声仪等，均可进行这些检查，基波成像采用 4S 或 3S 变频探头，THI 成像频率为 1.4/2.8、1.8/3.6 或 2.1/4.2MHz，根据受检者条件进行选择。

受检者采用左侧卧位，按常规连接心电图综合导联，QRS 波群主波为正向高幅 R 波，彩色编码起始时间由心电图 R 波触发启动，进行图像采集。

一般采用胸骨旁左心室长轴、心尖四腔心或二腔心等断面，进行常规二维检查并记录各标准断面理想的图像后，固定探头位置，调节有关控制键以取得最佳二维心内膜图像，划定感兴趣部位，启动 AQ-CK 系统，在二维图像上实时显示该部位心内膜边界，细调增益使描记线能准确勾画左心室心内膜边界，先后进行 AQ 和 CK

检查。

必要时，通过显示屏的"Border"键反复去除和显示描记线，观察心内膜描记是否正确，并选择心动周期时相。为使图像清晰美观，可加大左心室腔外的增益抑制描记线。启动 CK，于平静呼气末屏气记录连续 3 个心动周期的收缩末期图像。随机记录基波、谐波成像下的动态二维和收缩末期 CK 图像，所有资料存储后供脱机分析。在各断面，一般分别选心内膜显像清晰、色彩层次清晰的 1 或 2 幅 CK 图像打印后供分析。

（二）资料分析

AQ：以动态曲线的方式反映心腔内面积、容积等变化。根据检查部位和目的，以心电图为时标，记录和测量心动周期中任一时间瞬时的有关参数，包括心室收缩末期面积、容积、舒张末期面积、容积，心腔面积变化分数，射血分数和峰值排空率等。

CK：以彩色编码显示心动周期中不同时相心内膜运动的全过程，对心内膜瞬时运动方式及其幅度进行半定量和定量分析。

二维图像心内膜显示评分标准：①心内膜显像清晰，心腔内无杂波干扰为 1 分；②心内膜显像较清晰，心腔内有少许杂波为 2 分；③心内膜显像不清晰，但动态二维图像仍可分辨为 3 分；④心内膜显像完全不能分辨为 4 分。

CK 图像质量评分标准：①色彩层次清晰、分明为 1 分；②色彩层次较清晰，但有混杂为 2 分；③色彩错乱混杂，记录失败为 3 分。

室壁节段及其运动评分标准：按美国超声心动图协会推荐的 16 节段法进行室壁运动评分。标准：运动正常为 1 分，运动减弱为 2 分，运动消失为 3 分，矛盾运动为 4 分。

所有参数均测量 3 个心动周期，结果取平均值。

心内膜位移：在各节段的中点测量心外膜到心内膜的垂直距离（mm）。

局部面积变化分数（RFAC）：测量各节段舒张末期和收缩末期心内膜面积（REDA 和 RESA）后，计算

RFAC ＝（REDA － RESA）/REDA。

内膜位移幅度和 RFAC 是 CK 定量测定局部左心室功能简便可行的参数，在反映左心室局部功能的差异性方面较为一致。心内膜位移直观反映局部运动，测量方法也较简单，但由于室壁节段形态常不规则，确定测量部位较困难，结果的重复性不如 RFAC。RFAC 反映该节段运动的平均状况，测量相对不受室壁节段形态的影响，结果重复性较好，缺点是在不具备专门分析软件的情况下，需手工逐一描记各节段的面积，较为费时。

三、正常 AQ、CK 和 THI 检查

（一）AQ 技术

一般采用心尖四腔心等二维断面，用横向和侧向增益补偿以获得满意的心内膜图像，随后用手动法圈定需检查的感兴趣心腔，再自动显示其动态曲线，包括心腔的面积和容积等变化。

左心室 AQ 曲线：左心室一个心动周期的 AQ 曲线呈"V"形，面积和容积曲线的波形相似。曲线的下降部分为收缩期，相当于从心电图 R 波开始至 T 波终末，曲线在心电图 R 波处处于最高位，有 70ms 左右相对平坦的短段顶峰，为舒张末期和等容收缩期，随后呈斜行下降，下降部分坡度、持续时间与左心室收缩功能、左室流出道状态等有关。曲线最后降至最低点，显示收缩末期左心室面积和容积，代表左心室剩余血量。

曲线的上升部分为舒张期，相当于心电图 T 波终末至下一个 R 波，在 T 波终末处曲线处于最低位，有 90ms 左右相对平坦的短段波谷，为收缩末期和等容舒张期，之后呈斜行上升。开始时上升速度较快，随后上升速度减慢，形成缓慢上升的平台，最后上升速度再次加快形成波峰。波峰一般在心电图 R 波顶峰之后 70ms 左右，进入下一个周期性曲线变化。上升部分坡度、持续时间与左心室充盈、左室流入道状态和心房收缩等有关（图 17-1）。

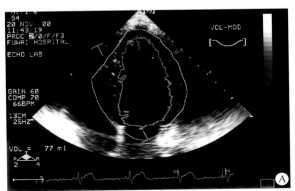
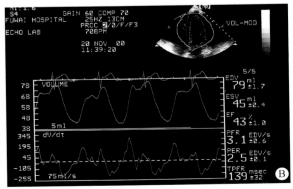

图 17-1 正常人四腔心 AQ 技术图像

从左心室 AQ 曲线的变化，可自动测定和显示有关功能参数，包括心室收缩末期面积、容积、舒张末期面积、容积，心腔面积变化分数，射血分数，峰值排空率、充盈率、充盈时间等。与二维左心室长轴断面上进行 M 型测定的左心室功能指标相比，AQ 测定的舒张末期容积和射血分数均偏低，有人认为可能与测定时所采用的超声断面不同有关。

（二）CK 技术

正常左心室 CK 图像的心肌各节段色带厚度较一致，颜色分布对称。收缩期心内膜由外向内位移，心腔缩小，开始时心内膜显示为红色窄带，代表等容收缩期，随后依次显示为橘红色→黄色→绿色→蓝色窄带，蓝色代表收缩末期，依次叠加，形成一套与心内膜运动一致的完整彩色环。其中，红色和蓝色各占 1/5 左右，其他占 3/5（图 17-2）。

舒张期心内膜由内向外位移，心腔扩大，开始时心内膜显示为红色窄带，随后依次显示为蓝色→绿色→黄色窄带，也依次叠加，形成一套与心内膜运动一致的完整彩色环。其中，红色和黄色各占 1/5 左右，其他占 3/5（图 17-3）。

CK 能定量反映正常左心室短轴局部功能的差异性，心肌收缩运动从心底部到心尖部逐渐减弱，心尖段运动显著小于中间段和基底段，后下壁收缩运动最强，室间隔基底段运动较弱。从基底段到中间段运动增强最显著，前壁和侧壁运动相对较弱，基底段和中间段的运动幅度一致。在整个心动周期中，左心室整体的收缩、舒张运动幅度，以游离壁较大，其中早、中期室壁运动幅度最大，而晚期运动幅度减小。

（三）THI 技术

THI 能明显改善透声困难者的二维图像质量，提高 AQ 技术勾画心内膜边界的成功率和描记的准确性，使心内膜边界描记线波折减少，更平滑，特别是声束侧向和近场部位。即使声窗较好者，THI 对侧壁、前壁和心尖部等"困难节段"的心内膜显示也优于基波成像。

对基波显像下二维图像质量欠佳者，THI 能有效降低声束的旁叶效应，减少体表反射和近场杂波，提高侧向和近场分辨率，使二维图像心肌和心内膜回声的灰阶值增加，心腔回声的灰阶值减小，两者比值（即图像信噪比）增加，便于 CK 准确描记心内膜运动，提高评价室壁运动的准确性。

在 CK 研究中适当使用 THI 技术，可扩大 CK 的临床应用范围，减少对二维图像质量的依赖性，具有一定的实用价值。但 THI 时二维图像的横向分辨率降低，谐波信号较弱，常需提高图像增益，结果使瓣膜、腱索和乳头肌等其他组织结构的显示也增强，不利于 CK 描记心内膜，尚待进一步研究。

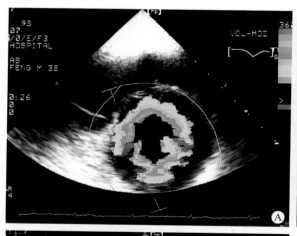
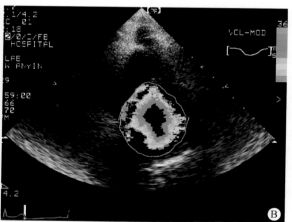
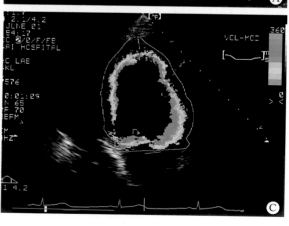

图 17-2　正常左心室短轴及四腔心断面收缩末期
CK 图像

心肌各节段色带厚度较一致，颜色分布较对称

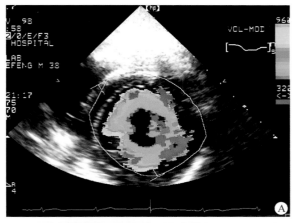

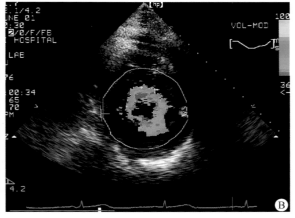

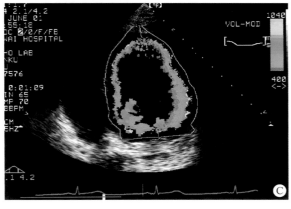

图 17-3 正常左心室短轴断面舒张末期 CK 图像

心肌各节段色带厚度较一致，颜色分布较对称，外层红色少；
图 C 为正常左心室心尖四腔心断面舒张末期 CK 图像：心
肌各节段色带厚度较一致，颜色分布较对称，其中可见二尖
瓣杂波干扰

四、心血管病 AQ、CK 和 THI 检查

AQ、CK 检查是发展中的新技术，它们在临床上的具有很大的潜在应用价值和前景。目前这些新技术主要用于冠心病、心肌病，以及高血压、心律失常、大血管病变等，随着研究的深入和临床应用的可行性得到证实，其应用范围将逐渐扩大。以下仅讨论冠心病和心肌病的 AQ、CK 检查。

（一）冠心病

1. AQ 技术 冠心病患者出现心肌缺血时，最早往往出现心室舒张功能障碍，通过 AQ 曲线测量左心室舒张期充盈量等指标，可显示舒张早期充盈量降低，晚期充盈量升高。通过负荷试验可检出冠状动脉储备功能降低等，对诊断有一定意义，一般认为敏感性高于其他超声检测方法。

2. CK 技术 不仅可准确区分心肌梗死区与非梗死区，确定梗死区的部位和范围，而且还可区分心肌低动力区和代偿性高动力区，从而比较准确地显示梗死区和缺血区，与心肌核素灌注显像结果有较好的相关性。

CK 技术能较准确地评价冠心病室壁运动，如梗死区局部室壁心内膜色彩始终呈红色，缺血区心内膜运动幅度明显低于正常心肌等，提高检测室壁运动异常的敏感性，尤其是运动减弱节段，结果的重复性较好，受检查者主观影响较小，可用于静息或负荷试验评价室壁运动，自动定量分析心室局部收缩和舒张功能。

在心绞痛患者，心肌缺血部位心内膜位移幅度降低，部分色带变薄，心内膜运动表现出不同程度的不协调、室壁节段性运动异常等。在心肌梗死患者，可显示室壁色彩层次不完整，绝大多数伴有室壁节段性运动异常，包括运动减弱或消失，有的可出现室壁局部矛盾运动，显示收缩期室壁始终呈红色向外膨出。在陈旧性心肌梗死患者，可显示病变部位局部室壁变薄，节段性运动异常，心内膜位移幅度小，甚至出现矛盾运动，色彩单一（图 17-4）。

通过二维超声负荷试验结合 CK 技术，可对缺血部位心肌的存活性进行评估。负荷时存活心肌 CK 图像可显示收缩期色带增宽，而没有存活的心肌色带无明显变化。

CK 技术检测冠心病患者异常节段的敏感性、准确性和阴性预测值，高于经验欠丰富者二维图像观察的结果。在冠心病 CK 研究中，适当使用 THI 技术，可以提高 CK 的显像质量，提高评价室壁运动的准确性，减少对二维图像质量的依赖性，在临床研究中具有实用价值。

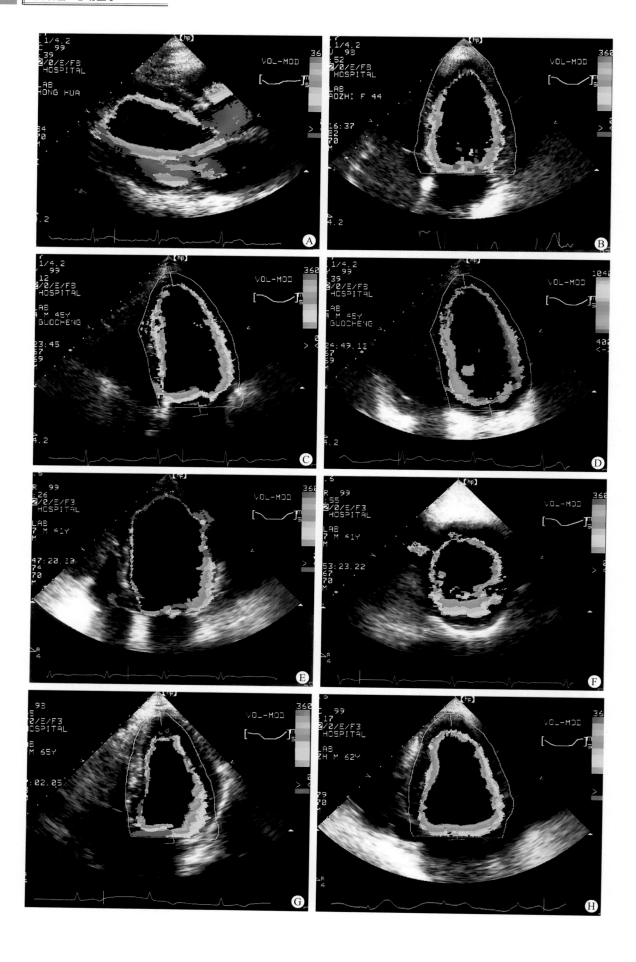

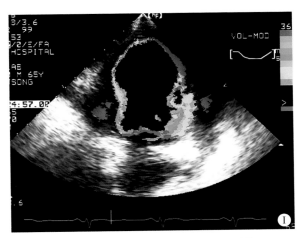

图 17-4 心肌缺血性病变患者 CK 图像

A.胸骨旁左心室长轴断面 CK 图像：显示心肌色带厚度较一致，颜色分布较对称，提示前间隔和后壁运动正常，但前间隔色带较后壁薄，显示室壁运动存在差异；红色为杂波干扰；B.心尖四腔心断面收缩末期 CK 图像：显示左心室心尖部色带明显变薄，提示心尖部室壁运动减弱；C.三支冠状动脉病变患者心尖四腔心断面收缩末期 CK 图像：显示左心室侧壁心尖段色带明显变薄，提示局部室壁运动减弱；D.心尖四腔心断面舒张末期 CK 图像：显示左心室侧壁以舒张早期的蓝色为主，间隔色带包含整个舒张期色彩，提示间隔与侧壁室壁运动不同步；E.广泛前壁心肌梗死合并心尖部室壁瘤形成患者心尖四腔心断面收缩末期 CK 图像：显示室间隔色带呈线状，提示局部室壁运动消失；整个心尖部呈红色，提示矛盾运动；侧壁基底部和中段色带厚度增加，提示代偿性运动增强；F.胸骨旁乳头肌水平短轴断面收缩末期 CK 图像：显示间隔、前壁和下壁室壁运动明显减弱，侧壁运动正常，后壁代偿性运动增强，与 E 为同一患者；G.陈旧性前壁、侧壁心肌梗死患者心尖四腔心断面收缩末期 CK 图像：显示室间隔、侧壁中下段色带明显变薄，提示局部室壁运动减弱；侧壁上段色带厚度明显增加，提示室壁运动代偿性增强；H.陈旧性下壁心肌梗死患者心尖二腔心断面收缩末期 CK 图像：显示下壁基底段色带变薄，提示局部室壁运动减弱；I.陈旧性前侧壁心肌梗死合并室壁瘤形成患者心尖四腔心断面收缩末期 CK 图像：显示室间隔中下段和侧壁中段色带明显变薄，提示局部室壁运动减弱；侧壁心尖段呈单一红色色带，提示室壁矛盾运动

（二）心肌病

CK 可显示肥厚型心肌病患者病变部位室壁明显增厚，但室壁运动幅度减小，色带层次不完整，位移和色彩出现次序紊乱，与正常部位心肌差异明显。

AQ 可显示扩张型心肌病患者的心腔扩大，收缩功能降低，收缩末期左心室残余血量明显增加。CK 可显示其室壁运动普遍减弱，色带位移减少，层次不完整，色彩比较单纯（图 17-5）。

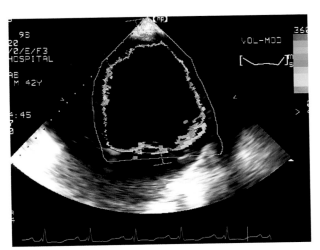

图 17-5 扩张型心肌病患者心尖四腔心断面收缩末期 CK 图像
显示室壁色带普遍明显变薄，接近线状，提示室壁运动弥漫性减弱

第三节 冠状动脉彩色多普勒血流成像

冠状动脉彩色多普勒血流成像（colour Doppler coronary flow imaging，CDCFI）指直接显示冠状动脉血流的新型多普勒显像，将相干成像、彩色多普勒、频谱多普勒技术与新型探头设计等各种新技术结合应用，显示心外膜和心肌内冠状动脉血流，直接无创显示心肌血流信号，为评价冠状动脉和心肌血流动力学提供重要信息。

一、仪器设备和方法

可供 CDCFI 临床研究用的仪器有 Acuson Sequoia C256 型彩色多普勒显像仪等，探头频率为 7/3.5、3.5/2MHz。资料用录像机和磁光盘记录、存储和分析。

先按常规进行二维超声等检查，随后一般采用心尖四腔心等断面，选择仪器的冠状动脉程序，多普勒探头频率采用 5/2.5MHz，以橘红色显示血流方向，探测图像清晰、稳定的心外膜冠状动脉，显示冠状动脉内彩色血流图像，固定探头位置，校正取样容积角度，用脉冲多普勒探测冠状动脉内血流频谱。在受检者平静呼吸时，记录 5 个左右心动周期的冠状动脉血流频谱图像进行研究分析。负荷试验时，CDCFI 可在完成静息状态下的基础记录后进行，一般采用药物等负荷试验，按试验目的进行 CDCFI 检查，连续动态观察，适时记录有关图像资料。

常用冠状动脉血流指标：收缩期最大血流速度、收缩期平均血流速度、舒张期最大血流速度、舒张期平均血流速度，收缩期和舒张期血流速度比值、时间积分，总冠状动脉血流时间积分等。

常用冠状动脉血流储备指标：负荷试验前后舒张期最大血流峰值速度比值、平均血流速度比值，收缩期最大血流峰值速度比值、平均血流速度比值，舒张期血流速度时间积分比值，收缩期和舒张期血流速度时间积分与总血流速度时间积分的比值等。

二、正常 CDCFI

大部分受检者的主要冠状动脉分支，一般可得到彩色多普勒显像，所显示的冠状动脉长度不等。在胸骨旁心底部短轴断面，可显示左、右冠状动脉主干及其开口、左前降支和回旋支近端；在心尖二腔心断面，可显示左前降支中下段和后降支中下段；在四腔心断面，可显示左回旋支及其分支。

多普勒频谱显示双期时相性血流，以舒张期为主，舒张期开始时冠状动脉血流快速充盈灌注，迅速达到最大血流速度，随后血流速度逐渐减慢。正常人静息状态下冠状动脉舒张期平均峰值血流速度为（25.2±11.5）cm/s，舒张期平均血流速度为（21.7±14.5）cm/s，舒张期与收缩期峰值血流速度比值为 2.3±0.7。

负荷试验时用 CDCFI 探测冠状动脉血流储备功能，多数作者认为方法简便可行，结果反映冠状动脉血流动力学的变化，CDCFI 可早期检出冠状动脉病变所引起的血流变化。另外，CDCFI 可敏感地显示心肌内血流，提供心肌内血流特征等重要资料，为评价冠状动脉病变心肌内血流动力学状态、治疗前后冠状动脉血流变化等提供新的检测方法。

经胸 CDCFI 是一项新的无创性检查技术，可应用于冠状动脉血流动力学研究，已受到重视，通过深入研究，有可能成为临床检测冠状动脉血流灌注的重要方法之一。

第四节　解剖 M 型超声心动图

一、技术简介

M 型超声心动图的历史，几乎与超声心动图学的历史一样长久。1950 年最早出现的超声诊断技术为 A 型超声，不久之后瑞典学者 Edler 等在 A 型超声诊断仪基础上，将回声反射波形在显示器上迅速移动展开，显示出超声束投射部位心脏结构的运动曲线，从而创建了 M 型（motion type）超声心动图。

虽然，后来的超声心动图技术飞速发展，早已从一维发展到二维，三维超声心动图也进入了临床，但属于一维成像技术的 M 型超声心动图在临床仍是一种常规技术，并保有一定的地位，经久未衰。究其原因，主要是 M 型超声成像技术简便易行，并具有较高的时间分辨率，能清晰显示局部心血管组织结构快速运动变化的细微状态，有利于准确定量检测局部运动的幅度、速度及其与心动周期相关的室壁厚度、心血管腔内径，在心脏局部和整体功能的定量评估方面有重要的应用价值。

但是，传统的 M 型超声心动图有一个明显的缺陷，即由于受声束扫查方向的限制，对心脏结构和运动状态的检查，只能局限在以探头为顶点的 90° 扇面扫查范围内，而且要求受检部位的运动方向与发射声束的走行方向相互垂直。例如，对左心室局部室壁运动功能的定量评估，仅能局限于胸骨旁长轴或短轴断面上与扫查声束相互垂直的前间隔和后壁或前壁和下壁（图 17-6）。

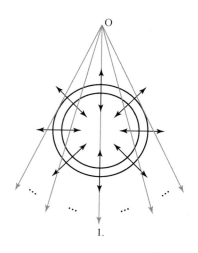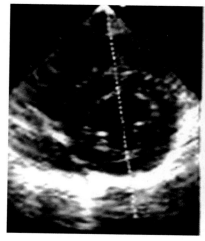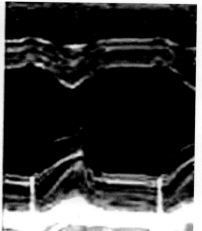

图 17-6　常规 M 型超声仅能在声束 1 准确评价局部室壁运动

即使在上述断面，如果取样线与被检测部位的反射界面不垂直（或者说取样线与室壁运动方向不平行），检测的准确性也会受到影响。而在部分患者，因为肺气肿和心脏位置等多种因素的影响，在上述断面也很难保证取样线与被检测部位相互垂直，从而可导致测量误差，故也限制了传统 M 型超声心动图的应用。

为了克服传统 M 型超声心动图的缺点，一种新的技术，即解剖 M 型超声心动图发展起来并应用于临床，其独特的优势很快引起了广泛关注。

（一）解剖 M 型超声心动图

解剖 M 型超声心动图也称为任意角度 M 型超声心动图、全方向 M 型超声心动图或直线解剖 M 型超声心动图。其含义为，M 型取样线不再受探头位置和声束扫查方向限制，可以在二维 B 型图像区域内任意旋转和平移，可以对所有部位和运动方向的心血管结构进行 M 型成像。换言之，这种新技术克服了传统 M 型超声心动图的限制，可以对所有节段的室壁运动速度、幅度进行定量评估（图 17-7）。

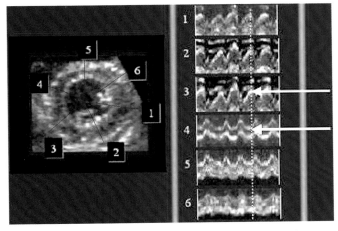

图 17-7　解剖 M 型超声心动图可在任意角度成像

迄今为止，国内外已有多个研究机构和厂家有产品推出。最早上市的产品为挪威 VingMed 公司生产的 CFM800 系列超声诊断仪，早期产品需在超声诊断仪附带的图像后处理工作站上脱机成像，后来的产品已实现在机实时成像。

无论是后处理脱机检测还是实时在线成像，其技术原理与传统 M 型超声心动图略有不同。

传统 M 型成像是将一条声束线上心血管结构不同深度界面反射回来的信号进行亮度调制，并随时间从左向右展开，该技术显示了取样线上各点亮度（或称灰度）随时间，或者说随心动周期，有规律变化的条纹，即形成了相应心血管组织结构的运动曲线。

解剖 M 型是对数字化二维超声图像进行后处理。从成像原理看，M 型扫查成像显示了取样线上各点的灰度随时间的变化，即 M 型超声心动图的本质是亮度调制式（brightness type）。由于二维超声成像也是亮度调制式（即 B 型超声），当解剖 M 型的取样线位于 B 型的显像区域内时，在时间上连续的系列 B 型图像中，就包含了该区域内 M 型成像的必要信息。从宏观角度而言，直线解剖 M 型就是通过电子计算机数字化处理技术，将隐含在 B 型图像中的 M 型成像信息调出来，实现全方位 M 型成像。例如，欲显示二维图像中取样线 L 上的 M 型图像，设从时刻 t 时开始，线段 L 位置上各点的灰度集合分别设 L_1，L_2，…，L_n，那么 L_i，L_{i-1}，…，L_n 依次排列组成的图像即为 L 处的 M 型图像。t_1，t_2，…，t_n 的时间间隙为视频信号的场周期：0.02s（2）（图 17-8）。

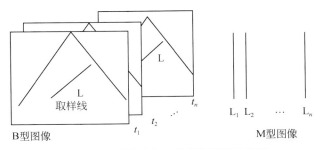

图 17-8　直线解剖 M 型成像原理示意图
时间连续的二维图像与 M 型图像的联系

（二）全方向 M 型超声成像技术

从微观而言，如何将隐含在 B 型图像中的 M 型图像信息调出来，实现全方向 M 型成像？目前的超声技术有以下几种方法：

（1）修改目前 B 型超声诊断仪的通道部分，进行 M 型扫查时，仍进行二维扫描，通过控制接收延时实现扫描线的旋转、平移。

（2）增强目前 B 型超声诊断仪的 DSP 部分计算能力，通过一定算法从帧存储器中产生可旋转、平移的取样线及 M 型图像。

（3）利用先进的计算机技术，从目前 B 型超声诊仪的视频输出端获取图像，利用时间连续图像的帧间相关性得到新的 M 型图像。

在上述方法（2）和（3）中提取解剖 M 型图像主要包括以下工作流程：

1）系列 B 型图像的采集或存储。

2）M 型取样线段的确定及其像素点灰度值的提取。

3）对应列灰度（含点位置）与间隔帧扫描。

4）形成被跟踪的灰度点位置随时间变化的函数，得到相应结构的运动信息。

5）插补处理产生取样线段上的灰度 - 时间心动波形，即全方向 M 型图像。

（三）评价和展望

从上述基本概念的介绍和具体技术的描述中，可以看出全方向 M 型成像的优点，可能存在的问题和今后潜在的发展空间。最大的优点在于，克服了传统 M 型的成像部位和取样角度的限制，从而大大扩展了 M 型超声心动图的应用范围，提高定量测定的精确性。

可能存在的问题是，全方向 M 型成像的信息间接来源于 B 型图像，二维 B 型图像的质量和帧频必然影响到全方向 M 型图像的质量和帧频，虽然通过插补和平滑处理等技术可以得到一些改善，但全方向 M 型图像质量和时间分辨率尚不及传统 M 型。

其潜在的发展空间在于，全方向 M 型成像依赖于 B 型图像的质量、时间－运动信息变化函数的算法，以及计算机技术先进性。目前二维 B 型成像仪器技术不断发展完善，图像质量日益提高，例如有的仪器的 B 型图像帧频数可高达 200 帧。特别是计算机技术的发展速度以指数关系递增，可以预见今后的全方向 M 型成像质量，将接近或等于传统 M 型成像质量，实际上全方向 M 型由初期的后处理脱机成像到今天可以实时成像，就是这种潜在发展空间的一个实例。

二、临床应用

（一）心肌局部功能的定量评估

众所周知，超声心动图对整体心功能的定量评估有许多方法和参数，但对局部心功能的全面定量评估技术方法不多，其中应用最多和时间最长、迄今仍占重要地位的评估左心室局部功能的方法是半定量的室壁运动计分。这是半定量方法，依赖于检查者的经验，带有一定的主观性。

有报道，彩色室壁运动显像技术，可以通过对各节段室壁心内膜运动速度和幅度的定量分析，间接评估局部心肌的功能状态，但迄今尚未见便于临床常规应用的成熟分析软件上市，目前更多的是其对局部功能进行定性和半定量评定。

组织多普勒是晚近超声心动图技术领域中的重要进展之一，打破了长久以来对局部心肌运动功能缺乏全面测定方法的局面，目前已广泛用于临床。但这项技术的基础是多普勒原理，有角度依赖性是其明显的缺陷。在对短轴方向的室壁运动分析方面，类似传统 M 型超声心动图，有一定的局限性，仅能对与声束扫查方向相互平行的室壁运动进行准确定量检测，因而不适用于对心脏短轴断面室间隔、侧壁等节段的运动评估。目前其主要用于对心尖长轴断面各节段长轴方向运动的定量评估。

全方向 M 型超声恰好可以弥补组织多普勒的不足，主要用于短轴方向各节段室壁运动的定量评估，特别是在定量评估的指标方面，有广泛的应用基础；全方向 M 型超声的图像和分析方法，与传统 M 型超声完全一致，故以往长期用于临床的室壁运动幅度和速度、室壁增厚率等参数，都可作为局部定量的评估参数。

全方向 M 型超声心动图不仅可以对不同部位心肌梗死各节段（按 16 段划分法）局部收缩功能进行定量检测，还可以对高血压等患者的局部舒张功能进行定量测定。

关于利用全方向 M 型超声心动图对不同病变局部室壁运动功能的评估，是目前国内外对这项新技术研究报道相对较多的内容，并一致认为全方向 M 型超声心动图在局部心功能的全面定量评估方面有重要价值。

（二）对整体心功能的评估

全方向 M 型超声心动图在对整体心功能的评估方面，有优于传统 M 型超声心动图之处。主要体现在以下几个方面：

（1）在日常工作中，人们习惯对无心脏形态异常和局限性室壁运动异常的患者，采用 M 型超声心动图检测不同时相的心室容量，并可进一步计算每搏量和射血分数，因为这种方法简便实用。但这种方法是基于对心室短轴径测定值的立方计算，如果所测的短轴径有误差，可以想象所测内径立方后所得到的容积误差更大（图 17-9）。在实际工作中，由于体型、肺气肿和心脏位置等因素影响，传统 M 型的取样线难以与所检测的心室内径保持平行。而全方向 M 型超声心动图的取样线角度和位置可以随意调整，这样可确保取样线与所测径线真正平行，从而减小测值的误差。

有报道在对左心室舒张末期内径测量时，将解剖 M 型、传统 M 型及二维超声测量的数值进行对比。结果显示，解剖 M 型与二维超声测量值符合良好，误差小，所有患者两者测值都在 0.2cm 内；而传统 M 型技术与二维超声值相比，其测值偏大，在 40% 的患者测量误差在 0.2～0.7cm。

（2）对存在节段性室壁运动异常和心室畸形者，上述以一条取样线测定心室容积的方法，不能准确反映心室容积和功能。有报道利用全方向 M 型超声心动图，可以在任意部位和角度设置取样线的特点，沿左心室长轴将二尖瓣环至心尖三等分，分别为基底段、中间段、心尖段。在各段的短轴断面上启动解剖 M 型功能，使 M 型取样线置于各段的 00、450、900 和 1350 位置上，分别测量左心室收缩功能，并求出平均值，最后综合三个节段的平均值，求出左心室整体收缩功能，所测结果与左心室造影结果高度相关。可见全方向 M 型超声心动图通过检测方法的改进，可以克服传统 M 型超声心动图不适用于心室畸形者整体心功能测定的缺陷。

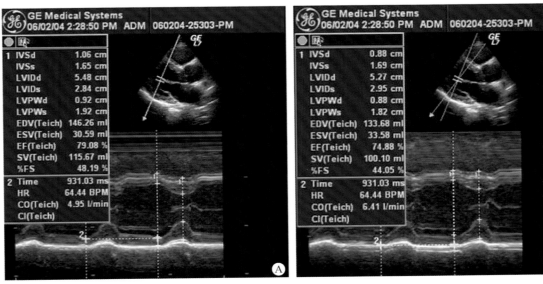

图 17-9　取样线角度调整与否对测值的影响

（3）在临床实践中，人们会碰到存在节段性收缩运动异常，但整体心功能仍维持在正常范围内的情况。例如，小面积局灶性心肌梗死或冠状动脉单支远端严重狭窄，对这类患者存在着如何评估局部功能与整体功能之间的关系的问题。

事物的转变往往遵循着量变到质变的辩证法则。小面积局部心功能异常，不一定存在整体心功能异常，但整体心功能异常必然存在一定范围的局部心功能异常。究竟多大范围的局部心功能异常才出现整体心功能异常，这是一个有临床意义的问题，因为涉及病变范围 / 程度与预后的关系。

要研究这个问题，不仅需要对整体心功能准确评估，还需要能对局部心功能准确评估。以往缺乏对局部心功能进行准确评估的技术方法时，人们采用半定量室壁运动计分指数的方法，分析研究两者之间的关系，发现运动计分指数为 1 ～ 1.5 时，整体心功能轻度减退；计分指数为 1.5 ～ 2 时，整体心功能中度减退；计分指数大于 2.0 时，心功能重度减退。

全方向 M 型等局部心功能定量检测技术，为定量研究局部心功能和整体心功能之间的关系创造了条件。我们的初步研究结果显示，左心室局部收缩功能受累范围和程度，与左心室整体收缩功能减退程度存在明显的正比例量变关系。在不同状态心功能组，所有节段的收缩幅度（R）和室壁增厚率（$\Delta T\%$）平均测值，与整体收缩功能指标具有良好的相关性。

以 $\Delta T\%$ 的结果来看，Ⅰ组（整体收缩功能尚正常）受累面积平均约 10.63%（1.7 段）；Ⅱ组（整体收缩功能轻度减退）受累面积约 14.38%（2.3 段）；Ⅲ组（整体收缩功能中度减退）受累面积约 26.25%（4.2 段）；Ⅳ组（整体收缩功能重度减退）受累面积约 53.75%（8.6 段）。

上述结果表明，随着局部收缩功能受累范围的扩大，整体收缩功能下降，当收缩功能明显受累的室壁节段达 2 个（面积约 12.5%）以上时，整体收缩功能指标 EF 才会低于正常。

我们通过研究还发现，当局部室壁舒张早期运动速度与收缩期最大运动速度的比值（V_d/V_s）< 1.1，或局部室壁舒张 1/3 时，室壁变薄率（$\Delta T_{1/3}$d%）< 60% 的节段达 7 个（约占总面积的 44%）时，左心室的整体舒张功能出现异常。

局部心功能与整体心功能的关系，还有许多复杂的问题有待进一步研究，全方向 M 型超声心动图等可以对局部心肌运动功能进行全面定量检测技术的出现，无疑为这个领域的进一步研究创造了条件。

（三）超声心动图负荷实验

在国外许多医院，超声心动图负荷试验已属于常规检查，大量研究和临床实践已证明，超声负荷试验在冠心病早期诊断、心肌存活性鉴别诊断等方面具有重要作用，其诊断的敏感性和特异性不亚于冠状动脉造影和放射性核素检查。

然而，在超声负荷试验检查中，长期以来主要依赖室壁运动积分指数判断负荷前后的心肌运动变化，这种以操作经验和主观判断为主的方法，对同一患者，在不同超声检查者之间，甚至在经验不足的同一个检查者重复检查时，很容易出现检查结果的较大变异性。

要克服这种缺陷，就必须找到一种能对所有室壁节段运动状态进行客观定量评估的超声心动图技术，全方向 M 型超声心动图可满足这一需要（图 17-10），国外学者已在这方面开展了初步研究，并得到了肯定性结论。

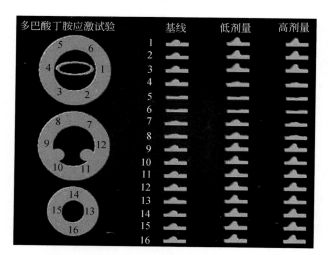

图 17-10　解剖 M 型各节段定量评估模式图

（四）异常传导旁路或异位兴奋点的定位

以预激综合征为例，分析全方向 M 型超声心动图在异位传导或异位兴奋点定位的价值和可能性。预激综合征的解剖学基础是房室之间存在异常的传导束，即旁道。在有创电生理和射频消融、手术治疗前，如何利用无创性方法进行初步定位，提高术中旁道定位的准确性，缩短标测时间，是临床值得研究的一个课题。

体表心电图对预激旁道可大致定位，但划分区域比较粗糙，相邻分区旁道的心电图有重叠表现。根据电兴奋-机械收缩偶联的原理，在预激综合征患者电兴奋经旁道传至局部的心肌，引起该部分的心肌提前收缩，由于 M 型超声心动图具有很高的时间分辨率，能区分心脏结构活动时相的微小差异。从理论上讲，M 型超声可以显示这一类提前收缩的现象。

事实上，根据上述原理，国内外都有研究者采用传统 M 型超声心动图对旁道进行定位诊断，而且取得了预期效果，但是，传统 M 型超声心动图的检测部位受探头位置和取样线角度的限制，仅能对部分节段室壁的旁道进行定位。

全方向 M 型超声心动图有可能克服上述缺陷，特别是通过多条取样线多角度（即多部位）同步检测对比分析，加之 B 型成像的帧频和分辨率不断改善，全方向 M 型超声心动图在无创性定位异常传导旁路或异位兴奋点方面，将会有很好的开发应用前景。

（五）时间间期心功能参数测定

传统 M 型超声心动图至今仍具有重要的临床应用价值，其原因之一是具有较高的时间分辨率，可以描记不同结构的运动曲线，并对各种有关心动周期时相的参数进行精确测量，例如可以检测射血时间、充盈早期时间、充盈晚期时间、充盈早期 EF 斜率、瓣膜开放幅度、瓣膜开放和关闭速率、射血前期、局部室壁收缩期速率、舒张期速率等。其中有些参数也可以通过多普勒血流频谱得到，但有些参数只有 M 型超声心动图才能检测。同样的参数，由于两种测量方法的原理不同，结果可能存在一定的差异。例如，有报道关于等容收缩时间的测量，多普勒血流频谱方法与 M 型超声心动图所得测值就不尽相同，多普勒血流频谱的测值容易受到取样容积大小、取样角度及周围其他血流或组织运动的影响。

随着全方向 M 型超声心动图技术的发展，出现了很多条取样线同步检测的技术，从而对同一时间不同组织结构，或同一组织结构不同部位的运动时相，可以进行关联对比分析，从理论上讲可以得到更精确、更多的信息。

我们初步应用发现，全方向 M 型超声心动图测得的等容收缩时间，比采用多普勒频谱测得的等容收缩时间变异性小。在这方面，还有许多值得探讨的问题。实际上，前文所述异位旁道或异位兴奋点的检测，就属于同一组织结构不同部位运动时间关联对比分析的范畴。

（六）特殊运动曲线的提取分析研究

全方向 M 型超声心动图不仅拓宽了传统 M 型超声心动图的检测范围，还由于对取样线部位和角度可以任意设定，从而提供了开发研究新的运动曲线参数的可能性。例如，肺动脉前、后瓣同时取样的运动曲线和肺动脉壁的运动曲线，传统 M 型超声心动图往往难以取得。我们的初步应用发现，肺动脉壁运动曲线的搏动幅度，在肺动脉高压患者降低，其降低程度与肺动脉高压程度呈中度负相关。相信随着全方向 M 型超声心动图成像质量的不断完善，其应用范围将会不断得到拓展。

总之，在许多方面，全方向 M 型超声心动图比传统 M 型超声心动图具有明显优势，可简单归纳为：

（1）任意部位和角度取样，拓宽了传统 M 型超声心动图检测范围，可对各节段局部室壁运动全面定量检测。

（2）同一时相不同部位室壁运动的对比分析，增强了局部运动功能定量研究的精度和深度。

（3）取样线角度的任意可调、随时矫正，增加了室壁厚度、房室内径及相关的容量计算的准确性。

（4）取样线和角度的任意设置调整，为新的特殊组织结构运动曲线的开发研究创造了条件。

（5）多条取样线的全方向 M 型超声心动图，使不同组织结构的运动时相关联检测对比分析成为可能，拓展了传统 M 型超声心动图应用内容、检测方法和参数。

（6）脱机后处理的全方向 M 型超声心动图系统，可在信息数字化存储的基础上，随时调用分析研究。

目前，全方向 M 型超声心动图仍处于发展完善阶段，不同研究机构和厂家的产品模式标准还不统一，特别是受到 B 型超声帧频和分辨率影响，有时全方向 M 型超声心动图成像质量尚不理想，对此有研究者采用二次谐波甚至心室声学造影，改善全方向 M 型超声心动图分辨率，收到了不错的效果（图 17-11）。随着超声工程技术和方法的不断发展完善，全方向 M 型超声心动图将有更广阔的应用前景。

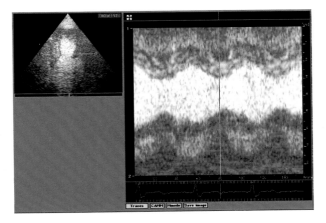

图 17-11　声学造影提高解剖 M 型超声心动图分辨率

第五节　斑点追踪及速度向量成像技术的临床应用

速度向量成像（velocity vector imaging，VVI）是在超声生物力学和螺旋心室肌带理论的大背景下诞生的一项超声生物运动结构力学分析技术。这项技术自从 2006 年正式问世以来，累积了大量的学术论文，得到了充分的临床验证。VVI 技术的临床应用，大致体现在以下几个方面：

（1）VVI 是一项新的超声生物结构力学研究手段，可以从宏观和微观两方面对生物体内的运动器官的运动进行参数化的定量分析。宏观上，VVI 可以评估心房或心室的整体舒缩功能、心肌的扭转、血管壁的弹性；微观上，VVI 可以评估心肌或者血管壁局部或者某一点的运动速度（velocity）、应变（strain）、应变率（strain rate）等力学参数。由于 VVI 的技术原理完全不同于传统的组织多普勒技术，因此没有超声入射角度和帧率的依赖性，评估准确性和重复性大大提高。

（2）VVI 为深入研究正常心肌运动机制提供了新的方法，包括收缩期左心室扭转现象机制、快速充盈期耗能的本质探究、左心室整体纵向应变（GLS）正常界值、正常心脏电生理与机械活动的关系等。同时，VVI 还可广泛应用于各种病理状态下心肌力学特征的研究，例如充血性心衰、冠心病、心肌梗死、糖尿病、扩张型心肌病、瓣膜病、先心病、大动脉粥样硬化、心律失常、肿瘤心脏病等。

（3）为胎儿心脏的研究提供了有效的工具，可以系统地从超声生物结构力学的角度，研究探索胎儿心脏发育的过程。

（4）开创血管超声生物力学研究的新领域。血管壁的结构力学研究，一直缺乏有效的无创性研究工具。通过 VVI 技术可以获得活体内的血管壁运动速度、剪切应变等力学参数，可对血管壁的硬化程度、斑块稳定性、危险因子等进行评估。

（5）VVI 可以作为心血管疾病干预治疗的疗效评估方法之一。目前，心血管疾病有包括药物治疗、介入治疗、外科手术在内的多种多样的干预和治疗手段，其疗效评估除了传统的临床症状、6min 步行距离、心电图、常规超声心动图等方法外，GLS、扭转角度、节段 EF、形态函数等涉及心脏结构力学的新参数也越来越受到重视。

一、VVI 成像基础

VVI 属于参数成像技术之一，它基于相干成像（coherent imaging）。在空间相干像素跟踪的基础上，又进行斑点追踪（speckle tracking），以确定声学反射的特征。同时，VVI 还结合了边界跟踪（board tracking）、周期性运动监测（periodic motion）、二尖瓣平面运动（mitral planar motion）等技术（参考专利号 US 2005/0070798 和 US 2005/0074153），获得了含空间定位信息的成像原始信息。最后，可以根据需要提取数据，形成各种曲线和参数化图像。

1. 相干成像　超声回波信号中，含有振幅与相位两种成分。相干成像技术可以在发射与接收时，分别对振幅与相位进行调控。所有成像模式最初始的声学单位是像素（pixel），含有相位信息的像素等于有了空间相干（spatial coherence），使其在初始阶段就具备了空间不同方向的定位能力。

2. 斑点追踪　超声心动图显示的心肌灰阶图像是由众多像素集合组成的。心肌的细微结构对入射的超声波产生散射现象，散射体大小为 20～40 个像素，这类散射体被称作斑点（speckle）。斑点不是心肌细胞本身，而是超声经过心肌细胞反射和散射所形成的物理影像。分布于心肌内的这些斑点具有相对稳定的可识别特征信息，好比人的指纹，其形态特征在相邻帧不会发生明显改变，它们与组织同步运动，因此这些斑点的运动轨迹可以等同于心肌组织的运动轨迹。斑点追踪技术通过特定的算法，连续逐帧追踪每个斑点，从而得到斑点随时间变化的运动轨迹，这样就可以计算出位移（displacement）。根据弹性力学中关于位移和应变的关系，可以计算出应变。根据完成上述位移所用的时间，可以计算得到速度。根据速度和应变率的关系，可以计算得到应变率（图 17-12）。与组织多普勒技术不同，斑点追踪不利用多普勒信息，所以不存在多普勒的角度依赖性，结果比 TDI 更准确，并且可以对三个正交方向上的心肌运动进行分析。

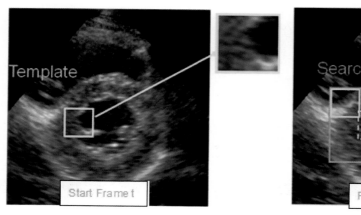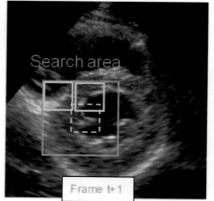

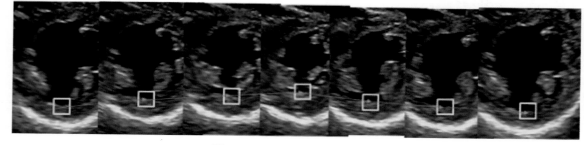

图 17-12　斑点追踪原理示意图

采用模式匹配技术，在初始帧建立一个模板（黄色方框），在下一帧，采用特定算法遍历搜索区域（橙色方框），找到与模板最匹配的斑点（黄色虚线方框）。这样，利用模板的位置及随后几帧的匹配模式，可以产生一个运动矢量。可以通过建立多个模板来对整个心肌运动进行观察

3. VVI 的参数　VVI 的基本参数包括位移、应变、速度、应变率、达峰时间。心肌在空间中的机械运动非常复杂，呈现一种螺旋式递进的扭转运动，通常分解为纵向、周向和径向三个方向分别进行研究（图 17-13）。

每个方向的运动都能分析得到上述 5 项基本参数。另外，还有许多衍生参数，例如扭转角度、预延展指数、摇摆指数等。

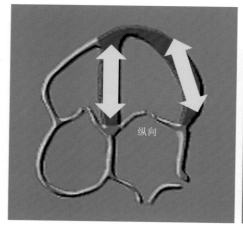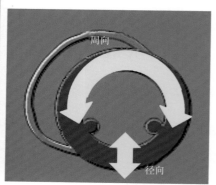

图 17-13　心肌运动方向分解示意图

在长轴断面上，心肌沿长轴方向的运动（伸缩）称为纵向。在短轴断面上，心肌沿圆周方向的运动（伸缩＋旋转）称为周向，沿垂直于室壁方向的运动（心肌增厚 / 变薄）称为径向

（1）位移：指被追踪的斑点所代表的心肌组织位置的变化。为了计算应变，首先在初始帧（frame 0）上定义一个点，在随后的第 N 帧（frame N）利用斑点追踪技术追踪到它的新位置，然后计算出新位置相对初始帧发生的位移（图 17-14）。

初始帧   第 *N* 帧

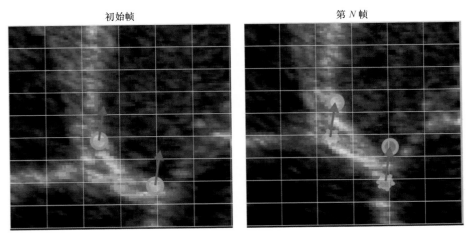

图 17-14 在初始帧上定义一个点，在第 *N* 帧移动到新位置，相对初始帧发生的位移即可被计算出来

纵向位移和径向位移可以理解为运动幅度，单位是毫米（mm）。周向位移是短轴断面上以左心室图像的中心为圆心，心肌旋转的角度，通常又被称为"旋转"，所以单位是度（°）（图 17-15）。

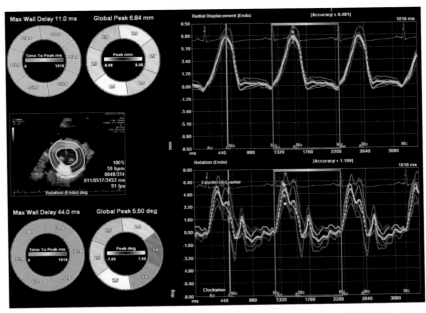

图 17-15 在左心室短轴断面，VVI 可以同时分析出径向位移（上面的曲线）和旋转（下面的曲线）。径向位移代表室壁运动幅度，正常情况下为正值，曲线的顶点代表最大运动幅度。旋转角度则可能出现正值或负值，一般定义为：从心尖部向心底部观察，逆时针旋转为正，顺时针旋转为负

（2）应变：即形变，指心肌长度的变化，其定义为最终长度（*l*）与初始长度（*l*₀）之差除以初始长度，因为是以百分数表示的比值，所以无量纲。

$$应变（\%）=（l-l_0）/l_0 \times 100$$

为了计算应变，首先在初始帧上定义两个点，称之为"一对"，两点之间的距离定为 l_0。在随后的若干帧，利用斑点追踪技术追踪到它们在每一帧的新位置，每一帧上两点之间的距离即为 *l*，代入上述公式，即可计算出任何一帧上的这段心肌的应变值。

应变与初始长度有关，一般把舒张末的心肌长度定义为初始长度，所以舒张末的应变为零。在收缩期，应变的绝对值快速增大直到收缩末达到峰值。等容舒张期曲线稍变平。舒张早期为快速充盈期，应变绝对值快速减小，之后是一段平台，到心房收缩期时应变绝对值继续减小，在舒张末回到零点（图 17-16）。最大收缩期应变是衡量节段心肌收缩功能的重要指标，但是会受到前负荷影响。应变分析可以排除心肌的被动拖曳运动，而心肌速度会受到邻近节段心肌运动的影响，所以应变分析优于速度分析。

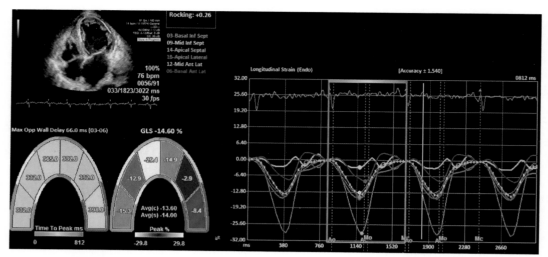

图 17-16 节段性室壁运动异常患者的左室心尖四腔心断面和各节段的纵向应变曲线

其中白色虚线代表整体纵向应变（GLS，低于正常值）。两条橙色竖线之间是一个完整的心动周期。GLS 呈现为零线下方尖端朝下的单峰曲线，与左心室容积 – 时间曲线近似

纵向应变（longitudinal strain）和周向应变（circumferential strain）的曲线较为相似，也比较好理解，分别对应的是长轴断面和短轴断面上心肌长度的变化，正常情况下，收缩期心肌是缩短的，所以纵向应变和周向应变都是负值。径向应变（radial strain）稍有特殊，如果把短轴断面看作一个圆，沿其半径方向定义"一对"点，其实就是心肌的厚度，所以径向应变是指心肌厚度的变化，也就是通常说的室壁增厚率。正常情况下，心肌在收缩期是增厚的，所以径向应变通常是正值（图 17-17）。

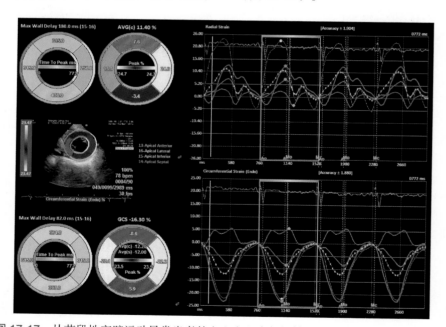

图 17-17 从节段性室壁运动异常患者的左心室心尖部短轴获取的周向和径向应变曲线

上面是心尖各节段的径向应变曲线，其中白色虚线代表整体径向应变（GRS），呈现为零线上方尖端朝上的单峰曲线，正值表示心肌在收缩期是增厚的，峰值代表心尖部收缩期最大增厚率。下面是心尖各节段的周向应变曲线，其中白色虚线代表整体周向应变（GCS），呈现为零线下方尖端朝下的单峰曲线，负值表示心肌在收缩期是缩短的

应变与射血分数（容积变化相对初始容积的百分比）从公式上看有相似之处，实际上，一个完整心动周期的应变曲线与心室容量曲线非常近似，但是它们二者有本质的不同，相关内容将在下文论述。

（3）速度：即心肌收缩或舒张的速度。其定义为心肌的位移除以发生该位移所用的时间。时间可以通

过帧率换算得出。纵向速度（longitudinal velocity）和径向速度（radial velocity）的单位是 cm/s。周向速度（circumferential velocity）的单位是度/秒（°/s），即角速度。正常的心室纵向速度曲线看起来很像组织多普勒技术描绘的二尖瓣环速度曲线（图17-18），收缩期呈现1个向上的s峰，舒张期呈现2个向下的峰（e峰和a峰），分别对应心室的射血期、快速充盈期、心房收缩期3个时相。

（4）应变率：指形变发生的快慢，计算方法是两个相邻斑点的速度之差（V_2-V_1）除以两者之间的距离（D），单位是 s^{-1}。应变率（SR）的计算公式如下：

$$SR = (V_2-V_1)/D$$

正常的心室应变率曲线看起来像速度曲线沿基线上下对称的镜像（图17-19），因为心肌缩短产生负向的应变，伸长则产生正向的应变。应变率是带有时间属性的参数，可以测量到最大收缩期或舒张期应变率。最大收缩期应

变率是一个对心室负荷状态不敏感的衡量心肌收缩功能的指标。

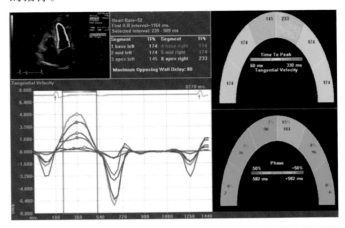

图17-18　正常心室纵向速度曲线与二尖瓣环组织多普勒速度曲线形态相似，具有s峰、e峰和a峰。默认的观察点在心尖外侧，收缩期心肌朝向观察点运动，因此曲线上显示为正值，舒张期背离观察点运动，为负值

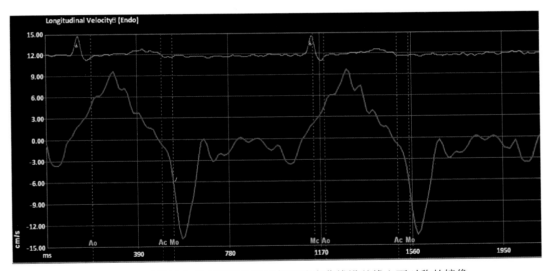

图 17-19　正常的心室应变率曲线近似于速度曲线沿基线上下对称的镜像

二、VVI技术在心脏研究中的临床应用

（一）心脏结构力学研究

（1）VVI可以准确地追踪心室壁运动向量并且以实时跟踪的箭头直观地显示该向量，箭头的方向即为运动的方向，箭头的长短表示速度的大小（图17-20）。Amundsen等在9只杂种犬中比较斑点追踪技术和植入声学微测量计方法的结果，显示两种方法测量的心肌纵向及径向应变具有很高的相关性。在心肌梗死患者中，VVI可以通过箭头非常直观地确定室壁运动减弱或消失的区域，达到迅速定位的目的（图17-21）。这在负荷超声中有很大的价值，弥补了过去客观指标少的缺陷。

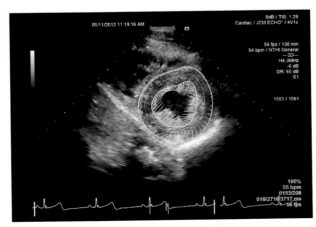

图 17-20　黄色箭头的方向代表该处心肌运动的方向，箭头的长短代表速度的大小

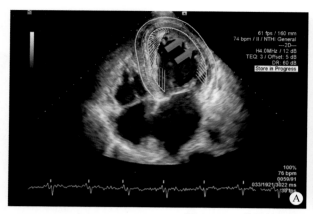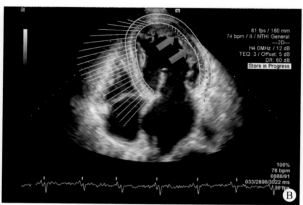

图 17-21 节段性室壁运动异常患者的 VVI 图像
A. 收缩期；B. 舒张期。橙色箭头所指的节段心肌运动速度明显减小甚至消失

除了缺血之外，其他因素导致左心室发生重构时，也会在相应的区域发生运动的改变。

（2）研究心脏同步性。VVI 可以通过速度向量的箭头及曲线，直观地展示心室间及心室内的不同步，这是在结构力学上显示的不同步，与电生理的不同步不完全相同。例如，左束支传导阻滞时，VVI 明显显示出室间隔与左心室侧壁在收缩时的不同步（图 17-22）。

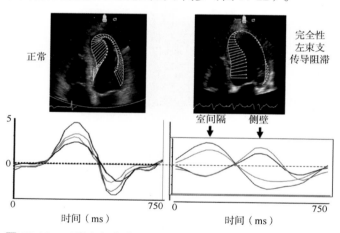

图 17-22 正常人与完全性左束支传导阻滞患者的 VVI 比较，后者在室间隔与左心室侧壁表现为明显的不同

（3）研究心室扭转的机制。螺旋心室肌带理论认为，心室肌在解剖上呈一条与肌纤维排列方向一致的带状结构。它起自肺动脉根部，呈螺旋形环绕至主动脉根部（图 17-23），形成两个螺旋分别称心底环（basal loop）和心尖环（apical loop）。心尖环又可分为降段（descendent segment，DS）和升段（ascendent segment，AS）。心肌的收缩沿着肌带顺次进行，这是心脏完成射血和充盈功能的基本结构。收缩期开始，先是心底环收缩，对应于心动周期的等容收缩期，室壁张力迅速增高但是容积并没有发生变化。然后降段收缩，带动二尖瓣环一边大幅度逆时针旋转（从心尖向心底观察）一边迅速地向心尖靠拢，导致左心室扭转变形，容积急剧减小（类似"拧

湿毛巾"或"挤柠檬"作用），此时对应于心动周期的快速射血期；在这一时期，心尖部仅有轻微的顺时针旋转，但因其旋转的轴面较窄，被心室整体的逆时针旋转抵消，所以看起来还是逆时针旋转。最后是升段收缩，心底显著顺时针旋转，心室解旋，长径变长，心尖呈明显逆时针旋转，心腔容积增大，心腔内压力迅速下降到零甚至负压，抽吸左心房血液快速进入左心室，这一时期对应于心动周期的快速充盈期。由此可见，升段的主动收缩在舒张早期心室抽吸血液中起主导作用，舒张期耗能的原因也就在于此。

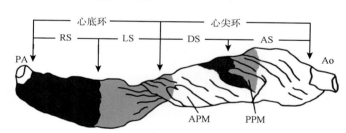

图 17-23 心肌的收缩沿着肌带顺次进行

磁共振组织标记技术已经证明左心室旋转是评价心脏收缩和舒张功能的非负荷依赖性的重要指标，VVI 技术可以通过测量左心室旋转角度来评价左心室的收缩和舒张功能。

（4）研究心肌分层应变。传统解剖学早已发现，心室壁从外到内由不同层次、不同走行方向的肌纤维构成。螺旋心室肌带理论也指出，降段向下走行，在心尖部经反向螺旋缠绕，延续为升段并斜向上走行包绕在降段外层，这是心室壁分层的根本原因。VVI 可以同时追踪心内膜下心肌层和心外膜下心肌层，并对各层心肌的应变、应变率等参数进行定量分析（图 17-24）。这就为研究生理及各种病理条件下（如心肌病、肺动脉高压、非透壁心梗等）心肌应变的跨壁梯度提供了可能。另外，有研究报道称，右心室间隔（即上文中所说的升段）收缩能力下降与解旋异常可能是舒

张功能减低的基础。

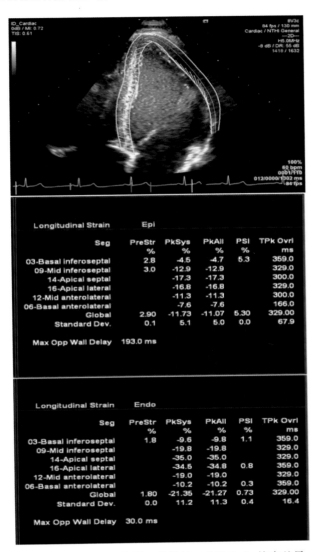

Longitudinal Strain	Epi				
Seg	PreStr %	PkSys %	PkAll %	PSI %	TPk Ovrl ms
03-Basal inferoseptal	2.8	-4.5	-4.7	5.3	359.0
09-Mid inferoseptal	3.0	-12.9	-12.9		329.0
14-Apical septal		-17.3	-17.3		300.0
16-Apical lateral		-16.8	-16.8		329.0
12-Mid anterolateral		-11.3	-11.3		300.0
06-Basal anterolateral		-7.6	-7.6		166.0
Global	2.90	-11.73	-11.07	5.30	329.00
Standard Dev.	0.1	5.1	5.0	0.0	67.9

Max Opp Wall Delay　193.0 ms

Longitudinal Strain	Endo				
Seg	PreStr %	PkSys %	PkAll %	PSI %	TPk Ovrl ms
03-Basal inferoseptal	1.8	-9.6	-9.8	1.1	359.0
09-Mid inferoseptal		-19.8	-19.8		329.0
14-Apical septal		-35.0	-35.0		329.0
16-Apical lateral		-34.5	-34.8	0.8	359.0
12-Mid anterolateral		-19.0	-19.0		329.0
06-Basal anterolateral		-10.2	-10.2	0.3	359.0
Global	1.80	-21.35	-21.27	0.73	329.00
Standard Dev.	0.0	11.2	11.3	0.4	16.4

Max Opp Wall Delay　30.0 ms

图 17-24　显示左心室同一节段的 Epi 和 Endo 均有差异，其机制有待进一步研究

Epi 代表心外膜下心肌，Endo 代表心内膜下心肌

（5）研究心房的结构力学。VVI 除了可以研究左、右心室结构力学之外，还可以评估心房的结构力学改变（图 17-25）。这是一个新的领域，许多问题有待进一步探索，VVI 这项技术也许能从结构力学的角度对心房的功能进行研究。

（二）心脏功能的研究

传统的心功能指标中最重要的一个就是射血分数（EF）。超声心动图技术测量 EF 最常用的方法有 M 型（Teicholz 公式）和二维（Simpson 公式），随着三维超声心动图的普及，也有一些单位开始运用三维法测量 EF。这三种方法虽然维度不同，但是本质上都是容积法，先计算出心室的收缩末容积（ESV）与舒张末容积（EDV），然后根据公式计算出 EF，区别只是前两者计算容积需要几何假设，三维法不需要几何假设。近年来，随着心功能研究的进展，GLS 已经成为另一个重要的心功能指标，例如，在肿瘤心脏病领域，GLS 是公认的心功能预测因子。GLS 和 EF 是相互独立的两个因子。GLS 反映的是心肌纤维缩短的程度，EF 反映的是心室容积缩小的程度，虽然心肌纤维缩短是心室容积缩小的原因，后者是前者的结果，但是二者在数学上并不呈现简单的线性关系。根据螺旋心室肌带理论，心室肌带经过两次螺旋缠绕，包围形成了两个空腔，分别是右心室和左心室。在左心室的射血期，降段收缩产生的扭转运动使得左心室腔的空间形态发生了较大的变化，这是左心室能够如此高效射血的原因。舒张末左心室腔的形态类似半个橄榄球，收缩末，左心室腔形态变得更"瘦"，类似子弹头。为了研究左心室腔形态变化的规律，有学者将其命名为"形态函数"（shape function）。VVI 将上述三种类型的心功能评估方法整合在一起，同时提供容积、应变和形态三方面的参数。

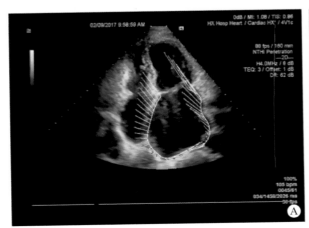
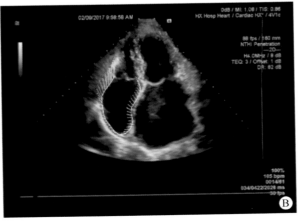

图 17-25　A. 左心房 VVI 图像；B. 右心房 VVI 图像

（1）VVI 根据 Simpson 公式计算左心室整体 EF。另外，VVI 还通过节段容积、节段射血分数（EF）分段评估心脏的功能（图 17-26）。

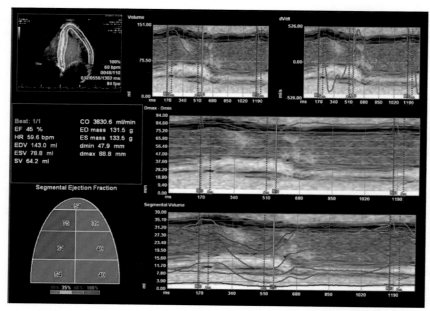

图 17-26　VVI 的容积分析界面，提供了 EF 和节段 EF，左边是数据表格和图形化显示，右边是曲线

（2）VVI 在分析任一左心室长轴断面时，会自动计算出该断面的 GLS，如果把 A4C、A3C、A2C 三个断面全部分析完毕，VVI 还可以靶心图（bull's eye）的形式显示（图 17-27）。

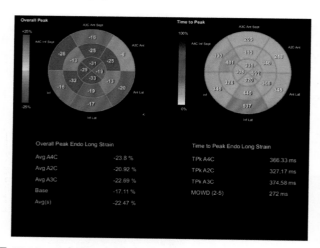

图 17-27　左侧靶心图显示了左心室 16 个节段各自的纵向应变，下方的数据是各个断面的整体纵向数据

（3）VVI 可以根据 GLS 与 EF 数据，在"形态函数"图表上进行标记，这有助于判断心室的形态变化在心室收缩射血过程中所起的作用（图 17-28）。曲线图的横坐标是 EF，纵坐标是 GLS。白色空心圆点代表患者当前的数据，位于蓝色虚线和绿色线之间，提示左心室心肌的收缩功能已经受损，但是左心室腔形态构型对射血的正向增益作用尚存。

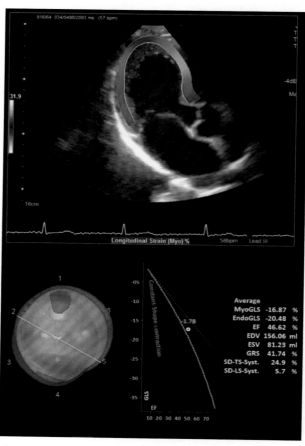

图 17-28　一位心衰患者心尖三腔心断面的"形态函数"分析结果

质及其对力学的影响（图 17-30）。

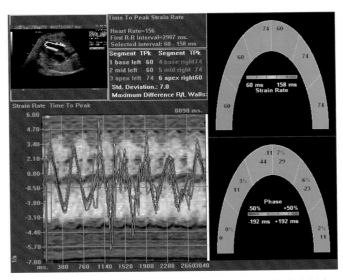

图 17-30 可以任意取 M 型图为背景，利用瓣膜等曲线划定心动周期

三、VVI 在胎儿心脏研究中的临床应用

（一）概况

医学超声技术的发展使得胎儿的各个器官均能通过无创的超声扫描进行解剖与功能上的评估。胎儿超声心动图的进展非常迅速，对胎儿心脏先天性畸形的诊断已达到很高的水平。妊娠 16～24 周被推荐为胎儿心脏扫查的最佳时期。

近年来，早孕时经阴道扫查，已成为超声胚胎学中评估早期胎儿心脏的一个重要部分，超声在胎儿心脏结构与血流动力学方面积累了丰富的经验，但在功能方面，例如结构力学方面的研究，进展相对缓慢。曾有学者运用组织多普勒的方法研究胎儿心脏的运动。但是，由于胎儿心率快，相对探头而言心脏位置经常变化，因此组织多普勒的应用有非常大的限制。另外，由于胎儿心电信号难以捕捉，也限制了胎心结构力学的研究。VVI 技术采用灰阶原始信息，可接受任何探头采集的任何断面的图像，不受心率及扫查角度的影响，也不依赖于胎儿心电图的信号，有助于深入研究胎儿心脏结构力学（图 17-29）。

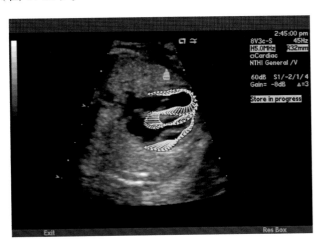

图 17-29 胎儿左右心室 VVI 速度向量显示

（二）应用

无论从宏观结构力学还是微观结构力学来分析，胎儿心脏均有许多方面需要讨论。

（1）弄清心脏在形成过程中的力学结构，对解释和验证螺旋心室肌带学说有重要意义。

（2）胎儿心脏的同步化有其自身发展、形成的规律，尤其需从右心优势逐步过渡到左心优势。

（3）目前胎儿心电图尚无理想的方法可同步采集到。VVI 可以获得任意断面上的 M 型背景图（包括瓣膜、房壁、室壁），同时 VVI 还可以帮助评估胎儿心律失常性

（4）心功能不全是胎儿常见的死亡原因，VVI 可以分析胎儿心脏节段的容积和 EF，帮助评估胎儿心房及心室的功能。

四、VVI 在血管研究中的临床应用

（一）概况

医学超声应用于研究外周血管已经多年，在灰阶上多集中于管壁内径、斑块的测量、动脉管壁内膜中层厚度（IMT）及内皮功能的检测。在多普勒技术方面，多集中在血流的方向、性质、搏动指数、阻力指数等参数的测量及血流量的计算方面。

近年来，有关利用多普勒组织成像技术进行外周血管研究的文章发表，依靠检出动脉壁运动的频谱，分析其特性，测量峰值速度、脉搏传递时间来反映动脉壁的弹性；已有利用多普勒组织成像技术采样，对动脉壁的粥样斑块进行应变、应变率分析，期望对斑块的稳定性进行评估。但受到多普勒组织成像技术探头选择的限制，空间分辨率、角度依赖、帧率的限制，单点采样等影响因素，对研究的血管有一定的选择性，并非所有血管均能采用组织多普勒进行检查，准确性及重复性受到影响。VVI 有可能在外周血管的研究中发挥作用。

（二）VVI 在外周血管研究中的应用

1. 外周血管的结构力学研究 心脏与血管在泵与输出功能方面实质是一个整体，心脏收缩后，依靠脉搏波等将动力传导至各级血管，正常状态下它们有非常好的

传导性与同步性，但目前尚缺乏各级血管在结构力学方面的正常数据，更缺乏病理状态下的变化数据。初步研究表明，无论是从颈总动脉还是到腘动脉、胫后动脉，

均有明显规律的速度向量，在微观结构力学上会有应变、应变率，达峰速度与达峰时间等参数可检测，有很好的规律性与重复性（图17-31）。

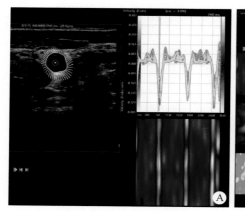 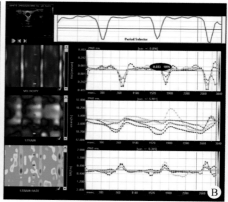 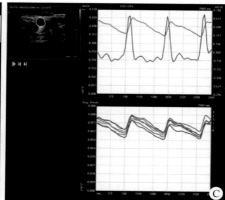

图 17-31 颈动脉短轴内膜的 VVI 图像

A. 显示向心性速度曲线图、曲线解剖 M 型；B. 将颈动脉短轴分为 3、6、9、12 点共 4 个节段，显示这 4 个节段的径向速度曲线、径向应变曲线、径向应变率曲线；C. 颈动脉短轴以中心为圆心，均分为 6 个节段，分别显示总的面积变化曲线和 6 个节段各自的面积变化曲线

2. 评估外周血管壁的弹性 临床期盼有一种无创简便的方法来评定血管壁的弹性。可以从上述宏观及微观结构力学参数总结出规律，制定判定血管弹性的标准（图17-32）。

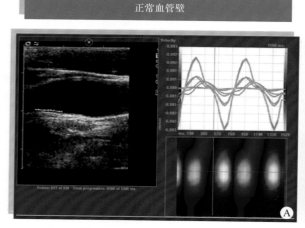 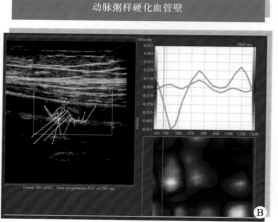

图 17-32 对照正常血管（A）与动脉粥样硬化血管壁伴有斑块（B）测量的结果

两者的速度向量显示，速度彩色 M 型模式，速度曲线模式等均有很大的差别

3. 评估外周血管壁的粥样斑块 动脉粥样硬化是导致心脑血管疾病的重要危险因素。对斑块形态与性质的研究，有 X 线血管造影、MRI、分子成像等方法，但尚无一种简便易行的评估斑块力学特征的无创方法，VVI 已经显示出这种前景。

无论斑块是否偏心，均会造成血管壁结构的重构，这种重构是为了将血管的脉搏波更好地向前传递，使血流向前推进。以往我们观察到血管壁由于斑块导致狭窄

而形成的湍流，实质上是血管壁重构的结果。斑块亦能造成局部血管壁的剪切力明显升高（图17-33），它能够导致血管内膜的进一步损伤。

从微观结构力学上看，由于斑块的出现，在其发生的部位造成了血管壁切向运动，即达峰时间、应变、应变率的明显不同步，径向运动也存在同样的变化。斑块存在的部位，各种参数值均低，斑块的基底部的值比顶部要低，存在明显的不对称性（图17-34）。

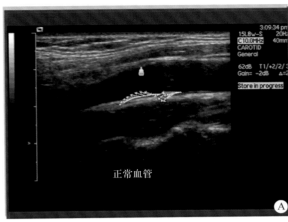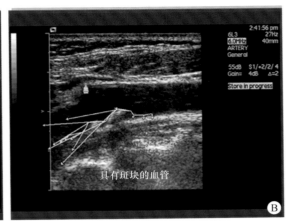

图 17-33　对照正常的血管壁（A），具有动脉硬化斑块的血管壁（B）剪切力明显增加，它会造成血管内膜的进一步损伤

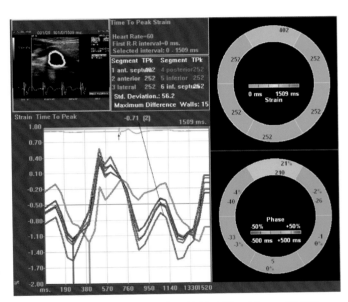

图 17-34　硬化的血管或有斑块的血管，其 VVI 测值均
存在不对称性

（许闻桥　凌　雁　陆兆龄　刘延玲）

参考文献

凌雁，等 . 1999. 组织谐波显像和 CK 技术结合在冠心病应用的研究 . 中国医学影像技术，15：907-909

Amundsen BH，et al. 2006. Noninvasive myocardial strain measurement by speckle tracking echocardiography validation against sonomicrometry and tagged magnetic resonance imaging. J Am Coll Cardiol，47：789-793

Becher H，et al. 1998. Improvement in endocardial border delineation using tissue harmonic imaging. Echocardiography，15：511-517

Bednarz J，et al. 1998. Color kinesis：principles of operation and technical guidelines. Echocardiography，15：21-34

Caidahl K，et al. 1998. New concept in echocardiography：harmonic imaging of tissue without use of contrast agent. Lancet，352：1264-1270

Chan J，et al. 2000. Anatomic M mode：a novel technique for the quantitative evaluation of reginal wall motion analysis during dobutamine echocardiography. Int J Card Imaging，16（4）：247-255

Hansen TH，et al. 1996. The use of dobutamine stress echocardiography for the determination of myocardial viability. Clin Cardiol，19（8）：607

Helle-Valle T，et al. 2005. New noninvasive method for assessment of left ventricular rotation speckle tracking echocardiography. Circulation，112：3149-3156

Hozumi T，et al. 1998. Noninvasive assessment of coronary flow velocity and coronary flow velocity reserve in the left anterior decending coronary artery by Doppler echocardiography. J Am Coll Cardiol，32：1251-1259

Iwado Y，et al. 1999. Quantitative analysis of myocardial response to dobutamine by measurement of left ventricular wall motion using omnidirectional M-mode echocardiography. Am J Cardiol，83（5）：765-769

Kasprzak JD，et al. 1999. Comparison of native and contrast-enhanced harmonic echocardiography for visualization of left ventricular endocardial border. Am J Cardiol，83：211-217

Koch R，et al. 1999. Objective evaluation of regional left ventricular wall motion during dobutamine stress echocardiographic studies using segmental analysis of color kinesis. J Am Coll Cardiol，34：409-419

Kornbluth M，et al. 1998. Native tissue harmonic imaging improves endocardial border definition and visualization of cardiac structures. J Am Soc Echocardiogr，11：693-701

Lau YS，et al. 1997. Assessment of left ventricular wall motion abnormalities with the use of color kinesis：a valuable visual and training aid. J Am Soc Echocardiogr，10：665-762

Li P，et al. 2005. Isolated diastolic dysfunction is a contraction abnormality：new insights from left ventricular longitudinal and torsional dynamics by velocity vector imaging. AHA 2005

Abstracta, 239

Long RM, et al. 1996. Echocardiographic quantification of regional left ventricular wall motion with color kinesis. Circulation, 93: 1885-1887

Mele D, et al. 1998. Anatomic M-mode: a new technique for quantitative assessment of left ventricular size and function. Am J Cardiol, 81 (12A): 82G-85G

Mor-Avi V, et al. 1997. Segmental analysis of color kinesis images: new method for quantification of the magnitude and timing of endocardial motion during left ventricular systole and diastole. Circulation, 95: 2082-2097

Nesser HJ, et al. 2009. Quantification of left ventricular volumes using three-dimensional echocardiographic speckle tracking: comparison with MRI. Eur Heart J, 30 (13): 1565-1573

Pedrizzetti G, et al. 2014. On the geometrical relationship between global longitudinal strain and ejection fraction in the evaluation of cardiac contraction. Journal of Biomechanics, 47: 746-749

Pierard LA, et al. 1995. Dimensional quantification of cardiac anatomy, ultilizing anatomical M-mode, a new post-processing technique used on high frame rate two-dimensional digitally staored cineloops (Abstr). Eur Heart J, 16 (Suppl): 2885

Saito K. 2009. Comprehensive evaluation of left ventricle strain using speckle tracking echocardiography in normal adults: comparison of three-dimensional and two-dimensional approaches. JASE, 22: 1025-1030

Spencer RT, et al. 1998. Use of harmonic imaging without echocardiographic contrast to improve two-dimensional image quality. Am J Cardiol, 82: 794-799

Strotmann JM, et al. 1999. Anatomic M-mode echocardiography: a new approach to assess regional myocardial function—a comparative in vivo and in vitro study of both fundamental and second harmonic imaging modes. J Am Soc Echocardiogr, 12: 300-307

Tanaka H. 2010. Usefulness of three-dimensional speckle tracking strain to quantify dyssynchrony and the site of latest mechanical activation. AJC, 105 (2): 235-242

Zhang L, et al. 2010. Peak radial and circumferential strain measured by velocity vector imaging is a novel index for detecting vulnerable plaques in a rabbit model of atherosclerosis. Atherosclerosis, 211: 146-152

第十八章 心脏大血管正常解剖生理

第一节 心脏大血管正常解剖

心脏大血管的正常解剖生理知识，对理解各种心血管病的病理、临床和超声心动图表现具有十分重要的作用。下文将从不同侧面对此进行比较详尽的介绍，提供较系统的资料。

一、心脏位置及毗邻关系

（一）胸腔

胸腔为横膈以上、颈部以下和胸廓以内的空间，其内有心、肺等重要器官。胸腔上部与颈部相连，下部由横膈与腹腔分开；周围为脊柱、胸骨、肋骨等骨骼和软组织所构成的胸廓，起保护其内部重要脏器的作用。根据空间位置关系，一般将胸腔分为左、右两侧胸腔和中间的纵隔，再将纵隔分为上、下两部分，下纵隔又分为前、中、后三部分。

（二）心脏

左、右两侧胸腔，分别由两侧肺脏及其相应的支气管、血管等所占据。心脏位于两侧肺部之间的纵隔，是纵隔内最大的脏器，主要位于中纵隔，其中1/3位于正中线右侧，2/3位于左侧；其基底部与位于上纵隔的大血管相连接。心脏的两侧为肺脏，前方有胸骨、第3～6肋软骨和肋骨前端，超声波不能穿透胸骨、肋骨等骨性结构和钙化的肋软骨。纵隔内还有胸腺、食管、气管和左右支气管的起始部分等。

心脏的前面称为胸肋面，大部分由右心房和右心室构成，小部分为左心房和左心室。心脏的两侧和前方，大部分被肺脏和纵隔胸膜覆盖，靠近胸骨和第3～6肋软骨的部分通常没有被肺脏覆盖，称为心脏裸区，是超声心动图检查及临床上进行心包、心腔穿刺最常用的部位。

心脏的后方，与部分肺脏组织、气管下段、支气管起始部、食管和降主动脉等相毗邻，其后有第5～8胸椎和肋骨后端等。心脏的左心房和部分左心室后部与食管毗邻，为X线检查观察左心房、左心室大小，经食管进行超声心动图、心脏电生理检查等，提供了重要的途径。

心脏的下部为心脏膈面，坐落在横膈之上，紧贴膈肌中心腱，主要是左心室。

二、心脏形状和胸前投影（图18-1）

（一）心脏外形

心脏类似倒置梨形或不规则圆锥形，上部较细，下部较粗，心脏的上界和下界基本呈水平。心脏的长轴与人体正中线之间构成45°左右的夹角，夹角的大小随体型、呼吸、心脏运动等改变。

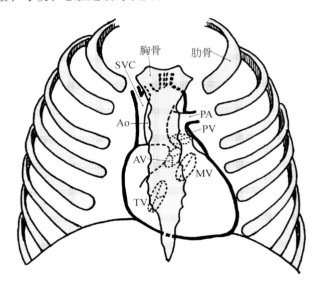

图18-1 心脏位置及心脏大血管和瓣膜的投影示意图

心脏表面可分为前面（胸肋面）、后面、侧面和下面（膈面）。从各个方向观察心脏大血管表面，可见到不同的结构。图18-2显示从左侧面观察的胸腔与心脏大血管位置关系。图18-3分别显示从前面、右侧、左侧和背面观察时所见心脏大血管的结构。

心脏的前面稍向前凸，中央大部分为右心室前壁，两侧分别为右心房和左心室前壁，大约各占1/5。心脏下面较平，接近水平位，贴近膈肌中心腱。此处大部分为左心室下壁，少部分为右心室下壁。左侧面向外凸起，大部分为左心室外侧壁，后上方小部分为左心房。右侧面也稍向外凸起，主要为右心房和右心室。心脏后面主要是左心房后壁，小部分为右心房后壁和左心室后壁，一般称为心底部。

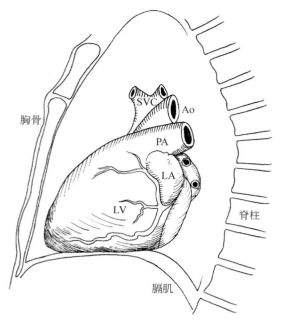

图 18-2　左侧面观心脏大血管与胸腔的相互位置关系示意图

心房与心室之间有房室沟即冠状沟，几乎围绕心脏一周。冠状沟平面与人体矢状面之间通常也构成 45° 左右的夹角。心脏的前面和后面，各有一条从房室沟斜向心尖右侧的浅沟，分别称为前、后室间沟，是左、右心室表面的分界标志，两者在心尖部的汇合处称为心尖切迹。两侧心房表面之间也有类似的浅沟，后侧房间沟较明显，前侧被大动脉根所遮盖。

后房间沟、后室间沟和冠状沟的交会处，称为心脏交叉点（cardiac crux）或房室交点，是左右心房、左右心室、房间隔和室间隔在心脏膈面的临界点。心脏交叉点完全不同于超声检查四腔心断面时所称的十字交叉，后者指心房、室间隔与房室瓣之间的关系，不可混淆。

（二）胸前心脏投影

心脏和大血管在胸前的投影，相当于后前位 X 线胸片的心脏大血管影。许多因素会影响心脏的胸前投影，其中主要有体型、呼吸、胸廓形状和心血管系统病变等。

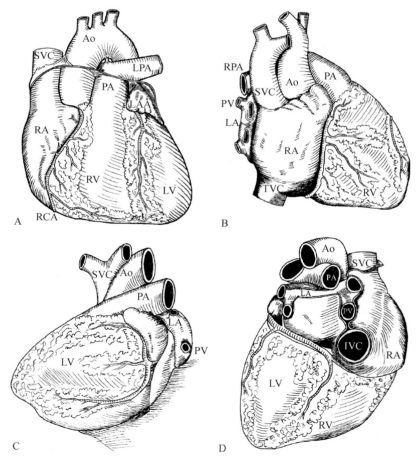

图 18-3　不同侧面观心脏大血管表面结构示意图
A. 正面；B. 右侧；C. 左侧；D. 背面

心脏投影在胸骨角与肋下角之间，投影区类似于梯形。

心脏上缘和下缘的投影线基本呈水平，相互平行，

上缘水平线之上为大血管，包括上腔静脉、升主动脉、主动脉弓、降主动脉近端、主肺动脉及其近端分支等。

心脏右侧投影线上下几乎垂直，左侧则形成由内上方斜向左下方的斜线，心尖部投影呈三角形，指向左下方，三角形的角应在左锁骨中线以内。

如果将心脏的梯形投影区左上角与右下角连接一条直线，此直线所处的投影平面相当于冠状沟平面，系心房与心室交界处和大动脉起始部位，也是所有半月瓣、房室瓣的投影部位。以此直线所处的投影平面为界，其右上部分主要是左、右心房，左下部分是左、右心室。

1. 右侧　右侧心脏大血管缘，上段在胸骨柄水平，是上腔静脉和升主动脉，基本垂直，与正中线相平行。下段是右心房，呈不太明显的弧形，中部稍向右突出，右心房与下腔静脉交界处正好在横膈部位，因此一般看不到下腔静脉。

2. 左侧　左侧心脏大血管缘，上段也在胸骨柄水平，最上方是主动脉结，即主动脉弓和降主动脉近端，投影呈圆形。其下是主肺动脉，亦轻度凸起，但一般不超过主动脉结，体表部位相当于在胸骨左缘第2肋间。左心耳在主肺动脉凸起处的基部，多数不明显。左下段大部分心脏缘属于左心室，正常心脏的右心室在心脏影的中部。

3. 心脏瓣膜　在心脏投影的左心耳与右侧心膈角之间，如果用直线连接，其所处的投影平面为所有心脏瓣膜的投影部位。肺动脉瓣口位于此投影平面的左上方，靠前，呈水平位置，相当于在胸骨左缘第3肋骨水平。主动脉瓣口和二尖瓣口均位于此投影平面的中央，主动脉瓣口居中，在肺动脉瓣口的右下方，二尖瓣口相对靠后，相当于在胸骨左缘第4肋间。三尖瓣口在此平面的右下方，位置靠前，相当于在胸骨右缘第5肋骨水平。

三、心脏大血管横断面和冠状断面解剖

（一）胸腔横断面

第2～5肋骨前端水平的各个横断面，可显示胸腔、心脏大血管、周围脏器的解剖结构及其空间位置关系，有关内容和解剖示意图详见第七章图7-1～图7-4。

第2肋前端水平，为心脏大血管的心底部分，包括部分升主动脉、降主动脉、上腔静脉和肺动脉等，周围完全被肺脏和骨性结构所包绕，在此水平通常无法直接进行经胸超声检查，需从胸骨上窝、食管内或较低水平的肋间等处，探测本部位的心血管结构。

第3肋前端水平，有主动脉瓣水平的升主动脉、上腔静脉、右心房、左心房、左心室、降主动脉和肺静脉等心脏大血管结构，周围仍被肺脏和骨性结构包绕。

第4肋前端水平，相当于胸骨旁四腔心断面，有左右心房、左右心室、降主动脉和冠状静脉窦等心血管结构，心前区大部分仍被肺脏和骨性结构包绕，只有一小部分未被它们覆盖，故超声可从心前区肋间直接进行检查。

第5肋前端水平，心脏大血管结构有靠近膈面的右心房、左右心室、降主动脉和下腔静脉等，心前区一部分被肺脏和骨性结构覆盖，其余部分没有被包绕，可在心前区肋间直接进行超声检查。在本横断面左侧一般可显示部分横膈及其壁层胸膜。

（二）心脏大血管冠状断面

图18-4～图18-6分别显示前、中、后冠状断面的心脏大血管结构及其相互关系，比如前冠状断面显示左心室、右心室、右心房和主肺动脉根部等。

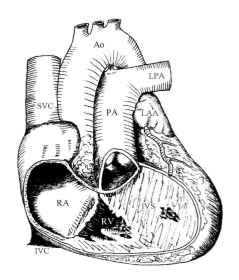

图 18-4　心脏大血管前冠状断面结构示意图

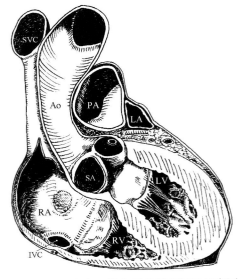

图 18-5　心脏大血管中冠状断面结构示意图

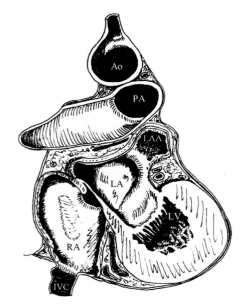

图 18-6 心脏大血管后冠状断面结构示意图

四、心脏大血管各部位解剖

（一）右心房

右心房位于心脏右前方，呈直立的不规则卵圆形，壁较薄，外表光滑，右心房上端与上腔静脉相连，上腔静脉的位置靠前，在上纵隔前部。右心房下端紧贴横膈，有下腔静脉及冠状静脉窦开口，下腔静脉通过横膈后几乎立即进入右心房。右心房的底部，即三尖瓣口。右心房后壁主要为房间隔，与左心房隔开，其前上缘正对下腔静脉入口的房间隔部位是卵圆窝（图 18-7）。上缘外侧与上腔静脉交界处有非常重要的心脏起搏点窦房结。

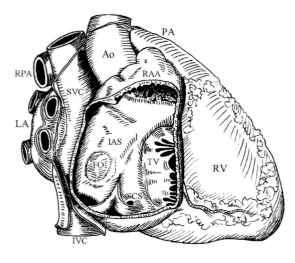

图 18-7 右心房结构示意图

右心房腔分为耳部和体部两部分，右心房及其周围组织的解剖结构比较复杂，与心脏大血管的许多重要结

构有关。

1. 右心房背部 有两条沟将右心房与附近组织分开。界沟或终沟（sulcus terminalis，terminal groove）在右心房背部的右前方，与其相对的右心房腔内有一条隆起，称为界嵴或终嵴，从上腔静脉入口处前面延伸至下腔静脉入口处前面，将右心房体部与右心房耳部分开，终嵴与下腔静脉瓣相连接。房间沟（Waterston's groove）将右心房与左心房分开，往往与房间隔的部位相一致，两侧心房壁在此处重叠。

2. 右心房耳部 为右心房的前内侧部分，呈钝三角形，相对短小，基底部较宽大。与左心房耳部不同，边缘一般较整齐，没有明显的切迹。内壁高低不平，有许多小梁凸起，称为梳状肌。梳状肌之间的心房壁很薄，呈透明状薄纸样结构。

3. 右心房体部 属于胚胎时期的静脉窦部分，内壁光滑，故也称为右心房静脉窦部或光滑部。位于终嵴之后，为上、下腔静脉汇合处的后下部右心房，有上、下腔静脉和三尖瓣口、冠状静脉窦等重要开口相连。其左后侧是房间隔，房间隔中部偏下后方为卵圆窝。右心房体部与多个重要组织结构相毗邻。

下腔静脉瓣（Eustachian valve）在下腔静脉入口处，为半月形瓣膜样结构，其前角与卵圆窝的嵴相连，在胎儿时期引导下腔静脉血液经卵圆孔进入左心房。

冠状静脉窦口在下腔静脉入口内上方与三尖瓣之间，其边缘往往也有瓣膜样结构残留，系来自胎儿的右静脉瓣，称为冠状窦瓣（Thebesian 瓣），心脏收缩时可防止血液逆行注入冠状静脉窦。

科赫（Koch）三角在临床上相当重要，位于冠状静脉窦口、三尖瓣环隔叶附着处和托达罗（Todaro）韧带之间，其内有房室结和近端希氏束。

4. 房间隔 较薄，其平面与人体正中矢状面之间形成约 45° 的夹角。整个房间隔大致呈椭圆形，中部偏下后方为卵圆窝，约占房间隔面积的 25%，局部很薄。房间隔附近与许多重要组织结构毗邻，其前缘正对主动脉无冠窦中点，其下方为中心纤维体；其下缘在二尖瓣环上方，中间间隔上缘，为卵圆窝下缘的肌性结构，前端对着中心纤维体，后端与下腔静脉相连；其后缘正对房间沟；其上缘与上腔静脉内侧壁相延续。左侧有二尖瓣环，右侧是三尖瓣和中间间隔，冠状静脉窦开口于房间隔的后部。

（二）右心室

右心室（图 18-8）位于心脏的右前下方和中部，整体看大致呈锥形，横断面呈月牙形，右上方经三尖瓣口与右心房相连，下方一部分紧贴横膈，另一部分靠近胸骨后胸前壁。形态学上，其小梁部的肌小梁粗乱，房室瓣与半月瓣之间被顶部突出的肌性室上嵴隔开，房室瓣具有特征性。

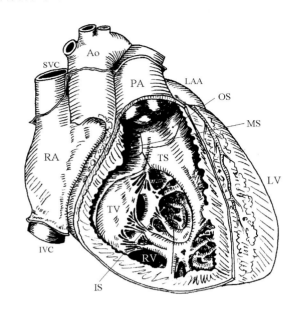

图 18-8 右心室及室间隔右心室面分区示意图
MS. 膜部室间隔；IS. 室间隔流入道部分；OS. 室间隔流出道部分；TS. 室间隔肌小梁部分，后三者为肌部室间隔

根据胚胎发育、解剖结构及其功能，可将右心室分为三部分。

1. 流入道 起自三尖瓣口，为靠近三尖瓣口部分的右心室，内壁较光滑。与右心室体部相连处没有明确的分界，一般以肌性环为界，内部结构基本上与体部相似，有粗细不等且较丰富的肌小梁。

流入道与流出道之间，以室上嵴即漏斗部后壁下界所隆起的肌束分界，上方为流出道，下方为流入道。室上嵴右侧部分称壁束，恰与主动脉右冠状动脉窦（简称右冠窦）相对，对该冠状窦有支撑作用。室上嵴左侧部分称为隔束，其后方与左室流出道相对。

2. 流出道 位于室上嵴上方，其上界为肺动脉瓣口，向下与右心室体部相连，内壁较光滑，肌小梁较细小。流出道由胚胎的圆锥部发育而来，位于三尖瓣与肺动脉瓣之间，上窄下宽，形似漏斗，故亦称为漏斗部。其下缘为粗大的肌性室上嵴，形成从膜部室间隔到调节束的横向肌嵴，是确定右室流出道的重要标志。

3. 体部 右室流入道和流出道之间的右心室部分，肌小梁非常丰富，粗细不等，纵横交错，排列不齐，故亦称小梁部。其中有粗大肌柱，从隔束下部发出，连接较粗大的三尖瓣前乳头肌基底部，称为调节束。三尖瓣后组乳头肌位于右心室腔下方，另外从隔束右下缘发出一组较小的乳头肌，称为锥体乳头肌或圆锥乳头肌。从调节束、前乳头肌和壁束的远侧起，至右心室心尖部，肌小梁交织成网状，使右心室壁高低不平，与左心室内部结构不同。

4. 室间隔 室间隔平面与人体矢状面之间约有 45° 的夹角，一般分为膜部和肌部室间隔两部分。室间隔并非呈平面，其空间位置和形状，从额面平面观察，凸起的面朝向右心室腔，而凹面朝向左侧；从横断面观察，从后向前将两侧流入道分隔，然后向右前方稍形成弧度，构成左室流出道的一部分。膜部室间隔位于主动脉右冠窦和无冠窦之间的下方，最后室间隔向左侧弯曲，几乎与额面平行，分隔两侧心室流出道。

（1）膜部室间隔：在主动脉右瓣叶和后瓣叶的瓣环交界处下方，左、右心室与右心房之间，肌部室间隔的上方，呈椭圆形或圆形的纤维膜样结构，称为膜部间隔，上下径约 10mm，前后径约 12mm，厚约 1mm。三尖瓣隔叶横过膜部间隔，将其分为后上方的膜部房间隔（即房室隔）和前下方的膜部室间隔。膜部间隔后下方有心脏传导系统组织通过。

（2）肌部室间隔：占室间隔的大部分，可分为三部分。①窦部室间隔：来自胎儿时期原始肌部室间隔，表面光滑，位于右室流入道部位；②小梁部室间隔：由胎儿时期心室海绵样组织发育而来，靠近心室体部和心尖部，内壁肌小梁丰富，其右心室侧内壁肌小梁尤其丰富；③漏斗部室间隔：由胎儿时期圆锥部发育而成，上界为肺动脉瓣环，下界为室上嵴，一部分主动脉根右冠窦骑跨。

（三）三尖瓣及其瓣器

三尖瓣是两组房室瓣之一，位于右心房与右心室之间，由三个瓣叶组成。此外还有三尖瓣环、腱索和乳头肌等相应的三尖瓣瓣器。

1. 瓣环 三尖瓣环的投影部位在上述投影平面的右下方，位置靠前，与二尖瓣环并非处于同一个平面。三尖瓣环略呈三角形，是心脏纤维支架的组成部分，有三尖瓣三个瓣叶的基底部附着，隔瓣叶前端部分与纤维三角相连。

三尖瓣环隔瓣附着处横跨膜部间隔中部，将膜部间隔分为心房和心室两部分。膜部间隔为三尖瓣环前端，中部靠近心房侧有冠状静脉窦开口和房室结，位置十分重要。三尖瓣环前缘与右冠状动脉毗邻，相互平行，相当于右心房室沟。三尖瓣环上缘靠近右心耳基底部，有时与窦房结动脉毗邻。

2. 瓣叶 三尖瓣的三个瓣叶分别为前瓣叶、后瓣叶和隔瓣叶。前瓣叶最宽大，是三尖瓣的主要部分，通常呈半月形或四边形。后瓣叶最小，位于三尖瓣环的后下方或背侧，故亦称为下瓣或背瓣。隔瓣叶位于三尖瓣环内侧，部分基底部附着于右心室后壁，大部分通过腱索附着于室间隔的右心室面。

3. 腱索和乳头肌 右心室内有三组乳头肌，并有相应的腱索连接乳头肌和三尖瓣叶。有时腱索可直接连接于右心室壁，称为假腱索，以区别于连接乳头肌的所谓真腱索。

前组乳头肌位于右心室前壁中下部，最粗大，室间隔右心室面有许多较粗大的肌束，与本组乳头肌相连，包括调节束；起自前组乳头肌的腱索，主要连接三尖瓣前瓣叶，少部分连接后瓣叶。

后组乳头肌较细小，起自右心室膈面，其腱索主要连接三尖瓣后瓣叶。圆锥乳头肌位于室上嵴下缘，隔瓣和前瓣交界处下方，其腱索连接三尖瓣隔瓣叶及前瓣叶。

（四）左心房

左心房位于心脏的左上偏后侧，底部为二尖瓣口，与左心室相通。左心房前壁与升主动脉毗邻，后壁靠近食管，附近有左上腔静脉退化形成的斜行韧带，上壁与支气管分叉处相邻，左侧壁为游离壁，右侧为房间隔（图18-9）。

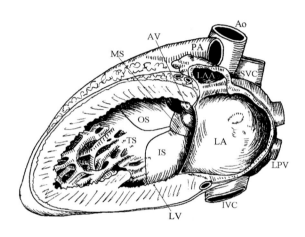

图 18-9 左心房、左心室和室间隔左心室面示意图

左心房分为耳部和体部两部分。

左心耳在心脏的左前上方，为小梁化内腔，靠近主肺动脉根部左侧，其内下方有左冠状动脉回旋支。左心耳形态变异较多，一般比右心耳长，边缘不规则，有多个较深的切迹，基底部相对较窄，此部位心房壁往往较薄。

与右心房相比，左心房体部的结构比较简单，房壁较厚，内壁平滑。四条肺静脉开口于左心房后壁两侧，开口处没有瓣膜样结构，但有左心房环肌围绕在肺静脉开口处，可能起类似括约肌的作用。

房间隔的左心房面比较不平整，是胎儿时期卵圆孔瓣所在处，多数已完全封闭，少数残留部分卵圆孔瓣覆盖在卵圆窝上，形成大小不等的未闭卵圆孔。

（五）左心室

左心室位于心脏左侧，呈圆锥形，心壁最厚，约为右心室心壁厚度的3倍。左心室形态与右心室不同，其房室瓣与半月瓣之间有纤维连接，体部和心尖部肌小梁细小密集，间隔面较光滑，没有右心室隔束样的类似结

构（图18-10）。

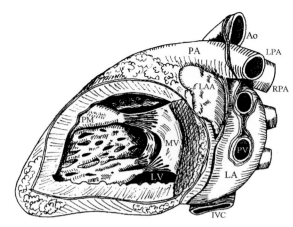

图 18-10 左心室示意图

从左心室短轴横断面看，各个水平均呈圆筒形（图18-11），心底部粗，心尖部细，四周的心肌组织厚度基本相同，心尖部完全由心肌组织构成，呈钝圆形。而右心室呈月牙形，壁较薄，两者的外表面分界，相当于前室间沟和后室间沟，但室间隔突向右心室腔。

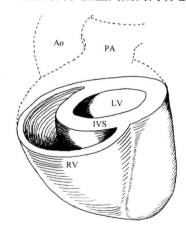

图 18-11 左、右心室短轴横断面示意图

左心室壁分为前壁、侧壁、后壁、下壁、室间隔和心尖部等部分，正常左心室壁各部位的厚度基本相同。室间隔上部由薄膜状纤维组织的膜部室间隔构成，其余大部分为肌部室间隔。

左心室腔按胚胎发育分为靠近上部、内壁光滑的窦部，靠近心尖的小梁部和圆锥部等三部分。小梁部从乳头肌附着处到心尖部，内壁肌小梁细小密集，与心室壁紧贴，略呈放射形，肌小梁形态不同于右心室。圆锥部有小部分圆锥间隔，与右心室漏斗部相邻。

左室流入道的上界是二尖瓣口，二尖瓣在开放时下垂入左心室，二尖瓣前叶基底部，与主动脉根无冠窦和左冠状动脉窦（左冠窦）后半部分之间，有纤维组织相连接，借此将左心室腔分为两部分，在其之前为左室流出道，在其之后为流入道。流入道从房室连接处延伸到

乳头肌附着处。

左室流出道,从心尖小梁部延伸到主动脉瓣叶附着处,小梁部与流出道之间没有明确的分界。主动脉瓣叶构成流出道的远端,支撑主动脉瓣的结构,部分为肌性组织,部分为纤维组织。主动脉前庭或主动脉瓣下呈管形,前外侧壁为心肌组织,由室间隔和左心室壁组成,后内侧壁为纤维组织,由二尖瓣前叶附着部分和膜部室间隔组成,内壁非常光滑,是左室流出道的主要部分。

(六)二尖瓣及其瓣器

二尖瓣是左侧心房、心室之间的房室瓣,由两个瓣叶组成,此外有二尖瓣环、腱索和乳头肌等相应的二尖瓣瓣器。

1. 瓣环 其投影部位在投影平面的中部,位置靠后,前方是主动脉瓣,类似圆形,也是心脏纤维支架的组成部分,为二尖瓣两个瓣叶基底部的附着处。二尖瓣环的前内侧 1/3 为左、右纤维三角,由二尖瓣前叶基底部附着,同时与主动脉瓣左冠瓣的后半部分及无冠瓣有纤维连接。其余二尖瓣环呈马蹄形,由纤维组织构成,有二尖瓣后叶基底部附着。二尖瓣环与三尖瓣环在中心纤维体处相互连接。二尖瓣环径随心脏收缩舒张出现变化。

有人认为,二尖瓣前叶基底部与主动脉瓣基底部之间是一整片纤维组织结构,而非纤维条,并非属于二尖瓣环的一部分。只有二尖瓣后叶与交界部的纤维环才是真正意义上的二尖瓣环,该部位有瓣环周围间隙组织围绕,其内或附近有重要的冠状循环血管,靠左是左冠状动脉及其回旋支,靠右是冠状静脉窦及心大静脉等。

2. 瓣叶 分别为二尖瓣前瓣叶和后瓣叶,两个瓣叶的面积基本相似,但形状不同。

前瓣叶显得宽大,故称为大瓣,是二尖瓣的主要部分,通常呈长方形或倒置的梯形,位于前内侧,靠近室间隔,其基底部附着于二尖瓣环的前内侧 1/3,与主动脉瓣有纤维连接。

后瓣叶看上去相对较小,故称为小瓣,位于三尖瓣环的后侧,呈长弧形,其基底部附着于二尖瓣环圆周的2/3。两个瓣叶之间分别形成前交界和后交界,前交界与左冠状动脉靠近,后交界与房室结和希氏束毗邻。

瓣叶的心房侧表面光滑,心室侧有许多腱索附着,两侧瓣叶闭合线呈弧形。瓣叶一般分为三部分:①附着于瓣环的基底部,也称为附着瓣环部;②腱索附着于乳头肌的边缘部,表面粗糙,为瓣叶相互对合的接触部位,故称为粗糙部或边缘接触部,沿其上缘有一条瓣叶关闭线;③介于上述两者之间呈半透明状的部分,称为中间部或透明部。

3. 腱索和乳头肌 有两组乳头肌,有相应的腱索连接乳头肌和二尖瓣叶,但也有少数腱索直接附着于左心室壁。前外侧组乳头肌位于左心室前外侧,左心室前壁的中下 1/3 处,多数为单个乳头肌,少数为两个乳头肌或有两个乳头的单个乳头肌。后内侧组乳头肌位于室间隔与左心室后壁交界之间,多数为多头的乳头肌。

两组乳头肌分别发出许多腱索,并经多次分支,呈扇形连接二尖瓣前叶和后叶的前、后两角。腱索一般分成三排,第一排附着于二尖瓣叶的游离缘,第二排附着于瓣叶下方的中部,第三排附着于瓣叶基底部,后者往往与左心室壁直接相连。

(七)主动脉和主动脉瓣

1. 主动脉 主动脉从左心室发出,分为升主动脉、主动脉弓和降主动脉。升主动脉在上纵隔,长约50mm,接近于垂直方向,上行于左侧的主肺动脉和右侧的上腔静脉之间。主动脉根部稍膨大,位于主肺动脉和右心耳之间,有三个主动脉窦,前面的两个主动脉窦内,分别发出左、右冠状动脉主干。

相当于在胸骨右缘第二肋软骨处,主动脉转向左后上方,形成主动脉弓,从主动脉弓向上分别发出无名动脉、左颈总动脉和左锁骨下动脉。主动脉弓到达第四胸椎左侧时,向下延伸成为降主动脉,其中位于胸腔内部分为胸主动脉。主动脉弓和胸主动脉周围有气管、食管、脊柱、无名静脉、胸导管、胸腺、胸膜、肺脏、左迷走神经和喉返神经等组织结构。

2. 主动脉瓣及其周围结构 主动脉瓣口平面朝向右上前方,与正中矢状面之间有约45°的夹角,与肺动脉瓣口平面之间几乎垂直。主动脉口附近有主动脉瓣叶、主动脉瓣环、主动脉窦、升主动脉根部和主动脉瓣下组织等结构。

(1)主动脉窦:也称为 Valsalva 窦,系主动脉根部与主动脉瓣相对应的主动脉管腔呈壶腹状向外膨出部分,形成向上开口的袋状小腔,下界为主动脉瓣环,上界为主动脉嵴的主动脉壁起始部,其向下延伸至主动脉瓣环部分即主动脉窦壁,另外圆锥间隔肌组织的一部分也参与构成右冠窦壁。根据窦内冠状动脉的开口,有左、右冠状动脉开口者分别称为左冠窦、右冠窦。冠状动脉开口部位一般在窦的中部,但位置可出现较大的变异。没有冠状动脉开口者称为无冠窦,又称为后窦。

主动脉窦基底部完全包埋在包括左、右心房在内的周围组织之中。房间沟一般正对主动脉后窦中点,主动脉窦的右侧与右心房及右心室壁部分相毗邻,前方则与主肺动脉靠近。一部分右冠窦骑跨于圆锥间隔上,与右室流出道毗邻。左、右冠窦交界处,即左、右主动脉瓣叶交界处,与主肺动脉瓣左、右瓣叶交界处相对。

(2)主动脉瓣环:为致密的纤维组织环状索条,有主动脉瓣基底部附着,系三个弧形环相互连接而成,弧形的顶部和底部不在同一平面。

(3)主动脉瓣:主动脉瓣由三个半月形瓣叶组成,

基底部附着于主动脉瓣环，瓣叶与向外呈壶腹状膨出的主动脉窦壁共同形成开口向上的袋状主动脉窦。三个瓣叶的大小通常相等，以左冠状瓣的位置最高，无冠状瓣最低。每个瓣叶游离缘的中部增厚，形成游离缘结节，称为补隙结节，以保证瓣膜紧密关闭。在心室舒张期，它们的游离缘相互合拢关闭；左心室收缩射血期，瓣叶游离缘分开，瓣口开放。

任何造成主动脉瓣叶大小、位置和形状异常，瓣叶穿孔或脱垂，主动脉瓣环扩大等病变，均可导致主动脉瓣关闭不全，而瓣叶过长、瓣叶交界处粘连和僵硬钙化等，可造成瓣口狭窄。

（4）主动脉瓣下组织：二尖瓣前叶基底部，直接与主动脉瓣左冠瓣及无冠瓣基底部相延续，一般在主动脉瓣左冠瓣后半部及无冠瓣基底部下方，有较致密的纤维组织，向下延伸连接二尖瓣前叶，共同构成左室流入道和流出道的分界。由于上述组织关系紧密，其中某个瓣叶发生严重钙化等病变，均可延及附近其他瓣叶，故有人将主动脉左冠瓣、无冠瓣和二尖瓣前叶及其周围组织看成一个整体，称之为主动脉心室瓣。

主动脉瓣下没有完整的圆锥肌，仅在主动脉瓣下前半周有心肌组织，即肌部室间隔前上方和左心室侧壁的部分心肌组织，该部分组织肥厚时，可导致主动脉瓣下狭窄。

（八）主肺动脉和肺动脉瓣

主肺动脉起于右心室圆锥部，在左、右心耳之间，根部与主动脉根共同在心包内，位置高于主动脉根，肺动脉瓣口朝向左后上方，几乎与主动脉瓣口成直角。开始时主肺动脉位于升主动脉左前方，随后斜向左上后方行至升主动脉左侧。

在主动脉弓下方，主肺动脉分成左、右肺动脉。右肺动脉较长，几乎呈直角从主肺动脉发出，在升主动脉和上腔静脉之后行向右侧肺门。左肺动脉较短，与主肺动脉之间构成较大的角度。主肺动脉分叉可偏左肺动脉处，附近有动脉韧带与主动脉弓相连。

肺动脉瓣在肺动脉根部，类似于主动脉瓣，由三个半月形瓣叶组成，分别称为肺动脉瓣左瓣叶、右瓣叶和前瓣叶，附着于肺动脉瓣环，瓣环和瓣叶均较薄弱。肺动脉瓣环与右心室漏斗部心肌相连，其中左瓣叶所附着的瓣环与漏斗部隔束相延续，而右瓣叶所附着的瓣环与漏斗部壁束相延续。左、右瓣叶所附着瓣环的内 1/2 与主动脉壁相毗邻，左、右瓣叶之间的交界处，正对主动脉瓣左、右瓣叶的交界处，但两个交界处并不完全处于同一水平面，肺动脉瓣交界处稍高，两者之间由圆锥韧带连接。

（九）上腔静脉

上腔静脉位于心脏右上方，近端在心包之内，远段在心包之外。其左侧为升主动脉，两者之间是主动脉 - 上腔静脉隐窝。上腔静脉的右侧有膈神经，后方有右肺动脉横过，奇静脉在无名静脉汇入上腔静脉处后面。相当于在第三胸肋关节下缘水平，上腔静脉开口于右心房上部，在两者交接处的右前外侧，有十分重要的心脏起搏点窦房结。

（十）下腔静脉

下腔静脉开口于右心房后壁下方，只有 20mm 左右在心包内，与右心房的交接处有下腔静脉瓣。下腔静脉的前方为膈肌，后方有奇静脉，外侧有胸膜和膈神经。上、下腔静脉并不在一条直线和一个平面上。

（十一）心包

心包属于纤维浆膜囊，分两层包裹整个心脏和大血管根部，起保护和润滑心脏的作用。脏层心包为浆膜层，覆盖于心脏外表面，也称为心外膜；壁层心包由较致密坚韧的纤维结缔组织构成。两层心包之间有潜在的间隙，即心包腔，正常情况下有少量（20ml 左右）浆液。

在大血管根部，脏层心包移行于大血管表面，随后反折移行成壁层心包，此移行区称为心包反折。在心包反折覆盖心脏过程中，形成下述解剖结构：

1. 心包斜窦　覆盖左心房表面的脏层心包，在肺上静脉平面向下反折，覆盖于食管和降主动脉前面，形成心包斜窦，位于左心房后方偏左处，其左上方是左肺静脉，右侧是右肺静脉和下腔静脉。

2. 心包横窦　位于升主动脉及主肺动脉后方，系覆盖此两条大动脉的脏层心包，向后反折覆盖于右肺动脉之前所形成。

3. 心包小隐窝　心包在大血管之间翻转覆盖，由于大血管高低不平，从而形成若干个心包小隐窝，多数在右侧心包。其中位置最高者在升主动脉的后面，上腔静脉和右肺动脉的前面，直接与横窦相通，即横窦入口。左侧心包有一个小隐窝，位于左肺动脉与左上肺静脉之间，其内侧为 Marshall 反折。

4. 心包大隐窝　指心脏下面大的间隙，处于心脏下面与膈面心包之间，稍偏左侧，是身体直立时心包液存积之处。

5. 房间沟和界沟　前者位于右心房与右肺静脉之间，表面往往覆盖有脂肪组织，此沟与房间隔相对应。后者位于右心房静脉窦与右心耳之间，心脏传导系统中的后结间束从窦房结前右侧端发出，顺此沟下行。

（十二）心脏纤维支架

心脏纤维支架由心脏的纤维三角和两侧房室瓣、半月瓣及其所附着瓣环等所构成。如前所述，四个瓣环大致在一个投影平面（见图 18-1），主动脉瓣环居中，肺动脉瓣环在左前方，两个房室瓣环在后方，二尖瓣环靠左，三尖瓣环靠右，两个房室瓣环的后 1/3 相互连接。

1. 右纤维三角　为心脏纤维支架的主要部分，故也称为心脏中心纤维体，结构较厚，致密坚韧，类似软骨样组织，位于主动脉瓣环与两侧房室瓣环之间，膜部室间隔的纤维组织也参与构成此纤维三角。房室结及希氏束在右纤维三角上面偏右、室间隔后下方向下行走。

从右纤维三角的前、后两角，发出两条细长的条索状纤维组织，沿右侧房室孔边缘环行，逐渐变细，形成三尖瓣环，在三尖瓣环的后瓣叶处形成 Henle 丝状索。右纤维三角前端与主动脉无冠瓣基底部的最低部分紧密相连。

2. 左纤维三角　比右纤维三角小，但结构和致密坚韧程度相似，位于主动脉瓣环与二尖瓣环之间。在主动脉根部下方与右纤维三角相互连接，形成纤维组织间隔，将左心室的孔道分为流出道和流入道。从左纤维三角和右纤维三角发出细长条索状纤维组织，沿左侧房室孔边缘环行，逐渐变细，也称 Henle 丝状索，形成二尖瓣环。左纤维三角的前端与主动脉左冠瓣基底部的最低部分紧密相连。

纤维三角、主动脉根、两侧房室瓣环及房室瓣等组织结构，构成一个完整的整体，是心脏十分重要的基本纤维组织支架。肺动脉根部的纤维组织较薄弱，有人根据解剖结构，认为其不直接参与上述整体，而是通过位于主动脉右冠瓣基底部和肺动脉基底部之间的纤维组织与心脏支架相联系，此纤维组织称为圆锥腱或球部腱索。

（十三）心肌组织

心房壁和心室壁主要由心肌组织组成。心房的心肌组织分两层：浅层为左、右心房共有，沿横径方向走行；深层为左、右心房分别所有，由纵行和环形两种心肌纤维组成，前者两端附着于纤维环，后者环绕心房耳、腔静脉、肺静脉和冠状静脉窦开口。

心室的心肌组织较厚，尤其是左心室，与心脏长轴大致成直角方向呈螺旋形走行，分为四组。起自膜部的深层球螺旋状肌束，仅走行于左心室内层，右心室无此心肌层。起自三尖瓣环的深层窦螺旋状肌束，环绕左、右心室，与右心室收缩有密切的关系。起自二尖瓣环和三尖瓣环的浅层球螺旋状肌束，分别顺时针方向环绕，抵心尖后分别移行于肌小梁和乳头肌。

五、冠状循环

冠状循环的血管包括冠状动脉、毛细血管和冠状静脉。

（一）冠状动脉

冠状动脉是心脏十分重要的营养动脉，系升主动脉的第一对分支，从主动脉环上主动脉瓣游离缘水平的主动脉窦内发出。冠状动脉开口和分支，多有变异。左、右冠状动脉之间及左冠状动脉前降支与回旋支之间，有较丰富的血管吻合，形成较多的侧支循环。

一般根据冠状动脉后降支的来源，将冠状动脉分成三种类型：来源于右冠状动脉的右优势型，在我国约占人群的 2/3；来源于左回旋支的左优势型，在我国约占人群的 5%；同时来源于两侧冠状动脉的均衡型，在我国约占人群的 30%。

1. 左冠状动脉　主干起自左冠窦，长度和内径不等，一般长 5～20mm，主干走行于主肺动脉与左心耳之间，通常在左冠状沟分成前降支和回旋支。

（1）左前降支：其为左冠状动脉主干的直接延续，沿前室间沟下行至心尖部，经心尖切迹转向心脏膈面，多数终止于后室间沟的下 1/3 处，但其长度和终止部位变异较大，终止部位可自前室间沟下 1/3 至后室间沟中部。

左前降支在沿途发出许多分支，包括分布到右心室前壁的右心室前支、分布到室间隔的前室间隔支和分布到左心室前壁的斜角支。其中第一斜角支多数较粗，有时可从左前降支与回旋支的分叉处附近发出，称为对角支。根据其终止部位和分支情况的不同，左前降支发出的分支可供应血液到左右心室前壁和心尖部、前室间隔、右心室漏斗部、心脏膈面、希氏束、右心室前乳头肌等。

（2）左回旋支：从左主干发出后，沿左心房室沟向左走行，在心脏左缘绕向左后方，终止于靠近心脏左缘的左心室后壁，同样其终止部位可有所不同，少数可沿后室间沟下行。

主要分支有分布到左心房的左心房支，左心室侧缘的钝缘支，左心室前壁和后壁心底部分的左心室前支和后支等，供应相应部位心肌组织血液。

2. 右冠状动脉　右冠状动脉从右冠窦发出，先向右前方走行于主肺动脉与右心耳之间，然后沿右心房室沟向右走行，在心脏右侧缘转向心脏膈面，随后沿后室间沟下行，称为后降支，通常终止于后室间沟的下 2/3 处附近。

沿途发出分布到右心室的右心室前支、锐缘支和右心室后支，以及分布到右心房的右心房支、左心房后部的左心房后支、左心室后部的左心室后支等。后降支发出后室间隔支，分布到室间隔的后下 1/3。

右心室漏斗部的血液供应，多数来自左前降支和右冠状动脉的圆锥支，有时它们可形成环状吻合，称为 Vieussens 环。

（二）冠状静脉

来自冠状动脉的血液，多数通过毛细血管后汇入各级冠状静脉，最终通常经冠状静脉窦引流入右心房，少量经肌窦或直接导入心腔。

心大静脉是主要的冠状静脉，起于心尖部，沿前室间沟上行，随后沿左冠状沟到心脏膈面，汇集来自左心室、右心室前壁等部位的静脉血，回流入冠状静脉窦。

心小静脉汇集来自右心房和右心室后部的静脉血，走行于右心房与右心室后部之间的冠状沟内，汇入冠状静脉窦，或与心中静脉汇合后一并进入冠状静脉窦。

心中静脉起自心尖部，汇集来自左右心室膈面和室间隔后部、部分心尖部的静脉血，沿心脏膈面的后室间沟上行，转入冠状沟，往往与心小静脉汇合后，一起汇入冠状静脉窦。

此外，还有位于左心室膈面的左心室后静脉和位于左心房后壁的左心房斜静脉，分别接收相应部位的静脉血，可汇入其他心脏静脉，最终汇入冠状静脉窦。

冠状静脉窦位于心脏膈面的左心房室沟内，汇集来自心脏的大部分静脉血，是心脏最大的静脉，一般长20～30mm，在下腔静脉开口处内上方与三尖瓣环之间，开口于右心房。

六、心脏传导系统

心脏传导系统系由特殊的心肌细胞组成，具有自律兴奋起搏和传导功能，维持心脏的自动节律性搏动，故有十分重要的作用。

（一）窦房结

Keith 和 Flack 最早提出窦房结是心脏窦性节律的发源处，现在已有大量组织学、超微结构和电生理方面的资料。窦房结是心脏的第一起搏点，具有维持心脏正常节律性搏动的重要作用，它位于上腔静脉与右心房交界处，即右心耳嵴部的下外侧界沟内，呈头大尾端较小的梭形，头部在上述交界处的右外侧心外膜，尾部在交界处前方的心内膜，长5.2～8.2mm，宽约6mm，厚1.5～2mm。大约10%的窦房结呈马蹄形，即越过嵴部，到达房间沟。

窦房结主要由产生起搏兴奋冲动的P细胞、少数负责冲动传导的过渡细胞和普通心肌细胞所组成。P细胞和其他心脏传导系统具有起搏传导功能的细胞，均是特化的心肌细胞，不是神经组织纤维。多数P细胞位于窦房结中央，窦房结内P细胞和结缔组织之间的比例与年龄有非常密切的关系，即随着年龄增长，窦房结内P细胞的比例下降。心脏的起搏兴奋冲动由窦房结产生后，经结间束传导到房室结和左、右心房。

窦房结的血液供应来自窦房结动脉，多数（55%）来自右冠状动脉近端，其余来自左冠状动脉近端，极少数有两支窦房结动脉，分别来自左、右冠状动脉。

（二）结间束

结间束是连接窦房结和房室结之间的特殊传导束，起于窦房结，终止于房室结，主要由特殊的浦肯野细胞等传导细胞和少数普通心肌细胞组成，均位于房间隔右侧的心内膜下。根据它们在心房内行程不同，分为前、中和后结间束。

前结间束最重要，起于窦房结前缘，沿上腔静脉口前缘向左走行，在房间隔前侧分成两支，一支继续左行进入左心房壁，另外一支沿房间隔向下方斜行，终止于房室结上缘，也称为 Bachmann 束。

中结间束起自窦房结后侧，沿上腔静脉口后缘走行，到达房间隔后，少数传导纤维进入左心房，大部分沿卵圆窝前缘下降，进入房室结顶部。

后结间束起自窦房结后侧，绕上腔静脉口前方下降，进入房室结后下缘，有分支分布于右心房背部。

（三）房室结和房室结区

房室结区或房室交界区由房室结、房结区和结希区三部分组成，位于房间隔下部偏右方右心室心内膜下约1mm处，膜部室间隔后上方，三尖瓣隔瓣基底部中央的后上方，其左前下部与右纤维三角接近，希氏束在右纤维三角的右前侧穿过。

房室结呈扁平椭圆形，位于冠状静脉窦开口的前下方约5mm处，长约5mm，宽约4mm，厚约1mm。房室结内只有少量P细胞，多数是过渡细胞。房室结由房室结动脉和许多小分支供应血液，90%来自右冠状动脉，10%来自左回旋支。

房结区是结间束进入房室结的部分，其上端呈扩展形态，而结希区在房室结的下端及希氏束的起始部，在传导和起搏中的作用十分重要。

（四）希氏束及束支

1. 希氏束 也称房室束，为稍呈扁平的传导束，长约15mm，宽约2mm，其内主要是浦肯野细胞，几乎被不良导体胶原纤维完全包裹分隔，其间只有少数交叉连接，传导速度较快。希氏束从房室结发出后，在右纤维三角中心纤维体的前方稍偏右侧处穿过，经膜部室间隔后缘，到达其后下缘，分为左、右束支。希氏束的血液供应主要来自房室结动脉和室间隔后动脉。

2. 右束支 右束支较细，呈圆形，直径约2mm，通常深埋在室间隔肌层的右侧，沿室间隔下降，经调节束到达右心室前组乳头肌基底部，为右束支前支。其发出许多细小分支，在右心室心内膜下形成互相吻合的浦肯野纤维网。其中有一支沿右束支主支途径，返回室间隔上部的肺动脉圆锥部。另外，右束支发出后支，从右心室前组乳头肌基底部，沿右心室后壁下部到达后组乳头肌基底部，也形成内膜下浦肯野纤维网。右束支的血液供应，主要来自左前降支冠状动脉发出的室间隔支。

3. 左束支　较粗大，呈扁平状，宽约 3mm，厚约 1mm。左束支从希氏束发出后，在右冠瓣和无冠瓣基底部之间，从膜部室间隔后部穿过，在室间隔左心室面心内膜下很快分为两个分支，也有人认为另外有左中分支。

左前分支沿偏前方的室间隔左心室面心内膜下向前下方行进，到达心尖部，分成许多细小分支，吻合成浦肯野纤维网，从心尖部分布到左心室前组乳头肌基底部。

左后分支沿偏后的室间隔左心室面心内膜下下降，到达左心室后组乳头肌基底部。此分支一般较粗大，不容易受到损伤。

（五）浦肯野纤维

浦肯野纤维是心脏传导系统的终末部分，主要由浦肯野细胞组成网状结构，将兴奋冲动传导到心肌组织，使心肌出现收缩。

七、心脏大血管、神经分布

交感和副交感神经纤维均分布到心脏和血管，迄今对此两种神经纤维在心脏和血管的确切分布状况尚未完全了解。心脏的副交感神经来自迷走神经，交感神经来自颈胸部交感神经节发出的心上、心中和心下神经，在心底部及升主动脉周围形成神经丛，分布到心脏和大血管。

第二节　循环生理基础

心血管系统具有四种主要功能，对人体具有十分重要的作用，包括：①输送氧气和营养物质到身体各部位的组织细胞；②从全身各部位组织细胞运走二氧化碳及其他代谢废物；③在身体各部位之间运输激素等各种重要物质，调节身体各部位的结构和功能；④心血管系统本身具有重要的神经内分泌功能，对维持机体的结构和功能、身体内环境稳定具有重要意义。

一、心动周期

心动周期指心脏的规律性收缩和舒张活动，血流动力学出现的周期性变化，包括心血管系统各部位的结构变化和运动，各心腔血管容积、压力、血流方向和速度等变化，心脏瓣膜开放和关闭等（图 18-12），是心血

管系统最重要的生理活动变化。

超声心动图检查中，图像显示、测量血流动力学参数等指标，与心动周期有非常密切的关系，随着心动周期的变化，心血管各部位的形态结构和运动出现规律性的变化。掌握心动周期对心血管结构和运动的影响，以及对血流动力学和心功能的影响，对心血管病进行正确的诊断和鉴别诊断，具有特别重要的意义。

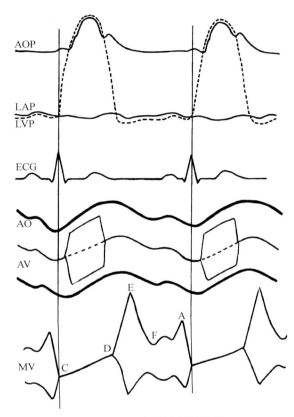

图 18-12　心动周期示意图

AOP. 主动脉压力曲线；LAP. 左心房压力曲线；LVP. 左心室压力曲线；AV. 主动脉瓣 M 型超声运动曲线；MV. 二尖瓣 M 型超声运动曲线

（一）等容收缩期

到舒张末期，随着左心室内压升高，二尖瓣已基本关闭。心电图 R 波之后，心室开始收缩，从二尖瓣完全关闭至主动脉瓣开放的时间间期为等容收缩期，大约历时 80ms，在此期间左心室内压力急剧升高，左心室的形态发生变化，但容积并未出现明显改变。

（二）快速射血期

随左心室收缩，左心室压超过主动脉压，使主动脉瓣开放，左心室内血液迅速射入主动脉，主动脉压迅速升高，直至达到最高。从主动脉瓣开放至主动脉内压力达到最高的时间间期为左心室快速射血期，大约历时 120ms，左心室内血液大量射入主动脉，左心室容积迅速降低。

（三）慢速射血期

左心室继续收缩，但收缩力降低，射血速度减慢，左心室和主动脉压逐渐降低，最后主动脉瓣关闭，从主动脉压最高点至主动脉瓣关闭的时间间期为慢速射血期，大约 120ms。

（四）收缩末期

在主动脉瓣基本关闭之后，左心室仍然处于收缩状态，主动脉压继续下降，但在一定时间内仍可有少量血液进入主动脉，直至左心室压明显低于主动脉压，历时 40ms 左右，最终左心室收缩停止。也有人称之为舒张前期。

（五）等容舒张期

左心室开始舒张，主动脉瓣已经关闭，左心室压仍高于左心房压，二尖瓣尚未开放，左心室内压力迅速下降，但容积未出现明显变化，大约历时 80ms。

（六）快速充盈期

左心室压随心室舒张而继续降低，当左心室压低于左心房压时，二尖瓣开放，左心房内血液迅速流入左心室，左心室快速充盈，左心室容积迅速增加，同时左心房内压力和容积迅速降低，此期间大约历时 90ms，其充盈量约占全部的 70%。

（七）慢速充盈期

迅速充盈左心室的血流，形成对二尖瓣的冲击，加上左心房压力迅速降低，使左侧房室之间的压力差减少，二尖瓣向关闭方向移动，处于半关闭状态，左心房流入左心室的血液减少，速度缓慢，甚至接近于停止状态，此期历时大约 160ms。

（八）心房收缩期

随左心房收缩，左心房内压力再次升高，使二尖瓣开放幅度再次增大，经二尖瓣流入左心室的血流量增加，直至左心房收缩停止、容积缩小、压力降低，最终低于左心室压力，二尖瓣关闭。心房收缩期一般历时 100ms，左心室到达舒张末期。

在心动周期中，左心和右心基本同步，但在时相上有所差异，血流动力学状态差别明显。通常右心房收缩稍早于左心房，右心室收缩开始时间稍晚于左心室，但肺动脉压明显低于主动脉，故右心室等容收缩期很短，而射血时间反而早于左心室，肺动脉瓣关闭时间也晚于主动脉瓣。

二、循环系统结构与功能的关系

循环系统主要包括心脏和血管系统，心脏是循环系统的动力泵，依靠心脏的收缩和舒张活动，维持血液循环，完成循环功能。体循环和肺循环系统血管均由动脉、毛细血管和静脉组成。心脏功能由左、右心室共同完成，但左心室对心脏功能起主导作用。

（一）左心室

左心室壁的心肌组织厚，整个心腔类似于圆锥体，收缩时一般呈向心性，包括圆锥体的短轴内径缩短和心腔长轴缩短，后者指主动脉根至心尖部的距离缩短，使整个心腔的体积缩小，心腔内产生高压，将血液射入主动脉，其中左心室短轴内径缩短起主要作用，长轴缩短所产生的作用通常不明显。左心室壁很厚，具有强大的收缩功能，对比较缓慢增加的阻力负荷有较好的承受能力，但对容量负荷的适应性远不如右心室，顺应性较差。

（二）右心室

右心室壁较薄，心肌组织较少，整体呈月牙形，心腔内表面积大。右心室壁薄，顺应性好，故对容量负荷的承受能力较好，但对压力负荷的承受能力差，尤其是难以承受突然升高的压力负荷。右心室收缩时，右心室游离壁向左心室室间隔方向移动，同时通过肌小梁和乳头肌收缩，使右心室长轴缩短，三尖瓣与心尖靠拢，使右心室射血，但右心室本身的收缩对射血的影响甚小。

影响右心室射血较大的因素是心室深层环形心肌的收缩，随左心室心腔缩小，室间隔向右侧移动并靠近右心室游离壁，从而右心室出现类似于所谓风箱式活动状态，使右心室将大量血液射入低阻力、低压力的肺动脉。因此右心室功能主要从属于左心室，左心室收缩运动是推动右心室内血液进入肺动脉的主要动力，即使右心室完全没有收缩功能，血液仍然可从右心室流入肺动脉。

（三）体循环血管

体循环是高压力、高阻力系统，其动脉内压力高出肺动脉 5 倍以上。

1. 动脉

（1）传输动脉：指大、中型动脉，弹性良好，适应心脏的周期性收缩射血。心脏收缩时，血液射入大动脉，动脉内压力升高，传输动脉扩张，降低心脏收缩期所产生的峰压。心脏舒张期，传输动脉弹性回缩，转化为维持血管内压力和推动血液继续前进的动力。心脏收缩所产生的动力，通过传输动脉的弹性扩张和回缩持续发挥作用，既降低心脏的工作负荷和能量消耗，也减少心脏收缩使动脉内压力迅速升高对血管所造成的损害。

传输动脉的弹性越好，扩张性越好，左心室收缩期的张力降低越明显，心肌能量消耗就越少，越有助于提高心排血量；反之，传输动脉缺乏应有的弹性，将增加心脏负荷，升高动脉内收缩期峰压，增大脉压差，也容易损害血管本身。

（2）阻力动脉：阻力动脉指各级小动脉和毛细血管前动脉，主要产生体循环周围血管阻力。根据物理学原理，血管管腔内阻力大小取决于许多因素，其中最重要的是血管内径，即阻力与管腔半径的四次方成反比，血管内径的微小变化将明显改变血管内阻力，对血流产生较大的影响。

体循环阻力动脉的管壁，血管平滑肌丰富，在自主神经、内分泌及局部各种调节因素影响下，通过收缩或舒张阻力动脉，改变血管内径，调节周围血管阻力，以适应机体或局部脏器功能的需要。

2. 毛细血管　物质交换的主要场所，将动脉血内氧气和营养物质提供给组织细胞，同时将组织细胞的代谢产物运走。

3. 静脉　将经过物质交换后的静脉血回流到心脏。属于容量血管，改变静脉血管张力和管腔大小，调节其容量，将影响心脏的充盈和心排血量。

（四）肺循环血管

肺循环是低压力、低阻力系统，血管的总截面积大，并有高度的舒张能力，几乎不受神经系统调节的影响。肺循环血管由肺动脉、肺毛细血管和肺静脉三部分组成。正常的肺动脉压一般为22/12mmHg（平均压17mmHg），只有体循环动脉压的1/5，但肺循环阻力低，故血流速度大体与体循环相似。

肺循环可容纳大量的血液，肺循环的血流量增加2~3倍时，肺动脉压可无明显变化，如剧烈运动状态下，肺血流量明显增加，但由于肺血管扩张，阻力降低，肺动脉压基本保持在原有水平。只有超过一定程度时，肺动脉压才随血流量增加而升高，甚至形成肺动脉高压。

三、心脏功能的主要影响因素

心脏功能主要指心室功能，尤其是左心室功能。影响心脏功能的因素很多，关系也相当复杂，主要包括心脏的形态结构，心肌收缩力和收缩的协调性、同步性，前负荷，后负荷，心脏扩张性能和心率等。此外，心房收缩功能、心包结构、神经内分泌调节、药物和代谢产物等也可影响心脏功能。以下仅讨论前负荷和后负荷对心脏功能的影响：

（一）前负荷

前负荷即容量负荷，指心脏舒张末期心室内容量，一般以心室舒张末期压、舒张末期容积、左心房平均压、肺嵌压等指标间接代表前负荷状况。

心室舒张末期容量，决定收缩前心肌纤维的初始长度，容量越大，心肌纤维的初始长度越长，在一定范围内，心肌收缩力越强，心排血量越大。在体力运动等生理情况下，通过神经内分泌等调节，使机体的容量血管张力增加，回心血流量增加，提高心脏的容量负荷，增加心排血量，以适应机体物质交换的需要。在心内外分流、反流性病变等病理情况下，心室容量负荷的长期增加，心室将通过增强心肌收缩力等代偿来适应，可出现心室扩张和心室壁肥厚。

左心室一般对容量负荷的承受能力较差，如容量负荷突然增加或长期过度增加，均会导致失代偿，发生左心室功能不全。右心室对容量负荷有较好的承受能力，通常代偿良好，初期往往无明显的右心室扩张肥厚，除非长期容量负荷过度增加，才导致右心室失代偿，产生功能不全。

慢性容量负荷增加，心室出现扩张和心壁肥厚，心室内形态结构及乳头肌、腱索和房室瓣等也将相应出现适应性变化，故在一定程度内，心室扩张并不产生功能性房室瓣关闭不全等。但容量负荷突然增加或超过代偿限度，将出现功能性房室瓣关闭不全等改变。同时，心室扩张和肥厚将增加心壁厚度和张力，降低心室顺应性，增加心肌的耗氧量。压力负荷增加时也存在类似不良影响。

（二）后负荷

后负荷即压力负荷，指心室收缩射血时所遇到的阻力或阻抗，一般以大动脉压力或阻抗作为后负荷指标。心室后负荷主要决定于大动脉阻抗、血管弹性、小血管阻力、循环血量和血液黏稠度等因素，其中周围血管阻力对左心室后负荷的影响较大。

后负荷增加，心室一般也将通过增加心肌收缩力等进行调节。后负荷长期增加，心室壁将逐渐出现代偿性增厚，以增加心肌收缩力，初期通常不出现心室扩张。心室肥厚也将增加心肌张力，增加心肌耗氧量，降低顺应性，损害舒张功能。长期后负荷过重，最终心室也会出现扩张，导致心功能不全。

体循环动脉压力高，左心室的后负荷大。肺循环压力低，阻力小，故右心室的后负荷较小，但随肺动脉压升高，右心室后负荷也可增加。两者有相似之处，也各有特点，形成左、右心室结构和功能上的差别。

生理情况下，前负荷和后负荷的变化通常不是单独出现，对血流动力学的影响往往呈综合性变化，影响因素很多。病理状态下，它们也往往不是单独出现，而且影响因素和变化更加复杂，详见有关章节。

（熊鉴然　刘延玲）

参 考 文 献

Bevegard BS，et al. 1967. Regulation of the circulation during exercise in man. Physiol Rev，47：178

Bouman LN，et al. 1986. Structure and function of the SA node：a review. Eur Heart J，7：94

Burton AC. 1957. The importance of the shape and size of the heart. Am Heart J，54：801

Grant RP. 1962. Embryology of ventricular flow pathways in man. Circulation，25：756

Silverman NH，et al. 1983. Anatomical basis of cross sectional echocardiography. Br Heart J，50：421-431

Sweeney LJ，et al. 1979. The normal anatomy of the atrial septum：in the human heart. Am Heart J，98：194

第十九章　先天性心血管病胚胎学基础

第一节　概　　述

先天性心血管病（congenital cardiovascular disease），指胚胎在母体内发育过程中，由于各种原因导致心血管系统发育异常，婴儿出生时即存在的心血管系统结构畸形和（或）功能异常的病变。

胎儿心血管系统的正常发育过程一旦出现异常，将造成有关组织结构的发育停止，或融合、分隔、吸收等异常，导致有关部位组织缺损、发育不良、组织残留、畸形连接、位置和排列关系异常等，形成先天性心脏病。了解其胚胎学基础，将有助于理解各种先天性心脏病的病理和病理生理变化，对超声心动图和临床诊断等均具有十分重要的作用。

胎儿心血管系统的发育演变过程非常复杂，由于至今仍难以在胚胎直接观察心血管畸形的发生和演变，许多方面仍不甚清楚，有的观点基于对不同阶段人体胚胎的实际观察，或来自动物实验研究的结果，有的系推测。尽管目前有大量关于人类心血管系统胚胎学的资料，但是从人体胚胎观察到的材料，是否能代表心血管病确切的发生发展规律，况且动物实验结果尚未完全得到人类胚胎发育的证实，因此许多方面仍然有待进一步探讨。

在心脏大血管的生长发育过程中，主要出现心脏大血管空间位置关系、各节段位置、相互连接关系及内部结构等各种变化。以上的各种发育变化异常，可在一个或多个方面出现病理改变，故所形成的心脏大血管畸形形式复杂、变化多端，可出现包括内部结构、心脏位置和节段等各方面的异常。其中心脏位置和心脏大血管节段异常详见第二十章，心血管各部位结构和功能异常病变可参见先天性心脏病有关章节。

第二节　心脏大血管胚胎发育

一、心血管系统发育

心血管系统的胚胎学发生发展过程一般分为两个阶段，第一阶段是从受精卵开始到两条心内膜管形成，第二阶段是从直的原始心管到发育成熟。

心脏发生于胎盘前缘脊索前板前面的中胚层，即生心区（cardiogenic area）。从母体妊娠的第 1 周起，胚胎在呈新月形的中胚层生心板（cardiogenic plate）基础上，生心板细胞分化，中央变空，形成两条纵行的左右心内膜管，随后两者逐渐向中线汇合合并，形成一条直的心内膜管，颅侧连接第 1 对动脉弓，尾端连接卵黄静脉，称为原始心管（cardiac tube）。

随后，原始心管各部分逐渐出现串珠样局部膨出，形成心球、原始心室、房室管等节段。心球形成动脉干和圆锥部两部分，统称圆锥动脉干，同时原始心房和静脉窦发育，形成原始心管的心房和静脉窦部分。此时，原始心管已发育形成静脉窦、原始心房、房室管、原始心室、圆锥动脉干等节段，动脉干前端连接主动脉囊和动脉弓（图 19-1）。也有人将原始心管分为四个原始心腔，即尾端的静脉窦、原始心房、原始心室及颅侧的心球或圆锥动脉干。心球的前段为动脉干，后段为圆锥部。

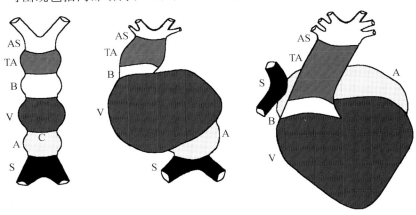

图 19-1　原始心管及其演变示意图

AS. 主动脉囊；TA. 动脉干；B. 心球圆锥部；V. 原始心室；C. 房室管；A. 原始心房；S. 静脉窦；AS 前端为动脉弓

静脉窦（sinus venosus）发育形成胎儿的静脉系统，并参与心房的发育形成；原始心房（primitive atrium）发育形成左、右心房；房室管（atrioventricular canal）发育形成房室瓣口；原始心室（primitive ventricle）与心球一起形成左右心室，本节段主要形成心室流入道和肌小梁部分；心球（bulbus cordis）即圆锥动脉干（conotruncus），其圆锥部（conus）与原始心室一起发育形成心室，圆锥部主要形成心室流出道部分，而动脉干（truncus arteriosus）与位于颅侧的主动脉囊及动脉弓相连接，共同发育形成大动脉及其主要分支。

一般认为至妊娠第 2 周末，原始心管已初步形成，第 3 周原始心管开始搏动，同时开始从原始心管的窦房部分形成两个心房，房室管内由心内膜垫将其分为两个房室瓣口，原始心室和心球圆锥部形成左、右心室。

原始心管组织发育形成心内膜、心肌层和心外膜，其内层发育形成心血管内膜，其外层形成心肌层和心包膜。在两层之间有透明质酸等构成的物质，在心内膜管融合、襻位形成和心血管分隔过程中具有重要的作用，1924 年 Davis 将其称为心胶冻（cardiac jelly）。

原始心管颅侧形成的心包腔，随胚胎颅侧向腹侧蜷曲，心包腔移位至原始心管的腹侧，并向背侧发育，将原始心管包裹，形成背侧围绕大血管根部的心包反折结构。与此同时，原始心管的组织细胞迅速生长发育，但各部位组织的生长速度不同，由于原始心管的发育速度超过心包，而且两端受到限制固定等原因，原来基本上直的原始心管出现扭曲、移位、旋转、重叠、靠拢、分隔和融合等变化，心脏大血管外形出现一系列变化（图 19-2）。

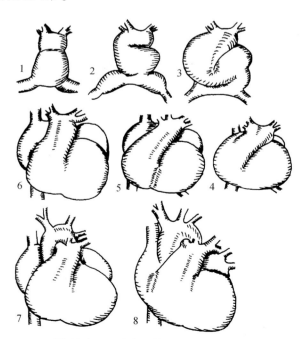

图 19-2　心脏大血管外形变化示意图

原始心管的心球心室段开始向一侧扭曲旋转，形成襻状，称为心脏球室襻（bulboventricular loop，图 19-3）。正常发育时，心球心室段一般向右侧转，原始心室和心球部分扭曲旋转，转向原始心管的右前方，形成 U 形弯曲，凸面向右前和尾端，称为右襻（D-loop）。同时，房室管弯向背侧，使原始心房和静脉窦部分随之先移位至心室背侧，随后向胚胎颅侧方向移动弯曲，直至到达圆锥动脉干背侧。

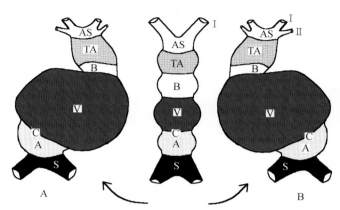

图 19-3　心脏球室襻形成示意图
A. 心室右襻；B. 心室左襻

同时圆锥动脉干也出现扭转，圆锥部与心室交接处右侧壁旋向后方，左侧壁旋向前方，圆锥部与动脉干交接处出现相似旋转，从而使圆锥动脉干形成螺旋形。经过上述发育变化，原始心脏弯曲形成类似于 S 形，同时心房受心球和食管的限制，向左右两侧发展，形成整个心脏外形。

通过扭曲旋转，整个心脏大血管形成两个平行的管道系统，每个管道系统各有一套腔室，最终使原始右心室位于右前方，原始左心室位于左后方，成为心脏大血管正常发育的重要标志之一。心球心室段向相反方向扭曲旋转，形成与正常相反的心脏大血管形态结构，称为左襻（L-loop）。

原始心室右端与圆锥部连接，发育成右心室，连接共同出口心球孔（ostium bulbi）。原始心室左端与房室管连接，发育成左心室，连接共同入口房室孔。随原始心室两端相互靠拢，房室管向右侧移位至中线处心室的颅侧，心球向左侧移位至中线处心室背侧，圆锥部间隔发育，将心球孔分隔形成左右室的流出道，心内膜垫等发育将房室管分隔成左右室的流入道，最终使两侧心室及其相应的房室瓣口相互对齐排列。原始心管圆锥部所形成的主动脉瓣下和肺动脉瓣下圆锥，前者逐渐被吸收，后者逐渐延长，随圆锥动脉干旋转和发育，主动脉向后移位，与左心室相互连接，肺动脉与右心室连接。

到妊娠第 8 周，胎儿的心血管系统发育基本完成，房间隔、室间隔和四个心腔基本形成，因此妊娠第 3 ～ 8

周是胚胎心血管系统发育的关键时期，在此时期内出现异常，将导致心血管畸形，如弯曲旋转异常将形成心脏大血管位置或形态异常，相互靠拢、融合或分隔异常将导致有关部位缺损等，甚至出现更复杂的各种严重畸形。胚胎发育早期，在心血管发育变化的同时，也正是胸、腹腔其他内脏的发育时期，心血管异常可与其他内脏的位置和结构畸形等合并存在。

二、心脏位置变化

心脏大血管的位置随胚胎发育出现明显的变化，主要包括随胎儿躯干的发育出现整个心脏的位置变化，随原始心管扭曲旋转和相互连接等所出现心脏大血管整体和（或）局部的位置变化。

原始心脏最初位于胚胎的咽区，随胎儿躯干的发育，心脏逐渐向躯干尾端相对移位，最终到达胸内的正常部位。随两侧胸骨板发育汇合，将心脏定位于闭合的胸腔内，位于胸腔的中纵隔，两侧肺部之间，横膈之上，心尖偏向左侧，心脏的2/3在纵隔左侧，1/3在右侧。如心脏在向躯干尾端移位和（或）胸骨板汇合过程中出现异常，心脏可停留于顺人体纵轴方向的各个部位，包括颈部、上胸部、胸腹部，甚至腹部，或出现于胸壁之外，形成胸外心脏等整个心脏的位置异常。

如上所述，在胚胎发育过程中，心脏大血管还出现内部结构、各部位位置和连接关系等一系列复杂变化，使心脏大血管的整体和（或）局部位置及心房、心室和大动脉等节段的位置、连接关系等发生变化。发育正常时，心脏的右侧房室相互连接，位于右侧靠前，右心房连接上下腔静脉，右心室连接主肺动脉。左侧房室相连接，位于左侧靠后，左心房连接肺静脉，左心室连接主动脉，主动脉口位于肺动脉口后方，最终形成心房正位、心室右襻和大动脉正常正位的左位心脏。

如发育异常，将出现各部位内部结构、连接关系和空间位置的异常，形成各种畸形。先天性心脏病，尤其是复杂畸形，除了内部形态结构异常外，往往伴有心脏整体或局部位置异常和（或）心脏大血管节段及其相互连接、排列关系等异常，在诊断分析中需加以综合考虑。

三、心脏大血管各部位的发育

（一）心房和房间隔

原始心管的窦房部分，随原始心管发育扭曲向颅侧移位，逐渐靠近原始心管远端。

胚胎30天左右时，窦房部腔内的顶部，出现向下的镰状分隔组织，形成第一房间隔或原发隔（septum primum）。此时，静脉窦入口被其分隔至右心房侧，位于静脉窦入口处的静脉窦瓣汇合形成假性房间隔，随后大部分假性房间隔和左侧静脉窦瓣吸收，右侧静脉窦瓣形成终嵴，纵行于上下腔静脉入口之间。原发隔从窦房顶部逐渐向房室管方向发育生长，将窦房部分隔成左右两部分，靠近房室管部位的两侧心房之间，仍存在交通，形成位置靠下的第一房间孔或原发孔（ostium primum）。

胚胎33天左右，原发隔下端通常与心内膜垫相互融合，将原发孔关闭。但在此之前，原发隔前上部的部分组织吸收消失，出现多个孔道，并逐渐扩大，形成继发孔或第二房间孔（ostium secundum）。与此同时，原发隔右侧的心房壁顶部形成第二房间隔或继发隔（septum secundum，图19-4）。继发隔为不完整的圆弧形间隔，也逐渐向房室管方向生长发育，将继发孔覆盖，最后亦与心内膜垫相互融合。继发隔也将心房分隔成左、右两部分，但其中心部位仍留有开口。

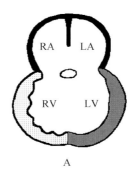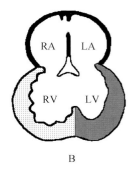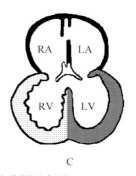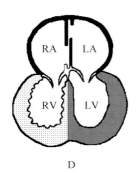

图 19-4 心腔分隔示意图

其中心的白色部分为心内膜垫

左侧的原发隔覆盖于继发隔的中心部位即卵圆孔（foramen ovale），但此部位两部分的间隔相互不融合，前者形成类似于活瓣样结构，覆盖于卵圆孔之上，称卵

圆孔瓣（valve of foramen ovale）。胎儿时期，右侧心房压力高，血液可从右心房经卵圆孔单向分流到左心房。出生后，随肺部膨胀，右侧心腔压力下降，左侧心腔压

力升高，上述卵圆孔瓣与继发隔贴紧，使左、右心房之间的交通消失。有的相互融合，如没有完全融合，在左右心房之间形成潜在的交通，即卵圆孔未闭。

胚胎发育第8周左右，原始心房迅速扩展，原始右心房形成右心耳和右心房前壁小梁化部分，而静脉窦右角并入右心房，形成其窦部。静脉窦的分支直接开口于右心房。原始左心房扩展时，其后壁向外突出形成盲管共同肺静脉干，与肺内形成的四条肺静脉及其属支连接，使之开口于左心房，共同肺静脉干与部分原始心房，共同发育形成左心房体部，原始左心房其他部分形成左心耳。

心房、房间隔和大静脉等发育异常，将产生房间隔缺损等心房内部结构异常和（或）肺静脉、体循环静脉畸形引流等病变。

（二）房室管、心内膜垫和房室瓣

最初房室管与原始心室相通，随原始心管的扭曲旋转，原始心室两端相互靠拢。心球向左侧移位至中线处心室背侧，原始心室的右端与圆锥部连接，连接共同出口心球孔。房室管缩短并向右侧移位至中线处心室的颅侧，骑跨于左、右心室的后方，原始心室左端与房室管连接，连接共同入口房室孔。

从房室管背侧和腹侧内膜，各长出一块心内膜垫，前、后心内膜垫组织发育并相互融合形成中心心内膜垫，将房室管分隔成左、右房室孔。中心心内膜垫还逐渐向心房侧发育，其心房侧凸出缘与第一房间隔融合，封闭原发孔。同时，在房室孔的左、右两侧内壁，也形成左、右心内膜垫，与中心心内膜垫左右两侧呈翼状隆起的左、右结节一起，共同发育形成两侧房室瓣口。心内膜垫组织还参与形成膜部间隔。

房室瓣形成，一般认为是在心脏间隔基本形成之后。除上述心内膜垫组织外，心内膜垫附近的心室心肌等组织也参与形成房室瓣，过程比较复杂。最初，房室瓣叶主要为心肌组织，仅心房侧有心内膜垫组织，随后逐渐演化为纤维膜性组织，心内膜垫下面与心室壁连接的附近心肌组织，发育形成腱索和乳头肌，起初腱索也属于心肌组织，最终转化成纤维组织。

在左侧房室孔，最初形成四个房室瓣叶，其中靠前的两个瓣叶由心内膜垫前后结节形成，靠后的两个瓣叶来源于左侧心内膜垫。发育成熟后，其中两个瓣叶较大，成为二尖瓣前叶和后叶，其余两个瓣叶甚小，甚至无法辨认，称为交界组织或瓣间瓣。

右侧房室瓣各瓣叶的来源和形成时间不同，后叶和大部分前叶主要由心内膜垫前结节形成，形成的时间与二尖瓣相似。心内膜垫右后结节延伸出来的结节刺向下扩展，覆盖于室间隔右侧面，后随右心室心肌小梁化，分别形成部分前叶、隔叶及其腱索和乳头肌，靠近膜部室间隔的隔叶形成时间最晚，甚至未形成隔叶。

心内膜垫组织所参与形成的主要心脏结构有房间隔下部、膜部间隔和两侧房室瓣等，而两侧房室瓣口则由心内膜垫和心室心肌等组织共同发育形成，以上各部分组织的生长发育、融合和吸收等一旦发生障碍，将产生心内膜垫缺损、房室瓣畸形等各种病变。

（三）心室和室间隔

原始心室和心球圆锥部，通过扭曲、重叠、融合和分隔等非常复杂的发育过程，逐渐形成左、右心室。左、右心室的发育方式基本相同，但心肌小梁化速度等有所不同。

1. 心室 主要变化是发育扩张、心肌小梁化和心腔扩大。原始心室左端小弯部分、近端圆锥左前壁和室间孔一般保持原始心管状态，没有肌小梁化，逐渐发育形成内壁光滑的心室窦部，其右端发育成右心室窦部，左端发育成左心室窦部。左右心室之间为室间孔。肌小梁部内壁发育，肌小梁被反复吸收和重建，心腔不断扩大，内壁不光滑，肌小梁纵横交错，其间有乳头肌。左心室肌小梁部发育迅速，其体积增大、室壁增厚比右心室明显。圆锥部经圆锥间隔分隔，将心球孔分隔形成流出道部分，其中右室流出道呈管状，圆锥发育良好，而左室流出道不呈管状结构。

2. 室间孔（interventricular foramen）**和室间隔**（ventricular septum） 其形成和变化与心室、圆锥部和心内膜垫等发育密切相关。随心脏发育，室间孔出现位置、形状、结构和毗邻关系等一系列的综合性变化，非常复杂，然而在心脏发育过程中占有极为重要的地位。

（1）原始室间孔：原始心管经过弯曲旋转和重叠，原始心室呈U形，左侧为原始左心室，右侧为原始右心室，两者之间为原始室间孔，其周围均为原始心管的管壁组织，与原始心管平面垂直。

（2）第一室间孔：在心室发育的同时，从原始心室尾侧形成肌性的主室间隔，向颅侧方向生长，形成肌部室间隔（muscular ventricular septum）的主体，将原始心室分隔成左右两部分，两者之间相通的交通口为第一室间孔，其周边完整，尾侧和腹侧为主室间隔顶部，背侧为原始心管管壁，颅侧为圆锥部球嵴。主室间隔表面光滑，最终形成室间隔的光滑部，一般只占成熟心脏室间隔顶部的小部分。

（3）第二室间孔：随房室管右移，开口于左、右心室，共同房室口与主室间隔相对，第一室间孔的后缘消失。同时随圆锥部左移，圆锥入口骑跨于心室之上，第一室间孔的上缘消失，形成周边不完整的第二室间孔，并随其逐渐左移，室间孔平面逐渐向右倾斜，毗邻关系也发生明显变化。与此同时，随着心室壁的不断吸收、重建和扩展，心室腔扩张增大，主室间隔基底部两侧也逐渐加深，向尾端延伸，与心室壁发育相似，表面有纵横交错的肌小梁，形成室间隔肌小梁部，是肌性室间隔的主要部分。

（4）第三室间孔：圆锥部内部形成的左、右球嵴，对向生长发育，互相融合，并向主室间隔方向延伸，与后者的前缘和后缘融合，参与形成肌部室间隔。前后心内膜垫组织发育，也向主室间隔方向生长，封闭室间孔的后背侧，形成形状和毗邻关系进一步复杂化的第三室间孔。由于圆锥部出现旋转、分隔、吸收和融合等复杂变化，以及心室、房室管发育造成空间位置的变化等，使第三室间孔呈螺旋形，其周边不在相同的平面上。

圆锥部球嵴和心内膜垫进一步发育、汇合和融合，形成膜部间隔，与肌部室间隔融合。膜部间隔心房部将三尖瓣环上方的左心室与右心房分隔，膜部室间隔将两侧心室分隔封闭，第三室间孔最终被封闭，左心室与右心房、右心室之间的交通消失。其中，主室间隔、室间隔部位的心室壁和圆锥间隔参与发育形成肌部室间隔，以心内膜垫组织为主形成膜部间隔。

以上组织结构发育异常，如发育不良造成室间隔组织短缺，各组成部分的位置、对接、融合不良或错位，圆锥球嵴组织生长过度使室间隔有关部分分离等，均可造成室间隔缺损、左心室右心房通道等病变，甚至形成各种复杂的先天性畸形。

（四）大动脉及其主要分支

大动脉及其主要分支系从圆锥动脉干、主动脉囊（aortic sac）、六对动脉弓、左右背侧主动脉和部分节间动脉等共同发育而成。

1. 主动脉和主肺动脉　圆锥动脉干管腔内壁发育隆起，形成一对螺旋形纵行延伸的圆锥动脉干嵴，在动脉干中线相互融合，形成呈螺旋形的圆锥动脉干间隔，将圆锥动脉干分隔成两个平行的管道。圆锥动脉干间隔为上下连续的隔膜，根据部位不同分为三部分，即远端动脉干间隔、近端动脉干间隔和圆锥间隔。

（1）远端动脉干间隔：位置相当于第 4 ～ 6 对动脉弓起始部，基本处于矢状位，分隔升主动脉和主肺动脉，故亦称为主动脉 - 主肺动脉间隔。升主动脉与主肺动脉大致左右并列，前者在右，远端与第 4 对动脉弓连接，主肺动脉在左，远端与第 6 对动脉弓连接。

（2）近端动脉干间隔：与远端动脉干间隔延续，分隔动脉干，并由近端动脉干间隔和侧壁内膜的隆起，经发育、分化和吸收等复杂过程，共同形成左、右两侧半月瓣和相应的主动脉窦（图 19-5）。在圆锥动脉干尚未旋转之前，主动脉瓣口和升主动脉均在右侧，肺动脉瓣口和主肺动脉均在左侧，经过动脉干近端旋转约 110° 后，旋转方向从头端向尾端看为顺时针，使主动脉瓣口旋转至左后方，肺动脉瓣口旋转至右前方。由于主动脉弓的位置固定，经过动脉干的上述旋转，升主动脉和主肺动脉呈螺旋形关系。

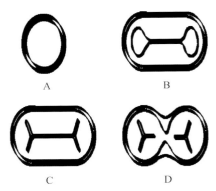

图 19-5　半月瓣部位的圆锥动脉干分隔示意图

（3）圆锥间隔（conal septum）：由圆锥嵴发育汇合和融合形成，与近端动脉干间隔相延续，将圆锥部分隔成肺动脉瓣下圆锥和主动脉瓣下圆锥。肺动脉瓣下圆锥吸收少，保留圆锥肌组织，使肺动脉瓣与三尖瓣之间仍然有肌性圆锥隔开，两者之间没有纤维性连接。主动脉瓣下圆锥大部分被吸收消失，主动脉瓣下没有圆锥组织，主动脉瓣口位置低于肺动脉瓣口，而主动脉瓣与二尖瓣前瓣之间有纤维性连接。在动脉干旋转的同时，圆锥部也出现类似的旋转，使圆锥动脉干间隔和两条大动脉呈螺旋形，圆锥动脉干总旋转一般约为 180°，右室流出道和主肺动脉呈扭曲状围绕左室流出道和升主动脉。

圆锥动脉干的发育和旋转等演变比较复杂，且目前对圆锥动脉干的分段和命名尚未统一，故文献报道不一。图 19-6 为圆锥动脉干及其间隔平面旋转前后比较的简单示意图，旋转前圆锥动脉干内已形成两条纵行的嵴，图中显示此两条嵴所处的平面，以及半月瓣形成时可能出现的相对位置关系。随圆锥动脉干旋转和分隔，主肺动脉与右心室相连接，同时连接第 6 对动脉弓所形成的两侧肺动脉，主动脉与左心室相连接。

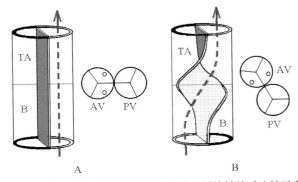

图 19-6　圆锥动脉干及其间隔平面和半月瓣旋转前后比较示意图
圆柱体内横线代表半月瓣水平；TA. 动脉干；B. 圆锥部，粗虚线箭头示血流方向

圆锥动脉干发育演变出现异常，可导致心室流出道和大动脉的各种畸形，包括各种复杂先天性心脏病。如各部位间隔发育不全等，将形成主 - 肺动脉间隔缺损、

峭内型或峭上型室间隔缺损等畸形。间隔分隔不均匀、发育过度和（或）吸收不良等，将形成有关心腔流出道狭窄等畸形。圆锥动脉干旋转异常等，将导致主动脉骑跨、大动脉转位和大动脉异位等病变。

2. 主动脉囊和动脉弓（aortic arch）等演变　主动

脉囊发出6对动脉弓，与背侧主动脉相连接，各对动脉弓在胎儿发育的不同时期，有的出现闭塞、吸收而消失，有的继续生长发育，与主动脉囊、背主动脉（dorsal aorta）和节间动脉（intersegmental artery）等共同形成相应的动脉（图19-7）。

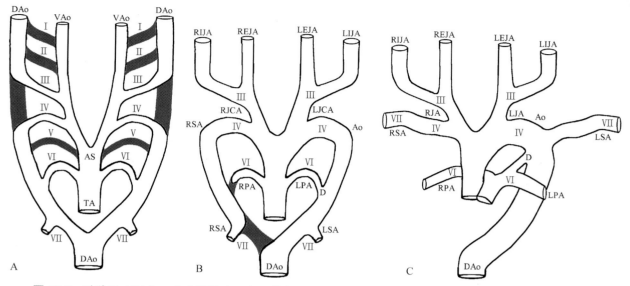

图 19-7　动脉干（TA）、主动脉囊（AS）、背主动脉（DAo）、腹主动脉（VAo）和动脉弓（Ⅰ～Ⅵ）、第Ⅶ对节间动脉的演变示意图

黑色者为吸收消失部分；RIJA. 右颈内动脉；REJA. 右颈外动脉；RJCA = RJA. 右颈总动脉；LIJA. 左颈内动脉；LEJA. 左颈外动脉；LJCA = LJA. 左颈总动脉；RSA. 右锁骨下动脉；LSA. 左锁骨下动脉；D. 动脉导管

（1）第Ⅰ、Ⅱ、Ⅴ对动脉弓，基本上消失，其中第Ⅰ对动脉弓最早消失，只有部分组织参与形成上颌动脉（maxillary artery），也有人认为其参与形成颈外动脉。第Ⅱ对动脉弓的部分组织参与形成镫骨动脉（stapedial artery）。

（2）第Ⅲ对动脉弓，近端形成颈总动脉，远端部分与第Ⅰ～Ⅱ对动脉弓之间的左右背侧主动脉共同形成颈内动脉。第Ⅲ～Ⅳ对动脉弓之间的左右背侧主动脉消失。

（3）第Ⅳ对动脉弓，左侧者形成左颈总动脉与左锁骨下动脉之间的部分主动脉弓，而右侧近端部分与主动脉囊右侧部分形成右侧头臂干，远端形成右锁骨下动脉近端。

（4）第Ⅵ对动脉弓，近端部分分别形成左、右肺动脉。右侧的远段消失，左侧的远段形成连接主动脉弓与肺动脉的动脉导管。

（5）主动脉囊参与形成头臂干，形成主肺动脉、升主动脉和左颈总动脉起始部以内的主动脉弓。

（6）右侧背主动脉颅侧部分，参与形成右锁骨下动脉，其余部分消失。左侧背主动脉形成主动脉弓远端。双侧背主动脉在大约第Ⅸ体节处汇合成一条背主动脉，随后发育成降主动脉。

（7）从背主动脉发出的多对节间动脉，大多数退化消失，只有第Ⅶ对节间动脉继续生长发育，左侧者形成

左锁骨下动脉，右侧者与右侧第Ⅳ动脉弓及其相连的尾端背侧主动脉共同形成右锁骨下动脉。

动脉干、主动脉囊和动脉弓等发育异常，将出现各种大血管畸形。由于由动脉干、主动脉囊、6对动脉弓及其左右背侧主动脉等共同参与形成大动脉及主要分支，任何部位血管的残留、短缺、连接异常等，均可导致主动脉缩窄、主动脉弓离断、大动脉畸形起源、血管环等畸形，病变种类多，变异大。

3. 冠状动脉　一般认为，最初的心壁呈海绵状，形成小梁状心肌结构，肌小梁之间可流通血液供应营养，随后心肌间形成窦状隙，到胚胎第5周，在心外膜房室沟和室间沟内出现内皮血管网，部分分支穿透心肌，与窦状隙连通，窦状隙退化形成毛细血管。同时，在动脉干起源部位管壁发育形成主动脉瓣和肺动脉瓣的部位，产生多个冠状动脉芽（coronary bud），开始时为实质性组织，向心外膜方向生长，并逐渐变成管状，有的冠状动脉芽与上述内皮血管网所形成的动脉血管连接，逐渐发育形成冠状动脉，其余冠状动脉芽均消失。

但最近的研究显示，在心血管发育的任何阶段，尚未发现所谓冠状动脉芽的明确证据，研究者认为系心外膜血管网发育，穿透主动脉壁，形成与主动脉窦相连接的冠状动脉，正常情况下只与左、右冠状窦相连接，分别形成左、右冠状动脉。冠状动脉发育过程中出现异常，

可导致冠状动脉畸形起源等各种病变。

（五）大静脉

1. 体循环静脉 原始心管尾端的窦静脉，与左右总主静脉、脐静脉及卵黄囊静脉等三对体静脉相连接，上述大静脉左右对称，在头部和腹部通常有许多侧支循环相互连接，血液可从左侧回流到右侧。房间隔形成，将静脉窦隔入右心房，右心房同时接收来自上、下腔静脉和冠状静脉窦的血液。

（1）总主静脉（common cardinal vein）：两侧总主静脉是胎儿最大的体静脉，一般分为前主静脉和后主静脉。右总主静脉发育形成上腔静脉，左总主静脉及其分支大部分蜕变，部分残留形成冠状静脉窦。前主静脉主要回流头部的静脉血，两侧前主静脉之间的交通支可发育形成左无名静脉。后主静脉回流躯干和四肢的静脉血。其起始部发出下主静脉和上主静脉，两侧下主静脉汇合形成下腔静脉中段及肾静脉等分支，右侧上主静脉形成下腔静脉末段和奇静脉，左侧上主静脉形成半奇静脉和副半奇静脉。两侧后主静脉在尾端吻合，发育成髂总静脉。

（2）脐静脉（umbilical vein）：来自母体胎盘经过物质交换的血液，大部分经脐静脉→门静脉→静脉导管→下腔静脉→右心房回流，少部分经脐静脉→门静脉→肝静脉→下腔静脉→右心房回流，出生时脐静脉被切断后闭塞。

（3）卵黄囊静脉（vitelline vein）：从卵黄囊将血液回流到静脉窦，右侧卵黄囊静脉发育形成下腔静脉近心段，并与右下主静脉的吻合支一起发育成下腔静脉肝段。左侧卵黄囊静脉和左脐静脉发育形成静脉导管，后者在出生后闭塞。另外，部分卵黄囊静脉可参与形成肝静脉、脾静脉、肠系膜上静脉和门静脉等。

2. 肺静脉 如前所述，在体静脉发育的同时，从左侧心房背侧发育生长出共同肺静脉干（common pulmonary vein）进入肺部，与肺内形成的四条肺静脉及其静脉丛相连接，共同形成肺静脉系统，引流入左心房，随共同肺静脉干扩张、合并入左心房，四条肺静脉即直接开口于左心房。在胎儿发育时期，肺静脉丛与体静脉许多分支之间有侧支循环，它们多随发育逐渐闭塞消失。

体静脉和肺静脉发育异常，可产生静脉系统的各种畸形，如左上腔静脉永存、左上腔静脉开口于冠状静脉窦、体静脉分支闭塞、肺静脉畸形引流入体静脉等。如共同肺静脉干、静脉窦等发育异常，可出现三房心等畸形。

第三节 胎儿正常循环和出生后变化

一、胎儿循环

胎儿肺部没有进行气体交换的功能，需从母体胎盘获取氧气和营养物质，同时排出二氧化碳和其他代谢产物，其循环状态与出生后不同（图19-8）。出生后，肺部出现通气功能，形成真正的肺循环和体循环两套系统，循环状态发生明显变化。

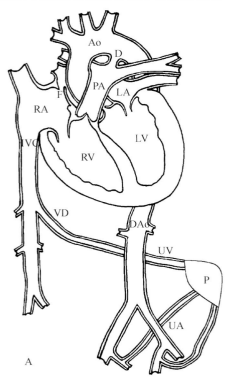
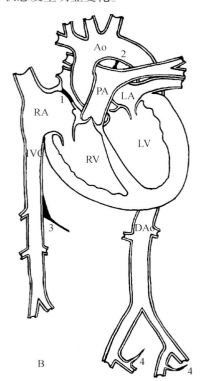

图 19-8 胎儿（A）和出生后（B）循环系统的变化示意图

D. 动脉导管；F. 卵圆孔；P. 胎盘；UA. 脐动脉；UV. 脐静脉；VD. 静脉导管；1. 卵圆孔关闭；2. 动脉导管关闭；3. 静脉导管闭塞；
4. 脐动脉近段变成膀胱上动脉，远段闭塞

胎儿的部分血液经脐动脉进入母体胎盘，在胎盘内进行气体和物质交换，吸取氧气和营养物质，从脐静脉回流入门静脉系统，其中大部分不经过肝静脉，从静脉导管旁路直接进入下腔静脉，与下腔静脉血液混合，回流入右心房。

右心房同时接收来自上下腔静脉和冠状静脉窦的血液，一部分经三尖瓣口进入右心室，搏入肺动脉，其中来自上腔静脉的血液几乎全部直接通过三尖瓣口进入右心室；另外一部分血液，主要是来自混合脐静脉回流的下腔静脉血液，经卵圆孔进入左心房，与来自肺静脉的血液混合，一起经二尖瓣口进入左心室，搏入升主动脉。

搏入肺动脉的血液，部分经肺动脉各级分支进入肺部，供应肺部氧气和营养物质，交换代谢产物，随后经肺静脉回流入左心房；大部分经动脉导管直接进入降主动脉，行向腹部、躯干下部和下肢，其中部分血液从降主动脉经脐动脉再回到母体胎盘，与母体进行气体和物质交换。

搏入升主动脉的血液，大部分行向头部、上肢和躯干上部各组织器官，包括心脏等重要脏器，只有少部分经主动脉峡进入降主动脉。

胎儿各组织器官经过气体和物质交换的血液，经静脉系统回流，其中肺部的静脉血回流到左心房，心脏的静脉血回流到冠状静脉窦，其他部位的静脉血回流入上下腔静脉，最终回流入右心房，进入周而复始的循环。

二、胎儿循环特点

（1）胎儿的肺部没有通气功能，进入肺部和从肺部回流的血液循环状态，与其他脏器没有差别，因此胎儿实际上只有一套循环系统，进入肺部与进入其他脏器的血液循环，属于两条相同的平行通道，血管组成及其解剖、功能基本相同，均属于高阻力系统，肺血管的阻力、压力与体循环系统相同。胎儿的肺动脉和肺小动脉，管壁较厚，管腔较小，在组织结构上与体循环动脉没有明显差别。与出生后的肺循环状况完全不同，出生后肺循环与体循环属于两套循环系统，肺循环系统阻力低、压力低。胎儿的肺血管对血液氧饱和度和pH，以及其他生理、生化和药物影响的反应通常十分灵敏。

（2）胎儿右侧心脏的血液，大部分经心脏内（卵圆孔）和心脏外（动脉导管）通道，直接分流入左侧循环系统，进入肺部的血流量很少，占胎儿总心排血量的7%～10%。胎儿的这两个部位形成大量的右向左分流，其中从右心房经卵圆孔分流入左心房者约占总心排血量的27%，而相当于90%的右心室排血量从肺动脉经动脉导管分流入降主动脉。

（3）左右心室同时担负胎儿循环功能，在胎儿的总心排血量中，右心室大约供应55%，左心室供应其余部分，

左心室搏入主动脉的血液，大部分供应头部、躯干上部和上肢，只有很少一部分经主动脉峡进入降主动脉。

（4）胎儿各部位血液的氧饱和度，比出生后要低得多，从胎盘回流的脐静脉血液，血氧饱和度虽较丰富，也只有约80%，其他部位则更低，如脐静脉与下腔静脉汇合之后约为70%，左心房和左心室内血液约65%，降主动脉血液约60%，右心室血液约55%，上腔静脉仅40%左右。因此，胎儿循环系统中的血液基本上是混合血，与出生后明确区分为动脉血和静脉血不同。

（5）胎儿心脏的组织结构、生化特征、机械特点和自主神经分布等，与成年人的心脏有明显差别。出生后，上述差异逐渐发生改变。胎儿和新生儿心脏的心肌细胞小，密度低，其他成分的比例较高，心壁较僵硬，故其收缩力较弱，心脏收缩时心壁缩短速度较低，心脏顺应性较差，难以承受较大的容量负荷和压力负荷。

基于胎儿心脏大血管形态结构和血流动力学的以上特征，胎儿心脏大血管的超声心动图表现也有其特点。

三、出生后心血管系统的变化

（一）脐动脉和脐静脉

出生时，脐带被切断，脐动脉和脐静脉阻断，新生婴儿与母体胎盘之间的血液循环途径消失，不能继续从母体得到氧气和各种营养物质。初期，腹腔内部分脐动脉和脐静脉内形成血栓，随后形成纤维组织索条，脐静脉闭锁形成肝圆韧带，脐动脉大部分闭锁形成脐外侧韧带，近段变成膀胱上动脉。

（二）肺动脉压和肺血流量

新生儿肺部出现呼吸功能，原先为液体充满的肺部，随着自主呼吸的建立，液体排出和吸收，肺部充气膨胀，肺血管外的压力降低，原先开放的肺部血管发生扩张，原先未开放的肺部血管得到开放，使肺血管阻力明显下降，肺动脉压下降，肺血流量明显增加。与胎儿相比，新生儿肺部的血流量增加4～5倍。

（三）体循环

体循环的阻力和压力升高，来自左心室的血液搏入升主动脉，不仅供应身体上部的各组织器官，而且供应所有身体下部的组织器官。

（四）卵圆孔

随肺血流量的增加，肺静脉回流增加，左心房压上升，同时肺动脉压降低，脐静脉回流消失，右心房压降低，使左右心房的压力相等，或左心房压力稍高于右心房，卵圆孔关闭，从右心房经卵圆孔到左心房的分流消失。

早期卵圆孔呈功能性关闭，随后部分卵圆孔可逐渐形成解剖性关闭。仅功能性关闭的卵圆孔，在右心房压力升高的情况下，可出现右向左分流。

（五）动脉导管

肺部出现自主呼吸，经卵圆孔右向左分流消失等，使体循环动脉系统血液的氧饱和度突然明显升高，加上其他各种影响因素，促使动脉导管收缩，随后闭塞。在动脉导管未完全闭塞之前，由于主动脉压升高，可出现暂时性经动脉导管的左向右分流，但随着动脉导管完全闭塞，此分流消失。妊娠足月的新生儿，一般在出生后10～15h，动脉导管即呈功能性关闭状态，随后形成解剖性闭塞，最终变成动脉韧带。动脉导管如持续保持开通，将形成动脉导管未闭。

（六）静脉导管

出生后不久，静脉导管即关闭，随后变成静脉韧带，门静脉经静脉导管的旁路消失，门静脉血液需经过肝静脉进入下腔静脉。静脉导管关闭的机制不明，可能与脐静脉阻断等有关。

（七）两套循环系统

总之，随着以上各种变化，尤其是肺部充气膨胀，胎儿时期的6条自然通道相继关闭，即2条脐动脉和1条脐静脉被结扎，卵圆孔、动脉导管和静脉导管迅速关闭，从胎儿原先呈单一的循环系统状态，变成两套独立的循环系统，分别形成低压力低阻力的肺循环系统和高压力高阻力的体循环系统。两套循环系统的形态结构和功能状态等也出现明显的变化和差别。

（熊鉴然　刘延玲）

参 考 文 献

Anderson RH，et al. 1974. Morphogenesis of bulboventricular malformations. I：Consideration of embryogenesis in the normal heart. Br Heart J，36：242-255

De la Cruz MV，et al. 1991. The developmental components of the ventricles：their significance in congenital cardiac malformations. Cardiol Young，1：123-128

Goor DA，et al. 1972. The conotruncus. I. Its normal inversion and conus absorption. Circulation，46：375-384

Reller MV，et al. 1991. Cardiac embryology：basic review and clinical correlations. J Am Soc Echocardiogr，4：519

Sissman NJ. 1970. Developmental landmarks in cardiac morphogenesis：comparative chronology. Am J Cardiol，25：141-148

van Mierop L，et al. 1962. The anatomy and embryology of endocardial cushion defects. J Thorac Cardiovas Surg，43：71

Waldo K，et al. 1990. A new perspective on the development of the coronary arteries in the chick embryo. Ann N Y Acad Sci，588：459，460

第二十章　心脏大血管位置节段异常

第一节　概　述

心脏大血管位置异常（以下简称心脏位置异常）并非少见，种类和表现形式复杂，但概念与命名尚未完全统一，有时不同的畸形使用相同的名称，而相同的异常又有不同的名称，容易混淆。心脏位置异常有原发性和继发性两种，后者与邻近组织结构的病变、发育异常等有关，本章仅讨论由于胚胎发育畸形所导致的原发性心脏位置异常。

原始心管最初位于胚胎的咽区，心脏随胎儿躯干发育相对向躯干尾侧（足部）移位，最终到达其正常部位，并随着两侧胸骨板发育汇合，将心脏固定于闭合的胸腔内。如果在此过程中出现异常，心脏可沿人体纵轴方向停留于颈部、胸腔或腹腔等部位，或出现于胸壁之外，导致整个心脏位置异常产生。

同时，在发育过程中，原始心管各节段出现扭曲、旋转、重叠、相互连接、融合、吸收和内部结构发育等非常复杂、巨大的变化，引起心脏位置和节段连接关系等方面的明显改变，一旦发生障碍（胎儿 6～8 周），则可以形成整个心脏和（或）有关节段局部的位置、连接关系等异常；并且，由于心血管系统与内脏发育之间的关系密切，心脏位置和节段异常常伴有胸、腹腔内脏位置和结构的畸形。

整个心脏位置异常一般指心脏位于异常部位，包括整个心脏位于胸腔外或位于胸腔内的异常部位。无论整个心脏位置如何，心脏大血管各局部均可出现位置和（或）连接关系异常。在心脏位置、节段异常者，容易伴有心血管系统内部结构畸形和（或）功能异常。

分析心脏大血管节段的方法称为节段分析法（cardiac segmental analysis），1972 年由 van Praagh 首先提出，后经 Anderson 等研究，用来分析心脏大血管各个节段的结构、位置和相互关系，同时根据心脏轴线、心脏与胸腔的关系、心脏大血管与内脏位置关系等，具体分析心脏位置、节段异常，对相对统一名称及其含义有重要作用。

心脏位置、节段异常者的预后差别很大，通常与其病变性质、程度、合并畸形等有关，严重影响血流动力学者预后多数很差。胸外心脏罕见，往往合并其他心血管畸形，预后极差，约 1/3 的患病胎儿在出生前已死亡，其余多数在出生后短期内死亡，仅极少数存活。

心脏移位（cardiac displacement）指胸廓、胸膜、肺部、纵隔等疾病或畸形使心脏移离其正常位置者，多数为后天性病变所致，属于继发性病变，与心脏位置异常不同。如一侧肺或肺叶不张、手术切除、纤维化、发育不全或广泛胸膜增厚、粘连等病变可将心脏牵引向患侧，而一侧胸腔大量积液、气胸、占位性病变等可将心脏推向健侧，胸椎、胸骨等病变或畸形也可使心脏移位。心脏移位多数与心脏大动脉本身无直接关系，但容易与心脏位置异常相混淆，有时可并存，需进行鉴别。心脏移位的临床表现和预后，主要取决于原发性病变，重度移位者也可引起心肺功能异常。

第二节　心脏位置异常

整个心脏或部分心脏位于胸腔外者称为胸外心脏（ectopic cordis）。位于胸腔内的心脏，也可出现整个心脏位置异常和（或）心脏大血管局部位置异常，称为胸内心脏位置异常，也有人称为心脏异位（cardiac malposition），但心脏异位有不同的含义，以下统指除正常位心脏以外所有胸腔内整个心脏的位置异常。

一、胸外心脏

颈型（cervical）：指心脏出现于颈部，极少见，多为死胎。

胸型（thoracic）：指心脏出现于胸壁之外，多数有胸骨缺损、心包缺如。根据其表面是否有皮肤覆盖分为两种：心脏表面有皮肤覆盖者为被覆型，心包可完整或部分缺如；心脏表面没有皮肤覆盖、直接暴露于体外者为裸露型，心包完全缺如。

胸腹联合型（thoracoabdominal）：心脏部分在胸腔内、部分在腹腔内，可伴有胸骨缺损、膈肌缺损、心包缺如，甚至腹壁肌缺损等。

腹腔型（abdominal）：心脏位于膈肌以下的腹腔内，多数伴有膈肌缺损、心包缺如。

二、胸内心脏位置异常

正常心脏位于胸腔内中纵隔，两侧肺部之间，横膈之上，心尖偏向左侧，整个心脏的 2/3 在正中线左侧，1/3

在右侧。心脏位于胸腔内接近正常部位，但整个心脏的轴线方向和（或）节段位置异常，可形成胸内心脏位置异常。

心脏轴线指连接胸腔内心脏心底部与心尖部之间的轴线，以正常左位心为基础，单纯根据心脏轴线指向或心尖所处的位置来确定胸腔内心脏位置的类型，其内脏心房位可正位、反位或不定位，房室连接可一致或不一致，类型极为复杂。

左位心（levocardia）：心脏位于左侧胸腔，心脏轴线指向左下侧，心尖朝向左侧者。

右位心（dextrocardia）：心脏位于右侧胸腔，心脏轴线指向右下侧，心尖位于右侧胸腔者。

中位心（mesocardia）：心脏处于中位，心脏轴线居中，心尖居中，没有明显向两侧偏移者。以中位心为例，显示中位心不同的心房、心室位置及其房室连接关系等，上述心房、心室位置及其房室连接关系等也适用于左位心和右位心（图 20-1）。

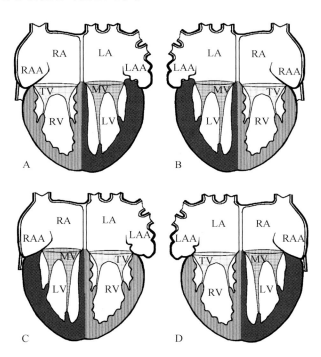

图 20-1　以中位心为例显示不同心房和心室位置及其房室
连接关系示意图

A. 心房正位，房室连接一致；B. 心房反位，房室连接一致；C. 心房正位，房室连接不一致；D. 心房反位，房室连接不一致

根据心脏轴线，参照内脏位置、心脏大血管各节段位置和连接关系等，临床上比较常见的有以下类型：

正常左位心（normal levocardia）：心脏轴线指向左方，心尖在左侧胸腔、指向左侧，内脏正常位，心脏大血管各节段位置和相互连接关系均正常（图 20-2）。

镜面右位心（mirror-image dextrocardia）：心脏轴线指向右方，心尖在右侧胸腔、指向右侧，内脏转位，心房、心室和大动脉位置全部与正常左位心相反，如同镜

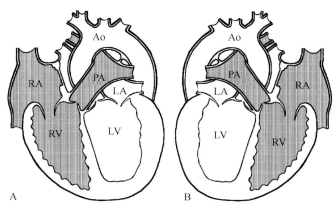

图 20-2　正常左位心（A）和镜面右位心（B）示意图

面像，但心脏大血管的连接关系通常无异常。

单发左位心（isolated levocardia or levoversion）：又称左旋心（levoversion），心脏轴线指向左方，多数有心房反位，内脏完全或不完全转位，或不定位，一般心脏的左位程度较轻（图 20-3）。

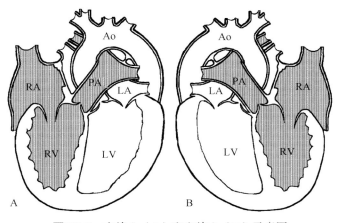

图 20-3　右旋心（A）和左旋心（B）示意图

单发右位心（isolated dextrocardia）：心脏轴线指向右方，内脏正常位，一般心脏右位程度较轻。心房、心室和大动脉的位置、相互关系多数正常，只是正常左位心的长轴轴向右侧，心尖朝右，亦称为右旋心（dextroversion）。

中位心（mesocardia）：心脏居中，心脏轴线和心尖居胸腔中间，指向下方，心尖朝前，室间隔几乎呈前后位，左右心室并列，心房和心室的位置可正常或反位，不管内脏位置如何。心脏居中，心脏大血管结构与中位心呈镜面者，也有人称为镜面中位心。

第三节　心脏大血管节段异常

心脏大血管节段分析，对准确确定心脏大血管各节段的位置和相互关系，了解各部位形态结构、相互连接和空间位置关系，以及对先天性心脏病的诊断治疗，均具有十分重要的作用。在胚胎发育过程中，心房、腹部

内脏和肺部发育密切相关，关系通常比较恒定，在分析心脏位置和节段关系时，一般同时分析内脏位置，以得到比较全面的诊断。

心脏大血管一般分成心房、心室和大动脉三个节段，心房和心室、心室和大动脉两个连接口。一般通过分析内脏位置，心房、心室、圆锥部、大血管等位置和结构，房室、心室大动脉相互连接关系等，对先天性心脏病进行深入研究。其中区分左、右心房和左、右心室，以及升主动脉和主肺动脉的形态学标志，要求无论在正常或异常情况下，必须具有恒定存在的特征性形态学结构，故以下所称的心脏、大动脉名称，除特殊注明外，均指具有形态学结构特征的心腔、大动脉。

一、内脏位置

内脏正常位（viscero-situs solitus）：腹部脏器位置正常，肝脏在身体右侧，胃和脾脏在身体左侧，腹主动脉和下腔静脉分别位于脊柱的左右侧。胸腔内脏也基本与之相适应，即右肺三叶、左肺两叶；右主支气管短，位于右侧，而左主支气管位于左侧，长度为右主支气管的一倍；右肺下动脉位于右上叶支气管下方，左肺动脉位于左主支气管上方。

内脏转位（viscero-situs inversus）：腹部脏器位置倒转，肝脏在身体左侧，胃、脾在右侧，腹主动脉与下腔静脉的位置倒转，肺脏、支气管和相应的肺动脉位置亦倒转，表现为正常的镜面像。少数患者的胸腔内脏器位置可正常。

自然数内脏异位（visceral hetestaxia）或不定位（indeterminate or ambiguous situs）：肝脏位置往往居中间位，称水平肝，亦可位于右侧或左侧。胃通常居中，或偏右、偏左。脾多数出现异常，可有多个脾脏或没有脾脏，偶尔亦可正常。腹主动脉和下腔静脉均位于脊柱左侧或偏左，一般下腔静脉居前，腹主动脉在后，亦可左右并列，多属右对称位。肺脏、支气管、相应肺动脉的形态和位置多数不正常。

二、心房

（一）心房位

心房的位置和形态结构是分析心脏大血管节段的基础，称为心房位（atrial situs）。由于内脏发育的统一性及心脏与腹腔、胸腔脏器胚胎发育的内在联系，心房位通常与肝、胃、脾、肺、支气管、肺动脉等关系相一致，故也称为内脏心房位（viceroatrial situs）。但也有少数患者的心房与内脏位置不一致，包括内脏位置正常而心房反位，或内脏转位而心房正位等。

区分左、右心房形态学的主要固定性标志是心耳。左心耳通常呈管状或指状，细长；而右心耳呈锥状或三角形，短粗。左、右心房本身也有所差别，位于房间隔与终嵴之间的右心房窦部平滑，小梁部有梳状肌从终嵴行向右心耳基底部；而左心房体部较平滑，没有梳状肌。左心房接收肺静脉的回流，而上、下腔静脉和冠状静脉通常开口于右心房，尤其是下腔静脉一般与右心房相连接，仅极少数例外，故有人主张以下腔静脉的位置为确定心房位的标志之一。但大静脉引流部位常有变异，以此为确定心房的标志不甚可靠。

（二）心房位类型

主要根据左、右心耳位置排列关系等，内脏心房位可分为三类四型（图 20-4）。

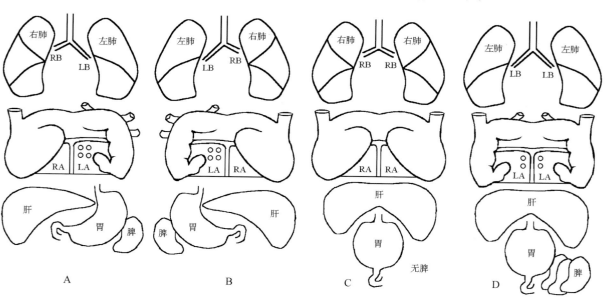

图 20-4 心房内脏位示意图

A. 心房正位；B. 心房反位；C 和 D. 心房不定位（其中 C 为异侧同构右心房合并无脾症，D 为异侧同构左心房合并多脾症）；RB. 右支气管；LB. 左支气管

1. 心房正位（atrial situs solitus，S）　正常心房位于心脏上部，左、右心房分别在心脏的左右两侧，左、右心耳分别位于心脏的左右侧。

2. 心房反位（atrial situs inversus，I）　心房位置颠倒，即左、右心耳分别位于心脏的右侧和左侧，呈正常位的镜面像。

3. 心房不定位（atrial situs ambiguous，isomeric atria，A）两侧心耳均呈右心耳或左心耳的形态学特征，又称对称位或心房同质异构（atrial isomerism）。根据心耳的形态学特征又分为两种。

（1）右心房（耳）对称位（isomerism-right type）：指两侧心耳均呈右心耳的形态学特征，心房为双侧右心房结构，也称为异侧同构右心房（right atrial isomerism）。脾脏通常缺如，为无脾症（asplenia）。约90%右心房对称位、无脾症患者合并心血管畸形，而且多数为发绀属复杂心血管畸形。

（2）左心房（耳）对称位（isomerism-left type）：两侧心耳均呈左心耳形态学特征，心房为双侧左心房结构，称为异侧同构左心房（left atrial isomerism）。通常出现两个或多个脾脏，可位于左侧或两侧，为多脾症（polysplenia）。常伴有下腔静脉离断或缺如，躯干下部的静脉血可经奇静脉、半奇静脉等回流入上腔静脉，腹主动脉常位于奇静脉、半奇静脉前面。

三、心室

（一）心室区

心室区由三部分组成，从房室瓣口至心尖前腱索附着处为流入道（inlet），心尖部和间隔面具有肌小梁部分为小梁部（trabecular），自小梁部至半月瓣口为流出道（outlet），它们之间一般都没有很明确的界线（图20-5）。

心室区三部分结构均存在者称为完整心室，缺乏流入道和（或）流出道者不是完整心室，通常称为残余心腔（rudimentary chamber），仅有小梁部者为小梁囊，仅有流出道者为输出腔，或仅有小梁部和流入道。

心室区具有两个完整心室者为双室心（biventricular heart），具有一个完整心室及一个残余心腔或仅有一个完整心室者为单室心（univentricular heart）。

（二）心室形态学特征

心室区小梁部的肌小梁结构是区分左、右心室主要的形态学特征。

1. 右心室　心尖部及间隔面肌小梁粗厚、交错，间隔面附有由室上嵴隔束、壁束汇合延伸而形成的间隔边

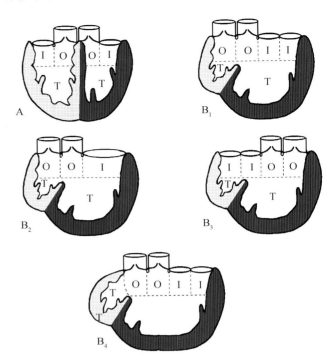

图 20-5　心室组成示意图

A. 完整心室：由小梁部（T）及其相应的流入道（I）和流出道（O）三部分组成；B₁～B₄. 组成部分不同的各种心室：其中 B₁ 为两侧流入道均连接完整心室；B₂ 为一侧流入道缺如，残余心室均没有流入道；B₃ 和 B₄ 为两侧流出道均连接完整心室，残余心室均没有流出道（其中 B₃ 有流入道，B₄ 只有小梁部），流入道和流出道均连接完整心室

缘肌小梁及远端的调节束。参考指标是，通常具有室上嵴圆锥肌，房室瓣与半月瓣无纤维连接，房室瓣有三个瓣叶。

2. 左心室　肌小梁较纤细、整齐，间隔面平滑，即使心肌发生肥厚时亦如此。参考指标是，左心室无室上嵴圆锥肌，房室瓣有两个瓣叶，房室瓣和半月瓣有纤维连接，但心脏大动脉畸形时这些形态结构常有变异。

3. 未定心室（indeterminate ventricle）　心室肌小梁既无右心室又无左心室的形态结构特征，或部分呈右心室形态学特征，部分由左心室小梁结构组成，罕见。

（三）心室襻

心室襻（ventricular loop）标志心室的位置和空间排列关系，心室襻与内脏位置关系密切，通常分为三种。

1. 心室右襻（D-loop，D）　属于正常的心室位置排列关系，右心室位于左心室右前方，左心室居于右心室左后方。

2. 心室左襻（L-loop，L）　属于心室反位，右心室位于左心室的左侧，而左心室在右心室右侧。

3. 襻不能定（X-loop，X）　心室可呈上下、左右并列等，均罕见。

四、房室连接

（一）房室连接类型

房室连接类型（type of atrioventricular connection）通常指心房与心室的连接关系，分析时应根据心室区具有两个完整的心室还是只有一个完整的心室，分为双室心或单室心房室连接类型。心房与心室相连接，两者之间一般有房室瓣。

1. 双室心（图 20-6） 有三种四类。

（1）房室连接一致：右心房与右心室相连接，左心房与左心室相连接者。

（2）房室连接不一致：右心房与左心室相连接，左心房与右心室相连接者。

（3）不定型连接：双右心房或双左心房分别与右、左或左、右心室相连接者，根据心房情况分为右、左对称型连接。

2. 单室心（图 20-7） 有两种类型。

（1）心室双入口：两侧心房与一个心室相连接者。

（2）房室无连接：一侧房室之间没有直接的连接，房室间沟充以肌肉、脂肪结缔组织，将房室隔开，可出现于右侧或左侧，分别称为右侧或左侧房室无连接。

（二）房室连接方式

房室连接方式（mode of atrioventricular connection）指连接房室之间瓣膜的不同形态（图 20-8）。

（1）两个房室瓣均开通。

（2）一侧房室瓣开通，另一侧房室瓣未穿孔（闭锁）。

（3）形成共同房室瓣。

（4）房室瓣骑跨：指一侧房室瓣的腱索和乳头肌等瓣下瓣器同时附着于室间隔的两侧，形成房室瓣骑跨于室间隔之上，程度可从轻度到非常严重不等。

（5）房室瓣跨位：指室间隔与房室瓣环之间的相互位置关系，一侧房室瓣环已跨越室间隔，但其腱索和乳头肌并未从另一侧心室发出，故与骑跨不同。在双室心者，房室瓣环在室间隔两侧心室面之上；在单室心者，房室瓣可在主心室腔之上或主心室腔与残余心腔间隔之上。跨位与骑跨可合并存在。

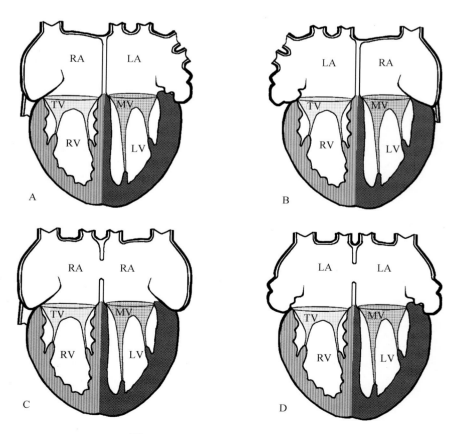

图 20-6 双室心房室连接类型示意图
A. 心房正位，房室连接一致；B. 心房反位，房室连接不一致；C 和 D. 心房不定位房室连接

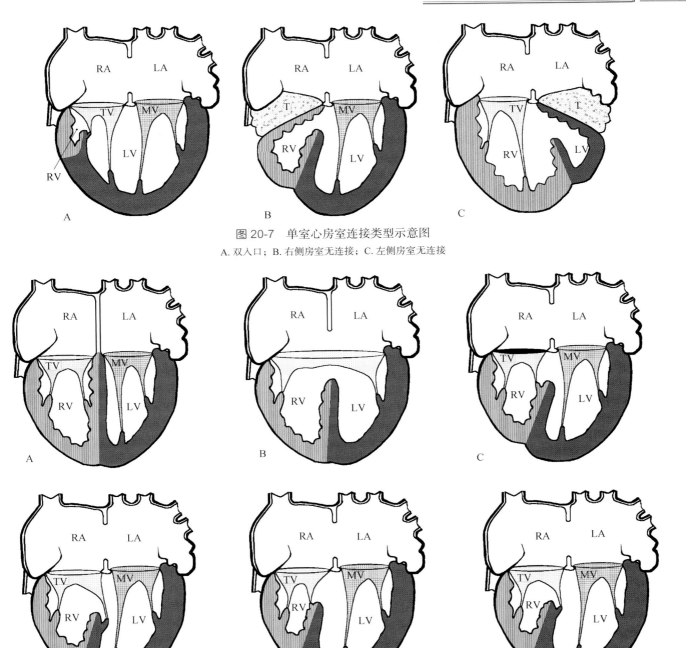

图 20-7 单室心房室连接类型示意图

A. 双入口；B. 右侧房室无连接；C. 左侧房室无连接

图 20-8 房室连接方式示意图（均为心房正位，房室连接一致）

A. 双开通房室瓣；B. 共同房室瓣；C. 三尖瓣闭锁；D. 三尖瓣骑跨；E. 三尖瓣跨位；F. 三尖瓣骑跨和跨位

五、大动脉及其与心室的连接关系

目前尚无区分主肺动脉与主动脉的可靠特征性形态学指征，一般以肺动脉、动脉弓及其头臂动脉和冠状动脉分支等为区分的主要标志。体循环、肺循环和冠状循环等三组动脉分支均从单一动脉干发源者为共同动脉干（图 20-9）。

（一）动脉干圆锥

动脉干圆锥亦称漏斗部，上连接大动脉，下连接心室，肺动脉干和主动脉干下有无漏斗部圆锥肌，通常决定大动脉的相互关系及其与心室之间的连接关系。

1. 肺动脉瓣下圆锥肌 肺动脉瓣与三尖瓣之间有圆锥肌，故无纤维连接，而主动脉瓣与二尖瓣之间有纤维连接，常见于正常心脏和镜面右位心。

2. 主动脉瓣下圆锥肌 主动脉瓣位置靠前，连接于

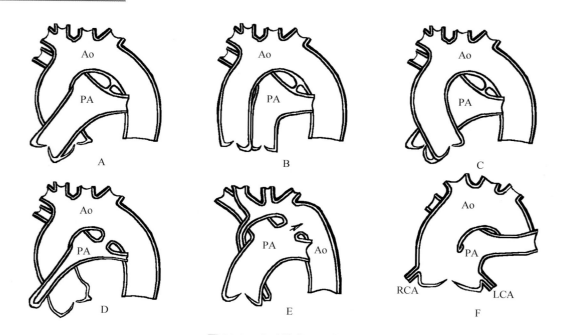

图 20-9 大动脉类型示意图
A. 正常；B 和 C. 大动脉转位或异位；D. 肺动脉闭锁；E. 主动脉闭锁；F. 共同动脉干

右心室，主动脉瓣与三尖瓣之间无纤维连接；肺动脉瓣下圆锥肌被吸收消失，与左心室连接，肺动脉瓣与二尖瓣之间有纤维连接，见于大动脉转位等。

3. 双圆锥肌 主动脉瓣下和肺动脉瓣下均有圆锥肌，两侧半月瓣与房室瓣之间均没有纤维连接，见于右室双出口等。

4. 圆锥肌缺如 两侧圆锥肌缺如或极少，主动脉瓣与房室瓣及肺动脉瓣与房室瓣之间均有纤维连接，见于某些类型的左室双出口等。

（二）大动脉空间位置排列关系

大动脉空间位置排列关系（spatial relationship of great artery）一般以肺动脉瓣水平为基础，确定两条大动脉的相互空间位置和排列关系（图 20-10）。

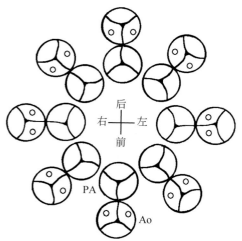

图 20-10 以半月瓣为准，主动脉和主肺动脉位置排列关系示意图

1. 大动脉正常正位 升主动脉位于主肺动脉右后，主肺动脉在其左前方，两条大动脉的排列关系和位置均正常。

2. 大动脉正常反位 大动脉的关系仍然正常，但位置相反，为正常正位的镜面位，主动脉位于主肺动脉左后方。

3. 大动脉转位或大动脉异位 大动脉关系和位置异常，主动脉可位于主肺动脉的左侧、左前、右侧、右前或正前方（详见第四十五章、四十六章），其中主动脉与主肺动脉呈右前、左后的位置关系者为右位型异位，主动脉与主肺动脉呈左前、右后位置关系者为左位型异位，两者也可呈前后、左右并列等关系。

（三）心室大动脉连接类型

心室大动脉连接类型（type of ventriculoarterial connection）指心室与大动脉之间的相互连接关系（图 20-11），有以下类型：

1. 连接一致 左、右心室分别与主动脉、主肺动脉连接者。

2. 连接不一致 左、右心室分别与主肺动脉、主动脉连接者，也称为大动脉转位或错位。

3. 心室双出口 主动脉与主肺动脉均起自一个心室者，根据心室形态分为右室双出口、左室双出口。

4. 心室单出口 指只有主动脉和主肺动脉中的一支大动脉干或共同动脉干与心室相连者。

（四）心室大动脉连接方式

心室大动脉连接方式（mode of ventriculoarterial

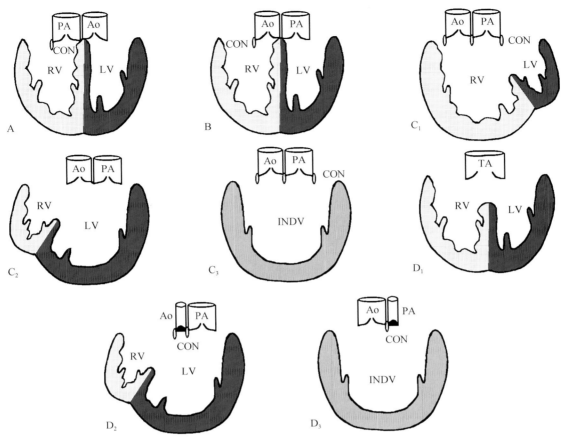

图 20-11 心室大动脉连接类型和方式示意图

A. 连接一致；B. 连接不一致；C. 心室双出口（其中 C_1 和 C_2 分别为右室双出口和左室双出口，C_3 为单一孤立未定心室双出口）；D. 心室单出口（其中 D_1 为共同动脉干，D_2 和 D_3 分别为主动脉闭锁和肺动脉闭锁，心室状况与双出口类似）；CON. 圆锥肌；INDV. 未定心室

connection）指连接心室大动脉之间瓣膜的不同形态，分为双侧半月瓣均开通、一侧半月瓣开通而另一侧未开通等方式。

六、心脏大血管节段的综合变化

（一）心脏大血管节段字母

为了方便使用，通常采用字母表示心房、心室和大动脉等节段的位置关系（表 20-1），其中第一个字母代表心房位，第二个字母代表心室襻，第三个字母代表大动脉，用三个字母分别代表不同类型的心脏大血管节段结构、位置和相互关系。

（二）类型

心脏大血管各个节段及其连接关系的综合变化相当复杂，心脏大血管节段异常多数见于大动脉转位、共同动脉干和心室双出口等复杂先天性心脏病，以下为心房、心室和大动脉相互位置关系的主要类型。

表 20-1 心脏大血管节段字母

节段	位置	英文	字母	意义
心房	正位	atrial situs solitus	S	心房位置正常，右心房在右侧，左心房在左侧
	反位	atrial situs inversus	I	心房位置相反，右心房在左侧，左心房在右侧
	不定位	atrial situs ambiguous	A	心房不定位
心室	右襻	D-loop	D	心室位置正常，右心室在右侧，左心室在左侧
	左襻	L-loop	L	心室位置相反，右心室在左侧，左心室在右侧
	襻位不定	X-loop	X	襻位类型不定
大动脉	正常正位	situs solitus	S	大动脉位置正常，主动脉位于主肺动脉右后

续表

节段	位置	英文	字母	意义
	正常反位	situs inversus	I	大动脉位置相反，主动脉位于主肺动脉左后
	右位	D-positioned aorta	D	主动脉于主肺动脉右侧或右前
	左位	L-positioned aorta	L	主动脉于主肺动脉左侧或左前
	前位	antero-positioned aorta	A	主动脉于主肺动脉正前
	后位	postero-positioned aorta	P	主动脉于主肺动脉正后

1. 正常心脏（SDS） 心房正位（S），心室右襻（D），大动脉关系正常正位（S），房室连接和心室大动脉连接一致。

2. 镜面右位心（ILI） 心房反位（I），心室左襻（L），大动脉正常反位（I），但房室连接和心室大动脉连接通常一致。

3. 心室单独反位（SLS） 心房正位（S），心室左襻（L），大动脉正位（S），房室连接不一致，心室大动脉连接一致。

4. 心室单独不反位（IDI） 心房反位（I），心室右襻（D），大动脉反位（I），房室连接不一致，心室大动脉连接一致。

5. 心室双出口 两条大动脉均从一个心室发出，其心房、心室可正位或反位，形成类型不同，根据与两条大动脉连接的心室形态一般分为右室双出口和左室双出口（详见第四十二、四十三章）。

6. 大动脉转位 大动脉与心室连接不一致，心房、心室和大动脉可正位，也可反位，形成完全型或矫正型左、右转位等类型（详见第四十五章、四十六章），其中常见的有：

（1）完全型大动脉右转位（SDD）：心房正位（S），心室右襻（D），主动脉在主肺动脉右前方即右位（D）者。

（2）矫正型大动脉左转位（SLL）：心房正位（S），心室左襻（L），主动脉在主肺动脉左前方即左位（L）者。

（3）完全型大动脉左转位（ILL）。

（4）矫正型大动脉右转位（IDD）等。

7. 大动脉异位 大动脉与心室连接一致，但大动脉位置异常，主动脉在主肺动脉右前方者为右异位，主动脉在主肺动脉左前方者为左异位。心房、心室和大动脉可正位，也可反位，形成各种类型的大动脉异位，如SDL、ILD、SLD和IDL等。

大动脉转位和大动脉异位均有大动脉位置的异常，一般主动脉在前、主肺动脉在后，与正常主动脉在主肺动脉之后的空间关系不同，但两者又不相同，差别在于大动脉与心室的连接关系。

大动脉转位和大动脉异位是否出现发绀，取决于心房位和房室连接关系。大动脉转位者，心室与大动脉的连接不一致，如心房与心室连接一致将形成发绀属完全型大动脉转位，而心房与心室连接不一致则形成矫正型大动脉转位，在功能上得到矫正，除非伴有其他畸形，后者一般不出现发绀。

大动脉异位者心室与大动脉的连接一致，如房室连接不一致则将出现发绀，而心房与心室连接一致属于解剖和功能均得到矫正，除非伴有其他畸形，通常无发绀。

第四节　十字交叉型心脏

十字交叉型心脏（criss-cross heart）是一种特殊的心脏畸形，具有特殊的心室和房室连接区排列异常，其共同特征是房室连接区空间位置异常，包括心房、心室间隔扭转，使每个心室与其相关心房处于对侧位置上（图20-12）。

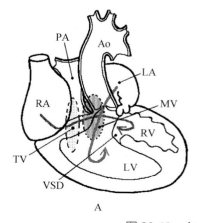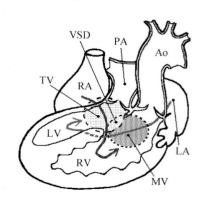

图20-12 十字交叉型心脏示意图

A. 左位心，房室和心室大动脉连接均一致；B. 右位心，房室连接一致，心室大动脉连接不一致，均有室间隔缺损，从心房进入心室的血流相互呈十字交叉

通常简称为十字交叉心，但迄今对其名称和形态学异常尚有许多争议。1961 年 Lev 等首先报道心室位置扭转和房室连接交叉的畸形，称为混合型左位心（mixed levocardia）。随后曾采用上下心室心、楼上楼下心室、心室旋转的矫正型大动脉转位、十字交叉房室关系（criss-cross atrioventricular relationship）、交叉性房室连接（crossed atrioventricular connection）等名称。

十字交叉心患者的心室多数呈上下排列，称为上下排列心室（superoinferior ventricle），十字交叉心往往与上下排列心室视为同义词使用，但实际上十字交叉心也可出现其他排列形式。此外，心室呈上下排列者只有不足一半的病例属于十字交叉心，可见上下排列心室与十字交叉心并非同义词，目前一般不主张相互混用。

十字交叉心罕见，实际发病率不详。

多数患者的心脏位于胸腔内，其中左位心占 80%，右位心占 13%，中位心占 7%。96.3% 的患者为内脏心房正位，2.4% 为内脏心房反位，1.3% 为内脏心房不定位。

81% 的患者房室连接一致，心房正位者右心房在右侧，与位于左上方的右心室相连接；而左心房在左侧，与位于右下方的左心室相连接。16% 房室连接不一致，均见于心房正位，位于右侧的右心房与位于左下方的左心室相连接，位于左侧的左心房与位于右上方的右心室相连接。但也有报道认为约 1/3 十字交叉心者的房室连接不一致。

心室与大动脉连接几乎均有异常，可呈现右位型大动脉转位、左位型大动脉转位或右室双出口等，仅极少数心室大动脉连接一致，后者的基础循环可无异常。

心房正位、心室右襻、房室连接一致者，右心室大多居上偏左，而左心室在下偏右，心室通常呈上下排列，室间隔犹如楼板（水平间隔），也称为上下排列心（superoinferior heart）或楼上楼下心（upstairs downstairs heart）。血流从心房进入心室呈交叉方向，与通常的平行方向不同。一般右心房血液经三尖瓣口进入位于左上方的右心室，搏入偏左的主动脉，而左心房血液经二尖瓣口进入位于右下方的左心室，搏入偏右的主肺动脉，但也可因合并其他节段异常而出现其他形式。

心房正位、心室左襻、房室连接不一致者，位置正常的右心房与位置靠后下方左侧的左心室连接，正常位置的左心房与位于前上方右侧的右心室连接。

右心室多数有发育不良，流入道和小梁部往往发育不良，而漏斗部通常正常，甚至比正常大。

与二尖瓣比，三尖瓣靠前上方，多有程度不同的发育不良、Ebstein 畸形、骑跨和（或）跨位，也可出现三尖瓣关闭不全和（或）狭窄，甚至闭锁。二尖瓣畸形的发生率较低，但各种畸形均有报道。

大部分患者伴有巨大的室间隔缺损，缺损可发生于室间隔的任何部位，以膜周部缺损多见。55% 的患者可

合并肺动脉口狭窄等畸形，其中 66% 有肺动脉瓣下狭窄，17% 有肺动脉瓣狭窄，15% 肺动脉瓣闭锁，2% 肺动脉分支狭窄。主动脉口狭窄仅见于 10% 的患者，包括主动脉瓣下狭窄、主动脉瓣环发育不良、主动脉缩窄或主动脉弓发育不良等。

54% 患者的心室大动脉连接不一致，主动脉可位于右前方、正前方、左前方或左侧，与主肺动脉并列；30% 为右室双出口；11% 心室大动脉连接一致，大动脉位置关系正常；5% 为肺动脉闭锁型心室单出口。十字交叉心可合并动脉导管未闭、房间隔缺损、肺动脉瓣二瓣化畸形、右位主动脉弓、三房心和体循环静脉畸形等。

第五节　临床表现和辅助检查

一、临床表现

心脏位置、节段异常的种类繁多，而且可合并各种心血管畸形和内脏位置异常等，临床表现十分复杂，通常以其合并畸形的表现为主。下文以讨论镜面右位心为主，兼简要述及其他类型。

不合并其他心血管畸形者，除偶有异常位置的心脏搏动感，一般没有症状。合并其他心血管畸形者，通常与心脏位置正常者相似，可出现发绀、活动后心悸、呼吸困难、晕厥等。严重者发育不良，早期可出现心力衰竭、感染等，甚至夭亡。

体检时，在伴内脏位置异常者，可在异常部位检出肝脏、胃泡等。心血管系统的体征，视心脏位置、节段异常类型不同而异，如胸外心脏可在胸腔以外检出心脏。单纯镜面右位心者，除心脏位于右侧胸腔，心尖指向右下方，心尖搏动在胸骨右缘第 5 肋间，以及整个心脏大动脉位置左右颠倒外，无其他异常体征，伴其他心血管畸形者可出现相应的体征，唯其阳性体征部位正好与正常左位心者左右相反，比如伴室间隔缺损者，其收缩期杂音和震颤最明显部位在胸骨右缘第 4 肋间。

二、辅助检查

辅助检查对确定心脏位置、节段及其相互关系十分重要。

镜面右位心不合并其他心血管畸形者，心电图除了左右相反外，其他方面为正常，如果将心电图导联按照与正常人左右完全相反的位置连接，可得到正常心电图，伴有其他心血管畸形者可出现相应表现。其他心脏位置、节段异常者的心电图 P 波、QRS 波群、T 波和电轴等可有所提示，如右旋心患者的电轴呈逆时针转位，I

导联 P 波直立、T 波倒置，胸前导联呈左心室的 QRS 波群等。

不合并其他心血管畸形的镜面右位心患者，其胸部 X 线检查如同将正常人 X 线胸片左右颠倒，心脏大血管影左右相反，心尖在右侧胸腔，指向右下方，其余无异常，伴内脏转位者胃泡也位于右侧。合并其他心血管畸形者，可出现相应的 X 线表现，如肺动脉高压的肺动脉段突出等。

右旋心患者的心脏影类似于右位心，但主动脉弓和降主动脉影一般仍在左侧胸腔，左心缘缺乏肺动脉段。左旋心的心脏影类似于正常左位心，大部分位于左侧胸腔，主动脉弓及降主动脉影位于脊柱右侧或左侧。中位心的心脏影位于胸腔中央。

在心脏大血管位置、节段异常者，经 X 线检查肝脏和胃泡位置，可协助确定内脏心房位。肝脏位于上腹部右侧，胃泡位于左侧，提示内脏位置正常，多数属心房正位；肝脏在左侧，而胃泡在右侧，内脏转位，提示心房反位；肝脏居中多数提示心房不定位，但心房不定位者的肝脏也可位于左侧或右侧。另外可根据左、右主支气管及左、右肺动脉形态和位置关系，协助确定心房位，如两侧均为右或左侧主支气管的形态和肺动脉的位置关系，提示为右或左心房对称位。

镜面右位心不合并其他心血管畸形者，除心脏大血管方向左右颠倒外，CT 和 MRI 检查无其他特殊表现。伴有其他心血管畸形者可出现相应表现。

一般认为，MRI 检查能观察右、左心房，但通常难以直接诊断心房位。显示左右支气管、肺动脉形态及位置，腹主动脉、下腔静脉位置关系等，有助于确定心房位。通过多体位扫描，可显示心室内部形态结构、房室连接、心室大动脉连接关系，以及心室、主动脉和主肺动脉相对位置排列关系等。

CT 通常也难以直接观察心房位，但对显示心室形态、房室连接、心室主动脉连接及大动脉空间排列关系有一定的帮助。

对少数心脏位置节段异常的疑难病例，通过心导管检查和选择性心血管造影，可显示心房（包括心耳）和心室的形态结构、房室连接、心室大动脉连接关系、主动脉与主肺动脉排列关系等，有助于明确诊断。

第六节　超声心动图检查

采用二维超声心动图检查，根据探头所放位置显示的图像，是检出心脏位置、节段异常的主要手段。根据不同断面所显示的超声图像，可确定心脏在胸腔的位置，显示心房、心室、大动脉形态结构及其位置，可检出心房、心室及大动脉的相互连接关系等，从而诊断心脏大血管位置、节段异常。

在检查心脏位置、节段异常时，应注意各节段的特征性标记，以便进行正确判断，如心房段的上、下腔静脉和肺静脉及其连接，心室段房室瓣叶数和附着位置，心室形态，大动脉段的左、右肺动脉及头臂动脉分支，冠状动脉的起始部位等。

一、心脏位置

1. 心脏正常位　心脏位于左侧胸腔，将探头置于胸骨左缘，所出现的图像为心尖朝向左侧，左心房位于左侧，与左心室相连，左心室与主动脉相连；右心房位于右侧，与右心室相连，右心室与主肺动脉相连。肝脏位于右肋缘下。

2. 镜面右位心　心脏位于右侧胸腔，将探头置于胸骨右缘，所出现的图像为心尖朝向右侧，左心房、左心室在右侧，右心房、右心室在左侧。根据二、三尖瓣的位置和心室的形态结构，可判断左、右心室。肝脏位于左肋缘下。镜面右位心通常伴有心内复杂畸形，房室和心室大动脉的连接关系可异常，但心脏大血管节段和内部结构也可正常。

3. 单发右位心　也称右旋心，心脏位于右侧胸腔，将探头置于胸骨右缘可探及心体部和心尖部，将探头置于胸骨左缘时可探及心底部。心房通常正位，肝脏多位于右肋缘下。患者通常伴有心血管内复杂畸形，房室和心室大动脉的连接关系可异常，也可正常。

4. 单发左位心　也称为左旋心，心脏位于左侧胸腔，心房反位，将探头置于胸骨左缘所显示的图像为心尖朝左，左心房位于右侧，而右心房位于左侧。肝脏多位于左肋缘下。通常伴有心血管内复杂畸形。

二、心房

超声对确定心房及其所在位置具有重要的作用。检查判断时，主要依靠观察心耳的形态结构，以及心房与肺静脉或腔静脉的连接关系，与腔静脉连接的心房通常为右心房，与肺静脉连接的心房一般为左心房。

心房正位者，下腔静脉与腹主动脉通常位于右侧，内脏不转位。心房反位者，下腔静脉和腹主动脉一般位于左侧，内脏转位。

从心尖四腔心断面，通常可显示肺静脉与左心房的连接关系。从剑突下双心房断面，可显示右心房与上、下腔静脉相连。心房反位时，右心房与下腔静脉相连的部位多数仅能在左肋缘下探及（图 20-13）。

还可观察心房的耳部，以区别心房和确定心房位，左心耳呈月牙形，而右心耳为三角形。

三、心室

识别左、右心室的形态结构，是超声确定心室位置的关键。

左心室通常呈椭圆形，其内膜较光滑，二尖瓣的位置高于三尖瓣。从左心室短轴断面观察时，显示有两个瓣叶，瓣口开放时呈椭圆形，有两组乳头肌。左心室内一般除乳头肌、腱索外，无调节束等其他比较粗大的肌小梁（图 20-13）。

右心室多数呈月牙形，心内膜粗糙，有调节束等较多肌小梁，三尖瓣的起点位置低于二尖瓣 3 ～ 7mm。从剑突下右心室短轴断面探查时，可显示三组乳头肌，三尖瓣口开放时呈三角形。

镜面右位心：左心房、左心室位于右侧，右心房、右心室位于左侧。

单发左位心：左心房位于右侧，右心房位于左侧，但心室的位置可以正常，也可以转位。

正常位心脏和单发右位心的心室位置，一般情况下不转位，但部分伴复杂畸形者可合并心室转位。

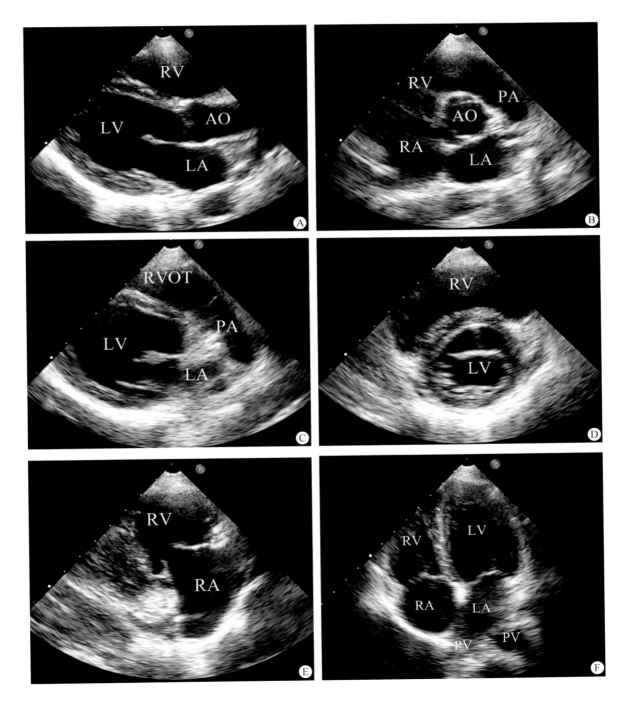

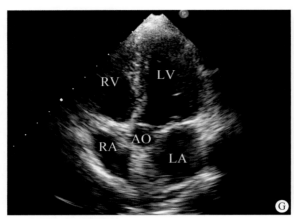
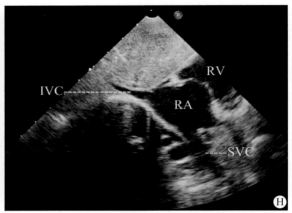

图 20-13　正常心房、心室与动脉的连接关系

A. 左心室长轴断面：显示左心房与左心室相接，主动脉与左心室相连接；B. 大动脉短轴断面：显示右心房与右心室相接，右心室与肺动脉相连接；C. 右室流出道长轴断面：显示右心室与肺动脉相连接，左心房与左心室相连接；D. 左心室短轴断面：显示左心室及右心室的解剖形态；E. 右室流入道断面：显示右心房与右心室相接；F. 四腔心断面：显示右心房与右心室及左心房与左心室相连接；G. 五腔心断面：显示左心房、左心室与主动脉的连接关系，右心房与右心室的连接关系；H. 剑突下右心房室断面：显示上腔静脉与下腔静脉位于右心房的开口部位

四、大动脉

从大动脉短轴断面观察，正常情况下主动脉位于右后，肺动脉位于左前。左、右冠状动脉分别起源于左、右主动脉窦，主动脉有主动脉弓及头臂干，而肺动脉则分出左、右肺动脉，两者的鉴别通常并不困难。

在大动脉转位时，大动脉的位置出现变化，可形成各种不同的类型，如主动脉位于右前和肺动脉位于左后，主动脉位于左前和肺动脉位于右后，主动脉位于左后和肺动脉位于右前，以及主动脉与肺动脉呈左右并列或前后并列等。从左心室长轴及心尖五腔心断面可观察两条大动脉的空间方位。

五、房室连接

房室连接指心房和心室的连接关系。正常情况下，左心房通过二尖瓣与左心室相连，位于左侧；右心房通过三尖瓣与右心室相连，位于右侧。矫正型大动脉转位时，心室转位，右心室位于左侧，左心房通过三尖瓣与右心室相连；而左心室位于右侧，右心房通过二尖瓣与左心室相连。

部分先天性心脏病患者，一个心室可以与一个心房的全部及另一个心房的一部分相连，如室间隔缺损伴一侧瓣环增大，通过室间隔缺损与另一个心腔相通，但瓣叶尖部及腱索、乳头肌仍在原心腔内，即房室瓣跨位。如一侧瓣膜的部分腱索通过室间隔缺损连接到另一侧心腔的乳头肌上，则形成房室瓣骑跨。在心尖四腔心断面，通常可清楚显示以上各种解剖关系。

六、心室大动脉连接

大动脉与心室通过圆锥动脉干相连接，也称为漏斗部。大动脉短轴断面虽然可以显示两条大动脉的空间方位，但观察大动脉与心室的连接关系主要依靠左心室长轴、心尖五腔心、剑突下双动脉长轴及右室流出道长轴等断面。

矫正型大动脉转位：心室转位，心房、心室与大动脉的连接关系变为左心房→右心室→主动脉，右心房→左心室→肺动脉，一般从心尖四腔心、五腔心，以及左心室长轴断面均可观察到此种连接方式（图 20-14）。

完全型大动脉转位：大动脉转位，心房、心室与大动脉之间的连接关系变为左心房→左心室→肺动脉，右心房→右心室→主动脉，此种类型的房室连接关系，均伴有室间隔缺损或房间隔缺损（图 20-15）。

右室双出口：种类繁多，超声表现也不相同。从左心室短轴、心尖五腔心及剑突下双动脉长轴等断面观察，法洛四联症型和艾森门格型右室双出口，心室与大动脉的连接为部分异常，通常肺动脉仍与右心室相连，而主动脉部分与左心室相连、部分与右心室相连。大动脉转位型右室双出口，心室与大动脉的位置和连接异常，主动脉与右心室相连，而肺动脉同时与左心室和右心室相连，连接方式为左心房→左心室→肺动脉，右心房→右心室→主动脉和部分肺动脉（图 20-16）。

左室双出口：较少见，一般均为大动脉转位型。从上述断面可观察到左心房、左心室与肺动脉的全部及主动脉的大部或全部相连，右心房、右心室与部分主动脉相连接（图 20-17）。

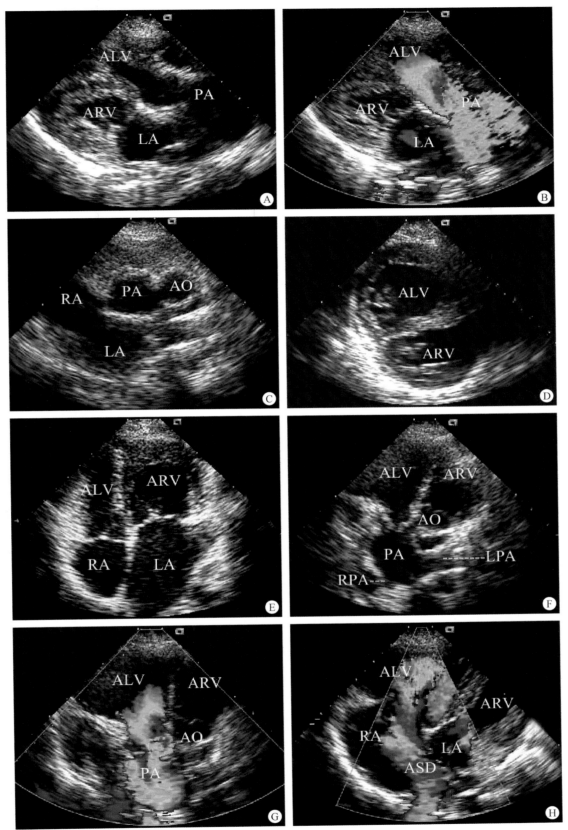

图 20-14 功能矫正型大动脉转位

心房正位，心室左襻，左心房与解剖右心室相连接，右心房与解剖左心室相连接，主动脉位于左侧，起源于左型侧的解剖右心室，肺动脉位于右侧，起源于右侧的解剖左心室，形成左心房→右心室→主动脉、右心房→左心室→肺动脉的连接关系。患者同时伴有房间隔缺损。A. 心室长轴断面；B. 心室长轴断面彩色多普勒图像；C. 大动脉短轴断面；D. 左心室短轴断面；E. 四腔心断面；F. 肺动脉 – 解剖左心室、主动脉 – 解剖右心室断面；G. 肺动脉 – 解剖左心室、主动脉 – 解剖右心室断面彩色多普勒图像；H. 四腔心断面彩色多普勒图像

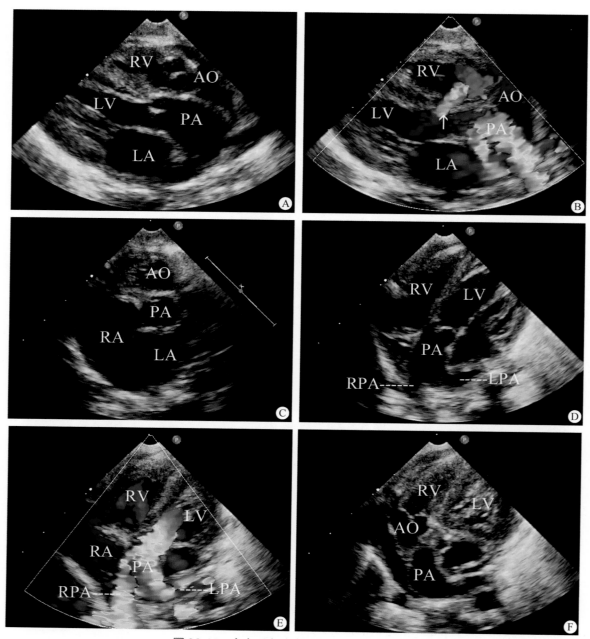

图 20-15 完全型大动脉转位合并室间隔缺损

心房正位,显示右襻,主动脉位于正前,起源于右心室,肺动脉位于正后,起源于左心室,室间隔连续性中断,彩色多普勒观察时,出现室水平分流(箭头所示)。
A. 显示动脉长轴断面;B. 动脉长轴断面彩色多普勒图像;C. 大动脉短轴断面;D. 五腔心断面;E. 五腔心断面彩色多普勒图像;F. 双动脉-双心室长轴断面

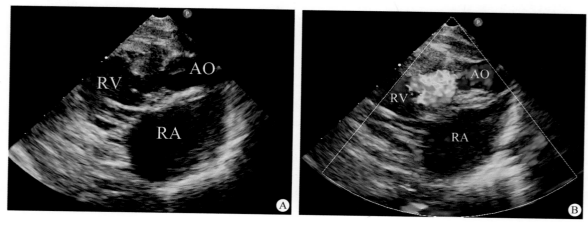

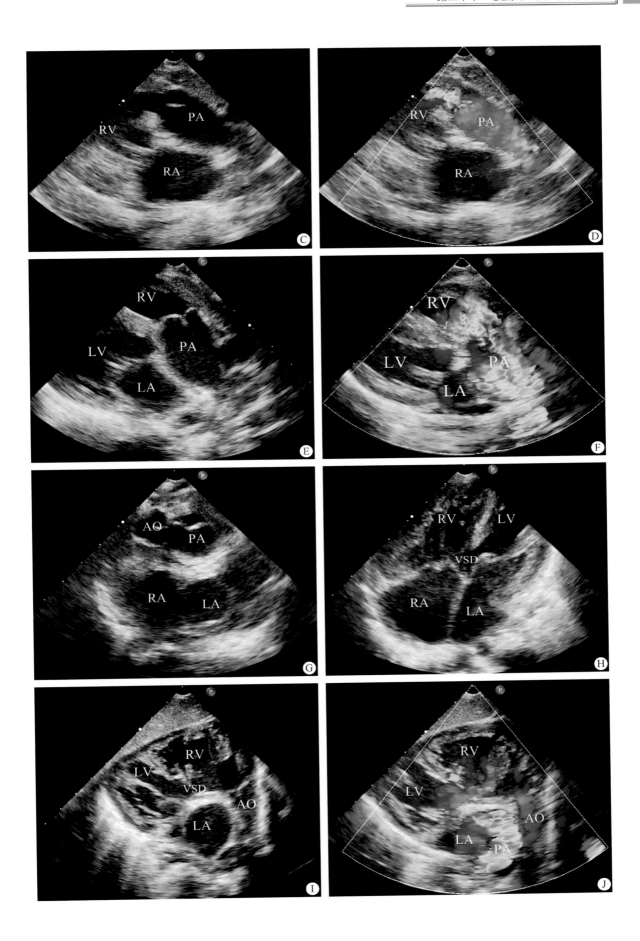

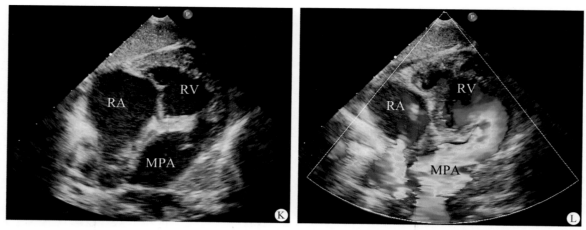

图 20-16　右室双出口合并室间隔缺损

心房正位，心室右襻，右心房室增大，室间隔连续性中断。主动脉位于右侧，肺动脉位于左侧，两大动脉均起源于右心室。肺动脉内径增宽。A. 心室长轴断面；B. 心室长轴断面彩色多普勒图像；C. 肺动脉 – 右心室长轴断面；D. 肺动脉 – 右心室长轴断面彩色多普勒图像；E. 右室流出道长轴断面；F. 右室流出道长轴断面彩色多普勒图像；G. 大动脉短轴断面；H. 四腔心断面；I. 剑突下左心室长轴断面；J. 剑突下左心室长轴断面彩色多普勒图像；K. 剑突下右心房 – 右心室 – 肺动脉断面；L. 剑突下右心房 – 右心室 – 肺动脉断面彩色多普勒图像

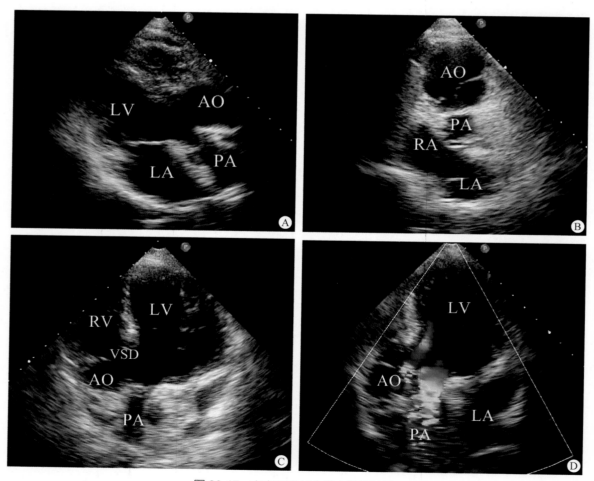

图 20-17　左室双出口合并室间隔缺损

主动脉内径增宽，位于正前，肺动脉狭窄，位于左后，两大动脉均起源于左心室，室间隔连续性中断。A. 左心室长轴断面；B. 大动脉短轴断面；C. 心尖五腔心断面；D. 心尖五腔心断面彩色多普勒图像

十字交叉心：极为少见，一般情况下心房的位置基本正常，心室位置异常，左心室位于右侧，而右心室位于左侧，通常左心房仍与左心室相连，右心房仍与右心室相连，但其连接关系形成十字交叉状。

从左心室长轴断面观察时，通常左心室位于右前方，占据原右心室的位置，而右心室位于原左心室的位置，在左后方。

从心尖四腔心断面观察时，十字交叉心有明显的特征，即房间隔与室间隔不在同一水平线上，左心室内径通常不能全部显示，改变探头的方位可以显示左心室体部，位于右前方，并与左心房相连，而右心室仅能显示与左心室不重叠的一小部分，需改变探头的方位，显示右心房与右心室相连（图 20-18）。

从左心室短轴断面观察，呈月牙状的心室为左心室，位于原右心室的位置，而右心室位于原左心室的位置，呈椭圆形，心腔内可见三个瓣叶。

检查十字交叉心患者时，需要有娴熟的操作技巧及良好的方位感，尽可能清晰显示心脏大血管的解剖位置关系，如心房、心室及大动脉的连接关系。在原四腔心位置，应不断改变扫查的方向，以便清晰显示心房、心室和大动脉的连接关系，以及心腔内各部分的毗邻关系。

十字交叉心的交叉形式是多种多样的，因此对于左心房、左心室及右心房、右心室的部位及所能显示的心室面积均有所不同。

十字交叉心也可出现于房室和心室大动脉连接异常的患者，因此清楚观察心室的形态是正确诊断的关键。

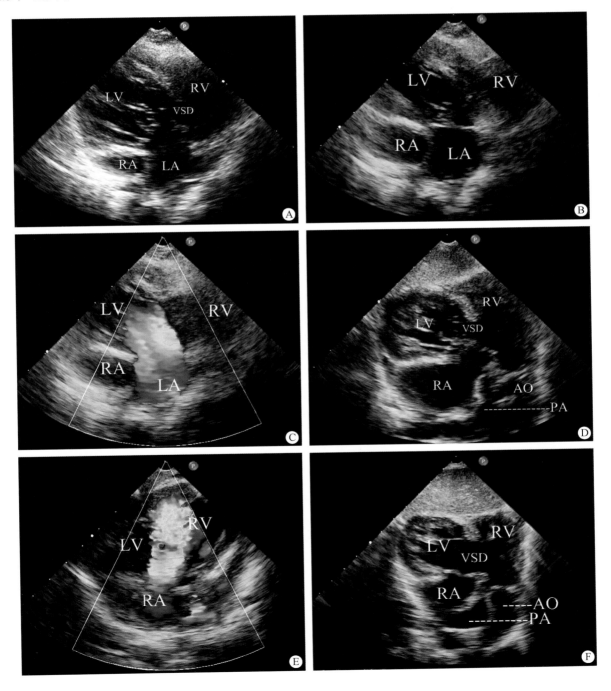

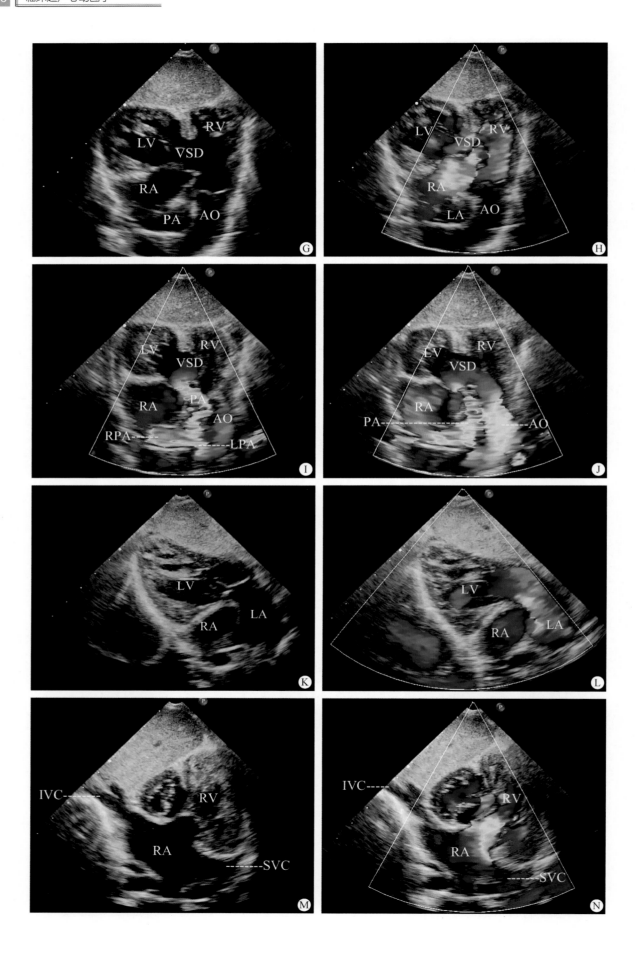

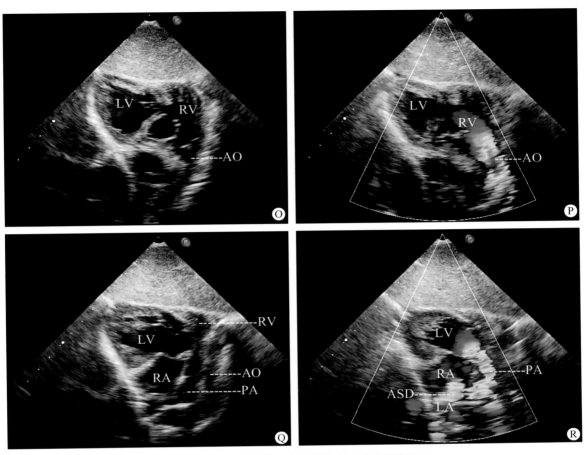

图 20-18 大动脉转位、室间隔缺损合并十字交叉心

心房正位，右心室位于左前上方，左心室位于右后下方，于房室瓣环部位即呈十字交叉状，右心房位于右侧，但仍与位于左前上方的右心室相连接，左心房位于左侧，但仍与位于右后下方的左心室相连接，主动脉位于右侧，起源于左心室，主动脉位于左侧，起源于右心室，肺动脉瓣狭窄，彩色多普勒观察时血流速度加快。室间隔连续性中断，室水平出现双向分流。A 和 B. 四腔心断面；C. 四腔心断面彩色多普勒图像；D. 剑突下类四腔心断面；E. 剑突下四腔心断面彩色多普勒图像；F. 剑突下类四腔心断面；G. 剑突下双动脉长轴断面；H. 剑突下双动脉长轴断面彩色多普勒图像；I 和 J. 剑突下双动脉长轴断面彩色多普勒图像；K. 剑突下双心房及主动脉断面；L. 剑突下双心房及主动脉断面彩色多普勒图像；M. 剑突下上、下腔静脉 – 右心房断面；N. 剑突下上、下腔静脉 – 右心房断面彩色多普勒图像；O. 剑突下主动脉 – 右心室断面；P. 剑突下主动脉 – 右心室断面彩色多普勒图像；Q. 剑突下双动脉长轴断面；R. 剑突下左心室 – 肺动脉长轴断面彩色多普勒图像

（刘延玲　熊鉴然）

参 考 文 献

Anderson RH，et al. 1984. Sequential segmental analysis of congenital heart disease. Pediatr Cardiol，5：281

Attie F，et al. 1980. Crossed atrioventricular connections. Am Heart J，99：163-172

Carminati M，et al. 1987. Cross-sectional echocardiographic study of criss-cross hearts and supero-inferior ventricles. Am J Cardiol，59：114

De La Cruz MV，et al. 1976. Rules for diagnosis of cardiovascular discordances and spatial identification of ventricles：crossed great arteries and transposition of the great arteries. Br Heart J，38：341-354

Hery E，et al. 1989. Echocardiographic and angiographic findings in supero-inferior cardiac ventricles. Am J Cardiol，63：1385-1389

Huhta JC，et al. 1982. Two dimensional echocardiographic diagnosis of situs. Br Heart J，48：97-108

Marino B，et al. 1986. Two-dimensional echocardiographic anatomy in crisscross heart. Am J Cardiol，58：325-333

Mecarteny SJ，et al. 1980. Morphological considerations pertaining to recognition of atrial isomerism. Consequences for sequential chamber localization. Br Heart J，44：657

Shinebourne EA，et al. 1976. Sequential chamber localization-logical approach to diagnosis in congenital heart disease. Br Heart J，38：327-340

Stanger P，et al. 1977. Cardiac malpositions：an overview based on study of 65 necropsy specimens. Circulation，56：159-172

Stümper OF，et al. 1990. Diagnosis of atrial situs by transesophageal echocardiography. J Am Coll Cardiol，16：442-446

第二部分

各论

各论一 先天性心脏病：间隔分流性疾病

第二十一章 Ⅱ孔型房间隔缺损

第一节 概 述

房间隔任何部位出现缺损，均可造成左、右心房之间的直接交通和血液分流，此类病变称为房间隔缺损（atrial septal defect，ASD）。ASD均为先天性病变，虽然在外伤性事件（如二尖瓣球囊扩张术）之后，个别患者可出现房间隔缺损，但其与原来意义上的ASD并不相同，故本章仅讨论先天性ASD。

根据ASD的病变部位，有学者将其分为下述三种类型：

1. 原发孔型ASD（ostium primum ASD） 又称为Ⅰ孔型ASD，占所有ASD患者的15%～20%。缺损位于房间隔下部近房室瓣环处的原发孔部位，往往同时累及房室瓣等结构，引起二尖瓣前叶出现裂隙、二尖瓣叶的腱索附着点出现异常、三尖瓣隔叶发育不良等病变，其病理和临床表现与Ⅱ孔型ASD有所不同。

2. 静脉窦型ASD（sinus venosus ASD） 占所有ASD患者的5%～15%，缺损一般位于卵圆窝后部、靠近上腔静脉开口处的房间隔上部，其缺损前下缘是房间隔，后缘为右心房壁，上缘为骑跨于房间隔的上腔静脉开口部位，多数呈月牙形，往往伴有部分性肺静脉畸形引流。

3. Ⅱ孔型ASD（ostium secundum ASD） 即继发孔型ASD，占所有ASD患者的62%～78.7%，系指房间隔发育异常，原发房间隔组织吸收过多，或继发房间隔发育不良，造成第二房间孔不能完全闭合，两侧心房间有异常缺损相通。缺损通常位于卵圆窝部位，孔径大小不一，一般根据缺损的部位分类命名，通常不累及房室瓣，多数不造成房室瓣畸形，但有20%～30%的患者可伴有二尖瓣脱垂或二尖瓣黏液样变等，尤其是50岁以上的患者，合并二尖瓣关闭不全的发生率较高。由于右心容量的增加，绝大多数患者伴有不同程度的三尖瓣反流。

一般临床上所指的Ⅱ孔型ASD，也包括静脉窦型ASD和冠状静脉窦口间隔缺损。本病可单独存在，也可成为复杂先天性心脏病的组成部分，如合并于肺静脉畸形引流、室间隔完整的肺动脉瓣闭锁、大动脉转位和三尖瓣闭锁等疾病。

如ASD合并二尖瓣狭窄，称为Lutembacher综合征，在临床上比较少见。ASD合并肺动脉瓣及右室流出道狭窄者，如以肺动脉瓣狭窄的血流动力学变化为主，房水平分流主要为右向左，并伴有杵状指（趾），则称为法洛三联症，此类病变内容将在第四十一章中讨论。

ASD是最常见的先天性心脏病之一，其发生率占全部先天性心脏病患者的10%～30%，以女性多见。通常ASD自然闭合的概率不大，但也有人报道，在1岁之内，50%的患儿可出现ASD自然闭合，随后自然闭合的概率很低，而且发现自然闭合与ASD大小的关系并不密切。

ASD患者一般可存活到成年，甚至到老年，未经过手术封闭治疗者的平均寿命为36～70岁。婴儿期临床表现多数不明显，但少数可早期出现心力衰竭，甚至死亡。20岁内因ASD死亡者通常少见，30岁以前出现症状者也较少见，而40岁后出现并发症和死亡者明显增加，30%未进行治疗的成年患者可出现肺动脉高压。出现症状与否，有时与患者的耐受力有关。

明显肺动脉高压和出现心力衰竭等并发症者，预后不良。

ASD通常有比较典型的临床表现，加上超声心动图等检查技术，可对其进行准确诊断。如果在儿童期就得到及时诊断和闭合治疗，其心腔大小可恢复正常，寿命延长。

第二节 病理解剖和病理生理

一、病理解剖和分型

ASD可出现于房间隔的任何部位，一般根据缺损部位分类（图21-1），各有不同的病理解剖和病理生理表现。

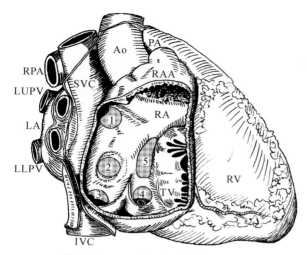

图 21-1　ASD 病理解剖部位和分型
1. 上腔型；2. 中央型；3. 下腔型；4. 冠状静脉窦型；5. 原发孔型

（一）中央型

中央型也称为卵圆窝型，最常见，占全部 ASD 患者的 70%～75%。缺损位于房间隔中央的卵圆窝及其附近，直径一般为 15～30mm，多数呈圆形或椭圆形，通常为单发，少数呈筛孔状或多发，缺损四周往往有较完整的房间隔组织，房室瓣与 ASD 下缘之间一般仍有房间隔组织。缺损距心脏传导系统较远，冠状静脉窦开口位于缺损的前下方，有时可伴有右肺静脉畸形引流。本型 ASD 是真正意义上的 II 孔型 ASD，一般与卵圆瓣缺如或残缺有关，不应与卵圆孔未闭相混淆。

（二）下腔型

下腔型在临床上比较少见，占 7%～12%。缺损一般较大，单发，多呈椭圆形，位置较低，位于卵圆窝后下方下腔静脉开口部位，即房间隔的后下方，往往没有完整的房间隔边缘，下缘完全缺如或只有极少量薄膜样组织，缺损下方多数直接与下腔静脉入口相延续，与下腔静脉入口之间没有明显的分界，左心房后壁构成缺损后缘。右下肺静脉一般与下腔静脉相连，该肺静脉血液可直接引流入右心房，出现部分性肺静脉畸形引流。

有时较大的残留下腔静脉瓣可将来自下腔静脉的血液直接经缺损导入左心房，使患者早期即可出现发绀。手术过程中，如下腔静脉瓣处理不当，将静脉血直接导入左心房，将会加重症状。

（三）上腔型

上腔型即静脉窦型，占 4%～15%。缺损位于房间隔后上方，卵圆窝上方，下缘一般为新月形房间隔，上界缺如，紧靠上腔静脉底部，与上腔静脉入口处没有明确的界限，上腔静脉血液可直接进入左、右心房。往往伴有部分性肺静脉畸形引流，右上肺静脉和右中肺静脉甚至

右侧所有肺静脉，可引流入上腔静脉、右心房或上腔静脉与右心房的交界处。本型缺损通常较小，直径一般在 15mm 左右，分流主要来自上述畸形引流的肺静脉。

（四）混合型

混合型占 7%～8.5%，包括以上两种或两种以上类型 ASD 的组合。缺损一般较大，占房间隔的绝大部分，几乎很少有房间隔组织残留，甚至整个房间隔完全缺如，形成功能性单心房，多数兼有上腔型和（或）下腔型的病理特点。

有的学者也将伴或不伴 ASD 的一侧肺静脉畸形引流均归入本型。

此外还有冠状静脉窦型，指冠状静脉窦间隔缺损（coronary sinus septal defect），也称无顶冠状静脉窦综合征（unroofed coronary sinus syndrome），相对较少见，本型缺损较特殊，详见本章"附：无顶冠状静脉窦综合征"。

二、合并心血管畸形

ASD 常合并其他心血管畸形，发生率为 15%～32%，主要有部分性肺静脉畸形引流、室间隔缺损、动脉导管未闭、二尖瓣脱垂、二尖瓣关闭不全、主动脉缩窄、肺动脉狭窄、右位主动脉弓和左上腔静脉永存等。有时 ASD 也可以是三尖瓣闭锁、完全性肺静脉畸形引流等各种复杂心血管畸形的组成部分，对患者的生存具有特殊意义。

Lutembacher 综合征指 ASD 合并二尖瓣狭窄病变，1916 年由 Lutembacher 详细报道，并认为二尖瓣狭窄也属于先天性畸形。1930 年 Dressler 经过研究发现，二尖瓣狭窄可属于先天性畸形，但约有一半系后天性病因所致，包括风湿性瓣膜病、感染性心内膜炎等，其病理变化因病因不同而有差异。在 Lutembacher 综合征中，ASD 多数属于 II 孔型 ASD，少数也可属于其他类型的ASD，甚至属于比较明显的卵圆孔未闭。其中二尖瓣狭窄为先天性畸形者，ASD 通常为 II 孔型。

三、病理生理

ASD 的血流动力学改变，一般取决于缺损部位、大小及两侧心房之间的压力差，也与两侧心室的顺应性、房室瓣的启闭功能等有关。在 ASD 患者，两侧心房之间出现直接交通，产生房水平的分流（图 21-2），其分流方向主要取决于两侧心房之间的压力差等因素。在出生后的短期内，右侧心腔压力多数仍高于左侧，可出现短期的少量右向左分流。

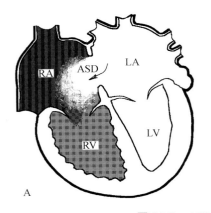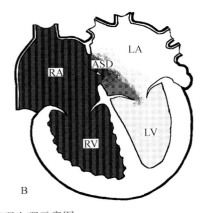

图 21-2　ASD 病理生理示意图

A. 左向右分流；B. 合并肺动脉高压，右向左分流，箭头示分流方向

正常生理状态下，左心房压力应高于右心房，加上右心房容易扩张，右心室壁薄，顺应性好，故随右侧心腔压力降低，ASD 一般出现左向右分流，左心房血流经缺损进入右心房。窦性心律时分流以舒张期为主，心房纤颤时则以收缩期为主。一般 ASD 缺损越小，分流量越少；缺损很大时，则形成血流动力学上的功能性单心房。

由于长期房水平的左向右分流，部分左心房血液经 ASD 进入右心房，反复通过肺循环，使左心房、右心房及右心室的容量负荷增加，主要引起右心房和右心室扩张，心壁逐渐增厚。同时，由于进入左心室和主动脉的血液相对减少，运动时可影响心排血量。

正常状态下，肺循环阻力低，容量大，可容纳大量血液，故 ASD 患者早期即使有肺动脉血流量的明显增加，甚至高达体循环血流量的 2～5 倍，肺动脉压力仍可基本维持在正常水平。但长期肺循环血流量增多，将逐渐使肺循环压力升高，尤其是随着肺血管出现病理变化，将导致肺动脉高压，初期属于动力性，随肺血管出现器质性变化，逐渐形成阻力性肺动脉高压。

在容量负荷增加的基础上，尤其是随着肺动脉压升高，将使右心室和右心房扩张、肥厚，右侧心腔的压力随之逐渐升高，左、右心房的压力逐渐接近，房水平左向右分流量减少，或出现以左向右分流为主的双向分流。当右心房压力超过左心房时，则出现右向左分流，形成以右向左为主的双向分流，患者出现发绀，成为艾森门格综合征。

随右心容量负荷不断增加，最终将导致右心衰竭，右心房、右心室可进一步扩张，出现功能性三尖瓣关闭不全和周围体循环静脉淤血。

静脉窦型 ASD，由于体循环静脉血可从上腔静脉直接引流入左心房，即使没有肺动脉高压，也可出现右向左分流，患者出现发绀，伴有较大静脉瓣的下腔型 ASD 也可出现类似异常。

事实上，许多 ASD 患者在左心室开始收缩时，特别是在胸腔内压力降低的情况下，即使没有明显的肺动脉高压，也可出现一过性短暂的少量右向左分流。剧烈运动或咳嗽、憋气或呼吸机呼气末加压通气等情况下，可出现或加重上述右向左分流。

Lutembacher 综合征的基本病理生理表现与单纯性 ASD 相似，但由于合并二尖瓣狭窄，左心房血液进入左心室受阻，左心房压升高，可促使左向右分流，增加肺循环的血流量，右侧心腔的容量负荷将进一步加重，促进右心房、右心室腔扩张和右心室肥厚，加快出现肺动脉高压。但在同时，由于有房水平的分流，减轻了二尖瓣狭窄所造成的肺静脉和肺毛细血管淤血及压力升高，发生肺水肿的机会则相对减少。晚期肺动脉高压发展到一定程度，右心房压力超过左心房时，才出现右向左分流、发绀，甚至右心衰竭。

ASD 的其他并发症主要有脑脓肿、肺动脉破裂及心房纤颤和心房扑动等心律失常，合并右心衰竭和心房纤颤者，出现血栓栓塞的情况并非少见。ASD 出现感染性心内膜炎的机会较少。

第三节　临床表现和辅助检查

一、临床表现

（一）症状

症状往往与 ASD 大小、部位、持续时间、年龄和并发症等有关，ASD 越大，临床表现通常出现得越早且越明显。2/3 以上的儿童患者没有明显症状，发育和活动状况多数无异常，缺损较大者，发育可受到一定的影响。症状通常在青年期之后出现，病情通常随之恶化。年龄超过 40 岁者，几乎均可出现症状，仅 4% 没有明显症状。

患者易患感冒或肺部感染，常见症状有活动后心悸、气短、疲乏，偶有端坐呼吸等。有的可出现胸痛，常类似于心绞痛，一般随 ASD 关闭而症状完全消失。

严重肺动脉高压和右向左分流、伴心力衰竭或合并其他心血管病变者，可出现发绀、咯血、周围水肿、腹胀等。如果早期出现心力衰竭症状，通常提示病情严重，或合并其他心脏病变。某些类型的 ASD，发绀可出现于明显肺动脉高压之前。

（二）体征

少数缺损较大的患者，可出现右心室肥厚扩张所造成的心前区胸廓凸起变形。病情较重者，活动后可出现发绀，后期多数出现持续性发绀，可有杵状指（趾）。血压、脉搏通常在正常范围，大的 ASD 或伴二尖瓣病变者，脉搏可较细弱。没有并发症者，颈静脉通常有较明显的心室波，右心衰竭者周围静脉压升高。心界一般无明显扩大，胸骨下段心脏搏动增强，呈抬举感。右心衰竭时，心界扩大、周围水肿和肝脏肿大。

第一心音多数正常，少数增强，有时分裂，甚至较明显。有的可有第三心音或右侧房性奔马律。第二心音固定宽分裂，是多数 ASD 患者的特征性体征，其第二心音主动脉瓣和肺动脉瓣成分之间的时间间隔在 60ms 左右，一般不受呼吸影响。心动过缓、右心衰竭、合并轻度肺动脉瓣狭窄、完全性右束支传导阻滞和重度二尖瓣关闭不全时，第二心音分裂更明显。肺动脉瓣区第二心音多数增强，但其增强程度与肺动脉压不一定相符。

胸骨左缘第 2～3 肋间通常有收缩期杂音，一般较轻、柔和、局限，传导不明显，一般不伴有震颤。有时在肺动脉瓣区出现收缩期喷射性杂音，可伴有收缩期震颤，多数与经肺动脉瓣高血流量有关，并非都提示合并肺动脉瓣狭窄，后者的此杂音往往很响亮，并伴震颤。左向右分流明显者，胸骨下段可听到三尖瓣舒张中期滚筒样流量性杂音，甚至有三尖瓣开放拍击音。明显肺动脉高压者，肺动脉瓣区可有喀喇音，第二心音明显亢进，常有肺动脉瓣区舒张期吹风样杂音，而三尖瓣舒张期流量性杂音则往往消失。

伴有二尖瓣脱垂者，可在心尖部听到收缩期杂音和收缩中期喀喇音。出现右心衰竭时，往往有三尖瓣关闭不全的全收缩期杂音。Lutembacher 综合征者，基本表现与单纯性 ASD 相似，但心尖部通常有舒张期滚筒样杂音和震颤。

二、辅助检查

（一）心电图

缺损较小者，心电图通常无特殊变化。分流量中等至大量者，多数表现为电轴右偏、右心房肥大、PR 间期延长、不完全性或完全性右束支传导阻滞，并随年龄增长，多数 PR 间期逐渐延长，QRS 波群增宽，出现右心室肥厚和右胸导联 T 波倒置。约有 7% 的中年 ASD 患者可出现电轴左偏。肺动脉压明显增高者，可出现右心室肥厚、

劳损。心律失常时，可有心房纤颤、心房扑动等心电图表现，往往随患者的年龄增长和肺动脉压力升高而增加。静脉窦型 ASD，常有交界性心律或心房下部心律。

（二）胸部 X 线检查

缺损较小者，多数心影没有异常表现；分流量中重度者，心影通常增大，并可随年龄增长而增大，发生心房纤颤时心影可明显扩大。

肺血增多，肺动脉段搏动增强，可出现肺门舞蹈征，主动脉结一般缩小。有的出现上叶肺静脉扩张，下叶肺野间质性水肿。左心房一般不扩大，但心房纤颤时，左心耳扩大。左向右分流量较大或有肺动脉高压者，肺动脉段往往突出，肺门动脉扩张，甚至呈血管瘤样扩张。

发生重度肺动脉高压或合并肺血管阻塞性病变者，肺血管纹理自中带明显变细、扭曲，甚至肺血减少，肺动脉明显扩张，形成所谓残根样表现，有的肺动脉可出现钙化影。出现肺动脉高压，但仍显示肺血增多者，需与合并肺动脉高压的其他左向右分流疾病，如动脉导管未闭、心血管复杂畸形等相鉴别。

（三）CT 和 MRI

CT 和 MRI 可显示 ASD 及其部位、大小等，对诊断 ASD 有一定的帮助。

（四）心导管检查和心血管造影

目前一般无须此项检查，除非在需要进行鉴别诊断、除外其他并发畸形、测定肺动脉压以确定手术适应证，以及介入治疗时。右心导管检查可测定右侧各心腔和大血管内压力，采集血液标本测定血氧含量和饱和度，以确定各部位的压力变化、有无分流及分流部位，计算分流量和肺血管阻力等。心导管往往很容易从右心房进入左心房。左心房造影时，左心房充盈后，右心房通常可立即显影，根据右心房的显影密度、分流方向及部位，可判断 ASD 的部位、分流方向和分流量大小。右向左分流或并发其他畸形者，也可采用右心房等其他部位造影。

第四节　超声心动图检查

综合性超声心动图是目前诊断 ASD 的最佳影像学方法，能够清晰地显示 ASD 部位、缺损大小、分流方向及分流量。如采用剑突下探查和经食管超声心动图进行不同方位的扫描检查，对 ASD 大小、缺损部位及房间隔残端组织长度、厚薄、房间隔总长度和缺损与周边的毗邻关系等，均能得到相当清晰的显示，为 ASD 封堵术奠定了良好基础。

一、M型超声心动图

ASD的主要血流动力学变化是右侧心腔容量负荷增加，表现为右心房、右心室和右室流出道内径扩张，肺动脉内径增宽，肺动脉压力升高。M型虽然不能直观地观察ASD的部位、大小，但可显示右心室内径增大、室间隔与左心室后壁呈同向运动等特异性表现。如观察到上述表现，应考虑有本病的可能性。

主动脉波群显示右室流出道内径增宽，主动脉前、后壁运动曲线呈圆拱状，重搏波消失，部分患者左心房内径可轻度减小。心室波群显示正常心脏的左心室明显大于右心室，室间隔与左心室后壁的M型曲线呈反向运动。由于ASD患者的右心容量负荷增加，显示为右心房和右心室扩大。由于右心容量负荷增加，室间隔协同右心作功，室间隔与左心室后壁呈同向运动，即收缩期室间隔向前运动，而舒张期向后运动，与左心室后壁的运动方向基本一致，缺损较小者室间隔运动可较平坦。由于左心房的血液分流入右心房，左心房内血容量减少，二尖瓣前叶CD段抬高，A峰减低（图21-3）。

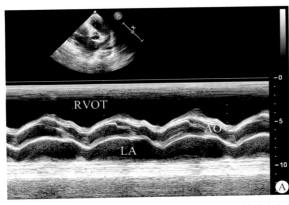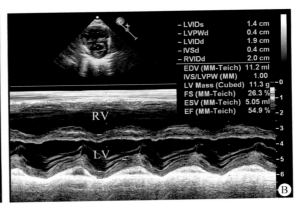

图21-3 Ⅱ孔型房间隔缺损M型超声心动图

A. 主动脉波群：右室流出道增宽，左心房内径增大，主动脉前后壁运动曲线重搏波消失，呈圆拱状；B. 心室波群：右心室内径增大，室间隔与左心室后壁呈同向运动，由于左心房血液通过ASD部位分流入右心房，左心房进入左心室的血量减少，二尖瓣前叶A峰减低

肺动脉波群：缺损较大的ASD患者出现肺动脉高压时，肺动脉瓣曲线的ef段抬高，a波消失，开放时呈"V"形或"W"形。

三尖瓣波群：由于左心房的血液通过ASD分流入右心房，右心房血容量增加，舒张期三尖瓣叶开放的运动幅度增大。

二、二维超声心动图

二维超声心动图是诊断本病的主要检查方法，能清晰显示各心腔径的大小，确定有无ASD，ASD的部位、大小、形态，残端组织的发育情况及其与毗邻结构的相互关系等。

左心室长轴断面可显示右心室扩大，右室流出道增宽。室间隔形态有所变化，较平坦或甚至稍向后凹，运动方向与正常也不同，整个室间隔呈收缩期向前、舒张期向后的运动，与左心室后壁运动方向相同，协同右心运动。左心室大小通常在正常范围内，形态稍有变化，呈半月形。主动脉根宽度正常，但左心房可轻度扩大。

在大动脉短轴断面可观察到右心房、室内径扩大，右室流出道增宽，主肺动脉及左、右肺动脉增宽，房间隔部位可见回声减弱或脱失现象，并可观察到主动脉端有无房间隔残端组织及残端的长度。

由于右心容量负荷的增加，左心室短轴断面可观察到右心室内径扩大，其形态由原来的月牙形变为近似半圆形，左心室相对较小，形态有所改变，室间隔协同右心工作。

心尖四腔心断面为诊断本病的主要断面，显示以右心房、右心室扩大为主，三尖瓣叶开放幅度增大，房间隔部位回声脱失。缺损较大者可明确显示ASD断端，断端顶端可出现回声增强现象。此断面观察到房间隔回声脱失，对提示ASD的可靠性较高，而且可帮助观察缺损的类型、部位和大小。通常，腔静脉型ASD的房间隔回声脱失位于心房的顶部，靠近腔静脉开口处；中央型ASD的房间隔回声脱失位于房间隔中部；冠状静脉窦型ASD在此断面多数无法显示房间隔回声脱失。通常，如果靠近心房顶部的房间隔残端组织较短且薄，提示ASD位于靠近下腔静脉端或上腔静脉端，且残端组织菲薄。

双心室流入道断面除了显示右心房、右心室内径增大，右室流出道明显增宽外，可充分显示房间隔部位，因此对ASD的部位和大小、房间隔的总长度、残端组织长度及其发育状况等，尤其是房室瓣环部位的房间隔残端组织长度，均能清楚地观察（图21-4）。

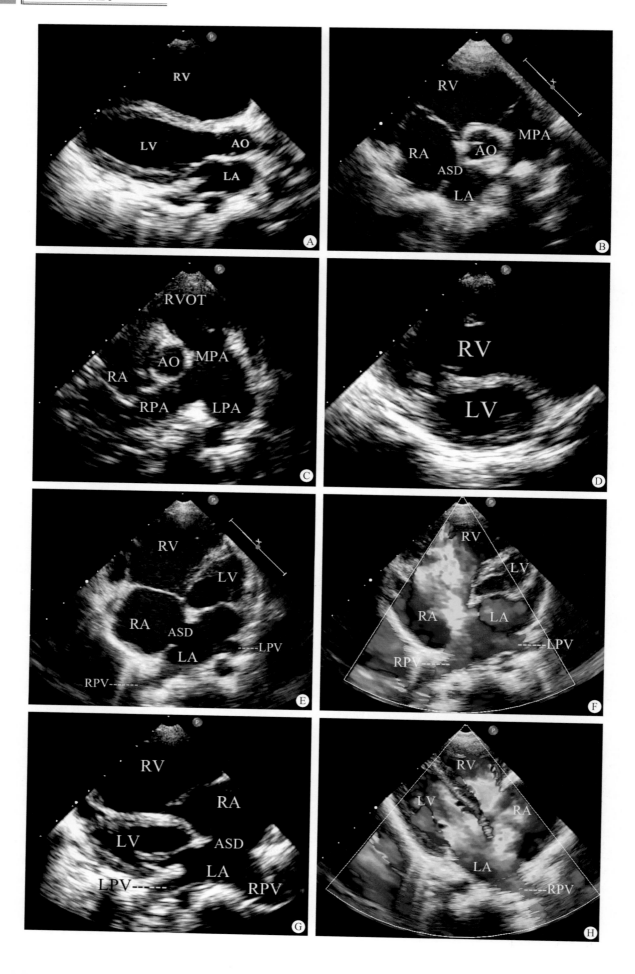

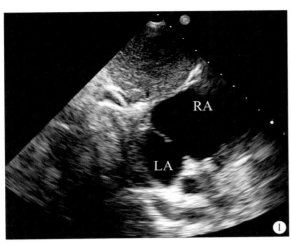

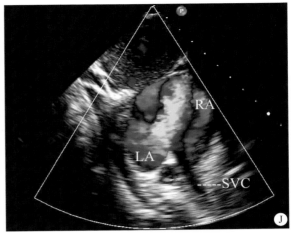

图 21-4　Ⅱ孔中央型房间隔缺损二维及彩色多普勒超声心动图

右心房室增大，致右心室呈半圆形，房间隔中部近上腔静脉端回声中断，彩色多普勒显示房水平出现红色亮度较高的左向右分流，右室流出道及肺动脉内径增宽。A. 左心室长轴断面；B. 大动脉短轴断面；C. 肺动脉长轴断面；D. 左心室短轴断面；E. 四腔心断面；F. 四腔心断面彩色多普勒图像；G. 双室流入道断面；H. 双室流入道断面彩色多普勒图像；I. 剑突下双心房断面；J. 剑突下双心房断面彩色多普勒图像

　　剑突下双心房断面：为显示 ASD 的最佳断面，包括缺损较小者亦往往能清晰显示，同时能清楚观察 ASD 的部位及其与上、下腔静脉和冠状静脉窦的关系，并可测量房间隔的总长度，同时可以对缺损进行明确的分型诊断。

　　中央型：通常房间隔中部较薄，ASD 位于房间隔的中部，靠近卵圆孔。经胸及剑突下双室流入道、四腔心断面、大动脉短轴及双心房断面，均能得到清晰的图像（见图 21-4）。

　　上腔型：经胸四腔心断面观察时，近心房顶部几乎无房间隔的残端组织，而在剑突下双心房断面，可观察到上腔静脉端没有房间隔组织（图 21-5）。

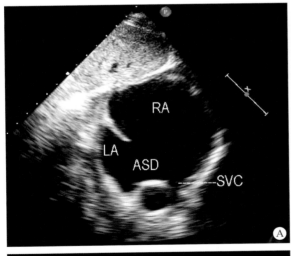

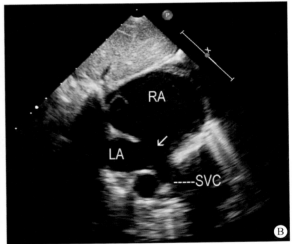

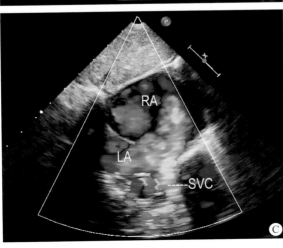

图 21-5　Ⅱ孔上腔型房间隔缺损剑突下双心房二维及彩色多普勒超声心动图

右心房增大，缺损位于上腔静脉开口部位，彩色多普勒显示除上腔静脉的血流进入右心房外，右肺静脉及左心房的血流通过房间隔缺损部位直接进入右心房

下腔型：在心尖四腔心及剑突下双心房断面，通常可观察到房间隔残端组织较短且菲薄，下腔静脉端没有房间隔残端组织（图21-6）。

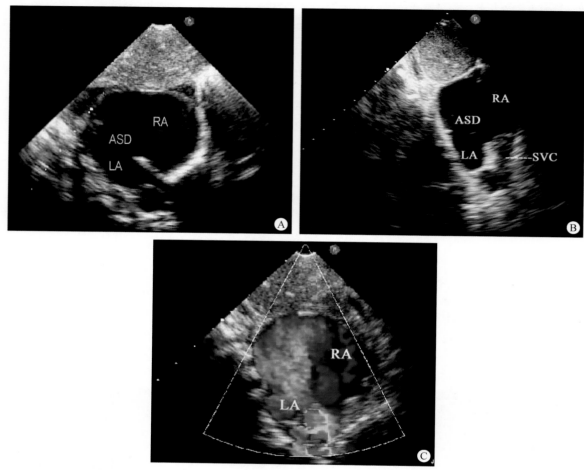

图21-6　剑突下双心房Ⅱ孔下腔型房间隔缺损二维及彩色多普勒超声心动图
显示右心房增大，房间隔下腔静脉端回声中断，下腔静脉端无房间隔残端组织，彩色多普勒观察显示房水平出现呈红色的左向右分流

极少数的房间隔缺损部位非常特殊，缺损位于腔静脉或肺静脉管腔的起始端，并呈裂隙状，由于在四腔心等常规检查断面难以显示，彩色多普勒观察时，也难以显示通过ASD的血流，易出现漏诊现象，应注意检出（图21-7）。

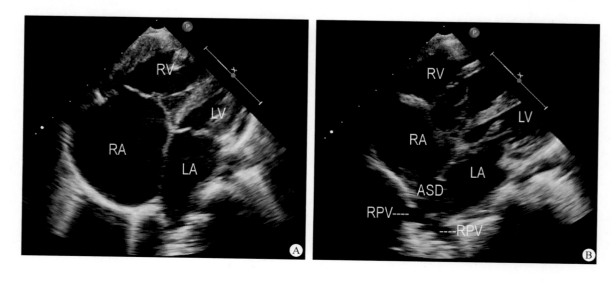

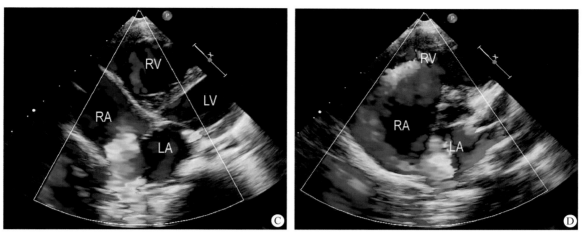

图 21-7　经胸房间隔缺损二维及彩色多普勒超声心动图
右心房室增大，近肺静脉开口部位的房间隔组织出现回声中断现象，彩色多普勒观察显示房水平呈红色的左向右分流

部分患者的房间隔菲薄，向右心房膨出，呈瘤样改变，通常其顶端可出现多个破口（图 21-8），形成房水平的左向右分流。

近年来，随着检查者经验的不断积累，ASD 的检出率越来越高。一般认为，房间隔回声脱失，对诊断原发孔型 ASD 的准确率较高，但在Ⅱ孔型 ASD，尽管在绝大多数患者均能检出房间隔回声脱失，但仍有可能出现假阳性或假阴性。因此，在怀疑患有 ASD 时，应从多个扫查角度反复观察，并从剑突下等断面检查证实，除肺动脉高压患者外，须获得亮度较高的过房间隔血流才能确诊。

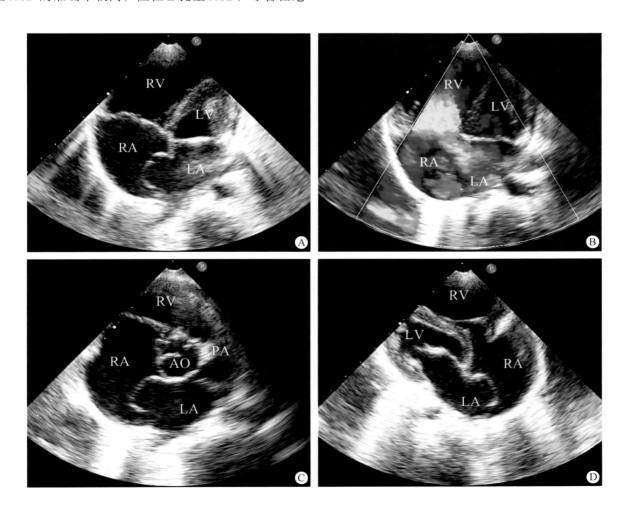

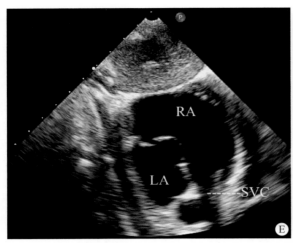

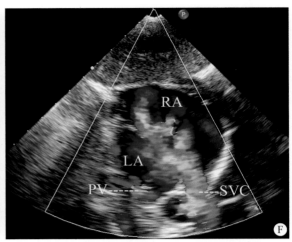

图 21-8　房间隔膨出瘤、多发房间隔缺损二维及彩色多普勒超声心动图

右心回声增大，房间隔中部菲薄，并向右心房膨出，形成房间隔膨出瘤，其顶端可探及多个破口，彩色多普勒观察显示房水平出现多束红色过房间隔血流，形成水平左向右分流。A. 四腔心断面；B. 四腔心断面彩色多普勒图像；C. 大动脉短轴断面；D. 双室流入道断面；E. 剑突下双心房断面；F. 剑突下双心房断面彩色多普勒图像

三、经食管超声心动图

经食管超声心动图（TEE）为超声诊断 ASD 的最佳检查方法，可清晰显示整个房间隔的形态结构，确定 ASD 部位、大小和房间隔周边残存组织的多少，以及 ASD 与周边组织结构的毗邻关系。

TEE 能够确定 ASD 的部位、大小及数量，清晰观察四条肺静脉进入左心房的部位及上、下腔静脉进入右心房的开口。对诊断冠状静脉窦型 ASD 也有重要帮助。

在 ASD 介入治疗术前和术中引导中，TEE 具有极为重要的作用，往往是术中不可缺少的检查手段，但随着近年来心血管介入治疗经验的不断积累，目前绝大部分患者可采用术中经胸超声检测，从而明显减轻患者的痛苦，并减少并发症的发生。

TEE 观察 ASD，主要采用双心房断面、大动脉短轴断面、四腔心断面及双心房右心室断面等。

双心房断面：对确定 ASD 类型有重要的作用，可清

晰显示中央型、下腔型、上腔型 ASD 的大小，包括筛孔状和较小的 ASD，可显示 ASD 与主动脉、上腔静脉、下腔静脉、右上肺静脉等的关系，确定房间隔组织的发育状况和残端长度等（图 21-9）。

主动脉 – 双心房断面：本断面主要用于观察 ASD 主动脉端有无残留的房间隔组织，以指导 ASD 封堵术，包括封堵伞型号大小的选择，并能测定两侧心房的大小（图 21-10）。

大动脉短轴、四腔心断面：与胸前及剑突下断面所显示的图像基本相同，但图像通常更清晰，所获得信息量较多。

双心房右心室断面：对怀疑多发孔 ASD，如拟采用封堵术，通常应行 TEE 检查，以便详细了解房间隔组织的发育状况、缺损分布状况和缺损大小，从而指导选择封堵伞的大小及数量（图 21-11）。

与经胸超声检查相比较，TEE 检查更能显示房间隔膨出瘤的形态、大小，观察有无破口及破口的数量（图 21-12）。

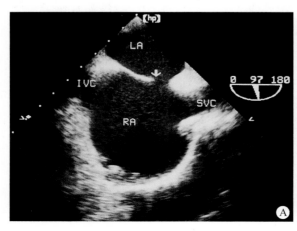

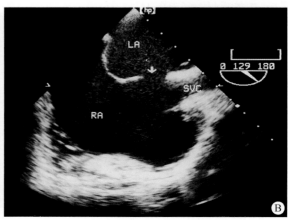

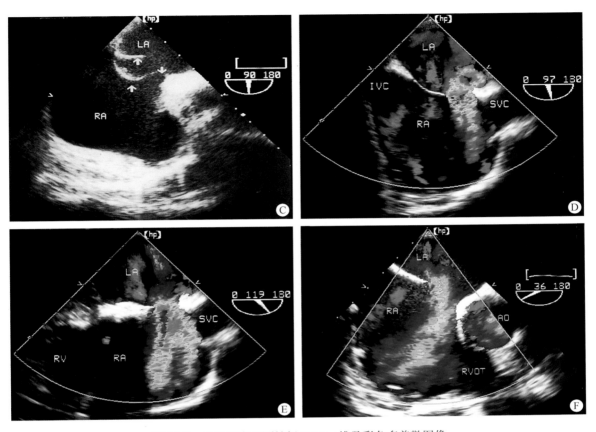

图 21-9　Ⅱ孔型房间隔缺损 TEE 二维及彩色多普勒图像

A. 双心房断面：显示右心房明显增大，上、下腔静脉增宽，房间隔近上腔静脉处回声脱失约 8mm（箭头所示）；B. 双心房断面：右心房内径明显增大，房间隔菲薄，缺损位于上腔静脉端；C. 双心房断面：右心房内径增大，房间隔菲薄，形态异常，呈瘤样向右心房膨出，并可探及多处回声中断（箭头所示）；D. 四腔心断面 TEE：右心房、右心室明显增大，上腔静脉内径增宽，房间隔中部回声中断，房水平出现左向右分流，呈蓝五彩镶色；E. 双心房主动脉断面 TEE：主动脉端无房间隔残端，ASD 约 15mm，从左心房到右心房的血流呈蓝色；F. 双心房断面 TEE：右心房内径增大，房间隔中部菲薄，近上腔静脉端回声脱失，可探及左心房的血流通过 ASD 部位分流入右心房，呈蓝五彩镶色

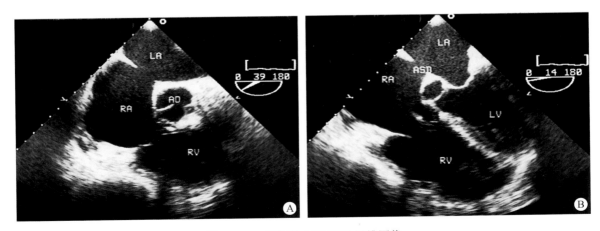

图 21-10　Ⅱ孔型 ASD TEE 二维图像

显示双心房增大，以右心房、右心室增大为著，可见近心房顶部的房间隔菲薄，近主动脉端房间隔出现回声脱失约 15mm。A. 双心房-主动脉断面；B. 四腔心断面

　　有些特殊部位的 ASD 在经胸超声心动图不可能显示，但通过多平面经食管超声心动图可以检出，如靠近肺静脉及腔静脉端的管腔部位，而且其形态较为特殊，呈裂隙状 ASD（图 21-13）。

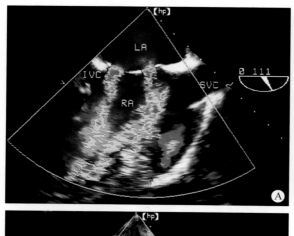
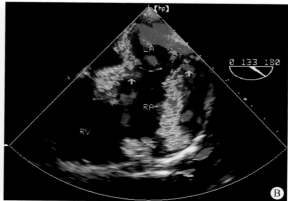
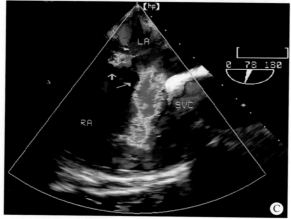

图21-11　多发Ⅱ孔型ASD TEE彩色多普勒图像

A. 四腔心断面TEE：右心房、右心室明显增大，上腔静脉内径增宽，房间隔中部回声中断，房水平出现左向右分流，呈蓝五彩镶嵌色；B. 双心房主动脉断面TEE：主动脉端无房间隔残端，ASD约15mm，从左心房到右心房的血流呈蓝色；C. 双心房断面TEE：右心房内径增大，房间隔中部菲薄，近上腔静脉端回声脱失，可探及左心房的血流通过ASD部位分流入右心房，呈蓝五彩镶嵌色

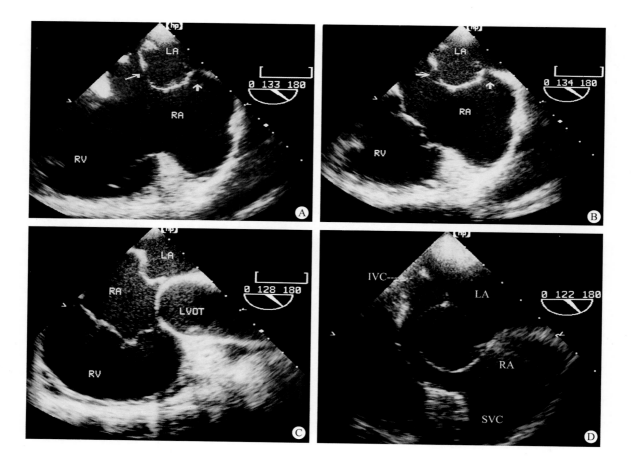

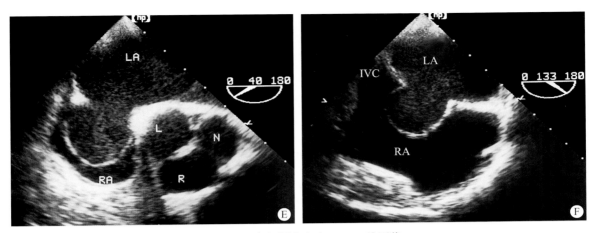

图 21-12 房间隔膨出瘤 TEE 二维图像

A 和 B. 双心房 – 右心室断面：右心房、右心室内径增大，房间隔菲薄，呈瘤样向右心房膨出，并可探及多处回声脱失（箭头所示），舒张期三尖瓣口呈
开放状态（A），收缩期三尖瓣关闭（B）；C. 左室流出道 – 双心房右心室断面：房间隔菲薄，呈不规则形，并可见回声减弱现象，右心房、右心室增大；D. 双
心房 – 右心室断面：右心房、右心室内径增大，上、下腔静脉内径增宽，房间隔中部菲薄，呈瘤样向右心房膨出；E. 双心房 – 主动脉短轴断面：双心房内
径增大，房间隔呈瘤样向右心房膨出；F. 双心房断面：房间隔中部菲薄，向右心房膨出

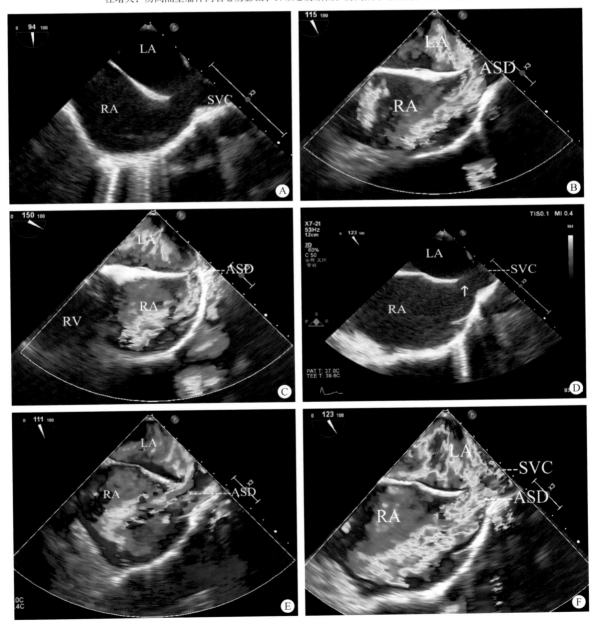

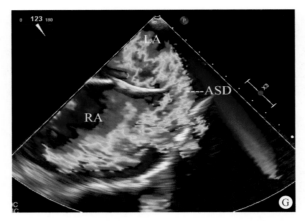

图 21-13　特殊部位 ASD 的二维及彩色多普勒超声心动图

A. TEE 双心房断面：显示右心房增大，房间隔近上腔静脉口出现回声中断现象，ASD 位于心房顶部，与右上肺静脉相通，血流动力学改变与部分型肺静脉畸形引流极相似；B. 彩色多普勒双心房断面：彩色多普勒显示蓝五彩镶嵌色的血流通过心房顶部的裂隙状缺损分流入右心房；C. 彩色多普勒 TEE 双心房断面：显示双心房增大，以右心房为著，蓝色五彩镶嵌色血流分流入右心房；D. 双心房断面：房间隔近心房顶部上腔静脉入口部位脱失约 15mm（箭头所示）；E ～ G. 彩色多普勒四腔心断面：显示心房顶部房间隔裂隙处回声脱失，左心房的血流通过房间隔缺损分流入右心房，呈蓝五彩镶嵌色，显示通过不同宽度缺损的血流速度不同

四、多普勒超声心动图

（一）彩色多普勒超声心动图

彩色多普勒超声心动图也是诊断 ASD 的主要方法之一，其准确性较高，但在识别的过程中应注意出现伪像。

在大动脉短轴、心尖四腔心及剑突下双心房等断面，可于 ASD 的右心房面探及源于左心房的分流性血流束，为红五彩镶嵌色，亮度较正常血流高（见图 21-4F、J）。如缺损靠近上腔静脉口，红色分流性血流的起始部位较低，应注意与上腔静脉进入右心房的血流相鉴别，避免出现假阳性。通常分流束起始部的宽度提示缺损大小，但应注意彩色的外溢现象，以免过大估计 ASD。

彩色多普勒的亮度代表分流性血流速度，缺损小时流速通常较高，流束的亮度也较高，表明其速度快，缺损大时流速较低。

TEE 彩色多普勒可以更清晰地观察房水平的分流量，左向右分流的色彩与胸前相反，呈蓝五彩镶嵌色（见图 21-11）。对于特殊类型的 ASD，如靠近右肺静脉的 ASD，由于其毗邻的结构比较复杂，通过观察房水平过隔彩色血流，也有助于证实有无 ASD。TEE 彩色多普勒对于多孔及筛孔状 ASD 的检出有其独特的优势，通过显示分流性血流束经过 ASD 时所产生的汇聚现象，可检出 ASD 的缺损口数目（见图 21-8F）。

无肺动脉高压时，ASD 房水平呈左向右分流，过三尖瓣口的血流量增加。TEE 彩色多普勒还可显示四条肺静脉进入左心房内的血流量，观察肺静脉口有无狭窄。

（二）脉冲多普勒超声心动图

取样容积置于房间隔右心房面的缺损处，可探及以收缩末期至舒张早期为主的左向右分流性血流束，分流的流速一般不高。右向左分流患者，取样容积置于缺损的左心房侧，可显示分流频谱。与腔静脉血流不同，分流一般受呼吸影响较小。

（三）连续多普勒超声心动图

如房室腔扩大导致房室瓣关闭不全，则于相应的心房侧可探及源于房室瓣口的反流性高速血流。

五、声学造影

未开展彩色多普勒超声检查之前，右心声学造影曾是确诊 ASD 的最佳无创方法。如发现患者的右心室扩大，室间隔与左心室后壁呈同向运动时，可从肘静脉注入声学造影剂，使右心房和右心室充盈，于胸骨左缘或心尖四腔心、大动脉短轴等断面观察，可见房间隔的右心房侧出现负性显影区，其面积大小取决于分流量多少，分流量大则负性显影区的面积大。根据负性显影区起始部的宽度，可估测 ASD 大小。

出现肺动脉高压后，左心房和左心室可同时出现造影剂，提示房水平右向左分流。根据左心房和左心室内出现的造影剂多少，可提示肺动脉高压的严重程度。

左心房出现声学造影剂回声，是房水平分流的重要证据，比较敏感，但大多数 ASD 患者属于左向右分流，负性显影区显示不够明显时，容易漏诊。为此，在声学造影过程中，让受检者采用 Valsalva 动作、连续咳嗽、吹气等活动，暂时增加胸腔内压力，使右心房压力短暂升高，产生一过性少量房水平右向左分流，在左心房观察到少量声学造影剂回声，有利于提高检出房水平分流、诊断 ASD 的阳性率和准确性。

对于经胸超声图像不清晰而又不能耐受 TEE 的患者，或有肺动脉高压且彩色多普勒超声观察不清的患者，目前仍可采用本方法。

六、鉴别诊断

（一）肺静脉畸形引流

ASD 易与完全性肺静脉畸形引流相混淆，但如患者的左心房内径较小，且与 ASD 的大小不匹配，应考虑到肺静脉畸形引流的可能性，注意观察肺静脉是否开口于左心房，左心房侧壁有无共同的肺静脉，患者有无发绀等。

（二）肺血管病

与 ASD 超声心动图表现有相似之处，如右侧心腔扩大等。但肺血管病患者，通常不能显示房间隔的回声脱失，采用右心声学造影方法，可对两者进行鉴别，后者在右心声学造影时，右心房、室充盈后，左心房和左心室无造影剂显影。

如超声发现患者右心虽大，有轻度发绀，又肺动脉高压征象，但容量负荷不明显，声学造影时只在右心房、右心室出现造影剂回声，应考虑原发性肺动脉高压或肺血管病。

Lutembacher 综合征患者，基本表现与单纯性 ASD 相似，但同时有二尖瓣狭窄的超声表现。其他各种有分流进入右心房的心血管畸形，如左心室右心房通道、主动脉窦瘤破裂入右心房、冠状动脉右心房瘘等，分流一般来自左心系统，缺损两侧的压力差大，分流性血流速度高，除了常规二维超声检查等表现各有不同外，通过多普勒等检查比较容易鉴别。

ASD 与心内膜垫缺损的超声表现各有特点，鉴别通常不是很困难（详见第二十三章）。

第五节 卵圆孔未闭

在房间隔的发育过程中，如果卵圆孔部位的部分房间隔未出现解剖学的完全闭合，形成瓣膜样结构从左心房侧覆盖卵圆孔，称为卵圆孔未闭（patent foramen ovale），属于胎儿血液循环最常见的遗留表现。

有人曾将卵圆孔未闭列入 ASD 范畴，但实际上它与 ASD 不同。通常情况下，左心房压力始终高于右心房压力，该瓣膜样结构覆盖卵圆孔，卵圆孔呈功能性封闭状态，没有房水平分流，血流动力学状态正常。

卵圆孔未闭的发生率较高，尸检检出率可高达 27%，检出率与年龄有关，30 岁以内者为 34%，40～80 岁者为 25%，80 岁以上者为 20%。未闭卵圆孔的大小差别很大，98% 的直径为 1～10mm，平均为 4.9mm。除非伴有其他心血管病变，卵圆孔未闭在临床、心电图和胸部 X 线检查等均无异常表现。

一、卵圆孔未闭的临床意义

当右心房压力高于左心房时，如合并肺动脉口狭窄、肺动脉高压、大面积肺动脉栓塞、慢性阻塞性肺部疾病时，或在剧烈运动、剧烈咳嗽、憋气、呼吸机呼气末加压通气等情况下，造成右心房压力升高，可出现经未闭卵圆孔的房水平右向左分流。

心导管检查时，心导管从右心房经未闭卵圆孔进入左心房，可误认为是 ASD。通过心导管回撤连续测定各部位压力，分别采取左、右心房的血液标本测定血氧，可予鉴别。卵圆孔未闭者，左、右心房的平均压有压力阶差，而 ASD 者没有或基本上没有压力阶差。卵圆孔未闭者一般没有房水平分流，左心房造影时右心房不显影。

少数特殊情况下，如举重、憋气等，右心房压短暂升高，卵圆孔未闭者可出现一过性房水平右向左分流，有可能使右心系统血栓经卵圆孔而栓塞体循环动脉，形成所谓矛盾性栓塞（paradoxical thrombosis）。van Hare 等对 127 例儿童进行了试验，采用周围静脉声学造影，发现 37% 有经过卵圆孔的右向左分流，可见卵圆孔未闭者出现极少量的右向左分流比较常见。实际上，只有左向右分流的 ASD 患者，由于类似原因，也可出现上述特殊的栓塞现象。

二、超声心动图检查

由于卵圆窝不大，心房壁又很薄，超声检查时常产生假性回声脱失，经胸超声检查显示未闭卵圆孔比较困难，但在剑突下双心房断面检查时，尤其是在婴儿，可观察到构成卵圆窝的双层组织回声，即左侧的原发性房间隔瓣样结构和右侧的继发性房间隔。

声学造影和（或）多普勒检查时，少数卵圆孔未闭者经做 Valsalva 动作等，可检出极少量右向左分流，需与 ASD 鉴别。有时未做上述增加胸腔内压力的动作，也可检出极少量右向左分流（图 21-14）。

TEE 往往可清晰显示整个房间隔，显示卵圆窝细微的形态结构。多数卵圆孔未闭者该部位回声呈两层，中间有斜行缝隙。同时，结合做 Valsalva 动作等，通过多普勒检查或声学造影，可观察到该缝隙有少量右向左分流，有助于提高卵圆孔未闭的检出率。

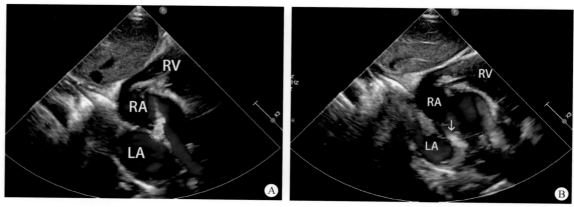

图 21-14　卵圆孔未闭，显示房水平出现左向右（呈红色）及右向左分流（蓝色）

第六节　超声心动图检查对 Ⅱ 孔型房间隔缺损治疗的指导意义

以往 ASD 无论缺损的大小及部位均由心外科开胸行修补术，但随着医学科学技术的发展，近年来出现的经皮穿刺 ASD 封堵术，使得 ASD 治疗方法有了重大突破。

对于 ASD 的治疗方法应根据缺损的部位及大小选择，在 ASD 的类型中，仅中央型 ASD 适合行封堵术，而上腔型及下腔型 ASD 均不应采用本方法。

一、ASD 外科手术治疗的适应证

Ⅱ 孔型 ASD 的各种类型均可采用外科手术治疗，但随着医学科学技术的发展，近年来对 Ⅱ 孔中央型 ASD 大小在 25mm 以内，根据患者的要求可考虑采取介入治疗。

外科右侧腋下小切口

为了减少对患者的损伤，外科医生在开胸治疗 ASD 的切口部位上进行了研究并有了新的进展。例如，对 3～8 岁儿童，行右侧腋下小切口、胸腔镜治疗等获得了成功，既减轻了患者的痛苦，又获得了较好的外观效果，并且手术效果极佳。但选择患儿时应注意患儿的身高和体重，以及右侧腋下切口部位距胸腔内心脏的距离，因为此距离越短，心脏结构暴露越清晰，手术效果越好。但对于成人患者，由于切口较小，而患者的胸腔较深，手术野的暴露不佳，一般不建议采用，仍以传统方法为佳。但部分成人患者由于能较好地暴露手术部位，也可以考虑右侧小切口的方法（图 21-15）。

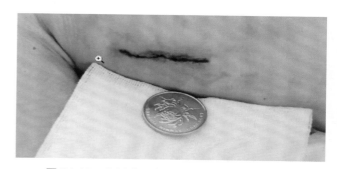

图 21-15　右侧腋下小切口行房间隔缺损修补术

二、ADS 介入治疗的适应证

到目前为止，介入治疗仅限于 Ⅱ 孔中央型 ASD。如想获得理想的疗效，并且不产生其他副作用，其缺损的大小应掌握在 25mm 以内，而且各个角度的房间隔残端组织长度不能短于 7mm，尤其是上腔静脉端及下腔静脉端的残端长度。各个角度的残端厚度应在正常范围内。

对于上腔型及下腔型 ASD 不予以考虑房间隔封堵术，而且应作为禁忌证（详细方法请见第十五章）。

由于卵圆孔未闭左心耳部极易产生及储积血栓，是患者出现脑梗死的重要因素，因此应及时采用左心耳封堵术治疗。

附：无顶冠状静脉窦综合征

无顶冠状静脉窦综合征也称冠状静脉窦间隔缺损，是一组综合性心血管畸形，系在胚胎发育过程中，左侧心房静脉皱襞形成不完全，造成冠状静脉窦顶部与相对应心房后壁之间的间隔缺损，病理解剖变化较大。

根据冠状静脉窦间隔缺损部位和程度不同，可出现冠状静脉窦与左心房和（或）右心房相交通，甚至冠状静脉窦完全缺如，冠状静脉直接引流入左心房和（或）右心房。冠状静脉窦与左心房或两侧心房相交通者，左、右心房之间也可通过冠状静脉窦相互交通，冠状静脉窦完全缺如者，在原冠状静脉窦开口部位的房间隔，也往往形成缺损，因此有人将其归入Ⅱ孔型 ASD 的范畴，称为冠状静脉窦型 ASD。在不合并上述 ASD 或其他 ASD 者，房间隔本身通常完整，故有的学者认为应将其单独列为一种先天性心脏病，或归入冠状静脉窦畸形。

一、病理解剖

冠状静脉窦是胚胎时期左总主静脉发育而来，位于心脏膈面的左心房室沟内，为心大静脉的延续膨大部分，接收绝大部分的心脏静脉血，长 30mm 左右，开口于右心房下腔静脉开口处内上方、下腔静脉瓣与房间隔之间，窦口直径 10mm 左右，大多数窦口有薄膜样结构的冠状窦瓣（Thebesian 瓣）。

冠状静脉窦可出现各种畸形，其中之一是冠状静脉窦间隔缺损。本病的分型尚未统一，一般根据冠状静脉窦顶部缺损部位和程度分为三型（图 21-16）。

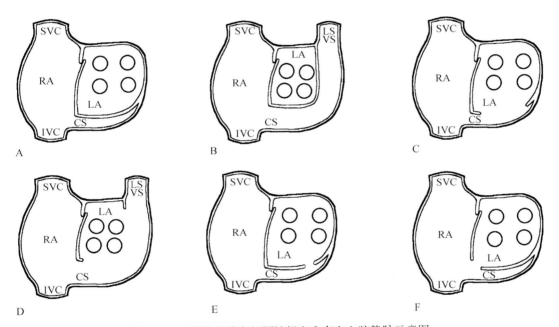

图 21-16　冠状静脉窦间隔缺损和永存左上腔静脉示意图
A. 正常右心房、左心房和冠状静脉窦（CS）关系；B. 左上腔静脉（LSVC）经冠状静脉窦进入右心房；C. 冠状静脉窦间隔完全缺如，Ⅰ型；D. 冠状静脉窦间隔完全缺如合并永存左上腔静脉引流入左心房，冠状静脉窦型 ASD（CS）；E 和 F. 分别为Ⅱ型和Ⅲ型冠状静脉窦间隔缺损

Ⅰ型（完全型）： 冠状静脉窦间隔完全缺如，亦称为冠状静脉窦缺如，心脏各冠状静脉直接开口于左、右心房，直接开口于心腔的心脏静脉称为 Thebesian 静脉。在相当于原冠状静脉窦口部位，即卵圆孔后下方的房间隔可出现缺损，形成冠状静脉窦型 ASD。缺损可单独出现，或与卵圆窝部位的缺损合并存在，形成一个较大的 ASD。其中 Raghib 综合征为复合性畸形，患者有冠状静脉窦缺如、永存左上腔静脉在左心耳后下方直接引流入左心房、冠状静脉窦型 ASD 或冠状静脉窦型 ASD 合并卵圆孔型 ASD，形成左、右心房之间的直接交通。

Ⅱ型（中间部分型）： 冠状静脉窦间隔的中间段至上游段，有一至数个圆形或椭圆形缺损，冠状静脉窦与左心房或两侧心房相交通，并通过冠状静脉窦使左、右心房相互交通。根据冠状静脉窦与左、右心房的连接关系，有不同的名称，与两侧心房相连接者称为冠状静脉窦双心房开口，仅与左心房相连接者称为冠状静脉窦左心房窗或冠状静脉窦左心房瘘。

Ⅲ型（终端部分型）：冠状静脉窦开口附近的间隔缺损，冠状静脉窦一般开口于左心房内、二尖瓣后内交界外下方，心脏静脉血引流入左心房，同时左、右心房相互交通，常合并 ASD。

75% 以上本病患者可合并左上腔静脉永存引流入左心房或冠状静脉窦，右上腔静脉一般较细小，甚至缺如，有的可合并下腔静脉近心段缺如、肝静脉畸形等下腔静脉畸形，有的可并发冠状静脉窦口缩窄、闭锁等畸形。其他合并的心血管畸形有单心房、心内膜垫缺损、法洛四联症、室间隔缺损、右室双出口、肺静脉畸形引流和二尖瓣关闭不全等。

二、病理生理和临床表现

病理生理和临床表现主要取决于并发畸形，如左上腔静脉永存及其引流部位、冠状静脉窦口缩窄或闭锁及 ASD 等。本病通常有经冠状静脉窦和（或）ASD 所形成的左、右心房交通，形成房水平分流，如不合并其他畸形，其病理生理改变和临床表现类似于Ⅱ孔型 ASD。

合并其他心血管畸形者，如左上腔静脉永存并开口于左心房和（或）冠状静脉窦口缩窄、闭锁，静脉血可直接进入左心房，出现右向左分流的血流动力学和临床表现，引起发绀等，甚至可出现更复杂的病理生理和临床表现。

三、超声心动图检查

随着近年来经验的不断积累，对于冠状静脉窦型 ASD，经胸超声能准确诊断。通常，如有右心容量增加，但房间隔又无明确的缺损，应考虑到本病的可能性。在四腔心断面观察时，本病患者的房间隔连续完整，但将探头向上倾斜时，可观察到房间隔与房室瓣环之间出现回声不连续，形似房间隔回声脱失，但探头的角度继续倾斜时，可显示冠状静脉窦的部分结构。

彩色多普勒观察时可见到与部分性心内膜垫缺损相似的红五彩镶嵌色左向右分流。

由于剑突下双心房断面能清晰显示冠状静脉窦口，彩色多普勒观察时，可显示左心房血流通过缺如的冠状静脉窦顶部分流入右心房，呈亮度较高的红色，据此可诊断本病（图 21-17）。

由于 TEE 能显示冠状静脉窦在右心房的开口，显示扩大的冠状静脉窦口，观察到其顶部缺如或部分缺如等形态改变，特别是用彩色多普勒超声观察时，可检出通过冠状静脉窦左心房壁的左向右分流，这有助于诊断。

但在诊断本病的过程中，应注意与Ⅰ孔型 ASD 相鉴别。Ⅰ孔型 ASD 在任何能显示房间隔的断面扫查时，均可探及靠近房室瓣环的低位房间隔回声脱失，通常伴有由二尖瓣前叶裂隙及三尖瓣隔叶发育不良所致的二、三尖瓣叶反流。而在本病，在能显示房间隔的常规断面，均观察不到房间隔回声脱失，如在扫查的过程中发现通过腔静脉及三尖瓣口的血流量增大，应意识到本病的可能性。

本病还应与极少数特殊类型的 ASD 相鉴别，如缺损位于下腔静脉及右下肺静脉入口处，剑突下双心房断面及彩色多普勒观察时，其表现与本病极相似，但本类型的缺损应在其他断面观察到 ASD 的断端。

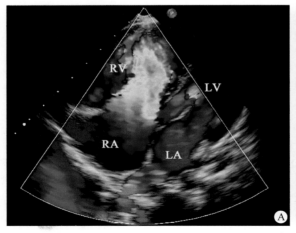

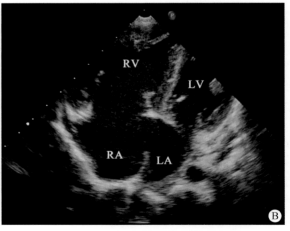

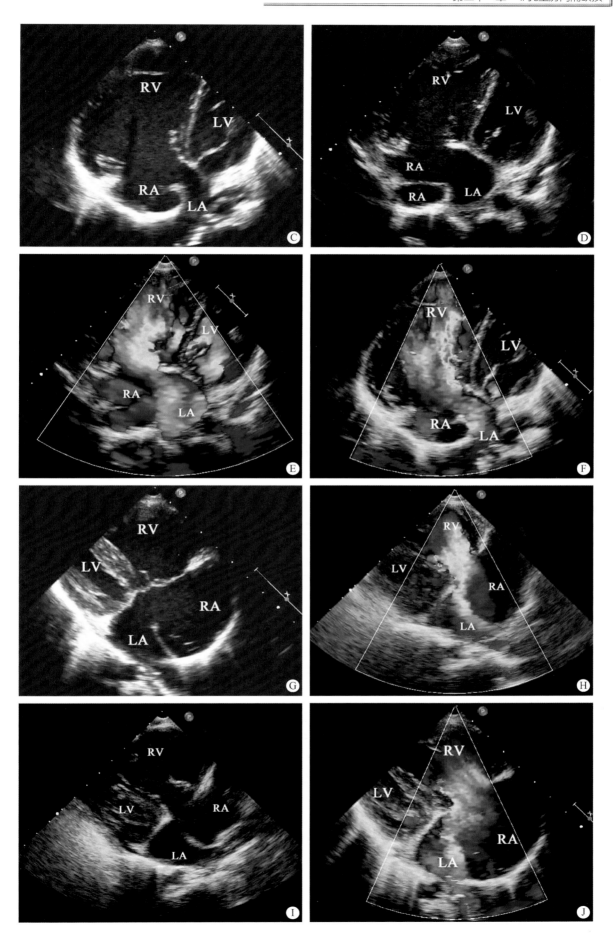

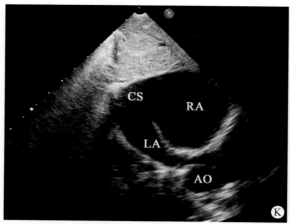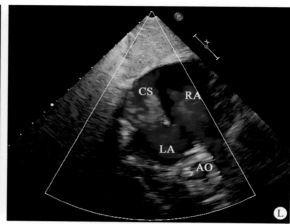

图 21-17　无顶冠状静脉窦经胸二维及彩色多普勒超声心动图

右心房、右心室内径增大，但彩色多普勒观察时，无过房间隔血流，房间隔连续、完整，转换探头的扫描角度，显示房间隔近房室瓣环部位呈无回声区，为冠状静脉窦顶部缺如，与房间隔回声连续性中断极相似，彩色多普勒观察时，可探及左心房的血流通过缺如的冠状静脉窦分流入右心房，剑突下双心房断面观察，房间隔近下腔静脉端冠状静脉窦的顶部回声缺如，左心房内血流通过冠状静脉窦顶部缺如的部位分流入右心房。A. 四腔心断面彩色多普勒图像；B ~ D. 四腔心断面；E 和 F. 四腔心断面彩色多普勒图像；G. 双室流入道断面；H. 双室流入道断面彩色多普勒图像；I. 双室流入道断面；J. 双室流入道断面彩色多普勒图像；K. 剑突下双心房断面；L. 剑突下双心房断面彩色多普勒图像

（刘延玲　然　鋆　熊鉴然　吕秀章）

参 考 文 献

刘延玲，等 . 1985. 声学造影诊断先天性心脏病 . 中华物理医学杂志，7：151

刘延玲，等 . 1986. 右心声学造影诊断 ASD（230 例报告）. 中国循环杂志，1：105

刘延玲，等 . 1987. 彩色多普勒超声心动图诊断先天性心血管畸形的研究 . 中华心血管杂志，15：6

兰锡纯，等 . 1964. 法洛氏三联症的外科治疗 . 中华外科杂志，12：150

Ahn J，et al. 2012. Role of echocardiography in sinus venosus atrial septal defect combined with systemic and pulmonary vascular disease. J Cardiovasc Ultrasound，20（1）：49-51

Banerjee A，et al. 1999. Echocardiographic characteristics of successful deployment of the Das Angel Wings atrial septal defect closure device：initial multicenter experience in the United States. Am J Cardiol，83：1236-1241

Baskett RJ，et al. 2003.The gold standard for atrial septal defect closure：current surgical results with an emphasis on morbidity. Pediatr Cardiol，24（5）：444-447

Bedford DE. 1960. The anatomical type of atrial septal defect：their incidence and clinical diagnosis. Am J Cardiol，6：568-574

Bierman FZ，et al. 1979. Subxyphoid two-dimensional imaging of the interatrial septum in infants and neonates with congenital heart disease. Circulation，60：80-90

De Micheli AA，et al. 1968. Vectorcardiography in the differential diagnosis of tetralogy and trilogy of Fallot. Am J Cardiol，21：785-796

Dexter L. 1956. Atrial septal defect. Br Heart J，18：209-225

Diamond MA，et al. 1971. Echocardiographic features of atrial septal defects. Circulation，43：129-135

Franke A，et al. 1997. Quantitative analysis of the morphology of secundum-type atrial septal defects and their dynamic change using transesophageal three-dimensional echocardiography. Circulation，96：323-327

Higgins JR，et al. 1982. Contrast echocardiography with quantitative Valsalva maneuver to detect patent foramen ovale. Clin Res，30：12

Johnson CD. 1985. Electrocardiogram of the month：trilogy of Fallot. Bol Asoc Med P R，77：347-348

Kai H，et al. 1994. Right-to-left shunt across atrial septal defect related to tricuspid regurgitation：assessment by transesophageal Doppler echocardiography. Am Heart J，127：578-584

Lange A，et al. 1997. Assessment of atrial septal defect morphology by transthoracic three dimensional echocardiography using standard grey scale and Doppler myocardial imaging techniques：comparison with magnetic resonance imaging and intraoperative findings. Heart，78：382-389

Losekoot G. 1970. Angiocardiographic aspects of the trilogy of Fallot，the tetralogy of Fallot，and the double outlet right ventricle. Radiol Clin Biol，39：115-122

Magni G，et al. 1997. Two-and three-dimensional transesophageal echocardiography in patient selection and assessment of atrial septal defect closure by the new DAS-Angel Wings device：initial clinical experience. Circulation，96：1722-1728

McDonald RW，et al. 1996. Echocardiographic imaging techniques with subcostal and right parasternal longitudinal views in detecting sinus venosus atrial septal defects. J Am Soc Echocardiogr，9：195-198

Oelberg DA，et al. 1998. Evaluation of right ventricular systolic pressure during incremental exercise by Doppler echocardiography in adults with atrial septal defect. Chest，113：1459-1465

Radzik D，et al. 1993. Predictive factors for spontaneous closure of atrial septal defects diagnosed in the first 3 months of life. J Am Coll Cardiol，22：851-853

Ritter SB. 1990. Transesophageal echocardiography in children. J Am Coll Cardiol，16：447-450

Rose AG，et al. 1974. Communication between coronary sinus and left atrium. Br Heart J，36：182-185

Saylam A，et al. 1973. Trilogy of Fallot：analysis of 10 cases undergone open heart surgery. Turk J Pediatr，15：147-156

Shub C，et al. 1985. Clinically silent atrial septal defect：diagnosis by two-dimensional and Doppler echocardiography. Am Heart J，110：665-667

Swan H，et al. 1960. Trilogy of Fallot. Experience with 22 surgical cases. Arch Surg，81：291

Sweeney LJ，et al. 1979. The normal anatomy of the atrial septum in the human heart. Am Heart J，98：194-199

Tanaka J，et al. 2013. Comparison of two-dimensional versus real-time three-dimensional transesophageal echocardiography for evaluation of patent foramen ovale morphology. Am J Cardiology，111（7）：1052-1056

Thanopoulos BD，et al. 1998. Closure of atrial septal defects with the Amplatzer occlusion device：preliminary results. J Am Coll Cardiol，31：1110-1116

van Hare，et al. 1989. Contrast two-dimensional echocardiography in congenital heart disease. J Am Coll Cardiol，13：673-686

Vitarelli A. 1996. Quantitation of shunt flow in atrial septal defects by contrast echocardiography. Am J Cardiol，77：1030

Watanabe F，et al. 1994. Visualization of sinus venosus-type atrial septal defect by biplane transesophageal echocardiography. J Am Soc Echocardiogr，7：179-181

第二十二章　室间隔缺损

第一节　概　　述

在胚胎时期，心脏室间隔发育异常导致缺损，导致两侧心室之间出现异常分流的先天性心脏病称为室间隔缺损（ventricular septal defect，VSD），可属于单纯性病变，也可以是法洛四联症、共同动脉干、心内膜垫缺损、完全型或矫正型大动脉转位、肺动脉闭锁和心室双出口等复杂先天性心脏病的组成部分，室间隔缺损也可合并降主动脉缩窄、房间隔缺损、动脉导管未闭、肺动脉瓣狭窄、主动脉瓣下狭窄、二尖瓣狭窄、右心室异常肌束和房室瓣关闭不全等其他先天性心血管畸形。

另外，急性心肌梗死的室间隔穿孔、外伤性室间隔损伤破裂等后天性病变，也可形成类似 VSD 病变的血流动力学改变，但本章仅讨论先天性单纯室间隔缺损，以及与 VSD 密切相关的室间隔膜部瘤等病变。

VSD 是最常见的先天性心脏病之一，发病率常居首位，占全部先天性心脏病患者的 20% ~ 30%，新生儿的 VSD 发病率约为 0.2%，没有明显的性别差异。此外，在其他先天性心脏病患者，尤其是婴儿和儿童期患者，26% 以上可合并 VSD。成人 VSD 检出率略低于房间隔缺损，可能与 VSD 的自然闭合率较高、部分严重者夭亡和 VSD 临床表现比较明显，因而易得到早期诊断和治疗等因素有关。

VSD 的自然闭合率较高，与 VSD 大小、部位及患者年龄等有关，30% ~ 50% 的患者可自然闭合。小的 VSD 自然闭合率高，但大的 VSD 同样也有可能闭合。有人报道，婴儿期出现过心力衰竭的较大 VSD，约 7% 出现自然闭合，但合并肺动脉高压或肺血管病变者，很少出现自然闭合。自然闭合的 VSD 绝大多数是膜部或肌部缺损，而靠近半月瓣、漏斗部、房室通道型和伴有室间隔移位的 VSD，一般不出现自然闭合。

有研究者报道，无并发症的膜部或肌部 VSD 婴儿，初始 14 个月内自然闭合率竟高达 45%。出生时有 VSD 者，3 岁之内约 40% 自然闭合，随后闭合率降低，少数可到 10 岁左右，甚至更晚出现自然闭合。闭合可完全或不完全，后者为 VSD 缩小，通常与 VSD 部位的周围组织及三尖瓣隔叶粘连、瓣膜脱垂、纤维组织增生、心肌增生

肥厚或室间隔瘤等有关。

VSD 的临床表现通常比较典型，加上目前有综合性超声心动图等先进的诊断技术和外科手术等治疗方法，本病可得到及时诊断和治疗，一般预后较好。但巨大的 VSD 患者，可早期出现严重的血流动力学障碍，未进行及时诊断和治疗，多数随年龄增长而逐渐出现肺动脉高压，最终形成艾森门格（Eisenmenger）综合征，丧失治疗机会，导致心力衰竭和死亡。

第二节　病理解剖和病理生理

一、病理解剖

室间隔与房间隔的大部分并非处于相同的平面，从心底部观察，两者的方向有较大的差别。室间隔本身也并非在一个平面上，其空间位置和形状，从额状面观察，凸起面朝右，凹面朝左；从横断面观察，呈从后向前的方向，将两侧流入道分隔，然后向右前方稍形成弧度，构成左室流出道的一部分，膜部室间隔即位于此处，在主动脉右冠窦和无冠窦之间的下方，最后室间隔向左侧弯曲，几乎与额状面平行，分隔两侧心室流出道（图 22-1）。

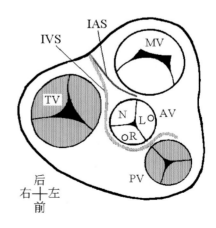

图 22-1　从心底部观察室间隔（IVS）与房间隔（IAS）位置、方向及其与心脏四个瓣口之间的关系示意图

室间隔由两部分组成，包括纤维组织构成的膜部和主要由心肌组织构成的肌部，后者根据部位分为流入道、

流出道和肌小梁三部分，VSD 可出现于室间隔的任何部位（图 22-2），因此其空间位置差异很大，与超声检查时声束的相互位置关系也有很大的差别，了解室间隔的空间位置和形态，对超声观察 VSD 具有重要的作用。

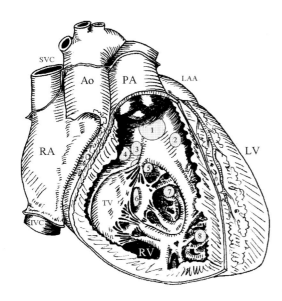

图 22-2　VSD 病理解剖部位示意图

1 和 2 为漏斗部缺损，其中 1 为干下型即肺动脉瓣下型，2 为嵴内型；3 ～ 5 为膜部缺损，其中 3 为嵴下型，4 为单纯膜部型，5 为隔瓣下型；6 ～ 8 为肌部缺损，其中 6 为流入道肌部缺损，7 为流出道肌部缺损，8 为心尖部肌部缺损

VSD 的大小差异较大，可小至针尖、大到几乎整个室间隔，多数呈圆形或接近圆形，少数呈不规则形。缺损一般为单个，有时为多个，分别出现于相同或不同的部位。其病理类型较多，分类和命名目前尚未完全统一。最简单的方法是将其分为瓣膜附近的瓣下 VSD 和肌部 VSD 两类，前者可分别出现于主动脉瓣下、肺动脉瓣下、两侧半月瓣下、三尖瓣下和二尖瓣下。

另外，根据 VSD 的口径大小，一般分为大、中和小三型，其中大型 VSD 指缺损大于或相当于主动脉口径，明显影响血流动力学，出现肺动脉高压和临床表现明显；中型 VSD 指缺损为主动脉口径的 1/3 ～ 2/3，血流动力学改变和临床表现较典型；而小型 VSD 指缺损小于主动脉口径的 1/3，对血流动力学影响相对较小。

目前，多数学者主张，根据其部位分为膜周部、漏斗部及肌部三类，再根据临床实际应用情况，将膜周部及漏斗部两种类型分出五个亚型。

（一）膜周部缺损

膜周部缺损出现于膜部室间隔及其附近，多系膜部室间隔发育或融合不良所致，通常缺损较大，占所有 VSD 的 75% ～ 80%。

1. 单纯膜部型　最常见，缺损局限于膜部室间隔，通常较小，缺损位于三尖瓣内侧乳头肌之后，缺损四周为纤维结缔组织，常与三尖瓣腱索相互粘连，甚至形成膜片状结构或形成膜部间隔瘤，有助于自然闭合。

2. 嵴下型　缺损多数较大，一般位于室上嵴下方，紧靠三尖瓣前叶和隔叶交界处，其后下缘通常有部分膜部间隔残留，后上方常与主动脉瓣右冠状瓣毗邻。

3. 隔瓣下型　缺损大部分位于三尖瓣隔瓣叶下方，前缘往往有膜样间隔组织残留，距主动脉壁较远，靠近房室结和希氏束。

（二）漏斗部缺损

缺损位于圆锥间隔之上的漏斗部，多系圆锥部间隔融合不良所致，一般很少自然闭合，有时可伴有漏斗部间隔的位置异常，如法洛四联症的室间隔向右移位、左室双出口合并主动脉瓣下狭窄的间隔向左移位等。

1. 嵴内型　位于室上嵴之内，周围一般是完整的肌肉组织，缺损与肺动脉瓣及三尖瓣之间均被肌肉组织所隔开，从左心室分流的血液往往直接进入右室流出道。

2. 干下型　位于肺动脉瓣下，也称为肺动脉瓣下型，缺损上缘由肺动脉瓣环构成，没有肌肉组织，缺损也紧靠主动脉瓣，从缺损可窥见主动脉瓣叶。缺损的位置较高，正好处于肺动脉瓣和主动脉右冠状瓣下方，容易造成主动脉右冠状瓣缺乏支撑而脱垂，形成关闭不全。同时，分流的血液可经缺损和肺动脉瓣直接射入肺动脉。

（三）肌部缺损

肌部缺损通常位于心尖部和调节束后方的心肌组织内，位置较低，四周有完整的肌肉组织边缘，单个或多个缺损，形态和大小不一，约占所有 VSD 的 10%。

（四）左心室 - 右心房通道

左心室 - 右心房通道（left ventricular-right atrial shunt）是 VSD 的一种特殊类型，比较少见，也称为 Gerbode 缺损，缺损通常在膜部间隔，三尖瓣环旁，房室瓣可正常或有三尖瓣隔叶病变，血液从左心室向右心房分流。

正常三尖瓣隔叶附着点比二尖瓣低，从而将膜部间隔分为房室部和心室部。大部分膜部间隔为心室部，位于左心室与右心室之间。房室部为膜部间隔后部的小部分，位于左心室与右心房之间，三尖瓣隔叶上方，冠状静脉窦前方，房室部缺损时，左心室血液可经缺损直接进入右心房，形成左心室至右心房分流，一般可归入部分型心内膜垫缺损。

其他膜周部及其附近的 VSD，如同时合并三尖瓣隔叶瓣裂、穿孔、畸形病变，或瓣叶与 VSD 边缘粘连，三尖瓣前叶与隔叶之间有裂隙等，从 VSD 分流的左心室血液，也可经过三尖瓣的上述缺损进入右心房，形成左心室－右心房通道，临床上以此类相对常见。根据缺损部位及其与三尖瓣之间的关系，分为三种两型。

1. 三尖瓣上型 缺损累及房室部膜部间隔，位于三尖瓣环上方的右心房侧，使左心室与右心房或同时与右心房、右心室相通。三尖瓣的结构一般正常，其前叶和隔叶附着于室间隔的部位也正常。

2. 三尖瓣环型 缺损正好位于三尖瓣环处，三尖瓣前叶与隔叶之间合并缺损或裂隙，从左心室分流的血液，同时进入右心房和右心室。

3. 三尖瓣下型 缺损位于三尖瓣环下方，一般在心室部膜部间隔或其附近，同时合并三尖瓣隔瓣叶缺如、部分缺损，或 VSD 前缘与三尖瓣隔瓣叶粘连，有缺损连

通右心房，可从左心室分流入右心房。

VSD 可合并主动脉弓离断、主动脉缩窄、房间隔缺损、动脉导管未闭、肺动脉瓣下狭窄、主动脉瓣下狭窄、二尖瓣狭窄、右心室异常肌束和房室瓣关闭不全等其他先天性心血管畸形。

二、病理生理

VSD 的主要病理生理改变是两侧心室之间出现异常交通，产生室水平的分流（图 22-3），其血流动力学改变主要取决于缺损部位和大小、两侧心室之间的压力差、体循环和肺循环阻力及合并畸形等。

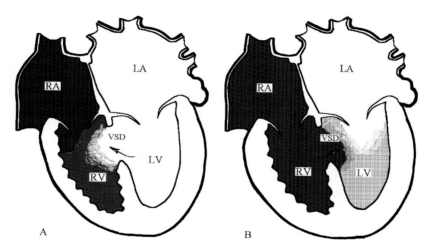

图 22-3 VSD 病理生理示意图
A. 左向右分流；B. 合并肺动脉高压，右向左分流

正常左心室收缩压一般为 120mmHg 左右，而右心室收缩压仅 30mmHg 左右，左心室血液可通过缺损部位分流入右心室，出现室水平的左向右分流。通常，缺损越小，分流量越少，但分流性血流速度越高，以收缩中晚期分流为主，对血流动力学的影响较小。

缺损越大，分流量越大，但分流性血流速度越低，如 VSD 的面积约等于主动脉瓣口面积者，其左、右心室之间的阻力几乎等于零，分流量明显增加，但分流流速低。如缺损巨大，两侧心室类似于功能性单心室，则分流流速与心腔内正常血流流速几乎相等。

出生后不久，婴儿的肺循环阻力多数仍较高，右侧心腔压力较高，即使有较大的 VSD，通常也没有明显的左向右分流。出生后 6 个月之内，随肺小动脉中层肌肉和弹力纤维的退化，肺血管扩张，肺循环阻力和肺动脉压逐渐降至正常，VSD 的左向右分流逐渐增加，缺损较大者可产生大量左向右分流。

室水平左向右分流量较大者，肺循环血流量明显增加，增加左心房、左心室及右心室的容量负荷，将导致

上述心腔扩大，尤其是左侧房室扩张。容量负荷增加的程度，多数与左向右分流量成正比。左心室对容量负荷的承受能力较差，左向右分流迅速或突然增加时，可出现左心衰竭。逐渐增加的容量负荷，使左侧心腔的收缩功能代偿性增强，左心室壁逐渐肥厚、扩张，但长期负荷加重，也可出现左心衰竭。

肺循环血流量增多，右心室、肺循环压力逐渐升高，初期主要由于肺循环血流量增加和肺血管收缩舒张异常，导致动力性肺动脉高压。后期，肺血管出现内膜及中层增厚，管壁增厚硬化，肺血管内血栓形成，管腔逐渐狭窄等器质性病理变化，肺循环阻力呈固定性升高，形成阻力性肺动脉高压。如 VSD 患儿的肺小动脉肌肉和弹力纤维组织没有完全自然退化，肺血管阻力始终未降至正常，将更容易出现肺动脉高压。

有学者按肺动脉收缩压与主动脉收缩压的比值，或肺血管阻力大小，将肺动脉高压分为三级：①轻度，指上述比值等于或小于 0.45，或肺血管阻力小于 7Wood 单位；②中度，指介于轻度和重度两者之间；③重度，指

上述比值大于 0.75，或肺血管阻力大于 10Wood 单位。

随着肺循环阻力、肺动脉和右侧心腔压力逐渐上升，右心室压可逐渐接近左心室压，室水平的左向右分流量减少，或出现以左向右分流为主的双向分流。当右心室压超过左心室压时，则出现以右向左为主的双向分流，患者将出现发绀，形成艾森门格综合征。

长期肺动脉高压，右心室和右心房在容量负荷过重的基础上，后负荷增加，将使右心室和右心房扩张、肥厚，顺应性降低。尽管右侧心腔对容量负荷的代偿能力较好，可通过扩张、肥厚等进行代偿，但对压力负荷的代偿能力差，在长期负荷等影响下，将导致右心衰竭。

1%～4% 的 VSD 患者可合并感染性心内膜炎，以 30～40 岁者多见。5%～10% 的 VSD 患者可出现进行性漏斗部狭窄，可能与漏斗部心肌进行性肥厚有关，将出现类似于法洛四联症的病理生理变化，促使室水平分流逆转，加重右心扩张、肥厚和衰竭。

第三节　临床表现和辅助检查

一、临床表现

临床表现因 VSD 大小、部位、持续时间、并发症和患者年龄等而异。新生儿 VSD 患者，主要受 VSD 大小和肺血管阻力的影响，随着年龄增长，VSD 大小成为最重要的影响因素。小型 VSD 患者一般无明显临床表现，大中型患者往往发育较差，易患感冒或肺部感染，活动后心悸、气短、疲乏等。部分患者早期有心力衰竭，出现呼吸急促、吸奶困难或出汗等，后期可出现发绀、咯血、心前区疼痛、周围水肿和腹胀等。

体检时，大中型 VSD 患者可有发育营养较差、呼吸困难，有的心前区胸廓变形，有的活动后出现发绀，后期持续发绀者可有杵状指（趾）。小型和中型 VSD 患者脉搏、血压、静脉压和心尖冲动通常正常，大型 VSD 及 VSD 后期患者，心界向左下扩大，心尖冲动增强，呈抬举感。左心衰竭时，心界向左下明显扩大。肺动脉高压时，可有右心室肥厚的表现。

第一心音一般无明显变化，小型 VSD 者第二心音多数正常，可轻度分裂。中型以上 VSD 者第二心音通常被杂音掩盖，可成为单个肺动脉瓣音。肺动脉高压者，肺动脉瓣区第二心音亢进，常有肺动脉瓣区吹风样舒张期杂音。

绝大多数患者在胸骨左缘第 3、4 肋间有较典型的粗糙响亮的全收缩期杂音，多数向心前区广泛传导，伴震颤。有时心尖部有舒张期二尖瓣流量性杂音。VSD 的杂音和震颤一般十分明显，与 VSD 的大小基本一致，但非常细小或巨大的 VSD，杂音和震颤较轻，甚至只有胸骨左缘收缩早期喷射性杂音，不伴震颤，有时伴肺动脉瓣区收

缩期喷射音、喀喇音和舒张期杂音。合并艾森门格综合征者，胸骨左缘的全收缩期杂音和震颤往往减轻或消失，多数呈收缩期喷射性杂音，可出现肺动脉瓣关闭不全杂音。

二、辅助检查

小型 VSD 患者心电图一般在正常范围，或有轻度左心室肥厚。大中型 VSD 患者，常有左心室肥厚劳损，可有左心房肥大，电轴通常左偏。随着肺动脉压升高，可出现右心室肥厚或双心室肥厚劳损，甚至主要表现为右心室肥厚、右心房肥大、电轴右偏。

胸部 X 线检查的表现与 VSD 大小、肺动脉压高低、受累心腔、并发症和合并畸形等有关。小型 VSD 患者，表现正常或心脏轻度增大，以左心室增大为主，肺动脉段一般不突出，肺血轻度增多，主动脉结常正常。大中型 VSD 患者通常有典型表现，心影呈中度至重度增大，主要累及左心室和右心室，并以左心室显著，可有轻度左心房扩大。婴幼儿或某些 VSD 患者，有时以右心室增大为主。

肺动脉段往往呈中重度突出，肺门肺动脉扩张，肺动脉段搏动增强，多数有肺门舞蹈征，肺血增多，主动脉结正常或相对缩小。明显肺动脉高压者，肺血管纹理自中带起明显扭曲、变细、减少，肺血减少，心脏增大，以右心增大为主。肺动脉高压越严重，以上表现越明显。

CT 和 MRI 检查可显示 VSD，对诊断合并存在的其他畸形有帮助。

除大的 VSD 合并肺动脉高压的患者，一般无须进行心导管检查和心血管造影，少数可行此项检查以协助诊断。心导管检查可测定心血管内各部位的压力、血氧饱和度，测定体循环和肺循环压力、阻力，确定分流方向和分流量等。左心室造影时，左心室充盈后，右心室立即显影，可判断 VSD 的部位、大小及合并的心血管畸形等。

第四节　超声心动图检查

二维超声心动图可直观地观察 VSD 部位和大小，各种多普勒技术可显示室水平分流的方向、分流量、分流速度及压差等血流动态变化，已成为诊断 VSD 的首选检查方法。

一、M 型超声心动图

M 型超声心动图虽然不能直观地显示缺损的部位、大小及血流动力学变化，但可观察到 VSD 所引起的间接性改变。

二尖瓣波群：由于室水平出现左向右分流，左心室

分流入右心室的血液，在较短的时间内通过肺循环又回到左心，使左心的容量负荷增加，左心室内径增大，左室流出道增宽，室间隔及左心室后壁的运动幅度增强，舒张期二尖瓣叶开放时，前叶 DE 幅度增高，EF 斜率加大等（图 22-4A）。

主动脉波群：主动脉前后壁运动曲线幅度增大，左心房内径轻度增大（图 22-4B）。

肺动脉波群：如 VSD 较大，同时伴有肺动脉高压时，肺动脉瓣运动曲线 a 波消失，呈 "V" 形或 "W" 形（图 22-4C、D）。

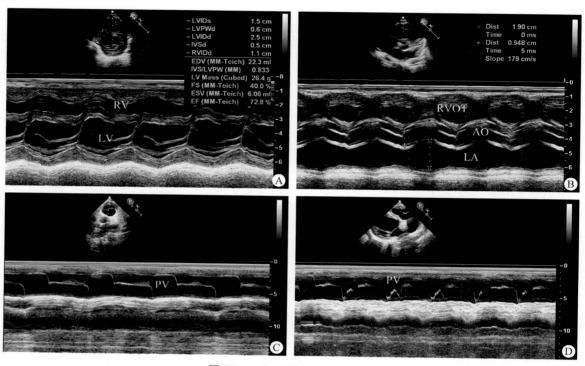

图 22-4 室间隔缺损 M 型图像

A.M 型二尖瓣波群：左心室内径增大，左室流出道增宽，室间隔与左心室后壁运动增强；B.M 型主动脉波群：左心房内径轻度增大，主动脉前后壁运动增强，主动脉瓣开放幅度正常；C.M 型肺动脉瓣波群：主肺动脉内径增宽，肺动脉瓣开放时 a 波消失，EF 段轻度抬高；D. 肺动脉瓣 a 波消失，收缩期开放，呈"W"形，并出现收缩期震颤

M 型超声心动图通常仅能提示左心容量负荷增加，多数患者左心室内径增大、室间隔和左心室后壁运动幅度增强、室间隔与左心室壁可增厚、右室流出道内径增宽等。肺动脉高压时，可出现右心室内径增大，右心室壁增厚等改变，但不能直观显示有无 VSD 及缺损的大小和部位。

有学者通过测量左心房、主动脉根与右肺动脉内径，分别计算左心房与主动脉根内径的比值和主动脉根与右肺动脉内径的比值，可作为反映 VSD 左向右分流量的参考，但影响因素较多。

虽然 M 型超声心动图通常不能直接明确诊断 VSD，但较大的 VSD，从主动脉向左心室方向进行 M 型扫描时，可显示出主动脉根前壁与室间隔的连续性中断，有助于诊断 VSD。

二、二维超声心动图

二维超声心动图是目前诊断 VSD 的最好方法，可直接观察到室间隔的回声脱失、不连续，显示缺损的部位、类型、大小及与周围组织的毗邻关系，与彩色多普勒及脉冲和连续多普勒检查方法同时应用，还可观察到由 VSD 引起的血流动力学变化，以及由此而产生的各种继发性改变。为了清晰地观察 VSD 的整体形态结构，需从多角度、多断面反复观察，结合多普勒超声等检查技术，以提高诊断的准确性。

（一）膜周部室间隔缺损

在左心室长轴、大动脉短轴、四腔心及五腔心断面均能显示出左心房、左心室的内径扩大，左室流出道增宽，室间隔和左心室后壁运动幅度增强，在较大的 VSD 患者，可观察到室间隔与主动脉根部前壁的连续性中断，室间隔断端处回声增强。

在大动脉和四腔心各断面，均可观察到左心房、左心室内径扩大，左室流出道增宽，以及室间隔及左心室壁运动幅度增强等左心容量负荷增加的改变。早期心功能正常时，缺损较大且伴有肺动脉高压者，右心室内径也可增大（图 22-5）。

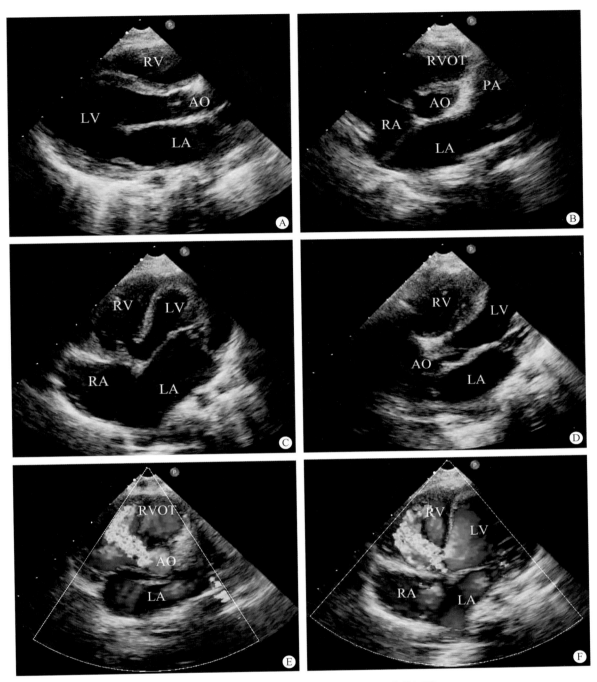

图 22-5 膜周部室间隔缺损二维及彩色多普勒图像

左心室增大，左室流出道增宽，膜部室间隔连续性中断，彩色多普勒观察时，室水平出现五彩镶嵌色的左向右高速分流。

A. 左心室长轴断面；B. 大动脉短轴断面；C. 四腔心断面；D. 五腔心断面；E. 五腔心断面彩色多普勒图像；F. 四腔心断面彩色多普勒图像

　　膜周部室间隔缺损常合并其他心内畸形，如主动脉瓣二瓣化畸形、动脉导管未闭、降主动脉缩窄和主动脉弓离断等，应注意检出（图 22-6）。

　　较大的膜周部室间隔缺损常在左心室短轴断面也能观察到，由于缺损较大，分流量大，出现肺动脉高压的时间较早，室水平出现以左向右为主的双向分流（图 22-7）。

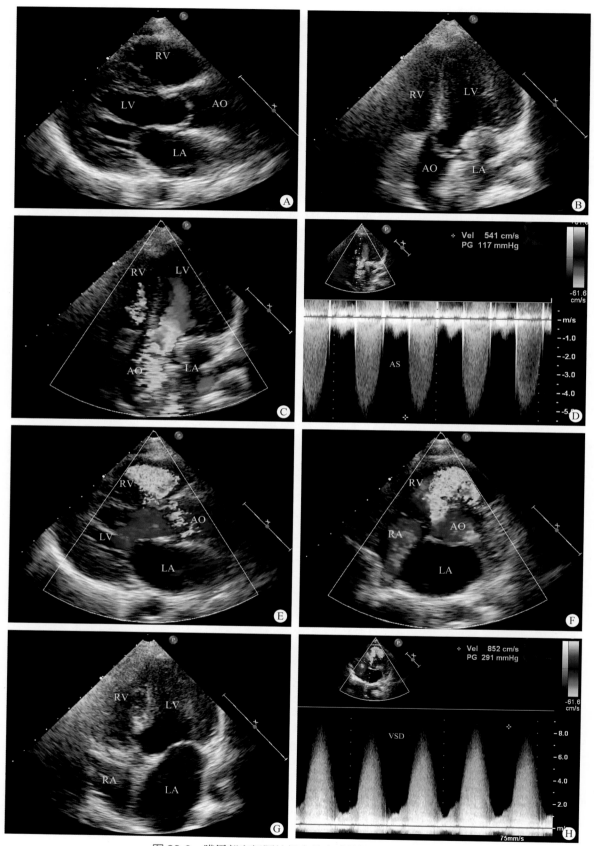

图 22-6　膜周部室间隔缺损合并主动脉瓣二瓣化畸形

左心室内径在正常范围，膜部室间隔的连续性中断，彩色多普勒观察时，室水平出现高速红五彩镶嵌色左向右分流，频谱多普勒显示高速血流频谱。主动脉瓣为二叶瓣畸形，开放时呈拱形，瓣口开放面积减小，收缩期进入主动脉瓣口的血流速度增快。A. 左心室长轴断面；B. 五腔心断面；C. 五腔心断面彩色多普勒图像；D. 主动脉瓣口频谱多普勒图像；E. 左心室长轴断面彩色多普勒图像；F. 大动脉短轴断面彩色多普勒图像；G. 四腔心断面；H. 室水平分流频谱多普勒图像

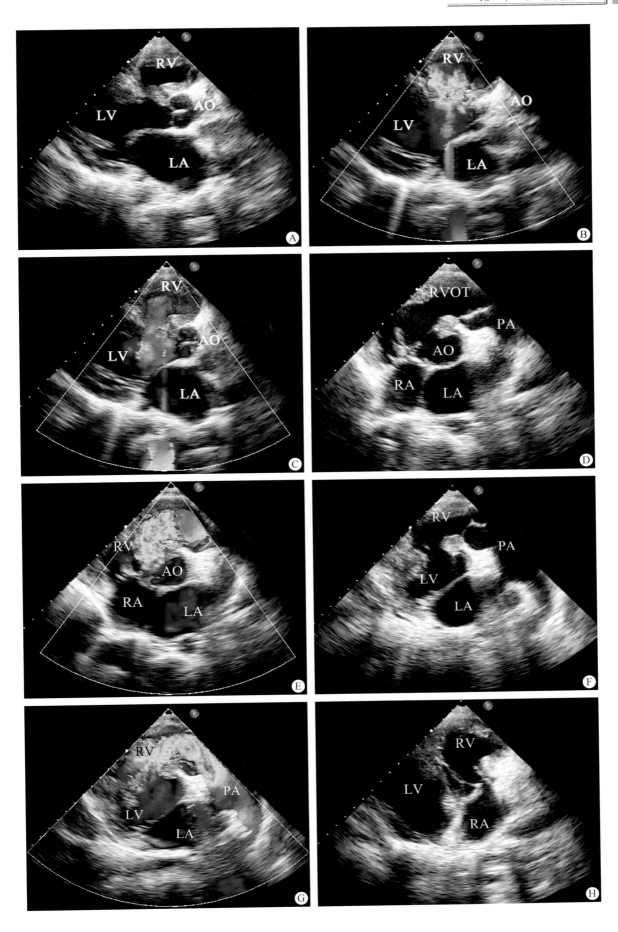

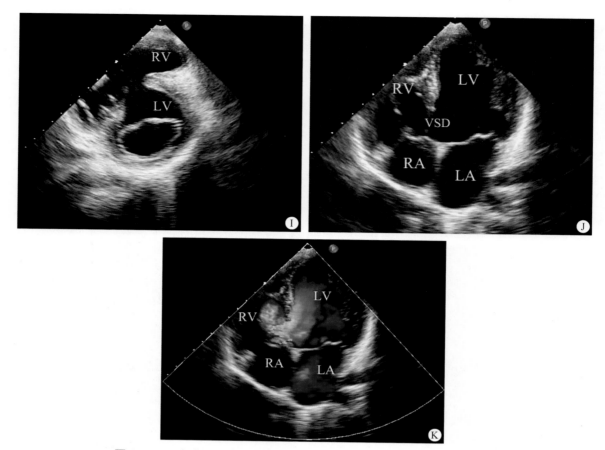

图 22-7 巨大膜周部室间隔缺损合并肺动脉高压二维及彩色多普勒图像

双心室增大，膜周部出现较大的室间隔回声中断，累及部分肌部室间隔组织，肺动脉内径增宽，彩色多普勒显示室水平双向分流，红色为左向右分流，蓝色为右向左分流。A. 左心室长轴断面；B 和 C. 左心室长轴断面彩色多普勒图像；D. 大动脉短轴断面；E. 大动脉短轴断面彩色多普勒图像；F. 右室流出道 - 肺动脉长轴断面；G. 右室流出道 - 肺动脉长轴断面彩色多普勒图像；H. 双心室断面；I. 左心室短轴断面；J. 四腔心断面；K. 四腔心断面彩色多普勒图像

　　膜周部室间隔缺损也可合并其他类型的室间隔缺损，如干下及嵴下缺损，但较为少见，而同时合并肌部室间隔缺损较为多见，因此在检查的过程中，应高度注意肌部室间隔缺损的检出率，尤其是多发性筛孔状室间隔缺损（图 22-8）。

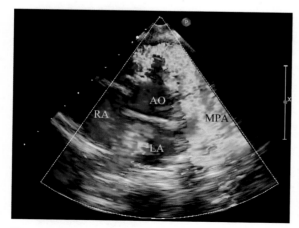

图 22-8 膜周部及干下型室间隔缺损彩色多普勒图像

彩色多普勒观察，膜周部及干下部位出现两束五彩镶嵌色的高速分流性血流

（二）嵴下型室间隔缺损

　　通过大动脉短轴断面可观察到各种部位的室间隔回声脱失，尤其是膜部膨出瘤及膜部 VSD。如缺损较大，缺损断端一般回声较强，通过回声脱失的部位，可对部分 VSD 进行分型诊断。

　　回声脱失靠近三尖瓣隔叶部位（10 点位置）者多数为膜部 VSD，靠近三尖瓣叶根部者多数为三尖瓣隔瓣下型缺损，如累及部位较大则应是膜周部缺损，而位于 12 点者应为嵴下型（图 22-9），但单纯的嵴下型 VSD 较为少见，而在法洛四联症中较为多见。

（三）干下型室间隔缺损

　　如回声中断在大动脉短轴的 1 点处，即近肺动脉瓣下者则为干下型 VSD。本型由于位于肺动脉干下，常出现肺动脉瓣脱垂现象，部分遮挡回声脱失部位，在检查的过程中，常出现低估室间隔缺损大小现象，因此在测量缺损大小时，应注意改变探头扫描的角度，进行多角度多断面观察（图 22-10）。

（四）肌部室间隔缺损

肌部室间隔缺损可为单发，但也可为多发，肌部室间隔缺损常合并膜周部室间隔缺损，合并膜周部室间隔缺损的肌部室间隔缺损以筛孔状较为常见。在肌部室间隔缺损中，应注意检出位于心尖部的室间隔缺损，由于位于心尖，如伴有肺动脉高压，血流速度较低，极易漏诊。

在四腔心及左室流出道短轴断面，如观察到室间隔中下部回声脱失，提示为肌部VSD。室间隔回声连续性中断的大小与VSD大小有关。缺损较大者，从四腔心及左心室短轴断面亦可观察到VSD。较大的肌部VSD也可在室间隔其他部位观察到连续性的中断。

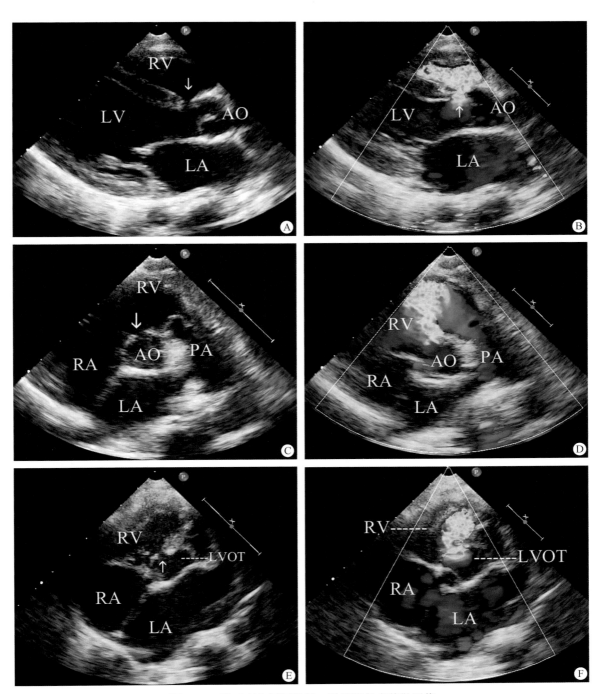

图22-9　嵴下型室间隔缺损二维及彩色多普勒图像

左心室增大，室间隔嵴下部位回声中断（箭头所示），彩色多普勒观察时，室水平出现红五彩镶嵌色的高速左向右分流。A.左心室长轴断面；B.左心室长轴断面彩色多普勒图像；C.大动脉短轴断面；D.大动脉短轴断面彩色多普勒图像；E.四腔心断面；F.四腔心断面彩色多普勒图像

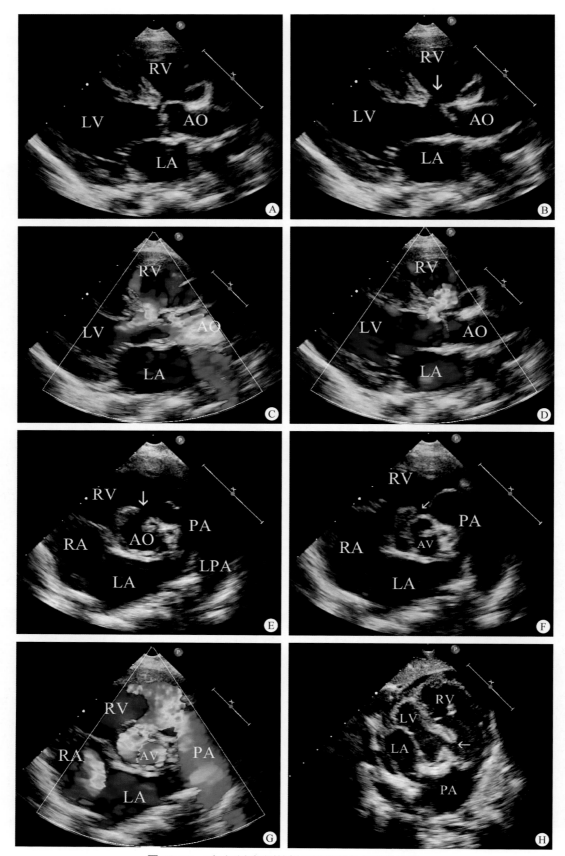

图 22-10　干下型室间隔缺损二维及彩色多普勒图像

左心室增大，肺动脉瓣下部位的室间隔连续性中断（箭头所示），部分肺动脉瓣叶遮挡室间隔缺损，彩色多普勒观察时，室水平出现以左向右为主的双向分流。A 和 B. 左心室长轴断面；C 和 D. 左心室长轴断面彩色多普勒图像；E 和 F. 大动脉短轴断面；G. 大动脉短轴断面彩色多普勒图像；H. 剑突下双心室 – 肺动脉长轴断面二维超声心动图能清晰显示单个、较大的肌部VSD，但在少数患者，由于肌部缺损靠近心尖部，显示往往欠清晰，应注意回声减弱的部位，并可采用彩色多普勒加以证实。但对于室间隔发育不良，呈筛孔状的缺损往往容易漏诊，有可能术后给患者带来痛苦。因此，在检查的过程中，尤其是婴幼儿，如果在二维超声心动图观察时，发现肌部室间隔呈不规则的回声减弱，似奶酪样改变，应高度警惕，在同时采用彩色多普勒超声观察时，五彩镶嵌色血流的基底部较宽，且呈多束状，应考虑到本病的诊断（图22-11、图22-12）。

大部分类型的VSD，可从四腔心断面观察到室间隔回声脱失，但小的膜部VSD在此断面容易漏诊，部分患者断端显示欠清晰，须多方向旋转探头，寻找回声脱失的部位，如同时采用彩色多普勒观察，常可避免漏诊。如果VSD较大，能清晰显示缺损的大小及形态。

无论缺损的大小如何，五腔心断面均能清晰显示VSD，而且观察到的缺损大小与实际的缺损大小相近。能清晰观察缺损与主动脉右冠窦的关系及主动脉瓣有无脱垂和脱垂的程度。

通常左心室短轴断面在较大的VSD和室间隔中段的肌部VSD可在此断面观察，通过角度的变换，还可观察到缺损与主动脉、肺动脉的关系，但不能显示缺损较小的膜部VSD。

通过各种断面及不同角度的扫描，观察分析回声连续性中断部位及其与周围组织结构的毗邻关系，可进一步确定VSD的部位、类型和大小。

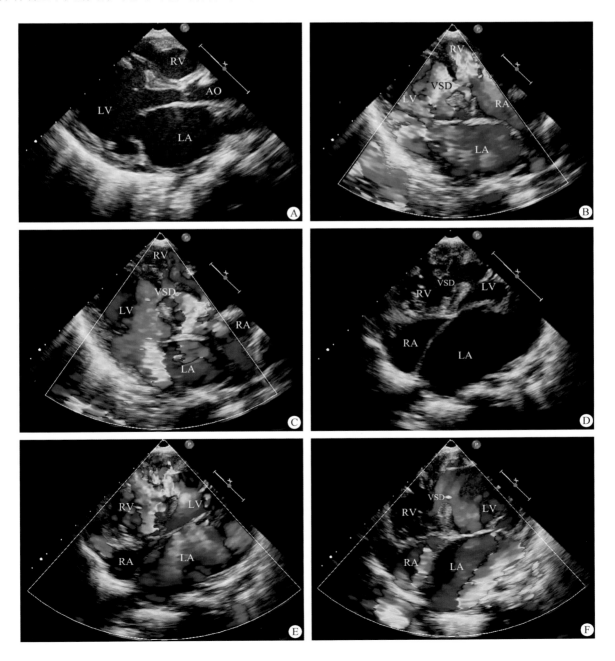

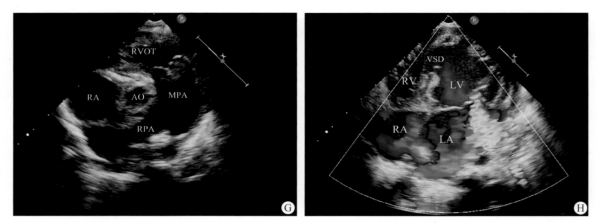

图 22-11　肌部室间隔缺损二维及彩色多普勒图像

左心房室增大，左室流出道增宽，肌部室间隔连续性中断，彩色多普勒观察时，可探及室水平的双向分流，红色为左向右分流，蓝色为右向左分流。肺动脉内径增宽，二尖瓣口出现中至大量反流。患者为肺动脉高压。A. 左心室长轴断面；B 和 C. 双室流入道断面彩色多普勒图像；D. 四腔心断面；E 和 F. 四腔心断面彩色多普勒图像；G. 大动脉短轴断面；H. 四腔心断面彩色多普勒图像

近年来，随着操作技术的日趋成熟，剑突下的各种断面对检出 VSD 及其定位有很大帮助，如左心室长轴、大动脉短轴、四腔心及五腔心、双室双流出道、双室双流入道及右室流出道等断面，均能观察到不同部位的缺损及其与大动脉的连接关系。

如在剑突下主动脉双心室断面，可显示缺损的大小及主动脉的骑跨程度；在双动脉长轴断面，可显示两条大动脉起源的心室及缺损的部位；在剑突下大动脉短轴断面，可显示出缺损的部位。尤其是右室流出道断面，可清晰显示 VSD 左心室侧基底部的宽度及右心室侧破口的大小及数量，显示膜部瘤的形态，并且可观察缺损与主动脉、肺动脉的位置关系。

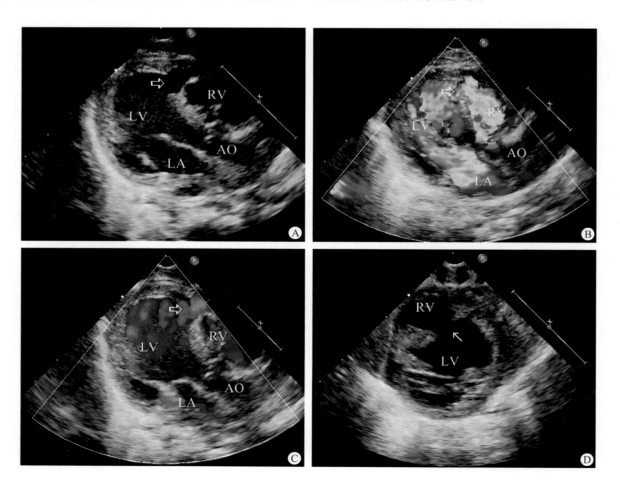

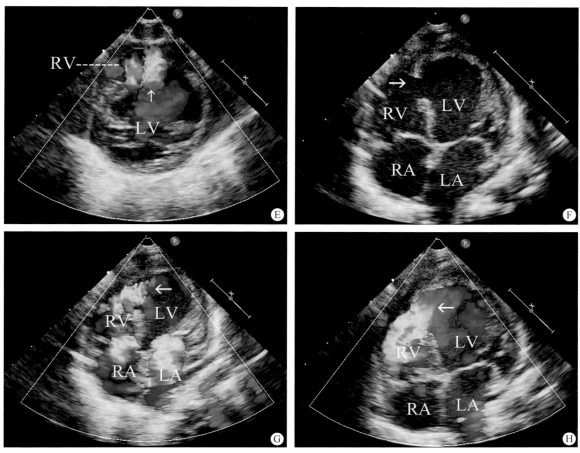

图 22-12 心尖部的肌部室间隔缺损二维及彩色多普勒图像

左心室增大，心尖部的肌部室间隔回声中断（箭头所示），彩色多普勒观察时，室水平出现双向分流，红色为左向右分流，蓝色为右向左分流。A. 左心室长轴断面；B 和 C. 左心室长轴断面彩色多普勒图像；D. 左心室短轴断面；E. 左心室短轴断面彩色多普勒图像；F. 四腔心断面；G 和 H. 四腔心断面彩色多普勒图像

VSD 也是各种心内复杂畸形的组成部分，判断 VSD 位于主动脉瓣下或肺动脉瓣下，将直接影响手术方法及其疗效，故十分重要。观察时常使用主动脉长轴、右室流出道长轴及剑突下双动脉长轴等断面，分别测量和比较室间隔左心室面到主动脉根管腔中部、室间隔右心室面到主肺动脉管腔中部的距离，以距离较近的一侧作为判断 VSD 位于该大动脉下方的参考指标，为手术提供重要的依据。

分流引起的肺动脉高压，主肺动脉及左、右肺动脉内径逐渐增宽，后期可呈瘤样扩张，肺动脉瓣向右室流出道方向膨出。

部分患者可同时合并肺动脉瓣狭窄，应注意与轻型法洛四联症相鉴别（图 22-13）。

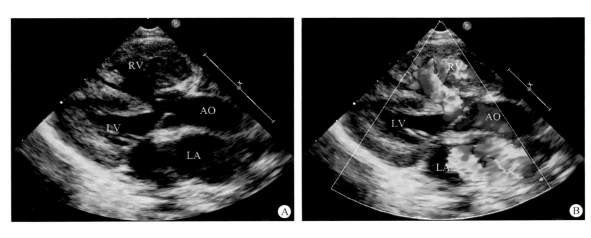

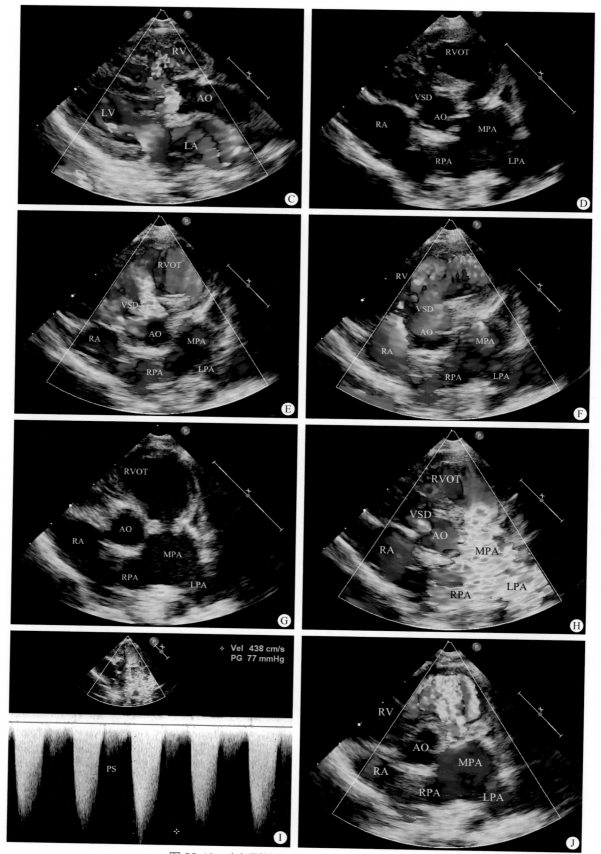

图 22-13　室间隔缺损合并隔膜型肺动脉口狭窄

右心室增大，膜周部室间隔连续性中断，主动脉出现轻度骑跨室间隔现象，肺动脉瓣呈隔膜样改变，肺动脉系统呈狭窄后扩张，彩色多普勒观察时，室水平出现双向分流，收缩期肺动脉瓣口血流速度加快，舒张期出现中量反流。频谱多普勒探查时，肺动脉瓣口血流速度为4.4m/s，压差为77mmHg。A. 左心室长轴断面；B 和 C. 左心室长轴断面彩色多普勒图像；D. 大动脉短轴断面；E 和 F. 大动脉短轴断面彩色多普勒图像；G. 大动脉短轴断面；H. 大动脉短轴断面彩色多普勒图像；I. 肺动脉瓣狭窄频谱多普勒图像；J. 大动脉短轴断面彩色多普勒图像

三、多普勒超声心动图

VSD 越小，血流速度越高；反之，缺损越大，血流速度越低。VSD 较小者，左心室压力明显高于右心室，经缺损部位的分流为高速血流，常规采用连续多普勒测量。

通常，在左心室长轴或大动脉短轴断面，取样容积位于 VSD 的右心室面，取样线尽量与分流束平行，以取得最高的血流速度。

VSD 左向右分流的血流朝向探头，频谱位于零线之上，最高峰值速度位于收缩中期，频谱为充填样（见图 22-6H），较大 VSD 的两心室之间压力差小，阻力小，分流量减少，经缺损分流的血流速度下降。

采用连续和脉冲多普勒，还可对 VSD 的分流量等进行初步定量测定，给临床提供参考资料，但在采用测量结果时，应考虑到其他各种影响因素。

无论对小到 2mm 或大到 20mm 左右的 VSD，彩色多普勒均有较高的实用价值。在没有肺动脉高压的情况下，在室间隔的右心室面，可探及源于左心室的红五彩镶嵌色高速湍流性分流血流（见图 22-5E、F，图 22-6E、F），从分流束基底部宽度可测得 VSD 的直径，有助于确定 VSD 的大小，但 VSD 的形态并非均为圆形，还受到周围组织结构等影响，故应结合二维、频谱多普勒图像和临床表现等，采用多个断面反复观察，估计 VSD 大小及其分流量。出现肺动脉高压后，于缺损部位可检测到右向左的蓝色分流血流。

肺动脉高压患者，缺损一般较大，因两室间的压差小，阻力小，甚至几乎等于零，所以彩色的分流束基本呈层流状，左向右分流呈纯红色，右向左分流呈纯蓝色。

从四腔心断面，可以清晰地观察到 VSD 与房室瓣环的距离、缺损的大小、分流的方向及分流量。从剑突下右室流出道断面，还可观察到分流部位与主动脉和肺动脉的距离，给手术提供可靠的依据。

二维超声心动图对小的肌部 VSD 容易漏诊，但可以通过彩色多普勒超声观察血流通过 VSD 的部位，从而对肌部 VSD 进行明确的诊断，有助于提高肌部 VSD 的诊断准确率。在极少数患者，在经胸的任何断面均未能探及 VSD，但通常可以在剑突下右室流出道长轴断面探及位于心尖部的肌部 VSD。在少数患者，当二维超声不能清晰显示 VSD 的部位时，可采用 M 型彩色多普勒超声观察异常血流出现的时相，有时能起到鉴别诊断的

作用。

通过彩色多普勒观察分流的部位、方向等，参照二维超声的回声连续性中断部位及其毗邻关系，可以对 VSD 进行分型诊断。

四、声学造影

在诊断 VSD 方面，声学造影与彩色多普勒具有类似的作用。根据病情不同，如室水平的左向右分流，或者出现肺动脉高压后的右向左分流，声学造影均具有重要的诊断价值。

周围静脉注入声学造影剂后，在大动脉短轴、左心室长轴和四腔心等断面观察，室间隔的右心室侧均可出现不含声学造影剂回声的负性显影区。负性显影区面积大小与缺损大小、分流量等有关，负性显影起始部位的宽度大致代表 VSD 的直径。

合并肺动脉高压的右向左分流 VSD 患者，声学造影剂可从右心室进入左心室，在左心室显像。如果属于双向分流，可观察到造影剂回声在 VSD 部位形成特殊的往返穿梭样运动。

有时采用增加胸腔内压力的各种方法，可出现一过性经 VSD 部位的右向左分流，左心室内出现声学造影剂回声，有助于诊断。

五、经食管超声心动图

对经胸超声心动图显示不清的患者，可以采用 TEE 检查，在四腔心、主动脉左心室长轴及双心房右室流出道等断面，可清晰显示 VSD 的部位和大小，并同时用彩色多普勒观察分流出现的部位及分流量。注意与经胸超声心动图不同的是，在四腔心断面观察，左向右分流为蓝五彩镶嵌色，在左心房、室和主动脉长轴断面观察，右向左分流为红五彩镶嵌色（图 22-14）。

对于 VSD 相邻的两个破口，采用 TEE 二维及彩色多普勒均能得到清晰显示。

在诊断室间隔缺损的过程中还应注意与单心室和三尖瓣闭锁相鉴别，因为极少数 VSD 患者可出现十字交叉心，如果按照正常手法扫描断面，常常仅能显示其中的一个心室，形似单心室或三尖瓣闭锁。所以在检查的过程中，如果一侧心室壁内侧出现不规则现象，应改变探头的扫描方向，寻找是否存在室间隔组织（图 22-15）。

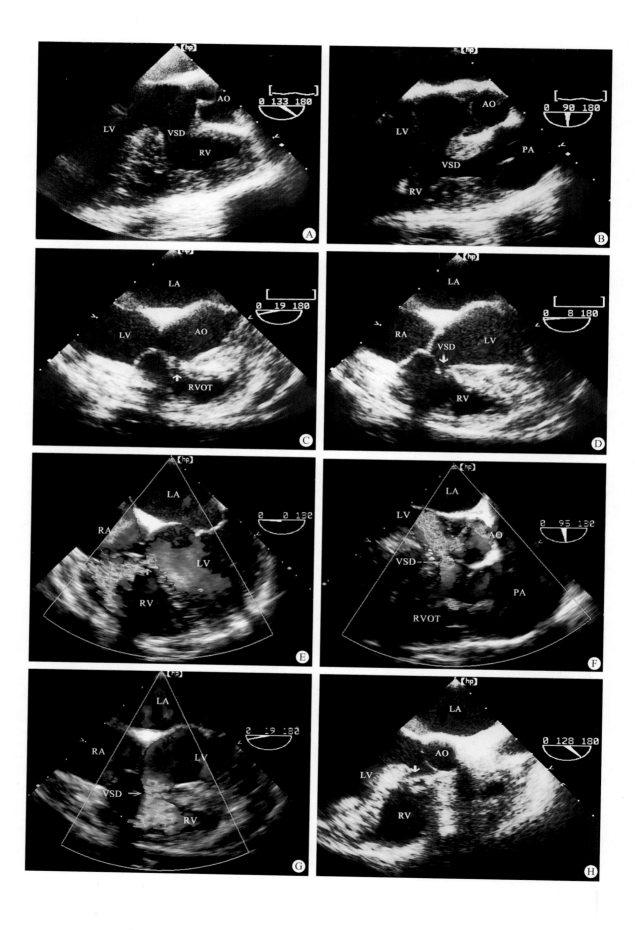

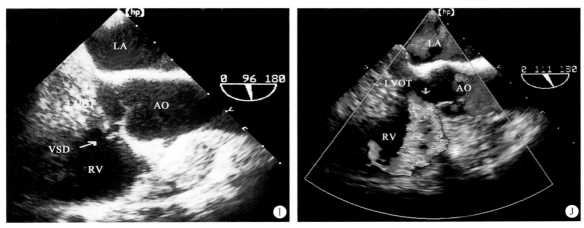

图 22-14 VSD 的 TEE 及彩色多普勒超声心动图

左心室增大，左室流出道增宽，膜部 VSD 紧邻肺动脉瓣下（箭头所示），三尖瓣隔瓣下可见蓝五彩镶嵌色血流从左心室进入右心室（箭头所示），右心室的血流通过 VSD 进入左心室，呈红五彩镶嵌色，主肺动脉内径明显增宽。A. 主动脉–左心室长轴断面；B. 双动脉长轴断面；C. 右室流出道长轴断面；D. 四腔心断面；E. 四腔心断面彩色多普勒图像；F. 双动脉心室长轴断面彩色多普勒图像；G. 四腔心断面彩色多普勒图像；H 和 I. 多发膜部 VSD 主动脉左心室长轴断面：膜部室间隔可探及两处相邻的较小缺损（箭头所示）；J.TEE 彩色多普勒图像：显示膜部室间隔出现两束分流性血流

六、鉴别诊断

（1）VSD 主要应与主动脉窦瘤破入右心室、室间隔膜部瘤破裂等左向右分流性病变相鉴别。主动脉窦瘤破裂者，往往显示主动脉根部有扩张的主动脉窦及其瘤体，彩色多普勒和频谱多普勒可显示从主动脉窦破口的分流，分流呈持续性，以舒张期为主，注意分流的起源及其时相，有助于鉴别。

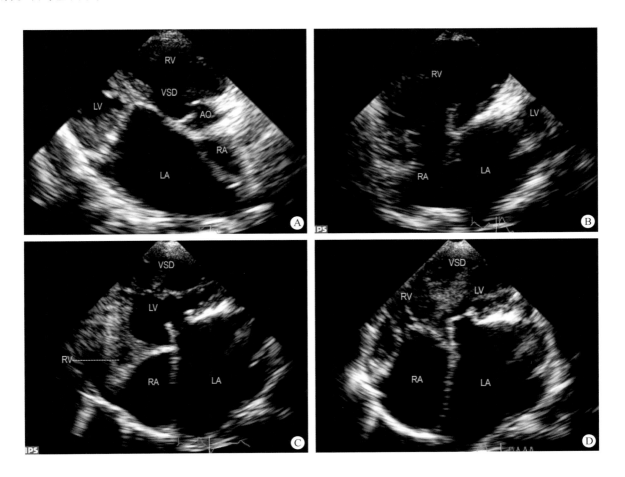

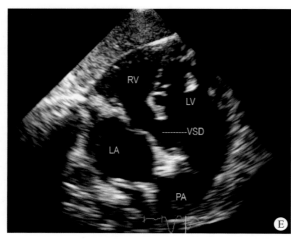
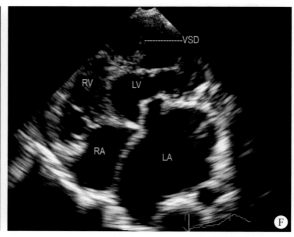

图 22-15　二维超声心动图室间隔缺损合并十字交叉心

由于心房心室呈十字交叉状，位于常规断面时，形似单心室，显示出大部分的左心房及右心室，而部分右心房和左心室未能显示，呈单心室状态。但改变探头的正常扫描方向，可以发现正常的心房和心室腔径，表明心脏的四个心腔其解剖位置呈十字交叉状。A. 左心室长轴断面；B ～ D. 心尖四腔心断面；E. 剑突下肺动脉左心室长轴断面；F. 四腔心断面

（2）大的室间隔缺损或带有粗大肌束的患者应注意与单心室相鉴别。室间隔缺损较大，室间隔残端组织较短，极易将较短的残端组织误认为粗大的乳头肌结构，而将室间隔组织误认为乳头肌而做出错误的诊断。

（3）而带有粗大乳头肌或残余心腔的单心室，也应注意与室间隔缺损相鉴别。在检查的过程中，粗大乳头肌极易让检查者误认为室间隔残端组织。而单心室的患者如果残余心腔较大，也极易将漏斗间隔组织误认为残余的室间隔组织，两者应注意鉴别。

第五节　室间隔缺损合并主动脉瓣关闭不全

有 5.5% ～ 10% 的 VSD 患者，可合并主动脉瓣关闭不全，其中以男性多见，男女之比为 2 ：1。膜部 VSD 或嵴上型 VSD，可因圆锥肌发育缺陷，主动脉瓣失去支撑，导致主动脉瓣脱垂。嵴下型缺损，主动脉瓣本身可发育异常，导致关闭不全。

VSD 患者是否合并主动脉瓣关闭不全，可能与主动脉瓣脱垂、VSD 大小等有关，但关系并非十分密切。有人观察，在所有 VSD 患者，19% 有主动脉瓣脱垂而没有明显的主动脉瓣关闭不全，24% 有主动脉瓣脱垂和关闭不全，故不能完全解释两者之间的关系。有的患者 VSD 并不大，但有严重的主动脉瓣关闭不全，有的 VSD 很大，关闭不全反而很轻，甚至没有。多数 VSD 合并主动脉瓣关闭不全的患者，VSD 往往属于中小型，多数有轻度右室流出道狭窄，可能与主动脉瓣脱垂到右室流出道有关。2 岁以下的 VSD 患儿，基本不合并主动脉瓣关闭不全，通常在 5 岁之后出现，并随年龄增长而加重，故主动脉瓣关闭不全可能为后来逐渐形成，或与感染性心内膜炎等有关。

一、病理、临床表现和辅助检查

VSD 合并主动脉瓣关闭不全，通常可以加重左心室负荷，促进左心室肥厚、扩张和心力衰竭。但也有患者由于主动脉瓣脱垂，部分阻塞 VSD，可减少左向右分流量。

临床上患者兼有 VSD 和主动脉瓣关闭不全的表现，如胸骨左缘听到 VSD 的收缩期杂音及主动脉瓣关闭不全的舒张期杂音，可有脉压差增大、毛细血管搏动等周围血管体征。

心电图一般有 VSD 表现，早期以左心室肥厚、扩大为主。胸部 X 线检查的表现，取决于左向右分流及主动脉瓣反流的程度。早期与 VSD 相似，但主动脉影增宽较显著，搏动增强；随后逐渐出现主动脉瓣关闭不全表现，心影由二尖瓣型逐渐转为主动脉型，肺血程度与左心室扩大不相称，肺动脉高压较少见；晚期可出现肺淤血等左心衰竭征象。主动脉根选择性造影可显示主动脉瓣口反流，有助于与主动脉窦瘤破裂鉴别。

二、超声心动图检查

除 VSD 表现外，显示升主动脉内径增宽，运动幅度增大，在左心室长轴及大动脉短轴断面，均可探及主动脉瓣关闭不良，并常可观察到主动脉瓣左冠瓣和右冠瓣脱入左室流出道。

与单纯性 VSD 相比较，左心室内径明显扩大，M 型二尖瓣波群可见二尖瓣前叶出现舒张期震颤，彩色多普勒于舒张期在左室流出道部位可探及源于主动脉瓣口的红五彩镶嵌色反流性血流束，连续多普勒于左室流出道可探及位于零线上的舒张期高速血流频谱，似方形。

第六节　室间隔膜部瘤

一、病理解剖和病理生理

室间隔膜部发育不良，呈瘤样扩张膨出，形成室间隔膜部瘤（membranous ventricular septal aneurysm）。

膜部 VSD 患者的室间隔膜部瘤发生率高达 33% 左右，许多室间隔膜部瘤可能系膜部 VSD 自然闭合后所形成，同时膜部瘤形成又促进了 VSD 的自然闭合。少数室间隔膜部瘤系单独发生。

膜部瘤瘤体通常呈囊袋样，壁薄，大小不一，直径一般为 5 ～ 30mm，多数较小，在心动周期中大小没有明显的变化。瘤体多数位于右室流出道附近，主动脉根前壁和肌性室间隔交界处前方，通常向右侧心腔突出，如突向三尖瓣下右室流出道、三尖瓣上右心房等，少数可突向心外。

室间隔膜部瘤与三尖瓣、右室流出道毗邻，关系密切，有时可与三尖瓣隔叶同时突向右室流出道，造成流出道狭窄、阻塞。瘤体常影响三尖瓣叶的活动，导致三尖瓣关闭不全。瘤体破裂后，可出现与膜部 VSD 相似的血流动力学改变，在左心室与右心室或右心房之间形成分流。无论有无破裂，室间隔膜部瘤均有可能发生感染性心内膜炎。

二、临床表现和辅助检查

不伴有右室流出道阻塞和（或）心内分流的室间隔膜部瘤患者，临床表现和辅助检查通常无异常，伴右室流出道狭窄阻塞者可出现相应表现。伴 VSD 或瘤体破裂者，出现心内分流，临床表现和辅助检查与膜部 VSD 相似。在伴有 VSD 的室间隔膜部瘤患者，可在胸骨左缘下方和心尖部听到收缩早期喀喇音，一般出现于全收缩期杂音之前。

心电图通常无特异性，或与 VSD 相似，可出现房性心动过速、心房纤颤、房室传导阻滞等心律失常。左心室造影往往可明确诊断。

三、超声心动图检查

室间隔膜部瘤与室间隔膜部膨出，两者之间应注意鉴别，室间隔膜部瘤的起始部呈颈状狭窄，而瘤体呈囊状扩张，破口通常较小，常位于瘤体顶端。

M 型超声心动图：未破裂的室间隔膜部瘤，无血流动力学改变，表现与正常人无明显差别。室间隔膜部瘤瘤体常出现破口，可形成与 VSD 相似的血流动力学改变，通常表现出左心容量负荷增加，心室波群显示左心室内径扩大，室间隔与左心室后壁运动增强，但难以观察到膜部瘤的形态和大小。

二维超声心动图：于胸骨左缘及剑突下左心室长轴、大动脉短轴及心尖四腔心、五腔心断面，均能清晰地观察到室间隔膜部向右心室膨出，瘤体起始部呈颈状，瘤体通常不大，常呈椭圆形，壁薄，其顶部可见单个或多个破口。

多普勒检查：彩色多普勒可探查室间隔膜部瘤处的室水平左向右分流，呈红五彩镶嵌色。连续多普勒于室间隔的右心室侧，可探及收缩期位于零线上的高速血流，表现与 VSD 相同。

四、超声检出室间隔膜部瘤的临床意义

许多室间隔膜部瘤形成是 VSD 自然闭合的结果，膜部瘤形成可促进 VSD 的自然闭合。因此，超声心动图检查如果发现膜部 VSD 周边组织粘连及瘤样形态形成，往往提示患者 VSD 有缩小的倾向和自然愈合的可能性，对此类患者，临床上可选择观察随访或择期治疗；若超声心动图早期发现 VSD 较大，且无周边组织粘连及瘤样形态形成，分流量较大，则提示应及早采用手术闭合，避免由于延误治疗而形成肺动脉高压。由此，通过超声心动图对 VSD 形态的观察，在临床决策过程中具有重要的指导意义。

在检查的过程中，应注意室间隔缺损的部位、大小及残端边缘的长度和发育状况，以便对临床采用的治疗方式做出选择。对膜部室间隔缺损的患者尤其应注意观察主动脉右冠窦下方的室间隔残端长度，如长度超过 2mm，缺损为 3 ～ 6mm，应考虑经导管行室间隔缺损封堵术，缺损过大或主动脉右冠窦下方无残端组织应考虑外科手术治疗。

如患儿的病程较短，肺动脉内径明显增宽，肺动脉高压的程度较重，而主动脉内径较细小，在肺动脉压力较高的情况下，患儿室水平仍出现血流速度较高的左向右分流，应高度警惕是否同时存在主动脉离断或发育不良的可能性。

也就是说如果患儿的病程、室间隔缺损的大小、室水平分流的方向、分流的速度及肺动脉内径增宽的程度、肺动脉压力不相匹配时，应考虑到同时合并主动脉弓的病变。

第七节 超声心动图检查对手术方式选择的指导意义

目前室间隔缺损的治疗方法种类繁多，外科医生的选择性也逐渐增多，给患者带来了福音，因此对于室间隔缺损的类型、大小及有无合并主动脉瓣关闭不全及其反流量大小的诊断也提出了更高的要求。

1. 封堵术的选择 对于膜部室间隔缺损，可选择使用 Amplatzer 封堵器进行封堵，但以没有室间隔膜部瘤者为佳，在选择适合封堵的患者时，应注意主动脉瓣右冠瓣下的残端组织须 ≥ 3mm，室间隔缺损大小以 5～8mm 为宜。而嵴下型和干下型不宜行封堵术，尤其是干下型患者。对于同时合并主动脉瓣脱垂造成中量以上反流的患者，以手术治疗为佳。

2. 传统正中切口的选择 较大的膜部室间隔缺损，干下型、嵴下型和多发肌部室间隔缺损，采用外科传统的手术治疗均能够获得良好的效果。

3. 右侧小切口的选择 右侧小切口倾向用于 3 岁以下的患儿，但选择的主要依据是胸壁到心脏的距离，此距离越短越好，因为这样可以清晰暴露心脏内的结构。体重较轻、年龄大一些的患者也可以考虑。但右室流出道出现狭窄或有粗大的异常肌束的患者，不予考虑。

（刘延玲 然 鋆 熊鉴然 朱振辉）

参 考 文 献

郭加强，等 . 1983. 1187 例 VSD 的手术经验 . 中华外科杂志，21：472

刘延玲，等 . 1985. 声学造影诊断先天性心脏病 . 中华物理医学杂志，7：151

刘延玲，等 . 1987. 彩色多普勒超声心动图诊断先天性心血管畸形的研究 . 中华心血管杂志，15：6

刘延玲，等 . 1987. 彩色多普勒诊断 VSD. 中国循环杂志，1：226

刘汉英，等 . 1987. 右心声学造影诊断 VSD 的价值 . 起搏与心脏，1：6

Apfel HD，et al. 1998. Usefulness of preoperative echocardiography in predicting left ventricular outflow obstruction after primary repair of interrupted aortic arch with ventricular septal defcet. Am J Cardiol，82：470-473

Baker E，et al. 1988, The cross-sectional anatomy of ventricular septal defect：a reappraisal. Br Heart J，59：339-351

Beerman LB，et al. 1985. Ventricular septal defect associated with aneurysm of the membranous septum. J Am Coll Cardiol，5：118-123

Carotti A，et al. 1997. Primary repair of isolated ventricular septal defect in infancy guided by echocardiography. Am J Cardiol，79：1498-1501

Corone P，et al. 1977. Natural history of ventricular septal defect：a study involving 790 cases. Circulation，55：908-915

Hagler DJ，et al. 1985. Standardized nomenclature of the ventricular septum and ventricular septal defects，with applications for two-dimensional echocardiography. Mayo Clin Proc，60：741-752

Ito T，et al. 1998. Changes in patterns of left ventricular diastolic filling revealed by Doppler echocardiography in infants with ventricular septal defcet. Cardiol Young，8：94-99

Kardon RE，et al. 1998. New insights and observations in three-dimensional echocardiographic visualization of ventricular septal defcets：experimental and clinical studies. Circulation，98：1307-1314

Krovetz LJ. 1998. Spontaneous closure of ventricular septal defcet. Am J Cardiol，81：100，101

Murphy DJ Jr，et al. 1986. Continuous-wave Doppler in children with ventricular septal defect：noninvasive estimation of interventricular pressure gradient. Am J Cardiol，57：428-432

Qin W，et al. 2013. Application of echocardiography in min-invasive surgical device closure of perimembranous ventricular septal defects. Heart，99（Suppl 1）：A36-A37

Soto B，et al. 1980. Classification of ventricular septal defects. Br Heart J，43：332-343

Sutherland GR，et al. 1989. Colour flow imaging in the diagnosis of multiple ventricular septal defects. Br Heart J，62：43-49

Szkutnik M，et al. 2007. Use of the Amplatzer muscular ventricular septal defect occluder for closure of perimembranous ventricular septal defects. Heart，93：355-358

Tee SD，et al. 1994. Evaluation of ventricular septal defect by transesophageal echocardiography：intraoperative assessment. Am Heart J，127：585-592

Thanopoulos BD，et al. 1999. Transcatheter closure of muscular ventricular septal defects with the Amplatzer ventricular septal defect occluder：initial clinical applications in children. J Am Coll Cardiol，33：1395-1399

Vasilyev NV，et al. 2008. Beating heart patch closure of muscular ventricular septal defects under real-time three-dimensional echocardiographic guidance：a preclinical study. J Thorac Cardiovasc Surg，135：603-609

第二十三章 心内膜垫缺损

第一节 概 述

心内膜垫缺损是指原发性房间隔和心内膜垫等组织出现不同程度和范围的发育不良，累及房间隔下部、流出道部分室间隔和房室瓣等组织结构，导致心内的复合畸形病变。1819 年由 Thibert 首先报道本病，1875 年 von Rokitanski 首先使用"原发孔缺损"的名称，1955 年 Watkins 最早称之为"心内膜垫缺损（endocardial cushion defect，ECD）"。ECD 还有许多不同的名称，包括房室间隔缺损（atrioventricular septal defect）、房室管缺损（atrioventricular canal defect）和共同房室通道（common atrioventricular canal）等。

参与形成胎儿心脏心内膜垫的组织结构较多，发生病变时可产生上述各部位结构不同组合的畸形，从单纯原发孔型房间隔缺损即 I 孔型房间隔缺损（以下简称 I 孔型 ASD），到完全型 ECD 等一系列病变，病理改变、病理生理及临床表现较为复杂。1948 年 Rodgers 等首先将其分为部分型和完全型，随后有人又分出中间型或过渡型等类型。

部分型 ECD：包括单纯 I 孔型 ASD、I 孔型 ASD 合并部分二尖瓣前叶裂和三尖瓣隔叶发育短小或缺如等病变，可出现不同程度的二、三尖瓣关闭不全。I 孔型 ASD 的来源和病理解剖与 II 孔型 ASD 不同。

完全型 ECD：也称完全型房室通道畸形，由 I 孔型 ASD、心内膜垫型室间隔缺损（VSD）和严重的房室瓣畸形形成共同房室瓣病理解剖改变等病变组成，病理变化比较复杂。

I 孔型 ASD 占所有 ASD 的 10% ～ 15%，占全部先天性心脏病的 3% ～ 7%，完全型 ECD 相对较少见。ECD 发病无明显的性别差异。ECD 还可与其他先天性心脏病合并存在，其病理生理和临床表现更复杂。

ECD 的 I 孔型 ASD 几乎无自发闭合的可能性，仅少数 ECD 患者的 VSD，由于房室瓣粘连可出现部分闭合。单纯 I 孔型 ASD 的预后，大致与 II 孔型 ASD 相似，但通常不如后者。未进行治疗的 I 孔型 ASD 患者，平均寿命仅 30 岁。伴有房室瓣关闭不全者，预后多数较差，通常在 10 岁之内死亡。完全型 ECD 的预后很差，往往早期出现严重的肺动脉高压和心力衰竭，80% 在 2 岁内死亡，合并其他心血管畸形者，预后极差。

第二节 病理解剖和病理生理

一、病理解剖

（一）类型

在人体心脏发育的过程中，心内膜垫组织形成房室瓣口等许多重要结构。心内膜垫分隔形成两个房室瓣口，从房室瓣口发育形成二尖瓣和三尖瓣，并且心内膜垫与其他部分的心脏间隔融合，参与形成下部房间隔和后上部室间隔。如心内膜垫发育出现异常，因其发育异常发生的时间和受累组织结构、程度等不同，可形成各种组合的一系列 ECD 病理改变。

目前一般根据有无共同房室瓣，将 ECD 分为部分型和完全型两类，但也有人根据有无 VSD 来区分部分型和完全型。有的则将此两种分类方法加以综合，并分出一种过渡型或中间型病变。

部分型和完全型 ECD 的基本病理解剖有相似之处，但部分型 ECD 一般不伴有严重的房室瓣畸形，仅合并房室瓣叶裂隙和发育短小等畸形，导致瓣叶出现关闭不全。完全型 ECD 除具有部分型 ECD 的病理解剖特征外，还伴有心内膜垫型的 VSD、房室瓣环不完整和较严重房室瓣畸形形成的共同房室瓣，多数同时伴有腱索和乳头肌畸形等。

为了避免分类和命名方面的混淆，下文按部分型和完全型 ECD 主要的病理解剖部位和改变论述（表 23-1）。

（二）病理解剖

ECD 主要由低位 ASD、心内膜垫型 VSD 和房室瓣畸形等病变组成。基本畸形是分隔左室流入道和右心房的房室隔缺损，可从单纯性下部房间隔缺损、心内膜垫型 VSD，到房室隔完全缺损合并房室瓣严重畸形不等，病理解剖表现差别较大。

除少数患者外，房室瓣一般均有不同程度的畸形，包括二尖瓣前叶及三尖瓣隔叶病变。房室瓣叶数量，通常自四瓣叶至七瓣叶不等，各个瓣叶的大小、发育不良和关闭不全程度可不同，其中完全型 ECD 的房室瓣以五瓣叶者居多。

表 23-1 ECD 主要病理解剖类型

分　型		病变部位及病理表现
部分型	单纯性 I 孔型 ASD	
	I 孔型 ASD 合并二尖瓣瓣裂	
	I 孔型 ASD 合并三尖瓣畸形	
	I 孔型 ASD 合并二尖瓣前叶裂隙和三尖瓣隔叶发育不良	
	单心房	
	心内膜垫型 VSD	
	心内膜垫型 VSD 合并轻度房室瓣畸形	
	左心室 – 右心房通道	
过渡型	病变类似完全型，但房室瓣前、后瓣桥在室间隔部位融合，形成接近于正常的二尖瓣叶和三尖瓣叶	
完全型	I 孔型 ASD，心内膜垫型 VSD，共同房室瓣或严重房室瓣畸形	
A 型	3/4 的二尖瓣大瓣和部分三尖瓣包括房室瓣环完全开分，形成共同房室瓣前瓣，其腱索附着于 VSD 部位的顶端	
B 型	两个瓣叶完全分开，二尖瓣前叶的腱索经 VSD 附着于室间隔右心室面的异常乳头肌	
C 型	二尖瓣的大瓣与部分三尖瓣隔叶融合，腱索无附着点，瓣膜呈漂浮状	

其他病理解剖特征有主动脉瓣向上向前移位，左室流入道缩短，左室流出道延长，左心室膈面长度缩短等。大多数 ECD 患者的心室大小通常在正常范围内，但也可出现左心室或右心室发育不良。

1. 部分型 ECD　一般由 I 孔型 ASD 和部分房室瓣畸形组成，主要包括单纯 I 孔型 ASD 和 I 孔型 ASD 合并部分房室瓣畸形等。I 孔型 ASD，缺损部位紧靠两侧房室瓣，房室瓣病变主要累及二尖瓣，通常有二尖瓣移位、裂隙，有时一个瓣叶的瓣裂很明显，实际上变成了两个瓣叶，可造成二尖瓣关闭不全。右侧房室瓣可正常或发育不良。部分型 ECD 可出现左心房与右心房之间、左心室与右心房之间的血液分流，偶尔出现左心室与右心室之间的分流。

（1）单纯 I 孔型 ASD（primum atrial septal defect）：发病率低，占所有 ECD 的极少部分，只有低位原发孔ASD，缺损位于房间隔下部，房室瓣之上，冠状静脉窦的前下方。缺损多数呈半圆形，大小不等，通常较大，占整个房间隔的 1/3 ~ 1/2，其上缘为半圆形弧状缘，下直缘为二尖瓣和三尖瓣附着于室上嵴的房室瓣环，边缘较坚韧，移动度较小。缺损前方接近主动脉壁，后缘靠近房室结。一般不伴房室瓣明显畸形和关闭不全。

（2）I 孔型 ASD 合并部分房室瓣畸形：比较常见。除了有上述 I 孔型 ASD 外，合并不同程度的房室瓣畸形，如二尖瓣前叶裂、三尖瓣隔叶发育不良或部分缺如等，形成房室瓣关闭不全，但房室瓣环完整，房室瓣下没有VSD。

二尖瓣叶数量不等，一般可分为左上瓣叶、左下瓣叶及其跨越部分和左侧瓣叶，前两者之间常形成瓣裂，可部分融合，也可完全分开，可附着于室间隔嵴上。二

尖瓣瓣裂的游离缘，多数增厚呈卷曲状，常无腱索附着，或有异常腱索附着。少数二尖瓣出现双瓣口。

三尖瓣一般可分为右上瓣叶、右下瓣叶和右侧瓣叶，其中右上瓣叶通常不附着于室间隔嵴上，大多数瓣叶发育不良，尤其是隔叶发育不良多数较明显，出现瓣裂或部分缺如。

（3）左心室 – 右心房通道：相当少见，因心内膜垫发育异常导致房室隔缺损引起，也有人认为是三尖瓣瓣下 VSD 的一种特殊类型，或 VSD 合并三尖瓣畸形或缺如，血液从左心室向右心房分流。

（4）心内膜垫型 VSD 合并房室瓣畸形：VSD 出现于靠近二尖瓣环和三尖瓣环交界处的后部室间隔，也靠近房间隔下部。此型 VSD 约占所有 VSD 的 10%，缺损一般较大，通常合并二尖瓣前叶瓣裂和三尖瓣隔叶瓣裂，同时可有腱索异常连接到室间隔缺损边缘。

（5）单心房：也称共同心房。少见，多系房间隔第一间隔和第二间隔均发育不良，使整个房间隔缺损，或仅残留少量房间隔边缘，一般仍有两个心耳。单心房几乎均合并房室瓣畸形，特别是二尖瓣瓣裂。

2. 完全型 ECD　由低位的 I 孔型 ASD、高位的心内膜垫型 VSD 和较严重房室瓣畸形所组成，后者包括二尖瓣前叶瓣裂及三尖瓣隔叶发育不良，或由数个房室瓣叶形成共同房室瓣、房室瓣环缺失等病变。病变复杂，变化范围较大，上述多种畸形使心脏的四个心腔相互交通（图 23-1）。形成房间隔缺损下方巨大的室间隔缺损即房室瓣下方室间隔流入道缺损。

共同房室瓣瓣叶的数量、大小不等，一般有五个或六个瓣叶，左侧上下和右侧上下各一个，左右侧位各一个。左侧和右侧的上瓣叶，一般称为前瓣叶，通常相互连接

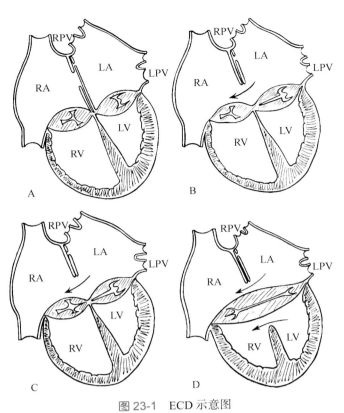

图 23-1 ECD 示意图

A 正常；B. 部分型；C. 过渡型；D. 完全型。病变包括 I 孔型 ASD、房室瓣畸形和高位心内膜垫型 VSD，四个心腔相互交通（引自 Circulation，1974，30：619）

形成横跨的瓣桥，左侧上部瓣叶可越过室间隔嵴部，一部分处于右心室内，而左侧上下瓣叶之间、右侧上下瓣叶之间往往没有连接。

共同房室瓣可有两个独立的开口，或仅有一个共同开口。有两个开口的共同房室瓣，其前后瓣叶之间多数存在连接组织，并可与 VSD 嵴部和 ASD 下缘相连接，或在 VSD 附近漂浮，但与正常两个开口的房室瓣不同，共同房室瓣没有处于不同水平的两个房室瓣纤维环。

Rastelli 等根据房室瓣叶病理解剖改变，将其分为 A、B、C 三种类型。

A 型：占大多数，与 B 型房室瓣畸形大致相似，共同房室瓣前瓣可区分二尖瓣和三尖瓣部分。左上瓣叶和右上瓣叶借其腱索附着于室间隔上，两个瓣叶下有 VSD，左下瓣叶及其跨越部分和右下瓣叶直接附着于室间隔嵴上。3/4 的二尖瓣前叶和部分三尖瓣，包括房室瓣环，完全分开，形成前共瓣，其腱索附着于 VSD 部位顶端。A 型患者的左上瓣叶乳头肌在室间隔的左侧。

B 型：较少见。两个瓣叶完全分裂，共同房室瓣前瓣的腱索经 VSD 与右心室内异常乳头肌相连，左上瓣叶乳头肌在室间隔的右侧。

C 型：共同房室瓣未能分成二尖瓣和三尖瓣，左下瓣叶及其跨越部分与左上瓣叶融合，二尖瓣大瓣叶与部分三尖瓣隔叶融合，无腱索附着点，瓣膜呈漂浮状，房

室瓣下有巨大 VSD，80% 的隔瓣叶发育不良或完全缺如。多数合并肺动脉瓣狭窄。

另外，有的学者将类似于完全型 ECD 病理解剖改变，但房室瓣前、后瓣桥在室间隔部位融合，分成接近于正常二尖瓣和三尖瓣形态者，称为过渡型 ECD。

（三）合并畸形

ECD 可合并各种心血管畸形，如 II 孔型 ASD、肺动脉瓣狭窄、左上腔静脉永存、腔静脉畸形引流、无顶冠状静脉窦缺损、主动脉弓发育不良和主动脉缩窄等。

完全型 ECD，约 35% 的患者合并其他心血管畸形，其中 10% 合并法洛四联症，约 2% 合并右室双出口，此外可合并大动脉转位、不同程度的左室流出道阻塞等。

其他合并的先天性畸形有先天性愚型（Down 综合征）、Klinefelter 综合征、Noonan 综合征、肾脏和脾脏畸形等。在先天性愚型患者，常合并本畸形。单纯性 I 孔型 ASD 患者可合并多脾症，而完全型 ECD 患者可合并无脾症。

二、病理生理

多数 ECD 患者共同的病理生理变化是两侧心腔容量负荷加重，尤其是右侧心腔，但 ECD 是一组复杂畸形，病变组合及其程度差别很大，故病理生理变化也较复杂，血流动力学状态主要取决于 ASD 和 VSD 大小、房室瓣关闭不全和肺动脉高压的程度等。

（一）单纯 I 孔型 ASD

病理生理基本与 II 孔型 ASD 相似，但 I 孔型 ASD 多数较大，分流量较多，对血流动力学的影响较明显。未出现肺动脉高压时，通常呈房水平的左向右分流，右心容量负荷增加，肺血增多，出现右心室扩张、肥厚，右心室和肺动脉压逐渐升高。随着肺动脉压升高，可逐渐出现房水平的双向分流或右向左分流，右心室压力负荷增加，导致右心室进一步扩张、肥厚，最终出现心力衰竭。单纯 I 孔型 ASD 患者早期很少出现心力衰竭，多数在青壮年时期出现肺动脉高压，最终形成艾森门格综合征。

（二）I 孔型 ASD 合并房室瓣畸形

除 I 孔型 ASD，同时合并房室瓣畸形，造成二尖瓣和（或）三尖瓣关闭不全，故同时有 ASD 和房室瓣关闭不全对血流动力学所产生的综合影响，ASD 大小和房室瓣关闭不全的程度是主要影响因素。由于合并房室瓣关闭不全，收缩期心室血液反流入心房，加重心脏的容量负荷，可提前出现心腔扩大，尤其是右侧心腔，较早发生肺动脉高压、艾森门格综合征和右心衰竭。

房室瓣关闭不全的程度越轻，其血流动力学改变越接近于单纯Ⅰ孔型ASD；关闭不全程度越重，越早出现全心扩大、肺动脉高压和心力衰竭，越接近于完全型ECD。但房室瓣关闭不全的程度，与房室瓣瓣裂等病变的程度不一定一致。

受累的房室瓣部位不同，对血流动力学影响也有所不同。以二尖瓣病变明显者，主要出现收缩期左心室血液反流入左心房，再根据ASD大小不同，对两侧心腔产生不同的影响。以三尖瓣病变为主者，右心房同时接收体循环静脉血、右心室的反流和经ASD分流来的左心房血液，再流入右心室，部分血液反复在右侧心腔内流动，使右侧心腔容量负荷明显增加，将导致右心房和右心室明显扩张肥厚。

Ⅰ孔型ASD大小，也对左、右心腔的容量负荷产生不同的影响。合并二尖瓣畸形的Ⅰ孔型ASD，ASD缺损较大者，左心室血液通过二尖瓣瓣裂反流入左心房，由于ASD较大，两侧心房之间的阻力很小，大量血液经ASD迅速进入右心房，使右心房容量负荷明显增加，但对左心房的影响则相对较小。如果ASD较小，两侧心房之间有一定的阻力，房水平的左向右分流量受到限制，来自肺静脉和左心室反流的大量血液，大部分往返于左心房和左心室之间，结果使左心房和左心室的容量负荷明显增加，形成较明显的左心扩张、肥厚。长期容量负荷增加，也将导致肺动脉高压、艾森门格综合征和心力衰竭。

（三）心内膜垫型VSD

血流动力学改变基本与其他类型的VSD相似，合并房室瓣畸形者，可同时有房室瓣关闭不全的病理生理改变。

（四）单心房

基本与巨大的ASD相似，来自肺静脉和体循环静脉的血液在心房内混合，左、右心室的容量负荷明显增加，患者早期即可出现发绀，容易产生肺动脉高压，随肺动脉压升高，发绀更明显。

（五）完全型ECD

同时有房水平和室水平分流，加上有明显的房室瓣关闭不全，通常分流量和反流量均较大，四个心腔相互交通，所有心腔的容量负荷都明显增加，肺血管阻力在早期即迅速升高，通常较早出现严重的肺血管病变，很快导致肺动脉和右心室压力明显升高，右心室和肺动脉压往往接近或等于体循环压力。患者在婴儿期即可出现明显的心脏扩大，肺部严重充血，重度肺动脉高压，较早发生艾森门格综合征和右心衰竭。并发其他心血管畸形者，血流动力学障碍更严重。

各种ECD患者可出现感染性心内膜炎、肺动脉高压、艾森门格综合征、心力衰竭、肺部感染和脑脓肿等并发症。患者的房室结位于缺损下方，希氏束位于缺损部位附近，缺损使多数希氏束向后移位，左前分支往往发育不良，从而可引起左心室后基底部先激动，使心电轴明显左偏，易出现房室传导障碍。患者可出现各种房性和室性心律失常，尤其是房性心动过速、心房扑动和心房纤颤等。某些患者，尤其是有心房纤颤等心律失常者，可出现血栓栓塞病变等。

第三节 临床表现和辅助检查

一、临床表现

ECD是一组复杂的心脏畸形，病变类型和程度不同，故临床表现差异明显，变化较多，主要取决于ASD、VSD分流量和房室瓣反流量大小，以及所合并的其他畸形。

总的来说，完全型ECD患者通常具有巨大VSD的症状和体征，而部分型ECD患者多数具有ASD的相应表现，合并房室瓣病变者同时出现房室瓣病变的表现。大多数完全型ECD和病变严重的部分型ECD患者，出生后数周至1岁以内即出现临床表现，多数完全型ECD患者可在婴儿期发生心力衰竭。

（一）单纯Ⅰ孔型ASD

临床表现与Ⅱ孔型ASD相似，可出现右心室搏动增强，第二心音固定宽分裂，胸骨左缘第2、3肋间收缩期杂音，三尖瓣区滚筒样舒张中期流量性杂音等（参见第二十一章）。

（二）Ⅰ孔型ASD伴房室瓣畸形

房室瓣关闭不全不明显者，临床表现与单纯Ⅰ孔型ASD相似。房室瓣关闭不全较明显者，发育一般较差，婴幼儿可有喂奶进食困难，营养不良，心悸气短，经常发生呼吸道感染。ASD和房室瓣关闭不全的程度越重，出现症状越早、症状越明显，预后越差。

体检常见患者的前胸畸形隆起，右心室搏动增强，心界扩大，第一心音多数减弱，肺动脉瓣区第二心音亢进，通常有固定性分裂，胸骨左缘第2、3肋间可闻及吹风样收缩期杂音。伴二尖瓣关闭不全者，心尖部有全收缩期粗糙反流性杂音，向腋下传导，多数伴震颤。伴三尖瓣关闭不全者，三尖瓣区有收缩期反流性杂音。

（三）完全型ECD

临床表现通常早而明显，反复呼吸道感染，发育营养差，往往早期出现心力衰竭。

除了可出现与Ⅰ孔型ASD伴房室瓣关闭不全相似的

体征外，患者通常有发绀，肺动脉瓣区第二心音亢进分裂，胸骨左缘第 3、4 肋间和心尖部可闻及全收缩期粗糙杂音，传导广泛，多数伴有震颤。患者合并法洛四联症等其他复杂严重的心血管病变时，主要呈现更严重病变的临床表现。先天性愚型（Down 综合征）与本病关系密切，50% 的先天性愚型患者有先天性心脏病，其中一半是 ECD，故不少 ECD 患者有相应的全身性表现。

发生各种并发症时，出现相应的临床表现，如艾森门格综合征和慢性心功能不全者出现发绀、呼吸困难、肺部啰音、肝脏肿大和周围水肿等。随着肺动脉压力升高，肺动脉瓣区第二心音亢进，但胸骨左缘收缩期杂音则往往减弱，甚至消失。

二、辅助检查

心电图：通常有特异性表现。可出现 PR 间期延长、右束支传导阻滞、完全性房室传导阻滞、交界性心律和其他各种心律失常。额面 QRS 向量环向上及逆时针方向转位，电轴左偏多数是心电图的特殊表现，而Ⅱ孔型 ASD 患者的电轴通常右偏。ECD 患者如出现电轴右偏，往往提示有明显的肺动脉高压，或伴肺动脉瓣狭窄。患者可有右心房扩大、右心室肥厚，房室瓣畸形严重的部分型 ECD 和完全型 ECD 患者，多数有两侧心室肥厚。

胸部 X 线检查：多数无特异性改变。单纯Ⅰ孔型 ASD 患者，与Ⅱ孔型 ASD 相似，肺血流量增加，随病情进展，可出现肺动脉高压和右侧房室扩大。伴房室瓣畸形的部分型 ECD 和完全型 ECD 患者，肺血流量增加，右心房和右心室多数明显扩大，左心室扩大，左心房亦可扩大。左心房扩大通常与二尖瓣关闭不全有关。完全型 ECD 患者心脏扩大往往相当明显。

心导管检查和心血管造影：心导管一般很容易进入左心房，对于完全型 ECD 患者，心导管可进入四个心腔。单纯Ⅰ孔型 ASD 可检出房水平左向右分流，完全型 ECD 有多个水平的分流和反流。肺动脉压多数有不同程度升高，尤其是完全型 ECD 或较晚期的部分型 ECD 患者。心血管造影能确定其病理解剖及血流动力学改变，左心室造影显示舒张期左室流出道特征性的"鹅颈"状改变、憩室征、二尖瓣裂和反流，完全型 ECD 的共同房室瓣和四个心腔间相互交通等。

第四节 超声心动图检查

综合性超声心动图检查为目前诊断 ECD 最佳而可靠的方法，无创、简便易行，而且能够达到分型的诊断水平，尤其是二维超声心动图能够清晰显示心内各部位的形态结构改变，以及与毗邻结构的相互关系和血流动力学的改变，如 ASD 和 VSD 的大小、部位及瓣叶裂，是否形成共同房室瓣及其腱索的附着部位。尤其是近年来出现的三维超声心动图，对上述解剖关系显示得更为清晰。

M 型或二维等超声心动图检查均有其特异性表现，能够进行正确的定性及分型诊断，并可根据室壁运动判断心功能状态。二维超声还能对完全型 ECD 进行较正确的分型诊断，并可确定有无其他畸形并存。

三维超声心动图能更直观地观察是否形成共同房室瓣叶，显示房室瓣的发育、裂隙、桥叶数目和形态及各桥叶交界部位的状况。

声学造影及彩色多普勒均可清晰显示房水平和（或）室水平的分流方向、分流量，彩色多普勒还可清晰显示房室瓣叶裂隙或共同房室瓣等病变所致的房室瓣关闭不全造成的反流。连续多普勒可测得过隔及过瓣口的血流速度及压差。

因此，综合性超声心动图是诊断 ECD 的首选方法，诊断准确率较高，对所合并的其他复杂畸形也可进行比较正确的诊断。

在检查本病过程中，应注意确定是否有间隔缺损、缺损的部位、瓣膜改变的程度，仔细观察房室瓣形态结构，区分部分型和完全型，并应注意与引流入冠状静脉窦的心内型肺静脉畸形引流相鉴别，以提高本病的诊断准确率。

一、部分型心内膜垫缺损

（一）M 型超声心动图

主动脉波群表现为右室流出道增宽，主动脉前、后壁重搏波消失（图 23-2A），有二尖瓣反流的患者，左心房增大。

二尖瓣波群显示由于房水平分流所导致的右心房、右心室增大，右室流出道增宽，室间隔与左心室后壁呈同向运动。由于房水平的左向右分流导致左心房的血容量减少，二尖瓣前叶 A 峰幅度减低。伴有二尖瓣前叶裂隙及三尖瓣隔叶发育不良或缺如者，二尖瓣前叶 CD 段呈多重回声，瓣叶附着点向前下移位，E 峰与室间隔的左心室面并置，形成似穿越室间隔的现象（图 23-2B）。

房水平出现的左向右分流，致使右心容量负荷增加，右心排血时间延长，肺动脉瓣 a 波变浅，开放时间延长。如产生肺动脉高压，肺动脉瓣开放时，其曲线形态可呈"V"形或"W"形。

（二）二维超声心动图

单纯Ⅰ孔型 ASD 者，在大动脉短轴、心尖四腔心、剑突下四腔心及双心房断面，均可探及右心房、右心室内径增大，室间隔协同右心收缩，低位房间隔回声脱失及缺损的大小，残端顶部回声增强。

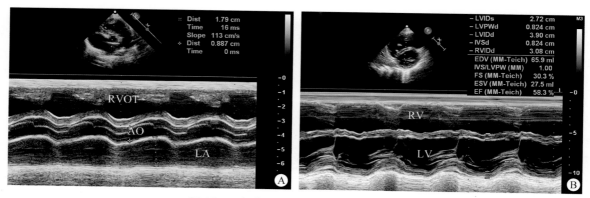

图 23-2 部分型心内膜垫缺损 M 型图像

A. 主动脉波群：左心房增大，右室流出道增宽，主动脉前后壁运动增强，重搏波消失；B. 左心室波群：右心室增大，室间隔与左心室后壁呈同向运动，
二尖瓣前叶 A 峰减低，E 峰与室间隔左心室面并置

左心室长轴断面及大动脉短轴断面均可显示右心室增大，右室流出道增宽，舒张期二尖瓣叶开放时，瓣叶体部向室间隔方向膨出，致使左室流出道相对性狭窄，形成"鹅颈"样改变。部分患者还可显示二尖瓣前叶的裂隙。如出现肺动脉高压，大动脉短轴断面还可显示增宽的右室流出道及肺动脉和肺动脉瓣向右室流出道膨出的现象。

对于二尖瓣前叶裂隙较重的患者，于左心室短轴断面可显示二尖瓣叶的裂隙，二尖瓣口呈双口状改变。而心尖四腔心断面可对本病做出分型诊断，并可清晰地观察到房间隔回声脱失的部位及大小，二尖瓣前叶体部的

裂隙，三尖瓣隔叶发育短小或缺如及右心房、右心室增大等表现。

双室流入道断面除了可清晰观察到房间隔回声脱失，右心房、右心室增大的程度及两组房室瓣的发育情况，更有利于对部分型及完全型做出鉴别。

在检查的过程中，应注意对右室流出道断面及肺动脉系统观察，ECD 患者由于分流量较大，易引起肺动脉高压，从右室流出道及大动脉短轴断面观察时，右室流出道及肺动脉内径明显增宽，肺动脉瓣向右室流出道膨出（图 23-3）。

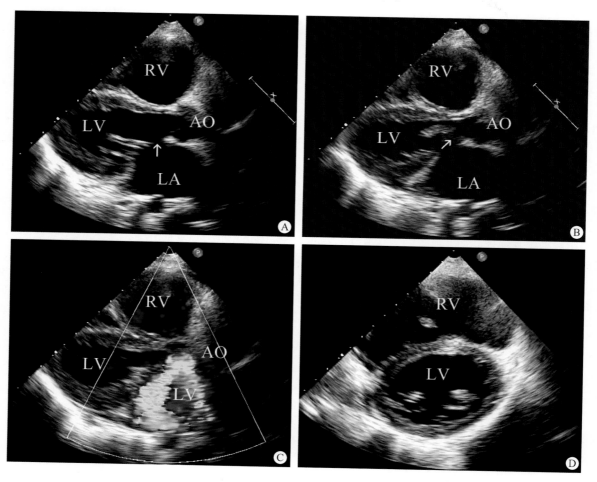

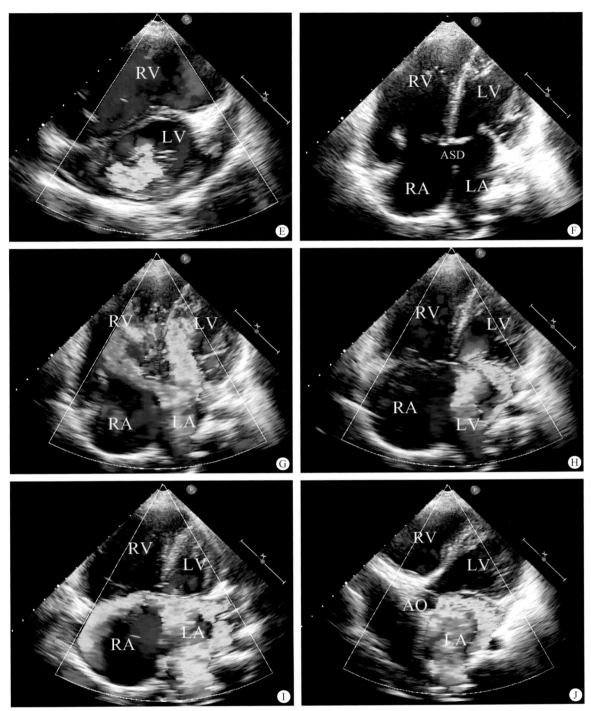

图 23-3　部分型心内膜垫缺损二维及彩色多普勒超声心动图

左心房及右心室增大，低位房间隔出现回声脱失现象，二尖瓣前叶出现裂隙（箭头所示），彩色多普勒观察时，房水平出现血流亮度较高的红色左向右分流，收缩期于左心室长轴、左心室短轴、四腔心及心尖五腔心均可探及源于二尖瓣前叶体部及三尖瓣口的蓝五彩镶嵌色高速反流。A. 收缩期左心室长轴断面；B. 舒张期左心室长轴断面；C. 左心室长轴断面彩色多普勒图像；D. 左心室短轴断面；E. 左心室短轴断面彩色多普勒图像；F. 四腔心断面；G～I. 四腔心断面彩色多普勒图像；J. 五腔心断面彩色多普勒图像

对于较小的 Ⅰ 孔型 ASD，可以采用剑突下二维超声的双心房及四腔心断面观察，能清晰地显示 ASD 的大小。

（三）多普勒超声心动图

彩色多普勒于低位房间隔水平的右心房侧，可探及收缩晚期至舒张早期红五彩镶嵌色的左向右过隔血流（见图 23-3G），合并肺动脉高压者可出现蓝色右向左分流。脉冲多普勒于房间隔的右心房侧，可探及位于零线上、以舒张早期为高峰的血流频谱。

伴有二尖瓣前叶裂、三尖瓣隔叶发育差或缺如者，于左、右心房内均可探及源于房室瓣口的蓝五彩镶嵌色反流性血流束（见图 23-3C、E、H～J）。反流量的多少，可根据血流束的面积大小与心房大小之间的比值来确定。

连续多普勒检查，于病变部位房室瓣口的心房侧，可探及位于零线下的填充型高速反流性血流频谱，同时可测量反流性血流速度及压差，确定反流程度、瓣叶裂隙及发育状况。通过测量三尖瓣口反流性压差，参考右心房压，便可获得肺动脉压力等有关资料。

（四）各类型部分型心内膜垫缺损超声表现

单纯性Ⅰ孔型ASD及伴有房室瓣畸形病变者，超声表现已如前述，其他类型部分型ECD的超声表现也有一定的特点。

1. 左心室 – 右心房通道　极为少见，一般缺损较小，因此左心容量负荷增加多不显著，四腔心断面显示二尖瓣前叶及三尖瓣隔叶之间的房室间隔出现回声脱失。M型及二维超声均可显示左心室轻度增大，室壁运动幅度增强。彩色多普勒超声观察，在心尖四腔心断面，左心室与右心房之间出现五彩镶嵌色的分流性血流，分流血流通常靠近三尖瓣隔叶根部的右心房侧，是超声检出本病唯一的特征性表现（图23-4）。

2. 单心房　在二维超声的任何断面，均不能探及房间隔的回声，心房顶部光滑，无房间隔缺损残端组织，彩色多普勒显示左、右心房内的血流呈层流状，相互混成一体。

3. 心内膜垫型VSD　与其他类型VSD的表现基本相同，超声无明确的特异性表现，术前往往难以与其他类型的VSD相鉴别。

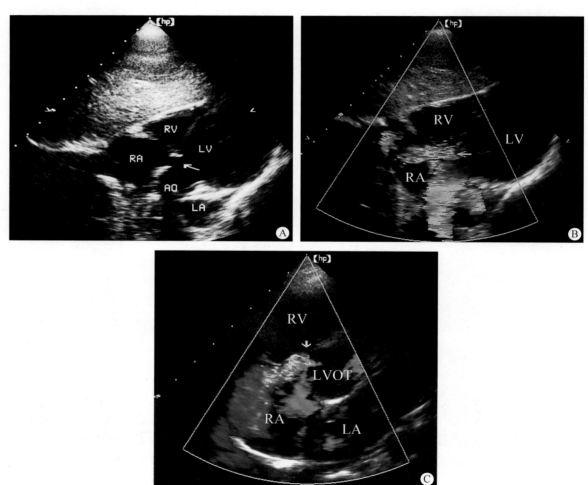

图23-4　剑突下四腔心断面

显示左心室与右心房之间的房室间隔回声中断约7mm，彩色多普勒观察，于剑突下四腔心断面及经胸彩色多普勒超声心动图观察，显示左心室至右心房之间的房室间隔部位出现蓝五彩镶嵌色的过隔血流（箭头所示）。A.剑突下五腔心断面；B.剑突下四腔心断面彩色多普勒图像；C.经胸类四腔心断面彩色多普勒图像

（五）经食管超声心动图

经食管超声心动图（TEE）与经胸超声心动图相比，TEE可更清晰地显示本病的病理解剖改变。探头角度位于0°时，在四腔心断面可以显示Ⅰ孔型ASD的大小（图23-5），以及心房内房间隔缺如呈单心房。探头角度位于90°时，可出现大动脉短轴断面，显示右心房、右心室内径增大，右室流出道增宽，心房腔内未能探及

房间隔回声。但由于经胸二维超声通常均能进行比较正 确的诊断，对本病患者使用 TEE 检查的概率较低。

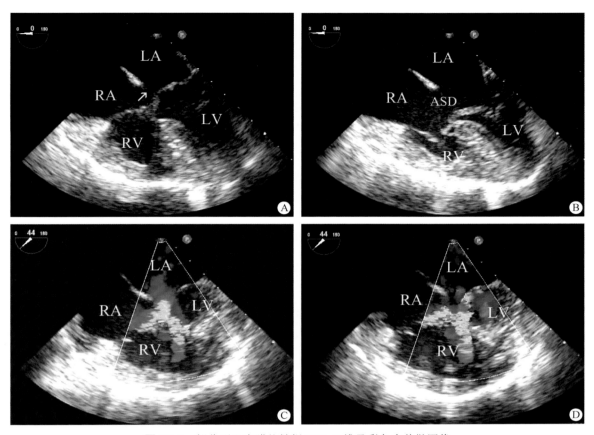

图 23-5　部分型心内膜垫缺损 TEE 二维及彩色多普勒图像

低位房间隔组织出现回声脱失现象（箭头所示），彩色多普勒观察时，可探及蓝色的房水平分流及三尖瓣口反流。A. 收缩期四腔心断面；B. 舒张期四腔心断面；C 和 D. 四腔心断面彩色多普勒图像

（六）声学造影

如为房水平的左向右分流，注入右心声学造影剂后，在右心房侧的近房室瓣环水平可出现负性显影区，负性显影区起始部的宽度与房间隔缺损大小一致；如出现肺动脉高压，有右向左分流时，左心房、左心室可出现造影剂回声。如为心内膜垫型 VSD，则于室间隔的左心室面出现负性显影区。

合并房室瓣关闭不全的患者，声学造影剂可在病变侧心房与心室之间出现往返穿梭现象，提示房室瓣部位出现反流。

随着肺动脉压力升高，可出现双向分流，有右向左分流时，在左心房和左心室内可出现声学造影剂回声。

二、完全型心内膜垫缺损

一般表现为全心增大，但以右心房、右心室为著，并有共同房室瓣等特异性超声表现。

（一）M 型超声心动图

完全型 ECD 房室瓣的形态较为多样，二尖瓣与三尖瓣叶可在同一平面活动，两者同时出现，房室瓣 CD 段出现多重回声。舒张期开放时，两侧房室瓣之间通常观察不到室间隔回声，收缩期可见到断续的室间隔回声（图 23-6A）。

三尖瓣叶位置可较靠后，出现在主动脉瓣水平，开放幅度增大。从三尖瓣向二尖瓣方向进行 M 型扫描时，可观察到其间有连续性。此种类型的表现，手术发现其房室瓣前叶通常未分化，以前总瓣的形式存在（图 23-6），结果与国外 Bass 的报道相同。

（二）二维超声心动图

二维超声心动图能够清晰地显示完全型 ECD 的各种解剖结构改变，除了几乎是全心容量性的改变外，如位于心尖四腔心断面，心内膜垫十字交叉部位可见房、室间隔回声脱失和所形成的共同房室瓣口，原二尖瓣前叶与三尖瓣隔叶在同一水平面上，形成"一"字形，

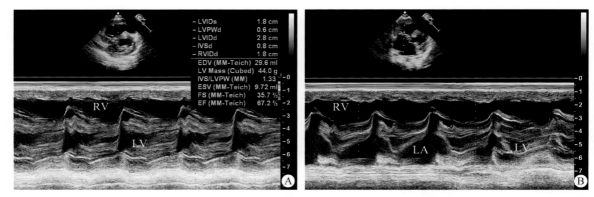

图 23-6 完全型心内膜垫缺损的 M 型左心室波群

心腔内仅见一组共同房室瓣的回声，心室腔增大，室间隔与左心室后壁运动幅度增强，完全型心内膜垫缺损 B 型，从三尖瓣方向向二尖瓣方向扫描时，呈阶梯状改变，其间有连续性（B）。A.M 型室波群；B. 心房 – 心室波群

从心房侧观察，其角度为 180°，形成前共同房室瓣叶。从心尖四腔心断面将探头声束角度略向后方倾斜时，可观察到共同房室瓣的单一瓣口。在高位左心室短轴断面，于低位房间隔及高位室间隔水平，也可探及共同房室瓣的瓣口，开放时呈椭圆形。在左心室长轴断面，显示舒张期二尖瓣叶开放时，其体部向室间隔方向膨出，致使左室流出道变窄。

剑突下超声心动图对房、室间隔缺损的大小和房室瓣的病理解剖改变，可以显示得更为清晰，尤其是各桥叶的附着点，瓣叶开放时通常呈椭圆形，瓣叶处于半关

闭状态时，可以清晰地观察到瓣叶有四个或五个附着点（图 23-7）。

二维超声心动图对完全型 ECD 根据共同房室瓣口的解剖改变及腱索的附着部位做出分型诊断。

A 型：于心尖四腔心断面，可显示前共同房室瓣的腱索附着于室间隔残端顶部（图 23-8）。

B 型：其共同房室瓣腱索的附着点通过室间隔缺损附着于右心室的游离壁上，但瓣叶的腱索较细，超声较难清楚观察其腱索的附着点，应进行多平面观察，寻找腱索的附着点并进行确定（图 23-9）。

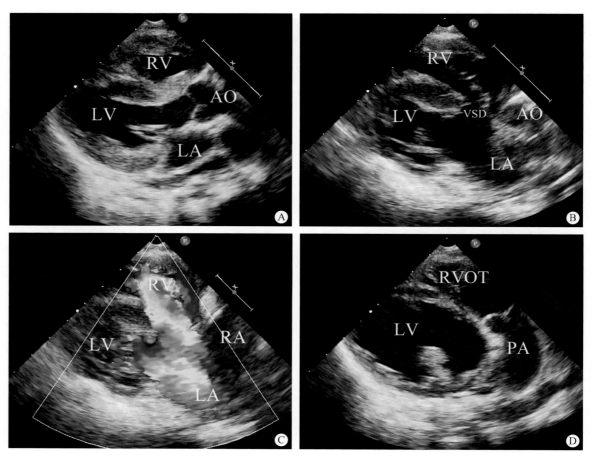

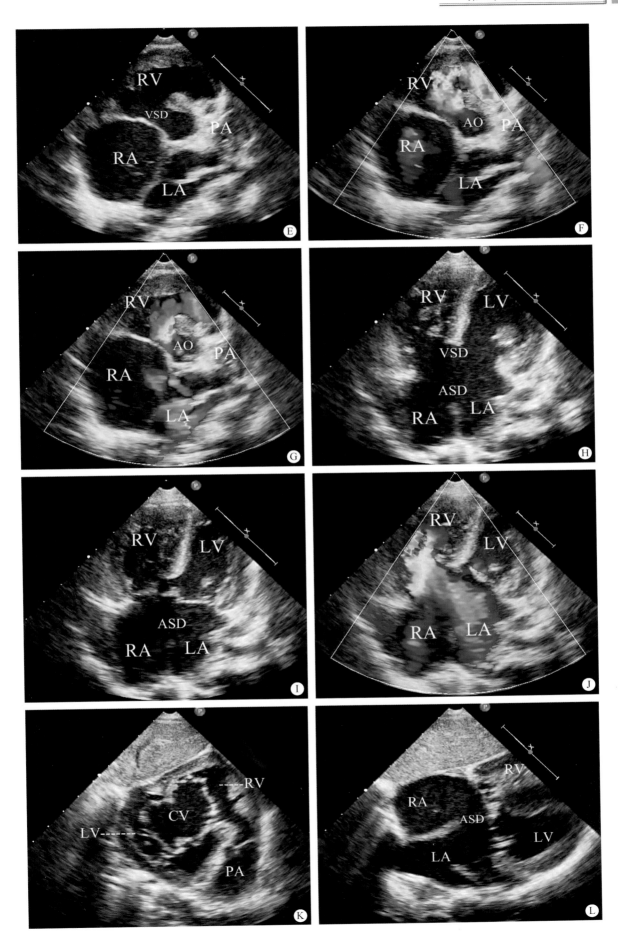

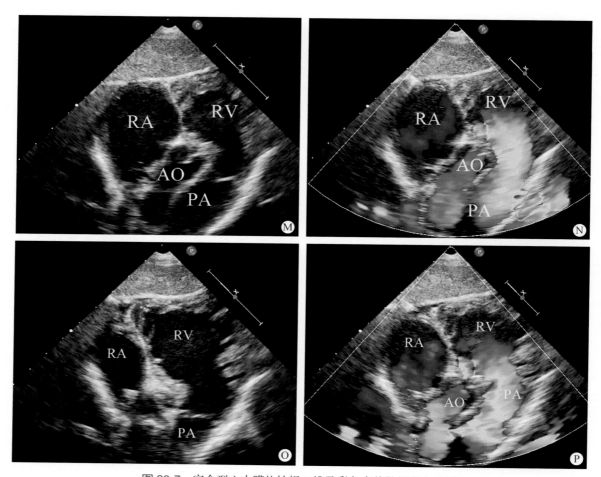

图 23-7　完全型心内膜垫缺损二维及彩色多普勒超声心动图

全心增大，房间隔及室间隔回声中断，彩色多普勒观察时，房水平及室水平均出现以左向右为主的双向分流，二尖瓣叶与三尖瓣叶形成共同房室瓣口，显示为四个桥叶组成。大动脉与心室的连接关系正常。A. 左心室长轴断面；B. 类左心室长轴断面；C. 类左心室长轴断面彩色多普勒图像；D. 左心室–右室流出道长轴断面；E. 大动脉短轴断面；F 和 G. 大动脉短轴断面彩色多普勒图像；H 和 I. 四腔心断面；J. 四腔心断面彩色多普勒图像；K. 剑突下心室–肺动脉断面；L. 剑突下四腔心断面；M. 剑突下双动脉长轴断面；N. 剑突下双动脉长轴断面彩色多普勒图像；O. 剑突下右心房室–肺动脉断面；P. 剑突下右心房室– 肺动脉断面彩色多普勒图像

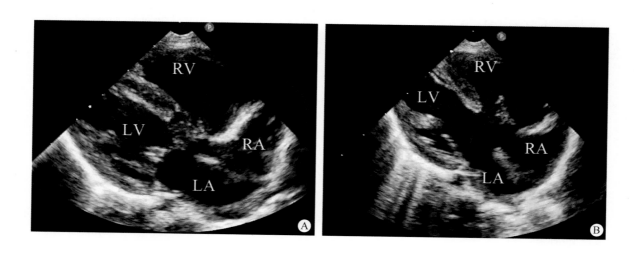

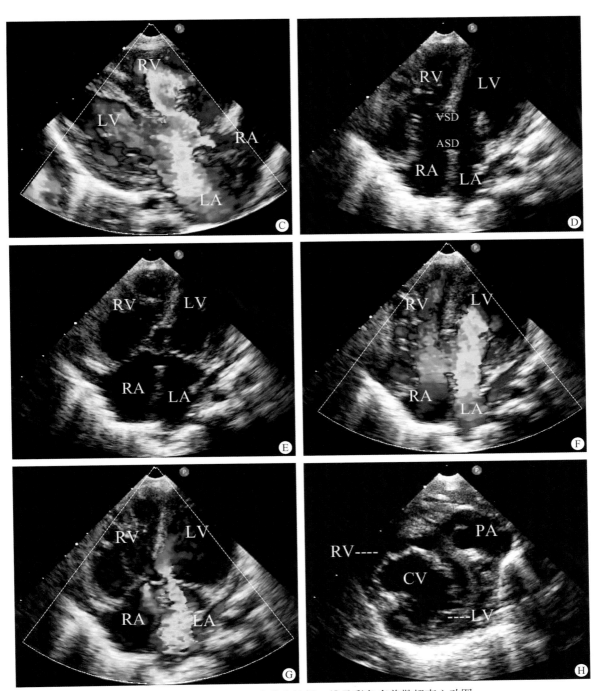

图 23-8　A 型完全型心内膜垫缺损二维及彩色多普勒超声心动图

全心增大，房间隔及室间隔回声中断；A. 收缩期双室流入道断面：共同房室瓣关闭，共同房室瓣叶的腱索附着于室间隔残端的顶部；B. 舒张期双室流入道断面：舒张期共同房室瓣开放，形成共同房室瓣口，四个腔室相通；C. 双室流入道断面彩色多普勒图像：左心房及右心房的血液同时进入左心室及右心室，房、室水平同时出现血流交通；D. 舒张期四腔心断面：共同房室瓣口形成，致使四个腔相互形成交通口；E. 收缩期四腔心断面：显示共同房室瓣关闭，其腱索附着于室间隔残端的顶部；F. 四腔心断面彩色多普勒图像：由于共同房室瓣口的形成，血流通过时呈 H 形；G. 收缩期四腔心断面彩色多普勒图像：收缩期共同房室瓣口可探及反流性血流，呈蓝五彩镶嵌色；H. 胸骨左缘高位左心室短轴断面：二、三尖瓣叶形成共同房室瓣口，横跨左心室及右心室瓣环部位，肺动脉起源于

右心室

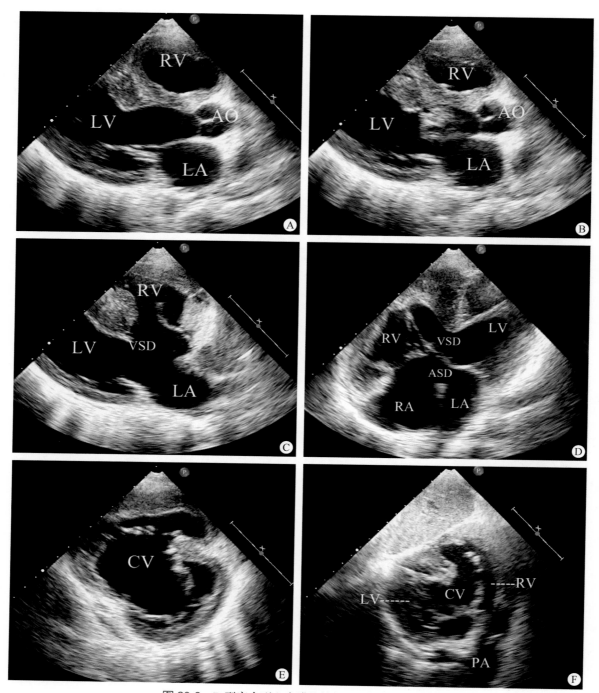

图 23-9　B 型完全型心内膜垫缺损二维超声心动图

显示全心增大，房间隔与室间隔出现回声中断现象，二尖瓣与三尖瓣形成共同房室瓣口，共同房室瓣叶的腱索通过室间隔缺损部位附着于右心室侧壁。A. 收缩期左心室长轴断面；B. 受阻左心室长轴断面；C. 类心室长轴断面；D. 四腔心断面；E. 胸骨左缘高位左心室短轴；F. 剑突下心室 – 肺动脉断面

C 型：共同房室瓣呈漂浮状，无腱索附着点。

TEE 对完全型 ECD 的病理解剖改变显示得更为直观，在四腔心断面可显示房间隔和室间隔缺损的大小及二、三尖瓣叶形成前后共同房室瓣等表现（图 23-10）。

（三）声学造影

通常房水平和室水平均可见明显的双向分流，由于完全型心内膜垫缺损时，四个心腔均相通，右心房、右心室出现造影剂时，左心房、左心室也可同时出现造影剂回声，造影剂多数在四个心腔内往返穿梭，活动度较大，有时可造成观察分析困难，应结合二维和多普勒检查进行诊断。

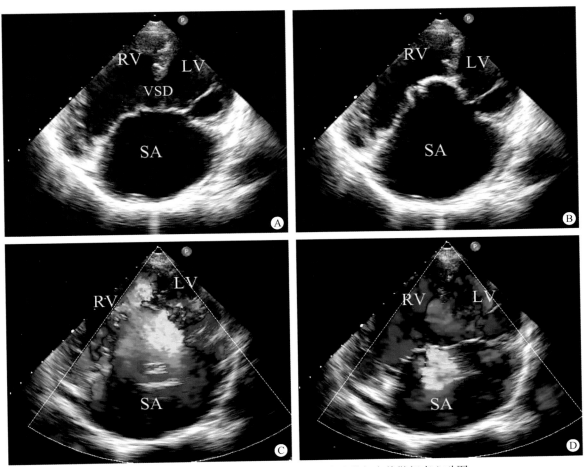

图 23-10 C 型完全型心内膜垫缺损二维及彩色多普勒超声心动图

全心增大，室间隔回声中断，心房腔内未能探及明确的房间隔组织，呈单心房，共同房室瓣叶的腱索无明确的附着点，呈漂浮状，形态异常，舒张期心房血流通过轻度受限，关闭时出现反流

（四）多普勒超声心动图

彩色多普勒可见房水平和室水平的双向分流，左向右分流呈红色，右向左分流为蓝色（见图 23-7F、G、J），并可在心房侧观察到源于共同室瓣口的蓝五彩镶嵌色反流性血流束（见图 23-8G）。

完全型 ECD 的缺损一般较大，用脉冲及连续多普勒测量，分流性血流速度均不高，但于心房内用连续多普勒测量反流性血流时，可获得位于零线下的充填型高速血流频谱。

三、合并畸形

完全型 ECD 常合并其他的心内畸形，如大动脉转位、右室双出口、法洛四联症等，但以合并法洛四联症及右室双出口最为多见。因此，在检查过程中，应注意观察大动脉的空间方位及其与心室的连接关系，以免漏诊，并应注意与单心室、三尖瓣闭锁鉴别，极少数患者还可同时合并肺静脉畸形引流。

（一）合并单心室、大动脉转位

检查过程中，如发现房室瓣叶为共同房室瓣，但未能探及明确的室间隔回声时，应注意是否合并单心室，但应注意房室瓣的形态，以便与单组房室瓣的单心室相鉴别。

（二）合并大动脉转位

如发现主动脉的内径增宽，并位于肺动脉的前方，应高度注意大动脉的空间方位及其与心室的连接关系，避免漏诊。在合并大动脉转位的患者，主动脉通常位于右前，往往内径增宽；肺动脉位于左后，多数患者伴有肺动脉瓣狭窄，内径变窄；肺动脉瓣增厚，瓣膜开放受限，瓣下右室流出道狭窄。

（三）合并法洛四联症

完全型 ECD 可合并法洛四联症，如在左心室长轴断面显示主动脉内径增宽，并骑跨于室间隔之上，而在四腔心断面观察到低位房间隔缺损及共同房室瓣的形成，应考虑到本病的可能性。

（四）合并肺静脉畸形引流

在极少数患者，虽然低位的房间隔缺损合并室间隔缺损，并且房室瓣形成了共同的房室瓣口，但左心房的内径较小，应注意在左心房的侧壁寻找有无共同肺静脉干形成，观察左心房内有无肺静脉入口，以提高诊断的准确率。

四、鉴别诊断

（一）完全性心内型肺静脉畸形引流

部分型 ECD，极易与引流入冠状静脉窦的完全性心内型肺静脉畸形引流相混淆。

由于肺静脉的血液经冠状静脉窦引流入右心房，导致冠状静脉窦明显扩张，在四腔心断面观察时，经常会将扩张的冠状静脉窦壁误认为房间隔组织，而从四腔心断面的某个角度观察时，极易将其误认为低位房间隔组织的回声脱失，从而出现误诊。此时，应多方位扫查，如果从某个角度可观察到房室瓣环部位有房间隔组织的残端，则应注意有无可能是经冠状静脉窦引流的心内型肺静脉畸形引流。

同时还应注意观察左心房侧壁是否有肺静脉的开口、有无共同肺静脉干形成、冠状静脉窦是否扩张及左心房腔的大小，通过仔细检查、全面观察和认真分析，两者往往可以得到鉴别（详见第三十章）。

（二）无顶冠状静脉窦

从剑突下双心房断面观察，Ⅰ孔型房间隔缺损的分流部位与无顶冠状静脉窦分流的部位极为相似，均位于近下腔静脉端，容易混淆，但无顶冠状静脉窦在其他断面均无房间隔回声脱失现象，注意此点即能予以鉴别。

第五节　超声心动图检查对外科治疗的指导意义

心内膜垫缺损实际为一组心内组合型复杂畸形，可分为完全型和部分型两大类。部分型包括单纯Ⅰ孔型房间隔缺损、Ⅰ孔型房间隔缺损合并二尖瓣前叶出现裂隙和三尖瓣隔叶发育不良，室间隔心内膜垫部位的缺损及左心室-右心房通道。而完全型则包括Ⅰ孔型房间隔缺损、心内膜垫型室间隔缺损、二尖瓣叶及三尖瓣叶形成共同的房室瓣叶及房室瓣口，而共同房室瓣口的形成可由四个桥叶或五个桥叶组成，形成两个心房一个共同的流入道。

在检查的过程中，应注意各类型的检出及区分，以便外科医生选择正确的手术方式。到目前为止，无论哪一种类型均需要开胸做根治性手术。

（刘延玲　熊鉴然）

参考文献

刘汉英，等.1981.超声心动图诊断部分型心内膜垫缺损.中华物理医学杂志，9：275

刘延玲，等.1984.完全型心内膜垫缺损的超声心动图分析.中华心血管杂志，12：38

刘延玲，等.1995.心内膜垫缺损超声心动图与X线检查对照分析.中国循环杂志，10：283

吴清玉.2003.心脏外科学.济南：山东科学技术出版社

Anderson RH，et al. 1991. The morphology and diagnosis of atrioventricular septal defects. Cardiol Young，1：290-305

Bass JL，et al. 1978. Echocardiographic differentiation of partial and complete atrioventricular canal. Circulation，57：1144

Cabrera A，et al. 1990. Cross-sectional echocardiography in the diagnosis of atrioventricular septal defect. Int J Cardiol，28：19-23

Carvalho JS，et al. 1978. Cross-sectional echocardiography for recognition of ventricular topology in atrioventricular septal defect. Br Heart J，40：1275-1279

Espinosa-Caliani JS，et al. 1991. Atrioventricular septal defect：quantitative anatomy of the right ventricle. Pediatr Cardiol，12：206-213

Gembruch U，et al. 1991. Prenatal diagnosis of atrioventricular canal malformations with up-to-date echocardiographic technology：report of 14 cases. Am Heart J，121：1489-1497

Guenthard J，et al. 1996. Complete atrioventricular septal defect and Ebstein anomaly. Pediatr Cardiol，17：67-69

Hagler DJ，et al. 1979. Real-time wide-angle sector echocardiography：atrioventricular canal defects. Circulation，59：140-150

Kumar SR，et al. 1997. Complete common AV canal with long survival. Indian Heart J，49：421-422

Mahoney LT. 1993. Acyanotic congenital heart disease. Atrial and ventricular septal defects，atrioventricular canal，patent ductus arteriosus，pulmonic stenosis. Cardiol Clin，11：603-616

Mortera C，et al. 1987. Cross-sectional subcostal echocardiography：atrioventricular septal defects and short axis cut. Br Heart J，58：267-273

Piccoli GP，et al. 1979. Morphology and classification of complete atrioventricular defects. Br Heart J，42：633-639

Smallhorn JF，et al. 1982. Assessment of atrioventricular septal defects by two dimentional echocardiography. Br Heart J，47：109-121

Soto B，et al. 1981. Angiography of atrioventricular canal defects. Am J Cardiol，48：492-499

第二十四章　主动脉－肺动脉间隔缺损

第一节　概　述

主动脉－肺动脉间隔缺损（aortopulmonary septal defect）又称主－肺动脉窗（aortopulmonary window）、主－肺动脉瘘或部分性共同动脉干等，系指胚胎时期动脉干发育过程中，主动脉和主肺动脉之间的分隔发育出现障碍，造成部分间隔发育融合异常，在升主动脉与主肺动脉之间遗留异常交通的先天性缺损。本病由 Elliotson 于 1830 年首先报道。

其病理解剖改变与共同动脉干有类似之处，故曾有人称之为 B 型共同动脉干（truncus arteriosus type B）、V 型共同动脉干（truncus arteriosus type V）或没有心室之间交通的共同动脉干（truncus arteriosus without interventricular communication）等，但实际上两者有很明显的病理解剖差别，不可混淆，也不应继续使用上述名称。

主动脉－肺动脉间隔缺损是罕见的心底部分流性畸形，占先天性心脏病患者的 0.15%～0.2%，多见于男性，男女之比为（2～3）：1。本病的病理生理和临床表现等均类似于动脉导管未闭，但多数患者的左向右分流量较大，形成肺动脉高压和出现右向左分流的时间较早，故一般比动脉导管未闭患者的病情重、发展快、预后差，约 50% 的病例于幼年即死于充血性心力衰竭和肺炎。

第二节　病理解剖和病理生理

一、病理解剖

升主动脉与主肺动脉之间的间隔出现缺损，缺损可位于升主动脉与主肺动脉之间的任何部位，通常位于主动脉瓣上方的升主动脉左侧壁与主肺动脉右侧壁之间，多数呈圆形或卵圆形，直径从 5mm 至 60mm 不等，严重时两条大动脉之间的间隔几乎完全缺如，形成半月瓣以上共同的升主动脉干。缺损一般为单个，少数为两处缺损。

本病与共同动脉干有相似之处，尤其是缺损巨大的患者，但主动脉－肺动脉间隔缺损患者，两条大动脉与心室之间的关系通常依然存在，并且大多数患者动脉与心室的连接是正常的；另外，两条大动脉根部各有发育基本正常的主动脉瓣和肺动脉瓣叶，室间隔的发育通常无明显异常。而共同动脉干，则是一条动脉干起源于两个心室腔的基底部，而且仅有一组半月瓣，肺动脉与右心室之间没有直接的连接关系，主动脉、肺动脉和冠状动脉均从单条大动脉干发出，因此两者在病理解剖上不同（图 24-1）。

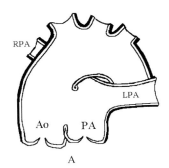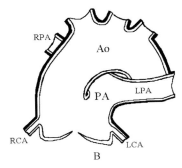

图 24-1　Ⅲ型主动脉－肺动脉间隔缺损与Ⅰ型共同动脉干（TA）的比较示意图

A. Ⅲ型主动脉－肺动脉间隔缺损；B. Ⅰ型共同动脉干

极少数主动脉－肺动脉间隔缺损患者，其两条大动脉与心室之间的连接关系可出现异常，甚至合并半月瓣畸形等病变。主动脉－肺动脉间隔缺损可单独发生，亦可合并其他心血管畸形，如动脉导管未闭、室间隔缺损、房间隔缺损、右位主动脉弓、冠状动脉畸形、法洛四联症、主动脉缩窄及离断、主动脉闭锁或肺动脉闭锁等。阜外医院超声诊断经手术或心血管造影证实为主动脉－肺动脉间隔缺损合并主动脉弓离断者 6 例，其中 4 例为 B 型，2 例为 A 型。

二、分型

（一）Kutsche 和 Baronofsky 等分型方法

主动脉-肺动脉间隔缺损有不同的分型方法，Kutsche 等将其分为三型，随后由 Baronofsky 等提出第四种类型（图 24-2）。

Ⅰ型（近端型）：指主动脉与主肺动脉近端之间的间隔缺损，缺损紧靠半月瓣上方的升主动脉，一般在左冠状动脉开口部位以上不远处，在升主动脉左侧壁和主肺动脉右侧壁之间，通常呈圆形或椭圆形，在缺损下缘与半月瓣瓣叶水平之间，通常有一定的间隔组织存在，

但极少数缺损可累及其近端，紧靠半月瓣。

Ⅱ型（远端型）：缺损在升主动脉远端，与两组半月瓣有一段距离，通常位于升主动脉远端的左后壁与主肺动脉分叉至右肺动脉移行处之间。有时缺损位于升主动脉远端的后壁与主肺动脉前壁之间，称为本型的变异型。

Ⅲ型（完全缺损型）：主动脉与主肺动脉之间的间隔几乎完全缺如，缺损多数向上累及肺动脉分叉处，但主动脉与主肺动脉之间通常仍然有少量残留的间隔组织。

Ⅳ型：极少见，在主动脉与主肺动脉之间的间隔，出现两个缺损，两个缺损之间的主动脉和主肺动脉之间仍有部分间隔。

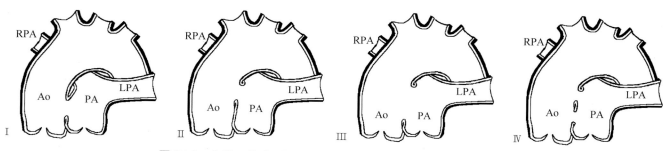

图 24-2　Ⅰ型、Ⅱ型、Ⅲ型及Ⅳ型主动脉-肺动脉间隔缺损示意图

（二）Richardson 等分型方法

Ⅰ型：为最多见的典型主动脉-肺动脉间隔缺损，缺损呈圆形或卵圆形，大小不等，一般为 20mm 左右，缺损位于升主动脉近端左后侧壁，靠近左冠窦。大的缺损可累及几乎整个主动脉-主肺动脉间隔，升主动脉通常呈动脉瘤样扩张。

Ⅱ型：间隔缺损在升主动脉远端，位于主动脉后壁与右肺动脉起始部之间。

Ⅲ型：主动脉-主肺动脉间隔发育完整，但右肺动脉起源于升主动脉后外侧壁。实际上，本型应属于肺动脉畸形起源，即右肺动脉异常起源于升主动脉（详见第四十八章）。

三、病理生理

主动脉-肺动脉间隔缺损是在升主动脉与主肺动脉之间存在缺损，形成大动脉水平的左向右分流，分流量大小和血流动力学改变主要取决于缺损的大小，基本上与动脉导管未闭相似（详见第二十六章）。

但主动脉-肺动脉间隔缺损通常较大，分流量较多，肺动脉的血流量明显增加，对血流动力学的影响较明显，产生动力性肺动脉高压的时间较早。长期肺血流量增多和肺动脉高压，可出现肺小动脉内膜增厚、肺动脉肌层

和纤维组织增生等肺血管病理变化，最终导致阻力性肺动脉高压。但在某些患儿，肺血管阻力在出生后持续保持在较高的水平，肺动脉的血流量增加不明显，或不增加，肺动脉压增高。

当肺动脉压超过主动脉压时，即形成双向分流或右向左分流，患者出现发绀。左心容量负荷增加，可引起左心室扩张、肥厚和心衰，肺血流量增加和肺动脉高压，导致右心室扩张、肥厚和心力衰竭。

第三节　临床表现和辅助检查

一、临床表现

临床表现与动脉导管未闭类似，少数分流量较少者可没有症状，但多数患者有呼吸困难、发育营养不良，经常发生呼吸道感染，或早期出现心力衰竭症状。肺动脉高压者出现全身性发绀，与动脉导管未闭的差异性发绀不同。

体检发现患者一般发育营养不良，分流明显者有水冲脉、毛细血管搏动和脉压差大等周围血管体征，心前区一般隆起变形，心脏扩大，心尖冲动强烈弥散。有的可出现发绀、肺部啰音、水肿等。缺损较小者，在胸骨左缘有类似于动脉导管未闭的连续性机器样粗糙杂音，伴震颤。多数患者可在胸骨左缘第 3、4 肋间闻及全收缩

期或双期较粗糙杂音，向左侧胸部传导，多数伴震颤，心尖部可出现流量性舒张期杂音。肺动脉高压者肺动脉瓣区第二心音亢进，有响亮的喷射性杂音，胸骨左缘的连续性杂音变成短促的收缩期杂音，第一心音增强。震颤和杂音的部位一般比动脉导管未闭者低，但有时在临床上难以与其他心底部分流性病变相鉴别。

二、辅助检查

心电图一般无特异性表现，有时可见左心室肥厚和（或）右心室肥厚。X线胸部检查，除主动脉结不宽或无"漏斗征"外，通常与分流量大的动脉导管未闭相似，可出现肺血增多，肺动脉段突出，肺门影增宽，左、右心室扩大，肺动脉高压和心衰等表现。心导管检查及心血管造影对诊断很重要，右心导管检查可确定分流的部位、分流量大小和方向，测定肺动脉压，导管可从肺动脉直接进入升主动脉及头臂动脉。升主动脉或主肺动脉造影，可显示缺损部位、大小及有无合并其他畸形等，必要时可进行左心室造影。

第四节 超声心动图检查

本病的超声心动图表现与动脉导管未闭有相似之处，均为大动脉水平的分流，出现左心容量负荷增大等表现，但 M 型超声心动图对两者则无法鉴别。二维超声心动图通过不同方向的扫查，以及各种不同的断面显示，可以充分显示出本病解剖性的结构改变，对本病无创地做出正确的确定性诊断起到重要的作用，并可对本病做出分型。

一、M 型超声心动图

M 型超声心动图在本病无特异性表现，与动脉导管未闭无法鉴别，仅能表现出左心容量负荷增加，主动脉波群显示为主动脉壁的运动幅度增大，二尖瓣波群可显

示左心室增大，左室流出道增宽。虽然室间隔与左心室后壁厚度位于正常范围，但运动幅度增强，二尖瓣前叶的 DE 幅度增高，EF 斜率加快等间接征象。如果为主动脉－肺动脉间隔缺损，通常右心增大的程度较明显，而未闭动脉导管的右心室位于正常范围。但 M 型超声心动图不能直观地显示本病的病理解剖改变。

二、二维超声心动图

二维超声心动图为诊断本病的主要方法，在左心室长轴、四腔心及左心室短轴等断面均可显示左心室增大，室间隔与室壁运动幅度增强，二尖瓣叶开放幅度增大等左心室容量负荷增加的表现。还可显示本病病理解剖的特异性改变，如主动脉与肺动脉间隔缺损的部位和大小、分流量的多少及所合并的畸形，并可以进行分型诊断。

在检查的过程中，左心室长轴断面是发现本病变的第一断面。如果在显示左心室长轴断面时，出现左心室容量负荷增加等表现，尤其是从主动脉瓣上水平，显示升主动脉的内径逐渐增宽，其后壁呈喇叭口样改变，应高度警惕是否存在本病。此时应将探头在原肋间的水平部位向上一个肋间移位，以便充分显示缺损的部位（图 24-3）。但应注意与共同动脉干和一侧肺动脉起源于升主动脉相鉴别。如在检查的过程中发现缺损位于动脉瓣窦部水平，应考虑为 I 型主动脉－肺动脉间隔缺损（图 24-4）。而缺损的部位距主动脉窦部上方有一定的距离，应考虑较为多见的 II 型主动脉－肺动脉间隔缺损。

本病变在大动脉短轴断面观察时，左心房可表现为轻度增大，主肺动脉内径增宽，但右肺动脉较难显示，而主动脉与主肺动脉间隔出现缺损现象（图 24-5）。在此断面的基础上将探头移至上一个肋间，可同时显示两条大动脉的短轴断面，探查到两条大动脉之间的间隔缺损，并可在此断面观察到两组发育良好的半月瓣，两条动脉壁均呈现为大半个圆形图像，两者之间的部分动脉壁缺如。

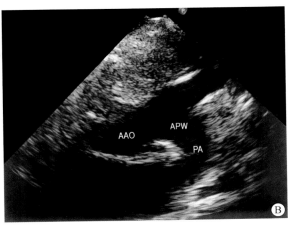

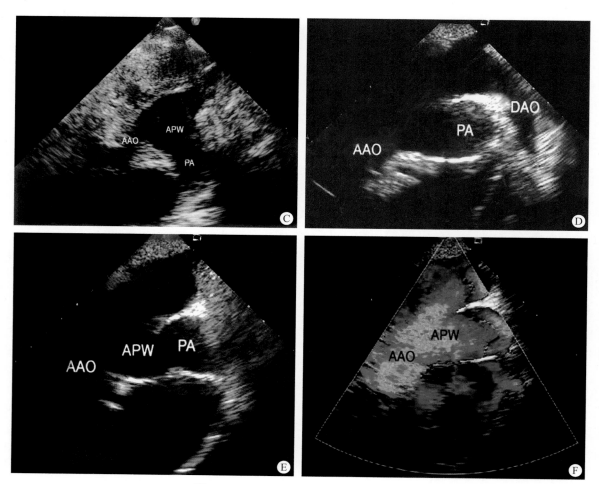

图 24-3 Ⅱ型主动脉 – 肺动脉间隔缺损

不同水平的主动脉长轴断面：显示两大动脉之间不同水平的缺损部位及大小

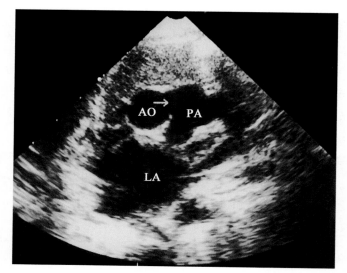

图 24-4 Ⅰ型主动脉 – 肺动脉间隔缺损双动脉短轴断面

显示Ⅰ型主动脉 - 肺动脉间隔缺损位于动脉窦部水平，出现回声脱失现象（箭头所示）

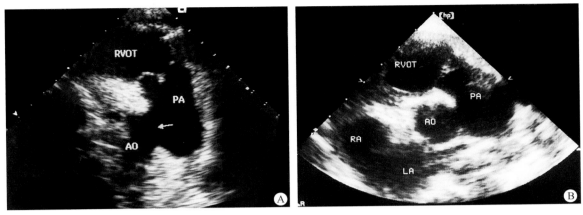

图 24-5 大动脉短轴断面
显示主动脉与肺动脉之间出现回声脱失现象（箭头所示）

如怀疑为本病，应将探头移至胸骨左缘第 3、4 肋间水平，使其能够显示两条大动脉的长轴断面，观察到升主动脉水平，两条大动脉之间的管壁出现回声中断现象，回声中断的范围一般为 20mm 左右。通过五腔心断面将探头继续向左侧旋转，并同时将探头的扫描方向向胸骨上窝的方向上翘，则可清晰显示明确的两组半月瓣及两条大动脉的长轴断面，此断面可在半月瓣的上方显示主动脉和主肺动脉间隔缺损、缺损的部位及大小（图 24-6）。

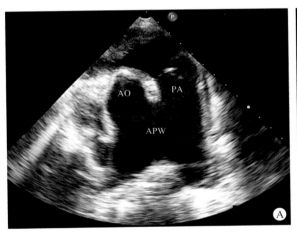
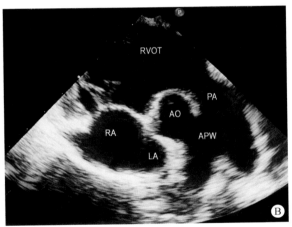

图 24-6 双动脉长轴断面
显示两条大动脉之间的间隔缺损

在检查的过程中，如发现主动脉的后壁出现喇叭口样改变，应考虑到本病的可能性，并同时检查半月瓣的组数。Ⅰ型或Ⅱ型主动脉-肺动脉间隔缺损的患者，在检查过程中，为了避免漏诊，应从主动脉根部逐渐向升主动脉方向扫查。通过升主动脉不同水平的显示，可检出缺损的部位、大小及形态，并可通过彩色多普勒超声心动图进一步证实缺损的部位及出现的分流。在部分患者，将探头从四腔心断面的位置旋转约 20°，可出现双动脉长轴断面，显示近主动脉弓部水平，在主动脉与主肺动脉之间出现间隔缺损，其缺损的形态似眼镜蛇（图 24-7G），此图像显示出两组半月瓣，两条大动脉及两大动脉之间的间隔缺损。彩色多普勒观察时，两条大动脉

之间出现流速较低的分流（图 24-7）。

部分年龄小的患儿还可选择剑突下声窗断面观察主动脉与肺动脉间隔是否出现缺损。剑突下双动脉长轴断面可以清晰地观察到两组半月瓣、间隔缺损出现的水平及大小（图 24-8）。由于对两组半月瓣的显示较为清晰，易与共同动脉干相鉴别，避免出现不必要的误诊。

在检查本病时，应注意观察胸骨上窝主动脉弓长轴断面，并且对主动脉-肺动脉间隔缺损的分型有非常大的帮助，可提高对本病的检出率。如在此断面探及升主动脉与主肺动脉之间回声脱失（图 24-9），应考虑为Ⅱ型或Ⅲ型主动脉-肺动脉间隔缺损。

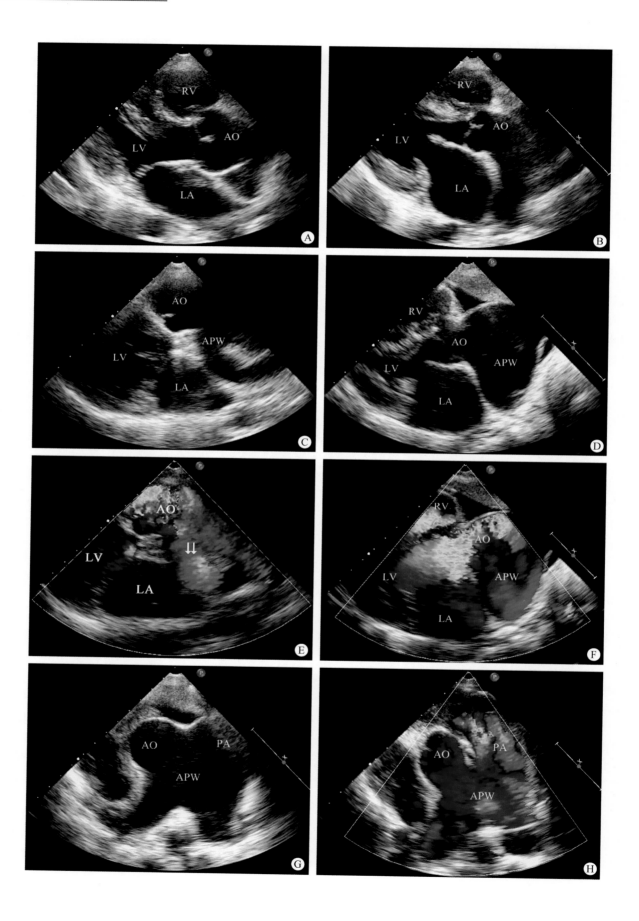

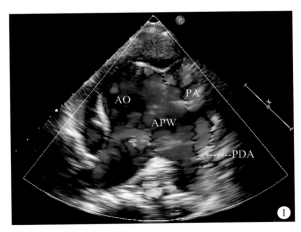

图 24-7　Ⅱ型主动脉-肺动脉间隔缺损

左心室增大，左室流出道增宽，升主动脉后壁出现喇叭口样改变，显示出缺损的部位及大小。两条大动脉之间出现缺损，形似眼镜蛇，缺损部位出现低流速的分流。本病例同时伴有未闭动脉导管。A～D. 主动脉长轴断面；E 和 F. 主动脉长轴断面彩色多普勒图像；G. 双动脉长轴断面；H 和 I. 双动脉长轴断面彩色多普勒图像

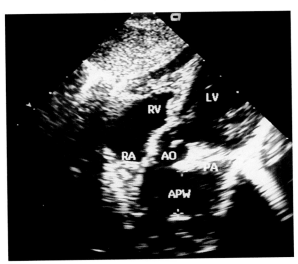

图 24-8　剑突下双动脉长轴断面

显示主动脉与肺动脉之间的间隔出现回声脱失现象

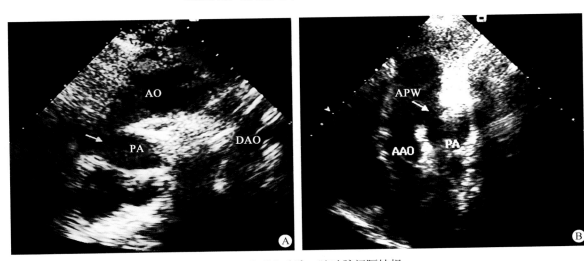

图 24-9　Ⅱ型主动脉-肺动脉间隔缺损

胸骨上窝主动脉弓断面显示升主动脉与主肺动脉之间出现回声中断现象，双动脉长轴断面显示双动脉之间出现缺损（A、B箭头所示）

Ⅱ型主动肺-肺动脉间隔缺损位于升主动脉的远端，则大动脉短轴断面多数无异常表现，因此在检查Ⅱ型患者时，通常采用高位左心室长轴断面、双动脉长轴断面、心尖双动脉长轴断面及主动脉弓长轴断面，可清晰显示缺损的部位及大小，彩色多普勒还可探及升主动脉分流到肺动脉的血流呈五彩镶嵌色（图24-10）。

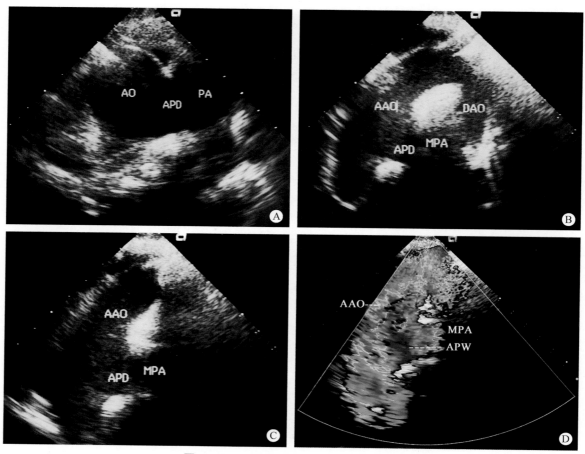

图24-10　Ⅱ型主动脉-肺动脉间隔缺损

双动脉长轴断面出现眼镜蛇样改变，主动脉与肺动脉之间出现大的间隔回声脱失现象，主动脉弓长轴断面显示主动脉升弓部与主肺动脉之间出现缺损，二维超声心动图主动脉升弓部显示主动脉与肺动脉之间出现回声脱失，应用彩色多普勒观察时，主动脉与肺动脉之间出现五彩镶嵌色的左向右分流。A. 双动脉长轴断面；B. 主动脉弓长轴断面；C. 升主动脉长轴断面；D. 升主动脉长轴断面彩色多普勒图像

部分患者由于缺损较大，可累及主动脉的升弓部或横弓部，通常这种类型的缺损累及面积较大，肺动脉内径增宽明显（图24-11）。从病理解剖和血流动力学的改变也可称本病例为Ⅱ型及Ⅲ型的混合型。

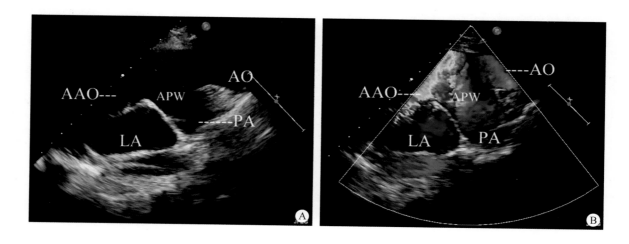

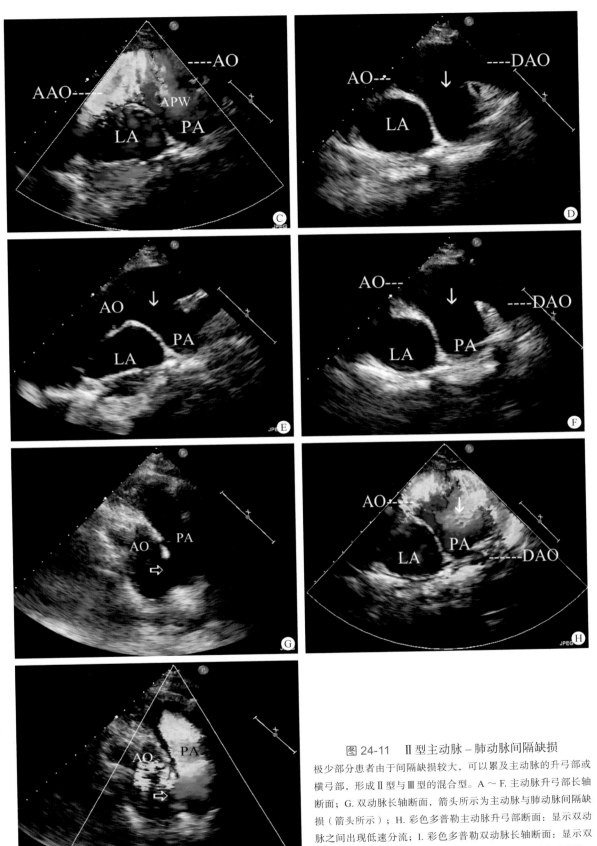

图 24-11　Ⅱ型主动脉–肺动脉间隔缺损

极少部分患者由于间隔缺损较大，可以累及主动脉的升弓部或横弓部，形成Ⅱ型与Ⅲ型的混合型。A～F.主动脉升弓部长轴断面；G.双动脉长轴断面，箭头所示为主动脉与肺动脉间隔缺损（箭头所示）；H.彩色多普勒主动脉升弓部断面：显示双动脉之间出现低速分流；I.彩色多普勒双动脉长轴断面：显示双动脉长轴断面出现回声脱失现象（箭头所示），并出现分流

Ⅲ型主动脉－肺动脉间隔缺损一般均很大，几乎累及整个间隔组织，部分患者还可累及主动脉弓部，故主动脉与主肺动脉之间完全没有间隔回声，表现类似于共同动脉干，但可明确地观察到两组半月瓣，同时还可显示两组半月瓣与心室之间的相互连接关系，有助于鉴别诊断（图24-12）。

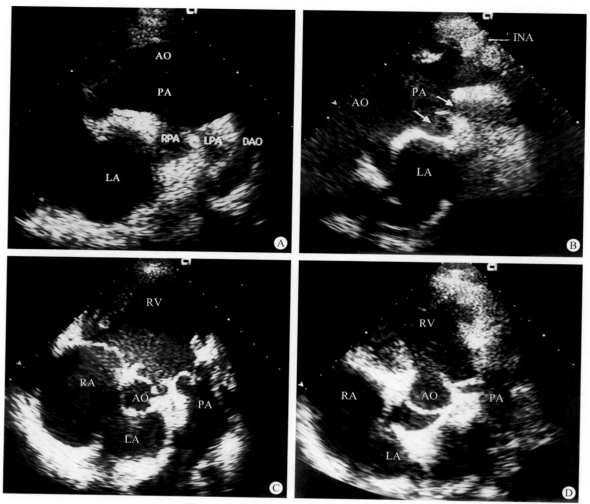

图 24-12　Ⅲ型主动脉－肺动脉间隔缺损

A 和 B. 显示主动脉升弓部位，主动脉与肺动脉之间几乎无间隔组织，箭头所示为左右肺动脉的发出部位，而于心尖五腔心断面观察时，显示出两组半月瓣结构，而主动脉瓣为二叶瓣。A 和 B. 主动脉升弓部断面；C 和 D. 心尖五腔心断面

极少数Ⅲ型主动脉－肺动脉间隔缺损患者，缺损累及升主动脉、主动脉横弓部，位于无名动脉及颈总动脉水平，肺动脉内径明显增宽，而降主动脉内径较窄，此类患者存在较重的肺动脉高压（图24-13）。

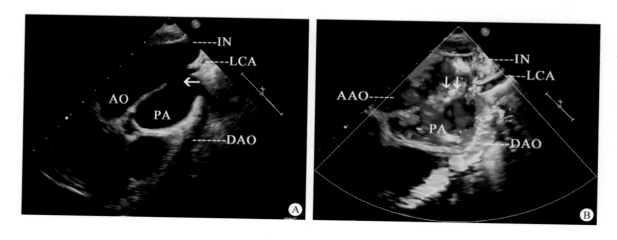

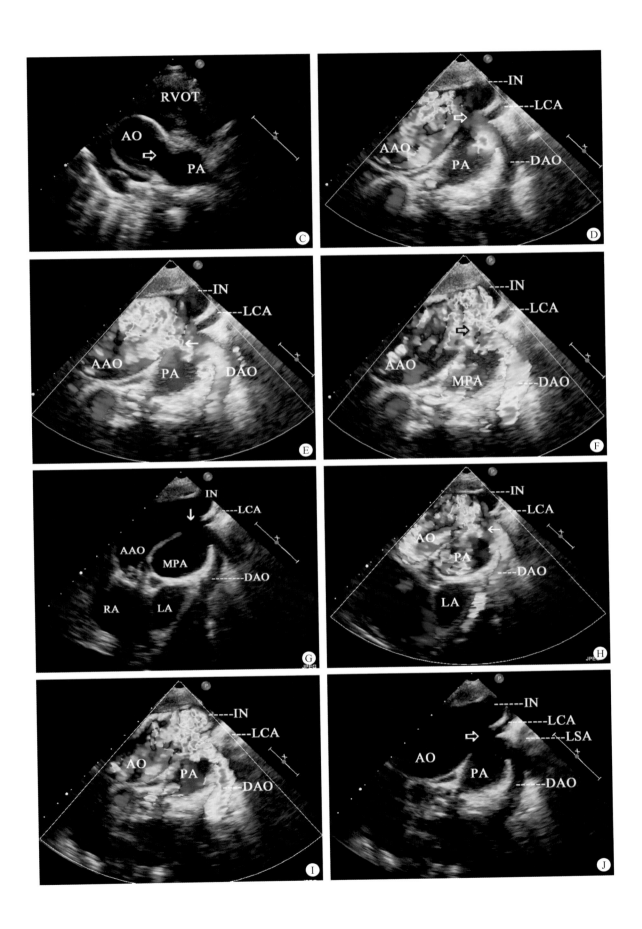

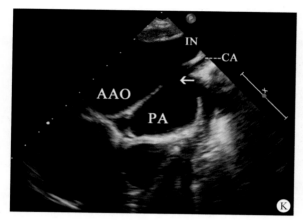

图 24-13　Ⅲ型主动脉 – 肺动脉间隔缺损

缺损位于升主动脉远端近主动脉横弓部（箭头所示），位于无名动脉、颈总动脉及左锁骨下动脉水平，显示升主动脉血流同时进入降主动脉及主肺动脉，血流呈五彩镶嵌色

　　主动脉 – 肺动脉间隔缺损常常为其他复合性心内畸形的组成部分，在阜外医院的资料统计中，本病为合并主动脉弓离断的第二大疾病。如果在检查的过程中发现此类患者的肺动脉内径明显增宽，升主动脉近弓部段内径逐渐变窄，并同时伴有动脉导管未闭，而此未闭动脉导管的流速低，但血流量较大，应考虑到本病合并主动脉弓离断的可能性（图 24-14）。有的患者可同时合并左或右肺动脉异常起源于升主动脉，在检查的过程中，应注意间隔缺损的部位与肺动脉分支的关系，左或右肺动脉是否缺如，或起源的位置是否异常。本病患者通常同时合并右肺动脉起源于升主动脉，多见于Ⅱ型主动脉 – 肺动脉间隔缺损。此时经验缺乏的检查者，常遗漏主动脉 – 肺动脉间隔缺损，而仅诊断为一侧肺动脉异常起源于升主动脉。

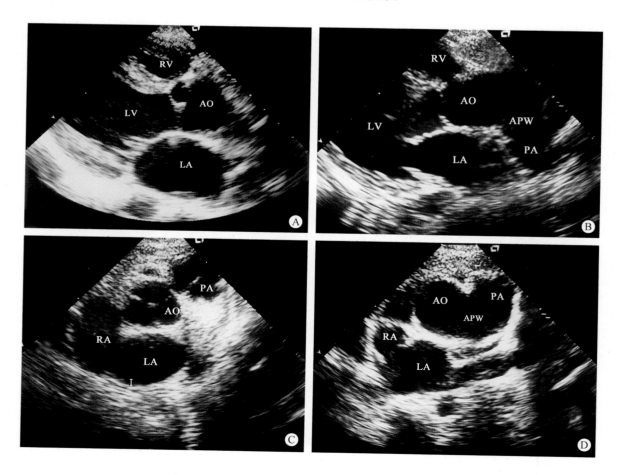

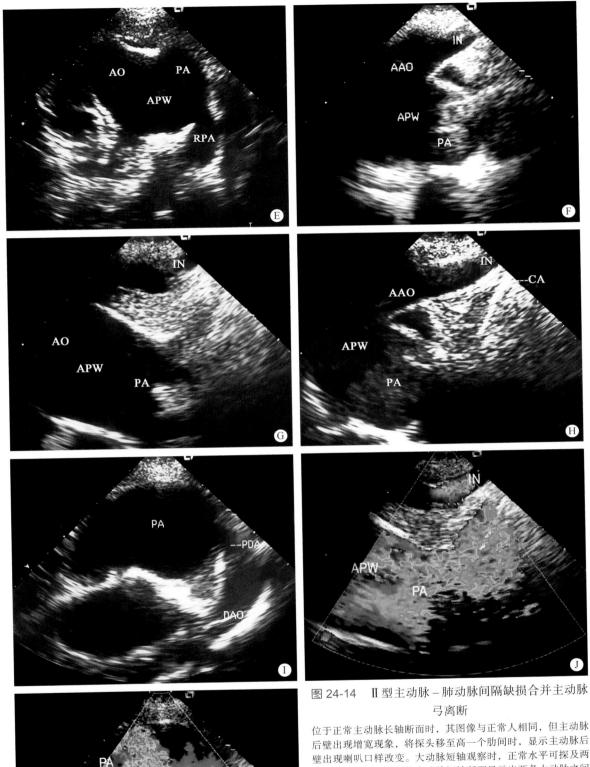

图 24-14　Ⅱ型主动脉-肺动脉间隔缺损合并主动脉弓离断

位于正常主动脉长轴断面时，其图像与正常人相同，但主动脉后壁出现增宽现象，将探头移至高一个肋间时，显示主动脉后壁出现喇叭口样改变。大动脉短轴观察时，正常水平可探及两组半月瓣组织，但高位大动脉短轴断面显示出两条大动脉之间出现回声脱失。双动脉长轴断面显示两条大动脉间隔缺损。主动脉升弓部内径逐渐变窄，提示主动脉弓部异常。主动脉弓降部与无名动脉之后出现不连续现象，彩色多普勒显示动脉水平出现五彩镶嵌色的左向右分流，颈总动脉与锁骨下动脉的血液由肺动脉供给，降主动脉的血液通过动脉导管由肺动脉供给。A和 B. 左心室长轴断面；C 和 D. 大动脉短轴断面；E. 双动脉长轴断面；F～H. 升主动脉长轴断面；I. 肺动脉降-主动脉长轴断面；J. 升主动脉长轴断面彩色多普勒图像；K. 肺动脉-降主动脉长轴断面彩色多普勒图像

在某些复杂心血管畸形，如右室双出口等疾病中，如果全心的容量过大，应注意是否存在本病的可能性。在检查过程中，如患者有两组半月瓣，但瓣上升主动脉无间隔样回声，应高度警惕存在本病的可能性。通常，与复杂畸形同时存在时，本病缺损的范围一般较大，可延伸至主动脉弓部，而左、右肺动脉及降主动脉同时起源于之间无间隔的主动脉与肺动脉后壁（图24-15），此类患者通常有较严重的肺动脉高压。

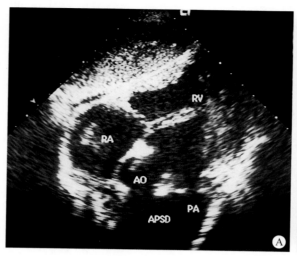
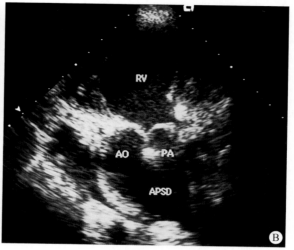

图 24-15　Ⅱ型主动脉－肺动脉间隔缺损合并右室双出口
显示两条大动脉均起源于右心室，主动脉与肺动脉之间出现间隔缺损

三、多普勒超声心动图

频谱多普勒超声对本病的诊断意义有限，因本病的缺损通常较大，主动脉与肺动脉之间的压力差小，血流速度低，多普勒检查无特异性表现，但彩色多普勒与二维超声心动图相结合，可清晰显示本病的病理解剖改变及血流动力学变化，达到本病的无创诊断。同时通过观察频谱的形态与速度，可与动脉导管未闭进行鉴别。

由于主动脉－肺动脉间隔缺损一般较大，缺损处所探及的血流通常呈层流状，分流方向取决于主动脉与肺动脉之间的压力差，肺动脉压力正常者为左向右分流，呈五彩镶嵌色；肺动脉高压者，则可出现双向分流或右向左分流，呈蓝色，频谱多普勒在缺损的部位可探查到双期连续性但速度较低的血流频谱。

伴有主动脉弓离断的患者，于胸骨上窝探查，可显示升主动脉与肺动脉之间的分流，同时还可显示升主动脉与降主动脉之间的血流不连续，而降主动脉的血流由肺动脉供给。如果在检查本病的过程中，肺动脉压力很高，但动脉水平仍为左向右分流，且血流速度较高，应高度警惕合并主动脉弓离断的可能性（图24-16）。

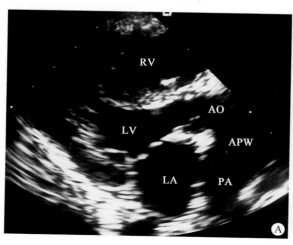
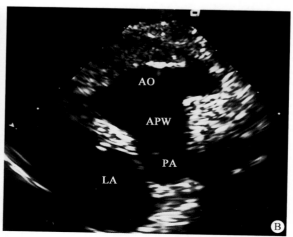

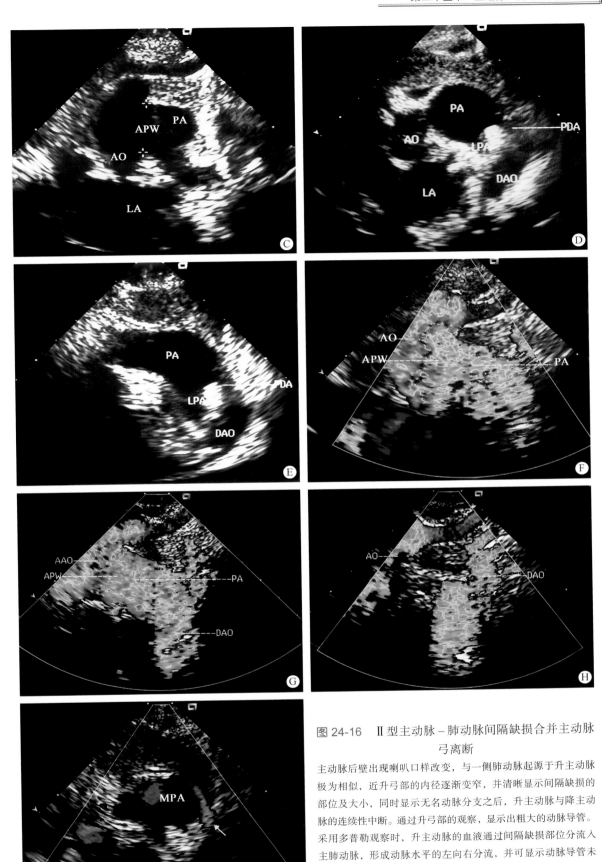

图 24-16　Ⅱ型主动脉-肺动脉间隔缺损合并主动脉弓离断

主动脉后壁出现喇叭口样改变，与一侧肺动脉起源于升主动脉极为相似，近升弓部的内径逐渐变窄，并清晰显示间隔缺损的部位及大小，同时显示无名动脉分支之后，升主动脉与降主动脉的连续性中断。通过升弓部的观察，显示出粗大的动脉导管。采用多普勒观察时，升主动脉的血液通过间隔缺损部位分流入主肺动脉，形成动脉水平的左向右分流，并可显示动脉导管未闭（箭头所示）。A. 左心室长轴断面；B. 升主动脉长轴断面；C. 主动脉弓部断面；D 和 E. 主动脉弓降部断面；F 和 G. 主动脉弓升部断面彩色多普勒图像；H. 主动脉弓部断面彩色多普勒图像；I. 主动脉弓降部断面彩色多普勒图像

四、经食管超声心动图

除观察主动脉弓外，TEE 可显示升主动脉及降主动脉各段解剖结构的改变，故是检出本病的较佳方法。将探头置于距门齿深度 35 ~ 40cm 处、角度 135° 左右时，可显示升主动脉及主肺动脉之间的间隔回声中断现象。通常根据缺损所在部位的不同，分为 I 型、II 型及 III 型主动脉 – 肺动脉间隔缺损，尤其是 II 型较易检出。进行 TEE 检查，患者有一定的痛苦，需要检查者，超声检查技术全面，一般情况下均能得到正确诊断。

五、鉴别诊断

（一）动脉导管未闭

主动脉 – 肺动脉间隔缺损为升主动脉与主肺动脉之间呈窗口型的较大缺损，一般容量负荷较重。彩色多普勒检查时，缺损部位的分流显示为层流状；脉冲及连续多普勒测量时，可显示连续性低速血流。而未闭的动脉导管位于降主动脉与主肺动脉之间，通常呈管形，多数未闭动脉导管的内径在 8mm 以内，在肺动脉压力正常的情况下，主动脉与主肺动脉之间的压力差较大，彩色多普勒超声观察时，于主肺动脉内可探及源于降主动脉的红五彩镶嵌色的高速分流性血流，连续多普勒则可探及位于零线上的阶梯状连续性高速血流频谱，具有特异性。

（二）共同动脉干

主动脉 – 肺动脉间隔缺损应注意与共同动脉干相鉴别。主动脉 – 肺动脉间隔缺损有两组半月瓣，而共同动脉干仅能探及一组半月瓣，并伴有室间隔缺损，动脉干内径明显增宽，出现大动脉干骑跨现象。因此，应注意探查和分辨半月瓣的数目，以帮助鉴别。

（三）肺动脉异常起源

如在升主动脉的后侧壁探及管壁的回声脱失，并同时存在两组半月瓣的组织结构，应注意寻找左肺动脉及右肺动脉。如左、右肺动脉存在，应考虑主动脉 – 肺动脉间隔缺损的可能性。如一侧肺动脉缺如，应高度警惕肺动脉异常起源的可能性，注意两者的鉴别。通常，如为肺动脉异常起源，在高位左心室长轴断面，在主动脉后侧壁可探及较长的一侧肺动脉分支（图 24-17）。

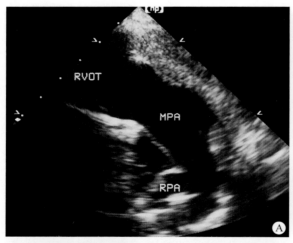

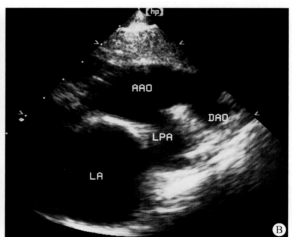

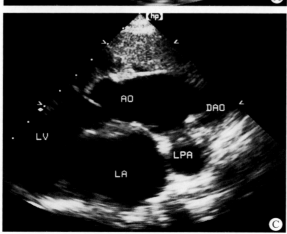

图 24-17 左肺动脉起源于升主动脉，左心房内径增大，于肺动脉长轴断面观察时，未能探及左肺动脉，仅显示右肺动脉，而从升主动脉长轴断面观察时，左肺动脉从升主动脉发出，左心室长轴断面显示主动脉后侧壁探及一条动脉性分支，为左肺动脉异常起源于升主动脉

A. 肺动脉长轴断面；B. 升主动脉长轴断面；C. 左心室长轴断面

主动脉－肺动脉间隔缺损发病率较低，是罕见的心底部分流性畸形，尤其是单纯的主肺动脉间隔缺损，当合并其他心内畸形时，由于两条大动脉之间的压力差不大时，分流的血流呈层流状，易出现漏诊现象。

在左心室长轴断面观察时，如果出现左心容量负荷增加、左室流出道增宽、二尖瓣前叶运动幅度增大，部分患者从主动脉瓣水平内径逐渐增宽，形似喇叭口，应高度警惕是否存在本病。此时探头应在原先的水平上移一个肋间，探头置于胸骨左缘第2肋间，以充分显示缺损部位。在检查过程中，为了避免漏诊，应从主动脉根部逐渐向升主动脉方向扫查，充分显示主动脉升弓部，充分暴露缺损的部位及大小。对于部分Ⅱ型主动脉－肺动脉间隔缺损患者，将探头从胸骨旁四腔心断面顺时针旋转约20°，可同时出现两条大动脉的长轴断面，显示升主动脉与主肺动脉之间的缺损部位及大小。

如果考虑为Ⅰ型主动脉－肺动脉间隔缺损，应将探头上移一个肋间，使其同时出现两条大动脉瓣环水平的短轴图像，可显示缺损的部位及大小。如果考虑为Ⅱ型，在同时出现两条大动脉的长轴断面，或使图像显示主动脉的升弓部，可清晰显示缺损的部位及大小。而Ⅲ型主动脉－肺动脉间隔缺损为主动脉与主肺动脉之间的间隔完全缺如，累及整个间隔组织，因此从主动脉根部至主动脉升弓部均可显示缺损的部位及长度，此类型应注意与共同动脉干相鉴别。

Ⅰ型主动脉－肺动脉间隔缺损极为少见，尤其是合并紫绀型先天性心脏病时，由于血流速度较慢，检查者易将分流的血流误认为超声的旁伴或余辉现象，常常出现漏诊现象。

因此在考虑本病的过程中，首先应注意观察半月瓣的组数，如为两组半月瓣，首先应考虑主动脉－肺动脉间隔是否出现缺损及缺损的部位和大小。

1. 合并主动脉弓离断　本病的Ⅱ型常合并主动脉弓离断，在检查的过程中发现主动脉升弓部内径逐渐变窄，在显示主动脉弓的过程中发现无名动脉之后的颈总动脉、锁骨下动脉及主动脉弓难以显示，而且在肺动脉高压的状况下，主动脉与肺动脉之间仍为左向右分流，应高度警惕主动脉弓离断的可能性，此时应认真检查主动脉弓降部是否存在连续性及离断的水平部位。

2. 累及右肺动脉的起始部位　主动脉－肺动脉间隔缺损也称为主肺动脉窗，表明缺损一般较大，因此Ⅱ型主动脉－肺动脉间隔缺损常累及右肺动脉，并被误诊为右肺动脉起源于升主动脉，而遗漏了主动脉－肺动脉间隔缺损，出现误诊现象。

第五节　主动脉－肺动脉间隔缺损的分型及缺损大小对手术方式选择的指导意义

主动脉－肺动脉间隔缺损较为少见，但通常缺损较大，到目前为止仅能开胸手术治疗，因此各分型的诊断尤为重要，以便外科手术方式的选择。

（1）术前对缺损的类型及部位做出准确的诊断，如Ⅰ型、Ⅱ型和Ⅲ缺损的检出，其累及部位、缺损的大小及有无合并症，以便外科医生在术中选择正确的手术方式，如心包片或同种异体血管片的选择，以及补片的大小选择。

（2）精确测量主动脉壁上冠状动脉开口到缺损起始部的距离，便于外科医生对补片的性质、大小及位置的选择，尤其是Ⅰ型主动脉－肺动脉间隔缺损，避免补片遮挡冠状动脉开口，造成冠状动脉供血不足。

（3）检出合并的畸形，如主动脉弓缩窄及离断等，并与一侧肺动脉起源于升主动脉相鉴别，以利于外科手术方式的选择。

（刘延玲　然　鋆　熊鉴然）

参 考 文 献

刘延玲，等. 2003. 超声心动图在诊断主动脉－肺动脉窗中的应用价值. 中华心血管病杂志，31（9）：678

Alboliras ET, et al. 1988. Detection of aortopulmonary window by pulsed and color Doppler echocardiography. Am Heart J, 115: 900-902

Balaji S, et al. 1991. Accuracy of cross-sectional echocardiography in diagnosis of aortopulmonary window. Am J Cardiol, 67: 650-653

Carminati M, et al. 1990. Aortopulmonary window coexisting with tetralogy of Fallot: echocardiographic diagnosis. Pediatr Cardiol, 11: 41-43

Doty DB, et al. 1981. Aortopulmonary septal defect: hemodynamics, angiography, and operation. Ann Thorac Surg, 32: 244-250

Garver KA, et al. 1997. Images in cardiovascular medicine. Correlative imaging of aortopulmonary window: demonstration with echocardiography, angiography, and MRI. Circulation, 96: 1036, 1037

Gaynor JW. 2003. Aortopulmonary window and aortic origin of a pulmonary artery//Mavroudis C, Backer CL. Pediatric Cardiac Surgery. 3nd ed. Philadelphia: Mosby

Horimi H, et al. 1992. Detection of aortopulmonary window with ventricular septal defect by Doppler color flow imaging. Chest, 101: 280, 281

Jureidini SB，et al. 1998. Successful transcatheter closure with the buttoned device of aortopulmonary window in an adult. Am J Cardiol，81：371，372

Konstantinov IE，et al. 2006. Surgical mamagement of aortopulmonary window associated with interrupted aortic arch：a congenital heart surgeons society study. J Thorac Cardiovasc Surg，131：1136-1142

Kutsche LM，et al. 1987. Anatomy and pathogenesis of aorticopulmonary septal defect. Am Cardiol J，59：443-447

Richardson JV，et al. 1979. The spectrum of anomalies of aortopulmonary septation. J Thorac Cardiovasc Surg，78：21-27

Satomi G，et al. 1980. Two-dimensional echocardiographic diagnosis of aortopulmonary window. Br Heart J，43：351-356

Tulloh RM，et al. 1997. Transcatheter umbrella closure of aortopulmonary window. Heart，77：479，480

van Son JA，et al. 1993. Aortopulmonary window：factors associated with early and late success after surgical treatment. Mayo Clin Proc，68：128-133

第二十五章　主动脉窦瘤破裂

第一节　概　　述

先天性主动脉窦瘤（aneurysm of aortic sinus）指主动脉窦有先天性发育缺陷，缺乏正常的弹力组织和肌肉组织，在主动脉内压力的持续作用下，窦壁逐渐变薄，窦部向外呈瘤样扩张突出所致的病变。主动脉窦瘤通常逐渐扩大，可出现破裂，称为主动脉窦瘤破裂。因主动脉窦又称冠状动脉窦或乏氏窦（Valsalva sinus），故主动脉窦瘤也称为冠状动脉窦瘤或乏氏窦瘤，主动脉窦瘤破裂相应称为冠状动脉窦瘤破裂或乏氏窦瘤破裂（ruptured aneurysm of Valsalva sinus），或乏氏窦瘘（fistula of Valsalva sinus）。

主动脉窦瘤破裂是一种较少见的心血管病变。1837 年由 Hope 首先在临床上观察到一例 25 岁青年主动脉窦瘤破入右心室，1839 年予以报道。初期认为，该病变是梅毒等疾病的并发症，后来才明确大多数系先天性畸形，仅极少数为后天性病因所致，如继发于感染性心内膜炎、梅毒、马方综合征、动脉硬化、外伤、主动脉夹层动脉瘤和白塞病等。后天性病因所引起的主动脉窦瘤破裂，尽管在病理方面有所差别，但血流动力学改变与先天性者相似。本章仅讨论先天性主动脉窦瘤（以下简称窦瘤）。

窦瘤及窦瘤破裂在临床上比较少见，占全部先天性心脏病患者的 0.1%～3.56%，占所有尸检者的 0.05%。由于多数窦瘤未破裂的患者没有明显的临床表现，故窦瘤的实际发病率可能要稍高一些。窦瘤以男性多见，占 60% 以上。东方人群的发病率相对较高，为西方人群的 5 倍左右。

瘤体发生破裂的年龄，可从刚出生直至老年，一般以青壮年多见，平均年龄 31 岁，极少数窦瘤在出生时已破裂。窦瘤未破裂前，无明显的表现；窦瘤破裂时和破裂后，根据破口大小和破入部位等，可出现各种血流动力学变化和临床表现。窦瘤破裂的患者预后不良。破裂后未进行外科手术治疗者，平均存活时间不到 4 年，多数在 1 年内死亡。如能及时手术，预后良好。

第二节　病理解剖和病理生理

一、病理解剖

（一）窦瘤形态结构

主动脉根部有三个主动脉窦（冠状动脉窦），各个冠状动脉窦均可形成窦瘤，其中以右冠状动脉窦瘤（以下简称右冠窦瘤）最多见（图 25-1），无冠状动脉窦瘤（以下简称无冠窦瘤）其次，左冠状动脉窦瘤（以下简称左冠窦瘤）少见。

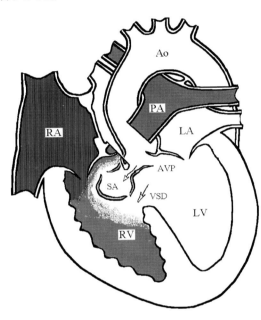

图 25-1　主动脉窦瘤（SA）破裂示意图
主动脉右冠窦瘤破口于右心室，合并 VSD 和主动脉右冠瓣脱垂（AVP）

一般为单个主动脉窦发生窦瘤，占所有病例的 99.1%。少数病例发生于两个主动脉窦（0.6%），其中同时发生于右冠窦和无冠窦或右冠窦和左冠窦者，各占 0.3%。极少数为三个主动脉窦均受累（0.3%），形成多发性窦瘤。

窦瘤的胚胎学原因尚不清楚，可能系窦瘤部位的组织结构出现先天性发育异常，或病变部位正常的弹力组织和肌肉组织异常或缺乏所致。主动脉瓣环连接处的主动脉壁，其中层弹力纤维缺乏，而主要由血管内膜和较疏松的结缔组织构成，主动脉中层与主动脉瓣环连续性出现异常，主动脉瓣环和主动脉窦的肌肉组织发育不良，使窦部组织薄弱，在主动脉内压力的作用下，病变部位主动脉窦呈动脉瘤样扩张。多数窦瘤呈白色半透明纤维膜囊袋样或筒状突出，瘤体囊壁通常很光滑、壁薄，少数瘤体壁较厚，瘤体向主动脉根外侧方向膨出。少数窦瘤患者没有囊袋样瘤体，而是主动脉窦与邻近心腔直接相通。

主动脉端的窦瘤内口直径一般为 10mm 左右，少数患者的内口较大。瘤体直径 5～20mm，严重者可累及整个主动脉窦，瘤体长 4～40mm，多数为 10～20mm。窦瘤破裂者，破口多数在窦瘤瘤体的顶端，一般为一个，有时为多个，甚至呈筛孔状。

主动脉位于心底的中心部位，主动脉窦周围和附近有许多心脏的重要结构，包括心脏的四个心腔、主肺动脉、心包等。其中右冠窦与右室流出道、室上嵴、右心房、膜部室间隔和肌部室间隔上端等组织结构毗邻，无冠窦与左、右心房相邻，左冠窦与左心房、房间隔和二尖瓣前叶等相毗邻，后方为心包腔。

窦瘤的扩张突出方向，与主动脉窦的部位及周围结构有关。右冠窦瘤和无冠窦瘤通常向右侧心腔扩张突出，少数向室间隔、左室流出道等部位扩张突出。左冠窦瘤向左室流出道扩张者罕见。窦瘤破裂时，一般破入周围附近组织，尤其是右室流出道、右心房等心腔（图 25-2）。

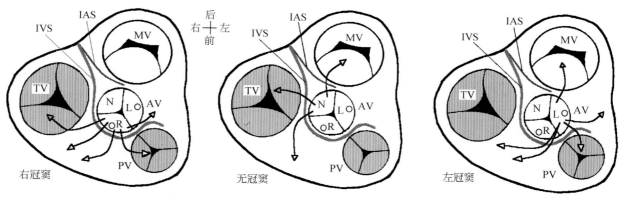

图 25-2　主动脉窦瘤部位和破口的方向（箭头）示意图
N. 无冠窦；L. 左冠窦；R. 右冠窦

主动脉窦周围的毗邻结构，除右室流出道、室间隔、右心房和左心房等外，还有左室流出道、房室结和希氏束、冠状动脉、二尖瓣环前叶基底部和房间隔等重要结构。窦瘤扩张突出形成占位性病变，可挤压周围组织，引起相关心腔狭窄、闭塞，或造成相关组织结构损伤和功能障碍。

出现窦瘤时，主动脉瓣环通常扩张，同时窦瘤瘤体扩大和破裂，可造成主动脉根部空间位置、结构的变化，使主动脉瓣叶移位或脱垂，导致主动脉瓣关闭不全，出现反流。

（二）窦瘤破裂部位

大约有 20% 患者的窦瘤，在诊断时尚未破裂，往往于心血管手术、尸检或超声、主动脉根造影等检查时偶尔被发现。

窦瘤瘤壁薄弱，当主动脉内压力突然升高，如剧烈活动、外伤等时，可使瘤体薄弱部位破裂，破入附近心腔或其他组织。窦瘤扩张突出部位往往与破裂部位相一致。大多数患者仅出现过一次破裂，但也有二次或多次破裂的报道。

1. 右冠窦瘤　占所有窦瘤患者的 63.6%～87.9%。破裂部位可在右冠窦的中央、左侧或右侧。破入部位主要是右室流出道，其次是右心房，极少数破入主肺动脉，一般不破入左心房。

2. 无冠窦瘤　占所有窦瘤患者的 5%～15%，少数报道占 25%。破口多数出现于该窦前部，极少数出现于后部，往往破入右心房或右心室，极少数破入左心房或左心室。

3. 左冠窦瘤　极其少见，一般不到 5%。多数破入右心房或右心室，极少数破入左心室和左心房，罕见破入主肺动脉。

上述窦瘤偶尔也可破入其他部位，如心包腔、胸膜腔、上腔静脉和室间隔内等。文献报道了 182 例患者的窦瘤发生和破入部位（表 25-1），右冠窦瘤和无冠窦瘤共占 94.5%，其中右冠窦瘤占 73%，而左冠窦瘤仅占 4.5%。

表 25-1　窦瘤发生和破入部位

	右心房	右心室	右心房及右心室	左心房	左心室	肺动脉	心包
右冠窦瘤	19	112	2		3	1	1
无冠窦瘤	25	7		1	1		
左冠窦瘤	4	3		1	1		
合　计	48	122	2	2	5	2	1

（三）分型

目前尚无统一的标准，一般按照其发生和破入部位分型。1962 年 Sakakibara 和 Konno 曾提出过分型方法，可供参考，一般分为以下四型：

Ⅰ型：右冠窦左侧部分的瘤体，破入右室流出道上部，紧靠左、右肺动脉瓣叶交界处下方，常合并室间隔缺损（VSD）、主动脉瓣脱垂或主动脉瓣畸形。

Ⅱ型：右冠窦中央部分的瘤体，穿过室上嵴破入右室流出道。

Ⅲ型：右冠窦右侧部分的瘤体，破入右心室或右心房。再根据破裂入心腔不同，分为两种亚型：Ⅲv亚型指瘤体穿过膜部室间隔，在三尖瓣前瓣和隔瓣的下方，破入右心室；Ⅲa亚型指窦瘤在靠近三尖瓣隔瓣的基底部和冠状静脉窦前上方破入右心房。

Ⅳ型：无冠窦前部的瘤体破入右心房。

此外，尚有少数其他部位窦瘤，以及窦瘤破入其他部位的，属于上述四型以外的特殊类型。

（四）合并畸形和并发症

多数主动脉窦瘤破裂的患者合并其他心血管畸形，常见的有 VSD、主动脉瓣脱垂和关闭不全、主动脉瓣二瓣化畸形、肺动脉瓣狭窄、主动脉缩窄、主动脉瓣下狭窄、左上腔静脉永存、三尖瓣畸形、房间隔缺损、动脉导管未闭、肺动脉闭锁伴 VSD、二尖瓣狭窄和冠状动脉畸形等。

约 70% 的窦瘤患者合并 VSD，而右冠窦瘤者几乎都合并 VSD，故有时很难确定患者是窦瘤合并 VSD，还是单纯性 VSD 导致某个冠状动脉窦变形和主动脉瓣脱垂。大多数 VSD 属于干下型，通常位于肺动脉瓣下。窦瘤往往较大，多数有右主动脉瓣脱垂，舒张期窦瘤瘤体和脱垂的主动脉瓣可部分阻塞 VSD，甚至完全阻塞，造成诊断困难。少数 VSD 属于嵴下型，窦瘤瘤体一般较小。其他类型的 VSD 均罕见。约有 25% 的窦瘤患者合并主动脉瓣脱垂和关闭不全。

窦瘤患者常见的并发症包括感染性心内膜炎、窦瘤局部血栓形成和血栓栓塞、各种心律失常等。窦瘤瘤体占位压迫相关的心腔大血管组织，可导致狭窄阻塞、传导阻滞或冠状动脉缺血；二尖瓣器变形受损者，可导致二尖瓣关闭不全。

二、病理生理

窦瘤未破裂之前，除窦瘤瘤体形成占位性病变，有时可出现相关心腔大血管狭窄、阻塞等并发症外，一般不产生明显的血流动力学影响。窦瘤瘤体一旦破裂，则往往形成明显的血流动力学变化。

（一）主动脉分流

主动脉窦瘤破裂，主动脉内压力通常高于所破入心腔的压力，尤其在舒张期，主动脉压力均高于其他心血管腔，故主动脉血液向破入的心腔分流，出现类似于动脉导管未闭或冠状动脉瘘等病变的病理生理改变。窦瘤的分流量取决于窦瘤破裂口大小、破入部位及主动脉与相关心腔之间的压力差；破裂口越大和（或）主动脉与破入心腔压力差越大，分流量越大，对血流动力学影响越明显。

窦瘤一旦破入右侧心腔，由于主动脉与右侧心腔之间的压力差大，可形成明显的急性左向右分流，常产生大量分流，可使腔静脉回流受阻，右心容量负荷增加，肺循环血流量明显增加，引起右心扩张和肺动脉高压，同时左心室负荷也增加，往往出现十分明显的血流动力学改变。

窦瘤裂口大，尤其是突然出现较大破裂口时，急性左向右大量分流，心脏突然出现明显的容量负荷过重，而且由于时间短，心脏来不及进行代偿，可导致严重的急性血流动力学障碍，迅速引起急性心力衰竭。

窦瘤破裂造成慢性持续的左向右分流，将使左、右心室扩张肥厚，最终引起肺动脉高压和心力衰竭，呈现与较粗大动脉导管未闭相类似的病理生理改变，后期也可形成艾森门格综合征。

窦瘤破入心包，可导致急性心脏压塞，患者通常迅速死亡。

（二）主动脉瓣关闭不全

有的窦瘤患者主动脉瓣环扩大，瘤体扩张和破裂造成主动脉根部的空间结构变化，使主动脉瓣叶移位或脱垂，导致主动脉瓣关闭不全，舒张期主动脉内的血液反流入左心室，进一步加重左心室容量负荷，促使左心室扩张和功能不全。

（三）窦瘤瘤体占位

无论破裂与否，窦瘤瘤体均可形成占位性病变，挤压周围组织结构。根据窦瘤发生部位和受挤压组织结构不同，将产生不同的病理生理改变。

窦瘤扩张膨出侵占有关心血管腔，可导致相应心血管腔的狭窄、阻塞。多数窦瘤突向右室流出道，故右室流出道狭窄、阻塞较多见，从而增加右心室压力负荷，促进右心室肥厚、扩张和功能不全。少数窦瘤瘤体可压迫室间隔、房室结或冠状动脉等，出现相应的病理改变，压迫冠状动脉者可造成冠状动脉供血部位心肌缺血，压迫房室结者造成心脏房室传导阻滞。

主动脉血液分流，加上有的患者合并主动脉瓣关闭不全，主动脉内舒张压降低，也可使冠状动脉的灌注压降低，促使冠状动脉发生供血不足，患者可出现心绞痛，甚至心肌梗死。一般左冠窦瘤造成冠状动脉缺血者相对多见。

第三节　临床表现和辅助检查

一、临床表现

（一）窦瘤未破裂

窦瘤未破裂者，除非伴有其他心血管畸形，一般没有明显的症状。如果窦瘤瘤体压迫冠状动脉，造成心肌缺血，可出现心肌缺血的相应症状。窦瘤瘤体使有关心腔狭窄，一般也无明显症状，有的可出现气短、乏力和胸部不适等。

一般没有明显的体征，并发其他心血管畸形者可有相应体征。窦瘤阻塞有关心血管腔造成狭窄，相应部位可出现杂音，如造成左室流出道狭窄者，将出现胸骨左缘或主动脉瓣区的收缩期杂音等。

（二）窦瘤破裂

多数窦瘤破裂前有相应的病史，如剧烈活动、外伤、心导管检查、心血管造影和感染性心内膜炎等。破裂时，多数患者的临床表现比较明显，根据其破裂速度、部位、破口大小和对血流动力学的影响程度等，出现不同的症状。窦瘤破入心包者，出现急性心脏压塞，患者可迅速死亡。

有的窦瘤破裂者突然出现剧烈的胸痛或上腹部疼痛，疼痛通常呈撕裂样，甚至难以与急性心肌梗死等鉴别。同时可伴呼吸困难、心悸、发绀和咳嗽，甚至晕厥等。据统计，约35%的患者窦瘤破裂时有突然剧烈的心前区疼痛，45%没有明显的胸痛，但有劳力性呼吸困难，其余20%则完全没有症状，或只有疲劳、不适、心悸等非特异性症状。疼痛一般在窦瘤破裂数小时后逐渐减轻、消失，随后部分患者不再有任何症状，部分患者可出现疲乏、气短、头晕和心悸等。年龄较小的患者，可反复出现呼吸道感染和发育不良等。

37%的窦瘤破裂者出现急性心力衰竭的表现，45%的患者心力衰竭在不知不觉中发生和加重，其余患者则没有明显的心力衰竭表现。左心衰竭者可出现呼吸困难、不能平卧等，右心衰竭者可出现下肢水肿、腹胀等。

与冠状动脉缺血、血栓栓塞、传导阻滞及各种心律失常等并发症有关者，可有相应的症状，少数可猝死。慢性窦瘤破裂者可出现类似于动脉导管未闭或冠状动脉瘘等的临床表现，有时难以鉴别。

体检时，多数患者可出现左向右分流和主动脉瓣关闭不全体征，心脏搏动增强，心界扩大。左向右分流明显时，尤其是合并主动脉瓣关闭不全者，可出现动脉搏动增强、脉压差增大、水冲脉和毛细血管搏动等周围血管体征。

第一心音往往增强，肺动脉高压者肺动脉瓣区第二心音增强，出现收缩期喷射性喀喇音。多数患者在胸骨左缘第3、4肋间或胸骨中段附近，有往返性双期杂音或连续性机器样杂音，一般较响亮、粗糙，多数伴有震颤。杂音部位低于动脉导管未闭者，有时与冠状动脉瘘难以鉴别。如窦瘤患者在上述部位出现新的杂音，应考虑窦瘤破裂。

心力衰竭患者有相应的体征。急性心衰可出现呼吸困难、心脏扩大、肺部啰音等；慢性心衰可出现心脏扩大、肺部啰音、周围静脉压升高、周围水肿、肝脏肿大和腹水等。极少数可出现心脏压塞或心肌梗死等体征。

二、辅助检查

心电图：未破裂的窦瘤患者一般无明显异常。窦瘤破裂后，可出现有关容量负荷过重的心腔扩大、肥厚，心电图表现通常有左心室肥大或双心室肥大，也可有左心房扩大。有的出现PR间期延长、右束支传导阻滞或各种心律失常等。窦瘤影响心肌供血者，可出现心肌缺血的心电图改变。

胸部X线检查：未破裂窦瘤患者，心脏影大小一般在正常范围。少数患者可在主动脉窦部位观察到线样钙化影，主动脉根扩大。

窦瘤破裂后分流明显者，可出现心脏扩大。扩大情况因破入心腔的部位不同而异，破入右心室则右心室和左心室扩大，破入右心房则右侧心腔扩大，尤其是右心房。肺血可正常，也可增加或明显增加，主肺动脉及其分支常扩大，主动脉结正常或缩小。窦瘤突然破裂，分流量较大，可引起心脏大小的急剧变化，出现明显的肺淤血。慢性心力衰竭者可有相应表现。

心导管检查和心血管造影：随着超声心动图等无创性检查技术的进展，除少数疑难病例外，一般无须进行此项检查。根据窦瘤破入心腔部位不同，心导管检查可在不同水平检出分流。窦瘤破入右心室者出现室水平左向右分流，破入右心房者出现房水平左向右分流。肺动脉压力可升高。窦瘤未破裂之前，主动脉根造影可显示病变部位主动脉窦呈瘤样膨大；破裂后，则可观察到造影剂从主动脉根经窦瘤的破口分流，可明确窦瘤部位、破入部位和分流量大小等。

第四节　超声心动图检查

各种超声心动图检查，在本病均有特异性表现，通常将二维和多普勒超声检查相结合，能准确确定窦瘤部位、瘤体囊袋及其颈部大小，破口部位、大小和数量，确定是否合并VSD或其他心血管畸形等，为手术等治疗提供确切的诊断资料。综合性超声心动图检查，是目前无创诊断窦瘤破裂的最佳方法。

一、M 型超声心动图

（一）主动脉波群

右冠窦瘤破入右室流出道时，主动脉内径增宽，主动脉前壁回声连续性不完整，于主动脉前壁的下方及右室流出道内，可探及右冠窦瘤破口所形成组织碎片的回声，呈粗震颤状（图 25-3）。

（二）二尖瓣波群

左心室内径增大，左室流出道增宽，室间隔与左心室后壁运动幅度增强，但收缩期的增厚率一般仍在正常范围，二尖瓣前叶的 DE 幅度增高。

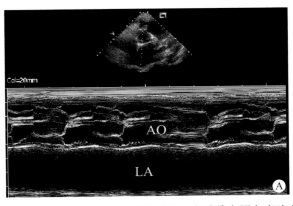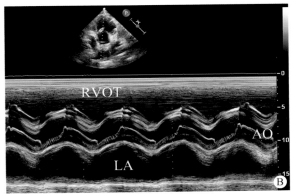

图 25-3　主动脉右冠窦瘤破入右室流出道 M 型超声心动图

主动脉前壁变薄，可探及变薄的囊壁突向右室流出道

（三）肺动脉波群

分流量较大和病程较长的患者，可产生肺动脉高压，主肺动脉内径增宽，肺动脉瓣开放时，运动曲线呈"V"形或"W"形，a 波消失。

在不同部位窦瘤破入不同心腔时，M 型超声表现有所差异，但对主动脉无窦破入右心房的患者，M 型超声心动图有时很难发现。

破入右心室或右室流出道的窦瘤，通常可出现类似于 VSD 的表现，显示主动脉内径增宽，运动曲线活动幅度增大，室间隔和左心室后壁运动幅度增强等，同时可观察到主动脉根部的前壁连续性中断、瘤体组织回声和室间隔右心室面出现震颤等特殊的表现。

窦瘤破入左心房者，多数显示左心房内径增大，主动脉后壁后方往往可观察到线样纤细回声，收缩期向主动脉根后壁移动，舒张期离开主动脉根后壁向左心房后壁移动。

窦瘤破入左心室者，通常显示左心室内径增大，左室流出道增宽，左室流出道内可观察到窦瘤的异常回声。

极少数患者的窦瘤可破入室间隔内，窦瘤破入部位的室间隔增厚，室间隔的左心室面及右心室面分离，使室间隔形成夹层，两者之间可出现液性暗区，收缩期室间隔宽度变窄，液性暗区可消失。

M 型超声心动图对于主动脉右窦破入右心室的诊断较为敏感，有其特异性，但对于主动脉无窦瘤破入右心房或主动脉、左窦瘤破入左心房或左心室，在诊断上有一定的困难。

二、二维超声心动图

二维超声心动图是诊断本病的主要方法，不同部位窦瘤及其破入不同心腔时，其表现也有所差异。

通常可观察到主动脉窦部内径增宽，窦部受累窦壁呈瘤样扩张，瘤体一般呈囊袋状、乳头状或指状，其大小和内径不一，壁薄，内壁光滑，收缩期瘤体缩小，舒张期瘤体增大，随心脏的舒缩活动。有的在窦瘤瘤体内可出现团块状附壁血栓样回声，大小、形态不一，可随窦瘤壁运动，少数窦瘤壁还可出现钙化，甚至附壁血栓也可出现钙化表现。主动脉窦以上部位的升主动脉一般不出现明显扩张。

左心室长轴断面是观察主动脉右冠窦瘤破入右心室或右室流出道的主要断面，可显示右冠窦瘤向右室流出道膨出，壁薄，呈囊袋状，囊袋通常较大，呈不规则形。窦瘤破裂者，可有一个或多个破口，囊袋起始端常呈瓶颈状，左心室的容量增大，致使左心室内径通常增大，流出道增宽，但如为无冠窦瘤或左冠窦瘤破裂，本断面一般不能显示。

而大动脉短轴断面可观察到主动脉的三个窦部，尤其对右冠窦和无冠窦的显示更为清晰，在大动脉短轴断面可观察到主动脉的三个窦部，大多数右冠窦瘤瘤体向右前方膨突，破入右室流出道，但少数患者的窦瘤可破入右心房。本断面为观察主动脉窦瘤所在部位、囊袋及破口大小的最佳断面。当右冠窦瘤破入右室流出道时，囊体位于主动脉短轴断面12点的部位，少数患者破入右心房时，囊体常位于三尖瓣隔瓣根部的右心房侧。无冠窦瘤破入右心房较多见，但囊体均较小；而左冠窦瘤往往破入左心房，均能清晰显示窦瘤部位、囊体大小及其破口。窦瘤破入心房者，因心房压力较低，所形成的囊袋均较小。

右冠窦瘤破入右室流出道者，大部分患者合并VSD，于左心室长轴或大动脉短轴断面，均可显示VSD的部位及大小。

窦瘤破裂后，除了可以观察到主动脉内径增宽、主动脉窦扩张等表现外，还可观察到窦瘤的破口。破口可单发或多发，破口周围可出现窦瘤的组织碎片，在心动周期中活动明显，尤其是舒张期窦瘤组织向破入的心腔漂移。通常，可显示主动脉壁活动幅度增大，室间隔和左心室后壁运动幅度增强等，窦瘤破入相应部位的心腔常扩大。通过在破口处进行多普勒检查，可显示血流状况等信息，有助于诊断。

Ⅰ型主动脉窦瘤破裂，其右冠窦左侧部分的瘤体，破入右室流出道上部，紧靠左、右肺动脉瓣叶交界处下方，此类型常合并室间隔缺损、主动脉瓣脱垂或主动脉瓣畸形（图25-4）。

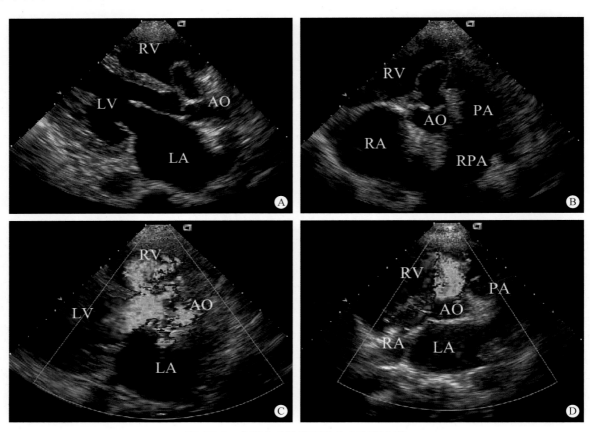

图25-4　Ⅰ型主动脉窦瘤破入右室流出道

主动脉右窦向右室流出道膨出，瘤壁菲薄，呈乳头状改变，出现主动脉至右室流出道的分流，同时合并室水平的分流。A. 左心室长轴断面二维超声心动图；B. 大动脉短轴断面；C. 左心室长轴断面彩色多普勒图像；D. 大动脉短轴断面彩色多普勒图像

而Ⅱ型主动脉右窦瘤破入右室流出道时，右冠窦瘤的中央部分菲薄，呈囊状瘤体样改变，通过室上嵴破入右室流出道，对右心室进入肺动脉瓣口的血流有一定的影响（图25-5）。

Ⅲ型主动脉窦瘤常为右冠窦右侧部分的瘤体，破入右心室或右心房，而以破入右心室者居多。瘤体穿过膜部室间隔，于三尖瓣前瓣和隔瓣的下方破入右心室，窦瘤位于三尖瓣隔瓣的基底部和冠状静脉窦前上方者常破入右心房。

有的患者囊袋较小，由于壁较薄，膨出的瘤体显示不清。如图像近场的增益调节不好，图像显示不清晰，往往出现漏诊现象，而单纯诊断为室间隔缺损。此时应注意采用频谱多普勒观察，进行鉴别诊断（图25-6）。

部分患者的囊袋较大，致使囊袋组织活动度较大。主动脉的右冠窦瘤破入右室流出道时，由于瘤体菲薄，常出现菲薄的瘤体组织塌陷入主动脉右冠窦内（图25-7）。

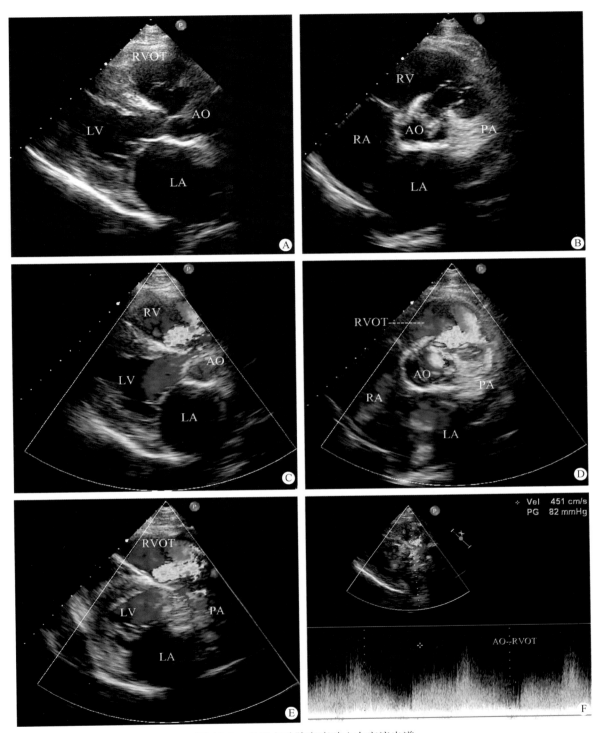

图 25-5　Ⅱ型主动脉窦瘤破入右室流出道

主动脉右冠窦壁菲薄，向右室流出道肺动脉瓣下膨出，出现主动脉右冠窦至右室流出道左侧部分的分流，致使进入肺动脉瓣口的血流受阻。A. 左心室长轴断面；B. 大动脉短轴断面；C. 左心室长轴断面彩色多普勒图像；D. 大动脉短轴断面彩色多普勒图像；E. 右室流出道长轴断面彩色多普勒图像；F. 主动脉 – 右室流出道的连续性分流血流频谱

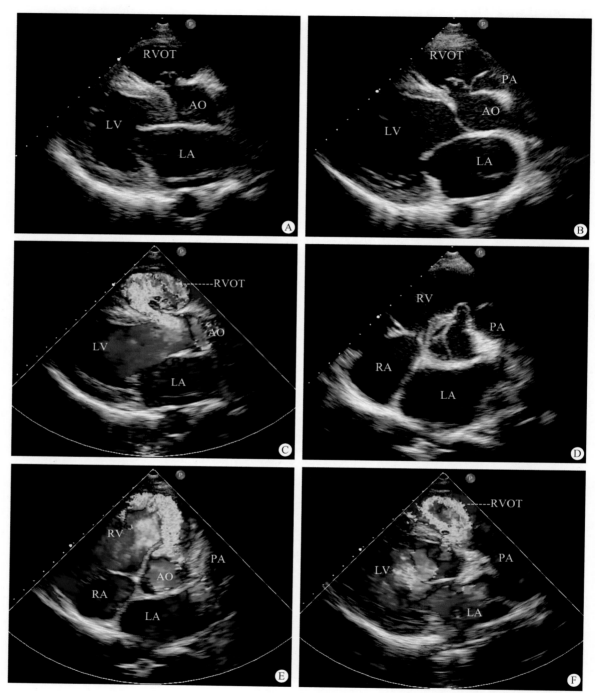

图 25-6　主动脉窦瘤破入右室流出道

患者的主动脉右冠窦瘤囊袋较小，突向肺动脉瓣下，并伴有室间隔缺损，易出现漏诊现象。A 和 B. 左心室长轴断面；C. 左心室长轴断面彩色多普勒图像；D. 大动脉短轴断面；E. 大动脉短轴断面彩色多普勒图像；F. 右室流出道长轴断面彩色多普勒图像

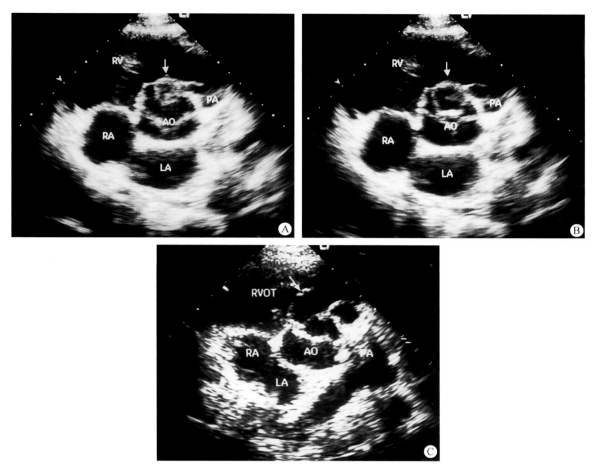

图 25-7　主动脉右冠窦瘤破入右室流出道，部分破损组织塌陷入主动脉右冠窦内

A 和 B.大动脉短轴断面显示破碎组织塌陷入主动脉右冠窦内（箭头所示）；C.大动脉短轴断面显示瘤体破碎组织（箭头所示）

　　破入右心房者，多数为主动脉无冠窦瘤，窦瘤的囊袋较小，呈乳头状，形成主动脉至右心房的分流，右心房和右心室的内径可增大，右心房内近三尖瓣隔叶的根部可探及瘤体组织回声（图 25-8）。

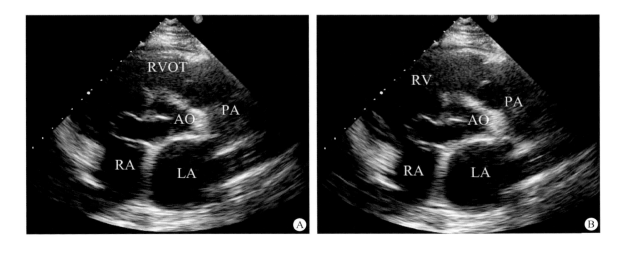

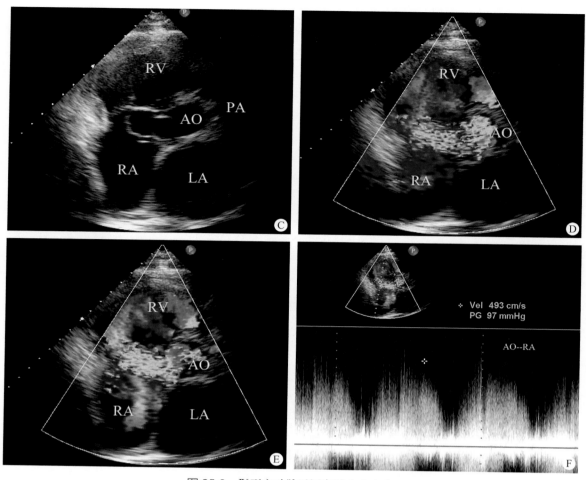

图 25-8　Ⅳ型主动脉无冠窦破入右心房

主动脉无冠窦破入右心房，其窦瘤呈乳头状改变，突向右心房三尖瓣隔叶根部的右心房侧，彩色多普勒观察时出现主动脉无冠窦至右心房的分流，呈五彩镶嵌色。连续多普勒观察时，可探及高速的连续性分流性血流频谱。A～C.不同角度的大动脉短轴断面；D和E.大动脉短轴断面彩色多普勒图像；F.主动脉无冠窦分流入右心房的连续性血流频谱

　　破入右心房的少部分患者，囊袋较小，呈缝条状改变、突向右心房，常位于三尖瓣隔叶的右心房侧的根部，极易漏诊。其产生的主动脉至右心房的分流与三尖瓣口出现的反流极为相似，但如采用频谱多普勒观察，两者有很大的差别：三尖瓣口的反流出现于收缩期，而主动脉无冠窦破入右心房，可探及双期连续性血流频谱（见图 25-8F，图 25-9）。

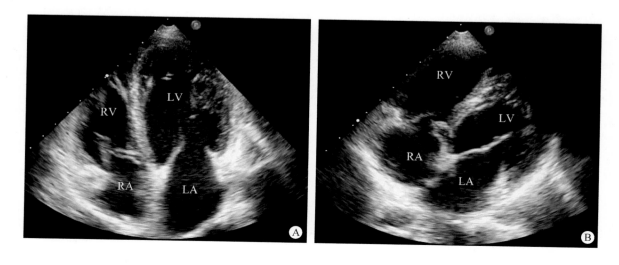

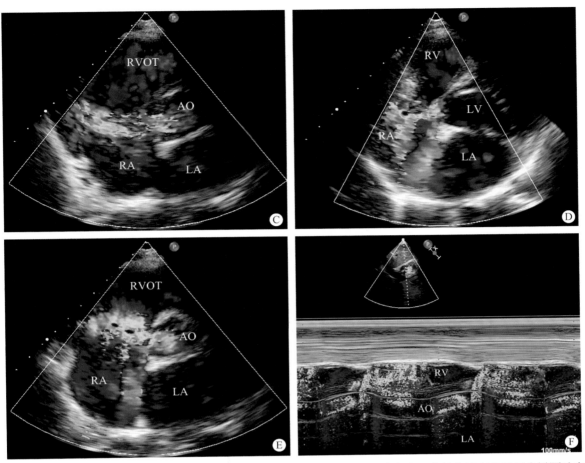

图 25-9　主动脉无冠窦破入右心房时，由于其囊袋较小，所产生的主动脉向右心房的分流束位于三尖瓣隔叶右
心房侧的根部，极易与三尖瓣口反流相混淆，彩色多普勒 M 型显示分流为连续性血流

A 和 B. 四腔心断面；C. 大动脉短轴断面彩色多普勒图像；D. 四腔心断面彩色多普勒图像；E. 大动脉短轴断面彩色多普勒图像；
F. M 型主动脉波群彩色多普勒图像

　　破入左心房者，多为左冠窦瘤，但较少见，形成主动脉至左心房的分流，可引起左心房和左心室内径扩大，左心房内可观察到瘤体组织回声，随心动周期的变化，瘤体可出现大小和位置的变化。

　　破入左心室者，可出现主动脉至左心室的分流，引起左心室内径增大，左室流出道增宽，于左室流出道可观察到随心动周期活动的窦瘤组织异常回声。

　　破入室间隔者，致使室间隔内出现夹层，室间隔的左、右心室面之间有与窦瘤相通的液性暗区，收缩期室间隔宽度变窄，液性暗区缩小或消失。少数破入室间隔的窦瘤，可再破入心室腔，形成主动脉→主动脉窦→室间隔→心室腔的瘘管。

　　破入肺动脉者，表现为肺动脉扩张，有时在肺动脉内可观察到窦瘤的瘤体回声。二维超声心动图还可观察到合并的其他心血管畸形，如主动脉瓣脱垂、主动脉瓣关闭不全、VSD 等，详见相应章节。如主动脉右冠窦瘤破裂，应特别注意观察有无合并 VSD，尤其是位于主动脉瓣下的 VSD，由于主动脉右冠窦瘤破入右心室，常合并主动脉右瓣脱垂，舒张期窦瘤瘤体和脱垂的主动脉瓣，可部分或完全阻塞 VSD，造成诊断困难，VSD 常被遗漏。

　　于左心室短轴断面观察时，可显示由窦瘤破裂所产生的血流动力学改变，如左心室内径增大、室间隔与左心室壁运动幅度增强。如主动脉右冠窦囊袋较大，在左心室短轴断面，可观察到囊袋膨向肺动脉瓣下的右室流出道（图 25-10）。

　　多数患者于左心室长轴及心尖四腔心断面均可显示全心扩大，但以左心房、室为著（见图 25-6A、B），从四腔心断面转换成五腔心断面时，可清晰显示右冠窦瘤破入右室流出道或右心房，但难以显示无冠窦瘤破入右心房或左冠窦瘤破入左心房。部分患者主动脉右冠窦瘤可破入主肺动脉，致使肺动脉内径增宽，彩色多普勒观察时，显示出主动脉右冠窦瘤的血液分流入主肺动脉腔内（图 25-11）。

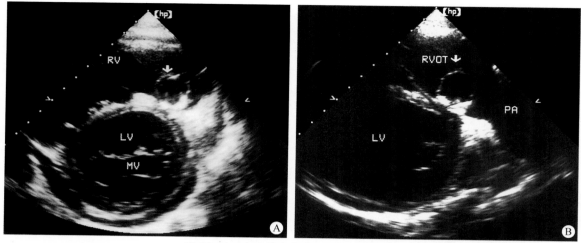

图 25-10 主动脉右窦瘤破入右室流出道

右室流出道部位可显示出部分囊袋状瘤体（箭头所示）。A. 左心室短轴断面；B. 右室流出道长轴断面

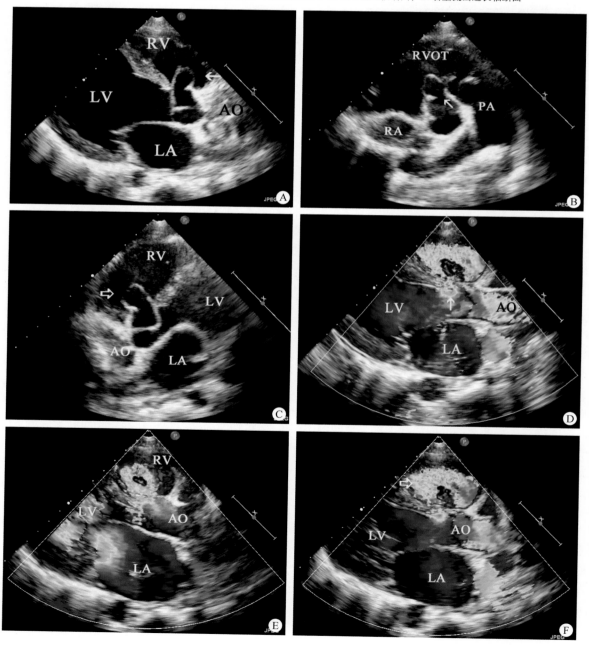

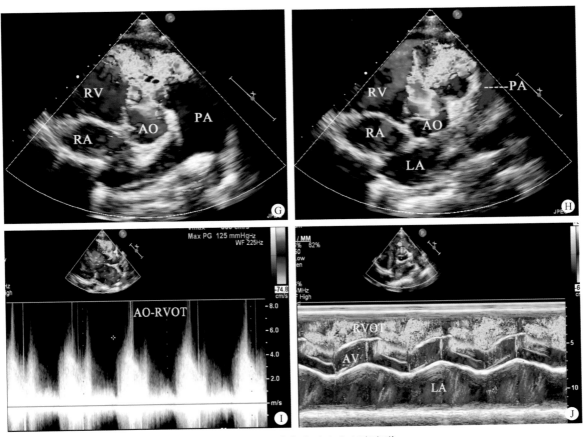

图 25-11　主动脉窦瘤破入右室流出道

A. 左心室长轴断面，显示主动脉右冠窦瘤向右室流出道膨出，并出现破口，并可显示右冠窦与窦瘤之间的交通口（箭头所示）。B. 大动脉短轴断面：主动脉右冠窦呈乳头状膨出，突向肺动脉瓣叶根部（箭头所示），C. 心尖五腔心断面：瘤体突向右心室（箭头所示），D～F. 彩色多普勒左心室长轴断面：显示室水平及主动脉至右心室水平出现分流，呈红五彩镶嵌色，G、H. 大动脉短轴断面：显示主动脉腔内的血流通过膨出的右冠窦囊分流入右室流出道，I. 频谱多普勒可探及以收缩期为主的连续性分流性血流频谱，J. 彩色 M 型主动脉波群：显示收缩期和舒张期右室流出道均出现分流性血流

三、多普勒超声心动图

根据窦瘤部位及其破入的心血管腔不同，多普勒超声心图表现亦有所差异。

（一）彩色多普勒超声心动图

大多数窦瘤在未破裂之前，局部瘤体内可出现舒张期红五彩镶嵌色湍流图像，但没有分流性血流。窦瘤破裂后，除上述表现外，还可检出从主动脉窦瘤通过破口进入其他心腔的分流性血流，从窦瘤破口分流束的宽度可判断破口大小。

除破入左心室者以舒张期分流为主外，破入其他心腔内的分流通常呈双期连续性，色彩鲜亮，容易诊断。

右冠窦瘤破入右心室或右室流出道者，于右室流出道可探及源于窦瘤破口处的红五彩镶嵌色分流性血流束；而无冠窦瘤破入右心房或左冠窦瘤破入左心房者，则于左或右心房内可探及源于主动脉窦瘤的蓝五彩镶嵌色分流性血流束（图 25-12）。

彩色多普勒对显示是否合并 VSD 及主动脉瓣关闭不全等合并症具有重要的作用，同时伴有 VSD 的患者，收缩期室水平可见五彩镶嵌色的过隔血流，而主动脉瓣关闭不全为舒张期的反流。

右冠窦瘤破入右心室或右室流出道的患者，多数伴有 VSD，于室间隔的右心室面通常可探及红五彩镶嵌色左向右分流性血流束。主动脉右冠窦瘤破入主肺动脉内，于大动脉短轴断面可探及主动脉右冠窦分流入主肺动脉的血流，呈红五彩镶嵌色。

（二）连续多普勒超声心动图

窦瘤破入右心室者，取样容积置于窦瘤破口处，可探及位于零线上的双期连续性高速血流频谱，形似兔耳（图 25-13A），但如果合并 VSD，血流频谱虽为连续性，但主要出现在收缩期（图 25-13B）。无冠窦瘤或左冠窦瘤破入心房者，则于心房侧可探及源于窦瘤破口的位于零线下的连续性血流频谱，但其流速低于右冠窦瘤破入右室流出道者。

右冠窦瘤破裂合并 VSD 者，可于室间隔的右心室侧探及位于零线上的收缩期高速血流频谱。

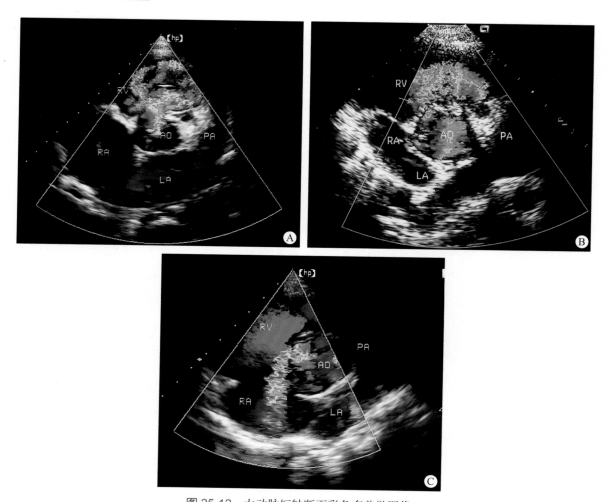

图 25-12 大动脉短轴断面彩色多普勒图像

A 和 B. 显示主动脉右冠窦瘤的血流分流入右室流出道；C. 显示主动脉右冠窦瘤的血流分流入右心房，均呈五彩镶嵌色

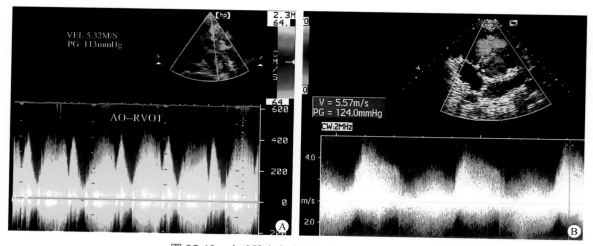

图 25-13 主动脉右窦破入右室流出道血流频谱

A. 于右室流出道部位，连续多普勒显示主动脉右冠窦瘤破入右室流出道的血流频谱呈高速连续性血流，形似兔耳；B. 显示血流频谱虽为连续性高速血流，但以收缩期为主，表明同时存在室间隔缺损

（三）M 型多普勒超声心动图

对于需要鉴别是否同时合并 VSD，可采用彩色 M 型超声心动图，通常可清晰地观察到分流的时相。如果呈双期连续性，则为主动脉窦瘤的血流；如果虽属于双期连续性，但以收缩期血流量明显增大，则应考虑有合并 VSD 的可能（图 25-14A）。如果为主动脉无冠窦破入右心房，则显示分流性血流仅通过三尖瓣口进入右心

室（图 25-14B）。

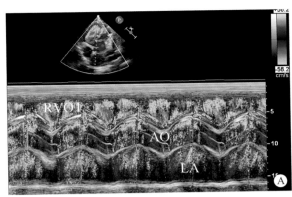 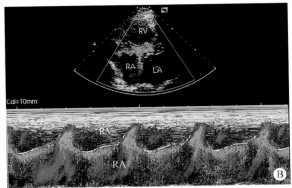

图 25-14　M 型彩色多普勒超声心动图

A. 主动脉右冠窦壁变薄，前壁可探及以收缩期为主的双向分流（箭头所示）；B. 主动脉无冠窦破入右心房，显示血流从右心房通过三尖瓣口分流入右心室

四、声学造影

一般采用心底部短轴和（或）左心室长轴等断面进行检查。周围静脉注入声学造影剂后，窦瘤破入右心室者，在窦瘤破口处可观察到负性显影区，提示室水平左向右分流。极少数窦瘤患者可出现少量声学造影剂从右侧心腔经窦瘤破口进入主动脉。

五、经食管超声心动图

由于经食管超声心动图（TEE）所显示的断面，心底部位于图像的近场，主动脉根部的图像显示清晰，如扩张的窦瘤部位、囊袋形态、囊颈宽度及破口大小。即使比较小的未破裂窦瘤、合并 VSD 的窦瘤或窦瘤瘤体堵塞 VSD 部位，TEE 也能清晰显示窦瘤瘤体的整个形态（图 25-15）。再通过多普勒检查，可确定分流方向及分流量。

六、鉴别诊断

通过综合性超声心动图检查，主动脉窦瘤一般均可得到明确的诊断。但是，由于窦瘤囊体的部位、形态及破口的数目和破入心腔的不同，其表现差异也较大，有时需要与其他心血管疾病相鉴别，尤其应与心底部出现的左向右分流性心血管病相鉴别，必要时可采用声学造影、TEE 等方法协助鉴别。主动脉右冠窦瘤破入右室流出道时，由于扩张的囊袋壁菲薄，而图像近场的显示清晰度较差，易出现漏诊现象，尤其是同时伴有室间隔缺损的患者，常出现漏诊现象。血流频谱检测常有助于做出正确的诊断。

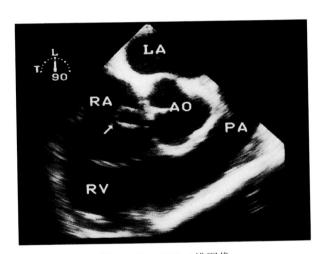

图 25-15　TEE 二维图像
主动脉右冠窦瘤破入右心房

（一）冠状动脉瘘

在主动脉瓣环水平以上，出现冠状动脉异常扩张，形成冠状动脉瘘，尤其是右冠状动脉瘘入右心室，有时易与窦瘤的表现发生混淆。多数患者显示为连续性分流，但后者通常表现为管状结构，有时可显示其呈迂曲状，而主动脉窦瘤多呈囊袋状。

（二）VSD 合并主动脉瓣脱垂

因膜部 VSD 常合并主动脉瓣脱垂，部分脱垂的主动脉瓣可呈瘤样改变，并向右心室膨出，甚至通过 VSD 进入右心室，出现与窦瘤相似的多普勒频谱改变。但主动脉瓣脱垂所造成的瘤样结构位于主动脉瓣环下方，与主动脉窦之间没有明显的关系，多普勒检查可分别显示 VSD 的收缩期分流和主动脉瓣关闭不全的舒张期反流，从而可予以鉴别。

第五节 外科手术及介入术中需要注意的问题

主动脉窦瘤破裂属简单心内分流性疾病，极少见，以往通常采用外科开胸手术治疗。随着科学技术的发展，近些年部分学者使用 Amplatzer 封堵器治疗本病。但随着时间的推移，发现部分病例由于 Amplatzer 封堵器的伞缘与主动脉窦瘤的摩擦，导致出现新的破口及分流，因此到目前为止本方法出现了新的争议。

（一）封堵术

主动脉右冠窦瘤破入右室流出道的患者，如果囊袋不大，且未合并室间隔缺损，可考虑采用封堵室间隔缺损的 Amplatzer 封堵伞行封堵术。此术的优点为创伤性小，患者恢复快，但如果患者的右冠状动脉壁较薄，封堵伞易将右冠窦的壁磨破，造成新的分流。

左冠窦瘤和无冠窦瘤均不适合行封堵术治疗。无论哪个窦部出现破裂，并合并室间隔缺损，均应考虑手术治疗。

（二）常规性外科手术

主动脉左冠窦瘤和无冠窦瘤破裂，并合并室间隔缺损的右冠窦瘤破裂及合并主动脉瓣脱垂者均应考虑外科手术治疗。

因此，在检查的过程中应注意上述问题，以帮助外科医生做出选择。

（刘延玲　然　鋆　熊鉴然）

参 考 文 献

刘延玲，等. 1985. 声学造影诊断先天性心脏病. 中华物理医学杂志，7：151

刘延玲，等. 1987. 彩色多普勒超声心动图诊断先天性心血管畸形的研究. 中华心血管杂志，15：6-8

Ahmad RA，et al. 1989. Unruptured aneurysm of the sinus of Valsalva presenting with isolated heart block：echocardiographic diagnosis and surgical repair. Br Heart J，61：375

Chow LC，et al. 1988. Accurate localization of ruptured sinus of Valsalva aneurysm by real time two-dimensional Doppler flow imaging. Chest，94：462-465

Cullen S，et al. 1994. Transcatheter closure of a ruptured aneurysm of the sinus of Valsalva. Br Heart J，71：479，480

Dev V，et al. 1993. Echocardiographic diagnosis of aneurysm of the sinus of Valsalva. Am Heart J，126：930-936

D'Silva SA，et al. 1992. Unruptured congenital aneurysm of the left sinus of Valsalva presenting as acute right ventricular failure. Chest，101：578，579

Dincer TC，et al. 2008. Ruptured aneurysm of noncoronary sinus of Valsalva：demonstration with magnetic resonance imaging. Aeta Radiol，49：889-892

Fowler RE，et al. 1951. Aneurysm of the sinuses of Valsalva. Pediatrics，8：3340

Haraphongse M，et al. 1990. Isolated unruptured sinus of Valsalva aneurysm producing right ventricular outflow obstruction. Cathet Cardiovasc Diagn，19：98-102

Heilman KJ，et al. 1985. Rupture of left sinus of Valsalva aneurysm into the pulmonary artery. JACC，5：1005-1007

Hoshino J，et al. 1998. Ventricular fibrillation triggered by a ruptured sinus of Valsalva aneurysm. Heart，80：203，204

Humphreys JD，et al. 1992. Unruptured sinus of valsalva aneurysm and bicuspid aortic valve with aortic cusp perforation：detection by color flow Doppler mapping. J Am Soc Echocardiogr，5：631-634

Micks RH. 1940. Congenital aneurysms of all three sinuses of Valsalva. Br Heart J，2：63-78

Pepper C，et al. 1998. Unruptured aneurysm of the left sinus of Valsalva extending into the left ventricular outflow tract：presentation and imaging. Heart，80：190-193

Tahir MZ，et al. 1995. Left coronary sinus of Valsalva aneurysm：an extremely rare malformation. A case report. Angiology，46：753-758

Takahara Y，et al. 1998. Aneurysm of the left sinus of Valsalva producing aortic valve regurgitation and myocardial ischemia. Ann Thorac Surg，65：535-537

Walsh JT，et al. 1994. Unruptured aneurysm of the left sinus of Valsalva presenting with atrial fibrillation. Int J Cardiol，46：297，298

Walters MI，et al. 1998. Interventricular septal expansion of a sinus of Valsalva aneurysm：a rare cause of complete heart block. Heart，80：202，203

Wang KY，et al. 1997. Congenital sinus of Valsalva aneurysm：a multiplane transesophageal echocardiographic experience. J Am Soc Echocardiogr，10：956-963

Weijerse A，et al. 2008. Cardiac tamponade due toruptured aneurysm of the sinus of Valsalva. J Card Surg，23：256-259

各论二 先天性心脏病：血管连接异常

第二十六章 动脉导管未闭

第一节 概 述

动脉导管未闭（patent ductus arteriosus，PDA）指胎儿时期肺动脉与主动脉之间正常连接的动脉导管，在出生后没有自然闭合，肺动脉与主动脉之间仍保持有血管相通，所形成的血液异常分流病变，是最常见的心脏外分流性先天性心脏病。

最早由 Galen 在公元 129～200 年描述，称之为连接肺动脉和主动脉的第三条小血管。1595 年 Arantius 首先将其命名为动脉导管未闭。在文献中，有人曾将动脉导管与 Botal 导管（ductus of Botal）相混淆，实际上后者指卵圆孔未闭。

文献报道的 PDA 发病率不一，可能与地区、统计中早产儿比例等有关。秘鲁高原地区发病率达出生人数的 0.72%，而沿海仅 0.04%，差别很大。一般认为每出生 2500～5000 个婴儿中，有 1 例 PDA 患者，但有呼吸窘迫综合征的早产儿，PDA 发病率可高达 20%。PDA 约占全部先天性心脏病患者的 20%，上海报道占 34.5%，居先天性心脏病首位；阜外医院统计占 21%，列先天性心脏病第二位。发达国家的发病率低，一般占先天性心脏病的 5%～12%。多见于女性，男女之比为 1：（1.4～3.0）。

PDA 对血流动力学的影响取决于动脉导管的粗细、合并的其他畸形等。动脉导管细小者一般影响较小，而粗大者预后不良，部分可在婴儿期即因心力衰竭死亡。大部分未根治的患者，约有 42% 于 45 岁前死于心衰、艾森门格综合征或感染性心内膜炎，寿命常不超过 50 岁。合并其他畸形者预后更差。一般认为，PDA 患者存在发生感染性心内膜炎和损害心功能的危险性，不论粗细，均应进行根治。

第二节 病理解剖和病理生理

一、病理解剖

胎儿时期，动脉导管由左侧第 6 动脉弓演变而来，连接于肺动脉分叉处与主动脉弓远端或峡部之间。胎儿的肺无换气功能，肺循环阻力大，来自右心室的血液大部分经动脉导管流入降主动脉，动脉导管是胎儿血液循环主要生理性分流通路之一。

婴儿出生后，肺部因出现气体交换而膨胀，肺血管扩张，肺循环阻力降低，压力下降，右心室的血液通常直接流入肺血管，经动脉导管分流入主动脉的血流量降低，甚至逆转。大多数新生儿的动脉导管在出生后 20h 左右即呈功能性关闭，2～3 天内开始形成解剖学闭塞，最后变成动脉韧带。80% 婴儿的动脉导管在出生后 3 个月内闭合，95% 在 1 年内闭合。虽然有迟至 29 岁才自然闭合的个例报道，一般认为出生 1 年后动脉导管仍持续未闭合者，即应诊断为 PDA（图 26-1），因 1 岁后自然闭合的可能性极小。

动脉导管的长短、粗细不一，最短者仅 2～3mm，最长可达 30mm，多数在 4～10mm；最细者仅 1mm，最粗者可超过 20mm，多数为 5～10mm。婴儿的动脉导管通常比儿童或成人者粗。PDA 的形态有以下几种类型：

1. 圆柱型 最常见，约占 PDA 患者的 80%。整个动脉导管的直径基本一致，主动脉端和肺动脉端粗细相仿，长度一般超过直径，呈圆柱状或管状，也称管状型。

2. 漏斗型 动脉导管的一端直径大于另一端，状如漏斗，多数为主动脉端较粗，少数则相反，以肺动脉端较粗，较少见。

3. 窗型 最少见，动脉导管短而粗，形如窗户，类似于主动脉与肺动脉之间的间隔缺损，又称为缺损型。由于导管短粗、管壁薄，手术治疗和介入治疗时可能出现困难。

4. 哑铃型和动脉瘤型 动脉导管两端较细，中段膨大成哑铃状或葫芦状；有的中段明显膨大，形成动脉瘤状。哑铃型者并非罕见，在我们使用弹簧栓栓堵 PDA 的首批 49 例患者中，造影证实本型有 2 例。部分哑铃型者可归入动脉瘤型，但后者亦包括其他类型中形成动脉瘤状 PDA 的患者。

PDA 通常位于主动脉峡部（弓降部）与主肺动脉远端或左肺动脉起始部之间，但 PDA 的位置可有变异（图 26-2）。左位主动脉弓者，PDA 的主动脉端一般在左锁

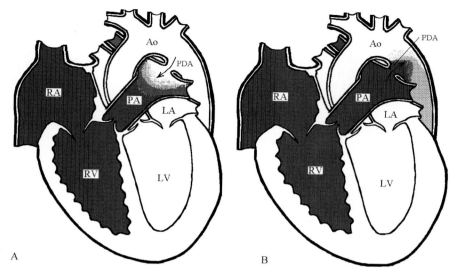

图 26-1 动脉导管未闭示意图
A. 左向右分流；B. 合并肺动脉高压和右向左分流

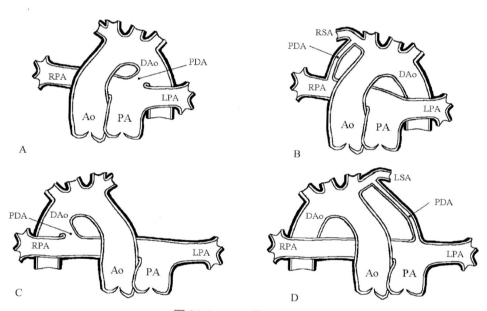

图 26-2 PDA 位置示意图
A 和 B. 正常主动脉弓，其中 A 为通常的 PDA 位置，B 为 PDA 在右肺动脉（RPA）与右锁骨下动脉（RSA）之间；C 和 D. 右位主动脉弓，
其中 C 为 PDA 在右肺动脉与弓降部主动脉之间，D 为 PDA 在左锁骨下动脉（LSA）与左肺动脉之间（LPA）

骨下动脉开口处远端的主动脉前侧壁，肺动脉端通常在主肺动脉分叉处略偏左侧，或靠近分叉处的左肺动脉；少数 PDA 可位于右侧，甚至在右无名动脉或右锁骨下动脉与右肺动脉之间。镜面型右位主动脉弓者，右侧的 PDA 通常位于主动脉弓与右肺动脉之间，左侧者一般位于左锁骨下动脉与左肺动脉根部之间。极少数患者的 PDA 位于降主动脉上端与右肺动脉之间。无论在左位主动脉弓、右位主动脉弓或双主动脉弓，均有双侧 PDA 的报道。

有学者曾对动脉导管的组织结构进行过广泛研究。胎儿正常动脉导管的组织结构比较特殊，属于管壁较厚

的动脉血管，主要由呈螺旋状排列的平滑肌组织构成，弹力纤维很少。主动脉和肺动脉的少量弹力纤维延伸入动脉导管，构成其内弹力纤维层，在胎儿期局部出现断裂，形成丰富的内膜垫块，是动脉导管闭合后纤维组织增生的组织学基础。平滑肌丰富、内膜垫块发育良好、与主动脉成锐角的动脉导管容易闭合，否则将影响其自然闭合。

未闭动脉导管管壁的厚度一般介于主动脉与肺动脉之间，多数管壁较薄，呈现所谓"主动脉化"的组织结构，弹力纤维较多，平滑肌较少，多数有内膜垫发育不良。30 岁之后的成年人，未闭动脉导管管壁一般出现不

同程度的粥样硬化，甚至有钙质沉积，管壁的弹性降低，较松脆，容易受到损伤，甚至断裂。PDA可在局部形成动脉瘤或并发感染性心内膜炎。

PDA可单发，也可与室间隔缺损、肺动脉口狭窄、主动脉口狭窄和主动脉缩窄等其他先天性心脏病并存。有的可成为三尖瓣闭锁等复杂先天性心脏病的组成部分，在完全型大动脉转位、室间隔完整的肺动脉闭锁、极严重的肺动脉口狭窄、主动脉闭锁、左心发育不良综合征、主动脉弓离断等复杂先天性心脏病，PDA往往是患者存活的必要条件，构成所谓的PDA依赖性病变（ductus-dependent lesion）。

二、病理生理

胎儿的肺循环阻力高，大部分肺动脉血液可经动脉导管向主动脉分流。出生后，肺血管阻力降低，主动脉压通常在整个心动周期均高于肺动脉，主动脉血液连续经动脉导管左向右分流入肺动脉，其分流量大小主要取决于动脉导管粗细、主动脉与肺动脉之间的压力差、肺循环阻力等。分流量大小通常与动脉导管内径、主动脉与肺动脉之间的压力阶差成正比，而与肺循环阻力成反比。动脉导管细小，分流量较少，对血流动力学的影响较小，反之则影响明显。

PDA左向右分流量最大时，可达左心排血量的70%，肺循环血流量明显增加，加重左侧心腔的容量负荷，可使肺动脉及其分支、升主动脉扩张，左心室和左心房扩张、肥厚。左心室承受容量负荷的能力较差，长期容量负荷过重，将导致左心衰竭。在婴儿期和30岁左右容易出现左心衰竭，前者系左心室尚未出现代偿性肥厚，后者系病情发展，心脏功能受损。

类似于室间隔缺损，由于肺循环血流量增加，肺血管收缩舒张异常，肺小动脉痉挛，肺血管阻力增加等，以及主动脉压力可直接传入肺动脉，初期可出现动力性肺动脉高压。随着肺血管出现不可逆性器质性变化，肺循环阻力呈固定性升高，最终形成阻力性肺动脉高压。此外，患儿肺小动脉的肌肉和弹力纤维组织持续保持胎儿状态，未完全退化，也是促进肺动脉高压的因素之一。

随着肺动脉压不断升高，主动脉与肺动脉之间的压力差逐渐缩小，使左向右分流量减少。当肺动脉压接近或超过主动脉压时，可出现右向左分流，形成左向右分流→左向右分流为主的双向分流→右向左为主的双向分流→右向左分流的过程。右向左分流者，静脉血进入主动脉，将出现发绀。由于多数PDA位于主动脉峡部，肺动脉的静脉血主要分流到降主动脉，临床上可形成差异性发绀，下肢发绀重于上肢，尤其是下肢与右上肢相比差别明显。

长期肺循环血流量增加和肺动脉高压，增加右心室负荷，可使右心室扩张、肥厚，甚至衰竭。

第三节 临床表现和辅助检查

一、临床表现

少量分流者一般无症状，多数患者可出现活动后心悸、气短、疲劳、胸痛等，可反复出现呼吸道感染。有的在婴儿期即可出现呼吸困难，生长发育迟缓，心力衰竭者有相应的症状，后期可有发绀。

体检时，动脉导管细小的患者多数没有明显体征，或只有轻微的肺动脉瓣区收缩期杂音。早期一般没有发绀，后期可出现差异性发绀和杵状指（趾）。病变严重者生长发育可受到影响，有的出现胸廓畸形、左心室扩大、心尖冲动增强，有周围血管体征。明显肺动脉高压时，右心室扩张、肥厚，可触及右心室收缩期搏动。

典型的体征是胸骨左缘第2、3肋间有连续性机器样粗糙杂音，多数起于第一心音之后，第二心音时最响，一直延续到舒张期，向颈部和心前区等广泛传导，通常伴有震颤，肺动脉瓣区第二心音亢进、分裂。分流量大的患者，在心尖部可闻及较柔和的舒张期滚筒样流量性杂音。婴儿期患者在胸骨左缘第2、3肋间往往只有收缩期杂音，舒张期杂音多数不明显，很少出现典型的连续性机器样粗糙杂音。随着肺动脉压升高，多数患者的上述连续性杂音可变成粗糙的收缩期杂音，甚至完全消失，肺动脉瓣区第二心音增强，出现喷射性喀喇音，有的可出现肺动脉瓣关闭不全的舒张期杂音。

二、辅助检查

1/3～1/2的PDA患者心电图正常，其余可有左心室肥厚劳损、两侧心室肥厚或右心室肥厚，还可有左心房肥大，多数与肺动脉压变化有关。

胸部X线检查时，动脉导管细小的患者肺血正常或轻度增多，心脏大小正常或左心室轻度增大；中等或较粗的患者，肺血增多，左心室扩大，左心室及主动脉搏动增强。90%的患者可有主动脉结增宽，部分患者的主动脉弓降部呈漏斗状膨隆，而其下方的降主动脉内收（漏斗征）。

轻度肺动脉高压者肺血增多，分布匀称，以左心室扩大为主，肺动脉段轻度突出；中度者肺血往往明显增多，外围肺血管纹理扭曲变细，以左心室扩大为主，合并一定程度的右心房和右心室扩大，肺动脉段中度突出；重度者肺野中内带血管纹理普遍扭曲变细，肺血增多不明显，或仅有肺门动脉扩张，右心房和右心室扩大，肺动脉段多高度凸出,甚至呈瘤样扩张。

目前临床上很少使用 MRI 和 CT 诊断 PDA,但 MRI 对诊断并发畸形有一定帮助。

心导管检查和心血管造影对诊断 PDA 相当可靠,但由于超声心动图检查通常可得到准确的诊断,目前一般仅应用于极少数病例,如需确定肺动脉高压性质、与疑难复杂病例进行鉴别诊断、确定合并畸形和介入治疗患者。

第四节 超声心动图检查

在综合性超声心动图检查时,PDA 有特征性表现,尤其是二维超声与彩色多普勒结合,已大幅度提高了 PDA 的检出率,无并发症的单纯性 PDA 患者,诊断准确率可达 100%,绝大多数无须进行心导管和心血管造影检查。

二维超声心动图及彩色多普勒检查对 PDA 的诊断有十分重要的作用,通常可清晰地显示 PDA 的长度、内径及形态和血流动力学变化。两者相结合是目前最常用的无创性诊断技术,简便、易行、确切可靠,一般可提供手术前诊断 PDA 的依据,尤其对动脉导管细小或合并复杂心内畸形的患者,更有其特殊价值。PDA 的诊断准确性与检查者技术水平密切相关,如紧密结合临床,提高检查者技术水平,通过超声检查 PDA 的诊断通常均可得到解决。

采用超声观察 PDA,应先通过二维超声观察左心室容量负荷增加程度、室壁运动状况、肺动脉内径是否增大,并通过大动脉短轴和胸骨上窝各断面的检查,仔细探查降主动脉狭部与主肺动脉之间的异常通道,再以多普勒技术检查血流信号,一般均可得到正确诊断。对于肺动脉压力较高、分流不明显的患者,必要时可进一步行经食管超声心动图检查。

合并较大室间隔缺损,同时合并肺动脉高压或其他心内复杂畸形者,如果动脉导管细小,PDA 通常容易遗漏,检查时应注意仔细寻找。

一、M 型超声心动图

心室波群显示左心室扩大,左心容量负荷增加,左室流出道增宽,室间隔与左心室后壁运动幅度增强,二尖瓣前叶 DE 幅度增高,EF 斜率加快等。主动脉波群显示左心房轻度增大,主动脉前、后壁运动幅度增大(图 26-3)。

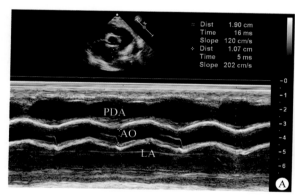
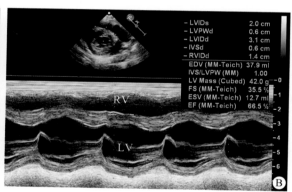

图 26-3 动脉导管未闭 M 型超声心动图
左心房室增大,左室流出道增宽,室间隔与左心室后壁运动幅度增强。A. 主动脉波群;B. 心室波群

M 型超声不能直接显示 PDA 的病理解剖及其血流动力学改变,与室间隔缺损往往无法鉴别,但多数 PDA 患者的右心房和右心室并不扩大。

二、二维超声心动图

在左心室长轴、短轴及四腔心断面,均可显示左心室扩大,左室流出道和主动脉内径增宽,室间隔和左心室后壁运动幅度增强等左心容量负荷增加的表现(图 26-4)。

于大动脉短轴及肺动脉长轴断面,能清晰显示主肺动脉与降主动脉之间的异常管道(图 26-5),并可测量 PDA 管腔的内径、长短,确定其类型,并显示主肺动脉内径增大。

二维超声可区分管型、窗型及漏斗型 PDA。窗型 PDA 几乎无长度,但内径一般较大。漏斗型 PDA 多数为主肺动脉端较细,而主动脉端较宽,但通常需采用彩色多普勒检查加以验证。

如存在动脉导管,检查时,动脉导管与主肺动脉应为垂直的,此时不能显示左肺动脉,而不像左、右肺动脉与主肺动脉之间应有约 30° 的夹角,此点应高度重视,以防将左肺动脉误认为未闭的动脉导管(图 26-6)。

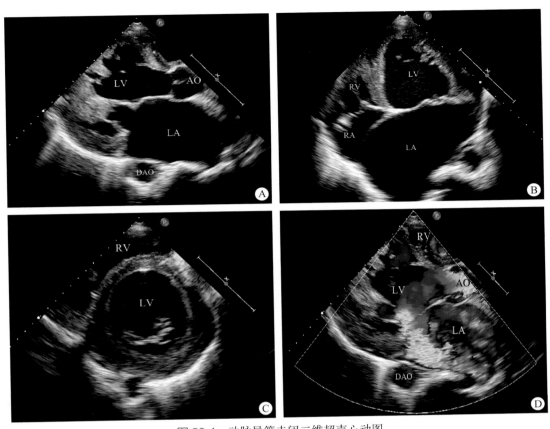

图 26-4　动脉导管未闭二维超声心动图

左心房室增大，左室流出道增宽，室壁运动增强，彩色多普勒观察时，收缩期二尖瓣口出现中量反流，呈蓝五彩镶嵌色。A. 左心室长轴断面；
B. 四腔心断面；C. 左心室短轴断面；D. 左心室长轴断面彩色多普勒图像

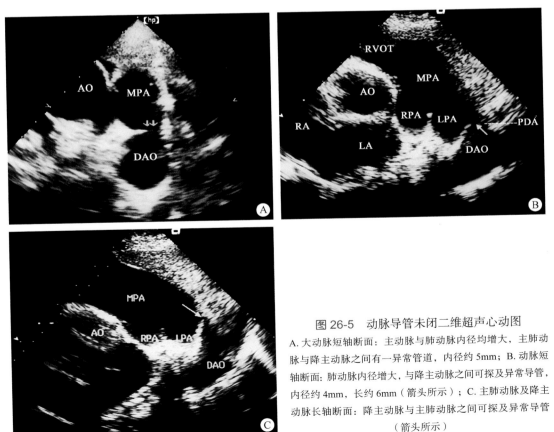

图 26-5　动脉导管未闭二维超声心动图

A. 大动脉短轴断面：主动脉与肺动脉内径均增大，主肺动脉与降主动脉之间有一异常管道，内径约 5mm；B. 动脉短轴断面：肺动脉内径增大，与降主动脉之间可探及异常导管，内径约 4mm，长约 6mm（箭头所示）；C. 主肺动脉及降主动脉长轴断面：降主动脉与主肺动脉之间可探及异常导管（箭头所示）

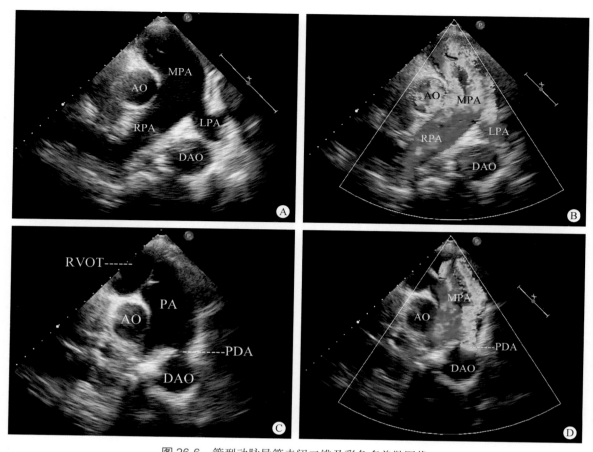

图26-6　管型动脉导管未闭二维及彩色多普勒图像

显示左肺动脉与右肺动脉之间存在约30°的夹角及肺动脉血流，而动脉导管与降主动脉为垂直的。A. 大动脉短轴断面；B. 肺动脉血流彩色
多普勒图像；C. 大动脉短轴断面；D. 未闭动脉导管血流彩色多普勒图像

在胸骨上窝主动脉弓长轴断面，于主动脉弓降部可观察到降主动脉与主肺动脉之间的异常管道，并可较精确地测量其内径及长度，肺动脉内径增大，尤其是在心内复杂畸形合并的未闭动脉导管于胸骨上窝断面可显示得更为清晰（图26-7）。

极少数患者，其未闭的动脉导管位置与大多数患者

不同，如主肺动脉内出现异常血流，而在降主动脉与主肺动脉之间未能发现异常管道样结构，可在胸骨上窝观察探查。在主动脉弓短轴断面显示右肺动脉与锁骨下动脉或左肺动脉与其他动脉干性分支之间有异常管道样结构，应考虑异位动脉导管的可能性。通过对主肺动脉内的异常血流路径的追寻，可发现于右肺动脉与锁骨

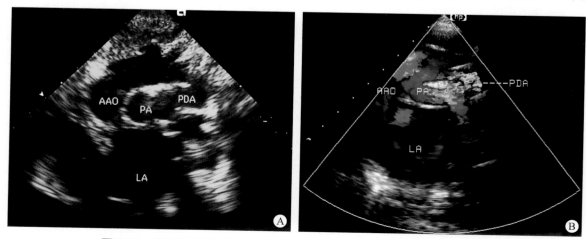

图26-7　动脉导管未闭胸骨上窝主动脉弓长轴断面二维及彩色多普勒图像

显示主肺动脉与降主动脉之间出现未闭动脉导管，彩色多普勒观察时，降主动脉与肺动脉之间出现分流。A. 二维超声心动图胸骨上窝主动脉弓长轴断面；
B. 胸骨上窝主动脉弓长轴断面彩色多普勒图像

下动脉之间出现异常管状回声，其血流路径迂曲。通过频谱多普勒超声发现此异常血流为高速连续性血流，提示为异位动脉导管未闭（图26-8）。

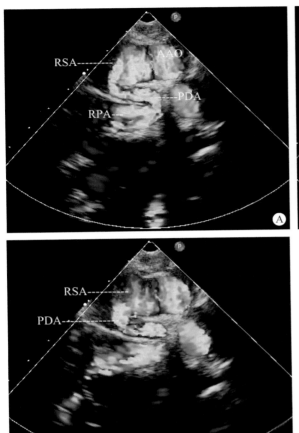

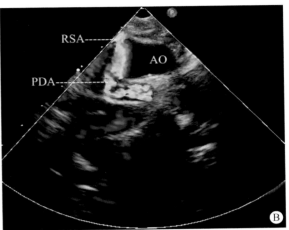

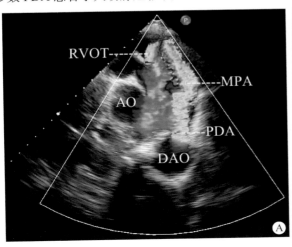

图26-8　胸骨上窝异位动脉导管彩色多普勒图像

显示右肺动脉与右锁骨下动脉之间有异位动脉导管，血流路径迂曲，出现右锁骨下动脉与右肺动脉之间的分流。A～C.胸骨上窝主动脉短轴不标准断面

三、多普勒超声心动图

（一）彩色多普勒超声心动图

随着肺动脉压力的变化，经未闭动脉导管的分流可出现相应变化，采用彩色多普勒检查时，表现亦有所不同。大多数PDA患者于大动脉短轴或胸骨上窝主动脉弓长轴断面，在主肺动脉与降主动脉峡部之间的异常管道中，整个心动周期均可探查到红五彩镶嵌色异常血流束，自降主动脉分流入主肺动脉，并沿主肺动脉外侧壁走行。分流束宽度与PDA内径密切相关，因此可根据分流束基部的宽度，初步定量测定PDA内径。整个分流束的面积、宽度和长度，往往与分流量大小有关。分流量大时，几乎在整个主肺动脉内均有分流束色彩图像，随心动周期出现一定的变化（图26-9）。

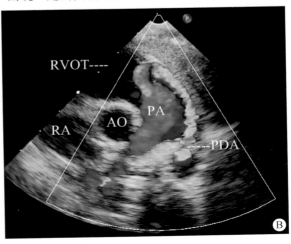

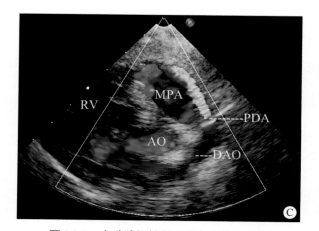

图 26-9　大动脉短轴断面彩色多普勒图像

显示不同形式的动脉水平出现左向右分流，其分流束起始部位的宽度可作为未闭动脉导管内径宽度的参考值

对于部分 PDA 患者，将探头上移一个肋间，探头靠近左肩胛骨，声束朝向右侧，出现主肺动脉及降主动脉长轴断面，可清晰显示主肺动脉、动脉导管及降主动脉之间的解剖关系，并可显示降主动脉的血流分流入主肺动脉（图 26-10）。

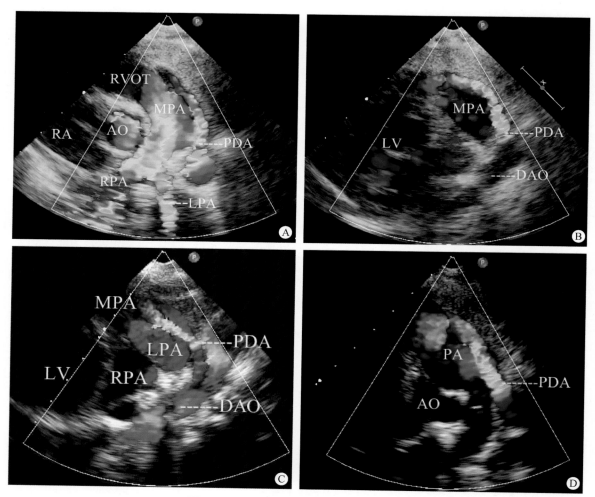

图 26-10　动脉导管未闭彩色多普勒图像

显示动脉导管位于主肺动脉与降主动脉之间，但邻近左肺动脉起始部。A. 大动脉短轴断面彩色多普勒图像；B. 高位肺动脉–降主动脉长轴断面彩色多普勒图像；C. 高位肺动脉–降主动脉长轴断面彩色多普勒图像；D. 大动脉短轴断面彩色多普勒图像

随着肺动脉压力的升高，肺动脉水平的左向右分流减少，分流时间缩短，一般仅在舒张期出现来自主动脉的分流，分流束面积缩小，色彩也出现变化，收缩期通常只显示来自右室流出道的血流。

PDA 合并肺动脉高压和艾森门格综合征时，出现双向分流或以右向左为主的分流，舒张期在肺动脉内仍可观察到来自主动脉的分流，但收缩期出现右向左分流，从肺动脉经未闭的动脉导管进入降主动脉。

心内复杂畸形合并 PDA 者，经胸超声心动图有时较难观察清楚，于胸骨上窝主动脉弓长轴断面，可在主动脉峡部观察到主肺动脉与降主动脉之间的分流。

（二）连续多普勒超声心动图

取样容积置于胸骨左缘大动脉短轴的未闭动脉导管的主肺动脉端，可获得位于零线上的连续性高速血流频谱，最高峰值速度位于收缩中期，呈阶梯样改变。PDA 多普勒频谱表现也与肺动脉压力等因素有关。PDA 的血流频谱有其特异性，通常在主肺动脉内取到呈阶梯样改变的连续性高速血流频谱，即可诊断本病（图 26-11）。

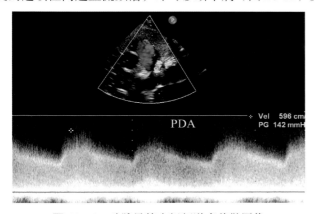

图 26-11 动脉导管未闭频谱多普勒图像
主肺动脉端探及源于降主动脉的高速连续性分流血流频谱，血流速度为 5.9m/s，压差为 142mmHg

四、经食管超声心动图

PDA 合并肺动脉高压者，出现右向左分流，用彩色多普勒观察，主肺动脉内往往没有明显左向右分流的红五彩镶嵌色血流，如仅凭经胸二维超声检查进行诊断，较易出现误诊，此时采用 TEE 检查会有所帮助。

一般情况下，探头位于距门齿 25 ～ 30cm 处，将探头旋转至 90° 左右时，置于主动脉弓水平，可见位于降主动脉与主肺动脉之间的动脉导管，可显示动脉导管的形态、长度、内径等及肺动脉及其分支扩张；采用多普勒超声检查可观察到右向左分流，血流从主肺动脉分流入降主动脉。

五、声学造影

未出现肺动脉高压的 PDA 患者，声学造影有助于诊断 PDA 的左向右分流，可观察主肺动脉内的负性显影区，但多数帮助不大。

PDA 合并肺动脉高压者，已出现右向左分流，经周围静脉注入声学造影剂，于大动脉短轴、胸骨上窝主动脉弓长轴断面可观察到降主动脉出现造影剂回声，或于剑突下断面可观察到腹主动脉内出现造影剂回声，提示存在 PDA。

少数患者可同时存在感染性心内膜炎，在动脉导管肺动脉端的游离壁上可附着赘生物，并呈摆动状，降主动脉的血流通过未闭的动脉导管进入主肺动脉时，冲击团块状的赘生物。有的患者赘生物可脱落，会带来一定的危险（图 26-12）。

有的患者在手术后出现残余分流，采用彩色多普勒超声观察时，可发现残余分流的流束形态与残余漏的部位有关（图 26-13）。

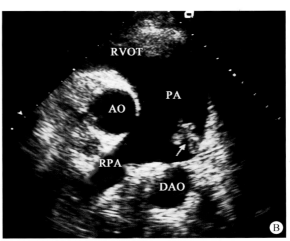

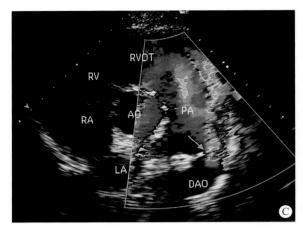

图 26-12　大动脉短轴断面二维及彩色多普勒图像

主肺动脉内径增大，于主肺动脉的外侧壁内可探及异常团块状回声（箭头所示），彩色多普勒超声观察，降主动脉与主肺动脉之间可探及异常分流，呈红五彩镶嵌色。A 和 B. 大动脉短轴断面彩色多普勒图像；C. 大动脉短轴断面彩色多普勒图像

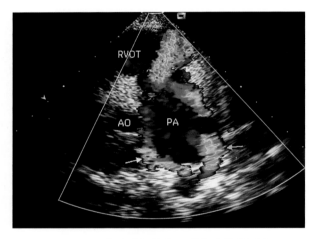

图 26-13　大动脉短轴断面彩色多普勒图像

动脉导管结扎术后，主肺动脉内可探及两股血流，为动脉水平的残余分流

六、鉴别诊断

窗型 PDA 应注意与主动脉 – 肺动脉间隔缺损相鉴别。后者缺损一般较大，缺损多数位于升主动脉水平，彩色多普勒探查时血流通常呈层流状；而窗型 PDA，虽然管径也较大，但多数较主肺动脉窗小，常位于降主动脉峡部，彩色多普勒呈湍流性血流，连续多普勒可探查到位于零线上的阶梯状连续性高速血流频谱。注意两者特点将不难鉴别。

其他心底部左向右分流性先天性心脏病，如冠状动脉 – 肺动脉瘘、主动脉窦瘤破裂等，由于病变部位不同，超声检查往往有明显差别，一般不难鉴别。

对于粗大的动脉导管，由于出现肺动脉高压，动脉水平的分流为双向或右向左分流，血流速度低，易出现漏诊，但如果掌握动脉导管的解剖特征，则有助于对PDA 的检出。于大动脉短轴断面观察时，降主动脉与主

肺动脉之间垂直出现的管状结构为动脉导管，而与主肺动脉之间形成 30° 角的动脉性血管为左肺动脉，如注意到上述问题，两者将不难鉴别。

如因肺动脉高压所致左向右分流基本消失，可采用右心声学造影的方法观察。如于左肘静脉注入右心声学造影剂后，降主动脉及腹主动脉出现造影剂回声，则提示存在 PDA。

对于左心室内径增大，但增大的程度与肺动脉内径增大的程度不相匹配，应注意寻找是否存在未闭的动脉导管，此时应将探头放置于第 2 肋间，并向左肩胛骨侧移位，但声束应朝向右下方的剑突方向，以显示出主肺动脉与降主动脉之间的未闭动脉导管，此时可检出流速较低但仍为左向右的分流。于大动脉短轴观察时，通过探头扫描方位的调整，同时显示右肺动脉、左肺动脉及未闭的动脉导管，可帮助做出明确的诊断。

极少数患者的未闭动脉导管并不位于降主动脉与主肺动脉之间，而是位于右锁骨下动脉 – 右肺动脉、左锁骨下动脉 – 左肺动脉等其他头臂干动脉与肺动脉之间，给检查者造成困惑，但频谱多普勒有助于做出正确诊断。上述血管之间出现的异常血流，如频谱多普勒呈双期连续性高速血流频谱，即应考虑为异位动脉导管未闭。

第五节　动脉导管未闭类型对手术方式选择的指导意义

（一）封堵术

随着科学技术的逐步进展，多数 PDA 患者可采用经皮穿刺动脉导管封堵术。此项技术患者痛苦少，术后恢复快。但在术前综合性超声心动图检查应认真观察、准确分型，检出适合封堵的患者。通常适合行封堵术的类

型为管型 PDA，其次为漏斗型 PDA，而且漏斗状内径窄的部分位于降主动脉端。而窗型 PDA 通常不适合行封堵术，因此类型分流量大，极易出现肺动脉高压。

（二）常规性外科手术

所有 PDA 均适合行外科手术治疗，包括异位 PDA，但在术前均应认真测量肺动脉的压力及有无合并其他类型的心内畸形，如主动脉弓离断等。但肺动脉压力极高者由于病程较长，动脉导管壁较脆，术中易出现危险，应引起重视。

（刘延玲　熊鉴然）

参 考 文 献

刘延玲，等.1987.彩色多普勒超声心动图诊断先天性心血管畸形的研究.中华心血管杂志，15：6-8

刘延玲，等.1997.超声心动图在心血管病介入性治疗的应用.中国循环杂志，12：284，285

刘延玲，等.1997.动脉导管未闭栓堵术中超声心动图引导的作用及临床应用价值.中国超声医学杂志，13：11-13

熊鉴然，等.1996.经皮导管细小未闭动脉导管弹簧栓栓堵的临床研究.中华心血管病杂志，24：391，392

熊鉴然，等.1997.经皮未闭动脉导管弹簧栓栓堵方法的临床研究.中国循环杂志，11：380-382

Cho EH, et al. 2013. Transcatheter closure of patent small ductus arterious with Amplatzer vascular plug. Am J Cardiology, 111（7）：104B

Hines MH, et al. 1998. Video-assisted thoracoscopic ligation of patent ductus arteriosus：safe and outpatient. Ann Thorac Surg, 66：853-858

Liu YL, et al. 1997. Transthoracic echocardiography guided percutaneous transcatheter coil closure of patent ductus arteriosus.

Ultrasound International, 3：178-187

Masura J, et al. 1998. Catheter closure of moderate-to large-sized patent ductus arteriosus using the new Amplatzer duct occluder：immediate and short-term results. J Am Coll Cardiol, 31：878-882

Radtke WA. 1998. Current therapy of the patent ductus arteriosus. Curr Opin Cardiol, 13：59-65

Rao PS, et al. 1998. Results of transvenous buttoned device occlusion of patent ductus arteriosus in adults. International Buttoned Device Trial Group. Am J Cardiol, 82：827-829

Schmaltz AA, et al. 1997. Patent ductus arteriosus occlusion by detectable spring coils：successful German-Russian cooperation. Eur Heart J, 18：1514

Silverman NH, et al. 1974. Echocardiographic assessment of ductus arteriosus shunt in premature infants. Circulation, 50：821-825

Smallhorn JF, et al. 1982. Suprasternal cross-sectional echocardiography in assessment of patent ductus arteriosus. Br Heart J, 321-330

Smith GC. 1998. The pharmacology of the ductus arteriosus. Pharmacol Rev, 50：35-58

Tometzki AJP, et al. 1996. Total UK multi-centre experience with a novel arterial occlusion device（Duct Occlud pfm）. Heart, 76：520-524

Vick GW, et al. 1985. Assessment of the ductus arteriosus in preterm infants utilizing suprasternal two-dimensional/Doppler echocardiography. J Am Coll Cardiol, 5：973-977

Wong JA, et al. 1998. Validation of color Doppler measurements of minimum patent ductus arteriosus diameters：significance for coil embolization. Am Heart J, 136（4 Pt 1）：714-717

Xiong JR, et al. 1995. Echocardiographic guidance of percutaneous transcatheter closure of patent ductus arteriosus. Circulation, 92：1-729

第二十七章　肺动静脉瘘

第一节　概　　述

肺动静脉瘘（pulmonary arteriovenous fistulae，PAF）也称为肺动静脉畸形，指肺动脉与肺静脉之间存在异常血管直接连通的肺血管畸形，部分肺动脉血液可通过瘘管经肺静脉或直接回流到左心房，产生右向左分流。

大多数肺动静脉瘘系先天性肺血管畸形，是肺部毛细血管发育畸形所致。极少数系肺部炎症、肿瘤、寄生虫、外伤等后天性因素侵犯肺血管，在肺动静脉之间形成瘘管所致，称为继发性肺动静脉瘘。

本病较少见，以青年男性多见，往往需要与紫绀型先天性心脏病等相鉴别。1897 年 Churton 首次报道尸检的肺动静脉瘘病例，但直至 1939 年才在患者生前得到临床诊断并手术治愈。近年已开展采用弹簧栓等材料进行介入治疗。在 30% ～ 60% 的本病患者，肺动静脉瘘是遗传性出血性毛细血管扩张症或 Rendu-Osler-Weber 综合征表现的一部分，而在后者有 15% 的患者合并肺动静脉瘘。

本病总的预后通常较好，仅少数可导致比较严重的影响。本病可合并颅内、胃肠道等其他部位的血管畸形，从而可导致相关部位出血。另外，右侧心血管的栓子可通过肺动静脉瘘到达体循环动脉系统，造成体循环栓塞或脑脓肿，造成严重的后果。在女性妊娠期间，由于全身血容量增加，心排血量增加，经过肺动静脉瘘的分流量可明显增加，有可能导致危及生命的低氧血症。

第二节　病理解剖和病理生理

肺动静脉瘘可发生于肺任何部位，多数为局限性，其中以右肺中叶和两侧肺下叶多见，瘘管可为单个或多个，多数局限于肺叶，少数可多处发生，有的患者甚至呈弥漫性病变，累及整个肺部。肺动静脉瘘瘘管的粗细不等，长度差别很大，多发性小肺动静脉瘘患者的瘘管可随年龄增长而增加、增粗。瘘管的管壁通常较薄，局部多数呈动脉瘤样改变，可有一条或多条肺动脉分支连通瘘管，引流入一条或多条肺静脉。有的瘘管直接与左心房连接，单纯与左心房直接连接者可称为肺动脉－左心房瘘。可合并其他心血管畸形，也常合并其他部位的动静脉瘘。一半以上患者可合并皮肤黏膜毛细血管扩张、血管瘤等，具有家族性倾向。本病患者由于部分肺动脉体循环静脉血可从瘘管经肺静脉或直接分流到左心房，形成右向左分流，与来自肺静脉的氧合血混合，使体循环动脉的血氧饱和度降低，造成发绀（图 27-1）。

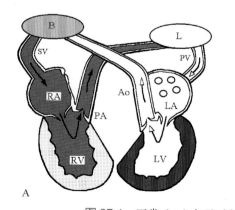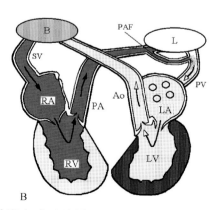

图 27-1　正常（A）与肺动静脉瘘（B）血液循环示意图
心血管腔内深灰色代表体循环静脉血，浅灰色代表混合血，箭头代表血流方向。B. 体循环；L. 肺循环；SV. 体循环大静脉

右向左的分流量取决于瘘管的大小，分流量较小者对血流动力学的影响轻微，通常不产生明显的肺动脉压升高。瘘管特别粗大者，有大量的右向左分流，甚至可达右心排血量的一半以上，明显增加心脏负担，可导致右心室肥厚、扩张，甚至心力衰竭。少数肺动静脉瘘患者可出现瘘管部位感染、破裂等并发症。

第三节　临床表现和辅助检查

一、临床表现

分流量较小者通常没有明显的症状；分流量较大者可出现心悸、气短、胸痛、咯血、鼻出血、头晕、发绀，甚至出现晕厥、缺氧性发作或心力衰竭等症状。本病患者通常有程度不同的发绀，大部分患者可出现杵状指（趾），有的有皮肤、黏膜血管瘤。可出现心脏扩大，在多数患者的瘘管部位，可听到较粗糙的连续性血管杂音。在不合并其他心血管畸形的患者，在心前区通常没有明显的病理性杂音。

二、辅助检查

血常规检查可有红细胞增多、血红蛋白升高，体循环动脉血氧饱和度降低，降低程度通常与肺动静脉瘘大小一致。心电图通常无特异性表现，有的可出现右心室肥厚。胸部 X 线检查时，在病变肺部可出现单个或多个结节状血管影，通常有搏动性，与肺血管相连接，多数出现于肺下叶，肺动脉可扩大、搏动增强。心脏影可增大。CT 和 MRI 检查可显示肺动静脉瘘的部位、大小、数量等。心导管检查和心血管造影可显示肺动静脉瘘的部位、形态、大小及其右向左分流。

第四节　超声心动图检查

本病患者心内结构通常无异常，主要的病理解剖改变为肺内动脉与静脉毛细血管前出现异常交通口，肺动脉与肺静脉之间出现异常血流交通口，形成肺内动脉与静脉毛细血管前水平的右向左分流，超声心动图对检出本病有一定的局限性，能够对本病进行确诊的主要方法为右心声学造影。

M 型超声心动图对本病的诊断无特异性，瘘口小的患者心腔无明显改变。部分患者于主动脉波群及心室波群显示右心房、右心室增大，右室流出道增宽及室间隔的运动形态异常（图 27-2），但多数患者各部位的心内结构通常无异常发现，其就诊的主要原因为出现杵状指（趾）及口唇发绀。

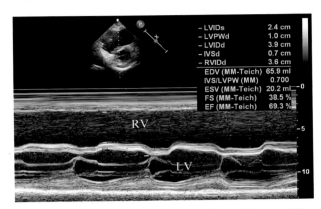

图 27-2　肺动脉 - 肺静脉瘘心室波群 M 型超声心动图
右心室增大，室间隔运动形态异常

二维超声心动图在左心室长轴、左心室短轴、心尖四腔心等断面，均可观察到部分患者的右心房、右心室增大，室间隔运动形态异常，但有的患者各房室径也可在正常范围。在大动脉短轴和主肺动脉长轴断面，可显示肺动脉内径增宽（图 27-3）。增宽的程度与肺动脉与肺静脉之间的分流量相关。

对检查右心增大，出现口唇青紫及杵状指（趾）的患者，如果心内结构未能探及异常表现，应考虑本病的可能性，可行右心声学造影检查协助诊断。

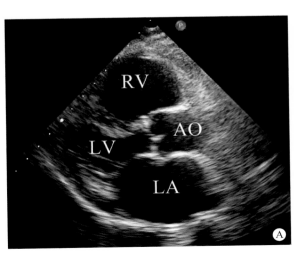

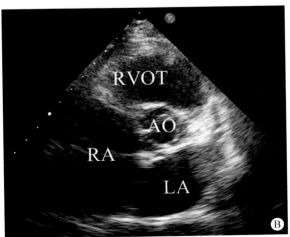

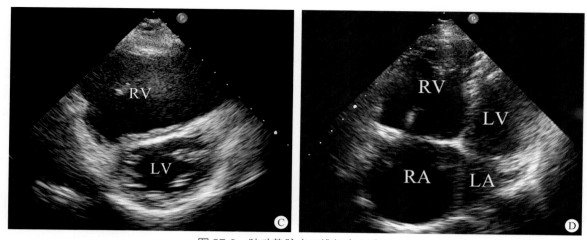

图 27-3　肺动脉瘘二维超声心动图

显示右心房室增大，右室流出道增宽，三尖瓣关闭不良，但无明确的房间隔回声脱失现象

多普勒超声检查：由于右侧心腔扩大，可造成三尖瓣、肺动脉瓣相对关闭不全，多普勒超声检查时，在收缩期可于右心房内探及源于三尖瓣口的蓝五彩镶嵌色反流性血流束，舒张期可于右室流出道探及源于肺动脉瓣口的红五彩镶嵌色反流性血流束。

右心声学造影是诊断本病的主要无创方法。一般从心尖四腔心、左心室长轴及左心室短轴断面观察，经周围静脉注入声学造影剂，右心房、右心室顺序充盈，通常在几个心动周期后，左心房、左心室出现造影剂回声，提示存在本病。左心出现造影剂的多少取决于肺动脉与肺静脉之间交通口的多少和内径大小（图 27-4、图 27-5）。

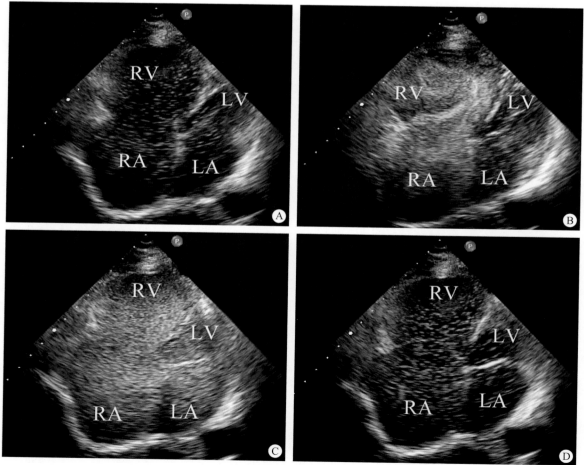

图 27-4　四腔心断面右心声学造影

从左肘静脉注入二氧化碳声学造影剂后，右心房、右心室顺序充盈，经过几个心动周期后，左心房、左心室出现造影剂，表明肺动静脉之间有右向左分流；

A ～ D 分别显示充盈的顺序及造影剂密度逐渐减低的过程

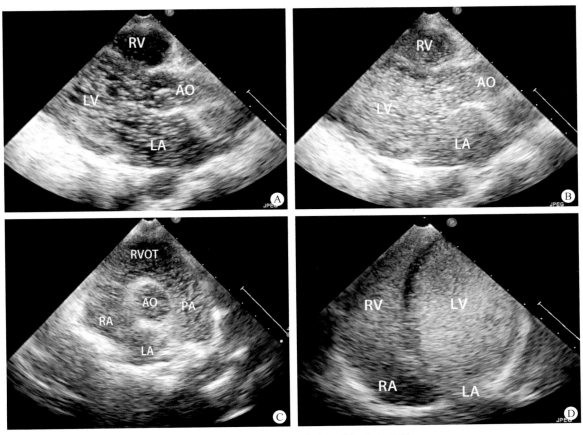

图 27-5　肺动脉 – 肺静脉瘘二维超声心动图

于左肘静脉注入右心声学造影剂后，右心房室出现造影剂回声，经几个心动周期后，未能探及房水平分流，但左心房室出现大量的造影剂回声，说明肺动脉和肺静脉之间出现大量的分流。A、B. 左心室长轴断面；C. 大动脉短轴断面；D. 四腔心断面

第五节　鉴别诊断

（一）房间隔缺损

诊断本病时，应注意与有右向左分流的房间隔缺损相鉴别。房间隔缺损合并肺动脉高压者，可出现房水平的右向左分流，在右心房、右心室充盈声学造影剂后的瞬间，左心房、左心室即出现造影剂回声。肺动静脉瘘的分流位于肺动静脉之间，造影剂需从右侧心腔→肺动脉→肺动静脉瘘→肺静脉→左心房，其行程较长，故左侧心腔出现造影剂回声的时间较晚，这是鉴别两者的关键。

（二）肺动脉高压

肺动静脉瘘还应注意与原发性肺动脉高压相鉴别。原发性肺动脉高压可使卵圆孔开放，左心房、左心室也可出现造影剂回声，但显影时间与合并肺动脉高压的房间隔缺损相似，患者虽可出现发绀，但通常无杵状指（趾）。

（三）肥大性骨关节病

肥大性骨关节病常伴有杵状指（趾），其指（趾）常呈匙状或手爪状或膝内、外翻性畸形，常使医生认为是肺动脉 – 肺静脉之间出现交通所致。

因此，在遇到此类患者时，如发现患者出现无原因的发绀和杵状指（趾），应考虑可能的病变。

房间隔缺损即便是病程较长的成人患者，也不可能出现杵状指（趾），即便是出现肺动脉高压，也仅可能出现轻度发绀，而且在检查的过程中可发现房间隔组织出现断端，根据肺动脉高压的程度，房水平可出现左向右或右向左的分流。

无房间隔缺损者，如室间隔组织的运动出现异常现象，肺动脉内径明显增宽，而无明确的杵状指（趾），应认真测量肺动脉压力，考虑肺动脉高压的可能性。

在检查的过程中，如果未发现房间隔中断现象，也无肺动脉高压的表现，而有明确的杵状指（趾）及明显的发绀现象，应考虑到本病的可能性，应采用右心声学造影检查，于左肘静脉注入右心声学造影剂加以证实。如注入造影剂后，右心房室顺序充盈，经过几个心动周期后，左心房室出现造影剂，即证实为本病。造影剂出现的多少，可反映肺动脉及肺静脉之间交通口的大小及数量。

如果心内各部位的组织结构未能检出异常，应考虑肺性肥大性骨关节病的可能性，应建议患者进行骨科检查。

第六节 治疗方法的选择

本病无法使用外科手术治疗，因为本病一般交通口位于肺内，且交通口较多，外科手术无法将所有的交通口进行结扎。因此，本病所常用的治疗方法是在常规心血管造影下行肺静脉与肺动脉之间的交通口封堵治疗，但因本病通常交通口较多，治疗仅能达到尽量减少分流量的目的，而彻底消除分流者极少。

（刘延玲　熊鉴然）

参 考 文 献

Dieter RA Jr. 1995. Pulmonary arteriovenous malformation. Angiology，46：969-971

Fiane AE，et al. 1995. Congenital pulmonary arteriovenous fistula. Eur J Cardiothorac Surg，9：166-168

Hirota S，et al. 1998. Pulmonary arteriovenous fistula：long-term results of percutaneous transcatheter embolization with spring coils. Radiat Med，16：17-23

Lewis AB，et al. 1978. Echocardiography and perfusion scintigraphy in the diagnosis of pulmonary arteriovenous fistula. Chest，73：675-677

Murakami T，et al. 1991. Diffuse pulmonary arteriovenous fistula shown by contrast echocardiography and pulmonary angiography. Pediatr Radiol，21：128

Sommer B，et al. 1990. Pulmonary arteriovenous fistula：ultrasonographic approach. Pediatr Radiol，20：353，354

Sugita M，et al. 1996. Usefulness of ultrasonography in operation for pulmonary arteriovenous fistula. Ann Thorac Surg，61：1821-1823

第二十八章　冠状动脉瘘

第一节　概　述

冠状动脉瘘为先天性冠状动脉异常中发病率较高的一种疾病，虽然左冠状动脉和右冠状动脉的起始端均位于原正常部位，但其主干或分支与某个心腔或血管相通。形成冠状动脉与心房、心室、肺动脉、冠状静脉窦及上腔静脉之间的分流，由于胎儿早期心肌组织发育异常，使心肌间的窦状隙保持开放状态，使冠状动脉与某个心腔之间出现瘘口。

右冠状动脉瘘的发病率远高于左冠状动脉瘘。约90%的冠状动脉瘘为右冠状动脉瘘，而冠状动脉瘘的发病率高于冠状动脉异常起源，占先天性心脏病的 0.26% ～ 0.40%，但其发病率约占冠状动脉畸形的43%。由于冠状动脉瘘的血流动力学改变仅为冠状动脉与心腔和血管之间形成血流的异常交通，对于患者的危害则低于冠状动脉异常起源。

冠状动脉瘘（coronary artery fistula，CAF）是指冠状动脉的血液从冠状动脉经瘘管分流到有关心腔和血管。根据 CAF 的引流部位，又分别称为冠状动脉 – 心腔瘘和冠状动脉 – 冠状静脉瘘（coronary arteriovenous fistula）等。一般可根据其起源和引流部位进行命名，如左冠状动脉 – 右心室瘘、右冠状动脉 – 右心房瘘等。

第二节　病理解剖和病理生理

一、病理解剖

一般认为，CAF 系胎儿心血管系统发育过程中，心肌窦状间隙未退化而持续存在所致。CAF 通常为单发，少数可多发，后者可来自相同或不同的冠状动脉。90% 的 CAF 起源于单支冠状动脉，其中大部分起源于右冠状动脉（55% ～ 60%），少数起源于左冠状动脉（35% ～ 40%）；极少数可分别来自左前降支、左旋支和右冠中的两支甚至三支冠状动脉，罕见，迄今文献报道不超过 20 例。CAF 可起自冠状动脉主干或其分支的近端、中部或远端。

CAF 一般与附近的心腔或大血管相通，形成异常交通分流，出口多数为一个，少数有两个或两个以上，后者的出口可引流入相同或不同的部位。大多数 CAF 引流入右心系统，其中 40% 入右心室，25% 入右心房（图 28-1），15% ～ 20% 入肺动脉，7% 入冠状静脉窦，1% 连接上腔静脉。引流入左心系统者相对少见，约 5% 入左心房，3% 入左心室，极少数入支气管动脉等其他动脉。极个别 CAF 从左冠主干分叉处→左前降支远端→肺动脉，形成较复杂的分流过程。CAF 瘘管的长度和

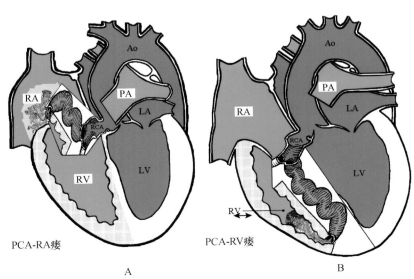

PCA-RA瘘　　　　　　　PCA-RV瘘

A　　　　　　　　　　B

图 28-1　冠状动脉瘘示意图

A. 右冠状动脉瘘入右心房；B. 右冠状动脉瘘入右心室

内径差异很大，长度可达十余厘米，内径细小者仅1～2mm。多数CAF较粗大，呈血管瘤样扩张，路径迂曲，并可在局部形成冠状动脉瘤。少数CAF巨大，其腔内形成附壁血栓、钙化，瘤壁厚薄不一，有的可破裂。CAF可接受一支或多支冠状动脉，通过一个或多个狭窄的开口引流。与CAF相通的其他冠状动脉分支可完全正常，也可合并畸形。

冠状动脉瘘可根据冠状动脉瘘口所在的部位分为两大类：①冠状动脉与静脉系统之间存在瘘，出现左向右分流，即冠状动脉与右心房、右心室、肺动脉或腔静脉之间形成交通。②体循环的内瘘，即冠状动脉与左心房、左心室、肺静脉的左心系统出现交通，产生左向左分流。

CAF可单独发生，也可合并房间隔缺损（ASD）、室间隔缺损（VSD）、动脉导管未闭（PDA）、肺动脉狭窄等其他心血管畸形。

二、病理生理

CAF连接右心系统者，可出现左向右分流，形成与PDA或窦瘤破入右侧心腔相类似的病理生理变化。分流明显者会加重左心室负担，久之造成左心室扩张、肥厚和心力衰竭。

CAF连接左心系统者，出现左向左分流，其中瘘管连接左心室者一般只在舒张期出现分流，但连接左心房者则出现连续性左向左分流，两者均可形成与主动脉瓣关闭不全相类似的病理生理变化。

心脏负荷加重的程度主要取决于瘘管的粗细。CAF分流较少，一般影响较小，但瘘管粗大者分流明显，对血流动力学的影响较大。

冠状动脉血液经CAF分流，使相关冠状动脉内的血流量迅速减少，尤其在舒张期，可导致灌注压迅速下降，影响局部的血液供应，造成所谓的"窃血现象"，导致心肌缺血。患者同时合并冠状动脉粥样硬化、CAF局部的附壁血栓、赘生物脱落栓塞冠状动脉分支等，也是导致心肌缺血的其他原因。短暂的心肌缺血可引起心绞痛，持续严重的心肌缺血将导致心肌坏死，长期反复的心肌缺血可引起心肌破坏和心功能降低，最终出现心力衰竭。心肌缺血可产生各种心律失常，甚至猝死。

三、临床表现

本病患者的临床表现主要取决于CAF对心脏血液供应的影响程度和合并的心血管畸形。胎儿的生长发育一般不受影响，故出生时多数无特殊表现，随后有的完全没有症状，有的症状明显。20岁以前仅19%出现症状，而20岁以后有63%出现症状，中年患者一般都有症状。

通常有活动后气短、心悸、容易疲劳等，特征性症状是典型或不典型的心绞痛，多数在活动时出现，与冠心病心绞痛相似。婴儿患者可在进食喂奶时出现阵发性不安、躁动、呼吸困难、面色苍白和出汗等。有的可出现持续性心前区疼痛，有的可出现突然晕厥，甚至猝死。

多数患者在心绞痛发作时可有出汗、呼吸急促、心率加快等。心力衰竭时出现肺部呼吸音增粗、啰音、心脏扩大，有的可出现颈静脉压升高、肝脏肿大和周围水肿等。分流量大的患者可出现周围血管体征。

肺动脉高压时，肺动脉瓣区第二心音增强、分裂，有的可出现第三心音和第四心音、奔马律等。大多数患者有心脏杂音，杂音的部位、响度、传导方向和范围等差异较大，一般出现于CAF的相应部位，呈连续性或以收缩期为主的杂音，多数伴有震颤，有的只有舒张期杂音和震颤。通常与PDA不同，杂音的部位较低，但少数引流入肺动脉的CAF，杂音部位可偏高。心力衰竭和左心室扩张者，可出现二尖瓣关闭不全的杂音等。

四、辅助检查

心电图多数没有特异性表现，有的出现左心室扩大、肥厚和劳损，可出现各种心律失常，尤其是房性心律失常。有的出现心肌缺血的心电图表现，尤其是有心绞痛或心肌梗死的患者，但从心电图上往往难以与其他冠状动脉病变相鉴别。

胸部X线表现类似于PDA，多数患者的心脏影大小和肺血正常，有的患者出现肺血增加、左心室扩大，心力衰竭和肺动脉高压者可出现相应表现，巨大冠状动脉瘤者可出现团块状阴影。

心导管检查和心血管造影往往具有确诊价值，可明确CAF的部位、长短、内径和合并畸形等。CAF开口于右侧心腔，可分别出现室水平、房水平或肺动脉水平的左向右分流。心血管造影的帮助往往极大，一般采用升主动脉造影和选择性冠状动脉造影，必要时采用一些特殊的投影部位检查。

心脏放射性核素检查可能对确定患者的心肌缺血状态有帮助，磁共振检查有助于确定并发的心血管畸形。

第三节　超声心动图检查

除心血管造影外，综合性超声心动图检查是诊断本病最可靠的无创性方法。尤其是二维超声心动图，可显示扩张的冠状动脉及其走行和引流部位等直接征象，同时可显示CAF所导致的心腔扩大等表现，并能显示

CAF与周围心血管组织结构的关系及合并的其他心血管畸形等。彩色多普勒可显示经CAF瘘入心腔的血流，一般先采用二维超声确定出现CAF的冠状动脉走行及其瘘口所在的部位，再采用彩色多普勒超声观察瘘口的分流量，必要时进一步采用经食管超声检查（TEE）以明确诊断。

一、M型超声心动图

M型超声心动图通常无特异性表现，如CAF的瘘口较大，可显示瘘口所在心腔的容量负荷增加，心腔增大，室间隔与室壁的运动幅度增强。

二、二维和彩色多普勒超声心动图

二维和彩色多普勒超声心动图是诊断本病的主要手

段，二维结合彩色多普勒等超声检查，可检出CAF的部位、走向、长度、内径、形态及其瘘口的分流部位。CAF引流入右心室者，瘘口多在右心房室沟、右心室圆锥部或右心室膈面；引流入右心房者，瘘口多在右心房前壁、后壁或上腔静脉开口处，但CAF部位及其瘘口的分流部位往往多变，有时甚至很复杂。

1. 右冠状动脉瘘 起源于右冠的CAF，瘘管开口于右心房、右心室者比较多见，少数也可开口于左侧心腔。在左心室长轴、大动脉短轴及五腔心断面均可显示出右冠状动脉内径增宽，可视长度明显增加（图28-2）。

（1）右冠状动脉瘘入右心房、右心室：于左心室长轴断面观察时，主动脉右窦部位可显示内径增宽的右冠状动脉，向右侧走行，沿右心室壁至房室沟三尖瓣环下方。通常于四腔心断面可显示增粗的右冠状动脉瘘横断面。而从左心室长轴断面向左心室短轴断面扫查时，可探及增粗的右冠状动脉瘘管及其走行路径。

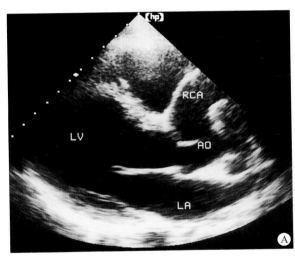
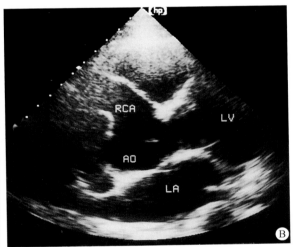

图 28-2 右冠状动脉瘘

右冠状动脉内径明显增宽，可视长度增加。A.左心室长轴断面；B.心尖五腔心断面

一般CAF的冠状动脉起始部位明显增宽，随后逐渐变窄，而进入心腔后的瘘口内径通常较小。在部分CAF患者，可在冠状动脉走行过程中，局部形成巨大的冠状动脉瘤。右冠状动脉瘘入右心的瘘口常位于右心室瓣环三尖瓣前叶的根部或房间隔的右心房面。部分右冠状动脉的路径迂曲、较长。

采用彩色多普勒检查，可显示CAF瘘口所在的心腔出现五彩镶嵌的高速血流，其起始的部位常为心室壁或房室瓣叶的根部，与心腔内的其他血流截然不同（图28-3）。

部分右冠状动脉瘘入右心室者，通常其瘘口位于三

尖瓣前叶根部的右心室侧，由于瘘口较长，而且瘘入右心室的为五彩镶嵌色高速连续性血流，与右心室心腔内的正常血流有显著的差异，易检出（图28-4）。

（2）右冠状动脉瘘引流入左心房、左心室：部分患者的右冠CAF瘘口可开口于左心房，也可瘘入左心室，此类患者的CAF行程多数较长，且局部易形成巨大的冠状动脉瘤。从大动脉短轴断面可见粗大的CAF向左侧走行，沿左侧房室沟进入左心房，一般开口于房间隔的左心房侧。但瘘入左心室者，可出现心肌供血不足现象，还可形成室壁瘤（图28-5）。

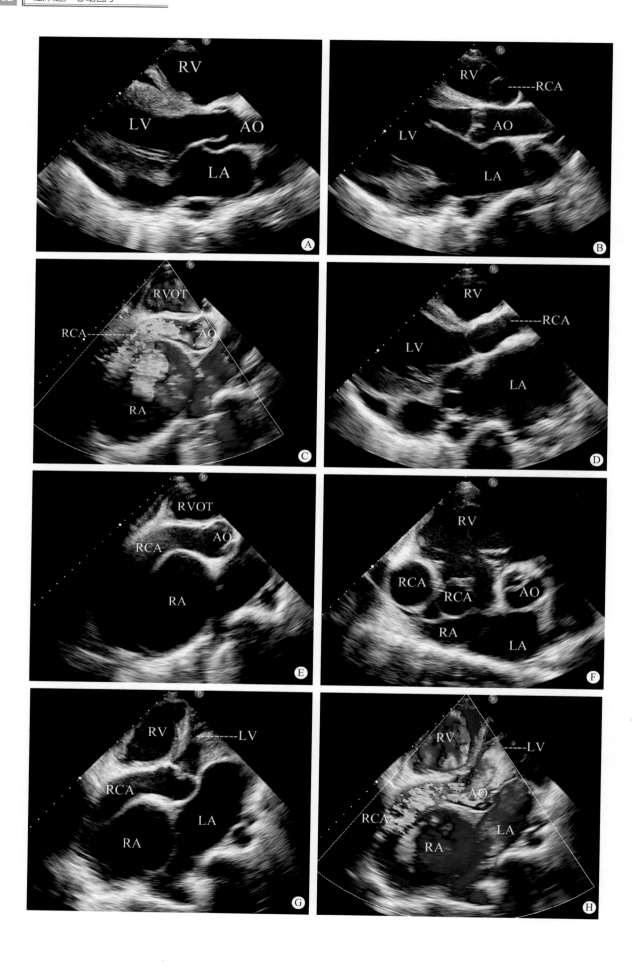

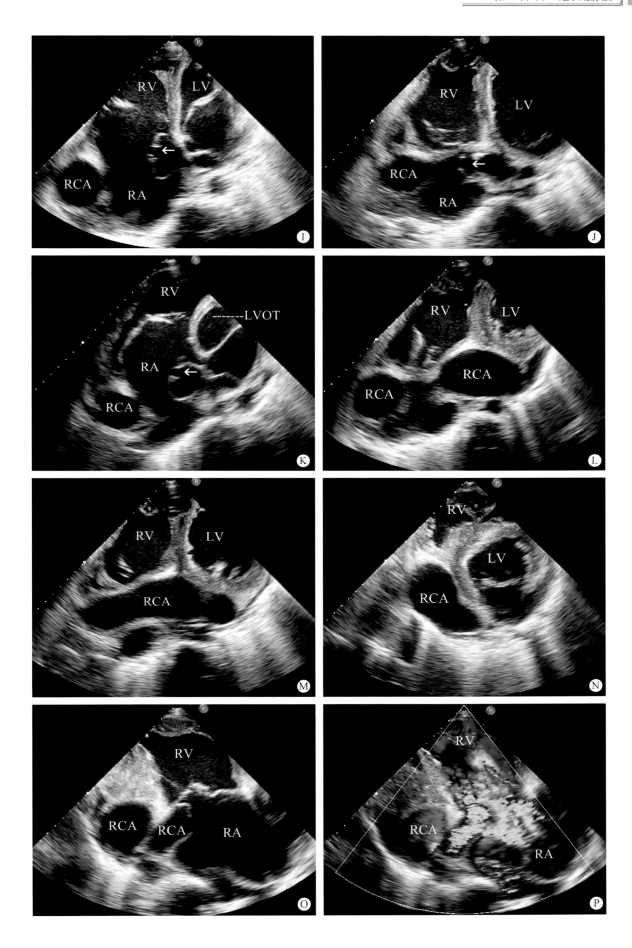

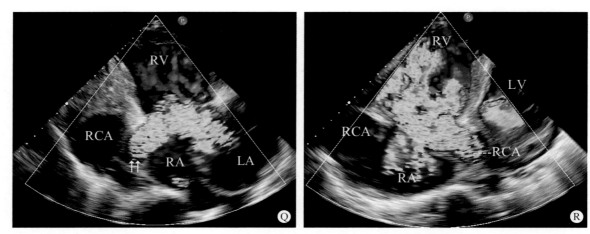

图 28-3　右冠状动脉右心房瘘二维及彩色多普勒超声心动图

显示全心增大，以右心房室为著，主动脉内径相对细小，右室流出道部位可显示部分内径增宽的右冠状动脉，增宽的右冠状动脉与主动脉（箭头所示）之间呈角状改变，改变扫描角度后，左心室长轴断面显示出明显增宽的右冠状动脉，可视长度增加，路径迂曲，经右心房室交界部的房室瓣环，显示出明显增宽的右冠状动脉向右后下方走行，并向左后方向行至左侧房室瓣环，迂曲路径至房间隔的右心房侧，呈串珠样改变，开口部位的右冠状动脉呈瘤样改变，瘘口位于房间隔的右心房侧（箭头所示）。彩色多普勒观察，显示增宽的右冠状动脉血流大量分流入右心房内。A. 左心室长轴断面；B. 类左心室长轴断面；C 和 D. 大动脉短轴断面；E. 大动脉短轴断面彩色多普勒图像；F. 类四腔心断面；G. 大动脉短轴断面；H. 五腔心断面；I. 五腔心断面彩色多普勒图像；J. 心尖四腔心断面；K. 四腔心断面彩色多普勒图像；L. 类四腔心断面；M. 右室流入道断面；N. 心尖五腔心断面；O. 心尖五腔心断面；P、Q. 右室流入道断面彩色多普勒图像；R. 右心房室断面彩色多普勒图像

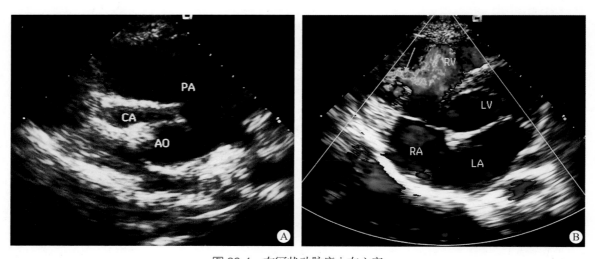

图 28-4　右冠状动脉瘘入右心室

右侧房室交界部位三尖瓣前叶的根部显示出冠状动脉瘘口，彩色多普勒观察时，显示冠状动脉血流分流入右心室（箭头所示）

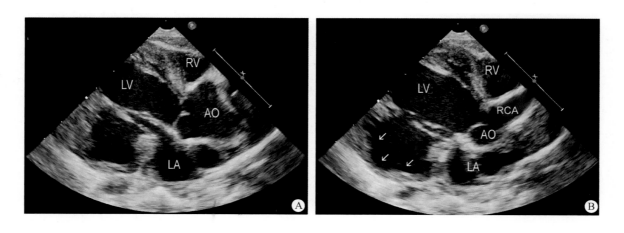

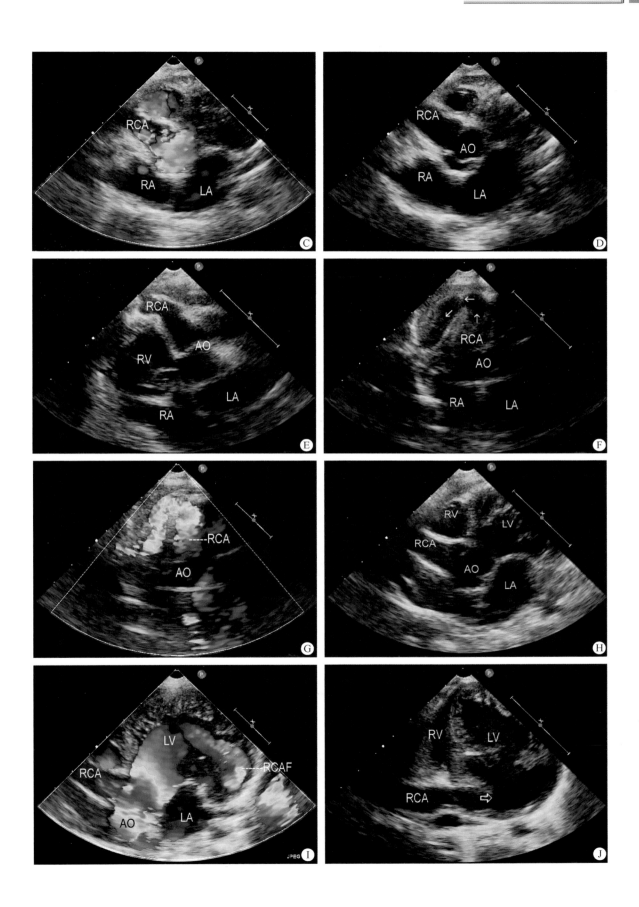

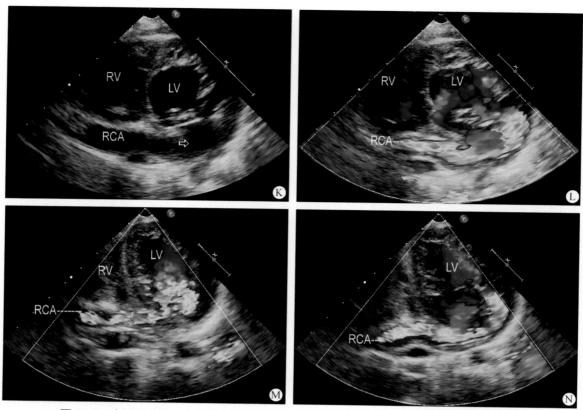

图 28-5 右冠状动脉 – 左心室瘘、左心室下壁室壁瘤形成二维及彩色多普勒超声心动图

右冠状动脉增宽，其路径向右前后下方迂曲（图 F 箭头所示），经房室瓣环进入左心室，左心室的后下壁形成室壁瘤（图 B 箭头所示），彩色多普勒显示瘘口位于二尖瓣后叶的根部（图 I），右冠状动脉的大量血流瘘入左心室。A. 左心室长轴断面；B. 类左心室长轴断面；C. 大动脉短轴断面彩色多普勒图像；D. 大动脉短轴断面；E. 类四腔心断面；F. 类大动脉短轴断面；G. 大动脉短轴断面彩色多普勒图像；H. 五腔心断面；I. 五腔心断面彩色多普勒图像；J. 四腔心断面；K. 左心室短轴断面；L ～ N. 五腔心断面彩色多普勒图像

（3）右冠状动脉瘘引流入肺动脉：比较少见，多数是右冠状动脉的细小分支形成 CAF 瘘管开口于主肺动脉内，二维超声一般不易发现，仅彩色多普勒超声能提示。如果右冠 CAF 比较粗大，检查时可沿粗大的 CAF，从左心室长轴断面，将探头朝向左锁骨方向，往往可探及粗大的右冠 CAF 朝向肺动脉走行（图 28-6）；探头旋转至近似于大动脉短轴断面时，即可探及开口于肺动脉内的 CAF 瘘口。彩色多普勒可于 CAF 瘘口所在的心腔内探及火苗状的异常分流血流。

2. 左冠状动脉瘘 其发病率较右冠 CAF 低，从左心室长轴断面通常不易观察到增粗的左冠 CAF 及其走行，而从大动脉短轴和心尖五腔心断面观察通常较清晰。

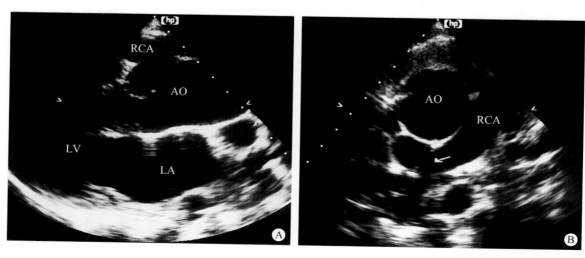

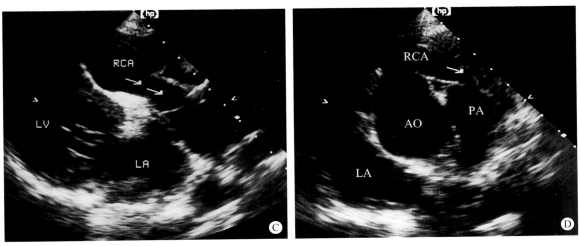

图 28-6　右冠状动脉 – 肺动脉瘘二维超声心动图

右冠状动脉增宽，向左后下方走行进入肺动脉，瘘口位于主肺动脉腔内（箭头所示）。A. 左心室长轴断面；B. 大动脉短轴断面；C. 左心室短轴 – 右室流入道断面；D. 大动脉短轴断面

（1）左冠状动脉瘘入左心房、左心室：可观察到左心房、左心室扩大，室壁运动幅度增强。从大动脉短轴或心尖五腔心断面观察，可见扩张的冠状动脉走行于左侧房室沟，可寻找到其瘘口。开口于左心室的 CAF 瘘口通常位于二尖瓣后瓣根部。如瘘入左心房，则 CAF 瘘口通常位于房间隔的左心房面，此类患者常可在左心房内探及呈圆形的回声，为扩张的冠状动脉横断面。

（2）左冠状动脉瘘入右心房、右心室：比较少见，其一般走行较复杂，路径多迂曲，而且行程较长，但 CAF 管腔的内径增粗一般不明显。彩色多普勒可显示出多样的异常血流走行，如 "S" 形，其 CAF 瘘口位于右心室内，血流呈红五彩镶嵌色（图 28-7）。

左冠状动脉瘘入右心室的路径往往不尽相同，但多迂曲，行程较长。因此，在检查的过程中，应注意追寻其路径，追寻冠状动脉走行的过程中有无局部形成的冠状动脉瘤，这对确定采取何种治疗方法起到决定性的作用。

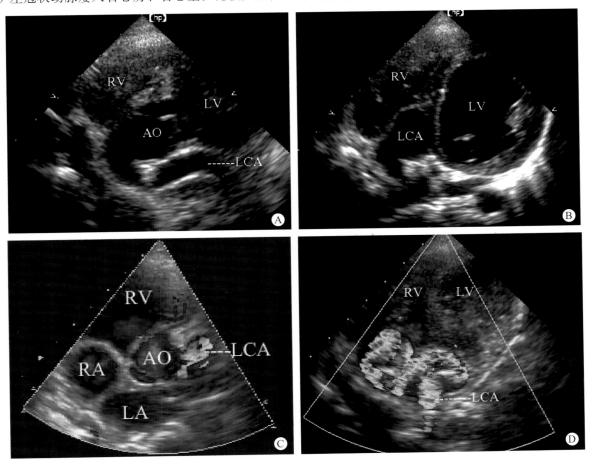

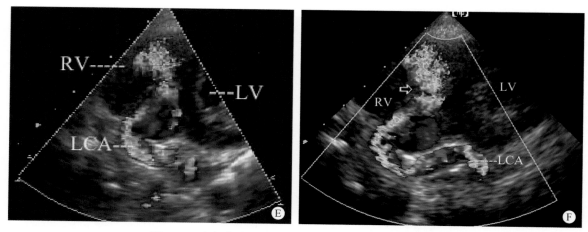

图 28-7　左冠状动脉 – 右心室瘘二维及彩色多普勒图像

左冠状动脉扩张，路径异常，形似 "S"。彩色多普勒观察，可见瘘口位于右心室腔内，异常血流呈五彩镶嵌色。A. 五腔心断面；B. 左心室短轴断面；C. 大动脉短轴断面彩色多普勒图像；D ～ F. 类左心室短轴断面彩色多普勒图像

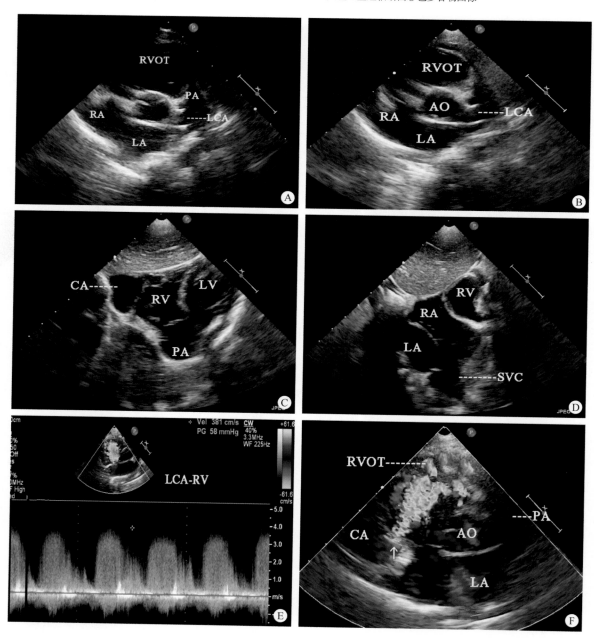

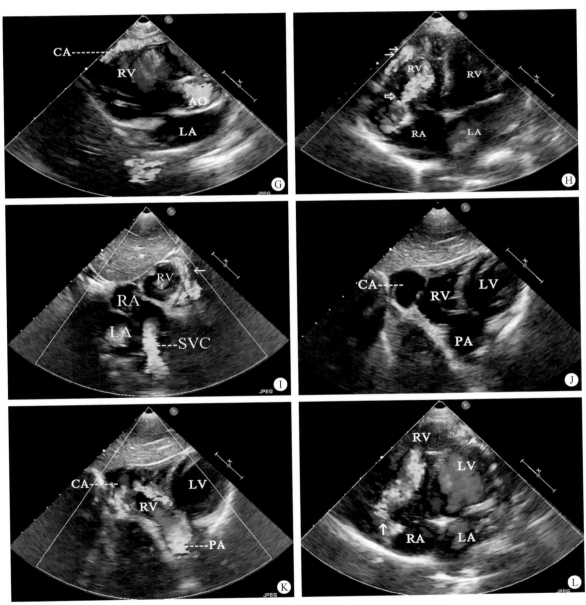

图 28-8　左冠状动脉 – 右心室瘘彩色多普勒超声心动图

左冠状动脉内径增宽，路径迂曲，走行于心室外侧壁，经右侧房室瓣环部位，于右侧房室交界水平瘘入右心室（箭头所示）。
A、B.大动脉断面；C.剑突下肺动脉 – 右心房室断面，显示增宽的左冠状动脉；D.显示剑突下双心房右心室断面，显示上腔静脉内径增宽；E.左冠状动脉分流性血流频谱：呈连续性血流频谱；F、G.彩色多普勒大动脉短轴断面：显示左冠状动脉走行的路径及分流的入口；H.彩色多普勒四腔心断面：显示左冠状动脉的瘘口位于右侧房室瓣环水平，冠状动脉血流瘘入右心室；I.剑突下彩色多普勒超声断面：显示左冠状动脉的走行路径（箭头所示）及上腔静脉血流增多、速度增快；J.剑突下肺动脉双心室断面：显示增宽的左冠状动脉；K.彩色多普勒剑突下肺动脉双心室断面：显示左冠状动脉血流瘘入右心室；L.彩色多普勒四腔心断面：显示左冠状动脉的路径及位于右侧房室瓣环部位的瘘口（箭头所示）

部分患者的左冠状动脉也可瘘入右心房（图 28-9）。

（3）左冠状动脉瘘入室间隔：少数 CAF 可从左冠状动脉→室间隔→左心室或右心室。从心尖五腔心断面可观察到粗大的 CAF 从左侧下行，经左心室面进入室间隔内，使室间隔形成夹层；有的 CAF 通过室间隔后引流入左心室。由于瘘管位于室间隔，CAF 开口处的

局部阻力多数较大，CAF 易形成局限性瘤样扩张，患者可出现全心扩大。

采用彩色多普勒观察，可见左冠 CAF 的血流通过室间隔引流入右心室，呈红五彩镶嵌色湍流性血流。彩色多普勒在诊断本病的过程中常起到非常重要的作用，因通过彩色血流的显示，可观察到冠状动脉的异常走行，

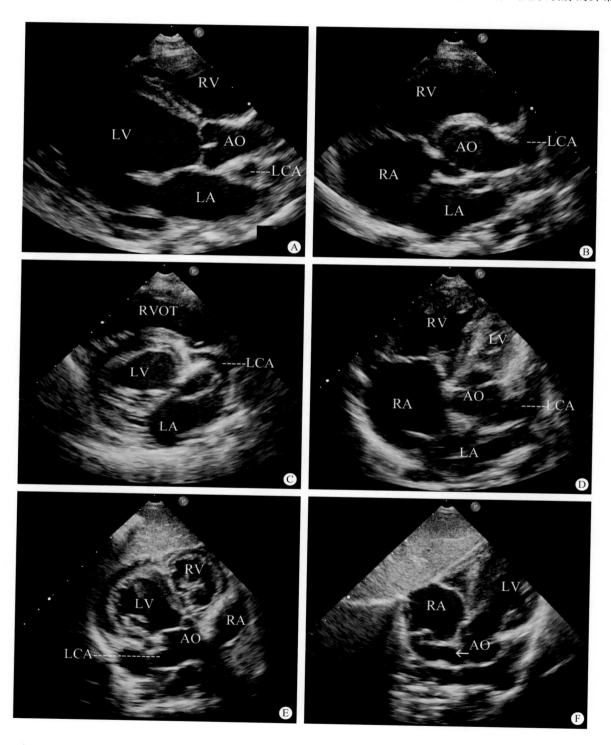

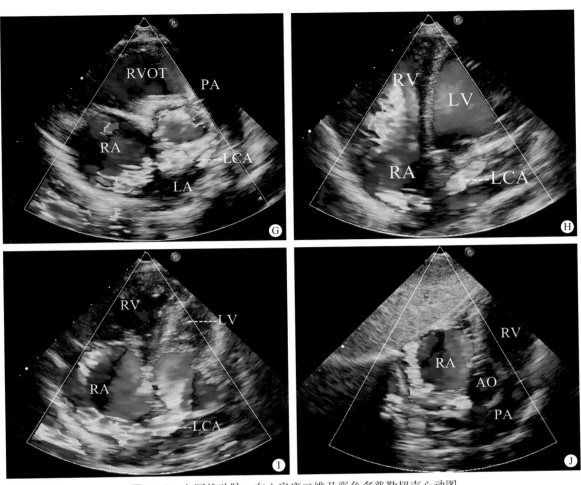

图 28-9　左冠状动脉 – 右心房瘘二维及彩色多普勒超声心动图

左冠状动脉增宽，可视长轴增加，并向后右下方走行，彩色多普勒显示左冠状动脉血流瘘入右心房。A. 左心室长轴断面；B. 大动脉短轴断面；C. 左心室短轴 – 右室流出道长轴断面；D. 五腔心断面；E. 剑突下双心室 – 主动脉断面；F. 剑突下五腔心断面；G. 大动脉短轴断面彩色多普勒图像；H. 四腔心断面彩色多普勒图像；I. 四腔心断面彩色多普勒图像；J. 剑突下大动脉短轴断面彩色多普勒图像

显示 CAF 瘘管开口所在的心腔，瘘口部位的流速一般不高。如 CAF 有局限性瘤样改变，通常在瘤体的出入口显示红五彩镶嵌色的湍流性血流。采用脉冲连续多普勒检查，在 CAF 瘘管开口所在的心腔内，可探及位于零线上的连续性低速血流频谱，一般为舒张期流速较高、收缩期流速较低的分流（图 28-10）。

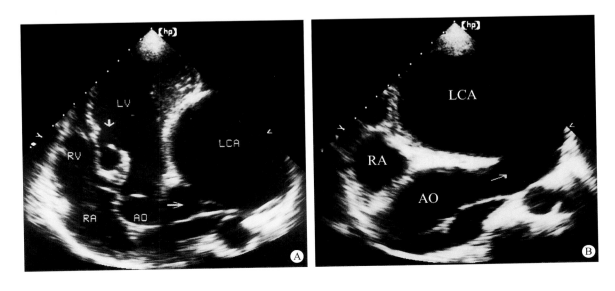

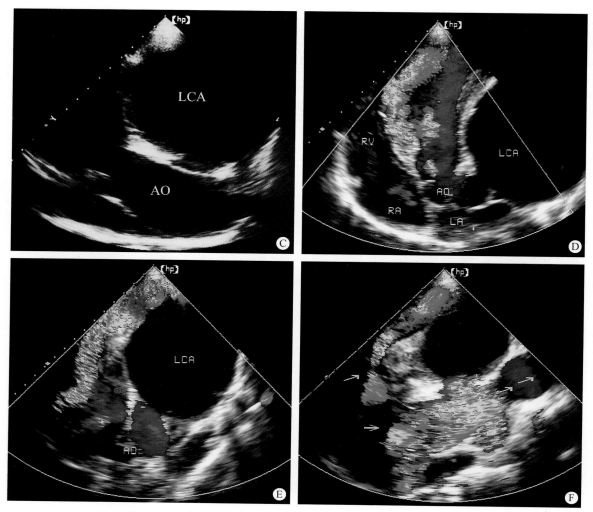

图 28-10　左冠状动脉 – 室间隔瘘二维及彩色多普勒超声心动图

左冠状动脉内径增宽，走行于室间隔内，致室间隔呈夹层样改变，局部呈瘤样扩张，彩色多普勒显示室间隔内出现丰富的五彩镶嵌色血流，最终瘘口位于右心室。A.五腔心断面；B.五腔心断面；C.类大动脉短轴断面；D ～ F.五腔心断面彩色多普勒图像

三、经食管超声心动图

对部分 CAF 走行探查不清的患者，可行 TEE 检查。TEE 检查时，一般需采用不同的探头平面，进行各种常规和非常规性断面的反复扫查，结合彩色多普勒超声检查，确定其形态结构和血流动力学状态。

如右冠 CAF，将探头置入距门齿 30 ～ 35cm 的食管内，位于 110° 时，显示出主动脉 – 左心室长轴断面，可探及增粗的右冠 CAF。将探头角度旋转至 0° 时，可显示增宽的右冠 CAF 的走行，CAF 瘘管开口于右心房者，CAF 通常向右上方走行。

彩色多普勒可清晰地观察到粗大 CAF 的走行，如CAF 局部形成瘤体，可清晰显示瘤体出入口的血流呈红五彩镶嵌色（图 28-11）。

总之，TEE 能较清晰地显示冠状动脉扩张的部位、CAF 走行、瘘管开口及其与周围结构的关系等，提供较

清晰的诊断信息，尤其是在显示 CAF 的走行方向、途径和引流部位、形态方面具有重要作用。

四、鉴别诊断

冠状动脉瘘易与冠状动脉异常起源于肺动脉相混淆，在检查的过程中应注意冠状动脉内径增宽的程度、起源的部位、各心腔内有无瘘口、心肌内有无血流出现。对于有丰富临床经验的医生来说，两者间的鉴别并不困难，但由于有些检查者对两种疾病的病理解剖和病理生理并未完全掌握，易做出错误的诊断。

与冠状动脉异常起源相鉴别：

（1）在正常情况下，心肌的血流是由冠状动脉供给的，所以如果冠状动脉起源于肺动脉，冠状动脉的血流走向异常，血流流向肺动脉，出现窃血现象，心肌内出现丰富的血流信息。在检查的过程中，如发现心肌内出现丰富的血流信息，应考虑到冠状动脉的起源异常；而

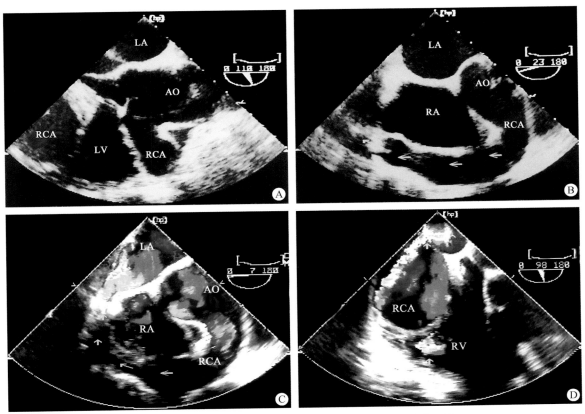

图 28-11　右冠状动脉 – 左心房瘘 TEE 二维及彩色多普勒图像

显示增宽的右冠状动脉局部形成冠状动脉瘤，并向左上方走行进入左心房（箭头所示），彩色多普勒显示其瘘口位于左心房。A. 左心室长轴断面；
B. 大动脉短轴断面；C. 大动脉短轴断面彩色多普勒图像；D. 类四腔心断面

心肌内无血流，且冠状动脉内径增宽的程度较重时，应考虑冠状动脉瘘的可能性，在检查的过程中应注意在各心腔内寻找瘘口和分流性血流。

（2）虽然两者均为冠状动脉系统出现异常，但冠状动脉瘘通常为患侧的冠状动脉内径增宽，而且增宽的程度较冠状动脉起源异常要严重，其路径迂曲。部分患者还可探及局限性冠状动脉扩张，呈瘤样改变，在某个心腔内可寻找到冠状动脉的瘘口。应用彩色多普勒观察时，可观察到冠状动脉血流分流入心腔内，心肌内不出现大量的血流回声。

一侧冠状动脉异常起源时，另一侧由于代偿血流增多，因此其内径呈代偿性增宽，即起源位置正常的冠状动脉内径增宽，但冠状动脉路径不迂曲，心腔内未能探及明确的瘘口及分流性血流，注意到此点，将有助于做出正确的诊断。

第四节　超声心动图检查对手术方式选择的指导意义

由于冠状动脉瘘的类型较多，个体差异较大，因此针对不同的个体应采取不同的手术方式。在超声心动图检查过程中，需要明确冠状动脉瘘的具体分支，确定其走行路径，其路径中有无形成局限性瘤样改变，瘤体的大小及瘘口所在的部位。

（一）介入治疗

为了减轻患者在治疗中的痛苦，对于瘘口较小、无局限性扩张的瘤体，且路径较短者，可采用经皮穿刺释放弹簧圈行冠状动脉瘘封堵术，阻止冠状动脉瘘入心腔。此法通常应用于右冠状动脉 – 右心室或右心房瘘。而对于瘘口较大者也可以应用 Amplatzer 封堵伞进行封堵术（见第十五章图 15-29）。

（二）外科手术治疗

手术可应用于所有类型的冠状动脉瘘，尤其是左冠状动脉 – 右心房或右心室瘘。因其路径较长，路径中常常出现局限性的扩张性瘤样改变，并呈迂曲状，分流量较大，不适合行介入治疗，应采用外科开胸结扎手术治疗。可于瘘口的起始端或心腔内的终末端进行结扎或缝合，终止分流即可。

因此，在本病的检查过程中，应仔细观察冠状动脉瘘口所在的部位及其路径，有无局限性扩张瘤，并与冠状动脉异常起源相鉴别，以便选择正确的治疗方式。

（刘延玲　然　鋈　熊鉴然）

参 考 文 献

熊鉴然，等 . 1997. 经皮导管巨大冠状动脉瘘的弹簧栓栓堵 . 心肺血管病杂志，16：22

Arazoza EA, et al. 1992. Coronary artery fistula：diagnosis by biplane transesophageal echocardiography. J Am Soc Echocardiogr，5：277-280

Dakik HA, et al. 1998. Fistula between left main, left anterior decending, and pulmonary arteries. Circulation，97：2091, 2092

Kalke B, et al. 1968. Localized aneurysm of the coronary arteries. Angiology，19：460-470

Karr SS, et al. 1992. Diagnosis of anomalous left coronary artery by Doppler color flow mapping：distinction from other causes of dilated cardiomyopathy. JACC，19：1271-1275

Lee WR, et al. 1997. Bilateral congenital coronary arteriovenous fistula with giant aneurysms. Circulation，95：2170, 2171

Meisser A, et al. 1997. Multiple coronary artery-left ventricular fistulae：haemodynamic quantification by intracoronary Doppler ultrasound. Heart，78：91-93

Nerantzis CE, et al. 1998. Variant of the left coronary artery with an unusual origin and course：anatomic and postmortem angiographic findings. Clin Anat，11：367-371

Rahmatullah SI, et al. 1998. Separate origins of all three major coronary arteries from the right sinus of Valsalva：a rare coronary artery anomaly. Cardiology，90：72-74

Roberts WC. 1986. Major anomalies of coronary origin seen in adulthood. Am Heart J，111：941-963

Salazar J, et al. 1992. Two-dimensional and Doppler echocardiography in the non-invasive diagnosis of coronary cardiac fistula. Pediatrie，47：477-480

Salloum JA, et al. 1991. Transesophageal echocardiography in diagnosis of aberrant coronary artery. Int J Cardiol，32：106-108

Zahn EM, et al. 1992. Echocardiographic diagnosis of fistula between the left circumflex coronary artery and the left atrium. Pediatr Cardiol，13：178-180

Zeppilli P, et al. 1998. In vivo detection of coronary artery anomalies in asymptomatic athletes by echocardiographic screening. Chest，114：89-93

第二十九章　冠状动脉异常起源

第一节　概　　述

正常冠状动脉（简称冠脉）从主动脉窦内发出，按照相对固定的途径和分支，在心脏表面走行，分布到心脏各部位，供应心脏所需血液，维持心脏正常的结构和功能。

人体通常有右冠状动脉和左冠状动脉两大支，多数以右冠状动脉较粗大，发出后降支，形成右优势型冠状动脉，其余则为均衡型或左优势型。左冠状动脉主干起自左冠窦，走行于主肺动脉与左心耳之间，通常在左冠状沟分成前降支和回旋支（详见第十九章）。经过气体和物质交换后的心脏静脉血，流经各级冠状静脉，最终经冠状静脉窦入右心房。

先天性冠状动脉畸形（congenital coronary artery anomaly，简称冠脉畸形）指冠状动脉起源部位、分布和结构的先天性异常，一般包括冠状动脉开口数量和（或）位置的明显异常，冠状动脉及其主要分支起源和（或）分布的明显畸形，冠状动脉瘘、冠状动脉瘤和冠状动脉先天性阻塞性病变等，后者包括冠状动脉闭锁、冠状动脉狭窄、壁间冠状动脉和肌桥等。冠状动脉的较小分支经常有解剖变异，不属于畸形范畴。冠状动脉畸形可单独出现，或并发于其他心血管畸形，后者相对多见。

冠状动脉畸形并非少见，在所有冠状动脉造影者中，冠状动脉畸形占 0.61% ～ 3%。冠状动脉畸形起源于肺动脉的发病率，在新生儿中仅占 1/30 万，占先天性心脏病患者的 0.24% ～ 0.46%。

冠状动脉畸形主要影响心脏的血液供应，故其预后取决于对心脏血液供应的影响程度和范围，总的来说预后不佳，患者可出现不同程度的心肌缺血，甚至猝死。其中，以冠状动脉异常起源于肺动脉者预后最差，尤其是全部冠状动脉畸形起源于肺动脉者通常无法生存，冠状动脉异常起源于主动脉的其他部位和其他冠状动脉畸形者，预后一般亦较差。

第二节　冠状动脉起源和分布畸形

（一）冠状动脉异常起源于肺动脉

冠状动脉异常起源于肺动脉（anomalous origin of coronary artery from pulmonary artery，图 29-1）指冠状动脉从主肺动脉或其分支发出，畸形起源的冠状动脉多数起自主肺动脉的左后窦或右后窦，极少数起自主肺动脉干，个别起自肺动脉分支。畸形起源的冠状动脉分支及其分布状况可以正常，也可异常。冠状动脉畸形起源于肺动脉，在胎儿时期一般不影响生长发育，但出生后对心脏的血液供应多数有明显的影响。

患婴的左心室通常有不同程度的扩张，但几乎没有肥厚，可有梗死区、斑片状纤维化和心内膜弹力纤维组织增生，有的有斑片状心肌钙化病变或室壁瘤形成。在存活的儿童或成年患者，其畸形起源的冠状动脉通常比较细小，管壁薄，而对侧冠状动脉及其分支往往扩张、迂曲，有侧支循环形成，多数有左心室扩张、肥厚和纤维化。

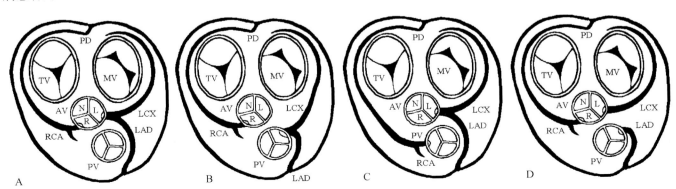

图 29-1　冠状动脉畸形起源于肺动脉主要类型示意图

起源正常的冠状动脉（A）、左冠状动脉（LCA，B）、右冠状动脉（RCA，C）、左前降支（LAD，D）畸形起源于主肺动脉。L. 左冠窦；

R. 右冠窦；N. 无冠窦

1. 左冠状动脉畸形起源于肺动脉 约占90%，其中多数是左冠状动脉主干，少数为左前降支、左回旋支或圆锥支，起源部位通常在肺动脉窦。一般左主干异常者预后最差，圆锥支异常者可无明显影响。

在出生后短期内，多数患者的肺动脉压力仍较高，肺动脉仍可灌注畸形起源的冠状动脉，勉强维持心肌的血液供应，通常不会立即出现心肌缺血。但随着肺动脉压降低，侧支循环尚未完善者可出现明显的心肌缺血，甚至发生急性心肌梗死。约88%的患者在1岁之内因心肌梗死死亡，仅10%可存活到成年，多数是属于侧支循环比较丰富的右冠状动脉优势型患者。

有的患者随肺动脉压进一步降低和侧支循环建立，右冠状动脉血液→侧支循环→左冠状动脉→肺动脉，造成左向右分流，出现"窃血现象"，从而造成右冠状动脉供血障碍，加重心肌缺血。

2. 右冠状动脉畸形起源于肺动脉左后窦或右后窦 畸形起源的右冠状动脉主要分布到右心室，在婴幼儿时期的临床表现一般不明显，多数可存活到成年。随着与左冠状动脉建立侧支循环，形成从左冠状动脉→右冠状动脉→肺动脉的左向右分流，也可出现"窃血现象"，导致心肌缺血，患者通常很难承受任何肺动脉压力增高的负荷。

3. 两侧冠状动脉均畸形起源于肺动脉 极少见，其血流动力学障碍极其严重，造成极为严重的心肌缺血，心脏结构和功能受损严重，患儿出生后常无法存活，故无实际临床意义。

（二）冠状动脉畸形起源于主动脉其他部位

患者的一侧或两侧冠状动脉，从其他主动脉窦、主动脉窦以外的主动脉或其分支发出（图29-2）。多数（96%）只有一支冠状动脉受累，少数患者两支冠状动脉均受累。

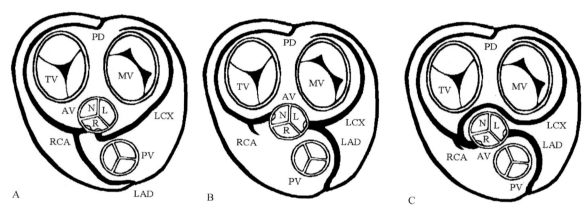

图29-2 冠状动脉畸形起源于其他冠状动脉窦示意图

A. 左前降支（LAD）起源于右冠状动脉，左回旋支（LCX）起源于右冠状窦；B. 右冠状动脉（RCA）起源于无冠窦；C. 左回旋支起源于右冠状动脉

1. 左冠状动脉畸形起源于右冠窦 左、右两支冠状动脉主干均起源于右冠窦，相当少见，检出率在0.07%以下。畸形起源的左冠状动脉主干起始部分多数走行于主动脉与主肺动脉或右心室漏斗部心肌之间，在收缩期受到两条大动脉的挤压，可影响心脏的血液供应。少数患者的左冠状动脉起始部分在主动脉后，所有间隔支都来自右冠状动脉或右冠状动脉的间隔支。畸形起源的左冠状动脉主干，一般不在肺动脉前走行，多数合并严重的阻塞性病变，故预后差，发生猝死的可能性大。

左回旋支畸形起源于其他主动脉窦部或其他冠状动脉的发生率仅次于右冠状动脉，其中一半畸形起源于右冠窦，另外一半起源于右冠状动脉。左前降支畸形起源于右冠窦或右冠状动脉等部位者相对少见。左前降支和左旋支分别从右冠窦发出，右冠窦有三个冠状动脉开口者极少见。

2. 右冠状动脉畸形起源于左冠窦或无冠窦 约占所有畸形起源于其他主动脉窦患者的62%，其中70%起源于左冠窦，即左、右两支冠状动脉均起源于左冠窦；另外28%的右冠状动脉畸形起源于无冠窦，起始部分先向前向颅侧走行，随后顺正常右冠状动脉的途径走行。

3. 单支冠状动脉畸形（single coronary artery） 指两侧冠状动脉起源于同一个冠状动脉口（图29-3），其开口多数起源于左冠窦，少数从右冠窦发出，极少数从主动脉的其他部位发出，从该支冠状动脉发出所有左、右状冠脉的分支，或出现回旋支等分支缺如。本病罕见，检出率为0.025%，预后较差，可出现心肌缺血和猝死。

冠窦型：指单支冠状动脉畸形起源于左冠窦，右冠状动脉从左冠状动脉主干或其前降支、回旋支近端发出，或回旋支远端直接延续形成右冠状动脉，少数患者的右冠状动脉从第一间隔支远端的前降支中部发出。

右冠窦型：指单支冠状动脉起源于右冠窦，左冠状动脉从右冠状动脉主干或其分支发出，有的左前降支和回旋支分别起源于右冠状动脉近端和远端。

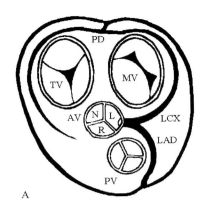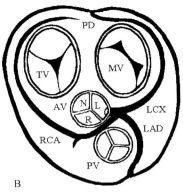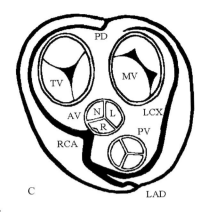

图 29-3　单支冠状动脉畸形示意图

4. 冠状动脉畸形起源于主动脉窦上主动脉　指一侧或两侧冠状动脉的主干或其分支，从主动脉窦以上的主动脉或其分支发出。从主动脉窦上主动脉干发出者称为冠状动脉口高位发出（high-takeoff coronary ostia）。有文献报道，在 54 例冠状动脉畸形患者中，双侧冠状动脉口高位发出者 2 例，右冠状动脉高位发出者 5 例，左冠状动脉高位发出者 3 例，可见本病并非罕见。我们曾发现 1 例活动后心绞痛的青年患者，其左冠状动脉从距离左冠窦上缘约 50mm 的主动脉左前侧壁发出，右冠状脉从右冠窦上方 20mm 处发出。

冠状动脉畸形起源于其他主动脉窦者，对冠状动脉灌注的影响通常相对要小些，在初期一般不会出现明显的血流动力学影响。其他起源于主动脉者，有多种因素导致心肌缺血，包括缺乏主动脉窦对冠状动脉的保护作用，冠状动脉起始部位的角度和（或）路径异常，容易受到牵拉和挤压等影响，造成狭窄甚至一过性闭塞，也容易发生痉挛等。另外，其开口或起始段合并狭窄病变，开口附近有瓣膜样结构，长期病理情况下出现粥样硬化等病变，也可加重心肌缺血。

在冠状动脉畸形起源的患者，28% 可合并其他先天性心血管畸形，如主动脉瓣二瓣化畸形、二尖瓣叶脱垂、ASD、VSD、PDA、肺动脉狭窄、法洛四联症、单心房、共同动脉干、大动脉转位、三尖瓣闭锁和体循环静脉畸形等，其血流动力学和临床表现主要与合并的畸形有关。

第三节　临床表现和辅助检查

（一）临床表现

临床表现差别很大，主要取决于畸形起源的冠状动脉对心脏血液供应的影响程度，有的完全没有症状，有的出生后出现极明显的临床表现，甚至迅速死亡。胎儿的生长发育一般很少受到影响，故出生时多数无特殊表现。

病情严重者在出生后迅速出现症状，如心肌缺血和充血性心力衰竭等。其他患者初期多数无明显症状，随着年龄的增长，逐渐出现类似于冠心病的心绞痛，一般与劳力有关，可伴呼吸困难、面色苍白、心悸、恶心、咳嗽、哭闹和出汗；发生心肌梗死时，出现较剧烈的持续性心前区疼痛，有的可出现突然晕厥，甚至猝死。在中老年患者，往往与冠心病心绞痛难以鉴别。

在心绞痛发作时体检，可观察到出汗、呼吸急促、心率加快等。合并心力衰竭者，在肺部可听到粗糙呼吸音、干性和湿性啰音，可观察到颈静脉压升高、肝脏肿大和周围水肿等。

多数患者有心脏扩大，心音一般无明显变化，有的降低，有的出现第三心音、第四心音和奔马律。一般无明显杂音，有的在胸骨旁听到吹风样收缩期杂音或连续性杂音。心力衰竭和左心室扩张者，可出现二尖瓣关闭不全、肺动脉瓣关闭不全等杂音。

（二）辅助检查

心电图：多数无特殊表现，有的可出现左心室扩大、肥厚、心肌缺血的表现，可出现病理性 Q 波、ST 改变和 T 波倒置等，有的可出现右心室肥厚、各种心律失常等。

胸部 X 线检查：一般无特异性表现，多数肺血正常，有的有心脏扩大、心力衰竭、肺动脉段突出和肺动脉高压等表现。

心导管检查和心血管造影：具有重要价值，可明确冠状动脉畸形性质、部位、程度和合并的畸形等，有的可检出左向右分流。心血管造影对本病的诊断帮助极大，一般采用升主动脉造影、主肺动脉造影和选择性冠状动脉造影，可确定诊断和对左心室功能进行评估。

心脏放射性核素检查有助于确定心肌缺血状态等，磁共振检查一般对本病诊断帮助不大，但可确定其他心血管畸形。

第四节　超声心动图检查

（一）M 型超声心动图

单纯的 M 型超声心动图对本病无特异性表现，仅表现为左心房、左心室增大等，因此对本病的定性诊断无任何意义。但彩色多普勒 M 型超声心动图有其特异性表现，位于心室波群的室间隔内可显示出丰富的血流信息，可提示本病的诊断。

（二）二维和多普勒超声心动图

从大动脉短轴断面检查，通常可显示正常的冠状动脉。左冠状动脉开口一般位于主动脉根 2 ～ 3 点钟处，左冠状动脉主干向左走行，随后分为前降支和左旋支。稍调节探头方向，于 11 点钟处附近可显示右冠状动脉开口，右冠状动脉主干向右前方走行；必要时从左心室长轴、心尖五腔心等断面观察，可显示右冠状动脉开口。

冠状动脉异常起源的部位及走行方向多变，冠状动脉内径多数较细小，应仔细观察。首先采用二维结合彩色多普勒检查，确定冠状动脉开口的部位及其走行方向等，寻找畸形起源的冠状动脉开口，从开口处追踪其走行方向、内径和血流信息，以便明确诊断，必要时进一步采用 TEE 等检查。

除左心扩大等非特异性表现外，超声在正常部位往往不能显示冠状动脉的开口，但可显示其起源正常的冠状动脉内径增宽，呈代偿性扩张，从而提示对侧的冠状动脉存在异常起源的可能性。

从左心室长轴、大动脉短轴等断面观察，在左冠状动脉起源异常的患者，可显示右冠状动脉起始部内径增宽；而在右冠状动脉起源异常者，左冠状动脉起始部内径增宽。

左冠状动脉异常起源于肺动脉，从肺动脉短轴观察，可见冠状动脉起源于肺动脉的左侧壁；在肺动脉长轴断面，在肺动脉侧壁可观察到冠状动脉开口（图 29-4），部分患者从右室流出道和双室流出道断面也可探及畸形起源的冠状动脉开口。

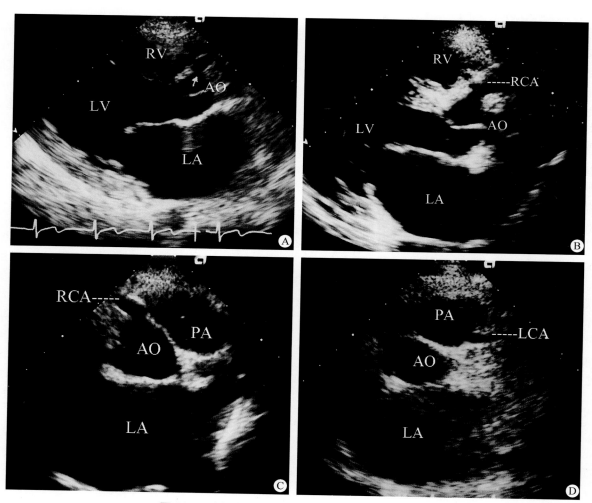

图 29-4 左冠状动脉起源于肺动脉二维超声心动图

A 和 B. 左心室长轴断面显示右冠状动脉内径增宽，可视长度增加；C. 大动脉短轴断面显示右冠状动脉内径增宽；D. 显示左冠状动脉起源于肺动脉

如在检查的过程中发现一侧的冠状动脉内径增宽，可视长度增加，应注意检查左、右冠状动脉的起源部位，尤其是两大动脉的短轴断面，往往对发现冠状动脉的起源、路径异常有很大的帮助（图 29-5）。

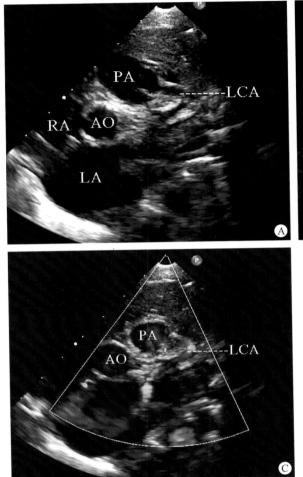

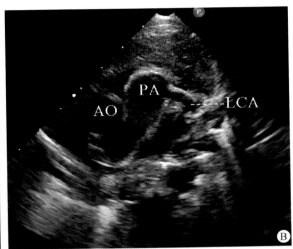

图 29-5　左冠状动脉异常起源于肺动脉

A 和 B. 大动脉短轴断面显示左冠状动脉异常起源于肺动脉，其
路径迂曲；C. 大动脉短轴彩色多普勒图像显示异常路径的左冠
状动脉血流

　　冠状动脉畸形起源的开口及其走行方向，随其类型
不同而异，除了可观察到其他冠状动脉内径增粗外，应
仔细探查其起源部位。如果在一侧主动脉窦内显示出两
个或两个以上的冠状动脉开口，通常提示对侧冠状动脉
有可能属于畸形起源。

　　二维超声心动图表现对诊断本病一般具有重要意
义，将二维超声与彩色多普勒超声相结合，通常能对本

病进行明确的诊断。

　　从左心室长轴断面可观察到右冠状动脉内径增宽，
左心室长轴、左心室短轴及四腔心断面均可观察到其心
肌组织内出现丰富的五彩镶嵌色血流，表明出现丰富的
交通支，而主肺动脉内径增宽，于主肺动脉侧壁可寻找
到冠状动脉的开口部位，并可显示出五彩镶嵌色血流分
流入主肺动脉，形成动脉水平的左向右分流（图 29-6）。

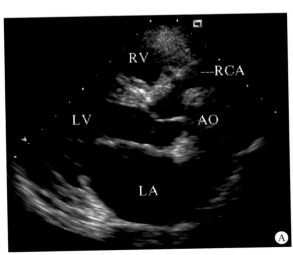

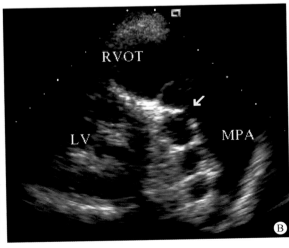

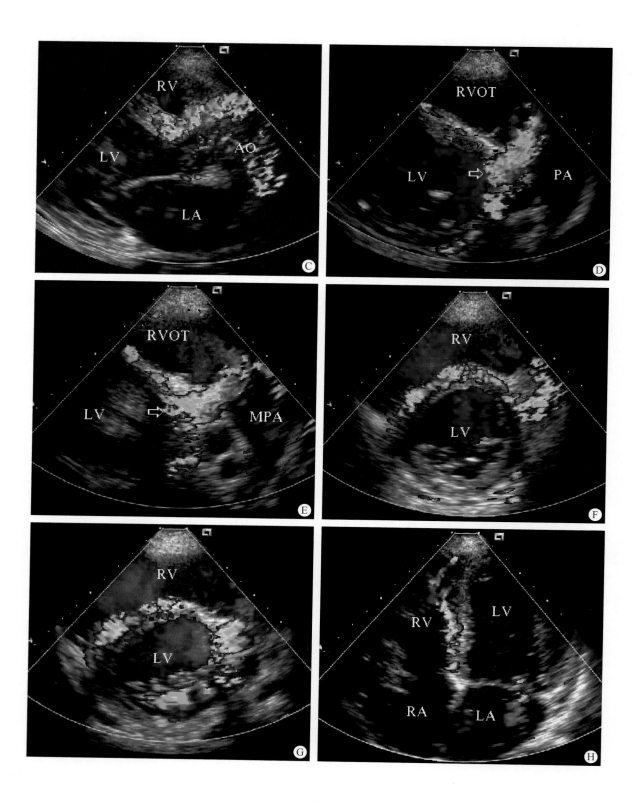

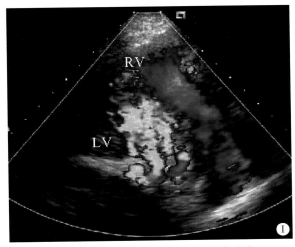

图 29-6　左冠状动脉异常起源于肺动脉

A. 左心室长轴断面显示右冠状动脉位置正常，但内径增宽，其可视长度增加；B. 肺动脉长轴断面显示左冠状动脉起源于主肺动脉的侧壁（箭头所示），肺动脉内径增宽；C. 左心室长轴断面彩色多普勒图像：室间隔内出现血流信息；D 和 E. 右室流出道长轴断面：显示冠状动脉的血流逆向灌注进入肺动脉内（箭头所示）；F 和 G. 左心室短轴断面：显示心肌内出现丰富的血流信息，表明形成了丰富的侧支；H. 四腔心断面彩色多普勒图像：显示室间隔内出现丰富的血流信息；I. 左心室短轴 – 肺动脉长轴断面：显示心肌内丰富的血流信息

采用彩色多普勒检查，可于主肺动脉、右室流出道、室间隔的右缘到三尖瓣环，观察到由后向前、从心底部向心尖部的五彩镶嵌色分流，自左冠状动脉向肺动脉的双期连续性血流。如果在室壁或室间隔内出现连续性五彩镶嵌色血流，同时显示左冠状动脉或右冠状动脉增粗，应考虑本病的可能（图 29-7）。

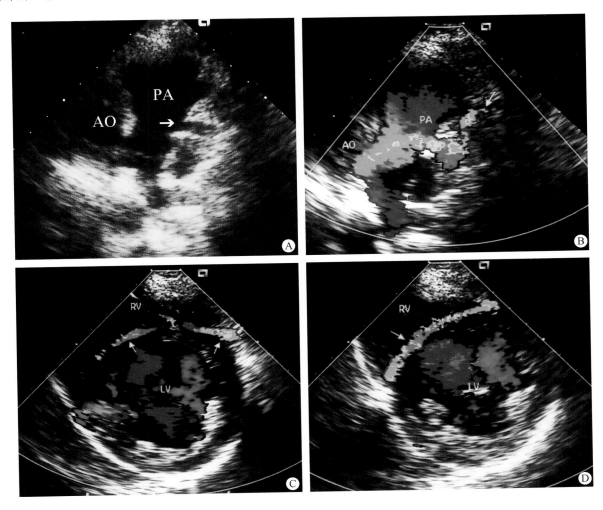

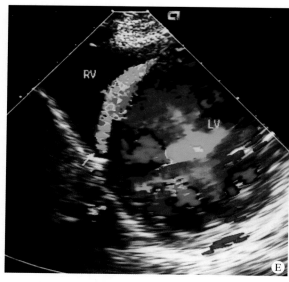
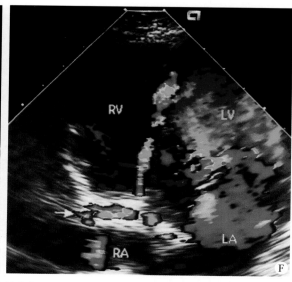

图 29-7　冠状动脉异常起源于肺动脉

A.肺动脉长轴断面：显示冠状动脉异常起源于肺动脉的左侧壁（箭头所示）；B.肺动脉长轴断面彩色多普勒图像：显示冠状动脉血流逆向流入主肺动脉内；
C 和 D.左心室短轴断面彩色多普勒图像：显示心肌内出现丰富的血流信息；E 和 F.左心室短轴断面：显示右侧房室瓣环至室间隔的右侧缘出现丰富的侧
支血流信息

　　由于彩色多普勒 M 型超声心动图能够清晰显示心肌组织内的异常血流，对于产生的异常血流如肌桥或冠状动脉路径异常，往往彩色多普勒 M 型超声心动图能够帮助做出鉴别诊断（图 29-8）。

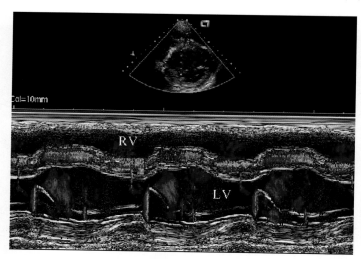

图 29-8　彩色多普勒 M 型超声心动图
显示室间隔内出现丰富的血流信息

　　部分患者还可出现冠状动脉分支异常起源于肺动脉，因此在大动脉短轴断面同时检出左、右冠状动脉，但同时又在心肌内发现异常的血流信息，应注意对左、右冠状动脉的分支检查（图 29-9）。

（三）经食管超声心动图

　　一般采用与经胸超声类似的方法，先确定正常部位的冠状动脉开口是否存在，再寻找起源异常的冠状动脉开口部位，用彩色多普勒方法进一步显示心肌内的血流，对冠状动脉畸形起源的诊断具有重要作用。

　　探头置于食管中段，从大动脉短轴、左心室长轴、左心室短轴、肺动脉长轴和五腔心等断面，通过仔细调整探头方向及角度，多数可清晰显示正常或畸形起源冠状动脉的部位、走行方向，显示冠状动脉内径增粗及代偿性扩张状况，彩色多普勒可显示异常部位冠状动脉的血流及其与周围心血管组织结构的关系。

　　诊断冠状动脉异常起源，主要依赖于心肌内检出异常血流，检出起源正常冠状动脉的内径增宽，检出冠状动脉异常起源的部位。如果在室间隔及心室壁出现丰富的血流信息，应高度警惕有本病的可能。

（四）鉴别诊断

1. 冠状动脉瘘（CAF）与冠状动脉异常起源相鉴别 在 CAF，患侧冠状动脉的内径扩大，部分患者在冠状动脉的走行过程中可形成局部瘤样扩张，在相应的心腔，可寻找到 CAF 瘘口及连续性分流血流，但心肌内无血流。冠状动脉异常起源，显示为对侧的冠状动脉内径扩大，心肌内出现五彩镶嵌色血流。

2. 冠状动脉异常起源与瘘入室间隔的 CAF 相鉴别 冠状动脉异常起源于肺动脉时，对侧冠状动脉内径扩大，室间隔与相应供血部位的心肌内出现血流。冠状动脉瘘入室间隔的 CAF，则患侧冠状动脉内径扩大，室间隔内出现异常血流，室间隔可出现夹层，而其他部位的心肌不出现血流信息。

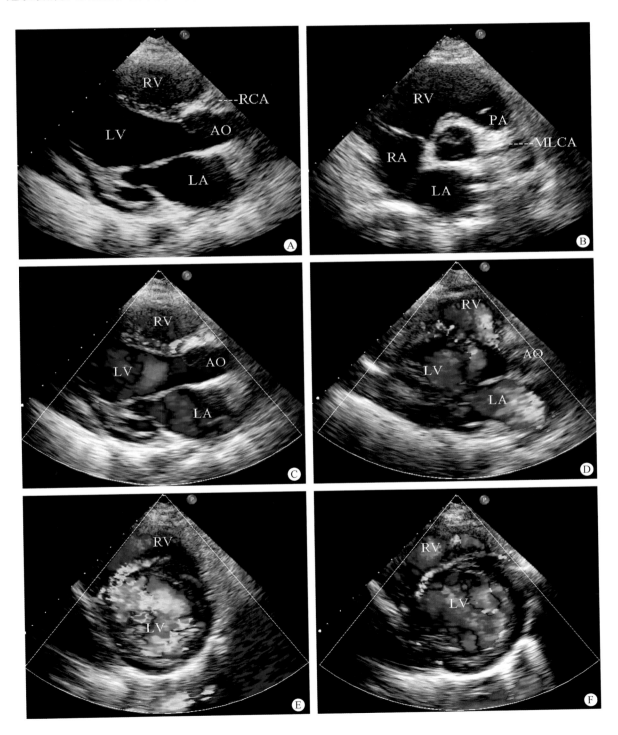

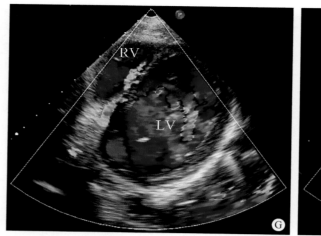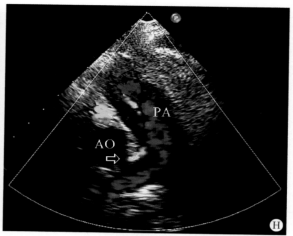

图29-9 左冠状动脉左前降支异常起源于肺动脉二维及彩色多普勒超声心动图

右冠状动脉内径增宽，同时探及左冠状动脉主干也起源于主动脉，但未能探及明确的左前降支，显示室间隔的心肌内出现异常血流。主肺动脉的内侧壁可探及冠状动脉异常起源于肺动脉的开口。A.左心室长轴断面二维超声心动图；B.大动脉短轴断面二维超声心动图；C和D.左心室长轴断面彩色多普勒图像；E～G.左心室短轴断面彩色多普勒图像；H.肺动脉长轴断面彩色多普勒图像

左冠状动脉起源于肺动脉，约占冠状动脉异常起源的90%，其中多数是左冠状动脉主干，少数为左前降支、左回旋支或圆锥支，起源部位通常在肺动脉窦。一般左主干异常者预后最差，圆锥支异常者可无影响。

冠状动脉起源于肺动脉的患者，在出生后短期内，多数患者的肺动脉压力仍较高，肺动脉仍可灌注异常起源的左冠状动脉，勉强维持心肌的血液供应，通常不会立即出现心肌缺血，但随着肺动脉压力进一步降低和侧支循环的建立，右冠状动脉→侧支循环→左冠状动脉→肺动脉，造成左向右分流，出现窃血现象，从而导致右冠状动脉供血障碍，加重心肌缺血。首先采用二维超声结合彩色多普勒超声检查，确定冠状动脉开口的部位及走行方向，寻找异常起源的冠状动脉开口，从开口处追踪其走行方向、内径和血流信息，以便明确诊断。由于冠状动脉异常起源部位及走行方向多变，冠状动脉内径多细小，应仔细观察，所使用的断面随冠状动脉走行而改变，多为非标准断面。必要时进一步采用TEE等检查。如果在室壁或室间隔内出现连续性五彩镶嵌色血流，同时显示左冠状动脉或右冠状动脉增粗，应考虑本病的可能。幼儿或者小儿发现心脏扩大、心功能减低，排除了间隔缺损、动脉导管未闭等常见畸形，要注意探查冠状动脉起源。

第五节　超声心动图检查对冠状动脉异常起源治疗的指导意义

冠状动脉异常起源于肺动脉，主要以全左冠状动脉起源于肺动脉，或单个分支如左前降支、左回旋支或圆锥支起源于肺动脉。冠状动脉异常主要起源于肺动脉根部的左后窦部，但其路径与走行均与正常左冠状动脉相同。

也有右冠状动脉起源于肺动脉者，但较为少见。

冠状动脉异常起源于肺动脉导致冠状动脉的含氧血供不足，冠状动脉的血流分流入肺动脉，形成了肺动脉水平的左向右分流，出现冠状动脉窃血现象，使左心的供血量减少，出现心肌缺血。

到目前为止，治疗本病的唯一方法即进行外科手术治疗，因此在超声心动图检查的过程中，应注意明确异常起源的冠状动脉，以便外科医生选择正确的手术方式。本病主要采取开胸手术治疗，因此明确异常起源的冠状动脉及异常起源的部位显得尤为重要，术中须游离异常起源于肺动脉的冠状动脉，并将其移植到主动脉上，以恢复正常的冠状动脉血供。

（刘延玲　然　鋆　熊鉴然）

参 考 文 献

李建蓉，等.1996.冠状动脉起源于肺动脉的超声诊断研究.中国循环杂志，11：1

Dakik HA, et al. 1998. Fistula between left main, left anterior decending, and pulmonary arteries. Circulation, 97: 2091, 2092

Gonzalo L, et al. 1994. Origin of both coronary arteries from the pulmonary artery. Circulation, 90: 2379-2384

Kaczorowski DJ, et al. 2012. Coronary osteoplasty for congenital atresia of the left main coronary artery ostium. Ann Thorac Surg, 94: 1370

Kalke B, et al. 1968. Localized aneurysm of the coronary arteries. Angiology, 19: 460-470

Karr SS, et al. 1992. Diagnosis of anomalous left coronary artery by Doppler color flow mapping: distinction from other causes of dilated cardiomyopathy. JACC, 19: 1271-1275

Liberthson RR, et al. 1979. Aberrant coronary artery origin from the aorta: report of 18 patients, review of literature and delineation of natural history and management. Circulation, 59: 748-754

Nerantzis CE, et al. 1998. Variant of the left coronary artery with an unusual origin and course: anatomic and postmortem angiographic findings. Clin Anat, 11: 367-371

Rahmatullah SI, et al. 1998. Separate origins of all three major coronary arteries from the right sinus of Valsalva: a rare coronary artery anomaly. Cardiology, 90: 72-74

Roberts WC. 1986. Major anomalies of coronary origin seen in adulthood. Am Heart J, 111: 941-963

Salloum JA, et al. 1991. Transesophageal echocardiography in diagnosis of aberrant coronary artery. Int J Cardiol, 32: 106-108

Samdarshi TE, et al. 1991. Transesophageal color Doppler diagnosis of anomalous origin of left circumflex coronary artery. Am Heart J, 122: 571-573

Smolin MR, et al. 1992. Origin of the right coronary artery from the left main coronary artery identified by transesophageal echocardiography. Am Heart J, 123: 1062-1065

Zeppilli P, et al. 1998. In vivo detection of coronary artery anomalies in asymptomatic athletes by echocardiographic screening. Chest, 114: 89-93

第三十章　肺静脉畸形引流

第一节　概　述

肺静脉畸形的主要类型有共同肺静脉闭锁、肺静脉狭窄和肺静脉畸形引流（anomalous pulmonary venous drainage）等，后者又称为肺静脉异位连接（anomalous pulmonary venous connection），指肺静脉血液引流入右侧心腔的先天性畸形，部分或所有肺静脉与左心房没有连接，而是经共同肺静脉或分别与体循环静脉系统直接连接。

1942 年 Brody 首先根据肺静脉系部分或完全与左心房没有连接，将其分为完全性和不完全性两种，后来将不完全性改称为部分性。Becker 等则按肺静脉畸形引流的肺部来分型：凡累及一侧肺部的肺静脉者称为单侧型，其中累及该侧肺部的部分肺静脉者为部分性，累及该侧肺部的所有肺静脉者为完全性；凡累及两侧肺部的肺静脉者称为双侧型，也同样分为部分性和完全性两种。

为了避免混淆，本章按照目前惯用的方法分为部分性和完全性，前者指累及一侧或两侧的部分肺静脉，后者指累及两侧的所有肺静脉。

部分性肺静脉畸形引流（partial anomalous pulmonary venous drainage/connection，PAPVC）：1739 年 Winslown 首先报道右上肺静脉畸形引流入上腔静脉，1949 年首次经心导管检查在患者生前得到诊断。PAPVC 者占先天性心脏病尸检的 0.4% ～ 0.7%，占所有肺静脉畸形引流的 60% ～ 70%。

如果属于单纯性病变，一侧肺的部分或全部肺静脉畸形引流到左心房以外的右心系统，对血流动力学的影响通常较小，预后相对较好。

完全性肺静脉畸形引流（total anomalous pulmonary venous drainage/connection，TAPVC）：1798 年 Wilson 首先报道一例 7 岁单心房婴儿合并本病，1868 年 Friendlowsky 首先报道单纯性 TAPVC 病例。本病是少见的紫绀型先天性心脏病，所有的肺静脉与左心房均没有连接，全部开口于右侧心腔和（或）体循环静脉，占先天性心脏病患者的 1.5% ～ 3%，占所有肺静脉畸形引流的 30% ～ 40%，主要见于男性，尤其是心下型。

TAPVC 对血流动力学影响较严重，预后极差，如未

手术治疗，约 80% 于 1 岁之内死亡，存活者主要属于胸腔内类型，肺血管的压力和阻力较低，没有明显的肺静脉阻塞性病变，合并较大的房间隔缺损（ASD）者，其中也只有 1% ～ 2% 可存活到成人。故对 TAPVC 者主张早期诊断和治疗，尤其是有肺静脉回流阻塞的患者，如果得到及时治疗，长期存活率可望达到 60% 以上。

共同肺静脉闭锁罕见，占先天性心脏病尸检的 0.3%，1951 年由 Edwards 等首先报道，1962 年 Lucas 等最早命名。通常，四条肺静脉的发育无明显异常，也形成共同肺静脉，但共同肺静脉与心腔、体循环静脉之间没有连接，肺静脉本身也与心腔或体循环静脉没有连接，但肺静脉可能与支气管静脉等存在侧支循环。在所有已经报道的患者，均有卵圆孔未闭或 ASD 及动脉导管未闭（PDA）。我们尚未见过本病病例，迄今文献中也没有超声检出本病的报道。

肺静脉狭窄于 1951 年由 Reye 首先报道，发病率为所有先天性心脏病患者的 0.1%，指肺静脉与左心房正常连接，但一条或多条肺静脉有狭窄病变，狭窄可出现于肺静脉开口处或其他部位，包括不同长度的肺静脉发育不良、肺外肺静脉内隔膜和肺静脉左心房开口处局限性狭窄等不同类型。

第二节　完全性肺静脉畸形引流

一、病理解剖和病理生理

（一）病理解剖

正常情况下，两侧肺部的四条肺静脉分别开口于左心房。在 TAPVC 患者，所有肺静脉的开口均不与左心房相通，而是引流入右心系统。

本病是胚胎发育过程中，胎儿的肺静脉发育异常所致。肺静脉来源于肺芽的内脏静脉丛，形成肺内静脉的原基，并逐渐汇合形成四条肺静脉，与原始左心房背部的共同肺静脉干（common pulmonary venous trunk）连接。如果上述组织结构的发育发生障碍，内脏静脉丛与体循环静脉系统之间的交通支没有自然闭合，而是持续存在和扩大，使肺静脉没有与左心房相连接，则形成各种肺静脉畸形引流。

全部肺静脉分别或通过共同肺静脉干，引流入体循环静脉系统，所有肺静脉血液最终均引流入右侧心腔。

不同部位的肺静脉，可引流入相同或不同部位的体循环静脉或右侧心腔（图 30-1）。

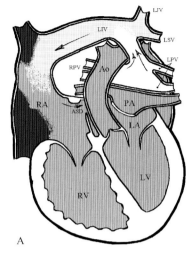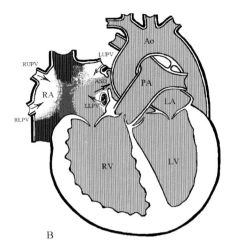

图 30-1　TAPVC 示意图

A. 肺静脉形成共同肺静脉；B. 肺静脉分别畸形引流入右心房。LSV. 左锁骨下静脉；LJV. 左颈总静脉；LIV. 左无名静脉

胸腔内：可引流入左无名静脉、冠状静脉窦、右上腔静脉、左上腔静脉、奇静脉、锁骨下静脉或右心房等。极少数引流入右心室，甚至左心室的静脉。多数肺静脉畸形引流部位在膈肌之上。

腹腔内：可引流入食管垂直静脉、门静脉及其分支、下腔静脉或肝静脉等。只有约 13% 引流入膈肌以下，一般先形成共同肺静脉，从食管前下降，穿过膈肌进入腹腔，连接腹腔内静脉，多见于男性患者。

通常，根据肺静脉畸形引流部位分为不同的类型，表 30-1 列出了其引流部位、检出率及分型。

几乎所有心下型及一半胸腔内肺静脉畸形引流患者，肺静脉可出现阻塞性病变，形成肺静脉高压。造成肺静脉阻塞的原因很多，包括肺静脉本身的内膜增殖、中层肥厚等畸形病变，以及肺静脉受到外部压迫所致。肺静脉是否合并阻塞性病变及其受阻塞的程度，是影响肺动脉压力和阻力的主要因素，具有重要的临床意义。

所有 TAPVC 患者的右侧心腔均扩张、肥厚，肺动脉通常也扩张。左心房通常缩小，有的仅有左心耳。左心室常有发育不良，一般小于正常，左心室腔内径的大小与手术的死亡率相关。用超声检查测定的左心室腔大小，如舒张期左心室后壁厚度与左心室腔内径之比超过 0.86 和舒张末期左心室腔小于 38mm/m² 者，手术死亡率较高。

几乎所有 TAPVC 患者合并卵圆孔未闭和（或）ASD，仅极少数患者的房间隔完整，但通常伴有 PDA 或多发性 VSD。

（二）类型

根据最常用的 Darling 分类方法，TAPVC 一般分为四种类型（表 30-1 和图 30-2）。

表 30-1　肺静脉畸形引流部位和分型

引流部位	检出率（%）	类	型
左无名静脉	36	心上型	胸腔内（膈上）
右上腔静脉	11	心上型	胸腔内（膈上）
奇静脉	1	心上型	胸腔内（膈上）
右心房	15	心内型	胸腔内（膈上）
冠状静脉窦	16	心内型	胸腔内（膈上）
下腔静脉（膈上）	2	心下型	腹腔内（膈下）
下腔静脉（膈下）	2	心下型	腹腔内（膈下）
门静脉及其分支	6	心下型	腹腔内（膈下）
静脉导管	4	心下型	腹腔内（膈下）
肝静脉	1	心下型	腹腔内（膈下）
多部位引流	7	混合型	
不详	1		

1. 心上型（supracardiac）　占总数的 43% ～ 58%，根据所连接体循环静脉，又分为两种亚型。

（1）连接垂直静脉：占心上型的 50% ～ 82%，左、右肺静脉在左心房之后相互连接形成共同肺静脉，连接垂直静脉、无名静脉，然后进入上腔静脉。有时垂直静脉走行于左肺动脉和左支气管之间，可随肺动脉扩大而受到压迫，形成狭窄和阻塞。

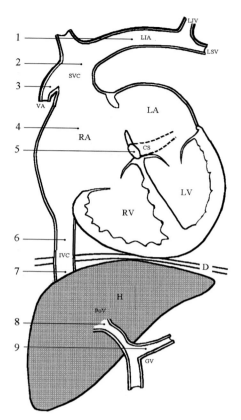

图 30-2　肺静脉畸形引流部位示意图

1. 左无名静脉（IV）；2. 右上腔静脉；3. 奇静脉（AV）；4. 右心房；5.冠状静脉窦（CS）；6.膈肌上下腔静脉；7.膈肌下下腔静脉；8.门静脉（PoV）；9. 胃静脉（GV）；D. 膈肌

（2）连接上腔静脉：占心上型的 15% ～ 40%，四条肺静脉在左心房后方形成共同肺静脉干，多数从右侧肺门前方上升，与近心段上腔静脉连接，开口一般在距右心房 20mm 以内的上腔静脉后壁。另外有 1% ～ 10% 患者的共同肺静脉与奇静脉等连接，再引流入上腔静脉。

2. 心内型（cardiac）　占 23% ～ 43%，回流部位在心脏内，根据其回流途径，亦分为两种亚型。

（1）连接冠状静脉窦：占心内型的 48% ～ 72%，两侧肺静脉形成共同肺静脉，在左心房后面开口于冠状静脉窦，引流入右心房，一般冠状静脉窦口的位置正常，通常出现明显扩大，与左心房之间多数有完整的间隔。

（2）连接右心：占心内型的 38% ～ 52%，两侧肺静脉分别或通过共同肺静脉，直接开口于右心房后下部，开口处一般没有阻塞性病变，但常伴有其他心血管畸形。极少数患者的肺静脉开口于右心室或心脏静脉。

3. 心下型（infracardiac）　占 10% ～ 23%，肺静脉一般通过门静脉和下腔静脉引流入右心房。由于肺静脉回流到右心房的距离较远，受外界压迫的机会较多，而且肝静脉和门静脉系统易发生纤维化和闭塞，容易导致肺静脉引流部位阻塞，可产生严重的肺淤血，预后通常很差。

（1）经垂直静脉→门静脉→下腔静脉引流：共同肺静脉经垂直静脉，在食管前下降，通过膈肌连接到门静脉，再经下腔静脉回流至右心房，约占心下型的 2/3。

（2）经其他静脉→下腔静脉引流：肺静脉经其他静脉至下腔静脉，通过下腔静脉或其分支，回流到右心房。

4. 混合型（mixed）　2% ～ 15% 患者的两侧肺静脉，分别与不同部位的体循环静脉相连接，可同时引流入多个部位，如一侧肺静脉与腔静脉或其分支连接，另一侧肺静脉与冠状静脉窦或右心房相连接等。

（三）合并畸形

TAPVC 必须有 ASD 或卵圆孔未闭的房水平分流交通，否则患者无法生存，其中卵圆孔未闭约占 75%，其余为 ASD。30% 的 TAPVC 患者可合并其他心血管畸形，包括单心房、单心室、共同动脉干、主动脉缩窄、体循环静脉畸形、VSD、法洛四联症、肺动脉闭锁、心内膜垫缺损或其他心内复杂畸形。25% ～ 30% 的患者可合并其他脏器畸形，尤其是肺部、胃肠道、内分泌和泌尿系统畸形，以及无脾综合征。

（四）病理生理

肺静脉畸形引流所回流的氧合血，进入体循环静脉或右侧心腔，与体循环系统静脉血混合，出现左向右分流，使引流部位及其近心段体循环系统的血氧饱和度升高。

畸形引流部位肺静脉阻塞性病变对血流动力学有明显影响。有阻塞性病变者，使上述左向右分流受阻，血液淤积于肺静脉，导致肺静脉高压，其程度一般与引流部位阻塞的程度有关。长期肺部淤血和肺静脉高压，将导致肺动脉高压。膈下引流者，肺静脉引流行程长，管腔狭窄，易出现先天性缩窄，也容易受膈肌压迫等因素影响；同时，引流入门静脉者还受到门肝循环的限制，故引流部位阻塞性病变较多。膈肌以上畸形引流者，也可因引流部位缩窄、受周围组织压迫等，出现肺静脉阻塞性病变。

上述混合血，一部分经三尖瓣口→右心室→肺动脉→肺部，肺动脉的血流量及回流到右心房的氧合血与非氧合血的比例，与肺血管阻力有关。TAPVC 患者通常伴有 ASD 或卵圆孔未闭等，另一部分混合血经房水平右向左分流到左心房，其血氧饱和度高于普通静脉血。TAPVC 患者必须有房水平的右向左分流，分流量越大，两侧心房之间的压力差越小，左心房和左心室得到的混合血越多，通常越有利于维持心排血量和机体的氧需要量，也有利于减轻肺静脉压力和肺动脉阻力。体循环动脉血的氧饱和度与肺血管阻力呈负相关。

影响本病患者双向分流的因素，主要是肺静脉畸形引流的数量、引流部位、肺静脉阻塞程度、ASD 或未闭卵圆孔的大小、肺血管床病理变化和是否合并其他心血管畸形等。没有引流部位肺静脉阻塞、不合并肺血管病变、有相当大房水平右向左分流者，四个心腔和体循环动脉血液的血氧饱和度基本相同，早期在临床上发绀通常不明显，心排血量可保持在正常范围。

不伴有引流部位阻塞和肺血管病变的患者，肺静脉引流入右侧心腔的血液，一部分被反复搏入肺动脉，明显增加肺血流量，出现类似于左向右分流性先天性心脏病的病理生理变化，肺动脉阻力升高，尤其是随着肺血管病变的进展，最终将导致肺动脉高压。

引流部位肺静脉有阻塞性病变和（或）房水平右向左分流受阻者，肺静脉血引流不畅，肺静脉压力升高，肺部淤血，和（或）肺静脉血液不能顺利分流到左侧心腔，右心血液淤积，压力升高，肺动脉血流量增加，均促使肺动脉压力升高。

合并肺血管病变或其他心血管畸形，以及长期肺循环高压和发生肺血管阻塞性病变，均可引起肺动脉高压的血流动力学改变。随肺动脉高压进展，右侧心腔的压力负荷也增加，进一步造成右心室扩张、肥厚，甚至衰竭。

左心功能主要取决于肺静脉引流部位和房水平分流部位是否合并阻塞性病变。没有明显阻塞性病变者，分流量大，体循环动脉血氧饱和度较高，左心系统有较充足的血液灌注，影响通常较小，左侧心腔的容量、大小和心排血量可保持正常。

但如果房水平右向左分流受限，加上层流，来自肺静脉的氧合血多数经三尖瓣口进入右心室，而来自体循环的静脉血通常经 ASD 或未闭卵圆孔直接进入左心房，左心房血液的氧饱和度则明显降低，可造成体循环动脉缺氧。同时，房水平分流受限，左侧心腔的充盈减少，可影响左心室心排血量。另外，左心发育情况与房水平分流量有密切关系，房水平分流通畅，左侧心腔发育基本可不受影响，否则将出现左侧心腔发育不良，进一步影响左心功能。

二、临床表现

（一）症状

少数患者没有明显的症状，多数患者在出生后 1 年内即出现症状。无引流部位阻塞性病变、房水平分流量较大者，多数可出现呼吸困难，喂奶时加重，喂奶困难，有发育不良和体重不增、体力差、容易疲劳、心悸等症状，经常出现呼吸道感染，但发绀通常不明显。

合并肺静脉严重阻塞者，往往在出生后第 1 天即有明显的临床表现，可出现肺水肿，有明显的呼吸困难和发绀。部分患儿出生后不久可出现明显的心力衰竭症状，只有少数患儿没有明显的心力衰竭，相对平稳地渡过婴儿期，甚至儿童期。

（二）体征

通常有体重不增、发育营养不良和呼吸困难。有的患者出现发绀，多数属轻度，甚至难以检出。发绀可呈间歇性，随体力活动而加重。少数可出现杵状指（趾）。有的患者出现左侧胸廓隆起，肝脏肿大。

房水平分流量较大、不伴明显肺动脉高压者，有类似于左向右分流明显的 II 孔型 ASD 的体征。一般有进行性心脏扩大，右心室搏动增强。多数患者的第一心音增强，第二心音有明显的固定宽分裂，可有第三心音和第四心音。肺动脉瓣区可出现收缩期喷射性杂音，三尖瓣区出现舒张期流量性杂音。有的患者胸骨左缘出现连续性杂音，多数提示肺静脉畸形引流部位存在狭窄病变。出现严重肺动脉高压时，三尖瓣流量性舒张期杂音减轻，甚至消失，第二心音肺动脉成分亢进，出现收缩期喷射性喀喇音。出现心力衰竭的患者可有心力衰竭的相应体征。

三、辅助检查

（一）心电图检查

大量房水平分流、没有肺动脉高压者，心电图表现类似于未出现并发症的 II 孔型 ASD。PR 间期可延长，出现肺性 P 波，QRS 波群电轴右偏，出现不完全性或完全性右束支传导阻滞心电图，V_1 导联可出现 Q 波，V_6 导联 R 波较低，一般没有明显的 Q 波。可出现右心房扩大和右心室肥厚，胸前导联多数有 T 波倒置。

（二）胸部 X 线检查

大量房水平分流、没有肺动脉高压者，胸部 X 线表现也类似于无并发症的 II 孔型 ASD，肺血增加，肺动脉段扩大，右心房和右心室明显扩大、肥厚，而左心房和主动脉结通常缩小。右心室肥厚一般比 ASD 患者严重。

不同类型 TAPVC 患者，肺部和心脏影可有不同的表现，如心上型患者，典型表现是"雪人"征或"8"字综合征。肺静脉畸形引流入右上腔静脉者，显示右侧上部心脏影突出。伴肺静脉阻塞性病变者，可出现明显的肺淤血征象。

（三）心导管检查和心血管造影

目前一般仅在诊断有困难或需确切了解其病理解剖和合并畸形时，才考虑采用本项检查。

心导管可从右心房直接进入肺静脉，并可经 ASD 或未闭卵圆孔，从右心房进入左心房和左心室，但在左心房内无法找到肺静脉。测定各心腔压力和血氧饱和度，可检出房水平双向分流，右心房内压力高于正常，四个心腔和周围动脉血氧饱和度基本相等。体循环动脉血氧饱和度低于 70% ～ 75%，肺动脉压等于或高于体循环水平，多提示畸形引流的肺静脉有阻塞性病变。

肺动脉等部位的心血管造影，可显示肺静脉的回流类型、引流部位的阻塞病变及其程度、心腔大小、肺动脉发育和合并畸形。右心房造影通常可显示右心房、右心室和肺动脉扩张，房水平右向左分流，肺动脉显影之后右心房再次显影，并可显示肺静脉扩张、肺静脉与上腔静脉等体循环静脉、右心房相连接的引流口，左心房在右心房显影之后或同时显影。

第三节　部分性肺静脉畸形引流

一、病理解剖和病理生理

（一）病理解剖

PAPVC 指部分肺静脉与左心房没有连接，一般为一条或几条肺静脉与体循环静脉或右心房相连接，引流部位包括无名静脉、上腔静脉、下腔静脉、奇静脉、冠状静脉窦和右心房等，其中主要是上腔静脉和右心房，引流入下腔静脉或冠状静脉窦者较少。有时，肺静脉可分别引流入不同的体循环静脉。

PAPVC 同样可根据引流部位分为心上型、心内型和心下型等类型，详见图 30-2 和表 30-1。

畸形引流的肺静脉，可以是一侧肺的部分或全部，也可为两侧肺的部分，甚至两侧肺的大部分肺静脉。右侧肺的肺静脉，畸形引流者通常比左侧多 2 ～ 10 倍，尤以右上肺静脉畸形引流多见。有对 PAPVC 的统计报道，其中右侧者占 82.4%，左侧者占 16.3%，双侧者占 2.3%。

1. 右侧 PAPVC　以右肺上叶和中叶肺静脉与上腔静脉相连接者多见，一般下叶肺静脉仍回流到左心房。其他畸形连接的部位有右心房、下腔静脉、肝静脉、奇静脉和冠状静脉窦等。

右侧肺的大部分或全部肺静脉，形成右共同肺静脉，经右侧肺门前方或后方，从心包右侧下降，在右心房与下腔静脉交界处，呈弯刀状向左侧走行，引流入下腔静脉，其入口多数位于肝静脉入下腔静脉开口处的偏上方，称为弯刀综合征（scimitar syndrome）。

2. 左侧 PAPVC　单纯的左侧肺静脉畸形引流入无名静脉罕见。左侧肺静脉通常形成左共同肺静脉，通过垂直静脉与无名静脉相连接。少数患者的肺静脉可引流入冠状静脉窦、下腔静脉、左锁骨下静脉或右心房等。

（二）合并畸形

PAPVC 可单独存在，49% 可合并 ASD，其中 80% ～ 90% 属于静脉窦型 ASD，缺损位置较高，通常在房间隔后壁。20% 的患者可合并 VSD、PDA、法洛四联症、心内膜垫缺损、二尖瓣狭窄、肺动脉瓣狭窄或永存左上腔静脉等其他心血管畸形。

右侧 PAPVC 患者，通常不伴有房水平分流，少数可有 ASD 或卵圆孔未闭；常伴有右肺发育不良、肺间质异常，右侧肺体积小，肺动脉多数有发育不良。亦可合并心脏右位、右旋心，心脏和纵隔向右移位，支气管囊性扩张，腹主动脉或其分支畸形供应右肺下叶，膈肌异常等其他先天性畸形。多数左侧 PAPVC 患者的房间隔完整，少数合并卵圆孔未闭或 ASD。

（三）病理生理

单纯性 PAPVC 的病理生理与单纯性 ASD 类似。血流动力学受影响的程度，通常取决于畸形引流的肺静脉数量、连接部位、肺静脉阻塞程度、合并 ASD 等畸形，差异很大，轻的基本无影响，重的则接近或类似于 TAPVC。一般认为，从肺静脉引流到右心房的血流量少于 50% 者，影响多数不明显，超过 50% 则可产生明显影响，甚至可导致肺动脉高压，以及右心房和右心室扩张、肥厚、衰竭。

二、临床表现

多数患者没有明显症状，尤其是在儿童期或不合并间隔缺损者，有的仅在心脏手术、超声或心导管检查时偶尔发现。中年之后多数可出现类似于 Ⅱ 孔型 ASD 的症状，如呼吸困难、心悸、咳嗽、心前区不适、疲劳等，可反复发生呼吸道感染，通常没有发绀。

体征多数类似于 Ⅱ 孔型 ASD，一般无发绀，无明显杂音，或仅有肺动脉瓣区收缩期杂音，心脏大小正常或轻度增大。

三、辅助检查

临床表现为 ASD 的患者，如果心电图 P 波电轴左偏，而 QRS 波群电轴右偏，往往提示为静脉窦型 ASD，可合并 PAPVC，引流到上腔静脉。有的可出现右心室肥厚、右心房扩大、房性心律失常和不完全右束支传导阻滞等。

畸形引流的肺静脉分流量较多者，胸部 X 线检查可显示肺血增加，心脏轻度扩大。弯刀综合征患者多数具有特征性表现，即在右下肺野出现弯刀形畸形引流肺静脉阴影，心脏和纵隔右移。

心导管检查可显示肺静脉引流部位及其下流的体循环静脉血氧饱和度升高，有时心导管可从右心房进入肺静脉。选择性右心或肺动脉造影，可显示畸形连接的肺静脉，弯刀综合征患者可显示肺动脉发育不良。

第四节　超声心动图检查

超声心动图能清晰显示心内各部位结构及毗邻间的相互关系，具有独特优势。在儿童和许多成年受检者的常规超声检查中，通过观察左心室长轴、心尖四腔心、大动脉短轴及剑突下双心房等断面，通常可显示一条或几条肺静脉在左心房的正常开口，尤其是右肺静脉的开口一般显示得更为清晰，部分患者甚至可显示所有肺静脉的开口、冠状静脉窦的形态改变、扩张和有无ASD及卵圆孔未闭。通过胸骨上窝等部位的超声检查，可观察垂直静脉、无名静脉及上腔静脉等血管的形态结构，并可采用多普勒超声检测肺静脉等的血流；必要时可采用经食管超声心动图检查，确定肺静脉的开口部位等信息，从而为诊断肺静脉畸形引流提供无创性检查途径。

在诊断肺静脉畸形引流，尤其是TAPVC方面，超声心动图已经基本取代传统的心血管造影技术，可进行正确诊断，并能够对TAPVC进行分型；近年来，随着影像医生经验的不断积累，对于混合型及心下型肺静脉异位引流也能做出正确的诊断。

一、M型超声心动图

对检查肺静脉畸形引流有一定的限制，主动脉波群可显示左心房内径减小，心室波群可显示右心室明显增大、室间隔与左心室后壁呈同向运动（图30-3），室间隔协同右心作功。对于经验较少的检查者，往往较难与ASD相鉴别。由于TAPVC的四条肺静脉均未进入左心房，左心房、左心室内径减小，尤以左心房为著，发育差，通常伴有ASD及卵圆孔未闭，形成房水平双向或右向左分流，左心房内的血流量减少，致使二尖瓣的A峰明显低于E峰。

在主动脉波群还可观察到左心房后壁出现搏动方向与主动脉壁相同的线状回声，主动脉前、后壁运动曲线的重搏波消失。由于TAPVC患者肺静脉的血流均引流入右心，右心房的血流量增大，可出现三尖瓣叶的运动幅度增大。

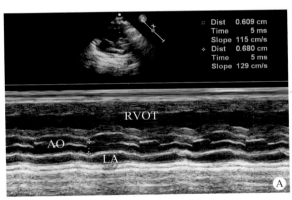 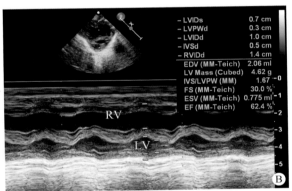

图 30-3　M型完全性肺静脉异位引流图像

A. 主动脉波群显示右室流出道增宽，左心房内径减小；B. 心室波群显示右心室明显增大，左心室内径减小

二、二维及彩色多普勒超声心动图

随着超声技术的发展和日趋完善，目前二维超声与多普勒超声相结合，可对TAPVC进行明确的分型诊断，诊断准确率高，尤以心上型和心内型为著。

应用二维超声心动图观察时，在左心室长轴和短轴断面，四腔心及大动脉短轴断面，均可显示右心房、右心室的内径增大，右室流出道增宽，室间隔主要协助右心作功，而左心房内径减小，发育差。

在四腔心及大动脉短轴断面，可观察到左心房后侧壁由四条肺静脉所汇成的共同肺静脉干，而在左心房壁未能探及肺静脉的任何开口。如为混合型，部分肺静脉形成的共同肺静脉干内径较窄，或未能形成共同肺静脉干。因此在检查过程中，如发现共同肺静脉干的内径较窄或难以显示，应高度警惕混合型的可能。

在剑突下四腔心断面，如在心房顶部探及横向的血管，而在左心房各壁均未能探及肺静脉开口，应考虑到共同肺静脉干的可能性。但心下型的共同肺静脉干，不是沿心房顶部走行，而是沿心房的侧壁向下走行。

（一）心内型 TAPVC

1. 引流入冠状静脉窦　如果在检查过程中，发现冠状静脉窦明显扩张，左心房内径极小，而ASD的大小与右心的大小不匹配，应高度警惕存在本病的可能性。

在左心室长轴断面，可显示冠状静脉窦扩张，如顺时针旋转探头约30°，可见共同肺静脉与其相通（图30-4）。采用彩色多普勒检查，可见共同肺静脉干内的血流引流入冠状静脉窦。于胸骨旁四腔心断面，探头向上倾斜时，可探查到共同肺静脉干的血流引流入冠状静脉窦。

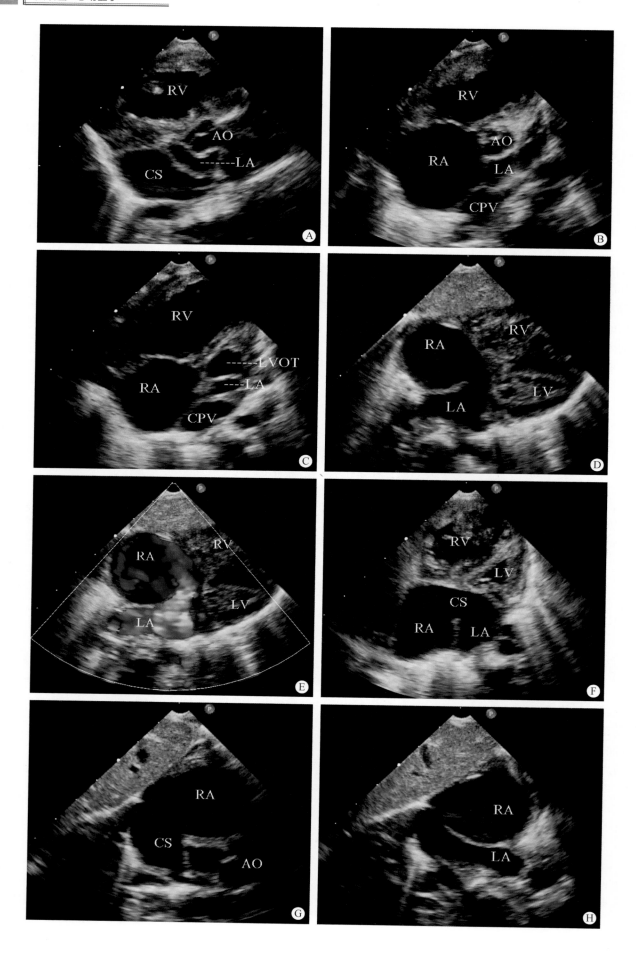

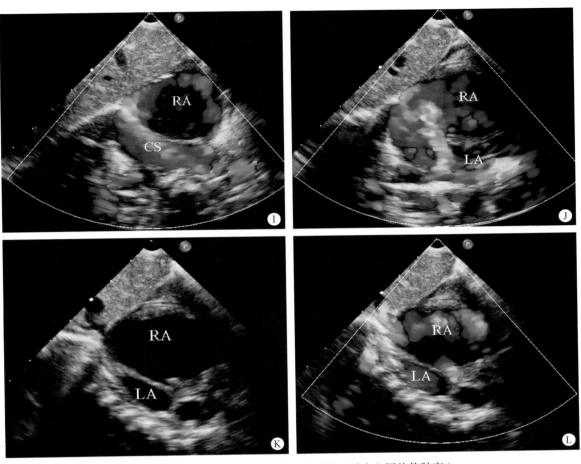

图 30-4　完全性心内型肺静脉异位引流（引流入冠状静脉窦）

右心房室明显增大，左心房室内径减小，以左心房为著，四条肺静脉均未能进入左心房，通过明显扩张的冠状静脉窦与右心房相连接，房间隔卵圆孔分离，彩色多普勒观察时，房水平出现蓝色的右向左分流，肺静脉的血流通过冠状静脉窦分流入右心房，形成静脉水平的左向右分流。A. 左心室长轴断面；B. 大动脉短轴断面；C. 四腔心断面；D. 剑突下四腔心断面；E. 剑突下四腔心断面彩色多普勒图像；F. 心尖四腔心断面；G 和 H. 剑突下冠状静脉窦断面；I 和 J. 剑突下冠状静脉窦断面彩色多普勒图像；K. 剑突下双心房断面；L. 剑突下双心房断面彩色多普勒图像

除上述的共同表现外，从剑突下双心房断面还可观察到肺静脉血流引流入冠状静脉窦的开口，彩色多普勒超声可显示左心房内的血流通过冠状静脉窦引流入右心房（图 30-5）。

2. 引流入右心房　如果直接引流入右心房，于四腔心断面观察，则可在房间隔水平寻找到共同肺静脉引流入右心房的开口。彩色多普勒可见共同肺静脉血流直接引流入右心房。

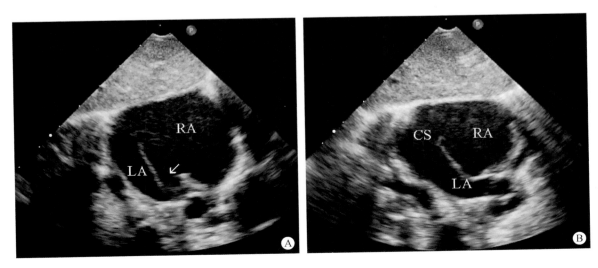

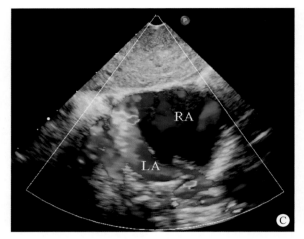

图30-5 完全性心内型肺静脉异位引流

显示右心房内径增大，房间隔中部回声中断（图A箭头所示），冠状静脉窦扩张，肺静脉血流通过冠状静脉窦引流入右心房（图A和B）。A和B.剑突下双心房断面；C.剑突下双心房断面彩色多普勒图像

（二）心上型 TAPVC

在胸骨上窝探查时，探头于主动脉弓的长轴断面进行顺时针旋转，使其成为主动脉的短轴断面，在此短轴断面的外围可显示由垂直静脉、无名静脉及上腔静脉所形成的共同肺静脉干，环形包绕着主动脉；并可观察到共同肺静脉环各部位内径的大小。主动脉的下方为左心房，左侧为共同肺静脉及垂直静脉，其上方为无名静脉，右侧为上腔静脉。彩色多普勒超声显示与主动脉弓血流相反的色彩，即上腔静脉侧为蓝色（升主动脉端为红色），垂直静脉侧为红色（降主动脉端为蓝色）（图30-6）。应用脉冲和连续多普勒超声检查时，共同肺静脉血管环内为静脉性血流。可检出位于零线上的以舒张期为主的双期湍流性频谱，血流速度一般在1m/s左右。

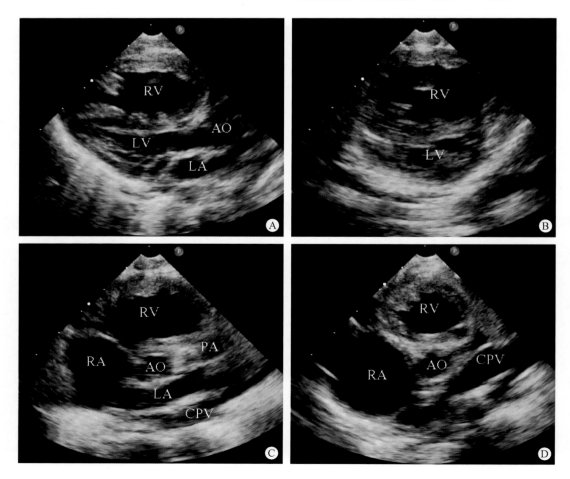

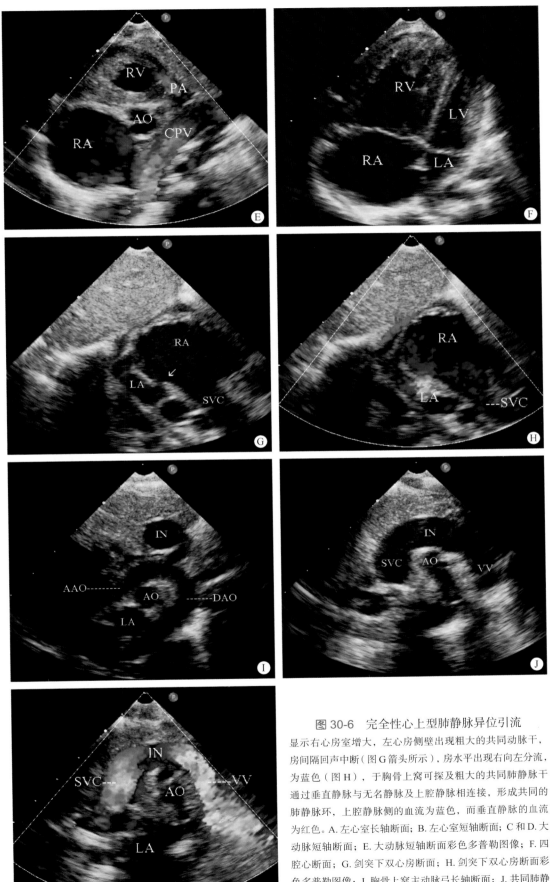

图 30-6　完全性心上型肺静脉异位引流

显示右心房室增大，左心房侧壁出现粗大的共同动脉干，房间隔回声中断（图 G 箭头所示），房水平出现右向左分流，为蓝色（图 H），于胸骨上窝可探及粗大的共同肺静脉干通过垂直静脉与无名静脉及上腔静脉相连接，形成共同的肺静脉环，上腔静脉侧的血流为蓝色，而垂直静脉的血流为红色。A. 左心室长轴断面；B. 左心室短轴断面；C 和 D. 大动脉短轴断面；E. 大动脉短轴断面彩色多普勒图像；F. 四腔心断面；G. 剑突下双心房断面；H. 剑突下双心房断面彩色多普勒图像；I. 胸骨上窝主动脉弓长轴断面；J. 共同肺静脉环断面；K. 共同肺静脉环断面彩色多普勒图像

完全性心上型肺静脉异位引流也常合并其他的心内畸形，如无顶冠状动脉窦等。在检查的过程中应注意与

心内型的肺静脉异位引流相鉴别（图30-7）。

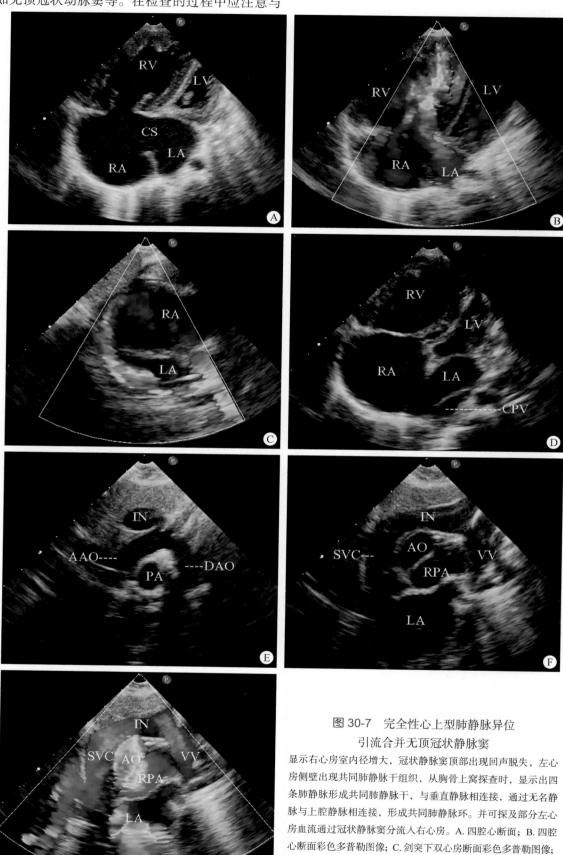

图30-7　完全性心上型肺静脉异位
引流合并无顶冠状静脉窦

显示右心房室内径增大，冠状静脉窦顶部出现回声脱失，左心房侧壁出现共同肺静脉干组织，从胸骨上窝探查时，显示出四条肺静脉形成共同肺静脉干，与垂直静脉相连接，通过无名静脉与上腔静脉相连接，形成共同肺静脉环。并可探及部分左心房血流通过冠状静脉窦分流入右心房。A. 四腔心断面；B. 四腔心断面彩色多普勒图像；C. 剑突下双心房断面彩色多普勒图像；D. 四腔心断面；E. 胸骨上窝主动脉弓长轴断面；F. 胸骨上窝共同肺静脉干断面；G. 共同肺静脉干断面彩色多普勒图像

完全性心上型肺静脉异位引流的途径往往可出现变异，通常大多数患者的垂直静脉在主动脉弓降部的外侧缘（左侧缘）走行，但极少数的患者其垂直静脉在主动脉的内侧缘（右侧缘）走行，在左右肺动脉分支水平走行至主动脉弓降部的外侧缘。在垂直静脉从内侧缘向降主动脉的外侧缘走行时，血流的色彩会出现变化，应注意采用频谱多普勒进行鉴别（图30-8）。

共同肺静脉干可以在引流路径中发生局限性狭窄，出现阻塞现象，而阻塞的程度往往影响患者的预后。因此，在检查过程中，应注意测量肺静脉干的内径。如果其内径变小，彩色多普勒可显示出血流速度加快，呈五彩镶嵌色，频谱多普勒也可显示血流速度加快（图30-9）。

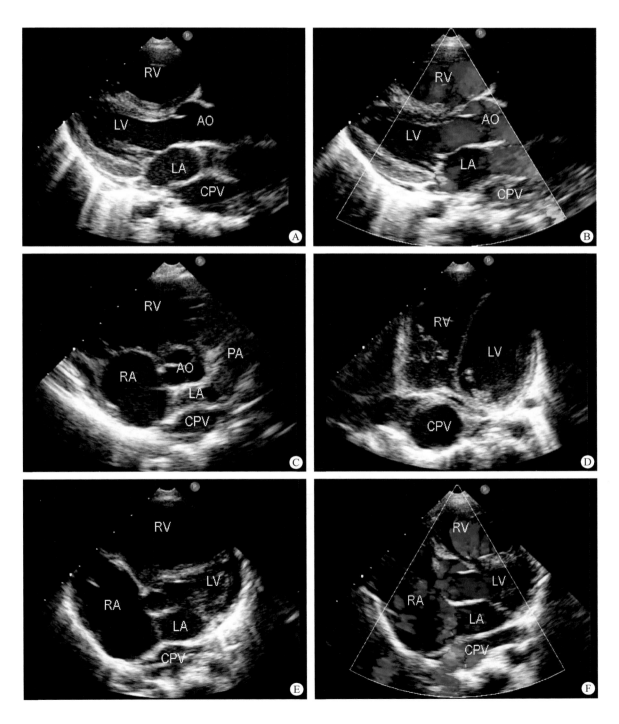

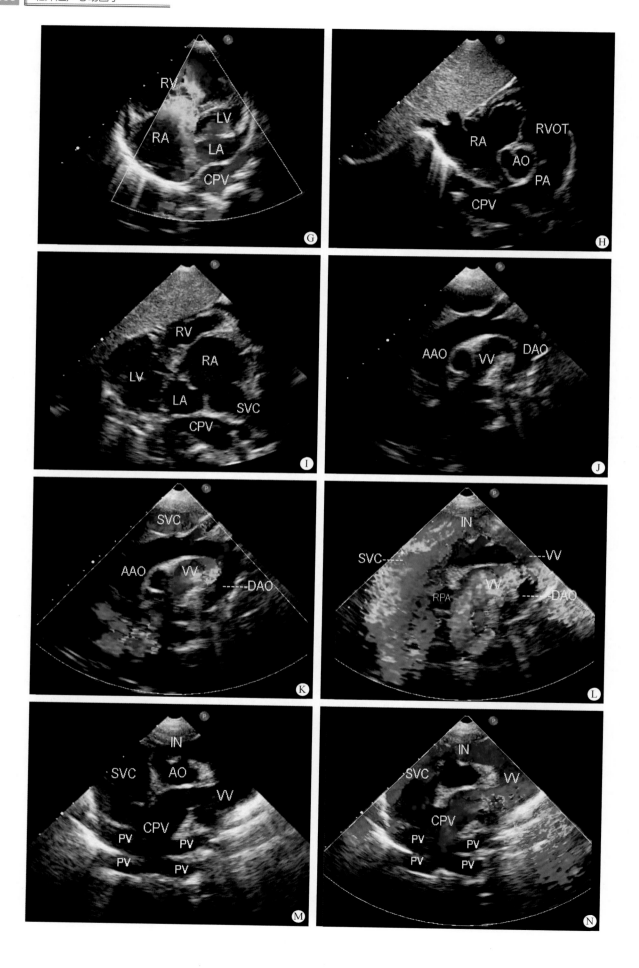

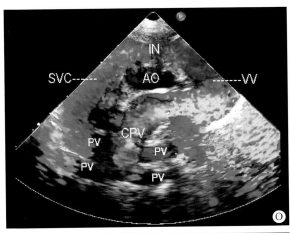

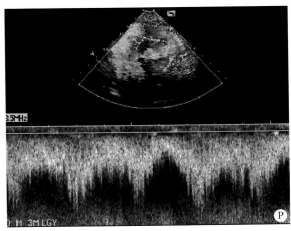

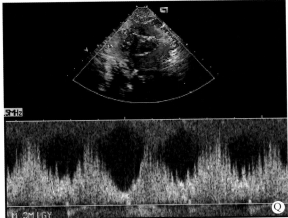

图 30-8 完全性心上型肺静脉异位引流

引流路径异常，四条肺静脉形成共同肺静脉干后，在降主动脉内侧缘（右侧缘）上行至主肺动脉分叉部位，然后向降主动脉外侧缘（左侧缘）走行，其共同动脉干的走行路线出现变异。A.左心室长轴断面；B.左心室长轴断面彩色多普勒图像；C.大动脉短轴断面；D和E.四腔心断面；F和G.四腔心断面彩色多普勒图像；H.剑突下大动脉短轴断面；I.剑突下四腔心断面；J.主动脉弓长轴断面；K.主动脉弓长轴断面彩色多普勒图像；L.共同肺静脉断面彩色多普勒图像；M.共同肺静脉断面；N和O.共同肺静脉环长轴断面彩色多普勒图像；P和Q.共同肺静脉血流频谱

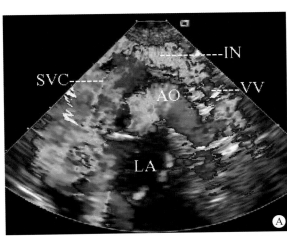

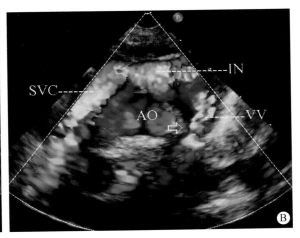

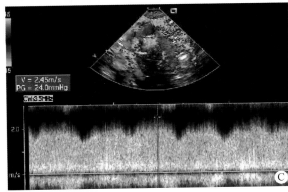

图 30-9 共同肺静脉干狭窄

A.垂直静脉与无名静脉狭窄，血流速度加快，呈五彩镶嵌色；B.垂直静脉的起始部位狭窄（箭头所示）；C.垂直静脉狭窄的血流频谱，血流速度为 2.45m/s，压差为 24mmHg

（三）心下型 TAPVC

本型极易漏诊，但如注意患者的临床表现，经胸超声未能探及肺静脉，通常可从剑突下进行探查，如果观察到下腔静脉及肝静脉扩张，应考虑心下型肺静脉畸形引流入门静脉、肝静脉和（或）下腔静脉的可能性。

患者的共同肺静脉干，一般通过门静脉和下腔静脉引流入右心房，二维超声心动图有时难以显示四支肺静脉汇成共同肺静脉干的起始部位。但在剑突下探查时，在脐部向上的水平，可探及粗大的共同肺静脉干汇入门静脉（图 30-10）；在双心房断面，可观察到下腔静脉及肝静脉的血流量明显增多，流速加快。

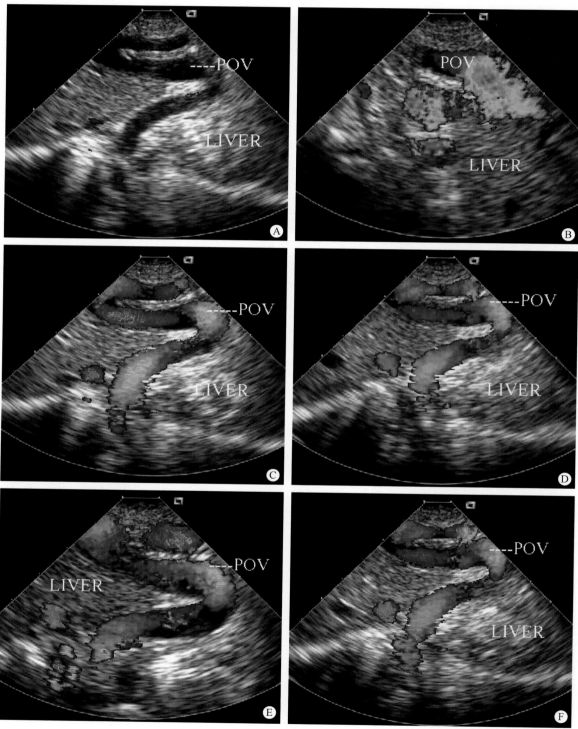

图 30-10　完全性心下型肺静脉异位引流 1

显示粗大的门静脉呈迂曲状，引流入右心房

本型除了与上述两种类型有类似的表现外，比如四条肺静脉均不与左心房相通，形成共同静脉干，左心房发育差，多数有 ASD 等。在剑突下探查时，还可发现共同肺静脉较长，其朝向右侧走行。在扩张的肝静脉及下腔静脉内，彩色多普勒超声可探及蓝五彩镶嵌色的湍流性血流，并可清楚地显示血流呈喷射状进入右心房（图 30-11）。

部分心下型肺静脉异位引流其路径也可不尽相同，而且由于分流量不同，奇静脉内径可扩张得不明显，但分流的路径较多（图 30-12）。

（四）混合型 TAPVC

为上述各种不同类型组合的 TAPVC，在检查过程中极易发生漏诊，或被诊断为 PAPVC。因此，应注意寻找四条肺静脉在左心房的开口，观察肺静脉引流的途径将有助于检出本型。

在本型患者，通常不形成共同肺静脉干，或只形成部分的共同肺静脉干。检查本型患者时，应在两个或两个以上的部位寻找引流口。如在检查过程中发现共同肺静脉干的内径较小，应高度考虑混合型的可能性。

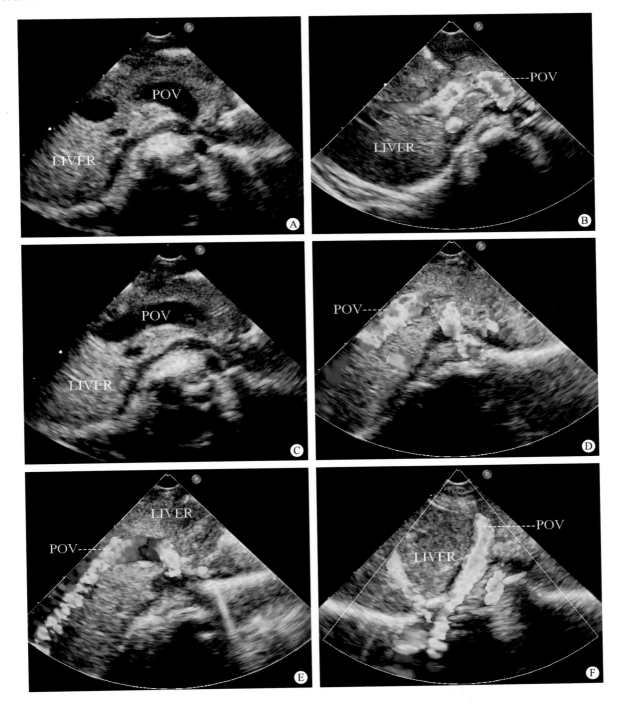

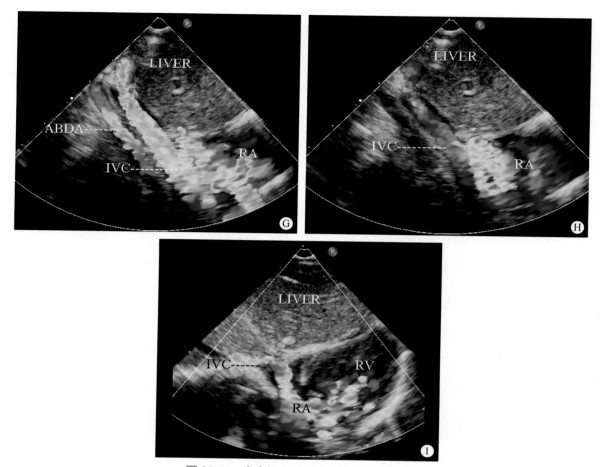

图 30-11 完全性心下型肺静脉异位引流 2

显示门静脉明显扩张，其内出现明确的异常血流，呈五彩镶嵌色，引流路径迂曲，并呈喷射状引流入右心房

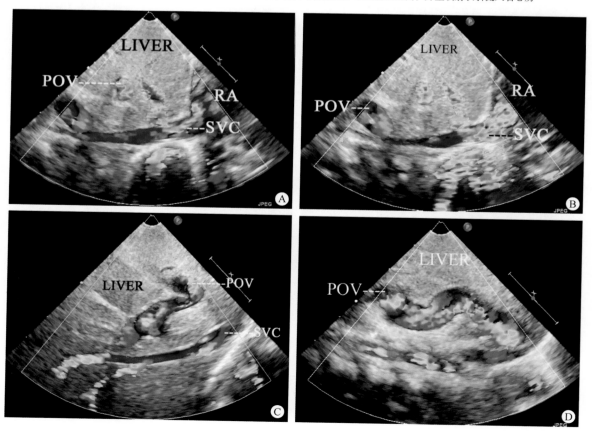

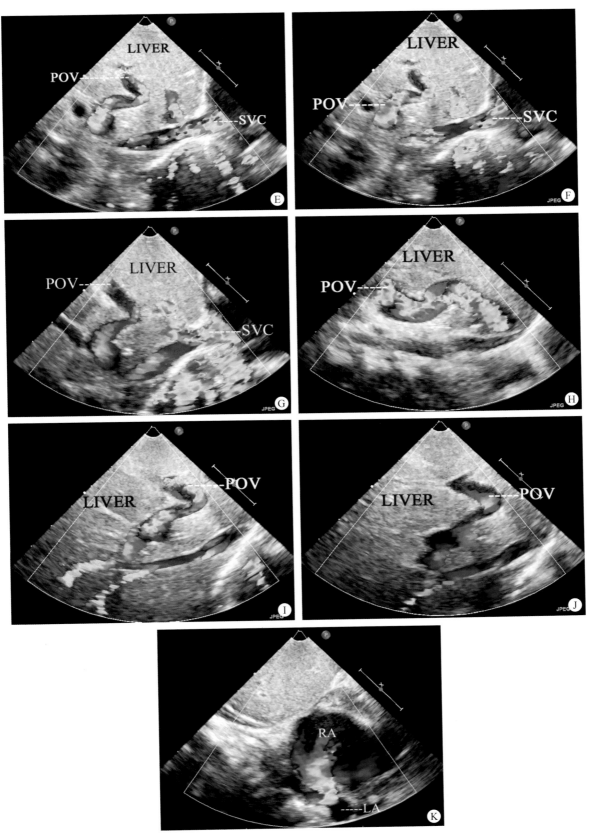

图 30-12　心下型肺静脉异位引流

心下型肺静脉异位引流的路径也各有不同，门静脉（POV）扩张的程度根据引流量的大小也有所不同。A～J. 显示肺静脉引流的路径；K. 剑突下双
心房断面：显示房水平出现右向左分流，呈蓝色，右心房明显增大

如心上型和心内型的混合，则可在胸骨上窝检出形成的共同肺静脉干环，同时又可在剑突下双心房断面的下腔静脉端,检出左心房分流入右心房的血流及房水平分流。

对引流入冠状静脉窦及垂直静脉的混合型患者，由于冠状静脉窦扩张，在胸骨上窝检查时，可探及形成的共同肺静脉环，并应在剑突下心房断面检查时，注意观察有无肺静脉开口于冠状静脉窦，同时应注意与无顶冠状静脉窦相鉴别（图30-13）。

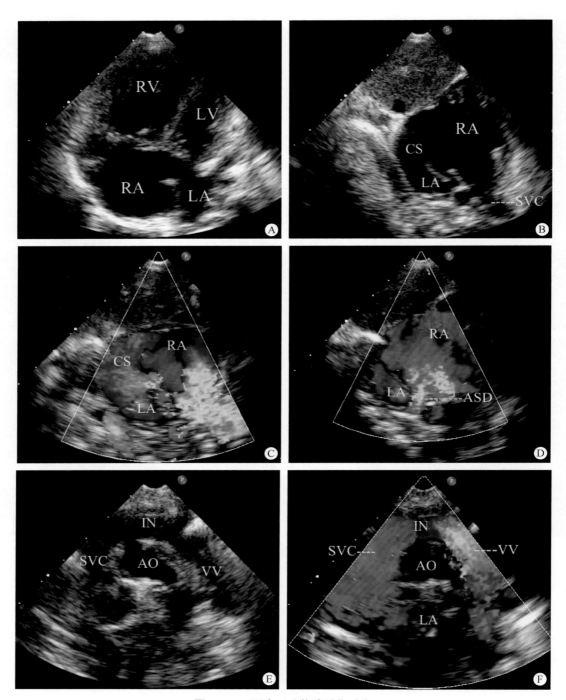

图 30-13　混合型肺静脉异位引流

心内型及心上型肺静脉异位引流：右心房、室内径增大，未能探及肺静脉在左心房的开口，冠状静脉窦扩张，部分肺静脉血流通过冠状静脉窦引流入右心房，部分肺静脉血流通过垂直静脉－无名静脉引流入上腔静脉。A.四腔心断面；B.剑突下双心房断面；C.剑突下双心房断面彩色多普勒图像：肺静脉血流通过冠状静脉窦分流入右心房；D.剑突下双心房断面彩色多普勒图像，房水平出现蓝色右向左分流；E.胸骨上窝共同肺静脉环断面；F.胸骨上窝共同肺静脉环断面彩色多普勒图像

TAPVC 患者的预后，与 ASD 的大小、共同肺静脉的内径、引流途径中有无狭窄有极大的关系，如 ASD 较小或引流途径中出现狭窄，将会影响患者的预后。

在所有 TAPVC 患者，彩色多普勒均可观察到房水平以右向左为主的双向分流，或右向左分流，左向右分流显示为红色，右向左分流显示为蓝色。各类型 TAPVC 可有不同的多普勒表现。

（五）完全性肺静脉异位引流（无垂直静脉）

极少数患者也可形成共同肺静脉干后，无垂直静脉，而直接与右上腔静脉相连接，因此在升主动脉的外侧缘上方出现异常的湍流性静脉性血流，应高度警惕是否为肺静脉系统的异位引流（图 30-14）。沿异常血流的路径，检出与其相连接的静脉，并应通过频谱多普勒系统检查，证实为静脉性血流。

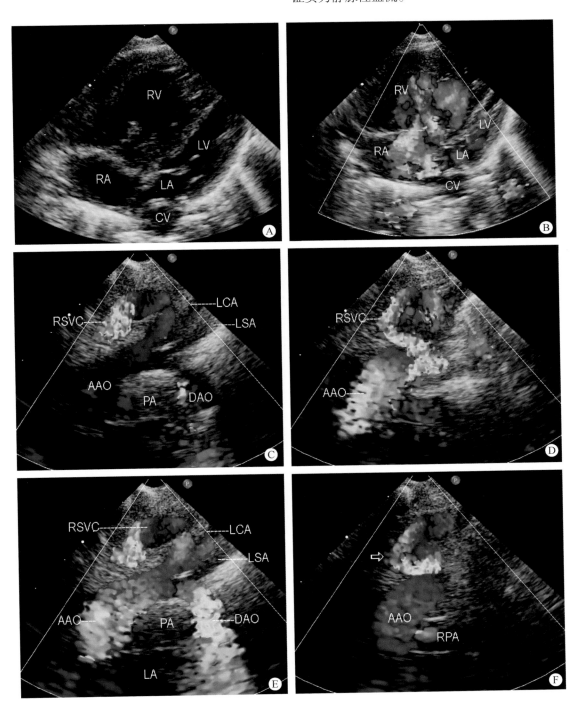

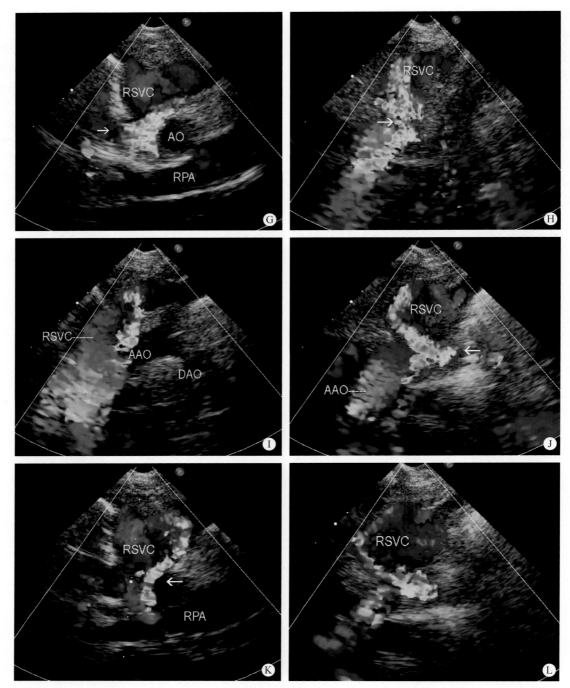

图 30-14 共同肺静脉干直接与右上腔静脉相连接

右心房室内径明显增大，未能探及明确的垂直静脉，四条肺静脉形成共同肺静脉干后，其路径异常，直接与右上腔静脉相连接。A.四腔心断面；B.四腔心断面彩色多普勒图像；C.胸骨上窝主动脉弓长轴断面彩色多普勒图像；D.升主动脉长轴断面彩色多普勒图像；E.主动脉弓长轴断面彩色多普勒图像；F～L.右上腔静脉与升主动脉长轴断面：显示肺静脉系统的异常引流路径

（六）PAPVC

超声心动图往往比较容易遗漏 PAPVC，尤其是无 ASD 的单纯性 PAPVC 者。M 型超声对本病不可能进行诊断。二维超声心动图于四腔心断面可探查肺静脉进入左心房的开口，尤其是可清楚探查右肺静脉的异常走行（图 30-15）；而探查左肺静脉则比较困难，如果遇到肺静脉的入口显示不清，则应考虑本病的可能性，应进一步仔细检查，或能得到提示性诊断。虽然 TEE 能清晰显示四条肺静脉的入口，但为减少患者痛苦，仅在必要时才对单纯性 PAPVC 者进行此项检查。

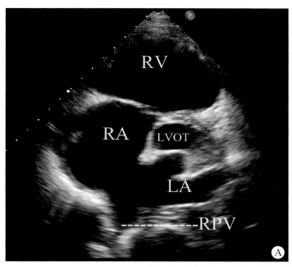

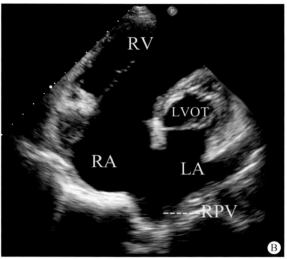

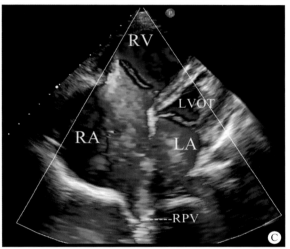

图 30-15　部分性肺静脉异位引流

右心房室增大，房间隔回声中断，可探及右肺静脉开口于右心房，彩色多普勒观察时，右肺静脉的血流进入右心房。A.胸骨左缘四腔心断面；B.四腔心断面；C.四腔心断面彩色多普勒图像

三、声学造影

声学造影有助于将本病与单纯性 ASD 区分开。在 ASD，如果无肺动脉高压，应为左向右分流，而 TAPVC 则以右向左分流为主，在右心房内没有明确的负性显影区。如果患者未合并肺动脉瓣狭窄或肺动脉高压，出现发绀者应考虑本病的可能性。

四、经食管超声心动图

除心内型外，肺静脉畸形引流的途径均在心脏以外，因此 TEE 对诊断本病并无特殊的优势，是诊断本病的辅助性检查方法。

但是，TEE 可清晰显示肺静脉是否开口于左心房。通常，探头位于距门齿 30cm 水平，角度为 40° ～ 50° 时，可显示右肺静脉进入左心房的开口；角度为 0° 时，可于

左心耳的外侧，显示左肺静脉入左心房的开口。

五、肺静脉狭窄的超声表现

在胸骨上窝长轴、短轴断面，以及心尖或剑突下四腔心断面，均可观察各条肺静脉，并测定其内径值；通过频谱和彩色多普勒检查，显示肺静脉狭窄部位的血流速度加快；采用彩色多普勒观察时，在左心房的侧壁可观察到五彩镶嵌色的类血管球样回声，与正常肺静脉血流不同。

六、鉴别诊断

（一）无顶冠状静脉窦

无顶冠状静脉窦即冠状静脉窦的顶部缺如。其分流的表现，在剑突下双心房断面观察，与共同肺静脉干的

血流通过冠状静脉窦引流入右心房的血流动力学改变极为相似。但是，在无顶冠状静脉窦患者，从各个断面观察房间隔，均未能探及房间隔部位的回声中断，仅在剑突下双心房断面可观察到左心房的血流通过顶部缺如的冠状静脉窦进入右心房。

在引流入冠状静脉窦的心内型 TAPVC 或 PAPVC 患者，冠状静脉窦明显扩张，可检出肺静脉形成的共同肺静脉干引流入冠状静脉窦的开口，并同时伴有 ASD 及房水平的右向左分流。

（二）部分性心内膜垫缺损

肺静脉引流入冠状静脉窦的心内型，常容易与部分性心内膜垫缺损相混淆。如果检查者缺乏经验，易将扩张的冠状静脉窦壁视为房间隔的残端组织，而误将心内型肺静脉畸形引流诊断为部分性心内膜垫缺损（详见第二十三章）。此时，应采用多断面、多方向扫查，注意房室瓣环部位有无房间隔残端组织。如果在某个角度可探及房间隔残端组织，则应考虑可能是心内型肺静脉畸形引流；同时，通过观察有无共同肺静脉干及冠状静脉窦是否扩张，两者即可得到鉴别。

（三）上腔静脉血流量增多

如果没有 ASD，但右心容量负荷增大，无论是上腔静脉或永存左上腔静脉的血流量明显增多，均应考虑有无部分性或特殊类型的肺静脉畸形引流。

如果没有合并 ASD 的右肺静脉畸形引流入右心房，或在复杂畸形时，部分肺静脉从永存左上腔静脉较高的部位直接引流入左上腔静脉内，均能引起腔静脉内的血流量明显增多。

在检查的过程中，如果发现上述现象，应高度警惕、仔细检查，并为临床提供相应的提示性诊断，以便临床医生进一步检查，以免造成漏诊，给手术带来困难。

（四）混合型肺静脉畸形引流

在混合型肺静脉畸形引流的诊断中，容易出现的问题是，仅诊断出其中的一种类型，而漏掉了另一种类型。如心上型和经冠状静脉窦引流入右心房的心内型并存时，因胸骨上窝已探查到共同的肺静脉环，往往容易漏查冠状静脉窦扩张的原因，从而漏诊心内型肺静脉畸形引流。

此时，如果在双心房断面，在下腔静脉端观察到流量较大的分流，从左心房分流入右心房，而又未能探及明确的共同肺静脉干形成，或共同肺静脉干内径较小（部分共同肺静脉干），应考虑是否有心上型及心内型并存，需要进一步检查。另外，还应注意与无顶冠状静脉窦鉴别。

肺静脉畸形引流种类繁多，根据肺静脉异位引流的数目及引流的途径进行分类，肺静脉异位引流可以独立存在，也可为其他心内复杂畸形的组合，如与心内膜垫缺损、大动脉转位、右室双出口、肺动脉闭锁等心内复杂畸形并存。因此在检查的过程中，应注意房间隔径线、心腔大小、容量负荷的程度与拟诊的疾病是否相符。

由于无论是部分性还是完全性肺静脉异位引流均根据引流的途径进行分类，所以在检查的过程中应注意肺静脉引流的途径，因此如考虑肺静脉系统异常，应注意扫查胸骨上窝及剑突下的各个断面，以便做出正确的诊断。

影响患儿生存的主要因素有房间隔缺损的大小、共同肺静脉干的内径、引流途径中有无局限性狭窄区域及引流的途径。如果房间隔缺损较大，肺静脉引流入右心房的血流所形成的右向左分流量大，患儿的生存条件较好。肺静脉直接引流入右心房者其血流动力学改变与房间隔缺损基本相同。如共同肺静脉干在引流的途径中出现局限性狭窄，减少了静脉水平的左向右分流，使血流出现受阻现象，改变了肺循环和体循环之间的比例（Q_p/Q_s），应在术前检出，为手术治疗提供依据。

部分直接引流入右心房的患者，因其特征不明显，极易漏诊而仅诊断为单纯的房间隔缺损。但对于通过冠状静脉窦引流的患者，由于冠状静脉窦扩张给了检查者一定的提示，可做出正确的诊断。

在完全性肺静脉异位引流中，心上型发病率最高，由于其具有较强的特征性，一般均可做出明确的诊断，但对于所形成的共同肺静脉环的各阶段是否存在局限性狭窄部位，应注意检查。如果同时合紫绀型先天性心脏病，如肺动脉闭锁等，容量性改变减小，也易出现漏诊。在胸骨上窝探查时，如果发现主动脉弓与图像近场之间的距离较远，应注意调整探头的位置，顺时针旋转探头，使其出现主动脉短轴图像，可显示位于外围的共同肺静脉环。

对于心上型肺静脉异位引流的患者还应注意共同肺静脉干上行于垂直静脉时，路径出现变异，垂直静脉在降主动脉的右侧缘（内侧缘）走行，在左肺动脉与右肺动脉分叉部位于降主动脉的左侧缘（外侧缘）上行。在手术之前应给以提示，从而避免手术时间延长。

在疑诊肺静脉异位引流时，如果在胸骨左缘及胸骨上窝各断面均未能发现肺静脉引流途径，应注意剑突下的探查。门静脉与肝静脉扩张，并出现垂直静脉及大量红色的血流，应考虑心下型肺静脉异位引流。

肺静脉异位引流无共同的肺静脉干直接引流入腔静脉系统的患者罕见，常合并于复杂畸形。如发现血管之间的异常连接，应注意采用频谱多普勒观察，频谱为血流速度较低的静脉性血流时应考虑为本病，如为高速连续性动脉性血流应考虑为异位的未闭动脉导管。

第五节　各类畸形的检出及其引流途径对手术方式选择的指导意义

各种类型的肺静脉异位引流均应采用手术治疗，而且应尽早治疗，尤其是无房间隔缺损而仅存在卵圆孔未闭的患者。

在检查的过程中应仔细判断引流的分型、引流的途径、引流过程中有无局限性狭窄及狭窄的程度，以避免术中出现不必要的风险。

对于检查大型的房间隔缺损时，应注意有无部分性肺静脉异位引流并存，以便在修补房间隔缺损的同时，矫治异位引流的肺静脉，部分性肺静脉异位引流的手术方式有两种。

一、完全性肺静脉异位引流

1. 心上型　完全性肺静脉异位引流的治疗原则是在形成的共同肺静脉干与左心房之间重建通道，形成一个无梗阻的新通道，同时阻断肺静脉与体静脉之间的连接，并关闭房水平的交通。

二维超声在术前应认真测量左心房顶部及共同肺静脉汇合部位的宽度，以便术中在共同肺静脉的汇合口部位与左心房顶部近左心耳部位进行吻合，近左心耳的左心房顶部的切口应与共同肺静脉汇合口的内径大小尽量相同，避免术中出现再狭窄部位。因此，术前应用超声测量时，应尽量准确测量汇合口部位的内径及左心房顶中部的直径，将共同肺静脉干与左心房相连接，恢复肺静脉与左心房的通道。

2. 心内型　应用二维超声心动图确定有无房间隔缺损或卵圆孔未闭及其大小，确定冠状静脉窦顶部的位置，以便术中将冠状静脉窦的顶部去掉，并使用自体心包或人工补片关闭房间隔缺损，将异常的肺静脉回流和冠状静脉窦的血流引流入左心房。

3. 心下型　应用二维超声心动图测量位于降主动脉水平的垂直静脉及其内径，阻断异常血流进入右心房，并根据测量的共同肺静脉的汇合口部位的内径，在左心房的后壁做与其内径相同的平行切口，以便两者相吻合，从而避免出现局限性狭窄。

术后应采用频谱多普勒认真检查吻合口部位的血流速度，以便排除狭窄梗阻现象。

二、部分性肺静脉异位引流

对于部分性肺静脉异位引流可采用两种方法进行处理：一种为补片隔入法，另一种为 Warden 法。

1. 补片隔入法　为直接用补片将引流入右心房的肺静脉血隔入左心房，同时修补房间隔缺损，这是一种常规经典的手术方法。

2. Warden 法　将错位连接的肺静脉血流改道，将其路径异常血流引入正确的左心房，如肺静脉分支引流入上腔静脉。经 Warden 法手术，将右肺静脉分流入上腔静脉的血流引流回左心房，并同时矫治房间隔缺损，使患者的血流动力学恢复正常（图 30-16）。

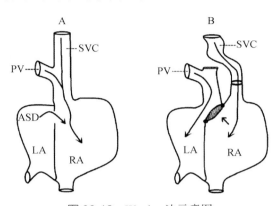

图 30-16　Warden 法示意图

将错位连接的肺静脉血流改道，将其路径异常血流引入正确的左心房，同时修补房间隔缺损

（刘延玲　然　鋆　熊鉴然）

参 考 文 献

李益群，等. 1994. 完全性肺静脉畸形连接 X 线与超声心动图的对照研究. 中国医学影像杂志，2：122

Ammash NM，et al. 1997. Partial anomalous pulmonary venous connection：diagnosis by transesophageal echocardiography. JACC，29：1351-1358

Brown VE，et al. 1998. Echocardiographic spectrum of supracardiac total anomalous pulmonary venous connection. J Am Soc Echocardiogr，11：289-293

Chin AJ，et al. 1987. Accuracy of subcostal two-dimensional echocardiography in prospective diagnosis of total anomalous pulmonary venous connection. Am Heart J，113：1153-1159

Forbess LW，et al. 1998. Partially anomalous pulmonary venous connection：demonstration of dual drainage allowing nonsurgical correction. Cathet Cardiovasc Diagn，44：330-335

Gathman GE，et al. 1970. Total anomalous pulmonary venous connection. Clinical and physiological observations of 75 pediatric patients. Circulation，42：143-154

Hijii T，et al. 1998. Diagnosis and management of partial anomalous pulmonary venous connection. A review of 28 pediatric cases. Cardiology，89：148-151

Huhta JC，et al. 1985. Cross-sectional echocardiographic diagnosis of total anomalous pulmonary venous connection. Br Heart J，

53：525-534

Imoto Y，et al. 1998. Mixed type of total anomalous pulmonary venous connection. Ann Thorac Surg，66：1394-1397

Kalke BR，et al. 1967. Partial anomalous pulmonary venous connections. Am J Cardiol，20：91-101

Levin B，et al. 1954. Anomalous pulmonary venous drainage into the left ventricular vein. Radiology，63：317-324

Lucas RV，et al. 1962. Atresia of the common pulmonary vein. Pediatrics，29：729-739

Rodriguez AM，et al. 1994. Total anomalous pulmonary venous return. J am Soc Echocardiogr，7：S21

Smallhorn JF，et al. 1985. Pulsed Doppler assessment of pulmonary vein obstruction. Am Heart J，110：483-486

Stark J，et al. 1983. Surgery for congenital heart defects diagnosed with cross-sectional echocardiography. Circulation，68：129-138

Warden HE，et al. 1984. An alternative method for repair partial anomalous pulmonary venous connection to the superior vena. Ann Thorac Surg，38：601-605

Wong ML，et al. 1995. Echocardiographic evaluation of partial anomalous pulmonary venous drainage. J Am Coll Cardiol，26：503-570

第三十一章　体循环静脉病变

第一节　概　　述

体循环静脉系统是由大量静脉血管所组成，周围静脉的解剖变异和病变比较多见。除多普勒超声检查外，超声心动图对周围静脉病变的诊断通常帮助不大，但对诊断近心端腔静脉和冠状静脉窦等病变往往有重要作用。

上腔静脉：位于上纵隔右侧，气管的右前方，升主动脉的后外侧，周围有升主动脉、右肺动脉、胸腺、气管、肺门淋巴结和右肺门其他结构等，远端上腔静脉在心包腔之外。成人上腔静脉的长度一般为 70mm 左右，在相当于右侧第 1 肋软骨的正后方，接收来自两侧无名静脉的血液，随后垂直下行，引流入右心房，引流范围包括头颈部、两侧上肢和除心肺以外的胸部静脉。奇静脉在靠近心包反折的无名静脉开口处下方汇入上腔静脉，其开口相当于在上腔静脉的中段，是腔静脉阻塞患者重要的侧支循环途径之一。

下腔静脉：大部分在腹腔内上行，主要引流两侧髂静脉和腹部脏器的血液，经横膈后几乎立即进入右心房，开口于右心房后壁下部，在心包内一般只有 20mm 左右。

冠状静脉窦：位于心脏膈面的左心房、室沟内，汇集大部分来自心脏的静脉血，一般长 20～30mm，在下腔静脉口内上方与三尖瓣环之间开口于右心房。

上腔静脉、冠状静脉窦、下腔静脉及肝静脉等体循环大静脉可出现各种病变。先天性病变包括大静脉畸形和（或）大静脉与心脏之间的连接关系异常，后者通常称为体循环静脉畸形引流或异位连接（anomalous systemic venous drainage or connection），占先天性心血管病的 3.6%～9.4%，尤以永存上腔静脉多见，没有明显的性别差异，可与其他心血管畸形合并存在。其预后取决于畸形引流程度和合并的畸形，完全性者预后差，部分性者一般没有血流动力学异常，预后良好。

腔静脉的管壁较薄，腔内压力较低，容易受到附近组织器官或占位性病变等压迫，同时大静脉腔内也可出现血栓形成等各种阻塞性病变，从而影响血流，形成腔静脉综合征等。

第二节　体循环静脉畸形

一、病理解剖和病理生理

正常体循环系统的静脉血，经上腔静脉、下腔静脉和冠状静脉窦回流到右心房，各部位的体循环大静脉均可发生先天性畸形，可发生于心房正位、反位或不定位的心脏，畸形的类型和组合比较复杂（图 31-1）。

（一）上腔静脉畸形

1. 永存左上腔静脉　在胚胎发育过程中，左侧前主静脉逐渐闭塞，而右侧前主静脉与 Cuvier 管发育形成上腔静脉。如两侧前主静脉交通支发育障碍，Cuvier 管发育，则形成永存左上腔静脉，是最常见的体循环静脉畸形，占先天性心血管病的 2%～4%。

患者通常同时有两侧上腔静脉，40%～50% 的患者由无名静脉连接两侧上腔静脉，左无名静脉可较粗大，也可发育不良、缺如，约 75% 的患者左无名静脉发育不良。右上腔静脉和下腔静脉的引流通常正常，极少数患者的右上腔静脉缺如。

永存左上腔静脉接收来自左侧头臂静脉的回流，通常在主动脉弓和左肺动脉前方下降，大多数引流入冠状静脉窦，一般伴有冠状静脉窦扩张；10% 左右引流入左心房，一般开口于左心耳基底部与左上肺静脉开口之间；少数可引流入右心房，极少数引流入左肺静脉。

2. 右上腔静脉畸形　可出现右上腔静脉缺如、右上腔静脉开口于左心房等畸形，但均罕见。右上腔静脉缺如于 1862 年由 Halbertsma 首先报道，在心房正位者发病率很低，接近 0.1%，右侧头臂静脉经无名静脉引流入左上腔静脉。有时近端闭锁的右上腔静脉呈纤维性条索状。

（二）冠状静脉窦畸形

冠状静脉窦可畸形引流入左心房或两侧心房，多数属冠状静脉窦间隔缺损，又称为无顶冠状静脉窦综合征，多数合并永存左上腔静脉，亦可合并房间隔缺损、单心

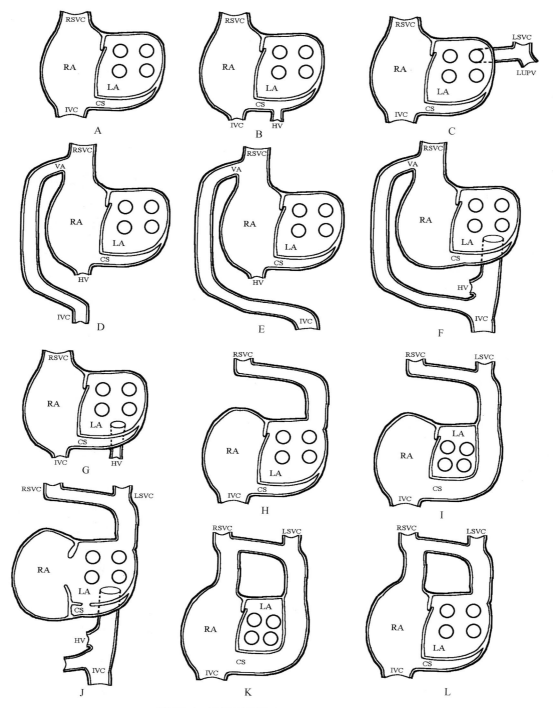

图 31-1 体循环静脉畸形引流类型示意图

A. 正常；B. 肝静脉（HV）引流入冠状静脉窦；C. 左锁骨下静脉（LSV）引流入左上肺静脉（LUPV）；D. 下腔静脉近端缺如，肝静脉引流入右心房，下腔静脉（IVC）经奇静脉（VA）引流入上腔静脉；E. 右下腔静脉缺如，肝静脉引流入右心房，左下腔静脉经奇静脉引流入右上腔静脉（RSVC）；F. 右下腔静脉缺如，左下腔静脉和肝静脉引流入左心房，同时经奇静脉引流入上腔静脉；G. 肝静脉引流入左心；H. 右上腔静脉近端缺如，远端经左上腔静脉（LSVC）引流入左心；I. 右上腔静脉近端缺如，远端经左上腔静脉引流入冠状静脉窦；J. 全部循环静脉引流入左心房；K. 左上腔静脉引流入冠状静脉窦；L. 左上腔静脉引流入左心房

房、心内膜垫缺损、法洛四联症、室间隔缺损等心血管畸形，详见第二十章。

有的冠状静脉窦开口处缩窄或闭锁，多数同时合并冠状静脉窦间隔缺损等病变。极少数出现双冠状静脉窦，其中左冠状静脉窦可引流入左心房。

（三）下腔静脉畸形

下腔静脉的发育和组成比较复杂，畸形类型和组合变化多端。

1. 下腔静脉近心段缺如　又称为下腔静脉经奇静脉或半奇静脉畸形引流，约占先天性心脏病的 0.6%。在胚胎发育过程中，永存卵黄静脉发育为下腔静脉近心段，左、右下主静脉形成下腔静脉远心段。右上主静脉远端扩大形成下腔静脉，近端形成奇静脉，左上主静脉则形成半奇静脉。如果下腔静脉远心段不与肝静脉连接，形成下腔静脉近心段缺如，身体下半部分的静脉血经奇静脉或半奇静脉进入上腔静脉，再回流入右心房，肝静脉血可经肝静脉直接回流到右心房。

2. 下腔静脉畸形引流入左心房　罕见，往往合并下腔型房间隔缺损或单心房、心房转位等。

3. 永存左下腔静脉　可开口于右心房或左心房，右侧奇静脉可引流入右上腔静脉或右心房，左侧奇静脉可开口于左上腔静脉、左心房或冠状静脉窦。

4. 肝静脉畸形　肝静脉可完全或部分出现畸形引流，可形成一条肝总静脉回流，或两条肝静脉共同或分别回流入右心房、左心房或冠状静脉窦。

（四）全部体循环静脉畸形

上腔静脉、下腔静脉和冠状静脉窦可全部畸形引流入左心房，但罕见。系胚胎发育过程中，残余静脉窦瓣异常增长，将腔静脉和冠状静脉窦开口均隔入左心房所致。均伴房间隔缺损，否则患者无法生存。

Ⅰ型：右上腔静脉引流入冠状静脉窦，冠状静脉窦开口于左心房，左上腔静脉引流入左心房顶部，下腔静脉近心段缺如，身体下半部分的静脉血经奇静脉回流入上腔静脉，肝静脉直接开口于左心房。

Ⅱ型：右上腔静脉缺如，左上腔静脉开口于左心房顶部，下腔静脉在左心房后壁靠近房间沟处回流入左心房，冠状静脉窦亦开口于左心房。

（五）合并畸形

可合并肺静脉畸形引流，多数畸形引流的体循环静脉和肺静脉均入右心房，少数为体循环静脉畸形引流入左心房，而肺静脉畸形引流入右心房，或部分体循环静脉和肺静脉分别引流入两侧心房，甚至体循环静脉和肺静脉全部引流入左心房。

需要手术治疗的患者，几乎都合并其他心血管畸形，超过 75% 的患者有房间隔缺损，尤其是冠状静脉窦型房间隔缺损或冠状静脉窦缺如，其余有单心房、室间隔缺损、法洛四联症、心内膜垫缺损、右室双出口、肺动脉闭锁、二尖瓣狭窄、大动脉转位、右室双出口、动脉导管未闭、单心室、三尖瓣关闭不全、肺动脉狭窄、右心室发育不良、主动脉-肺动脉间隔缺损、左旋心、右旋心和镜面右位心等。

（六）病理生理

对血流动力学的影响程度，主要取决于体循环静脉畸形引流的部位和合并畸形。畸形引流入右心房者，体循环静脉回流的最终途径没有改变，如不合并其他心血管病变，一般不产生血流动力学异常，其病理意义往往在于心导管检查和外科手术治疗时，有可能出现异常甚至困难。极少数主要大静脉缺如而侧支循环建立不够完全者，可出现局部静脉血回流障碍、淤血。

部分体循环静脉畸形引流入左心房，则出现右向左分流，使体循环动脉血氧饱和度呈不同程度的降低，可出现发绀等。伴房间隔缺损者，左心房同时接收肺静脉和部分体循环静脉的血液，容量增加，压力升高，可出现左向右分流，增加肺循环血流量，出现与房间隔缺损相似的病理生理变化。

完全性体循环静脉畸形引流，如果不合并房间隔缺损等病变，患者无法生存；合并房间隔缺损或其他心血管畸形者，出现类似于完全性肺静脉畸形引流的血流动力学变化。全部体循环静脉畸形引流入左心房，将出现严重的右向左分流，必须同时伴有房间隔缺损等病变形成左向右分流。体循环动脉血血氧饱和度降低，出现发绀等，其程度与左心房内血液混合、层流方向和分流大小等有关。由于容量负荷减少，右侧心腔可出现发育不良。

二、临床表现

如不伴其他心血管病变，畸形引流入右心房者没有明显的症状。体循环静脉部分引流入左心房者，可出现不同程度的心悸、气短、发绀，活动时加重；完全引流入左心房者，出现类似于完全性肺静脉畸形引流的表现，可有呼吸困难、发育不良和体重不增，体力较差，容易疲劳，经常呼吸道感染，发绀通常较明显。体循环静脉引流入左心房者，可有不同程度的发绀，杵状指（趾），尤其是全部引流入左心房者发绀明显，可有发育营养不良、呼吸急促。

不伴其他心血管病变的本病患者，通常无明显心血管体征。多数有第一心音增强，肺循环血流量增加者可出现肺动脉瓣区收缩期杂音、第二心音宽分裂等，一般没有肺动脉高压的体征。心力衰竭者可出现相应体征。重要体循环静脉回流障碍者可有局部静脉扩张、淤血等。

三、辅助检查

大多数患者的心电图正常，体循环静脉畸形引流入左心房者可出现二尖瓣 P 波，有的出现左心室肥厚。伴其他心血管病变者往往有相应的变化。

多数患者的胸部 X 线检查没有明显异常表现，心脏大小通常正常，有的可出现畸形引流体循环静脉的血管影，如永存左上腔静脉者左侧上纵隔增宽。腔静脉引流入左心房，部分性者可出现右侧心影平直，左心房饱满或扩张，左心室和主动脉结较突出；完全性者可出现左心房、左心室扩大。

目前，超声心动图检查虽然对近心段大静脉畸形的诊断准确率较高，但对显示有的大静脉畸形有局限性，必要时可进行心导管检查和心血管造影明确诊断。从周围静脉插入的心导管可经异常途径进入心腔或其他心血管部位，可检出畸形引流部位的血液氧饱和度异常。在永存左上腔静脉患者，心导管可从右心房行向左侧上肢、左侧颈部，或经冠状静脉窦后进入异常途径等。按常规途径难以从周围静脉插入心导管者，往往提示有体循环静脉畸形。

心血管造影可显示体循环静脉畸形及其类型、心腔大小及其他合并畸形等。左无名静脉缺如或细小者，多数提示有双侧上腔静脉。右上腔静脉或冠状静脉十分粗大者，往往提示有体循环静脉畸形引流。

第三节　腔静脉综合征

腔静脉发生阻塞性病变，引起阻塞部位远端及其各分支扩张、淤血，同时出现侧支循环者，称为腔静脉综合征（vena cava syndrome）。根据病变部位，可分为上腔静脉综合征和下腔静脉综合征两种，它们的病因、病理解剖、病理生理和临床表现有相似之处，但各有特点。Hunter 于 1757 年最早报道上腔静脉综合征。下腔静脉上段阻塞并伴有肝静脉狭窄或完全闭塞者称为布－加（Budd-Chiari）综合征。

腔静脉阻塞性病变可急性发病，迅速造成腔静脉阻塞，也可逐渐缓慢发生。阻塞的程度差别很大，多数为完全闭塞，缓慢发生者侧支循环往往比较丰富。预后主要取决于原发病因及其阻塞范围、程度，良性病变通常预后良好，恶性病变则预后差，阻塞严重者可致死。

一、病理解剖和病理生理

腔静脉的阻塞性病变，大部分系外部组织结构扩张或占位性病变压迫腔静脉所致，少数系腔静脉内出现肿瘤、血栓、异物等，导致血液回流受阻，受累部位远端的静脉淤血、扩张，与其他腔静脉之间可建立侧支循环。常见的主要病因有：

（1）腔静脉附近的畸胎瘤、胸腺瘤、肺癌、恶性淋巴瘤等肿瘤。

（2）附近组织的淋巴结肿大、大血管扩张、动脉瘤、动脉夹层、动－静脉瘘、囊肿、结节、胸腔内甲状腺、胸腺病变等。

（3）纤维化性纵隔炎、结核、放线菌病、组织胞浆菌病、脓肿、梅毒、放射性治疗后并发症、心包炎或结节性多动脉炎等，形成纤维组织增生或局部肿块压迫腔静脉。

（4）腔静脉内血栓形成、肿瘤、先天性隔膜、腔静脉瘤。

（5）腔静脉内电极、导管、人造植入物等，以及心导管检查、外科手术等医源性损伤或创伤后。

（6）罕见的肥厚型心肌病、右心房心肌的局限性肥厚等，也可导致腔静脉阻塞。

随着临床上大静脉导管留置、创伤性检查和介入治疗的广泛开展，医源性病因明显增加。心脏永久起搏器植入后，大静脉血栓形成者十分常见，占所有患者的 20% ~ 40%，但其中多数阻塞不完全，进展缓慢或有侧支循环建立，从而不造成明显影响，仅有 0.3% ~ 3% 出现有临床意义的大静脉狭窄阻塞病变，甚至完全阻塞。

腔静脉阻塞部位远端静脉可出现淤血、局部水肿，通常可通过奇静脉、半奇静脉、锁骨下静脉、颈外静脉、腰静脉、乳房内静脉、腹壁静脉、硬脊膜静脉窦、肋间静脉和骶髂静脉等分支，在上腔静脉和下腔静脉等之间形成许多侧支循环分流血液。

上腔静脉阻塞者，两侧上肢、头部和胸部的静脉明显扩张、迂曲，静脉压升高，头面部和上肢水肿，甚至可导致脑循环障碍、脑水肿等。

下腔静脉阻塞者，腹部和下肢的静脉扩张、迂曲，肝脏等腹腔内脏器水肿、扩张，下肢水肿。回心血量明显减少者可出现心排血量下降、低血压。

二、临床表现

根据原发病因种类、腔静脉阻塞部位和程度等，临床表现差异很大。病变明显者，可出现呼吸困难、局部疼痛、肿块、体重减轻、食欲减退，甚至恶病质等，但水肿、静脉扩张和侧支循环静脉通常呈对称性，心脏一般没有明显异常体征，有时可有杂音，可出现胸水、腹水等。

上腔静脉受阻者可出现头面部及上肢水肿、呼吸困难、容易疲劳、胸部压迫感、胸痛、咳嗽、视力异常、头痛、头晕、眼花、恶心、上肢麻木，甚至喉头水肿、晕厥和意识丧失。头面部、上肢、胸壁和腹壁出现扩张、迂曲的静脉，侧支循环静脉的血流方向系从上向下。

下腔静脉受阻者可出现乏力、腹胀、下肢水肿和低血压等，可出现肝脏肿大、腹水，下肢、胸壁和腹壁可出现扩张、迂曲的静脉，侧支循环静脉血流方向系从下向上。

三、辅助检查

除非病变累及心脏，心电图检查一般没有明显的异常。

上腔静脉扩张者，胸部 X 线检查可显示右侧上纵隔增宽，阻塞部位远端的上腔静脉、奇静脉扩张，同时可显示纵隔炎或纵隔肿瘤等原发病的征象。CT 和 MRI 检查可显示原发病因和阻塞部位远端腔静脉及其分支扩张。

心导管检查和腔静脉造影一般可明确诊断。腔静脉阻塞部位远端的静脉压升高，一般超过右心房压。造影可显示腔静脉局部有充盈缺损、阻塞性病变，造影剂不能从病变部位的腔静脉直接进入右心房，而是通过侧支循环回流。

第四节　超声心动图检查

体循环静脉病变的种类较多，且多数与其他心血管畸形并存，超声心动图对远心端体循环静脉畸形引流、腔静脉综合征的诊断价值不大，但对其近心端畸形或阻塞性病变的检出具有很高的敏感性和准确性，有特异性表现。

据文献报道，超声检出体循环静脉解剖结构的敏感性分别为：右侧上腔静脉 100%，左侧上腔静脉 96%，双侧上腔静脉 95%，下腔静脉近心段缺如 100%，下腔静脉奇静脉连接 91%，肝静脉部分或完全畸形引流 100%，而进行以上诊断的特异性均接近 100%。在超声检查前未明确体循环静脉畸形引流的 800 例先天性心脏病患者中，除 1 例下腔静脉近心段缺如外，均得到超声准确诊断，随后均得到心血管造影检查证实。

一、腔静脉畸形引流

（一）永存左上腔静脉引流入冠状静脉窦

对于永存左上腔静脉引流入冠状静脉窦，常规性的二维超声心动图检查能够做出明确的诊断。

通常于左心室长轴、四腔心及剑突下双心房断面均可显示冠状静脉窦扩张，在左心室长轴断面轻微顺时针旋转探头时，可显示与冠状静脉窦相连接的永存左上腔静脉。在大动脉短轴断面的基础上，将探头向左下方倾斜时，在左心房后壁可显示左上腔静脉的管状回声，在显示左心耳后，可观察到此静脉与冠状静脉窦相连。通过胸骨上窝彩色多普勒超声心动图观察，可探及位于降主动脉左侧的永存左上腔静脉引流入冠状静脉窦（图 31-2）。

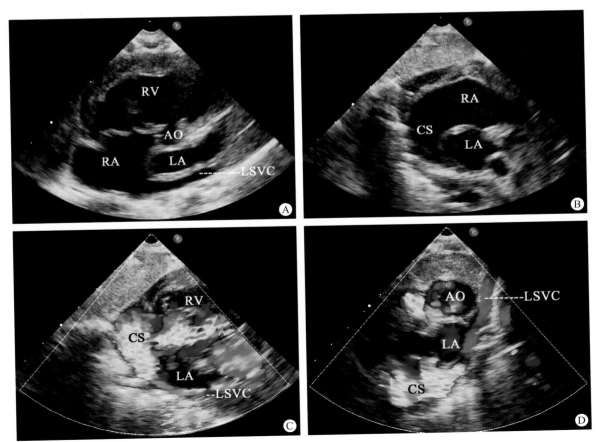

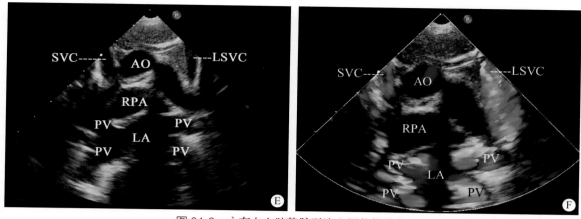

图 31-2　永存左上腔静脉引流入冠状静脉窦

冠状静脉窦扩张，二维超声心动图胸骨上窝断面显示永存左上腔静脉与冠状静脉窦连接，剑突下双心房断面显示冠状静脉窦口扩张，彩色多普勒超声心动图观察到永存左上腔静脉血流引流入冠状静脉窦。胸骨上窝大动脉短轴断面观察，可探及右上腔静脉及左上腔静脉，并可显示出四条肺静脉进入左心房。A. 大动脉短轴断面；B. 剑突下双心房断面；C. 彩色多普勒剑突下双心房断面；D. 彩色多普勒胸骨上窝主动脉短轴断面；E. 胸骨上窝双上腔静脉断面；F. 彩色多普勒胸骨上窝双上腔静脉断面

（二）永存左上腔静脉引流入左心房

比较少见，M 型、二维超声心动图及彩色多普勒均无特异性表现，声学造影是唯一能检出本病的方法，诊断准确率可达 100%。

在正常人，从左肘静脉注入声学造影剂后，右心房、右心室顺序显影，而左心房、左心室不应出现造影剂。

在本病患者，左心房较右心房先显影，或左、右心房同时出现造影剂，造影剂一般从侧壁进入左心房。

胸骨上窝探查时，探头置于左锁骨上窝内，可探及较宽的永存左上腔静脉；采用彩色多普勒观察，可见管腔内呈层流状的纯蓝色血流，脉冲多普勒可探及位于零线下的双峰状血流频谱（图 31-3）。

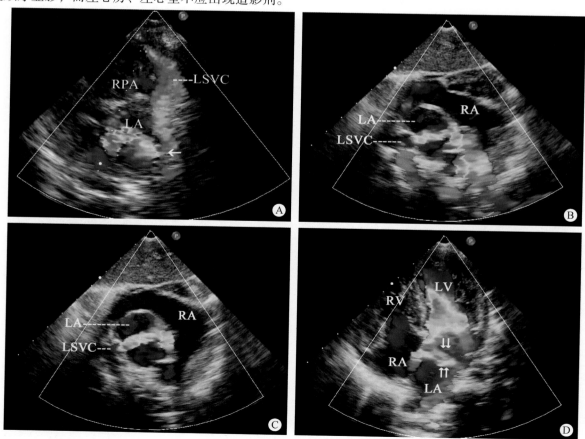

图 31-3　左上腔静脉引流入左心房

彩色多普勒于胸骨上窝左侧缘探及左上腔静脉，呈蓝色血流，血流路径与左心房相连接（箭头所示），于剑突下双心房断面显示上腔静脉血流引流入左心房。四腔心断面显示上腔静脉血流进入左心房的部位（箭头所示）。A. 彩色多普勒胸骨上窝左上腔静脉长轴断面；B 和 C. 彩色多普勒剑突下双心房断面：显示上腔静脉引流入左心房的路径及入口；D. 彩色多普勒四腔心断面

目前常规诊断均采用二维及彩色多普勒超声心动图检查，致使永存左上腔静脉引流入左心房这种畸形极易漏诊。如果发现存在永存左上腔静脉，但无冠状静脉窦明显扩张的现象，应考虑到本病的可能性，可考虑采用右心声学造影的方法。从左肘静脉注入声学造影剂，在右心房、右心室未能充盈之前，左心房首先出现造影剂回声应考虑到本病。但是如右心房、右心室先出现造影剂回声，继而冠状静脉窦内出现造影剂，表明左上腔静脉引流入冠状静脉窦。

在经食管超声心动图大动脉短轴断面，部分患者于左心耳与左上肺静脉之间，可显示永存左上腔静脉的短轴图像。

（三）双上腔静脉畸形

对于部分双上腔静脉畸形患者，于胸骨上窝和左、右锁骨上窝内检查时，可探及左、右上腔静脉；彩色多普勒观察时，可见两侧上腔静脉内均出现蓝色的血流束。右上腔静脉与下腔静脉直接相连者，于剑突下探查时，可显示下腔静脉内血流增多（图31-4）。

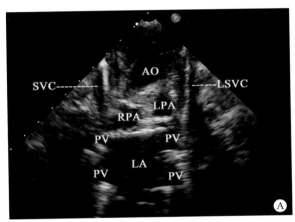
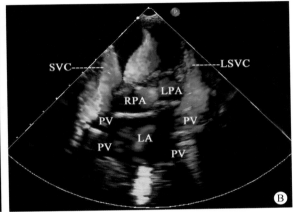

图 31-4 双上腔静脉病变

胸骨上窝左侧及右侧均出现上腔静脉结构，彩色多普勒观察时，双侧腔静脉内均出现蓝色层流状血流

二、腔静脉阻塞性病变

腔静脉可出现各种阻塞性病变，尤其是肝脏占位性病变转移导致腔静脉梗阻，肿瘤甚至可经腔静脉入右心房和右心室。

从剑突下右心房下腔静脉长轴断面观察，在下腔静脉及右心房甚至右心室内可出现占位性病变的回声。致使进入右心房的血流受阻，彩色多普勒显示局部血流呈红五彩镶嵌色。有的瘤体可堵塞三尖瓣口，致使三尖瓣口狭窄，局部血流速度加快（图31-5）。

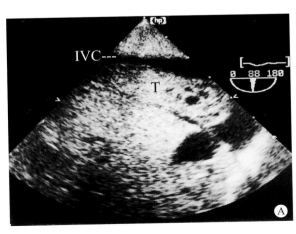
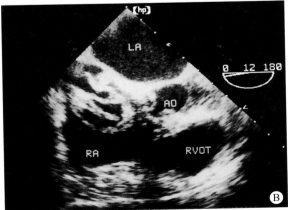

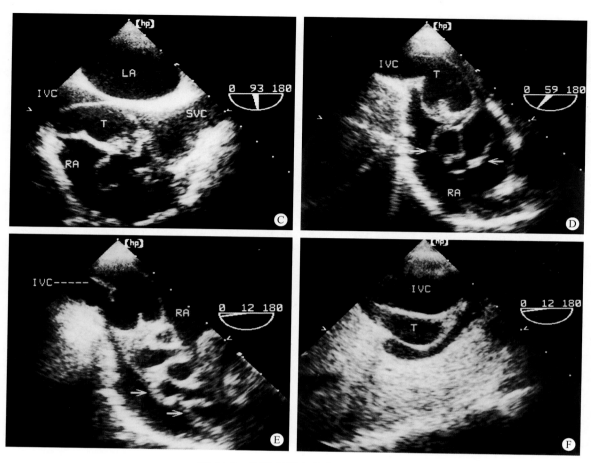

图 31-5 下腔静脉内肿瘤 TEE 图像

可观察到下腔静脉内多发性囊性串珠样肿瘤从下腔静脉进入右心房、室，致使下腔静脉管腔受阻。A. 下腔静脉长轴断面；B. 大动脉短轴及下腔静脉断面；C. 双心房断面；D 和 E. 下腔静脉右心房断面；F. 下腔静脉短轴断面

对于布－加综合征患者，将探头置于剑突下时可探及下腔静脉开口入右心房处狭窄，腔静脉血流进入右心房时受阻，流速加快，呈红五彩镶嵌色，而狭窄口上段可出现不同程度的狭窄后扩张（图 31-6）。

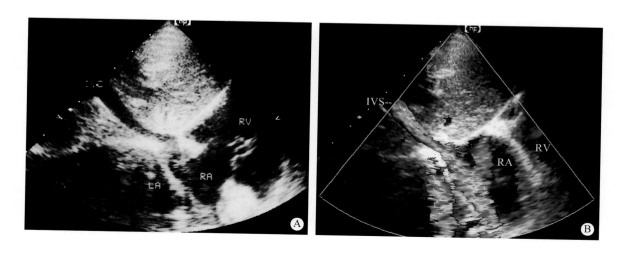

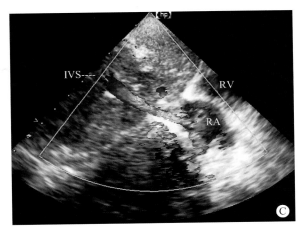

图 31-6 剑突下下腔静脉长轴断面

A. 下腔静脉近心端右心房开口处狭窄；B 和 C. 下腔静脉血流进入右心房时加快，呈五彩镶嵌色

（刘延玲 熊鉴然）

参 考 文 献

郑道声，等 . 1962. 双侧上腔静脉 24 例临床分析 . 中华内科杂志，10：569

Alhan HC，et al. 1996. Absent right superior vena cava with hypoplastic proximal inferior vena cava. Ann Thorac Surg，62：566-568

Cohen BE，et al. 1979. Echocardiographic findings in patients with left superior vena cava and dilated coronary sinus. Am J Cardiol，44：158-161

Da Cruz E，et al. 1998. Left isomerism with tetralogy of Fallot and anomalous systemic and pulmonary venous connections. Cardiol Young，8：131-133

De Leval MR，et al. 1975. Anomalous systemic venous connection. Surgical considerations. Mayo Clin Proc，50：599-610

Garris JB，et al. 1980. Ultrasonic diagnosis of infrahepatic interruption of the inferior vena cava with azygos continuation. Radiology，134：179-183

Heng JT，et al. 1997. Occlusion of persistent left superior vena cava to unroofed coronary sinus using vena cava filter and coils. Heart，77：579，580

Hibi N，et al. 1980. Cross-sectional echocardiographic study on persistent left superior vena cava. Am Hear J，100：69-76

Huhta JC，et al. 1982. Cross-sectional echocardiographic diagnosis of systemic venous return. Br Heart J，48：388-403

Mazzucco A，et al. 1990. Anomalies of the systemic venous return：a review. J Card Surg，5：122-133

Truman AT，et al. 1980. Use of contrast echocardiography in diagnosis of anomalous connection of right superior vena cava to left atrium. Br Heart J，44：718-723

各论三　先天性心脏病：流入道梗阻性疾病

第三十二章　三　房　心

第一节　概　述

三房心（cor triatriatum）是较少见的先天性心脏病，指一侧形态学左心房或右心房被纤维肌肉隔膜等异常结构分为两部分，形成两个腔室，即两侧心房共有三个腔室。三房心以左心房被分隔成两部分者多见，一般称为左侧三房心（cor triatriatum sinister），以便与右侧三房心或其他类型的三房心相区别。

1868年Church首先报道左侧三房心，1876年Lauenstein首先报道右侧三房心的病理表现，1950年Borst-Gottinger首先使用三房心这一名称，1963年由Doucette将右心房被隔膜分隔成两个腔室者称为右侧三房心（cor triatriatum dexter），其仅占三房心患者总数的8%左右。

三房心的发病原因不明。左侧三房心可能系原始房间隔发育异常，或共同肺静脉干与左心房融合发育过程中，共同肺静脉和左心房连接部的心壁组织未被吸收或吸收不完全，从而残留隔膜所致，共同肺静脉残留形成副房。右侧三房心一般认为系胚胎时期窦静脉瓣持续存在，从而将右心房分隔成两部分所致。

三房心的发病率较低，占先天性心脏病总数的0.1%～0.4%。男女之比约为1.5：1。三房心多数并发于其他心血管畸形，而且其本身的变异很多，容易造成误诊或漏诊，因此以往在生前诊断十分困难，随着综合性超声心动图技术的发展，目前一般均可获得正确诊断。

三房心的预后取决于肺静脉回流受阻的程度和合并的心血管畸形，肺静脉回流受阻严重而未手术治疗者，通常在出生后数月内死亡，受阻较轻者则影响一般不明显。单纯性三房心患者，手术治疗的效果很好。

第二节　病理解剖和病理生理

一、病理解剖

（一）左侧三房心

左侧三房心的病理解剖差异较大，本身的形态结构及其与ASD、肺静脉引流等之间的关系比较复杂。基本的病理变化是左心房被一纤维肌肉隔膜分为两部分，纤维肌性隔膜的内侧通常连于靠近卵圆窝的房间隔，外侧一般位于左肺静脉下方与左心房壁相连处、左心耳后上方的左心房游离壁，另外一端连接主动脉无冠窦后上方的主动脉后壁。但有时从心房内难以确定其与心房壁相连的确切部位。左侧三房心不同于二尖瓣瓣上隔膜，后者的环状隔膜位于二尖瓣叶的根部，一般在二尖瓣环部位，所有的肺静脉和左心耳均开口于隔膜以上的左心房。

左心房被隔膜分为两个腔室，分别称为副房和真房，在隔膜的中部或其与房间隔及心房侧壁的相连部位，可有交通口连接隔膜两侧的心房腔（图32-1），但极少数没有交通口。隔膜一般由内皮细胞、结缔组织、肌肉和弹力组织等构成，通常有纤维组织增生，有时可出现玻璃样变性。

1. 副房（superior accessory chamber）　指位于隔膜上部的左心房腔，在整个左心房的右后上方，接收部分或全部肺静脉回流的血液。副房常因血流排出受阻，出现类似于二尖瓣狭窄的血流动力学变化，腔内压力升高，腔室扩大，由心肌组织构成的房壁增厚，房壁的心内膜层也增厚，亦称为高压腔。

按副房与肺静脉的关系，左侧三房心可分为完全型和部分型两类，前者的副房接收四条肺静脉回流的全部血液，后者的副房接收肺静脉回流的部分血液。但三房心与肺静脉引流部位的实际关系比较复杂，肺静脉可全部引流入副房或真房，也可分别引流入副房和真房，甚至合并肺静脉畸形引流入右心房或其他体循环静脉等。肺静脉在心房的开口处常有狭窄病变，可造成肺静脉回流阻塞。

2. 真房（true left atrium）　指位于隔膜下部的左心房部分，在整个左心房的左前下方，与二尖瓣及左心耳相连通，接收来自副房和（或）房水平分流的血液，通过二尖瓣口进入左心室。真房的压力一般不高，也称为低压腔，一般较小，房壁通常不厚，常出现萎缩。少数患者的部分肺静脉可直接与真房相连接，也接收肺静脉回流的部分血液。

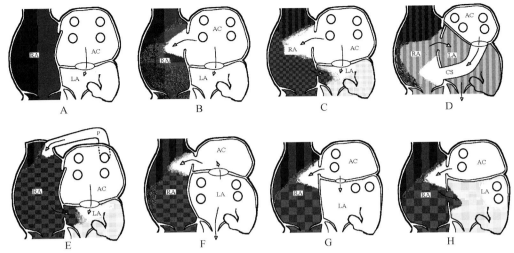

图 32-1 左侧三房心的主要类型及其血流示意图

AC. 副房；LA. 真房；P. 畸形引流的肺静脉；圆圈代表肺静脉开口

多数三房心有交通口（ostium）沟通左心房内的副房和真房，一般为单个，大小不一，直径 2～20mm，交通口周围的组织通常较僵硬，少数有两个或两个以上的交通口，交通口较小者可引起肺静脉回流受阻。年龄较大的患者，有的交通口比较粗大或出现隔膜破裂。少数患者在副房和真房之间没有交通口直接交通，副房与真房之间完全需通过房间隔缺损（ASD）或未闭卵圆孔相交通，形成类似于完全性肺静脉畸形引流的病理改变。交通口的形态差异很大，多数呈窗形，少数呈管状或滴漏状，因此按纤维肌肉隔膜及其交通口的形态，左侧三房心可分为隔膜型、沙漏型和管型，其中以隔膜型最多见，后两型常合并其他心血管畸形。如交通口很大，未造成血流动力学改变，左心房实际上未形成两个腔室者，通常应称为左心房内隔膜。

房间隔的卵圆窝多数在副房内，在副房与右心房之间，少数可位于真房内或副房与真房之间。17%～50%三房心患者的房间隔完整，其余患者有卵圆孔未闭或ASD，右心房可与副房和（或）真房相交通，有人按房水平分流情况，将左侧三房心分为无分流、左向右分流和双向分流等类型。其中 ASD 多数为继发孔型，少数为部分型心内膜垫缺损。患者的右心房和右心室往往明显肥厚、扩张，左心室通常有萎缩，二尖瓣通常无明显异常，但发育一般较差。肺部往往有肺静脉淤血的病理表现，肺动脉常有内膜增厚、中层肥厚。

有人按副房和真房及其与 ASD、肺静脉引流等关系，分为若干个类型及亚型。

A 型：为典型的左侧三房心，副房接收四条肺静脉回流的血液，异常隔膜有交通口连接真房与副房者；其房间隔可完整，但多数伴有 ASD，其中 ASD 与副房相交通者为 A Ⅰ 亚型，ASD 与真房相交通者为 A Ⅱ 亚型。

B 型：四条肺静脉回流到副房，经扩大的冠状静脉窦引流入右心房，通过 ASD 与真房相交通者。

C 型：副房无肺静脉回流，肺静脉引流入真房和右心房。

三房心患者还可合并左上腔静脉引流入无顶冠状静脉窦、法洛四联症、三尖瓣闭锁、大动脉转位、右室双出口、主动脉缩窄、主动脉口狭窄、室间隔缺损、肺动脉口狭窄、房室瓣畸形和左心发育不良综合征等其他心血管畸形，尤其是纤维肌性隔膜没有交通口或交通口狭小的患者。

（二）右侧三房心

右侧三房心报道较少，可出现类似于左侧三房心的病理改变，隔膜的一端多数起于下腔静脉缘，另一端可位于房间隔右心房侧的不同水平，大部分在房间隔的下部，紧靠三尖瓣环处，将右心房分隔为前外侧和后内侧两个腔室（图 32-2）。如右心房内隔膜呈半环形，不影响血流动力学状态，通常不能称为右侧三房心，可称为右心房内隔膜。

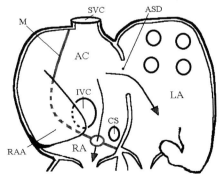

图 32-2 右侧三房心示意图

副房为后内侧与腔静脉连接的右心房部分，相当于右心房的窦部，接收来自腔静脉的血液。真房为前外侧与三尖瓣口相通部分的右心房，相当于右心房的肌小梁部分，通常与右心耳相通，血液经三尖瓣口进入右心室。

冠状静脉窦的血液可引流入副房或真房。

副房或真房之间可有一个或多个交通口，多数为侧孔，形状一般不规则，通常较大，对体循环静脉血的回流往往影响较小，较严重者可形成体循环静脉淤血，合并右心室发育不良。隔膜一般向三尖瓣口方向突出，有时可部分阻塞三尖瓣口，有时隔膜可呈动脉瘤样，经三尖瓣口脱垂入右心室腔，甚至到达右室流出道、肺动脉瓣口，造成局部阻塞性病变的血流动力学障碍。

极少数右侧三房心患者的房间隔完整，但多数合并ASD和（或）卵圆孔未闭，使副房与左心房相交通，可产生房水平的分流。三尖瓣环往往缩小，少数也可正常。三尖瓣瓣叶的形态结构通常正常，但也可缩小或出现瓣叶增厚、交界处融合和乳头肌缩短等畸形。

二、病理生理

左侧三房心的病理生理改变主要取决于肺静脉的回流途径、受阻程度和合并的其他心血管畸形，由于病变的类型很多，病理变异明显，故血流动力学状态比较复杂。

左侧三房心的全部肺静脉开口于副房，如果隔膜没有交通口，肺静脉回流的血液只能经ASD和（或）其他异常通道左向右分流，回流到右心房，同时必须有ASD和（或）其他缺损的右向左分流，形成双向分流，否则患者不能存活，类似于完全性肺静脉畸形引流。

如果副房和真房之间有交通口，但副房与右心房之间的房间隔完整，肺静脉血只能通过交通口进入真房，交通口的大小将决定血流的通畅程度，血流动力学表现类似于二尖瓣狭窄。

如隔膜的交通口较大，副房与右心房之间合并ASD，部分肺静脉血可经交通口进入真房，部分肺静脉血可经ASD左向右分流入右心房，出现类似于ASD或部分性肺静脉畸形引流的改变。

如交通口狭小，少部分肺静脉血经交通口进入真房，大部分肺静脉血需经副房与右心房之间的ASD和（或）其他异常通道左向右分流，回流到右心房，再经真房与右心房之间的ASD和（或）其他缺损的右向左分流，出现类似于部分性肺静脉畸形引流合并ASD或其他缺损的血流动力学改变。

部分肺静脉开口于副房者，引流入副房的肺静脉血液，可通过交通口进入真房和（或）经ASD分流，出现类似于部分性肺静脉畸形引流的病理生理改变。

总之，左侧三房心的隔膜交通口大小、ASD部位及大小、肺静脉狭窄等其他异常病变，均可通过增加肺循环血流量和（或）影响肺静脉回流，对心血管系统产生影响。肺循环血流量增加，可产生类似于ASD或肺静脉畸形引流的表现。肺静脉回流受阻，则出现类似于二尖瓣狭窄的表现，导致肺静脉淤血。最终，肺循环血流量增加和肺静脉淤血，均可导致肺循环高压和右心室肥厚、扩张和右心衰竭。

第三节　临床表现和辅助检查

一、临床表现

本病的临床表现差异很大，多数患者在出生后没有明显的表现，但长期肺静脉回流受阻，可出现类似于二尖瓣狭窄的表现，如心悸、气短、出汗，严重时可出现咳血、贫血、发绀、周围水肿等。严重的患儿通常有呼吸困难、反复呼吸道感染，有时出生后第1个月即可出现持续性咳嗽，甚至出现肺水肿。

无症状者多数无明显体征，有症状者通常有呼吸困难、发育不良、发绀等体征。右心室搏动通常增强，肺动脉瓣第二心音亢进、分裂，胸骨左缘可有喷射性收缩期杂音，可伴震颤，部分患者肺动脉瓣区出现舒张早期杂音或连续性杂音。有的患者在心尖部可听到舒张期滚筒样杂音，但与二尖瓣狭窄有所差异，一般不伴有二尖瓣开瓣音。有的患者肺部出现湿啰音，甚至有肺水肿的体征。

二、辅助检查

心电图一般无特异性表现，可出现电轴右偏、右心室肥厚、右心房扩大等。

胸部X线检查的表现类似于二尖瓣狭窄，心影多数呈二尖瓣型轻至中度增大。主动脉径正常或缩小，肺动脉段凸出，右心房、右心室扩大，肺淤血，间质性肺水肿及肺动脉高压征象，肺野通常呈毛玻璃状，但一般没有左心耳膨突。合并其他畸形者，多数呈现ASD、法洛四联症等畸形的表现，三房心可能被掩盖。

随着二维超声心动图的应用，目前已经使本病在术前能够得到检出，仅极少数诊断有困难者需进行心导管和心血管造影检查，通过测定肺动脉压、肺小动脉楔压和造影，显示三房心的病理改变、心腔内分流和合并的畸形，明确诊断。

第四节　超声心动图检查

M型超声心动图不能显示本病的解剖特征，无特异性表现，虽然有时能显示隔膜的活动曲线，但不具特异性，易与肺静脉畸形引流等相混淆，通常对本病的诊断价值不大。

一、二维超声心动图

二维超声心动图可清晰显示本病病理解剖结构的改

变，如观察真房及副房的大小、心房内隔膜的部位、交通口的大小，确定隔膜与周围结构的关系及合并存在的其他心血管畸形等。二维超声与彩色多普勒检查相结合，已成为正确诊断本病形态结构及其血流动力学变化的首选方法。

在经胸超声显示图像质量欠佳或合并复杂畸形、难以明确诊断的患者，必要时可采用经食管超声检查，多数可获得清晰的图像，其表现与经胸二维超声相似，与彩色多普勒检查相结合，有助于明确诊断。

检出本病的最佳断面为左心室长轴和四腔心断面，可显示左心房内有一横向的隔膜样回声，左心房腔形成前下和后上两个部分，一般隔膜位于房间隔中下部、左心房游离壁及主动脉后壁之间。其中隔膜的一端多数靠近房间隔中部的卵圆窝，位于左心耳后上方的左心房游离壁，另一端位于主动脉无冠窦后上方的主动脉后壁。

从左心室长轴断面观察，通常可显示左心房内隔膜的矢状断面，隔膜呈拱形向二尖瓣口方向膨出，真房内径多数小于副房，交通口可位于隔膜的中部或一侧边缘，如交通口为侧孔，一般位于主动脉后壁的下方。如交通口较小，副房压力明显增高，其内径扩大。

从四腔心及双腔心断面观察，可显示隔膜位于左肺静脉下方与左心耳上方之间，副房压力升高，房间隔向右心房侧膨出。

部分三房心的交通口位置靠近左心房游离壁，交通口一般较大，副房压力往往不高，心房扩大不明显，从四腔心断面观察时，隔膜轻度膨向二尖瓣口方向。

交通口多数位于隔膜的中部，副房是否扩大及左心室舒张期充盈量多少与交通口的大小密切相关。如交通口小于10mm，则副房常明显增大，真房受压，血流量减少，二尖瓣口开放幅度减小，左心室充盈量不足，心腔相对减小，右心房、右心室可不同程度地扩大。

二、多普勒超声心动图

A II 亚型左侧三房心于左心室长轴、心尖四腔心断面，彩色多普勒超声可显示从副房通过交通口到真房的异常高速血流，在交通口的副房侧可探及血流汇聚现象，并形成色彩亮度不同的层流区域，血流通过交通口到达真房，由狭窄的交通口流出，呈喷射状，亮度增加，呈五彩镶嵌色，边缘较为清晰，借此可确定交通口的大小。彩色多普勒观察时，可探及副房的血流通过交通口进入真房，并通过房间隔缺损部位分流入右心房。

连续多普勒超声，可测量由副房通过交通口到达真房的血流速度，计算出两侧腔室的压差。根据交通口的部位及肺静脉所在的部位分类，左侧三房心的种类较多（图 32-3）。

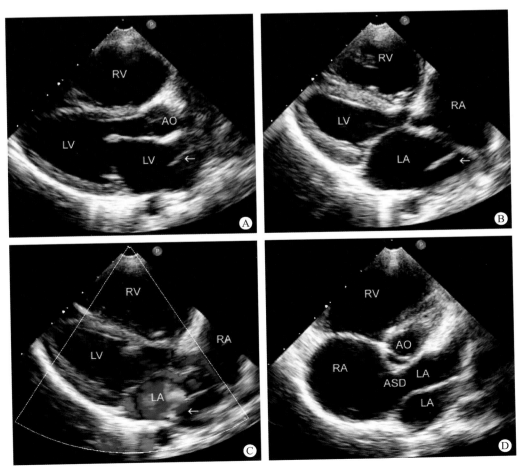

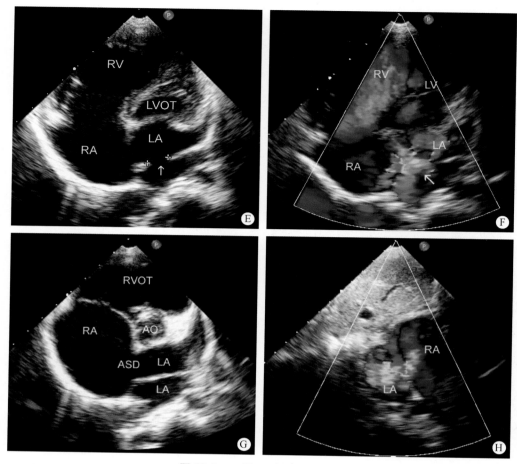

图 32-3　A Ⅱ亚型左侧三房心

左心房腔内可探及异常隔膜样组织（箭头所示），并可显示隔膜中部出现交通口，将左心房分为副房与真房，肺静脉均位于副房，房间隔中部出现回声中断现象，房间隔缺损与真房相通，应用彩色多普勒观察时可探及肺静脉血流通过副房进入真房（箭头所示），彩色多普勒观察房水平出现左向右分流。A.左心室长轴断面；B.双心室流入道断面 C.彩色多普勒左心室长轴断面；D.大动脉短轴断面；E.类四腔心断面；F.彩色多普勒四腔心断面；G.大动脉短轴断面；H.剑突下四腔心断面

　　B型三房心的四条肺静脉均回流入副房，并通过扩大的冠状静脉窦引流入右心房，引流入右心房的血流通过 ASD 或未闭的卵圆孔分流入与真房相交通者（图 32-4）。

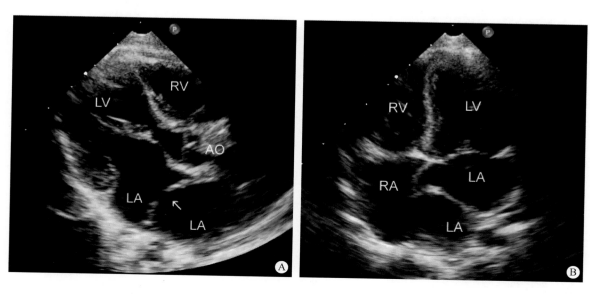

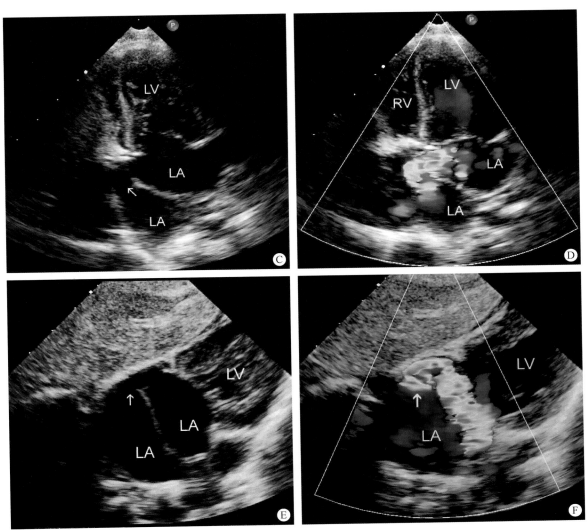

图 32-4 B 型三房心二维及彩色多普勒超声心动图

左心房内可探及隔膜样组织，将左心房分为两个房腔，其中部可探及孔状交通口（箭头所示），彩色多普勒观察时，发现异常隔膜上出现两处交通部位（图 D）。A. 左心室长轴断面；B. 四腔心断面；C. 双腔心断面；D. 彩色多普勒心尖四腔心断面；E. 剑突下心房断面；F. 彩色多普勒剑突下心房断面

三、三房心类型的超声诊断

根据超声对肺静脉开口的观察，有时可确定完全型和部分型左侧三房心，前者的四条肺静脉均位于副房，后者的肺静脉分别进入真房和副房。左侧三房心以完全型多见，部分型极为少见，部分患者还可于隔膜部探及两处交通口（图 32-5）。

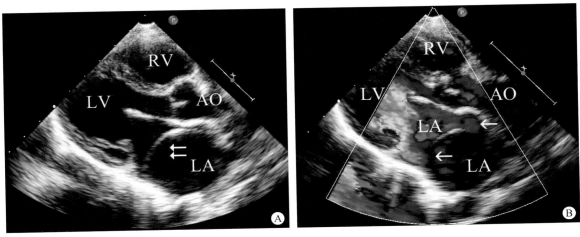

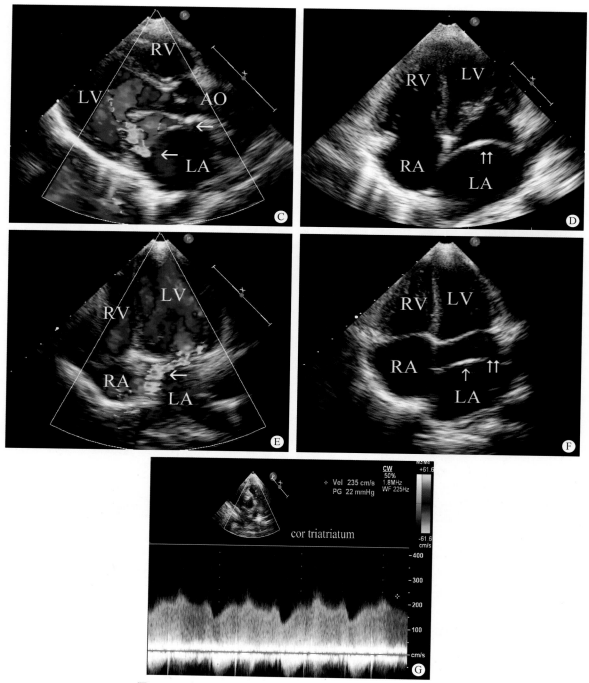

图 32-5 完全型左侧三房心二维及彩色多普勒超声心动图

左心房内可探及异常隔膜样回声（双箭头所示），将左心房分为真房与副房，四条肺静脉均位于副房，隔膜上可探及两处交通口（单箭头所示），连续多普勒测量时，交通口血流速度为 2.3m/s，压差为 22mmHg

极个别三房心患者也可产生两处交通口，因此在检查三房心患者时，应多断面扫查，尤其应检查隔膜的两端交通口的大小及数目（图 32-6）。

右侧三房心很少见，其交通口多数为侧孔，隔膜的一端通常位于下腔静脉缘，另一端位于房间隔右心房侧的不同水平。对于部分经胸超声显示不清的患者，可采用剑突下四腔心断面，观察隔膜的起始部位（图 32-7）。

四、鉴别诊断

（一）二尖瓣瓣上隔膜

与三房心类似，左心房内出现隔膜，也可形成类似于二尖瓣狭窄的血流动力学改变，但二尖瓣瓣上隔膜位于二尖瓣环部，常位于二尖瓣叶的根部，肺静脉和左

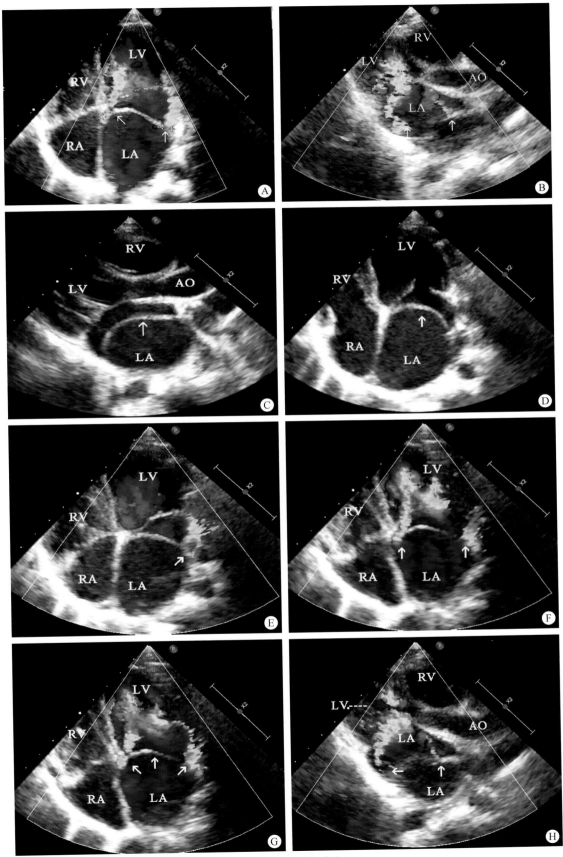

图 32-6　左侧三房心

左心房内可见异常隔膜（箭头所示），左心房增大，并形成副房与真房，在隔膜的两端可探及两处交通口（箭头所示），显示左心房的血流通过时，速度增快，呈五彩镶嵌色。A. 彩色多普勒四腔心；B. 彩色多普勒左心室长轴断面；C. 左心室长轴断面；D. 四腔心断面；E～G. 彩色多普勒四腔心断面；H. 彩色多普勒左心室长轴断面

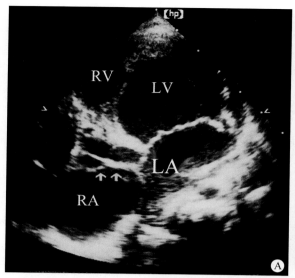
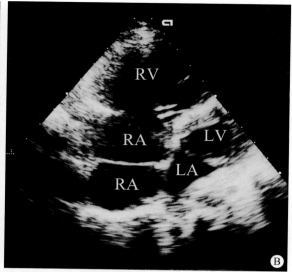
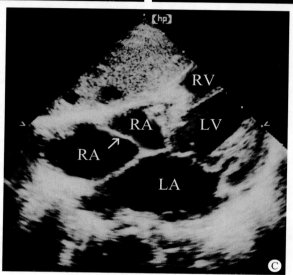

图 32-7 右侧三房心

右心房腔内可探及隔膜样组织（箭头所示），使右心房形成两个房腔。A 和 B. 四腔心断面；C. 剑突下四腔心断面

心耳通常都在隔膜的上方，未将心房分隔成两个腔室。三房心的隔膜在左心耳以上，多数肺静脉开口于隔膜上方，隔膜将心房分为两个明确的腔，是与二尖瓣上隔膜的主要鉴别点。

（二）冠状静脉窦扩张

冠状静脉窦明显扩张时，其窦壁向左心房腔内膨突，从心尖四腔心断面观察时，易误认为左心房内的隔膜样回声，应注意观察房间隔处有无隔膜附着点，以及隔膜样回声是否呈椭圆形，两者的鉴别通常并不困难（图 32-8）。但在极少数患者，冠状静脉窦的管壁出现局限性缺如，与三房心中隔膜上的交通口极为相似，有可能误诊为三房心，但如果注意到过口的血流速度，则通常不难鉴别。

（三）完全性肺静脉畸形引流

本病的共同肺静脉干，如果血流量较大，内径较宽，前下壁的回声可类似于隔膜。此时如果注意观察此回声是否在左心房腔内，即可鉴别两者。

（四）未退化完全的肺静脉管壁

部分患者的肺静脉壁未能完全退化，并伸向左心房腔内，形成隔膜状物，与三房心极为相似，但采用彩色多普勒观察时，无血流过隔效应，而隔膜与肺静脉管壁相延续。

在检查的过程中，应多断面多方位检查，发现左心房腔内出现隔膜，应考虑本病的可能性。根据肺静脉所在的部位及是否合并房间隔缺损可对本病做出分型诊断。

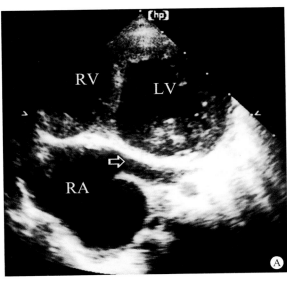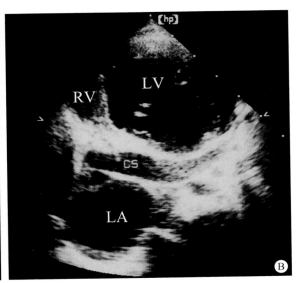

图 32-8 显示扩张的冠状静脉窦（箭头所示），与左心房内隔膜极为相似

A 和 B. 类四腔心断面

三房心多发生于左心房，而右侧的三房心较为少见，或仅能称为右心房腔内隔膜。三房心可单独存在，但也可与其他心内畸形同时发生。与心内复杂畸形同时存在时，往往容易忽略，出现漏诊现象。在检查的过程中，如果在心房腔内观察到隔膜样组织结构，则应考虑到三房心的可能性，但应注意与二尖瓣瓣上隔膜、扩张的冠状静脉窦、未能退化完全的肺静脉管壁及肺静脉异位引流所形成的共同肺静脉干相鉴别。

在检查的过程中，应注意观察左心房内隔膜的位置、形态及是否存在能引起血流动力学改变的交通口，有无房间隔缺损及缺损的位置，副房是否接收回流的全部肺静脉血，以便做出分型诊断。

第五节 三房心与心房内异常隔膜及二尖瓣瓣上隔膜的术式选择

三房心的患者如副房与右心房存在房水平交通，可以从右心房和副房之间扩大房间隔缺损，以充分显示位于左心房内的隔膜组织，便于切除，切除后可应用自体心包或人工补片重建修补房间隔。

在术前超声检查时应认真与左心房内异常隔膜、二尖瓣瓣上隔膜相鉴别。在手术的过程中应注意避免损伤二尖瓣瓣叶和肺静脉的开口，故在超声检查的过程中应测量隔膜到二尖瓣前叶及后叶和肺静脉的距离。

（刘延玲 熊鉴然）

参考文献

萧明第，等.1986.三房心.中华医学杂志，68：243

闫鹏，等.1991.三房心的超声心动图特点.中国循环杂志，6：196

Aboliras ET，et al. 1987. Cor triatriatum dexter：two-dimensional echocardiographic diagnosis. J Am Coll Cardiol，9：334-337

Burton DA，et al. 1987. Identification of cor triatriatum dexter by two-dimensional echocardiography. Am J Cardiol，60：409，410

Chaara A，et al. 1984. A case of an adult triatrial heart，associated with partial abnormal venous return from the left lung. Arch Mal Coeur Vaiss，77：1411-1415

Fukazawa M，et al. 1994. A rare case of total anomalous pulmonary venous connection to the right atrium confounding with cor triatrium. Kyobu Geka，47：295-298

Gibson DG，et al. 1974. Cor triatriatum：diagnosis by echocardiography. Br Heart J，36：835

Jacobstein MD，et al. 1982. Concealed left atrial membrane：pitfalls in the diagnosis of cor triatriatum and supravalve mitral ring. Am J Cardiol，49：780-786

Lyngborg K，et al. 1970. Transseptal left heart catheterization and left atrial angiocardiography in the diagnosis of cor triatrium. Scand J Thorac Cardiovasc Surg，4：149-152

Marin-Garcia J，et al. 1975. Cor triatriatum：study of 20 cases. Am J Cardiol，35：59-66

Mortensson W. 1973. Radiologic diagnosis of cor triatrium in infants. Pediatr Radiol，1：92-95

Ostman-Smith I，et al. 1984. Cor triatriatum sinistrum：diagnosis features on cross sectional echocardiography. Br Heart J，51：211-219

Rodefeld MD，et al. 1990. Cor triatriatum：clinical presentation and surgical results in 12 patients. Ann Thorac Surg，50：562

Salomore G，et al. 1991. Cor triatriatum：clinical presentation and operative results. J Thorac Cardiovasc Surg，101：1088

Takeuchi Y，et al. 1997. Asymptomatic cor triatrium in an elderly patient-observation by biplanar transesophageal Doppler echocardiography. Jpn Circ J，61：189-191

Verel D，et al. 1970. Cor triatrium dexter. Br Heart J，32：714-716

第三十三章　先天性房室瓣口畸形

第一节　概　　述

二尖瓣畸形（mitral anomaly）指二尖瓣叶、瓣环、腱索和乳头肌等二尖瓣及其瓣器等组织结构所出现的先天性病变，导致二尖瓣的功能障碍。病变可累及上述一种或多种结构，主要包括二尖瓣环发育不良、二尖瓣叶畸形、降落伞形二尖瓣、双二尖瓣口、二尖瓣 Ebstein 畸形、二尖瓣三瓣叶、二尖瓣骑跨和（或）跨位等类型（图 33-1）。按照先天性二尖瓣畸形的功能障碍，一般分为二尖瓣狭窄和二尖瓣关闭不全等类型，其中 50% 的二尖瓣狭窄可合并关闭不全，单纯先天性二尖瓣关闭不全极为少见。有人将二尖瓣闭锁也归入二尖瓣畸形，但实际上二尖瓣闭锁多数合并于左心发育不良综合征（详见第四十七章）。

二尖瓣畸形可单独存在，也可合并于左心发育不良综合征、主动脉缩窄、动脉导管未闭、房间隔缺损、室间隔缺损、心内膜胶原弹力纤维增生症、主动脉瓣狭窄和主动脉瓣下狭窄等其他心血管畸形。另外，心内膜垫缺损、大动脉转位、单心室等均可累及二尖瓣及其瓣器。本章仅讨论单纯性二尖瓣畸形。

二尖瓣畸形的发病率很低，尸检中约占所有先天性心脏病患者的 0.6%，临床上占 0.2%～0.4%。多数二尖瓣畸形的预后较差，尤其是病变严重者，手术疗效通常不如后天性二尖瓣病变理想，手术早期的病死率也较高。患者的年龄越小，合并其他畸形越严重，心脏功能受损越明显，通常预后亦越差。

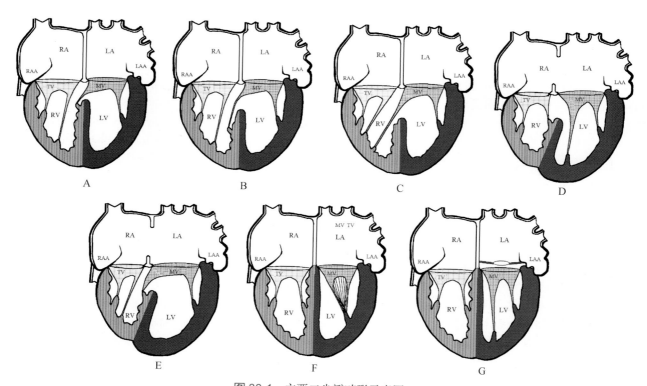

图 33-1　主要二尖瓣畸形示意图

A. 二尖瓣骑跨 A 型；B. 二尖瓣骑跨 B 型；C. 二尖瓣骑跨 C 型；D. 二尖瓣跨位；E. 二尖瓣骑跨合并跨位；

F. 降落伞形二尖瓣；G. 二尖瓣瓣上隔膜

第二节 病理解剖和病理生理

一、二尖瓣狭窄

（一）病理解剖

先天性二尖瓣狭窄（mitral stenosis）早有报道，Carpentier 曾对其病理解剖进行了比较详细的描述。凡累及二尖瓣叶、腱索、乳头肌和瓣环等结构的各种先天性病变，均可引起二尖瓣狭窄；另外，二尖瓣上纤维环或二尖瓣附近其他结构的畸形，也可形成类似于二尖瓣狭窄的血流动力学改变。

1. 交界融合型 最少见，二尖瓣叶的发育正常或基本正常，但交界处相互融合，可同时伴有乳头肌或腱索等病理改变。

2. 吊床形（hammock mitral valve） 二尖瓣两个瓣叶相互融合，往往只遗留一个小孔，同时合并腱索短缩、乳头肌肥厚，两者相互融合，或乳头肌直接与瓣叶连接，二尖瓣叶之间和二尖瓣下的瓣器均形成狭窄性病变。从左心房侧观察，可见交界处融合，中央有大小不等的瓣口，形成吊床状或拱桥状结构；从左心室侧观察，在二尖瓣前叶下面，可见弓形的纤维组织桥样结构，从前外侧乳头肌延伸到后内侧乳头肌，故亦称为弓形二尖瓣（mitral arcade）。

3. 降落伞形（parachute mitral valve） 1961 年由 Schiebler 首先报道，二尖瓣叶的发育通常未受到明显的影响，畸形主要出现于二尖瓣下瓣器，腱索常缩短、增粗、相互融合，形成筛孔状的片状结构，一般所有的腱索均附着于单组乳头肌，或附着于部分融合的两组乳头肌的两个乳头上，形如降落伞，可严重影响二尖瓣叶的开放，血液往往只能通过腱索之间的缝隙。

4. 漏斗形 属于二尖瓣叶及瓣下装置的联合病变，瓣叶交界处相互融合，仅遗留有小孔，腱索相互融合形成膜片状结构，分别附着于前、后两组乳头肌，使整个二尖瓣口呈漏斗状。

5. 二尖瓣瓣上纤维环（supramitral stenosing ring） 1902 年由 Fischer 首先报道，确切的发病率尚不清楚，占先天性二尖瓣畸形的 9%～20%，目前一般也将其包括在二尖瓣畸形范畴内。

在靠近二尖瓣上的左心房部位，出现较坚韧的纤维组织环状隔膜，附着于二尖瓣与左心房的连接处，中央往往有大小不等的孔洞，多数孔洞较狭窄。有的瓣上纤维环形成较大的膜片，可部分突入二尖瓣口，造成瓣口狭窄或阻塞。此环形隔膜通常位于二尖瓣环水平或稍上方，左心房并未被分隔成两个腔室，四条肺静脉的开口和左心耳均在此瓣上纤维环的上方，故与三房心不同。

本病患者的二尖瓣叶发育正常或基本正常，二尖瓣下装置亦可没有明显的病变，但部分患者可同时合并瓣叶融合、增厚、黏液样变等畸形，有的可合并降落伞形二尖瓣，甚至与主动脉瓣下狭窄、主动脉缩窄等形成复合畸形。本病常见的合并畸形有室间隔缺损、右室双出口、法洛四联症、心内膜垫缺损、动脉导管未闭、房间隔缺损、左心发育不良、体循环静脉和肺静脉畸形等。

6. 双二尖瓣（double-orifice mitral valve）口和多二尖瓣口畸形 1876 年由 Greenfield 首先报道，较少见。在左心房和左心室之间出现两组二尖瓣，各有瓣环、瓣叶、腱索和乳头肌，形成两个瓣口，85% 的两个瓣口大小不等，其中较小的瓣口，各有 50% 靠近前侧交界处和后内交界处。少数在两组瓣叶之间有纤维束连接。

双二尖瓣口的乳头肌数量自两个至四个不等，瓣叶组织往往过多，可伴有瓣环狭窄或发育不良、乳头肌缺如和腱索直接连接于左心室壁等畸形。二尖瓣的功能可正常，二尖瓣可狭窄和（或）关闭不全。

偶尔可出现两个以上的二尖瓣口，成为多二尖瓣口畸形。

7. 其他 如三叶瓣二尖瓣、二尖瓣骑跨和（或）跨位、二尖瓣夹层和二尖瓣形态异常等，均可导致二尖瓣功能障碍。

（二）病理生理

先天性二尖瓣狭窄，其血流动力学改变与后天性二尖瓣狭窄相似，血液从左心房流入左心室受阻，左心房内血液积聚、压力升高，出现左心房扩张和肥厚。左心房扩大和血液积聚，流速减慢，可出现左心房附壁血栓及其脱落所造成的血栓栓塞，并容易引起房性心律失常，尤其是心房纤颤。

肺静脉淤血，压力升高，肺间质水肿和肺小动脉收缩等，可逐渐导致肺动脉扩张和肺动脉高压。同时，长期的压力升高，可使肺小动脉出现管腔狭窄、局部血栓形成和血栓栓塞等病变，将进一步加重肺动脉高压，使右侧心脏负荷加重，导致右心肥厚、扩张，最终引起右心衰竭。

单纯性二尖瓣狭窄，左心室充盈减少，左心室的大小可保持正常，甚至出现某种程度的萎缩，从而可使心排血量降低，机体组织器官的血液供应可减少，甚至可导致某些组织器官缺氧和功能障碍，左心室本身的收缩、舒张功能也受到损害。但先天性二尖瓣病变多数同时有狭窄和关闭不全，收缩期有血液反流，可同时加重左心室的负荷，使左心室也发生扩张、肥厚，甚至心力衰竭。

二、先天性二尖瓣关闭不全

（一）病理解剖

单纯性先天性二尖瓣关闭不全（congenital mitral

regurgitation）极少见，二尖瓣叶、瓣环、腱索和乳头肌等各个结构的畸形，均可造成二尖瓣关闭不全，通常并发于心内膜垫缺损、大动脉转位、心内膜胶原弹力纤维增生症、冠状动脉畸形、主动脉瓣下狭窄或主动脉缩窄等其他心血管畸形；同时，二尖瓣狭窄病变多数合并关闭不全。

1. 副孔二尖瓣（accessory mitral valve） 二尖瓣叶上出现大小不等的圆形副孔，副孔周围有的没有腱索附着，有的有腱索附着于单独的乳头肌，可见于合并室间隔缺损的大动脉转位、部分型心内膜垫缺损和下腔静脉缺如等畸形。

2. 瓣叶裂隙 指瓣叶出现条状缝隙，占二尖瓣畸形的15%，多数发生于前叶，少数见于后叶。前叶瓣裂的长短不等，有时瓣裂从瓣叶的游离缘延伸到二尖瓣环，实际上将二尖瓣前叶分成两部分，多数患者的这两部分大小相似，瓣叶的发育可正常，也可合并发育不良、增厚、边缘卷曲，裂隙部位没有腱索附着，或有腱索插入室间隔或心室前壁。

二尖瓣裂隙可合并于室间隔缺损、大动脉转位、伴肺动脉瓣下室间隔缺损的右室双出口、Ⅱ孔型房间隔缺损、二尖瓣异常附着于室间隔所造成的左室流出道狭窄等。

本病的二尖瓣裂隙通常朝向左室流出道，与心内膜垫缺损者的二尖瓣裂不同，后者的瓣裂不是朝向左室流出道，而是朝向室间隔（详见第二十三章）。

3. 瓣环扩大或变形 二尖瓣叶发育正常或基本正常，但有先天性二尖瓣环扩大或变形，影响瓣叶的关闭功能，导致二尖瓣关闭不全。

4. 瓣下瓣器病变 腱索过长、过细、缺如、断裂、直接附着于左心室壁，乳头肌过长、发育不良，腱索和乳头肌增厚、硬化等瓣下瓣器结构的先天性畸形，收缩期可造成二尖瓣脱垂，形成二尖瓣关闭不全。

5. 其他 先天性二尖瓣关闭不全还可见于二尖瓣叶的先天性缺损、缺如，三瓣叶畸形或发育不良，瓣叶交界处发育不全或缺如，瓣叶组织冗长，出现脱垂，二尖瓣后叶下移畸形，双二尖瓣口或多二尖瓣口等。

（二）病理生理

血流动力学类似于后天性二尖瓣关闭不全，轻者一般有较好的代偿能力，可逐渐出现程度较轻的左心扩张、肥厚。较重者开始时由于左心室射血阻力降低，每搏量可增加，容量负荷加重，左心房和左心室逐渐出现明显的扩张、肥厚，最终将导致左心衰竭，随后可出现右侧心腔肥厚、扩张，最终导致右心衰竭。

三、其他二尖瓣畸形

（一）二尖瓣 Ebstein 畸形

1954年由 Edwards 首先报道，指形态学二尖瓣的下移畸形，病理改变类似于三尖瓣 Ebstein 畸形，通常是发育不良的二尖瓣后叶下移，游离缘增厚并附着于心室壁，腱索缩短、增粗，下移的后叶将左心室分成房化和功能左心室两部分，左心房扩大，肺静脉的回流通常正常，一般不累及二尖瓣前叶。

本病可合并于马方综合征、合并主动脉瓣下室间隔缺损的右室双出口、房间隔缺损、动脉导管未闭、主动脉缩窄和升主动脉发育不良等其他心血管畸形。矫正型大动脉转位时，左侧的形态学三尖瓣可发生 Ebstein 畸形，但本病不应与之相混淆，超声检查通常可予以区分。

（二）二尖瓣骑跨和跨位

房室瓣骑跨：1952年由 Lambert 最早提出，指一侧房室瓣的腱索、乳头肌来源于室间隔的两侧，即一侧房室瓣的部分腱索、乳头肌跨过室间隔缺损，连接到对侧心室的室间隔或心室壁。1979年 Tabry 等根据腱索插入对侧心室的情况，将房室瓣骑跨分为三种类型：

A 型：指一侧房室瓣的腱索插入对侧室间隔嵴附近，靠近室间隔缺损部位。

B 型：指腱索插入对侧室间隔中部以远部位，距离室间隔缺损较远，但仍然在室间隔上。

C 型：指腱索插入对侧心室的游离壁或乳头肌。

房室瓣跨位：指房室瓣环口与两侧心室的位置关系异常，部分瓣环口越过室间隔，骑坐于两侧心室之上，其中房室瓣环口在室间隔之上不足50%者属于轻度跨位，超过50%者为重度跨位。其腱索和乳头肌仍然起自同侧心室，并没有插入对侧心室。

房室瓣骑跨和跨位的概念不同，骑跨指瓣下结构的位置异常，而跨位仅指房室瓣环口的位置异常，但两者可同时存在。

两侧房室瓣均可出现骑跨和（或）跨位畸形，发生于二尖瓣者称为二尖瓣骑跨和（或）跨位，其中二尖瓣跨位指二尖瓣环口骑跨于两侧心室之上，而二尖瓣骑跨指其腱索、乳头肌同时插入室间隔两侧的心室。房室瓣骑跨和（或）跨位，通常不构成单纯性病变，多数合并于心内膜垫缺损、心室双出口、室间隔缺损、大动脉转位、一侧房室无连接和十字交叉心等。

第三节 临床表现和辅助检查

一、临床表现

大致与后天性二尖瓣病变相似，但不少患者可在较早期即出现明显症状，包括呼吸困难、进食喂奶困难、发育不良、乏力、心悸和咳嗽等，常反复发生呼吸道感染。出现明显的左心房高压或左心衰竭时，患者不能平卧，出现阵发性呼吸困难，甚至咳粉红色泡沫痰、咯血等。右心衰竭时，出现静脉压增高、下肢水肿、腹水、腹胀，严重时可出现黄疸等。合并于其他心血管畸形者，主要出现其他畸形的临床表现。

体征也基本与后天性二尖瓣病变类似，可检出患者发育和营养不良、呼吸急促、心率加快。二尖瓣狭窄者心脏大小一般在正常范围内，第一心音和第二心音亢进，少数有二尖瓣开放拍击音，二尖瓣区出现舒张期低调滚筒样杂音，可伴震颤，少数二尖瓣狭窄患者可无舒张期杂音。多数二尖瓣关闭不全者心脏扩大，左心室搏动增强，二尖瓣区出现收缩期反流性杂音，向腋下传导，可伴震颤。合并肺动脉高压者，第二心音亢进，心力衰竭时出现肺部啰音、周围水肿和肝脏肿大等。

二、辅助检查

心电图和胸部 X 线表现大致与后天性二尖瓣病变类似，心电图可出现窦性心动过速、左心房肥大和右心室肥厚；合并二尖瓣关闭不全者，常有左心室肥大和电轴左偏。胸部 X 线检查可显示左心房、右心室扩大，肺动脉段突出，肺部淤血，合并二尖瓣关闭不全或其他心血管畸形者，可有左心室扩大等。随着超声心动图检查的广泛应用，目前已无须采用创伤性检查和 CT、磁共振等检查方法，即可对二尖瓣畸形进行准确的诊断。

第四节　超声心动图检查

超声心动图能清晰显示二尖瓣、瓣上、瓣下的各种畸形，并且可区分先天性和风湿性二尖瓣狭窄，尤其是对瓣上隔膜和瓣下装置异常，如单组乳头肌等的诊断，具有独特的作用。多普勒超声心动图可观察二尖瓣病变所引起的血流动力学变化，如测量通过二尖瓣口的血流速度及跨瓣压差等。

各种类型的二尖瓣畸形，除了出现相应的特殊超声表现外，均可出现左心房、左心室的心腔扩大。彩色多普勒检查时，如果由于左心室内径增大而合并主动脉瓣关闭不全，舒张期在左室流出道可观察到源于主动脉的反流性血流束；合并二尖瓣关闭不全者，收缩期在左心房内可观察到源于二尖瓣口的反流性血流束。

一、先天性二尖瓣狭窄

二尖瓣狭窄的超声心动图表现，与风心病二尖瓣狭窄基本相同，不同之处在于瓣膜增厚的程度及有无钙化、粘连等。

M 型超声心动图：心室波群二尖瓣运动曲线，其前叶亦呈方形波，后叶虽不与前叶呈同向运动，但由于两个瓣叶之间没有严重的粘连，后叶向前运动的幅度较小，瓣叶的运动曲线回声较纤细。

二维超声心动图：在左心室长轴、心尖四腔心断面，可观察到二尖瓣虽然开放受限，二尖瓣口的开放幅度减小，但瓣膜回声增强不明显。在左心室短轴断面，可见二尖瓣开放面积减小，部分患者的二尖瓣口可位于心室的一侧，前、后交界粘连不明显，多数患者的二尖瓣后叶发育较短小。各断面均可观察到左心房扩大。

多普勒超声：彩色多普勒超声于二尖瓣的左心室面可探及红五彩镶嵌色的异常高速血流，连续多普勒可探及位于零线上的充填样高速血流频谱（图 33-2）。

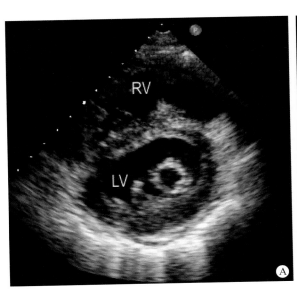

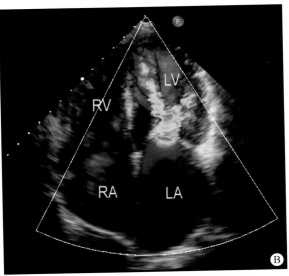

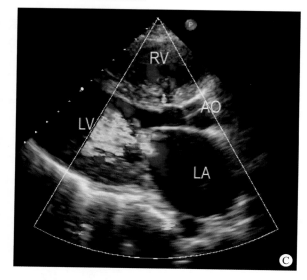

图 33-2　二尖瓣口狭窄

瓣口开放时呈鱼口状，并位于外侧缘，左心房增大，彩色多普勒观察时，左心房血流通过二尖瓣口时速度增快，呈五彩镶嵌色。A. 左心室短轴断面；B. 彩色多普勒四腔心断面；C. 彩色多普勒左心室长轴断面

二、双二尖瓣口和多二尖瓣口

M 型超声心动图心室波群显示二尖瓣前叶 EF 斜率减低，后叶与前叶呈同向运动，但瓣叶回声不增强。

在二维超声心动图，于原二尖瓣部位可观察到两个流入口，由于瓣叶互相牵制，致使开放受限。在左心室长轴断面显示二尖瓣开放幅度减小，形似"三"字，出现两个二尖瓣口，瓣尖回声增强。在左心室短轴断面，显示二尖瓣口形似"8"字。有的双二尖瓣口，由于中心部分组织较多，瓣口开放时，在左心室长轴断面显示为方形，瓣口位于两侧；在左心室短轴断面，显示瓣口开放时呈蝴蝶结样改变（图 33-3）。

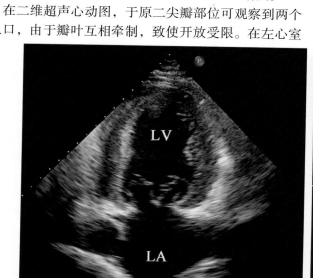

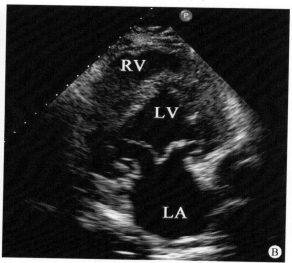

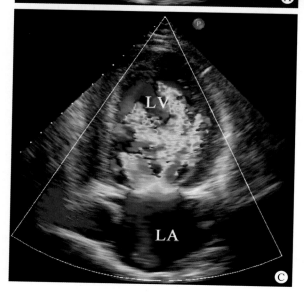

图 33-3　双二尖瓣口畸形

二尖瓣叶开放时，呈蝴蝶结样，出现两个入口，舒张期彩色多普勒观察时，瓣口可出现两股血流通过二尖瓣口。A 和 B. 心尖四腔心断面；C. 彩色多普勒四腔心断面

部分患者出现多孔二尖瓣，瓣膜开放时呈球笼状，顶部出现裂隙；在左心室短轴断面观察时，瓣口呈不规则形，部分患者还可同时伴有二尖瓣瓣上隔膜。

双二尖瓣口和多二尖瓣口，均可产生与二尖瓣狭窄及关闭不全相类似的血流动力学改变（图 33-4）。

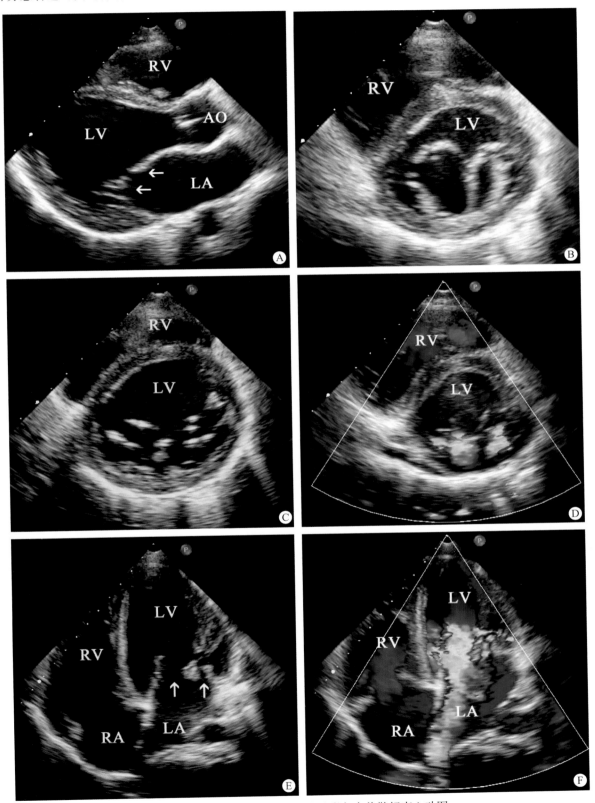

图 33-4　双二尖瓣口畸形二维及彩色多普勒超声心动图

在左心室长轴及四腔心断面观察时，左心室出现两个流入道（箭头所示）；在左心室短轴断面观察时，二尖瓣呈蝴蝶结样改变；彩色多普勒观察时，左心房血流通过两个流入道进入左心室，收缩期血流通过房室瓣叶的两个孔反流回左心房

部分患者由于形成的双瓣口形态不同（箭头所示），造成收缩期瓣口关闭不良，导致二尖瓣口出现较大量的

反流（图33-5）。

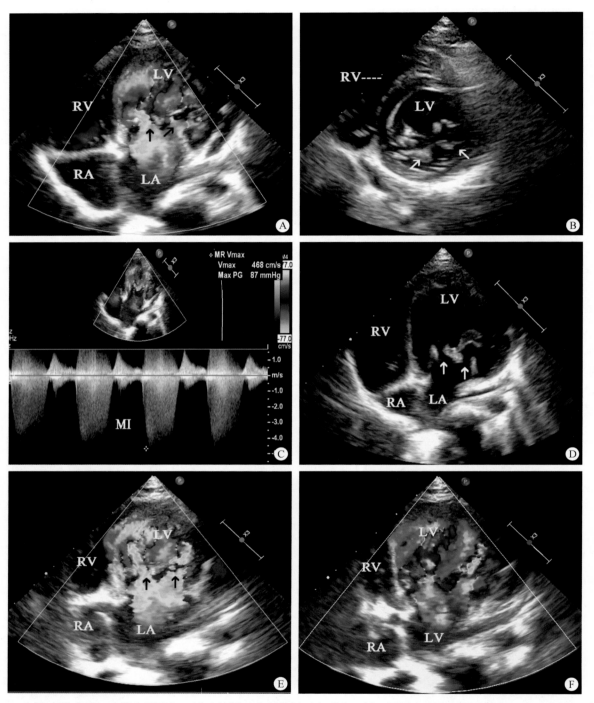

图 33-5　二尖瓣叶形成双口（箭头所示），瓣叶关闭时出现关闭不良现象，瓣口周围出现蓝色混叠现象，为二尖瓣口反流，频谱多普勒可探及高速反流性血流频谱

A. 彩色多普勒四腔心断面；B. 二维超声心动图左心室短轴断面；C. 二尖瓣反流频谱多普勒；D. 二维超声心动图四腔心断面；E、F. 彩色多普勒四腔心断面

三、三叶瓣二尖瓣

在胚胎发育过程中，二尖瓣形成三个瓣叶，其启闭

功能通常无明显异常，多数患者无症状，仅在查体中发现。在左心室短轴断面，可观察到二尖瓣为三叶瓣，开放时为三角形，关闭时呈"Y"形（图33-6），但在 M 型和二维超声心动图的其他断面通常无特异性表现。

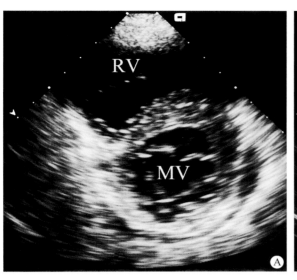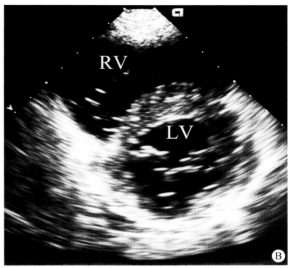

图 33-6　三叶二尖瓣二维超声心动图

二尖瓣为三个瓣叶。A. 瓣叶开放时呈三角形；B. 瓣叶关闭时形似 "Y"

四、二尖瓣骑跨

正常的二尖瓣，两组乳头肌均在左心室腔内，发出腱索连接二尖瓣叶，二尖瓣环位于左侧房室之间。通常本病伴有室间隔缺损，当室间隔偏向左侧时，可造成二尖瓣骑跨于室间隔上，从心尖四腔心断面极易显示，舒张期二尖瓣开放时，二尖瓣前叶进入右心室，关闭时瓣叶回到左心房与左心室之间。

部分患者可出现瓣膜关闭不全现象，多普勒超声检查时，收缩期在左心房内可探及源于瓣口的反流性血流束。由于二尖瓣叶呈骑跨状，左心房的血液在进入左心室的同时，部分血液也可进入右心室（图 33-7）。

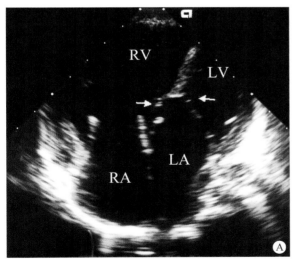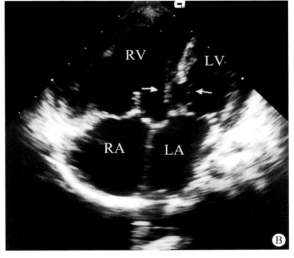

图 33-7　二维超声心动图示二尖瓣骑跨于室间隔上（箭头所示）

A. 舒张期心尖四腔心断面：二尖瓣开放，前叶位于右心室，二尖瓣叶骑跨于室间隔上；B. 收缩期二尖瓣关闭时可见瓣叶附着点异常，箭头所示部位为二尖瓣叶腱索的附着部位

五、二尖瓣形态异常

二尖瓣形态可出现多种异常，如瓣叶冗长、瓣叶体部穿孔、出现皱褶或黏液样改变等，多数发生于二尖瓣前叶。在左心室长轴断面，可显示前叶体部出现凹陷；在左室流出道短轴断面，显示二尖瓣前叶形似 "山"字；在心尖四腔心断面观察时，二尖瓣前叶的体部显示为双层回声（图 33-8）。

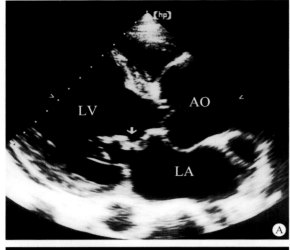

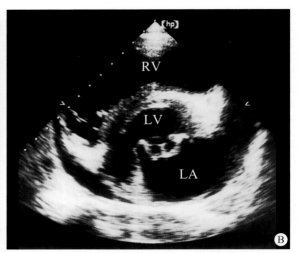

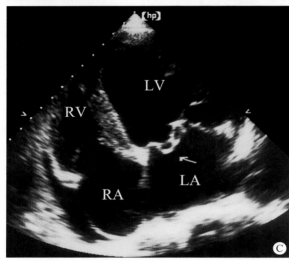

图 33-8 二维超声心动图显示二尖瓣叶形态异常

A. 左心室长轴断面：二尖瓣前叶体部出现凹陷（箭头所示），主动脉内径增宽，左心房室增大；B. 左室流出道短轴：二尖瓣形态异常，二尖瓣前叶体部形似"山"字；C. 四腔心断面：二尖瓣形态异常，显示二尖瓣前叶呈双重回声（箭头所示）

少数患者的二尖瓣叶可出现黏液样变，通常发于二尖瓣前叶的瓣尖至瓣体部分，瓣叶的心室侧向外膨出，呈囊性，回声较淡。黏液样变较重者，瓣膜开放时，可使左室流出道受阻，随着瓣叶的启闭，瓣叶的形态可出现明显的变化。

六、二尖瓣瓣上隔膜

二尖瓣瓣上隔膜即二尖瓣瓣上纤维环多为环形，从左心室长轴、心尖四腔心断面观察，其附着点通常位于二尖瓣叶根部的二尖瓣环处，瓣环的边缘回声较强，但也有部分患者的隔膜位于瓣体的上 1/3 处。如瓣环的直径短，可不产生血流动力学改变（图 33-9），可在左心室长轴、心尖四腔心断面观察。如隔膜的直径较大，在二尖瓣上形成狭窄环，可产生与二尖瓣狭窄相似的血流动力学改变。

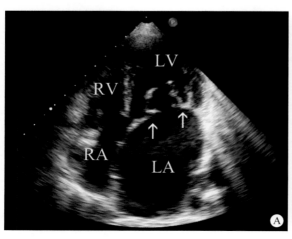

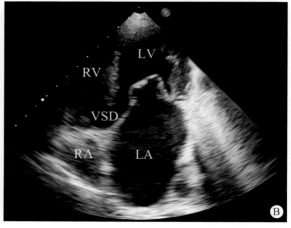

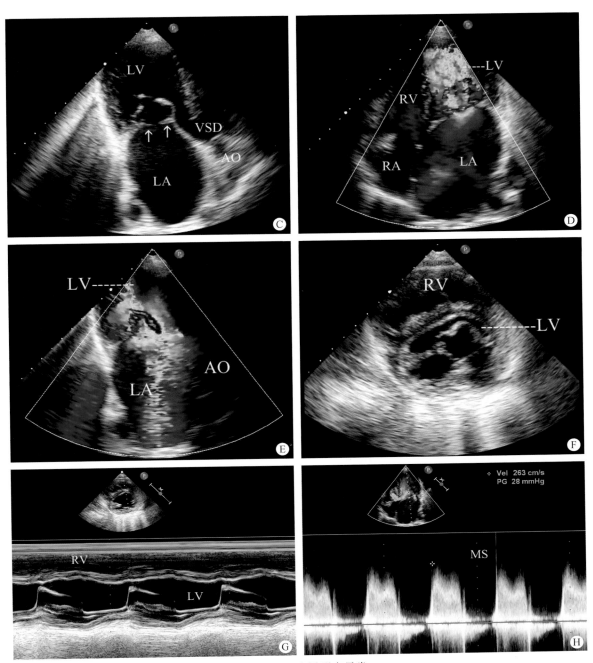

图 33-9　二尖瓣形态异常

二尖瓣开放时受限，呈伞状，瓣体部位可探及隔膜样组织（箭头所示），血流通过二尖瓣口时出现加速现象，M 型超声心动图观察时，可见二尖瓣开放受限，呈城墙样改变。应用连续多普勒观察，可见血流速度增快，流速为 2.6 m/s，压差为 28mmHg。A 和 B. 四腔心断面；C. 心尖左心室长轴断面；D. 彩色多普勒四腔心断面；E. 彩色多普勒心尖左心室长轴断面；F. 二维超声心动图左心室短轴断面；G.M 型超声心动图左心室波群；H. 二尖瓣口频谱多普勒

经食管超声心动图（TEE）：可以更清楚地观察隔膜所附着的部位、隔膜长短、隔膜中部开口大小，以及瓣膜启闭状况。将探头置于距门齿 35～40cm 处，角度为 0° 时，显示四腔心断面，位于 90° 时探头向后方旋转显示左侧两腔心断面，均可清楚观察二尖瓣瓣上隔膜（图 33-10）。

多普勒检查：彩色多普勒可观察到血流的汇聚现象位于二尖瓣上，经过隔膜和二尖瓣口的血流速度加快，呈红五彩镶嵌色。连续多普勒可探及舒张期位于零线上的高速血流频谱，如环形隔膜口较小，频谱的形态呈单峰或方形波（见图 33-9）。

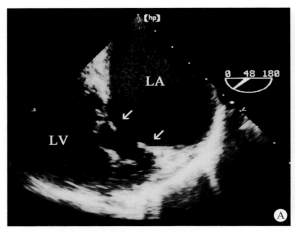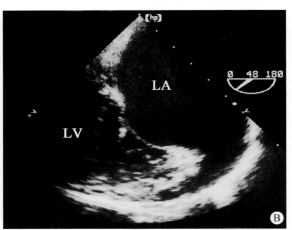

图 33-10　二尖瓣瓣上隔膜 TEE 左心房室断面
左心房内径增大，二尖瓣环水平探及隔膜样回声（箭头所示），瓣环的中心孔约为 12mm

七、二尖瓣叶单组乳头肌

二尖瓣叶单组乳头肌可为单发，也可为其他复杂畸形的组成部分，比较多见。二尖瓣前、后叶的腱索均附着在同一组乳头肌上，二尖瓣叶开放受限，开放时似伞形，也称降落伞形二尖瓣。

M 型超声：二尖瓣的运动曲线与二尖瓣狭窄相似，舒张期二尖瓣叶开放时，前叶呈方形波，后叶虽不与前叶同向运动，但波幅低平。

二维超声心动图：在左心室短轴断面，可见二尖瓣口偏于心室的一侧；在左心室长轴、心尖四腔心断面，可观察到二尖瓣前、后叶的腱索均附着于同一乳头肌上（图 33-11A、B 和图 33-12），开放时呈伞形。

TEE 检查：经胸超声图像较差者，可行 TEE 检查。探头位于 0° 时，可清晰显示乳头肌数目、所在位置，显示瓣叶关闭时前、后叶腱索均附着于单一乳头肌上，开放时瓣口狭小，将探头置于 120° ～ 130° 时，可见单组乳头肌附着于左心室的游离壁，瓣膜开放时呈兜状（图 33-11C）。

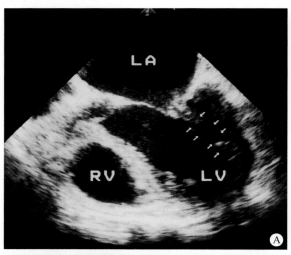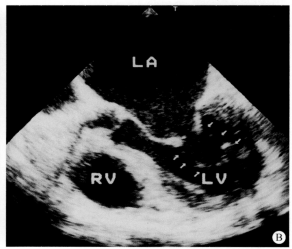

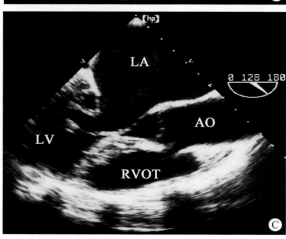

图 33-11　TTE 及 TEE 图像显示降落伞形二尖瓣
A.TTE 四腔心断面：左心房内径增大，二尖瓣前、后叶附着在一组乳头肌上，瓣叶呈关闭状态；B.TTE 四腔心断面：二尖瓣叶开放时，由于受到单组乳头肌的限制，瓣膜开放幅度减小；C. TEE 左心房、室主动脉长轴断面：二尖瓣前叶冗长，前、后叶均附着在同一乳头肌上

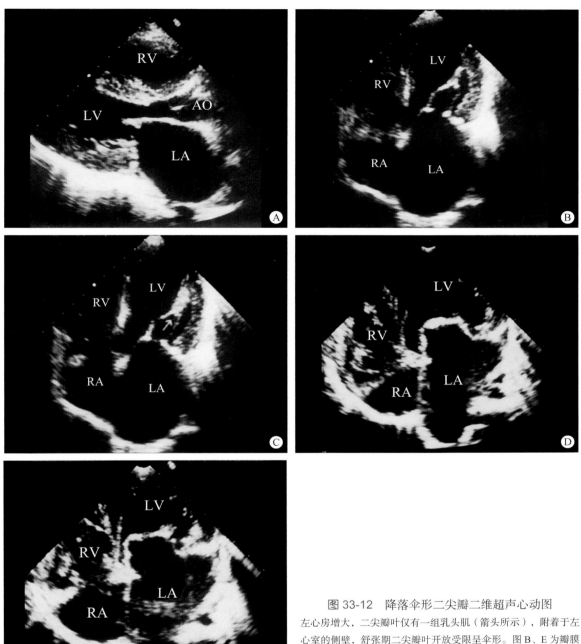

图 33-12　降落伞形二尖瓣二维超声心动图

左心房增大，二尖瓣叶仅有一组乳头肌（箭头所示），附着于左心室的侧壁，舒张期二尖瓣叶开放受限呈伞形。图 B、E 为瓣膜开放，图 C、D 为瓣膜关闭。图 B、C 还可显示二尖瓣瓣上隔膜。

A. 左心室长轴断面；B ～ E. 四腔心断面

多普勒超声：彩色多普勒观察时，由于二尖瓣前、后叶均附着于同一乳头肌上，瓣口开放受限，开放幅度减小，左心房内血流通过二尖瓣口时速度增快，呈五彩镶嵌色，舒张期频谱多普勒可测得高速血流，形成与二尖瓣狭窄相同的血流动力学改变。

八、二尖瓣夹层

二尖瓣夹层极为少见，通常发生于前叶，部分患者可前、后叶同时出现。由于二尖瓣出现夹层，少数

患者还可引起主动脉瓣叶的开放幅度减小，于左心室长轴和心尖四腔心断面观察时，二尖瓣叶呈囊袋状改变。夹层的程度不同，严重者二尖瓣前叶可从根部至瓣尖均分裂开，形成囊腔。TEE 对夹层出现的部位、程度及所出现的囊袋形态均能清晰显示。应用彩色多普勒观察时，可见二尖瓣夹层内出现血流。部分患者还可影响到主动脉无冠窦，导致主动脉瓣狭窄或关闭不全（图 33-13）。

二尖瓣前叶形成的夹层，由于瓣体向左室流出道膨出，可造成左室流出道狭窄和二尖瓣关闭不全。

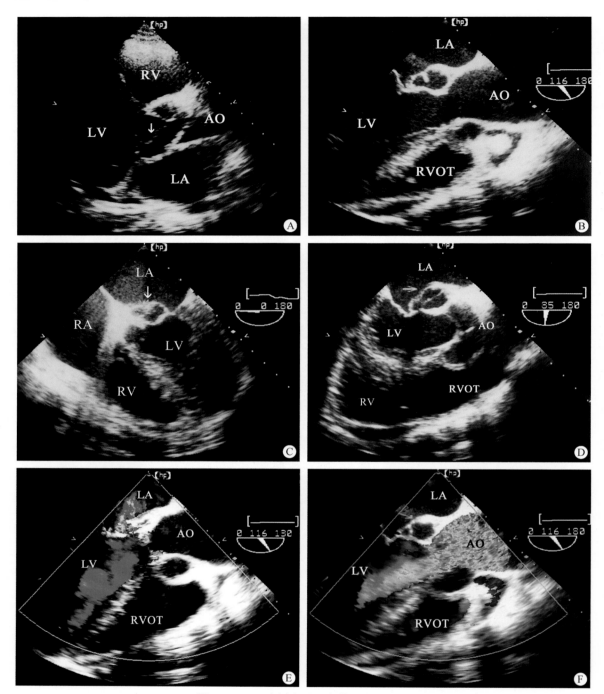

图 33-13 二尖瓣夹层经食管超声心动图

A. 经胸二维超声心动图左心室长轴断面；B. TEE 左心房室主动脉长轴断面；C.TEE 主动脉与肺动脉长轴断面；D.TEE 四腔心断面：二尖瓣前、后叶均形成夹层，以前叶为著，瓣叶体部为无回声区，并部分影响主动脉无冠窦及右冠窦；E. 彩色多普勒经食管超声心动图左心房、室主动脉长轴断面：二尖瓣夹层体部内可见彩色血流；F. 彩色多普勒经食管超声心动图左心房、室主动脉长轴断面：二尖瓣形成夹层，主动脉瓣口受压，主动脉瓣口开放幅度减小，左心室血流进入主动脉瓣口时速度增快，呈五彩镶嵌色

九、先天性二尖瓣关闭不全

多数与二尖瓣狭窄性病变并存，但存在瓣叶黏液样变、腱索过长或瓣叶裂隙时，也可单纯出现二尖瓣关闭不全。M 型超声通常无特异性表现，仅显示为左心容量负荷过重，而二维超声可观察到瓣叶形态的改变，多普勒超声可显示二尖瓣反流。

（一）腱索畸形

腱索过长或附着点异常，导致二尖瓣关闭不全，出现反流，在左心室长轴、心尖四腔心及左室两腔心断面，均可观察到冗长的腱索，瓣膜启闭时抖动，左心房、左心室扩大，通常以左心室扩大为著，左心室收缩增强（图 33-14）。

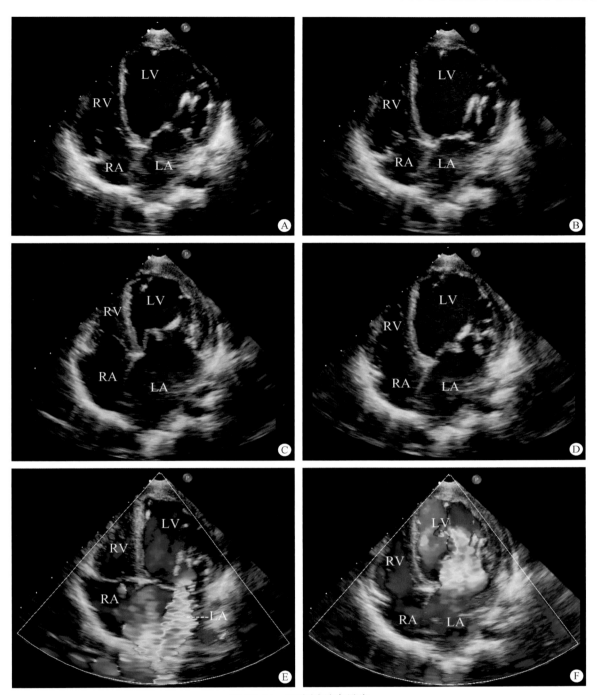

图 33-14 二尖瓣腱索异常

二尖瓣腱索明显增厚，回声增强，近乳头肌水平呈融合状，致二尖瓣开放受限、关闭不良，彩色多普勒观察时出现中等量的反流，而且瓣上似可探及隔膜样组织。A～D. 二维超声心动图四腔心断面；E～F. 彩色多普勒四腔心断面

（二）瓣叶裂隙

多数发生于二尖瓣前叶的体部，在左心室长轴、四腔心和左室两腔心断面，可观察到二尖瓣前叶局部回声减弱或中断，左心室短轴断面可显示二尖瓣口形似双口。

彩色多普勒检查，收缩期于左心房内可观察到源于瓣口或瓣体裂隙部位的蓝五彩镶嵌色反流性血流束（图 33-15）。

十、三尖瓣骑跨

极少数复杂畸形可合并三尖瓣叶或二尖瓣叶骑跨于室间隔上（图 33-16），形成心房的血流同时进入两个心室、部分体循环及肺循环血流混合的现象。

房室瓣口畸形的种类繁多，如先天性二尖瓣叶狭窄、瓣上隔膜、瓣下乳头肌发育不良、单组乳头肌、腱索附着点异常、双二尖瓣口畸形、三尖瓣叶发育不良等。在检查婴幼儿患者时，左心房内径增大，尤其是室间隔缺损的患者，应注意到二尖瓣器的发育异常。

先天性二尖瓣狭窄可单独存在，也可为心内其他畸形的合并症，通常瓣叶不增厚，但开放幅度减小，舒张期致左心房的血流排出受阻，左心房内径增大。

二尖瓣瓣上隔膜：常位于二尖瓣环部位，但也可位于二尖瓣叶体部的左心房侧，如隔膜较短，极易出现漏诊现象，因此在检查的过程中，如发现瓣叶的体部厚度不均匀，出现局限性突起，应认真观察，以避免漏诊。

二尖瓣器发育异常、伞形二尖瓣：常为室间隔缺损或其他复杂心内畸形的合并症，以单心室居多，也可单发。由于一侧乳头肌发育不良或缺如，形成单组乳头肌，二尖瓣前叶及后叶的腱索均附着于同一乳头肌上，造成瓣叶开放受限，左心房排血受阻，左心房内径增大，瓣叶开放时似伞形，故称伞形二尖瓣。

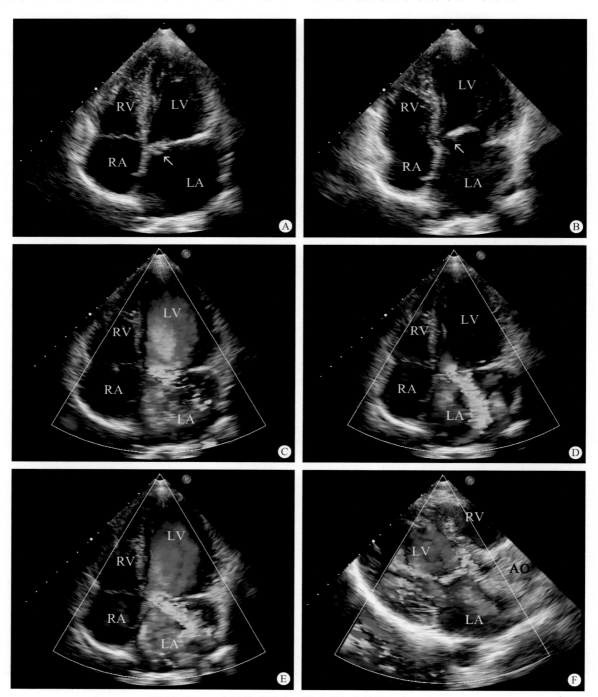

图 33-15　二尖瓣前叶裂隙二维及彩色多普勒超声心动图

左心房增大，二尖瓣前叶根部出现裂隙（箭头所示），收缩期可探及源于裂隙部位的反流性血流。A 和 B. 四腔心断面；C ～ E. 彩色多普勒左心室长轴断面；F. 左心室长轴断面

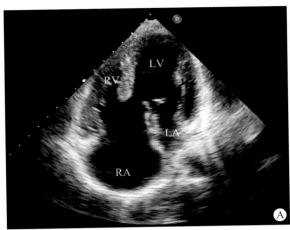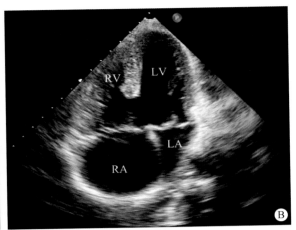

图 33-16　二维超声心动图四腔心断面显示三尖瓣骑跨于室间隔上

A. 舒张期三尖瓣叶开放；B. 收缩期三尖瓣叶呈关闭状态

双孔二尖瓣：由于胚胎时期分化不完全所致，致使二尖瓣叶发育畸形，二尖瓣叶开放时出现两个流入道，通常一侧的流入道较大，而另一侧的流入道较小，被称为副孔。本病发病率极低，一般情况下，如流入道有效径路尚可，无明确的血流动力学改变，患者可无任何症状，无须任何治疗。

三尖瓣器发育不良罕见，其病理解剖改变为三尖瓣乳头肌在胚胎时期分化不完全，致使三尖瓣叶的乳头肌成为一体，呈一肌性组织结构，并影响腱索的发育，腱索短小，三尖瓣叶的所有腱索均附着于发育异常的肌性组织，瓣叶可出现开放受限、关闭不良现象。如本病导致右心系统发育不良，应归属心室发育不良综合征。

先天性房室瓣口畸形虽然种类较多，但如果认真观察，就不易混淆，因此在检查的过程中应注意多角度、多方位扫描，以清晰显示解剖结构的改变，从而做出正确的诊断。本病常伴有心内的其他畸形，应注意避免漏诊。

第五节　各种房室瓣叶畸形对手术方式选择的指导意义

二尖瓣叶畸形实际上是一组形态各异的组合型畸形，由于二尖瓣叶形态异常，导致二尖瓣狭窄和关闭不全，从而引起反流。术前应通过综合性超声心动图检查做出分型诊断，以便选择正确的手术方式。

一、Carpentier 病理生理分型

（一）二尖瓣狭窄

A 型：

（1）乳头肌交界融合：通过交界处劈开成形，或乳头肌开窗形成假的瓣叶。

（2）二尖瓣瓣上隔膜：可行隔膜切除术。

（3）双孔二尖瓣：可行二尖瓣成形术。

B 型：异常乳头肌。

（1）降落伞形二尖瓣叶。

（2）吊床样二尖瓣叶。

（3）Shone 综合征。

（4）拱廊形二尖瓣叶。

（二）二尖瓣反流

Ⅰ 型：

（1）二尖瓣环扩张：可做环缩手术，减少左心房进入左心室的血流量。

（2）前叶裂隙：裂隙部位进行缝合。

（3）瓣叶缺如：置换人工瓣。

Ⅱ 型：

瓣叶腱索延长：切除冗长的腱索组织，恢复腱索的活动范围。

Ⅲ 型（活动受限）：

A 型：乳头肌正常。

（1）乳头肌交界融合：通过交界处劈开成形，或乳头肌开窗形成假的瓣叶。

（2）腱索短缩。

B 型：异常乳头肌。

（1）降落伞形二尖瓣。

（2）吊床样二尖瓣叶。

二、Mitruka-Lamberti 解剖分型

1 型：瓣上型。

2 型：瓣膜型。

A 型：瓣环缺损。

B 型：瓣叶缺损，可行二尖瓣叶置换术。

3 型：瓣下型。

A 型：腱索异常。

B 型：乳头肌异常，可行二尖瓣乳头肌成形术。

4 型：混合型，为多重缺损。

儿童二尖瓣叶畸形的种类繁多，因此手术的类型也多种多样。应仔细观察分析每一位患儿的二尖瓣畸形的形态，为外科手术提供尽量详细的解剖信息，以便在术前制定手术方案。但无论是超声心动图、CT 还是 MRI 均有其一定的局限性，往往需要在术中进一步观察二尖瓣的解剖形态，并做出方案调整。

实际上儿童的二尖瓣叶畸形最主要的手术方式为二尖瓣置换、二尖瓣成形修补、冗长二尖瓣腱索切除和二尖瓣乳头肌成形术。

（刘延玲　然　鋆　熊鉴然）

参 考 文 献

刘延玲，等．1997. 超声心动图在心血管病介入性治疗的应用．中国循环杂志，12：284-285

Bano-Rodrigo A，et al. 1988. Double-orifice mitral valve. Am J Cardiol，61：152-160

Bruce CJ，et al. 1998. Newer advances in the diagnosis and treatment of mitral stenosis. Curr Probl Cardiol，23：125-192

Chen L，et al. 1998. Longitudinal assessment of valvular heart disease by echocardiography. Curr Opin Cardiol，13：397-403

Chiang CW，et al. 1998. On-line multiplane transesophageal echocardiography for balloon mitral commissurotomy. Am J Cardiol，81：515-518

Erickson LC，et al. 1995. Ebstein's malformation of the mitral valve. Pediatr Cardiol，16：45-47

Grenadier E，et al. 1986. Two-dimensional echo Doppler study of congenital disorders of the mitral valve. Am Heart J，107：319-325

Hall RJ，et al. 1981. M-mode echogram as a means of distinguishing mild and severe mitral stenosis. Br Heart J，46：486-491

Hecker SL，et al. 1997. Comparison of exercise and dobutamine stress echocardiography in assessing mitral stenosis. Am J Cardiol，80：1374-1377

Hurrell DG，et al. 1998. Echocardiography in the invasive laboratory：utility of two-dimensional echocardiography in performing transseptal catheterization. Mayo Clin Proc，73：126-131

Kawahara T，et al. 1991. Application of Doppler color flow imaging to determine valve area in mitral stenosis. J Am Coll Cardiol，18：85-92

Manning WJ，et al. 1992. Use of transesophageal echocardiography to detect left atrial thrombi before percutaneous balloon dilatation of the mitral valve：a prospective study. Br Hear J，67：170-173

Manubens R，et al. 1960. Supravalvular stenosing ring of the left atrium. Am Heart J，60：286-295

Milo S，et al. 1979. Straddling and overriding atrioventricular valves：morphology and classification. Am J Cardiol，44：1122-1134

Moore P，et al. 1994. Severe congenital mitral stenosis in infants. Circulation，89：2099-2106

Oppido G，et al. 2008. Surgical treatment of congenital mitral valve disease：midterm results of a repair-oriented policy. J Thorac Cardiovasc Surg，135：1313-1321

Ozkan M，et al. 1998. Predictors of left atrial thrombus and spontaneous echo contrast in rheumatic valve disease before and after mitral valve replacement. Am J Cardiol，82：1066-1070

Sullivan ID，et al. 1986. Membraneous supra-valvular mitral stenosis：a treatable form of congenital heart disease. J Am Coll Cardiol，8：159-164

Toscano A，et al，2009. Congenital supravalvar mitral ring an underestimated anomaly. J Thorac Cardiovasc Surg，137：538-542

各论四 先天性心脏病：流出道梗阻性疾病

第三十四章 先天性主动脉口畸形

第一节 概 述

主动脉口畸形主要包括先天性主动脉口狭窄和主动脉瓣关闭不全等，其中主动脉口狭窄（aortic stenosis）又称为左室流出道阻塞（left ventricular outflow tract obstruction），狭窄部位可出现于主动脉瓣、主动脉瓣上或瓣下，有时可同时出现两个甚至三个水平的狭窄性病变，它们在病理解剖、病理生理和临床表现等方面有所差异。

主动脉口狭窄占所有先天性心脏病患者的 1.9% ~ 7.6%，但确切发病率尚不明，因相当一部分的二瓣化主动脉瓣要到成年时才出现临床表现，甚至生前未能诊断，而且出现临床表现时患者的年龄已较大，临床上多数将其考虑为后天性病变，故其实际发病率可能要高些。

主动脉口狭窄中，以主动脉瓣狭窄最多见，占 70% ~ 91%，主要为主动脉瓣二瓣化畸形。1672 年 Rayger 首先描述主动脉瓣钙化，但到 1842 年才由 Chevers 提出先天性主动脉瓣病变可导致瓣口狭窄。中年和中年以前在临床上检出的单纯性主动脉瓣狭窄，相当一部分应属于先天性畸形，尤其在发达国家。先天性主动脉瓣下狭窄的发病率次之，瓣上狭窄最少见。主动脉瓣狭窄和瓣下狭窄多见于男性，男女之比分别为 4：1 和 2：1。

预后主要取决于狭窄程度、并发症及合并的心血管畸形，不少二瓣化主动脉瓣患者可存活到高龄，甚至与正常人没有明显差别。除严重病例外，主动脉瓣狭窄早期通常没有明显的血流动力学异常和临床表现，往往到中青年时才开始出现临床表现。但是，症状出现后，病情通常迅速恶化。据统计，未及时进行治疗者，出现临床表现后平均存活不足 5 年。主动脉瓣上狭窄者，狭窄多呈进行性，如未治疗，可在成年前死亡。

先天性主动脉瓣关闭不全（congenital aortic regurgitation），如果是单纯性病变，临床上罕见。大多数与主动脉瓣狭窄、二瓣化主动脉瓣或主动脉瓣上狭窄、室间隔缺损（VSD）、主动脉缩窄、主动脉弓离断、主动脉窦瘤、右室双出口、左心发育不全、心内膜胶原弹力纤维增生症等并存。主动脉瓣本身的畸形、脱垂或缺如，可导致关闭不全，其病理生理、临床表现和辅助检查表现，与后天性者一般无明显区别。

主动脉左心室隧道是罕见的先天性心脏病，在主动脉瓣周部位与左心室之间有异常的隧道交通，可合并主动脉瓣关闭不全，将在本章第六节讨论。

第二节 先天性主动脉瓣狭窄

一、病理解剖和病理生理

（一）病理解剖

先天性主动脉瓣狭窄多系胚胎期瓣膜发育障碍所致，可出现瓣叶数量异常、瓣叶增厚、交界粘连、瓣环发育不良等病变。根据主动脉瓣叶数量，可分为单瓣化、二瓣化、三瓣或三瓣以上畸形等不同类型，其中以二瓣化畸形最多见。瓣叶的数量越少，瓣口狭窄往往越明显，如单瓣化畸形者瓣口通常狭小，出生后早期即可出现阻塞，而其他数量的瓣叶畸形者，出生后很长时间一般无明显狭窄，随瓣膜增厚、硬化、钙化而逐渐导致狭窄。有分叶的主动脉瓣，瓣叶可相互融合，或分叶不完全，形成不同形态和大小的主动脉瓣口，有的呈裂隙状，完全融合者多数呈圆顶状（图 34-1）。

1. **主动脉瓣单瓣化**（unicuspid aortic valve）**畸形** 整个主动脉瓣未分叶，形成一个完整的主动脉瓣膜，瓣口狭小，血流动力学改变明显，系最常见的新生儿严重主动脉瓣狭窄性病变。

一般有两种类型，常见的是单交界处型。交界处瓣膜一侧与主动脉壁粘连，形成一个偏心性狭小的孔道，瓣叶增厚，活动度差，可合并关闭不全。有时可观察到瓣叶有一条或两条缝样痕迹，位置相当于原有的交界处，这些患者的单瓣叶可能系原有交界处融合所致。

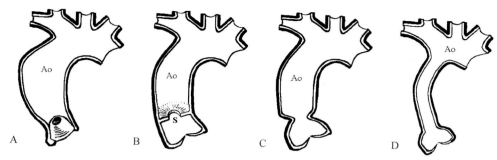

图 34-1　主动脉瓣及瓣上狭窄示意图

A. 主动脉瓣狭窄；B ~ D. 瓣上狭窄；其中 B 为隔膜型，C 为沙漏型（环型），D 为发育不全型（缩窄型）

另一种是比较少见的无交界处型。瓣膜一般呈拱顶状，只有一个瓣叶，没有交界处，有时在瓣口水平可见交界处的痕迹，瓣口可在整个瓣膜的中心或稍偏离中心部位，通常相当狭小，或呈裂隙状。

2. 主动脉瓣二瓣化（bicuspid aortic valve）畸形　最常见，约占 70%，多数伴有瓣环缩小。主动脉瓣形成两个瓣叶，多数一个瓣叶较小，另一个较大，往往系左冠瓣和右冠瓣交界处完全融合所致，瓣叶组织通常肥厚、增多、伸长，瓣叶相互折叠。两侧瓣叶的边缘较平直，活动受到限制。

两个瓣叶一般为左、右位，左侧瓣叶大，右侧瓣叶小，两者之间有瓣口和前、后两个交界处，右侧瓣叶所在处有右冠状动脉的开口，左侧瓣叶处有左冠状动脉的开口。

少数患者的两个瓣叶为前、后位，通常前瓣叶大，有左、右冠状动脉开口，后瓣叶小。二瓣化主动脉瓣的瓣口常偏向一侧，呈鱼口状，多数位于左冠瓣与无冠瓣之间，右冠瓣与无冠瓣之间可有交界痕迹，痕迹的长度不等，有时完全没有痕迹（16%）。

3. 主动脉瓣三瓣叶（tricuspid aortic valve）畸形　主动脉瓣有三个瓣叶，各个瓣叶的大小可相等或不等，瓣叶间可见交界处，交界周围通常融合粘连，瓣叶有不同程度的增厚、挛缩和畸形，随着年龄增长，瓣叶可进一步增厚、硬化甚至钙化，瓣口狭窄，一般呈圆顶状。

4. 主动脉瓣三瓣叶以上畸形　极少数患者出现主动脉瓣四瓣化（quadricuspid aortic valve）畸形，甚至四个以上瓣叶畸形，瓣叶通常大小不等，有的瓣叶增厚、增长和硬化，瓣口狭窄，往往合并关闭不全。

主动脉瓣狭窄，尤其是二瓣化主动脉瓣，通常伴有部分主动脉瓣脱垂，造成主动脉瓣关闭不全，脱垂的程度与瓣叶不对称程度、患者年龄等，似乎没有明显的关系。

出生时，除了单瓣化主动脉瓣，主动脉瓣通常没有明显的狭窄，但随着年龄的增长，由于长期血流动力学异常，畸形的主动脉瓣容易出现继发性改变，瓣叶交界处可融合，瓣叶纤维化、钙化，有的还可合并后天性病变，从而造成瓣口狭窄或狭窄呈进行性加重。

一般到 45 岁时，几乎所有二瓣化主动脉瓣患者，出现一定程度的狭窄表现。长期主动脉瓣狭窄，左心室压力负荷增加和升主动脉血流异常，可出现左心室肥厚和升主动脉狭窄后扩张等病理改变。

除瓣膜本身的病变外，部分患者合并主动脉瓣环发育不良和狭窄，加上左室流出道阻力增加，左心室向心性肥厚，导致主动脉瓣下心肌肥厚，尤其是室间隔肥厚明显，可加重左室流出道阻塞的程度。

约 20% 的患者可合并其他心血管畸形，最常见的有动脉导管未闭和主动脉缩窄，有的患者此三种病变并存。其他合并畸形有房间隔缺损、室间隔缺损、三尖瓣下移畸形、三尖瓣闭锁、肺动脉瓣狭窄、肺动脉闭锁、心内膜弹力纤维增生症、升主动脉发育不良、二尖瓣闭锁、心内膜垫缺损、主动脉弓离断、二尖瓣狭窄和关闭不全等。有的可合并冠状动脉畸形，其中以冠状动脉高位发出多见。

（二）病理生理

主动脉瓣口面积小于正常的 1/4 时，一般将影响血压、脉压差和心排血量等血流动力学状态，瓣口面积小于 0.8cm² 时可造成严重的血流动力学障碍。一般根据左心室与升主动脉之间的收缩期压力阶差和主动脉瓣口面积指数划分主动脉瓣狭窄程度，但各家标准不一，详见表 34-1。正常主动脉瓣口面积指数为 2.0cm²/m²。

表 34-1　先天性主动脉瓣狭窄严重程度分型

分型	分型方法一		分型方法二	分型方法三
	标准一[①]	标准二[②]	标准[①]	标准[①]
轻型	< 50	> 0.8	5 ~ 20	< 65
中型	50 ~ 75	0.5 ~ 0.8	21 ~ 50	65 ~ 79
重型	> 75	< 0.5	> 50	≥ 80

注：①为左心室与升主动脉之间收缩期平均压力阶差（单位 mmHg）；②为主动脉瓣口面积指数（单位 cm²/m²）。

除单瓣畸形外，多数在出生后逐渐发展成主动脉瓣狭窄的血流动力学障碍，主要是左心室阻力负荷增加，左心室搏动增强，收缩期延长，左心室逐渐出现向心性肥厚。肥厚的心壁张力增加，顺应性降低，严重时可出现心内膜下心肌组织纤维化和心肌缺血等病变。初期左心室腔容积缩小，久之左心室可扩张，舒张末期压升高，甚至出现心力衰竭。

在静息状态下，多数患者的心脏每搏量和心排血量可长期保持正常，活动时多数心排血量相应增加，跨主动脉瓣压差升高。狭窄严重和（或）心力衰竭者，心排血量降低，左心房压、左心室舒张末期压和肺血管压力升高，同时动脉压降低，脉压差缩小，周围血管灌注减少，活动时心排血量不能相应增加，可出现重要脏器血供障碍，引起运动所致的晕厥或晕厥前状态等。

在多种因素作用下，主动脉瓣狭窄可导致心肌缺血。

严重的主动脉瓣狭窄，左心室射血阻力增加，射入主动脉的血液减少，同时射血时间延长，舒张期相对缩短，左心室充盈减少，主动脉内压力降低，冠状动脉有效灌注时间缩短，灌注压降低。

而且，收缩期血液从左心室经狭窄瓣口搏入主动脉，流速明显加快，加上涡流等因素，可出现虹吸等现象，使冠状动脉收缩期灌注进一步减少。

心肌收缩力增强，左心室壁肥厚和心壁张力增加，心肌耗氧量增加，同时心肌内冠状动脉受到挤压，灌注阻力增加，可引起心肌缺血，尤其是心内膜下心肌缺血。

有的患者合并冠状动脉畸形或冠状动脉口狭窄病变，也会影响心脏的血液供应。

心肌缺血可引起心绞痛，甚至心肌梗死，造成心肌坏死、纤维化和功能不良，而心脏功能不良又将对心脏的血液供应产生不良影响。

长期左心室负荷增加和心肌缺血，最终可出现左心室扩张，甚至衰竭。左心衰竭者，周围血管灌注可进一步下降。左心室扩张和功能降低，可使左心房、肺动脉和右心室压力升高，导致左心房和右心室肥厚、扩张，最终可引起右心衰竭。

收缩期从左心室经狭窄瓣口射入主动脉的血流速度加快，在主动脉根部和升主动脉出现涡流，长期作用下，主动脉根和升主动脉管壁的弹力纤维和胶原纤维等受到损害，管壁逐渐扩张、变薄，形成狭窄后扩张。

二、临床表现和辅助检查

（一）临床表现

症状与后天性主动脉瓣狭窄类似，往往取决于狭窄的程度、并发症和合并的心血管畸形。轻度狭窄者没有明显症状，往往在体检时发现。狭窄较重者可出现各种症状，活动时加重，婴幼儿可出现不安、面色苍白、进食或喂奶困难、呼吸困难等，儿童和成人常见活动性呼吸困难、心悸，容易疲劳，有的可出现发作性腹痛、出汗、鼻出血，少数严重狭窄者可出现心绞痛、发绀，甚至晕厥或突然死亡。合并左心衰竭者，可有阵发性呼吸困难、端坐呼吸等；合并右心衰竭时出现腹胀、周围水肿等。

体检时，多数患者的生长发育正常，狭窄较重者有呼吸困难、心率加快、血压偏低和脉搏细小，左心衰竭者可有肺部啰音等。心脏大小一般正常，左心室搏动增强，心力衰竭时心脏扩大。

第二心音通常呈单一性质，甚至出现矛盾性分裂，严重者可有第三心音、第四心音。主动脉瓣区出现收缩期喷射性杂音，多数较粗糙、响亮，向上胸部、胸骨上窝、颈部和心尖部传导，不随呼吸改变，一般伴有收缩期震颤，但婴儿的心脏杂音多数不典型。主动脉瓣较柔软者，主动脉瓣喷射音也可出现于心尖部。合并主动脉瓣关闭不全者，可有舒张早期吹风样杂音，尤其多见于二瓣化主动脉瓣或合并感染性心内膜炎者。出现心力衰竭时，上述心脏杂音通常变小，甚至消失。

（二）辅助检查

轻度狭窄者心电图可正常，甚至在某些严重狭窄患者，心电图仍可无明显变化，故心电图正常不能排除本病。心电图的变化通常与狭窄程度有关，重度狭窄者可有左心室肥厚、劳损，尤其是年龄小于 10 岁者，此关系一般比较密切，但随着年龄增长，此关系变得不甚明显。运动时心电图出现的变化与狭窄程度也有密切关系，静息心电图正常的中度狭窄者，跨主动脉瓣压差超过 50mmHg，运动时心电图可出现类似于缺血性的 ST 段改变。

大多数患者胸部 X 线检查的心脏影大小正常或轻度扩大，明显心力衰竭时心脏影扩大，肺部出现心力衰竭征象，不少患者有升主动脉扩张。

目前一般无须行心导管检查和心血管造影检查，必要时可进行检查，以明确狭窄病变的性质、部位和程度，测定跨主动脉瓣压差，观察升主动脉狭窄后扩张、左心室改变和其他合并畸形。

第三节　先天性主动脉瓣上狭窄

先天性主动脉瓣上狭窄（congenital supravalvular aortic stenosis）指主动脉瓣以上部位的升主动脉出现先天性畸形，造成局限性或弥漫性狭窄病变，也称为主动脉瓣上狭窄综合征。

1842 年由 Chevers 首先报道，1961 年 Williams 首先描述了部分主动脉瓣上狭窄的患者合并有特殊面容、智力障碍和高钙血症等，称为 Williams 综合征，可有家族史。但在其他一些综合征，也可出现类似的主动脉瓣上狭窄表现，少数散发病例患者的面容和智力可正常。有人根据是否合并特殊面容和智力障碍等将其分为不同的临床类型。

在所有先天性主动脉口狭窄患者中，本病占 2%～11%，本病的狭窄病变通常呈进行性加重。患者的主动脉瓣和瓣环一般正常，25%～45% 的患者可合并主动脉瓣畸形，瓣膜增厚、粘连、变形，主动脉瓣叶与主动脉瓣上血管组织可有不同程度的附着粘连，有时畸形的瓣膜可遮盖冠状动脉开口。

一、病理解剖和病理生理

（一）病理解剖

先天性主动脉瓣上狭窄，可出现局限性或弥漫性狭窄病变，一般有三种类型，有时可合并存在。

1. 沙漏型（hourglass type） 即瓣上局限性环形狭窄，最常见，占 66% 左右。病变部位的主动脉中层和内膜明显增厚、变形。在主动脉窦上缘以上部位，出现纤维嵴性缩窄环，中央有狭小的开口，通常靠近主动脉瓣，病变类似于主动脉缩窄。局限性狭窄近端的主动脉窦多数扩张，狭窄远端的主动脉一般无明显的狭窄后扩张。升主动脉的外径可正常或接近正常，亦可见局限性缩窄，主动脉弓和降主动脉内径一般正常。

2. 隔膜型（membranous type） 即瓣上隔膜样狭窄，为纤维或纤维肌性、半圆形或环形隔膜样病变，中央部位有大小、形状不同的开口，隔膜通常紧靠主动脉瓣的上方。

3. 弥漫型（diffuse type） 又称发育不全型，即主动脉瓣上缩窄，较少见，狭窄部位的长度不等，一般可累及整条升主动脉，有时可同时累及主动脉弓起始部，甚至降主动脉，有时还可累及头臂干或冠状动脉开口。

病变部位的主动脉腔呈管状或弥漫性狭窄，主动脉发育不全，管壁内膜增厚，中层异常增厚，局部胶原组织增多，受累部位主动脉的外径通常变小。其病变类似于主动脉缩窄，但病变的部位不同，两者不可混淆，后者通常位于主动脉弓降部。弥漫性狭窄者，常合并周围肺动脉狭窄、冠状动脉畸形等。

（二）病理生理

主动脉瓣上狭窄，使左心室压力负荷增加，左心室收缩期压力明显升高，左心室肥厚，出现类似于主动脉瓣狭窄的血流动力学改变，但一般不引起主动脉狭窄后扩张，仅在少数局限性狭窄病变较靠近主动脉瓣者，也可出现主动脉根狭窄后扩张。由于冠状动脉多数在狭窄病变的近端，受左心室高压的长期影响，冠状动脉可出现扩张和迂曲，管壁增厚，容易较早发生粥样硬化病变，造成早期冠心病。另外，主动脉瓣叶游离缘与主动脉瓣上狭窄部位粘连，可引起冠状动脉口狭窄，影响心肌血液供应。

二、临床表现和辅助检查

（一）临床表现

常见症状有活动后呼吸困难、胸痛，有的可发生晕厥、猝死。某些患者可伴有合并畸形如肺动脉瓣狭窄、周围肺动脉狭窄、二尖瓣脱垂和二尖瓣关闭不全等临床表现。

合并 Williams 综合征的主动脉瓣上局限性狭窄患者，智力发育迟缓，合并特发性婴儿期高钙血症，患者具有特殊面容，如前额宽、眼距大、眼角皱纹明显、鼻翼上翻、鼻孔朝天、唇厚等，还可有听觉过敏、斜视、腹股沟疝、体循环和肺循环周围动脉狭窄等多系统病变共存。

体征与主动脉瓣狭窄相似，主要差别是第二心音的主动脉瓣成分增强，收缩期喷射音少见，收缩期杂音和震颤部位偏胸骨右缘上方，杂音向胸骨上窝及沿颈动脉传导，有时在主动脉瓣区出现舒张早期递减型吹风样杂音。合并周围肺动脉狭窄者，在狭窄部位有收缩晚期或连续性杂音。有的患者右上肢血压比左上肢高，或上肢血压高于下肢。

（二）辅助检查

狭窄较重患者的心电图可出现左心室肥厚，合并周围肺动脉明显狭窄者可出现双心室肥厚或右心室肥厚，血钙高者可有 T 波异常增宽、高大。

胸部 X 线检查一般与主动脉瓣狭窄及孤立性主动脉瓣下狭窄不同，本病患者极少出现升主动脉狭窄后扩张，主动脉结在局限性狭窄者通常不突出，升主动脉和主动脉弓大小正常或小于正常。

心导管检查和心血管造影，在升主动脉内可测得压力阶差，左心室和升主动脉近端压力升高，而升主动脉远端压力降低，左心室或升主动脉选择性造影可明确诊断。

第四节　先天性主动脉瓣下狭窄

先天性主动脉瓣下狭窄（congenital subvalvular aortic stenosis）占主动脉口狭窄的 8%～30%，占所有先天性心脏病的 1.2%，系指在主动脉瓣下出现的各种狭窄性先天性病变，导致左心室流出道阻塞。1842 年 Chevers 首先报道，1909 年 Keith 首先称之为主动脉瓣下狭窄。

一、病理解剖和病理生理

（一）病理解剖

主动脉瓣下的组织结构比较复杂，周围包括左室流出道、二尖瓣、室间隔等主要结构，各部位结构的发育异常，均有可能造成主动脉瓣下狭窄，从局限性膜样狭窄到整个左室流出道弥漫性管状狭窄等，范围、程度和病理类型不同（图34-2），有时可出现复合性病变。

主动脉瓣下狭窄的分类尚未统一，一般可分为固定性狭窄（fixed obstruction）和动力性狭窄（dynamic obstruction）。动力性主动脉瓣下狭窄多数属于肥厚型心肌病范畴，不在本章讨论的范围（详见第五十九章）。为了与肥厚型心肌病所致的动力性狭窄相区别，1985年Somerville建议在先天性主动脉瓣下狭窄名称前冠以"固定"一词。先天性主动脉瓣下狭窄即固定性主动脉瓣下狭窄，一般分为两种：孤立性主动脉瓣下狭窄和弥漫性主动脉瓣下狭窄。

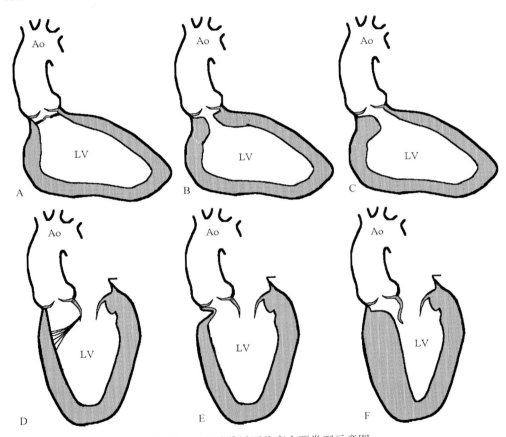

图34-2　主动脉瓣下狭窄主要类型示意图

A.隔膜型；B.隧道性肌型；C.局限性肌型；D.二尖瓣畸形；E.膜部间隔异常；F.肥厚型心肌病

1. 孤立性主动脉瓣下狭窄（discrete subaortic stenosis）又称为局限性主动脉瓣下狭窄。主动脉瓣下有局限性纤维膜或纤维肌性膜样组织，多数厚2～3mm，中央有4～12mm的缺口或裂隙，多数隔膜向外延伸到二尖瓣前叶，环绕部分或全部左室流出道，隔膜样组织通常与肥厚的室间隔紧密连接。隔膜可位于主动脉瓣根部至二尖瓣前叶游离缘之间的不同部位，多数与主动脉瓣之间有一定的距离，少数隔膜直接位于主动脉瓣下。紧靠主动脉瓣的纤维环或纤维肌性膜样组织，往往与主动脉瓣叶基底部粘连。

根据隔膜部位和组织构成，本型又可分为两种类型：

（1）纤维隔膜型（fibrous membranous type）：主动

脉瓣下局限性纤维膜，隔膜可位于主动脉瓣根部至二尖瓣前叶游离缘之间的不同部位，常位于主动脉瓣环的左及右瓣叶下方，少数累及无冠瓣叶下，并与二尖瓣根部相连，有时与主动脉瓣叶基底部粘连。此型少见。

（2）纤维肌型（fibromuscular type）：距主动脉瓣较远，靠近左心室腔，大部分距主动脉瓣环5～14mm。游离缘为纤维组织，其他为肌性组织。

由于目前的超声检查尚难以区别纤维隔膜型和纤维肌型，因此统称为主动脉瓣下隔膜狭窄。

2. 弥漫性主动脉瓣下狭窄（diffuse subaortic stenosis）是一种环形纤维肌性肥厚，较局限性狭窄少见。位置多数比隔膜型低，主要由肌性组织构成，有时可有少量纤维组织参与。长度不等，一般 10 ～ 30mm，多数较长，呈管状，故也称为隧道型（tunnel type）主动脉瓣下狭窄。有的环形狭窄组织与主动脉瓣相连，延伸到二尖瓣前叶，附着于室间隔，甚至形成以左室流出道为主的整个左心室肥厚。有的可向右室流出道突出，同时造成右室流出道狭窄，但病变与肥厚型心肌病不同。轻者累及范围可较小，类似于局限性狭窄。

主动脉瓣一般正常，少数可有二瓣化畸形，瓣叶增厚，瓣口狭窄，瓣环较小，但通常无发育不良。本病患者可合并室间隔缺损、主动脉环缩窄、主动脉缩窄、动脉导管未闭、主肺动脉窗、心内膜垫缺损、法洛四联症、双孔二尖瓣畸形、肺动脉瓣狭窄、肺动脉瓣缺如和右室流出道狭窄等先天性畸形。

3. 其他　先天性二尖瓣畸形可导致左室流出道狭窄，极少见，病变形式多样，包括二尖瓣前叶附着处前移，位于主动脉右冠窦下方；二尖瓣前叶中部有异常纤维组织薄膜、异位腱索或纤维索条，连接于二尖瓣和室间隔之间；二尖瓣前叶心室面出现多余组织，或形成囊袋样异常结构；二尖瓣前叶与室间隔之间直接异常附着粘连等，均可造成左室流出道阻塞。降落伞状二尖瓣等其他二尖瓣畸形，有时亦可形成左室流出道阻塞。膜部间隔和（或）主动脉瓣等组织异常，局部形成各种突起，或形成占位性结构，均可形成类似主动脉瓣下左室流出道狭窄的血流动力学改变。

（二）病理生理

与主动脉瓣狭窄相似，同时由于瓣下狭窄病变所造成的高速血流，长期冲击主动脉瓣，可导致瓣叶增厚、纤维化，活动性减少，引起进行性主动脉瓣关闭不全。合并感染性心内膜炎者，瓣叶可损坏变形，造成明显的瓣叶关闭不全。

二、临床表现和辅助检查

（一）临床表现

孤立性主动脉瓣下狭窄与主动脉瓣狭窄的临床表现十分相似，一般无明显症状，有的可有胸闷不适、气短、胸痛、晕厥等。本病患者很少有收缩期喷射音，主动脉瓣关闭不全的舒张期杂音较常见，往往有升主动脉扩张，但极少出现主动脉瓣叶钙化。

（二）辅助检查

心电图和胸部 X 线检查均与主动脉瓣狭窄相似，狭窄较重时可出现左心室肥厚，有的可出现升主动脉扩张的表现。心导管检查和心血管造影，可在主动脉瓣与左

心室之间测得压力阶差，左心室近端压力升高，而升主动脉和狭窄部位远端左室流出道压力降低，选择性左心室造影可明确诊断。

第五节　超声心动图检查

综合性超声心动图技术是无创诊断本病的首选方法之一，能对狭窄部位、狭窄的形态、类型及程度进行较正确的诊断，清晰显示各种类型的主动脉瓣、瓣上和瓣下病变的病理解剖和血流动力学的变化。

主动脉口畸形的种类繁多，但其病理解剖及血流动力学改变均属于狭窄和关闭不全的范畴，采用二维超声心动图与彩色多普勒超声相结合，可进行明确的诊断。

一、主动脉瓣狭窄

由于主动脉瓣狭窄的形态结构改变种类较多，以主动脉瓣二瓣化畸形最为多见，根据瓣叶结构改变及瓣叶数量不同，其超声心动图表现也有所不同，无论是 M 型还是二维超声心动图均有其特异性表现。由于主动脉瓣狭窄，左心室阻力负荷增加，室间隔和左心室壁运动幅度增强，室壁增厚（图 34-3），升主动脉呈狭窄后扩张。晚期可出现左心室内径增大，甚至左心房和右心室扩大。

在诊断本病时，二维维超声心动图可直观显示主动脉瓣叶的数目、形态结构改变及启闭状况，多普勒超声可显示由于主动脉瓣口结构改变所引起的血流动力学变化。如彩色多普勒超声心动图可显示由于瓣膜狭窄引起的左心室血流进入狭窄的主动脉瓣口时，血流加速，呈五彩镶嵌色的高速血流。由于瓣叶关闭不全引起的进入主动脉腔内的血液反流入左心室，致使左心室内径增大。连续多普勒超声可在相应的狭窄部位探及高速血流，连续多普勒可于相应的狭窄部位探及位于零线下的充填样高速血流频谱。

（一）主动脉瓣二瓣化畸形

1. M 型超声心动图　有一定的局限性，主动脉波群仅可显示主动脉瓣叶关闭线偏心现象，对本病有所提示，心室波群可显示室间隔与左心室壁增厚、运动幅度增强。

2. 二维超声心动图

（1）经食管超声心动图（TEE）左心室长轴断面及大动脉短轴断面：对本病的瓣叶数目及形态显示得更为清晰。主动脉瓣开放时呈圆拱状，瓣口开放幅度减小，瓣尖不能贴近主动脉窦壁，升主动脉呈狭窄后扩张，室间隔与左心室后壁增厚、运动幅度增强。部分患者收缩期主动脉瓣开放时，瓣叶向主动脉腔内凹陷，开放幅度受限（图 34-4）。

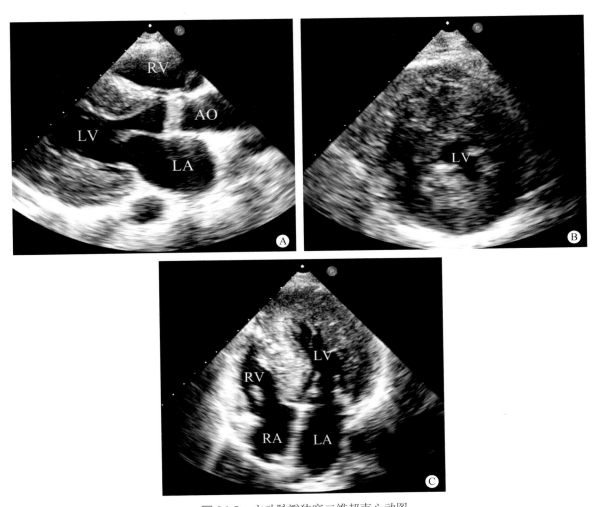

图 34-3　主动脉瓣狭窄二维超声心动图

显示主动脉瓣狭窄后，室间隔与左心室壁增厚的继发性改变，致使左心室有效心腔径减小，主动脉瓣叶可出现增厚现象。A. 左心室长轴断面；B. 左心室短轴断面；C. 四腔心断面

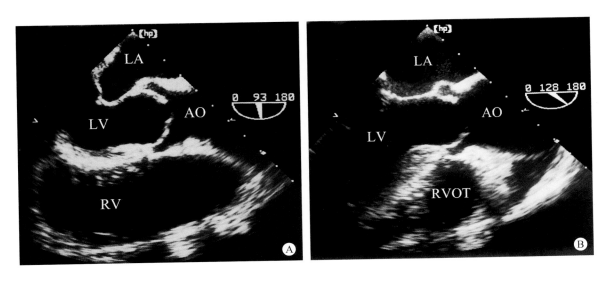

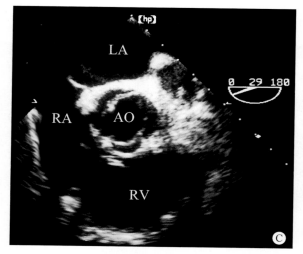

图 34-4　主动脉瓣二瓣化畸形 TEE 左心室长轴及短轴断面

A.主动脉长轴断面：收缩期主动脉瓣开放受限，呈拱形，瓣口开放幅度减小，主动脉内径增宽；B.主动脉瓣开放时，主动脉瓣尖不能贴近主动脉壁；

C.大动脉短轴断面：显示主动脉为二叶瓣，呈右前、左后排列

（2）大动脉短轴断面：显示主动脉瓣叶呈左右二叶瓣或上下二叶瓣两种，以左右二叶瓣居多，开放时呈鱼口状，关闭时呈哑铃状（图 34-5）。部分患者的瓣叶发育不均匀。

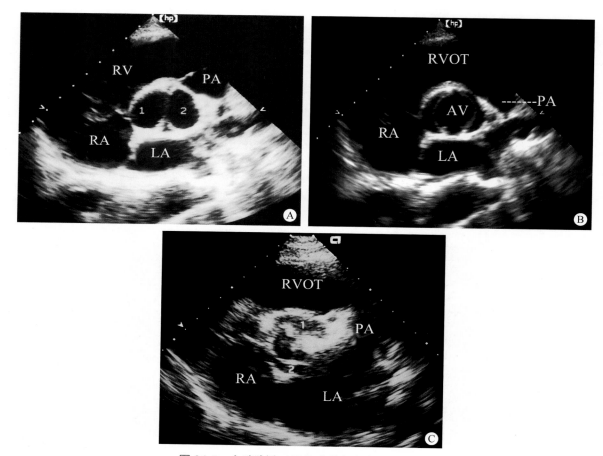

图 34-5　主动脉瓣二瓣化畸形大动脉短轴断面

瓣叶呈左右排列及上下排列，而且瓣叶发育不均匀。A 和 B.瓣叶呈左右排列；C.瓣叶前后排列，而且瓣叶呈不规则形。A 为舒张期主动脉短轴断面，

B 为收缩期主动脉短轴断面，C 为大动脉短轴断面

　　部分患者由于瓣叶发育不良，瓣叶开放明显受限，升主动脉明显扩张，致使心功能出现改变，还可同时伴有心包积液（图34-6）。

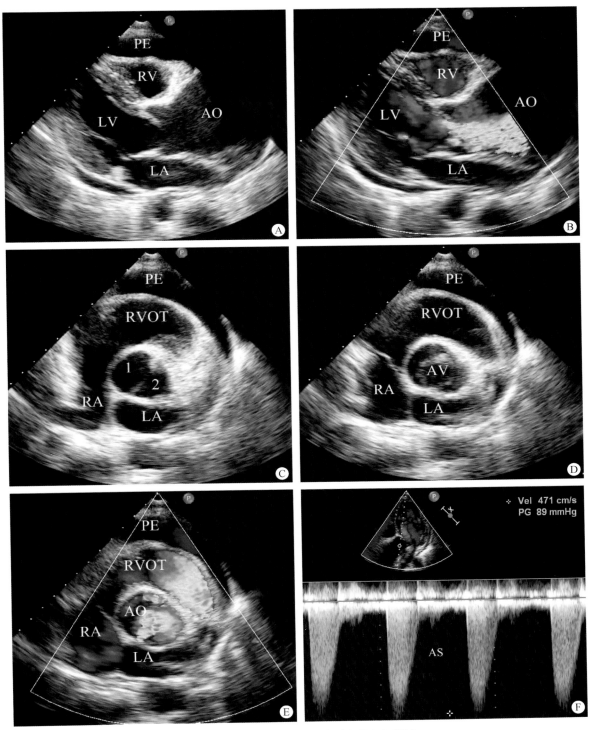

图 34-6　主动脉瓣二瓣化畸形合并心包积液

主动脉瓣呈二叶瓣，呈右前、左后排列，开放明显受限，升主动脉明显扩张，左心室的血流进入主动脉时加速，呈五彩镶嵌色，血流速度为4.7m/s，压差为89mmHg。心包腔内出现积液，以右心室前壁为著。A.左心室长轴断面；B.彩色多普勒左心室长轴断面；C.舒张期大动脉短轴断面；D.收缩期大动脉短轴断面；E.彩色多普勒大动脉短轴断面；F.主动脉瓣狭窄频谱多普勒

TEE检查可以更清晰地显示主动脉瓣叶发育的形态、大小及排列位置（图34-7）。

主动脉瓣二瓣化的患者，瓣叶易出现破损或赘生物，在检查过程中，应注意瓣叶的数目与破损瓣叶组织之间的鉴别，左心室长轴断面可探及破损的瓣叶组织脱入左室流出道，致使主动脉瓣关闭不全（图34-8）。

在部分主动脉瓣二瓣化患者，其瓣叶回声一般不增强，部分患者回声甚至可减弱，瓣叶数目不易显示。在检查过程中，如遇到此类现象，应考虑到二瓣化的可能性，此时应注意调整探头角度，以便清楚显示瓣叶的形态改变。

从左心室长轴、左心室短轴、四腔心断面观察，由于主动脉瓣叶的开放受限，致使左心室的阻力负荷增加，可以观察到室间隔与左心室肥厚（见图34-3）。

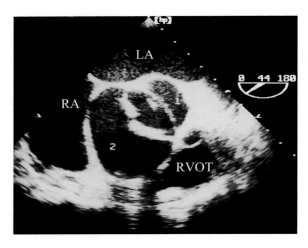

图34-7　主动脉瓣二瓣化畸形 TEE 大动脉短轴断面
主动脉瓣二瓣化畸形，呈左前、右后排列，位于左前的瓣叶较小，位于右后的瓣叶较大

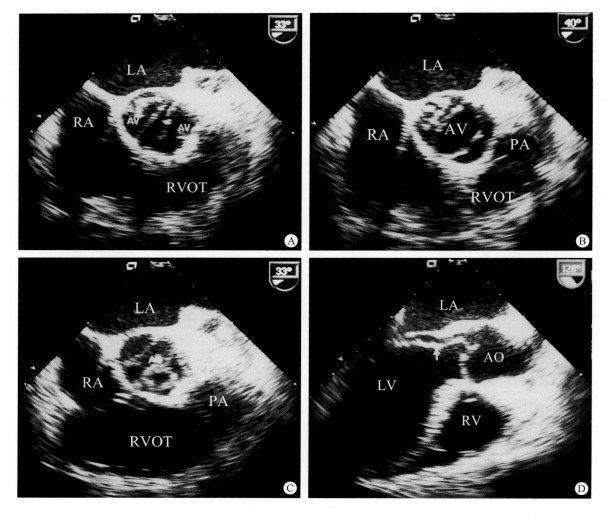

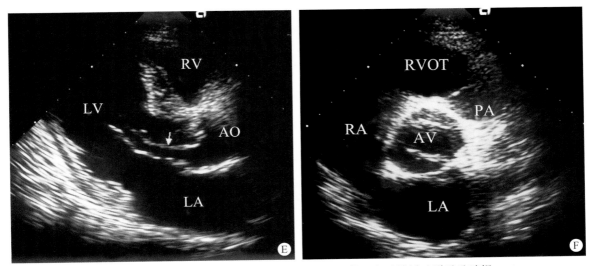

图 34-8　主动脉瓣二瓣化畸形、主动脉瓣赘生物、主动脉瓣叶脱垂及破损

A.TEE 大动脉短轴断面：主动脉二叶瓣呈关闭状态，但关闭不全，右侧瓣叶出现破损；B.TEE 大动脉短轴断面：主动脉二叶瓣呈开放状态，开放幅度受限，右侧瓣叶中部回声不规则，似穿孔；C.TEE 大动脉短轴断面：主动脉瓣为二叶瓣，呈左上、右下排列，左侧瓣叶中部出现穿孔，致使瓣叶关闭不全；D.TEE 主动脉瓣左心室长轴断面：主动脉瓣左冠瓣有异常回声附着，瓣叶出现破损，并脱入左室流出道（箭头所示）；E.TTE 左心室长轴断面：主动脉左侧瓣叶形态异常，有异常回声附着，并脱入左室流出道，致主动脉瓣关闭不全；F.TTE 大动脉短轴断面：主动脉瓣为二叶瓣，呈上下排列

由于瓣叶形态的改变，左心室进入主动脉瓣口的血流速度出现变化，高速的血流进入主动脉瓣口，使主动脉瓣叶受到冲击，瓣叶形态发生改变，极少数的主动脉瓣二瓣化畸形患者瓣叶松弛，脱入左室流出道，出现主动脉瓣关闭不全现象，左心室容量负荷增加，左心室增大（图 34-9）。

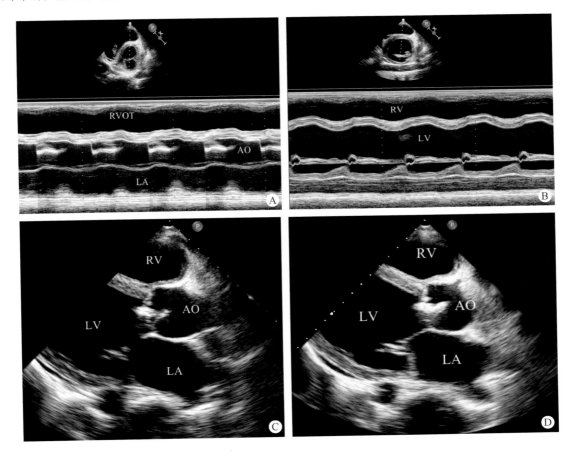

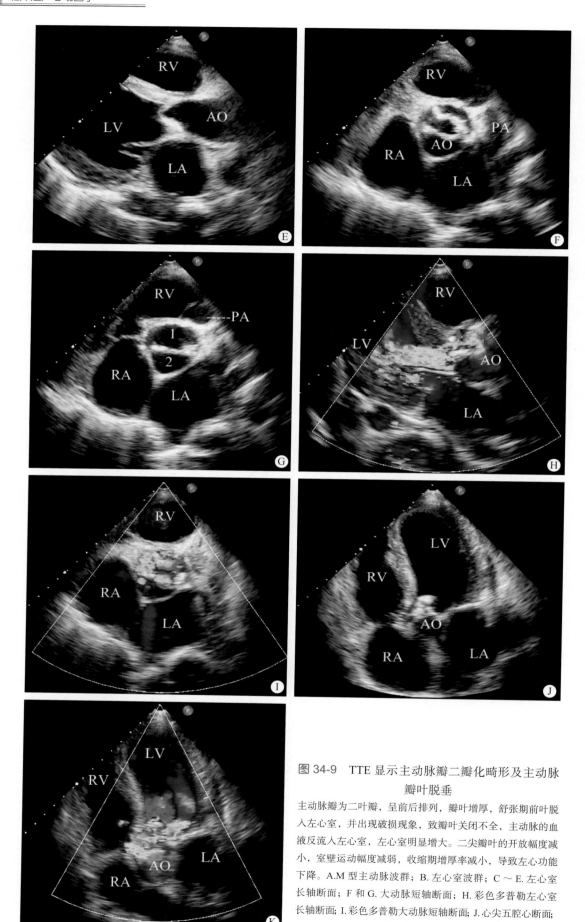

图 34-9 TTE 显示主动脉瓣二瓣化畸形及主动脉瓣叶脱垂

主动脉瓣为二叶瓣，呈前后排列，瓣叶增厚，舒张期前叶脱入左心室，并出现破损现象，致瓣叶关闭不全，主动脉的血液反流入左心室，左心室明显增大。二尖瓣叶的开放幅度减小，室壁运动幅度减弱，收缩期增厚率减小，导致左心功能下降。A.M 型主动脉波群；B. 左心室波群；C ～ E. 左心室长轴断面；F 和 G. 大动脉短轴断面；H. 彩色多普勒左心室长轴断面；I. 彩色多普勒大动脉短轴断面；J. 心尖五腔心断面；K. 彩色多普勒五腔心断面

3.彩色多普勒超声 在左心室长轴及心尖五腔心断面，可显示收缩期左心室经狭窄的主动脉瓣口进入主动脉内的高速射流，呈红五彩镶嵌色。在部分主动脉瓣二瓣化畸形患者，还可出现主动脉瓣关闭不全，反流的部位与三叶瓣不同，常位于两个瓣叶靠近主动脉壁的交界处，或位于瓣口中心部位（图 34-10）。伴主动脉瓣关闭不全者，左心室除肥厚外，多数有心腔扩大。如果瓣叶的大小不一致，瓣叶的开放口偏心。

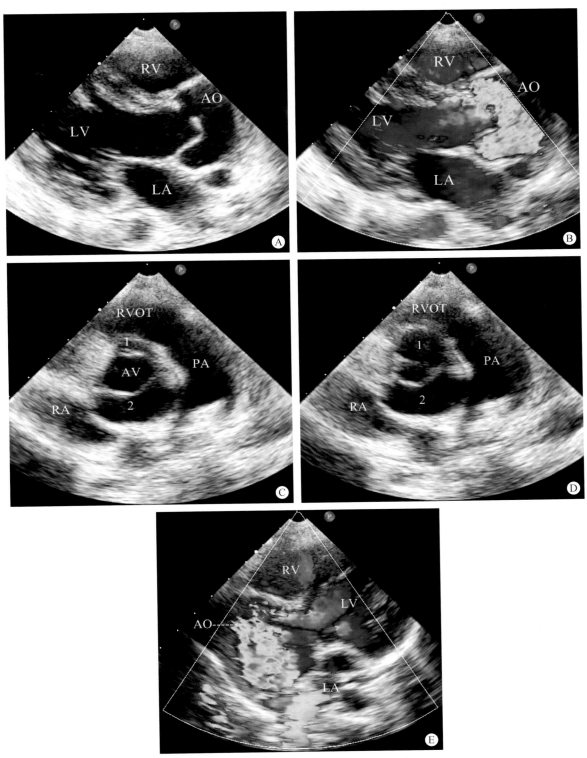

图 34-10　TTE 显示主动脉瓣二瓣化畸形

主动脉瓣为二叶瓣，呈前后排列，但瓣叶的大小不一致，前叶较小，后叶较大，致瓣叶开放口偏心，血流进入主动脉瓣口时，呈五彩镶嵌色。A.左心室长轴断面；B.彩色多普勒左心室长轴断面；C 和 D.大动脉短轴断面；E.心尖五腔心断面

虽然多数患者的主动脉瓣二瓣化畸形主要为瓣叶开放受限，但部分患者还可同时出现关闭不全的现象，或者以主动脉瓣关闭不全为主，TEE 可以清晰地观察到反流的瓣缘，反流量的大小（图 34-11）。

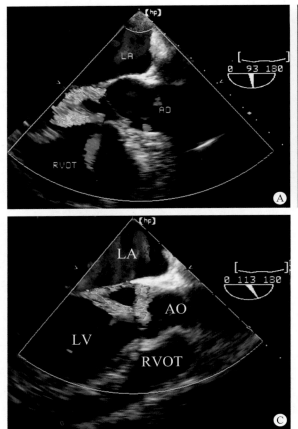

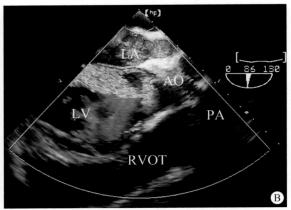

图 34-11 主动脉瓣二瓣化畸形 TEE 左心室长轴断面

显示主动脉瓣口的反流源于瓣口的不同部位。A. 瓣缘两侧均出现反流；B. 瓣口中心部位及瓣缘均出现反流；C. 瓣口中心部位出现反流

（二）主动脉瓣单瓣化畸形

极为少见，狭窄程度通常比二瓣化者严重，升主动脉狭窄后扩张的程度也较明显。TTE 及 TEE 检查对本病的检出率均较高，而且可清晰显示瓣叶的附着点及开放时的形态。通常位于左心室长轴断面：主动脉瓣开放时呈拱形，但瓣叶的一侧边缘通常贴近主动脉壁；部分患者可出现关闭不全，升主动脉明显扩张，左心室壁增厚，运动幅度增强。而大动脉短轴断面：主动脉瓣开放时呈椭圆形，但其中的一个边缘紧贴主动脉壁；瓣叶关闭时，其关闭线形似逗号，并偏向一侧主动脉壁。

彩色多普勒超声心动图观察时，血流进入瓣口时呈红五彩镶嵌色，血流束偏向一侧的主动脉壁，大动脉短轴断面显示进入主动脉内的血流呈月形的彩带状（图 34-12）。

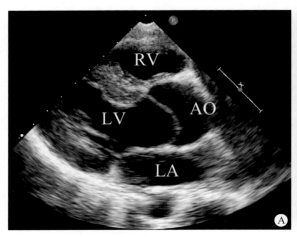

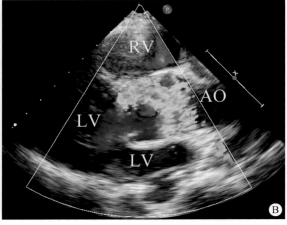

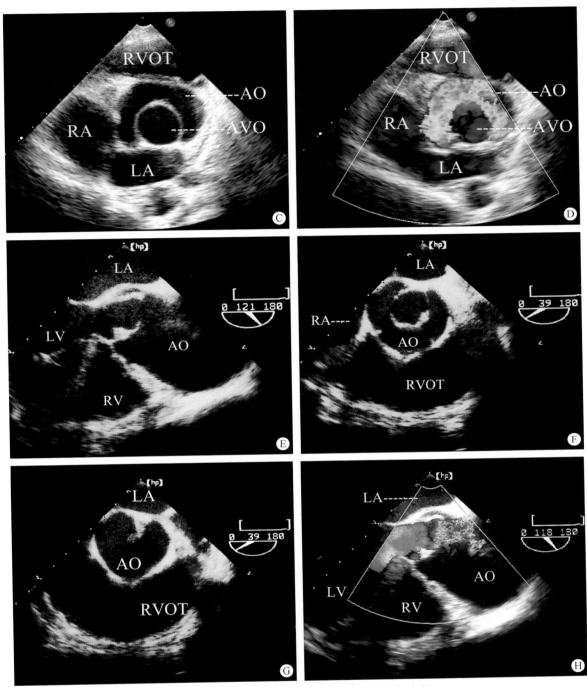

图 34-12　TTE 及 TEE 显示主动脉瓣单瓣化畸形

主动脉瓣叶呈单叶瓣，瓣叶开放幅度受限，开放口偏心，升主动脉扩张。大动脉短轴断面仅见单一瓣叶活动，瓣叶的一个边缘紧贴主动脉壁，收缩期瓣叶开放呈圆形，关闭时仅探及一个附着点，关闭时形似逗号。彩色多普勒长轴断面观察时，收缩期左心室血流进入主动脉时加快，呈红五彩镶嵌色高速血流。A.TTE 左心室长轴断面；B.TTE 彩色多普勒左心室长轴断面；C.TTE 大动脉短轴断面；D.TTE 彩色多普勒大动脉短轴断面；E.TEE 左心室长轴断面；F.TEE 收缩期大动脉短轴断面；G.TEE 舒张期大动脉短轴断面．H.TEE 彩色多普勒左心室长轴断面

主动脉瓣单瓣化畸形还可同时伴有其他心内畸形，如降主动脉狭窄等（图 34-13）。

（三）主动脉瓣三叶瓣狭窄

较为少见，常由于三个瓣叶发育不均匀所致，与后天性主动脉瓣狭窄相比较，瓣膜多数无回声增强、钙化，无交界处粘连等表现，或程度较轻。其他表现均与主动脉瓣二瓣化畸形相似。

从左心室长轴断面观察，主动脉瓣叶增厚，开放时呈拱形，瓣尖增厚。大动脉短轴断面显示主动脉瓣叶开放时瓣口呈圆形，狭窄较重时呈三角形，关闭时呈"Y"形，主动脉瓣口血流速度加快，呈五彩镶嵌色（图 34-14）。可有主动脉瓣受损的表现，往往导致主动脉瓣关闭不全。

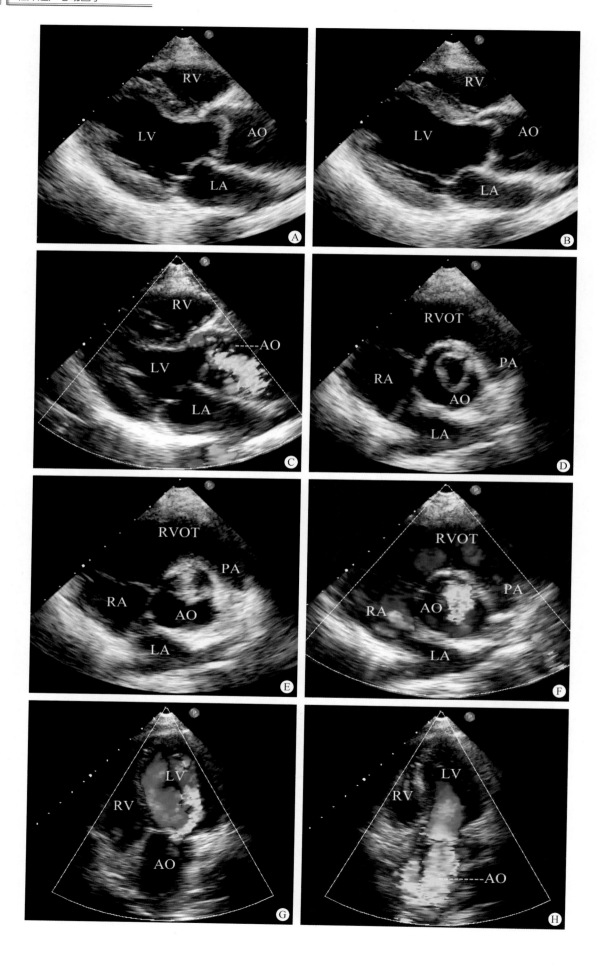

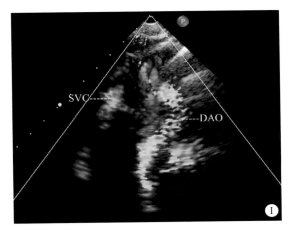

图 34-13　主动脉瓣单瓣化畸形合并降主动脉狭窄

主动脉瓣叶开放时呈拱形，瓣口开放的有效面积减小，血流进入主动脉瓣口时加速，但舒张期由于瓣叶关闭不全出现少至中量反流。观察降主动脉时，降主动脉血流速度加快，呈五彩镶嵌色。A 和 B. 左心室长轴断面；C. 彩色多普勒左心室长轴断面；D 和 E. 大动脉短轴断面；F. 彩色多普勒大动脉短轴断面；G 和 H. 彩色多普勒心尖五腔心断面；I. 彩色多普勒主动脉弓降部断面

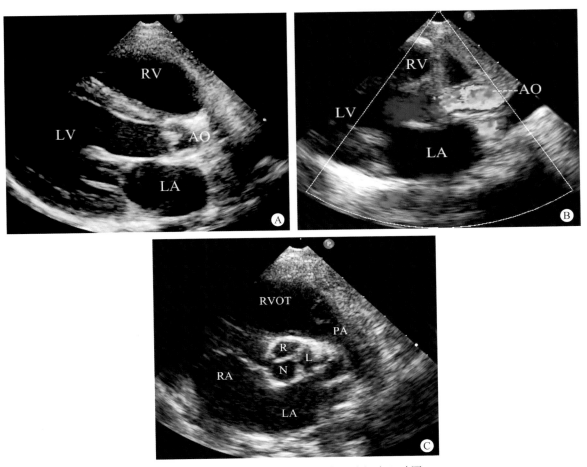

图 34-14　主动脉瓣三叶瓣狭窄经胸超声心动图

显示主动脉瓣增厚，收缩期主动脉瓣开放时，瓣口开放幅度减小，彩色多普勒左心室长轴断面观察时，左心室血流进入主动脉瓣口时速度加快，呈五彩镶嵌色，大动脉短轴断面显示主动脉瓣为三叶瓣。A. 左心室长轴断面；B. 彩色多普勒左心室长轴断面；C. 大动脉短轴断面

　　TEE 检查对主动脉瓣各瓣叶的发育状况可以显示得更为清晰。如在部分患者，由于某个瓣叶发育小，左心室长轴断面可显示主动脉瓣叶的关闭及开放口不在中心部位，而偏于主动脉的一侧壁；大动脉短轴断面可显示主动脉瓣口开放幅度减小，关闭时可见豆状漏口；彩色多普勒超声观察，收缩期左心室进入主动脉内的血流速度加快，呈五彩镶嵌色，舒张期主动脉内的血流反流入左室流出道时，呈五彩镶嵌色的高速血流（图 34-15）。

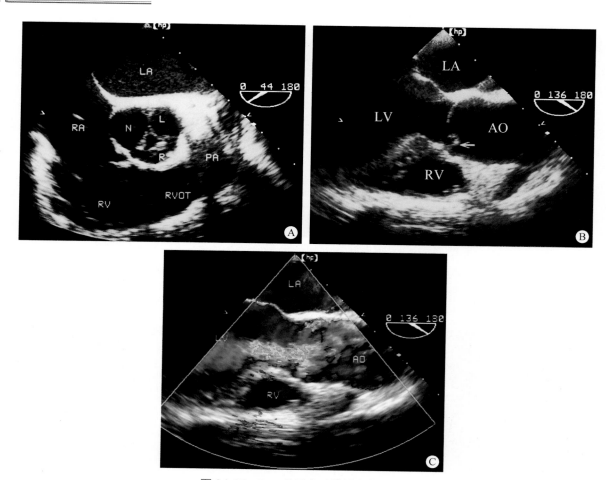

图 34-15 TEE 显示主动脉瓣发育不良

A. 大动脉短轴断面：左心房、右心室内径轻度增大，主动脉瓣发育不良，主动脉无冠瓣发育较大，右冠瓣发育较小，关闭时出现豆状漏口；B. 左心房、室主动脉长轴断面：左心房、左心室内径增大，主动脉瓣叶关闭偏心（箭头所示）；C. 彩色多普勒主动脉长轴断面：舒张期主动脉瓣口出现五彩镶嵌色的高速反流性血流

（四）主动脉瓣四叶瓣畸形

M 型超声心动图无特异性表现，二维超声心动图是唯一能发现本病的无创性检查方法，其中大动脉短轴断面为显示本病的最佳断面，左心室长轴断面也有其特异性表现。

左心室长轴断面：显示主动脉内径增大，瓣口开放时偏心。

大动脉短轴断面：可观察到主动脉瓣为四叶，四个瓣叶的大小可不一致，瓣叶开放时呈方形，关闭时呈"田"字形（图 34-16）。

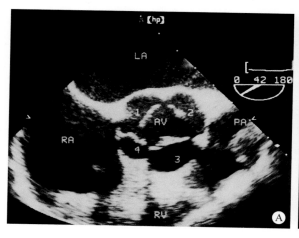

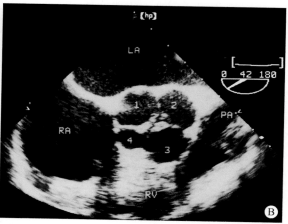

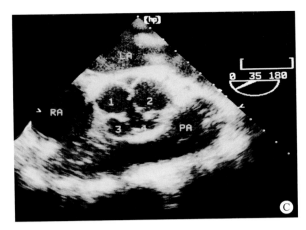

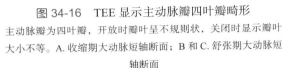

图 34-16　TEE 显示主动脉瓣四叶瓣畸形

主动脉瓣为四叶瓣，开放时瓣叶呈不规则状，关闭时显示瓣叶大小不等。A. 收缩期大动脉短轴断面；B 和 C. 舒张期大动脉短轴断面

主动脉瓣四叶瓣畸形通常有关闭不全，在左心室长轴、心尖四腔心及左心室短轴断面均可观察到左心室内径增大，室间隔及左心室壁运动幅度增强。

彩色多普勒超声：舒张期，在左室流出道可探及源于主动脉瓣口的五彩镶嵌色反流性血流束。连续多普勒取样点位于主动脉瓣下左室流出道，可探及源于主动脉瓣口的位于零线上的反流性血流频谱，其形态为方形（图 34-17）。

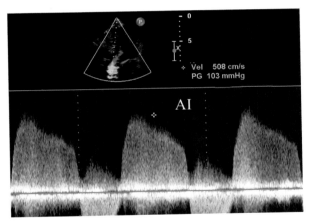

图 34-17　主动脉瓣反流连续多普勒图像

舒张期显示位于零线上的反流性血流频谱，呈方形波

二、主动脉瓣上狭窄

主动脉瓣上狭窄分为瓣上隔膜样狭窄、瓣上环形狭窄和主动脉瓣上缩窄三种，均较少见，但所产生的血流动力学改变基本上相同。

（一）瓣上隔膜样狭窄

瓣上隔膜样狭窄可单独存在，也可与瓣上缩窄等并存。从左心室长轴及心尖五腔心断面，可清晰观察到隔膜所在的部位及长短，隔膜多数呈半环形，常位于主动脉后壁，与缩窄并存者，缩窄区域常位于隔膜上方。

（二）瓣上环形狭窄

一般为主动脉窦部上方局限性环形狭窄，在左心室长轴、心尖五腔心及剑突下主动脉长轴、左心室长轴等断面，均可清晰观察到狭窄环的部位（图 34-18），但对存在于其他部位的环形狭窄往往不易观察。应用彩色多普勒观察时，血流通过狭窄部位时出现的变化可给予提示性诊断，从而避免漏诊。

（三）主动脉瓣上缩窄

主动脉瓣上部位的升主动脉，可显示局限性或弥漫

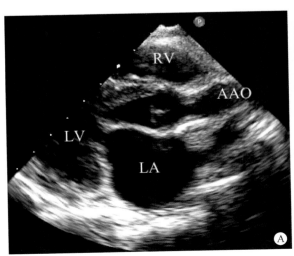

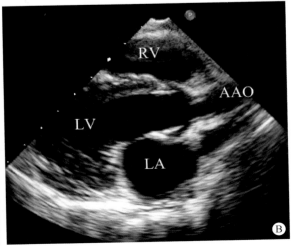

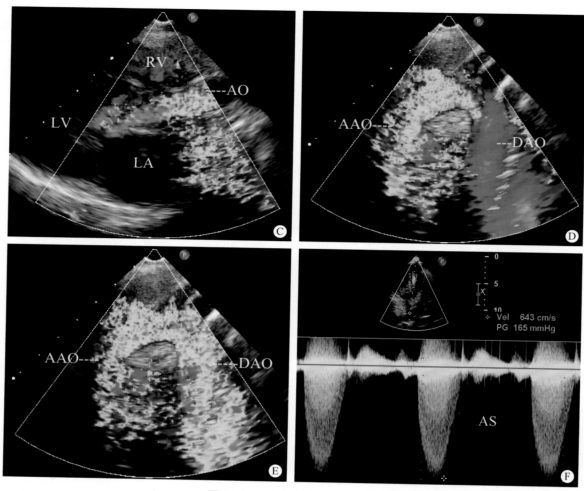

图 34-18　主动脉瓣上环形狭窄

主动脉瓣上部位可探及内径狭窄，彩色多普勒观察时，血流速度加快，呈五彩镶嵌色，高速的血流延伸至降主动脉；应用连续多普勒观察时，血流速度明显加快。A 和 B. 左心室长轴断面；C. 彩色多普勒左心室长轴断面；D 和 E. 彩色多普勒主动脉弓长轴断面；F. 连续多普勒主动脉瓣血流频谱，血流速度为 6.4m/s，压差为 165mmHg

性发育不良，内径缩窄。在左心室长轴及胸骨上窝主动脉弓长轴断面，均可显示主动脉瓣上缩窄，缩窄段长度可不等，同时可出现左心室壁肥厚。在主动脉瓣上隔膜样狭窄和环形狭窄的患者，彩色多普勒超声可观察到左心室进入主动脉的血流为层流状，但血流通过隔膜处和（或）环形狭窄区域时速度加快，呈红五彩镶嵌色。

主动脉瓣上缩窄的患者，从主动脉瓣环至升主动脉均缩窄者，左心室肥厚的程度较重，主动脉瓣开放受限，有时右心室内径也可增大。左心室进入主动脉瓣口的血流均为红五彩镶嵌色高速血流（图 34-19）。

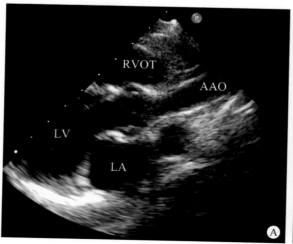

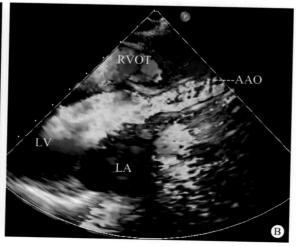

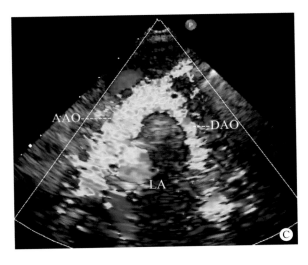

图 34-19　主动脉瓣上缩窄

升主动脉内径缩窄，延伸至主动脉弓降部，彩色多普勒观察时，升主动脉及主动脉弓降部的血流速度明显加快，呈五彩镶嵌色。

A.左心室长轴断面；B.彩色多普勒左心室长轴断面；C.彩色多普勒主动脉弓降部断面

三、主动脉瓣下狭窄

左心室长轴及心尖五腔心断面是观察本病的最佳断面，于主动脉瓣下室间隔左心室面，多数可观察到隔膜状回声或肌性突起，导致左室流出道狭窄。隔膜型者的隔膜一般为半环形，也可为全环形。主动脉瓣下隔膜型

狭窄的左心室肥厚程度，主要取决于隔膜的长度及左室流出道的有效通路，多数患者左心室增厚不明显。肌性狭窄表现为主动脉瓣下部位的局限性室间隔增厚，左室流出道受阻的程度一般较轻。彩色多普勒超声心动图可观察到通过左室流出道狭窄区的血流速度加快，呈红五彩镶嵌色（图 34-20）。

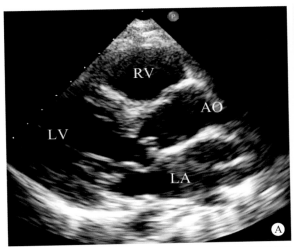

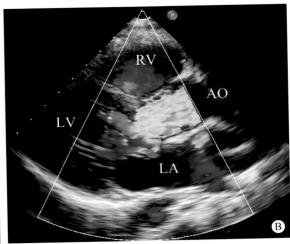

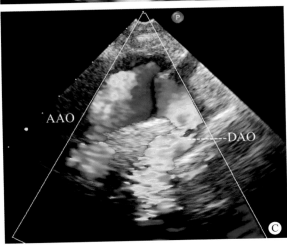

图 34-20　主动脉瓣下狭窄

主动脉瓣下可探及隔膜样组织，致使左室流出道出现梗阻现象，血流通过狭窄部位时速度增快，出现湍流，呈五彩镶嵌色。本病例同时伴有轻度主动脉弓降部缩窄，血流通过缩窄部位时呈五彩镶嵌色。A.左心室长轴断面；B.彩色多普勒左心室长轴断面；C.主动脉弓长轴断面

四、主动脉瓣下移畸形

先天性主动脉瓣下移畸形罕见，为主动脉瓣叶附着点的先天性异常，向下朝左室流出道移位。在超声检查过程中，如发现某个瓣叶冗长，呈囊袋状改变，应仔细探查瓣叶的附着点，必要时可行 TEE 检查确诊。

二维超声心动图：在左心室长轴断面，可观察到下移的主动脉瓣叶，其形态异常，硕大冗长，形似囊袋，瓣叶向主动脉瓣下左室流出道膨出，致使左室流出道受阻；在大动脉短轴断面，可观察到瓣叶大小不均。如 TTE 的图像清晰度受到一定的限制，瓣叶下移的附着点显示不清晰时，可采用 TEE 检查。

TEE 检查：对本病患者瓣膜形态的改变、下移的程度、关闭不全的程度等均可清晰显示，但在检查过程中，应注意探头的角度及旋转的方向。在主动脉左心室长轴断面，如果探头的角度相同，改变探头方向时，可显示主动脉瓣叶下移的程度及瓣叶的附着点。通过旋转探头，通常可显示双动脉长轴断面，在本断面可探及硕大冗长的下移主动脉瓣叶堵塞左室流出道。在大动脉短轴断面，可清晰地观察瓣膜的形态及其大小，显示瓣膜开放时狭窄的程度及关闭不全所致的反流量。

彩色多普勒超声心动图：可观察到由于主动脉瓣关闭不全所引起的漏口大小及五彩镶嵌色的反流性血流（图 34-21）。

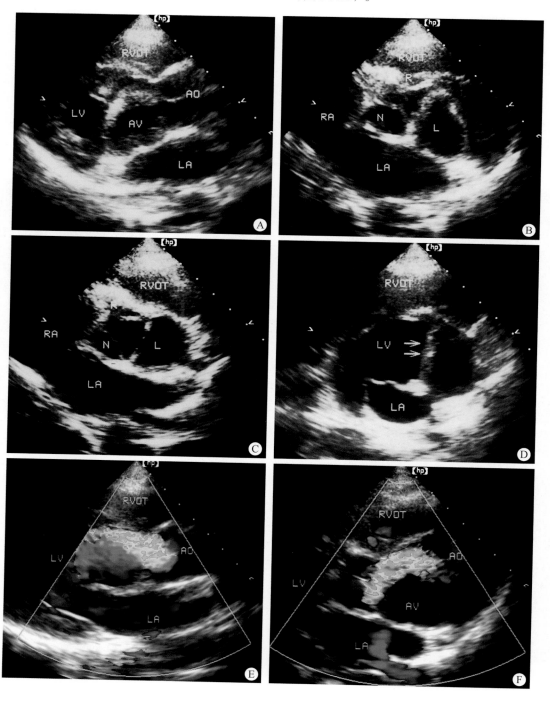

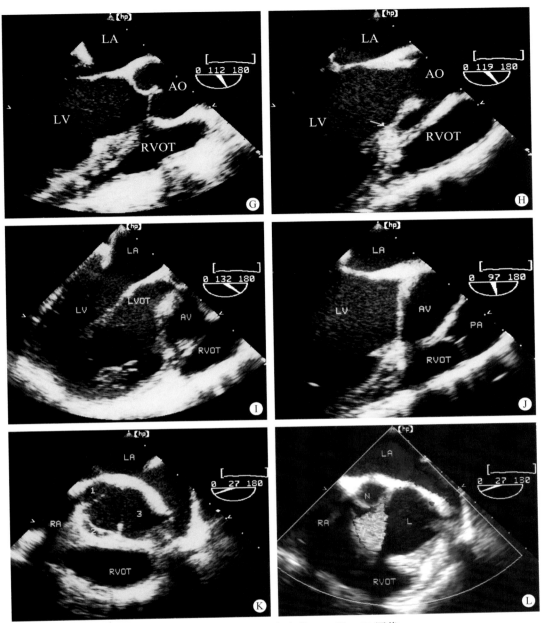

图 34-21　主动脉瓣下移畸形 TTE 及 TEE 图像

主动脉左冠瓣较大，瓣叶畸形，向左室流出道膨出脱垂，堵塞左室流出道，右冠瓣及无冠瓣较小，致瓣叶关闭不全，左室流出道内可探及下移的主动脉瓣叶。从主动脉长轴断面观察，由于主动脉瓣左冠瓣硕大，致主动脉瓣叶关闭不全，出现反流，由于探头角度的不同出现蓝五彩或红五彩镶嵌色的反流性血流束。大动脉短轴断面显示主动脉瓣左冠瓣较大，而右冠瓣及无冠瓣较小，瓣叶关闭不全，出现漏口，血流呈五彩镶嵌色。采用 TEE 观察，显示主动脉瓣右冠瓣及无冠瓣位置、形态正常，调整探头的角度及方向后，显示主动脉瓣左冠瓣附着点下移（箭头所示），与无冠瓣及右冠瓣相比较，下移约 20mm，并堵塞左室流出道。双流出道长轴断面观察时，收缩期主动脉瓣叶开放，主动脉瓣左冠瓣的附着点明显下移。大动脉短轴断面显示主动脉瓣左冠瓣较大，而无冠瓣及右冠瓣较小。对于主动脉瓣叶的下移，从左心室长轴断面及双流出道长轴断面观察，显示主动脉瓣左冠瓣附着点下移，与无冠瓣及右冠瓣相比较，下移约 20mm，并堵塞左室流出道。收缩期主动脉瓣叶开放，主动脉瓣左冠瓣的附着点明显下移。A. 左心室长轴断面；B 和 C. 大动脉短轴断面；D. 左室流出道断面；E 和 F. 彩色多普勒左心室长轴断面；G～J. 左心室主动脉长轴断面；K. 大动脉短轴断面；L. 彩色多普勒大动脉短轴断面

第六节　主动脉左心室隧道

主动脉左心室隧道（aortico-left ventricular tunnel），指主动脉与左心室之间，在瓣周部位出现的异常交通，多系先天性主动脉窦部弹力纤维发育不良，致使主动脉窦根部出现隧道样改变，使血流通过隧道反流入左心室。1961 年 Edwards 等首先报道本病，1963 年 Levy 等建议将其称为主动脉左心室隧道。本病极为少见，仅占先天性心脏病患者的 0.12%。Cook 等在胎儿超声检查所

发现的 872 例先天性畸形中，检出本病患者 4 例。

一、病理解剖和病理生理

其胚胎学起源尚不清楚，有诸多理论推测。有人认为可能与冠状动脉畸形有关，经心肌间窦状隙或心系膜囊残留，连接左心室等所致；也有人认为，可能类似于马方综合征，因为有类似的主动脉壁畸形和主动脉中层酸性黏多糖沉积增加；也有人认为，可能是远端心球发育异常所致。

主要的病理解剖改变为主动脉瓣周部位与左心室之间有异常的隧道交通，病变程度往往随年龄增长而加重。此异常隧道通常有两个开口，分别在主动脉侧和左心室侧。主动脉侧开口一般位于主动脉根部前侧壁，多数紧靠右冠状动脉开口处上方或左上方，隧道的开口处与冠状动脉口有纤维组织嵴隔开。隧道通常沿室间隔的上方下行，越过右室流出道后壁的后方，多数开口于紧靠主动脉右冠窦或无冠窦瓣下方的左心室（图 34-22）。但也有报道，可开口于左心房、右心房或右心室等其他心腔内，从而将其相应称为主动脉左心房隧道、主动脉右心房隧道和主动脉右心室隧道等。

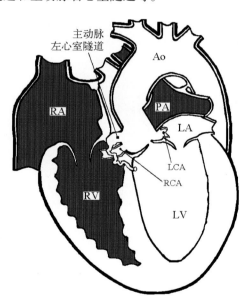

图 34-22　主动脉左心室隧道示意图

隧道的主动脉端通常扩张，甚至形成动脉瘤样扩张，而心室端一般较狭窄，或呈管状。隧道本身可呈裂隙状或壶腹状，部分隧道通过室间隔与左心室相通。呈动脉瘤样扩张的隧道，可向附近心腔突出，对局部组织构成占位性病变，可与窦瘤相混淆，但隧道的开口通常位于冠状动脉口上方，而窦瘤一般位于冠状动脉开口的下方，可资鉴别。

有时本病与冠状动脉瘘难以鉴别，但本病患者的冠状动脉通常没有异常，在所有已报道的患者中，仅 1 例右冠状动脉从隧道发出。患者的主动脉壁大多有异常，主动脉与左心室交界处扩张，部分患者的右冠状动脉窦可失去瓣环支撑而移位，瓣叶对合不拢而出现主动脉瓣关闭不全，常合并升主动脉扩张。

隧道的组织结构与正常血管不同，其中层缺乏平滑肌和弹力纤维，大多数由黏液样组织构成。根据其组织结构等病理解剖学和组织学特征，一般认为本病不同于其他主动脉与心腔的分流性病变，例如主动脉窦瘤和冠状动脉心腔瘘，而是属于不同的病理类型，但在病理生理变化和临床表现方面往往相似，可出现左心室容量负荷增加，左心室扩大、肥厚，最终可出现左心衰竭。

根据隧道路径、粗细和程度，一般可分为三种类型：

裂隙状型：指主动脉瓣周出现内径较小的裂隙状隧道，直径通常小于 8mm，主动脉瓣无移位现象，一般无主动脉瓣关闭不全。

壶腹状型：指隧道内径较大，直径往往超过 10mm，常通过室间隔与左心室相通，隧道的中心部位呈壶腹状，可使右室流出道受到阻塞，多数伴有右冠状动脉瓣脱垂。

混合型：同时兼有上述两种病理改变者。

也有人将其分为四种类型：

Ⅰ型：指单纯性隧道，在主动脉与左心室之间，只有上述隧道，不合并主动脉瓣脱垂、移位等病变。

Ⅱ型：指隧道粗大，呈瘤样扩张至心脏外，在主动脉侧往往有卵圆形开口，多数伴主动脉瓣移位。

Ⅲ型：指隧道呈室间隔瘤样，局部室间隔增厚，可导致右室流出道狭窄。

Ⅵ型：兼有Ⅱ型和Ⅲ型的特征。

本病患者常合并主动脉瓣叶增厚、二瓣化、卷曲等畸形，还可合并动脉导管未闭、主动脉窦瘤、肺动脉瓣狭窄、VSD、冠状动脉畸形等，但冠状动脉畸形不属于本病的范畴。

二、临床表现和辅助检查

与主动脉瓣关闭不全极为相似，部分患者类似于主动脉窦瘤破裂或冠状动脉瘘，临床上通常无法鉴别。

三、超声心动图检查

M 型超声心动图通常难以发现本病，表现与主动脉瓣关闭不全相同，可出现左心室增大，二尖瓣前叶出现舒张期震颤等。

二维超声心动图与彩色多普勒相结合，是发现本病的唯一无创性检查途径。一般采用胸骨旁长轴、短轴和心尖或剑突下五腔心断面，显示左室流出道，可以观察到从主动脉根部隧道反流入左室流出道的血流。

在左心室长轴断面，病变相应部位主动脉窦的根部回声减弱，或出现裂隙样改变。在彩色多普勒观察时，

舒张期可在主动脉窦的根部探及从主动脉至左心室的五彩镶嵌色血流；有的可出现主动脉瓣关闭不全的表现。

在胸骨旁短轴断面，可显示位于右冠窦前方的隧道样开口（图 34-23），通过调节探头方向，在左室流出道前方可观察到隧道。

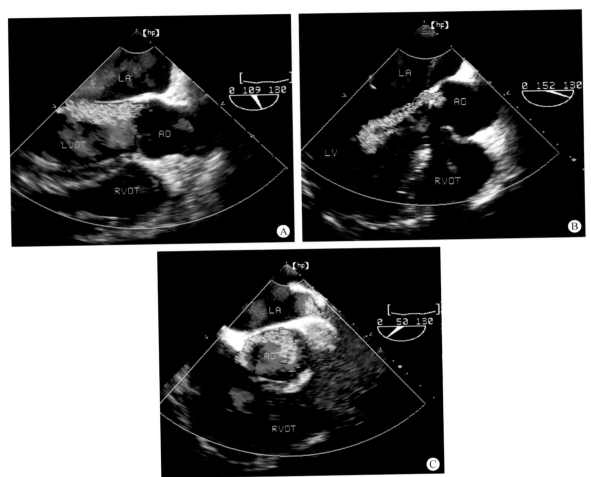

图 34-23　主动脉左心室隧道 TEE 彩色多普勒图像

A. 左心室长轴断面：于主动脉右窦根部可探及五彩镶嵌色血流，从主动脉回流入左心室，隧道起始部的宽度为 8mm；B. 左心室长轴断面：主动脉右窦根部可探及宽约 5mm 的隧道，并可见蓝五彩镶嵌色血流通过；C. 大动脉短轴：显示隧道的血流呈半环形

第七节　各种主动脉瓣口畸形的检出对手术方式选择的指导意义

主动脉瓣口畸形呈多种改变，有的畸形可造成血流动力学改变，而有的畸形如轻度主动脉瓣二瓣化畸形，虽然解剖出现异常，但开放的瓣口面积和通过瓣口的血流无明显异常改变，则无须手术处理。但如果主动脉瓣上缩窄有明确的血流动力学改变，并影响患者降主动脉以下的血液供给，而且合并其他心内结构的改变，则必须进行外科处理。

1. 需要外科手术或介入治疗的主动脉口畸形　①主动脉瓣狭窄，包括主动脉瓣单瓣化畸形、二瓣化畸形及四

叶瓣畸形（血流动力学改变达标者）；②主动脉瓣上缩窄；③主动脉瓣夹层；④主动脉瓣下移畸形；⑤伴有室间隔缺损的主动脉瓣下隔膜畸形；⑥主动脉-左心室隧道。

2. 需要主动脉瓣叶置换的超声测量参数　在超声检查的过程中应注意测量相关参数，以便给外科选择治疗方式提供参考。例如：①主动脉瓣增厚钙化的程度；②主动脉瓣关闭不全所造成的反流量大小；③主动脉瓣环直径；④窦管交界部位的直径；⑤主动脉瓣下隔膜长度及所造成的血流动力学改变，有无手术指征，以防室间隔缺损修补后造成左室流出道狭窄。

主动脉瓣口出现问题，如瓣口呈中重度以上狭窄，患者出现头晕现象，瓣口出现中至大量反流。其他畸形如主动脉瓣二叶瓣、四叶瓣或单叶瓣，同时存在血流动

力学方面的问题，则均应考虑瓣叶置换或修复。如出现瓣下隔膜组织，并出现血流动力学改变，应考虑行左室流出道疏通术。

如果患者的年龄较大，应考虑置换生物瓣，避免长期服用抗凝药，而较为年轻的患者应考虑置换机械瓣以防生物瓣老化后再次换瓣。

老年性主动脉瓣退行性变导致的中重度瓣口狭窄，由于患者年龄大，无法承受开胸手术治疗。在科研工作者和外科医生的共同努力下，逐步开展了经导管主动脉瓣植入术（TAVI），避免了开胸手术，给老年人带来了福音，详情见第十五章。

（刘延玲　然　鋆　熊鉴然）

参 考 文 献

Blackwood RA，et al. 1978. Aortic stenosis in children. Experience with echocardiographic prediction of severity. Circulation，57：263

Brown JW，et al. 1988. Surgical spectrum of aortic stenosis in children：a thirty-year experience with 257 children. Ann Thorac Surg，45：393-403

Cook AC，et al. 1995. Echocardiographic-anatomical correlations in aorto-left ventricular tunnel. Br Heart J，74：443-448

Duran AC，et al. 1995. Bicuspid aortic valves in hearts with other congenital heart disease. J Heart Valve Dis，4：581-590

Freedom RM，et al. 1977. Angiocardiography of subaortic obstruction in infancy. Am J Roentgenol，129：813-824

Freedom RM，et al. 1985. The progressive nature of subaortic stenosis in congenital heart disease. Int J Cardiol，8：137-148

Hausdorf G，et al. 1993. Anterograde balloon valvuloplasty of aortic stenosis in children. Am J Cardiol，71：460-462

Head SJ，et al. 2017. Mechanical versus bioprosthetic aortic valve replacement. Eur Heart J，38（28）：2183-2191

Katz NM，et al. 1977. Discrete membranous subaortic stenosis. Circulation，56：1034-1038

Kelly DT，et al. 1972. Discrete subaortic stenosis. Circulation，46：309-322

Kitchiner DJ，et al. 1993. Incidence and prognosis of congenital aortic valve stenosis in Liverpool（1960-1990）. Br Heart J，69：71-79

Korteland NM，et al. 2017. Mechanical aortic valve replacement in non-elderly adults：meta analysis and microsimulation. Eur Heart J，38（45）：3370-3377

Levy MJ，et al. 1963. Aortico-left ventricular tunnel. Circulation，27：841

Lima CO，et al. 1983. Prediction of the severity of left ventricular outflow tract obstruction by quantitative two-dimensional echocardiogrphic Doppler studies. Circulation，68：348

Lopes LM，et al. 1996. Balloon dilatation of the aortic valve in the fetus：a case report. Fetal Diagn Ther，11：296-300

Motro M，et al. 1984. Two-dimensional echocardiography in discrete subaortic stenosis. Am J Cardiol，53：896

Roberts WC，et al. 1973. Valvular, subvalvular, and supravalvular aortic stenosis：morphologic features. Cardiovasc Clin，5：98-126

Somerville J. 1985. Fixed subaortic stenosis—a frequency misunderstood lesion. Int J Cardiol，8：145

Williams JC，et al. 1962. Supravalvular aortic stenosis. Circulation，26：1235-1240

Wren C，et al. 1990. Natural history of supravalvular aortic stenosis and pulmonary artery stenosis. J Am Coll Cardiol，15：1625-1630

第三十五章　先天性肺动脉口狭窄

第一节　概　　述

先天性肺动脉口狭窄（pulmonary stenosis）通常指发生于右室流出道、肺动脉瓣、主肺动脉及其分支的先天性狭窄病变，一般根据病变部位分为肺动脉瓣、瓣上和瓣下狭窄三种，病变可累及单处或多处，也可为法洛四联症、右室双出口和大动脉转位等其他复杂畸形的组成部分。

肺动脉瓣狭窄（pulmonary valve stenosis）指肺动脉瓣发育异常所导致的瓣口狭窄，通常伴有肺动脉瓣环狭窄。

肺动脉瓣上狭窄（pulmonary supravalvular stenosis）指肺动脉瓣以上的主肺动脉及其各级分支的狭窄病变，多处狭窄病变者形成多发性肺动脉狭窄，其中发生于周围肺动脉分支者称为周围肺动脉狭窄。

肺动脉瓣下狭窄（pulmonary subvalvular stenosis）又称漏斗部狭窄（infundibular stenosis，infundibular pulmonary stenosis），狭窄多数出现于右室流出道或肌性右心室与右室流出道的结合部，而出现于右室流入道和流出道之间的粗大肌束，将右心室分成两部分，造成右心室内狭窄者属于右室双腔心，与本病不同。

肺动脉口狭窄是常见的先天性心脏病之一，占全部先天性心脏病患者的 10%～20%，一般居第四位，其中多数是单纯性肺动脉瓣狭窄，占所有肺动脉口狭窄者的 70%～90%，以男性多见。单发肺动脉瓣上或瓣下狭窄均较少见，多数与其他心血管畸形合并存在，瓣上狭窄可见于特发性高钙血症，往往有周围肺动脉狭窄，可有家族性发病倾向。

肺动脉口狭窄的预后，主要取决于狭窄程度和合并畸形。大多数单纯性肺动脉口狭窄患者，可存活到儿童期或成年期，轻度狭窄者通常无明显的临床表现。有研究者对单纯性肺动脉口狭窄患者进行 4～8 年的心导管检查随访，72% 未治疗者的收缩期右心室与肺动脉压差未出现明显的变化，一般相差不超过 10mmHg，轻度上升或下降者仅各占 14%，故认为多数患者的病情稳定。狭窄严重者，病变一般呈进行性，通常在 40 岁前后可出现右心衰竭，预后较差。随着超声心动图方法学的不断发展和经皮穿刺肺动脉瓣球囊扩张成形术的广泛应用，本病可得到早期诊断和治疗，预后明显改善。

第二节　肺动脉瓣狭窄

一、病理解剖和病理生理

（一）病理解剖

1761 年 Morgagni 首先报道肺动脉瓣狭窄，1879 年 Barlow 等描述了本病的肺动脉狭窄后扩张的表现，1888 年 Fallot 首先将单纯性肺动脉口狭窄与后来所称的法洛四联症、法洛三联症等病变类型区分开来。本病病变主要位于肺动脉瓣，可累及肺动脉瓣环等，多数伴有漏斗部狭窄或漏斗部肌束肥厚，但室间隔的连续性完整（图 35-1）。

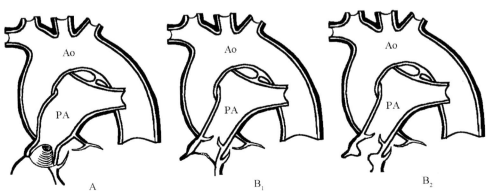

图 35-1　肺动脉瓣（A）和肺动脉瓣下（B₁ 为隔膜型、B₂ 为肌型）狭窄示意图

多数患者的肺动脉瓣发育较完全，瓣叶之间有明显的交界处，但瓣叶通常增厚，交界处瓣缘之间多数有不同程度的粘连、融合，使瓣口狭小。增厚、粘连的瓣叶，收缩期一般在主肺动脉内形成圆顶状膨隆的隔膜，其中心或偏心部位有狭窄的"鱼口"状瓣孔，瓣口大小从几毫米至十余毫米不等。

在有些肺动脉瓣叶发育不良或畸形的患者，发育不良的瓣叶边缘多数不规则，出现明显的增厚、伸长、硬化和挛缩，活动度降低，伸长、增厚的瓣叶可造成瓣口狭窄，但瓣叶之间不一定有粘连融合。镜下观察，肺动脉瓣缺乏弹力纤维，多呈黏液样改变。在狭窄的瓣膜上，可形成赘生物，或出现瓣叶钙化，将进一步降低瓣膜弹性，影响瓣口开放。

类似于先天性主动脉瓣狭窄，肺动脉瓣也可出现单瓣、二瓣、三瓣和四瓣等畸形。单瓣化畸形者，也有所谓单个交界处和无交界处之分，以无交界处者多见。与主动脉瓣畸形不同，肺动脉瓣的二瓣化畸形比较少见，狭窄的程度通常较轻，两个瓣叶的大小多数相似。三瓣和四瓣畸形者很少见，仅占所有肺动脉瓣狭窄的6%，瓣叶通常有发育不良、增厚、伸长，多伴有黏液样结节病变，交界处一般没有粘连，多数合并瓣环发育不良。与先天性主动脉瓣畸形相比，肺动脉瓣四瓣畸形相对较多见，但大部分功能正常，仅4%出现关闭不全，出现狭窄者罕见。

肺动脉瓣环多数发育正常，内径通常在正常范围，少数可合并瓣环发育不全，狭小、变形。

多数患者的主肺动脉发育正常，少数可合并发育不全、狭窄，有的合并周围肺动脉狭窄。多数肺动脉瓣狭窄患者的主肺动脉出现狭窄后扩张，通常延及左肺动脉，这是其特征性病理表现之一，与主肺动脉长期受高速血流和涡流冲击有关。扩张部位的主肺动脉径可超过主动脉，管壁多数很薄，有时容易受到损伤而破裂，但主肺动脉的扩张程度与狭窄并无明显的相关性，可能与肺动脉壁本身的结构薄弱和营养障碍等有关。合并主肺动脉发育不良和狭窄者，一般没有明显的主肺动脉狭窄后扩张。

肺动脉瓣狭窄患者，右心室排血受阻，负荷增加，出现继发性右心室壁、室上嵴及其隔束和壁束等肥厚，尤其是右室流出道的心肌呈对称性肥厚，边缘光滑，右心室肌小梁增粗，过度肥厚者，右心室心肌苍白、僵硬。镜下观察，一般有心肌细胞肥大，通常有散在斑片状纤维化组织增生，心内膜下心肌细胞退行性变，有的可出现心肌梗死样改变。上述右室漏斗部肥厚，一般随年龄增长而加重，促使右室流出道阻塞。长期的右心室负荷增加，最终可出现右心室扩张，多数同时伴有右心房扩大、肥厚和三尖瓣相对关闭不全。

严重肺动脉瓣狭窄患者，其右心室腔可缩小，有的伴有右心室发育不良，新生儿右心室发育不良的检出率可高达50%，可出现窦部和漏斗部心腔狭小、右心室心尖部闭塞和三尖瓣狭窄。

左心室和主动脉通常正常，但肺动脉瓣严重狭窄或伴有其他畸形者，左心室也可出现肥厚、扩张。

在大约75%的肺动脉瓣狭窄患者，可合并卵圆孔未闭或房间隔缺损（ASD）。如合并ASD，以肺动脉瓣狭窄的血流动力学改变为主者，称为法洛三联症，而以ASD的血流动力学改变为主者，称为ASD合并肺动脉瓣狭窄。肺动脉口狭窄同时合并室间隔缺损（VSD）、主动脉骑跨和右心室肥厚者，称为法洛四联症。其他合并的心血管畸形还有动脉导管未闭、主动脉瓣狭窄、右室双腔心、肺静脉畸形引流、主肺动脉窗和冠状动脉畸形等。

（二）病理生理

主要的血流动力学变化是右心室排血受阻，压力负荷过重，收缩压升高，狭窄部位远端的肺动脉压力正常或降低，在两者之间出现压力阶差。右心室因长期压力负荷增加而肥厚，心腔缩小，顺应性降低，充盈压升高，并加重流出道狭窄，进一步升高右心室压，降低肺动脉压，增大右心室与肺动脉之间的压力阶差。右心室收缩期压力通常与狭窄的程度成正比，与心排血量成反比，右心室收缩压最高时可超过左心室。肺动脉与右心室之间收缩期跨瓣压差≥20mmHg，即可诊断为肺动脉瓣狭窄，压差≥40mmHg者具有临床意义。

有研究者根据右心室收缩期压力划分本病严重程度，右心室收缩期压力不超过60mmHg为轻型，61～120mmHg为中型，121～180mmHg为重型，超过180mmHg为极重型，多数重型和所有极重型患者均伴有右心室漏斗部肥厚。

有研究者则根据右心室与肺动脉收缩期峰值压差划分，压差不超过25mmHg者为轻微型，25～49mmHg为轻型，50～79mmHg为中型，超过80mmHg为重型。

没有右心衰竭的患者，右心室收缩期压力通常与狭窄的程度相关，右心室与肺动脉的收缩期压差，也与狭窄程度相一致，据此Campbell将肺动脉瓣狭窄分为四度（表35-1）。

表35-1 **肺动脉瓣狭窄程度的血流动力学指标**（单位：mmHg）

程度	右心室收缩压	肺动脉收缩压	压差
I	70	30	＜40
II	70～100	30	40～70
III	100～150	15～30	70～135
IV	＞150	＜15	＞135

长期重度肺动脉瓣狭窄，后期可由于严重的右心室肥厚，心肌发生退行性病变，出现右心室心肌纤维化，部分患者还可出现心肌缺血，甚至心肌梗死，导致心搏出量降低，右心室充盈压进一步升高，继而出现右心室扩张、右心衰竭和各种心律失常，右心衰竭往往是致死

的原因之一。随着右心室充盈压的升高，右心房压也随之升高，如患者合并 ASD 或卵圆孔未闭，可出现房水平的右向左分流，出现发绀。右心室扩张可形成功能性三尖瓣关闭不全。

从右心室射入肺动脉的血液，由于肺动脉瓣狭窄而使血流速度加快，在肺动脉内产生喷射性涡流，导致主肺动脉狭窄后扩张。

二、临床表现

（一）症状

主要取决于肺动脉瓣狭窄的程度和合并畸形，轻中度狭窄患者早期通常无明显症状，不影响生长发育，往往在常规体检时偶然发现。

常见症状有运动后气短、易疲劳、心悸、头晕、晕厥，一般不会出现端坐呼吸。有的易患感冒、肺部感染或肺结核，有的可出现活动后心前区疼痛，极少数可猝死，尤其是严重狭窄者出现症状较早、较重，甚至在新生儿期即出现明显的烦躁不安、心动过速、喂奶和进食困难等。较严重者，在 20 岁左右可出现右心衰竭的症状。严重狭窄合并房水平右向左分流者可有发绀，早期通常仅在活动后出现，后期多呈持续性。重度患婴可出现低氧血症和代谢性酸中毒的表现。

（二）体征

单纯轻中度肺动脉瓣狭窄患者，一般没有特殊面容，有的可出现圆脸、肤色红润或暗红，严重者可有发绀，少数有杵状指（趾）。右心衰竭、三尖瓣关闭不全者，颈静脉压升高，出现周围水肿和肝脏肿大等。

有的患者出现心前区饱满，右心室搏动增强，心界扩大。第一心音多数正常，肺动脉瓣第二心音减弱或消失，分裂明显，但仍与呼吸有关，通常出现随吸气增强的第四心音。

胸骨左缘第 2、3 肋间有粗糙响亮的收缩期喷射性杂音，向肺野传导，少数同时向颈部传导，传导范围多数比较广泛，常伴有收缩期喷射性喀喇音和震颤。以上杂音以中重度狭窄者最明显，轻度狭窄者杂音通常较短促、柔和，而严重狭窄及合并右心衰竭者，杂音减轻，多数无震颤。肺动脉瓣区的喀喇音，吸气时减轻，与狭窄的程度有关。以上杂音的时限越长，喷射性喀喇音出现得越早，肺动脉瓣区第二心音越弱，一般提示肺动脉瓣狭窄越重。合并右心衰竭者，右下心缘可出现三尖瓣相对关闭不全的收缩期杂音，一般很少出现舒张期杂音。

三、辅助检查

在 90% 以上的轻度肺动脉瓣狭窄患者，心电图一般

为正常或仅有电轴右偏。在中度狭窄患者，仅 10% 左右心电图正常，其余可出现右束支传导阻滞或右心室肥厚。在重度狭窄患者，80% 有右心室肥厚、劳损，有时伴有右心房扩大。右心室肥厚的心电图表现越明显，通常提示狭窄程度越重。严重的右心室肥厚者，V_{4R} 和 V_1 导联可出现 Q 波，V_4 导联 T 波倒置。肺动脉瓣严重狭窄而无明显右心室肥厚的心电图表现，通常提示患者合并右心室发育不良，一般均有肺性 P 波。

胸部 X 线检查显示肺动脉段直立样突出或呈瘤样扩张突出，多数与扩张的左肺动脉重叠，搏动增强。80%～90% 患者的肺动脉上缘可达主动脉弓水平，多数患者有肺动脉段下凹陷。在轻中度狭窄患者，肺血可正常或减少，有的甚至偏多，心脏影通常正常或轻度增大，心尖圆隆，稍上翘。在严重狭窄患者，肺血管纹理纤细、稀疏，与肺动脉段突出的对比明显，心脏影中重度扩大，多呈二尖瓣型，以右心室扩大为著。

心导管检查和心血管造影有助于了解狭窄部位和程度、瓣叶和瓣环发育情况、合并畸形和血流动力学变化。但随着超声心动图方法学的不断进展及广泛应用，超声检查具有无创、诊断准确率高等特点，已经很少采用创伤性检查。

四、超声心动图检查

综合性超声心动图检查是诊断本病的最佳方法，尤其是二维超声心动图、连续及彩色多普勒的综合应用。

（一）M 型超声心动图

M 型超声心动图对本病的诊断有一定的局限性，肺动脉波群仅表现为肺动脉瓣运动曲线 a 波加深（一般应大于 4mm），或肺动脉瓣于心电图的 R 波之前开放，肺动脉瓣开放时间延长。心室波群显示右心室壁增厚，搏动增强，右心室增大。M 型超声对本病仅能进行提示性诊断，不能做出明确的诊断。

（二）二维超声心动图

肺动脉瓣狭窄在左心室长轴、左心室短轴、四腔心断面观察时，可显示由于瓣口狭窄引起阻力负荷增加所造成右心房、室的增大，右心室壁增厚，右室流出道及肺动脉长轴断面显示肺动脉瓣增厚、交界处粘连，开放幅度减小，开放时呈圆拱形，主肺动脉狭窄后扩张，并以左肺动脉扩张为著。此外，大动脉短轴和右室流入道长轴断面等，均可观察到右心房、室增大，右心室向心性肥厚的继发性改变，右心室的游离壁、室上嵴、隔束和壁束肥厚，导致右心室肌性漏斗部狭窄（图 35-2）。

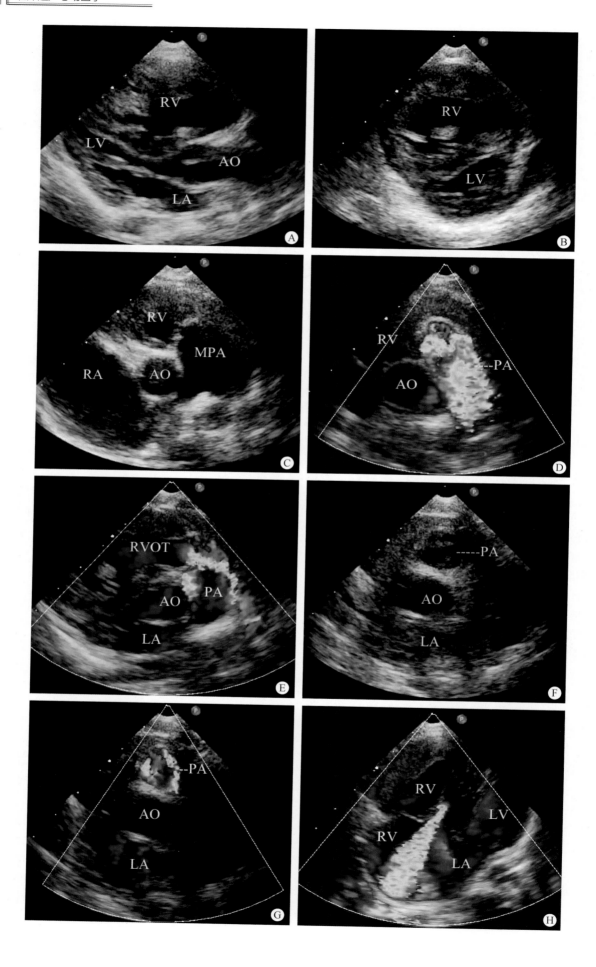

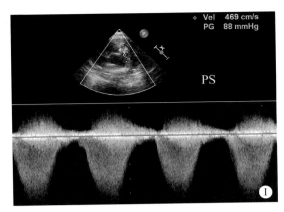

图 35-2 肺动脉瓣口狭窄

右心室增大，右心室壁增厚，肺动脉瓣叶增厚，开放受限，右心室血流进入肺动脉时，由于肺动脉瓣口有效开放面积减小，右心室血流进入肺动脉瓣口时加速，呈五彩镶嵌色，由于右心室出现阻力负荷，造成右心室的血液反流入右心房。A. 左心室长轴断面；B. 左心室短轴断面；C. 大动脉短轴断面；D 和 E. 彩色多普勒大动脉短轴断面；F. 二维超声心动图双动脉短轴断面；G. 彩色多普勒双断面短轴断面；H. 彩色多普勒四腔心断面；I. 连续多普勒肺动脉瓣口血流频谱：显示肺动脉瓣口血流速度为 4.69m/s，压差为 88mmHg

大动脉短轴断面：可显示主动脉短轴、部分右室流出道、主肺动脉长轴，以及左、右动脉和左、右心房，在本断面可观察到肺动脉瓣开放和闭合的状况，瓣膜边缘回声增强，肺动脉三叶瓣的交界部多数增厚，近肺动脉壁部位常融合，肺动脉瓣开放时呈圆口状，开放口减小，活动僵硬。主肺动脉及左、右肺动脉呈狭窄后扩张（图 35-3）。

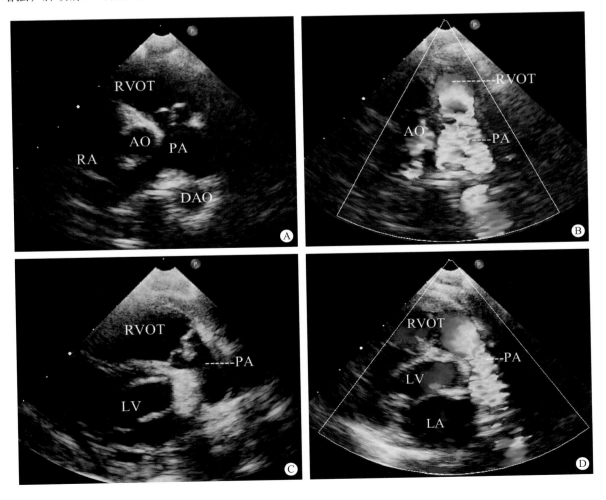

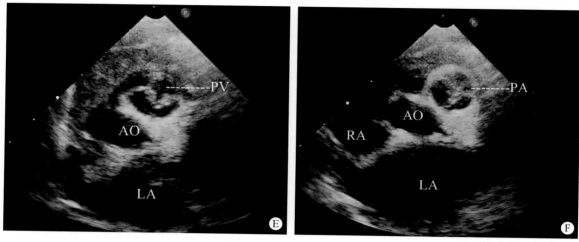

图 35-3 肺动脉瓣口狭窄

右心室壁增厚，肺动脉瓣叶增厚，开放明显受限。A. 大动脉短轴断面；B. 彩色多普勒大动脉短轴断面；C. 右室流出道断面；D. 彩色多普勒右室流出道断面；E. 收缩期双动脉瓣口断面显示肺动脉瓣口开放受限；F. 舒张期显示肺动脉瓣口关闭

通常肺动脉瓣口的短轴难以显示，但在部分患者，如将探头放置于胸骨左缘第 2 肋间，探头顺时针旋转，可显示肺动脉瓣水平的短轴断面，肺动脉瓣开放时多数呈菱形。如果为肺动脉瓣二瓣化畸形，则开放时呈梭形，而关闭时呈"一"字形（图 35-4）。

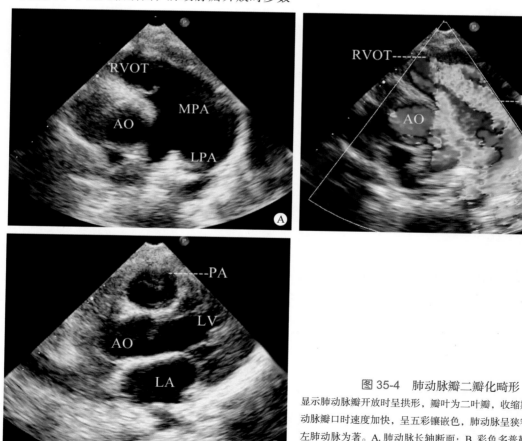

图 35-4 肺动脉瓣二瓣化畸形

显示肺动脉瓣开放时呈拱形，瓣叶为二叶瓣，收缩期血流进入肺动脉瓣口时速度加快，呈五彩镶嵌色，肺动脉呈狭窄后扩张，以左肺动脉为著。A. 肺动脉长轴断面；B. 彩色多普勒肺动脉长轴断面；C. 肺动脉短轴断面

应用 TEE 检查肺动脉口狭窄的患者，一般来说较为困难，因右室流出道、主肺动脉及肺动脉瓣位于图像的远场部位，尤其是难以显示肺动脉瓣口的短轴断面，但如果检查者操作技术娴熟，部分患者也能显示。与经胸超声心动图相同，于肺动脉长轴断面，可显示肺动脉瓣的开放幅度，观察主肺动脉及左、右肺动脉扩张的程度；于肺动脉瓣短轴断面，可观察肺动脉瓣叶数目；通过彩色多普勒检查，可以观察到右心室的血流进入肺动脉瓣口时速度加快，呈五彩镶嵌色（图 35-5）。

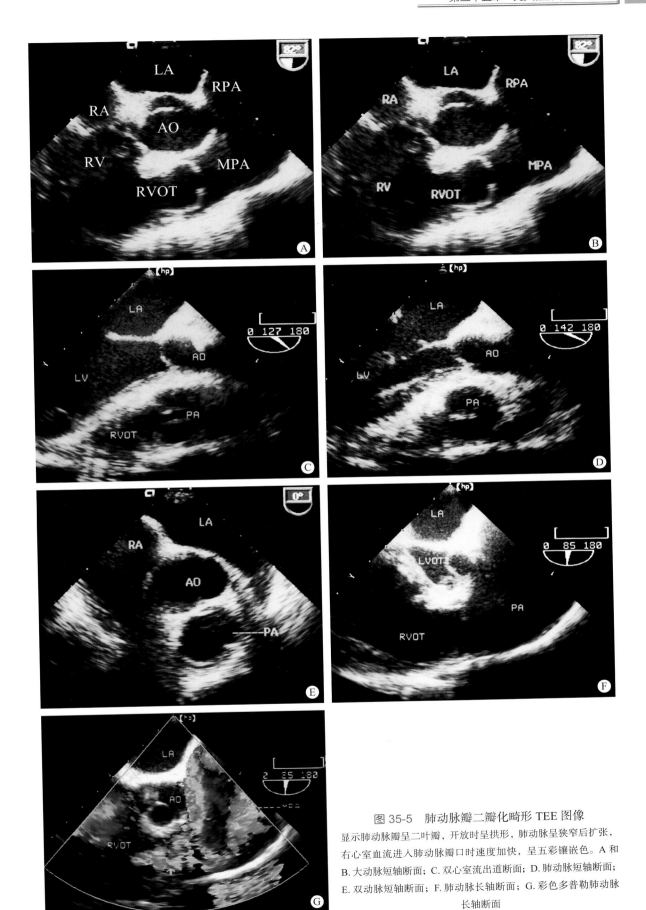

图 35-5　肺动脉瓣二瓣化畸形 TEE 图像

显示肺动脉瓣呈二叶瓣，开放时呈拱形，肺动脉呈狭窄后扩张，右心室血流进入肺动脉瓣口时速度加快，呈五彩镶嵌色。A 和 B. 大动脉短轴断面；C. 双心室流出道断面；D. 肺动脉短轴断面；E. 双动脉短轴断面；F. 肺动脉长轴断面；G. 彩色多普勒肺动脉长轴断面

在有的患者，当探头向左上方倾斜时，可显示右室流出道和肺动脉长轴断面，未能探及肺动脉瓣的开放和关闭运动，而代之以一强回声带，此时应考虑到肺动

脉瓣部位的隔膜样狭窄，此类畸形仅隔膜中心有一小孔（图35-6）。

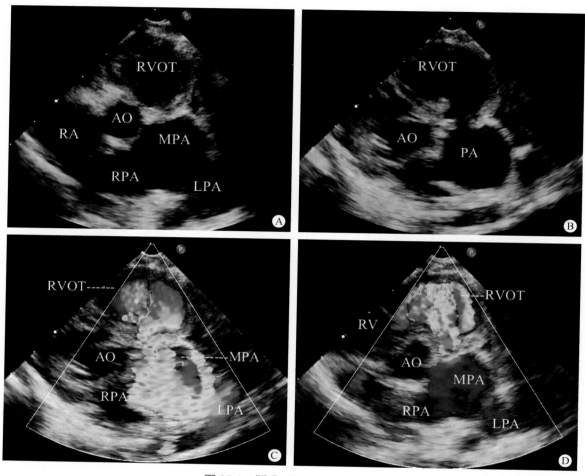

图 35-6　隔膜型肺动脉瓣口狭窄

无肺动脉瓣叶，肺动脉瓣叶呈隔膜样改变，隔膜部位出现交通口，彩色多普勒观察时，收缩期肺动脉瓣口的血流速度加快，呈五彩镶嵌色，舒张期右室流出道探及源于肺动脉瓣口的反流性血流束。A.二维超声心动图舒张期肺动脉长轴断面；B.二维超声心动图收缩期肺动脉长轴断面；C.收缩期彩色多普勒肺动脉长轴断面；D.舒张期彩色多普勒肺动脉长轴断面

右室流出道长轴断面：可显示右室流出道、肺动脉瓣、肺动脉长轴，以及左、右肺动脉，可清晰观察肺动脉瓣的开放与关闭、瓣叶增厚及开放受限的程度，可显示主肺动脉呈狭窄后扩张，并且可同时观察左、右肺动脉的发育状况。

肺动脉瓣狭窄严重的患者，在剑突下双动脉长轴和右室流出道长轴断面均能观察到漏斗部肥厚短小，形成漏斗部狭窄，主肺动脉呈狭窄后梭形扩张。

（三）多普勒超声心动图

彩色多普勒：可以观察到血流速度的变化，右心室的血流位于右室流出道时呈蓝色，但通过狭窄的肺动脉瓣口后血流加速，呈五彩镶嵌色的高速血流（见图35-2D、图35-4B、图35-6B）。

连续多普勒：取样点位于肺动脉瓣上时，可探及位

于零线下的填充样高速血流频谱（见图35-2I）。

第三节　肺动脉瓣下狭窄

一、病理解剖和病理生理

肺动脉瓣下狭窄，即右室漏斗部狭窄，1830年由Elliotson首先报道，一般系肺动脉瓣下圆锥部发育异常所致（见图35-1的B_1和B_2）。单纯性漏斗部狭窄较少见，狭窄可呈局限性或弥漫性。距肺动脉瓣口较近的局限性狭窄，偶尔主肺动脉可出现狭窄后扩张。肺动脉瓣下狭窄患者，一般都有右心室肥厚等病理变化。多数漏斗部狭窄患者，肺动脉瓣正常，但有的可合并肺动脉瓣狭窄等其他狭窄病变，出现相应的病理变化。右心室漏斗部狭窄的病理改变有两种：

隔膜型：肺动脉瓣下（一般距肺动脉瓣 1～10mm），形成纤维环或隔膜，隔膜中央常有小孔，直径不等。如果狭窄位于漏斗部起始端，则狭窄的纤维环或隔膜将右心室腔与漏斗部远端分开，形成大小不等的漏斗腔。

肌型：多系室上嵴隔束和（或）壁束异常肥厚、移位变形所致，形成纤维肌性或肌性狭窄，常有局部心内膜纤维化。肌型狭窄可位于肺动脉瓣下或漏斗部入口，一般较纤维膜或环状狭窄者部位低。通常呈局限性或短管状狭窄，以长管道型狭窄为单发畸形者甚为少见。

肺动脉瓣下狭窄所产生的血流动力学影响，与肺动脉瓣狭窄者基本相似。

二、临床表现

一般没有明显症状，或症状出现得较晚，症状较轻，尤其是大多数婴儿和儿童患者。常见症状有活动后心悸、气短等，狭窄严重者症状较重，而且随着症状的出现，病情往往进展较快。

一般没有特殊面容，有时有发绀。右心室搏动增强，心界多数无扩大，肺动脉瓣区第二心音减弱或消失，胸骨左缘第 3、4 肋间有收缩期喷射性杂音，传导较广泛，通常伴有震颤，杂音的位置多数比肺动脉瓣狭窄者低，一般无喀喇音。患者有右心室衰竭、三尖瓣关闭不全时，可出现颈静脉压升高、周围水肿和肝脏肿大等。

三、辅助检查

在心电图上，较严重的患者可出现电轴右偏、右心室肥厚，一般右心室肥厚的程度与右心室压不完全一致。

胸部 X 线检查显示肺动脉段多数平直或凹陷，心尖上翘，右心房扩大，有的右心室增大，心脏影通常类似于法洛四联症，一般也有肺血减少。漏斗部纤维环状或膜状狭窄靠近肺动脉瓣时，X 线表现与肺动脉瓣狭窄无明显差别。如肺动脉瓣与漏斗部狭窄并存，X 线表现往往与病变严重者类似。

右心导管检查可连续测压，在肺动脉、右心室漏斗部和右心室之间，有压力阶差。右心造影可显示右室流出道狭窄的部位、程度和合并畸形等。

四、超声心动图检查

单纯性肺动脉瓣下狭窄极少见，无论是隔膜型还是肌型，通常是复杂畸形的组成部分，如 VSD、法洛四联症、右室双出口、大动脉转位、右室双腔心等。

M 型超声心动图：单纯性肺动脉瓣下狭窄多数无特异性表现，仅于心室波群显示右心室壁及室间隔增厚，右室流出道狭窄，但通常不能显示隔膜样物。

二维超声心动图：是检查本病的最佳检查方法，于大动脉短轴、右室流出道长轴和剑突下右室流出道长轴断面，均可显示肺动脉瓣下的隔膜样回声，或右室流出道的肌性狭窄，可出现第三心室的形成（图 35-7A），右心室肥厚，右心室腔通常狭小。有隔膜样回声者，则于肺动脉瓣下可见一回声较强的纤维状物，主肺动脉可呈狭窄后扩张。

多普勒超声：彩色多普勒可观察到血流未进入主肺动脉前，即呈红五彩镶嵌色的高速血流。连续多普勒能显示位于零线下的收缩期高速血流频谱，其形态呈倒"匕首"状（图 35-7B），借此可计算右心室与主肺动脉间的跨瓣压差。

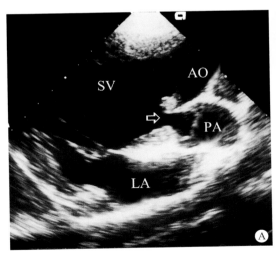
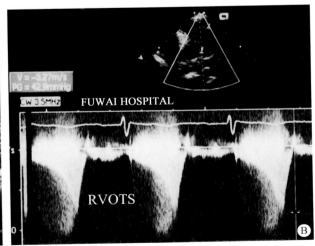

图 35-7 肺动脉瓣下狭窄

肺动脉瓣下出现肌性狭窄（箭头所示），连续多普勒探查时，右室流出道血流速度加快，并呈倒"匕首"状。A. 二维超声心动图双动脉长轴断面；B. 肺动脉瓣下右室流出道血流频谱

第四节　肺动脉瓣上狭窄

一、病理解剖和病理生理

肺动脉瓣上狭窄是指出现于从主肺动脉到各级肺动脉的狭窄病变，又称为肺动脉狭窄，有的病变可称为肺动脉缩窄，主肺动脉与周围肺动脉可分别或同时有狭窄病变。狭窄病变可单发或多发、局限性或弥漫性，可与其他畸形合并存在。狭窄部位的长度不等，可短至数毫米，长至数厘米，狭窄程度也可有很大的差别。

病变部位的病理差异也很明显，有的形成隔膜样病变，有的肺动脉内膜纤维组织增生，伴有不同程度的中层增厚，管腔狭窄，弹性降低，形成弥漫性缩窄或发育不良，有的部分肺动脉分支可完全闭塞。局限性狭窄部位远端的肺动脉可出现狭窄后管腔扩张，管壁变薄，甚至出现管壁较薄的血管瘤样改变，管壁可呈静脉化，偶尔可出现破裂。但肺动脉狭窄较长者，多数没有明显的狭窄后扩张。

一般根据肺动脉狭窄的病变部位划分类型（图35-8）。

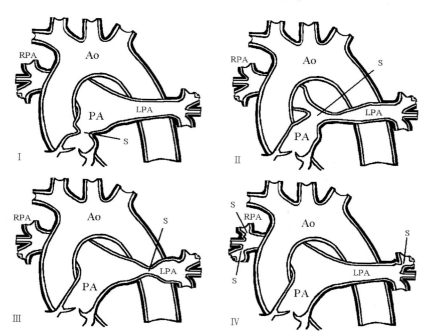

图 35-8　肺动脉狭窄 I～IV 型示意图
兼有 I～IV 型中任何两型或多型病变者为 V 型，S 指狭窄部位

Ⅰ型：指狭窄部位在主肺动脉，一般在肺动脉瓣上5～10mm处，主肺动脉出现隔膜样组织或发育不良，多数为厚度2mm左右的膜样组织，或异常嵴状组织凸起，造成狭窄。

Ⅱ型：指狭窄病变出现于主肺动脉分叉处，延及左、右肺动脉分支的起始部位。

Ⅲ型：为一侧肺动脉的近端出现狭窄病变。

Ⅳ型：指肺叶、肺段或其远端的肺动脉狭窄病变，多数为多发性狭窄。

Ⅴ型：为混合型，兼有以上两型或多型的病理改变。

肺动脉狭窄，少数属于单纯性病变，多数合并ASD、VSD、动脉导管未闭、法洛四联症、主动脉缩窄、主动脉瓣上狭窄和冠状动脉畸形等其他先天性畸形。

肺动脉狭窄的病理生理与其类型、程度和合并畸形等有关，单发肺动脉狭窄，尤其是病变较轻者，多数无明显的血流动力学影响。多发性病变，尤其是重度狭窄或病变广泛者，肺循环阻力增加，可致右心室压力负荷增加，右心室和狭窄部位近端的肺动脉压力升高，出现明显的肺动脉高压，造成右心室肥厚、扩张，甚至右心衰竭。

二、临床表现

主肺动脉狭窄者的症状一般与肺动脉瓣狭窄者相似。其他肺动脉狭窄者，出现症状早晚及其程度与病变程范围、程度有关，多数婴儿和儿童患者无明显症状，严重者可有呼吸困难、容易疲劳等症状。

部分肺动脉瓣上狭窄患者可出现所谓的瓣上狭窄特殊面容，鼻梁扁平、眼距过宽、上唇突出、两侧耳位置偏低等，有的可出现上睑下垂、颈蹼、身材矮小、智力发育落后等。合并右向左分流者可出现发绀，合并右心室衰竭、三尖瓣关闭不全时，出现颈静脉压升高、周围水肿和肝脏肿大等。

多数患者的第二心音正常或亢进，常有分裂，但少数狭窄部位靠近肺动脉瓣者，第二心音可减弱。一般在狭窄部位有收缩期杂音，杂音的位置多数较高，有的距离心脏较远，可出现于肺野内，杂音的性质通常为递增递减性、连续性或喷射性，有时可伴有震颤，一般无肺动脉瓣区喀喇音。多发性肺动脉狭窄者可出现多处杂音。右心衰竭者可出现三尖瓣相对关闭不全收缩期杂音。

三、辅助检查

多数患者的心电图无异常表现，有的可有右心室肥厚和右心房扩大、电轴左偏，可能与心肌损害有关。

轻度狭窄者胸部 X 线检查通常无异常，严重狭窄者多数有肺动脉段突出，搏动增强，肺门影可正常、缩小、扩大或两侧不对称，右心室扩大，肺血管纹理一般无明显异常，或两侧不对称，病变侧纹理稀少。

心导管检查和心血管造影可明确肺动脉狭窄部位、程度和类型等。

四、超声心动图检查

本病少见，M 型超声心动图一般无法检出本病，仅有右心室壁增厚等间接征象。

二维超声心动图检查时，可于右室流出道肺动脉长轴等断面，观察到肺动脉瓣上的肺动脉内径狭小，狭小的长度不一。部分 I 型患者可显示隔膜样回声，血流通过此狭窄部位时速度加快，呈湍流状，彩色多普勒可显示从狭窄部位至左、右肺动脉的五彩镶嵌色高速血流，连续多普勒可探及位于零线下的收缩期高速血流频谱（图 35-9）。

经胸超声心动图探查不清时，部分患者可采用 TEE 检查，探头位于 70° 时，可出现肺动脉长轴断面，可清晰显示肺动脉瓣上隔膜所在的部位、形态、长度及所造成的狭窄口径（图 35-10）。

近来，有人采用血管内超声导管探头，插入肺动脉，可显示主肺动脉及其各主要分支的横断面，有助于确定狭窄病变部位、结构和内径等。

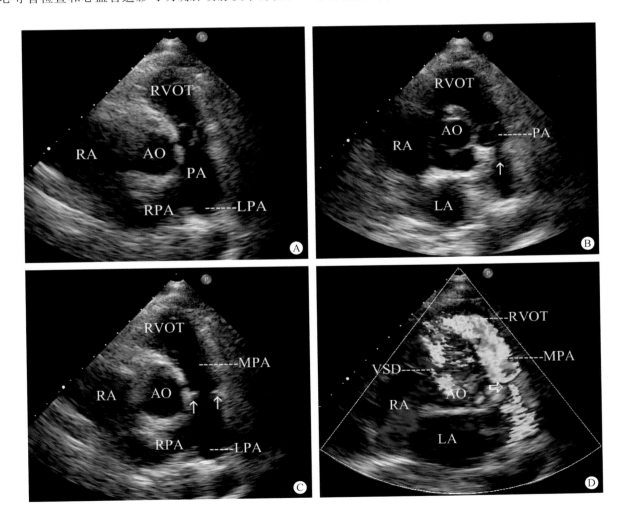

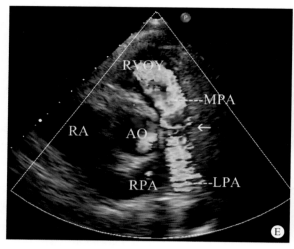
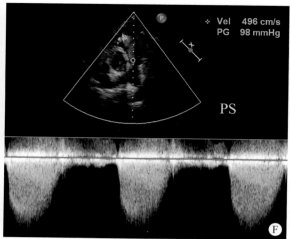

图 35-9　肺动脉瓣上狭窄

肺动脉瓣叶开放尚可，瓣叶无明显增厚，但肺动脉瓣上可探及环形隔膜样组织，致肺动脉瓣上狭窄。A～C. 大动脉短轴断面，箭头所示为狭窄部位及隔膜所在部位；D. 彩色多普勒大动脉短轴断面显示室水平出现分流；E. 彩色多普勒肺动脉长轴断面显示隔膜水平出现血流加速；F. 连续多普勒肺动脉血流频谱

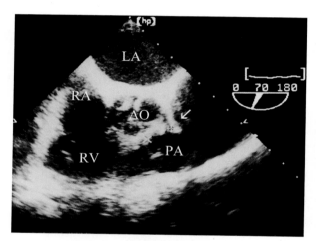

图 35-10　TEE 显示肺动脉瓣上隔膜样狭窄

大动脉短轴断面显示肺动脉瓣上出现隔膜样组织（箭头所示），致使肺动脉有效口径减小，主肺动脉呈狭窄后扩张

五、鉴别诊断

在超声诊断过程中，肺动脉瓣狭窄极易与房间隔缺损相混淆，因为房间隔缺损产生的左向右分流易出现肺动脉瓣口的血流加速，因此经验不足者易做出肺动脉瓣狭窄的错误诊断，在检查的过程中应加以鉴别。

在肺动脉瓣叶未见明确的增厚现象，但肺动脉瓣口的血流速度加快时，应注意检查有无房间隔缺损。房间隔缺损所在的部位特殊或者细小者极易漏诊或误诊，因此在检查的过程中应谨慎地做出诊断。

动脉导管未闭者可以出现肺动脉内的血流速度加快，尤其是细小的未闭动脉导管极易漏诊，易导致错误的诊断（肺动脉瓣狭窄），因此在检查的过程中应将非常规性断面作为常规性断面来检查。

第五节　肺动脉瓣口狭窄的程度对手术方式选择的指导意义

肺动脉瓣口狭窄的形式多样，因此采取的治疗方式也有多种，对于本病的治疗应根据瓣口狭窄的程度、瓣口面积及解剖改变决定手术方式。

1. 瓣口狭窄手术的适应证　肺动脉瓣叶明显钙化、增厚，右心室继发性改变明显，或呈二叶瓣者以手术治疗为佳。

2. 球囊扩张的适应证　如果瓣叶增厚程度较轻，瓣叶柔韧度尚可，而且右心室继发性改变较轻，右心室壁增厚的程度不重，可考虑采取肺动脉瓣球囊扩张术。

3. 植入支架的适应证　对于肺动脉瓣叶开放幅度未能达到有效的瓣口流量水平，而且瓣叶增厚程度中等者，可考虑使用新型的瓣膜球囊进行扩张术，并植入支架（图 35-11）。

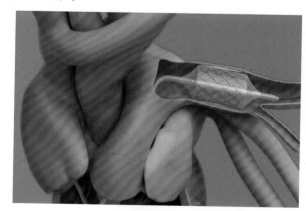

图 35-11　肺动脉狭窄支架（Pul-Stent）

肺动脉狭窄支架通过肺动脉系统进入主肺动脉，到达肺动脉瓣环部位进行扩张，使肺动脉瓣口开放面积达到正常的有效瓣口面积及通过的血流量（本图片由迈迪顶峰医疗科技股份有限公司提供）

肺动脉系统性狭窄在先天性心脏病中为简单的病种，但误诊率较高，检查过程中如注意到房间隔缺损、室间隔缺损和未闭动脉导管，误诊是完全可以避免的。

（刘延玲　然　鋆　熊鉴然）

参 考 文 献

刘汉英，等. 1990. 4300例彩色多普勒检查临床应用体会及600例先天性心脏病手术对比分析. 中国超声医学杂志，6（增刊）：9

刘延玲，等. 1987. 彩色多普勒超声心动图诊断先天性心血管畸形的研究. 中华心血管杂志，15：6-8

Blount SG，et al. 1959. Isolated infundibular stenosis. Am Heart J，57：684-700

Danford DA，et al. 1999. Pulmonary stenosis：defect-specific diagnostic accuracy of heart murmurs in children. J Pediatr，134：76-81

Goldberg SJ，et al. 1986. Can the technique for Doppler estimate of pulmonary stenosis gradient be simplified? Am Heart J，111：709-713

Hurwitz LE，et al. 1973. Quadricuspid semilunar valve. Am J Cardiol，31：623-626

Lim MK，et al. Variability of the Doppler gradient in pulmonary valve stenosis before and after balloon dilatation. Br Heart J，62：212-216

Lima CO，et al. 1983. Noninvasive prediction of transvalvular pressure gradient in patients with pulmonary stenosis by quantitative two-dimensional echocardiographic Doppler studies. Circulation，67：886-871

Liu HY，et al. 1995. Role of cardiac ultrasound in the diagnosis of congenital heart disease. Ultrasound International，1：153-162

Lucas RV，et al. 1970. Pulmonary valvular stenosis. Circulation，2：155-184

Main ML，et al. 1999. Clinical applications of transpulmonary contrast echocardiography. Am Heart J，137：144-153

Nugent EW，et al. 1977. Clinical course in pulmonary stenosis. Circulation，56：38-46

Semb BK，et al. 1979. Balloon valvulotomy of congenital pulmonary valve stenosis with tricuspid valve insufficiency. Cardiol Radiol，2：239-241

Weyman AE，et al. 1974. Echocardiographic patterns of pulmonary valve motion in valvular pulmonary stenosis. Am J Cardiol，34：644-651

第三十六章　右室双腔心

第一节　概　述

右室双腔心（double-chambered right ventricle）也称为被分隔的右心室（divided right ventricle）、三室心（cor triventriculare）等，是一种并非少见的先天性心脏病。其确切的胚胎学原因尚不清楚，一般认为系胚胎发育过程中，原始心球并入右心室时出现畸形，造成小梁间隔部位的部分肌束特别肥厚、突出，或调节束异常肥厚，异常的肌束将右心室分隔成两个腔室，两者之间有孔道相互交通。

如果右心室内虽然有粗大的异常肌束，但并没有使右心室形成两个腔室者，则称为右心室内异常粗大肌束（right ventricular anomalous muscle bundle）。

右室双腔心患者右心室内粗大肌束的异常肥厚，可对右心室的血流产生阻碍作用，右室双腔心可形成右心室梗阻，产生明显的血流动力学改变。尽管早在1858年Peacock曾报道过一例本病患者，随后1909年Keith报道了一组患者，但直至1961年才明确其为先天性心脏病，并将其与右心室漏斗部狭窄明确划分成两种不同类型的病变。

右室双腔心并非少见，占先天性心脏病患者的1%～2.6%，但确切发病率尚不明确，男性发病率稍高于女性。本病的漏诊率和误诊率均较高，M型超声心动图对本病无特异性表现，随着二维超声心动图的广泛应用，本病的检出率日益增多。

单纯性右室双腔心的预后尚可，但交通孔道狭小者可早期出现症状，甚至可致死。本病常合并室间隔缺损（VSD）等其他心血管畸形，这些患者的预后主要取决于所合并的畸形。

第二节　病理解剖和病理生理

一、病理解剖

右心室内有一条或多条异常肥厚的心肌肌束，多数肌束自室上嵴、壁束、隔束或调节束向下斜行，经过右心室腔体部，终止于右心室前壁、三尖瓣前乳头肌基底部和靠近心尖部的室间隔右心室面，有的异常肌束与室间隔平行，将右心室腔分隔成两部分，形成两个腔室：靠近肺动脉瓣侧者为流出腔（outlet chamber），压力较低，又称为低压腔或远端腔室，心壁薄，表面通常覆盖灰白色纤维组织膜，但一般没有右心室漏斗部发育不良；靠近三尖瓣侧者为流入腔（entry chamber），即高压腔或近端腔室，心壁肥厚，肌小梁丰富。异常肥厚肌束部位通常相当于真正右心室与其流出道之间的分界。

患者的肺动脉瓣和肺动脉一般无异常，但有10%～30%的患者可合并肺动脉瓣狭窄。本病与漏斗部下部狭窄不同，狭窄部位比漏斗部下部狭窄低，一般处于右心室小梁部，多数右心室漏斗部的大小和形态结构正常，通常不形成狭窄。本病患者一般不伴有右室流出道或流入道狭窄、阻塞，与继发于某些先天性心脏病的右室漏斗部肥厚、狭窄不同，但本病可与上述继发性漏斗部肥厚、狭窄合并存在。本病一般有两种类型的异常肌束，有时可混合存在。

肌隔型：在漏斗腔下方，异常肌束为肥厚肌肉块，在流入腔和流出腔之间形成肌性隔，表面附着纤维组织膜，将右心室分隔成两个腔室，两者之间有大小不等的狭窄孔道相通。孔道多呈圆形，孔道周围通常为增厚的纤维组织。狭窄孔道下方与肌性隔相延续的，右侧是肥厚的心室漏斗皱襞，左侧是异常肥厚的调节束或其他肥厚肌束，向三尖瓣前乳头肌基底部和心尖部斜行。

肌束型：从室上嵴等处发出一条或多条纵横交错的异常肥厚肌束，向右心室前壁和心尖部走行，堵塞于右室流入腔与流出腔之间，分隔右心室腔，肌束之间及其与右侧的心室漏斗皱襞之间，形成一条或多条裂隙相通，附近心内膜通常纤维化。右侧的心室漏斗皱襞一般也出现肥厚，肥厚程度甚至可超过上述异常肌束。

只有本病病理表现者为单纯性右室双腔心，合并其他心血管畸形者为复合性右室双腔心，以后者多见。Restivo等将本病分为七种不同的病理解剖类型，其中有一种实际上属于低位漏斗部狭窄。目前，一般根据右心室阻塞程度和合并畸形分为四种类型。

Ⅰ型：阻塞严重，无VSD或VSD很小，血流动力学表现类似于肺动脉口狭窄。

Ⅱ型：阻塞较轻，VSD较大，血流动力学类似于单纯性VSD，早期一般出现左向右分流。

Ⅲ型：阻塞严重，VSD较大，血流动力学类似于法洛四联症，一般出现右向左分流。

Ⅳ型：合并其他严重的心血管畸形，血流动力学变化比较复杂。

在绝大多数右室双腔心患者，可合并其他心血管畸形。64%～96% 的患者可合并大小不等的 VSD，一般为膜周型，少数为嵴上型或多发性 VSD，多数（69%）缺损与流入腔相通，少数（31%）与流出腔相通。其他合并畸形有肺动脉瓣狭窄、法洛四联症、主动脉口狭窄、主动脉瓣脱垂、动脉导管未闭、三房心、右室双出口、肺静脉畸形引流、大动脉转位、右位主动脉弓、左心发育不良综合征和冠状动脉畸形等。

二、病理生理

异常肥厚的肌束将右心室分隔成流入腔和流出腔，两者之间有狭窄的孔道或裂隙相通，使右心室内的血液流动产生障碍或阻塞，致流入腔压力升高，在流入腔和流出腔之间形成压力阶差，尤其是在心室收缩期，两者的压力悬殊。

右心室内血液阻塞的程度主要取决于肌束肥厚程度及交通孔道或缝隙大小。交通孔道或缝隙较大，阻塞程度轻，对血流动力学的影响较小，否则影响明显。交通孔道直径大于 6mm 者，一般影响较小，小于 6mm 者则往往出现右心室血流明显阻塞。有的异常肌束可在收缩期进一步增粗，使交通孔道变小，加重阻塞程度。

右心室流入腔的排血阻力增加，腔内压力升高，使心壁肥厚，同时也使右心房血流受阻，右心房内压力相应升高，右心房扩张，严重者周围静脉血液淤积。右心室肌束的肥厚程度和造成的阻塞程度通常呈进行性加重，流入腔压力及两个腔室之间的压力阶差可呈进行性升高，促使右心室流入腔进一步肥厚、扩张，最终导致右心衰竭。

合并其他心血管畸形者，对血流动力学的影响将更明显。合并较小 VSD 或 VSD 位于右心室流出腔者，通常与单纯性 VSD 相似，早期一般表现为左向右分流，而缺损位于左心室与右心室流入腔之间者，随流入腔压力升高到等于或大于左心室压力时，将出现右向左分流，引起发绀。合并其他复杂畸形者，病理生理改变更为复杂。

第三节　临床表现和辅助检查

一、临床表现

多数患者症状出现得较晚，并且较轻，一般无特异性。有的易患呼吸道感染，严重患者可出现心悸、气短、乏力。有的可出现发绀，尤其是活动时。

无明显阻塞者通常没有明显的体征，少数患者在出生后即有严重的阻塞，可出现心前区隆起，心尖冲动增强，生长发育受到影响，发绀。肺动脉瓣区第二心音通常正常，一般不亢进，甚至可减弱。多数在胸骨左缘第 2～4 肋间有粗糙的全收缩期喷射性杂音，可伴震颤，杂音与震颤随年龄增长而明显，一般没有肺动脉瓣区喷射性喀喇音。有的可出现颈静脉扩张、周围水肿和肝脏肿大等。

二、辅助检查

轻度患者多数没有心电图的异常改变，重度患者可出现电轴右偏、右心室肥厚，少数有左心室肥厚或双心室肥厚。

胸部 X 线检查，轻度患者没有异常改变，重度患者可出现右心室肥厚、扩大。合并 VSD 等病变者，肺血可增加或减少，肺动脉段突出或平直，主动脉结可增宽或正常。

一般无须进行右心导管检查和心血管造影检查，超声心动图检查通常可进行准确诊断。必要时行右心导管检查，可在右心室内检出压差，流入腔压力升高，一般认为右心室内压差超过 10mmHg 即可考虑诊断本病，超过 40mmHg 则有临床意义。上述压差往往随年龄增长而加重，严重患者其右心室流入腔压力可超过左心室。右心室造影可显示右心室体部巨大肌束所造成的充盈缺损。

第四节　超声心动图检查

一、M 型超声心动图

M 型超声心动图对检出本病有一定的困难，右心室的异常肌束，在心室波群可以显示室间隔的右心室面，与室间隔相平行的肌束样回声，而且右心室前壁增厚，但对于异常肌束是否使右心室形成了两个腔室则通常不能显示。

二、二维超声心动图

二维超声心动图为诊断本病的主要检查方法，通常可确诊本病。

在左心室长轴断面，可显示右心室腔内的粗大异常肌束，起自室间隔膜部附近，止于近心尖部右心室，异常肌束与室间隔走向相平行的，往往对血流动力学影响并不大。通常在右室流出道长轴、左心室短轴及剑突下右室流出道长轴断面均能观察到异常肌束使右心室形成两个腔室，右心室前壁明显增厚，右心室的有效心室腔减小，并有明确的狭窄交通口（图 36-1）。

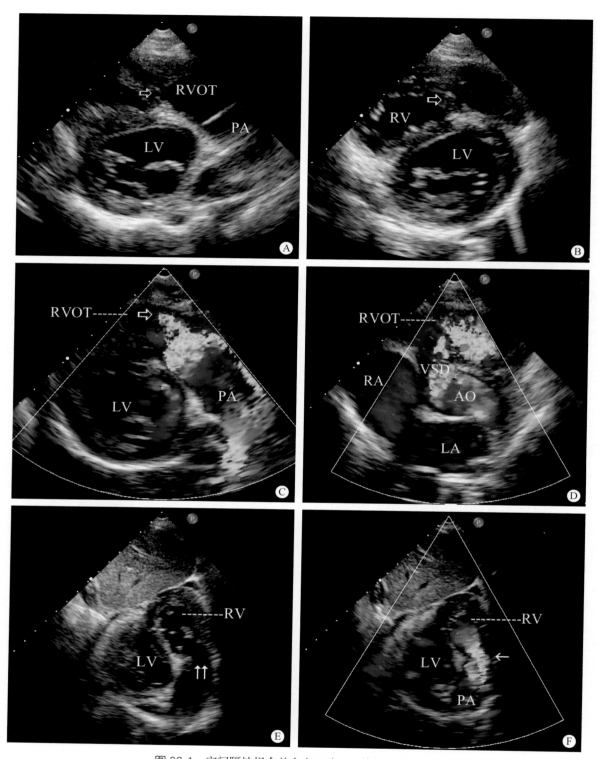

图 36-1　室间隔缺损合并右室双腔心二维超声心动图

于右室流出道长轴、左心室短轴及剑突下右心室长轴断面均可探及右心室体部出现的肌样组织，将右心室分为两个腔室（箭头所示），并出现狭窄区域，彩色多普勒观察显示血流通过狭窄区域时速度加快，呈五彩镶嵌色。本患者同时合并室间隔缺损。A. 右室流出道长轴断面；B. 左心室短轴断面；C. 彩色多普勒右室流出道长轴断面；D. 彩色多普勒大动脉短轴断面；E. 剑突下右室流出道长轴断面；F. 彩色多普勒剑突下右室流出道长轴断面

　　部分患者从心尖四腔心断面观察，有的异常肌束或隔膜起于室间隔中部，止于右心室侧壁。使右心室形成两个腔室，在右心室体部可见肌性隔膜样组织，将右心室分成两个腔室，其间形成交通口，血流从右心室流入腔进入流出腔。部分患者流出腔较小，在大动脉短轴断面也可观察到交通口的大小（图 36-2）。

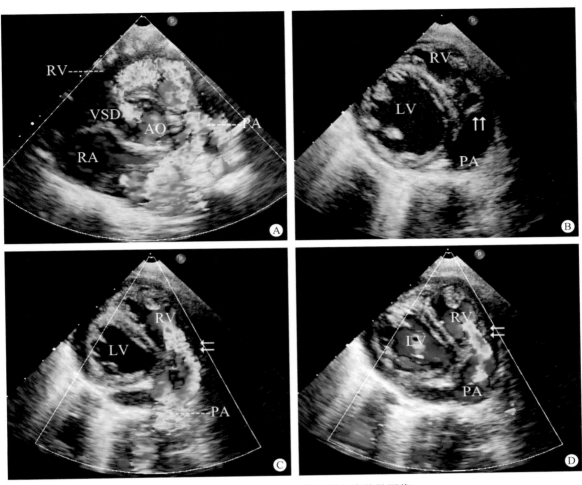

图 36-2 右室双腔心二维及彩色多普勒图像

室间隔血流分流入右室流出道时出现再次加速，呈五彩镶嵌色，于右心室的中部可探及隔膜样组织，将右心室分为两个部分（箭头所示），血流通过隔膜部位时流束变窄、速度变快（箭头所示）。A.彩色多普勒大动脉短轴断面；B.二维超声心动图剑突下右室流出道长轴断面；C 和 D.彩色多普勒不同心动周期的剑突下右心室长轴断面

通过不断摸索，本病的最佳观察断面为剑突下右室流出道长轴、左心室短轴断面，大动脉短轴、经胸右室流出道长轴断面可清晰地观察到流入腔及流出腔各自所占的腔室大小、狭窄交通口部位和大小、肌性间隔厚度及隔膜样组织等。如肌性间隔靠近右室流出道，可造成右室流出道狭窄（图 36-3）。

本病的大部分患者伴有 VSD，左心室的部分血流可通过缺损分流入右心室，增加了右心室的容量负荷，右心室壁明显增厚。

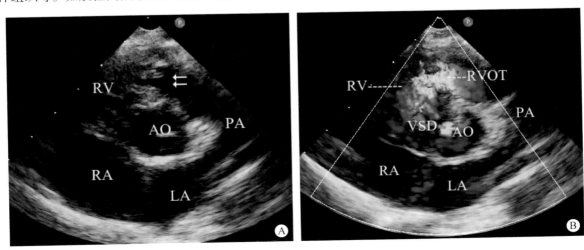

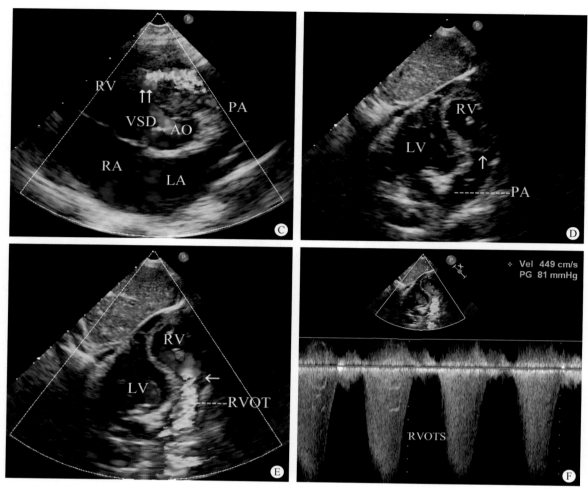

图 36-3　右室双腔心超声心动图

右心室体部出现肌性狭窄区域（箭头所示），将右心室分隔成两个心室，左心室血流通过室水平分流到右心室，血流通过狭窄区域时速度加快，应用连续多普勒测量时，血流速度为 4.49m/s，压差为 81mmHg。A. 大动脉短轴断面；B 和 C. 彩色多普勒超声大动脉短轴断面；D. 二维超声心动图剑突下右室流出道长轴断面；E. 彩色多普勒剑突下右室流出道长轴断面；F. 连续多普勒右室流出道血流

三、多普勒超声心动图

采用彩色多普勒从上述断面观察，血流通过狭窄口时速度加快，呈红五彩镶嵌色高速血流，但血流进入右室流出道时色彩为蓝色（见图 36-1A、F，图 36-2C，图 36-3B、C、E）。

伴 VSD 的患者，右心压力通常较高，室水平可出现双向分流，其血流动力学改变与法洛四联症极为相似。

无 VSD 者，血流动力学改变与肺动脉瓣狭窄相似，但血流加速的部位在右心室体部或右室流出道。

连续多普勒的取样点位于狭窄口流出腔侧时，可探及位于零线下的高速血流频谱（见图 36-3F）。如伴有 VSD，可于隔膜的上缘探及位于零线上的收缩期分流性高速血流频谱。

四、经食管超声心动图

对 TTE 检查图像较差的患者，高度怀疑本病时，可采用 TEE 检查。探头距门齿 35cm 左右、角度 0°～15° 时，可出现四腔心断面。探头角度为 125°～135° 时，探头向左前方旋转，可出现右心室肺动脉长轴断面。在上述断面均可探及右心室内粗大的异常肌束或肌性隔膜样回声，右心室形成两个腔室，并可观察到狭窄交通口的大小。血流通过狭窄交通口时，彩色多普勒超声可见血流速度加快，呈五彩镶嵌色。

五、鉴别诊断

右室双腔心应注意与法洛四联症、肺动脉瓣或瓣下狭窄相鉴别。

（一）法洛四联症

法洛四联症的右心系统阻力增加，主要系肺动脉瓣和（或）肺动脉狭窄所致，而右室双腔心则是右心室心腔内异常肌束或肌性隔膜，使右心室形成两个腔室所致，狭窄的交通口使右心室排血受阻，故肺动脉系统本身一般无狭窄性改变。如同时合并室间隔缺损，易与法洛四联症相混淆。

（二）肺动脉瓣狭窄

肺动脉瓣狭窄的主要原因为肺动脉瓣增厚、开放受限或二瓣化畸形，右心室所遇到的阻力在肺动脉瓣口，超声检查时注意到产生高速血流的部位，两者便不难鉴别。

第五节　右室双腔心所致右室流出道狭窄的程度对手术方式选择的指导意义

右室双腔心通常是由右心室腔内出现粗大的异常肌束，或右心室壁的增厚将右心室腔隔成两个心室腔，其狭窄的部位可出现在右心室的体部，也可出现于右室流出道，极少数患者还可出现于肺动脉瓣下，导致右心室排血受阻。

是否需要手术取决于狭窄的程度及血流排出受阻的程度。超声心动图检查过程中应注意：

（1）室壁的厚度。

（2）狭窄的部位。

（3）狭窄部位的内径。

（4）狭窄口的血流速度及狭窄两端的压差，如果右心室腔内的压差大于50mmHg，应考虑进行手术治疗。

（5）有无合并其他心内畸形，如有应同时进行治疗。

（刘延玲　熊鉴然）

参 考 文 献

陈群，等. 1988. 双腔右心室的手术治疗. 中国循环杂志，3：94

Cabrera A，et al. 1995. Double-chambered right ventricle. Eur Heart J，16：682-686

Chang RY，et al. 1996. Transesophageal echocardiographic image of double-chambered right ventricle. J Am Soc Echocardiogr，9：347-352

Cosyns JR，et al. 1991. Echocardiographic and color Doppler flow diagnosis of double-chambered right ventricle. Cardiology，79：306-308

Galiuto L，et al. 1996. Double-chambered right ventricle：echocardiographic features. J Am Soc Echocardiogr，9：300-305

Matina D，et al. 1983. Subxiphoid two-dimensional echocardiographic diagnosis of double-chambered right ventricle. Circulation，67：885-888

Shimada R，et al. 1984. Two-dimensional echocardiographic findings in double-chambered right ventricle. Am Heart J，108：1059-1061

Singh M，et al. 1999. Clinical，echocardiographic，and angiographic profile of patients with double-chambered right ventricle：experience with 48 cases. Angiology，50：223-231

Sreeram N，et al. 1998. Double chambered right ventricle：delineation by multiplane transesophageal echocardiography. Int J Cardiol，66：309-311

各论五　先天性心脏病：心内复杂畸形

第三十七章　三尖瓣下移畸形
（附：三尖瓣缺如）

第一节　概　　述

三尖瓣下移畸形（downward displacement of the malformed tricuspid valve）是指部分或整个三尖瓣叶，没有附着于三尖瓣环的正常部位，而是呈螺旋形向下移位，异常附着于右心室壁的一种先天性畸形。主要病理解剖改变见于三尖瓣的隔叶和后叶，少数患者可同时累及前叶，通常伴有三尖瓣环、瓣叶、瓣器及右心室形态结构等病变。其病理解剖特征首先由 Ebstein 于 1866 年详细描述，故 1927 年由 Arnstein 提议将其命名为 Ebstein 畸形（Ebstein's anomaly）或 Ebstein 三尖瓣畸形（Ebstein's anomaly of the tricuspid valve）。

本畸形属于少见的先天性心脏病，发病率占先天性心脏病患者的 0.03% ～ 1%，无明显性别差异，少数有家族倾向。预后与患者的畸形程度有关，总的预后较差。病变较轻者，寿命一般与正常人接近，甚至有存活到高龄者。大多数可存活到 30 岁左右，出现症状后病情迅速恶化。畸形较严重而未手术治疗的患者，18% 于新生儿期死亡，约 50% 在 2 岁内死亡，发绀和心力衰竭出现得越早，预后越差，心力衰竭是其主要的死亡原因。合并预激综合征和心动过速者，可出现早期死亡，成年患者猝死发生率高达 20%。

三尖瓣缺如（absent tricuspid valve）指胚胎发育障碍，三尖瓣的三个瓣叶及瓣下结构均未发育，三尖瓣环处无瓣叶附着，右心室游离壁及室间隔右心室面可见藤条样或树丛状附着物，极为少见，但极易与三尖瓣下移畸形相混淆，如术前未能得到正确诊断，将给手术造成很大困难，故术前的鉴别诊断非常重要。

第二节　病理解剖和病理生理

一、病理解剖

几乎所有本病患者的内脏心房位正常，房室连接和心室大动脉连接相一致，但病理解剖变化较大（图 37-1）。少数合并大动脉转位等病变者，可出现左侧房室瓣下移畸形，即下述病理解剖变化发生于位于左侧的三尖瓣，极少见。

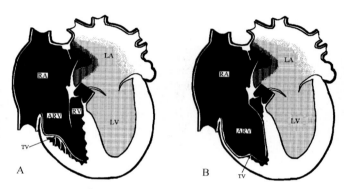

图 37-1　三尖瓣下移畸形示意图
A. 轻型，ARV 为房化右心室，RV 为功能右心室；B. 重型

（一）三尖瓣下移和畸形

右侧房室瓣环即三尖瓣环一般位于正常部位，多数患者三尖瓣环扩大，三尖瓣叶下移，三尖瓣口位置也下移，三尖瓣及其瓣器可出现畸形，整个三尖瓣的瓣器可发育不良。

三尖瓣叶下移的程度不等，在大部分下移呈中等程度的患者，一般仅隔叶和后叶部分下移到右室流入道，而前叶的发育和位置多数仍然正常，极少数患者可同时出现下移。三尖瓣隔叶的下移范围通常为 7 ～ 50mm，三尖瓣下移的位置越低，越靠近右心室心尖部和流入道，功能右心室将越小，右心室的功能越差，病情将越严重。三尖瓣隔叶和后叶下移到右室流入道与小梁部交界处，瓣叶游离缘可与右心室壁心肌肉柱异常附着，三尖瓣叶之间也可出现融合，影响瓣膜开放，造成三尖瓣狭窄，甚至可完全闭锁。

三尖瓣的所有瓣叶均可出现不同程度的发育不良、畸形，表现为瓣膜短小、增厚、粘连、融合，或变薄、光滑、形成结节，甚至缺如。一般以隔叶发育不良较严重，三尖瓣前叶通常冗长，呈篷帆状改变，增厚、肌肉化、活动可受限。有的瓣叶上可出现小孔或裂隙，甚至形成筛孔状，导致三尖瓣关闭不良。

乳头肌和腱索可正常，但多数有畸形，甚至严重畸形或缺如，通常乳头肌发育短小，腱索缩短，有时仅有数条纤细的心肌肉柱直接附着于瓣膜，可引起三尖瓣叶功能障碍，导致三尖瓣关闭不全和（或）狭窄。

（二）右心室和右心房

三尖瓣下移时，右心室被下移的三尖瓣叶分成房化右心室和功能右心室两部分。

右心房：右心房内径增大，房壁通常增厚、纤维化。多数患者的右心房和房化右心室均明显扩大，形成一个巨大的心腔，甚至呈瘤样扩张，使心脏明显增大。

房化右心室：位于真正的三尖瓣环与下移的三尖瓣叶附着处之间，该部分的心室壁多数较薄，心内膜增厚、平滑，有大量纤维组织增生，收缩功能很差或缺乏，心腔通常扩大，功能与右心房相同。少数患者的房化右心室心壁无明显变薄，仍具有一定的收缩功能，房化右心室腔也未增大，心脏大小可在正常范围内。

功能右心室：位于下移的三尖瓣叶附着处至肺动脉瓣环之间，属于解剖结构基本正常的右心室部分，心腔大小不一，通常比正常的右心室小，心室壁增厚，具有正常的肌小梁，心肌层多数正常或肥厚，尤其是右室流出道部分明显肥厚，收缩功能多数不正常，但少数患者可接近正常。

（三）左侧房室瓣下移畸形

左侧房室瓣下移畸形罕见，心室转位的矫正型大动脉转位患者，如同时合并本病，则下移的三尖瓣叶位于左侧。

（四）合并畸形

三尖瓣下移畸形多数患者伴有房间隔缺损（ASD）或卵圆孔未闭（80%），其他合并畸形有动脉导管未闭、肺动脉狭窄或肺动脉瓣闭锁、二尖瓣叶脱垂或瓣裂、室间隔缺损和主动脉缩窄等。有的可合并于法洛四联症、矫正型大动脉转位等复杂畸形。

二、分型

根据三尖瓣下移的程度及三尖瓣畸形的特点分型，汪曾炜等提出的以下病理解剖分型方法，具有临床应用价值。

A型：三尖瓣前叶位置正常，瓣叶发育较好，仅三尖瓣隔叶和后叶下移，下移20～30mm，形成的房化右心室的面积小，功能右心室有足够的容量，通常没有其他病理改变。

B型：最常见，三尖瓣隔叶发育不良或缺如，前叶和后叶常融合成一个大的瓣叶，瓣叶活动受限、面积减小，瓣叶上可出现大小不等的小孔或瓣裂。隔叶和后叶下移最低点可到达心尖部，前叶可发育不良和部分下移。有的伴有瓣器畸形，甚至瓣下只有细小扁平的心肌肉柱，而无正常的腱索和乳头肌。多数三尖瓣环明显扩大，导致严重的三尖瓣关闭不全，而少数三尖瓣叶之间融合粘连，有偏心小孔连通房化右心室与功能右心室，导致三尖瓣狭窄。

C型：三尖瓣下移到肺动脉瓣下20～30mm处，三尖瓣膜严重畸形，瓣叶面积严重减小，隔叶与后叶可缺如，或仅为膜样残迹，前叶下移，瓣器严重发育不良或缺如，少数患者仅有少许膜样组织或小的隔膜附着于上述部位的心肌肉柱上。有的虽有瓣膜，但没有明显的三尖瓣口，房化右心室与肺动脉之间，依靠瓣膜上大小不等的孔道交通，甚至功能右心室发育不良或缺如，整个右心室窦部和小梁部均位于房化右心室内。

三、病理生理

血流动力学异常的程度主要取决于房化右心室的大小、三尖瓣附着于右心室壁的部位及其功能障碍程度等。房化右心室一般功能不良，房化右心室范围越大，三尖瓣关闭不全的程度越重，右心室的功能障碍越明显，病情越重。但房化右心室仍具有一定收缩功能的患者，在心动周期中，房化右心室可出现与功能右心室矛盾的收缩舒张运动，从而可严重干扰心脏的功能，加重血流动力学紊乱。

三尖瓣口狭窄和（或）关闭不全，功能右心室面积减小，收缩能力差，收缩压降低，排血功能不良。一方面减少右心室排血量和肺动脉血流量，另一方面影响右心房及房化右心室的排空，容量负荷增加，升高压力，使右心房和房化右心室明显扩张，心脏扩大，体循环静脉系统淤血。

早期功能右心室可出现代偿性肥厚和扩张，但最终将出现右心衰竭。大多数本病患者伴有ASD或卵圆孔未闭，随右心房和房化右心室内的压力升高，可形成房水平的右向左分流，出现发绀。

新生儿的肺动脉压较高，肺循环阻力较大，三尖瓣关闭不全多数较严重，同时动脉导管一般尚未闭合，较高的肺动脉压可导致右向左分流，出现发绀。随着肺动脉阻力和压力的降低，三尖瓣关闭不全随之减轻，动脉导管闭合，右向左分流和发绀可以随之消失。但如果动脉导管闭合过于迅速，肺部出现低灌注状态，发绀可突然明显加重。到病变后期，随着病情发展，出现右心衰竭和（或）房水平的右向左分流，患者将再次出现发绀。

左心室的功能通常可在正常范围内,但多数可出现轻度左心室发育不良和功能障碍,确切原因尚不清楚,可能与本病患者的左心室纤维组织明显增加、长期右心室功能不良、心脏形态的异常变化、动脉血氧饱和度降低和心脏负荷加重等因素有关,使左心室结构和功能受到影响。左侧心腔的压力通常正常,少数受右心扩大和室间隔向左侧移位的影响,可形成主动脉瓣下狭窄。

本畸形多数与预激综合征有重要关系,常伴有右心室游离壁或间隔旁道,加上心脏受损和右心功能不良等因素,可出现房室传导阻滞、心房纤颤、阵发性房性心动过速等各种心律失常,甚至可猝死。其他并发症有脑脓肿、血栓栓塞等,但感染性心内膜炎的发病率较低。

第三节 临床表现和辅助检查

一、临床表现

本病的临床表现差异很大,主要取决于畸形的程度及合并的畸形。少数患者可完全没有症状,多数患者的症状为逐渐出现和加重,严重者出生后不久可因心力衰竭死亡。患者通常有发绀和活动后呼吸困难,病情越重,出现发绀和呼吸困难的年龄越小。发绀见于50%以上的患者,新生儿期的发绀有时较特殊,其他患者的发绀通常随活动、疲劳、受冷、发热、妊娠等加重,有的呈持续性。多数患者有心悸、乏力、体力差、头晕、头痛等,少数可出现晕厥。新生儿可有喂奶困难、生长发育迟缓等。心力衰竭时症状加重,可出现踝部水肿等,成年患者易疲劳。

本病的体征差异也很大,有的患者没有明显异常,多数患者较消瘦,发育营养欠佳,手足较凉,一般有面颊紫红和不同程度的发绀等,有的可有杵状指(趾)等。脉搏和周围静脉一般正常,甚至在心力衰竭和三尖瓣关闭不全较轻者,亦无明显异常。严重三尖瓣关闭不全者,可见心室收缩所产生的颈静脉波,偶有收缩期肝脏搏动。有的脉搏细小,血压降低。右心衰竭者出现肝脏肿大、腹水和周围水肿等。

心前区的心脏搏动通常减弱、弥散,但右心室,尤其是右室流出道部位的搏动增强,心界多数扩大,少数患者在胸骨左缘有收缩期震颤。第一心音通常增强,常明显分裂,有收缩期喀喇音。第二心音可出现明显的非固定性分裂,其肺动脉瓣成分正常或减轻。多数有较响亮的第三心音和第四心音,尤其在年龄较大的患者。胸骨下段附近可有三尖瓣关闭不全的全收缩期杂音,有时有三尖瓣狭窄的舒张中期或末期杂音,随吸气增强,多数呈搔抓样声音。

二、辅助检查

本病患者心电图可有P波高尖、右心房肥大、PR间期延长,常有右束支传导阻滞。心电轴多数正常或右偏,右胸导联的R波和S波电压可降低、QRS波群明显增宽,一般没有右心室肥厚的表现。6%～26%的患者有预激综合征和室上性心动过速、一度房室传导阻滞,常见室性心律失常。

胸部X线检查可显示心脏影正常,但多数有明显扩大,尤其是右心房内径扩大,心脏搏动减弱,整个心脏影呈盒状或球形,类似于大量心包积液的表现。肺血管纹理大致正常或减少,发绀者肺血管纹理通常明显减少,肺野清晰。主动脉结一般不突出。

通常认为,对本病患者进行心导管检查危险性较大,术中可出现各种心律失常。有学者报道,对363例本病患者进行了创伤性检查,结果有13例死亡,90例出现房性心律失常,故目前现已较少采用,但对某些患者的诊断仍然很有帮助。

心导管往往在巨大的右心房和房化右心室内盘曲,多数可通过未闭卵圆孔或ASD进入左心房,但往往很难从右心房经三尖瓣口进入右心室和肺动脉。右心房压往往中等升高,右心室收缩压一般正常,但舒张期压力升高,合并ASD或卵圆孔未闭者,可检出房水平的右向左分流,体循环动脉血氧饱和度降低。

心腔内心脏电生理检查有一定的特殊性,当心导管和电极同时从右心室向右心房方向后撤时,退过三尖瓣口之后,心导管监测的压力曲线由右心室压变成右心房压,但心腔内心电图仍然显示为右心室图形,出现所谓的"心室化右心房心电图"。但合并重度三尖瓣关闭不全者,压力曲线与心腔内心电图的上述关系可变得不甚明显。合并预激综合征者,可检出预激旁道的表现。

右侧心腔造影,可显示扩大而排空缓慢的右心房,右心室小,三尖瓣叶附着的位置和形态的异常,三尖瓣前叶大,多有三尖瓣关闭不全。有ASD或卵圆孔未闭者,可显示房水平右向左分流,肺血管影稀疏。

第四节 超声心动图检查

对于本病患者,综合性超声心动图检查能充分显示病理解剖改变,如M型超声能观察到三尖瓣叶的篷帆样改变,瓣叶关闭延迟现象;二维超声心动图能清晰显示三尖瓣叶发育状况,瓣叶的附着点、下移程度及启闭状况和房化右心室的大小。因此,无论是M型还是二维超声心动图,三尖瓣下移畸形均有其特异性表现,是诊断本病的首选方法,目前已基本无须做创伤性检查进行确诊。

一、M型超声心动图

M型超声心动图对三尖瓣叶的解剖结构及下移的程度通常不能显示，但对于三尖瓣前叶的冗长、关闭时间的延迟及由于房化右心室的形成使得右心房的面积增大等表现均仍可显示。如主动脉波群显示右室流出道内径增宽，主动脉前后壁运动曲线呈圆拱状，重搏波可消失，左心房内径可在正常范围或减小。左心室波群由于房化右心室的内径增大，三尖瓣隔叶的附着点下移，位于室间隔水平，室间隔的舒缩运动受到下移的三尖瓣隔叶启闭影响，运动曲线呈"W"形。三尖瓣前叶因冗长呈篷帆状改变，瓣叶关闭的时间较二尖瓣延迟。二尖瓣的运动幅度减小。三尖瓣波群仅可探及冗长的三尖瓣前叶，瓣叶的开放幅度增大，开放时间延长，瓣叶开放时形似篷帆，有其一定的特异性，可做出提示性诊断（图37-2）。

二、二维超声心动图

二维超声心动图能清晰显示瓣膜的病理解剖改变，如瓣叶的大小、发育、粘连或缺如程度，以及瓣叶的下移方式和水平等，故为诊断本病的主要方法。尤其是右室流入道断面，是观察三尖瓣后叶下移的方式、程度及附着点所在部位的最佳断面，可显示扩大的右心房、房化右心室及功能右心室的面积及大小，显示三尖瓣前叶及后叶形态的改变，清晰显示三尖瓣后叶的原附着点及下移后的附着点部位，瓣叶发育的状况。通常，大部分患者三尖瓣前叶仍附着于原三尖瓣环部位，但瓣叶冗长，呈篷帆样改变，运动幅度增大，右心房和房化右心

室的面积增大，功能右心室的面积减小（图37-3）。

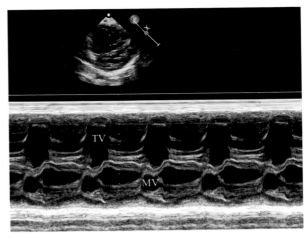

图37-2 M型左心室波群

显示右心房内径增大，三尖瓣前叶呈篷帆状改变，运动幅度增大，由于隔叶下移附着至室间隔，室间隔运动呈"W"形，三尖瓣关闭延迟

心尖四腔心断面是观察三尖瓣隔叶附着点的最佳断面，可显示隔叶下移程度、房化右心室大小及瓣叶的发育、腱索的融合等形态改变。通常三尖瓣隔叶的正常附着点较二尖瓣低 5 ～ 6mm，但如低于此范围，则应考虑隔叶下移的可能性，一般不应超过10mm，下移指数（displacement index）≥ 8mm/m² 往往具有诊断价值。

三尖瓣隔叶的根部至体部多附着于室间隔右心室面，无运动幅度，而瓣体至瓣尖有瓣膜的启闭功能。前叶大而长，形似篷帆，往往出现瓣膜关闭不全现象。

由于四腔心断面能清晰显示三尖瓣前叶的形态改变、瓣叶增长的程度及关闭不良的状况，显示房化右心室及功能右心室的面积，因此可评价本病解剖和功能改变的严重程度。

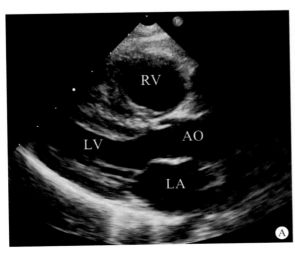

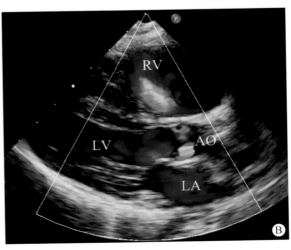

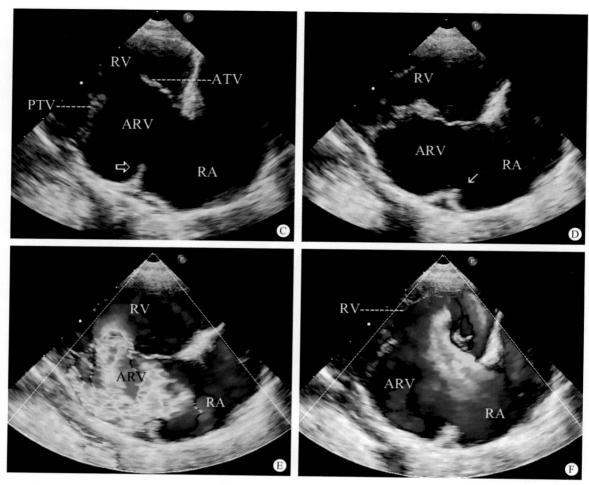

图 37-3　三尖瓣下移畸形①

显示房化右心室增大，三尖瓣后叶下移，箭头所示为原三尖瓣后叶附着点，三尖瓣前叶附着点位于原位，瓣叶关闭不良，彩色多普勒观察时收缩期瓣口出现大量的反流，舒张期瓣口开放点靠近心尖部。A. 二维超声心动图左心室长轴断面；B. 彩色多普勒左心室长轴断面；C 和 D. 二维超声心动图舒张期与收缩期右室流入道断面；E 和 F. 彩色多普勒收缩期与舒张期右室流入道断面

　　在右室流入道及心尖四腔心断面观察时，对隔叶和（或）后叶下移的患者，应注意多角度观察，以免对瓣叶呈螺旋形下移的患者，在判断其瓣叶下移程度时出现误差（图 37-4）。

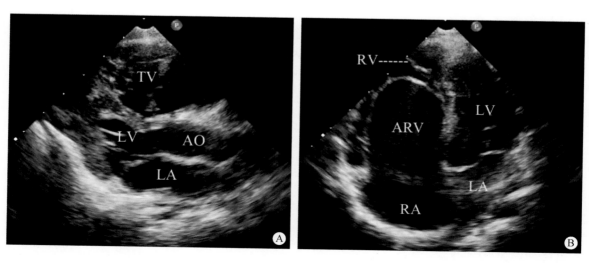

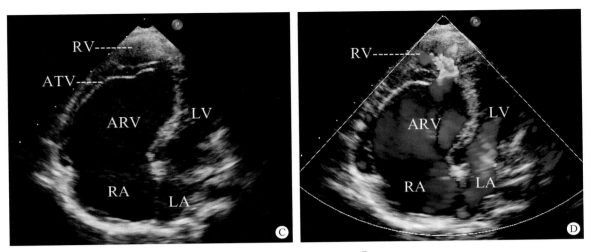

图37-4　三尖瓣下移畸形②

于左心室长轴断面可清晰显示三尖瓣开放，于四腔心断面可观察三尖瓣隔叶下移的程度及附着点，三尖瓣前叶冗长，呈篷帆样改变，舒张期瓣叶开放时，瓣口明显向心尖部移位，瓣口开放幅度减小，通过瓣口的血流量减少。A.左心室长轴断面；B和C.心尖四腔心断面；D.彩色多普勒心尖四腔心断面

　　在大动脉短轴断面有利于观察三尖瓣隔叶的形态及其下移的附着点、三尖瓣前叶形态改变和右室流入道及流出道的变化，可显示冗长的三尖瓣前叶、下移的隔叶及由于三尖瓣叶下移所形成的房化右心室的面积。而于

左心室长轴断面观察时，与ASD图像极为相似，本断面仅能显示右心占优势，不能显示三尖瓣叶的附着点、下移程度、瓣叶的形态变化。由于三尖瓣叶呈篷帆状改变，运动幅度增大，大部分患者可显示三尖瓣叶（图37-5）。

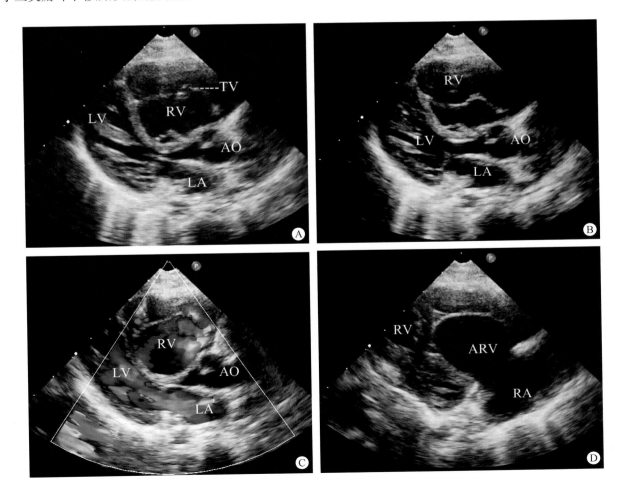

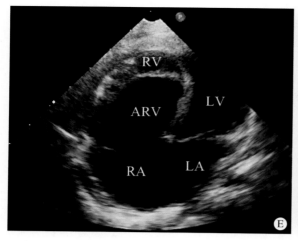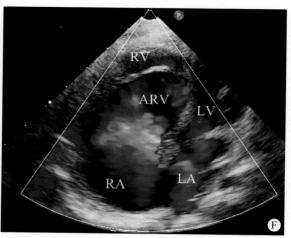

图 37-5　三尖瓣下移畸形③

由于瓣叶的形态改变较大，在左心室长轴断面可探及冗长、呈篷帆样改变的三尖瓣叶，而且应用彩色多普勒观察时，可显示瓣口部位。由于三尖瓣后叶与隔叶下移，形成房化右心室，彩色多普勒观察时，原三尖瓣口未能出现过瓣口的血流效应。A 和 B. 二维超声心动图左心室长轴断面；C. 彩色多普勒左心室长轴断面；D. 右室流入道断面；E. 心尖四腔心断面；F. 彩色多普勒四腔心断面

对于三尖瓣叶的发育及是否还存在三尖瓣叶，应注意经左心室短轴断面观察，可帮助与三尖瓣缺如相鉴别。通常在左心室短轴断面观察时，左心室腔极小，右心室明显增大，月牙状形态消失，三尖瓣叶的活动幅度增大，可显示瓣膜明显关闭不良，瓣膜中部出现漏口，三尖瓣叶的启闭运动紧贴右心室壁，但如无三尖瓣叶，在本断面不能观察三尖瓣叶的组织（图 37-6）。

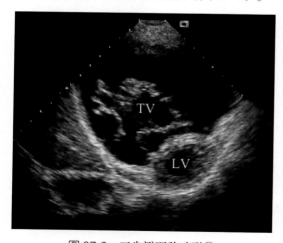

图 37-6　三尖瓣下移畸形④

左心室短轴断面：显示左心室有效腔径减小，右心明显增大，三尖瓣解剖形态异常，改变不良

三、多普勒超声心动图

（一）彩色多普勒超声

几乎所有患者均有三尖瓣反流，右心房内可探及源于低位三尖瓣口的蓝五彩镶嵌色反流性血流束，反流量的多少取决于瓣膜下移的程度和关闭的状况（见图 37-3E）。

（二）脉冲及连续多普勒

将取样点置于右心房侧时，可探及源于三尖瓣口的反流性血流束，血流的速度取决于瓣口关闭不全的程度。

部分患者伴有 ASD，彩色多普勒观察时可以看到房水平出现双向分流。

四、经食管超声心动图

与 TTE 比较，TEE 可以更清晰地显示三尖瓣前叶的形态改变、隔叶和后叶的下移程度、瓣叶发育的状况，尤其是瓣下腱索发育的情况，以及房化右心室的面积。

在四腔心断面，可显示冗长的三尖瓣前叶、发育不良及下移的三尖瓣隔叶，整个右心室游离壁显示有藤条样物附着。在右室流入道断面可显示右心房内径增大、三尖瓣后叶下移的程度和瓣叶下移的方式，三尖瓣叶呈藤条样附着在右心室壁上。

但是由于 TTE 通常能较好地显示本病的病理解剖改变，因此在本病的诊断过程中较少采用 TEE。

五、鉴别诊断

（一）三尖瓣缺如

三尖瓣下移畸形需与三尖瓣缺如相鉴别，如果将两者混淆，将对手术带来困难，给患者带来痛苦。

三尖瓣缺如系三尖瓣叶及瓣下结构均未发育成型，

形成树丛状物附着于右心室的游离壁和室间隔。于四腔心及右室流入道断面观察，未能探及瓣膜的启闭运动；在心室短轴断面未能探及明确的三尖瓣口。在少数患者，可于右心室心尖部发现未形成的房室瓣呈膜样薄片改变，二维超声心动图观察不到房室瓣的启闭活动及房室瓣口（图37-7）。

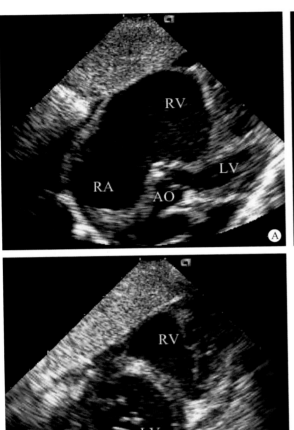

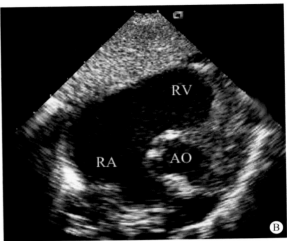

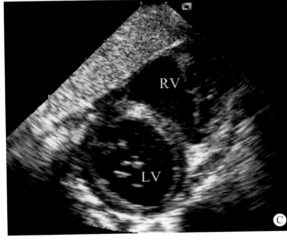

图37-7　三尖瓣缺如畸形

原三尖瓣环部位未能探及明确的三尖瓣环及三尖瓣叶组织，致使右心房及右心室形成口袋状解剖形态，无瓣叶的启闭现象。

A. 剑突下主动脉长轴断面；B. 剑突下左心室短轴断面；C. 剑突下大动脉短轴断面

采用彩色多普勒观察，血流从右心房进入右心室时，无血流过瓣口时的效应及血流汇聚现象，通过瓣环的血流呈层流状。

三尖瓣缺如者，瓣叶缺如，但右心室壁有许多条索状物，形似下移的三尖瓣叶，超声心动图表现与三尖瓣下移极为相似，右心室腔内的条索状物形态似藤条，呈摆动状，极似瓣叶的活动，对于经验不足者，两者极易混淆，诊断三尖瓣下移畸形时，应注意排除三尖瓣缺如。但对于三尖瓣缺如的患者同时伴有肺动脉瓣口狭窄合并房间隔缺损及室间隔缺损，房、室水平呈双向或右向左分流，为了改善肺循环的血流状态，可行体 - 肺分流术（图37-8）。

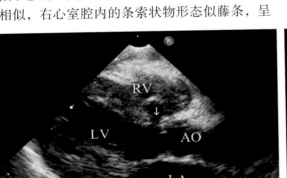

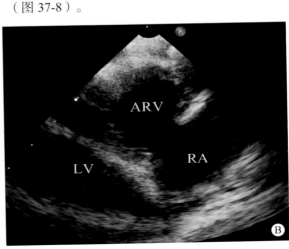

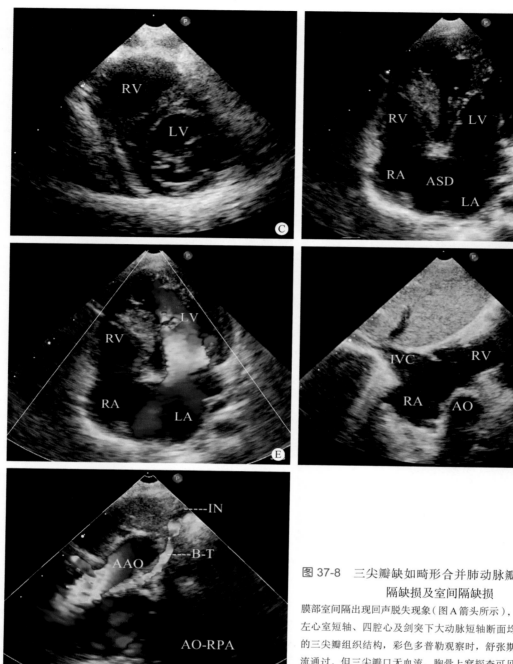

图 37-8 三尖瓣缺如畸形合并肺动脉瓣狭窄、房间隔缺损及室间隔缺损

膜部室间隔出现回声脱失现象（图 A 箭头所示），从右室流入道、左心室短轴、四腔心及剑突下大动脉短轴断面均未能探及明确的三尖瓣组织结构，彩色多普勒观察时，舒张期二尖瓣口有血流通过，但三尖瓣口无血流，胸骨上窝探查可见主动脉与右肺动脉之间出现五彩镶嵌色血流，为体-肺分流术所致

两者的鉴别要点详见表 37-1，如检查中注意有无腱索和乳头肌、舒张期血流通过的区域有无瓣口效应，两者通常不难鉴别。

表 37-1 三尖瓣下移畸形与三尖瓣缺如的超声鉴别要点

	三尖瓣下移畸形	三尖瓣缺如
瓣叶活动	明确	无明确的瓣叶活动
房室瓣口	明确	无明确的房室瓣口
瓣膜关闭点	关闭点下移	无明确的瓣膜关闭点
血流汇聚现象	明确	无明确的血流汇聚现象
腱索及乳头肌	有	无

（二）限制型心肌病

由于右心室限制型心肌病的主要病理改变为右心室、流入道部位的心内膜及内层心肌纤维化，使心肌的舒张及收缩功能受损。本病常累及房室瓣叶，腱索、乳头肌受累变形、萎缩，造成瓣膜功能不全，出现反流，三尖瓣的后叶和隔叶可与心室壁粘连，粘连后的瓣叶部分启闭运动消失，仅瓣叶的瓣尖部分有启闭运动，类似瓣叶的附着点下移，易与下移的瓣叶相混淆。由于瓣叶粘连，启闭运动受限，出现房室瓣反流，引起心房增大。要全面结合临床和各种检查，包括细致的超声心动图检查，予以鉴别。

三尖瓣下移患者除了观察各瓣叶下移的程度及所形成的房化右心室大小外，主要应观察三个瓣叶的形态、发育状况，以及瓣叶有无残缺、挛缩、瓣缘卷曲和缺如，为术式提供依据。

通常三尖瓣的前叶附着点位于原位置，而隔叶及后叶附着点下移，由于下移的瓣叶形态尚可，瓣叶的面积减小不明显，适宜行瓣膜移植手术。但部分患者可出现前叶、后叶及隔叶同时下移，瓣叶发育不良，瓣叶面积轻度减小，但不严重。而极少数患者除三尖瓣下移外，其腱索及乳头肌发育不良，后叶和隔叶出现较重的发育不良和缺如，外科医生会根据手术中所见的病理解剖改变选择适宜的手术方式。

在检查的过程中应注意合并的心内畸形，同时合并房间隔缺损的患者较为多见，而合并室间隔缺损的患者少见。由于三尖瓣下移畸形，致使部分右心室心房化，如合并室间隔缺损，左心室与房化右心室之间出现左向右分流，从血流动力学的角度来看，实际为左心室向右心房分流，应注意检出。

极少数患者可合并肺动脉闭锁，所产生的血流动力学变化也极为复杂。由于肺动脉瓣呈闭锁状态，而患者又无室间隔缺损存在，所产生的血流动力学改变与室间隔完整的肺动脉闭锁相同。右心室腔内的血液通过下移且发育不良的三尖瓣口返回右心房，再通过房间隔缺损分流入左心房室，进入主动脉系统，继而通过动脉导管或体肺侧支分流入肺动脉系统，形成动脉水平的左向右分流。此类患者同时伴有程度较重的发绀现象，可作为对本病诊断的提示。

在检查三尖瓣下移患者的过程中应注意与三尖瓣缺如鉴别，以免术中出现问题。

第五节 超声心动图检查对三尖瓣下移畸形手术方式选择的指导意义

本病术前需要明确是否有三尖瓣叶组织，应注意与三尖瓣叶缺如相鉴别。在明确三尖瓣下移畸形时，应注意观察三尖瓣后叶和隔叶下移的程度，以及三尖瓣前叶的发育状态，以便做出术式选择。

1. 瓣膜移植术 游离下移的三尖瓣隔叶和后叶，再根据三尖瓣前叶活动度，决定三尖瓣叶游离的方法和程度，将瓣叶游离并移植到真三尖瓣环部位。对于反流量较大的患者可同时使用瓣叶环缩环。

2. 折叠术 横向折叠由于三尖瓣后叶及隔叶下移所形成的房化右心室，即将部分人工瓣膜的缝合环固定在右心房，而冠状静脉窦则位于右心室侧，将下移的三尖

瓣叶提到房室瓣环部位，减少瓣口的反流，最大程度地改善瓣叶的活动功能，但由于三尖瓣下移畸形的三尖瓣前叶冗长，实际上手术后可导致仅一个瓣叶具有启闭功能。

3. 人工瓣膜植入术 常应用于三尖瓣叶缺如的患者。

4. 体-肺分流术 关闭房间隔缺损，阻断房水平分流，将上腔静脉与右肺动脉进行吻合（即格林手术），使血流交通，改善患者的生存质量，减轻发绀程度。

如三尖瓣下移的程度较轻，而瓣口反流的程度较重，可以在三尖瓣环部位放入环缩环，减少三尖瓣口的反流量。

因此，在检查三尖瓣下移患者时，应注意瓣叶下移的程度，下移瓣叶发育的程度，前叶是否同时出现下移，尤其是对于三尖瓣下移呈藤条样改变，应与真正的三尖瓣下移进行鉴别诊断，同时对于有无三尖瓣叶等应在术前做出明确的诊断，以便正确选择手术方式。

（刘延玲　然　鋆　熊鉴然）

参 考 文 献

刘延玲，等.1981. 先天性心脏病 Ebstein's 畸形的超声心动图诊断. 中华物理医学杂志，3：68

刘延玲，等.1987. 彩色多普勒超声心动图诊断先天性心血管畸形的研究. 中华心血管杂志，15：6-8

汪曾炜，等.1987. 63 例 Ebstein 心脏畸形的外科治疗经验. 中华胸心血管外科杂志，3：198

Anderson KR，et al. 1979. Morphologic spectrum of Ebstein's anomaly of the heart. Mayo Clin Proc，54：174-180

Brown ML，et al. 2008. Functional status after operation for Ebstein anomaly：the Mayo Clinic experience. J Am Coll Cardiol，52：460-466

Daniel W，et al. 1980. Value of M-mode echocardiography for non-invasive diagnosis of Ebstein's anomaly. Br Heart J，43：38-44

Edwards WD. 1993. Embryology and pathologic features of Ebstein's anomaly. Prog Pediatr Cardiol，2：5-15

Eidem BW，et al. 1998. Nongeometric quantitative assessment of right and left ventricular function：myocardial performance index in normal children and patients with Ebstein anomaly. J Am Soc Echocardiogr，11：849-856

Farooki ZQ，et al. 1976. Echocardiographic spectrum of Ebstein's anomaly of the tricuspid valve. Circulation，53：63-68

Genton E，et al. 1967. The spectrum of Ebstein's anomaly. Am Heart J，73：395-425

Gussenhoven WJ，et al. 1980. Echocardiographic criteria for Ebstein's anomaly of tricuspid valve. Br Heart J，43：31-37

Hagler DJ，et al. 1993. Echocardiographic assessment of Ebstein's anomaly. Prog Pediatr Cardiol，2：28-37

Jaquiss RD，et al. 2007. Management of Ebstein's anomaly and pure tricuspid insufficiency in the neonate. Semin Thorac Cardiovasc Surg，19：258-263

Ports TA，et al. 1978. Two-dimensional echocardiographic assessment of Ebstein's anomaly. Circulation，58：336-343

Shiina A，et al. 1984. Two-dimensional echocardiographic spectrum of Ebstein's anomaly：detailed anatomic assessment. J Am Coll Cardiol，3：356-370

Vacca JB，et al. 1958. Ebstein's anomaly. Complete review of 108 cases. Am J Cardiol，2：210-226

第三十八章　三尖瓣闭锁

（附：右侧房室无连接）

第一节　概　述

三尖瓣闭锁（tricuspid atresia）是一组较少见的紫绀型先天性心内复杂畸形，基本的病理解剖改变是右侧房室瓣闭锁或者缺如，右侧的心房与心室之间没有直接的交通，右心室窦部发育不良或缺如，左心房、左心室肥厚、扩大，左、右心房之间存在交通，多数合并室间隔缺损（VSD），极少数患者可无室间隔缺损，部分患者可有肺动脉口狭窄等病变，但也有人认为本病实际上是一种特殊类型的单纯左心室。

一般认为，心室襻与心内膜垫错位排列，在一定程度上使室间隔与房室管对位异常，致使室间隔右移，阻挡三尖瓣口，造成三尖瓣闭锁。三尖瓣的发育与右心室窦部发育密切相关，可出现右心室窦部缺如或右心室发育异常。有的学者认为，三尖瓣闭锁系发育不全的右心房、右心室之间的瓣膜未穿孔所致，但有的学者发现三尖瓣闭锁部位的陷窝朝左室流出道，而不是朝右心室，故认为本病很可能类似于左室双入口。

本病原因不明。除可合并其他的心血管畸形外，本病约19%的患者可合并心外畸形，多数累及中枢神经系统和骨骼肌肉系统，可与Bown综合征、无脾综合征等并存。

本病约占婴儿期先天性心脏病患者的2.3%，占临床先天性心脏病患者的1.1%～2.4%和尸检先天性心脏病者的3%，居常见紫绀型先天性心脏病的第三位，仅次于法洛四联症和大动脉转位，每10万新生儿中约有5例三尖瓣闭锁，男女发病率基本相似。

本病的预后与肺血流量有关，一般预后极差，如不进行手术治疗，多数于早期死亡，其中50%死于出生后6个月之内，66%死于12个月之内，只有10%能存活到10岁以上，围手术期的病死率也不低。

第二节　病理解剖和病理生理

一、病理解剖

本病的病理解剖变化较大，基本的病理解剖特征如上所述。

（一）三尖瓣闭锁

三尖瓣口完全缺如，没有可以辨认的三尖瓣组织，一般仅在三尖瓣部位呈现陷窝或类似结构，根据局部的解剖结构，可有不同类型（图38-1）：

1. 肌肉型　最常见，占76%～84%，右心房底部出现一个脐状中心陷窝，陷窝的方向大多数指向左室流出道，完全或基本由肌性或纤维肌性组织构成，呈放射状向中央聚合，封闭右心房底部，右侧房、室之间没有瓣膜组织连接。

2. 膜型　占8%～12%，右侧房、室之间有纤维组织膜，多数与膜部室间隔相连，一般亦可有纤维性陷窝。

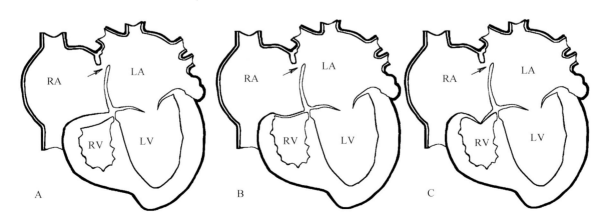

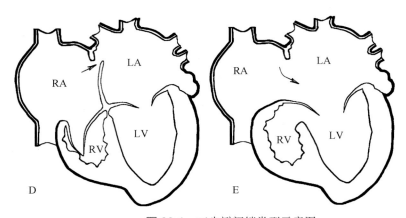

图 38-1　三尖瓣闭锁类型示意图

A. 肌肉型；B. 膜型；C. 瓣型；D. Ebstein 畸形型；E. 房室通道型

3. 瓣型　约占 6%，右侧房、室之间具有未穿孔的三尖瓣组织，瓣叶融合，形成薄膜状组织或囊状结构，有时可有残余的腱索附着，多数患者的室间隔完整，伴有肺动脉瓣闭锁。

4. Ebstein 畸形型　约占 6%，三尖瓣下移，附着于较小的右心室壁，三尖瓣叶之间完全融合，与右心房组织一起阻塞于右侧房室口。

5. 房室通道型　约占 2%，合并房室通道畸形，有瓣叶将右侧房室口封闭。

（二）心房和心室

右心房和右心耳扩大、肥厚，左心房和左心耳形态一般正常，多数患者左心房扩大。本病患者在左、右心房之间必须有交通口，否则无法生存，其中部分属于卵圆孔未闭，多数卵圆孔较小，右心房明显肥厚、扩张。由于三尖瓣呈闭锁状，右心房压力升高，有的患者卵圆孔部位组织呈瘤样向左心房方向膨出，甚至阻塞二尖瓣口、肺静脉口，或使左、右心房之间的交通闭塞。部分患者有房间隔缺损（ASD），大小不一，可为继发孔缺损，或原发孔缺损伴二尖瓣畸形，极少数患者为房间隔完全缺如。

右心室的内径大小不等，多数为很小的残余心室腔，通常有 VSD，右心室腔的大小与 VSD 有关，但大小通常不成比例。右心室有时主要由流入道和漏斗部构成，漏斗部有薄层的心内膜，管壁厚 2 ～ 4mm，管腔直径与相连接的主肺动脉相似，类似于主肺动脉的延伸部分，流入道位于右心室外侧。少数有小梁部，乳头肌缺如，或仅有少量发育不良的乳头肌。

VSD 通常位于圆锥间隔下，多数与较小的右心室小梁部上部相通。少数患者的右心室完全缺如或闭塞，或仅有很小的缝隙埋藏于左心室的右侧壁，其室间隔完整，通常合并肺动脉闭锁。极少数患者的右心室较大，其 VSD 一般较大，甚至以右心室为主，通过大的 VSD

与左心室相通，有二尖瓣骑跨和肺动脉瓣狭窄，多见于大动脉转位者。

左心室多数出现肥厚、心腔扩大，肌小梁往往正常，有时有异常的肌束，二尖瓣通常正常或瓣叶增大，部分患者二尖瓣环也可扩大。

（三）其他

多数患者的肺动脉瓣环小于正常，肺动脉和肺动脉瓣的发育可正常，部分患者可出现肺动脉扩张，有的可合并肺动脉口狭窄、肺动脉瓣二瓣化畸形，甚至闭锁，但瓣叶之间一般不融合。没有 VSD 者，其右心室常缺如或极小，肺动脉瓣和肺动脉也往往闭锁，肺部的血液供应来自动脉导管或其他侧支循环。主肺动脉与主动脉的位置关系可正常，或出现右位型或左位型大动脉转位。

三尖瓣闭锁常合并其他心血管畸形，对血流动力学有重要影响，其中合并大动脉转位者可达 50% ～ 63%，左上腔静脉永存者达 80%，动脉导管未闭（PDA）者达 80%，并列左心耳者可达 10% ～ 40%。此外，可合并主动脉缩窄、无顶冠状静脉窦、主动脉弓离断等畸形。

二、分型

（一）按照右侧房室间有无直接连接分类（图 38-2）

1. 有连接　右侧心房和心室之间的原瓣环处，病理解剖上有直接延续，但原三尖瓣的位置为隔膜样纤维组织所替代，部分患者的纤维隔膜中央可有一小孔，但无瓣叶活动，此类型占 83% ～ 95%，亦称为未穿通的房室连接（imperforate atrioventricular connection）。

2. 无连接　右侧心房和心室之间无直接延续，被大量纤维组织和脂肪组织等填充，较为少见，占 5% ～ 17%，一般称为右侧房室无连接（absent right atrioventricular

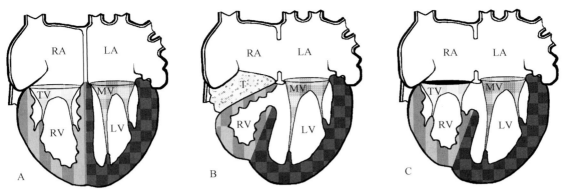

图 38-2　房室连接正常（A）、右侧房室无连接（B）和三尖瓣闭锁（C）比较示意图

T 为纤维组织和脂肪组织

connection）。有学者将此类畸形列为三尖瓣闭锁的一种类型，但也有学者认为与三尖瓣闭锁不同，应属于另外一种心内畸形，其差别在于右侧房室之间不是被纤维状隔膜隔开，而是被纤维、脂肪组织呈蜂窝样填充，没有瓣环样结构。三尖瓣闭锁时，有瓣环样结构者，如右心室发育尚可，在原三尖瓣的位置可安装人造瓣膜，而右侧房室无连接者则不具备这样的条件。

（二）根据大动脉关系和肺动脉口状况分型

Keith 等最早提出，经过 Rao 等修订改进，根据大动脉关系和肺动脉口状况对三尖瓣闭锁进行分型，先根据大动脉的关系分成Ⅰ、Ⅱ、Ⅲ三型，再根据有无肺动脉口狭窄或闭锁分出八种亚型，其中在Ⅰ型和Ⅱ型，肺动脉瓣闭锁者为 a 亚型，肺动脉口狭窄者为 b 亚型，没有肺动脉口狭窄者为 c 亚型（图 38-3）。

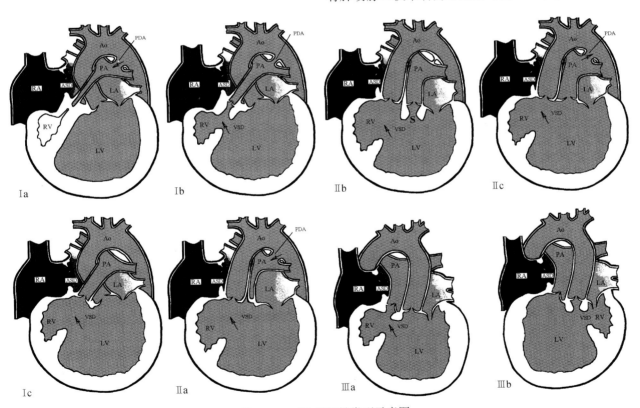

图 38-3　三尖瓣闭锁类型示意图

Ⅰ、Ⅱ、Ⅲ分别代表三尖瓣闭锁各类型，a、b、c 分别代表其亚型，Ⅲb 亚型合并心室转位

Ⅰ型：占 60% ～ 70%，大动脉位置关系正常，内脏正位，大动脉与心室关系一致，主动脉起源于左心室，左心室血液还可经 VSD →右室漏斗部→肺动脉。右室漏斗部通常呈囊状，内壁光滑，部分患者合并肺动脉瓣畸形，多数为二瓣化畸形。冠状动脉和心脏传导系统的解剖结构基本正常，但由于左心室扩大，左前降支向右侧移位，

希氏束穿过移位的中心纤维体到达室间隔的左心室面，一般在 VSD 后下缘发出有关分支，右束支仍然在室间隔右心室面，沿 VSD 下缘到漏斗部。

Ⅰa 亚型：合并肺动脉瓣闭锁，右室漏斗部呈裂隙状，室间隔完整，约占本型的 10%，其肺部血液供应来自 PDA 或主动脉与肺动脉之间的侧支循环。

Ⅰb 亚型：最多见，占 75%，合并肺动脉口狭窄及小的 VSD，部分患者合并肺动脉发育不良。

Ⅰc 亚型：肺动脉发育正常，没有漏斗部狭窄，有大的 VSD，肺部血流多数正常，甚至增加，占本型的 15%。

Ⅱ 型：约占 25%，合并右位型大动脉转位，主动脉在右前方，主肺动脉在左后方，肺动脉瓣与二尖瓣之间有纤维连接。一般右心室较大，室壁较厚，VSD 较大，左心室血液经 VSD →右室漏斗部→主动脉，肺动脉起源于左心室。

Ⅱa 亚型：合并肺动脉口闭锁及 VSD，主动脉起源于右心室，伴有 PDA，肺部血流量通常不足，往往早期死亡，少见。

Ⅱb 亚型：合并肺动脉口狭窄及 VSD，一般为肺动脉瓣狭窄和（或）瓣下狭窄，左室流出道狭小，较少见，但存活时间稍长。

Ⅱc 亚型：肺动脉口正常，有 VSD 和 PDA，最常见。一般肺动脉粗大，起源于左心室，右心室发育不良，主动脉从右心室发出，细小，发育不良，可合并主动脉缩窄，易造成体循环血液供应不足，常因心衰而早期死亡。

Ⅲ 型：合并左位型大动脉转位，主肺动脉位于右后方，主动脉位于左前方，多数合并主动脉瓣下狭窄，心室位置可正常或转位，本型患者仅占三尖瓣闭锁的 3%～7%。

Ⅲa 亚型：合并肺动脉瓣或瓣下狭窄，有 VSD。

Ⅲb 亚型：合并主动脉瓣或瓣下狭窄，有 VSD 和心室转位。

三、病理生理

胎儿时期，一般由左心室供应全身血液，肺部没有通气功能，血流量少，故三尖瓣闭锁者的生长发育并不受影响。出生后，肺部通气膨胀，肺循环和体循环呈现明显的差异，患儿的血流动力学将受到明显影响，主要影响因素有房水平和室水平的分流程度、肺动脉口状况及左心室功能等，病理生理变化很复杂。

体循环静脉回流到右心房的血液，不能通过三尖瓣口进入右心室，为了维持血液循环，只能通过卵圆孔或 ASD，进入左心房，与肺静脉血液混合，经二尖瓣口入左心室，大部分搏入主动脉，完成体循环，动脉血的氧饱和度呈不同程度的降低，可造成发绀和缺氧。其余部分混合血，从左心室→ VSD →右心室→肺动脉，完成肺

循环。合并肺动脉闭锁或严重狭窄者，需从左心室→主动脉→动脉导管和（或）侧支循环→肺动脉→肺部，完成肺循环。

右心室多数伴有发育不良，左心室几乎完全承担两侧心室的搏血功能，在功能上相当于单心室，长期负荷增加，造成左心室肥厚和扩张，可造成左心室心肌病变、纤维化，最终导致左心室衰竭。左心室扩张可导致二尖瓣环扩大，出现二尖瓣相对关闭不全。右心房、左心房和左心室的血流量均增加，右心房和左心房亦出现肥大。

如果合并肺动脉口狭窄，甚至闭锁，流经肺动脉的血流量减少，气体交换受影响，使左心房混合血的氧饱和度明显降低，可加重发绀和缺氧，尤其是合并室间隔完整或肺动脉闭锁者，发绀和缺氧通常十分明显。

如果肺动脉口基本正常，VSD 又较大，肺血流量可正常或增加，较少影响气体交换，发绀和缺氧程度相对较轻。但肺动脉口无狭窄的患者，如 ASD 和 VSD 较大，房水平和室水平都有大量的分流，肺部血流量明显增加，有的可出现肺动脉高压的血流动力学变化。

如果患者的房水平分流口较小，右向左分流受阻，右心房和体循环静脉淤积大量血液，可出现右心衰竭的病理生理变化，造成周围水肿和肝脏肿大等。

第三节　临床表现和辅助检查

一、临床表现

本病患者出生时生长发育一般不受影响，但出生后往往有气促、发育迟缓、易患感染，甚至出现呼吸窘迫、严重缺氧及充血性心力衰竭等各种表现。约半数患者可有缺氧发作，尤以 6 个月以下的患儿为多，往往与 VSD 逐渐变小、PDA 闭合或严重的肺动脉狭窄有关。发绀最常见，50% 以上的患儿在出生后即有发绀，较大患儿可见杵状指（趾）。肺血量减少或正常者，发绀一般较重，而肺血流量增加者发绀较轻。

体检显示发育不良，多有发绀，心尖冲动一般增强、弥散，心界向左侧扩大。第一心音单一、增强，第二心音也单一、增强或有分裂；合并肺动脉口狭窄者，肺动脉第二音减弱。有的患者没有明显的心脏杂音，有的心前区有柔和的收缩期杂音，多数在心前区可闻及粗糙、响亮的喷射性收缩期杂音，无特征性，可伴震颤。心尖部可有舒张期滚筒样杂音，肺动脉瓣区可有连续性杂音。心衰或出现各种并发症时，可有相应的体征，如肺水肿、周围水肿和颈静脉扩张等。

二、辅助检查

心电图的电轴多数正常或左偏，通常有右心房和

（或）左心房扩大、左心室肥厚。肺血增多者可出现右心室肥厚，部分患者可有左心房扩大。

胸部 X 线检查的表现与三尖瓣闭锁的类型有关，心脏影常见不同程度的扩大。肺血减少者，肺部可见侧支循环的网状结构，心脏影一般不增大或轻度增大，心腰可突出，左心室膨隆，心影与法洛四联症相类似。有的左心耳隆起，右心室萎缩，正位心影近似于方形。肺血增加者，显示肺淤血，心脏影明显增大，以右心室增大为主，肺动脉段可突出。

心导管检查和心血管造影对确定三尖瓣闭锁的病理解剖结构和类型往往有重要意义。右心房造影时，造影剂依右心房→左心房→左心室→主动脉及右心室→肺动脉的顺序充盈，右心室充盈延迟或不充盈，右心室小，下腔静脉、肝静脉、右心房、左心房、左心室及主动脉均扩张，肺动脉及其分支常纤细。左心室造影可显示左心室和 VSD 的形态、大小、位置，心室与大动脉的连接关系，冠状动脉和合并畸形。右心室或肺动脉造影多数较困难。

第四节　超声心动图检查

超声心动图能清晰显示心脏大血管内各部位的解剖结构，为无创诊断三尖瓣闭锁的首选方法，诊断准确率可达 100%。

M 型和二维超声是诊断三尖瓣闭锁的基本方法，多普勒和声学造影可协助确定畸形及其血流动力学状态，经胸超声可明确诊断，通常无须进行或难以实施具有一定危险性的经食管超声检查。

超声可显示本病的主要病理特征，如右侧房室之间代替三尖瓣叶的纤维样隔膜回声、发育较差的右心室、ASD、VSD 及大动脉的连接关系等，为手术方案提供重要的信息，也是术后追踪和评定疗效的重要手段。

一、M 型超声心动图

有其特异性表现，心室波群可见发育较大的二尖瓣叶，在右侧房室瓣口相当于三尖瓣的部位，探测不到三尖瓣叶的回声，多数显示为较粗的带状或薄膜状强回声，活动幅度小。未能探及三尖瓣叶的启闭运动，呈闭锁状，由于右心房的血液均需经 ASD 分流入左心房排出，二尖瓣叶的开放时间延长（图 38-4）。右心室发育不良，右心室腔小，部分患者可呈裂隙状，室间隔常紧贴右心室前壁。

如大动脉连接关系异常，则主动脉波群显示主动脉位于右前方，即原来主肺动脉的位置，而主肺动脉位于左后，即原主动脉的位置。如大动脉连接关系正常，右室流出道的内径变窄。

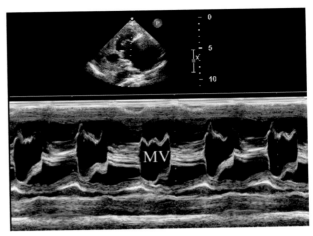

图 38-4　三尖瓣闭锁 M 型左心室波群

右心室腔呈裂隙状，难以显示，室间隔紧贴右心室前壁，二尖瓣叶开放幅度增大，开放时间延长

二、二维超声心动图

二维超声心动图是诊断本病的主要方法，能清晰显示本病的主要病理解剖改变，尤其是心尖及胸骨左缘四腔心断面。

（一）三尖瓣闭锁、大动脉连接关系正常

在三尖瓣闭锁中，较常见的类型是大动脉的连接关系是正常的。在诊断的过程中，最主要的观察断面为四腔心、左心室长轴及大动脉短轴断面，因其能清晰显示本病的主要病理解剖改变，如左心室腔径的增大，大动脉与心室的连接关系正常，三尖瓣叶呈条索状改变，无瓣叶的启闭运动。根据室间隔及房间隔缺损的大小，右心室腔径可减小或呈缝隙状改变，但也有部分患者的右心室腔径可在正常范围内（图 38-5）。

如在检查的过程中，发现在原三尖瓣叶部位无三尖瓣口，未能探及瓣叶及其启闭活动，仅见粗带状回声。但如果观察到原瓣环部位的组织回声较厚，呈三角状，无瓣环结构，应注意与右侧房室无连接相鉴别。因此，从原瓣环部位的结构改变，可初步确定右侧房室之间的组织结构类型。

通常三尖瓣闭锁的患者二尖瓣叶的运动增大，开放的时间延长，瓣叶的活动幅度大于同龄正常儿童。极少数患者的隔膜中心部位可显示一小孔，通过极少量的血流。合并肺动脉口狭窄者，右心室壁增厚。

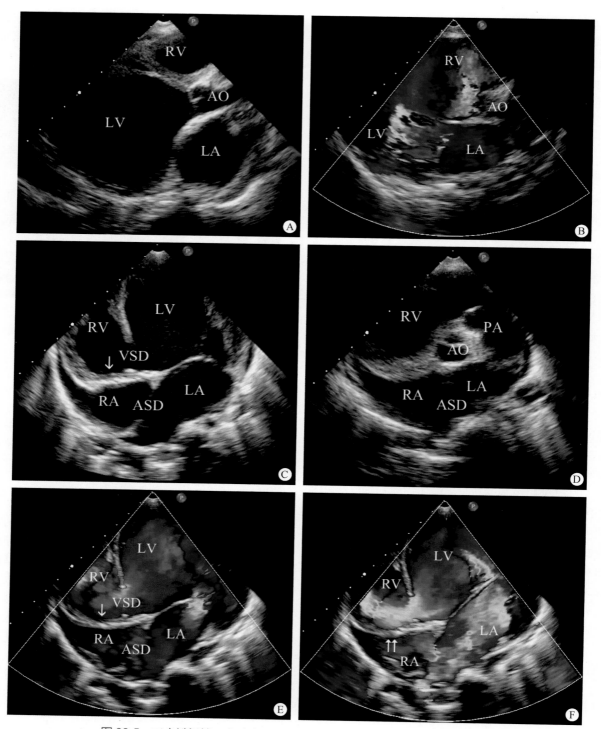

图 38-5 三尖瓣闭锁、大动脉连接关系正常二维及彩色多普勒超声心动图

左心室明显增大，右心室腔径减小，于四腔心断面可观察到三尖瓣叶呈闭锁状态（箭头所示），显示房间隔及室间隔缺损的部位与大小，大动脉的空间方位及与心室的连接关系正常。彩色多普勒观察时，舒张期三尖瓣部位无血流通过，可探及室水平及房水平的双向分流。A. 左心室长轴断面；B. 彩色多普勒左心室长轴断面；C. 四腔心断面；D. 大动脉短轴断面；E. 收缩期彩色多普勒四腔心断面；F. 舒张期彩色多普勒四腔心断面

（二）三尖瓣闭锁合并大动脉转位

此类型较为少见，对于同时合并大动脉转位的患者，在左心室长轴断面即可显示大动脉与心室的连接关系及空间方位异常。主动脉位于右前或正前方，与右心室相连接；而肺动脉可位于左后及正后方，与左心室相连接。

通常右心室腔径极小，室间隔贴近右心室的前壁，但部分患者的右心室腔径也可接近正常范围，而左心室腔径增大。肺动脉系统可呈高压状态，也可出现肺动脉瓣狭窄。由于大动脉位置异常，主动脉瓣下可出现动脉圆锥组织。此类型常合并单心室（图 38-6）。

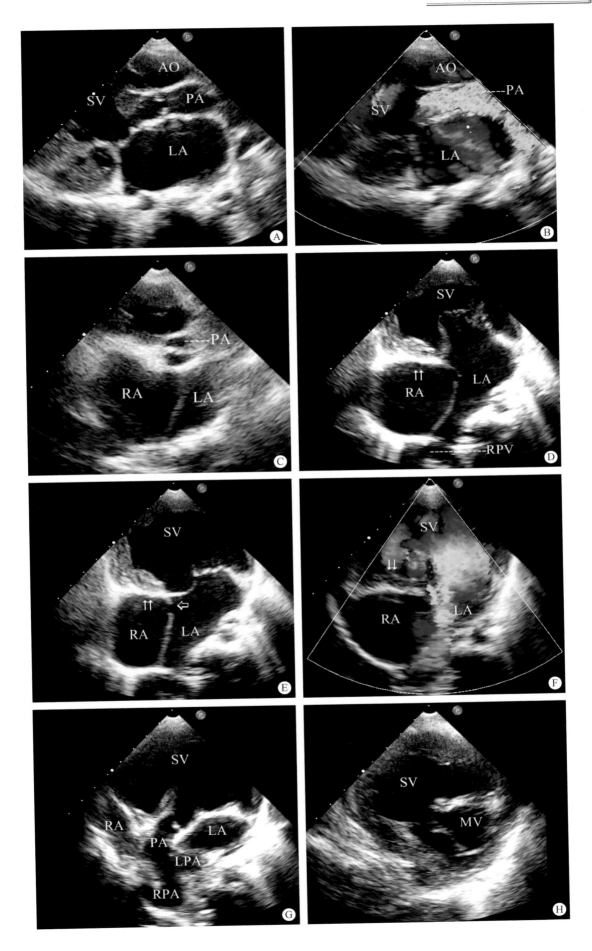

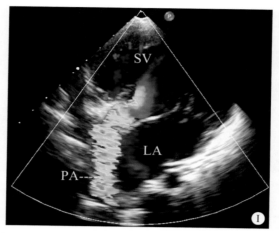

图 38-6　三尖瓣闭锁、大动脉转位、单心室合并肺动脉瓣狭窄二维及彩色多普勒超声心动图

三尖瓣叶呈粗带闭锁状改变（箭头所示），舒张期无血流通过，二尖瓣叶开放幅度增大，舒张期通过二尖瓣口的血流量增多，大动脉的空间方位及与心室的连接关系异常，主动脉位于右前，肺动脉位于左后，肺动脉瓣增厚，呈二叶瓣，开放受限，过瓣口的血流速度加快，呈五彩镶嵌色，两大动脉之间可探及动脉圆锥组织，心室腔内未能探及明确的室间隔组织，呈单心室，两大动脉均起源于单心室腔。A. 左心室长轴断面；B. 彩色多普勒左心室长轴断面；C. 大动脉短轴断面；D. 舒张期四腔心断面；E. 收缩期四腔心断面；F. 彩色多普勒四腔心断面；G. 心尖五腔心断面；H. 心室短轴断面；I. 彩色多普勒五腔心断面

（三）三尖瓣隔膜样改变、肺动脉闭锁、动脉导管未闭

极少数的患者三尖瓣叶呈隔膜样组织改变，通常这种类型的膜性组织部位由于未能完全闭锁，出现小的孔状交通口，舒张期仅能通过微量血流，其血流动力学改变也属于三尖瓣闭锁的范畴，此类型的右心室可出现重度发育不良，但很少同时合并大动脉转位。右心室重度发育不良，有效心腔径明显减小，右心室壁明显增厚，常合并肺动脉闭锁及动脉导管未闭。由于肺动脉闭锁，肺循环的血流通过未闭的动脉导管或体肺侧支的断面水平分流提供。还可出现右心室心肌内窦状隙开放，形成右心室 - 冠状动脉 - 主动脉之间的血流交通（图 38-7）。

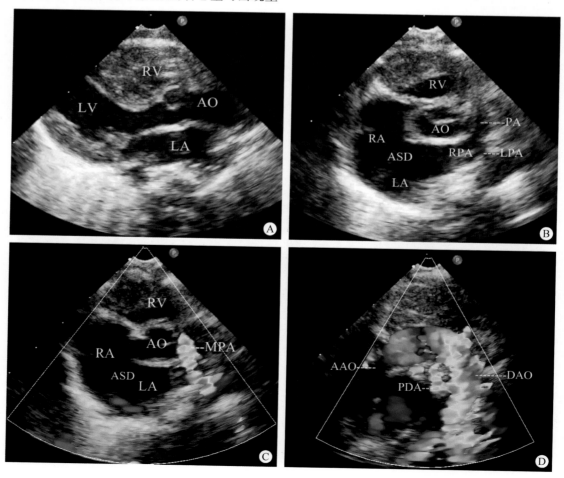

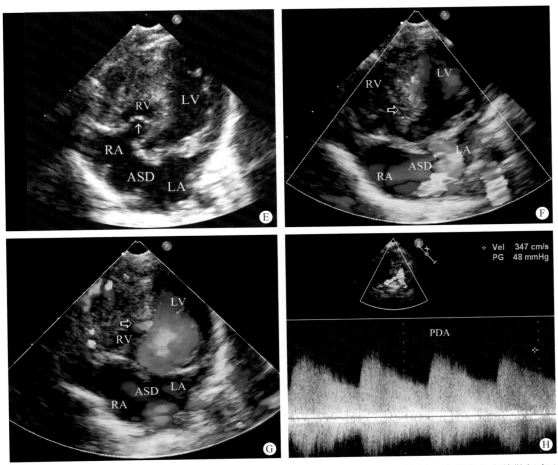

图 38-7　三尖瓣隔膜样改变、肺动脉闭锁、动脉导管未闭及房间隔缺损和室间隔缺损二维及彩色多普勒超声心动图

右心室壁及室间隔明显增厚，右心室有效心腔径明显减小，三尖瓣呈隔膜样改变（箭头所示），彩色多普勒观察时，可出现微量血流通过。肺动脉呈闭锁状，肺动脉腔内出现五彩镶嵌色血流，主动脉与肺动脉之间出现未闭动脉导管，肌部室间隔出现回声脱失现象，彩色多普勒观察时，出现少量的左向右分流（箭头所示），可观察到右心室心肌内的窦状隙血流。A.左心室长轴断面；B.大动脉短轴断面；C.彩色多普勒大动脉短轴断面；D.彩色多普勒主动脉弓长轴断面；E.四腔心断面；F和G.彩色多普勒四腔心断面；H.连续多普勒动脉导管未闭血流频谱

（四）三尖瓣闭锁合并肺动脉闭锁、大动脉与心室的连接关系正常合并室间隔缺损及房间隔缺损

在三尖瓣闭锁的患者中，少数可合并肺动脉闭锁，其肺循环的血流主要依赖于房水平的右向左分流，主动脉的血流通过未闭动脉导管分流入肺动脉系统，形成动脉水平的左向右分流和右心室心肌内窦状隙的开放，室水平分流入右心室的血流通过窦状隙进入冠状动脉，继而进入主动脉系统，形成窦状隙至冠状动脉及主动脉的右向左分流，部分血流通过室间隔缺损返回左心室（图 38-8）。

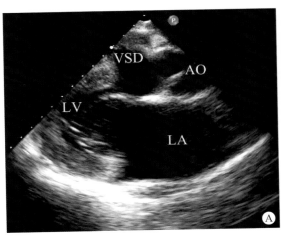
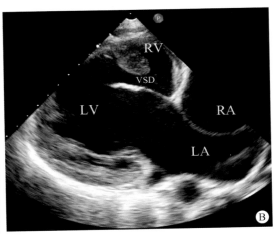

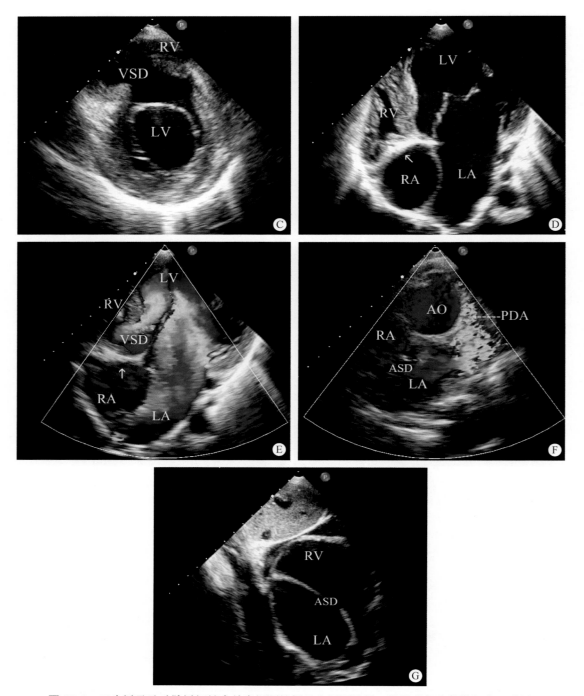

图 38-8 三尖瓣及肺动脉瓣闭锁合并房间隔缺损及室间隔缺损二维及彩色多普勒超声心动图

大动脉与心室的连接关系正常，三尖瓣口呈闭锁状态（箭头所示）、二尖瓣叶的开放幅度增大，舒张期瓣口血流量增多，房水平出现右向左分流，室水平出现双向分流，无血流通过肺动脉瓣口，但肺动脉瓣口内出现五彩镶嵌色的血流，源于未闭的动脉导管。A. 左心室长轴断面；B. 双心室流入道断面；C. 左心室短轴断面；D. 四腔心断面；E. 彩色多普勒四腔心断面；F. 彩色多普勒大动脉短轴断面；G. 剑突下双心房断面

（五）三尖瓣闭锁合并其他复杂畸形

　　三尖瓣闭锁合并完全性心上型肺静脉异位引流属罕见，因完全性心上型肺静脉异位引流在先天性心脏病中发病率较低，又合并三尖瓣闭锁，在检查中极易出现漏诊现象。因三尖瓣闭锁的患者，其房间隔缺损往往较大，从而使进入右心房的血流通过房间隔缺损分流入右心室。在检查的过程中如发现左心房侧壁出现血管样回声，应注意检查肺动脉系统的路径是否正常（图 38-9）。

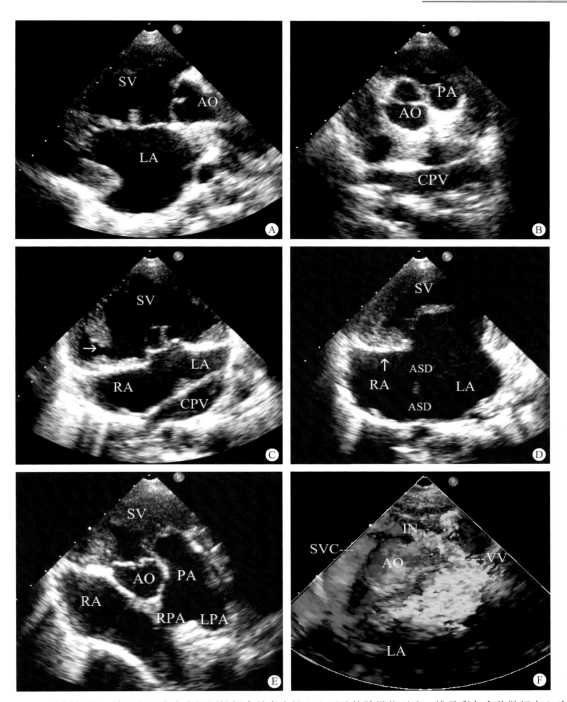

图38-9　三尖瓣闭锁、单心室和多发房间隔缺损合并完全性心上型肺静脉异位引流二维及彩色多普勒超声心动图

三尖瓣呈闭锁状态（箭头所示），左心房侧壁出现共同肺静脉干组织回声，图C箭头所示为残余心腔与单心室腔之间的交通口，两大动脉均起源于单心室腔。胸骨上窝大动脉短轴断面显示环绕的共同肺静脉干，蓝色为上腔静脉血流，红五彩镶嵌色为狭窄的垂直静脉血流。A. 心室长轴断面；B. 大动脉短轴断面；C 和 D. 四腔心断面；E. 双动脉长轴断面；F. 胸骨上窝共同肺静脉环断面

　　在检查三尖瓣闭锁的过程中，于左心室短轴断面观察，由于三尖瓣闭锁患者通常右心室发育不良，难以显示右心室的短轴观，而四腔心断面可探及开放幅度增大的二尖瓣叶。一般情况下，大动脉与心室的连接关系正常者，主动脉位于右后方，主肺动脉位于左前方，但出现大动脉转位时，大动脉短轴断面可显示主动脉位于右前、正前或左前方，而主肺动脉相应位于左后、正后或右后方。

　　在检查的过程中，应注意心室与大动脉的连接关系，主要通过左心室长轴断面、大动脉短轴断面、心尖五腔心断面观察。在四腔心的基础上，将探头继续顺时针旋转约20°，即可显示主动脉与左心室的连接关系，或探头在四腔心断面向右上倾斜，也可显示主肺动脉与右心室的连接关系。

　　通过观察大动脉的空间位置及其与心室的连接关

系，可确定三尖瓣闭锁的病理解剖类型，大动脉位置关系正常者为Ⅰ型，右位型大动脉转位者为Ⅱ型，左位型大动脉转位者为Ⅲ型，随后根据大动脉口狭窄或闭锁情况分出不同的亚型。

显示动脉与心室的连接关系有困难时，可采用剑突下双动脉长轴或右室流出道－肺动脉长轴断面观察，均能显示两条大动脉与两个心室之间的连接关系。

对于房间隔缺损的大小应注意观察剑突下四腔心及双心房断面，可清晰显示房间隔缺损的大小、部位及与周围组织相互间的毗邻关系，对确定ASD部位及大小和病变程度具有重要作用。

在探查本病患者右室流入道断面时，如右心房、室之间出现强带状组织，应注意与右侧房室无连接相鉴别。

三、多普勒超声心动图

（一）彩色多普勒

本病为紫绀型先天性心脏病，心内各部位的血流速度均较慢，呈层流状，右心房分流入左心房的血流为蓝色，部分患者可出现少量左向右的红色分流，左心室进入右心室的血流为红色（见图38-7F和G），室水平为双向分流者，右心室分流入左心室的血流为蓝色（见图38-5E和F、图38-8E）。部分患者房水平的分流不易显示清楚，应进行声学造影，观察有无房水平分流。

房水平右向左分流是右心房血流的唯一出口，二尖瓣口的血流束宽度及亮度可大于正常人，但无五彩镶嵌的血流，提示二尖瓣口血流量增大（见图38-5F、图38-6C、图38-8E）。有肺动脉口狭窄者，进入肺动脉内的血流呈五彩镶嵌色（见图38-6B和I）。

对于肺动脉闭锁的患者，于大动脉短轴断面可探及由主动脉分流入肺动脉腔内的血流（见图38-7C、图38-8F）。

（二）多普勒频谱

如合并肺动脉瓣狭窄，应用连续多普勒探查，取样点位于肺动脉瓣上，可探及位于零线下的收缩期高速血流频谱；如合并右室流出道狭窄，则可探及收缩期位于零线下的呈倒"匕首"状的血流频谱。

对于肺动脉闭锁的患者可探及动脉导管未闭的血流频谱，呈连续性阶梯状改变（见图38-7H）。

四、声学造影

如房间隔缺损显示欠清晰，可考虑应用右心声学造影的方法，从左肘静脉注入声学造影剂后，使右心房充盈，如可探及大量的造影剂通过房水平分流进入左心房，

提示有ASD存在。本方法还可显示声学造影剂从右心房→左心房→左心室→主动脉和右心室→肺动脉的血流显影过程，提示右心房、室之间没有直接的交通口，同时存在房水平和室水平的分流。

五、手术后超声检查

三尖瓣闭锁常采用两种Fantan手术，术后可出现心血管形态结构和血流动力学的明显改变，超声检查可对手术疗效进行无创评价，具有重要的作用。

（一）右心房右心室转流术

术中采用修补ASD和VSD，用人工血管连通右心房和右心室，疏通右室流出道等方法。术后超声检查可显示补片的位置、残余漏、人工通道通畅程度等。

（二）主肺动脉转流术

采用人造血管直接吻合右心房与肺动脉，修补ASD，但保留VSD。术后超声检查，可显示心血管的形态变化，检测人工通道内血流的速度与方向，于腔静脉与右肺动脉吻合处或主肺动脉内，多数可探及动、静脉血流相交替的血流频谱。

六、鉴别诊断

（一）左心室型单心室

本病应与左心室型单心室相鉴别，尤其是单心室的残余心腔位于右侧时，两者容易混淆。左心室型单心室如为一组房室瓣，应注意此组瓣膜所在的部位，如位于心腔的中部，房室瓣开放时朝向整个心腔，而其原右侧房室瓣部位无瓣叶活动，又无隔膜样回声，应考虑到单心室的可能性。

房室瓣位于左心房与左心室之间，而右心房、室之间无交通口，但在房室瓣环部位有纤维隔膜样回声，心腔内可探及室间隔回声及发育不良的右心室，则应考虑为三尖瓣闭锁的可能性。

（二）右侧房室无连接

超声心动图表现与三尖瓣闭锁基本相似，但在四腔心断面可观察到与其病理改变相应的特征性表现，无三尖瓣环、三尖瓣叶及隔膜样回声，而在原三尖瓣叶的部位，显示三尖瓣环的外侧缘回声较厚，呈三角状的多数为纤维及脂肪类组织，其中心部位的组织回声较淡，近二尖瓣环水平逐渐变薄，并与二尖瓣环直接相连。右侧房室无连接，多数伴有大动脉转位、单心室，并常伴有肺动脉瓣狭窄（图38-10）。

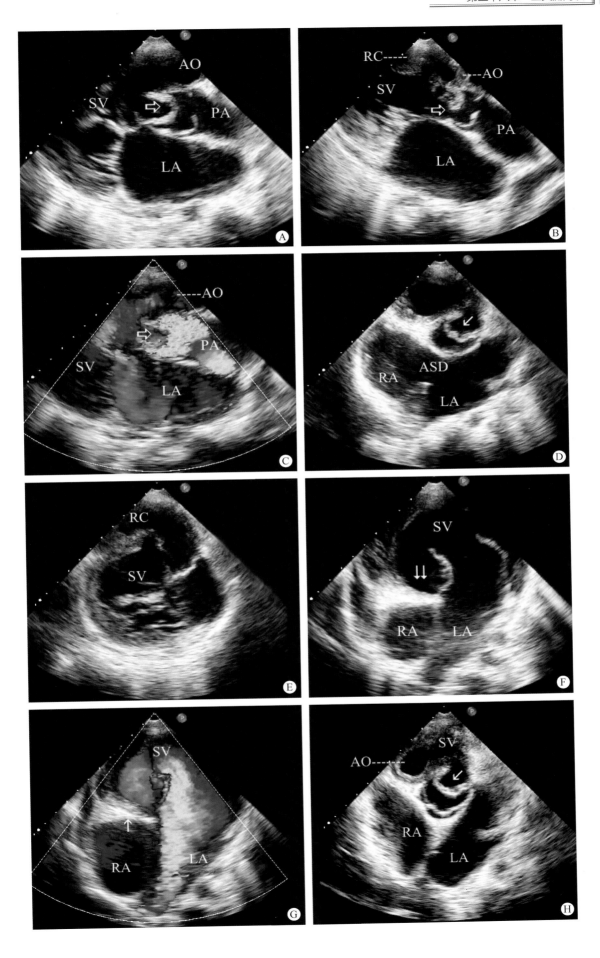

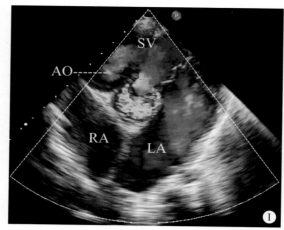

图 38-10　右侧房室无连接、单心室、大动脉转位合并肺动脉瓣下隔膜样狭窄二维及彩色多普勒超声心动图

右侧房室瓣环部位无瓣环及瓣叶组织结构，呈粗带状三角形，回声致密（箭头所示），大动脉位置异常，主动脉位于正前，肺动脉位于正后，肺动脉瓣下出现环形隔膜状物（箭头所示），致肺动脉瓣下狭窄，心室腔内未能探及明确的室间隔组织，呈单心室，可探及残余心腔，两大动脉均起源于单心室腔。彩色多普勒显示肺动脉瓣下血流速度增快，呈五彩镶嵌色，二尖瓣口血流量增大。A. 左心室长轴断面；B. 双动脉长轴断面；C. 彩色多普勒双动脉长轴断面；D. 大动脉短轴断面；E. 心室短轴断面；F. 四腔心断面；G. 彩色多普勒四腔心断面；H. 五腔心断面；I. 彩色多普勒五腔心断面

　　本病与三尖瓣叶闭锁极易混淆，在术前应做出明确的诊断，为手术方式提供依据。两者之间的区别主要在于三尖瓣环部位的改变，如存在瓣环结构，仅为瓣叶闭锁，应诊断为三尖瓣闭锁，如无瓣叶组织，在原三尖瓣环部位出现呈三角状的含有脂肪类组织的纤维状带，应考虑为右侧房室之间无连接关系。

　　在心内复杂畸形的各种疾病中，三尖瓣闭锁误诊的概率较低，但与三尖瓣叶闭锁非常相似的另一种心内畸形——右侧房室无连接，由于发病率极低，对于大部分检查者来说，对本病的认识不足，容易做出错误的诊断，从而导致错误的治疗。因此，在检查的过程中应高度警惕，如果注意到下述情况，可避免误诊：

　　三尖瓣叶闭锁时虽然瓣叶呈闭锁状态，但具有三尖瓣环组织结构，而闭锁的三尖瓣叶呈纤维隔膜样改变。右侧房室无连接的右心房室之间为脂肪蜂窝组织，未能形成瓣环及瓣叶组织，致使右心房与心室之间相阻隔。

　　部分患者的三尖瓣叶虽然发育不良，但未能完全闭锁，形成孔状回声，或瓣叶明显发育不良，呈乳牙状改变，开放幅度极小，极易误诊为三尖瓣叶闭锁，但应用彩色多普勒可观察到舒张期右心房的少量血流通过孔状瓣口进入右心室，而频谱多普勒还可测量到低速的血流频谱。有的患者三尖瓣叶呈隔膜样改变，但中心部位仍出现孔状回声，此种类型的瓣膜畸形虽然通过瓣口的血流量极少，其血流动力学改变与三尖瓣闭锁基本相同，但从病理解剖的角度均不能诊断为三尖瓣闭锁。

　　在检查三尖瓣闭锁患者的过程中，如果充分掌握了其病理解剖及血流动力学改变，做出正确的诊断并不困难。三尖瓣闭锁常常与其他心内畸形并存，应注意检出。

　　（1）三尖瓣闭锁合并单心室、大动脉转位、完全性心上型肺静脉异位引流、Ⅰ孔型房间隔缺损、肺动脉瓣二瓣化畸形：患有三尖瓣闭锁的同时，患者大动脉的位置异常，但由于心室腔内无室间隔组织，呈单心室，而且无流出腔结构，两大动脉均起源于单心室腔，在检查的过程发现由于同时存在Ⅰ孔型和Ⅱ孔型房间隔缺损，左心房内径未见明显减小，但未能探及明确的肺静脉进入左心房，而且左心房的侧壁显示出血管状回声，应考虑到肺静脉异位引流的可能性，并经心血管造影证实。

　　（2）三尖瓣闭锁合并肺动脉闭锁、大动脉转位：三尖瓣闭锁合并肺动脉闭锁属于右心发育不良综合征的范畴，患者同时伴有房间隔缺损及室间隔缺损，但由于肺动脉同时闭锁，在检查的过程中应注意血液循环的特点，患者必须同时伴有未闭动脉导管或粗大的体肺侧支。

　　（3）三尖瓣闭锁合并右肺动脉起源于升主动脉：此类患者罕见，在检查的过程中如果发现升主动脉逐渐增宽，出现喇叭口征象，应注意是否合并一侧肺动脉异常起源于升主动脉、共同动脉干及主肺动脉间隔缺损的可能性，应逐一排除和确诊。

　　（4）右侧房室无连接合并单心室、大动脉转位、肺动脉瓣狭窄：经验不足的检查者易将本病诊断为三尖瓣闭锁，但本病通常无室间隔组织，属单心室的范畴，因此在单心室同时伴有三尖瓣闭锁的患者，应注意排除本病的可能性。

第五节　超声心动图检查对三尖瓣闭锁手术方式选择的指导意义

　　三尖瓣闭锁的种类较多，包括三尖瓣叶呈隔膜状改

变，右侧房室无连接，三尖瓣叶及瓣环组织被脂肪组织代替。

从血流动力学的改变角度来说，三尖瓣闭锁实际上是另一种类型的单心室，也属于右心室发育不良的一种类型，此病常可合并肺动脉狭窄或闭锁。

三尖瓣闭锁还常常合并其他的心内畸形，如单心室、肺静脉异位引流及主动脉弓疾病等，所以三尖瓣闭锁的手术治疗方式较为复杂。

1. 双向格林手术　上腔静脉与同侧的肺动脉相连接，即左上腔静脉与左肺动脉相连接，而右上腔静脉与右肺动脉相连接，通过对上腔静脉和肺动脉的端侧吻合，使腔静脉的血流进入两侧肺动脉，改善血液循环。

2. Fontan 手术　是目前治疗本病的方法之一。本病是由两名著名外科医生（Robert H Anderson 和 Francis Fontan）发现和提出的，最初的 Fontan 手术始于 1959 年，由 Fontan 医生完成，Fontan 手术的基本目的是改善患者本身由于三尖瓣闭锁而引起的右心房血流无法通过三尖瓣口进入右心室，而是通过房间隔缺损分流入左心房，造成体循环和肺循环相混合，导致患儿出现发绀。Fontan 手术主要是为了改善患者的缺氧状态而设计的，实际上为全腔 – 肺动脉吻合术。即将上腔静脉和下腔静脉的血流直接引流入肺动脉系统，造成心腔内仅存在含氧量高的动脉血，避免了动脉血和静脉血在心腔内混合，使从心脏通过主动脉泵至全身的血液均为含氧量高的动脉血，改善了机体的缺氧状态，提高了患者的活动耐力及生活质量。

Fontan 手术实际为一种改善血液循环的姑息手术，而不是根治性手术。

3. 改良 Fontan 手术　Robert H Anderson 在 Fontan 手术的基础上，将上腔静脉与右肺动脉相连接，而将下腔静脉与左肺动脉相连接，并最终获得成功。

4. 瓣叶植入手术　主要针对三尖瓣缺如的患者。

为了能够正确地选择手术方式，超声心动图检查过程中应仔细观察：

（1）三尖瓣叶及瓣环的形态、发育程度，有无瓣叶缺如现象，瓣叶下移的程度，三尖瓣前叶冗长的程度。

（2）右心室发育的状况，尤其是右心室腔的大小及右心室壁的厚度，右心室壁越厚说明心室腔径越小，发育得越差。

（3）腔静脉发育的状况及内径，尤其是有无左上腔静脉。

（4）肺动脉系统发育的状况，如肺动脉瓣叶闭锁、融合及狭窄等。

（5）房间隔缺损的大小，是否需要扩大房间隔缺损以增大右向左的分流量，增加含氧量高的动脉血。

（刘延玲　然　鋆　熊鉴然）

参 考 文 献

刘延玲，等 . 1987. 彩色多普勒超声心动图诊断先天性心血管畸形的研究 . 中华心血管杂志，15：6-8

Akagi T，et al. 1993. Regional ventricular wall motion abnormalities in tricuspid atresia after the Fontan procedure. J Am Coll Cardiol，22：1182-1188

Anderson RH，et al. 1977. Atresia of the right atrioventricular orifice. Br Heart J，39：414-428

Hirsch JG，et al. 2008. Fontan operation in the current era：a 15-year single institution experience . Ann Surg，248：402-410

Ho SY，et al. 1996. Fibrous matrix of ventricular myocardium in tricuspid atresia compared with normal heart. A quantitative analysis. Circulation，94：1642-1646

Liu HY，et al. 1995. Role of cardiac ultrasound in the diagnosis of congenital heart disease. Ultrasound International，1：153-162

Orie JD，et al. 1995. Echocardiographic-morphologic correlations in tricuspid atresia. J Am Coll Cardiol，1995，26：750-758

Rashkind WH，et al. 1982. Tricuspid atresia：a historical review. Pediatr Cardiol，2：85-88

Rigby ML，et al. 1982. Recognition of imperforate atrioventricular valves by two-dimensional echocardiography. Br Heart J，47：329-336

Rychik J. 2020. Forty years of the Fontan operation：a failed strategy. Semin Thorac Cardiovasc Surg Pediatr Card Surg Annu，13：96-100

Seward JB，et al. 1978. Echocardiographic spectrum of tricuspid atresia. Mayo Clin Proc，53：100-112

第三十九章 主动脉及其主要分支畸形

第一节 概　述

在胚胎发育过程中，有 6 对动脉弓与背侧、腹侧主动脉相连接，其中第 1、2、5 对动脉弓相继退化消失，其他则发育成相应的大血管。如果此过程出现障碍，可形成各种主动脉及其主要分支和肺外肺动脉的畸形，包括出现多余的大动脉与大血管之间的异常交通支、迷走血管、大血管畸形起源，以及大血管缺如、离断、闭锁、缩窄等畸形。多数属于局部血管的单纯畸形病变，有的则为其他心血管畸形的组成部分。以下主要讨论主动脉及其主要分支畸形，包括主动脉缩窄、主动脉弓离断和先天性血管环等。

1. 主动脉缩窄（coarctation of aorta）　比较常见，占先天性心脏病患者的 1.1% ～ 14%，每 4000 个儿童中约有 1 例，男性比女性高 2 ～ 5 倍。1750 年 Meckel 首先报道，1791 年 Paris 描述其病理改变，1903 年 Bonnet 首先提出分型方法。

本病的预后与病理类型有关，病变复杂的导管前型预后往往不佳，未手术治疗者多数因早期出现并发症而死亡，很难存活到 1 岁以上；单纯性缩窄者寿命也缩短，平均存活年龄为 34 岁，25% 在 20 岁前死亡，50% 在 32 岁前死亡。本病主要的致死原因是心力衰竭、主动脉破裂、感染性心内膜炎、脑血管意外和猝死。

2. 主动脉弓离断综合征（intermittented aortic arch complex）　本病是一组罕见畸形，1778 年由 Steidele 首先报道。系主动脉弓两个节段之间没有血液直接连通，造成主动脉弓缺如或仅残留纤维束。

主动脉弓和降主动脉之间完全离断者称为主动脉弓离断或缺如（interruption of the aortic arch）；两者之间仍有残余纤维束相连，但内腔互不相通者称为主动脉弓闭锁（atresia of the aortic arch），两者的血流动力学状态无差别。

主动脉弓离断或闭锁，可能是导管前型主动脉缩窄的极端表现，即病变部位主动脉弓完全闭塞，以至于完全不通，病理生理和临床表现均与严重的主动脉缩窄相似，只是比缩窄的程度更重。

本病的发病率不高，占先天性心脏病患者的 1% ～ 4%，无性别差异。本病很少单独发生，多数合并其他心血管系统畸形。预后很差，未及时治疗者通常在出生后不久死亡，75% 在出生后 1 个月内死亡，90% 在 1 年内死亡。

3. 先天性血管环（congenital vascular ring）　本病是一组比较复杂的大血管畸形，1737 年由 Hommel 首先报道双主动脉弓，1945 年 Gross 最早称之为血管环。病变可累及主动脉及其胸腔内主要分支，甚至部分肺动脉，可出现血管起源、结构、位置和径路等方面的畸形，多数可在心底部形成完整或不完整的环状血管，对附近食管和气管等产生压迫，有的可影响血流动力学。发病率占先天性心脏病的 0.8% ～ 1.3%，其中 33% ～ 73% 为双主动脉弓。预后因对血流动力学和附近器官的影响程度而异，差别很大。

第二节 主动脉缩窄

一、病理解剖和病理生理

（一）病理解剖

在主动脉弓至肾动脉水平以上降主动脉范围内，均可出现缩窄，大多数发生于左锁骨下动脉远端、动脉导管开口处或动脉韧带附近的主动脉峡部，即主动脉弓降部。少数缩窄位于左锁骨下动脉近端的主动脉，可累及左锁骨下动脉，或缩窄位于降主动脉远端。偶尔可合并右锁骨下动脉异常起源于缩窄部位远端的降主动脉。极少数缩窄发生于升主动脉或降主动脉的远端。

多数主动脉缩窄的病变比较局限，缩窄长度约 10mm，少数为长段缩窄。缩窄部位的内径不等，一般为 2 ～ 5mm，严重者仅可通过探针，接近于闭锁。缩窄部位局部的主动脉壁中层通常出现环状增厚和折叠，或主动脉后壁的中层变性，内膜增厚，出现向主动脉腔的膜状或嵴状异常突起，造成局部偏心性狭窄（图 39-1），尤其多见于靠近动脉导管开口处或动脉韧带附近的主动脉后壁。

患者多数有左心室肥厚，可早期出现升主动脉和冠状动脉粥样硬化病变，降主动脉上端通常有狭窄后扩张，甚至形成动脉瘤，头臂干也可出现扩张。缩窄部位近端与远端主动脉之间，可能存在较广泛的侧支循环，通常缩窄越重，存活时间越长，其侧支循环往往越明显。主要的侧支循环有：

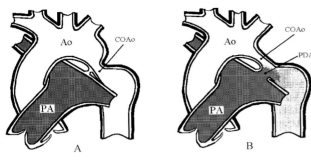

图 39-1　降主动脉缩窄解剖示意图
A. 导管后型；B. 导管前型

（1）左锁骨下动脉及其分支→肋间动脉、内乳动脉、腹壁上动脉等→缩窄部位远端的主动脉或其分支动脉。

（2）右锁骨下动脉、颈动脉分支→侧支动脉→缩窄部位远端主动脉及其分支等。合并锁骨下动脉等发育不全者，侧支循环将受到影响。

（二）分型

分型方法有多种，根据缩窄部位与动脉导管之间的位置关系，一般分为导管前型和导管后型，这两种类型在病理和血流动力学方面通常有明显的差别。

1. 导管后型（Ⅰ型、单纯型、典型或成人型）　约占90%，多见于成年人。缩窄位于发出动脉导管之后的主动脉峡部，病变比较局限、单纯，程度多数较轻，侧支循环通常较充分，少数病例可合并动脉导管未闭（PDA）或无明显分流的动脉导管细小通道，或可合并二瓣化主动脉瓣、房间隔缺损（ASD）、室间隔缺损（VSD）、二尖瓣畸形和一侧锁骨下动脉畸形起源等其他畸形。

2. 导管前型（Ⅱ型、不典型、复杂型或婴儿型）约占10%，多见于婴儿期。缩窄位于发出动脉导管之前的降主动脉，通常在主动脉峡部或向主动脉弓方向延伸，缩窄范围较广，程度较重，主动脉弓降部多呈管状发育不良。

其中缩窄在左锁骨下动脉起始部近端或两侧的主动脉弓，或同时累及左锁骨下动脉，或合并迷走右锁骨下动脉者称为 A 亚型；合并 PDA、VSD 等心血管畸形者称为 B 亚型。

多数合并 PDA、VSD、大动脉转位、左室流出道阻塞和单心室等心血管畸形，侧支循环往往不充分，可早期出现明显的血流动力学异常和临床表现，预后较差，婴儿期的病死率高。降主动脉主要依靠经 PDA 来的肺动脉血液供应者，PDA 的自然闭合将导致严重后果。

（三）病理生理

胎儿时期的主动脉血流可借附近的动脉导管顺利通过，故主动脉一般不出现明显阻塞。出生后，缩窄近端的主动脉压升高，远端压力降低。血流动力学状态取决于缩窄类型、程度、进展速度、体循环与肺循环血管阻力、侧支循环及合并 PDA 等因素。导管前型和导管后型的血流动力学有明显的差别，导管后型的病理生理表现较典型，导管前型的影响较严重，可导致心功能不全。

随着 PDA 闭合，PDA 闭合处与对面主动脉壁的突起之间，可形成明显的狭窄，同时由于近端血液不能再通过 PDA 绕道进入远端主动脉，可造成不同程度的血流动力学障碍。通常 PDA 闭合得越早、越快、越完全，缩窄越重，侧支循环越少，对血流动力学的影响就越大。

狭窄近端出现高血压，可能与狭窄局部的机械性阻塞、近端主动脉内血液灌注过多、血管阻力升高、压力感受器异常等多种因素有关。缩窄近端主动脉在长期高压力作用下，管壁结构发生变化，出现僵硬、弹性差，可能进一步促进高血压进展。同时，缩窄远端主动脉供应血液的肾脏等脏器处于低灌注或缺血状态，通过肾素-血管紧张素-醛固酮系统的作用，使周围动脉收缩，增加心排血量，可进一步升高近端主动脉压力。

缩窄近端的长期高血压，可出现类似于原发性高血压的病理生理变化，左心室负荷加重，导致左心室肥厚、顺应性降低，最终出现左心扩张和心力衰竭。在40岁以下和40岁以上两组单纯性主动脉缩窄患者，分别有4%和67%出现心力衰竭。也可出现高血压的其他并发症。有的患者可出现感染性动脉内膜炎、主动脉破裂等并发症。

缩窄远端主动脉内压力降低，血液供应减少，可造成有关脏器组织的灌注减少，尤其是侧支循环不够充分者。在合并 PDA 的患者，肺动脉血液通常可经 PDA 右向左分流入缩窄远端的主动脉，使血氧饱和度降低，引起缺氧、发绀。缩窄越严重，侧支循环越不完善，缺氧和发绀越明显。

导管前型缩窄的病理解剖较复杂，多数合并 PDA 及其他畸形，身体下半部分的血液供应也主要靠右心室，收缩早期血液从肺动脉流向降主动脉，收缩晚期血液通常从降主动脉流向肺动脉，增加右心室负荷，可早期导致肺动脉高压，甚至在婴儿早期即可出现心力衰竭。

二、临床表现和辅助检查

（一）临床表现

与缩窄类型、程度和进展速度等有关。进展快、程度重、病变复杂者，出现临床表现早，而且明显。导管前型患婴可早期出现明显的心力衰竭，多数有呼吸困难、进食困难、发绀、周围动脉灌注明显减少等表现。在多数导管后型患者，早期往往无明显症状，随后通常逐渐出现头痛、头晕、耳鸣、心悸、心前区疼痛、气短等各种高血压的症状，同时可出现下肢乏力、疲劳、发冷和间歇性跛行等下半身缺血的症状。

体检时，可观察到患者的上半身高血压，尤其是收缩压明显升高，脉压差增大，出现脉搏洪大和水冲脉等，而下半身血压低、脉搏细弱。多数患者的两侧上肢血压相同，少数右上肢血压高于左上肢。侧支循环丰富者，平静时的上下肢血压、脉搏差别可不大，但运动时差别明显增大。有右向左分流者可出现下半身发绀。双侧胸前、锁骨上窝和侧胸部，往往可看到和触及侧支循环动脉的异常搏动，局部可听到血流杂音，伴有震颤。在主动脉缩窄部位，通常有收缩期喷射性或连续性杂音，一般以后背肩胛间最明显，可伴有震颤。

合并其他畸形、左心室肥厚扩大、心力衰竭者，可有相应的体征。在导管前型患婴，多数可出现右心室扩大和心力衰竭表现，而杂音和其他临床表现往往不典型。

（二）辅助检查

多数患者的心电图无特异性表现，有的可出现左心室肥厚、劳损等。严重、复杂和进展较快的患婴，通常早期出现电轴右偏和右心室肥厚，后期才出现左心室肥厚。

大多数患者的胸部X线检查可显示心脏扩大、升主动脉扩张、主动脉结突出等异常表现。缩窄部位远端的胸主动脉出现狭窄后扩张，可产生特征性的"3"字征和反"3"字征。侧支循环动脉可造成较特异的肋骨压迹，多数累及第3～8肋的侧面和后面，但导管前型患者通常没有这些表现，尤其是肋骨压迹。

心导管检查可显示左心室和升主动脉压力高，降主动脉压力低，可测量跨缩窄部位的压差，压差大小常反映缩窄的严重程度。合并房、室水平左向右分流并继发肺动脉高压者，可有相应的压力曲线改变，合并PDA者心导管通常比较容易从右侧心腔经PDA进入降主动脉，可检出右向左分流。缩窄近端主动脉造影，可显示缩窄部位、长度、程度、侧支循环和其他并畸形等。

CT和MRI检查可帮助确定病变的部位、长度、程度和其他合并畸形。

三、超声心动图检查

（一）M型超声心动图

M型超声心动图通常不能显示本病的病理解剖改变，但缩窄程度较重者，可观察到继发性改变，由于降主动脉缩窄，形成左心的阻力负荷，位于左心室的波群可显示左心室壁和室间隔明显增厚，室间隔与左心室壁运动幅度增强等。

（二）二维超声心动图

二维超声心动图对于本病的缩窄部位、程度及由此而引起的继发性改变均能清晰显示。

胸骨上窝主动脉弓长轴断面可直接显示缩窄部位、缩窄程度和主动脉升部和弓降部发育状况，胸骨上窝图像不佳的儿童患者，将探头置于胸骨左缘第1、2肋间探查，可获得主动脉升部和弓降部的完整图像。

通过二维超声心动图的显示，将降主动脉缩窄的判断标准定为：近段缩窄位于无名动脉与左颈总动脉之间，血管内径≤升主动脉内径的60%。而中段缩窄位于左颈总动脉与左锁骨下动脉开口之间，血管内径≤升主动脉内径的50%；左锁骨下动脉开口后，降主动脉内径≤升主动脉内径的40%。

降主动脉缩窄的类型可分为：

1. 局限性管腔缩窄 多发生于降主动脉峡部，缩窄前动脉管腔内径一般正常，缩窄后管腔可出现扩张（图39-2）。

2. 主动脉弓降部发育不良伴局部重度狭窄 血管自无名动脉开口以后的弓横部至降主动脉均明显细于升主动脉，局部重度缩窄可发生在无名动脉开口后的任何部位，但仍以左锁骨下动脉开口后缩窄多见，有的缩窄段可较长，血管路径迂曲（图39-3）。

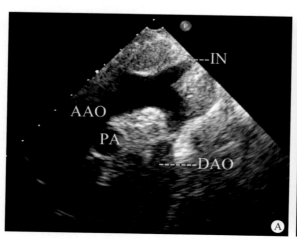

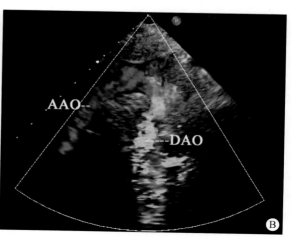

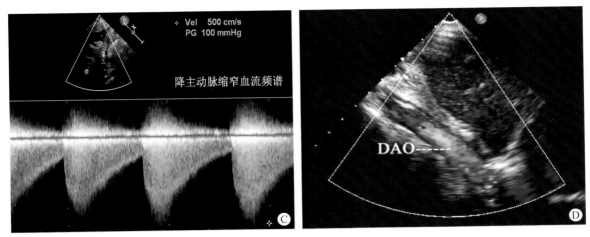

图 39-2 降主动脉缩窄

至锁骨下动脉之后降主动脉呈局限性狭窄，并出现狭窄后扩张，彩色多普勒观察时，血流通过缩窄区域时加速，呈五彩镶嵌色，连续多普勒血流观察时，呈高速连续性血流频谱，彩色多普勒显示腹主动脉的血流亮度减低。A.主动脉弓长轴断面；B.彩色多普勒主动脉弓长轴断面；C.降主动脉缩窄区域血流频谱；D.彩色多普勒腹主动脉血流

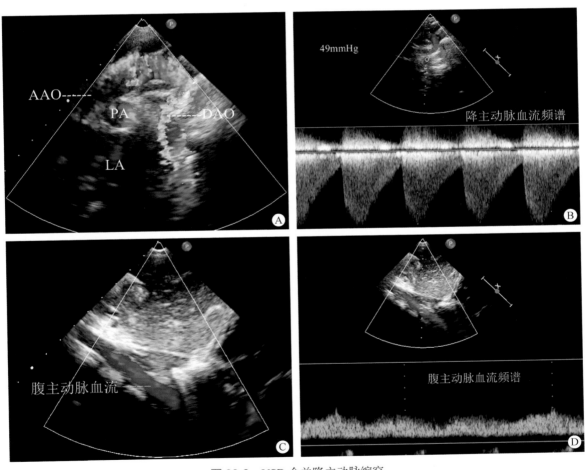

图 39-3 VSD 合并降主动脉缩窄

主动脉弓长轴断面观察时，主动脉弓降部从锁骨下动脉远端缩窄，致降主动脉远端路径迂曲，血流通过狭窄部位时，形似彩带，血流速度加快，出现汇聚现象。应用连续多普勒频谱观察，血流通过狭窄区域时，异常血流从收缩期持续至部分舒张期，但仅收缩期血流速度及峰值压差增大，峰值流速位于收缩期。全心动周期均存在异常血流。彩色多普勒观察时，腹主动脉的血流亮度减低。腹主动脉血流形态异常，加速时间延长，血流信号持续于整个心动周期的单相血流，血流速度明显减慢。A.彩色多普勒主动脉弓长轴断面；B.降主动脉缩窄部位的血流频谱；C.彩色多普勒腹主动脉血流；D.连续多普勒腹主动脉血流频谱

3. 降主动脉内隔膜 常见部位为降主动脉峡部，致使局部狭窄，主动脉升、弓、降部血管径基本正常。

检查时应注意区分缩窄的类型，尤其是主动脉弓及降主动脉整体的发育状态。条件许可时，需要包括评估头臂动脉的内径，因为综合评估血管的发育状态，有利于外科选择手术方式和合适的途径，如切除隔膜、局部血管加宽，或选择合适的头臂动脉参与血管成形，或选择进行人工血管旁路手术等。

在检查的过程中如患者出现下列表现应警惕是否同时存在降主动脉缩窄：

（1）在二尖瓣轻度或中度狭窄伴有左心室乳头肌位置异常的患者，主动脉缩窄有较高的发生率。因此，如果左心室两侧乳头肌位置异常，距离缩小，或瓣口偏心或方位异常，同时伴左心室肥厚时，应注意主动脉弓部的发育状况。

（2）超声显示左颈总动脉与左锁骨下动脉开口间距明显增大时，可作为是否存在降主动脉缩窄的警示，左锁骨下动脉至左颈总动脉之间的距离，大于或等于无名动脉与左颈总动脉之间距离的 1.5 倍，应注意有无降主动脉缩窄。

降主动脉缩窄可引起左心室增厚等继发性改变，增厚的程度与降主动脉缩窄的程度及病程相关。极少数心内膜弹力纤维增生症患者可合并降主动脉缩窄，因此在检查心内膜弹力纤维增生症患者时，应注意主动脉弓降部的检查，以避免漏诊（图 39-4）。

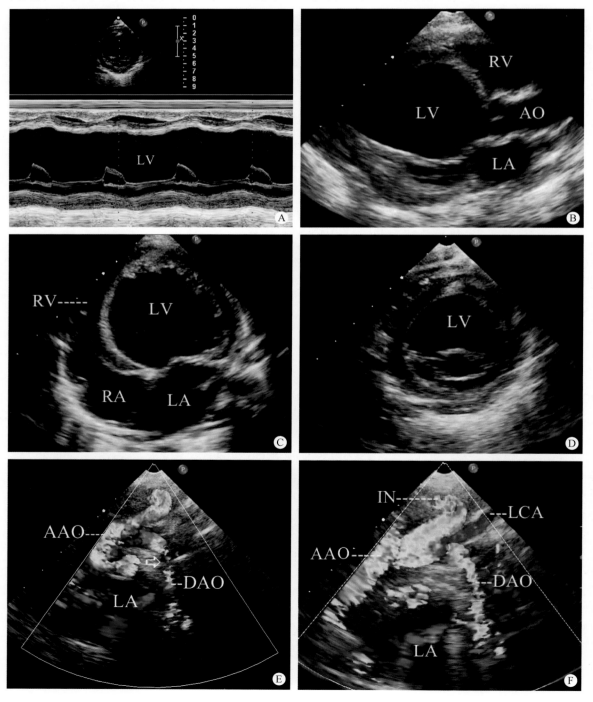

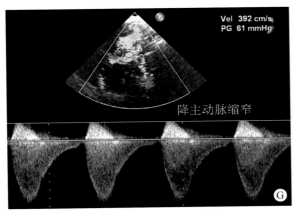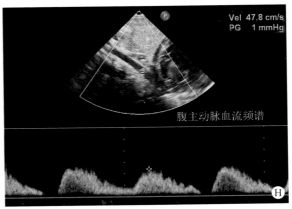

图 39-4　心内膜弹力纤维增生症合并降主动脉缩窄

左心室明显增大，呈球形改变，心内膜回声增强，心室壁的运动幅度明显减弱，收缩期增厚率较低。位于颈总动脉水平的降主动脉内径缩窄（箭头所示），血流通过时呈五彩镶嵌色的彩带样改变。应用连续多普勒频谱观察，血流通过狭窄区域时，异常血流从收缩期持续至部分舒张期，但以收缩期血流速度及峰值压差增大。腹主动脉血流频谱形态异常，呈低速连续性血流频谱。A.M 型心室波群；B. 左心室长轴断面；C. 四腔心断面；D. 左心室短轴断面；E 和 F. 彩色多普勒主动脉弓长轴断面；G. 降主动脉缩窄区域频谱多普勒；H. 腹主动脉血流频谱

（三）多普勒超声心动图

1. 胸降主动脉的血流分析　由于通过主动脉缩窄区的血流速度加快，血流速度通常显示超过极限速度，因此在采用彩色多普勒观察时，在缩窄前可观察到血流汇聚带，通过狭窄区后的血流呈五彩镶嵌色的喷射状湍流（见图 39-2B、图 39-3A、图 39-4E 和 F）。

如狭窄部位较长、迂曲，在彩色多普勒超声探查时，从无名动脉或颈总动脉之后的降主动脉内，均可探及五彩镶嵌色的高速血流，呈彩带样改变（见图 39-3A、图 39-4E 和 F）。

在连续多普勒检查时，使取样线通过狭窄区，可获得位于零线下的高速血流频谱。除收缩期峰值血流速度与压差与缩窄程度有关外，主动脉缩窄的血流频谱形态与缩窄程度也有关系。频谱形态差别主要与血流持续时间有关，可把主动脉缩窄的血流频谱形态分为三类（见图 39-2C、图 39-3B、图 39-4G）。

（1）收缩期出现高速血流，说明仅在收缩期存在较大压差。

（2）以收缩期为主，但高速血流持续至舒张中期，说明在狭窄两端的压差可持续至舒张期。

（3）全心动周期血流，峰值流速与压差在收缩期，说明在整个心动周期中，狭窄两端均存在明显压差。因此舒张期的流速与压差越高，与峰值压差差距越小，缩窄的程度越重。

2. 降主动脉缩窄时腹主动脉的血流特征

（1）横膈下腹主动脉上段高速血流伴频谱充填，主要见于降主动脉远心段缩窄，较少见。

（2）腹主动脉血流频谱峰值流速下降、加速时间延长、负向峰消失，或持续存在于收缩期与舒张期的单相低速血流（见图 39-3D、图 39-4H），提示由于上游

血管显著狭窄，致使狭窄远端血管的灌注压及流量显著下降。

因此，在二维超声心动图图像证实腹主动脉结构无异常、管腔无狭窄病变时，观察腹主动脉血流频谱是否改变，在二维超声心动图不能直接显示主动脉缩窄区域的情况下，有助于提高诊断概率。但是在诊断的过程中，还需要与主动脉弓离断患者在肺动脉与降主动脉之间起桥梁作用的较细 PDA 进行鉴别；此外还需要注意，当管前缩窄合并粗大 PDA，伴有肺动脉压显著增高、右向左分流显著时，腹主动脉血流可无明显异常。

3. 头臂动脉的血流变化　由于主动脉缩窄所形成的阻力，使左心室收缩增强，如果不合并 VSD，位于缩窄上游的头臂动脉血流速度显著高于正常值（通常可大于 2m/s），血管搏动增强。高血压患者出现上述征象时，应常规仔细检查主动脉弓，以避免漏诊单纯性主动脉缩窄。

（四）超声心动图在诊断降主动脉缩窄中的局限性及其影响因素与对策

（1）由于胸骨上窝的超声图像不良，或缩窄位于降主动脉远心段时，不能直接显示降主动脉缩窄区域，因此成人主动脉缩窄的超声诊断率仍较低。常规仔细观察腹主动脉血流，可能是提高检出率的重要途径。

（2）合并较大 ASD、VSD 等缩窄前大量左向右分流的患者，可能出现升主动脉至降主动脉的内径均较细小的情况，检查时有可能忽略局部的轻至中度主动脉缩窄。同时，由于存在左向右的大量分流，使主动脉的血流量明显下降，使得狭窄两端的压力阶差变得不甚显著，从而缺乏有力的诊断依据。

对此类患者，如果注意腹主动脉血流速度与形态改

变，可在一定范围内修正术前诊断。对这类患者的术中评价显得更为重要，因为在缩窄部位前的左向右分流病变由于处理而消除之后，主动脉血流量可恢复正常，主动脉缩窄两端的压差将会显现出来。因此，要在术中密切关注主动脉弓的血流情况，或在关闭 ASD 或 VSD 之后，密切注意弓降部血流压差的变化。通过触诊或 TEE 检查，均有助于发现是否合并主动脉缩窄，以便在术中及时予以矫正。

（3）可能高估降主动脉的血流压差和缩窄程度；主动脉缩窄合并缩窄后 PDA 者，可能因主动脉的流量较大而高估跨狭窄压差，应注意缩窄前的血流速度范围。因此，对缩窄前峰值流速超过 1.0m/s 时，计算缩窄处峰值压力阶差，应采用改良伯努利方程计算，即 $p = 4 \times (V_2^2 - V_1^2)$。当主动脉迂曲时，峰值流速可能增加，对判别是否合并缩窄也将产生一定的困难。一般而言，在腹主动脉血流形态及血流速度正常时，可排除较重的主动脉缩窄。

（五）降主动脉缩窄对常见合并畸形超声评价的影响

1. PDA 管前型缩窄，如果缩窄严重，可使处于缩窄下游的降主动脉压明显下降，左向右分流的速度减慢与压差明显减小。如果 PDA 较小，可能漏诊合并的 PDA。

2. VSD 由于左心室压力增高，左向右分流压差增大，因此有可能疏忽或低估肺动脉高压的程度。

对于合并主动脉瓣二瓣化及伞形二尖瓣叶等其他心内畸形者，不影响超声心动图对这些畸形的评价。

（六）主动脉缩窄术后超声心动图评价

主动脉缩窄的治疗，包括球囊扩张、外科成形或旁路手术，均以减轻或消除狭窄、减轻左心室后负荷和改善缩窄远端血流灌注为目的，它们也是术后超声观察的主要参数。

1. 残余狭窄 对局部加宽术或球囊扩张术后患者，可测定手术部位血管内径，测定局部血管内压差。通常

术后的跨狭窄峰值压差明显下降，但可仍高于正常，一般大于 16mmHg，有的病例可大于 25mmHg，但舒张期压差均消除，腹主动脉的血流基本恢复或接近正常。如舒张期压差未能解除，腹主动脉仍为低灌注压者，往往提示缩窄的纠正不够满意。

对采用升主动脉与胸降主动脉或腹主动脉血管旁路手术者，可直接显示人工血管两侧的吻合口、血管直径及其血流状态，测量原缩窄处的血管直径没有实际价值。旁路分流手术可使原缩窄区流量减少，而流速与压差下降，但通常下降的程度有限，不能真实反映手术效果，此时评价远端腹主动脉血流改变更有价值，一般均恢复正常。在随访过程中，出现腹主动脉低灌注状态时，提示血管旁路途径中有不通畅的区域。

2. 动脉瘤或假性动脉瘤 有时可见于局部成形术或球囊扩张术后患者，二维图像可显示降主动脉的瘤样扩张，通常大于正常段降主动脉的 1.5 倍，可进行诊断。由二维超声检出降主动脉旁的无回声或低回声肿块，则可提示假性动脉瘤。在球囊扩张术后患者，还应通过超声观察是否存在内膜撕破或夹层动脉瘤。

第三节　主动脉弓离断和闭锁

一、病理解剖和病理生理

（一）病理解剖

广义的主动脉弓离断，包括主动脉弓离断或缺如和主动脉弓闭锁两种，两者在主动脉弓两个节段之间均没有血流直接相连通，但后者在两个节段之间仍然残留有相连的纤维束（图 39-5），前者则没有解剖连接。主动脉弓中断的长度不一，可短至数毫米、长至数厘米。离断的主动脉两端之间可有不同程度的侧支循环，但往往不丰富。大多数患者合并其他心血管畸形，约 40% 的病例合并复杂畸形。

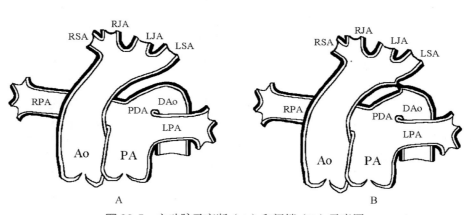

图 39-5　主动脉弓离断（A）和闭锁（B）示意图

几乎所有患者均合并粗大的 PDA，成为肺动脉与降主动脉连接的桥梁。PDA 通常位于降主动脉的同侧，右位主动脉弓可有双侧 PDA，左侧 PDA 位于肺动脉与降主动脉之间，右侧 PDA 常位于右锁骨下动脉与右肺动脉之间。由于难以区分肺动脉 -PDA- 降主动脉连接中三者的确切分界区，故形成所谓的"肺动脉 -PDA- 降主动脉干"（pulmonary-ductus-decending aorta trunk）。不合并 PDA 者罕见，离断远端主动脉的血液供应完全依赖于侧支循环。

大多数患者也合并较大的 VSD 或多发 VSD，其中以干下型缺损最常见。主动脉弓离断、PDA 和 VSD 往往同时存在，故有人称之为主动脉弓离断三联症。

主动脉弓离断可合并主动脉各分支血管畸形，包括分支动脉起始部狭窄或闭塞、右肺动脉起源于升主动脉、双侧锁骨下动脉、迷走右锁骨下动脉等。其他合并畸形还有主动脉瓣二瓣化畸形、主动脉瓣狭窄、主动脉瓣环窄小、主动脉 – 肺动脉间隔缺损、ASD、右室双出口、心内膜垫缺损、肺动脉口狭窄、大动脉转位、共同动脉干、体循环静脉或肺静脉畸形引流等。

Celoria 等首先提出主动脉弓离断的三型分类方法（图39-6）。

A 型：占 30%～44%，指离断部位在左锁骨下动脉起始部远端的主动脉，一般通过 PDA 供应身体下半部的血液。

B 型：占 43%～70%，指主动脉在左锁骨下动脉与左颈总动脉起始部之间离断，可通过 PDA 供应左上肢和身体下半部的血液。

C 型：占 5%～17%，指主动脉在无名动脉与左颈总动脉之间离断，左颈总动脉的血液也来自 PDA。

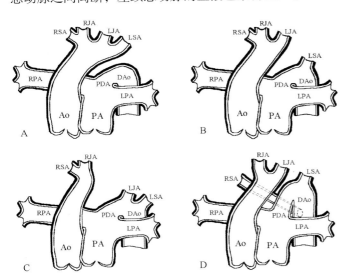

图 39-6 主动脉弓离断类型示意图

A 型为位于左锁骨下动脉之后主动脉弓出现离断，B 型为左颈总动脉与左锁骨下动脉之间的连续性中断，C 型为无名动脉与左颈总动脉之间的连续性中断，而 D 型为合并右锁骨下动脉迷走

（二）病理生理

主动脉的近端与远端之间没有血流直接连通，如果不合并 PDA 和 VSD，患者将无法生存。合并 PDA 和 VSD 者，离断前的主动脉及其分支的压力增高，离断后的降主动脉压力取决于肺动脉压及 PDA 的直径，肺动脉压显著增高而 PDA 粗大者，下肢血压改变不显著；肺动脉压增高不显著或 PDA 较细者，下肢血压明显下降。

由于降主动脉血流主要借 PDA 来自肺动脉，血氧饱和度低，可产生离断远端组织器官缺氧和发绀。离断后血管内血液的氧饱和度取决于 VSD、PDA 的分流量及侧支循环血流量，尤其是 VSD 左向右的分流量。VSD 大，左向右分流量大时，将大量含氧量高的血液输送到肺动脉，可明显提高肺动脉的血氧饱和度，从而使主要来自肺动脉的降主动脉血流的血氧含量增高；反之，VSD 分流量少或侧支循环少者，将导致相应重要脏器严重缺氧和功能障碍，甚至导致死亡。同时，室水平大量的左向右分流，促使肺血管发生病理改变，导致肺动脉高压，左心室前、后负荷均增大，可早期出现左心衰竭。合并其他畸形者，其血流动力学异常更严重。

二、临床表现和辅助检查

（一）临床表现

类似于合并 PDA 的极严重导管前型主动脉缩窄，但表现更早、更严重。患儿出生后，由于肺动脉的阻力下降，心内的左向右分流量增加，可较早出现心力衰竭症状，发育不良。

肺动脉压力增高，患儿出现差异性发绀，四肢的血压和脉搏可以有明显差异，表现为近心端血压高，即上肢高血压，而远端血压低，即下肢低血压、脉搏减弱，有的出现右上肢血压高而左上肢与双下肢血压低。体检时，通常可观察到差异性发绀和四肢血压、脉搏不一致，少数可观察到侧支循环体征。

有肺动脉高压、心力衰竭或其他合并畸形时，可有相应的体征。

（二）辅助检查

心电图类似于最严重的导管前型主动脉缩窄，可出现右心室肥厚，少数出现左心室肥厚或双心室肥厚。

胸部 X 线检查提示肺血增多，通常主动脉结显示不清，头臂动脉增粗，降主动脉影通常不明显，心脏扩大，肺动脉段突出或呈瘤样扩张。少数可有肋骨压迹等侧支循环的表现。

心导管检查和心血管造影表现类似于最严重的主动脉缩窄，心导管不能直接通过主动脉近端到达其远端，通常可从肺动脉经 PDA 进入降主动脉。升主动脉造影可显示离断病变的部位、类型和其他合并畸形。CT 或 MRI 均可直接显示离断位置，可进行明确诊断。

三、超声心动图检查

（一）M 型超声心动图

M 型超声心动图对本病无特异性表现，仅用于评价患者心腔的大小、容量的改变，以及对室壁厚度和舒缩功能状态进行评价。

（二）二维超声心动图

二维超声心动图检查，除了可显示心腔容量大小、室间隔与室壁的厚度及运动幅度的改变，观察瓣膜的启闭状况，还可直接显示主动脉弓部离断的病理解剖部位，是诊断本病的主要检查方法。同时，采用多普勒超声检查，有助于显示其血流动力学变化。总之，综合性超声心动图技术通常能对本病进行明确的诊断，对部分图像质量较差的患者，也可进行提示性诊断。

1. 主动脉弓降部管腔延续性中断　二维超声心动图检查，通过显示升主动脉及弓降部管腔的延续性，以及降主动脉与肺动脉的连接关系，提示或否定主动脉弓闭锁或离断。在组织结构上，还有连续性的主动脉弓离断，也称为闭锁，可显示其呈条索状回声；而无解剖结构上的连续性者，也称为主动脉弓离断，则没有上述索条状回声。

在检查过程中，显示主动脉弓降部关系的断面，主要是胸骨上窝主动脉弓长轴及胸骨左缘高位主动脉弓长轴断面，通常可完整显示主动脉弓的病理解剖改变。确认主动脉头臂动脉的开口与弓降部管腔中断部位之间的关系，有助于确定主动脉弓离断的解剖类型。在临床实践中，A 型较其他类型多见，超声诊断的准确性也较其他类型高。

2. 降主动脉延续于肺动脉的类型　主动脉离断远端的降主动脉，通过 PDA 与主肺动脉相连接；或主肺动脉在发出左、右肺动脉的同时，连接降主动脉，但有的学者认为主肺动脉与降主动脉之间仍存在 PDA 的组织结构。在超声心动图的实际检查过程中，当降主动脉通过 PDA 与肺动脉相连接时，如导管的直径与降主动脉直径相近，超声很难界定 PDA 与降主动脉之间的边界，二维超声心动图能够认定的只是降主动脉延续于主肺动脉。

降主动脉的直径，与 PDA 的直径及肺动脉压力有关，在重度肺动脉高压患者，其降主动脉内径比较宽，但此时由于肺动脉显著扩张，降主动脉内径相对显得比较窄。

3. 升主动脉与肺动脉的改变　主动脉升、弓部直径是否正常或偏小，取决于 VSD 的大小及左向右的分流量。主动脉弓离断合并较大 VSD 的患者，可能升主动脉内径较正常小，肺动脉却因流量增大显著增宽，甚至呈瘤样改变，两者呈现较大反差。

在实际检查过程中，经验不足的检查者可能会遗漏主动脉弓离断。究其原因，主要是由于在胸骨上窝探查时，主动脉弓部较细的部位在扇扫型图像的"扇尖"处，其解剖结构显示不全，而扩张的肺动脉 -PDA- 降主动脉的连接被误认为是主动脉弓降部。在大部分被漏诊的患者，通常是由于检查者对主动脉弓离断合并 VSD 的病理解剖及血流动力学改变缺乏深入了解。

常合并本病的心内畸形主要为室间隔缺损及主动脉 - 肺动脉间隔缺损，但也有较少数的心内畸形合并本病，如共同动脉干、完全性大动脉转位及右室双出口等。

本病的主要表现为主动脉弓降部管腔的连续性中断，通过二维超声心动图检查，显示升主动脉及弓降部管腔的连续性，以及降主动脉与肺动脉的连接关系，提示或否定主动脉弓闭锁或离断。在组织结构上，还有连续性的主动脉弓离断，也称为主动脉弓闭锁，部分降主动脉可呈条索状改变。而无解剖结构上的连续性者，也称为主动脉弓离断，则没有上述索条状回声。

在检查过程中，显示主动脉弓降部关系的断面，主要是胸骨上窝主动脉弓长轴及胸骨左缘高位主动脉弓长轴断面，通常可完整显示主动脉弓的病理解剖改变。确认主动脉头臂动脉的开口与弓降部管腔中断部位之间的关系，有助于确定主动脉弓离断的解剖类型。在临床实践中，A 型较其他类型多见，超声诊断的准确性也较其他类型高。

4. VSD 合并主动脉弓离断　VSD 合并主动脉弓离断发病率居主动脉弓离断的第一位，在检查 VSD 患者的过程中，如发现升主动脉内径较小和（或）二尖瓣器、主动脉瓣发育异常，应高度警惕是否合并存在主动脉弓离断，尤其是肺动脉明显扩张，而扩张的程度与患者的病程及 VSD 的大小不匹配时，应仔细检查主动脉弓降部。或者在肺动脉压力增高的程度与 VSD 的大小及患者病程不匹配时，而未闭的动脉导管应用频谱多普勒测量时，无高速连续性的血流频谱，应警惕是否合并存在主动脉弓离断。

在肺动脉压力明显增高时，室水平仍然为左向右分流者，应注意检查主动脉弓降部，避免漏诊。

A 型：主动脉弓位于左锁骨下动脉开口远端与降主动脉之间，其连续性中断。

B 型：主动脉弓离断位于左颈总动脉与左锁骨下动脉开口之间，其主动脉弓、横部管腔中断（图 39-7）。

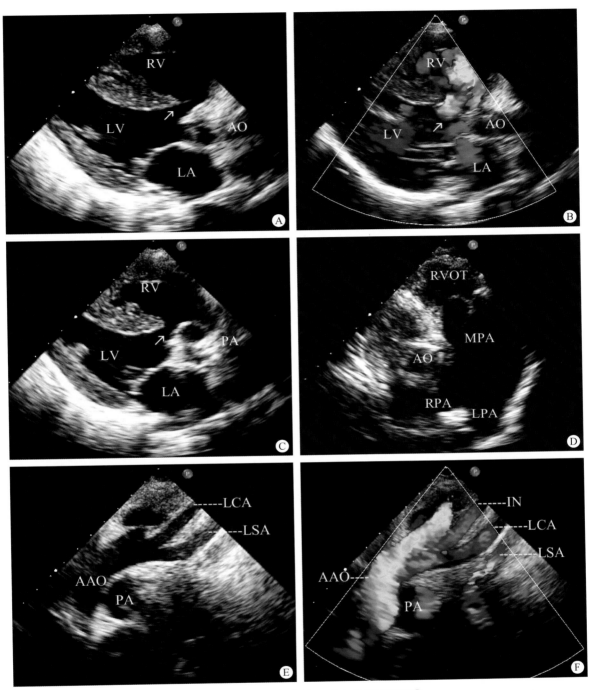

图 39-7　室间隔缺损合并 B 型主动脉弓离断①

左心室长轴断面观察显示室间隔回声出现中断现象（图 A 箭头所示），彩色多普勒观察时，室水平出现以左向右为主的双向分流（图 B 箭头所示），右室流出道长轴断面显示室间隔回声中断发生于肺动脉干下部位（图 C 箭头所示）。肺动脉呈瘤样扩张，主动脉长轴断面观察时，降主动脉位于左颈总动脉与左锁骨下动脉之间的降主动脉连续性中断，彩色多普勒观察时，左锁骨下动脉的血流由肺动脉供给。A. 左心室长轴断面；B. 彩色多普勒左心室长轴断面；C. 右室流出道长轴断面；D. 大动脉短轴断面；E. 主动脉弓长轴断面；F. 彩色多普勒主动脉弓长轴断面

　　VSD 合并 B 型主动脉弓离断，常表现为右心室增大，主肺动脉呈瘤样扩张，肺动脉瓣口水平向下移位，膨向右室流出道，致使右室流出道缩短（图 39-8）。

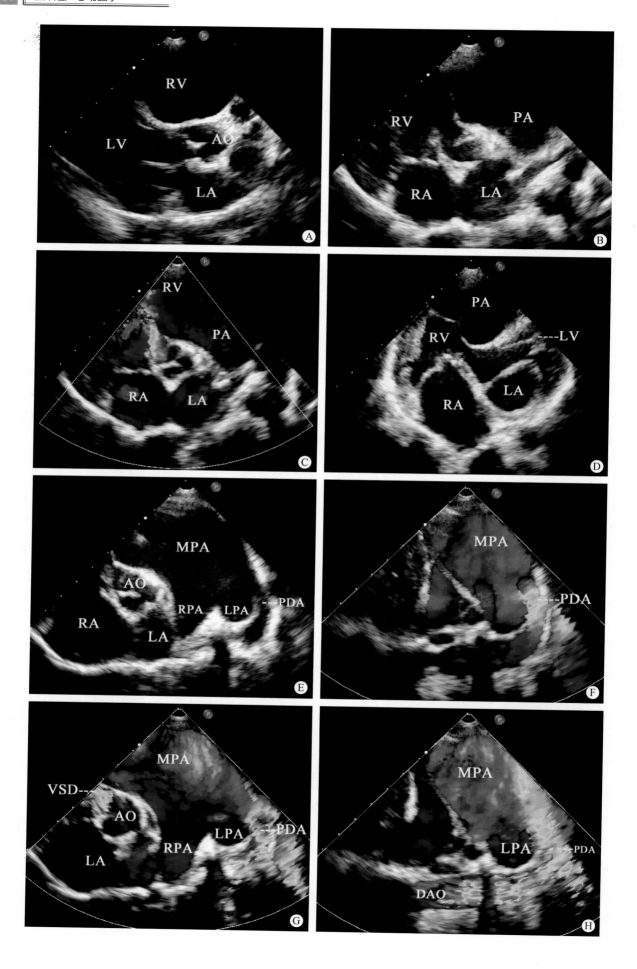

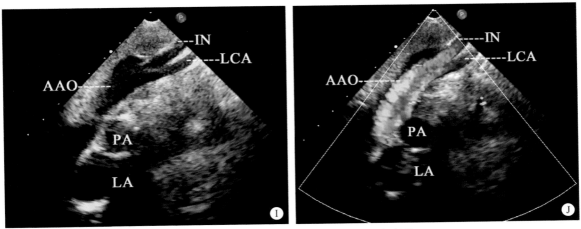

图 39-8 室间隔缺损合并 B 型主动脉弓离断②

室间隔膜周部出现回声脱失现象，主肺动脉呈瘤样扩张，并向下移位，右室流出道缩短，降主动脉与主肺动脉之间出现未闭动脉导管，彩色多普勒观察时，室水平出现左向右分流，动脉水平出现右向左分流，呈五彩镶嵌色，主动脉弓长轴断面显示降主动脉于左颈总动脉与左锁骨下动脉之间的连续性中断。A. 左心室长轴断面；B. 大动脉短轴断面；C. 彩色多普勒大动脉短轴断面；D. 肺动脉长轴断面；E. 大动脉短轴断面；F 和 G. 彩色多普勒大动脉短轴断面；H. 彩色多普勒左心室 – 肺动脉长轴断面；I. 胸骨上窝主动脉弓长轴断面；
J. 彩色多普勒主动脉弓长轴断面

C 型：为主动脉弓在无名动脉与左颈总动脉开口之　间的管腔连续性中断（图 39-9）。

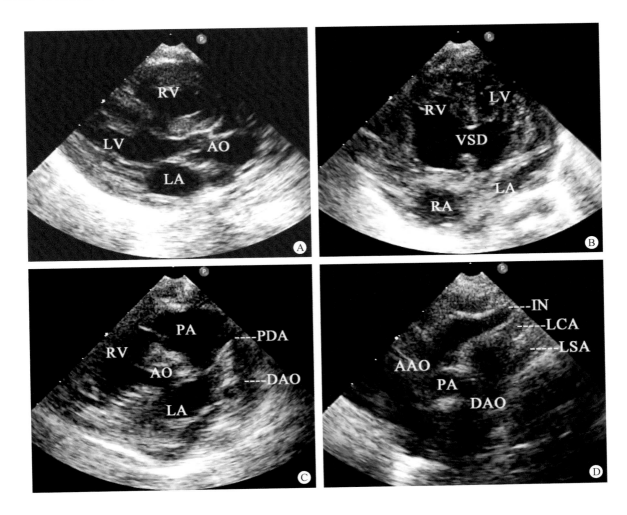

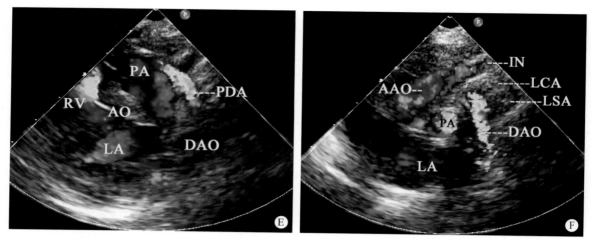

图 39-9　室间隔缺损合并 C 型主动脉弓离断

右心室轻度增大，右心室前壁增厚，室间隔连续性中断，肺动脉内径增宽，从主动脉弓长轴断面观察，降主动脉在无名动脉与左锁骨下动脉之间的连续性中断，应用彩色多普勒观察显示左无名动脉及左锁骨下动脉的血流由肺动脉提供。主肺动脉通过动脉导管与降主动脉相连接，降主动脉的血流由肺动脉供给。A. 左心室长轴断面；B. 心尖四腔心断面；C. 胸骨上窝主动脉弓长轴断面；D. 肺动脉长轴断面；E. 彩色多普勒肺动脉长轴断面；F. 彩色多普勒主动脉弓长轴断面

5. 主动脉 – 肺动脉间隔缺损合并主动脉弓离断　主动脉 – 肺动脉间隔缺损合并主动脉弓离断其发病居第二位，在主动脉弓离断但未合并 VSD 的患者中，多数合并主动脉 – 肺动脉间隔缺损。阜外医院的统计资料表明，在 62 例经超声心动图诊断并经心血管造影证实的主动脉弓离断患者中，仅有 5 例未合并 VSD，但均合并主动脉 –

肺动脉间隔缺损。

因此，在检查主动脉 – 肺动脉间隔缺损患者时，应注意检查主动脉弓，观察其是否存在异常。对肺动脉内径明显增宽、重度肺动脉高压者，升主动脉的血流大量分流入肺动脉内，且血流速度较快者，应考虑到主动脉弓离断的可能性（图 39-10）。

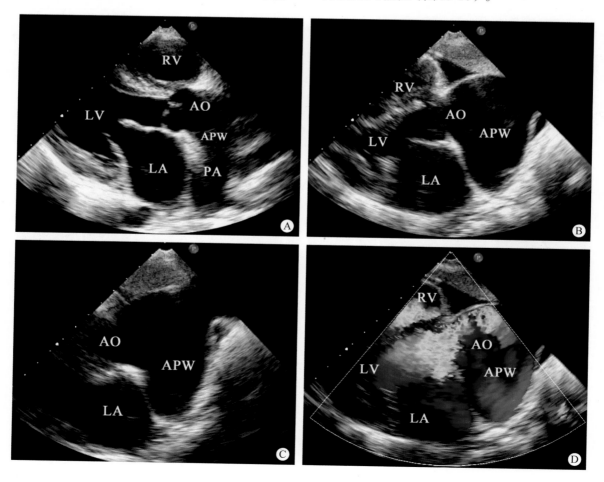

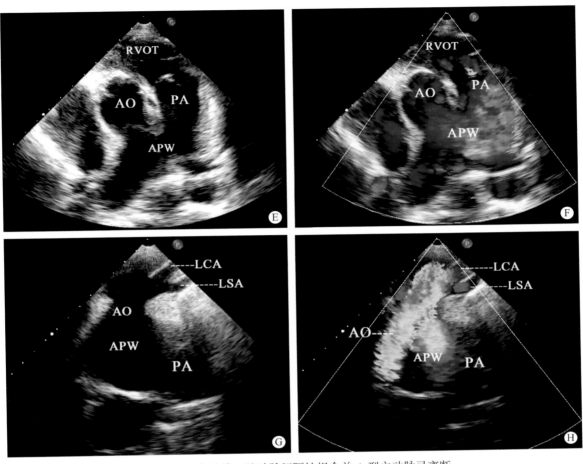

图 39-10　主动脉 – 肺动脉间隔缺损合并 A 型主动脉弓离断

主动脉窦管以上部位内径明显增宽，主动脉后壁出现窗口样回声脱失部位，双动脉长轴断面可观察到主动脉与肺动脉之间出现 30mm 的回声中断，彩色多普勒显示主动脉血流通过缺损分流入主肺动脉。从胸骨上窝探查，可观察到升主动脉与降主动脉之间的连续性于左锁骨下动脉之后中断，彩色多普勒观察时主动脉血流分流入主肺动脉。A. 左心室长轴断面；B 和 C. 升主动脉长轴断面；D. 彩色多普勒升主动脉长轴断面；E. 双动脉长轴断面；F. 彩色多普勒双动脉长轴断面；G. 胸骨上窝主动脉弓长轴断面；H. 彩色多普勒主动脉弓长轴断面

在检查的过程中，左心室长轴断面主动脉后侧壁出现喇叭口样改变时，应考虑到主动脉 – 肺动脉间隔缺损的可能性，但应注意与共同动脉干相鉴别。在胸骨上窝主动脉弓长轴断面观察到升主动脉的内径逐渐变窄，应考虑是否合并主动脉弓离断。

而 C 型主动脉弓离断的发病率较低，仅占主动脉弓离断的 5%，但其病情较重（图 39-11）。

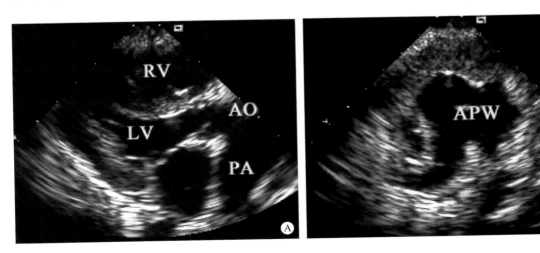

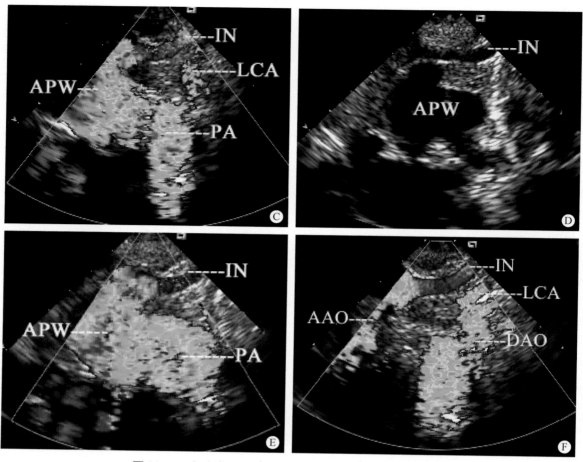

图 39-11　主动脉 – 肺动脉间隔缺损合并 C 型主动脉弓离断

左心室长轴断面显示升主动脉后侧壁呈喇叭口样改变，双动脉长轴断面观察，显示升主动脉与主肺动脉之间的间隔出现回声中断现象，于胸骨上窝探查，显示主动脉与主肺动脉之间的间隔出现回声脱失现象，并可显示升主动脉与降主动脉之间的连续性于无名动脉与左锁骨下动脉之间中断。彩色多普勒观察时，显示主动脉血流通过缺损分流入主肺动脉，而左颈总动脉与左锁骨下动脉的血流由肺动脉提供。A. 主动脉长轴断面；B. 双动脉长轴断面；C. 彩色多普勒胸骨上窝主动脉弓长轴断面；D. 二维超声心动图主动脉弓长轴断面；E 和 F. 胸骨上窝主动脉弓长轴断面

6. 共同动脉干合并主动脉弓离断　极为少见，Ⅱ 型共同动脉干合并 C 型主动脉弓离断，其血流动力学改变较为复杂，共同动脉干患者的肺动脉系统从大动脉干发出，但发出肺动脉后的主动脉弓又出现离断现象，除无名动脉外，颈总动脉及锁骨下动脉血液是由肺动脉供给，并通过未闭动脉导管进入降主动脉（图 39-12）。

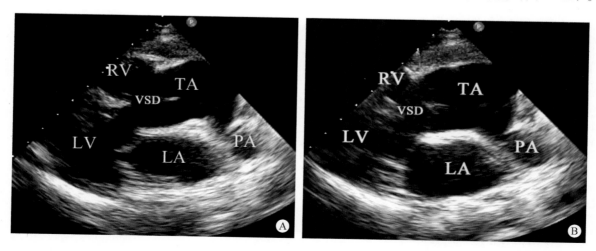

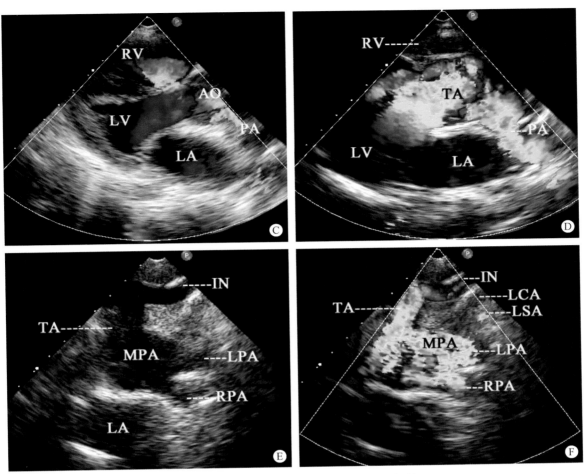

图 39-12　共同动脉干合并 C 型主动脉弓离断

心腔内仅探及一条大动脉干及一组半月瓣，于大动脉干的后侧壁可探及发出动脉性分支，为肺动脉系统。室间隔的连续性中断，彩色多普勒观察时，室水平出现双向分流，并且左心室进入大动脉干的血流同时进入肺动脉系统，胸骨上窝探查时，显示主动脉弓降部连续性中断，离断部位在无名动脉与左颈总动脉之间，彩色多普勒观察时，显示左颈总动脉与左锁骨下动脉的血流由从大动脉干发出的肺动脉供血。A.左心室长轴断面；B.共同动脉干长轴断面；C.彩色多普勒左心室长轴断面；D.大动脉干长轴断面；E.二维超声心动图主动脉弓长轴断面；F.彩色多普勒主动脉弓长轴断面

（三）多普勒超声心动图

二维超声心动图检查时，对怀疑主动脉弓降部不连续或因显示不清而考虑有可能存在异常的患者，应采用多普勒超声心动图检查加以证实。

1. 肺动脉-胸降主动脉血流特点　由于本病的 PDA 内径通常较宽，采用彩色多普勒观察时，从主肺动脉经 PDA 进入降主动脉的血流一般呈层流状，色彩为蓝色。通过彩色多普勒超声观察血流的走向，可清晰显示主动脉弓畸形的状况和降主动脉发出的部位。因降主动脉内径较窄，而肺动脉内径多数明显增宽，肺动脉内的血流需通过 PDA 进入降主动脉，出现血流速度增快，呈五彩镶嵌色。在个别患者，PDA 的内径窄，直径显著小于肺动脉及降主动脉，则可显示为高速喷射性血流，连续性多普勒可显示右向左分流频谱形态，酷似主动脉缩窄图像。在 B 型或 C 型主动脉离断者，左颈总动脉和（或）左锁骨下动脉由降主动脉逆行充盈，在降主动脉上段可探及朝向探头的红色血流信号。

2. 合并 VSD 时室水平分流特点　一般本病患者的 VSD 较大，彩色多普勒可探及明显分流，并以左向右分流为主，左向右分流可能与 VSD 大小、肺动脉内径增宽及压力增高的程度不匹配。此时应考虑到，此与 VSD 为左心室血流的主要出路之一有关。当室水平左向右分流量大时，大量氧合血进入肺血管，如果肺动脉-PDA-降主动脉间的血流无障碍，差异性发绀可能不明显，在临床上容易忽略主动脉弓离断。因此，发现分流方向与 VSD 大小及肺动脉压不匹配时，应注意仔细检查主动脉弓，以提高对主动脉弓离断的诊断率。

3. 合并主动脉-肺动脉间隔缺损的血流特点　主动脉弓离断合并主-肺动脉间隔缺损而无 VSD 的患者，主动脉-肺动脉间隔缺损是左心室血流的主要出口，通常主动脉-肺动脉间隔缺损较大。存在上述情况的患者，虽然由于肺动脉压力明显增高，但仍表现为左向右分流。左、右冠状动脉的血流量也增大，在超声检查时比较容易探查。

4. 腹主动脉血流规律 在主动脉弓离断患者，如果肺动脉高压严重，PDA 内径宽，肺动脉向降主动脉的右向左分流灌注压高，腹主动脉血流频谱流速及形态可正常；如果 PDA 窄小，肺动脉与降主动脉之间压差显著者，腹主动脉血流速度下降，加速时间延长，甚至成为持续存在于全心动周期的单相血流，此时通常与主动脉严重缩窄的腹主动脉血流改变相同。

5. 头臂动脉血流变化及意义 在 A 型主动脉弓离断患者，由于其多数合并较大的 VSD，头臂动脉的血流速度与血流量变化并不明显。但在 B 型或 C 型离断患者，则可能出现左锁骨下动脉窃血现象，即超声检查发现左椎动脉的血液逆流，而右椎动脉血流方向正常，其血管内径增大，血流量增加；如果出现双侧椎动脉血液逆流，则提示为 B 型或 C 型主动脉弓离断合并迷走右锁骨下动脉。

（四）右心声学造影

从周围静脉注入声学造影剂，继右心房、右心室腔出现微泡显影后，降主动脉随之显影，其微泡的密度大。

如有 VSD，室水平出现分流，左侧心腔和升主动脉可出现微泡回声，但其密度远低于降主动脉的微泡密度。

如无 VSD 而合并主动脉 – 肺动脉间隔缺损，则左心室腔不出现造影剂回声，升主动脉可出现少量的造影剂，但肺动脉及降主动脉出现密度较高的造影剂回声，此表现具有一定的特异性。

（五）超声检查的临床意义

VSD 大、PDA 粗大者，在临床上，其差异性发绀或股动脉搏动减低可能不明显，有可能遗漏主动脉弓离断的诊断，将经胸二维超声和多普勒技术相结合，通常能对多数主动脉弓离断进行诊断或提供提示性资料。

对经胸超声图像清晰，但不能良好显示主动脉弓降部延续关系者，如 VSD 大、肺动脉压力高，而仍以室水平左向右分流为主，腹主动脉血流正常者，提示可能存在主动脉弓离断；当腹主动脉血流不正常时，还需要与主动脉重度缩窄相鉴别。

右心声学造影也可能有助于诊断，或有可能提示患者需要进行其他检查，包括其他影像学诊断方法。

此外，在患者声窗良好的条件下，二维超声心动图检查如能提供头臂动脉发育的情况（如血管直径），可以为选择重建主动脉弓的术式提供依据。

（六）主动脉弓离断术后的超声观察

对主动脉弓离断的患者，手术的目的是重建主动脉弓，以恢复主动脉系统的正常血流，手术方法包括采用人工血管连接升主动脉与降主动脉，或将离断的近端与远端的血管直接吻合，或采用左锁骨下动脉（用于 A 型）或左颈主动脉（用于 B 型）与中断近端的血管连接。

术后超声检查的重点是观察重建的主动脉弓降部的人工血管或自体血管的宽度，观察血流是否通畅，注意残存的狭窄。

在围手术期，可能由于手术切口或使用呼吸机，难以满意显示弓降部的图像，腹主动脉成为最佳的观察对象。当腹主动脉血流频谱表现为流速减慢，收缩与舒张期连续性单相血流时，表明灌注明显不足，提示应及时进行二次手术。

远期疗效观察的重点仍然是主动脉弓的通畅程度。随着患儿成长，可能因人工血管的直径或自体血管的吻合口不能相应扩大，形成局部相对狭窄，其超声表现通常与主动脉缩窄相同。对局部狭窄改变显著者，应再手术处理。

对同期矫正心内畸形者，应根据相应的畸形与实施的矫正手术，具体评价其疗效，应注意发现残余分流、残存狭窄。对分期手术者，超声还应观察尚未矫正的心内畸形，提供包括缺损大小、瓣膜功能、心脏功能、肺动脉压力等参数的变化，为择期矫正心内畸形提供资料。

第四节　主动脉弓缩窄及离断的检出对手术方式选择的指导意义

一、降主动脉缩窄

所有的先天性心脏病患者均应常规性地检查主动脉弓系统，避免漏诊降主动脉缩窄，给术中带来麻烦。因此在检查的过程中应仔细观察降主动脉有无缩窄、缩窄的部位、缩窄的长度、缩窄段的内径、缩窄两端的内径、缩窄的两端有无扩张及扩张的程度，以便确定治疗方法。

1. 狭窄段吻合 如果缩窄段较短，可将缩窄段切除，进行端 – 端吻合术，因此在术前应仔细测量缩窄的内径及长度。

2. 狭窄段切除，Dacron 人造血管吻合 如果降主动脉缩窄的程度较重，而且缩窄段较长，应考虑将缩窄段切除，应用 Dacron 人造血管将两端进行吻合，并应用频谱多普勒测量血流速度，以观察原狭窄部位的血流通畅性。

3. 主动脉补片成形 如果缩窄的程度较重，则可采取补片成形的方法矫正。

二、主动脉弓离断

主动脉弓离断较为复杂，很少单独存在，常常合并其他心内复杂畸形，如为室间隔缺损及主肺动脉间隔缺损，极个别的共同动脉干患儿也可合并主动脉弓离断，因此应采用综合性超声心动图技术在术前认真检查，做出正确的诊断，为外科手术方式的选择提供更多的信息，从而避免术中出现意外。

（一）主动脉弓离断合并室间隔缺损

主动脉弓离断合并室间隔缺损的患者，术前超声心动图须检出并确定离断的位置，如位于颈总动脉与无名动脉之间，或无名动脉与锁骨下动脉之间，离断区域的长度，增宽的主肺动脉内径及肺动脉压力，未闭动脉导管的内径、长度及分流量，以利于关闭室间隔缺损及结扎未闭动脉导管，阻断室水平及动脉水平的分流。在降主动脉离断的两端之间应用人工血管进行连接，使升主动脉的血流能够进入降主动脉，并应用频谱多普勒和彩色多普勒观测血流的通畅性和速度。术前检查和术中监测对保证手术的正常进行和术后的效果具有重要意义。

（二）主动脉弓离断合并主肺动脉间隔缺损

明确主动脉弓离断的水平，有助于分型诊断和选择手术方式。主动脉弓离断的手术治疗方式与主动脉弓离断合并室间隔缺损基本相同，主要应用人工管道的方式将离断的两端相连接，避免应用断端缝合引起的局部狭窄及残余漏区域。

术前应通过超声心动图检查确定主肺动脉间隔缺损的类型，以便选择外科手术的方式。尤其是需要测量主肺动脉间隔缺损的部位及大小，进行分型诊断，以及升主动脉端缺损起始部与冠状动脉开口的距离，避免出现修补主肺动脉间隔时，阻挡冠状动脉开口。

主肺动脉间隔缺损修补方式：

（1）缺损部位行修补术：小的主肺动脉间隔缺损可选择缝合性修补术。

（2）应用 Amplatzer 封堵伞行介入封堵术，但也仅应用于较小的缺损。

（3）应用补片修补间隔缺损部位，为本病的主要治疗方法。

第五节 先天性血管环

一、病理解剖和病理生理

（一）病理解剖

先天性血管环分为完全性和部分性两种，前者构成完整的环状血管，包绕食管和（或）气管，往往造成比较明显的影响，而后者只有部分包绕，多数影响较小。血管环可由不同的血管组成（图39-13），最常见的是双主动脉弓，其他还有右位主动脉弓和迷走右锁骨下动脉等。本病患者可合并 PDA、VSD、法洛四联症、主动脉缩窄、心内膜垫缺损等心血管畸形。

1. 双主动脉弓（double aortic arch） 双主动脉弓指升主动脉连接两条主动脉弓，一条为左前侧主动脉弓（称为左弓或前弓），在气管之前行向左侧；一条为右后侧主动脉弓（称为右弓或后弓），越过气管和食管之后，

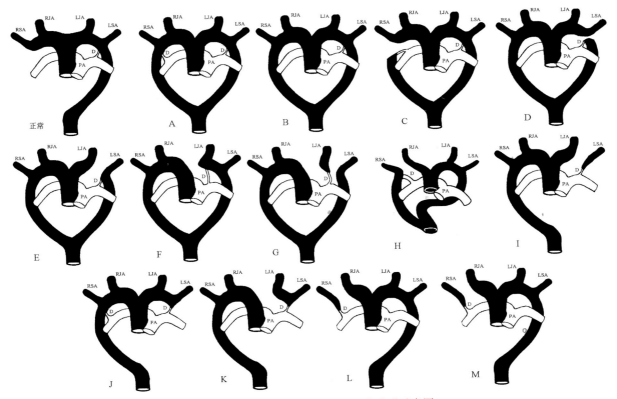

图39-13 先天性血管环和大动脉畸形示意图

多数与左弓汇合，共同形成位置大致正常的降主动脉。多数患者的两侧主动脉弓在心底部构成完整的血管环。少数患者的两侧主动脉弓在气管和食管之后未汇合，形成双侧降主动脉，分别沿脊柱两侧下降，在心底部仅形成部分血管环。

两侧主动脉弓的管径、通畅程度、分支和合并 PDA 的位置等变化很大。两侧主动脉弓的内径可相等（10%），多数右弓粗大而左弓细小（75%），少数则相反（15%）。多数两侧主动脉弓及其主要分支均保持通畅，少数可出现部分分支狭窄或闭锁。多数患者从两侧主动脉弓分别发出颈总动脉和锁骨下动脉，形成双套颈总动脉和锁骨下动脉。PDA 可出现于左弓或右弓，极少数分别从两侧主动脉弓发出双 PDA。一般为单发畸形，少数可合并 VSD 和法洛四联症等其他畸形。

2. 右位主动脉弓（right aortic arch） 右位主动脉弓往往见于法洛四联症、肺动脉闭锁、右室双出口和共同动脉干等复杂先天性心脏病。升主动脉的位置通常正常，主动脉弓右位，横过右支气管，靠近气管和食管的右侧，在食管后下方形成降主动脉。头颈部动脉一般以镜面的形式，从右位主动脉弓发出，即依次发出左无名动脉、右颈总动脉及右锁骨下动脉，但 PDA 多数位于左侧。

单纯右位主动脉弓一般不形成血管环，但合并其他大动脉迷走或畸形者，可在心底部形成血管环。5.5% 的右位主动脉弓患者可合并左位 PDA 或动脉韧带，或合并食管后 PDA 者，从而可在心底部形成血管环。右位主动脉弓合并迷走左无名动脉（aberrant brachiocephalic artery）罕见，多数有左侧 PDA 或动脉韧带，可构成完整的血管环。

右位主动脉弓合并迷走左锁骨下动脉（aberrant left subclavian artery），主动脉弓发出主要头臂干分支的次序是左颈总动脉、右颈总动脉、右锁骨下动脉和左锁骨下动脉，左锁骨下动脉从食管后面通过，可形成部分血管环。如左侧 PDA 连接左锁骨下动脉和左肺动脉，将形成完整的血管环。

3. 其他大动脉畸形 可以构成心底部部分或完整血管环的大动脉畸形还有以下几种：

（1）迷走右锁骨下动脉（aberrant right subclavian artery）：指右锁骨下动脉异常起源于降主动脉上部、左锁骨下动脉的远端，走行于食管之后，行向右侧腋下，也称为食管后右锁骨下动脉。约占 0.5%，可为单纯性病变，但多数合并主动脉缩窄等其他畸形。

（2）迷走左颈总动脉（aberrant left common carotid artery）：从主动脉弓右侧发出，经气管前方绕到左侧，可压迫气管。

（3）迷走无名动脉：指无名动脉起源于主动脉弓的左侧，经气管前方绕到右侧，可压迫气管。

（4）颈部主动脉弓：极少见，升主动脉向上通过胸廓上口，位于左侧或右侧颈部，常合并无名动脉畸形。

（5）迷走左肺动脉（aberrant left pulmonary artery）：迷走左肺动脉指左肺动脉异常起源于右肺动脉，走行于气管与食管之间，可对气管和右侧支气管造成压迫。

（二）病理生理

除非合并动脉狭窄、闭锁，血管环本身通常无明显的血流动力学障碍，但在心底部形成的血管环，可将气管、支气管和（或）食管完全或部分包绕，造成压迫，其程度取决于病理解剖，构成完整血管环的病变往往压迫较重，而单纯性畸形或部分血管环，一般不造成压迫或压迫较轻。

血管环对相应组织结构包绕、压迫严重者，可出现气管和（或）食管狭窄、闭塞，导致呼吸困难、进食困难等。对气管或支气管呈部分性压迫者，可形成活瓣样改变，造成相应部分肺部过度充气、肺气肿。对支气管形成完全性闭塞者，可造成相应部位肺不张。气管或支气管狭窄阻塞，引流不畅，可继发肺部感染。

迷走右锁骨下动脉等畸形血管可出现动脉瘤样扩张、血栓形成和并发感染等。各种畸形大血管及动脉瘤样扩张等异常，还可对迷走神经、喉返神经等其他附近组织器官产生压迫，导致神经功能异常。

二、临床表现和辅助检查

（一）临床表现

症状及其出现的时间早晚和程度，与病变类型、受压迫的器官及其程度等有关。对气管和（或）食管等压迫不明显者，一般没有明显的临床表现；压迫严重者，可出现呼吸困难、吞咽困难、刺激性咳嗽、声音嘶哑等，甚至出生后即出现严重的呼吸困难、哮鸣、窒息和发绀。出现肺气肿、肺不张、肺部感染、动脉瘤等并发症时，可有相应的症状。

体检一般没有明显的体征，有时可出现呼吸困难、肺气肿等体征，有的在心底部可听到畸形血管的血流杂音。

（二）辅助检查

心电图多数没有明显异常，合并其他畸形者可有相应表现。胸部 X 线检查可显示肺气肿、肺不张、气管移位和狭窄等征象。平片诊断通常十分困难，食管或支气管造影可显示异常动脉的压迹，往往帮助很大。主动脉心导管检查和造影检查可明确诊断。

三、超声心动图检查

（一）右位主动脉弓

二维超声心动图对主动脉弓右弓右降的诊断并不困

难。探头置于胸骨上窝常规部位,探头顶端朝向左肩胛时,主动脉弓图像近似短轴断面,不能获得主动脉弓延续为降主动脉的长轴图像,而将探头顶端指向右肩胛,方可清楚显示主动脉弓与降主动脉的延续关系,与正常左位主动脉弓图像相似。

右位主动脉弓一般不构成血流动力学障碍,无须手术,但超声检查时应注意排除或确定右位主动脉弓,以避免出现主动脉弓离断或缩窄的假阳性诊断。右弓左降时,在同一断面完整显示主动脉升、弓、降部的图像有一定的难度,通常采用分段显示。

(二)主动脉弓迂曲

除降主动脉缩窄及主动脉弓离断外,其他的主动脉弓畸形均极为少见,如先天性的血管环,各种迷走动脉及主动脉弓降部的路径迂曲、扭曲等在检出的经验方面均较难以积累,而无论二维超声心动图还是彩色多普勒超声心动图均难以显示除正常路径中所出现的主动脉弓全貌外,对于其他路径异常尚待进一步摸索,尤其是路径向左上后及右上后走行的主动脉弓部分(图 39-14)。

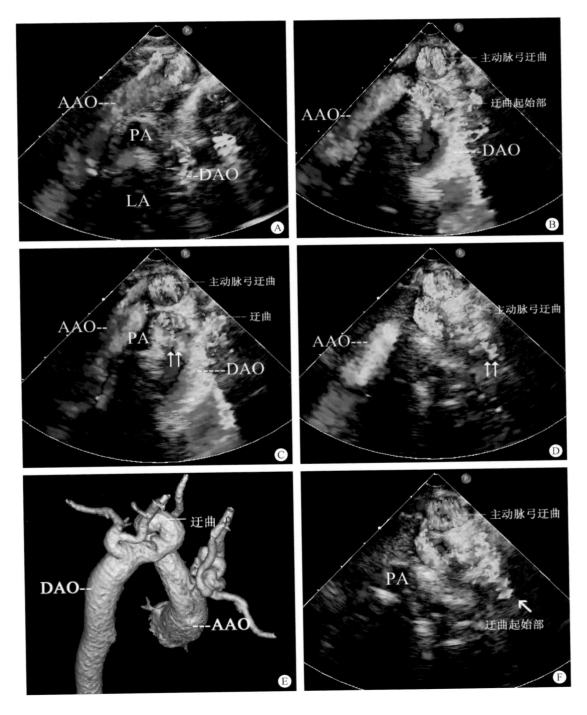

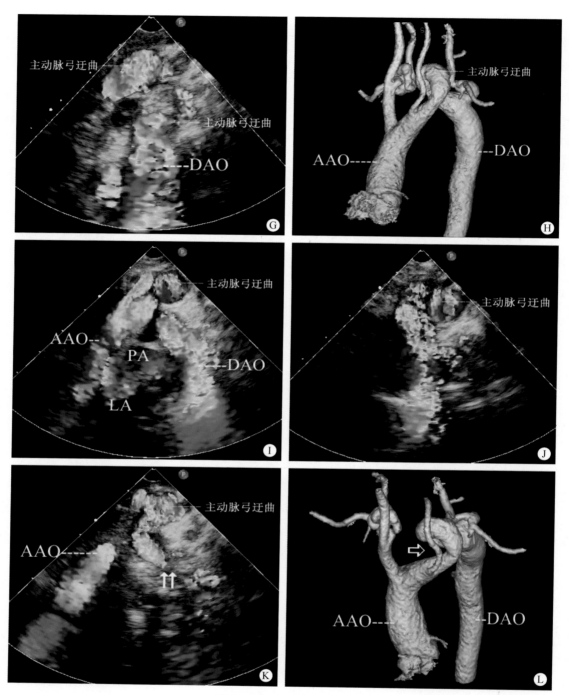

图 39-14　主动脉弓迂曲

在主动脉长轴断面，显示升主动脉及降主动脉时，不能同时显示主动脉弓部水平的组织结构，主动脉弓部呈扭曲状，其走行路径异常，呈血管环样改变，
CT 三维重建图像显示主动脉弓迂曲，走行路径异常（本图中 CT 三维重建图由阜外医院放射科吴文辉提供）

（三）迷走右锁骨下动脉

由于正常时右锁骨下动脉应起自无名动脉，如发现"右无名动脉"没有分叉，而是直接延续为右颈总动脉时，应高度警惕是否存在迷走右锁骨下动脉。然后，沿主动脉弓长轴断面扫查，依次观察头臂动脉的各个开口，可能会发现第四个开口。探头朝向升主动脉，可见一条与升主动脉相平行的血管，起源于降主动脉的起始端，

即迷走右锁骨下动脉。在彩色多普勒观察时，其血流色彩与降主动脉相同，呈层流状的蓝色。

（四）双主动脉弓

超声通常难以在同一声束平面同时完整显示左弓与右弓形成的血管环，而是需要通过不同声束平面，分别显示左弓与右弓。将探头置于胸骨上窝，采用常规主动脉弓长轴图像的探查断面，将声束平面逐渐前移，可显

示左弓，然后逆时针旋转探头，将探头头端朝向右肩胛并使声束平面稍向后移，即可显示右弓。

对于各种血管环，尤其是迷走血管的检查，超声心动图仍存在较多限制：

（1）在成年人或年长儿童，他们的胸骨上窝声窗往往不良，难以获得理想的图像。

（2）对主动脉弓降部无明显狭窄或无明显食管或气管压迫的患者，难以探查各头臂动脉的具体开口位置。

（3）本病不多见，不易积累经验。

对血管环的确诊，有赖于超高速 CT、MRI 及血管造影等影像技术。

主动脉弓离断多合并于室间隔缺损和主动脉－肺动脉间隔缺损，但也可合并右室双出口、共同动脉干等其他心内复杂畸形，对于经验不足的检查者，极易出现漏诊现象。因此，熟练掌握本病的病理解剖改变及病理生理变化极为重要，在检查的过程中形成合理的思维逻辑非常重要。

1. 室间隔缺损　患有室间隔缺损的儿童，如在检查的过程中，发现主动脉内径细小，但肺动脉内径明显增宽，患儿的年龄较小，尤其是在肺动脉压力明显增高的情况下，室水平仍为速度较高的左向右分流，应高度怀疑是否合并主动脉弓离断、闭锁等畸形。本病合并动脉导管未闭，在检查的过程中未闭的动脉导管虽然为左向右分流，但分流速度较低，频谱多普勒不能检出高速连续性的血流频谱。

2. 主动脉－肺动脉间隔缺损　部分主动脉－肺动脉间隔缺损可同时伴有主动脉弓离断，由于主动脉－肺动脉间隔缺损也称主动脉－肺动脉窗，通常缺损较大，肺动脉压力较高。在应用彩色多普勒观察时，两大动脉之间的分流呈层流状。在检查的过程中，如发现主动脉与肺动脉之间的分流性血流呈左向右的湍流，应考虑到主动脉弓离断的可能性，尤其是发现主动脉升弓部的内径逐渐变窄时应高度警惕。在检出部分头臂干的血液存在肺动脉供给时，应使图像充分显示主动脉弓离断的水平，以做出明确的诊断。

3. 如何避免漏诊主动脉弓离断问题　当出现室间隔缺损的患者肺动脉内径增宽的程度与缺损的大小不匹配，容量负荷的增加与肺动脉的内径增宽程度不匹配，患者的病程（年龄）与肺动脉高压的程度不匹配时应高度警惕存在主动脉弓离断的可能性。

4. 主动脉弓离断与降主动脉缩窄的鉴别　拟诊断为室间隔缺损合并主动脉弓离断的患者，应注意与室间隔缺损合并主动脉缩窄相鉴别，因较大的室间隔缺损合并主动脉弓离断时，出现左心阻力负荷增加现象，室水平左向右的分流量较大，进入主动脉系统的血流量小，主动脉细小，主动脉弓部内径较窄，而肺动脉内径却由于血流量增大而明显增宽，或呈瘤样改变。由于升主动脉

及主动脉弓降部细小，于胸骨上窝探查时，主动脉弓部在图像的近场部位，其解剖结构显示通常欠清晰，经验不足者易将其考虑为降主动脉缩窄，此时应注意探查降主动脉的血流速度和腹主动脉的血流频谱形态，以便进行两者的鉴别。

部分检查者由于经验不足，还可将扩张的肺动脉通过未闭动脉导管与降主动脉相连接误认为主动脉弓降部系统，因此充分了解本病的血流动力学改变有助于其检出。如果为降主动脉缩窄，缩窄的局部使血流通过受阻，血流速度增高，彩色多普勒观察时，出现过狭窄区域的血流效应。频谱多普勒观察时可探及高速的血流频谱，注意到此点，两者不难鉴别。但如果动脉导管细小，则两者的腹主动脉血流频谱形态极为相似。如果主动脉－肺动脉间隔缺损合并主动脉弓离断的未闭动脉导管较粗，其腹主动脉的血流频谱形态正常。

对于经验不足的检查者易将主动脉弓离断与降主动脉缩窄相混淆，应注意两种疾病的特点，以便做出鉴别。

（1）降主动脉缩窄：血流通过降主动脉缩窄区域时速度加快，彩色多普勒显示缩窄前的部位出现血流汇聚带。狭窄区域后血流为五彩镶嵌色的喷射状湍流。连续多普勒在狭窄区域可获得以收缩期为主的连续性高速血流。腹主动脉血流频谱峰值流速下降，加速时间延长，负向峰消失；或持续存在于收缩期和舒张期的单相低速血流。

（2）主动脉弓离断：动脉导管内径宽，肺动脉高压严重，肺动脉向降主动脉的右向左灌注量大，腹主动脉的血流速度及频谱形态正常。动脉导管内径窄，两大动脉之间的压差显著，腹主动脉血流速度下降，加速时间延长，腹主动脉的血流频谱与降主动脉缩窄可相同。主动脉弓降部出现解剖和血流不连续现象。降主动脉的血流由肺动脉供给。

主动脉弓发育不良（趋于闭锁）或闭锁应注意与主动脉弓离断相鉴别。主动脉弓离断由于降主动脉的血液由肺动脉供给，如果未闭动脉导管的内径较宽，腹主动脉的血流频谱速度可在正常范围，频谱形态无异常。但肺动脉的压力明显增高，肺动脉内径增宽的程度与患者的病程、缺损的大小不匹配。而主动脉弓发育不良则为通过降主动脉的血流明显减少，但降主动脉的血流速度在正常范围或降低，由于降主动脉的血流量减少，腹主动脉的血流频谱异常。

（刘延玲　熊鉴然　李建蓉　然　鋆）

参考文献

毛继文，等 .1986. 先天性主动脉弓离断的临床诊断 . 北京医学，4：206

凌坚，等.1987.先天性主动脉缩窄和主动脉弓折曲畸形 ——
　　DSA 诊断评价.中华心血管病杂志，115：325-327

Aeba R，et al.1998.Complications following reparative surgery for
　　aortic coarctation or interrupted aortic arch.Surg Today，28：
　　889-894

Amir IM，et al.1998.Transesophageal echocardiography of the
　　distal aortic arch.J Cardiothorac Vasc Anesth，12：599-603

Apfel HD，et al.1998.Usefulness of preoperative echocardiography
　　in predicting left ventricular outflow obstruction after primary
　　repair of interrupted aortic arch with ventricular septal defect.Am
　　J Cardiol，82：470-473

De Caro E，et al.1998.Interruption of the aortic arch，ventricular
　　septal defect，aortic atresia and aortopulmonary fistulous
　　communication.Int J Cardiol，65：19-21

Grenadier E，et al.1983.Serial two-dimensional echocardiography

for detection of coarctation of the aorta in the postnatal period.
　　Pediatr Cardiol，4：285-288

Kobayashi M，et al. 2009. Outcomes following surgical repair of
　　aortic arch obstructions with associated cardiac anomalies. Eur J
　　Cardiothorac Surg，35：565-568

Moreira JA，et al.1983.A rare form of isolated interrupted aortic
　　arch：the value of two-dimensional echocardiography in the
　　precatheterization evaluation.Pediatr Cardiol，4：289-292

Riggs TW，et al.1982.Two-dimensional echocardiographic features
　　of interruption of the aortic arch.Am J Cardiol，50：1385-1390

Sahn DJ，et al.1977.Real-time cross-sectional echocardiographic
　　diagnosis of coarctation of the aorta.Circulation，56：762-769

Smallhorn JF，et al.1983.Cross-sectional echocardiographic assessment
　　of coarctation in the sick neonate and infant.Br Heart J，50：
　　349-361

第四十章　法洛四联症

第一节　概　述

法洛四联症（tetralogy of Fallot）是一种复杂的先天性心血管畸形，1671 年由 Stensen 首先报道其病理改变，1777 年 Sandifort 对其病理解剖和临床表现进行了比较详尽的描述，1784 年 Hunter 首先报道本病患者的缺氧性发作。1888 年由 Fallot 对其进行了详细完整的描述，归纳了肺动脉口狭窄、室间隔缺损（VSD）、主动脉前壁右移并骑跨于室间隔和右心室肥厚等四种典型的病理改变及其临床表现，故称之为法洛四联症。

有人认为，法洛四联症的基本病理改变是比较特殊的 VSD 合并肺动脉口狭窄，圆锥间隔向前移位，未能与正常位置的窦部室间隔合拢融合，形成较大的 VSD、主动脉骑跨和漏斗部等狭窄，出现继发性右心室肥厚。但并非所有的 VSD 合并肺动脉口狭窄，均会形成上述法洛四联症的病理改变。一般的肺动脉口狭窄合并 VSD，其病理和血流动力学变化与本病有相似之处，但根据两者的基本病理解剖等特征，多数认为它们不属于相同的类型。

法洛四联症是常见的先天性心脏病，占所有先天性心脏病患者的 10% ~ 14%，居第四位。本病是紫绀型先天性心血管复杂畸形中发病率较高的一种，占幼儿儿童组紫绀型先天性心脏病的首位，临床检出率占 50% 以上。据统计，每 1 万个新生儿中，有本病 3 ~ 6 例。

本病的自然预后不佳，半数病例只能存活到 7 ~ 8 岁，活到 14 岁的不足 20%，到 20 岁者不足 10%。但通过及时的手术治疗，疗效通常满意。

第二节　病理解剖和病理生理

一、病理解剖

形成本病的确切机制尚未完全明确，可能系胚胎时期圆锥动脉干分隔发育异常，动脉干分隔不对称，漏斗部发育不良，圆锥间隔前移，室间隔未能与心内膜垫融合等所致，其中漏斗部间隔向前、向右和向上移位为本病的基本病理变化，由此导致肺动脉口狭窄、VSD、主动脉骑跨于室间隔，以及继发性右心室肥厚等四种病理

改变（图 40-1）。

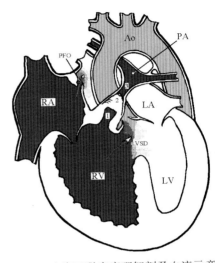

图 40-1　法洛四联症病理解剖及血流示意图

1. 漏斗部狭窄；2. 肺动脉瓣狭窄；3. 肺动脉狭窄

（一）肺动脉口狭窄

肺动脉口狭窄（pulmonary stenosis）可发生于右心室体部、漏斗部、肺动脉瓣环、肺动脉瓣和肺动脉等各个部位，有时为多水平的狭窄病变（详见第三十五章），其中有的系发育异常所致，有的则属于继发性病理改变。

肺动脉口重度狭窄者，通常称为重型法洛四联症，病理解剖有其特点；而肺动脉口狭窄和主动脉骑跨室间隔程度较轻者，称为轻型法洛四联症。有人将合并肺动脉闭锁者称为极重型法洛四联症，但实际上，此类病变应属于合并 VSD 的肺动脉闭锁（详见四十九章）。有人曾将高位膜部 VSD 合并右室漏斗部下异常肥厚肌束称为无发绀型法洛四联症，有的实际上是右心室内异常肥厚肌束，将右心室分成两部分，属于合并膜部 VSD 的右室双腔心，其病理生理改变类似于 VSD，肺动脉血流量通常增加，不属于法洛四联症，应予以鉴别（详见第三十六章）。

大部分法洛四联症患者有漏斗部狭窄合并肺动脉瓣狭窄，其余则为单发漏斗部狭窄，故一般认为法洛四联症患者几乎均有漏斗部狭窄。

1. 漏斗部狭窄　以局限性者居多，少数患者的病变比较广泛，呈长短不等的管型狭窄，有时相当狭小，而

且随年龄增长，漏斗部可出现继发性内膜增生、硬化，将加重狭窄程度。根据漏斗部狭窄部位，可分为低位、中间位和高位3种。根据病理形态，可分为以下5型：

（1）肌性肥厚型：属于法洛四联症典型的病理改变，漏斗部有肥厚的漏斗部前壁、隔壁和室上嵴环抱，在漏斗部狭窄处与肺动脉瓣环之间，常形成较小的第三心室，大多数合并肺动脉瓣环狭窄或肺动脉狭窄。

（2）隔膜型：在右室漏斗部或肺动脉瓣下有纤维性隔膜，隔膜的开口狭小，常有第三心室形成，右心室肌束一般不肥厚，多数不伴有肺动脉瓣环狭窄或肺动脉狭窄。

（3）膜管型：右室漏斗部或肺动脉瓣下有白色纤维膜，纤维膜下方有肥厚的隔束和壁束，常有较小的第三心室，多数合并肺动脉瓣环狭窄或肺动脉狭窄。

（4）异常肌束型：右心室有异常肥厚的肌束，一般不伴有肺动脉瓣环狭窄或肺动脉狭窄。

（5）长管型：右室漏斗部广泛肌性肥厚，形成长管状狭窄，没有第三心室，大多数合并肺动脉瓣环狭窄或肺动脉狭窄。

2. 肺动脉瓣狭窄 肺动脉瓣发育畸形，可出现单瓣化、二瓣化、三瓣叶畸形等，其中多数为二瓣化畸形，可出现瓣叶交界处融合，或形成中央有小孔的圆笼状，瓣膜可增厚、钙化、赘生物附着，造成瓣口狭窄。有的可伴有肺动脉瓣环狭窄、肺动脉瓣缺如或严重的发育不良等。

3. 肺动脉瓣上狭窄 可出现肺动脉瓣上局限性狭窄、主肺动脉发育不良、主肺动脉和（或）分支狭窄，以及左、右肺动脉起始部（或分叉部）狭窄，肺动脉叶、段分支狭窄等各种类型，少数病例一侧（多为左侧）肺动脉缺如。肺动脉瓣上狭窄病变可单发或多发。

（二）室间隔缺损

多数VSD的缺损较大，一般有3种类型，偶尔可并发肌部小VSD或多发性VSD。

1. 嵴下型 膜周部缺损最常见，约占90%，缺损一般较大，直径多在10mm以上，位于漏斗部室上嵴下方、主动脉瓣下，上缘为圆锥间隔及邻近主动脉右冠瓣和无冠瓣瓣环部位的右心室前壁，后下缘为三尖瓣隔瓣瓣环和窦部室间隔。多数VSD缺损的后下缘只有少量隔瓣基底部附着，有较长的腱索横过缺损下缘，与圆锥乳头肌相连。有的VSD后下缘为心肌，离三尖瓣环较远。少数VSD后下缘完全由隔瓣基底部所附着。

2. 干下型 较少见，占5.8%～10.7%，缺损通常相对较小。VSD缺损位于肺动脉瓣下室上嵴，也可位于主动脉根下方，因圆锥间隔部分或完全缺如所致。其前缘为肺动脉瓣环，有时与肺动脉瓣环之间有纤维肌性条索。有的室上嵴发育不良，其下缘是残余的室上嵴，与心脏传导系统希氏束之间有一定的距离。有的室上嵴缺如，

其下缘是窦部室间隔。

3. 嵴内型 VSD位于漏斗部间隔内，属于漏斗部肌性缺损。

（三）主动脉右移位和骑跨

在正常心脏，主动脉瓣实际上在室间隔之上，处于骑跨位置，由此有人认为，法洛四联症所出现的主动脉右移位和骑跨（aortic dextroposition and overriding），是主动脉扩张的结果，并不是真正的异常，只有在肺动脉口狭窄很明显者才有显著的骑跨。

但也有人认为，主动脉根向右移位，造成主动脉右移位，与正常位置相比，主动脉瓣按顺时针转位，偏向右侧，并不像正常那样插入两侧房室瓣之间（图40-2）。部分主动脉根位于右心室之上，而圆锥间隔向左移位，使主动脉骑跨于有缺损的室间隔之上，同时接收来自左、右两侧心室的血液。主动脉瓣与二尖瓣前叶通常仍保持纤维性连续，升主动脉多数较粗大。

多数主动脉骑跨属于轻至中度，一般肺动脉口狭窄越重，VSD越大，主动脉根向右移位越明显，骑跨程度越重。如果主动脉骑跨超过75%，应考虑诊断为右室双出口（详见第四十二章）。

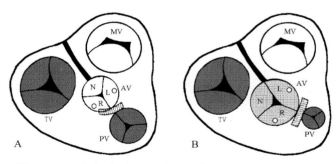

图40-2 正常人（A）和法洛四联症患者（B）心底部4个瓣口的位置示意图

（四）右心室肥厚

右心室肥厚（right ventricular hypertrophy）一般属于继发性改变，由肺动脉口狭窄所致，同时也与右心室压力升高和心内分流等有关。在婴幼儿期右心室肥厚通常较轻，多随年龄增长而加重，在成年患者可相当严重，伴有纤维化等病理改变。

法洛四联症常并发卵圆孔未闭和（或）Ⅱ孔型房间隔缺损（ASD），合并卵圆孔未闭者可高达80%。法洛四联症合并ASD者称为法洛五联症。20%～30%的法洛四联症病例合并右位主动脉弓，2%～9%合并冠状动脉畸形。其他合并畸形还有心内膜垫缺损、双上腔静脉、动脉导管未闭、右位心、肺动脉异常起源于升主动脉、双主动脉弓、无名动脉缺如、主动脉瓣脱垂、主动脉瓣狭窄、主动脉瓣下狭窄、主动脉瓣二瓣化畸

形、左心发育不良、右心发育不良、三尖瓣闭锁或严重狭窄、Ebstein 畸形、肺静脉畸形引流和三房心等。并发肺动脉瓣缺如者，构成所谓的变异型法洛四联症。有20% ～ 30% 的患者合并心脏以外的各种畸形。

二、病理生理

主要取决于肺动脉口狭窄的程度，其次是 VSD 的大小和其他合并畸形等。肺动脉口狭窄，进入肺部进行气体交换的血流量减少，从而减少血液的氧气供应，一般狭窄越重，肺循环血流量越少，缺氧越明显。由于 VSD 和主动脉骑跨，可出现室水平分流，两侧心室的血液可同时进入主动脉，但其分流的方向和分流量，主要取决于肺动脉口狭窄的程度和右心室压力。

法洛四联症的肺动脉口狭窄，对胎儿的影响一般不大，故发育多数不受明显影响，心脏大小可正常。出生后动脉导管未关闭者，加上肺动脉口狭窄相对较轻，VSD 出现以左向右为主的分流，仍有较多血液进入肺循环，缺氧和发绀通常不明显。但随着动脉导管自然闭合和肺动脉口狭窄逐渐加重，将出现明显的血流动力学改变。

如法洛四联症的肺动脉口狭窄仍较轻，右心室压力尚较低，可经 VSD 出现以左向右分流为主的双向分流，缺氧和发绀较轻，甚至不明显；但如果肺动脉口狭窄较重，右心室压力较高，甚至左、右心室和主动脉压力相等，加上有主动脉骑跨和 VSD 较大，可出现明显的右向左分流。

一般情况下，法洛四联症的肺动脉口狭窄越重，右心室射血阻力越大，右心室压升高越明显，右心室肥厚也越重；VSD 越大，主动脉骑跨程度越重，右向左分流量越大，缺氧和发绀就越重。

法洛四联症患者的主动脉同时接收左心室和右心室搏入的血液，主动脉内血液量明显增加，使主动脉扩大。

由于法洛四联症患者的肺部血流量减少和存在右向左分流，体循环动脉血氧饱和度降低，出现慢性缺氧，使血液容量增加，红细胞增多，血黏稠度升高，血流阻力增加，循环减慢，将进一步加重血流动力学障碍，甚至出现血栓形成和血栓栓塞，肺部小血管内血栓形成可进一步减少肺部血流量。

缺氧使法洛四联症患者的运动耐力降低，运动时或运动后，迫使患者采用蹲踞体位以增加体循环阻力，借以提高肺循环血流量，改善缺氧。另外，运动等因素也可促使右室流出道痉挛，可出现缺氧性昏厥或惊厥发作，严重时可致死。

本病患者可出现感染性心内膜炎、脑脓肿和血栓栓塞等并发症。但法洛四联症患者的 VSD 多数较大，通常不容易出现心力衰竭，除非病情特别严重或并发其他心血管病变。

第三节 临床表现和辅助检查

一、临床表现

（一）症状

法洛四联症患儿一般有喂奶或进食困难，生长发育迟缓，体重不增，活动能力和耐力差，动作通常缓慢，可有心悸、气短，活动时加重。在年龄稍大的法洛四联症患儿，活动后或活动期间喜蹲踞。成年法洛四联症患者可出现较严重的头痛、头晕、类似心绞痛的发作性胸痛等，一般与活动有关。

法洛四联症婴幼儿在喂奶或哭泣时，以及儿童患者在活动中，可突然出现缺氧性昏厥或惊厥发作，十分危险。发作时，患儿呼吸极度急促、出汗，发绀明显加重，精神委靡，意识可丧失，抽搐，惊厥发作持续时间不等，偶可致命，有时可频繁发作。缺氧性晕厥也常见于心导管检查或紧张状态时。但在患儿出生后 6 个月内，晕厥通常较少见。

大部分法洛四联症患者有不同程度的唇、指、趾及耳垂等部位发绀，少数在出生时即出现发绀，多数患者的发绀在出生后 2 ～ 6 个月开始出现，并随着年龄增长逐渐明显。有的在平静时发绀不明显，但在运动、发热等情况下可明显加重。

（二）体征

多数法洛四联症患者发育迟缓，身高、体重较正常低，有不同程度的发绀，有的出现杵状指（趾）。心脏大小可在正常范围或增大，右心室搏动往往增强。肺动脉瓣第二音减弱或消失，胸骨左缘第 2 肋间多数可闻及单一而亢进的主动脉瓣关闭音，胸骨左缘第 2 ～ 4 肋间可闻及较粗糙响亮的收缩期杂音，向心前区广泛传导，通常伴有震颤，有的患者此杂音较弱甚至听不到。在胸骨左缘，还可听到中等响度的短促收缩期喷射性杂音，部分可伴有震颤。

在临床上，多数患者为发绀程度和体征比较典型的法洛四联症，少数为无发绀型法洛四联症，其发绀轻微或仅在运动中出现发绀，有较响的全收缩期杂音和肺动脉瓣第二音分裂，亦称为轻型或非典型法洛四联症。少数患者为重型法洛四联症，发绀程度重，收缩期杂音柔和、短促，主动脉瓣区有较柔和的喷射性喀喇音。

二、辅助检查

血常规检验可观察到血红蛋白增高、红细胞增多、血细胞比容升高。

轻型法洛四联症患者的心电图可正常，多数有电轴右偏、右心室肥厚，随发绀加重而明显。部分有右心房扩大、不完全性右束支传导阻滞，或有 ST-T 改变，如右侧胸前导联和 Ⅱ、Ⅲ 导联 ST 段压低，T 波倒置。

多数患者的胸部 X 线检查，可显示心脏影通常不增大或轻度增大，病变较重者可明显扩大，伴有右心房扩大和上腔静脉扩张。法洛四联症典型的心影呈靴形或近似靴形，右心室肥厚，肺动脉段及心腰部凹陷或平直，心尖圆凸、上举，升主动脉和主动脉弓扩张、突出。肺血减少，肺内血管纹理纤细、稀疏，肺门阴影缩小。同时，在肺门稍上方或中下肺野，可出现网状侧支循环的血管影，需与肺血增多相鉴别。

随着超声心动图的广泛应用，对本病已经可以进行明确诊断，心导管检查和心血管造影检查仅用于疑难病例的鉴别诊断。对于法洛四联症患者，采用心血管造影检查的主要目的是了解其肺血管的发育状况。

对于法洛四联症患者，心导管进入肺动脉通常比较困难，易从右心室直接进入主动脉，肺动脉压力低，右心室压力高。在右心室造影时，右心室、肺动脉和左心室、主动脉几乎同时显影，而且可显示 VSD 的位置和大小、主动脉骑跨、肺动脉口各部位狭窄及其程度、主动脉与主肺动脉的空间位置关系、冠状动脉形态等。

MRI 和 CT，尤其是超高速 CT，可显示法洛四联症的解剖结构和并发畸形，对诊断有一定的帮助。

第四节　超声心动图检查

无论是 M 型或二维超声心动图，对显示法洛四联症的主要解剖畸形均具有较高的敏感性及特异性，通常能清晰显示本病的四种畸形及心内各部位相互间的毗邻关系等，但对鉴别法洛四联症还是法洛四联症型右室双出口，M 型超声心动图有一定的困难。

彩色多普勒能较清楚地显示心内各部位血流，尤其是心血管内分流，包括房、室及动脉水平的分流，瓣膜反流；采用脉冲及连续多普勒检查，则能测量心内各部位血流及异常血流速度及压差。

采用综合性超声心动图技术，基本上能对法洛四联症进行明确诊断，通常不需要行心血管造影检查，使绝大部分法洛四联症患者免除创伤性检查。但对肺动脉系统发育较差的法洛四联症患者，有时仍需行心血管造影，以便了解肺动脉系统及左心室的发育状况，了解有无体肺侧支循环形成等情况，有助于对患者的处理。

一、M 型超声心动图

M 型超声心动图能清晰显示心腔大小、室壁厚度、主动脉骑跨度和右室流出道宽度等，但对显示 VSD 大小、肺动脉瓣叶增厚程度和瓣叶开放幅度等仍存在一定的难度。

主动脉波群能够显示主动脉内径增宽，主动脉前壁前移，右心室前壁增厚，右室流出道狭窄。而心室波群可以显示右心室内径增大，右心室壁增厚，由于主动脉前壁右移（前移）及右心室壁增厚，导致右室流出道狭窄；从主动脉向二尖瓣方向扫描时，主动脉前壁与室间隔的解剖连续性中断，主动脉骑跨于室间隔之上（图 40-3），左心室发育较小。

应用 M 型超声心动图显示法洛四联症肺动脉瓣开放的形态有一定的难度，清晰度较差，但如果能探及其运动曲线，则可观察到肺动脉瓣运动形态为 a 波加深，或肺动脉瓣提前开放。

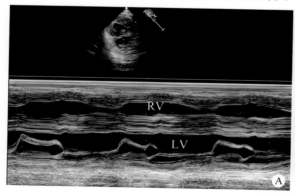
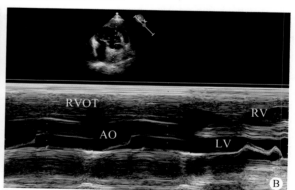

图 40-3　法洛四联症 M 型超声心动图
A. 心室波群：右心室前壁及室间隔明显增厚，右心室腔径减小；B. 主动脉内径增宽，前壁前移，主动脉瓣开放幅度增大，从主动脉向左心室二尖瓣方向扫描，显示主动脉前壁与室间隔连续性中断，主动脉骑跨于室间隔上

二、二维超声心动图

二维超声心动图为诊断本病的主要检查方法，能够清晰显示法洛四联症的四种主要解剖畸形，如主动脉内径增宽，前壁前移（右移）、室间隔与主动脉前壁的连续性中断，右心室壁增厚，右室流出道及肺动脉瓣狭窄，但肺动脉瓣狭窄的类型较多，如肺动脉瓣增厚粘连性狭

窄、肺动脉瓣呈隔膜样改变性狭窄。

通常于胸骨左缘第 2 ～ 3 肋间水平探查左心室长轴断面时，可显示右心室增大，右心室前壁增厚、运动幅度增强，左心室内径相对较小。部分法洛四联症患者的左心室短径小于长径的 1/2，则表明患者的左心功能较差。

二尖瓣活动无明显异常，主动脉内径增宽，其前壁前移或称为右移，并与室间隔的连续性中断，主动脉骑跨于室间隔上，主动脉后壁与二尖瓣前叶之间仍存在纤维延续性。

在测量主动脉骑跨室间隔的程度时，一般从主动脉前壁的外缘测量到室间隔右心室面的距离，除以整个

主动脉的内径，即可得出主动脉骑跨室间隔的骑跨率。有人按照骑跨率确定法洛四联症主动脉骑跨程度，小于 25% 为轻度，大于 50% 为重度，两者之间为中度。在此断面，还可清晰显示 VSD 的大小。

在检查的过程中，从左心室长轴断面，将探头向左侧旋转 30°，可显示大动脉短轴断面，主动脉内径明显增宽，主动脉瓣多数无异常，右心室增大，右心室壁增厚，右室流出道及主肺动脉狭窄，左、右肺动脉变窄，肺动脉瓣增厚、开放受限等。根据超声所显示肺动脉口狭窄的部位，可确定肺动脉狭窄的类型。

1. 肺动脉瓣呈隔膜样狭窄 右室流出道重度狭窄、主肺动脉及左右肺动脉扩张（图 40-4）。

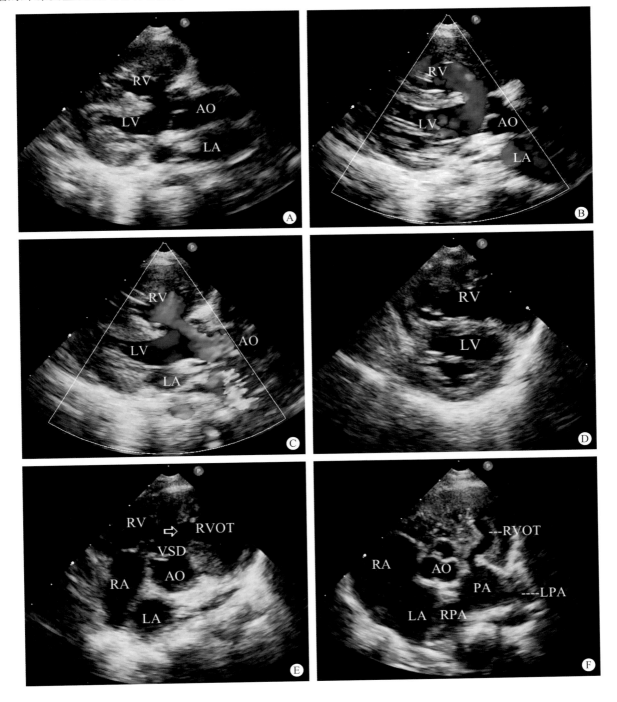

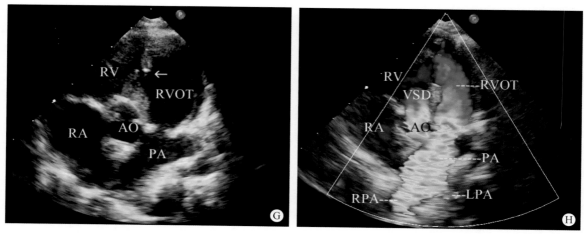

图 40-4 法洛四联症、肺动脉瓣呈隔膜样狭窄

主动脉内径增宽，前壁前移，主动脉前壁与室间隔的连续性中断，主动脉骑跨于室间隔上，右心室增大，右室流出道呈肌性狭窄（箭头所示），肺动脉瓣口呈隔膜样改变，彩色多普勒观察时，室水平出现双向分流（红色为左向右分流，蓝色为右向左分流），收缩期右心室血流进入肺动脉瓣口时加速，呈五彩镶嵌色。A. 左心室长轴断面；B 和 C. 彩色多普勒左心室长轴断面；D. 左心室短轴断面；E～G. 大动脉短轴断面；H. 彩色多普勒大动脉短轴断面

2. 肺动脉瓣增厚粘连性狭窄合并右室流出道 狭窄（图 40-5）

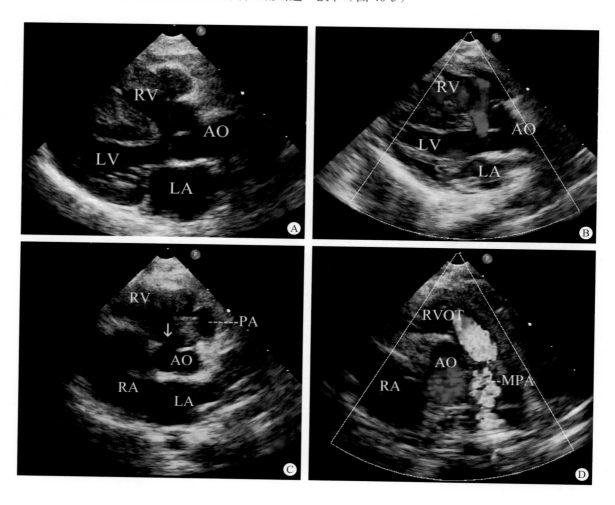

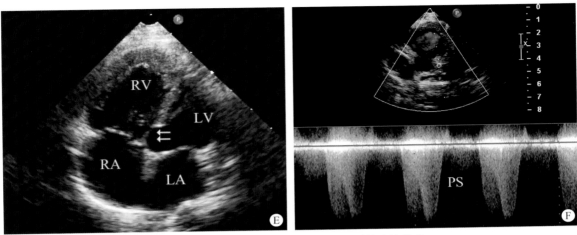

图 40-5　法洛四联症、肺动脉瓣呈增厚粘连性狭窄

主动脉内径增宽，前壁与室间隔的连续性中断（箭头所示），主动脉骑跨于室间隔上，右心室增大，肺动脉瓣增厚粘连，开放幅度明显减小，彩色多普勒观察时，室水平出现蓝色右向左分流，收缩期右心室血流进入肺动脉瓣口时加速，呈五彩镶嵌色。A. 左心室长轴断面；B. 彩色多普勒左心室长轴断面；C. 大动脉短轴断面；D. 彩色多普勒大动脉短轴断面；E. 四腔心断面：右心室增大，室间隔连续性中断（箭头所示）；F. 频谱多普勒：显示右心室血流进入肺动脉瓣口时速度加快

3. 肺动脉瓣口狭窄合并嵴下型 VSD（图 40-6）

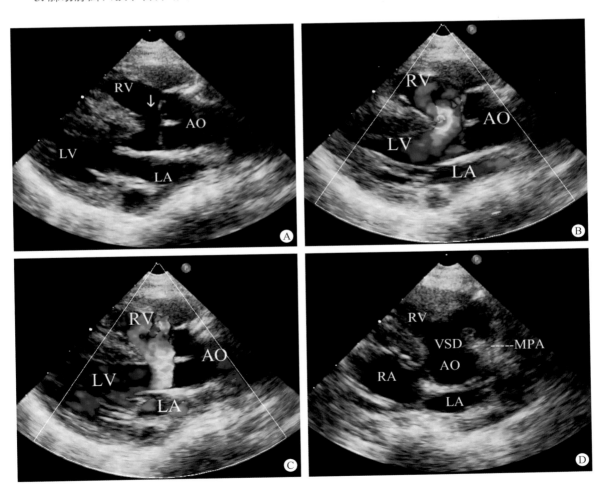

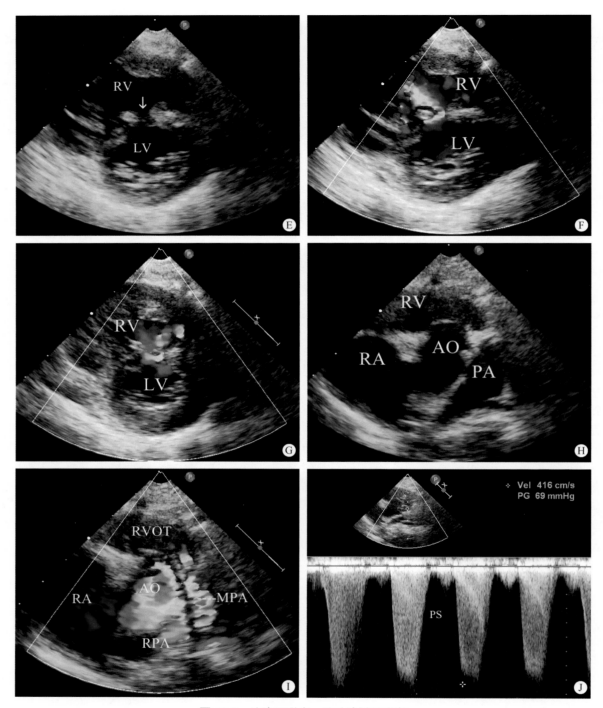

图 40-6　法洛四联症、肺动脉瓣口狭窄

主动脉内径增宽，前壁前移，室间隔嵴下部位连续性回声中断，主动脉骑跨于室间隔上，室水平出现双向分流（红色为左向右分流，蓝色为右向左分流），右心室增大，肺动脉瓣口狭窄，彩色多普勒观察收缩期血流进入肺动脉瓣口时加快，呈五彩镶嵌色。A. 左心室长轴断面；B 和 C. 彩色多普勒左心室长轴断面；D. 大动脉短轴断面；E. 左心室短轴断面；F 和 G. 彩色多普勒左心室短轴断面；H. 大动脉短轴断面；I. 彩色多普勒大动脉短轴断面；J. 肺动脉瓣口频谱多普勒：显示血流加快，速度为 4.1m/s，压差为 69mmHg

在检查的过程中，如检查者操作技术较高，可将探头略放高一个肋间，并将探头向左旋转 10°～15°，即可显示肺动脉根部短轴断面，肺动脉瓣环内径均明显小于主动脉瓣环，并且同时可观察肺动脉瓣的瓣叶数。

大动脉短轴断面对于室间隔缺损可做出正确的分

型，可清晰显示 VSD 的大小及部位，本病的 VSD 以嵴下型多见，其次为干下型及膜周部缺损。

多数法洛四联症患者伴有 Ⅱ 孔型 ASD 或卵圆孔未闭，因此在检查本病时，应注意应用剑突下双心房断面观察房间隔结构的改变，因法洛四联症为紫绀型先天性心脏病，心腔内血流速度低，易将房间隔缺损或卵圆孔遗漏。剑突下双心房断面可清晰地显示 ASD 的大小及卵圆孔是否未闭合。

在大动脉短轴断面的基础上，探头向左肋心尖部倾斜，即可获得清晰的左心室短轴图像。本病表现为右心室增大，右心室壁增厚，左心室内径相对较小，但如果左心室的短径小于长径的 1/2，则提示左心功能较差，影响术后的恢复。

在心尖部四腔及五腔心断面均可显示右侧心室占优势，主动脉内径增宽，其前壁与室间隔的连续性中断，主动脉骑跨于室间隔上；如变换探头的角度，可显示肺动脉的位置，有助于观察法洛四联症患者的 VSD 位于哪条大动脉下，对于主动脉骑跨率大于 60% 的患者，应警惕法洛四联症型右室双出口的可能性。

对于骑跨率显示欠清晰的患者，可采用剑突下主动脉、肺动脉长轴断面观察。在剑突下大动脉短轴断面的基础上，探头向左按顺时针方向旋转，并朝左肩略向上翘，便可获得主动脉及肺动脉长轴断面图像。

在此断面调整探头，可显示上、下腔静脉和右心房、三尖瓣、右室流出道，显示漏斗间隔及主动脉、肺动脉长轴图像。从漏斗间隔的左侧到右心室前壁的距离，即为右室流出道径，此距离越短，狭窄程度越重。此外，可显示肺动脉瓣下至漏斗间隔顶端狭窄处之间形成的第三心室。

剑突下右室流出道长轴断面显示右侧为椭圆形的左心室短轴，而其左侧分别为近似月牙形的右心室、狭窄的右室流出道、所形成的第三心室、增厚并开放受限的肺动脉瓣及发育不良的主肺动脉、左肺动脉和右肺动脉。对于右室流出道形态的改变、狭窄的程度均能较好地观察。如欲在胸骨左缘大动脉短轴断面获取肺动脉瓣口血流而未能成功，采用此断面均能获得狭窄瓣口的肺动脉血流。

胸骨上窝主动脉弓长轴断面有利于体肺侧支和动脉导管的检出，尤其是肺动脉系统重度狭窄的法洛四联症。对于法洛四联症患者，除通常伴有 II 孔型 ASD 外，还可伴有动脉导管未闭及体肺侧支等。但是，由于本病患者的主肺动脉均较细，常难以观察到动脉导管，如采用胸骨上窝探查，将有助于诊断。在降主动脉与主肺动脉之间，可探及异常的管道相通，即为未闭的动脉导管或体肺侧支，对于婴幼儿法洛四联症患者，于胸骨左缘第 2 肋间也可探及主动脉弓全貌。

三、多普勒超声心动图

采用彩色多普勒超声心动图观察法洛四联症患者时，在左心室长轴、大动脉短轴、心尖四腔心和五腔心等断面，均可观察到室水平出现的右向左分流的血流束；

如果肺动脉口狭窄程度较轻，则可出现少量左向右分流，即以右向左为主的室水平双向分流。通常，右向左分流的血流呈蓝色，而左向右分流的血流呈红色（见图 40-4B、C 和图 40-5B、C、F、G）。

法洛四联症患者的 VSD 一般较大，故室水平分流性血流速度均较单纯的 VSD 者低，如 VSD 的面积等于或大于主动脉瓣口开放的面积，则室水平分流速度较慢，压差基本等于零。

由于法洛四联症患者的右室流出道及肺动脉瓣狭窄，主肺动脉及左、右肺动脉发育不良，右心室的血流进入右室流出道及主肺动脉时速度加快，呈五彩镶嵌色（见图 40-4B 和图 40-5D）。部分患者还可在左、右肺动脉分叉部位出现狭窄，在大动脉短轴或剑突下的右室流出道肺动脉长轴断面，应用连续多普勒技术，于主肺动脉内可探及位于零线下的高速血流频谱（见图 40-6J），肺动脉瓣口越窄，则血流速度越快，压差越大。

如同时合并右室流出道狭窄，除彩色多普勒呈五彩镶嵌色的高速血流外，连续多普勒频谱的形态有其特异性，呈位于零线下的倒"匕首"状（见图 40-5F），最快峰值速度出现在收缩期。

法洛四联症合并 II 孔型 ASD（法洛五联症）或卵圆孔未闭时，如果 ASD 较大，而右室流出道及肺动脉瓣狭窄又较轻者，则彩色多普勒在房水平可探及分流。如果 ASD 较小或合并卵圆孔未闭，而右室流出道及肺动脉瓣狭窄又较重者，则心腔内的血流速度较慢，彩色多普勒通常难以检出房水平分流。

四、声学造影

对于法洛四联症患者，进行声学造影时，除能清晰地观察到声学造影剂从右心室通过 VSD 进入左心室，还可观察房水平分流，有助于检出小的 ASD 或卵圆孔未闭。

在声窗条件较差的法洛四联症患者，如果探查肺动脉内血流频谱较困难，则同时进行声学造影可提高显示肺动脉血流频谱的概率。

五、鉴别诊断

（一）共同动脉干

法洛四联症与共同动脉干有类似的超声心动图表现，如主动脉或大动脉干内径增宽、前壁右移、与室间隔连续性中断、骑跨于室间隔上，VSD 一般均较大，右心室壁增厚等。

但对于共同动脉干患者，心腔内仅能探及一条大动脉干、一组半月瓣，其主肺动脉和（或）左、右肺动脉均起源于大动脉干，并且患者肺血增多，发绀程度较轻，属非发绀属心内畸形。

而对于法洛四联症患者，虽然有肺动脉瓣狭窄，右室流出道、主肺动脉及左右肺动脉发育不良，但仍可探及两组半月瓣。患者肺血少，伴有发绀及杵状指（趾），属发绀属心内畸形。

（二）右室双出口（合并肺动脉狭窄者）

法洛四联症应与法洛四联症型右室双出口相鉴别。两者虽然非常相似，但法洛四联症型右室双出口，主动脉右移的程度大，骑跨程度超过60%，在左心室长轴断面，可观察到主动脉后壁与二尖瓣前叶之间出现圆锥肌的回声，主动脉后壁与二尖瓣前叶无纤维连续性。在检查的过程中应多角度观察大动脉骑跨的程度，有助于做出正确的诊断。

（三）伴有 VSD 的肺动脉闭锁

伴有 VSD 的肺动脉闭锁与法洛四联症的表现极为相似，不同之处是在伴有 VSD 的肺动脉闭锁患者，二维超声心动图检查时，在肺动脉部位未能探及肺动脉瓣叶的启闭活动，在部分患者未能明确显示主肺动脉腔，主肺动脉多呈条索样强回声改变，而且左、右肺动脉发育极差。

应用彩色、脉冲及连续多普勒检查时，未能探及明确的过肺动脉瓣口的血流。但因肺动脉瓣闭锁的患者伴有未闭的动脉导管，少数不伴有动脉导管未闭的患者通常在降主动脉与肺部动脉之间形成侧支循环，因此本病患者均应在动脉水平出现左向右分流。

第五节　超声心动图检查对法洛四联症手术治疗的指导意义

（1）明确室间隔缺损的部位及大小，便于外科手术时选择修补的方式，例如，是补片修补，还是需要加外管道。

（2）确定主动脉骑跨室间隔的程度，骑跨的程度越重，右室流出道狭窄的程度越重。以便与法洛四联症型右室双出口相鉴别，有利于外科术式的选择。

（3）右室流出道狭窄的程度取决于右心室壁增厚的程度和室间隔右移的程度，右心室壁越厚，主动脉前壁右移的程度越大，右室流出道狭窄的程度越重。

（4）仔细观察肺动脉系统发育的状况，尤其是左右肺动脉的发育状况，测量左右肺动脉近肺门处的内径，并且测量近膈肌水平降主动脉的内径，肺门水平的左右肺动脉内径之和除以近膈肌水平的降主动脉内径，即 McGoon 比值，根据此比值选择手术的方式。根治手术的 McGoon 比值为 1.29 ～ 1.37，姑息手术的 McGoon 比值为 0.71 ～ 0.98。

（5）右心功能的测量：由于右心室的解剖形态与左心室的解剖形态不同，所以以单纯应用测量左心功能的方法来测量右心功能不能真正反映右心功能。在这种情况下可以通过在四腔心断面测量右心室上下径及左右径来判断：如果左右径大于上下径的 1/2，则表明右心功能位于正常范围；如小于 1/2，右心室的形态呈口袋状，则表明右心功能降低。

（6）在法洛四联症患者中，常常出现冠状动脉路径异常，其分支常走行于右室流出道的表层，不利于右室流出道的疏通。如异常分支的路径紧邻肺动脉瓣环上方，则不利于行跨环补片成形手术，因此应注意检出。

其他冠状动脉畸形如右冠状动脉起源于左冠状动脉，左冠状动脉起源于右冠状动脉，或左前降支起源于右冠状动脉等，均应在术前检出。但由于冠状动脉细小，超声心动图检查受到一定的限制，其近端尚可显示，但远端显示困难，需以心血管造影或 CT 检查结果为主要依据。

（7）应注意对心内其他复合畸形的检出，如动脉导管未闭、卵圆孔未闭等。

（刘延玲　然　鋆　熊鉴然）

参 考 文 献

李益群，等 . 1996. 法洛四联症根治术后远期疗效的 X 线观察 . 胸心外科杂志，2：25

刘延玲，等 . 1995. 超声综合性技术对法洛四联症的探讨 . 中国医学影像学杂志，3：5

汪曾炜，等 . 1979. 法洛四联症心内修补外科治疗 . 中华外科杂志，17：96

Alsoufi B，et al. 2007. Surgical outcomes in the treatment of patients with tetralogy of Fallot and absent pulmonary valve. Eur J Cardio thorac Surg，31(3)：354-359

Anderson RH，et al. 1988. Tetralogy of Fallot—A centennial review. Int J Cardiol，21：219-232

Becker AE，et al. 1975. Tetralogy of Fallot：a morphometric and geometric study. Am J Cardiol，35：402-412

Boneva R，et al. 1998. Comparison between echocardiographic subtraction method and first-pass radionuclide ventriculography for measuring right ventricular volume after operative "repair" of patients with tetralogy of Fallot. Am J Cardiol，81：1258-1262

Fouron JC. 1990. Tetralogy of Fallot with absent pulmonary valve. Circulation，82：1531，1532

Gerlis LM，et al. 1998. The Brock procedure（closed infundibular resection）for Fallot's tetralogy：43 years later. Cardiol Young，8：408-412

Godart F，et al. 1998. Early and late results and the effects on pulmonary arteries of balloon dilatation of the right ventricular outflow tract in tetralogy of Fallot. Eur Heart J, 19: 595-600

Hagler DJ, et al. 1980. Wide-angle two-dimensional echocardiographic profile of conotruncal abnormalities. Mayo Clin Proc, 55: 73-82

Huhta JC, et al. 1984. Two-dimensional echocardiographic assessment of the aorta in infants and children with congenital heart disease. Circulation, 70: 417-424

Hurt R. 1998. Historical vignette: tetralogy of fallot. Pediatr Cardiol, 19: 479

Li J, et al. 1998. Coronary arterial anatomy in tetralogy of Fallot: morphological and clinical correlations. Heart, 80: 174-183

Morell VO, et al. 1998. Anomalous coronary artery with tetralogy of Fallot and aortopulmonary window. Ann Thorac Surg, 66: 1403-1405

Morris DC, et al. 1974. Echocardiographic diagnosis of tetralogy of Fallot. Am J Cardiol, 36: 908-915

Qureshi SA, et al. 1988. Balloon dilatation of the pulmonary valve in the first year of life in patients with tetralogy of Fallot: a preliminary study. Br Heart J, 60: 232-235

Silove ED, et al. 1983. Diagnosis of right ventricular outflow obstruction by cross-sectional echocardiography. Br Heart J, 50: 416-420

Soto B, et al. 1981. Tetralogy of Fallot: an angiographic-pathologic correlative study. Circulation, 64: 558-566

van Praagh R, et al. 1970. Tetralogy of Fallot: underdevelopment of the pulmonary infundibulum and its sequelae. Am J Cardiol, 26: 25-33

Wood P. 1958. Attacks of deeper cyanosis and loss of consciousness in Fallot's tetralogy. Br Heart J, 20: 282-286

第四十一章 法洛三联症

第一节 概　述

法洛三联症（trilogy of Fallot）是指卵圆孔未闭或ASD合并肺动脉口狭窄，且其血流动力学改变是以右室流出道、肺动脉瓣狭窄为主的疾病。通常以伴有卵圆孔未闭的患者居多，本病患者均有右心室肥厚，根据右室流出道、肺动脉瓣狭窄的程度不同，患者可伴有不同程度的发绀及杵状指（趾）。本病的发病率较低。

本病由Fallot最早报道，指较严重的肺动脉口狭窄，合并ASD或卵圆孔未闭等房水平交通，加上右心室肥厚等三者所构成的先天性畸形，属于室间隔完整的肺动脉口狭窄病变之一。在临床上与法洛四联症有时难以鉴别，但两者的超声心动图表现不同，通常可进行正确诊断。

法洛三联症占先天性心脏病的6%～6.9%，属于仅次于法洛四联症的紫绀型先天性心脏病，占肺动脉口狭窄患者的16%～21.7%，女性稍多。

法洛三联症患者的肺动脉口狭窄多数较严重，部分在婴儿期就因心力衰竭而死亡，多数可存活至成年。目前，手术治疗的效果较好。

第二节 病理解剖和病理生理

法洛三联症的主要病理改变是肺动脉口狭窄合并房水平交通，其中肺动脉口狭窄的病理解剖与单纯肺动脉口狭窄相似，中重度肺动脉口狭窄是影响血流动力学的主要因素，多数法洛三联症患者的肺动脉口狭窄病变严重，其中多数为肺动脉瓣狭窄，少数为漏斗部狭窄，偶尔两者合并存在。

房水平交通，包括卵圆孔未闭或Ⅱ孔型ASD，有的报道认为以卵圆孔未闭多见，有的则两者差别不大。

在病变初期或肺动脉口狭窄较轻者，右心房压力尚未超过左心房压力时，卵圆孔未闭者可以没有房水平分流，极少数Ⅱ孔型ASD者有左向右分流。

但本病患者的肺动脉口狭窄通常较严重，右心室阻力负荷增加，使右心室和右心房压力明显升高，右心房压力可高于左心房，导致卵圆孔开放，或经ASD的分流逆转，产生右向左分流，体循环静脉血分流进入左心系统，动脉血氧饱和度降低，出现发绀。分流量大小取决于两侧心房之间的压差和房水平交通口大小。

肺动脉口狭窄，长期右心室阻力负荷加重，右心室压力通常明显升高，出现继发性右心室肥厚，右室流出道肥厚、狭窄，可进一步加重肺动脉口的狭窄程度。肥厚的右心室心肌可出现缺血、纤维化，甚至心肌梗死。最终，将导致右心室扩张和右心衰竭，出现三尖瓣关闭不全，加重右心衰竭。由于法洛三联症的肺动脉口狭窄多数较严重，可在婴儿期就发生右心衰竭，导致死亡。

肺动脉口狭窄，肺部血液供应减少，可引起肺部缺血，有的可有支气管动脉扩张，与肺动脉形成侧支循环。

与单纯的Ⅱ孔型房间隔缺损相比较，本病在血流动力学上有很大的不同。单纯的Ⅱ孔型房间隔缺损的血流动力学改变为房水平的左向右分流，而合并肺动脉瓣狭窄的房间隔缺损，如其血流动力学改变以房间隔缺损为主，则房水平的分流仍以左向右为主，其血流动力学改变以ASD为主，肺动脉口狭窄较轻，影响较小，无右心室肥厚，右心房压力升高不明显，房水平多数呈左向右分流者，应诊断为ASD合并肺动脉口狭窄。

而法洛三联症的病理解剖改变与ASD合并肺动脉狭窄相类似，但两者的血流动力学有很大的差别。本病肺动脉口狭窄较严重，在血流动力学的改变上起主导作用，房水平形成右向左分流或双向分流，同时存在右室流出道狭窄及右心室肥厚，在血流动力学的改变上肺动脉瓣口的狭窄起到了主导作用，患者出现发绀，应诊断为法洛三联症。

第三节 临床表现和辅助检查

一、临床表现

（一）症状

法洛三联症患者多数有发绀，出现发绀的时间一般较晚，多数在儿童期之后，甚至成年期出现，但极少数在出生后不久即出现发绀。发绀属于中心型，程度差别较大，有的只在剧烈活动时出现轻微发绀。一般患者属于轻度发绀，活动后加重，有的则呈较明显的持续性发绀。

多数患者有程度不同的呼吸困难，尤其是活动后、心力衰竭时，呼吸困难加重。其他症状有胸闷、疲劳、头晕、心前区疼痛，甚至晕厥；可反复出现呼吸道感染。

少数患者可出现蹲踞征，随着右心衰竭可出现下肢水肿、腹胀等。

（二）体征

本病患者有的发育较差，可有发绀、呼吸困难和杵状指（趾）。胸廓一般没有明显畸形，少数可有心前区饱满，右心室搏动增强，肺动脉瓣区一般有响亮的收缩期喷射性粗糙杂音及震颤，肺动脉区第二心音减弱或消失。伴三尖瓣关闭不全者，三尖瓣区可出现全收缩期反流性杂音。右心衰竭时，可有颈静脉充盈、肝脏肿大、周围水肿等体征。

二、辅助检查

心电图的电轴通常右偏，右心房扩大，右心室肥厚，右侧胸前导联可出现T波改变。少数出现右束支传导阻滞。

胸部X线检查显示心脏扩大，以右心室扩大为主，右心房常明显扩大，肺动脉段扩张突出，心影通常呈二尖瓣型，肺血减少。伴右室流出道狭窄者，肺动脉段可以不突出。

心导管检查可显示右心房、右心室压力升高，心导管可容易地从右心房进入左心房，但从右心室较难进入肺动脉。在主肺动脉与右心室腔，或主肺动脉-右室流出道-右心室腔之间有压力阶差，可检出房水平分流。心血管造影可检出肺动脉口狭窄，显示房水平分流和右心室的形态结构等。

第四节 超声心动图检查

综合性超声心动图技术对本病可进行明确的诊断，一般无须进行有创性检查，从而可进行手术治疗。二维超声和多普勒检查，多数可明确本病的诊断，对于伴有卵圆孔未闭的患者，声学造影对诊断有重要帮助，必要时可采用经食管超声，显示肺动脉各部位和房间隔的形态结构改变。

（一）M型超声心动图

主动脉波群显示右室流出道的前壁增厚、搏动幅度增强，右室流出道狭窄。心室波群则显示右心室增大，右心室前壁与室间隔增厚，室间隔运动幅度较小，似协助右心。肺动脉波群显示肺动脉瓣的运动曲线a波加深或肺动脉瓣提前开放，但M型超声心动图不能直观地显示ASD的部位及大小。

（二）二维超声心动图

二维超声心动图是诊断本病的主要检查方法，可以显示本病的病理解剖改变，如右心房和右心室增大、缺损的房间隔或未闭卵圆孔、肺动脉瓣和（或）右室流出道的狭窄程度、右心室壁的肥厚，但室间隔的连续性是完整的。

肺动脉口和（或）右室流出道狭窄、ASD或卵圆孔未闭和右心室肥厚，是诊断本病的必要条件，通常需要从各个断面，包括剑突下断面，显示肺动脉口狭窄的部位及其程度，确定肺动脉口狭窄的类型，显示房水平分流的部位、方向和分流量，并可采用多普勒超声和声学造影检查等方法，提高诊断的准确性（图41-1）。

而本病在左心室长轴断面观察时，右心室壁及室间隔明显增厚，右心室腔内径增大，左心室腔内径减小。在左心室短轴断面可显示右心室内径增大，右心室壁增厚，左心室内径相对较小，为右心室腔的容量及阻力负荷增加的改变。大动脉短轴断面为本病主要的观察断面，除显示右心室壁增厚、右室流出道狭窄外，还可清晰显示肺动脉瓣回声增强、开放幅度受限，以及开放时的形态，但主肺动脉系统很少出现狭窄后扩张现象。在观察大动脉短轴断面的同时，应注意右室流出道的解剖改变，右室流出道长轴断面可显示右室流出道、肺动脉瓣及主肺动脉的全貌，右室流出道内径狭窄的程度，右心室壁增厚，肺动脉瓣增厚开放幅度受限，肺动脉解剖形态呈狭窄后改变。

通过四腔心、双室流入道断面可对右心房及右心室增大的程度做出评估，并检出房间隔的回声中断部位（图41-2）。

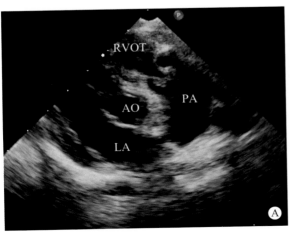

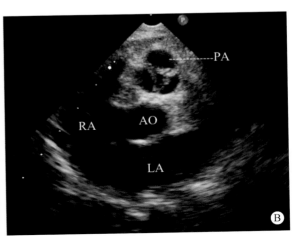

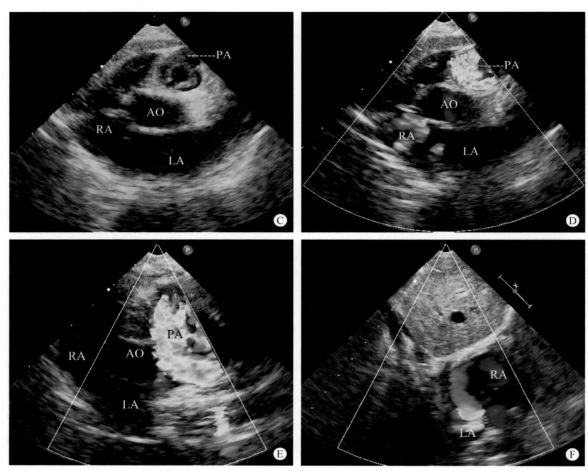

图 41-1 法洛三联症二维及彩色多普勒超声心动图

通过大动脉短轴、右室流出道长轴断面观察到肺动脉瓣口增厚粘连的程度，瓣叶开放的幅度，彩色多普勒观察到右心室血流进入肺动脉瓣口时，由于出现阻力负荷，进入肺动脉瓣口的血流加速，呈五彩镶嵌色。房水平出现蓝色的右向左分流

（三）多普勒超声心动图

彩色多普勒超声心动图可观察到由于肺动脉瓣口狭窄，致使右室流出道肥厚狭窄，右心室的血流通过肺动脉瓣口时排出受阻，大量血流通过三尖瓣口反流入右心房（见图 41-2F），连续多普勒检测时，右心房侧可探及源于三尖瓣口的反流性高速血流（见图 41-2I）。

彩色多普勒超声可显示房水平分流的方向和分流量，还可显示肺动脉系统狭窄的部位及程度。房水平分流的方向及分流量，取决于右室流出道及肺动脉瓣狭窄的程度。通常为以右向左为主的双向分流，彩色多普勒显示，右向左分流为蓝色，左向右分流为红色，通常呈层流状（见图 41-1F 和图 41-2G）。在收缩期，主肺动脉内可明确探及由于肺动脉瓣口狭窄所致的五彩镶嵌色高速血流，呈喷射状（见图 41-1D、E 和图 41-2J、K）。

肺动脉瓣口狭窄的程度可通过连续多普勒测量过肺动脉瓣口的血流速度反映，通常取样点位于肺动脉瓣口上方，收缩期可探及位于零线下的充填样高速血流频谱（见图 41-2L）。

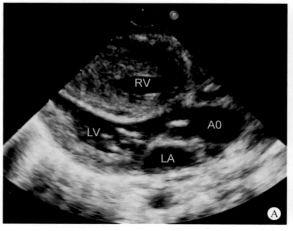

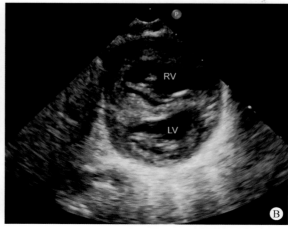

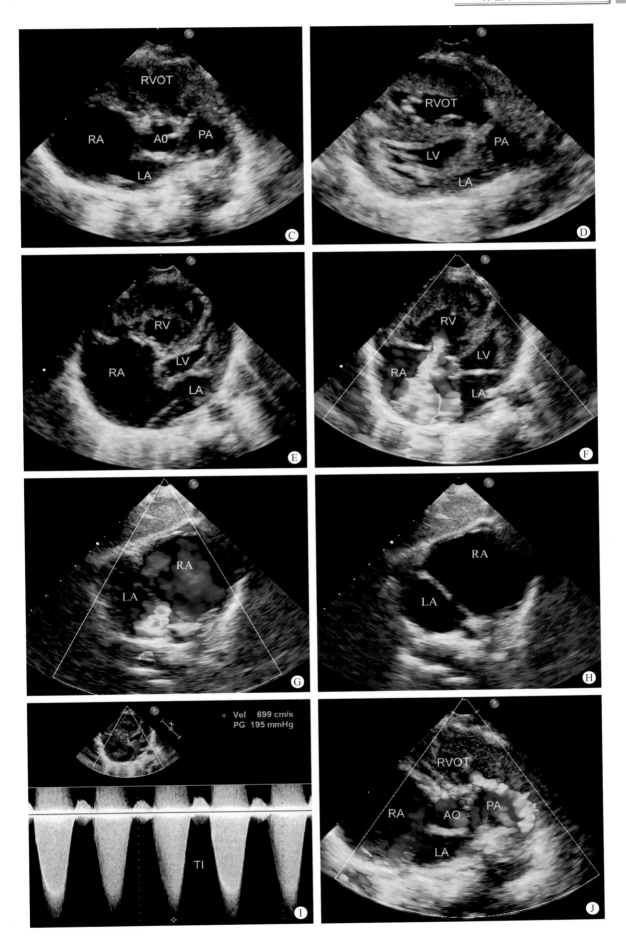

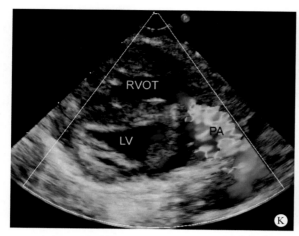
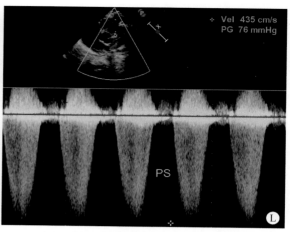

图 41-2   法洛三联症二维及多普勒超声心动图

显示右心室壁明显增厚，右心室的有效心腔径减小。肺动脉瓣增厚粘连，瓣叶明显增厚，右心室的阻力负荷增加，致使右心室进入肺动脉系统的血流速度增快，呈五彩镶嵌色，由于右心室的血流排出受阻，收缩期三尖瓣口出现大量反流。房水平出现蓝色的右向左分流。A. 左心室长轴断面；B. 左心室短轴断面；C. 大动脉短轴断面；D. 右室流出道长轴断面；E. 四腔心断面；F. 彩色多普勒四腔心断面；G. 彩色多普勒剑突下双心房断面；H. 双心房断面；I. 连续多普勒三尖瓣反流频谱；J. 彩色多普勒肺动脉瓣口血流；K. 右室流出道长轴断面；L. 连续多普勒肺动脉瓣口血流频谱

（四）声学造影

二维超声心动图检查时，对于怀疑有房间隔缺损，但房间隔回声脱失显示不清晰的患者，在诊断上帮助很大，尤其是肺动脉瓣狭窄较重者，房水平分流的血流速度大都较缓慢，彩色多普勒往往显示不佳，易造成误诊。从周围静脉注入声学造影剂后，右心房、右心室顺序充盈，如左心房、左心室出现较大量造影剂回声，即提示有房水平右向左分流，患者有 ASD 或卵圆孔未闭。

（五）鉴别诊断

本病检查过程中应注意与房间隔缺损合并肺动脉瓣狭窄相鉴别。首先应注意观察患者有无发绀，房间隔缺损的大小与右心房室增大及肥厚的程度是否相符，房水平分流方向及分流量，肺动脉系统的发育状况，是呈肺动脉高压状态，还是肺动脉系统发育不良，肺动脉瓣呈狭窄状态。

房间隔缺损合并肺动脉瓣狭窄时，主要以房间隔缺损的血流动力学改变为主，房水平应为左向右分流，而肺动脉瓣环的发育应为正常，仅肺动脉瓣叶增厚，交界部位粘连，开放受限。右心房室增大的程度与房间隔缺损的大小及肺动脉增高的程度相匹配。而法洛三联症则应以肺动脉瓣狭窄的血流动力学改变为主，而且患者出现发绀，因此房水平为右向左分流，并且通常房间隔回声脱失较小。

第五节   超声心动图检查对法洛三联症手术方式选择的指导意义

本病与房间隔缺损合并肺动脉瓣狭窄的不同之处为除肺动脉瓣狭窄外，整个肺动脉系统发育不良，其血流动力学改变以肺动脉狭窄为主，患者出现杵状指、趾，口唇发绀。本病很少见。

如在检查的过程中发现患者有明确的发绀现象，存在明确的杵状指、趾，但无室间隔缺损和主动脉骑跨现象，肺动脉发育细小，肺动脉瓣明显开放受限，右心房室增大，房水平出现右向左分流，应考虑到本病。应仔细测量肺动脉系统的内径，尤其是近肺门部位的左右肺动脉发育状态，仔细测量左右肺动脉近肺门处的内径，为手术方式的选择提供依据。

对于发育不良的肺动脉系统可采用球囊扩张法，对于狭窄的肺动脉瓣可植入人工肺动脉瓣。

仔细测量房间隔缺损的大小，以便选择治疗的方式，如人工补片法或应用介入法修复房间隔缺损。

（刘延玲　然鋈　熊鉴然）

参考文献

兰锡纯，等 . 1964. 法乐氏三联症的外科治疗 . 中华外科杂志，12：150

De Micheli AA，et al. 1968. Vectorcardiography in the differential diagnosis of tetralogy and trilogy of Fallot. Am J Cardiol，21：785-796

Johnson CD. 1985. Electrocardiogram of the month：trilogy of Fallot. Bol Asoc Med P R，77：347，348

Losekoot G. 1970. Angiocardiographic aspects of the trilogy of Fallot，the tetralogy of Fallot，and the double outlet right ventricle. Radiol Clin Biol，39：115-122

Saylam A，et al. 1973. Trilogy of Fallot：analysis of 10 cases undergone open heart surgery. Turk J Pediatr，15：147-156

Swan H，et al. 1960. Trilogy of Fallot：experience with 22 surgical cases. Arch Surg，81：291

第四十二章　右室双出口

第一节　概　述

右室双出口（double-outlet right ventricle）是一种比较少见的复杂先天性心脏病，指心室与大动脉的连接关系异常，两条大动脉均起源于一侧心室，或一条大动脉的全部与另一条大动脉的大部分从右心室发出。

两条大动脉起源于右心室者称为右室双出口，起源于左心室者称左室双出口，前者远比后者多见；如病理解剖上很难将畸形明确归入右室双出口或左室双出口者，有学者将其统称为双心室双出口，极少数患者的心室为单心室。

两条大动脉或一条半大动脉从右心室发出，通常需有室间隔缺损（VSD）为另外一侧心室的必要出口，室间隔完整者极少见。两条大动脉相互的位置关系及其与VSD的位置关系十分复杂、多变，可合并肺动脉口狭窄等病变。

右室双出口的尸检检出率占所有先天性心脏病患者的0.48%～2.7%，临床发病率约占先天性心脏病患者的0.72%，通常占手术治疗发绀属复杂先天性心脏病的第二位，但右室双出口的发病率显然与诊断标准有关。左室双出口罕见，只占全部心室双出口患者的1%左右，占所有先天性心脏病患者的0.1%～0.23%。

一般认为，本病的发生没有种族及性别差异，但有资料显示男性较多见，男女之比为（1.7～3）∶1。本病预后极差，如不进行手术治疗，绝大多数于出生后早期死亡，预后通常取决于合并畸形。

第二节　病理解剖和病理生理

右室双出口指两条大动脉的全部或一条大动脉的全部与另一条大动脉的大部分起自解剖学右心室，合并VSD为左心室唯一出口，半月瓣与房室瓣之间无纤维连续性的较少见的复杂先天性心脏病。

1957年由Witham首先称本病为右室双出口，但其概念和分类迄今尚未统一，比如对一条大动脉完全从右心室发出，而另外一条大动脉骑跨室间隔，从右心室发出的程度，诊断标准自50%～90%不等，尚待统一。1972年Lev等提出，只要一条大动脉完全从右心室发出，另一条大动脉的瓣口有50%以上从右心室发出，即可称为右室双出口，至于是否存在房室瓣与半月瓣之间的纤维连续并不重要。

1949年Taussig和Bing等曾报道一组患者，其主动脉完全起源于右心室，主动脉瓣与二尖瓣之间无纤维连接，肺动脉骑跨于VSD上，大部分肺动脉起源于右心室。后者称之为Taussig-Bing综合征，将其归入右室双出口范畴，属于右室双出口的变异型。

有人将主动脉骑跨程度超过75%的法洛四联症患者，虽然主动脉瓣与二尖瓣之间有纤维连接，也归入右室双出口范畴，但多数学者认为，主动脉骑跨需＞80%，才能诊断为右室双出口。

为避免右室双出口与VSD合并艾森门格综合征、法洛四联症及大动脉转位等先天性心病相混淆，有学者提出，凡符合以下条件之一者即可诊断为右室双出口：肺动脉完全起源于右心室合并主动脉骑跨≥75%，或主动脉完全起源于右心室合并肺动脉骑跨≤70%者。

（一）病理解剖

形成本病的胚胎学过程比较复杂，尚有争议。一般认为，在胚胎发育早期，原始心管发育形成原始左、右心室，圆锥动脉干与原始右心室相连接，动脉干分隔成主动脉和主肺动脉，圆锥部形成主动脉瓣下圆锥和肺动脉瓣下圆锥，如果在上述发育过程中出现异常，使两条大动脉均起源于右心室，则形成右室双出口。

如前所述，本病基本的病理解剖是两条大动脉全部或一条大动脉全部加另一条大动脉的大部分起自解剖学右心室，VSD是左心室唯一出口。

多数患者的心房内脏位置正常，心房正位，少数为心房反位或心房内脏位置不一致。心室多数为右襻，少数为左襻，房室关系通常一致，少数患者不一致。大动脉的空间位置、VSD部位及两者之间的相对关系变化较大，加上可合并大动脉口狭窄等病变，形成比较复杂的病理解剖改变。大多数患者的主动脉瓣与肺动脉瓣下均有圆锥部，半月瓣与房室瓣之间没有纤维连接，少数没有圆锥部，半月瓣与房室瓣有纤维连接。

1. 大动脉位置　在室间隔完整或VSD远离两组半月瓣的患者，两条大动脉通常完全从右心室发出，但在其余患者，两条大动脉的半月瓣水平，其相互位置关系

（图 42-1）及骑跨 VSD 的程度差异很大。

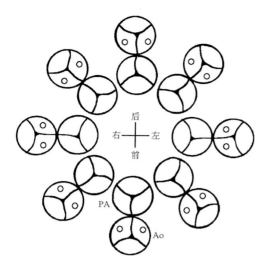

图 42-1　大动脉位置排列关系示意图

（1）大动脉位置排列关系正常者：约占 54%，其主动脉在主肺动脉的右后方，肺动脉瓣高于主动脉瓣。

（2）典型的右室双出口类型者：约占 29%，主动脉在主肺动脉右侧，两组半月瓣大致在同一水平，呈并列排列关系。

（3）右位型大动脉异位者：约占 12%，主动脉在主肺动脉右前方或正前方，主动脉瓣水平通常高于肺动脉瓣。

（4）左位型大动脉异位者：约占 5%，主动脉在主肺动脉左侧或左前方，主动脉瓣水平多数高于肺动脉瓣。

2. VSD 部位　绝大多数患者的 VSD 较大，直径通常大于主动脉径，仅 10% 左右患者的 VSD 小于主动脉径，可导致左心室排血受阻。VSD 部位多数与大动脉位置有关，主动脉位于右后方或前左方，VSD 通常在主动脉瓣下，而主动脉位于主肺动脉右前方，VSD 一般在肺动脉瓣下。极少数患者可出现多发性 VSD，不合并 VSD 者极少见。根据 Steward 的分类方法，将 VSD 分为四种类型（图 42-2）：

（1）主动脉瓣下（subaortic）VSD：最多见，约占 61%，VSD 位于主动脉瓣下方，距主动脉瓣近，离肺动脉瓣远，VSD 后下缘为心肌组织和三尖瓣环，后上缘为主动脉左冠瓣和二尖瓣基底部，主动脉口与 VSD 之间多数有较粗大的肌束，主动脉瓣与二尖瓣之间通常没有纤维连接，少数有纤维连接。多数有肺动脉口狭窄，病理解剖类似于法洛四联症。

（2）肺动脉瓣下（subpulmonary）VSD：占 18% ～ 30%，VSD 距肺动脉瓣近，位于室间隔前上方，高于室上嵴，其上缘是肺动脉圆锥或肺动脉瓣环，下缘是二尖瓣与三尖瓣之间的室间隔肌肉组织。室间隔后上缘，根据肺动脉骑跨程度不同，可为纤维组织或肺动脉瓣环。大多数 VSD 与主动脉口之间有三尖瓣及其腱索，少数巨

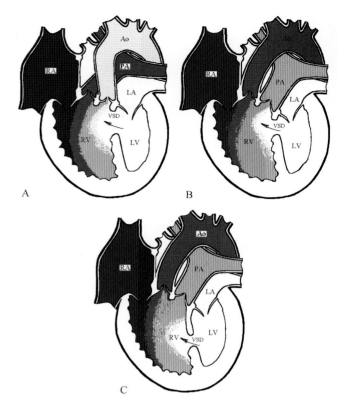

图 42-2　右室双出口 VSD 类型示意图
A. 主动脉瓣下 VSD；B. 肺动脉瓣下 VSD；C. 远离半月瓣 VSD

大 VSD 者可累及后下方三尖瓣环。肺动脉有不同程度的骑跨，即形成 Taussig-Bing 综合征。

由于大动脉转位的程度不同，VSD 的位置也可出现差异。如两条大动脉呈并列关系，粗大的圆锥肌将主动脉口与 VSD 和肺动脉口隔开，可造成主动脉瓣下动脉圆锥狭窄，多数同时伴有主动脉缩窄、主动脉弓发育不全等畸形。如主动脉位于主肺动脉之前，则通常无此种病理变化，一般不伴有左室流出道狭窄阻塞病变。

（3）两侧半月瓣下（doubly-committed）VSD：占 3% ～ 4%，VSD 靠近两条大动脉口，缺损多数较大，比以上两种的部位靠上，与两侧半月瓣相连，由肌肉组织隔开，位于室上嵴下方。缺损上缘是主动脉瓣环和肺动脉瓣环的连接部分，后下缘与三尖瓣之间一般有心肌组织，但少数可延伸到三尖瓣环。两个半月瓣均骑跨于 VSD 上，实际上两根大动脉同时从左、右心室发出，有人将其称为双心室双出口。

（4）远离两侧半月瓣（non-committed or remote）VSD：占 5% ～ 7%，两条大动脉开口与 VSD 之间有 40mm 左右的距离，其间有乳头肌、腱索和三尖瓣，即属于后部间隔缺损，多数位于三尖瓣隔瓣下、房室通道型或小的肌部 VSD。

3. 合并心血管畸形　在无 VSD 的右室双出口患者，绝大多数合并左心室发育不全、二尖瓣异常及房间隔缺损。其余患者合并肺动脉口狭窄相当常见（60% 左右），

尤其是主动脉瓣下和两侧半月瓣下 VSD 者，狭窄可出现于动脉圆锥、肺动脉瓣、肺动脉干及其分支等各部位。在远离半月瓣的 VSD 患者，两侧漏斗部均可出现狭窄。极少数可合并主动脉瓣下漏斗部狭窄。

本病患者的冠状动脉起源及其分布多数在正常范围，但在大动脉转位者可出现起源畸形、单支冠状动脉等。其他合并畸形有动脉导管未闭、左上腔静脉永存、主动脉缩窄、完全型心内膜垫缺损、肺静脉畸形引流、二尖瓣闭锁、左心室发育不良等。心脏传导系统在房室连接关系一致时通常属正常，不一致时多数类似于矫正型大动脉转位。可合并脾发育不良或异位等其他脏器畸形。

（二）分型

右室双出口的分类方法繁多，除了上述根据大动脉及 VSD 位置分型，同时可根据房室连接是否适应分为不同的变异型。临床上所遇到的多数是房室连接适应、两大动脉并列、VSD 在主动脉瓣下或两侧半月瓣下类型。房室连接不适应的右室双出口则以左位型大动脉异位、肺动脉瓣下 VSD 者居多。

1. 经典分型

（1）大动脉关系正常或接近正常：占 50% 以上，肺动脉起自右心室，主动脉骑跨室间隔 ≥ 75%，VSD 多数位于主动脉瓣下，分为以下两型，其中法洛四联症型占 70%。

1）法洛四联症型：与法洛四联症极为相似，合并肺动脉口狭窄，但右心房、右心室增大明显，右心室前壁增厚，VSD 较大，主动脉骑跨于室间隔上，骑跨程度 ≥ 75%，二尖瓣前叶与主动脉瓣之间无纤维连续性。漏斗部的形态类似于法洛四联症，但主动脉的骑跨程度重。

2）艾森门格型：与 VSD 合并肺动脉高压，即艾森门格综合征相似，但全心明显扩大，主动脉增宽，主动脉骑跨程度 ≥ 75%，二尖瓣前叶与半月瓣之间无纤维连续性，主肺动脉及左、右肺动脉扩张，合并肺动脉高压。

（2）大动脉关系异常：主动脉起自右心室，肺动脉大部分或全部起自右心室，VSD 多数位于肺动脉瓣下，表现与大动脉转位相似，可合并肺动脉口狭窄或肺动脉高压，约占 43%，又分为以下两型，大约各占一半。

1）右位型大动脉异位型（D-malposition）：主动脉位于主肺动脉右前或正前方，完全起自右心室，而主肺动脉位于主动脉左后或正后方，并骑跨于室间隔上，骑跨程度 ≥ 75%，房室瓣与半月瓣之间无纤维延续性，VSD 多数位于肺动脉瓣下，右心增大，即 Taussing-Bing 综合征。可合并肺动脉高压或肺动脉口狭窄，部分患者的肺动脉可呈瘤样扩张。

2）左位型大动脉异位型（L-malposition）：主动脉在肺动脉左侧或左前方，肺动脉全部及主动脉的大部或全部起自右心室，多数合并肺动脉高压，肺动脉扩大，

少数为肺动脉口狭窄，VSD 通常位于主动脉瓣下。

2. Steward 分型 1976 年 Steward 根据节段分析房室连接关系，结合 VSD 位置、两条大动脉的相互位置关系和有无肺动脉口狭窄等，从外科手术角度出发，进行了比较全面的分类（表 42-1），将右室双出口分为 7 种类型，具有一定的临床应用价值。

表 42-1 Steward 右室双出口分型

房室连接	VSD 位置	大动脉位置关系	肺动脉狭窄
一致	主动脉瓣下	主动脉在肺动脉右侧，两者关系正常或主动脉偏右稍前移，两条大动脉口并列，瓣环水平相同，主动脉瓣与二尖瓣前叶之间纤维连续性中断，少数保留	无
		主动脉在肺动脉右侧，两者关系正常或主动脉偏右稍前移，两条大动脉口并列，瓣环水平相同，主动脉瓣与二尖瓣前叶之间纤维连续性中断，少数保留	有
		主动脉在肺动脉左侧或左前方，肺动脉小于主动脉	有
	肺动脉瓣下	主动脉在肺动脉右侧或右前方，瓣环水平相同，肺动脉瓣与二尖瓣不连续	无
		主动脉在肺动脉右前方，肺动脉细，肺动脉瓣与二尖瓣不连续	有
		主动脉在肺动脉左前方，肺动脉扩张	无
不一致	主动脉瓣或肺动脉瓣下	心脏右位，主动脉在肺动脉的左前方、前后位或主动脉稍在右侧，肺动脉细小，主动脉瓣与二尖瓣不连续，VSD 多数为房室通道型	有

（三）病理生理

患者的血流动力学状态差异极大，与大动脉位置、VSD 和肺动脉口狭窄等病理类型有关。一般均有 VSD，左心室血液经 VSD 左向右分流到右心室，同时两条大动脉全部或大部分从右心室发出，在心室水平形成双向分流，搏入主动脉和肺动脉的血液为混合血，体循环动脉血氧饱和度降低，出现不同程度的发绀。

分流的方向、分流量和发绀程度差别很大，取决于两条大动脉、VSD 位置及肺动脉口狭窄程度。主动脉瓣下 VSD，不合并肺动脉口狭窄者，血流动力学类似于单纯性巨大的 VSD，肺静脉来的血液将主要搏入主动脉，发绀较轻或不明显。肺动脉瓣下 VSD，体循环的静脉血将主要搏入主动脉，可出现明显的发绀。

同时伴肺动脉口狭窄或肺血管病变者，进入肺循环的血流量减少，不论其 VSD 部位如何，均将明显加重发绀。同时合并 VSD 和肺动脉口狭窄者，其病理生理基本与法洛四联症相似，肺动脉口狭窄越重，肺血流量越少，发绀越明显，病情越重。

VSD 较大而没有明显的肺动脉口狭窄者，肺血流量增加，体循环与肺循环系统处于相同的压力环境下，可导致严重的肺动脉高压和肺血管阻塞性病变，可出现心室肥厚、扩张和衰竭。

第三节　临床表现和辅助检查

（一）临床表现

本病临床表现多样，差异很大，肺动脉瓣下 VSD 者多数与大动脉转位相似；主动脉瓣下 VSD 者，根据有无肺动脉口狭窄，可分别类似于法洛四联症、单纯 VSD 或艾森门格综合征。没有肺动脉口狭窄者，类似于单纯性大 VSD，多数在婴儿期就出现心力衰竭。

一般患儿有喂奶或进食困难，发育生长迟缓，体重不增，活动能力差，多数有气短、呼吸急促或困难，半数以上有蹲踞现象，少数可有缺氧发作、心力衰竭、咯血，通常有不同程度的发绀，病情严重者可出现心力衰竭的症状。

体检发现多数患儿的发育差，身高、体重较正常人低，通常有不同程度的发绀，可出现杵状指（趾）。伴主动脉瓣下狭窄或主动脉缩窄者，脉搏细弱甚至消失。心界大小可正常或扩大，右心室搏动多数增强，肺动脉瓣区第二心音通常增强，但合并肺动脉口狭窄者也可减弱，甚至消失。肺动脉瓣区可有收缩期喷射性杂音，胸骨左缘第 2～4 肋间可有较响亮的粗糙的全收缩期杂音，向心前区广泛传导，一般可扪及震颤。部分患者心尖部有舒张中期杂音。

（二）辅助检查

多数患者的心电图无特异性表现，或有右心室肥厚、电轴右偏，常见右心房扩大。无肺动脉口狭窄者通常有左、右心室肥厚，VSD 较小者可出现左心室高电压或肥厚，合并房室通道者可有电轴左偏。

X 线胸片可以无明显特异性，无肺动脉口狭窄者，特别是 Taussig-Bing 综合征等患者，与合并肺动脉高压的 VSD 者基本相似。心影多数呈二尖瓣型，肺动脉段及肺门突出，心脏中等以上扩大。肺动脉口狭窄较轻者与一般 VSD 者相似。有右或左位型大动脉异位者，分别类似于大动脉转位。

心导管检查和心血管造影对诊断和分型有重要意义。右心导管检查可测定肺动脉压，右心室造影可显示主、肺动脉均发自解剖学右心室，两者通常同时显影，右心室扩大，肌小梁肥厚，左心室内径小或发育不全，多数可见两组房室瓣，二尖瓣前叶与两组半月瓣均无纤维连续，可显示肺动脉口各部位狭窄、发育不全。

磁共振和 CT 检查可显示大动脉与心室的连接、大动脉与 VSD 的位置和解剖状况、肺动脉口狭窄部位及其程度、并发畸形等。

第四节　超声心动图检查

综合性超声心动图检查能清晰显示心脏大血管的空间位置、大动脉所发出的心室、动脉骑跨的程度及 VSD 的部位和大小，显示二尖瓣叶与半月瓣的纤维连续性、瓣膜启闭的状况及相应的血流动力学变化，并且能检出是否合并房间隔缺损、部分型及完全型心内膜垫缺损、永存左上腔、三房心、动脉导管未闭、二尖瓣瓣上隔膜等其他心内畸形。因此，超声心动图已成为诊断右室双出口最重要的无创性检查方法，并且通常可明确右室双出口的类型。

（一）M 型超声心动图

M 型超声心动图对右室双出口仅能提供提示性诊断资料，尤其是对法洛四联症型的右室双出口与法洛四联症之间的鉴别诊断比较困难，因此 M 型对本病不能确诊。

主动脉波群及心室波群：通常能显示以右心房、右心室增大为主的全心增大；从主动脉波群向心室波群连续扫描时，法洛四联症型的右室双出口与法洛四联症的表现极为相似，如主动脉内径增宽、前壁向右前方移位、前壁与室间隔的连续性中断，主动脉骑跨于室间隔上。但如拟诊断为右室双出口，主动脉的骑跨程度应大于 60%，并且应有动脉圆锥组织，二尖瓣前叶与主动脉后壁位置不在同一水平等表现，表明主动脉后壁与二尖瓣前叶无纤维连续性。如为艾森门格型，除主动脉骑跨于室间隔上外，肺动脉内径明显增宽，肺动脉瓣向右室流出道膨出。

如合并大动脉异位，主动脉位于右前或正前方，在主动脉波群扫描时，主动脉在原来肺动脉的位置上，肺动脉在其后方，骑跨的动脉为肺动脉，肺动脉系统可为高压状态，也可为肺动脉瓣狭窄，即 Taussig-Bing 综合征。

（二）二维超声心动图

这是诊断本病的主要方法，能够清晰显示大动脉的空间方位、大动脉的起源部位、骑跨程度、大动脉与心室的连接关系，以及 VSD 部位、大小和动脉瓣开放的状态。如前所述，常见的右室双出口有两大类四型，各种类型均有不同的超声表现，如加上房室连接不一致，则可出现 6 种类型。

1. 大动脉位置正常或接近正常　肺动脉起源于右心室，主动脉内径增宽，其前壁与室间隔连续性中断，主动脉呈骑跨状态，或者也起源于右心室，VSD 多数位于主动脉瓣下，根据肺动脉系统的压力状态可分为以下两型：

（1）法洛四联症型：超声心动图表现与法洛四联症极为相似，两者较难区分，但主动脉骑跨的程度较大，并应有动脉圆锥，二尖瓣与主动脉后壁的纤维连续性中断，在超声的各个断面均可显示右心房、右心室增大，与法洛四联症比较，本病的心脏增大较明显。

左心室长轴断面：右心房、右心室内径增大，主动脉内径增宽，其前壁与室间隔连续性中断，主动脉骑跨于室间隔上，骑跨程度应≥75%，右心室前壁增厚、运动幅度增强。二尖瓣前叶与主动脉瓣之间无纤维连续性，主动脉瓣下出现圆锥回声。

大动脉短轴断面：可显示VSD的部位及大小，以及肺动脉瓣增厚、粘连和开放受限的程度，显示右室流出道狭窄的部位及长度、主肺动脉、左肺动脉和右肺动脉发育的状况。

心尖五腔心断面：在部分左心室长轴断面显示主动脉骑跨程度不大的患者，尤其应注意此断面的扫查，观察主动脉骑跨室间隔的程度，从而帮助与VSD合并肺动脉瓣狭窄或肺动脉高压相鉴别（图42-3）。

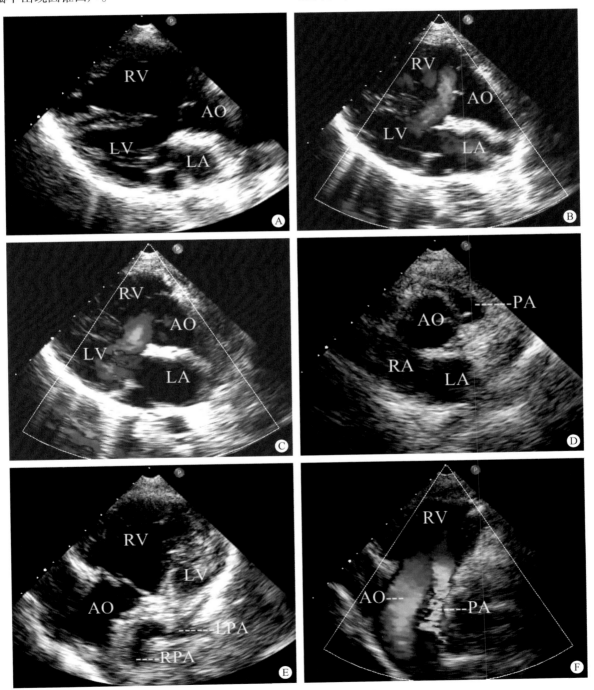

图42-3　法洛四联症型右室双出口

右侧心腔增大，主动脉内径增宽，其前壁前移（右移），与室间隔的连续性中断，并出现室水平双向分流，主动脉骑跨于室间隔上，骑跨率约为70%，右室流出道狭窄，肺动脉系统发育不良，主肺动脉及左右肺动脉狭窄，肺动脉瓣增厚、粘连，开放受限。A. 二维超声心动图左心室长轴断面；B和C. 彩色多普勒左心室长轴断面；D. 二维超声心动图大动脉短轴断面；E. 二维超声心动图五腔心断面；F. 彩色多普勒双动脉长轴断面

（2）艾森门格型：超声表现与VSD合并肺动脉高压，即艾森门格综合征相似，不同之处在于从左心室长轴断面观察时，主动脉内径增宽，前壁前移，主动脉骑跨于室间隔的程度≥75%，二尖瓣前叶与半月瓣之间无纤维连续性，代之以圆锥性回声，在左心室长、短轴及四腔心等断面，均可显示右心房、右心室内径增大。

在大动脉短轴断面观察时，由于肺动脉压力增高，主肺动脉及左、右肺动脉内径扩大，肺动脉瓣关闭时膨向右室流出道（图42-4）。

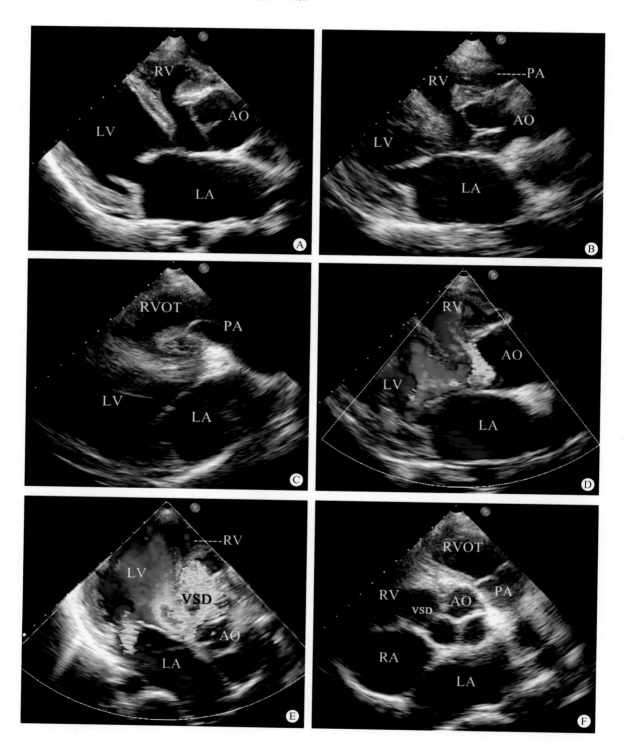

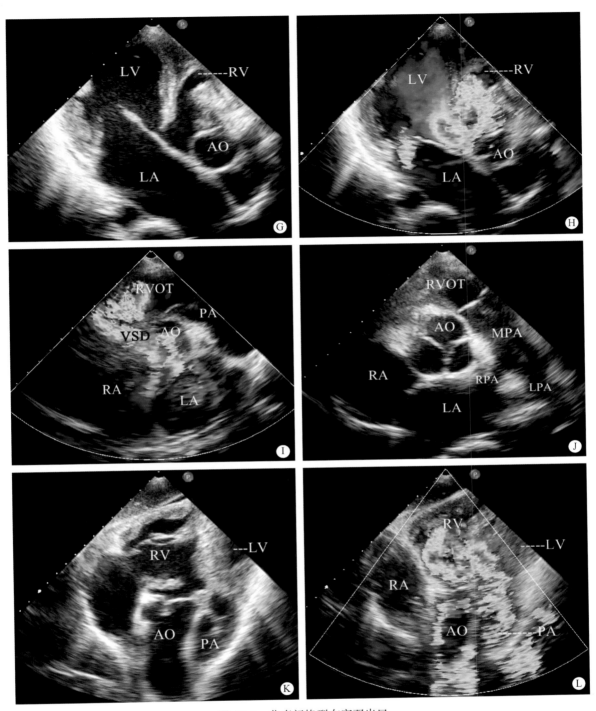

图 42-4 艾森门格型右室双出口

主动脉与肺动脉内径增宽，肺动脉起源于右心室，主动脉骑跨于室间隔上，骑跨率约为80%，由于室间隔路径异常，主动脉的骑跨率增大，并导致主动脉瓣下的流出道内径变窄，血流通过时呈五彩镶嵌色。主动脉与肺动脉之间可探及动脉圆锥组织。A 和 B. 左心室长轴断面；C. 肺动脉长轴断面；D 和 E. 彩色多普勒左心室长轴断面；F. 大动脉短轴断面；G. 左心室心尖长轴断面；H. 彩色多普勒左心室心尖长轴断面；I. 彩色多普勒肺动脉长轴断面；J. 二维超声心动图大动脉短轴断面；K. 剑突下双动脉长轴断面；L. 彩色多普勒剑突下双动脉长轴断面

2. 大动脉位置异常 主动脉位于右前、正前或左前，起源于右心室，肺动脉的大部分或全部起源于右心室，VSD 多数位于肺动脉瓣下，表现与大动脉转位相似，但肺动脉骑跨于室间隔上，肺动脉系统可表现为高压状态，也可为低压状态，即肺动脉口狭窄。

（1）右位型大动脉异位型：在左心室长轴及大动脉

短轴断面，均可显示主动脉位于肺动脉的右前方或正前方，完全起自右心室，而肺动脉位于主动脉的左后或正后方，骑跨于室间隔上，房室瓣与半月瓣之间无纤维延续性，骑跨程度≥75%，VSD多数位于肺动脉瓣下，即为Taussig-Bing综合征，以右心增大为著。

患者的肺动脉呈高压状态或狭窄者约各占50%，在部分肺动脉高压患者，肺动脉可呈瘤样扩张。在检查过程中应注意鉴别主动脉与肺动脉，将探头在原左心室长轴断面的水平，放高一个肋间检查，所显示出主动脉弓的大动脉为主动脉，而显示出分叉的大动脉为肺动脉（图42-5）。

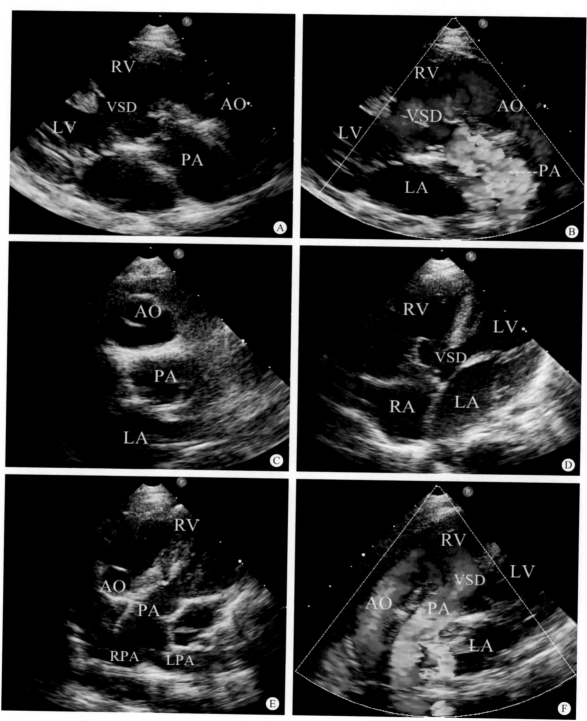

图42-5　大动脉右转位－右室双出口

大动脉位置异常，主动脉位于右前，起源于右心室，肺动脉位于左后，骑跨于室间隔上，骑跨率约为60%，主动脉与肺动脉之间存在动脉圆锥组织，室间隔的连续性中断。彩色多普勒观察时，显示双心室的血流通过两大动脉排出在合并肺动脉瓣狭窄的患者，主动脉与主肺动脉之间通常均有明确的圆锥组织，主肺动脉常出现狭窄后扩张，部分患者的两大动脉均起源于右心室；在部分患者，其右心房的心耳位于左心房的前方，此类患者于左心室长轴断面可同时观察到右心房及左心房。少数患者在肺动脉瓣下还可有隔膜样或囊性组织，有的患者在肺动脉瓣下可同时出现赘生物。此类患者的大动脉空间方位基本上是主动脉位于正前方，而肺动脉位于正后方（图42-6）。

对于部分患者，如果胸前的图像显示不够清晰，可于剑突下探查大动脉的起源、位置、骑跨程度及 VSD 大小等，对诊断往往有很大帮助。在双心室双动脉长轴断面，可显示主动脉和肺动脉与心室的连接关系、动脉骑跨的程度及 VSD 的大小（图42-7）。

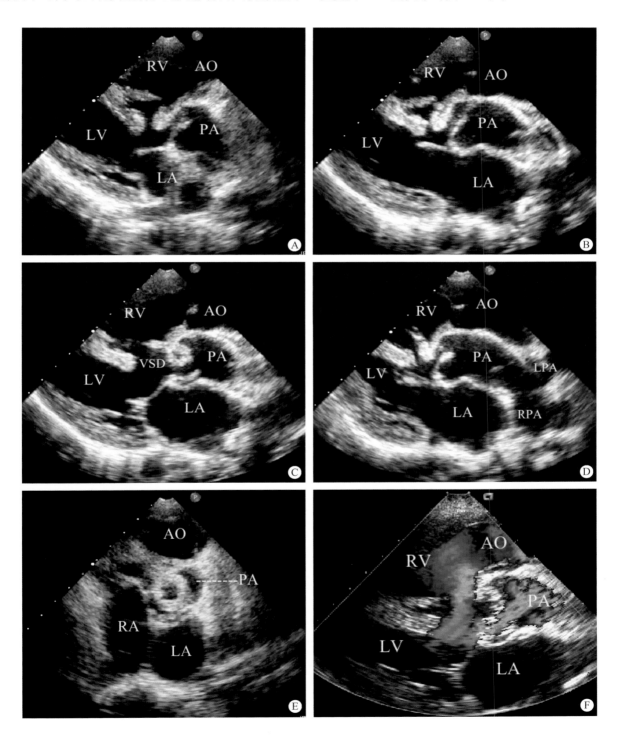

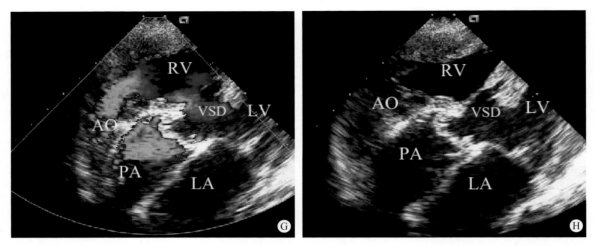

图 42-6　右室双出口、肺动脉瓣下赘生物

主动脉位于正前方，起源于右心室，肺动脉位于正后方，骑跨于室间隔上，骑跨率约为 60%。肺动脉瓣增厚、粘连，开放受限，肺动脉瓣下可探及赘生物样组织。室间隔连续性中断，两大动脉之间可探及动脉圆锥。A ～ D. 左心室长轴断面；E. 大动脉短轴断面；F. 彩色多普勒大动脉长轴断面；G. 彩色多普勒五腔心断面；H. 二维超声心动图五腔心断面

对于动脉骑跨程度的判断有时有一定的难度，尤其对于大动脉空间方位正常的患者，此时应采用心尖五腔心断面观察，这是探查两条大动脉起源于心室的最佳断面，可以较好地判断动脉骑跨的程度（图 42-8）。

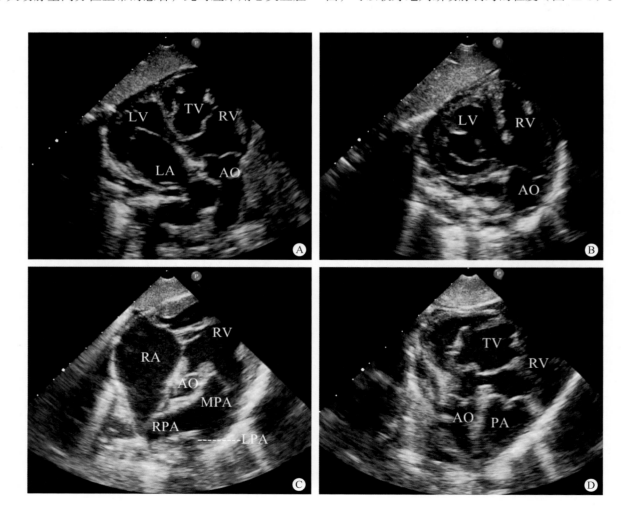

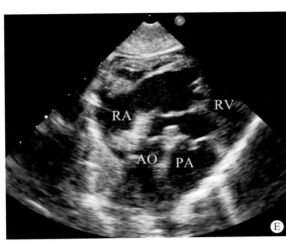
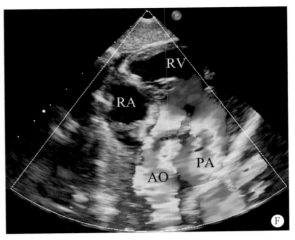

图 42-7　右室双出口（剑突下二维超声心动图）

显示主动脉位于右侧，肺动脉位于左侧，两条大动脉均起源于右心室，两条大动脉之间可探及动脉圆锥组织，彩色多普勒超声心动图观察时，显示右心室的血流进入两条大动脉。A. 剑突下主动脉 – 双心室断面；B. 剑突下左心室 – 右室流出道长轴断面；C. 右心房室 – 双动脉长轴断面；D. 右心室 – 双动脉长轴断面；E. 右心房室 – 双动脉长轴断面；F. 彩色多普勒右心房室 – 双动脉长轴断面

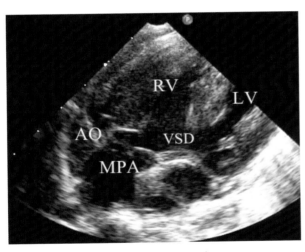

图 42-8　剑突下五腔心断面

显示右心室增大，室间隔连续性中断，主动脉位于右侧，起源于右心室，肺动脉内径增宽，骑跨于室间隔上，骑跨率约为 90%

（Taussig-Bing 综合征）

（2）左位型大动脉异位型：在左位型的右室双出口患者，通常心内结构的改变较为复杂，比如常合并十字交叉心、心室转位等心内畸形，部分患者还可合并房室瓣畸形或腱索的附着点异常。

在大动脉短轴及心尖五腔心断面，均可显示出主动脉在肺动脉的左侧或左前方，肺动脉全部及主动脉大部或全部起自右心室。从大动脉短轴及右室流出道长轴断面观察主肺动脉，肺动脉呈高压状态，肺动脉内径扩大；但也可为肺动脉口狭窄，肺动脉瓣增厚，开放受限，主肺动脉及左、右肺动脉内径均变窄。从左心室长轴及五腔心断面观察，VSD 位于主动脉瓣下（图 42-9）。

检查此类右室双出口时，应注意调整探头扫描的方向及角度，以清楚显示心房、心室及动脉的空间方位及连接关系，对于图像不清晰的患者可选择剑突下断面探查。对同时伴有心室转位或房室关系呈十字交叉状的患者，应注意识别心室的形态，以确定心房、心室与大动脉三者之间的连接关系。

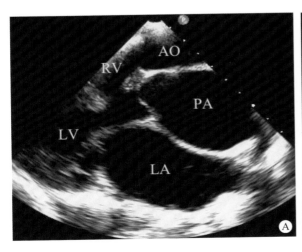
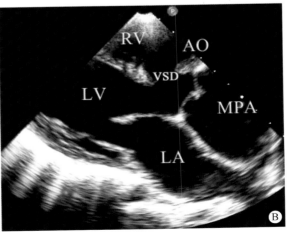

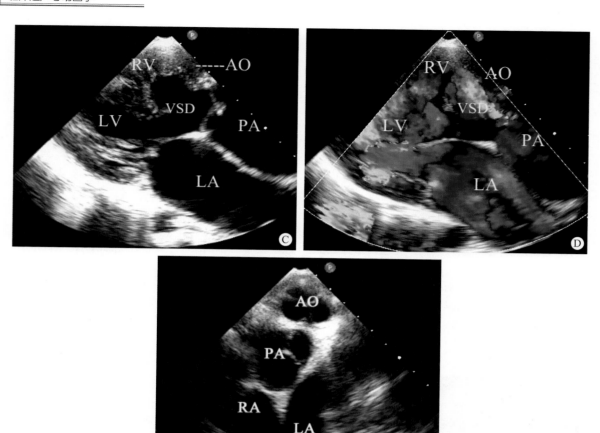

图 42-9 左位型右室双出口

主动脉位于左前方，但起源于右心室，肺动脉内径增宽，位于右后方，室间隔的连续性中断，肺动脉骑跨于室间隔上，骑跨率约为60%，两条大动脉之间可探及动脉圆锥组织，为 Taussig-Bing 综合征。左心房增大。彩色多普勒观察时，可探及室水平双向分流（D）。A～C. 左心室长轴断面；D. 彩色多普勒左心室长轴断面；E. 大动脉短轴断面

在极少数伴有十字交叉心的患者，还可合并内脏反位及心房反位，因此在检查过程中，应根据节段分析法，先确定内脏及心房的位置，再探查心房、心室、大动脉三者之间的连接方式，以明确诊断。

右室双出口患者还可伴有房间隔缺损，超声通常较难探查，但采用剑突下双心房断面多数能清晰显示。极少数患者还可出现轻度的十字交叉心表现，在四腔心断面，房间隔与室间隔不在同一条直线上，正四腔心位时，室间隔位于三尖瓣环的中部，如出现此类表现，应考虑为十字交叉心（图42-10）。

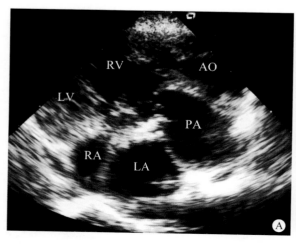

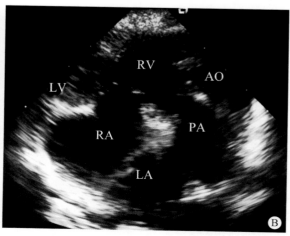

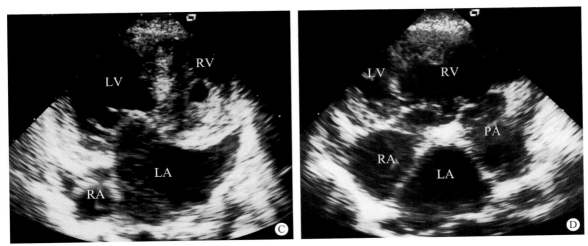

图 42-10　左位型大动脉异位型右室双出口合并十字交叉心

心房呈正位，心室的位置呈十字交叉状，左心室位于右下方，右心室位于左上方，但左心房仍与左心室相连接，右心房仍与右心室相连接，主动脉位于左前方，肺动脉位于右后方，两条大动脉均起源于右心室，室间隔连续性中断。A. 心室长轴断面；B. 五腔心断面；C. 四腔心断面；D. 肺动脉 – 右心室断面

少数伴有肺动脉瓣狭窄的右室双出口患者，肺动脉瓣呈隔膜样改变，而肺动脉系统呈扩张状态（图 42-11）。

（三）经食管超声心动图

对 TTE 检查图像显示不清晰、声窗较差的患者，尤其是成人，可采用 TEE 检查。将探头置于距门齿 35 ～ 40cm 处，角度为 105° ～ 135°，可显示出主动脉。如两条大动脉均从右心室发出，可显示肺动脉位于主动脉的右侧。如两条大动脉呈前后并列关系，则将探头置于 90°，向右前旋转探头即可观察到主动脉，向左后旋转可观察到肺动脉。探头角度为 0° 时，在四腔心断面可清晰显示 VSD 的部位及大小（图 42-12）。

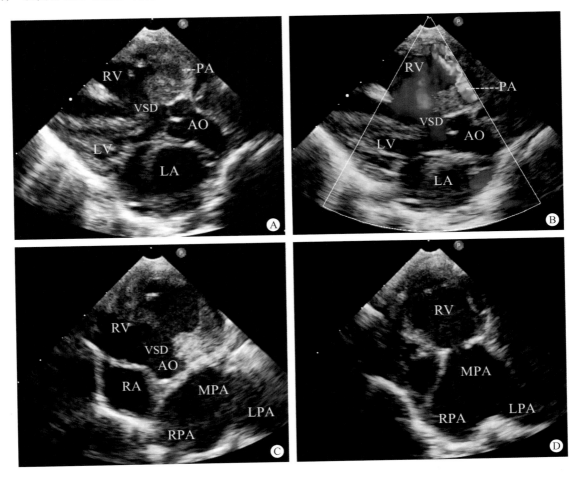

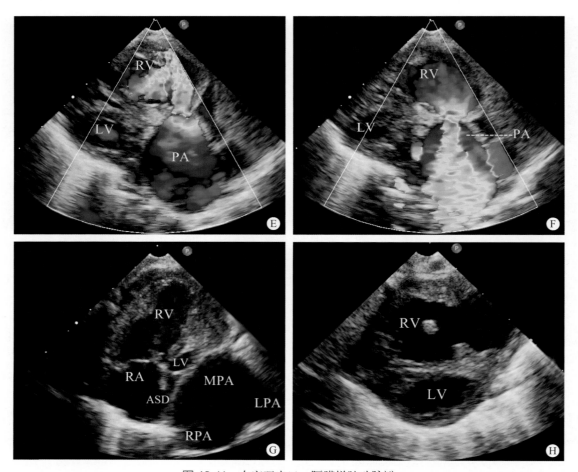

图 42-11 右室双出口、隔膜样肺动脉瓣

右心房室增大，房间隔出现回声中断现象。大动脉的空间方位正常，膜周部室间隔出现回声脱失现象，主动脉骑跨于室间隔上，骑跨率约为 60%，两条大动脉之间出现动脉圆锥组织。肺动脉瓣形态异常，无肺动脉瓣叶，形成隔膜样改变，其中部出现交通口，主肺动脉及左右肺动脉呈狭窄后扩张，扩张程度于四腔心断面均能显示（G），彩色多普勒观察时，显示过肺动脉瓣口的血流速度增快，呈五彩镶嵌色（F），并出现中等量反流（E）。A. 左心室长轴断面；B. 彩色多普勒左心室长轴断面；C. 大动脉短轴断面；D. 肺动脉长轴断面；E 和 F. 彩色多普勒肺动脉长轴断面；G. 四腔心断面；H. 左心室短轴断面

（四）多普勒超声心动图

彩色多普勒： 右室双出口的 VSD 一般较大，室水平分流的过隔血流速度一般不快，显示以右向左分流的蓝色为主。几乎在所有患者均可探及室水平右向左为主的过隔分流血流。在合并肺动脉高压或肺动脉瓣狭窄较轻者，也可出现少量左向右分流的红色血流束。在肺动脉口狭窄者，主肺动脉内均可探及收缩期红五彩镶嵌色的高速血流（见图 42-11E 和 F）。

连续和脉冲多普勒： 在肺动脉口狭窄者，可在肺动脉内取到位于零线下的高速血流频谱。在肺动脉高压者，所取到的肺动脉血流频谱表现为射血时间缩短。

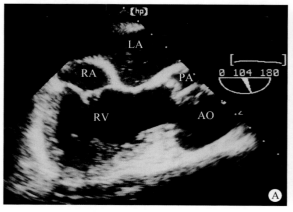

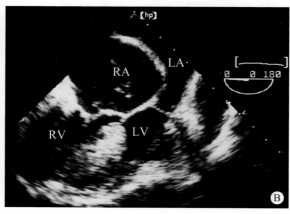

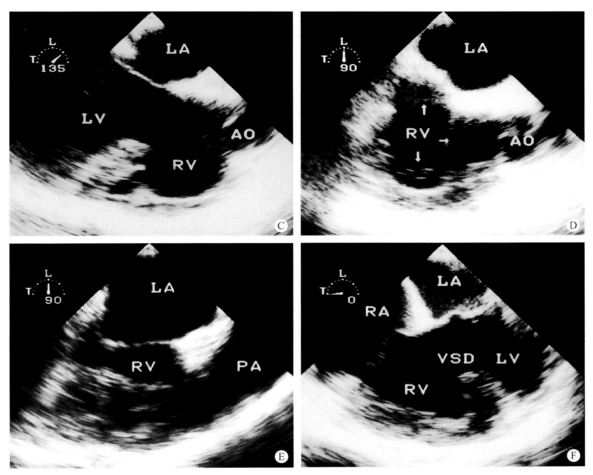

图 42-12　TEE 显示右室双出口

TEE 显示两条大动脉均起源于右心室，并可显示右心房室增大及室间隔缺损的大小，还可显示室间隔缺损与大动脉之间的位置。A. 双动脉 – 右心室长轴断面；B. 四腔心断面；C. 双心室 – 主动脉断面；D. 主动脉 – 右心室断面；E. 肺动脉 – 右心室断面；F. 四腔心断面

（五）诊断和鉴别诊断

超声心动图能较准确地诊断右室双出口，尤其是对大动脉异位型的右室双出口。

通过与外科手术结果对照分析，结果表明，超声心动图对大动脉异位型右室双出口的诊断准确率较高，并可进行分型，尤其对 Taussig-Bing 综合征，基本可以取代心血管造影；但对法洛四联症型及艾森门格型右室双出口，仅能根据主动脉的骑跨度及动脉性圆锥回声判定，故较难与法洛四联症或 VSD 合并肺动脉高压者相鉴别，因此应认真观察大动脉的骑跨度。

在观察大动脉骑跨于室间隔的骑跨率时，应注意扫查的角度，除左心室长轴断面外，还应从心尖五腔心及剑突下五腔心断面观察大动脉的骑跨度，以免造成误诊或漏诊。

对大动脉位置异常，而同时有肺动脉瓣及肺动脉系统发育不良的患者，要特别注意识别肺动脉是骑跨于室间隔，还是起源于左心室，以便确定是右室双出口还是大动脉转位。

1. 法洛四联症型右室双出口与法洛四联症的鉴别　二者的鉴别点主要为主动脉骑跨率，法洛四联症患者主动脉的骑跨率应小于 60%。不同的诊断中心甚至不同的超声医生对此有不同的标准和经验，这主要是由于法洛四联症常常合并巨大的室间隔缺损，缺损的上缘与主动脉前向对位不良，二者之间存在对位角度，给准确判断骑跨率造成困难。此时如注意观察到主动脉瓣与二尖瓣前叶为非纤维连续性，即主动脉瓣下肌性圆锥为另一判断标准，则可明确诊断为右室双出口。

2. 艾森门格型右室双出口与室间隔缺损合并肺动脉高压的鉴别　应注意与部分室间隔缺损合并肺动脉高压的患者，如果观察的角度不同，也可由于出现不同程度的主动脉骑跨现象而做出错误的诊断，此时应注意观察二尖瓣前叶与主动脉后壁之间有无纤维连续性，并且多角度观察大动脉起源的部位，尤其是剑突下双动脉长轴断面，观察两条大动脉的起源部位及骑跨程度，有助于提高诊断的准确性。

3. 大动脉异位型右室双出口合并肺动脉高压（Taussig-Bing 综合征）与大动脉转位合并肺动脉高压的鉴别 Taussig-Bing 综合征为大动脉转位型右室双出口。此型主动脉位于右方或正前方，起源于右心室，而肺动脉位于左后方或正后方，肺动脉骑跨于室间隔上，室间隔缺损位于肺动脉瓣下。如果肺动脉系统呈高压状态，肺动脉的骑跨程度不难判断，但如果肺动脉骑跨主要位于左心室侧，应注意多角度观察，正确判断肺动脉的骑跨度。此外，如果两大动脉之间出现动脉圆锥，则应诊断为右室双出口。在检查的过程中应注意与合并肺动脉高压的完全型大动脉转位相鉴别。

4. 大动脉异位型右室双出口合并肺动脉瓣狭窄与大动脉转位合并肺动脉瓣狭窄的鉴别 大动脉异位合并肺动脉瓣狭窄的右室双出口，由于肺动脉系统发育差，肺动脉瓣狭窄，主肺动脉内径细小，室间隔缺损位于肺动脉瓣下，观察肺动脉骑跨率的难度增大，极易与室间隔缺损合并大动脉转位相混淆，此时两条大动脉之间存在的动脉圆锥组织有助于右室双出口的诊断。

在检查过程中，应仔细分辨和寻找左、右肺动脉及其分叉部位，以便与主动脉相鉴别，从而确定骑跨的大动脉是主动脉还是肺动脉。在大动脉异位型患者，也应注意大动脉的骑跨度，以便与大动脉转位相鉴别，而对于大动脉关系相对正常的患者，如注意上述两点，通常也可进行正确诊断。

（六）术后观察

对于室间隔缺损不适宜做根治术的患者，或右心功能较差者，外科医生往往采取双向格林术或全腔 - 肺动脉吻合术等姑息性手术改善患者的病理性血流动力学改变（图 42-13）。

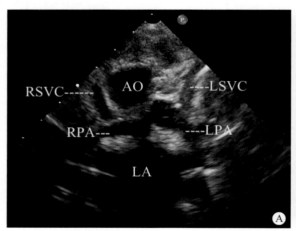
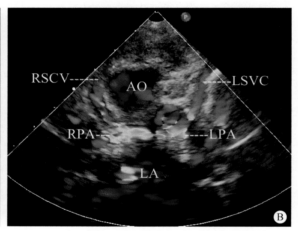

图 42-13 右室双出口双向格林术

右上腔静脉与右肺动脉相接，右肺动脉的血流进入右上腔静脉；左上腔静脉与左肺动脉相接，左肺动脉的血流进入左上腔静脉。A. 胸骨上窝双上腔断面；B. 彩色多普勒胸骨上窝双上腔断面

右室双出口为先天性心内复杂畸形种类最多的一种，也是超声科医生常与心外科医生产生不同看法的一种疾病。右室双出口的定义为两条大动脉或一条大动脉的全部及另一条大动脉的大部分起源于右心室。从不同的角度和视野观察大动脉的骑跨程度，可以做出不同的诊断。大动脉位置异常，肺动脉系统发育不良，肺动脉内径狭窄，致使判断的难度增加。如果两条大动脉均起源于右心室，右室双出口的诊断将无可争议。

右室双出口常常合并其他不同种类的心内畸形，如房间隔缺损、肺动脉瓣二瓣化畸形、肺静脉异位引流、十字交叉心、主动脉弓发育不良、伞形二尖瓣、心室转位等，在诊断的过程中应注意检出。

极少数患者同时伴有十字交叉心，增加了检查的难度。关键在于判断心室的空间方位和大动脉的起源心室。十字交叉心是一种少见的心内复杂畸形，在检查的过程中，检查者的第一印象是断面呈不规则状，难以显示各轴向的标准断面，位于四腔心断面时，不能同时显示两组房室瓣叶呈左右并列排列，此时应考虑到十字交叉心的诊断。通过调整探头的位置和方向，使声束分别与两组流入道相平行，以分别显示右室流入道及左室流入道。通过手法判断流入道的轴线位呈交叉关系，从而做出正确诊断。同时结合心内复杂畸形的节段分析方法，逐一判断心房、心室及大动脉的空间关系及互相之间的连接关系，不遗漏各种并发症，做出完整和正确的诊断。

在心室转位的患者中，应根据节段分析法的顺序检查，如仅为心室转位，解剖的左心室此时应为功能右心室，应考虑诊断为解剖左室双出口、功能右室双出口。

有的患者由于室间隔的走行路径异常，向左后下方走行，将主动脉隔入右心室腔，形成两大动脉均起源于右心室的解剖结构，但此类患者的两大动脉之间多存在动脉圆锥组织。

右室双出口可合并肺静脉异位引流畸形，在检查中应注意检出。如果患者右心室明显增大，右心房显著增大，而左心房内径明显减小，应高度警惕肺静脉系统的异常，认真检查肺静脉的路径，以便做出正确的判断。

对于同时存在主动脉弓发育不良的患者应认真识别主动脉和肺动脉，观察主动脉的发育状况，有无主动脉缩窄或离断现象，避免手术中出现意外，增加手术的难度。

右室双出口的患者还可同时伴有房室瓣叶畸形，尤其是二尖瓣叶，如舒张期通过二尖瓣口的血流速度加快，彩色多普勒观察时二尖瓣口的血流亮度增加，瓣口的心室侧出现血流汇聚现象，应考虑到二尖瓣器的异常，如单组乳头肌伞形二尖瓣叶，并在术前给以提示。

第五节　右室双出口分型诊断对手术方式选择的指导意义

右室双出口为一组分型繁多的组合性畸形，因此其手术治疗的种类也多样，根据心内畸形的不同类型，可采取不同的手术方式。因此，应用超声心动图检查右室双出口患者时，应认真确认病理解剖改变，为选择手术方式提供依据。

（一）需要通过超声心动图确认的心内结构改变

（1）双心室腔的大小及发育状况。

（2）大动脉的空间方位及其与心室的连接关系。

（3）室间隔缺损的大小，与两大动脉的距离，确定室间隔缺损的类型。

（4）室间隔缺损与两条大动脉的连接关系，是位于主动脉瓣下、肺动脉瓣下还是远离两条大动脉？

（5）肺动脉系统的解剖改变及肺动脉的压力状态，肺动脉瓣狭窄或肺动脉高压。

（6）动脉圆锥的长度，应与主动脉瓣叶的长度相等。

（7）三尖瓣和肺动脉瓣环的距离，应注意三尖瓣与肺动脉瓣间的长度足够（至少是主动脉瓣的直径），即肺动脉瓣下动脉圆锥的长度足够，以便可建立非限制性左心室-主动脉的内隧道。

（8）有无房室瓣的跨越或骑跨。

（9）有无合并其他心内畸形，如完全性心内膜垫缺损或肺静脉异位引流。

（二）根据不同的解剖组合改变选择手术方式

1. Switch 手术（根治术）　建立内隧道或内管道，一般采用室内隧道。如果室间隔缺损位于肺动脉瓣下，需加做动脉调转手术（Switch 手术，适用于无肺动脉狭窄的患者）。

2. DRT 手术　如果患者合并肺动脉瓣狭窄，阜外医院常采用 DRT 手术。

3. Rastelli 手术　如果肺动脉瓣环发育极差或患儿年龄太小，不适合做 DRT，多数考虑做内隧道加 Rastelli 手术。

4. REV 手术　为 Rastelli 手术改良，在重建右室流出道时，不使用右心室-肺动脉的管道。

5. 腔静脉-肺动脉吻合手术　如远离大动脉的室间隔缺损合并肺动脉瓣狭窄，无法建立内隧道，可行腔静脉-肺动脉吻合连接术。

6. DRT 内隧道加 Rastelli 手术　适合室间隔缺损靠近肺动脉瓣下的患者，能建立内隧道连接且合并肺动脉瓣狭窄的情况。

7. 内隧道加右室流出道疏通或跨环补片手术　如果为法洛四联症型右室双出口，则采用内隧道加右室流出道疏通或跨环补片手术。如果肺动脉狭窄程度较重，可行一期手术，即体-肺分流术。

（三）不同类型的右室双出口手术方式选择的注意点

1. 大动脉异位型右室双出口合并肺动脉高压（Taussig-Bing 综合征）　对于肺动脉骑跨、肺动脉高压程度较重的患者，可先行过渡性减压手术，即肺动脉环缩手术（Banding 手术），再行 Switch 手术。

（1）肺动脉高压型：①肺动脉环缩手术；②采用心室-内隧道方法使主动脉与左心室相连接。

（2）肺动脉狭窄型：肺动脉狭窄程度较重患者的一期手术，可先采用体-肺分流手术。

2. 法洛四联症型右室双出口　主动脉骑跨合并肺动脉系统狭窄，肺动脉系统供血受阻，肺血减少的患者，可先行体-肺分流手术，改善肺血减少的状态，然后行根治手术，即跨环补片修复室间隔缺损、内隧道加右室流出道疏通。

3. 隔膜型肺动脉瓣狭窄　对于肺动脉瓣呈隔膜型狭窄的患者，可采用植入人工肺动脉瓣的方法改善肺循环供血状况，同时修补室间隔缺损（图 42-14）。

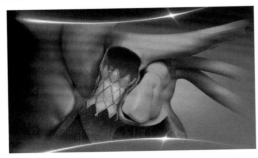

图 42-14　通过介入方法植入人工肺动脉瓣，以增加通过肺动脉瓣口的血流量

（本图为迈迪顶峰医疗科技股份有限公司提供）

　　总而言之，由于右室双出口是一组心内复合型复杂畸形，每一种畸形的检出均涉及手术方式的选择，因此超声心动图检查必须仔细。

（刘延玲　朱振辉　然　鋆　王剑鹏　熊鉴然）

参 考 文 献

刘延玲，等. 1999. 右室双出口的超声心动图研究. 中国医学影像学杂志，3：1

Anderson RH，et al. 1983. Surgical anatomy of double outlet right ventricle. Am J Cardiol，52：555

Beitzke A，et al. 1984. Double outlet left ventricle with intact ventricular septum. Int J Cardiol，5：175-183

Bengur AR，et al. 1990. Two-dimensional echocardiographic features of double outlet left ventricle. J Am Echocardiogr，3：320-325

Brandt PW，et al. 1976. Double outlet left ventricle：morphology, cineangiocardiographic diagnosis and surgical treatment. Am J Cardiol，38：897-909

Hagler DJ，et al. 1981. Double-outlet right ventricle：wide-angle two-dimensional echocardiographic observations. Circulation，63：419-428

Lacour-Gayet F. 2008. Intracardiac repair of double outlet right ventricle. Semin Thorac Cardiovasc Surg Pediatr Card Surg Annu，39-43

Lev M，et al. 1972. A concept of double-outlet right ventricle. J Thorac Cardiovasc Surg，64：271-281

Macartney FJ，et al. 1984. Double-outlet right ventricle. Cross-sectional echocardiographic findings，their anatomical explanation，and surgical relevance. Br Heart J，52：164-177

Paul MH，et al. 1970. Double outlet left ventricle with intact ventricular septum：clinical and autopsy diagnosis and developmental implications. Circulation，41：129-139

Robertson DA，et al. 1990. Malaligned outlet septum with sub-pulmonary ventricular septal defect and abnormal ventriculoarterial connection：a morphologic spectrum defined echocardiographically. J Am Coll Cardiol，16：459

Sridaromont S，et al. 1976. Double outlet right ventricle：hemodynamic and anatomic correlations. Am J Cardiol，38：85-94

Stewart RW，et al. 1979. Repair of double-outlet right ventricle. An analysis of 62 cases. J Thorac Cardiovasc Surg，78：502

Taussig HB，et al. 1949. Complete transposition of the aorta and a levoposition of the pulmonary artery. Am Heart J，37：551-559

Urban AE，et al. 1977. Double outlet left ventricle associated with situs inversus and atrioventricular concordance. Am Heart J，94：91

van Praagh R，et al. 1989. Double-outlet left ventricle//Adams FH，et al. Moss Heart Disease in Infants，Children，and Adolescents. 4th ed. Baltimore：Williams & Wilkins：461-485

Walters HL，et al. 2003. Double outlet ventricles//Mavroudis C，Backer CL. Pediatric Cardiac Surgery. 3rd ed. Philadelphia：Mosby Inc

第四十三章　左室双出口

第一节　概　述

左室双出口（double-outlet left ventricle）是一种比较少见的复杂先天性心脏病，指心室与大动脉的连接关系异常，两条大动脉均起源于左心室，或一条大动脉的全部与另一条大动脉的大部分从左心室发出。

两条大动脉均起源于左心室较为少见；如病理解剖上很难将畸形明确归入右室双出口或左室双出口者，有学者将其统称为双室双出口，极少数患者的心室为单心室。

两条大动脉均从左侧心室发出，通常需有室间隔缺损（VSD），作为另外一侧心室的必要出口，室间隔完整者极少见。两条大动脉相互的位置关系及其与 VSD 的位置关系复杂多变，可合并肺动脉口狭窄等病变。

心室双出口的尸检检出率占所有先天性心脏病患者的 0.48%～2.7%，临床发病率约占先天性心脏病患者的 0.72%，左室双出口比较少见，只占全部心室双出口患者的 1% 左右，占所有先天性心脏病患者的 0.1%～0.23%。左室双出口常伴有其他心内畸形，如十字交叉心、房室连接不一致（心室转位）等。

一般认为，发病没有种族及性别差异，但有资料显示男性较多见。本病预后极差，如不进行手术治疗，绝大多数出生后早期死亡，预后通常取决于合并畸形。

第二节　病理解剖和病理生理

左室双出口的病理解剖特征是指两条大动脉完全或绝大部分起源于左心室，即两条大动脉至少各有一半起源于左心室（图 43-1）。1819 年由 Marechal 等首先报道一例，但后来发现其实际上是合并双出口的单心室；1962 年由 Fragoyannis 等报道一例，实际上是合并房室连接不一致、内脏心房正位的右室双出口。故早期认为，从胚胎学上看本病似乎不可能发生，对是否存在本病产生怀疑。1967 年 Sakakibara 等采用手术治疗了本病患者。1970 年由 Paul 报道了一例尸检室间隔完整的左室双出口，证实确实存在左室双出口。随后报道逐渐增加，包括超声心动图诊断的病例报道。

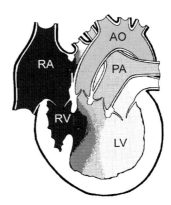

图 43-1　左室双出口示意图

两条大动脉均起源于解剖左心室腔，两条大动脉之间可显示动脉圆锥组织，室间隔连续性中断

一般认为，本病与动脉圆锥的发育畸形有关。最早所报道的病例，其两侧大动脉瓣下均无明显的动脉圆锥，从而认为两侧动脉圆锥缺如是本病病理改变所必需，但实际上并不正确。后来较大组病例报道显示，48% 的左室双出口有肺动脉瓣下动脉圆锥，26% 有主动脉瓣下动脉圆锥，12% 在肺动脉瓣和主动脉瓣下均有动脉圆锥，13% 动脉圆锥缺如。

左室双出口患者的心脏位置多数正常，可为左位心，但也见于右位心或中位心。心房正位多见，少数为心房反位或不定位。房室连接可出现一致、不一致、不定型、双入口或一侧房室连接缺如等各种形式。

一般均有 VSD，VSD 的位置可在主动脉瓣下或肺动脉瓣下，多数为大型 VSD，少数有多发性 VSD，极少数室间隔完整。两条大动脉的位置关系变化很大，一般主动脉在主肺动脉左侧，也可在右侧或前侧等。多数合并肺动脉口狭窄、右心室发育不良等，通常两组半月瓣与房室瓣之间均无纤维连续，可合并房间隔缺损或单心房等其他心血管畸形。

本病的分型相当复杂，通常根据有无肺动脉口狭窄、VSD 部位、心脏位置和两条大动脉的相对位置等分型。van Praagh 等通过对 109 例患者的病理分析，将有两侧心室发育的左室双出口分为 8 种病理解剖类型，其中多数合并主动脉瓣下 VSD，少数为肺动脉瓣下或双大动脉瓣下 VSD；将仅一侧心室发育的分为 7 种病理类型，大部分合并三尖瓣闭锁，少数合并 Ebstein 畸形或二尖瓣闭锁。

左室双出口的病理生理和临床表现取决于病变情况，

变化极大，与右室双出口有类似之处。来自体循环和肺静脉的血液于左心室混合，在不合并肺动脉口狭窄者，肺血流量明显增加，可早期出现左心衰竭；而在伴有肺动脉口狭窄者，发绀多数较明显，特别是主动脉瓣下 VSD 者，体循环静脉血通常直接进入主动脉，发绀尤其明显。

本病的临床诊断比较困难，一般需要通过各种辅助检查方法，特别是超声心动图和心血管造影检查，才能明确诊断和进行分型。个别患者由于在发育的过程中室间隔的路径方向出现变异，将两大动脉隔入左心室，形成左室双出口。

第三节　超声心动图检查

综合性超声心动图技术能清晰显示心脏大血管的空间位置、大动脉所发出的心室、动脉骑跨的程度及 VSD 的部位和大小，显示二尖瓣叶与半月瓣的纤维连续性、瓣膜启闭的状况及相应的血流动力学变化，并且能检出是否合并房间隔缺损、部分及完全型心内膜垫缺损、永存左上腔、三房心、动脉导管未闭、二尖瓣瓣上隔膜等其他心内畸形。因此，超声心动图已成为诊断左室双出口最重要的无创性检查方法，并且对左室双出口合并心内其他畸形也可检出。

与右室双出口相同，综合性超声心动图技术对左室双出口也能进行明确的诊断。但是，由于左室双出口较少见，且常伴有十字交叉心，因此在分型上有待进一步探讨。

（一）M 型超声心动图

由于 M 型超声心动图对左室双出口无特异性表现，因此无法做出正确的诊断，而二维超声心动图为诊断本病的主要方法。

（二）二维超声心动图

通常在左心室长轴断面可观察到一条大动脉骑跨于室间隔上，而另一条大动脉起源于左心室，但左室双出口较为常见的类型是两条大动脉均起源于左心室，在两条大动脉之间可探及动脉圆锥样组织。而在四腔心断面的基础上，通过探头的旋转扫查，可显示出主动脉及肺动脉均起源于左心室，但左心室双出口往往同时伴有其他心内结构畸形，如心耳并列等（图 43-2）。

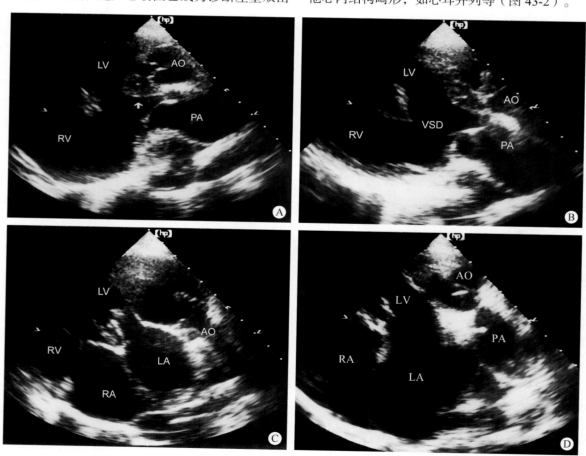

图 43-2　左室双出口心室长轴断面

A. 心室转位，主动脉位于前方，起源于左心室，肺动脉内径增宽，主动脉与肺动脉之间可探及圆锥回声（箭头所示），室间隔连续性中断；B. 主动脉起源于左心室，肺动脉骑跨于室间隔上，两条大动脉之间可探及圆锥样回声，室间隔回声脱失约 18mm；C. 通过旋转探头的角度，显示出双心房、室及主动脉起源于左心室，双心耳并列；D. 可同时显示主动脉与肺动脉呈前后排列

心尖五腔心断面是观察本病的最佳断面。左室双出口的患者，通常左心室内径增大，肺动脉位于主动脉的左侧，两条动脉均起源于左心室，而患者均伴有较大的VSD，部分患者还可出现三尖瓣骑跨现象。如图像显示不清，可采用剑突下四腔心断面观察，肺动脉与主动脉呈左右并列，均起源于左心室。通过剑突下双心室双动脉短轴断面，也可以进一步显示两条大动脉与两个心室之间的连接关系，图 43-3 可观察到肺动脉与主动脉均与左心室相连接。左室双出口常合并其他心内复杂畸形，如房室瓣叶骑跨及跨越、左室双入口、十字交叉心等。骑跨的房室瓣常为三尖瓣叶，其三尖瓣隔叶的腱索附着于左心室的游离壁部位，三尖瓣叶关闭时，室间隔位于三尖瓣口的中部，开放时三尖瓣隔叶进入左心室。在心室短轴断面显示两个心室可呈上下排列，心室的识别依据是心腔内有较多的调节束或粗大的异常肌束，而心室壁较粗糙的为右心室（图 43-3）。

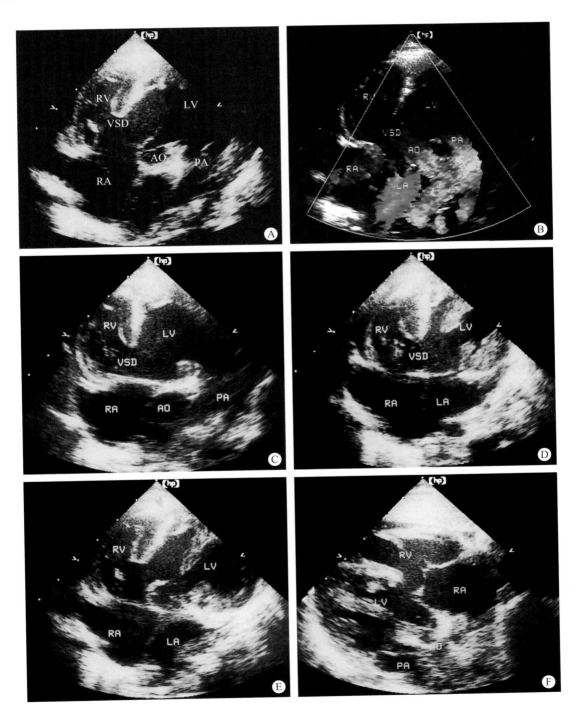

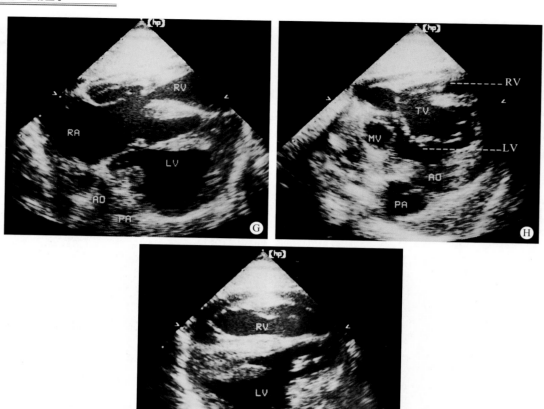

图 43-3　左室双出口

左心室增大，肺动脉位于左侧，主动脉位于右侧，均起源于左心室，室间隔回声脱失约 15mm，彩色多普勒观察时，显示两条大动脉的血流进入左心室，舒张期三尖瓣开放，三尖瓣隔叶的腱索附着于左心室游离壁，三尖瓣骑跨于室间隔上，收缩期三尖瓣处于关闭状态，室间隔位于三尖瓣环的中部，三尖瓣隔叶回到右心室（C），室间隔回声脱失，左心室内可探及肌束样回声（D），舒张期三尖瓣开放时，隔叶进入左心室，可见隔叶的乳头肌位于左心室，三尖瓣骑跨于室间隔（E）。左心室双出口剑突下五腔心断面可观察到两条动脉均起源于左心室，收缩期三尖瓣叶关闭时，室间隔位于三尖瓣环中部，舒张期三尖瓣叶开放时，隔叶进入左心室，其腱索和乳头肌位于左心室，剑突下双动脉双心室短轴断面可观察到主动脉和肺动脉均位于左心室侧，剑突下双心室短轴断面显示右心室和左心室呈上下排列，左心室增大。A. 心尖五腔心断面；B. 彩色多普勒心尖五腔心断面；C～E. 心尖五腔心断面；F 和 G. 剑突下五腔心断面；H. 剑突下双心室双动脉断面；I. 心室短轴断面

　　如位于左心室长轴的水平，右心室位于左心室心尖部的外侧缘，而室间隔呈垂直状则提示患者合并十字交叉心。此时在原左心室的心尖部位可显示部分右心室结构。在心室短轴水平，可见左心室位于左下方，而右心室位于右上方；而在四腔心断面，显示室间隔及左心室位于左上水平，同时显示右下部位右心室和左心房的大部分，以及右心房和左心室的小部分，通过探头的旋转，观察到右心室消失，随后显示左心室及起源于左心室的肺动脉系统（图 43-4）。

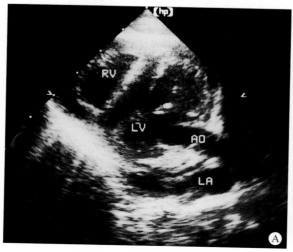

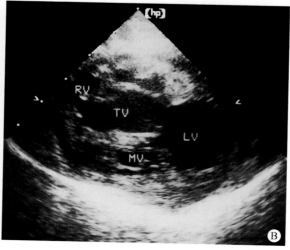

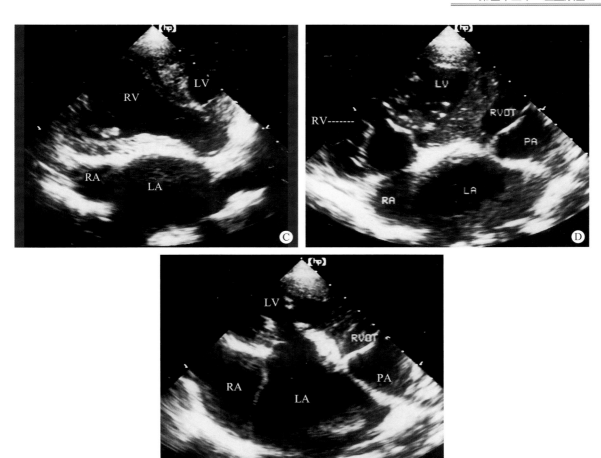

图 43-4 左室双出口合并十字交叉心

A.剑突下左心室长轴断面:主动脉起源于左心室,室间隔呈垂直方向,右心室位于原左心室心尖的部位,表明房室之间的位置呈十字交叉状;B.双心室短轴断面:右心室位于右上方,而左心室位于左下方,表明心脏呈十字交叉状;C.四腔心断面:在原四腔心断面的角度显示左心房及右心室的大部分结构和右心房及左心室的小部分结构、室间隔与房间隔不在同一水平线上,为十字交叉心;D.通过旋转探头,可显示肺动脉及右室流出道;E.四腔心断面未能显示右心室,左心房与左心室相连,通过旋转探头可显示肺动脉与右室流出道

对于部分患者,还可出现两组房室瓣均开口于左心室腔的现象,此现象也称为左室双入口,通常在胸骨左缘及剑突下四腔心断面观察。如果两组房室瓣不能在同一个角度显示,应注意其可能性。通过调整探头角度,可显示二尖瓣叶及三尖瓣叶均开口于左心房(图 43-5)。

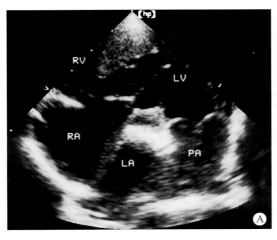

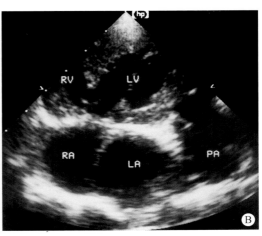

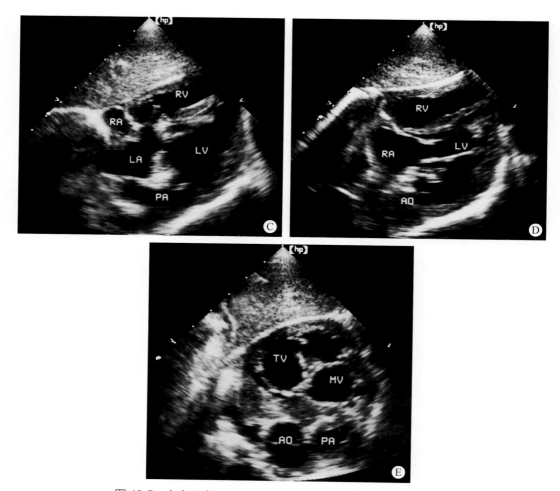

图 43-5 左室双出口、双入口，室间隔缺损及轻度十字交叉心

A 和 B. 四腔心断面：肺动脉内径增宽，起源于左心室；C. 剑突下五腔心断面：显示肺动脉起源于左心室，左心房与左心室相连接；D. 剑突下五腔心断面：显示主动脉起源于左心室，三尖瓣开口于左心室，三尖瓣呈开放状；E. 剑突下双动脉及双房室瓣口短轴断面；主动脉与肺动脉均位于左心室侧

　　在左室双出口的患者中除了同时伴有十字交叉心及三尖瓣跨越外，还可同时伴有二尖瓣骑跨，舒张期对于在四腔心断面不能同时显示两组房室瓣叶开放的患者，应注意显示房室瓣叶的开放口，以便做出明确的诊断，避免与二、三尖瓣闭锁相混淆（图 43-6）。左室双出口合并十字交叉心、二尖瓣骑跨及三尖瓣跨越的患者其血流动力学改变也较为复杂，由于二尖瓣叶的骑跨，舒张期左心房的部分血流通过骑跨的二尖瓣口进入右心室，而三尖瓣叶的跨越也可使少量的右心房血流通过室间隔缺损进入左心室，导致体循环与肺循环的血液相混合。

　　在左室双出口中，也可检出同时伴有心室转位的患者，两条大动脉均起源于解剖右心室（功能左心室），

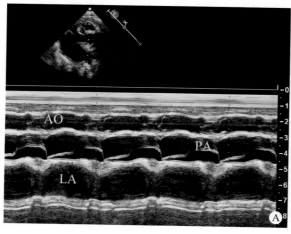

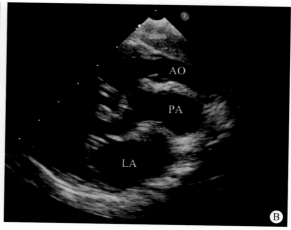

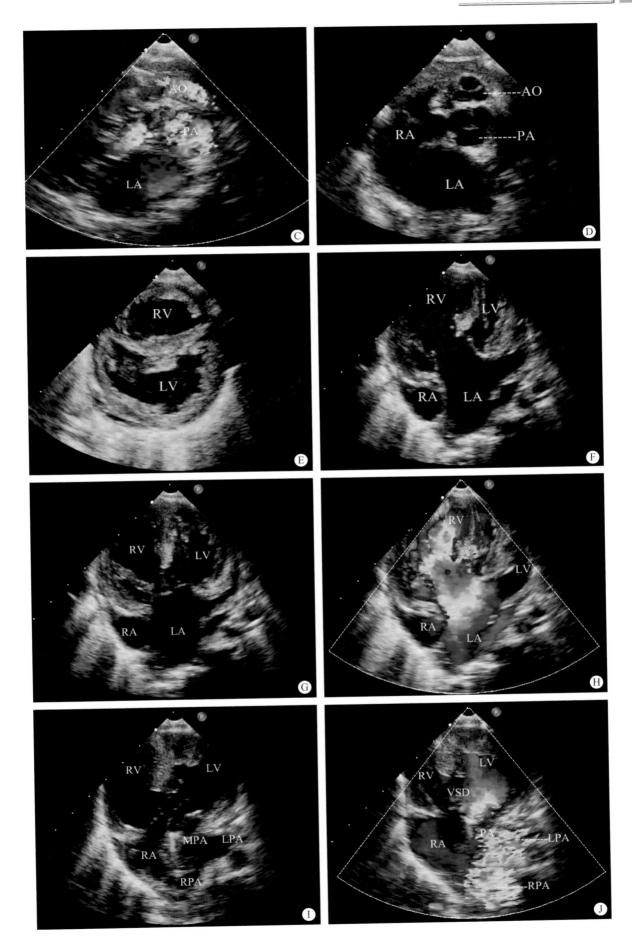

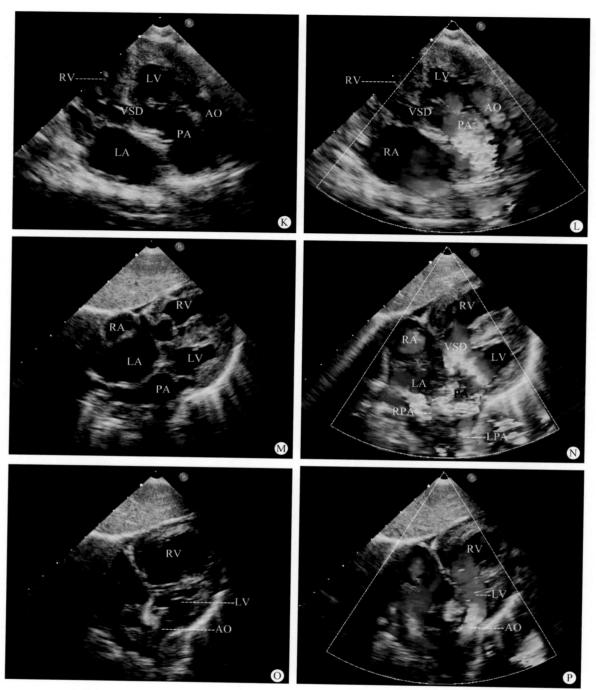

图 43-6 左室双出口、十字交叉心、二尖瓣骑跨和三尖瓣跨越

A.M 型超声心动图主动脉波群：主动脉位于正前方，内径较细，肺动脉位于正后方，内径增宽；B.二维超声心动图双动脉长轴断面：主动脉内径较小，位于正前方，肺动脉内径增宽，位于正后方，两条大动脉之间可探及较小的动脉圆锥组织，左心房内径增大；C.彩色多普勒双动脉长轴断面：显示收缩期进入肺动脉瓣口的血流速度加快，呈五彩镶嵌色；D.大动脉短轴断面：主动脉位于正前方，肺动脉位于正后方，左心房内径增大；E.左心室短轴断面：心室的位置异常，右心室位于前上方，左心室位于下后方，左心室增大；F.舒张期四腔心断面：舒张期不能同时显示两组房室瓣叶的开放，仅显示二尖瓣前叶的部分腱索及乳头肌位于右心室壁，二尖瓣瓣叶开放时，前叶通过室间隔缺损部位骑跨室间隔组织，致使二尖瓣口开放时朝向右心室；G.收缩期四腔心断面：二尖瓣瓣叶关闭时，前叶恢复原位；H.彩色多普勒四腔心断面：舒张期二尖瓣口开放时，左心房的血流进入右心室；I.五腔心断面：显示三尖瓣隔叶与前叶位于室间隔的左心室侧，肺动脉瓣增厚，开放受限，肺动脉呈狭窄后扩张，肺动脉起源于左心室；J.彩色多普勒五腔心断面：收缩期彩色多普勒观察，左心室血流进入肺动脉瓣口时加速，呈五彩镶嵌色；K.心尖双动脉长轴断面：显示两条大动脉均起源于左心室；L.彩色多普勒心尖双动脉长轴断面：左心室血流均进入主动脉与肺动脉；M.剑突下五腔心断面：显示肺动脉与左心室相连接；N.彩色多普勒剑突下五腔心断面：左心室血流进入肺动脉瓣口时速度加快；O.主动脉 – 左心室断面：显示主动脉起源于左心室；P.彩色多普勒主动脉 – 左心室断面：显示左心室血流进入主动脉

其连接关系为左心房 – 解剖右心室 – 主动脉及肺动脉，从功能上为左室双出口，而从解剖上为右室双出口（图 43-7），因此在检查的过程中，应注意观察心室的形态，以便做出明确的诊断。

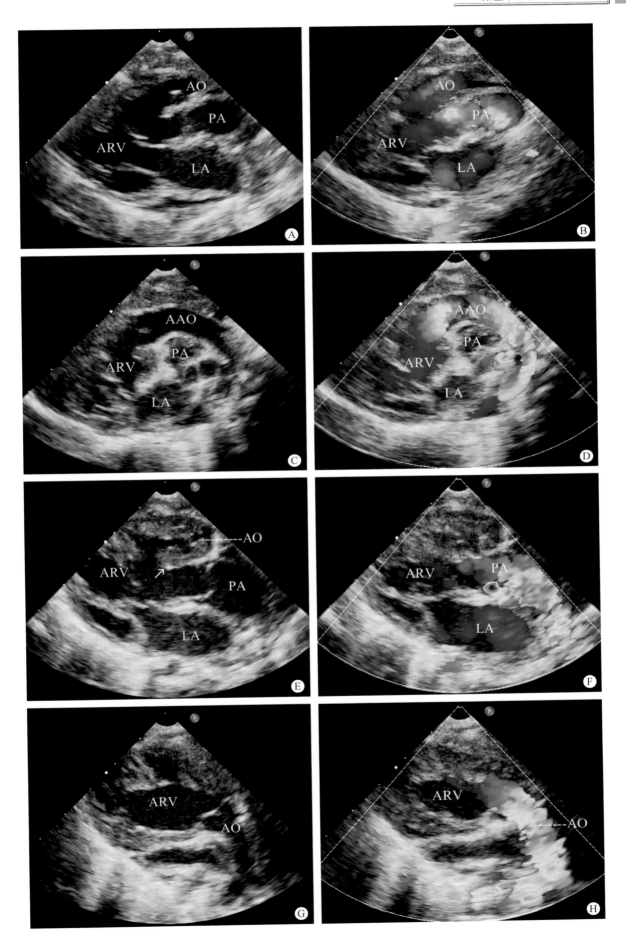

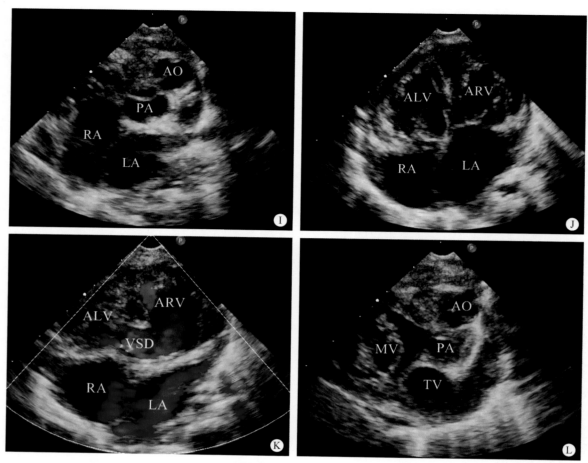

图 43-7　功能左室双出口和解剖右室双出口

A. 心室长轴断面：双动脉均起源于解剖右心室，即功能左心室；B. 彩色多普勒心室长轴断面：左心房的血流进入功能左心室后，同时进入主动脉与肺动脉；C. 主动脉弓长轴断面：主动脉升部、弓部及降部均未见明显狭窄部位；D. 彩色多普勒主动脉弓长轴断面：彩色多普勒显示血流进入主动脉系统后，未见明确的狭窄区域；E. 心室长轴断面：主动脉与肺动脉之间出现动脉圆锥组织（箭头所示），两条大动脉均起源于解剖右心室（功能左心室）；F. 彩色多普勒心室长轴断面：显示左心房的血流进入解剖右心室后，同时进入主动脉与肺动脉系统；G. 主动脉-解剖右心室断面：显示主动脉与解剖右心室相连接；H. 彩色多普勒主动脉-解剖右心室断面：解剖右心室的血流进入主动脉系统；I. 大动脉短轴断面：两条大动脉的空间方位为主动脉位于左前方，肺动脉位于右后方；J. 四腔心断面：显示左侧的房室瓣叶附着点较低，为解剖右心室，但与左心房相连接，而右侧的房室瓣附着点较高，为解剖左心室，与右心房相连接；K. 彩色多普勒四腔心断面：室水平出现右向左分流，呈蓝色；L. 双心室-双动脉短轴断面：显示两条大动脉均位于解剖右心室（功能左心室）侧，提示两条大动脉均起源于解剖右心室（功能左心室）

（三）多普勒超声心动图

采用彩色多普勒检查，在心尖五腔心断面观察，部分右心室通过室间隔缺损进入左心室的血流及左心室的血流，同时进入主动脉和肺动脉，呈蓝五彩镶嵌色（见图 43-3B）。如伴有肺动脉瓣狭窄，收缩期进入肺动脉瓣口的血流加速，呈五彩镶嵌色（见图 43-6C、J、N），通常心室水平为双向分流，左向右为红色，右向左为蓝色（见图 43-7J），部分患者还可同时伴有房间隔缺损。

左室双出口的类型繁多，并常合并十字交叉心、房室瓣叶骑跨或跨越等心内复杂畸形，而且往往心脏位置异常，以及较为复杂的节段位置异常和心腔内结构的改变等，故在检查过程中考虑为本病时，应严格按照节段分析方法检查，如心脏在胸腔中的位置，心房、心室和

大动脉之间的空间方位及其相互之间的连接关系，以便进行正确的诊断。

先天性心脏病左室双出口极为少见，发病率极低，多伴有心内的其他结构性改变，如心脏在胸腔内的位置异常，如单发左位心、单发右位心等，室间隔路径异常，乳头肌发育粗大及心室转位等。部分患者可同时合并其他心内畸形，如完全型心内膜垫缺损、肺静脉异位引流等。因此，在检查的过程中应按节段分析方法逐一观察分析。

部分左室双出口患者由于伴有室间隔路径异常，将另一条大动脉隔入左心室。如果室间隔呈水平方向走行，致使心腔内各部位的结构杂乱无章，此时应注意按节段分析方法逐一观察心房、心室和大动脉的空间方位及其相互连接关系，并做出正确的诊断。检查此类患

者应抛弃原有的常规性断面扫查方法，采取结构组织显示方法寻找各组织之间的空间方位及连接关系，尤其是十字交叉心患者。

左室双出口患者常常伴有房室瓣叶的异常，如乳头肌粗大，房室瓣叶发育不良或短小等，造成瓣叶的启闭功能异常，应注意检出房室瓣叶骑跨或跨越。

同时伴有肺动脉系统发育不良的患者，肺动脉系统可从肺动脉瓣下流出道部位至主肺动脉、左右肺动脉内径均明显变窄，肺动脉瓣叶回声减弱，形似单心室的残余心腔，两者之间应注意鉴别。应用彩色多普勒观察可以帮助识别，收缩期血流通过肺动脉时呈五彩镶嵌色，频谱多普勒显示为血流加速的动脉性血流频谱，此时可确认此组织结构为肺动脉系统。

单发左位心左室双出口的患者，还可同时伴有心室转位，形成解剖左室双出口，但由于单发左位心同时伴有心房转位，此类患者应为功能及解剖左室双出口。

第四节　左室双出口分型诊断对手术方式选择的指导意义

左室双出口的发病率极低，为一组复杂的组合型心内畸形。本病除了伴有膜周部室间隔缺损，两条大动脉或一条大动脉的全部及另一条大动脉的大部分起源于左心室，其组合部分常可探及房室瓣叶跨越或骑跨，而且心室的位置常可呈十字交叉状。因此，应仔细检查各结构之间的相互关系，尤其是房室瓣叶骑跨或跨越的状况，识别是瓣叶乳头肌的骑跨或跨越，还是瓣叶细小腱索的骑跨或跨越，因为这关系到能否应用补片法关闭室间隔缺损。如果为细小腱索附着点位置异常，可以通过切断腱索，使用补片法将骑跨或跨越的瓣膜隔入相应的心室，再对出现反流的房室瓣叶组织进行修补。但是如果是乳头肌出现跨越或骑跨，患者只能放弃一般手术治疗，或进行心脏移植术。

（一）超声心动图检查过程中应注意的问题

（1）室间隔缺损位于大动脉下的哪个位置。

（2）大动脉的瓣口有无瓣膜狭窄（流出道梗阻）或呈肺动脉高压状态。

（3）室间隔的残余组织与粗大乳头肌的鉴别。

（4）室间隔缺损与大动脉的距离。

（5）有无房室瓣跨越或骑跨现象。

（二）手术治疗方法

1. 右心室－肺动脉外通道　如果室间隔缺损位于肺动脉瓣下，而肺动脉瓣无狭窄现象，可应用外管道技术使肺动脉与右心室相连接，并同时修补室间隔缺损。

如果室间隔缺损位于主动脉瓣下，那么无论有无肺动脉狭窄均可修复室间隔缺损、关闭肺动脉瓣口，同时应用带瓣的外管道将肺动脉与右心室相连接。

2. 肺动脉根部移植

（1）单纯肺动脉移植：如果无肺动脉瓣狭窄，而且与室间隔缺损的距离较远，而无法行室间隔缺损补片的患者，可行肺动脉根部的移植，使其与右心室相连接。

（2）肺动脉移植同时加宽肺动脉：如果患者为肺动脉瓣狭窄，应加宽肺动脉并同时移植肺动脉。

3. 全腔－肺动脉吻合术　如果在检查的过程中发现右心室的有效腔径减小，三尖瓣叶发育不良或瓣叶装置的支撑力不够，肺动脉压力低时，应采用全腔－肺动脉吻合术。

因此，超声心动图检查在本病的确诊过程中具有非常重要的意义，应查明以上各部位的改变及其相互连接关系，为外科提供可靠而准确的数据及解剖结构形态方面的描述，有助于外科医生选择正确的治疗方案。

（刘延玲　然　鋆　熊鉴然）

参考文献

刘延玲，等．1999. 右室双出口的超声心动图研究．中国医学影像学杂志，3：1

胡盛寿．2006. 阜外心血管外科手册．北京：人民卫生出版社

Anderson RH，et al. 1983. Surgical anatomy of double outlet right ventricle. Am J Cardiol，52：555

Beitzke A，et al. 1984. Double outlet left ventricle with intact ventricular septum. Int J Cardiol，5：175-183

Bengur AR，et al. 1990. Two-dimensional echocardiographic features of double outlet left ventricle. J Am Echocardiogr，3：320-325

Brandt PW，et al. 1976. Double outlet left ventricle：morphology，cineangiocardiographic diagnosis and surgical treatment. Am J Cardiol，38：897-909

Hagler DJ，et al. 1981. Double-outlet right ventricle：wide-angle two-dimensional echocardiographic observations. Circulation，63：419-428

Lev M，et al. 1972. A concept of double-outlet right ventricle. J Thorac Cardiovasc Surg，64：271-281

Macartney FJ，et al. 1984. Double-outlet right ventricle：cross-sectional echocardiographic findings，their anatomical explanation，and surgical relevance. Br Heart J，52：164-177

Paul MH，et al. 1970. Double outlet left ventricle with intact ventricular septum：clinical and autopsy diagnosis and developmental implications. Circulation，41：129-139

Robertson DA，et al. 1990. Malaligned outlet septum with subpulmonary ventricular septal defect and abnormal ventriculoarterial connection：a morphologic spectrum defined echocardiographically. J Am

Coll Cardiol, 16：459

Sakakibara S，et al. 1967. Both great vessels arising from the left ventricle. Bull Heart Inst JPN，66-86

Sridaromont S，et al. 1976. Double outlet right ventricle：hemodynamic and anatomic correlations. Am J Cardiol，38：85-94

Stewart RW，et al. 1979. Repair of double-outlet right ventricle：an analysis of 62 cases. J Thorac Cardiovasc Surg，78：502

Taussig HB，et al. 1949. Complete transposition of the aorta and a levoposition of the pulmonary artery. Am Heart J，37：551-559

Urban AE，et al. 1977. Double outlet left ventricle associated with situs inversus and atrioventricular concordance. Am Heart J，94：91

van Praagh R，et al. 1989. Double-outlet left ventricle//Adams FH，et al. Moss Heart Disease in Infants，Children，and Adolescents. 4th ed. Baltimore：Williams & Wilkins：461-485

第四十四章 单 心 室

第一节 概 述

单心室（single ventricle）是一组少见的发绀属复杂先天性心脏病，指心脏只有一个有功能的主心室腔，左、右心房或共同心房通常经房室瓣口与主心室腔相通，可伴或不伴残余心腔，多数合并心房、心室和大动脉的连接排列关系异常及其他畸形。单心室系心脏一侧或两侧的心室窦部和（或）原始室间隔缺如所导致的畸形。

单心室有很多名称，如三腔二房心（cor triloculare biatriatum）、单心室心脏（univentricular heart）、单心室型房室连接（univentricular atrioventricular connection）、心室双入口（double-inlet ventricle）、左室双入口（double-inlet left ventricle）和原始心室（primitive ventricle）等，有的名称与病理解剖类型有关，但并非都是同义词。大动脉关系正常的单心室，由 Holmes 于 1824 年首先报道，故相应类型的单心室也称为 Holmes 心脏（Holmes heart）。过去曾将单心室称为共同心室（common ventricle），现已少用。

单心室占先天性心脏病患者的 1.1% ～ 4.3%，约占紫绀型先天性心脏病患者的 10%，男女之比为（2 ～ 4）：1。单心室患者多数合并其他心血管畸形，其中 75% 的单心室合并大动脉转位，而 10% 的大动脉转位患者合并单心室。

本病的预后很差，预后往往与并发畸形有关。大多数患者在出生后短期内死亡，其中 50% 死于出生后 4 周内，76% 死于 6 个月内，多数死因是心力衰竭和肺动脉高压，仅少数可自然存活到成年，个别可自然存活到 50 岁以上。本病患者的手术死亡率也较高。

单心室的临床和其他辅助检查表现与法洛四联症、房室瓣闭锁、右室双出口和大动脉转位等有许多相似之处，在临床上往往难以进行鉴别诊断，但超声心动图检查多数有特征性表现，通常可进行明确的诊断和鉴别诊断，故具有重要的诊断价值。

第二节 病理解剖和病理生理

一、病理解剖

单心室的病理解剖十分复杂，类型繁多，其基本的

病理解剖改变如上所述（图 44-1）。

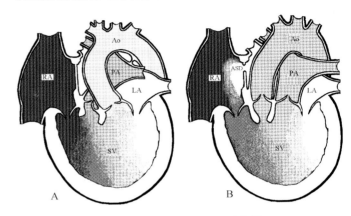

图 44-1 单心室（SV）示意图
A. 大动脉位置正常；B. 大动脉位置异常

单心室的心室区，多数实际上仍具有两个"心室腔"，但只有一个是属于真正意义上的心室即主心室腔（dominant ventricular chamber），另外一个属于残余心腔（rudimentary chamber）。单心室通常有残余心腔，指无流入道的心腔，一般没有心房和房室瓣口与之连接，主心室腔与残余心腔之间通常有球室孔（bulboventricular foramen）相互连通。

残余心腔与大动脉相连的漏斗部称为输出腔（outlet chamber），不与大动脉相连的小梁部称为小梁囊（trabecular pouch）。心室区只有一个心室腔，不伴残余心腔者罕见，一般特称为孤立心室（solitary ventricle）。

根据心脏大血管节段分析法，可确定单心室的心脏位置、心房内脏位置、房室连接、主心室腔结构、心室大动脉连接、大动脉位置和合并畸形等，节段分析法详见第二十章。

（一）心脏和心房内脏位置

单心室多数发生于左位心，少数见于左旋心、右旋心、中位心和镜面右位心等，极个别并发于胸外心脏。心室右襻占 57%，左襻占 43%。83% 患者的心房内脏为正位，3% 为反位，13% 为不定位，可伴无脾综合征。

（二）房室连接关系

通常，左、右心房或共同心房经房室瓣口与主心室

腔连接，同时接受左、右心房的血液。单心室常有两组结构明确的房室瓣，各自形成瓣口，有的形成共同的单一房室瓣口，多数开口于主心室腔。由于往往难以确定房室瓣的形态特征，对两组房室瓣者通常分别称为左、右房室瓣。左侧的结构一般类似于二尖瓣，右侧的多数类似于三尖瓣，右侧房室瓣隔叶与左侧房室瓣大瓣叶之间常互相连接，基底部没有心室间隔。对共同房室瓣者，可称为共同房室瓣的左、右瓣膜部分。但在伴右侧残余心腔的左室双入口，两侧房室瓣通常有两个瓣叶，形态类似于二尖瓣。单心室的房室瓣常有发育异常，可出现狭窄、发育不良、关闭不全、两组房室瓣腱索全部起源于同一组乳头肌、房室瓣瓣裂和瓣叶畸形等。

房室连接方式可表现为：①两侧分开和各自开通的房室瓣；②两侧分开的房室瓣伴一侧不开通或缺如；③共同房室瓣；④房室瓣骑跨和（或）跨位等不同的形式。一侧房室瓣骑跨和（或）跨位比较常见，可与其他方式合并存在，尤其是主心室结构为左心室者。两组房室瓣和共同房室瓣均可出现骑跨或跨位。两组房室瓣均有开口者称为双入口房室连接，根据所连接心室的形态，可分别称为伴右侧残余心腔的左室双入口、伴左侧残余心腔的右室双入口和双入口未定心室等。

两组房室瓣中有一组房室瓣开通，另一组未开通，可出现右侧或左侧房室瓣闭锁或一侧房室无连接，但是一侧房室瓣闭锁或房室无连接者并非均属于单心室。未开通房室瓣的远端心腔具有潜在流入道者，是否应归属于单心室仍有争议，诊断为单心室应慎重。心房与心室之间有房室瓣组织，但未开通，多数属于单心室范畴，房室之间没有瓣膜组织隔开者为房室无连接。与主心室腔连接的房室瓣，如少部分（＜50%）跨居残余心腔，仍可考虑诊断为单心室。

（三）主心室腔

van Praagh 等认为，单心室的主心室腔，其形态结构有左心室型、右心室型、双心室型和未定心室型等四种类型，可伴有或没有输出腔，但应排除三尖瓣或二尖瓣闭锁。其中，双心室型指左、右心室窦部未发育，主心室腔结构由左、右心室各占一部分，室间隔未发育或仅有残余室间隔组织。但 Tev 等认为，上述所谓双心室型单心室，实际上应属于巨大的室间隔缺损，并主张根据主心室腔的形态，将单心室分为左心室型和原始心室型两大类。

目前，一般根据主心室腔的内部形态特征，将单心室分为左心室型、右心室型和未定心室型三种类型。其中输出腔或漏斗部位于主心室腔右前方者，与正常心腔的位置相同，称为漏斗部原位，而位于主心室腔左前方者称为漏斗部反位。

（四）心室大动脉连接及大动脉排列关系

异常者居多，而且形式比较复杂。心室区有两个心室腔者，可出现心室大动脉的连接一致、不一致、主心室腔双出口或单出口、残余心腔双出口或单出口等形式。在未定心室型，一般只有双出口或单出口。单出口者，可为共同动脉干或一侧半月瓣闭锁。

两条大动脉可以均起源于主心室腔，或分别起源于主心室腔和残余心腔。无漏斗部心腔的单心室，两条大动脉均起自主心室腔，多数有大动脉位置排列异常，以左位型大动脉转位多见。

主动脉与主肺动脉的位置排列关系可正常、镜面或转位，多数为大动脉转位。

大动脉关系正常者，主动脉口位于主肺动脉口右后方，主动脉多数起源于主心室腔，主肺动脉起自残余心腔，即 Holmes 心脏，一般伴有肺动脉瓣和（或）漏斗部、球室孔狭窄。

左位型大动脉转位者，主动脉口通常位于主肺动脉口左前方，常呈矫正型大动脉转位的表现，漏斗部多数为反位。

右位型大动脉转位者，主动脉口通常位于主肺动脉口右前方，常呈完全型大动脉转位的表现，主肺动脉多数较细小，自主心室腔发出，多数主动脉起源于残余心腔，血液由主心室腔→球室孔→残余心腔→主动脉，球室孔狭小者可导致主动脉口狭窄。

大动脉正常镜面位者，主动脉口多数位于主肺动脉口的左后方。

（五）并发畸形

可合并大动脉狭窄、阻塞病变，其中多数并发肺动脉瓣和（或）肺动脉瓣下狭窄，程度差别很大，多数呈进行性加重，甚至出现闭锁，肺动脉干通常较细小。伴肺血流量增加和肺动脉高压者，可出现进行性肺血管阻塞性病变。

有的合并主动脉口狭窄，多数属球室孔或流出道狭窄，少数为主动脉瓣狭窄，可合并主动脉弓发育不良、缩窄、闭锁或离断。有的属于多个水平的狭窄，但主动脉瓣闭锁者罕见。

单心室还可合并房间隔缺损（75%）、卵圆孔未闭、单心房、左上腔静脉永存、心内膜垫缺损、肺静脉畸形引流、动脉导管未闭等心血管畸形，房室瓣及乳头肌的发育通常有异常，可出现伞形房室瓣等畸形。并发于共同动脉干、肺动脉闭锁、主动脉闭锁者，单心室只有单出口。单心室患者的心脏传导系统常有异常。左位型大动脉转位的单心室患者，多数伴有无脾综合征。

二、单心室的类型

单心室是一组复杂畸形，类型繁多，一般按以下3种基本情况分型（图44-2）：①先根据主心室腔的形态结构分为左心室型、右心室型和未定心室型3种类型；②再根据大动脉的解剖位置排列关系，将每一种主心室类型的单心室分为大动脉关系正常、左位型大动脉转位和右位型大动脉转位3种亚型；③最后根据有无肺动脉狭窄，再分别分为2种。据此，单心室至少可分为18种类型，如果加上合并其他心脏位置节段异常和畸形等，单心室的病理类型将十分复杂。

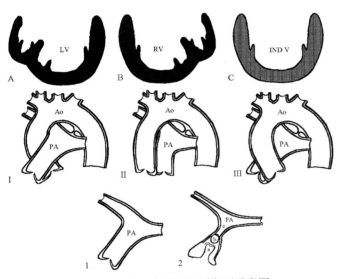

图44-2 单心室病理解剖类型示意图

按心室形态结构分为左心室型（A）、右心室型（B）和未定心室型（C，INDV）3种；再按大动脉位置关系各分为正常（Ⅰ）、右位型大动脉转位（Ⅱ）和左位型大动脉转位（Ⅲ）3种；最后按肺动脉解剖各分为正常（1）和肺动脉狭窄（2）两种，肺动脉狭窄可分别或同时出现于流出道（a）、肺动脉瓣（b）和肺动脉（c）

（一）左心室型

左心室型最常见，占61%～80%。心室区通常有两个可以辨认的心室腔，主心室腔往往较大，具有左心室的肌小梁形态特征，通常位于心室区的后下部。一般有左、右两侧房室瓣开口，形成左室双入口，或有一个共同房室瓣开口。多数有右侧残余心腔，很小，无右心室窦部，多数为输出腔，常位于主心室腔的右前方或左前方，分隔两者之间的间隔方位与残余心腔的位置有关。

主心室腔经球室孔与输出腔相通，球室孔的游离缘由小梁部间隔和漏斗间隔的肌性组织构成，通常呈椭圆形，类似于纽扣孔，一般随年龄增长而逐渐缩小，尤其是原来就比较小者，缩小更明显。多数球室孔为单个，少数为多个，可由肌束分隔而成，或伴有其他心尖部缺损。

62%有大动脉转位，其中68%为左位型大动脉转位，

主动脉一般起源于输出腔，主肺动脉多数起源于主心室腔的右后上方，右侧和左侧房室瓣通常分别为二尖瓣和三尖瓣的形态结构，在左、右两侧房室瓣之间多数有粗大的心肌肉柱。少数伴有右位型大动脉转位，除大动脉转位外，其病理解剖基本与上述相似。大动脉关系正常者，两侧房室瓣均开口入位于左后的主心室腔，主动脉从主心室腔发出，主肺动脉从位于左前上方的输出腔发出，多数有球室孔连通主心室腔和输出腔，通常伴有较严重的肺动脉口狭窄，或有右侧房室瓣骑跨、跨位。

（二）右心室型

右心室型较少见，占所有单心室患者的5%～27%。主心室腔内呈右心室肌小梁的形态特征，两侧心房通常经两个分开且开通的房室瓣或共同房室瓣与之相连接。无左心室窦部，70%有残余心腔，64%为小梁囊，左侧残余心腔通常位于主心室腔的后下部，往往靠左，极少数靠后或右后方，分隔两侧心腔的间隔方位与其位置有关，球室孔的情况与左心室型类似。

心室与大动脉的连接关系均不一致，75%为双出口，两条大动脉均起源于主心室腔，左侧心室发育可严重不良，或仅构成主心室腔心壁的部分心肌。多数合并单心房和完全性肺静脉畸形引流。

（三）未定心室型

未定心室型指心室区只有一个心室腔，左、右心室窦部均未发育，心室肌小梁形态结构多数无法区分，或同时具有左、右心室肌小梁的形态特征，也称为中间型单心室，占3%～19%。通常无任何间隔残留，无残余心腔，故曾称为共同心室。86%为双出口，14%为单出口。

三、病理生理

单心室的病理解剖复杂，类型繁多，故病理生理差别很大，最主要的病理生理表现是发绀、缺氧和心力衰竭。一般肺血流量减少者，以缺氧和发绀较严重，而肺血流量明显增加者，通常以心力衰竭为主。

单心室只有一个主心室腔，腔内动、静脉血混合后被搏入两条大动脉，基本属于双向分流，其分流方向和动静脉血的混合程度等，主要取决于体循环和肺循环系统的阻力、两侧心房回流血液的层流等情况。混合血搏入体循环动脉，血氧饱和度低，可引起组织器官缺氧、发绀。

合并肺动脉口狭窄较重或肺血管阻力较高者，以右向左分流为主，同时由于肺血流量减少，患者的发绀和缺氧多数较严重，血流动力学类似于法洛四联症。

肺动脉口没有狭窄、肺血管阻力较低者，可出现以左向右为主的双向分流，大部分体循环静脉血进入肺动

脉，而大部分肺静脉血进入主动脉。体循环动脉血氧饱和度轻微降低，发绀较轻或无明显发绀。病理生理改变类似于合并肺动脉高压的室间隔缺损，但由于心室的容量负荷增加，在出生后较短时间内，不少患者即可出现心室肥厚、扩张和心力衰竭。

合并主动脉口狭窄、主动脉缩窄或主动脉弓离断者，体循环阻力增加，心室内动、静脉血液的混合程度增大，发绀和缺氧更明显；同时，由于肺动脉血流量增加，可引起明显的肺动脉高压和心力衰竭。合并左侧房室瓣狭窄者，往往出现心力衰竭和肺部淤血的表现。

第三节　临床表现和辅助检查

一、临床表现

（一）症状

主要与患者的病理生理状态有关，差别很大，有的没有明显的症状，有的发绀和心力衰竭等表现非常严重。多数患者自幼即有症状，常有感冒、肺炎等呼吸道感染，可出现喂奶或进食困难、发育迟缓、呼吸困难、疲乏、多汗、蹲踞现象、缺氧性发作或心绞痛等。

50% 以上的患儿在出生后即有不同程度的发绀，出生后 1 年时约 80% 的患者有发绀，尤其是合并肺动脉狭窄、肺动脉闭锁、主动脉狭窄或主动脉缩窄者。约 1/3 的患者有心力衰竭的表现，但发绀通常不明显，合并左侧房室瓣狭窄、主动脉口狭窄者多以心力衰竭症状为主。

（二）体征

患者可有发育不良，部分有发绀、杵状指（趾）。多数有心界扩大，心尖冲动弥散，心率加快。第一心音一般正常或增强，可有第三心音，约 50% 的患者呈单一的第二心音，其余患者的第二心音可保持生理性分裂。肺动脉高压者的肺动脉瓣区第二心音增强，均有较明显的喷射性收缩期杂音，可伴震颤。伴肺动脉阻塞性病变者，肺动脉瓣区可出现喀喇音，心尖部往往有高调舒张早期杂音。有的可出现心力衰竭的体征，如周围水肿、肝脏肿大等。

二、辅助检查

心电图检查：一般无特异性变化。合并肺动脉口狭窄者，电轴可呈左偏或右偏，多数有右心室肥厚、心房扩大，一般没有左心室肥厚。电轴左偏伴右心室肥厚相对特异，有助于与法洛四联症或三尖瓣闭锁相鉴别。胸前 $V_1 \sim V_5$ 导联的 QRS 波群形态大致相似，可呈右心室和（或）左心室优势型，均为大的 RS 波或深的 S 波，属单心室相对特异的心电图表现。无肺动脉狭窄者，电轴可右偏，左心室肥厚，少数可有心房扩大。有的患者可有进行性房室传导阻滞。

胸部 X 线检查：根据病理类型和并发畸形等不同而异。有漏斗部心腔合并左位型大动脉转位、无肺动脉狭窄的左心室型单心室患者，心脏影多数向左出现中重度扩大，呈主动脉型或主动脉普大型，左心缘上段略向外膨隆，下段上中部轻度膨出，肺血明显增多，常有肺动脉高压，肺动脉分支显著扩张，尤其右肺上部呈所谓的"瀑布"样变化。主肺动脉向右移位，主动脉弓下可形成食管浅压迹。

无肺动脉口狭窄或左位升主动脉征象不明显者，多数难以同有肺动脉高压的室间隔缺损、无肺动脉狭窄的右室双出口、完全型大动脉转位等复杂畸形相鉴别。肺动脉口狭窄较重者的 X 线表现与法洛四联症相似，肺血减少，心脏不大或轻度增大。

心导管检查和心血管造影：目前仍有重要的作用，可确定单心室的病理解剖、心腔大血管连接排列关系和并发畸形等。选择性心室造影可显示只有一个具有流入道的主心室腔，与左、右心房或共同心房连接，可有两组房室瓣或一组共同房室瓣，可确定主心室腔的肌小梁形态类型、有无残余心腔及其类型、有无球室孔、心室与大动脉的连接关系及并发畸形等。

磁共振和 CT 检查：磁共振检查可观察主心室腔和残余心腔的形态结构与位置关系、球室孔、心室腔与大动脉的连接关系、大动脉空间位置排列关系和其他心血管畸形等。CT 和超高速 CT 有助于诊断，但也有一定的局限性。

第四节　超声心动图检查

一、M 型超声心动图

可明确诊断单心室，并可清晰显示房室瓣叶的数目、有无输出腔、大动脉的空间方位，通过从心底部向心尖部的连续性扫描，可显示出两条大动脉与心室的连接关系，但 M 型通常难以分辨心室的形态结构类型。

通过扫描心室波群，可显示房室瓣叶的数目及形态，两组房室瓣者其间无室间隔回声（图 44-3A）；一组房室瓣者心室腔内无室间隔回声，仅见一组房室瓣。

在合并大动脉转位的患者，从心底部大动脉向心室方向连续扫描时，在原右室流出道部位可出现主动脉的回声，而主动脉后方则显示主肺动脉回声。大动脉是左转位还是右转位，需根据探头方位和所显示的图像确定。但在解剖结构的观察上，无法与二维超声心动图相媲美。

二、二维超声心动图

二维超声心动图是目前诊断单心室的主要检查方法，通常能清晰显示其主要的组合畸形，如心腔内无室间隔回声、两组或单组房室瓣、房室瓣瓣器畸形、大动脉位置排列异常、大动脉与心室连接关系和其他合并畸形等。

大部分单心室合并右位型、左位型大动脉转位或心室双出口等大动脉连接关系异常，为了识别主动脉和主肺动脉，应注意寻找主动脉弓和左、右肺动脉分支。

（一）左室型单心室

单心室呈左心室形态，大动脉位置可正常，即主动脉起源于单心室腔，而肺动脉起源于流出腔（残余心腔），此类型在大动脉长轴断面观察时，与正常人相同，但在四腔心断面观察时，单心室腔内无室间隔组织（图 44-3）。

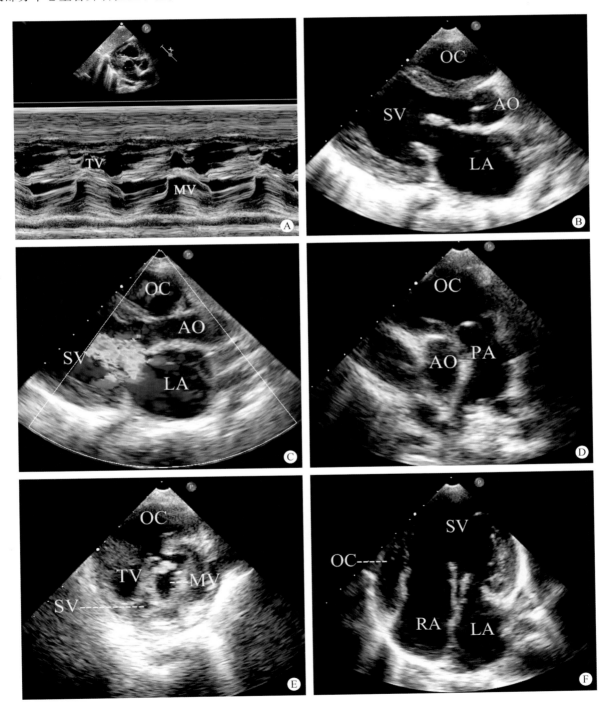

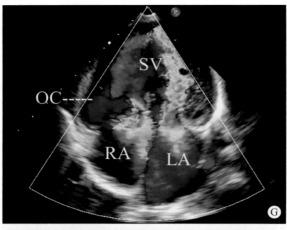

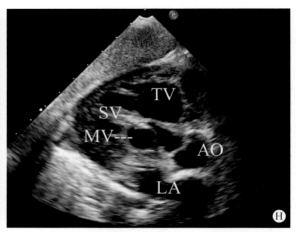

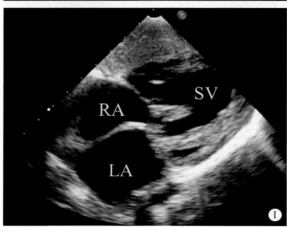

图 44-3　左室型单心室、大动脉关系正常①

A. M 型超声心动图心室波群：两组房室瓣叶之间无室间隔组织，二尖瓣叶增厚，开放受限，呈城墙样改变；B. 二维超声心动图心室长轴断面：与正常人左心室长轴断面相同，但于原右心室腔部位为流出腔，二尖瓣叶增厚；C. 左心室长轴彩色多普勒超声心动图：舒张期左心房的血流通过二尖瓣口时加速，呈五彩镶嵌色；D. 大动脉短轴断面：显示大动脉关系正常，肺动脉起源于流出腔；E. 心室短轴断面：单心室腔内可探及两组房室瓣叶，但二尖瓣叶增厚，开放时呈鱼口状；F. 心尖四腔心断面：心室腔内未能探及明确的室间隔组织，呈单心室，可探及两组房室瓣叶；G. 彩色多普勒四腔心断面：左心房血流通过二尖瓣口时速度加快，呈五彩镶嵌色，并可探及三尖瓣少量反流；H. 剑突下心室长轴断面：显示二尖瓣口开放受限，呈鱼口状；I. 收缩期二尖瓣叶关闭时，瓣叶及乳头肌回声增强增厚

单心室的心腔内常常伴有粗大的肌束样组织或粗大的乳头肌及漏斗间隔，与巨大室间隔缺损所致的室间隔残端组织之间的鉴别有一定的难度，在检查的过程中应注意鉴别（图 44-4）。在确诊单心室的过程中，容易出现的问题是将巨大室间隔缺损的残端组织与单心室患者常伴有的粗大乳头肌相混淆而做出错误的诊断。

在检查的过程中，当室间隔残端组织与粗大的乳头肌难以鉴别时，应注意观察心室短轴断面，将有助于两种组织结构的识别。如两组房室瓣均位于同一心腔内，

则表明此心腔为单心室腔，而无房室瓣叶的残腔为流出腔，也称为未发育完全的小梁化心室腔，即流出腔应无流入道组织结构，同时也应注意观察房室瓣叶的附着点部位。通常有房室瓣叶腱索附着的肌性组织应视为乳头肌，而无房室瓣叶的组织，其路径与室间隔相同应视为室间隔残端组织。

在诊断的过程中也应注意流出腔与一侧心室腔的鉴别，通常有流入道的心腔为单心室腔，其中也包括发育不良或闭锁的房室瓣叶，而无流入道的心腔为流出腔。

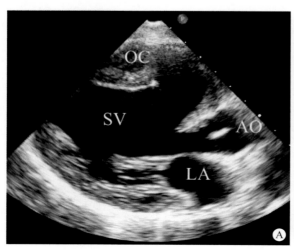

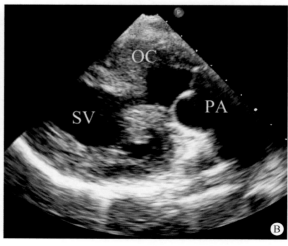

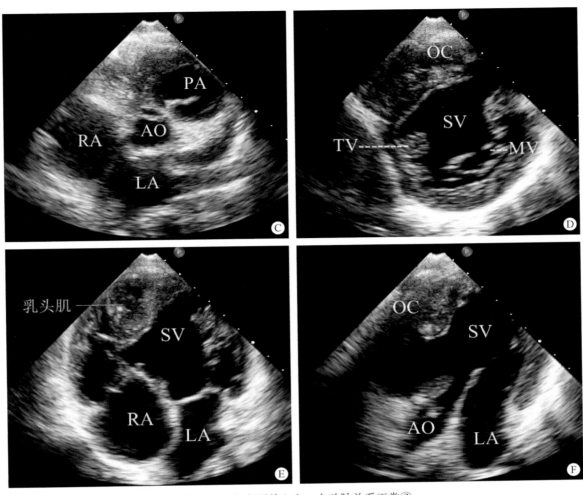

图 44-4 左室型单心室、大动脉关系正常②

A. 心室长轴断面：心室腔内无室间隔组织，呈单心室并伴有流出腔结构，主动脉起源于单心室腔；B. 肺动脉长轴断面：显示肺动脉起源于流出腔；C. 大动脉短轴断面：大动脉位置关系正常，肺动脉位于左前方，主动脉位于右后方；D. 心室短轴断面：两组房室瓣叶均位于单心室腔内，三尖瓣叶发育较差；E. 四腔心断面：心室腔内未能探及明确的室间隔组织，三尖瓣叶乳头肌粗大，形似室间隔组织，但有三尖瓣叶的腱索附着，表明此组织为发育粗大的乳头肌；F. 心尖五腔心断面：显示主动脉起源于单心室腔，漏斗间隔与室间隔组织极为相似

同时也应注意室间隔与流出腔之间的漏斗间隔相鉴别，如为室间隔则应出现舒张与收缩运动，而流出腔与单心室之间通过球室孔相通，而其间的壁则无舒张与收缩运动。虽然流出腔无流入道结构，但可存在流出道结构，部分患者可探及大动脉从流出腔发出。

大多数左室型单心室伴大动脉转位，主动脉起源于流出腔，而肺动脉起源于单心室腔，肺动脉系统可为肺动脉瓣狭窄，也可为肺动脉高压（图 44-5）。

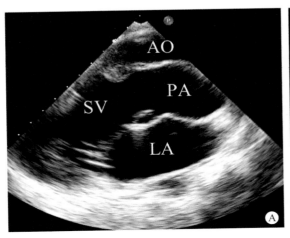

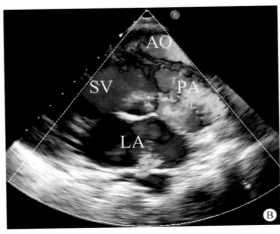

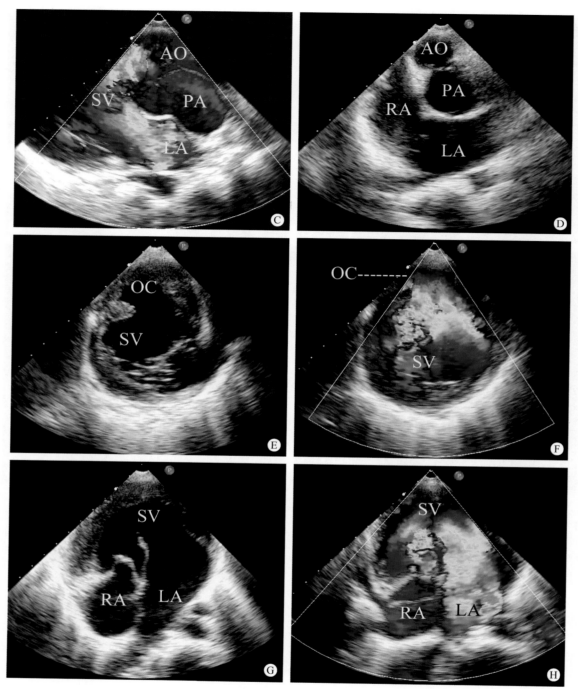

图 44-5　左室型单心室、大动脉关系异常和伞形三尖瓣

A.左心室长轴断面:主动脉位于右前方,内径较细,起源于流出腔,肺动脉内径增宽,起源于单心室腔,两条大动脉之间可探及动脉圆锥组织;B 和 C.彩色多普勒左心室长轴断面:可探及主心室腔的血流进入主动脉与肺动脉,并同时通过漏斗间隔进入流出腔;D.大动脉短轴断面:主动脉内径较窄,位于右前方,肺动脉内径较宽,位于左后方;E.心室短轴断面:显示流出腔位于主心室腔的右前方;F.彩色多普勒心室短轴断面:主心室腔的血流通过漏斗间隔进入流出腔(残余心腔);G.四腔心断面:心室腔内未能探及室间隔组织,呈单心室,舒张期三尖瓣叶开放时呈伞形,开放受限;H.彩色多普勒四腔心断面:舒张期右心房的血流通过三尖瓣口时流量减小,速度加快,呈五彩镶嵌色

(二)右室型单心室

　　本类型的单心室发病率较低,主心室腔肌小梁较多,其残余心腔通常较大,漏斗间隔也较厚,如一侧房室瓣叶发育不良,即易与二尖瓣叶及三尖瓣叶发育不良或闭锁相混淆。但两组房室瓣叶发育均较好,能清晰显示两组房室瓣叶均位于同一心室腔内,也易于做出明确的诊断。但此类型由于漏斗间隔较厚,在诊断的过程中,应注意与室间隔组织及粗大的乳头肌相鉴别(图 44-6)。

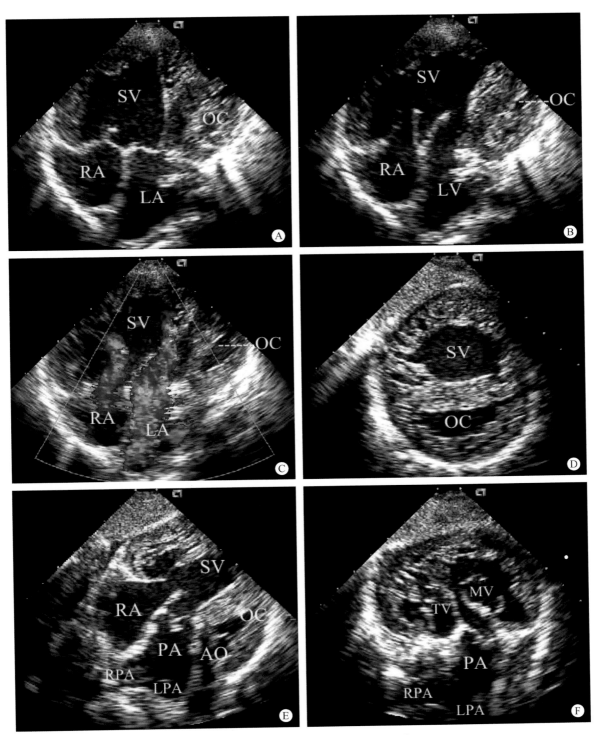

图 44-6　右室型单心室、大动脉关系正常

A. 收缩期四腔心断面：心室两组房室瓣叶均位于同一心腔内，无室间隔组织，其左侧可显示出较厚的漏斗间隔及流出腔，收缩期房室瓣叶处于关闭状态；B. 舒张期四腔心断面：单心室腔内出现两组房室瓣叶及双流入道；C. 彩色多普勒四腔心断面：舒张期二尖瓣及三尖瓣叶开放时，左、右心房的血流通过二尖瓣口及三尖瓣口进入单心室腔；D. 心室短轴断面：显示流出腔位于单心室腔的后下部；E. 剑突下双动脉短轴断面：显示增宽的肺动脉与单心室腔连接，主动脉与流出腔连接；F. 剑突下心室－肺动脉长轴断面：显示与肺动脉相连接的单心室腔内，两组房室瓣叶无室间隔组织

（三）未定型单心室

　　未定型单心室的心室形态为仅有一个心室腔，左心室或右心室窦部均未发育，单心室腔内的肌小梁形态结构多数无法区分，或者同时具有左心室和右心室肌小梁的形态特征，心室的形态无法确定。主动脉与肺动脉均从单心室腔发出，而且大多数动脉的位置是异常的，多伴有其他心内畸形，如房室瓣叶畸形、动脉发育不良等（图44-7）。

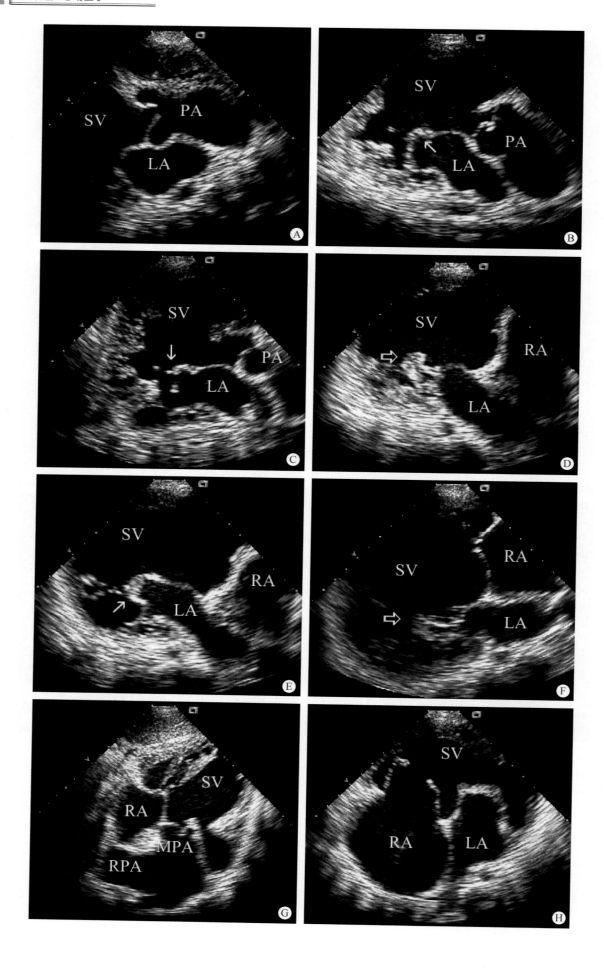

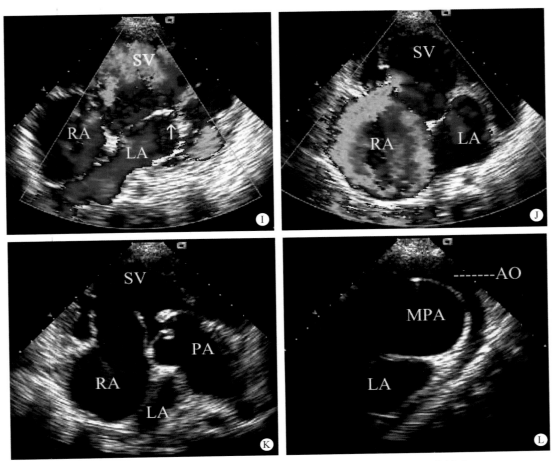

图 44-7　未定型单心室、大动脉转位、主动脉发育不良和伞形二尖瓣叶

A. 心室长轴断面：心室腔内无室间隔组织，肺动脉内径增宽；B. 心尖长轴断面：心室腔内无室间隔组织，肺动脉内径增宽，舒张期二尖瓣叶呈伞状，开放明显受限（箭头所示）；C. 心室长轴断面：显示收缩期二尖瓣叶关闭时的腱索部位；D ～ F. 双流入道断面：显示伞形二尖瓣叶开放和关闭时的形态及瓣叶腱索附着点的部位（箭头所示），瓣叶明显增厚；G. 剑突下心室 – 肺动脉长轴断面：肺动脉起源于单心室腔，无流出腔组织，并显示三尖瓣叶的形态正常及其附着点的部位；H. 四腔心断面：舒张期三尖瓣叶开放幅度良好，而二尖瓣叶开放时呈伞形；I. 舒张期彩色多普勒四腔心断面：血流通过二尖瓣口时明显减少，呈细束状（箭头所示）；J. 收缩期彩色多普勒四腔心断面：三尖瓣口出现大量蓝五彩镶嵌色的反流性血流；K. 心尖肺动脉长轴断面：肺动脉起源于单心室腔，三尖瓣叶形态正常，开放幅度良好；L. 主动脉弓长轴断面：肺动脉内径明显增宽，而升主动脉及主动脉弓降部内径窄小

对于部分单心室患者，尤其是伴有大动脉转位的患者，同时可出现右心耳位置异常，此时由于主动脉位于右前或正前方，处于图像的近场，不易显示清晰，应注意对整个图像的调节。由于右心耳的位置异常，在心室长轴断面可显示出主动脉、肺动脉、右心房及左心房的排列图像，如出现此类排列状态，应考虑右心耳位置异常（图 44-8）。

检查的过程中如存在大动脉转位，在心室长轴断面观察，主动脉通常在右前方原右室流出道部位，而主肺动脉则多数位于后下方。如合并肺动脉瓣增厚，瓣叶开放受限，主肺动脉可呈狭窄后扩张，或由于肺动脉系统发育不良，其可狭窄。如合并肺动脉瓣狭窄，应注意是否同时存在肺动脉瓣下狭窄及肺动脉瓣上隔膜样狭窄。

对于经胸二维超声心动图不能清晰显示大动脉与心室连接关系的患者，可采用剑突下双动脉 – 心室长轴断面，对观察动脉与心室的连接关系极有帮助。此断面可以清晰显示单心室腔内两组房室瓣叶之间有无室间隔组织，以及单心室腔和流出腔与动脉的连接关系。

多数单心室患者伴有大动脉位置关系异常，而二维超声心动图大动脉短轴断面是判断大动脉空间方位的最佳断面，但不能观察大动脉与主心室腔及残余心腔的连接关系。大动脉的空间方位通常可分为四种类型，即主动脉与主肺动脉的关系为右前左后、左前右后、正前正后、左右并列（见图 44-3D、图 44-4C、图 44-5D、图 44-8E）。

而四腔心断面为观察有无室间隔的最佳断面，并可显示单心室的形态以确定主心室腔的类型及有无流出腔和房室瓣的组数。在检查过程中，应注意识别流出腔，如果两组房室瓣均在单一心腔内，其间无室间隔回声，而单心室腔的右侧或左侧出现腔样回声，无流入道组织结构，应考虑为流出腔。对于部分单发左位心患者，心

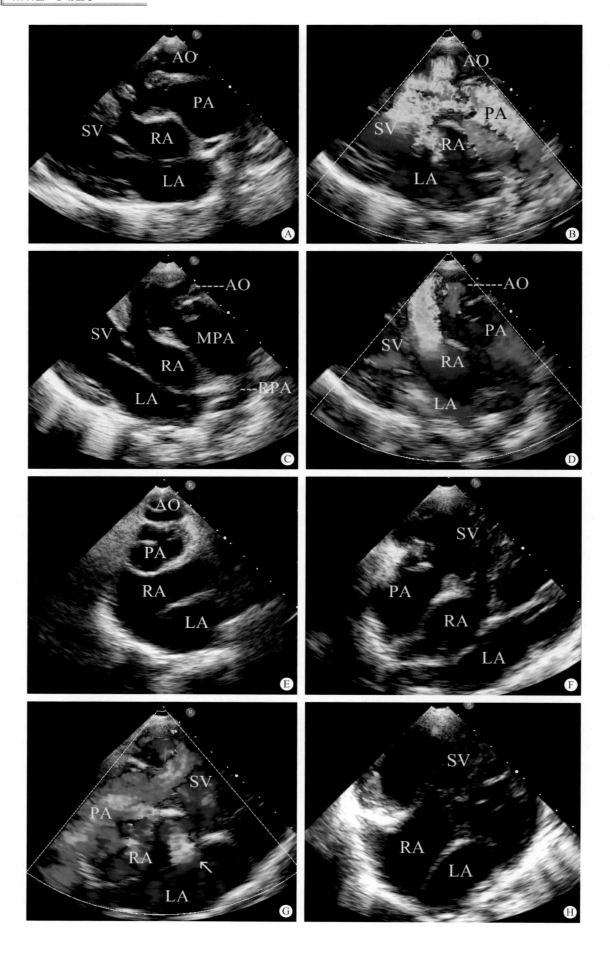

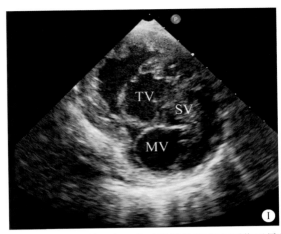

图 44-8 左室型单心室、大动脉转位和右心耳位置异常

A. 心室长轴断面：主动脉位于正前，肺动脉位于正后，两条大动脉之间可探及动脉圆锥，右心耳位置异常，位于左心房的前方，心室腔内未能探及明确的室间隔组织，呈单心室，并可见心室两组流入道；B. 彩色多普勒心室长轴断面：双心房的血流进入单心室腔后，进入肺动脉的血流速度加快，呈五彩镶嵌色；C. 心尖心室长轴断面：显示舒张期两组房室瓣开放时，均通向单心室腔；D. 彩色多普勒心尖心室长轴断面：显示进入单心室腔的血流通过漏斗间隔进入流出腔；E. 大动脉短轴断面：主动脉位于正前，肺动脉位于正后，右心耳位于左心房的右前方，房间隔中部回声减弱；F. 五腔心断面：显示肺动脉起源于单心室腔，右心耳位置异常，房间隔中部回声减弱；G. 彩色多普勒五腔心断面：单心室的血流进入肺动脉内，房水平出现左向右分流（箭头所示）；H. 四腔心断面：显示两组房室瓣叶均与单心室腔连接；I. 心室短轴断面：两组房室瓣叶之间无室间隔组织

房反位时，应注意两组房室瓣与单心室腔的连接关系，以便与左心发育不良、二尖瓣闭锁及右心发育不良、三尖瓣闭锁鉴别。

在诊断的过程中，如流出腔的漏斗间隔较厚，对于经验不足的医生来说，有一定的难度，但如果能注意识别有无流入道存在，即心房与心室间有无流入道结构，通常不难识别。流出腔应无瓣环及瓣叶的流入道组织结构，但有与大动脉相连接的流出道组织。

主心室腔类型可根据心室壁内膜粗糙程度、调节束多少等结构特征判断，主心室腔与输出腔之间是否通过球室孔相交通。左心室型的单心室，主心室腔心内膜较光滑，而右心室型的单心室心内膜较粗糙，但单心室以两组房室瓣居多，并均向主心室腔开放。

对于房室瓣叶及瓣下结构，在部分有两组房室瓣的单心室患者，可伴有左侧房室瓣叶及瓣下结构的畸形，致使二尖瓣叶开放受限，开放时呈伞形，即伞形二尖瓣（见图 44-7），以两个房室瓣叶附着在同一组乳头肌者多见。在极少数患者，二尖瓣叶或三尖瓣叶呈闭锁状态，但三尖瓣叶呈伞形的较为少见（见图 44-5G、H）。

对于是否为单心室还可从心室短轴断面观察，无论是一组还是两组房室瓣，单心室的左、右心房通常均通过房室瓣与主心室腔相通，通过球室孔与输出腔相交通，而两组房室瓣之间无室间隔。

在诊断的过程中，应注意漏斗间隔与室间隔的鉴别，室间隔有明确的收缩与舒张运动，而漏斗间隔无明确的收缩及舒张运动。单心室与巨大室间隔缺损有时难以鉴别，此时应注意检查疑为室间隔残端的组织是否有腱索附着，并且应注意在观察心室短轴部位时，两组房室瓣

是否位于同一心腔内。如果两组房室瓣位于同一心腔内，而且瓣叶的腱索又附着于形似室间隔的粗大乳头肌上，应考虑为单心室。

单心室的患者应注意大动脉与心室的连接关系，观察大动脉与心室的连接关系时，除了观察心室长轴断面，还应注意探查心尖五腔心和剑突下双动脉长轴断面。大动脉转位的患者，主动脉与输出腔相通，而肺动脉与主心室腔相通。如果单心室无输出腔，两条大动脉均与主心室腔相通。但是，如果为存在流出腔的左室型单心室，大动脉关系为正常者，则肺动脉起源于流出腔，而主动脉起源于主心室腔，从心室长轴断面观察与正常人相同，仅在显示四腔心断面时，发现为单心室（见图 44-3B、D、F）。

从剑突下探查大动脉与心室的连接关系非常重要，通常可清晰显示心室与大动脉的连接关系、房室瓣叶的数目。在心室短轴大动脉长轴断面，可显示两组房室瓣及两条大动脉的长轴，有助于进一步判断大动脉的起始部位。

在部分单心室患者，也可出现心房反位，对这类患者应注意是否存在其他心内畸形，如一侧房室瓣闭锁、大动脉的位置异常、瓣膜狭窄等。

三、多普勒超声心动图

大动脉与心室的连接关可显示心腔内及血管内的血流方向。由于单心室患者的心室腔内无室间隔回声，两侧心房血流均汇入主心室腔内，血流在心室腔内呈混叠状态。但如果同时伴有肺动脉瓣口狭窄，血流进入肺

动脉瓣口时加速，呈五彩镶嵌色，色彩的亮度增高及出现入口效应显色。采用连续多普勒，可探测肺动脉内高速血流，并可计算过瓣口的压差。合并房室瓣反流者，在心房侧可探及蓝五彩镶嵌色的异常反流血流（见图44-7J）。在合并伞形二尖瓣及三尖瓣的患者，舒张期瓣口的血流速度加快（见图44-5H、图44-7I）。

四、鉴别诊断

（一）三尖瓣闭锁

右心室腔发育极小的三尖瓣闭锁，易与有流出腔但仅有一组房室瓣的单心室混淆。两者的鉴别点是，注意三尖瓣闭锁虽然仅能探及一组房室瓣（二尖瓣），原三尖瓣的位置无瓣叶活动，但仍存在三尖瓣环和呈隔膜样的瓣叶组织，心室腔内应有室间隔的回声。

（二）右侧房室无连接

对于右侧房室无连接的患者，在室间隔部位可出现大的回声脱失，右侧房、室之间无三尖瓣环及三尖瓣叶结构，在原三尖瓣环的位置可见回声较强、较厚的组织，心腔内仅见一组房室瓣，位于心腔的左侧；右侧心室腔发育不良，较小。但如果探查不清室间隔的组织，或将室间隔残端误认为粗大的乳头肌，而将发育不良的右心室腔误认为流出腔，则容易将两者混淆。

（三）巨大室间隔缺损

合并大动脉转位的巨大VSD，需注意与两组房室瓣的单心室鉴别，前者有室间隔的残端，应与有粗大乳头肌的单心室鉴别，室间隔一般应位于心室腔的中部，而乳头肌通常位于心室游离壁，并与腱索及瓣叶相连。在探查单心室患者心室短轴断面时，两组房室瓣均位于同一心室腔内，而流出腔无流入道结构，没有房室瓣叶回声。如为巨大VSD，应有两组流入道及两组房室瓣，并分别位于两个心室腔内。注意上述问题，两者通常不难鉴别。

对于有流出腔且流出腔较大的部分单心室患者，由于流出腔的漏斗间隔壁较厚，通常在左心室长轴、短轴断面出现与正常人极为相似的图像。此时，仅在四腔心断面检查时，可显示心室腔内无室间隔回声，观察到双流入道及两组房室瓣均位于单心室腔内。在心室短轴断面检查时，显示两组房室瓣均位于同一心腔内，而流出腔无房室瓣环及房室瓣叶，流出腔的壁又无回声脱失，即可与巨大VSD或正常人相鉴别。

（四）二尖瓣闭锁

在二尖瓣闭锁而VSD较小合并左心室发育不良的患者，应注意与伴有流出腔的单心室鉴别。在二尖瓣闭锁的患者，虽然瓣叶呈闭锁状态，但仍应有房室瓣环及流入道，二尖瓣叶呈隔膜样改变，心腔内可探及有收缩及舒张运动的室间隔组织回声。而在单心室患者，在流出腔的部位没有房室瓣环组织结构及流入道，显示流出腔的隔膜样组织无收缩及舒张运动。注意上述表现，两者即可鉴别。

在极少数伴有两组房室瓣的单心室患者，其中一组房室瓣可发育不良或呈闭锁状，经验不足的检查者往往容易将其与左心发育不良综合征混淆，但如果注意识别，确定为心室，应有流入道的结构，则两者不难鉴别。

第五节　超声心动图检查对单心室手术方式选择的指导意义

单心室实际上是患者不具备两个发育良好的心室，而两组流入道均通向单一的发育良好的心室。也就是说，单一的发育良好的心室具有两组流入道，并且有瓣下支撑张力结构的流入道组织；而另一发育不好的心室没有心室流入道结构，此发育不良的心室也称为残余心腔。残余心腔也称为球室孔或限制性室间隔缺损，残余心腔往往通过球室孔与发育良好的心室腔相连接。因此，在检查的过程中应注意观察，为外科选择手术方式提供依据。

（一）超声心动图检查过程中的注意点

（1）两条动脉是否均起源于发育良好的单心室腔。

（2）一条大动脉起源于发育不良的球室孔，而另一条大动脉起源于发育良好的单心室。

（3）有无房室瓣的跨越及骑跨现象。

（4）心内膜垫型的单心室，仅存在一组流入道及有瓣下支撑张力结构的组织。

（二）手术方法

1. 姑息性手术

（1）姑息性手术：为了增加肺血流量，可采取体-肺动脉分流术；为了减少肺血流量，可采取肺动脉环缩术。也可采取上腔静脉-肺动脉吻合术，即格林手术，以改善心内的血液循环状态。

（2）全腔-肺动脉吻合手术：又称为双向格林分流术，指将右上腔静脉与右肺动脉相连接，而左上腔静脉与左肺动脉相连接，形成一种新的血液循环模式。

2. 心室排外手术

（1）Fontan手术：也称心室排外手术，使肺循环与心室的血流直接从心房进入肺动脉系统，将余下的单心室提供给体循环用。但是，如果单心室与主动脉之间出现血流梗阻现象，则Fontan手术的危险性极高。因此，在选择手术方式时，应高度注意流出道的解剖改变及血流动力学变化。

（2）改良 Fontan 手术：指全腔–肺动脉吻合术加心房内板障或外管道将下腔静脉与肺动脉吻合，形成全腔静脉与肺动脉吻合的连接。本术式是治疗单心室的终结性手术，属于生理性的根治性手术。

3. 心室分隔术　应用人造纤维将单一心室腔分隔为两个心室，使其各自接收一侧房室瓣的血流，形成分别供给肺动脉和主动脉的血流动力学状态。本术式应限于房室瓣正常且无心室流出道梗阻的患者。

（刘延玲　熊鉴然　吕秀章）

参 考 文 献

刘汉英，等 . 1980. 超声心动图诊断单心室价值 . 中华物理医学杂志，2：207

刘玉清，等 . 1989. 单心室放射诊断研究（I）：56 例心血管造影分析 . 中国循环杂志，1：33

Bisset GS，et al. 1983. The univentricular heart：combined 2-dimensional-pulsed Doppler（Duplex）echocardiographic evaluation. Am J Cardiol，51：1149-1154

Freedom RM，et al. 1982. The atrioventricular junction in the univentricular heart：a two-dimensional echocardiographic analysis. Pediatr Cardiol，3：105-117

Huhta JC，et al. 1985. Two-dimensional echocardiographic spectrum of univentricular atrioventricular connection. J Am Coll Cardiol，5：149-157

Lev M，et al. 1969. Single（common）ventricle. Circulation，39：577

Moodie DS，et al. 1977. The natural history of common（single）ventricle. Am Cardiol J，39：311

Rigby ML，et al. 1981. Two-dimensional echocardiographic categorisation of the univentricular heart. Ventricular morphology，type，and mode of atrioventricular connection. Br Heart J，46：603-612

Shiraishi H，et al. 1990. Echocardiographic spectrum of double inlet ventricle：evaluation of the interventricular communication. J Am Coll Cardiol，15：1401-1408

Smallhorn JF，et al. 1981. Two-dimensional echocardiographic assessment of common atrioventricular valves in univentricular hearts. Br Heart J，46：30-34

Tynan MJ，et al. 1979. Nomenclature and classification of congenital heart disease. Br Heart J，41：544-553

van Praagh R，et al. 1964. Anatomy types of single or common ventricle in man. Am J Cardiol，13：367

Williams RG. 1993. Echocardiography in the management of single ventricle. Echocardiography，10：331

第四十五章　完全型大动脉转位

第一节　概　　述

大动脉转位（transposition of the great arteries，TGA）又称大动脉错位，指大动脉的相互位置关系异常及其与形态学心室连接关系不一致的一组复杂先天性心脏病，主动脉与形态学右心室相连接，而肺动脉与形态学左心室相连接。

TGA 不同于大动脉异位（malposition of the great arteries，MGA），后者系指大动脉的相互位置关系异常，但大动脉与形态学心室的连接关系没有异常的一组先天性畸形，主动脉仍然连接形态学左心室，肺动脉连接形态学右心室，属于罕见的解剖学上矫正类型。以前曾将其归入 TGA 的 8 种类型之内，目前一般认为与 TGA 不同，如不合并其他心血管畸形，MGA 多数没有重要的临床意义。

所谓形态学（即解剖学）右心室，指具有粗大肌小梁和室上嵴组织、属于正常右心室解剖结构的心室；形态学左心室，指具有左心室正常解剖结构的心室，无室上嵴和明显的漏斗部，心室体部的肌小梁纤细斜行；形态学心房也各有相应的特征（详见第二十章）。

根据形态学心房（以下简称心房）与形态学心室（以下简称心室）的连接关系，一般将 TGA 分为两种：心房与心室连接一致，但心室与大动脉连接不一致者，称为完全型 TGA（complete transposition of the great arteries）；而心房与心室连接及心室与大动脉连接均不一致者，称为矫正型 TGA（corrected transposition of the great arteries）。

两种 TGA 又根据心血管节段分析方法（详见第二十章），可分别分为左转位和右转位，确定诊断时应包括 TGA 节段分析类型的内容。另外，有人将心室双出口和 Taussig-Bing 综合征等称为部分型 TGA（详见第四十二章）。

TGA 相对较多见，在紫绀型先天性心脏病患者中居第二位，在新生儿紫绀型先天性心脏病患者中居首位。其中，完全型 TGA 的发病率相对较高，占先天性心脏病患者的 5%～10%，而矫正型 TGA 则比较少见，仅占先天性心脏病患者的不到 1%。TGA 往往合并其他心血管畸形，病理解剖组合比较复杂。糖尿病母体的子女，患本病的比例高出正常母体 11 倍。男性发病率高于女性。

完全型 TGA 的预后很差，如不进行手术治疗，通常早期夭亡，未经治疗者 30% 于出生后数日内死亡，50% 在 1 个月内死亡，90% 在 1 年内死亡。存活的婴儿一般合并大的室间隔缺损（VSD）或单心室，或同时合并 VSD 与肺动脉狭窄，部分患者可仅合并间隔缺损（ASD）。矫正型 TGA 的预后差别很大，多数取决于所合并的其他心血管畸形。

第二节　病理解剖和病理生理

一、病理解剖

1797 年 Baillie 首先报道一例主动脉从右心室发出，而主肺动脉从左心室发出的病例；1814 年 Farre 首先采用主动脉和肺动脉转位的名称。但是，迄今对大动脉转位的定义尚有不少争议，以下将采用目前常用的概念，以房室连接一致和心室大动脉连接不一致为基础，合并大动脉特殊的相互位置关系和漏斗部形态结构等异常，为完全型 TGA 的标准，故不包括未定心室型单心室、心室双入口或双出口、共同动脉干和心房异构等先天性畸形。

完全型 TGA 患者大多数为左位心，约 95% 的心脏轴线指向左下方，心尖在左侧胸腔；少数为右位心或中位心，前者的心脏轴线指向右下方，心尖在右侧胸腔，而后者的心脏轴线指向下方，心尖没有明显的偏向。心房多数为正位，少数为反位。心室多数为右襻，少数为左襻。上、下腔静脉和肺静脉与左、右心房的连接关系仍然正常，心房与心室的连接均一致，即左心房连接左心室，右心房连接右心室。

心室与大动脉的连接均不一致，即主动脉连接右心室，而主肺动脉连接左心室，主动脉和主肺动脉的位置互换（图 45-1），导致肺循环与体循环两个系统完全隔离。如果两个循环系统之间没有其他的通道，患者无法存活，故必须完全依赖于各个水平的心血管交通分流（图 45-2）。

患者的室间隔多数较平直，绝大多数有 VSD，少数室间隔连续完整，也称为室间隔连续完整的大动脉转位，但应伴有房间隔缺损，可合并或不合并心室流出道狭窄、阻塞。左、右心室分别位于室间隔的两侧，两侧流

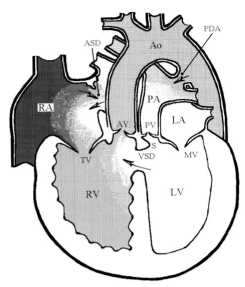

图 45-1　完全型 TGA 示意图
S 表示肺动脉口狭窄

出道通常彼此平行，但右室流入道延长，三尖瓣往往出现畸形。患者右心室壁在出生时即比正常人厚，随着年龄增长而进一步增厚；而左心室壁厚度通常正常，不合并 VSD 或肺动脉狭窄的患者，随肺动脉压降低，左心室壁可逐渐变薄。

肌性圆锥的状况多数与大动脉位置有关。大多数完全型 TGA 患者有主动脉瓣下肌性圆锥，主动脉起源于右心室，主动脉瓣及主动脉窦连接于漏斗部之上，主动脉瓣与三尖瓣之间没有纤维连接。主动脉与主肺动脉相互平行排列，主动脉根部位于右前方（60%），位置偏高。主肺动脉起源于左心室，根部在左后方，位置偏低，肺动脉瓣与二尖瓣之间有纤维连接。

少部分患者在主动脉瓣和肺动脉瓣下均有肌性圆锥，极少数患者有肺动脉瓣下圆锥或两侧均没有圆锥。少数患者没有主动脉瓣下肌性圆锥，主动脉根位于主肺动脉的正前方或左前方（各 20%），通常肺动脉瓣与二尖瓣之间有纤维连续性，室间隔平直，左、右心室流出道彼此平行。

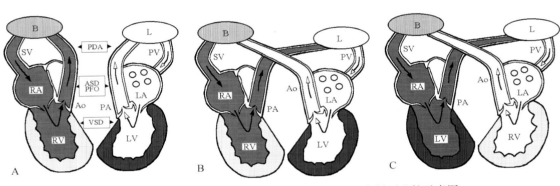

图 45-2　完全型 TGA、正常人和矫正型 TGA 血液循环比较示意图
A. 完全型 TGA；B. 正常人；C. 矫正型 TGA。完全型 TGA 体循环和肺循环系统完全隔离，必须有方框内所示的一种或多种分流才能存活。B 为体循环；
L 为肺循环；PV 为肺静脉；SV 为体循环静脉；实心箭头为静脉血；空心箭头为动脉血

极少数患者的主动脉和主肺动脉并排，主动脉根部可位于肺动脉的右侧或左侧，流出道间隔多数呈半螺旋形。最少见的是主动脉位于主肺动脉的正后方或右后方，大动脉的相互关系接近正常，但主动脉连接右心室，肺动脉连接左心室，通常有主动脉瓣与二尖瓣的纤维连续性，而肺动脉瓣与二尖瓣之间没有连续性。

正常心脏的主动脉根部位于中心，嵌入左、右房室瓣环之间，而本病患者与左心室连接的主肺动脉根部，并未嵌入房室瓣环之间。二尖瓣环和三尖瓣环之间有较长的接触区，处于同一高度，同时附着于同一高度的间隔。无肌性中间隔，中心纤维体较小，有 50% 的患者没有膜部间隔，房室瓣可有轻度的形态改变。

冠状动脉均开口于主动脉根部，通常起源于靠近半月瓣的两个主动脉窦，右冠状动脉起源于位置靠前的右冠窦，左冠状动脉起源于左冠窦，冠状动脉的分支与正常相似（图 45-3）。可合并各种冠状动脉畸形，尤其是

大动脉并排排列者，包括两支冠状动脉均起源于右冠窦、右冠状动脉发出回旋支、单支冠状动脉、冠状动脉口高位发出、右冠状动脉与左前降支起源于左冠窦及左旋支起源于后无冠窦等。

大多数本病患者合并其他心血管畸形。绝大多数合并 VSD，一般为单个缺损，少数为多个缺损，可出现于室间隔的任何部位，其中嵴下型占 56%，其次为肌部缺损和嵴内型缺损。

30% 的患者合并左室流出道狭窄、阻塞，可能系肺动脉瓣狭窄、漏斗部室间隔向左后侧移位、肺动脉瓣下纤维膜、肺动脉下肌性或纤维肌性狭窄、室间隔膜部瘤、房室瓣骑跨畸形或室间隔收缩期向后突出等所致。有的患者出现右室流出道狭窄，2/3 的患者合并动脉导管未闭（PDA）。其他合并畸形有卵圆孔未闭、ASD、主动脉缩窄、三尖瓣畸形、二尖瓣畸形、左心室发育不全、肺静脉畸形引流等。

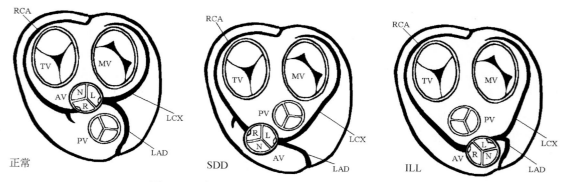

图 45-3　完全型 TGA 与正常人的冠状动脉示意图

SDD. 完全型右位型 TGA；ILL. 完全型左位型 TGA；LCX. 左旋支；L. 左冠窦；R. 右冠窦；N. 无冠窦

二、分型

（1）根据心房位、心室襻和大动脉位置关系等节段分析，完全型 TGA 分为两种：

完全型右位型 TGA（完全型 D-TGA，SDD）：指主动脉在主肺动脉之前，正前或稍偏向右侧，通常为心房正位、心室右襻、房室关系协调，占心房内脏正位患者中的大多数，其右室流入道、心尖小梁部和流出道，系从左向右排列。极少数患者左、右心室呈上下排列关系。

完全型左位型 TGA（完全型 L-TGA，ILL）：主动脉在主肺动脉左前侧，通常为心房反位、心室左襻、房室关系协调。

（2）根据合并畸形和血流动力学变化分为四型：

Ⅰ型：无 VSD 或有小的 VSD，合并 PDA 或卵圆孔未闭，约占 60%。

Ⅱ型：合并大的 VSD，肺血流量多数较大，易发生肺血管阻塞性病变，约占 20%。

Ⅲ型：合并 VSD 和肺动脉口狭窄，肺血流量少，约占 15%。

Ⅳ型：室间隔完整或接近完整，合并肺动脉瓣和肺动脉发育不良，肺血流量少，约占 5%。

三、病理生理

如前所述，完全型 TGA 的体循环与肺循环系统完全隔离，两个系统之间必须依赖于 ASD、未闭卵圆孔、VSD 和 PDA 等心血管内交通分流，以及肺动脉与支气管动脉等之间的侧支循环相交通，否则患者无法存活；而且必须是双向分流，肺静脉的氧合血左向右分流，体循环的静脉血右向左分流，同时两者之间的分流量通常相等，否则将造成一侧血液淤积，另一侧血流量减少。

肺动脉和体循环动脉血均为血氧饱和度较低的混合血，体循环动脉血氧饱和度的高低和缺氧程度，主要取决于分流量大小、合并畸形、阻塞性病变等因素。一般分流量越大，有效循环的血流量越多，肺静脉血混合到体循环动脉血的比例越高，体循环动脉血氧饱和度就越高，缺氧越轻，存活和发育的可能性越大；但另一方面，由于分流量越大，心脏的容量负荷通常也越重，也会对血流动力学产生明显的影响。

在没有 VSD 和 PDA，只有小的 ASD 或未闭卵圆孔者，房水平分流量少，体循环动脉血氧饱和度低，组织严重缺氧，发绀、酸中毒，患者通常难以存活。合并大的 ASD 者，房水平分流量大，可明显提高体循环动脉血的氧饱和度，同时也不会很快使心房压过高，出现肺动脉高压多数比较晚，有利于患者生存，此即临床上采用房间隔球囊扩开或扩张术进行姑息性治疗的机制所在。

合并较大 VSD 和（或）粗大 PDA 者，两个系统之间分流明显，体循环动脉的缺氧和发绀多数较轻，甚至不明显。但由于分流量大等原因，可导致明显的血流动力学异常，引起肺动脉高压和心力衰竭。几乎所有合并大的 VSD 或粗大 PDA、不合并明显左室流出道阻塞病变者，可早期出现严重的肺血管阻塞性病变。没有 PDA 和 VSD 者，约 10% 也会在早期出现严重的肺血管病变。

体循环系统缺氧、肺循环血流量增加和压力升高、支气管动脉与肺动脉之间广泛的侧支循环等，使肺血管收缩，增加肺动脉阻力，均参与肺血管病变和肺动脉高压的发生。如患者的两侧肺血流量不对称，血流量大的肺部，肺血管发生阻塞性病变；而血流量少的肺部，肺血管内发生血栓形成。通过不同的机制，均可引起肺血管阻塞。

明显的肺动脉高压将导致心脏扩大和心力衰竭。冠状动脉血液多数来自主动脉，血氧饱和度过低，心肌将出现缺血缺氧，也可促使心脏扩大和衰竭。

合并 VSD 和左室流出道阻塞者，病理生理状态类似于法洛四联症，通常左室流出道阻塞越明显，肺血流量越少，缺氧越严重，且多数呈进行性加重。

第三节　临床表现和辅助检查

一、临床表现

与正常的新生儿比较，本病患者出生时一般平均体重较重，身长较长。但出生后，往往有程度不等的呼吸困难和发绀，随后出现进行性缺氧和心力衰竭症状，或出现缺氧发作等。合并巨大 VSD 或 PDA 者，在出生后初期，呼吸困难和发绀多数较轻，但随后可出现心力衰竭，并进行性加重。

体检可观察到患者的发育、营养一般尚可，多数有呼吸困难和发绀，有的可出现杵状指（趾），脉搏和血压通常正常。心衰者出现肝脏肿大、周围水肿等，心界扩大，胸骨左缘第 3 肋间第二心音常亢进，一般没有喀喇音和其他附加心音。无 VSD 者，30% ～ 50% 的患儿没有明显的心脏杂音。合并巨大 VSD 者，出生后不久胸骨左缘即可听到全收缩期喷射性杂音。合并 PDA 者，约 50% 在胸骨左缘第 2 肋间可出现连续性心脏杂音。合并严重肺动脉狭窄或肺动脉闭锁者，临床表现类似于法洛四联症。

二、辅助检查

多数患者的心电图表现为电轴右偏、右心房扩大和右心室肥厚。合并较大 VSD 或 PDA 并出现肺动脉高压者，可出现两侧心室肥厚。少数为单纯左心室肥厚，与合并巨大的 VSD 和右心室发育不良有关。

出生后开始几天的胸部 X 线检查往往没有明显异常，尤其是不合并 VSD 者。随后，在婴儿早期则观察到心脏影呈进行性扩大，多呈卵圆形或鸡蛋形，主动脉与肺动脉前后重叠，心底部血管影狭小，肺部血管纹可增加。另外，可出现 VSD、右位主动脉弓等合并畸形的表现。

心导管检查和心血管造影仍有一定的意义。心导管检查可测定心室压力，其中右心室压为体循环的压力，而左心室压力的高低取决于肺血流量、肺循环阻力和是否合并左室流出道阻塞性病变等。主动脉血氧饱和度多数低于肺动脉血。心室造影可显示心室、大动脉之间的关系，位置靠前的主动脉起源于右心室，位置靠后的主肺动脉起源于左心室，与二尖瓣相延续，并可显示 VSD、PDA 等合并畸形。

第四节　超声心动图检查

随着超声心动图技术的临床应用和临床经验的不断积累，目前对心内复杂畸形的诊断准确率越来越高，在诊断 TGA 等方面发挥了重要作用，通常可进行正确的诊断和鉴别诊断，对于大部分患者已可取代有创性心血管造影检查，使患者免除创伤性检查的痛苦。超声确定心房、心室、大动脉形态结构的方法详见第二十章。

一、M 型超声心动图

M 型超声可检出大动脉的位置关系异常，但多数不能显示心室、大动脉的连接方位和转位类型，如心室转位等。

主动脉波群所显示的心血管结构，以前后方向为序，大动脉位置正常者为右室流出道、主动脉和左心房；但在 TGA 患者中，为主动脉、主肺动脉和左心房，主动脉位于主肺动脉的前方，位于原右室流出道的位置，主肺动脉位于主动脉的后下方。从主动脉波群向二尖瓣方向扫描时，主动脉与二尖瓣前叶之间没有纤维连续性。而心室波群显示全心扩大，扩大的程度取决于 VSD 和（或）ASD 的大小与肺动脉状况。合并肺动脉狭窄的患者，心室壁以增厚为主，心腔扩大程度较轻。合并肺动脉高压的患者，则全心扩大较明显。

合并肺动脉瓣狭窄的患者，探头朝向原主动脉方向（探头斜向右肩方向）时，可显示肺动脉瓣，观察到肺动脉瓣 a 波加深，但大部分患者的肺动脉瓣往往难以探及。

在肺动脉高压时，肺动脉瓣的 a 波消失，呈"V"形或"W"形波群。探头朝向原主肺动脉方向时，易显示主动脉及主动脉瓣的运动曲线。但由于二维及彩色多普勒超声心动图的出现及发展，目前基本不采用 M 型超声心动图做诊断，而仅应用于径线的测量等方面。

二、二维超声心动图

二维超声心动图因其能清晰显示心房、心室及大动脉三者的连接关系，以及空间位置及相互之间的连接关系，为目前检出本病解剖结构改变的主要方法。在检查的过程中，应按节段分析法的顺序，依序确定心房位、心室襻、大动脉的空间方位及其相互之间的连接关系等。

完全型右位型 TGA 分为：

（1）室间隔完整的完全型 TGA：通常伴有房间隔缺损，由于无室间隔缺损，患儿出生后缺氧程度较重，就诊时间较早。在完全型 TGA 患儿中，以右位型 TGA 最多见。通常位于左心室长轴断面，可观察到主动脉位于原右室流出道所处的位置，即位于右前方，起源于右心室；而肺动脉位于原主动脉的位置，如合并肺动脉高压，肺动脉内径明显增宽，位于主动脉后下方，而肺动脉起源于左心室，部分患者合并不同程度的肺动脉瓣狭窄。对于无 VSD 的患儿应注意观察有无房间隔缺损存在，以及缺损的大小（图 45-4）。

（2）完全型右位型 TGA 合并 VSD：在合并 VSD 的患者中，左心室长轴、大动脉短轴及四腔心断面为显示 VSD 部位及大小的最佳断面，往往有助于诊断和鉴别诊断。

在诊断的过程中应注意显示大动脉与心室的连接关系，如VSD位于主动脉瓣下，呈骑跨状，主肺动脉起源于左心室，则应考虑是否为左室双出口。如VSD位于肺动脉瓣下，呈骑跨状，而主动脉起源于右心室，则应考虑是否为右室双出口，也称为部分型TGA，以便与完全型TGA鉴别。如无大动脉骑跨现象，主动脉完全起自右心室，而主肺动脉完全起源于左心室，应诊断为完全型TGA。

在检查TGA时，探头的位置应比常规检查时高一个肋间，可探及位于前方的大动脉，应注意识别其为主动脉还是主肺动脉。如诊断为右位型TGA，位于右前或正前方并具有弓及头皮动脉分支的动脉为主动脉；而位于左后或正后方并具有左、右分叉的动脉为主肺动脉。两者之间应注意观察鉴别，因主动脉弓有无名动脉、左颈总动脉和左锁骨下动脉分支，而主肺动脉出现左、右肺动脉分叉的部位，一般在肺动脉瓣以上25mm的范围内。主动脉的头臂干，从主动脉弓发出，从主动脉瓣到头臂干的升主动脉长度通常应超过25mm。部分肺动脉瓣二瓣化的患者，肺动脉瓣叶开放时呈拱形。

在判断两条大动脉的空间方位时，应注意观察大动脉短轴断面，通常在此断面能清晰显示两条大动脉的空间方位，主动脉位于主肺动脉的右前方，主肺动脉位于左后方。从大动脉内径、瓣膜开放及关闭状况，可确

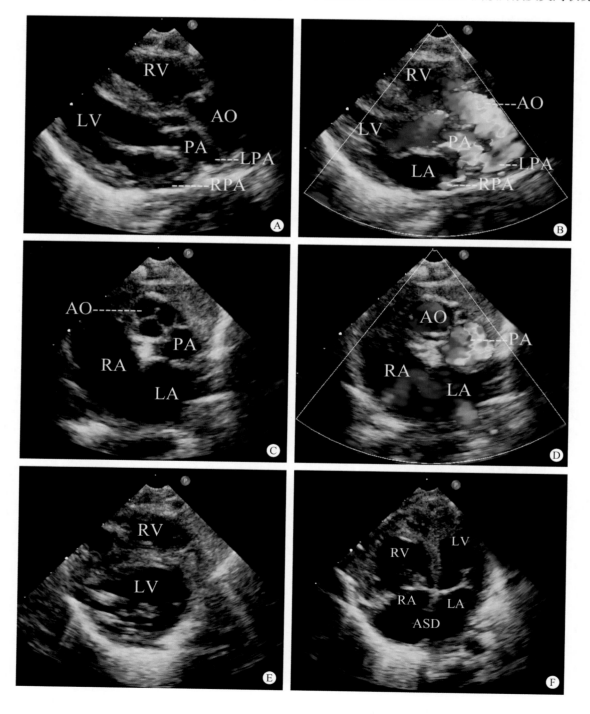

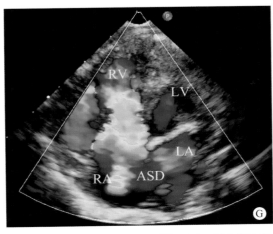
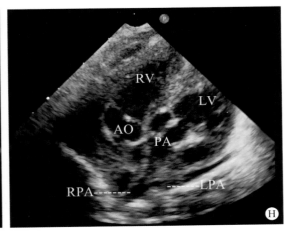

图 45-4　完全型右位型 TGA 合并房间隔缺损

A. 左心室长轴断面：心室右襻，大动脉的空间方位及与心室的连接关系异常，主动脉位于右前方，起源于右心室，肺动脉位于左后方，起源于左心室；B. 彩色多普勒超声心动图：显示左心室的血流进入肺动脉，右心室的血流进入主动脉；C. 大动脉短轴断面：主动脉位于右前方，而肺动脉位于左后方，房间隔回声减弱；D. 彩色多普勒超声心动图：显示肺动脉内的血流速度加快；E. 左心室短轴断面：显示右心室增大；F. 四腔心断面：显示右心室增大，房间隔中部回声中断；G. 彩色多普勒超声心动图：房水平出现左向右分流；H. 心尖双动脉长轴断面：主动脉位于右侧，起源于右心室，肺动脉位于左侧，起源于左心室

定肺动脉系统为高压状态还是狭窄状态。主动脉与主肺动脉也可呈现正前、正后的位置关系。部分 TGA 患者的肺动脉瓣可呈二瓣化畸形（图 45-5）。

为了更清晰地显示大动脉与心室的连接关系，可将探头高放一个肋间，探头朝向心室即可同时显示两条大动脉和左、右心室的短轴。在剑突下探查时，右心室位于右上，左心室位于左下，主动脉位于右下，肺动脉位于左下。在心室 - 动脉短轴断面，还可进一步显示动脉与心室的空间方位和 VSD 的大小。

心尖五腔心断面有助于探查大动脉与心室的连接关系。探头顺时针旋转时，可显示与左心室相连接的动脉，如果该动脉可显示出左、右肺动脉，即为左心室与主肺动脉相连。探头向右肩倾斜时，可探及与右心室相连接的动脉，如该动脉有弓部，即为主动脉起源于右心室。

如果大动脉与心室的连接关系在经胸部位显示不清，于剑突下双动脉长轴断面观察，也可清晰显示两条大动脉与心室之间的关系。探头的标记朝向左肩，角度为 110°左右时，可探及主动脉与右心室相连，还可同时显示肺动脉。

TGA 可伴有肺动脉和（或）肺动脉瓣及瓣下狭窄，在部分患者肺动脉系统不易显示清楚，于左心室长轴断面观察时，主动脉后壁常为一致密的带状组织，此类患者从五腔心断面观察，可显示增宽的主动脉从右心室发出，而发育不良的肺动脉系统与左心室相连接。在大动脉短轴断面，也有助于检出肺动脉，通常在主动脉的下方可探及发育不良的肺动脉短轴断面。对于胸前超声检查图像显示不佳的患者，在剑突下五腔心断面往往可清晰观察到大动脉起源的心室，通过旋转探头的方向，显示肺动脉与左心室相连，主动脉与右心室相连（见图 45-5H ～ K）。在剑突下双房双室双动脉断面，可以清晰地观察心房、心室及动脉的空间关系，对空间方位异常的患者，在观察心脏各节段位置异常方面有很大的帮助。

对于 TGA 患者，应注意观察其心腔内有无室间隔及 VSD 的大小，在选择左心室长轴及四腔心断面的同时，应注意采用剑突下心室短轴断面进行观察，以对室间隔残端组织及粗大乳头肌进行鉴别。

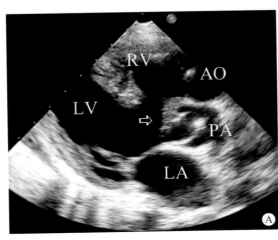
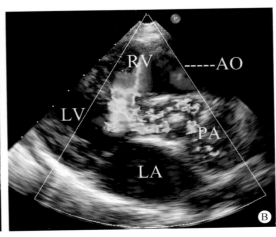

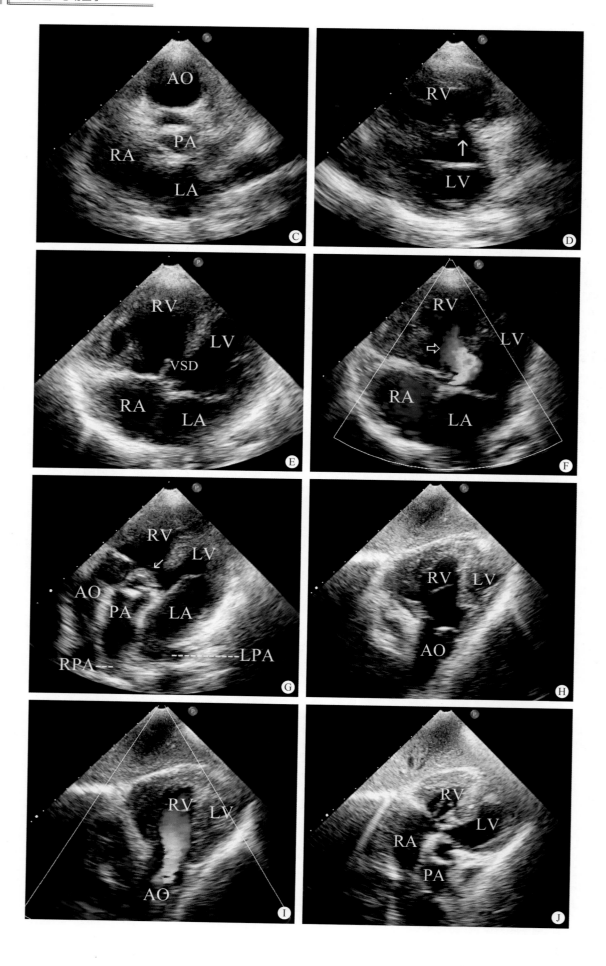

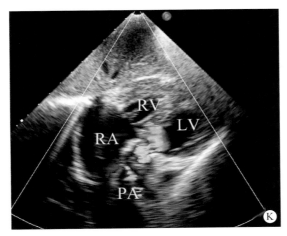

图 45-5　完全型右位型 TGA 合并 VSD、肺动脉瓣及瓣下狭窄

A. 左心室长轴断面：主动脉起源于右心室，肺动脉起源于左心室，肺动脉瓣增厚，开放受限，肺动脉瓣下出现隔膜样狭窄；B. 彩色多普勒左心室长轴断面：收缩期左心室血流进入肺动脉瓣口时呈五彩镶嵌色，速度加快；C. 大动脉短轴断面：显示主动脉位于正前方，肺动脉位于正后方，肺动脉为二叶瓣畸形，回声增强；D. 左心室短轴断面：右心室增大，室间隔回声中断（箭头所示）；E. 四腔心断面：右心房室增大，室间隔连续性中断；F. 彩色多普勒四腔心断面：室水平出现蓝色右向左分流（箭头所示）；G. 心尖双动脉长轴断面：显示主动脉起源于右心室，肺动脉起源于左心室，室间隔连续性中断，肺动脉瓣增厚，开放受限，肺动脉瓣下可探及隔膜样狭窄（箭头所示）；H. 主动脉 – 右心室断面：显示主动脉起源于右心室；I. 彩色多普勒主动脉 – 右心室断面：收缩期右心室血流进入主动脉系统；J. 肺动脉 – 左心室断面：肺动脉起源于左心室，肺动脉瓣下出现隔膜样组织；K. 彩色多普勒肺动脉 – 左心室断面：收缩期主动脉血流进入左心室，由于肺动脉瓣狭窄及瓣下隔膜，血流速度加快，呈五彩镶嵌色

（3）完全型左位型 TGA 合并 VSD：与完全型右位型大动脉转位相比较，本型较少见。从左心室长轴断面观察，主动脉位于左前方，因此在心室长轴断面观察主动脉时，显示主动脉的内径窄小，不能显示主动脉的全貌，而主肺动脉位于主动脉的右后方，可清晰显示主肺动脉与左心室相连接。左位型 TGA 很少出现肺动脉狭窄。对于大动脉空间方位的观察，通常在大动脉短轴断面观察较为直观，主动脉位于左前方，而主肺动脉位于右后方。如合并肺动脉瓣狭窄，通常主动脉内径较主肺动脉内径宽（图 45-6）。

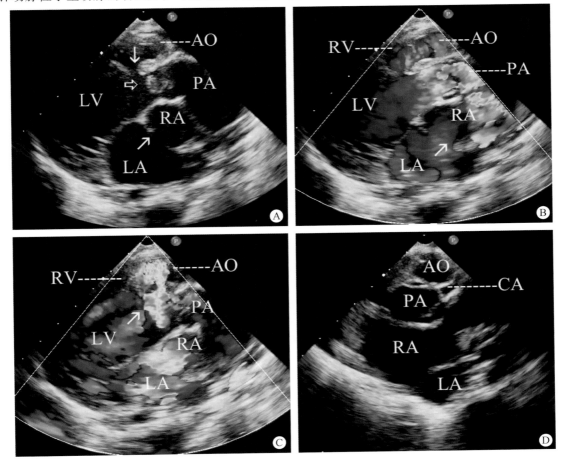

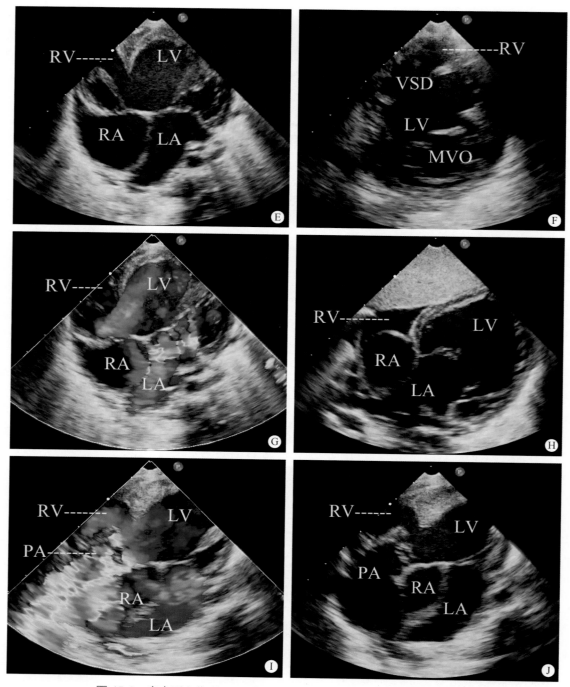

图 45-6　完全型左位型 TGA 合并 VSD、三尖瓣骑跨、右心耳位置异常

A. 左心室长轴断面：主动脉位于左前方，与右心室相连接，肺动脉位于右后方，与左心室相连接，室间隔连续性中断（细箭头所示），肺动脉瓣下可探及囊性物（粗箭头所示），右心耳位置异常，房间隔连续性中断（斜细箭头所示）；B 和 C. 彩色多普勒左心室长轴断面：显示右心室的血流进入主动脉，而左心室的血流进入肺动脉，房水平及室水平探及双向分流（斜箭头所示）；D. 大动脉短轴断面：主动脉位于左前方，肺动脉位于右后方，右心房增大，右心耳位置异常；E. 四腔心断面：室间隔连续性中断，三尖瓣叶呈骑跨状；F. 左心室短轴断面：显示左心室增大，室间隔连续性中断；G. 彩色多普勒四腔心断面：室水平出现呈蓝色的右向左分流；H. 肺动脉–左心室长轴断面：室间隔连续性中断，肺动脉起源于左心室，双心耳并列；I. 彩色多普勒肺动脉–左心室长轴断面：左心室的血流进入肺动脉，呈蓝五彩镶嵌色，房水平出现红色的左向右分流；J. 剑突下四腔心断面：显示左心室增大，有明确的室间隔组织，有助于与粗大的乳头肌或异常肌束相鉴别

　　完全型左位型 TGA，除上述两条大动脉的空间方位与右位型 TGA 者不同外，大动脉与心室的连接关系相同。

冠状动脉起源正常，但路径可异常。

　　在完全型 TGA 患者中，如伴有肺动脉高压，则应在检查的过程中注意肺动脉压的测量，如收缩期肺动脉的峰值压差及平均压差。伴有肺动脉高压的患者通常较少同时伴有其他心内畸形，但肺动脉压力的增高程度对能否行一次性根治手术非常重要（图45-7、图45-8）。

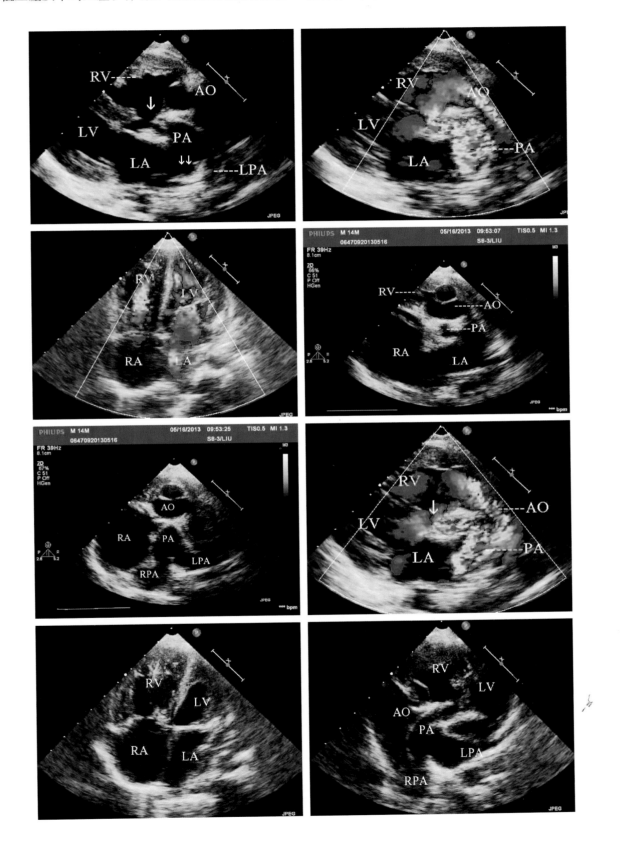

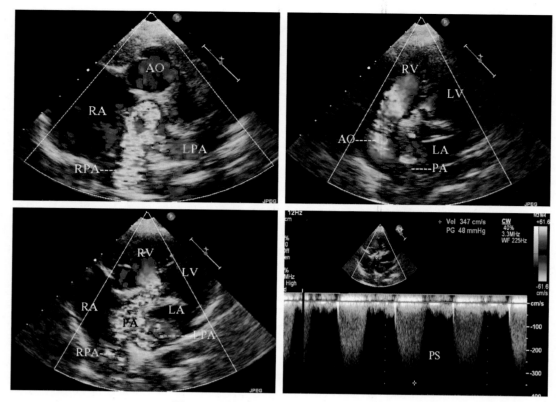

图 45-7　完全型 TGA 合并肺动脉瓣狭窄

肺动脉位于正后方，内径狭窄，尤以肺动脉瓣环狭窄为著，肺动脉瓣叶为二叶瓣，瓣叶增厚，开放明显受限，起源于左心室，收缩期右心室血流进入肺动脉瓣口时呈五彩镶嵌色的高速血流。主动脉内径增宽，位于正前方，内径增宽，起源于右心室

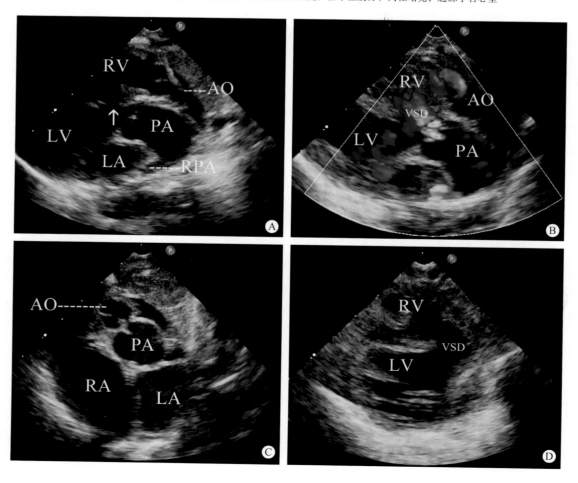

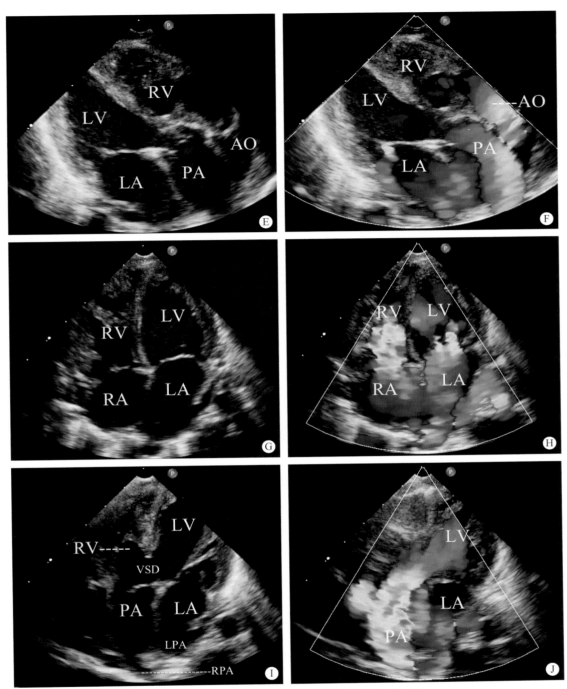

图 45-8　完全型右位型 TGA、VSD 合并肺动脉高压

A. 左心室长轴断面：主动脉位于右前方，起源于右心室，肺动脉内径增宽，位于左后方，起源于左心室，室间隔连续性中断；B. 彩色多普勒左心室长轴断面：显示收缩期右心室血流进入主动脉，左心室血流进入肺动脉，室水平出现双向分流；C. 大动脉短轴断面：主动脉位于右前方，肺动脉内径增宽，位于右后方，右心房增大；D. 左心室短轴断面：右心室增大，室间隔连续性中断；E. 心尖双动脉长轴断面：主动脉起源于右心室，肺动脉内径增宽，起源于左心室；F. 彩色多普勒心尖双动脉长轴断面：收缩期右心室的血流进入主动脉，而左心室的血流进入肺动脉，二尖瓣口出现蓝色少量反流；G. 四腔心断面：显示心房与心室的连接关系相一致；H. 彩色多普勒四腔心断面：显示解剖结构及血流动力学的关系均一致，左心房的血流进入左心室，右心房的血流进入右心室；I. 心尖五腔心断面：心室与动脉的连接关系不一致，肺动脉内径增宽，起源于左心室，室间隔的连续性中断；J. 彩色多普勒心尖五腔心断面：收缩期左心室的血流进入肺动脉系统，呈层流状

三、多普勒超声心动图

采用彩色多普勒超声观察，可探及室水平的双向分流，左向右分流显示为红色，右向左分流显示为蓝色。如合并的 VSD 面积大于主动脉瓣口开放的面积，室水平的分流压差极小，分流通常呈层流状，血流速度较低，应用连续多普勒超声测量时，为低速血流频谱。所以，

在本病测量过隔的血流速度及压差一般意义不大。

合并肺动脉狭窄者，心室搏入主肺动脉的血流呈红五彩镶嵌色的高速湍流（见图 45-5B）。

胎儿在出生前，肺部的压力较高，不能产生舒张期分流；而在出生后，肺部的压力逐渐下降，舒张期可出现分流。故在出生数周内的患儿，其虽为连续性血流频谱，但以收缩期为主，而舒张期的分流量较少，频谱的形态与满月后的连续性呈阶梯状改变有所不同。

四、声学造影

对大动脉位置异常、VSD 较小、图像显示不清晰的患者，可从周围静脉注射声学造影剂，观察有无分流及分流量大小。在合并较重肺动脉狭窄的患者，一般不易探及肺动脉的血流频谱，注射造影剂后，可增强显示血流频谱的运动曲线。

五、经食管超声心动图

TEE 可应用于 TTE 探查不满意的患者，TEE 可清晰显示心房、心室及肺动脉的连接关系，但对心内复杂畸形，尤其是发绀属患者，本检查有较大的危险性，应谨慎使用。

完全型 TGA 是一种病情较重的复杂先天性心脏病。由于两条大动脉的相互空间关系及其与心室的连接关系异常，在检查的过程中应充分显示两条大动脉的长轴，以便对两条大动脉与心室的连接关系做出准确判断；并且通过大动脉短轴与长轴断面，显示两条大动脉的空间方位及其与心室的连接关系。同时，依照 van Praagh 节段分析方法，准确判断心房、心室及大动脉互相之间的连接关系，做出明确的诊断。

完全型大动脉转位的患者，心房、心室的位置均为正常，而相互之间的连接关系相适应，但大动脉位置关系异常，与心室的连接关系不相适应。形成左心房 - 左心室 - 肺动脉、右心房 - 右心室 - 主动脉的连接关系，致使患者出现缺氧现象。

目前通过外科大动脉调转（DRT）手术已能对本病进行解剖矫治，如患儿同时合并流出道狭窄，可同时行流出道疏通或重建术，并同时对合并的 ASD 和（或）VSD 进行修补术。

单纯型 TGA 未合并肺动脉狭窄或巨大 VSD 或粗大 PDA 的患儿，出生后肺血管床阻力迅速下降，3 ~ 4 周后缺乏高阻力后负荷的左心室壁心肌不再发育甚至萎缩，不能立即承担调转后体循环的高负荷。超声心动图对左心室发育情况的评估成为选择一期动脉调转或是左心室训练后的二期调转的关键。根据改良伯努利方程，超声心动图可以通过测量心室水平的分流速度，二尖瓣口与三尖瓣口的反流速度，肺动脉瓣及瓣下狭窄的压差等参数，结合外周动脉血压的测量，从而间接推算出左心室与右心室的收缩压比值。比值＞ 0.6 则可考虑直接一期调转矫治，＜ 0.5 则需一期肺动脉环缩的左心室锻炼。因此，超声早期诊断完全型 TGA 对于一期根治 TGA 争取时间非常重要。此外，在做出正确诊断后，应仔细探查合并畸形，包括 ASD、VSD、PDA 及冠状动脉畸形等，并仔细测量相关参数，准确测量左心室直径及左心室容积，做出较准确的左心室评估，为外科术式的选择提供参考。

对于完全型 TGA 患者，应常规检查冠状动脉畸形。在行大动脉调转转术的过程中，如果对冠状动脉畸形未能在术前给予提示，将给手术增加难度。

早期检出完全型 TGA 有重要的意义，尤其是对于室间隔完整的 TGA 患儿，由于仅伴有 ASD，患儿严重缺氧，应尽早采取手术治疗。

第五节　鉴别诊断

1. 右室双出口　为部分型 TGA，易与完全型 TGA 相混淆，尤其是右室双出口 TGA。主动脉起源于右心室，而肺动脉骑跨于室间隔上，大部分从右心室发出，与 TGA 的主要差别在于大动脉的骑跨度。因此，应从多角度、多断面观察，以便对两者进行鉴别。

如果超声探测断面的角度不能与检查部位的心脏结构相垂直，所获得的骑跨度可出现误差，显示大动脉起源的心室不够满意，容易造成误诊，因此应反复细致观察，确定大动脉的起源部位和骑跨程度。

2. 肺动脉闭锁合并 VSD　TGA 型肺动脉闭锁，主动脉位于右前方，起源于右心室。肺动脉闭锁位于瓣膜水平，尚可观察到主肺动脉腔及左、右肺动脉。如果肺动脉起源显示不清，可在剑突下右室流出道、双动脉长轴断面探查，有助于对两者进行鉴别。

第六节　超声心动图检查对完全型大动脉转位手术方式选择的指导意义

TGA 手术方式的选择依据：

1. 姑息性手术——腔静脉 - 肺动脉吻合手术　如果远离大动脉的室间隔缺损合并肺动脉瓣狭窄，无法建立内隧道，可行腔静脉 - 肺动脉吻合连接术。

2. DRT 手术——两条大动脉从根部调转的手术　从主动脉窦管交界部上方 1cm 处离断升主动脉后，游离左冠状动脉及右冠状动脉的主干，在主动脉根部下方约 0.5cm 处离断主动脉，同时切下右冠状动脉开口，经右室流出道切口处使用补片法修补室间隔缺损，然后将主肺动脉从根部与左室流出道部位离断，与肺动脉相连接，将主动脉根部与左室流出道相吻合，并疏通右室流出道。

优点：

（1）保留了自体肺动脉瓣，将肺动脉根部完整地从左心室切下来，移植到新建的右室流出道。

（2）带瓣的牛颈静脉或同种异体肺动脉瓣管道构成其前壁，使新建的右室流出道血流动力学改变接近正常。

（3）DRT 手术仅限于 1 岁以上的儿童，其适应证为 TGA 合并肺动脉瓣狭窄。

3. 心房转流术（Senning 和 Mustard 手术）　心房内板障手术是指体静脉和肺静脉血液重新回流到与大动脉正确相连的心室中，Mustard 手术的心包板障和 Senning 手术中的右心房翻转片将体静脉血液导入左心室、肺动脉和肺进行氧合作用，而氧合血回流到肺静脉心房 - 右心室 - 主动脉和体循环，形成生理学上的连接（而不是解剖学上的连接）。但这种手术的缺点是可能引起上腔静脉梗阻、板障漏、三尖瓣关闭不全、右心功能减退及衰竭等。

4. Rastelli 手术　如果肺动脉瓣环发育极差或患儿年龄太小，不适合做 DRT，多数考虑做内隧道加 Rastelli 手术，应用经内板障的方法改道左心室的血流，使左心室的血流进入主动脉系统，同时使用带瓣管道建立右心室到肺动脉的连接，此种方法应注意大动脉与室间隔缺损的距离。

5. Nikaidoh 手术　将主动脉根部及根部上的冠状动脉和主动脉瓣游离后，与左室流出道相连接，在游离的过程中加宽主动脉瓣下及左室流出道，通过与室间隔缺损贯通，修补室间隔缺损使室间隔缺损补片成为加宽后解剖左室流出道的组成部分，而肺动脉远端则有利于带瓣外管道与右心室相连接。

6. Switch 手术（根治术）　即建立内隧道或内管道，一般采用室内隧道。如果室间隔缺损位于肺动脉瓣下，需加做动脉调转手术（Switch 手术，适用于无肺动脉狭窄的患者）。

7. REV 手术　是 Lecompte 建立的一种不使用人造血管重建肺动脉 - 右室流出道的方法，为 Rastelli 手术的改良。在重建右室流出道时，不使用右心室 - 肺动脉的管道。本手术包括漏斗部切除，扩大室间隔缺损，建立心室内板障，将左心室的血流引流入主动脉系统，横断主动脉，实施 Lecompte 操作，将肺动脉与右心室连接。

（刘延玲　然　鋆　朱振辉）

参考文献

胡盛寿 . 2006. 阜外心血管外科学手册 . 北京：人民卫生出版社

刘汉英，等 . 1990. 4300 例彩色多普勒检查临床应用体会及 600 例先天性心脏病手术对比分析 . 中国超声医学杂志，6（增刊）：9

刘锦纷 . 2017. 小儿心脏外科学 . 第 4 版 . 济南：山东科学技术出版社

刘延玲，等 . 1985. 声学造影诊断先天性心脏病 . 中华物理医学杂志，7：151

刘延玲，等 . 1987. 彩色多普勒超声心动图诊断先天性心血管畸形的研究 . 中华心血管杂志，15：6-8

张志方，等 . 1981. 球囊导管撕裂房间隔以缓解大动脉错位的青紫 . 中华心血管病杂志，9：180

Bierman FZ，et al. 1979. Prospective diagnosis of d-transposition of the great arteries in neonates by subxiphoid，two-dimensional echocardiography. Circulation，60：1496-1502

Caso P，et al. 1998. Diagnostic value of transesophageal echocardiography in the assessment of congenitally corrected transposition of the great arteries in adult patients. Am Heart J，135：43-50

Daskalopoulos DA，et al. 1983. Correlation of two-dimensional echocardiographic and autopsy findings in complete transposition of the great arteries. J Am Coll Cardiol，2：1151-1157

Friedberg DZ，et al. 1970. Clinical profile of patients with congenital corrected transposition of the great arteries：a study of 60 cases. N Eng J Med，282：1053-1059

Hagler DJ，et al. 1981. Atrioventricular and ventriculoarterial discordance（corrected transposition of the great arteries）：wideangle two-dimensional echocardiographic assessment of ventricular morphology. Mayo Clin Proc，56：591-600

Houston AB，et al. 1978. Echocardiographic identification of aorta and main pulmonary artery in complete transposition. Br Heart J，40：377-382

Houyel L，et al. 1995. Transposition of the great arteries：pathologic anatomy，diagnosis，and surgical management of a newly recognized complex. J Thorac Cardiovasc Surg，110：613-624

Khattab K，et al. 2013. Echocardiogram versus cardiac magnetic resonance imaging for assessing systolic function of subaortic right ventricle in adults with complete transposition of great arteries and previous atrial switch operation. Am J Cardiology，111（6）：908-913

Kotler MN，et al. 1980. Two dimensional echocardiography in congenital heart disease. Am J Cardiol，46：1237-1246

Myburgh DP. 1973. Varying electrocardiographic patterns in a case of complete transposition of the great vessels. J Electro Cardiol，6：77-80

Newfeld EA，et al. 1974. Pulmonary vascular disease in complete transposition of the great arteries：a study of 200 patients. Am J Cardiol，34：75-82

Otero-Coto E. 1996. Transposition of the great arteries. J Thorac Cardiovasc Surg，111：1289，1290

Pasquini L，et al. 1987. Diagnosis of coronary artery anatomy by two-dimensional echocardiography in patients with transposition of the great arteries. Circulation，75：557-564

Pasquini L，et al. 1994. Coronary echocardiography in 406 patients with d-loop transposition of the great arteries. J Am Coll Cardiol，24：763-768

Tonkin IL，et al. 1976. The frontal chest film as a method of suspecting transposition complexes. Circulation，53：1016-1025

第四十六章　矫正型大动脉转位

第一节　概　　述

矫正型大动脉转位（corrected transposition of the great arteries），属于心内复杂畸形的先天性心脏病中的一种，其主要的心内解剖改变为心房与心室的连接不一致，心室与动脉的连接也不一致的解剖畸形。

通过心房、心室与大动脉之间的解剖连接关系改变，形成了左心房－右心室－主动脉、右心房－左心室－肺动脉的连接关系，使得心房、心室、大动脉三节段的解剖关系发生变化，导致原来的心室右襻变成心室左襻，但主动脉仍然接受来源于左心房的血流，而肺动脉仍然接受来源于右心房的血流，通过解剖矫正了血流动力学的变化，使血流动力学处于正常状态。

在矫正型大动脉转位中，根据心房、心室与大动脉的连接关系可分为两种类型：一种为心房正位，心室左襻（心室转位），升主动脉位于左前方，称为 SLL 型；而另一种为心房反位，大动脉位于右前方，称为 IDD 型。

SLL 型可没有房间隔缺损及室间隔缺损，但因为心室转位，右侧的三尖瓣结构承担了左侧心腔流入道的功能，因此通道功能二尖瓣（解剖三尖瓣）常出现瓣膜关闭不全，造成瓣口大量反流，但大部分患者可伴有 VSD 或 ASD。

IDD 型的心房与大动脉的位置均发生了改变，但心室的位置正常，即心房反位，心室右襻，升主动脉位于右前方，心房与大动脉同时转位，从血流动力学角度观察，主动脉仍接受左心房的血液，而肺动脉仍接受右心房的血液，因此其血流动力学仍处于正常范围。但本类型均伴有 VSD 或 ASD。

所谓形态学（即解剖学）右心室，指具有粗大肌小梁和室上嵴组织、属于正常右心室解剖结构的心室；形态学左心室指具有左心室正常解剖结构的心室，无室上嵴和明显的漏斗部，心室体部的肌小梁纤细斜行；形态学心房也各有相应的特征（详见第二十章）。

第二节　病理解剖和病理生理

一、病理解剖

矫正型 TGA 指血流动力学在生理上或功能上得到

矫正的 TGA，与解剖学上得到矫正的 MGA 不同，两者不应混淆。

矫正型 TGA 患者的心房可正位或反位，但不论心房正位或反位，心房与心室的连接关系均不一致，右心房与左心室相连接，而左心房与右心室相连接。其腔静脉与冠状静脉窦的位置和结构通常正常，均引流入右心房，氧合血经位置和结构正常的肺静脉回流入左心房。心室与大动脉的连接也不一致，主动脉从右心室发出，主肺动脉从左心室发出。

左、右心室的位置与正常相反，两者并列，室间隔多数近于正中位，两侧心室流出道没有交叉，主动脉与主肺动脉平行，分别从两侧心室发出。右侧的心室为左心室，房室瓣为呈前后方向的二尖瓣，分为大瓣叶和小瓣叶，多数患者的小瓣叶附着于室间隔，少数患者的大瓣叶附着于室间隔，两组乳头肌均附着于心室游离壁，室间隔上通常无乳头肌或腱索附着。左侧的心室为右心室，房室瓣为三尖瓣，有部分乳头肌和腱索附着于室间隔，三尖瓣隔叶附着处低于二尖瓣。

主肺动脉根部位于二尖瓣与室间隔之间，肺动脉瓣位于二尖瓣与三尖瓣之间，在主动脉的右后侧或左后侧。主动脉瓣下有肌性圆锥，与三尖瓣隔开，类似于正常的右室流出道。

冠状动脉和心脏传导系统的解剖结构出现明显改变。位置靠右的左冠状动脉，从位于左侧的主动脉右冠窦发出，横过主肺动脉前方，分出左前降支和回旋支，分布到左心室。靠左侧的右冠状动脉，从右侧的主动脉左冠窦发出，在左心耳基底部前方进入房室沟，形成后降支，分布到右心室。主动脉无冠窦位于正前方。

心脏传导系统的解剖与本病的类型有关。房室传导异常是本病比较特殊的表现，40% 以上的患者有不同程度的房室传导阻滞，一度房室传导阻滞见于 50% 的患者，10% ～ 15% 有完全性房室传导阻滞。5% ～ 10% 的婴儿期患者有房室传导阻滞，出生后房室传导正常者，其 PR 间期多数随年龄增长而延长。

矫正型 TGA 患者常合并其他心血管畸形。约有 80% 的患者合并 VSD，多数属肺动脉瓣下或膜周部缺损，主肺动脉可部分起源于右心室，骑跨于室间隔上；主动脉瓣下 VSD 约占 10%。

约 50% 的患者可合并肺动脉口狭窄，其中约 50% 的狭窄程度较重。肺动脉瓣狭窄通常属瓣叶增厚融合、二瓣化或单瓣化畸形，有的属于肺动脉瓣环狭窄或肺动脉瓣下狭窄，少数为肺动脉闭锁。

其他合并畸形有 ASD、PDA、主动脉缩窄、单心室、左侧房室瓣关闭不全、左侧房室瓣 Ebstein 畸形、心脏传导阻滞、预激综合征和单支冠状动脉畸形等，有的可出现内脏转位等其他脏器畸形。

二、分型

根据心房位、心室襻、大动脉位置关系等三个节段的情况，本病主要分为两型（图 46-1）：

1. 矫正型左位型 TGA（矫正型 L-TGA，SLL）　心房正位，心室左襻，大动脉左转位，右心室位于室间隔左侧，主动脉位于主肺动脉左侧，约占 95%。房间隔和

中心纤维体结合部向右移位，房间隔与室间隔错位，两者不在同一条直线上。正常部位的房室结只有少数纤维，不向下连接；在右心耳与右侧房室瓣环连接处附近，有前房室结，发出希氏束，穿过其下方的纤维三角，横过流出道前游离壁，随后继续下降。合并 VSD 者，希氏束沿缺损上缘和前侧下降，约在膜部和肌部室间隔之间分出左、右束支。

2. 矫正型右位型 TGA（矫正型 D-TGA，IDD）　心房反位，心室右襻，大动脉右转位，右心室位于室间隔的右侧，主动脉位于主肺动脉的右前方，约占 5%。希氏束从原有的房室结发出，一般行进于 VSD 后下缘右心室面；也有前房室结，但多数与希氏束不相连，个别患者的前后房室结均发出希氏束，在流出道形成传导组织环。

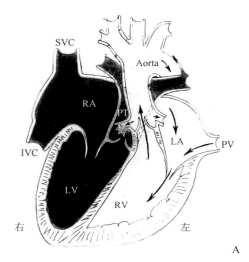
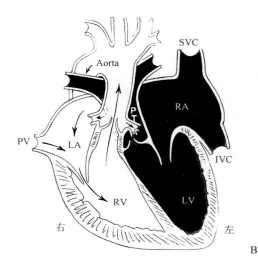

图 46-1　矫正型大动脉转位示意图

A. 矫正型左位型 TGA：心房正位，心室左襻，大动脉左转位；B. 矫正型右位型 TGA：心房反位，心室右襻，大动脉右转位

（本图引自：Edwards. 2002. Synopsis of Congenital Heart Disease）

三、病理生理

本病患者心房与心室、心室与大动脉之间的连接关系不一致，实际上形成单纯的心室反位，左心室位于右侧，体循环静脉血→右心房→二尖瓣→左心室→肺动脉，而右心室位于左侧，氧合血从肺静脉→左心房→三尖瓣→右心室→主动脉，心房与大动脉的关系与正常无差别，血流动力学在功能上得到矫正，未合并其他心血管畸形者，其血流动力学无异常。

本病患者的病理生理主要取决于所合并的其他畸形，如合并 VSD、ASD 或肺动脉狭窄者，在病理生理上分别类似于相应的畸形，合并 VSD 和肺动脉狭窄者与法洛四联症相似。

第三节　临床表现和辅助检查

临床表现：差别很大，主要取决于所合并的其他心血管畸形。单纯矫正型 TGA 者，没有血流动力学和临床异常表现。在合并分流性缺损和房室瓣关闭不全等患者，初期多数没有明显症状，随年龄增长可出现心力衰竭等表现。体检时，在多数患者可观察到左侧第 2 肋间有增强的单一第二心音，合并其他畸形和（或）心律失常者有相应的体征。

心电图检查：心室除极的初始方向与正常不同，朝向左前上方，使 QRS 波群初始部分的形态发生改变，右侧胸前导联出现 Q 波，左侧胸前导联的 Q 波消失。可出现预激综合征、房室传导阻滞和阵发性室上性心动过速、

室性期前收缩等各种心律失常的心电图表现。

胸部 X 线检查：表现多数取决于合并的心血管畸形，主肺动脉通常向中央移位，没有正常的肺动脉段影。降主动脉移位，心缘左上方呈浅内凹。右侧肺门一般较明显，比左侧肺门高，形成所谓的右侧肺门"瀑布样"表现。

心导管检查和心血管造影检查：从体循环静脉插入心导管，可进入靠后偏中央的主肺动脉，而从动脉端插入心导管，可逆行经主动脉弓到达位于左上心缘的升主动脉。合并其他心血管畸形者有相应的表现。心室造影可显示心室的形态结构、转位的大动脉及合并的心血管畸形。两侧心室往往左右并排排列，室间隔处于前后位。选择性主动脉造影或冠状动脉造影可确定冠状动脉的解剖结构。

第四节　超声心动图检查

（一）M 型超声心动图

虽然到目前为止超声心动图是无创检出本病的最佳检查方法之一，但 M 型超声通常无特异性表现，合并 VSD 的患者与单纯 VSD 的表现相似。

（二）二维超声心动图

二维超声心动图是无创检出本病的主要方法，检查时主要扫查心房、心室与大动脉的位置和相互连接关系。

患者的心房与心室、心室与大动脉的连接关系均出现异常，形成左心房–右心室–主动脉和右心房–左心室–肺动脉的连接关系。在未合并 ASD 和 VSD 等心血管畸形者，无血流动力学改变，有时可在普通查体人群中发现。合并 ASD 和（或）VSD 者，则出现与心脏相应部位缺损相似的血流动力学改变。

心房、心室及动脉的连接关系异常可分为以下两种类型：

1. 心室转位、心房与动脉位置正常（SLL）　本类型约占矫正型 TGA 的 95%。部分矫正型 TGA 患者可不存在任何水平的分流。本类型患者的心房与心室连接不一致，心室与动脉的连接关系也不一致。但由于心室呈左襻状态，三尖瓣叶承担了体循环的工作，因压力差较高，易产生解剖三尖瓣叶（功能二尖瓣）的关闭不良，出现反流现象。如反流量少，患者的血流动力学改变与正常人相同。在检查本类型患者时，应注意心室的形态改变，尤其是在左侧房室瓣口出现大量反流的患者，应高度警惕，避免出现错误性诊断。

于心尖四腔心断面可观察到心房为正位，左侧的心室为右心室，其调节束较多，心室呈左襻（转位），房室瓣叶的附着点低于右侧房室瓣叶，为解剖三尖瓣叶。在左心室长轴断面观察时，主动脉位置较正常人靠前，大动脉短轴断面显示大动脉的空间方位异常，主动脉位于左前方，肺动脉位于右后方。从解剖形态观察，形成左心房 – 右心室 – 主动脉及右心房 – 左心室 – 肺动脉的连接关系（图 46-2）。

在部分成年患者，由于图像质量较差，解剖形态及连接关系显示不清，可采用 TEE 检查，通过旋转探头角度及调整方向，可显示解剖结构的连接关系。在检查过程中，应注意通过显示瓣叶和心室的形态来识别左心室及右心室，以便得到正确的诊断。

部分患者还可出现心房正位，心室转位，大动脉的空间方位异常，但主动脉仍接受左心房的血液，而肺动脉仍接受右心房的血液，连接关系仍为左心房 – 右心室 – 主动脉和右心房 – 左心室 – 肺动脉。

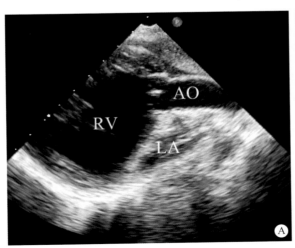
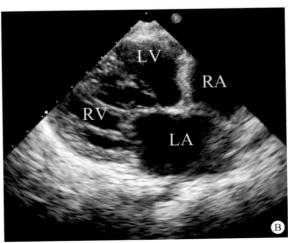

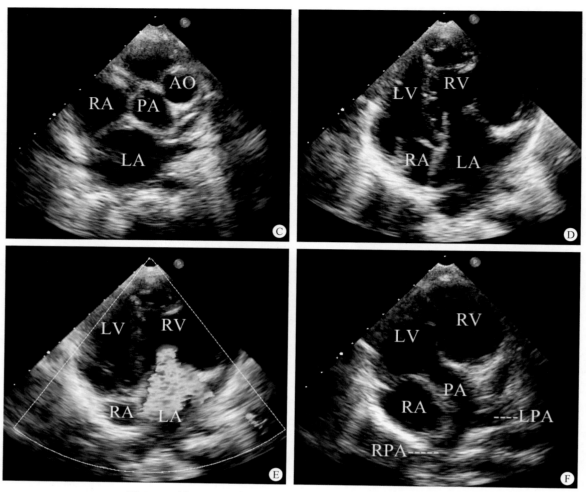

图 46-2　矫正型大动脉转位、功能二尖瓣关闭不全并中量反流

A. 心室长轴断面：主动脉与解剖右心室（功能左心室）相连接；B. 双心室流入道断面：心室转位，原左心室的位置为解剖右心室，右心房与解剖左心室（功能右心室）相连接，左心房与解剖右心室（功能左心室）相连接；C. 大动脉短轴断面：主动脉位于左前方，肺动脉位于右后方，左心房增大；D. 四腔心断面：左侧房室瓣叶附着点较右侧房室瓣叶附着点低，提示左侧为解剖右心室，而右侧为解剖左心室，左心房增大；E. 彩色多普勒四腔心断面：显示功能二尖瓣出现中等量反流，呈蓝五彩镶嵌色；F. 解剖左心室－肺动脉长轴断面：显示肺动脉与解剖左心室（功能右心室）相连接

　　在大多数矫正型 TGA 患者中，同时合并室间隔缺损或瓣膜出现解剖改变。但由于动脉解剖位置的改变，往往容易遗漏 VSD 或显示不清晰，在检查的过程中应注意寻找。由于心室转位，左右房室瓣叶所承担的血流动力学的功能改变，致使解剖三尖瓣叶（功能二尖瓣）出现解剖形态上的变化，导致瓣叶增厚、变形，瓣下腱索增粗、粘连，出现大量反流（图 46-3），这类患者在矫正型 TGA 患者中占大多数。

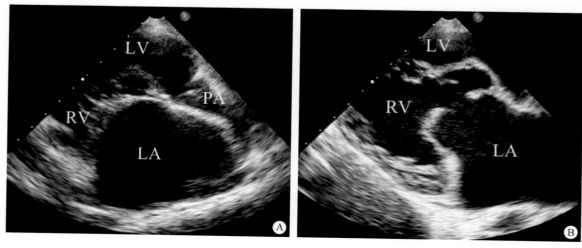

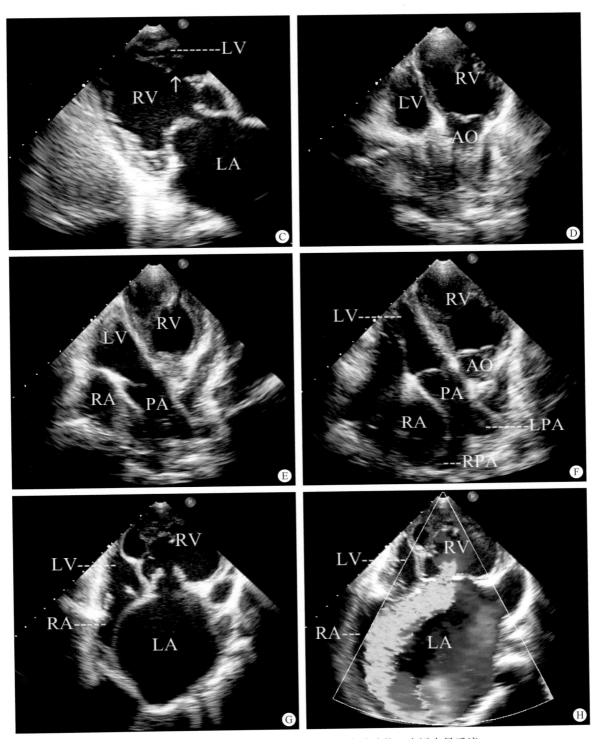

图 46-3 矫正型大动脉转位、室间隔缺损合并功能二尖瓣大量反流

A. 心室长轴断面：左心房内径明显增大，心室转位，呈左襻状；B. 双室流入道断面：心室左襻，二尖瓣叶增厚，开放轻度受限，关闭不良，左心房明显增大；C. 双室流入道断面：左心房明显增大，功能二尖瓣叶增厚，室间隔连续性中断（箭头所示）；D. 主动脉 - 右心室长轴断面：主动脉起源于解剖右心室（功能左心室）；E. 肺动脉 - 左心室长轴断面：肺动脉起源于解剖左心室（功能右心室）；F. 双动脉 - 双心室长轴断面：同时显示两条大动脉与心室的连接关系，即主动脉起源于解剖右心室（功能左心室），肺动脉起源于解剖左心室（功能右心室）；G. 四腔心断面：心室左襻，左心房明显增大，功能二尖瓣增厚，关闭不良；H. 彩色多普勒四腔心断面：心室左襻，功能二尖瓣关闭不良，收缩期出现大量反流，呈蓝五彩镶嵌色

部分患者可同时伴有肺动脉瓣狭窄，其基本的血流动力学改变与室间隔缺损合并肺动脉瓣狭窄相同（图46-4），因此在检查的过程中应注意识别心室的形态、大动脉的空间方位及房室瓣叶的附着点，避免做出错误的诊断。

2. 心房转位、心室正位和大动脉转位（IDD） 本类型极少见（图46-5），仅约占矫正型TGA的5%，本类型的病理解剖改变为心房反位（心房转位），心室右襻（心室正常位），主动脉位于右前方（大动脉关系异常）。二维超声心动图观察时，于心室长轴断面可同时显示两条大动脉的长轴及与两个心室的连接关系。由于心室位于正常位（右襻），主动脉位于右前侧，与解剖右心室相连接，肺动脉位于右后侧，与解剖左心室相连接。但由于心房反位，大动脉的位置异常，所形成的连接关系仍然为左心房-右心室-主动脉、右心房-左心室-肺动脉。从血流动力学角度观察，主动脉仍然接受源于左心房的血流，而肺动脉仍然接受源于右心房的血流，从血流动力学上得以矫正。在检查本类型患者的过程中，因容易忽略心房反位，易误诊为完全型TGA，因此应注意两者之间的鉴别。

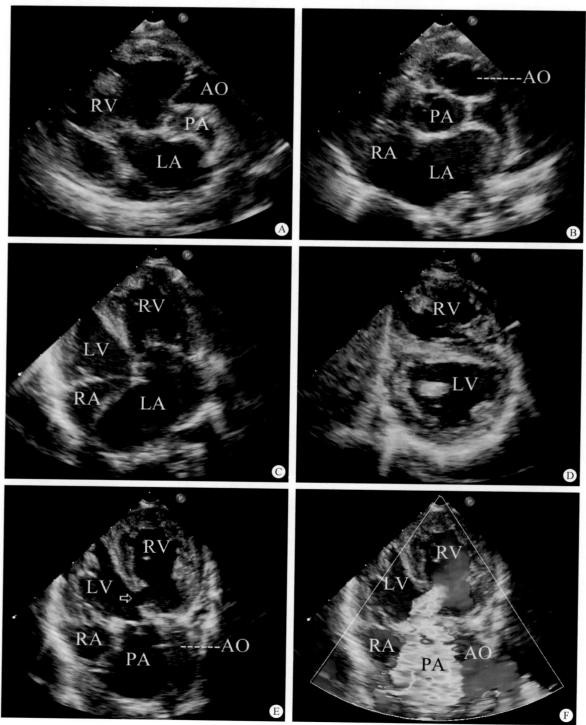

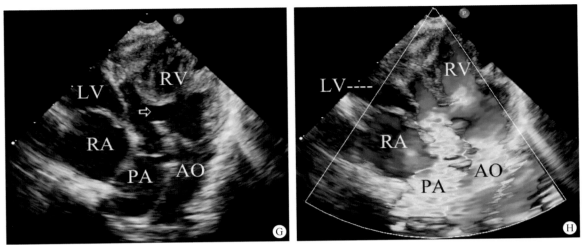

图 46-4　矫正型大动脉转位、室间隔缺损合并肺动脉瓣狭窄、主动脉瓣及肺动脉瓣二瓣化畸形

A. 心室长轴断面：主动脉位于左前方，肺动脉内径狭窄，位于右后方，肺动脉瓣增厚，开放受限，心室左襻，显示左心房 – 右心室 – 主动脉的连接关系；B. 大动脉短轴断面：心房位置正常，主动脉位于左前方，肺动脉位于右后方，主动脉瓣与肺动脉瓣叶均为二叶瓣；C. 四腔心断面：心室左襻，其左侧房室瓣叶附着点低于右侧，为解剖三尖瓣；D. 心室短轴断面：显示左心室轻度增大；E. 心尖五腔心断面：肺动脉与右侧的解剖左心室相连接，箭头所示为室间隔缺损部位；F. 彩色多普勒心尖五腔心断面：彩色多普勒显示收缩期功能右心室（解剖左心室）的血流进入肺动脉时速度加快，呈五彩镶嵌色；G. 双动脉长轴断面：心室左襻，肺动脉与解剖左心室（功能右心室）相连接，主动脉与解剖右心室（功能左心室）相连接，形成左心房 – 右心室 – 主动脉、右心房 – 左心室 – 肺动脉的连接关系（箭头所示为室间隔缺损）；H. 彩色多普勒双动脉长轴断面：显示室水平有蓝色右向左分流，收缩期血流进入肺动脉瓣口时速度加快，呈五彩镶嵌色

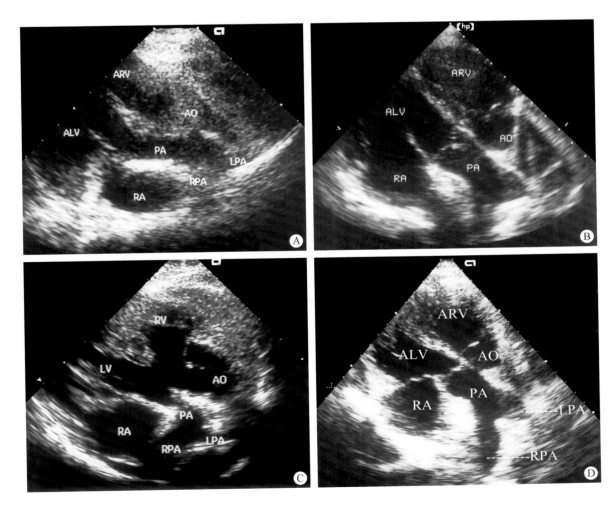

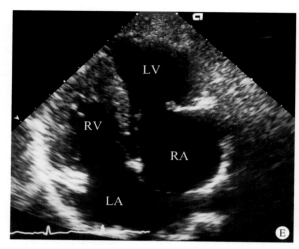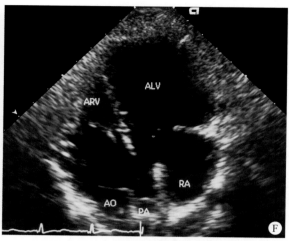

图 46-5　矫正型大动脉转位合并室间隔缺损（心房反位、心室右襻、大动脉转位）

A ~ D. 双动脉长轴断面、不同类型的双动脉双心室长轴断面，显示心房反位，主动脉位于右前方，与解剖右心室相接，而肺动脉位于左后方，与解剖左心室相连接，形成右心房 – 解剖左心室 – 肺动脉的连接关系；E. 四腔心断面：显示心房反位，解剖右心房与解剖左心室相连接，解剖左心房与解剖右心室相连接；F. 五腔心断面: 显示主动脉与解剖右心室相连接，右心房与解剖左心室相连接，而肺动脉起源于解剖右心室

在探查的过程中，应注意识别两条大动脉，可探及弓部者为主动脉，带有动脉分叉的为主肺动脉。

在心尖四腔心断面，可观察心室的部位和形态，除上述三尖瓣的附着点低于二尖瓣外，右心室腔内有调节束，肌束和肌小梁较多、较粗大，心内膜粗糙，而左心室内膜光滑，两者通常较易区别。

在心尖五腔心及双动脉双心室断面，可清晰显示心房、心室与大动脉的连接关系，右心房与左心室相连，心内膜较光滑的左心室与肺动脉相连；而左心房与右心室相连，心内膜较粗糙的右心室则与主动脉相连。极少数患者可伴有十字交叉心。此类患者通常伴有其他心内畸形，如合并 ASD、VSD 及肺动脉瓣狭窄等，并应注意观察动脉的骑跨程度，以便与右室双出口及左室双出口相鉴别。

识别心房、房室瓣叶和心室形态结构是诊断本病的关键，为了进一步证实上述观察到的表现，通常可从剑突下心室短轴断面观察房室瓣叶数目。

在剑突下心室短轴断面观察，正常的右心室位于右上方，左心室位于左下方，二尖瓣口有两组乳头肌，可观察到两组乳头肌的两个附着点，瓣膜开放时呈椭圆形；三尖瓣口有三组乳头肌，可见三个附着点，舒张中期瓣口开放时呈三角形。

对于矫正型 TGA 患者，右心室位于左下方，左心室位于右上方，房室瓣口位置相反，房室瓣叶和乳头肌的形态与正常相似。

（三）多普勒超声心动图

矫正型 TGA 患者如果合并 VSD，采用彩色多普勒检查时，于收缩期在室间隔右心室面可探及红五彩镶嵌色的高速血流；采用连续多普勒检查，可显示位于零线上的高速血流频谱。如果患者合并肺动脉瓣狭窄，收缩期在肺动脉瓣口内可探及位于零线下的高速血流频谱。

（四）声学造影

对于左、右心房判断不清的患者，可进行右心声学造影，帮助识别心房的位置及形态。对于肺动脉高压患者，如彩色多普勒对右向左分流显示不清，注入造影剂后，可明确显示右向左分流的部位、方向和分流量。

（五）经食管超声心动图

在 TTE 难以查明大动脉的空间位置及连接关系时，可采用 TEE 检查。TEE 能够清晰显示心房、心室及大动脉的位置及其连接关系。探头位于 0° 时，显示四腔心断面，可观察到二尖瓣前叶和三尖瓣隔叶的附着点，左侧房室瓣附着点低于右侧房室瓣附着点，左侧心室为右心室，右侧心室为左心室。

将探头置于 120°，并将探头向右旋转时，可显示主动脉与右心室（功能左心室）相连接。探头角度为 90° 时，可显示主肺动脉与左心室（功能右心室）相连接（图 46-6）。

在本病检查过程中，应注意对冠状动脉起源部位的扫查，以获得提示性诊断，从而为手术提供更多的资料，降低手术难度。

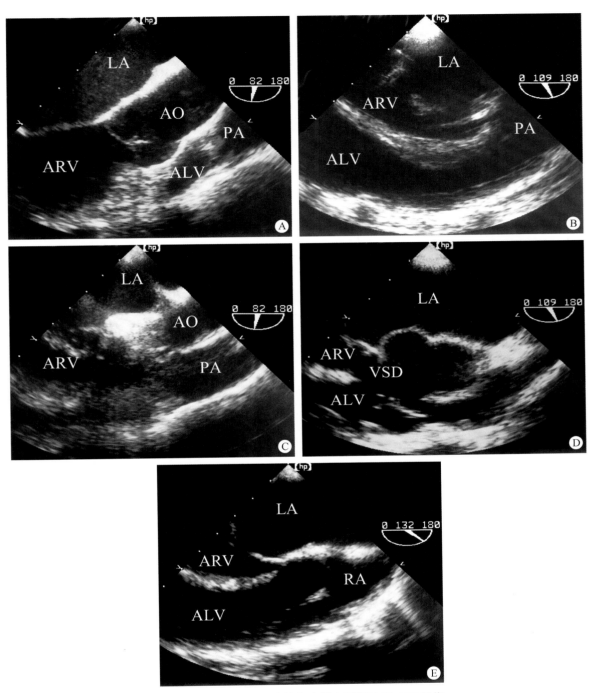

图 46-6　矫正型大动脉转位合并室间隔缺损 TEE 图像

A. 心室长轴断面：显示左心房与解剖右心室（功能左心室）相连接，主动脉起源于解剖右心室，肺动脉起源于解剖左心室；B. 左心房与解剖右心室相连接，肺动脉起源于解剖左心室；C. 双动脉长轴断面：主动脉位于左前方，肺动脉位于右后方，左心房与解剖右心室（功能左心室）相连接；D. 双心室断面：心室左襻，左心房与解剖右心室相连接，右心房与解剖左心室相连接，室间隔出现回声脱失现象；E. 四腔心断面：心房正位，左心房与解剖右心室相连接，右心房与解剖左心室相连接

第五节　矫正型大动脉转位的治疗及术后观察

对于矫正型 TGA 的手术治疗方法有多种，包括功能矫正及解剖矫正，如双调转，心房水平的调转［即心房调转术（Mustard 或 Senning 术式），使其解剖结构的改变得以矫正，并减少左侧房室瓣口血流动力学的压力］，心室水平的调转，大动脉水平的调转等（图 46-7）。

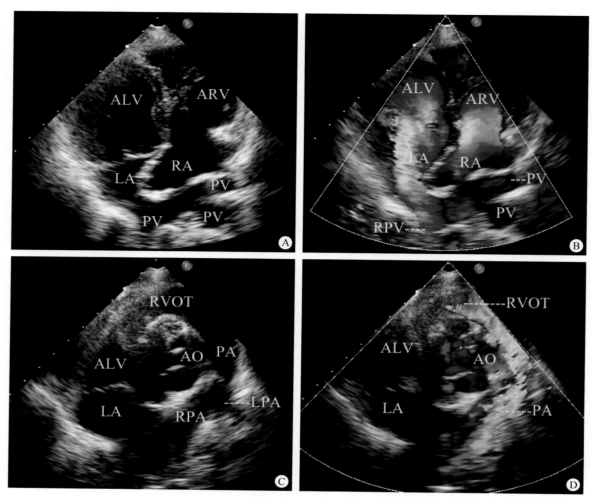

图 46-7 矫正型大动脉转位、心房调转术后

A. 二维超声心动图：显示通过心房调转术，使左心房与解剖左心室相连接，右心房与解剖右心室相连接；B. 彩色多普勒超声心动图：显示肺静脉的血液通过心房进入左心室，右心房的血液进入右心室；C. 显示左心房－左心室－主动脉的连接关系，肺静脉与右室流出道的连接关系；D. 彩色多普勒超声心动图：显示右室流出道的血流进入肺动脉系统，显示左心房－左心室－主动脉的连接关系

超声心动图是临床诊断评价矫正型 TGA 的主要方法，可以明确诊断，发现合并畸形，评价疾病病理生理状态。由于矫正型 TGA 病理解剖为动脉、心室连接不一致，同时伴有心房、心室连接不一致，因此对两条大动脉、心房和心室的识别至关重要，应根据先天性心脏病的节段分析法从心脏位于胸腔的位置、内脏的位置、心房的位置、心室的位置、大动脉的空间方位，以及心房、心室和大动脉三者的连接关系逐步分析识别，以便做出正确的诊断。

由于心室转位，右心室承担了左心室的功能，三尖瓣叶承担了二尖瓣叶的功能，心腔高压力使房室瓣叶的功能受到影响，因此矫正型 TGA 常常伴有大量的功能二尖瓣（解剖三尖瓣）反流。

（一）功能矫正型大动脉转位

功能矫正型 TGA 分为两种：

1. SLL 型 为心房正位、心室左襻、大动脉位置异常，形成大动脉与心房、心室的连接关系为左心房－右心室－主动脉、右心房－左心室－肺动脉。如无任何心内畸形，血流动力学改变与正常人相同。但也可存在室间隔缺损，出现室水平的左向右分流。部分心内复杂畸形患者也可同时伴有心室转位。

2. IDD 型 为心房转位、心室右襻、大动脉转位，也形成左心房－右心室－主动脉、右心房－左心室－肺动脉的连接关系。虽然心房转位，但由于动脉同时转位，主动脉通过右心室仍然接收左心房的肺静脉血，而肺动脉通过左心室仍然接收右心房的血流。

（二）解剖矫正型大动脉转位

极少见，其解剖改变为心房转位、心室右襻，但心室与大动脉的连接关系正常，形成大动脉与心房、心室的连接关系为右心房－左心室－主动脉、左心房－右心室－

肺动脉，其血流动力学的改变与完全型 TGA 相同。因此，如果从血流动力学的角度考虑，未能形成正确的体循环与肺循环的血流动力学过程，应诊断为血流动力学的完全型 TGA，也称为解剖矫正型 TGA 合并孤立性心室转位。

在诊断的过程中，应注意以下三点：

（1）如内脏反位，心房则反位，与上腔静脉及下腔静脉相连接的心房为右心房，心耳为三角形，与肺静脉相连接，心耳为指状应视为左心房。

（2）瓣叶附着点较低，心内肌小梁较多者应视为解剖右心室；而瓣叶附着点较高，心内膜较光滑者应视为左心室。

（3）具有弓状结构并发出头臂干的应为主动脉系统，具有左肺动脉及右肺动脉分支结构的应视为肺动脉，在检查中应注意识别。

第六节　鉴别诊断

1. 与完全型 TGA 相鉴别　矫正型 TGA 应注意与完全型 TGA 相鉴别，因此在检查的过程中，除了注意识别心房、心室及大动脉外，还应检查三者之间的连接关系，避免出现错误诊断。

绝大多数情况下完全型 TGA 患者心房与心室的位置正常，仅出现心室与大动脉的连接关系不一致，所形成的连接关系为：左心房－左心室－肺动脉，右心房－右心室－主动脉。出现心房与心室连接一致，而心室与动脉连接不一致的现象。而且完全型 TGA 患者存在发绀现象，而矫正型 TGA 患者无发绀现象。

2. 与三尖瓣下移相鉴别　由于矫正型左位型 TGA 患者为心室左襻（心室转位），位于左侧的解剖右心室三尖瓣隔叶呈下移状态，经验不足的检查者易将其误认为三尖瓣下移畸形，但如果注意到三尖瓣环不扩大，三尖瓣前叶未呈篷帆状改变，两者即能鉴别。

第七节　超声心动图检查对手术方式选择的指导意义

（一）超声心动图检查应注意的问题

（1）矫正型 TGA 的类型：是 SLL 型（心房正位、心室左襻、大动脉位于左前方）还是 IDD 型（心房反位、心室右襻、大动脉位于右前方）。

（2）瓣叶发育的状况：包括三尖瓣及肺动脉瓣叶装置，瓣口反流量的大小。

（3）肺动脉的压力：肺动脉系统为肺动脉狭窄还是肺动脉高压状态。

（4）双心室的发育：双心室的内径大小及功能状态。

（二）手术的方式

1. 肺动脉环缩手术　对于室间隔缺损较大的患者，肺动脉压力增高，在修复室间隔缺损之前，应先行肺动脉环缩手术，以便减少进入肺动脉瓣口的血流量，降低肺动脉的压力。

2. 瓣膜修复手术　如果仅心室转位（心室左襻），无房间隔及室间隔缺损，但解剖二尖瓣口（功能三尖瓣口）出现中至大量反流，可行瓣膜修复手术。

3. 心房及动脉水平双调转　进行心房及动脉同时调转，从解剖上矫正，使心房及大动脉与心室的连接关系均恢复正常。

4. Senning 和动脉水平双调转手术　此手术的前提为无明显的左室流出道梗阻，但患者可存在 VSD 及三尖瓣关闭不全。如果存在肺动脉高压，可首先采用肺动脉环缩手术，以减少进入肺动脉瓣口的血流，然后进行动脉调转和心房调转（Senning 手术），使部分自体房间隔组织的翻转片位于心房水平，从而改变静脉系统的回流路径，使得左心房的血流进入左心室和主动脉系统，而右心房的血流经右心室进入肺动脉，使其从解剖和血流动力学方面均恢复正常状态（见图 46-7）。

（刘延玲　然　鋆　朱振辉　熊鉴然）

参 考 文 献

胡盛寿 . 2006. 阜外心血管外科手册 . 北京：北京科学技术出版社

刘汉英，等 . 1990. 4300 例彩色多普勒检查临床应用体会及 600 例先天性心脏病手术对比分析 . 中国超声医学杂志，6（增刊）：9

刘延玲，等 . 1985. 声学造影诊断先天性心脏病 . 中华物理医学杂志，7：151

刘延玲，等 . 1987. 彩色多普勒超声心动图诊断先天性心血管畸形的研究 . 中华心血管杂志，15：6-8

张志方，等 . 1981. 球囊导管撕裂房间隔以缓解大动脉错位的青紫 . 中华心血管病杂志，9：180

Caso P，et al. 1998. Diagnostic value of transesophageal echocardiography in the assessment of congenitally corrected transposition of the great arteries in adult patients. Am Heart J，135：43-50

Daskalopoulos DA，et al. 1983. Correlation of two-dimensional echocardiographic and autopsy findings in complete transposition of the great arteries. J Am Coll Cardiol，2：1151-1157

Friedberg DZ，et al. 1970. Clinical profile of patients with congenital corrected transposition of the great arteries：a study of 60 cases. N Eng J Med，282：1053-1059

Hagler DJ，et al. 1981. Atrioventricular and ventriculoarterial discordance（corrected transposition of the great arteries）：wideangle two-dimensional echocardiographic assessment of ventricular morphology. Mayo Clin Proc, 56: 591-600

Houyel L, et al. 1995. Transposition of the great arteries: pathologic anatomy, diagnosis, and surgical management of a newly recognized complex. J Thorac Cardiovasc Surg, 110: 613-624

Khattab K, et al. 2013. Echocardiogram versus cardiac magnetic resonance imaging for assessing systolic function of subaortic right ventricle in adults with complete transposition of great arteries and previous atrial switch operation. Am J Cardiology, 111(6): 908-913

Kotler MN, et al. 1980. Two dimensional echocardiography in congenital heart disease. Am J Cardiol, 46: 1237-1246

Murtuza B, et al. 2011. Anatomic repair for congenitally corrected transposition of the great arteries: a single-institution 19-year experience. J Thorac Cardiovase Surg, 142(6): 1348-1357

Otero-Coto E. 1996. Transposition of the great arteries. J Thorac Cardiovasc Surg, 111: 1289, 1290

Pasquini L, et al. 1987. Diagnosis of coronary artery anatomy by two-dimensional echocardiography in patients with transposition of the great arteries. Circulation, 75: 557-564

Spray TL, et al. 2017. Rob & Smiths Operative Cardiac Surgery. 6th ed. New York: CRC Press

Tonkin IL, et al. 1976. The frontal chest film as a method of suspecting transposition complexes. Circulation, 53: 1016-1025

第四十七章　左心发育不良综合征

（附：右心发育不良综合征）

第一节　概　　述

左心发育不良综合征（hypoplastic left heart syndrom）指左侧心腔和主动脉发育不良的一组复杂先天性心脏病，病变包括左心房和左心室发育不良、主动脉瓣和（或）二尖瓣口狭窄或闭锁、升主动脉发育不良等（图47-1）。

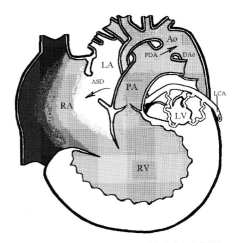

图 47-1　左心发育不良综合征示意图
主动脉及左心室发育不良

左心房和左心室常合并心内膜胶原弹力纤维增生，其原型是主动脉闭锁合并室间隔完整，类似的病变可见于主动脉口极度狭窄或主动脉严重缩窄。1850 年 Canton 等首先报道主动脉闭锁的病例，随后有主动脉闭锁和左心室发育不良、二尖瓣狭窄或闭锁的几组病例报道，包括 1952 年 Lev 等首先报道左室流入道和流出道均发育不良的心脏病变。1924 年 Mueller 将其称为先天性左侧心腔狭窄，1958 年 Noonan 和 Nadas 等将其命名为左心发育不良综合征，20 世纪 70 年代开始采用外科手术治疗。

本病病因不明，有研究者认为与卵圆孔早期狭窄或闭合有关。可有家族史，故有研究者提出可能与遗传等因素有关。其在新生儿中并非罕见，约为每 1 万名成活新生儿中有 1.64 ~ 6.77 人，占先天性心脏病患者的 1.3% ~ 7.5%，但确切发病率尚不清楚。以男性多见，男女之比为（2 ~ 4）:1。本病的预后极差，如不进行手术治疗，几乎所有的患婴可在新生儿期死亡，仅极少数可存活数年。

心室发育不良（hypoplastic ventricle）是左心或右心发育不良综合征最主要的病变，但在不少先天性心脏病患者，可合并左心室或右心室发育不良，并非都属于左心或右心发育不良综合征。如单纯主动脉弓闭锁或发育不良、主动脉瓣闭锁未合并严重的左心室发育不良、二尖瓣闭锁伴巨大的室间隔缺损、二尖瓣闭锁伴正常的主动脉根部等畸形患者，虽然左心室有不同程度的发育不良，但一般认为不应归属于左心发育不良综合征。在左心或右心发育不良综合征患者，心室发育不良通常较严重，同时合并其他左心系统组织结构的明显发育不良。

另外，以下名称和概念涉及心室发育不良，应避免混淆：

1. 心室假性发育不良（ventricular pseudohypoplasia）指在某些先天性心脏病患者，其一侧心室比正常小，或一侧心室扩大使对侧心室相对狭小，如完全性肺静脉畸形引流患者的右心室明显扩张，使左心室受挤压而狭小，但其本身多数没有明显的发育不良。

2. 继发性心室发育不良（secondary ventricular hypoplasia）　指在某些先天性心脏病患者，可合并心室发育不良，但其心室发育不良属于次要和继发性病理改变。

3. 残余心腔（rudimentary chamber）　指在心室双入口或一侧房室无连接等心血管畸形，心房只与一个心室相连接，另外一个心室通常是发育不良的小心室腔，通常有心室流入道和（或）流出道部分缺如，此种心室虽也有发育不良，但属于不完整的心室。

4. 原发性心室发育不良（primary ventricular hypoplasia）又称为真正心室发育不良（true ventricular hypoplasia），指以心室发育不良为主要特征的先天性心脏病，心室腔具有完整心室的所有组成部分，但其中某些或所有部分的组织结构发育不良，心腔狭小，常见于室间隔完整的心室流出道闭锁或发育不良者，如室间隔完整的肺动脉闭锁或主动脉闭锁者。

5. 右心发育不良综合征（hypoplastic right heart sydrome）指右心室心肌发育不良，部分或完全被脂肪、纤维组织等所取代，室壁很薄，缺乏收缩功能，病理解剖和临床类型十分复杂，最轻的类型是右心室普遍发育不良、三尖瓣环缩小，但漏斗部和肺动脉瓣发育相对正常，而最严重的类型是室间隔完整的肺动脉闭锁者合并三尖瓣闭锁。右心发育不良综合征患者的病理和临床表现，基本与左心发育不良综合征者相似，但发育不良的部位相反。

第二节　病理解剖和病理生理

一、病理解剖

左心发育不良综合征患者的基本病理改变是左侧心腔发育不良，主动脉口和（或）二尖瓣口狭窄或闭锁，主动脉发育不良，左心房和左心室往往有心内膜胶原弹力纤维增生症表现。

大多数患者为左位心，内脏、心房正常位，房室连接和心室大动脉连接多数相一致，合并右位心、心房反位等心脏位置异常者比较少见，有的患者可合并其他脏器畸形。

多数患者有心脏扩大，尤其是右心房和右心室明显扩大，右心房壁呈不同程度的肥厚，右心耳大于左心耳，心尖由右心室构成，右心室肥厚、扩张，基本上负担所有体循环、肺循环和冠状循环的血液供应。

上、下腔静脉和冠状静脉窦的血液一般正常回流入右心房，三尖瓣环扩大，右侧房室之间多数有正常的三尖瓣，少数可合并三尖瓣叶增厚、交界处融合、瓣缘卷曲、腱索缩短和乳头肌短小等畸形。冠状静脉窦口多数有轻度扩大，合并左上腔静脉或肺静脉畸形引流入冠状静脉窦者，冠状静脉窦可明显扩大，常合并永存左上腔静脉。

多数患者的肺动脉瓣正常，少数可合并畸形或发育不良甚至狭窄。多数患者的肺动脉形态大致正常，分支完整，但管腔扩大，肺小动脉肌层肥厚，管壁通常明显增厚；少数患者可合并肺动脉口狭窄。

（一）左心房

左心房有不同程度的发育不良、狭小，房壁较薄，心内膜增厚，多数有严重的纤维化，极少数可合并三房心。在胎儿时期卵圆孔提前关闭者，多数合并左心房心内膜严重硬化，左心发育不良通常十分严重，但少数患者的左心发育不良较轻。

房间隔通常增厚，可向左侧移位，多数伴有卵圆孔未闭或房间隔缺损，其中以卵圆孔未闭多见，卵圆孔瓣常脱垂到右心房，形成瘤样突起；房间隔缺损较少见，约占20%，少数为巨大的Ⅱ孔型房间隔缺损或单心房，可合并冠状静脉窦间隔缺损。极少数患者的房间隔完整，多数见于二尖瓣闭锁。

肺静脉常扩张，多数回流入左心房，少数合并肺静脉畸形引流，包括肺静脉经左心房主静脉与无名静脉等畸形引流，少数无法确定肺静脉畸形引流的通道。

（二）二尖瓣

二尖瓣瓣环、瓣膜和其他瓣器出现较严重的病变，80%有小而发育不良的畸形二尖瓣，瓣叶增厚，瓣口狭窄，瓣环狭小，腱索畸形缩短，乳头肌细小且附着处异常，有时乳头肌缺如；其余约20%的病例有二尖瓣闭锁。

二尖瓣发育异常常为二尖瓣缺如或未发育，二尖瓣部位无正常的瓣膜组织，多形成较致密坚韧的纤维组织膜样结构，局部可形成隐窝；或二尖瓣叶完全融合封闭，瓣叶交界处可遗留融合的痕迹。二尖瓣口形成盲端，左心室与左心房之间没有交通。

先天性二尖瓣闭锁比较少见，有作者将其分为两种不同的类型（图47-2）。有人将其列入左心发育不良综合征，也有人将其归入特殊类型的单心室。

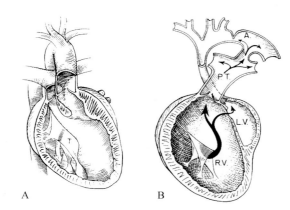

图 47-2　不同类型的二尖瓣闭锁示意图

A.心室部分类似于单心室，伴有大动脉转位或大动脉异位；B.心脏有两个心室，但左心发育不良，合并室间隔缺损，通常有升主动脉发育不良和主动脉弓缩窄（引自 Eliot，et al.1965.Am Heart J，70：6）

有研究者根据大动脉相互的位置关系，将二尖瓣闭锁分为大动脉关系正常和大动脉转位两种类型。也有研究者将二尖瓣闭锁分为三种类型：

A 型：指合并主动脉瓣闭锁，多数患者的室间隔完整，少数有室间隔缺损，左心室形成盲腔，有严重的发育不良。

B 型：指合并主动脉瓣和左心室发育不良，但主动脉发育尚可，多数合并室间隔缺损。

C 型：指主动脉瓣正常，合并左心室发育不良。

（三）左心室

多数患者的左心室有极严重的发育不良，一般非常狭小，左心室壁增厚、僵硬。对于二尖瓣和主动脉瓣均闭锁者，左心室仅为一裂隙，埋藏于肥厚的右心室心肌组织中，左心室腔可完全缺如。对于二尖瓣未闭锁者，左心室多数有心内膜胶原弹力纤维增生症表现，心内膜纤维化、硬化，心室壁和室间隔均严重肥厚，心腔狭小，镜下可观察到心肌细胞排列异常。5%的患婴伴有室间隔缺损。

（四）主动脉和冠状动脉

主动脉瓣可闭锁或有极严重的狭窄，少数患者的主动脉瓣可接近正常，多数伴有室间隔缺损。

在主动脉瓣闭锁患者，通常可观察到主动脉瓣膜交界处融合，中央呈圆顶状隆起，无开口，形成盲端，与细小的升主动脉连接，左心室和主动脉的发育多数严重不良，有时主动脉瓣缺如。有研究者将主动脉瓣闭锁分为三种不同的类型（图47-3）。

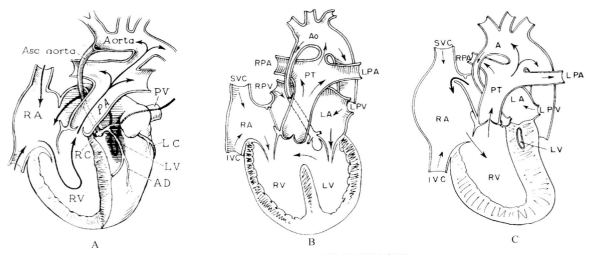

图 47-3　不同类型的主动脉瓣闭锁示意图

（引自 Neufeld，et al.1962.Circulation，25：278）

对于主动脉瓣未闭锁者，主动脉瓣通常增厚、发育不良，往往有严重狭窄，与之相连接的升主动脉的粗细与瓣膜的狭窄程度有关，一般明显小于主肺动脉。

升主动脉多数有程度较重的发育不良，细小，甚至形成线样结构的主动脉。但从发出头臂动脉之后的主动脉系统一般发育尚可，个别患者的主动脉根部和升主动脉可基本正常，多数合并室间隔缺损和主动脉骑跨。

一般为左位主动脉弓，少数为右位。多数伴有主动脉弓狭窄阻塞性畸形，70%以上的患婴合并主动脉缩窄，少数为主动脉弓离断，升主动脉的血液供应多数依靠右侧的动脉导管或主动脉-肺动脉间隔缺损。

本病患者往往合并粗大的动脉导管未闭，直径可与主肺动脉相似，血液从肺动脉→动脉导管→主动脉，动脉导管开口部位的主动脉可有缩窄，有的可合并主动脉-左心室隧道。

冠状动脉一般从主动脉根部发出，开口部位及其分支常无异常，有时可合并冠状动脉畸形。未合并二尖瓣闭锁者可有左心室心肌内窦状隙与冠状动脉相通（ventriculocoronary connection），可与任何部位的冠状动脉相通，形成重要的侧支循环，类似于室间隔完整的肺动脉闭锁者在右心室腔与冠状动脉之间的交通。受累的冠状动脉多数有管壁增厚和阻塞性病变，可伴有心肌缺血、梗死和纤维化。但合并主动脉闭锁和二尖瓣闭锁者通常没有此种交通。

（五）类型

1. 左侧房室连接缺如型　左心室呈狭缝样严重发育不良，二尖瓣叶闭锁或狭窄，其内表面有平滑的内皮层，一般没有胶原弹力纤维增生症的表现。

2. 心内膜胶原弹力纤维增生症型　二尖瓣常存在，但很小，多数有严重的发育不良、畸形；如有主动脉闭锁，通常在左心室与升主动脉之间有纤维肌性隔膜或未穿通的膜样组织，多数合并冠状动脉左心室瘘。

另外，有研究者根据主动脉瓣、二尖瓣和主动脉弓的病理解剖情况，将本病分为主动脉闭锁伴二尖瓣闭锁或狭窄、二尖瓣闭锁、二尖瓣狭窄、主动脉弓闭锁和主动脉弓发育不良等五种类型，但主要病变都是左心室发育不良。

二、病理生理

由于本病患者的病理解剖差异大，血流动力学变化比较复杂。多数患者的右侧心腔同时接收来自体循环和肺循环的血液，右心室同时是全身循环的动力心室，可出现右侧心腔扩张、肥厚，心脏的功能基本上与单心室类似，在没有肺动脉狭窄者，其右心室和主肺动脉收缩期压力与体循环系统相等，甚至更高。

在二尖瓣闭锁者，左侧房室之间没有直接交通，左、右心房之间常有明显的压力阶差，左心房压力往往明显高于右心房，从肺静脉回流的左心房血液，只能经未闭卵圆孔、房间隔缺损或肺静脉畸形引流等进入右心房，与体循环静脉血混合，再经三尖瓣口入右心室，搏入主肺动脉，部分血液可经动脉导管分流到主动脉，肺动脉和主动脉血液的氧饱和度几乎一样，除非伴有严重的肺静脉回流受阻和肺水肿，主动脉血液一般只有轻度的低氧血症，否则缺氧将十分严重。

体循环的血流量主要取决于房水平和动脉导管的分流，多数患者的体循环呈低灌注状态，主动脉弓往往出现逆向血流，冠状动脉的血液供应多数来自逆行灌注。

对于房间隔完整或房水平分流受限制者，除非合并肺静脉畸形引流或冠状静脉窦间隔缺损等病变，肺静脉回流到左心房的血液难以分流到右心房，造成肺静脉淤血，同时右心房血液的氧饱和度多数严重降低。如果没有动脉导管未闭等其他分流病变，胎儿通常难以存活；即使存活，出生后多数随着动脉导管自然闭合而很快死亡。

在动脉导管发生闭合前，主肺动脉与降主动脉之间可出现不同程度的压力阶差，降主动脉压低于主肺动脉，动脉导管越窄，此压力阶差越大，降主动脉压越低，周围灌注越差，低氧血症和酸中毒越严重。对于主动脉瓣未闭锁和合并肺动脉口轻度狭窄者，主动脉往往可获得较多的血液供应，有利于延长患者存活时间。

由于左侧心腔发育不良，功能严重障碍，右心通常同时负担全身的血液循环，多数患者的肺血流量明显增加，加上肺静脉淤血，可早期出现肺动脉高压，右侧心腔可出现明显的肥厚、扩张，心肌耗氧量增加，但冠状动脉的血液供应往往异常，造成心肌缺血缺氧，可早期导致进行性心力衰竭。

第三节 临床表现和辅助检查

一、临床表现

多数患婴为足月新生儿，出生时一般貌似正常，但常在数日内出现症状，哭闹或进食时加重。多数患婴很快出现心力衰竭、进行性代谢性酸中毒、高血钾等，往往迅速死亡。在病情相对稳定者，一般有呼吸急促、皮肤苍白厥冷、四肢末端发绀，可有缺氧发作，但病情往往迅速恶化，尤其是随着动脉导管自然闭合，可迅速致死。

体检可观察到患婴发育营养较差，呼吸急促，鼻翼煽动，皮肤苍白。出生几天之内，患婴发绀一般较轻，随后逐渐加重，出现面色青紫、反应差、四肢凉，有的有杵状指（趾）。

颈动脉等脉搏细弱，合并主动脉缩窄者其上、下肢血压有明显差别，多数有周围水肿、肝脏明显肿大。心前区隆起，右心室搏动弥散、增强。肺底多数有细湿啰音。心音一般较响亮、清脆，具有特征性的单一亢进的第二心音，肺动脉瓣区多数有收缩早期喀喇音。60% 以上有奔马律。可有非特异性收缩期杂音，常较轻而柔和，有的可呈连续性，伴室间隔缺损者偶尔可有较响亮的收缩期杂音。一般没有心前区震颤，如果发现震颤，往往

不支持本病。

二、辅助检查

心电图多数为窦性心律，电轴右偏，右心房扩大，右心室肥厚、扩大，50% 患婴的右侧胸前导联 QRS 波群呈 qR 型，左侧胸前导联通常没有正常的间隔 q 波，可有广泛的 ST-T 改变。可出现各种心律失常，室颤的发生率较高。

胸部 X 线检查显示出生后心脏即有轻度增大，随着临床状况恶化而心脏进行性扩大，以右心房和右心室扩大明显，多数呈球形，心尖稍上翘，肺动脉段通常突出，肺部心血管纹增加。多数患婴有肺水肿表现。

除少数疑难病例外，通常无须采用心导管检查和心血管造影。心导管检查可检出心血管分流，主肺动脉与降主动脉之间，以及左、右心房之间的压力阶差等。即使没有二尖瓣闭锁，心导管进入左心室也十分困难。心血管造影可显示左心室、升主动脉发育不良，右侧心腔扩大，多数有粗大的动脉导管，可检出房水平分流。房室瓣和（或）主动脉瓣闭锁者，造影有相应的特殊表现。

动脉血气分析可接近正常或出现不同程度的代谢性酸中毒，有严重肺水肿者低氧血症明显，有时可出现低血糖、高血钾等。

第四节 超声心动图检查

一、左心发育不良综合征

（一）M 型超声心动图

M 型超声心动图检查可得到提示性诊断，但通常不能确诊，本病的确诊主要依靠二维超声心动图。

多数患者主动脉波群显示主动脉内径细窄，主动脉瓣开放受限或闭锁，由于二尖瓣发育异常，多数患者左心房向左心室排血受阻，左心房增大，右室流出道增宽。

而二尖瓣波群则显示右心室明显增大，左心室内径极小，部分患儿的左心室腔呈裂隙状改变，室间隔与左室壁明显增厚，运动僵硬。

肺动脉波群可观察到肺动脉内径多数明显增宽，肺动脉瓣开放的运动曲线可呈正常状态，但也可呈"W"形或"V"形，即出现不同程度的肺动脉高压。一般情况下，三尖瓣波群显示右心房、室内径均较大，三尖瓣环扩大，三尖瓣叶运动幅度增大。

（二）二维超声心动图

二维超声心动图检查是诊断本病的主要方法，能清晰显示发育不良的具体部位，如显示房室瓣叶、半月瓣叶发育不良或闭锁；观察心室发育不良的解剖改变，如

心室及动脉发育不良的程度,病变部位瓣膜形态的改变,发育不良或闭锁的部位及水平,心腔的大小,室壁的厚度及运动状况。因此,二维超声心动图检查是无创诊断本病的首选方法。

左心室长轴断面显示心脏呈球形,从主动脉根部至降主动脉,包括升主动脉和主动脉弓,均发育细小,主动脉瓣开放受限或闭锁,左心房、右心房、右心室均明显扩大。左心室壁通常极厚,有效心腔极小,但呈球形。部分患者的二尖瓣开放受限或呈闭锁状。

心尖四腔心断面可观察到左心房及右心房、右心室内径明显增大,左心室腔极小,心室壁增厚,心内膜回声增强,二尖瓣开放幅度减小或闭锁。由于左心房的排

血受阻,左心房压力升高,房间隔可向右心房膨出。

左心室短轴断面显示右心室内径增大,失去原有的月牙状形态,成为半圆形,而左心室通常为圆形,室壁极厚,左心室腔内径极小,收缩期与舒张期腔径基本无变化。收缩期部分患者的左心室表现类似于肉球状。而心尖五腔心断面,探头从四腔心断面顺时针旋转约30°时,可观察到主动脉内径极细小,主动脉瓣开放幅度减小或闭锁,右心室呈球形,室壁薄,心肌收缩力减低,左心房明显增大,左心室腔径减小。

在观察心室发育及其与大动脉的连接关系、瓣膜启闭状况的同时,应注意右心房及上、下腔静脉的发育状况和形态,右心负荷增加,上、下腔静脉内径可增宽(图47-4)。

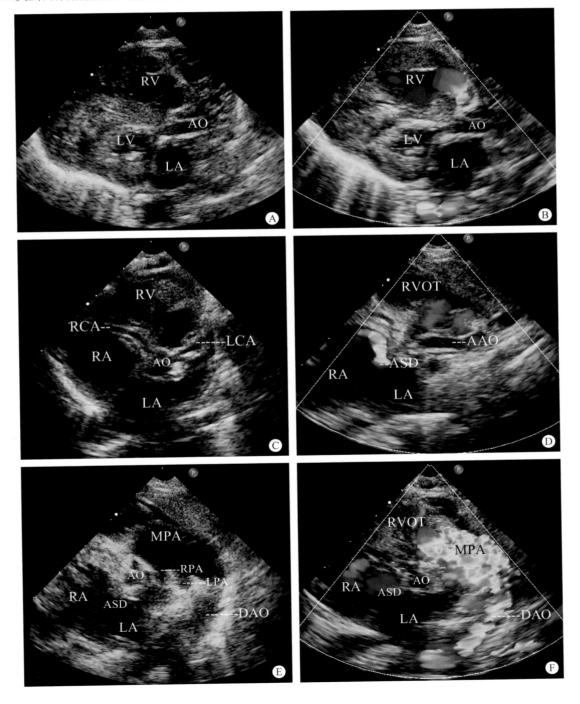

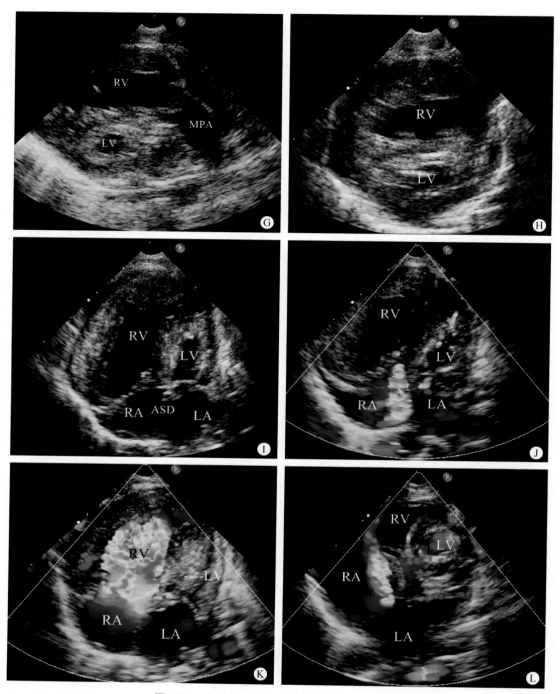

图 47-4　主动脉及二尖瓣闭锁合并房间隔缺损

A. 左心室长轴断面：主动脉细小，左心室腔极小，有效心腔径明显减小，二尖瓣口呈闭锁状态，室间隔与左心室壁明显增厚，右心室增大；B. 彩色多普勒左心室长轴断面：显示无过主动脉瓣口血流；C. 大动脉短轴断面：主动脉细小，双心房及右心室内径增大；D. 彩色多普勒升主动脉长轴断面：主动脉发育不良，双心房及右心室增大，房水平出现左向右分流；E. 肺动脉长轴断面：主动脉发育不良，肺动脉内径明显增宽，房间隔出现回声中断现象，主肺动脉通过动脉导管与降主动脉相连接；F. 彩色多普勒肺动脉长轴断面：显示肺动脉血流通过动脉导管与降主动脉相连续；G. 右心室 - 肺动脉长轴断面：左心室发育不良，呈肉球样改变，右心室增大，肺动脉内径增宽；H. 左心室短轴断面：右心增大，而左心室腔径明显减小，室间隔与心室壁明显增厚；I. 四腔心断面：双心房及右心室增大，左心室有效腔径明显减小，二尖瓣口呈闭锁状态，房间隔中部回声脱失；J. 彩色多普勒四腔心断面：收缩期三尖瓣口出现蓝五彩镶嵌色的反流性血流，心肌内出现窦状隙样血流；K. 舒张期彩色多普勒四腔心断面：舒张期二尖瓣口无血流通过，三尖瓣口血流明显增加；L. 彩色多普勒双心房左心室短轴断面：房水平出现左向右分流，左心室心肌内出现窦状隙样血流

　　在部分左心发育不良的患者中，可出现主动脉瓣闭锁，但心室腔内无室间隔组织，呈单心室。

　　由于主动脉瓣闭锁，通常升主动脉及主动脉弓发育

不良，或升主动脉呈条索状改变，部分患者的无名动脉、颈总动脉及锁骨下动脉起源部位也可以异常。

　　左心室长轴及大动脉短轴断面：未能探及明确的

主动脉瓣叶启闭活动，主动脉内径极窄或呈条索状改变，且回声增强，肺动脉内径明显增宽。从无名动脉、颈总动脉及锁骨下动脉发出的部位，主动脉内径增宽，但也有极少数患儿的无名动脉、颈总动脉及锁骨下动脉起源于肺动脉的前侧壁，而左、右肺动脉起源于肺动脉的后壁，降主动脉通过未闭动脉导管与主肺动脉相连续（图47-5）。此种类型极易与共同动脉干和肺动脉闭锁混淆。

但多数左心发育不良患者，二尖瓣闭锁或发育不良同时伴有主动脉弓发育不良及闭锁。

部分左心发育不良的患者于左心室长轴及心尖四腔心断面观察时，无二尖瓣叶的启闭运动或瓣叶发育不良，开放幅度减小，瓣环部位可呈条索状的强回声带或呈幼牙状的发育不良的瓣叶，升主动脉和（或）主动脉弓部内径窄小。于左心室短轴断面观察时，左心室壁虽然增厚不明显，无肉球样改变，但可呈条索状或缝隙状变化，左心室腔狭小；由于二尖瓣叶闭锁或发育不良，左室流入道受阻，左心房增大，房间隔可向右心房侧膨出，部分患者在四腔心、大动脉短轴及剑突下双心房断面可探及房间隔的回声脱失（图47-6）。

少数二尖瓣闭锁的患者可伴有内脏及心房转位等病变。由于二尖瓣闭锁，左心室发育极差，心腔呈狭缝状，此时应注意探查二尖瓣环部位是否存在呈隔膜样的二尖瓣组织结构；如果在此类患者无室间隔缺损，通常伴有房间隔缺损，两条大动脉均从右心室发出。

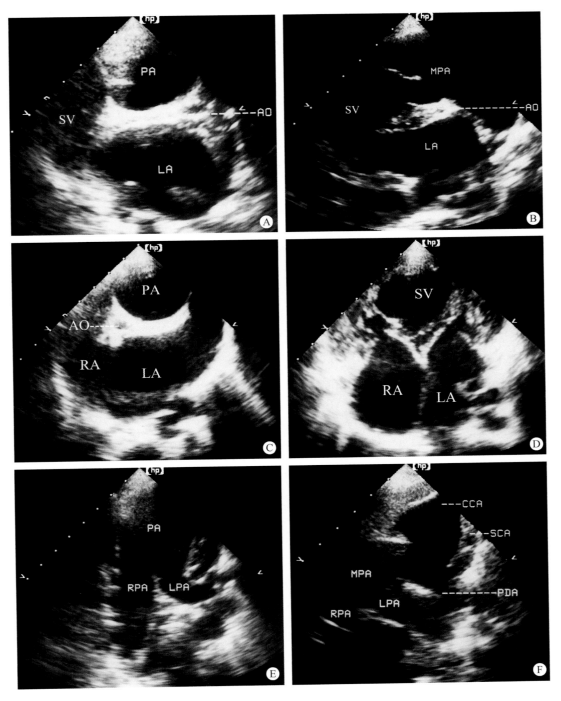

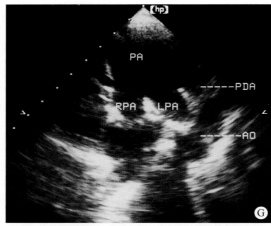

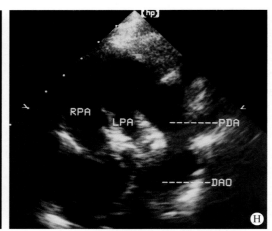

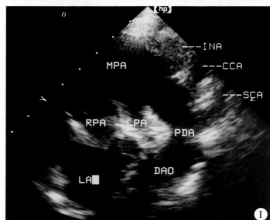

图 47-5 主动脉闭锁、单心室和动脉导管未闭

A. 心室长轴断面：肺动脉内径明显增宽，肺动脉后壁显示回声较厚的条状组织，心室腔内无室间隔组织；B. 心室长轴断面：心室腔内无室间隔组织，左心房增大，肺动脉内径明显增宽，主肺动脉后壁可显示呈闭锁状、条索状改变的主动脉；C. 大动脉短轴断面：肺动脉明显增宽，主动脉腔径明显减小，管壁增厚；D. 四腔心断面：心室腔内无室间隔组织；E. 主动脉升弓部断面：显示增宽的主肺动脉及左、右肺动脉和从肺动脉发出的颈总动脉及锁骨下动脉，并可探及未闭动脉导管；F. 肺动脉-降主动脉断面：显示增宽的肺动脉系统及通过动脉导管与肺动脉相连续的降主动脉；G. 降主动脉长轴断面：降主动脉通过未闭动脉导管与主肺动脉相连续；H. 胸骨上窝断面：显示增宽的主肺动脉通过未闭动脉导管与降主动脉相连；I. 主动脉弓断面：可显示主肺动脉及左、右肺动脉，主肺动脉内径明显增宽，无名动脉、颈总动脉及左锁骨下动脉起源于主肺动脉，主肺动脉通过未闭动脉导管与降主动脉相连接

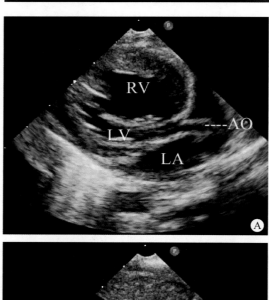

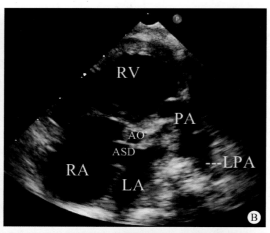

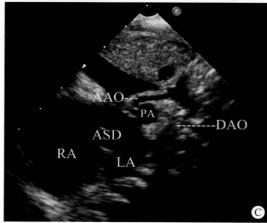

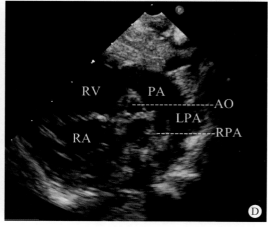

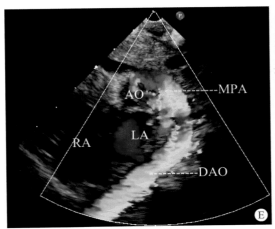

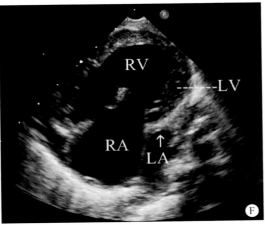

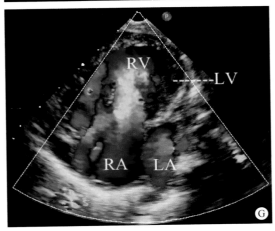

图 47-6 左心发育不良综合征、二尖瓣闭锁、主动脉瓣闭锁和房间隔缺损

A.左心室长轴断面：右心室明显增大，升主动脉细小，左心室腔径呈缝隙状改变；B.大动脉短轴断面：右心房室内径明显增大，主动脉内径窄小，肺动脉内径明显增宽，房间隔出现回声中断现象；C.主动脉弓长轴断面：主动脉升弓部发育不良，内径窄小，右心房增大，房间隔回声中断；D.肺动脉长轴断面：主动脉细小，肺动脉内径明显增宽；E.彩色多普勒肺动脉长轴断面：降主动脉血流通过未闭动脉导管与肺动脉相延续；F.四腔心断面：右心房室增大，左心室明显减小，呈缝隙状改变，二尖瓣呈闭锁状态（箭头所示）；G.彩色多普勒四腔心断面：舒张期房室瓣口开放时，二尖瓣无瓣叶启闭运动及血流通过，而三尖瓣口通过的血流量增大

（三）多普勒超声心动图

对于左心发育不良综合征患者，彩色多普勒超声可显示左心室腔发育极差，似原始的心室腔，心腔径极小，血流呈湍流状，进入细小的主动脉后呈红五彩镶嵌色的高速血流。

对于二尖瓣发育不良的患者，由于二尖瓣叶开放幅度小，左心房进入左心室的血流受阻，左心房进入左心室的血流量减小，或无血流通过（见图 47-6G），左心房增大。部分患者二尖瓣闭锁，房水平可出现红色的左向右分流（见图 47-4L）。如二尖瓣叶发育不良或呈隔膜样改变，瓣叶关闭不良，可出现二尖瓣反流，于左心房侧可探及五彩镶嵌色的高速血流；采用连续多普勒测量时，收缩期可出现位于零线下的高速血流频谱。合并室间隔缺损的患者，于室水平可探及分流。

二、右心发育不良综合征

（一）M 型超声心动图

M 型超声的表现大致与左心发育不良综合征相反，发育不良的表现出现在右心，心室波群显示右心室腔极小，似裂隙状，右心室壁增厚、僵硬，三尖瓣发育差或

呈闭锁状，多数难以探及肺动脉瓣。左侧心腔、主动脉及主动脉瓣发育一般正常。

（二）二维超声心动图

右心发育不良综合征于左心室长轴断面观察时表现为右心室壁明显肥厚，几乎观察不到右心室腔，多数患者呈裂隙状改变，但在部分患者也可存在极小的右心室腔，而主动脉、左心室及左心房发育正常。心尖四腔心及左心室短轴断面则显示右心室腔呈肉球样改变，心室壁增厚，三尖瓣发育不良，或呈隔膜样改变，心室收缩时右心室腔呈密闭状态（图 47-7）。在大动脉短轴断面观察时，肺动脉系统发育差，常伴有肺动脉瓣闭锁。但在部分患者，也可出现双心房增大，而双心室均发育不良，双心腔呈缝隙状改变，但仍以右心室发育不良为著。

在右心室发育不良的患者，由于右心室及肺动脉系统发育不良，右心血流排出受阻，右心房的压力增高，房间隔可向左心房膨出或伴有房间隔缺损。大部分患者可同时伴有肺动脉发育差，多数有肺动脉和（或）瓣口狭窄，开放受限。极少数患者的心脏位置可以异常，并伴有十字交叉心，其表现为左心房、左心室及二尖瓣与右心房、右心室及三尖瓣的位置互相垂直。

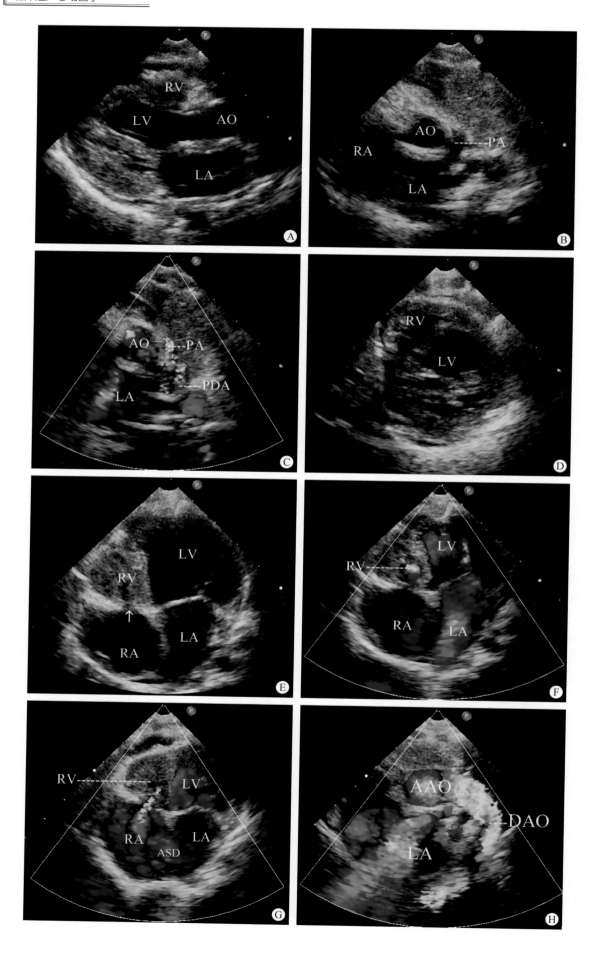

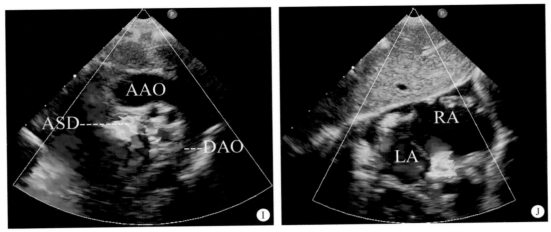

图 47-7　右心发育不良综合征、肺动脉瓣闭锁和三尖瓣闭锁

A.左心室长轴断面：右心室极小，右心室壁增厚；B.大动脉短轴断面：肺动脉系统发育不良，无肺动脉瓣叶启闭现象，主肺动脉近端融合，主肺动脉远端发育不良；C.彩色多普勒大动脉短轴断面：肺动脉内可探及源于未闭动脉导管的血流，进入肺动脉后呈五彩镶嵌色；D.左心室短轴断面：右心室壁增厚，有效心腔径明显减小；E.四腔心断面：右心室腔发育不良，呈缝隙状，三尖瓣叶呈隔膜样改变（箭头所示）；F.彩色多普勒四腔心断面：舒张期三尖瓣口可通过少量红色血流；G.彩色多普勒四腔心断面：收缩期三尖瓣口可探及少量反流性蓝色血流；H.彩色多普勒主动脉弓长轴断面：主动脉系统血流通畅，肺动脉血流明显减少；I.彩色多普勒主动脉弓长轴断面：肺动脉系统发育不良，房水平出现分流现象；J.彩色多普勒双心房断面：房水平呈蓝色的右向左分流

极少数右心发育不良的患者还可同时存在冠状动脉疾病，如右冠状动脉扩张及冠状动脉瘘等。右冠状动脉扩张时，应注意有无冠状动脉瘘，尤其是瘘入右心室腔内，因右心室发育不良而右心室有效心腔径减小，瘘口部位难以清楚显示，尤其是由于心室发育不良致使窦状隙开放，心肌内出现血流信息，两者之间应注意鉴别（图 47-8）。

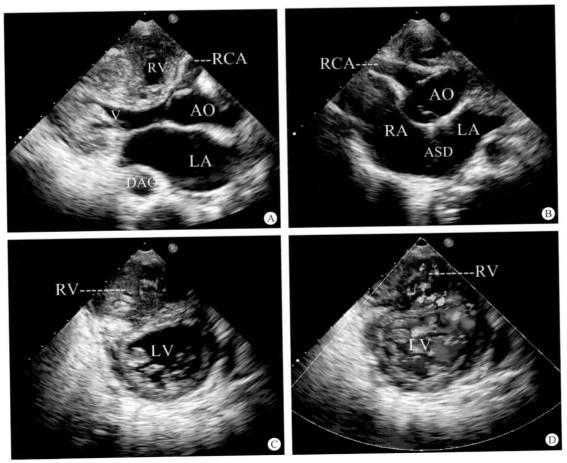

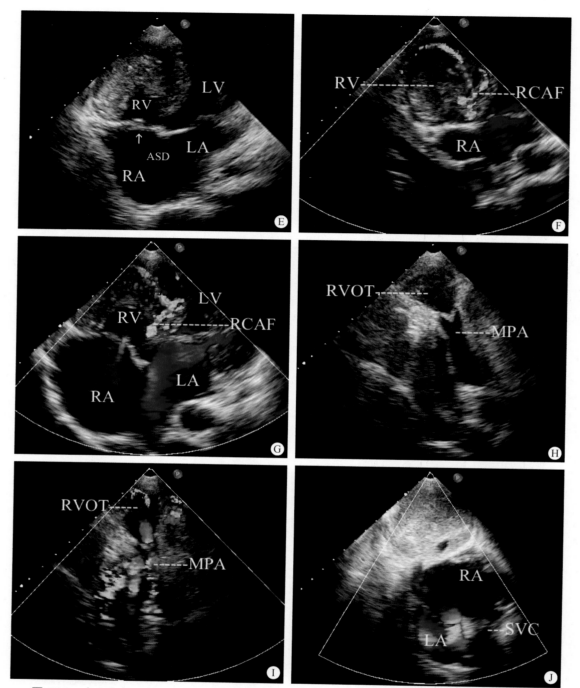

图 47-8　右心发育不全综合征、肺动脉闭锁、三尖瓣闭锁、房间隔缺损和右冠状动脉瘘入右心室

A. 左心室长轴断面：右心室有效心腔径减小，右冠状动脉明显扩张；B. 大动脉短轴断面：右冠状动脉明显扩张，房间隔中部回声中断；C. 左心室短轴断面：右心室有效心腔径明显减小，左心室内径在正常范围；D. 彩色多普勒左心室短轴断面：显示右心室心肌内出现丰富的窦状隙血流；E. 四腔心断面：右心室壁明显增厚，有效心腔径明显减小，三尖瓣叶呈隔膜样改变，其中心部位可显示孔状交通口（箭头所示）；F. 右心房室断面：显示右冠状动脉瘘入右心室的部位及右心室心肌内窦状隙的血流；G. 彩色多普勒四腔心断面：显示右心室腔径减小，右冠状动脉瘘入右心室腔的部位，收缩期三尖瓣口可探及微量反流；H. 肺动脉长轴断面：肺动脉发育不良，肺动脉瓣叶增厚，开放幅度明显减小；I. 彩色多普勒肺动脉长轴断面：可探及少量血流进入肺动脉系统；J. 彩色多普勒剑突下双心房断面：右心房增大，房水平出现蓝色的右向左分流

（三）多普勒超声心动图

　　右心发育不良的患者，三尖瓣叶开放受限，右心房压力增高，房间隔呈瘤样向左心房膨出，房水平出现蓝色的右向左分流（见图 47-7 和图 47-8J），患者如同时伴有

肺动脉瓣狭窄，收缩期肺动脉内的血流呈五彩镶嵌色，连续多普勒可探及位于零线下的高速血流。

　　由于房室瓣发育不良，瓣叶关闭不拢，房室瓣口可出现反流，引起心房增大，心房侧可探及源于房室瓣口的反流性血流束，呈蓝色（见图 47-7G 和图 47-8G）。

虽然部分患者的三尖瓣口未能完全闭锁，但由于发育不良，心腔内压力较低，血流速度较慢，舒张期可探及微量的红色血流通过（见图 47-7F）。

彩色多普勒还可显示左心室或右心室的心肌内窦状隙与冠状动脉相通的侧支循环血流。

三、鉴别诊断

1. 肥厚型心肌病　本病均发生于婴幼儿，而肥厚型心肌病通常发生于成人。本病虽然显示心肌肥厚，发育不良的心室呈原始心室，但心肌回声纹理均匀；而肥厚型心肌病的心肌回声紊乱，颗粒粗糙，故两者较易鉴别。

2. 共同动脉干　对主动脉瓣闭锁及升主动脉发育不良的患者，应注意与共同动脉干鉴别。如增宽的动脉干同时发出左、右肺动脉，并且此动脉通过未闭动脉导管与降主动脉相连，通常此动脉干为肺动脉。在检查过程中，应注意查找发育不良的主动脉系统，避免诊断错误。

3. 单心室　在一侧心室发育不良的患者，尤其是心室的心腔呈缝隙状改变时，应注意与单心室鉴别。在鉴别过程中，应注意房室瓣环的数目，避免漏检由于瓣叶闭锁而导致的房室瓣环发育差，将发育不良的心室误认为流出腔，从而将其误诊为单心室。

左心发育不良综合征或右心发育不良综合征为一组心内复合畸形，从心脏在胸腔中的位置异常到房室瓣叶、半月瓣叶、房间隔及室间隔的连续性、心室的发育状态、大动脉的起源部位到两大动脉的发育不良均可成为左心发育不良或右心发育不良综合征的组成部分，因此在检查的过程中应根据节段分析方法逐一进行检查，避免出现漏诊。

左心发育不良综合征为左心系统发育差，有效腔径明显减小，二尖瓣闭锁或呈隔膜样改变，同时合并房间隔缺损和（或）室间隔缺损。由于左心系统发育不良，两条大动脉常起源于右心室，或主动脉起源于左心室，但同时出现主动脉弓发育不良。如部分患者可伴有主动脉细小，主动脉瓣闭锁，主动脉弓发育不良、离断或缺如。因此，在检查的过程中应注意与单心室鉴别。由于二尖瓣发育不良或呈闭锁状态，一侧心室发育极差，与单心室的残余心腔极相似，此时应注意观察发育不良的小心腔，其瓣环部位是否存在二尖瓣的解剖结构改变，如确定为二尖瓣叶闭锁或为发育不良呈隔膜样改变，此时应视为存在发育不良的左室流入道结构，而发育不良的心腔为左心室腔。在左心发育不良的患者，应注意检出发育不良的极细的升主动脉、主动脉弓及降主动脉，并且对血流动力学改变做出合理的解释，因此同时应注意对房间隔缺损、动脉导管未闭的检出。

右心发育不良综合征为右心室发育较差伴三尖瓣发育不良，呈隔膜样改变，瓣叶短小，呈幼牙状或闭锁。部分患者可合并肺动脉闭锁及发育不良，并伴有房间隔缺损、室间隔缺损或动脉导管未闭，以完成体循环及肺循环的需要。右心发育不良综合征多伴有肺动脉闭锁，但极少同时存在大动脉转位，而三尖瓣闭锁的患者极少同时伴有肺动脉闭锁，但部分患者可同时存在大动脉转位。在检查右心发育不良综合征患者时，应注意与三尖瓣闭锁鉴别。

（刘延玲　熊鉴然）

参考文献

刘延玲，等 . 1987. 彩色多普勒超声心动图诊断先天性心血管畸形的研究 . 中华心血管杂志，15：6-8

Aiello VD, et al. 1990. Morphologic features of the hypoplastic left heart syndrome—a reappraisal. Pediatr Pathol, 10：931-943

Bailey LL, et al. 1990. Hypoplastic left heart syndrome. Pediatr Clin North Am, 37：137-150

Covitz W, et al. 1982. Echocardiographic assessment of the aortic root in syndromes with left ventricular hypoplasia. Pediatr Cardiol, 2：19-23

Edwards BS, et al. 2000. Synopsis of Congenital Heart Disease. Armonk：Futura Publishing Company, Inc

Farooki ZQ, et al. 1976. Echocardigraphic spectrum of the hypoplastic left heart syndrome：a clinicopathologic correlation in 19 newborns. Am J Cardiol, 38：337-343

Freedom RM, et al. 1985. The hypoplastic right heart complex. Semin Roentgenol, 20：169

McKenna WJ, et al. 1994. Diagnosis of arrhythmogenic right ventricular dysplasia/cardiomyopathy. Br Heart J, 71：215-218

Park MK. 2002. Pediatric Cardiology for Practitioners. New York：Mosby, Inc

Phoon CK, et al. 1997. Conditions with right ventricular pressure and volume overload, and a small left ventricle："hypoplastic" left ventricle or simply a squashed ventricle? J Am Coll Cardiol, 30：1547-1553

Sahn DJ, et al. 1978. Echocardiographic diagnosis of atrial septal aneurysm in an infant with hypoplastic right heart syndrome. Chest, 73：227-229

Sinha SN, et al. 1968. Hypoplastic left ventricle syndrome. Analysis of thirty autopsy cases in infants with surgical considerations. Am J Cardiol, 21：166-173

Snider AR, et al. 1997. Echocardiography in Pediatric Heart Disease. 2nd ed. New York：Mosby-Year Book, Inc

Weinberg PM, et al. 1986. Postmortem echocardiography and tomographic anatomy of hypoplastic left heart syndrome after palliative surgery. Am J Cardiol, 58：1228-1232

Yagel S, et al. 1986. Prenatal diagnosis of hypoplastic left ventricle. Am J Perinatol, 3：6-8

第四十八章　共同动脉干

第一节　概　述

共同动脉干（truncus arteriosus，简称共干）又称共同主动脉-肺动脉干（common aorticopulmonary trunk）或永存共同动脉干（persistent truncus arteriosus）等，1798年由 Wilson 首先报道其解剖病例，1864年由 Buchanan 首先描述其临床表现及尸检的病理解剖，当时称为未分开的动脉干（undivided truncus arteriosus）。

共同动脉干系原始动脉干在发育分隔过程中早期停止，保持胚胎时期从心底部发出单一动脉干所致。其基本特征是单条动脉干起源于两个心室腔的基底部，仅有一组半月瓣，肺动脉从大动脉干发出，肺动脉与右心室之间没有直接联系，由单一动脉干同时供应体循环、肺循环和冠状动脉血液，多数合并室间隔缺损（VSD）。

本病是一组罕见的复杂先天性心脏病，发病率占新生儿的0.0043%，占先天性心脏病患者的0.5%～3%，占1岁以内出现症状的先天性心脏病患者的2.1%，占尸检的1%～4%，发病无明显的性别差异。

本病的预后很差，如未及时治疗，平均存活不足4个月，绝大多数在1岁内夭折，50%于出生后1个月内死亡，存活1年以上者仅12%，且多数已发生不可逆性肺血管严重病变，心功能极差，丧失手术机会。故对共同动脉干应尽早明确诊断，进行根治性手术，可望提高存活率。

在病理解剖上，共同动脉干与假性共同动脉干、半共同动脉干、主动脉-肺动脉间隔缺损等先天性畸形不同，概念上容易混淆。

假性共同动脉干（pseudo-truncus arteriosus）：一般指肺动脉瓣闭锁合并 VSD 和动脉导管未闭，肺动脉血液从动脉导管分流而来，与主动脉血液的来源相同，但肺动脉根部仍然有残迹。

半共同动脉干（hemi-truncus arteriosus）：指一侧肺动脉起源于升主动脉，另一侧肺动脉仍然起源于右心室，肺动脉瓣发育良好，属于肺动脉异常起源，将附于本章作为最后一节讨论。

共同动脉干也与主动脉-肺动脉间隔缺损不同，差别在于后者有两组半月瓣，两条大动脉与心室之间的关系仍然存在，室间隔通常没有明显异常（详见第二十四章）。

第二节　病理解剖和病理生理

一、病理解剖

一般认为，共同动脉干主要系球嵴及心球间隔发育缺陷，原始动脉干未能正常分隔发育成主动脉和主肺动脉所致，主动脉与主肺动脉之间的间隔不完全或缺如，同时多数伴有肺动脉锥体远端发育障碍，有高位 VSD 形成。患者的心脏位置及各节段关系多数正常，多数为左位心，内脏和心房正位，心室右襻，房室连接关系正常。少数可出现上述心脏位置和节段关系的异常，包括任何类型的房室连接，但通常认为，诊断共同动脉干，其房室连接应当一致。

（一）大动脉干

只有一支大动脉干，骑跨于左、右心室上，或起自一侧心室。如右心室形成共同动脉干漏斗部，动脉干同时接收两个心室腔排出的血液（图48-1）。共同动脉干根部骑跨在左、右心室中间，两边各占一半者约占60%，偏向左侧或右侧者各占20%左右。

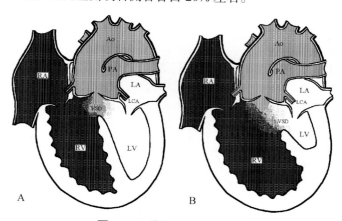

图 48-1　共同动脉干示意图

A. 大动脉干骑跨于室间隔上，室间隔缺损位于大动脉干瓣下；

B. 大动脉干起源于右心室，显示心腔内仅有一组半月瓣和高位 VSD

从共同动脉干发出体循环、肺循环和冠状循环的动脉系统。一般在共同动脉干窦部上方发出肺动脉干，并分出左、右肺动脉，或左、右肺动脉分别从共同动脉干直接发出，而在正常部位没有主肺动脉和左、右肺动脉发出，右室流出道形成盲端，肺动脉与右心室没有直接联系。可伴有一侧肺动脉缺如、肺动脉开口处狭窄或肺动脉发育不良等病变，影响肺循环阻力和血流量。

（二）半月瓣

共同动脉干根部即大动脉瓣口，仅有一组半月瓣，称为共同动脉干瓣（truncal valve）。共同动脉干瓣叶的数量，从单瓣叶到六瓣叶不等，以三瓣叶者多见（49%～69%），四瓣叶者次之（11.3%～26.5%），有的仅为两瓣叶（1.2%～30%），少数为单瓣叶（4%），极少数

为五瓣叶（0.5%～2%），甚至六瓣叶（1.2%）。

共同动脉干瓣膜本身可正常，与二尖瓣之间一般有纤维连续性，而与三尖瓣之间不连续，两者之间有肌性圆锥组织，但不少患者的共同动脉干瓣叶可出现增厚、冗长、粘连、松软和变形，边缘可呈结节状纤维化。瓣叶数量多者，瓣叶的大小不等，其中常有发育不全的瓣叶，部分瓣叶可出现交界处融合等。2.2%～58.3%的患者合并共同动脉干瓣关闭不全，3.7%～18%合并共同动脉干瓣狭窄，有的同时有狭窄和关闭不全。

共同动脉干瓣叶的分类和名称，通常根据其瓣叶数量及其空间方位（图48-2）。一般从冠状面观察，根据共同动脉干瓣与房室瓣口的相互关系确定其空间方位，靠近房室瓣口的瓣叶为共同动脉干瓣后瓣叶，远离房室瓣口者为前瓣叶，左右则以心脏的前后轴线为标准。

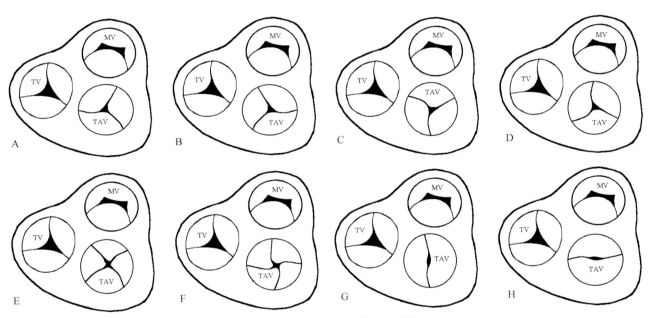

图48-2　共同动脉干瓣类型示意图

三瓣叶共同动脉干瓣者，大多数是一个瓣叶在右前方，其余两个分别在左前方和后方，但也可呈现各种不同的方位。四瓣叶共同动脉干瓣者，通常是两个在前方，两个在后方，或前后左右各一个。二瓣叶共同动脉干瓣者，瓣叶可左右排列或前后排列。

共同动脉干瓣与两侧心室之间的位置关系，据有人统计，16.5%～80%的患者为共同动脉干瓣较均衡地骑跨于两侧心室上，其次以骑跨右心室为主，极少数完全从右心室分出，主要骑跨于左心室者很少见。

（三）高位室间隔缺损

绝大多数共同动脉干患者有VSD，一般缺损较大，多数为非限制性，好发于半月瓣下方，使共同动脉干同时接受左、右心室的血液。如共同动脉干起自一侧或偏

向一侧心室，则另一侧心室血液可经VSD进入动脉干。多数VSD的后缘为肌肉组织，与三尖瓣前叶完全分开，由心室漏斗部肌肉褶与隔叶肉柱融合构成。少数患者VSD后缘是三尖瓣前叶，三尖瓣、共同动脉干瓣和二尖瓣之间均有纤维连接，VSD多数属膜周部，偶伴肌部缺损。少数小的VSD，舒张期可被共同动脉干瓣叶封闭。极少数患者的室间隔完整，共同动脉干可完全从左心室或右心室发出。

（四）合并畸形

本病可合并其他心内畸形，除大多数共同动脉干患者合并VSD外，合并右位主动脉弓者占20%～60%，主动脉弓离断者约占6%，可合并主动脉弓发育不良。44%合并冠状动脉口畸形，冠状动脉的开口位置一般较

正常偏高，有的是单支冠状动脉（4%～19%），常累及右冠状动脉，其分支横跨右心室前壁，并发出前降支。其他合并的心血管畸形还有动脉导管未闭（PDA）、房间隔缺损（ASD）、多发性 VSD、主动脉缩窄、双主动脉弓、左上腔静脉永存等。另外，约 20% 可合并胸腺、甲状腺等畸形。

二、类型

（一）Collett 和 Edwards 分型

1949 年 Collett 和 Edwards 提出的分型方法目前仍被广泛使用，将共同动脉干分为四型（图 48-3）。

Ⅰ型：约占共同动脉干患者的 48%，主肺动脉起自共同动脉干窦部上方的左后侧壁，然后发出左、右肺动脉，一般有不完全的主动脉与主肺动脉间隔，主动脉干和肺动脉干均较短。少数患者的主肺动脉可从共同动脉干的后壁或前侧壁发出。通常，共同动脉干比主肺动脉粗大，但在极少见的病例，主肺动脉反而比共同动脉干粗，几乎都伴有主动脉弓离断。

Ⅱ型：约占 29%，左、右肺动脉分别起源于共同动脉干起始部后壁，两者的开口较靠近，主动脉与主肺动脉间隔缺如，没有主肺动脉。

Ⅲ型：约占 13%，左、右肺动脉分别起自共同动脉干起始部侧壁，基本与Ⅱ型共同动脉干类似。曾有报道，极少数患者合并左、右肺动脉交叉发出及一侧肺动脉缺如（2%）等畸形。

Ⅳ型：约占 11%，左、右肺动脉均缺如，肺循环由起自降主动脉的支气管动脉等供应，少数患者合并主动脉弓离断。也有研究者认为，本型共同动脉干应属于合并心室交通的肺动脉闭锁，或者属于法洛四联症合并肺动脉干缺如的最严重类型，而不应归于共同动脉干。

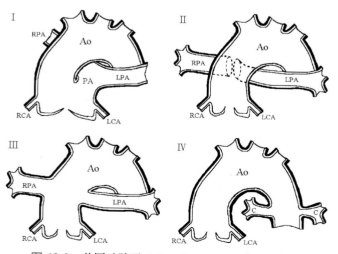

图 48-3　共同动脉干 Collett 和 Edwards 分型示意图

（二）van Praagh 等分型

van Praagh 等提出，先根据有无 VSD 将共同动脉干分为 A 型和 B 型，再根据肺动脉分支和起源，将 A 型分为 4 个亚型。

A 型：有 VSD，约占全部共同动脉干患者的 96.5%。

A1 亚型：约占 50%，指主肺动脉起源于共同动脉干，有部分主动脉与主肺动脉间隔存在，相当于上述Ⅰ型。

A2 亚型：约占 30%，左、右肺动脉直接起源于共同动脉干，主动脉与主肺动脉间隔完全缺如，相当于上述Ⅱ型和大部分Ⅲ型。

A3 亚型：约占 8%，左侧或右侧肺动脉缺如，该侧肺部的血液由侧支循环供应。

A4 亚型：约占 12%，主动脉峡部发育不全、狭窄或闭锁，伴有巨大的 PDA。

B 型：不伴有 VSD，但此型实际上可能不属于共同动脉干，因患者往往有 2 个半月瓣。

Berry 等认为上述分型方法过于复杂，故将其简化合并，分为两型：Ⅰ型指从共同动脉干发出主肺动脉，再发出左、右肺动脉，即 Collett 等的Ⅰ型和 van Praagh 等的 A1 亚型；Ⅱ型指主肺动脉缺如，左、右肺动脉直接从共同动脉干后壁或侧壁发出，即 Collett 等的Ⅱ型和Ⅲ型，van Praagh 等的 A2 亚型。此外，他们将 Collett 等的Ⅳ型和假性共同动脉干都归入肺动脉闭锁范畴。

三、病理生理

与许多因素有关，主要包括肺循环阻力、肺循环血流量、右心室血液搏入体循环系统的程度、肺动脉病理解剖结构、共同动脉干瓣狭窄或关闭不全程度和合并的其他心血管畸形等。

共同动脉干一般与两个心室相通，同时接收来自左心室的动脉血和右心室的静脉血，在共同动脉干内形成混合血，使体循环动脉系统的血氧饱和度降低。右心室血液进入体循环系统越少，通常对体循环血氧饱和度的影响越小。由于血液进入共同动脉干，受到心室射血方向等因素影响，一般右心室血液较易进入肺循环，而左心室血液多数进入体循环，肺循环的血氧饱和度多数低于体循环。另外，体循环的血氧饱和度还与肺血流量、肺血管阻力等有关。

肺循环与体循环系统承受相同的压力，肺血流量增加，肺动脉压升高，可早期出现严重的不可逆性肺血管阻塞性病变，危及患者生命。如肺循环阻力在出生后降至正常或接近正常，肺循环阻力低，肺血流量将明显增加，可早期引起心室扩张和心力衰竭，但发绀多数不明显。相反，如肺循环阻力在出生后保持在较高的水平，或自然降低后又升高，或伴有肺动脉口狭窄、肺动脉发育不良等病变，则肺血流量可正常或仅轻度增加，患者一般不出现明显的心衰，但容易出现发绀，尤其是体力活动时。肺循环血流量减少者，左心室扩张和心力衰竭可以不出现或较晚出现，通常程度较轻，但发绀多数较严重。

合并共同动脉干瓣关闭不全者，使心室的容量负荷进一步增加，可促使心室扩张和发生心衰。合并共同动脉干瓣狭窄，使心室的压力负荷增加，可导致心室肥厚，最终也将出现心衰。

第三节　临床表现和辅助检查

一、临床表现

一般出生后患婴即出现较明显的症状，第一周内多数可出现呼吸急促、喂奶困难，随后出现体重不增、发育不良、反复呼吸道感染，甚至出现心力衰竭的症状。肺循环阻力较低者，呼吸困难通常较明显，而发绀多数不明显；而肺循环阻力较高者则相反，发绀多数较明显，但呼吸困难较轻，尤其是在休息时多数无明显的呼吸困难。

体征可有呼吸困难，发育、营养不良，有的有发绀。肺血流量增加或伴半月瓣关闭不全者，脉搏粗大。一般有心脏扩大，心尖搏动弥散，第一心音多数无明显变化，第二心音常亢进、单一，少数有分裂。胸骨左缘可闻及粗糙的全收缩期杂音，多数伴收缩期震颤，与单纯 VSD 杂音难以区分。肺血流量大者心尖部有舒张中期杂音。半月瓣关闭不全者，心底部有舒张早期或者双期杂音，可有收缩期喀喇音。自然存活到儿童期者，往往合并肺血管病变，发绀加重，但收缩期杂音减轻。

二、辅助检查

心电图的电轴一般正常或右偏，多数有左心室肥厚或双侧心室肥厚，可有左心房或右心房扩大。

胸部 X 线检查显示心脏及内脏位置多数正常，心影增大类似于二尖瓣-主动脉型，以左心室增大为著，部分患者有左心房增大，肺动脉段局限性突出，位置一般偏高。多数有肺血增多及肺动脉高压的表现，一侧肺动脉缺如者相应肺部血量减少，肺门纤细或结构紊乱。主动脉弓右位而肺血增多者，首先应考虑本病，肺血减少则考虑为法洛四联症。

心导管检查和心血管造影是确诊本病及其合并畸形的重要方法之一。心导管可从右心室进入共同动脉干，随后可进入降主动脉，也可进入肺动脉。两侧心室、主动脉和肺动脉的收缩期压力相等或基本相等，主动脉的血氧饱和度与肺动脉通常无明显差别，一般在 80%～90%。左心室造影可显示 VSD、共同动脉干及其类型，右心室造影也可显示共同动脉干。必要时进行共同动脉干内造影，可确定共同动脉干瓣、肺动脉起源及冠状动脉畸形等病变。

第四节　超声心动图检查

M 型超声心动图对于共同动脉干的诊断有一定的局限性，较难与重症法洛四联症及 VSD 合并肺动脉闭锁鉴别。

但是随着二维超声心动图的应用及操作技巧的逐步提高，目前应用二维超声心动图已可对本病做出明确的诊断及分型。二维超声心动图可以清晰显示大血管、各组瓣膜、心腔径，以及房、室间隔的解剖形态改变，相互之间的毗邻关系，尤其是显示本病的主要病理解剖改变，如肺动脉从大动脉干发出的部位及发育状况、大动脉干瓣的瓣叶数目、VSD 的大小及其部位、大动脉骑跨的程度等，结合多普勒超声心动图等检查方法，通常能对本病进行比较准确的诊断。本病除了可采用常规经胸超声心动图检查外，还可应用剑突下各断面或经食管超声心动图检查。

在本病检查过程中，主要观察主肺动脉和（或）左、右肺动脉在大动脉干的起源部位，有无右室流出道，显示大动脉的位置、内径的宽度、骑跨程度及其与心室的连接关系、大动脉干瓣组数和瓣叶数及瓣叶的形态结构，VSD 部位和大小，并且应注意有无合并其他心内畸形等。

共同动脉干的内径多数粗大，明显增宽，位于两侧心室或一侧心室之上。右室流出道呈盲端，无肺动脉瓣叶，右室流出道与肺动脉之间没有直接的连续关系，右心室前壁多增厚。对于多数共同动脉干，可于升主动脉观察到主肺动脉或左、右肺动脉的起源部位，各种类型的共同动脉干，其肺动脉起源的部位和形式不同。

多数 VSD 发生于流出道及漏斗部，VSD 出现于膜部的可能性较小，少数可发生于肌部，也可合并完全型心内膜垫缺损、主动脉弓离断等，因此除了探查胸骨左缘左心室长轴及心尖五腔心断面外，还应同时探查剑突下双心室动脉长轴断面，以确定 VSD 的部位。VSD 位于大动脉干下方，呈大动脉骑跨室间隔的状态，根据缺损部位可初步确定 VSD 类型。并且在检查的过程中应注意从胸骨上窝探查，观察主动脉弓的发育状况。

共同动脉干心腔内仅有一组半月瓣，而且瓣叶的活动幅度较大，瓣叶数目通常为三叶或四叶，以三叶瓣居多，但也可出现二叶或五叶及六叶瓣。瓣叶多数有增厚、冗长，边缘可呈结节状，部分患者还可出现狭窄或关闭不全。瓣叶数多者，其中常有发育不良的瓣叶。

一、M 型超声心动图

M 型超声心动图虽然可显示 VSD，大动脉内径增宽、骑跨于室间隔上，右心室增大及肥厚等表现，但检出肺动脉起源的部位几乎是不可能的。

主动脉波群仅可显示心腔内增宽的大动脉及一组半月瓣，瓣膜的启闭活动幅度较大，但通常不能探及主肺动脉及左、右肺动脉和肺动脉瓣叶。从大动脉干向二尖瓣方向扫描时，大动脉的前壁显示出前移，与室间隔的连续性中断，大动脉干骑跨于室间隔上，而二尖瓣波群则可显示全心增大，但以右心为著。在本病M型超声心动图无法显示右室流出道及肺动脉波群。

二、二维超声心动图

目前二维超声心动图是检出本病的主要方法，能清晰显示大动脉干的内径宽度、肺动脉从大动脉干发出的部位、主肺动脉和（或）左右肺动脉内径宽度、有无右室流出道、VSD的大小及部位、大动脉干瓣的瓣叶数目等本病的主要心内畸形。

于左心室长轴断面观察时，大动脉干内径增宽，其前壁与室间隔的连续性中断，大动脉干骑跨于室间隔上。Ⅰ型共同动脉干的瓣环增宽多数患者不明显，而是从大动脉窦部上方逐渐增宽，继而于后壁向左后方显示发出的主肺动脉及左、右肺动脉。同时，还可显示心室腔增大，室间隔回声脱失的大小。在扫描的过程中，如在左心室长轴断面扫描时，发现动脉的内径明显增宽或逐渐增宽，而后壁呈喇叭口状改变，应高度警惕本病的可能性。

在探查过程中，应注意探头所处的肋间水平及角度。探查Ⅰ型共同动脉干时，探头应放置于胸骨左缘第2肋间，较易显示主肺动脉及左、右肺动脉的发出部位。探查不清时，将探头略向外侧缘移位，可显示出大动脉及主动脉弓部，此时可探及主肺动脉或左、右肺动脉从大动脉干发出的部位。

在大动脉短轴断面应注意大动脉干瓣的瓣叶数目，有无主肺动脉及左、右肺动脉发出及有无右室流出道。在常规部位大动脉短轴断面未能探及主肺动脉时，应注意在大动脉各水平仔细寻找主肺动脉及左、右肺动脉的起源部位。如果发现有右室流出道存在，应注意与一侧肺动脉起源于主动脉相鉴别。

本病患者应观察心尖四腔心断面，注意观察VSD的大小，心腔径的改变及心房、心室的连接关系，绝大部分患者的心房与心室连接关系是正常的、相适应的，即心房正位、心室右襻。

对于大动脉干的骑跨程度及室间隔缺损的大小也应注意在心尖五腔心断面观察。五腔心断面可显示大动脉干骑跨于室间隔的程度、VSD的大小，以及共同动脉干窦部上方有无主肺动脉及左、右肺动脉发出。如果从此部位检出主肺动脉及左、右肺动脉的共同动脉干，应考虑为Ⅰ型，如果无主肺动脉而直接发出左、右肺动脉则应考虑为Ⅱ型。但在检查的过程中，对于Ⅱ型共同动脉干应注意与Ⅰ型共同动脉干相鉴别，对于肺动脉起始部位较短，开口部位仅为一个，即分出左、右肺动脉的患者，应注意Ⅰ型与Ⅱ型的鉴别，以便与心外科医生的诊断达成一致。

对于经胸五腔心断面图像显示不清晰的患者应考虑通过剑突下五腔心断面观察。

剑突下五腔心断面通常不受肋间隙窄小及肺遮挡的影响，能够清晰地观察到内径增宽的大动脉干，肺动脉系统从大动脉干发出的部位，主肺动脉和（或）左、右肺动脉内径及长度，与毗邻结构的关系。

胸骨上窝主动脉弓断面的探查对于共同动脉干患者极其重要，疑为共同动脉干的患者，在常规部位未能探及主肺动脉及左、右肺动脉发出者，应注意在此断面仔细探查，尤其应从升主动脉近弓部水平寻找肺动脉，如探及左、右肺动脉直接从升主动脉发出，则应考虑为本病的Ⅲ型。

在胸骨上窝探查时，应注意主动脉弓的连续性，以避免遗漏主动脉弓降部畸形，如主动脉弓离断等。

1. **Ⅰ型共同动脉干** 于左心室长轴断面及五腔心断面均可观察到大动脉干的内径增宽，但其瓣环部位的内径可正常或仅轻度增宽，多数是从大动脉干窦部上方开始腔径逐渐增宽。因无右室流出道而呈盲端，大动脉干的前壁与室间隔的连续性中断，共同动脉干骑跨于室间隔上，并可观察大动脉干骑跨室间隔的程度。在诊断的过程中应注意与一侧肺动脉起源于升主动脉和主动脉间隔缺损相鉴别。

寻找肺动脉发出的部位时，应注意在大动脉干窦部上方仔细查找从大动脉干后侧壁向左后方向发出的主肺动脉及左、右肺动脉。如果在常规大动脉短轴部位未能探及主肺动脉，则应在胸骨左缘左心室长轴及胸骨上窝主动脉弓断面逐段扫查。确定肺动脉的起源部位对诊断十分重要，如果大动脉干从窦部上方逐渐增宽，则应在内径增宽的部位仔细寻找有无动脉性分支发出（图48-4）。

通常共同动脉干的干瓣以三叶瓣畸形为多，但少数患者也可出现二叶及四叶瓣畸形，瓣叶的边缘常增厚、卷曲，瓣口出现狭窄或关闭不良现象，尤其是呈二叶瓣时，瓣叶出现狭窄现象，进入大动脉腔内的血液可减少，主肺动脉及左、右肺动脉也可发育不良，内径窄小（图48-5）。

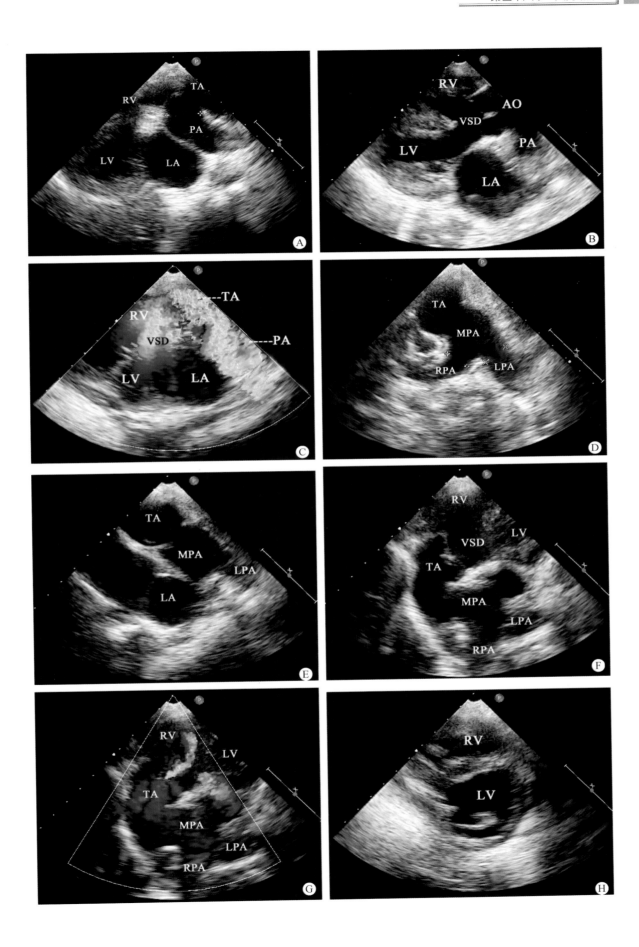

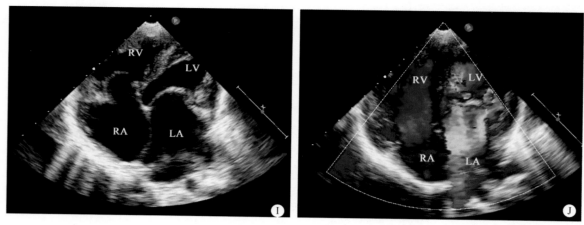

图48-4　Ⅰ型共同动脉干

A. 大动脉干升部长轴断面：大动脉后侧壁发出动脉性分支，为主肺动脉；B. 大动脉干长轴：大动脉内径增宽，后壁呈喇叭口状改变，内径逐渐增宽，其前壁与室间隔的连续性中断，大动脉干骑跨于室间隔上；C. 彩色多普勒大动脉干升部长轴断面：显示左心室血流进入大动脉腔后进入动脉性分支，室水平出现分流；D 和 E. 大动脉干短轴断面：主肺动脉从大动脉干发出后分出左、右肺动脉；F. 心尖五腔心断面：室间隔与动脉前壁的连续性中断，大动脉干骑跨于室间隔上，大动脉干的后侧壁发出主肺动脉及左、右肺动脉；G. 彩色多普勒心尖五腔心断面：大动脉腔内的血流进入主肺动脉及左、右肺动脉，并可显示室水平分流及大动脉干瓣反流；H. 左心室短轴断面：右心室壁增厚，左心室轻度增大；I. 四腔心断面：双心房增大；J. 彩色多普勒五腔心断面：舒张期双心房的血流进入双心室

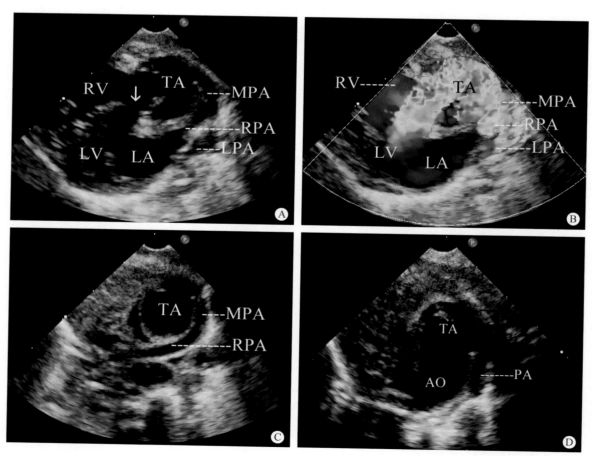

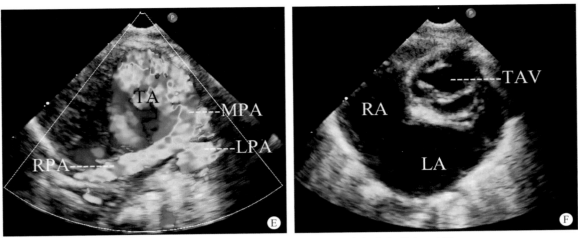

图 48-5 I 型共同动脉干、室间隔缺损合并大动脉干瓣二叶瓣

A. 左心室长轴断面：大动脉干增宽，前壁与室间隔的连续性中断（箭头所示），大动脉干骑跨于室间隔上，干瓣增厚、卷曲，共同动脉干后侧壁发出动脉性分支，但内径较小，并发出左、右肺动脉；B. 彩色多普勒左心室长轴断面：室水平出现分流，收缩期进入大动脉腔内的血流进入从大动脉干后侧壁发出的肺动脉系统；C. 类大动脉短轴断面：从大动脉发出的主肺动脉及右肺动脉；D. 心尖大动脉干长轴断面：从大动脉干瓣上方发出肺动脉系统；E. 彩色多普勒类大动脉短轴断面：大动脉干内的血流进入主肺动脉及左、右肺动脉；F. 大动脉干短轴断面：左心房增大，大动脉干瓣为二叶瓣，呈前后排列，瓣叶增厚，开放轻度受限

2. **Ⅱ型共同动脉干** Ⅱ型共同动脉干无主肺动脉，左、右肺动脉直接从共同动脉干的升部后壁发出，在本型检查过程中，应注意在胸骨上窝探查，或将探头置于胸骨左缘第 2 肋间，于升主动脉各部位仔细查找肺动脉的开口，可以探查到左、右肺动脉直接从大动脉干发出的部位（图 48-6）。

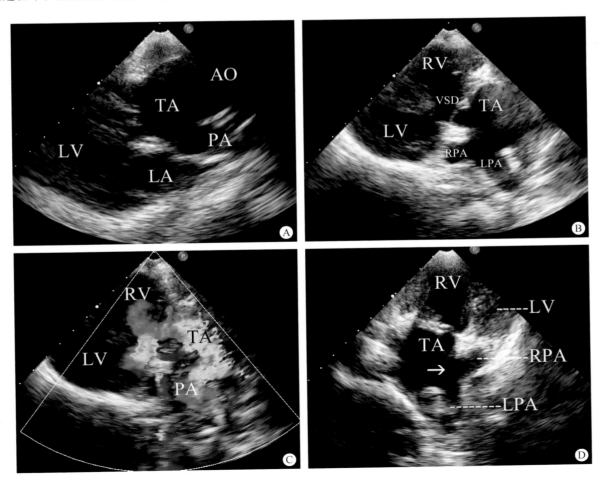

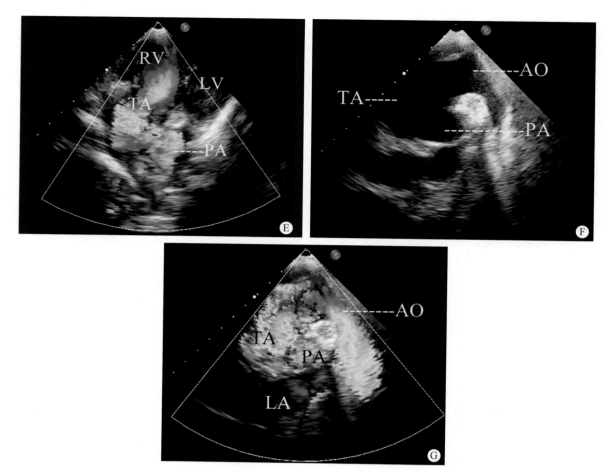

图 48-6　Ⅱ型共同动脉干

A. 大动脉干长轴断面：大动脉窦部增宽，从大动脉窦部上方发出动脉性分支，室间隔与大动脉干前壁的连续性中断；B. 胸骨左缘大动脉干长轴断面：右心室轻度增大，室间隔与大动脉前壁的连续性中断，大动脉干骑跨于室间隔上，于大动脉干窦部上方的后侧壁直接发出左、右肺动脉（箭头所示）；C. 彩色多普勒胸骨左缘大动脉干长轴断面：进入大动脉干的血流进入左、右肺动脉；D. 心尖五腔心断面：左、右肺动脉直接起源于大动脉干的后侧壁（箭头所示）；E. 彩色多普勒心尖五腔心断面：心室腔的血流进入大动脉干腔后进入左、右肺动脉；F. 胸骨上窝主动脉弓长轴断面：肺动脉从大动脉干发出；G. 彩色多普勒胸骨上窝主动脉弓长轴断面：大动脉干内血流分别进入肺动脉系统及主动脉系统

　　检查时，将探头置于胸骨上窝，显示主动脉弓长轴断面后，将探头略向右旋转 10°～15°，同时向右肋下倾斜，常容易发现左、右肺动脉的发出部位。但也可从高位大动脉干长轴、心尖及剑突下五腔心断面检出肺动脉的发出部位。通常从高位大动脉干长轴断面检查时，肺动脉发出的部位邻近主动脉升弓部。在心尖及剑突下五腔心断面观察时，肺动脉发出的部位通常在大动脉干后壁较高处，但无主肺动脉。

　　对于较小的婴幼儿患者，可以从胸骨左缘断面观察到大动脉干及主动脉弓的全程，因此可清晰显示肺动脉发出的部位、肺动脉内径的宽度和发育不良的状况。

　　3. Ⅲ型共同动脉干　　检查方法和超声表现基本与Ⅱ型共同动脉干相同，但应注意在升主动脉的侧壁寻找肺动脉分支，有时仅能找到一侧肺动脉，而另一侧肺动脉缺如。

　　如果胸骨旁断面清晰度较差，可从剑突下五腔心及右室流出道长轴断面探查，对检出和判断本病的以上三种类型均有很大帮助。

　　4. Ⅳ型共同动脉干　　此型共同动脉干的左、右肺动脉均缺如，应注意在降主动脉各段仔细查找有无动脉性分支，尤其是合并主动脉弓离断的患者，应高度警惕。TTE 对降主动脉远端的显示欠佳，故对检出此型共同动脉干多数较困难，必要时可采用 TEE 等检查。

　　5. 共同动脉干合并主动脉弓离断　　如果本病合并心内其他复杂畸形，往往会增加检查的难度，尤其是合并主动脉弓离断时，应仔细扫查主动脉弓，以识别从大动脉干发出的肺动脉、降主动脉及未闭动脉导管。可以观察到在发出肺动脉后，原血管腔内径明显变窄，此结构组织即为未闭动脉导管，如降主动脉与未闭动脉导管相连，应考虑主动脉弓离断的可能性（图 48-7）。

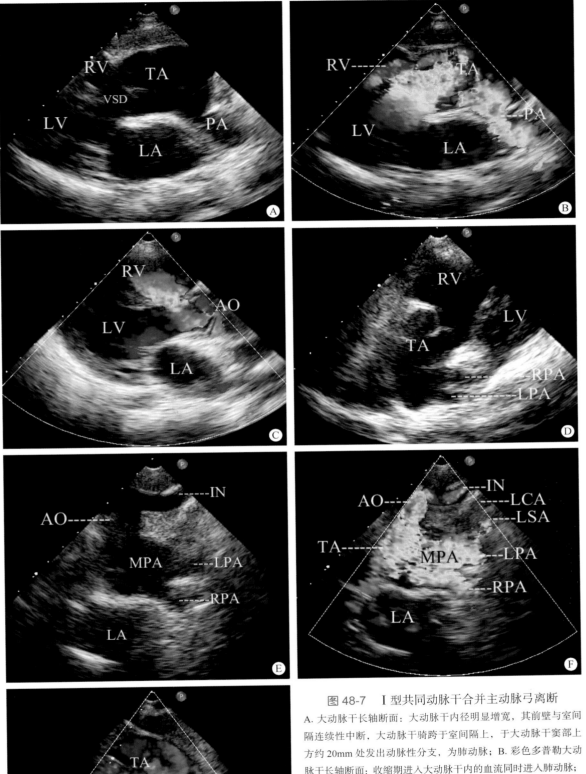

图 48-7　I 型共同动脉干合并主动脉弓离断

A. 大动脉干长轴断面：大动脉干内径明显增宽，其前壁与室间隔连续性中断，大动脉干骑跨于室间隔上，于大动脉干窦部上方约 20mm 处发出动脉性分支，为肺动脉；B. 彩色多普勒大动脉干长轴断面：收缩期进入大动脉干内的血流同时进入肺动脉；C. 彩色多普勒胸骨左缘左心室长轴断面：室水平出现蓝色的右向左分流；D. 心尖五腔心断面：于大动脉干的后侧壁显示发出主肺动脉及左、右肺动脉；E. 胸骨上窝主动脉弓长轴断面：于升主动脉部位发出主肺动脉及左、右肺动脉，显示无名动脉之后的主动脉弓连续性中断；F. 彩色多普勒主动脉弓长轴断面：大动脉干腔内的血流进入肺动脉系统，呈五彩镶嵌色，并显示颈总动脉及锁骨下动脉的血流由肺动脉供给；G. 彩色多普勒高位大动脉干长轴断面：显示主动脉弓降部水平出现动脉导管血流

采用彩色多普勒观察时，显示狭窄的血管腔内出现纯红色血流，即可进一步证实此结构为未闭动脉导管。

三、经食管超声心动图

TEE 对显示肺动脉的发出部位有较大的帮助，可通过距门齿不同深度的探头位置，反复仔细扫查升主动脉的各部位，以检出肺动脉开口及其走行部位，对共同动脉干的诊断、分型和鉴别诊断等颇有帮助。TEE 比 TTE 更能清晰地显示大动脉干瓣的瓣叶数，对诊断也有重要作用，但因本病患者均为婴幼儿及儿童，不适于在未麻醉状态下行 TEE 检查，因此本病主要依靠 TTE 观察。

四、多普勒超声心动图

彩色多普勒可显示粗大的共同动脉干同时接受左、右心室的血流，检出室水平的双向过隔血流，右向左为蓝色，左向右为红色，如肺动脉的起始部位较细，血流呈红五彩镶嵌色。部分患者室水平仅可观察到蓝色的右向左过隔性血流束（见图 48-6C 和图 48-7C），有的缺损较大，两侧心室之间的压差较小，甚至 VSD 面积等于主动脉瓣口开放时面积，则测不到过隔压差。从心尖五腔心断面观察，可见大动脉干的血流进入主动脉后为红色，进入肺动脉后为蓝色，说明血流的方向不同（见图 48-7B）。

部分患者于左室流出道可探及源于大动脉瓣口的红五彩镶嵌色反流性血流束，显示其关闭不全。同时可检测出共同动脉干瓣狭窄、肺动脉内径狭窄或冠状动脉畸形等合并病变的血流状况。

应用脉冲及连续多普勒检查时，如果在原主肺动脉部位未能探及任何血流信号，彩色多普勒也未能在此部位观察到血流通过，对诊断本病具有非常重要的价值。

五、声学造影

周围静脉注射声学造影剂后，右心房、右心室充盈造影剂回声，造影剂可通过 VSD，同时进入左心室及大动脉干。从大动脉干发出的肺动脉分支有时较细，造影剂进入大动脉干后，继而可从大动脉干进入所发出的肺动脉分支，有助于观察肺动脉发出的部位。

六、鉴别诊断

共同动脉干为增宽的大动脉干前壁与室间隔的连续性中断，而且出现较大的室间隔缺损，大动脉骑跨于室间隔上，因此应注意与法洛四联症、合并 VSD 的肺动脉闭锁及主动脉闭锁相鉴别。

大动脉干的后侧壁出现动脉性分支应注意与主动脉－肺动脉间隔缺损和一侧肺动脉起源于升主动脉相鉴别。

在检查的过程中应注意观察患者的发绀程度，寻找半月瓣的组数及肺动脉所在部位是鉴别诊断本病的关键。如果患者出现发绀，而且发绀程度重，出现杵状指（趾），应考虑是否为肺动脉狭窄或肺动脉闭锁引起的肺血减少类疾病。如果患者无发绀及杵状指（趾）、肺血增多，应注意是否为共同动脉干或一侧肺动脉异常起源于升主动脉。应注意半月瓣的组数，并于大动脉干系统寻找发出的主肺动脉及左、右肺动脉。

在短轴断面如果仅能显示一组半月瓣，而不能探查到另一组半月瓣，同时也不能正常地显示右室流出道－肺动脉长轴断面，应考虑是否为共同动脉干。此时须沿增宽的动脉干向上扫查，并适当调整探头的角度，使其能显示与大动脉干相连接的主动脉弓水平。如果在大动脉干瓣至主动脉升弓部之间检出发出的主肺动脉和（或）左、右肺动脉，应考虑共同动脉干的诊断。本病应注意与下述五种心内畸形相鉴别。

（一）主动脉－肺动脉间隔缺损

共同动脉干发出肺动脉的部位对于经验不足的检查者来说，尤其是Ⅰ型共同动脉干，极易将发出肺动脉系统的起始部位误认为主动脉与主肺动脉之间的间隔缺损，因此在检查的过程中应注意到两种疾病的不同点。共同动脉干在心腔内仅能存在一组半月瓣，而主肺动脉和（或）左、右肺动脉均从大动脉干发出，同时伴有 VSD，两种疾病应注意鉴别。而主动脉－肺动脉间隔缺损是两条大动脉之间的间隔缺损，以单纯间隔缺损居多，肺动脉极其类似于从主动脉发出，极易与共同动脉干混淆，但主动脉－肺动脉间隔缺损者具有两组半月瓣，而共同动脉干仅有一组半月瓣，可资鉴别。

本病的Ⅲ型由于缺损几乎累及主动脉－主肺动脉间隔的全部，极易与共同动脉干混淆，但如果注意到主动脉－肺动脉间隔缺损仍然存在两组半月瓣，则应诊断为主动脉－肺动脉间隔缺损。

（二）重症法洛四联症

重症法洛四联症的主肺动脉多数呈重度狭窄状态，肺动脉瓣开放明显受限，超声往往难以显示肺动脉瓣叶，但可清晰显示增宽的主动脉及其骑跨的程度，对于经验不足的检查者由于没有检出肺动脉瓣，极易将其误诊为共同动脉干。因此，必须在升主动脉各部位仔细检查肺动脉，如均未能检出发出的肺动脉，而患者又有重度发绀，于胸骨上窝可探及体肺侧支，则应考虑法洛四联症的可能性。

（三）肺动脉闭锁合并室间隔缺损

由于肺动脉系统发育不良，肺动脉瓣叶呈隔膜样闭锁，或肺动脉瓣及主肺动脉近端融合，肺动脉系统极难显示，而主动脉内径又明显增宽，呈骑跨状，且合并VSD，所以极易与共同动脉干混淆，在诊断的过程中需要结合患者的体征进行判断。

肺动脉闭锁与本病例的相同之处是心腔内仅能探查到一组半月瓣，即主动脉瓣，而闭锁的肺动脉不与主动脉相连，且合并肺动脉重度发育不良或固有肺动脉无发育，远端必然通过未闭的动脉导管或体－肺侧支血管与左、右肺动脉供血或直接入肺门供血，无肺动脉高压。而共同动脉干则有主肺动脉或左、右肺动脉分支起源于主动脉系统，无狭窄时肺动脉呈扩张状态，合并肺动脉高压，没有动脉导管未闭或体－肺侧支形成的机制，因而容易做出鉴别诊断。

肺动脉瓣和（或）主肺动脉闭锁的患者，由于肺动脉极细，超声往往不易显示，与共同动脉干较难区分。但本病的多数患者伴有大动脉的位置异常，主动脉常位于右前方或正前方，而且TTE能清晰地探及主动脉弓降部及主动脉后下方回声较致密的组织。此时应注意改变探头的方向，使发育不良的肺动脉系统得到充分的显示，并且此类患者多数伴有PDA或体肺侧支。本病患者均伴有发绀及杵状指（趾）。注意上述问题，两者一般不难鉴别。

（四）左肺动脉或右肺动脉起源于主动脉

本病极少见，详见下文。对于本病，检查者易将异常起源的左肺动脉或右肺动脉误认为主肺动脉起源于主动脉，此时若在大动脉短轴断面仔细寻找有无主肺动脉，便不难鉴别。

一侧肺动脉异常起源常位于主动脉窦管交界上部的升主动脉，与共同动脉干的主肺动脉起源于大动脉干极相似，应注意在肺动脉原位置探查是否存在肺动脉系统。如果在心腔内探及两组半月瓣，而在原位置仅能检出一侧肺动脉的分支，而另一侧肺动脉的分支缺如，于左心室长轴断面可探及动脉性分支起源于主动脉，应考虑为一侧肺动脉起源于升主动脉。

（五）主动脉闭锁

由于共同动脉干粗大，而主动脉闭锁的发病率极低，因此心腔内出现一条大动脉干时，检查者常首先考虑为共同肺动脉干，而不是主动脉闭锁导致错误的诊断。因此，

识别主动脉和肺动脉为诊断中的焦点。如果为主动脉系统，应具有主动脉弓及头臂干结构，而如果为肺动脉系统，应有左肺动脉及右肺动脉，应注意仔细识别。

第五节 超声心动图检查对手术方式选择的指导意义

本病超声心动图的分型诊断对于外科手术方式的选择有重要指导意义，而且清晰确定大动脉干与室间隔缺损的位置关系是至关重要的，因此超声医生在诊断的过程中应注意到：

（1）患儿发病时的年龄：手术适于1岁以内的婴幼儿。

（2）共同动脉干的分型：肺动脉的起源部位，有无主肺动脉，主肺动脉的长度。

（3）大动脉干瓣的瓣叶数、瓣叶的功能，有无反流或狭窄。

（4）室间隔缺损的类型：如干下型或膜周部型室间隔缺损，并且需说明室间隔缺损与大动脉干瓣之间的关系。

（一）大动脉干的修复

Ⅰ型：如果主肺动脉干较短，并且起源于大动脉干的左后壁，而左冠状动脉的开口部位较高，可在主肺动脉起始部位切口，以便清晰显示切口下方的心内组织结构。延伸切口，将主肺动脉干从大动脉干取下。在操作的过程中，应避免损伤左冠状动脉开口及大动脉干的干瓣。大动脉干的切口可以直接缝合，也可以对有张力的大动脉干壁进行补片缝合。因此，在检查的过程中，需要确定是否是Ⅰ型共同动脉干、主肺动脉的起始部位及其长度、与左冠状动脉的距离，以避免手术过程中出现意外。

Ⅱ型：由于Ⅱ型共同动脉干的左、右肺动脉开口位于永存动脉干的后侧，因此在手术的过程中，术者会将左、右肺动脉开口部位及与动脉相连接的动脉干壁一起切下，同时将切后出现的缺损部位直接缝合或用补片修补。并将动脉干前壁带瓣管道与肺动脉吻合，形成新的体循环和肺循环。因此，检查的过程中应确定有无主肺动脉，与Ⅰ型共同动脉干相鉴别，以确定动脉干壁切下的面积及所需补片的大小。

Ⅲ型：Ⅲ型共同动脉干的左、右肺动脉分别起源于大动脉干的两侧壁，分别将位于大动脉干两侧的左、右肺动脉连接部分动脉干切下，将部分管壁上方切口做连续性缝合，而下方的部分与带瓣管道进行远端吻合。Ⅲ共同动脉干的确诊非常重要，应注意与肺动脉闭锁相鉴

别。在检查的过程中，应注意左、右肺动脉发出的部位与大动脉干壁相连接处手术时所需切下的面积，以便选择补片的大小。

（二）室间隔缺损的修复

在诊断本病的同时，应注意室间隔缺损的分型，以便外科医生选择手术方式。本病大部分患者为漏斗部间隔缺损，室间隔缺损为漏斗部干下型，半月瓣构成了室间隔缺损的顶部。本类型可采用后下缘补片褥式缝合或双层连续性缝合，上缘可以褥式缝合或双层连续性缝合，可以通过垫片打结的方法将动脉干瓣完全隔入左心室，使其起源于左心室。

而另一种室间隔缺损为膜周部漏斗型，室上嵴缺如，大动脉干与三尖瓣前叶有纤维连续性。

（三）右室流出道与肺动脉的连接

应用带瓣管道与右心室相连接，使其形成正常的肺循环系统，解除肺循环系统由大动脉干供血的状态，去除肺血流量增多的状况，使肺动脉压趋于正常。

（四）动脉干瓣狭窄及关闭不全的处理

共同动脉干的瓣叶可为正常的三叶瓣，也可为二叶瓣及四叶瓣，其功能可正常，也可出现狭窄或关闭不全，对于同时存在干瓣狭窄或反流的患者，可以采取瓣膜修复手术。

第六节　肺动脉异常起源

肺动脉异常起源是很少见的肺动脉畸形，指肺动脉起源于非正常部位，通常包括左肺动脉异常起源于右肺动脉、一侧肺动脉异常起源于主动脉或一侧肺动脉完全缺如等。目前本病的归类尚未统一，考虑到本病可能属于一种单独的畸形，为了避免与血管环、共同动脉干和主动脉－肺动脉间隔缺损等心血管畸形混淆，暂将其列为独立的畸形，在本章中讨论。

一、病理解剖和病理生理

（一）一侧肺动脉异常起源于升主动脉

一侧肺动脉异常起源于升主动脉（anomalous origin of one pulmonary artery from ascending aorta），占所有肺动脉异常起源的90%（图48-8）。1868年由 Fraentzel 首先报道，见于1例主动脉－肺动脉间隔缺损的患者，右肺动脉异常起源于升主动脉。

本病罕见，占所有先天性心脏病的0.05%～0.09%。根据 Richardson 等的分型方法，将本病归属于 Ⅲ 型主

动脉－肺动脉间隔缺损，但实际上本病可能属于肺动脉畸形。根据异常起源的肺动脉位置等，本病分为3种类型。

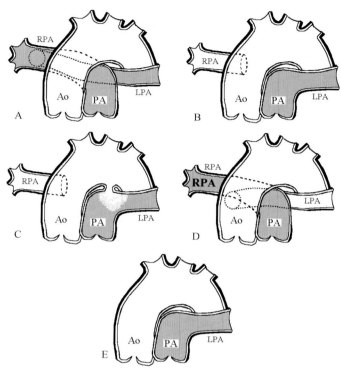

图48-8　肺动脉异常起源示意图

A. 左肺动脉异常起源于右肺动脉；B. 右肺动脉异常起源于升主动脉；C. 右肺动脉异常起源于升主动脉合并 PDA；D. 左肺动脉异常起源于升主动脉；E. 右肺动脉缺如

Ⅰ 型：一侧肺动脉异常起源于升主动脉近端的后壁、左侧壁或右侧壁，肺动脉口大小与对侧肺动脉相似，多数为右肺动脉，占83%～87%，其中85%患者的肺动脉从靠近主动脉瓣的升主动脉后壁或左后壁发出，常见于左位主动脉弓，可合并 PDA。少数累及左肺动脉，其中大多数患者的左肺动脉从靠近主动脉瓣的升主动脉左侧壁、前壁或后壁发出。

Ⅱ 型：大约占15%，其一侧肺动脉异常起源于升主动脉远端和（或）无名动脉，起始部多数有一定程度的狭窄，以累及右肺动脉者多见。由于多数异常起源肺动脉的组织结构与未闭的动脉导管相似，故有人将其归入 PDA。左肺动脉从靠近无名动脉的升主动脉远端发出者罕见。

Ⅲ 型：一侧肺动脉缺如，该侧肺部血液来自降主动脉的侧支循环，多数合并于法洛四联症肺动脉闭锁等其他复杂畸形。

右肺动脉异常起源于主动脉，其血流动力学类似于共同动脉干，故也有人称之为半共同动脉干（hemitruncus arteriosus），但病理解剖上与共同动脉干不同，因其大动脉和半月瓣通常正常，主肺动脉和左肺动脉亦正常，

右肺动脉与主肺动脉不相连。

本病 50% ～ 85% 的患者合并其他心血管畸形，尤其多见于主动脉 – 肺动脉间隔缺损或 PDA 患者，而左肺动脉异常起源于升主动脉，多数见于右位主动脉弓的法洛四联症患者。其他合并畸形还有主动脉弓离断、主动脉缩窄、VSD、ASD、二瓣化半月瓣和体循环静脉畸形等。

血流动力学表现主要与合并的其他畸形有关，单纯性右肺动脉异常起源于升主动脉，可出现从主动脉到右肺动脉的左向右分流，病理生理变化基本与 PDA 相似，包括肺循环血流量增加、肺动脉压力升高等。本病的预后较差，如未及时治疗，最终将出现阻塞性肺血管病变，有的可猝死。

（二）左肺动脉异常起源于右肺动脉（肺动脉吊带）

本病罕见，1897 年由 Glaevecke 首先报道，1958 年 Contro 等首先将其称为肺动脉环，也称为肺动脉吊带（pulmonary artery sling）。主肺动脉的位置通常正常，并与右肺动脉正常连接，左肺动脉从右肺动脉的后壁发出，由右向左在气管和食管之间通过，进入左侧肺门，使气管处于血管环之中，其前面是主肺动脉，右后侧是左肺动脉，动脉导管或动脉韧带在左侧，可对气管构成压迫，造成呼吸困难等。不合并其他心血管畸形者，其血流动力学状态通常无明显改变。

有研究者将其归入血管环或主动脉弓畸形，发病率为主动脉弓畸形的 3% ～ 6%（详见第三十四章）。

本病常合并 PDA、ASD、左上腔静脉永存、VSD、肺动脉瓣狭窄、心内膜垫缺损、主动脉瓣二瓣化、三尖瓣闭锁、大动脉转位、法洛四联症、肺动脉闭锁、共同动脉干，以及远端气管、支气管发育不良等畸形，预后很差。

（三）一侧肺动脉缺如

一侧肺动脉缺如（unilateral absence of a pulmonary artery）指胚胎时期第 6 对动脉弓发育障碍，导致一侧肺动脉未发育或早期出现闭塞性病变。肺动脉缺如通常出现于与主动脉弓位置相对的一侧，故多数为右肺动脉缺如，可单独发生，但通常合并肺静脉畸形引流、法洛四联症等其他心血管畸形。肺动脉缺如侧肺部的血液供应，一般系通过 PDA 和（或）支气管动脉的侧支循环，该侧肺部也往往合并发育不良，而健侧肺动脉多数扩张，血流量代偿性增加，可出现肺动脉高压。

二、临床表现和辅助检查

（一）一侧肺动脉异常起源于升主动脉

单纯性一侧肺动脉异常起源于升主动脉的患者其临床表现与动脉导管未闭相同，为动脉水平的左向右分流。

（二）左肺动脉异常起源于右肺动脉（肺动脉吊带）

单纯性患者，有的在新生儿时期即可出现呼吸急促、喂奶困难等，其余患者的临床表现主要与合并的畸形有关。

体检可发现肺动脉水平左向右分流的表现，类似于 PDA，通常可检出左心室扩大、搏动增强，可在一侧胸前心底部听到连续性杂音，但在年龄很小、左向右分流量较少的患儿，仅可听到非特异性收缩期杂音。分流量较大者，可出现周围血管体征。在临床上一般不容易与其他心底部左向右分流性先天性心脏病鉴别。

心电图和胸部 X 线检查，表现类似于 PDA，多数出现心脏扩大，少数可出现肺血增加。从周围静脉注射核素做心脏检查，往往显示为一侧肺动脉缺如，只有将核素注射到主动脉，才能显示异常起源的肺动脉。心导管检查和心血管造影对诊断具有重要作用，进行肺动脉造影时，异常起源侧肺动脉不显影，但通过左心室或主动脉造影可明确诊断。

（三）一侧肺动脉缺如

大多数患者没有明显的临床表现，有的可出现咯血、肺部感染等症状。体检时，多数患者无异常发现，有的可在胸骨旁一侧缘上部闻及非特异性喷射性收缩期杂音，或有肺动脉高压的体征。胸部 X 线检查可显示一侧肺部发育不良、血流量减少，纵隔向患侧和后方移位，通常需要通过肺动脉造影明确诊断。

三、超声心动图检查

（一）一侧肺动脉异常起源于升主动脉

本病较少见，可不伴其他心内畸形而单独存在，也可合并 VSD 或主动脉 – 肺动脉间隔缺损，在一侧肺动脉异常起源于升主动脉的患者中，右肺动脉异常起源于升主动脉（图 48-9）比左肺动脉异常起源于升主动脉的发生率略高。M 型超声心动图对其不能做出明确的诊断。二维超声心动图的左心室长轴及大动脉短轴断面为本病的主要观察断面。

与共同动脉干比较，本病通常主动脉瓣环、窦部及升主动脉内径无明显增宽现象，但主动脉后壁出现动脉性分支，而在大动脉短轴断面观察时，出现两组半月瓣，但无右肺动脉或左肺动脉。

在诊断本病的过程中，应注意在大动脉短轴断面确认有无左肺动脉或右肺动脉存在，如一侧肺动脉缺如，应注意在升主动脉段寻找肺动脉分支的起源部位。如果在升主动脉各段找到肺动脉，应考虑本病；如果均未能探及肺动脉，则应考虑为一侧肺动脉缺如，但应注意与左肺动脉异常起源于右肺动脉（肺动脉吊带）鉴别。

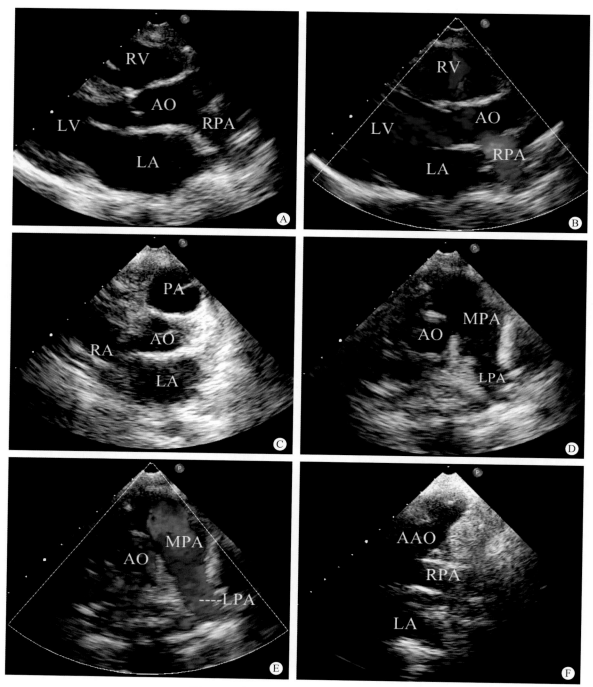

图 48-9 右肺动脉异常起源于升主动脉

A. 左心室长轴断面：左心房室轻度增大，主动脉瓣环及窦部径线位于正常水平，但主动脉后壁发出动脉性分支；B. 彩色多普勒左心室长轴断面：左心室进入主动脉腔内的血流进入右肺动脉；C. 大动脉短轴断面：心腔内可探及两组半月瓣，大动脉的位置关系正常；D. 肺动脉长轴断面：仅探及左肺动脉，未能显示右肺动脉；E. 彩色多普勒肺动脉长轴断面：进入主肺动脉的血流仅进入左肺动脉，而未能进入右肺动脉；F. 升主动脉长轴断面：可观察到右肺动脉异常起源于升主动脉

　　本病少数患者可同时伴有室间隔缺损（图 48-10）或主动脉 – 肺动脉间隔缺损，可出现心腔的容量性改变，尤其是在伴有主动脉 – 肺动脉间隔缺损的患者，间隔缺损位于一侧肺动脉起源的水平，应注意观察是主动脉 – 肺动脉间隔缺损合并一侧肺动脉异常起源于升主动脉，还是单纯的主肺动脉间隔缺损或单纯的一侧肺动脉异常起源于升主动脉，以便做出明确的诊断。

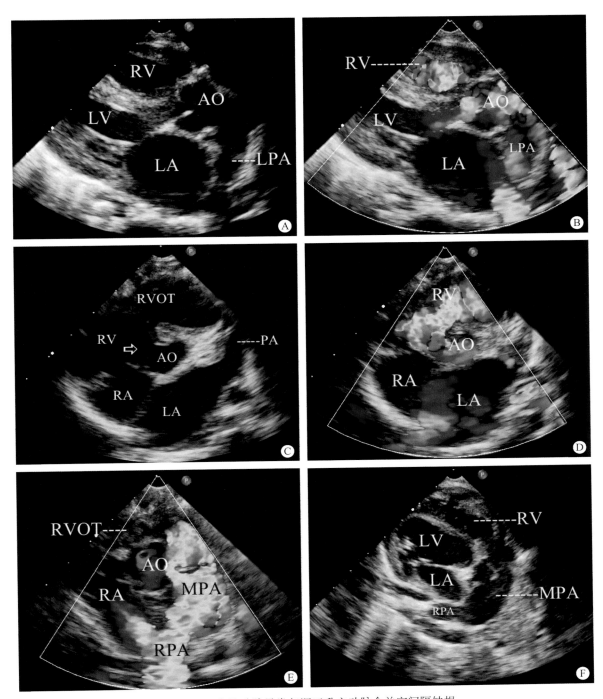

图 48-10　左肺动脉异常起源于升主动脉合并室间隔缺损

A. 左心室长轴断面：主动脉前壁与室间隔的连续性中断，主动脉窦部上方的后侧壁可见动脉性分支发出；B. 彩色多普勒左心室长轴断面：左心室增大，收缩期进入主动脉腔内的血流同时进入左肺动脉；C. 大动脉短轴断面：膜周部室间隔出现回声中断现象（箭头所示），未能探及左肺动脉的起源部位；D. 彩色多普勒大动脉短轴断面：可观察到室水平出现左向右分流，呈红五彩镶色；E. 彩色多普勒肺动脉长轴断面：显示右心室血流进入主肺动脉后，进入右肺动脉，但无左肺动脉；F. 剑突下右室流出道长轴断面：可显示从主肺动脉发出的右肺动脉，但无左肺动脉

一侧肺动脉异常起源于升主动脉并不多见，文献有报道，常单独存在。二维超声心动图可清晰显示异常起源于升主动脉的肺动脉，彩色多普勒和频谱多普勒均可显示升主动脉到肺动脉的左向右分流性血流。

通常于左心室长轴、升主动脉长轴、心尖五腔心、剑突下或胸骨上窝等断面，可观察到从主动脉窦部上方的后壁所发出的一侧肺动脉。

在大动脉短轴断面观察时，主肺动脉一般无异常表现,但未能探及右肺动脉或左肺动脉。于左心室长轴断面观察时,可探及一条动脉异常起源于升主动脉的后壁,根据其走行等特征可确定为一侧肺动脉分支。彩色多普勒可观察到左心室进入主动脉的血流,在进入升主动脉的同时进入一侧肺动脉。

需要与本病进行鉴别诊断的先天性心内畸形主要有PDA、主动脉-肺动脉间隔缺损、共同动脉干和一侧肺动脉缺如等。PDA、主动脉-肺动脉间隔缺损和共同动脉干,在超声检查方面均有比较特异的表现,通过仔细观察大动脉、半月瓣的形态结构,观察缺损部位和分流的方向,通常可进行鉴别。

PDA于大动脉短轴断面可探及明确的左、右肺动脉,而在高位左心室长轴断面观察时,主动脉后壁无异常的动脉发出。通常患者有较明显的左心容量负荷增加的改变,采用彩色多普勒观察时,大动脉水平可观察到分流现象。

共同动脉干心腔内仅能探及一组半月瓣,并有VSD,而右肺动脉畸形起源于主动脉则心腔内可探及两组半月瓣,多数患者不伴VSD。如注意到上述两点,两者通常不难鉴别。

(二)左肺动脉异常起源于右肺动脉(肺动脉吊带)

本病罕见,超声心动图检查极易漏诊,可合并于其他心内畸形,M型超声心动图检查对本病无法做出明确的诊断,而TTE在检查的过程中也易出现漏诊现象,或被忽略。在检查的过程中,如果婴幼儿患者不能充分显示左肺动脉,在左心室长轴断面也未能显示肺动脉的起源部位,应高度警惕本病的可能性。本病在大动脉短轴断面观察时,虽然在正常部位不能显示左肺动脉,但可以观察到右肺动脉近端有迂曲的血管发出,并呈环状,患儿有呼吸急促的表现,应考虑到本病的可能性(图48-11)。

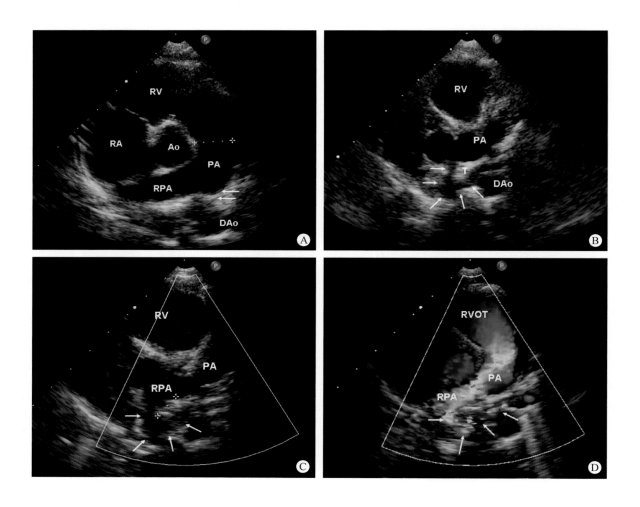

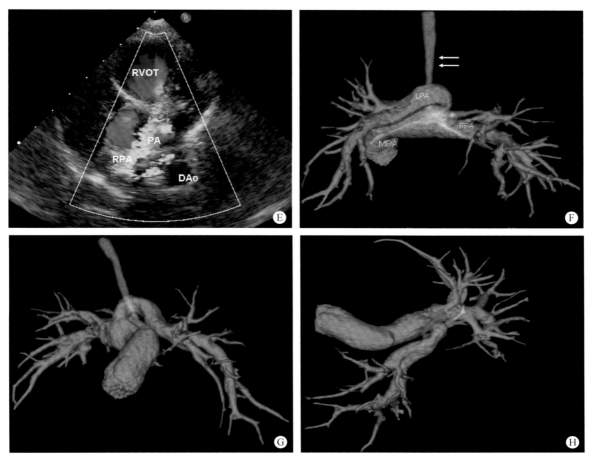

图 48-11　左肺动脉异常起源于右肺动脉（肺动脉吊带）

A. 胸骨旁肺动脉长轴断面：显示肺动脉及右肺动脉长轴图像，箭头所示部位显示正常左肺动脉开口处未见左肺动脉；B. 彩色多普勒肺动脉长轴断面：调整探头位置后，显示迷走左肺动脉发自右肺动脉，绕气管后于降主动脉前左行入左肺门（箭头指示为左肺动脉走行，T 指气管）；C. 显示左肺动脉开口于右肺动脉开口远端约 1cm 处；D. 彩色多普勒大动脉短轴断面：显示迷走左肺动脉血管走行迂曲；E. 彩色多普勒大动脉短轴断面：迷走左肺动脉走行于气管与降主动脉间，CDFI 显示左肺动脉血流略加速；F. CT 三维重建显示左肺动脉包绕气管（箭头指示蓝色管腔）走行；G. CT 三维重建前后位、左侧位观察，见左肺动脉包绕气管走行；H. CT 三维重建图像

（三）一侧肺动脉缺如

通过对各个断面的综合性超声观察和多普勒等检查，均无法探测到另一侧肺动脉，而肺动脉异常起源于升主动脉者，多数可观察到起源于升主动脉的肺动脉开口及其分流状况，必要时可采用 TEE 检查协助诊断。

（注：本章图 48-11 由朱振辉教授提供）

（刘延玲　朱振辉　然　鋬　熊鉴然）

参 考 文 献

李益群，等. 1995. 共干的影像学研究. 中华放射学杂志，29：161

刘延玲，等. 1996. 超声心动图诊断共干的探索性研究. 中国循环杂志，1：79

Collet RW，et al. 1949. Persistent truncus arteriosus：a classification according to anatomic types. Surg Clin North Am，29：1245-1270

Conte S，et al. 1997. One-stage repair of truncus arteriosus, CAVC，and TAPVC. Ann Thorac Surg，63：1781-1783

Contro S，et al. 1958. Bronchial obstruction due to pulmonary artery anomalies. I：Vascular sling. Circulation，17：418-423

Fong LV，et al. 1989. Anomalous origin of a pulmonary artery from the ascending aorta：a review of echocardiographic, catheter，and morphological features. Br Heart J，62：389-395

Garcia-Pelaez I，et al. 1993. Experimental study of the development of the truncus arteriosus of the chick embryo heart. I：time of appearance. Anat Rec，237：378-384

Gnanapragasam JP，et al. 1990. Pulmonary artery sling：definitive diagnosis by color Doppler flow mapping avoiding cardiac catheterisation. Br Heart J，63：251，252

Hagler DJ，et al. 1980. Wide-angle two-dimensional echocardiographic profiles of conotruncal abnormalities. Mayo Clin Proc，55：73-82

King DH，et al. 1987. Two-dimensional echocardiographic diagnosis of anomalous origin of the right pulmonary artery from the aorta：differentiation from aortopulmonary window. J Am Coll Cardiol, 4：351-355

Kutsche LM, et al. 1988. Anomalous origin of a pulmonary artery from the ascending aorta. Am J Cardiol, 61：850-856

McFaul RC, et al. 1976. Truncus arteriosus and previous pulmonary arterial banding：clinical and hemodynamic assessment. Am J Cardiol, 38：626-632

Randkivi PJ, et al. 1990. Truncus arteriosus with type B interrupted aortic arch. Pediatr Cardiol, 11：117

Roguin N. 1978. Truncus arteriosus. Circulation, 58：376

Sotomora RF, et al. 1978. Anatomic identification of so-called absent pulmonary artery. Circulation, 57：624-633

Tynan MJ, et al. 1979. Nomenclature and classification of congenital heart disease. Br Heart J, 41：544-553

van Praagh R, et al. 1965. The anatomy of common aorticopulmonary trunk and its embryologic implications. Am J Cardiol, 16：406-425

Yeager SB, et al. 1986. Two-dimensional echocardiographic diagnosis of pulmonary artery sling in infancy. J Am Coll Cardiol, 7：625-629

Yoshizato T, et al. 1990. Truncus arteriosus revisited：an angiographic demonstration. Pediatr Cardiol, 11：36-40

第四十九章　肺动脉闭锁合并室间隔缺损

第一节　概　　述

肺动脉闭锁（pulmonary atresia）指右心室与肺动脉之间没有直接连通的先天性畸形，根据室间隔有无缺损可分为室间隔完整和合并室间隔缺损两种类型，两者之间的血流动力学改变有显著的差别。

室间隔完整的肺动脉闭锁详见第五十章，本章讨论肺动脉闭锁合并室间隔缺损（pulmonary atresia with ventricular septal defect）。本病指心脏具有两个心室，房室连接通常一致，有大的室间隔缺损（VSD），仅有主动脉单一出口，心室与肺动脉之间没有直接的血液流通，肺动脉的血液供应来自未闭的动脉导管（PDA）和（或）其他主动脉的侧支循环。

肺动脉闭锁合并 VSD 可分为大动脉连接关系正常和异常两种，在先天性心脏病的分类上，对大动脉关系正常者的意见尚未统一。有学者认为，其病理改变类似于法洛四联症，将其归入极重型法洛四联症，但由于其肺动脉的解剖结构比较复杂，故与法洛四联症有显著的差别。也有学者将其归入共同动脉干Ⅳ型，但实际上本病并无类似于共同动脉干的肺动脉连接关系，故也与之不同。

肺动脉闭锁合并 VSD，在胚胎发育过程中发生畸形的时间，可能比室间隔完整的肺动脉闭锁者稍早，可能与间叶和（或）神经嵴迁移异常有关，而且在发病机制上，与法洛四联症和共同动脉干的圆锥干发育畸形也完全不同，故通常将本病列为一种独立的病种。

本病较少见，约占先天性心脏病患者的 2%，10 万个出生的活婴中约可检出 4 例。本病的预后差，未手术治疗者大多数在 10 岁内死亡。预后主要取决于肺部的血液供应状况，需依靠 PDA 维持肺部血液供应者，一旦动脉导管关闭，肺血流量将明显降低，迅速导致缺氧，多数在新生儿期死亡。如果体循环和肺循环之间侧支循环良好，缺氧往往较轻，但可出现心力衰竭，部分也可因心力衰竭而在新生儿期死亡，部分可存活较长的时间，个别患者可活到 40 岁左右。

第二节　病理解剖和病理生理

一、病理解剖

本病多数患者为左位心，心房位置正常，房室连接一致，少数患者的房室连接不一致。VSD、主动脉、右心室和漏斗部等结构的病理改变，均类似于最严重的法洛四联症，主要区别在于本病患者的肺动脉是闭锁的，心室与肺动脉之间没有直接的连通，而且肺内动脉的血液来源、分布和结构错综复杂。

肺动脉分为肺外和肺内两部分，肺动脉闭锁一般指肺外肺动脉的闭锁，病理解剖差异较大。病变多数可累及肺动脉瓣、肺动脉瓣上及其近端主肺动脉、远端主肺动脉、主肺动脉分叉处等部位，可造成左、右肺动脉不通，严重时一侧或双侧肺外肺动脉全部闭锁，完全不能辨认和确认纵隔内肺外肺动脉（图 49-1）。有时虽有主肺动脉，但主肺动脉与心室没有直接连通。有关肺动脉闭锁的病理解剖，与室间隔完整的肺动脉闭锁相类似，但两者各有特点。

肺外和肺内肺动脉的解剖可有各种不同的类型（图 49-2）。两侧肺外肺动脉可在纵隔内汇合或不汇合，前者指在解剖结构上相互连接，但不等于有血流连通，一般汇合处的左、右肺动脉之间有血流连通，少数则没有血流连通；后者指两侧肺外肺动脉在纵隔内无连接，不可能有血流连通，两侧肺部分别有不同来源的血液供应。

供应肺部的侧支循环多数来自升主动脉、主动脉弓、动脉导管和胸部降主动脉，少数可来自锁骨下动脉、左冠状动脉、肋间动脉、支气管动脉和腹主动脉等。两侧肺部的侧支循环可来自相同或不同部位的主动脉或其分支。侧支循环动脉的数量和粗细不等，一般为 1～6 支，内径 1～20mm，有的可合并狭窄，造成肺部的血液供应有所差异。

40% 患者的侧支循环动脉在肺门与肺外肺动脉连通，其余的侧支循环与肺内肺动脉直接连通。肺外肺动脉可通过一侧或两侧的 PDA 和（或）来自主动脉的侧支循环供应血液。

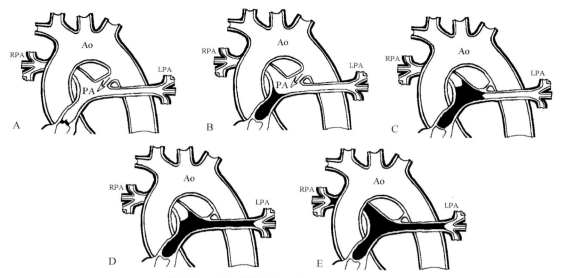

图 49-1　肺动脉闭锁部位（黑色）示意图

闭锁出现于肺动脉瓣（A）、主肺动脉（B）、主肺动脉及其分叉部（C）、主肺动脉及其分叉部和一侧肺外肺动脉（D）、主肺动脉和两侧肺外肺动脉（E）

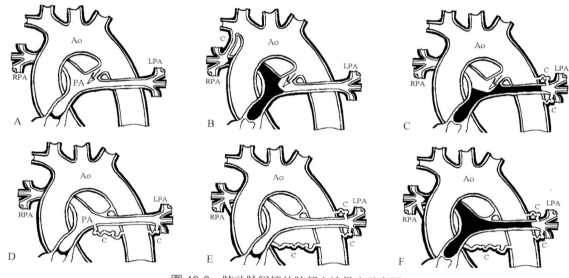

图 49-2　肺动脉闭锁的肺部血液供应示意图

可来自 PDA（A），PDA 和头臂干的侧支循环（B），PDA 和胸主动脉的侧支循环（C），胸主动脉的各种侧支循环（D、E 和 F）。两侧肺动脉在纵隔可汇合（A、D 和 E）或不汇合（B、C 和 F）。图中 C 代表侧支循环动脉

　　肺内与肺外肺动脉可连通或不连通。由 PDA 或主动脉侧支循环供应肺外肺动脉血液者，通常肺外、肺内肺动脉相互连通；但由支气管动脉等其他各种侧支循环直接供应肺内肺动脉血液者，肺内与肺外肺动脉多数不连通。

　　肺内肺动脉的分布多数与血液的来源有关。与肺外肺动脉连通的肺内肺动脉，其分布通常正常或基本正常，如 PDA 和（或）侧支循环连通一侧或两侧肺外肺动脉，与之相连通的肺内肺动脉分布一般正常。一侧或两侧肺内肺动脉直接由侧支循环供应血液者，肺内肺动脉及其分布多数出现明显的异常，由多个侧支循环直接供应肺部者，局部肺内血管更复杂。

　　本病患者的 VSD 多数与法洛四联症相似，通常为膜周部或漏斗部缺损，但 VSD 可出现于室间隔的任何部位。VSD 一般较大，有时由于三尖瓣隔叶与缺损异常粘连，可使缺损变小。

　　心脏只有单个主动脉出口，主动脉一般粗大，50%为右位主动脉弓，骑跨于有缺损的室间隔上，主动脉可同时与两侧心室相连接，骑跨在室间隔上，或主动脉靠近左心室或右心室。主动脉瓣与二尖瓣前叶之间通常有纤维连续性，可合并主动脉瓣狭窄等病变。

　　多数患者的右心房、右心室扩大，左心房一般正常。约 50% 的患者可合并房间隔缺损（ASD）。漏斗部多数形成盲端。此外，还可合并迷走锁骨下动脉、肺静脉畸

形引流、心内膜垫缺损、大动脉转位、右位心、冠状静脉窦畸形和永存左上腔静脉等畸形，冠状动脉畸形的类型及发生率大致与法洛四联症相似。

根据大动脉的相互位置关系，本病可分为两种类型。

（1）大动脉关系异常型：指主动脉位于右前方或正前方，而肺动脉位于左后方或正后方。

（2）大动脉关系正常型：指肺动脉位于左前方，主动脉位于右后方，与正常人相似，但主动脉通常比正常人略向右前移位。

二、病理生理

在肺动脉闭锁合并 VSD 患者，心室与肺动脉之间没有直接的血流通路，从周围静脉回流到心脏的所有血液，必须经心脏缺损右向左分流到左侧心腔，并且必须有部分血流从主动脉经 PDA 和（或）主动脉与肺动脉之间的侧支循环，左向右分流入肺循环，供应肺部，否则患者无法生存。

所有的体循环静脉血经 VSD（或 VSD 及 ASD）分流入左心进入主动脉，体循环动脉血的氧饱和度降低，患者出现缺氧和发绀，其程度主要取决于肺循环的血流量和 VSD 的大小，严重的缺氧可导致机体重要脏器功能障碍，甚至死亡。肺循环血流量较大者，缺氧和发绀的程度可相对较轻；否则，由于肺部血流量少，影响血液的气体交换，回心的肺静脉血减少，主动脉血液中肺静脉血所占的比例降低，动脉血氧饱和度则降低，缺氧和发绀程度较重。

本病患者的 VSD 多数较大，通常不会阻碍血流，右心室和左心室的压力一般相等。如果 VSD 狭小，对经过 VSD 的右向左分流产生阻塞，右侧心腔和周围静脉将出现血液淤积，导致右心和静脉压升高、肝脏肿大、周围水肿等，同时左心室的充盈受到限制，将影响心排血量，从而降低肺循环血流量，加重缺氧和发绀。

PDA 和其他侧支循环，多数对肺部的血流量具有重要的影响。完全依靠 PDA 供应肺部血液者，称为动脉导管依赖性肺动脉血液供应（ductus-dependent pulmonary artery blood supply），一旦 PDA 出现功能性或器质性关闭，将导致严重的缺氧和发绀。同样，其他侧支循环出现狭窄、闭塞，而且肺动脉血流量少，血液淤滞，容易在局部出现血栓形成等阻塞性病变，也将影响肺部的血液供应，加重缺氧和发绀。PDA 粗大和（或）肺动脉侧支循环丰富者，大量的主动脉血液进入与肺循环有关的血管，肺血增多，压力升高，肺血管可出现继发性阻塞性病变，最终也将导致肺循环血流量减少，通过不同的机制加重缺氧和发绀。

VSD 较大、肺部侧支循环丰富者，心室需承担所有

体循环和肺循环的泵血功能，心室和主动脉的血流量多数明显增加，长期的负荷过重，加上缺氧和心肌肥厚等因素，将使心室扩张，最终导致心力衰竭。

第三节　临床表现和辅助检查

一、临床表现

患儿出生时多数貌似正常，但出生后不久即出现进行性缺氧和发绀，动脉导管闭塞时将明显加重缺氧和发绀，少数患者可出现心力衰竭。

出生时体检，患儿多数无发绀，随后日趋严重。多数患儿的心脏没有明显扩大，第一心音和第二心音单一、增强、清脆，心尖部多数有升主动脉扩张所致的收缩期喀喇音。心血管杂音往往来源于 PDA 和侧支循环，部分患儿在胸骨左缘有收缩期杂音或典型的 PDA 连续性杂音，或在胸部其他部位听到侧支循环的连续性杂音。心衰者有相应的体征。

二、辅助检查

心电图通常没有特异性表现，多数与法洛四联症相似，常有右心室肥厚、右心房肥大、电轴右偏，部分可有双心室肥大、左心房扩大。

胸部 X 线检查可显示心脏影大小正常或轻度扩大，肺动脉段缺如，右位主动脉弓者多数与法洛四联症相似。多数患儿在早期呈现肺血管纹理减少，但到儿童期，肺野内通常有凌乱的网状侧支循环血管影。

心导管检查和心血管造影对诊断有重要的作用，心导管可从右心室经 VSD 进入左心室和主动脉，检出室水平的右向左分流，左心室、主动脉和右心室的收缩期压力相等，但心导管不可能直接进入肺动脉，即使经过未闭的动脉导管也很难进入肺动脉。左心室或右心室造影，只显示一条大动脉从心脏发出，不能显示肺动脉。选择性主动脉造影或侧支循环动脉造影，可显示未闭的动脉导管和（或）侧支循环血管，甚至可显示部分肺动脉。肺静脉逆行造影有时也可显示部分肺动脉。

第四节　超声心动图检查

随着影像技术的进展，超声仪器成像的清晰程度不断提高，以及超声心动图工作者操作技术的日益提高，对本病心内复杂畸形的解剖结构和血流动力学的深入了解，本病多数患者的解剖畸形及血流动力学改变可得到明确的诊断。但是，对某些患者动脉水平的分流，如源于未闭的动脉导管或体肺侧支循环等，有时尚难予以准

确区分。

一、M型超声心动图

M型超声心动图对本病的检出通常无特异性，表现与法洛四联症相似，两者往往难以鉴别。如果能探及肺动脉瓣的启闭运动，则考虑法洛四联症的可能性大；反之，如果难以探及肺动脉瓣的启闭运动，则考虑本病的可能性大。

通常在主动脉波群可显示主动脉内径明显增宽、前壁前移、与室间隔的连续性中断和主动脉骑跨于室间隔上，而右室流出道狭窄的程度较法洛四联症重，或右室流出道呈闭塞状（图49-3）。

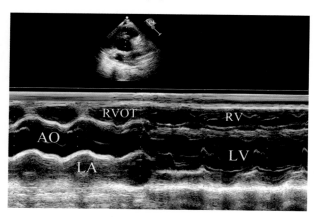

图49-3　肺动脉闭锁合并VSD M型主动脉波群
主动脉内径增宽，前壁前移，右室流出道极窄

在左心室波群，多数患者可显示全心增大，但以右心房、右心室增大为著，右心室壁增厚、室壁的运动幅度增强（图49-4）。

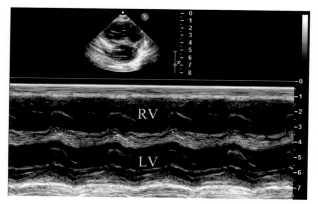

图49-4　肺动脉闭锁合并VSD M型心室波群
右心室增大，右心室前壁增厚

在肺动脉瓣区检查，仅能探及回声致密的组织，而无肺动脉瓣回声及启闭运动。右心室增大，右心负荷增加，可显示三尖瓣的开放幅度增大。

因此，单纯根据M型超声心动图不能对本病进行明确诊断。

二、二维超声心动图

二维超声心动图是目前诊断肺动脉闭锁合并VSD的主要检查方法，能清晰显示本病的主要病理解剖改变，如VSD、内径增宽的主动脉、大动脉的位置异常、肺动脉瓣有无启闭，显示肺动脉闭锁的水平、主肺动脉及左肺动脉和右肺动脉的发育状况，以及大动脉与心室的连接关系等。

（一）大动脉关系正常型

大动脉关系正常型的肺动脉闭锁，其超声心动图与法洛四联症表现相似，仅二维超声心动图未能探及肺动脉瓣的启闭运动，多普勒系统未能探及过肺动脉瓣口的血流。因此，在检查的过程中应注意对过肺动脉瓣口的血流进行观察。

左心室长轴断面可显示主动脉内径增宽、前壁右移、与室间隔连续性中断，室间隔回声脱失，主动脉骑跨于室间隔上，右心房、室增大，右心室壁增厚，几乎不能显示右室流出道。

大动脉短轴断面可显示右心房、右心室内径增大，可见内径增宽的主动脉位于右侧，但与正常人相比，比较靠前；右室流出道狭窄或呈闭塞状态，部分患者仅肺动脉瓣无启闭运动，呈瓣膜水平闭锁，主肺动脉狭窄，但部分患者的肺动脉瓣及主肺动脉均呈闭锁状态，主肺动脉近端融合、呈条索状改变，主肺动脉远端及左、右肺动脉发育不良，即出现不同肺动脉水平的闭锁（图49-5），左、右肺动脉发育差。在本断面，还可清晰地观察VSD大小及其所在的部位。

心尖四腔心、五腔心及心室短轴断面可显示右心房、右心室增大，室间隔回声脱失。将探头顺时针旋转20°，可显示主动脉，有利于显示主动脉左右骑跨室间隔的程度。

剑突下双心室动脉长轴断面可显示左、右心室及室间隔。室间隔回声脱失，主动脉内径增宽，骑跨于室间隔上。在剑突下双动脉心室长轴断面观察，通常难以探及肺动脉和肺动脉瓣，无肺动脉瓣启闭现象，右室流出道呈闭塞状，增宽的主动脉骑跨于室间隔上，而右室流出道及肺动脉内径极窄，不易显示及检出。

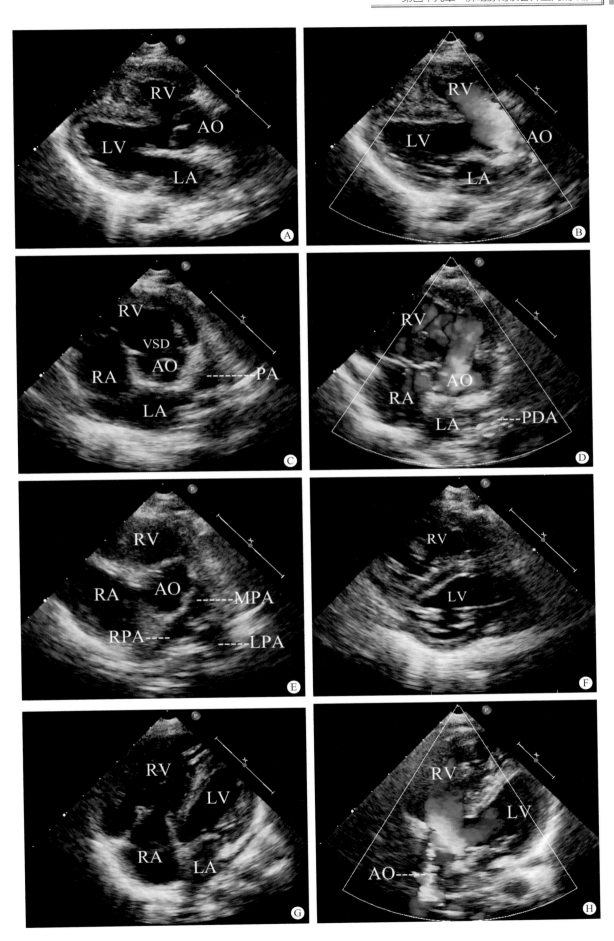

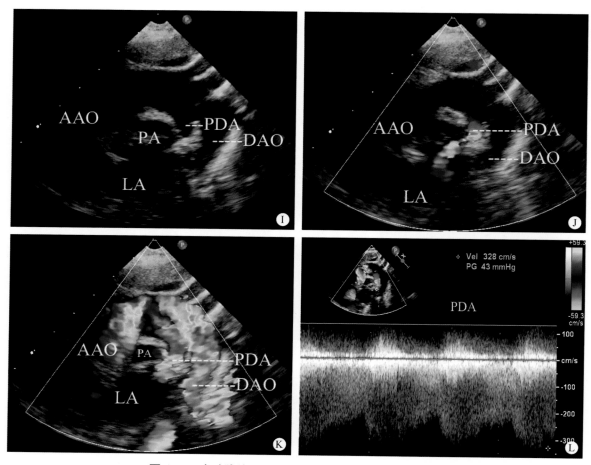

图 49-5 大动脉关系正常的肺动脉闭锁、主肺动脉融合

右心房室增大，右心室壁增厚，左心房室内径减小，主动脉内径增宽，其前壁与室间隔的连续性中断，主动脉骑跨于室间隔上，骑跨率约50%，室间隔缺损位于膜周部位，彩色多普勒显示室水平出现双向分流。未能探及肺动脉瓣启闭现象，肺动脉近端融合，远端及左、右动脉发育不良，降主动脉与主肺动脉之间可探及未闭动脉导管，彩色多普勒显示有动脉水平的左向右分流，频谱多普勒检查显示动脉水平分流的血流速度为3.2m/s，压差为43mmHg。A. 左心室长轴断面；B. 彩色多普勒左心室长轴断面；C. 大动脉短轴断面；D. 彩色多普勒大动脉短轴断面；E. 大动脉短轴断面；F. 心室短轴断面；G. 四腔心断面；H. 彩色多普勒五腔心断面；I. 主动脉弓长轴断面；J. 彩色多普勒主动脉弓长轴断面；K. 彩色多普勒主动脉弓长轴断面；L. 动脉导管未闭频谱多普勒

在本病的诊断过程中应注意以下几点：确定主动脉内径的宽度，主动脉前壁与室间隔的连续性，是否存在VSD，右室流出道、肺动脉系统及其分支的发育状况，肺动脉闭锁的水平。

对于肺动脉闭锁的患者，在检查过程中应注意寻找未闭的动脉导管和（或）体肺侧支循环。在主动脉弓长轴断面观察时，可显示主动脉内径增宽，以升主动脉为著，主肺动脉及其分支发育不良，在主肺动脉与降主动脉之间可探及未闭的动脉导管或体肺侧支循环动脉。彩色多普勒超声可观察到在降主动脉和主肺动脉之间出现分流，呈五彩镶嵌色（图49-6）。

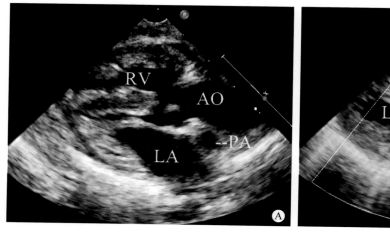

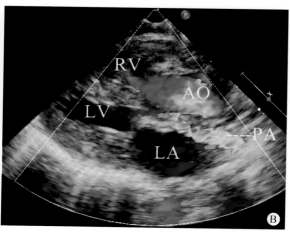

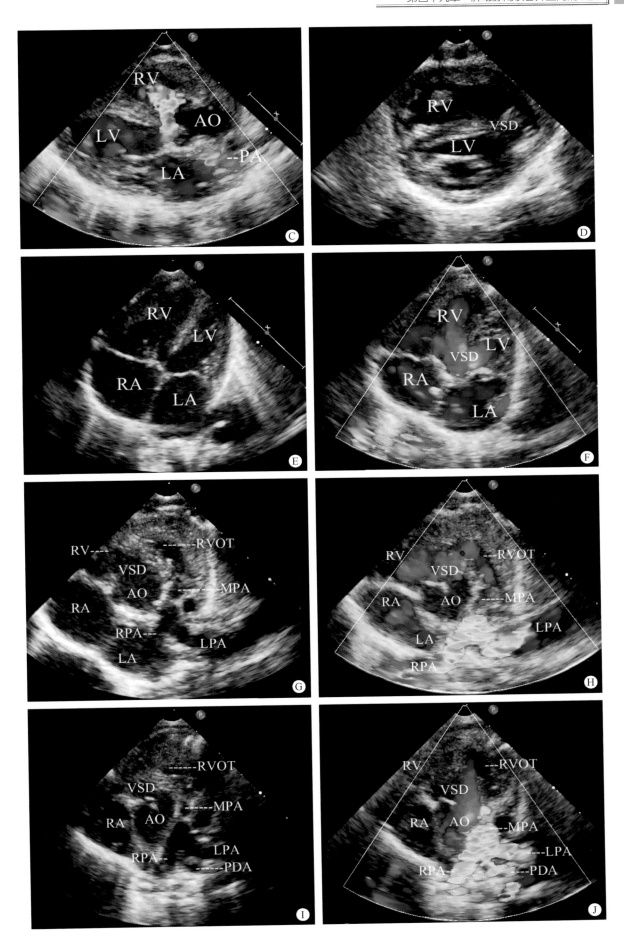

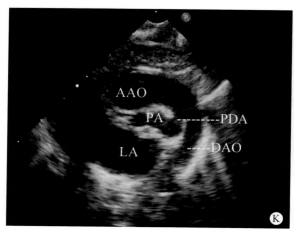

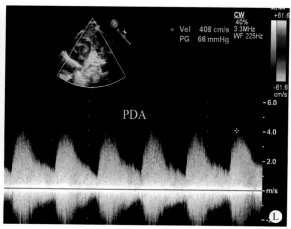

图 49-6　大动脉关系正常的肺动脉闭锁、瓣水平闭锁

右心房室增大，右心室壁增厚，左心房室内径减小，主动脉内径增宽，其前壁与室间隔的连续性中断，主动脉骑跨于室间隔上，骑跨率约 50%，主动脉后壁可显示内径狭窄的肺动脉，室间隔缺损位于膜周部，彩色多普勒显示室水平出现双向分流。右室流出道狭窄，肺动脉瓣呈闭锁状态，主肺动脉及左、右肺动脉发育不良，降主动脉与主肺动脉之间可探及未闭动脉导管，彩色多普勒显示出现动脉水平的左向右分流，频谱多普勒检查显示动脉水平分流的血流速度为 4.1m/s，压差为 66mmHg。A. 左心室长轴断面；B. 彩色多普勒左心室长轴断面；C. 彩色多普勒左心室长轴断面；D. 心室短轴断面；E. 四腔心断面；F. 彩色多普勒四腔心断面；G. 大动脉短轴断面；H. 彩色多普勒大动脉短轴断面；I. 大动脉短轴断面；J. 彩色多普勒大动脉短轴断面；K. 主动脉弓长轴断面；L. 动脉导管未闭频谱多普勒

（二）大动脉关系异常型

　　二维超声心动图可清晰显示本类型的解剖改变。本类型的肺动脉闭锁，在左心室长轴断面可显示主动脉内径增宽，通常向右前方移位，起源于右心室，主肺动脉位于主动脉的后方，呈条索状改变，回声致密。右室流出道发育欠佳或狭窄，但在此部位，难以探及肺动脉瓣的组织结构或无肺动脉瓣的启闭活动。由于主肺动脉呈条索状的致密回声，在部分患者极难显示主肺动脉腔。探查主动脉时，探头的方位标记朝向左肩时，可同时显示主动脉升、弓、降部；其前壁与室间隔的连续性中断，大部分患者的主动脉完全起源于右心室；如主动脉与肺动脉呈前后排列，部分患者的主动脉可骑跨于室间隔上。

　　经验不足的检查者常将本病误诊为共同动脉干。因此，在检查过程中，如果在主动脉的左后方探及条状致密样回声，应将探头的标记旋转至喉结部位，可进一步显示此致密的回声为发育不良的呈狭缝样主肺动脉。如果肺动脉瓣和（或）主肺动脉呈闭锁状或呈隔膜样改变，则主肺动脉内径极窄或呈融合状态，肺动脉瓣处呈条索状强回声，左、右肺动脉发育差。

　　在大动脉短轴断面观察时，内径增宽的主动脉一般位于右前方或正前方，而肺动脉则位于左后方或正后方，在主动脉弓水平显示肺动脉系统发育极差。

　　从心室的短轴、心尖四腔心及五腔心断面，均可观察到右心房、右心室内径增大，但左心房室发育尚可。在四腔心断面，探头向左旋转约 30° 时，可清晰显示主动脉前壁与室间隔的连续性中断及 VSD 大小。

　　主动脉弓长轴断面，在降主动脉与发育不良的主肺动脉之间可探及异常的管道样回声（图 49-7）。

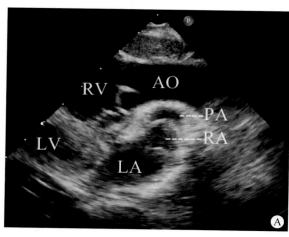

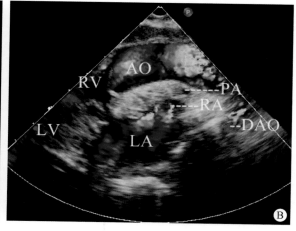

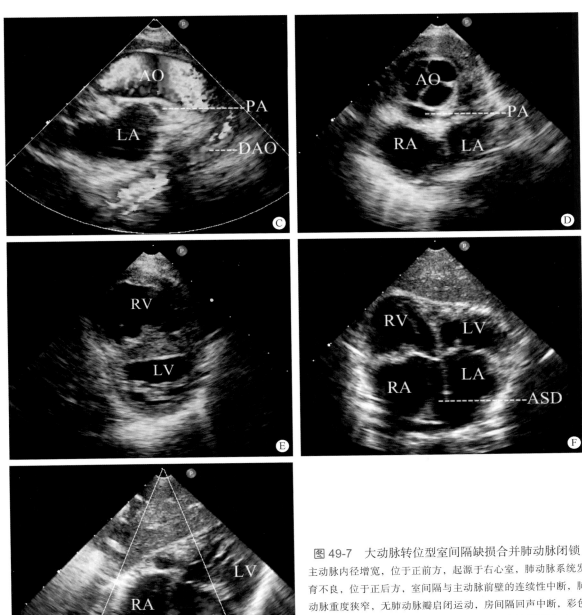

图 49-7　大动脉转位型室间隔缺损合并肺动脉闭锁
主动脉内径增宽，位于正前方，起源于右心室，肺动脉系统发育不良，位于正后方，室间隔与主动脉前壁的连续性中断，肺动脉重度狭窄，无肺动脉瓣启闭运动，房间隔回声中断，彩色多普勒显示房水平出现右向左分流。A. 左心室长轴断面；B. 彩色多普勒升主动脉长轴断面；C. 彩色多普勒主动脉弓长轴断面；D. 大动脉短轴断面；E. 左心室短轴断面；F. 剑突下四腔心断面；G. 彩色多普勒剑突下四腔心断面

以上两种类型的肺动脉闭锁，在胸骨上窝主动脉弓长轴断面均可显示闭锁的主肺动脉，呈致密状回声，而左、右肺动脉分叉处近左肺动脉侧，多数可见一管状回声与降主动脉相通，即 PDA，需要进一步观察其部位、内径、长度、走向及其与肺动脉的连接情况等。有时可在主动脉胸段各部位探查到分布至肺部的侧支循环动脉，通过多普勒超声检查可进一步确定其血流方向等。

三、多普勒超声心动图

由于本病的 VSD 往往较大，室水平分流多数呈层流状，右向左的分流呈蓝色，左向右的分流呈红色，而无

红五彩镶嵌色的高速过隔血流。

对于肺动脉闭锁的患者，从胸骨上窝探查，在降主动脉与主肺动脉近左肺动脉分叉处之间，可探及源于 PDA 的五彩镶嵌高速血流。但如果 PDA 的管腔较粗，在 PDA 的降主动脉端可出现汇聚现象（见图 49-5K），连续多普勒可显示阶梯样的连续性高速血流频谱（见图 49-5L 和图 49-6L）。部分患者可探及升主动脉与右肺动脉之间的分流。

四、合并畸形

部分肺动脉闭锁患者可合并右心室发育不良，右心室极小，右心室壁厚，三尖瓣发育差、瓣叶短小，个别患者可显

示三尖瓣呈隔膜样改变，部分患者还可合并 ASD。

五、鉴别诊断

（一）法洛四联症

大动脉位置基本正常的肺动脉闭锁，极易与法洛四联症混淆。本病的所有表现均与法洛四联症相似，如右心房、右心室内径增大，右心室壁增厚，主动脉内径增宽，前壁与室间隔的连续性中断，主动脉骑跨于室间隔上等，尤其是在只有肺动脉瓣闭锁，而主肺动脉腔仍然存在的患者，两者容易混淆。

但是，如果在超声检查中未能探及明确的过肺动脉瓣口血流，而仅探及 PDA 或体肺侧支动脉的连续性分流，则应考虑肺动脉闭锁的可能性。

（二）共同动脉干

共同动脉干患者的肺动脉从主动脉系统发出，无肺动脉瓣叶，心腔内仅能探及一组半月瓣，从左心室长轴或胸骨上窝主动脉弓长轴断面观察，可显示从主动脉不同水平段所发出的主肺动脉和（或）左、右肺动脉。

对于肺动脉闭锁的患者，其肺动脉系统发育不良，肺动脉瓣呈闭锁状态，主肺动脉及左、右肺动脉内径狭窄；如果主肺动脉闭锁，则肺动脉瓣及主肺动脉呈条索状改变，回声致密，无主肺动脉腔。因此，如果在常规部位未能探及肺动脉瓣及肺动脉，而肺动脉又是从主动脉发出，患者又无发绀，则应考虑共同动脉干的可能性。

六、手术后观察

合并室间隔缺损的肺动脉闭锁，由于肺动脉系统发育不良，在根治前通常采用 Ⅰ 期姑息性手术，即体–肺分流术，以增加肺血管的血流量及改善心室的发育，为 Ⅱ 期根治性手术提供条件。

体–肺分流术的种类较多，主要分为两种，即改良体–肺分流术和中央性的分流术（CS）。

改良体–肺分流术：应用人工血管使无名动脉（或锁骨下动脉）与右肺动脉连接，使体循环的血液导流入肺循环，改善肺循环的状态（图49-8）。

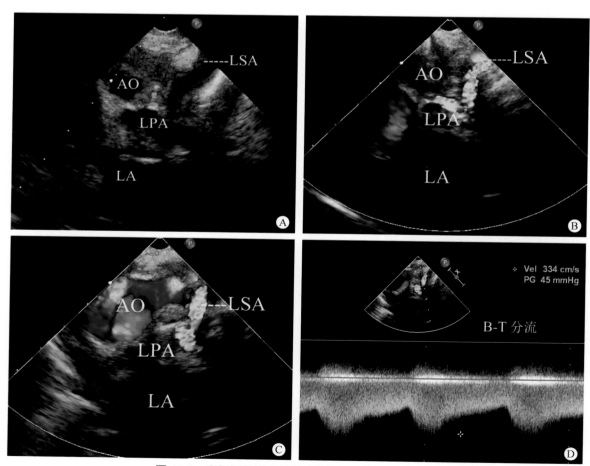

图 49-8 室间隔缺损合并肺动脉闭锁、体–肺分流术

左肺动脉与左锁骨下动脉之间出现管状交通，彩色多普勒显示左肺动脉与左锁骨下动脉之间出现五彩镶嵌的高速血流，形成左锁骨下动脉与左肺动脉之间的左向右分流，血流速度为3.3m/s，压差为45mmHg。A. 胸骨上窝类大动脉短轴断面；B. 彩色多普勒胸骨上窝类大动脉短轴断面；C. 彩色多普勒胸骨上窝类大动脉短轴断面；D. 体–肺分流频谱多普勒

中央性的分流术：使用人工血管将升主动脉的血流直接导入主肺动脉或肺动脉的融合部位，使肺循环的血流量增加，改善患者的发绀状态。

在观察姑息性手术患者时，主要应用二维及彩色多普勒超声心动图。由于所应用的人工血管的管腔通常较细，单纯应用二维超声心动图观察有一定的难度。而应用彩色多普勒超声心动图观察，通过血流路径轮廓的勾画，易检出通过人工血管所连接的分流路径，并且通过频谱多普勒测量管腔内的血流速度，彩色多普勒所显示的管腔径及血流的路径，判断人工血管内的血流是否通畅，连接部位是否狭窄。

肺动脉瓣闭锁合并室间隔缺损为紫绀型先天性心脏病中发病率较高的一种，仅次于法洛四联症，尤其是大动脉位置相对正常的肺动脉闭锁，而大动脉位置异常的肺动脉闭锁常发生于合并单心室的患者，而且发病率较低，大动脉位置异常的肺动脉瓣闭锁仅合并室间隔缺损较少见。因此，在检查过程中应注意的问题有：

（1）在确诊为肺动脉闭锁时，应注意患者发绀的程度，有无室间隔缺损，肺动脉系统的发育状态，肺动脉闭锁的水平段，如肺动脉瓣闭锁、主肺动脉融合，以及左、右肺动脉发育不良的程度等，并且应注意与大动脉骑跨类疾病鉴别。

如大动脉骑跨合并室间隔缺损，但未能检出肺动脉系统结构，应注意与共同动脉干鉴别。室间隔缺损合并肺动脉闭锁，因患者的年龄不同，出现不同程度的发绀。患者年龄越大，发绀的程度越重，出现明确的杵状指（趾），应注意寻找发育不良的肺动脉结构。如果患者无发绀现象，呈肺动脉高压状态，但原肺动脉位置未能发现肺动脉系统结构，应注意在增宽的大动脉各段寻找发出的肺动脉系统，在检查的过程中应注意鉴别两者。

（2）应用多普勒检查肺动脉系统时，如果发育不良的肺动脉内出现少量五彩镶嵌色的高速血流，频谱多普勒可探及收缩期的高速血流频谱，患者出现发绀、杵状指（趾），而且喜蹲踞，应诊断为重症法洛四联症。但无论是肺动脉闭锁合并室间隔缺损还是重症法洛四联症均可存在体肺侧支，尤其是肺动脉闭锁合并室间隔缺损的患者可存在粗大的未闭动脉导管或体肺侧支，形成动脉水平的左向右分流，使血液进入肺循环系统。

肺动脉闭锁合并室间隔缺损的患者还可同时合并其他心内复杂畸形，如合并心内型、心上型及心下型肺静脉异位引流和完全型心内膜垫缺损，超声检查时应注意检出。

如果发现患者的左心房内径明显减小，应注意寻找肺静脉在左心房的开口部位。如果无肺静脉入口，应寻找共同肺静脉干的形成及其异常引流的路径。冠状静脉窦增宽者应注意共同肺静脉干与冠状静脉窦之间的关系，是否为心内型肺静脉异位引流入冠状静脉窦。如果合并心上型肺静脉异位引流，于胸骨上窝可检出由垂直静脉、无名静脉及上腔静脉所形成的共同肺静脉环状结构。如果未能检出上述引流途径，应注意扫查剑突下断面，观察门静脉、腔静脉内径，有无垂直静脉形成，避免漏诊心下型肺静脉异位引流。

在检查的过程中应同时观察房室瓣叶的形态，尤其是存在Ⅰ孔型房间隔缺损的患者，应注意检出同时存在的完全型心内膜垫缺损。

第五节 各分型的检出对手术方式选择的指导意义

在检查发绀的婴幼儿时，如果未能检出过肺动脉瓣口的血流，并且患儿有较粗大的体肺侧支或动脉导管未闭，同时伴有室间隔缺损，应考虑本病的可能性。如果疑诊本病，应仔细观察大动脉与心室的连接关系，肺动脉瓣闭锁的状态。如果仅为肺动脉瓣闭锁，或包括主肺动脉近端呈融合状态，观察室间隔缺损与大动脉的关系，为外科医生选择正确的手术方式提供资料。

（一）超声心动图检查应注意观察的内容

（1）大动脉位置关系是否正常。
（2）肺动脉闭锁的水平及程度。
（3）主肺动脉融合的长度。
（4）左右肺动脉的发育程度。
（5）室间隔缺损的类型及大小。
（6）室间隔缺损与大动脉位置的关系。
（7）冠状动脉的走行，应注意判断右心室依赖型冠状动脉的面积和程度。如右室窦状隙-冠状动脉-冠状窦或主动脉出现交通，对手术方式的选择很有意义。

（二）手术方式

1. 体-肺分流术（B-T分流术） 为本病的一期手术，包括切开肺动脉瓣，加宽右室流出道，应用带瓣的牛颈静脉管道建立右室流出道与肺动脉瓣口的连接，以增加肺循环的血流量，降低右心室的压力，使右心室得到良好的发育。

2. 室间隔缺损的修补 开胸修补室间隔缺损，阻断由于肺动脉闭锁产生的室水平的右向左分流，增加从右心室进入肺动脉的血流量。

3. 结扎大的体肺侧支及未闭动脉导管 关闭未闭动脉导管或粗大的体肺侧支，阻断左心血流进入右心室，提高从左心室进入主动脉系统的血流量。

4. 介入治疗 对于仅有肺动脉瓣闭锁而肺动脉系统发育尚可的患者，可以首先采用切开肺动脉瓣，使右心室的血流通过肺动脉瓣口进入肺循环系统，增加肺循环的血流量。如果主肺动脉近端呈融合状态，则需要使用人工管道将右室流出道与肺动脉进行连接，而不能进行介入治疗。

5. 双心室矫治手术 切断体肺循环之间的交通，让体静脉的血流完全通过右心室进入肺动脉。关闭房水平的交通及体肺动脉的分流。

应用心包、人工补片或同种动脉管道的方法建立右心室－肺动脉通道，但是患者须具备的一个基本条件是右心室发育良好。

6. 一个半心室修复手术 关闭房间隔缺损，解除体肺动脉的分流状态，建立右心室－肺动脉通路，建立上腔静脉与肺动脉通路，即双向格林手术。

因此，在检查的过程中，应注意观察上述问题，为外科医生选择正确的手术方式提供资料。

（刘延玲　熊鉴然　吕秀章）

参 考 文 献

Anderson RH, et al. 1988. Pulmonary atresia with ventricular septal defect and coronary artery fistula: a late presentation. Br Heart J, 60: 264, 265

Faller K, et al. 1981. Duplicate sources of pulmonary blood supply in pulmonary atresia with ventricular septal defect. Br Heart J, 46: 263-268

Hagler DJ. 1989. Doppler color flow imaging and determination of pulmonary blood supply in infants with pulmonary atresia with ventricular septal defect. J Am Coll Cardiol, 14: 1766, 1767

Hofbeck M, et al. 1991. Analysis of survival in patients with pulmonary atresia and ventricular septal defect. Am J Cardiol, 67: 737-743

Huhta JC, et al. 1982. Two-dimensional echocardiographic detection and measurement of the right pulmonary artery in pulmonary atresia-ventricular septal defect: angiographic and surgical correlation. Am J Cardiol, 49: 1235-1240

Huhta JC, et al. 1984. Two-dimensional echocardiographic assessment of the aorta in infants and children with congenital heart disease. Circulation, 70: 417-424

McGoon DC, et al. 1977. Systemic collateral and pulmonary artery stenosis patients with congenital pulmonary atresia and ventricular septal defect. Circulation, 56: 473-479

Smyllie JH, et al. 1989. The value of Doppler color flow mapping in determining pulmonary blood supply in infants with pulmonary atresia with ventricular septal defect. J Am Coll Cardiol, 14: 1759-1765

Spray TL, et al. 2004. Operative Cardiac Surgery.5th ed. Los Angeles: CRC Press: 515-524

Thiene G, et al. 1977. Pulmonary atresia with ventricular septal defect. Br Heart J, 39: 1223-1233

第五十章　室间隔完整的肺动脉闭锁

第一节　概　　述

室间隔完整的肺动脉闭锁（pulmonary atresia with intact ventricular septum）是一组少见、严重、复杂的紫绀型先天性心脏病，指右心室与肺动脉之间没有直接交通而室间隔完整的畸形，1783 年由 Hunter 首先报道，1858 年 Peacock 等报道 3 例并将其命名为室间隔完整的肺动脉闭锁。

本病的病理解剖和临床类型比较复杂，右心室病变的差别明显，某些患者的右心室心肌肥厚、心肌细胞排列紊乱，有的则心肌发育不良，甚至部分或完全被脂肪、纤维组织等所取代，室壁菲薄，心肌缺乏收缩功能。

本病的发病率占先天性心脏病患者的不到 1%，婴幼儿先天性心脏病患者的 1% ~ 3%，新生儿紫绀型先天性心脏病患者的 20% ~ 30%，约占所有肺动脉闭锁患者的 43.9%。发病似无性别差异，确切病因不明，可有家族倾向性。

本病的临床诊断和治疗均较困难，预后极差，未手术治疗者 50% 于出生后 1 个月内夭折，85% 在 6 个月内死亡，仅少数能存活到 1 岁以上，故在临床上甚为少见，存活者多数合并粗大动脉导管未闭和巨大房间隔缺损。

第二节　病理解剖和病理生理

一、病理解剖

主要的病理变化是肺动脉闭锁，在右心室与肺动脉之间没有直接通路，而室间隔连续完整，通常需要经过房水平等分流完成血液循环。常伴有右心室、三尖瓣发育不良，病变通常累及整个右心系统。

绝大多数患者为左位心，内脏心房位正常，房室连接和心室大动脉连接关系多数一致，主动脉从左心室发出，主动脉弓通常为左位，主动脉瓣多数正常，少数可合并主动脉瓣狭窄。极个别出现于右位心和心房反位，可出现完全型或矫正型大动脉转位等变异类型，少见合并心外畸形。

（一）肺动脉闭锁

肺动脉闭锁可发生于肺动脉的不同水平，主要见于肺动脉瓣和（或）右室漏斗部，病理解剖类似于肺动脉闭锁合并室间隔缺损者（详见第四十九章），但也有某些特点。

90% 以上的病例为肺动脉瓣完全闭锁，肺动脉瓣通常已基本成形，多数由三个增厚的瓣叶组成，但瓣叶未分开，融合成闭锁不通的隔膜，可有 2 ~ 3 条切迹。肺动脉瓣环及主肺动脉多数发育不全，少数可合并右室流出道极度狭窄或完全闭塞。与漏斗部闭锁者比较，肺动脉瓣闭锁者的瓣环狭窄程度一般较轻。

少数为右室漏斗部闭锁，肺动脉瓣基本或完全没有形成，瓣环严重狭窄，有的甚至没有肺动脉瓣环组织，局部只有纤维组织。有的患者从主肺动脉至肺动脉分叉完全闭塞，形成条索状结构。极少数患者的肺动脉瓣发育不良，但瓣膜本身并未闭锁。漏斗部闭锁者的右心室和三尖瓣环往往很小，但右心室大小的变化很大。

据有人报道，约 84% 的主肺动脉及其主要分支有中重度发育不良；但也有人报道，仅 3.5% 存在肺动脉分支的严重发育不良，可能与观察对象不同有关。不论右心室大小如何，多数观察到在整个主肺动脉及其主要分支不出现完全闭锁，主肺动脉严重闭锁或狭窄者比较少见，主肺动脉内径往往仍较宽，通常稍小于升主动脉，少数甚至大于升主动脉。

（二）心房和心室

一般有不同程度的心脏扩大，尤其是右心房，通常与三尖瓣关闭不全的程度有关。心房壁多数很薄，有时巨大的右心房可充满整个右侧胸腔。三尖瓣口往往已形成，瓣叶多数有发育不良，5% ~ 25% 的患者合并三尖瓣 Ebstein 畸形。左心房、左心室和二尖瓣扩大，可伴二尖瓣脱垂，左心室可有不同程度的肥厚、纤维化，心壁较厚。

右心室属于盲腔，其发育、大小、形态、室壁厚度和心肌结构等病理改变差别明显。右心室往往发育不良，其中发育不良轻度者占 10%、中度者占 30%、重度者占 40%，其余为正常（6.5%）或扩张（13%）。右心室腔可从极其狭小到严重扩张不等，右心室大小及室壁厚度通常与三尖瓣口大小、三尖瓣关闭不全等有关。三尖瓣口狭窄者，右心室狭小、肥厚；而合并三尖瓣严重关闭不全者，右心室往往扩张。

1956 年 Greenwold 等首先提出可根据右心室大小、形态将本病分为两种类型（图 50-1）。

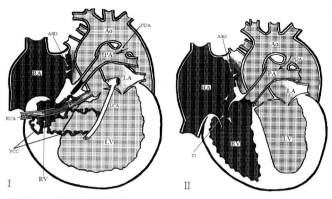

图 50-1 肺动脉闭锁伴室间隔完整类型（Ⅰ和Ⅱ型）示意图
VCC. 右心室 – 冠状动脉交通

Ⅰ型（右心室发育不全型）：大多数病例（85%）有右心室发育不良，室壁心肌增厚、排列紊乱，呈海绵状心肌，肌小梁通常增多、增粗，有心内膜胶原弹力纤维增生，心内膜增厚、呈白色，多数右心室腔狭小。

三尖瓣叶常有发育不全、狭窄、下移或缺如，瓣膜和腱索可缩短、肥厚、增粗，瓣叶交界处及腱索之间融合，乳头肌发育不良，多数出现不同程度的三尖瓣狭窄。三尖瓣发育往往与右心室发育一致，三尖瓣畸形越明显，通常右心室发育不良越重，右心室腔越小，腔内压力越高。

Ⅱ型（右心室大小正常或扩大型）：约占本病患者的 15%，右心室腔大小正常或接近正常，甚至扩张，很少有继发性心内膜纤维化，右心室心肌严重发育不良，部分或完全被脂肪、纤维组织等所取代，受累部位的右心室壁很薄，心内膜和心外膜贴近，甚至呈透明状，缺乏收缩功能。其中右心室大小正常者，其三尖瓣结构往往也在正常范围或接近正常；而右心室扩大者，多数伴有三尖瓣关闭不全。右心房可扩张，甚至呈瘤样扩张。

本病患者组成右心室的流入部、小梁部和漏斗部等三部分可俱全，亦可缺少小梁部和（或）漏斗部。根据右心室大小来分型，有时会发生困难，故 1982 年 Bull 等提议根据右心室是否发育形成流入部、小梁部和漏斗部而分为三型，1986 年 Joshi 等又增加一种类型，共分为四型（表 50-1）。

表 50-1 室间隔完整的肺动脉闭锁类型

类型	流入部	小梁部	漏斗部
Ⅰ	存在	存在	存在
Ⅱ	存在	无	存在
Ⅲ	存在	无	无
Ⅳ	存在	存在	无

（三）心脏间隔和侧支循环

患者没有室间隔缺损，多数患者的室间隔肥厚，向左室流出道突出，但一般不引起流出道阻塞。本病患者必须有房水平的右向左分流等，否则无法存活，其中 20% 为房间隔缺损，其余为卵圆孔未闭。据有人报道，极个别患者为房间隔连续性完整，可能借冠状静脉窦间隔缺损和（或）右心室窦状隙 – 冠状动脉交通进行循环。房间隔缺损狭小或没有缺损者，房间隔可向左心房呈瘤样膨出，甚至可造成二尖瓣阻塞等。

在绝大多数患者，可合并粗细不等的动脉导管未闭，多数较细小迂曲，有的可出现两侧动脉导管未闭，甚至成为肺动脉血液供应的唯一来源。动脉导管起始部与主动脉连接处，在肺动脉闭锁合并室间隔缺损者多数成锐角，而在本病患者，与正常相似，通常成钝角。极少数患者在体循环与肺循环之间有其他侧支循环，但往往不如肺动脉闭锁合并室间隔缺损者明显。

1926 年 Grant 等首先报道本病患者右心室腔与冠状动脉之间有交通（ventriculocoronary communication），随后得到许多研究者的证实。在 47% ～ 60% 的右心室小的本病患者，保持着胎儿期右心室心肌内窦状隙（intramyocardial sinusoid），右心室小梁区窦状隙与冠状动脉相通，可单发或多发，可与右冠和（或）左冠及其分支相交通，受累冠状动脉往往迂曲扩张，冠状动脉内膜纤维化、增厚，可导致冠状动脉阻塞、心肌缺血、梗死和纤维化等病变，甚至引起心脏破裂。

本病患者可合并冠状动脉畸形，包括单支冠状动脉（约 20%）。少数患者有冠状静脉窦口狭窄甚至闭锁，有的可合并二瓣化主动脉瓣、左室流出道狭窄、二尖瓣发育不良、伞状三尖瓣、右位主动脉弓等其他畸形。

二、病理生理

在出生前，本病患者的全部右心房血液→卵圆孔→左心房→体循环，通常不影响胎儿存活，但动脉导管和支气管动脉的供血状况可直接影响胎儿肺血管的发育，三尖瓣关闭不全的程度和窦状隙 – 冠状动脉交通的血流量多少则影响胎儿右心室的发育。出生后，通过卵圆孔的血流量减少，在初期房水平的分流量多数尚能适应婴儿生存的需要。

患者的右心室没有正常出口，形成盲端，血液不能从肺动脉排出，需要从未闭的卵圆孔或房间隔缺损，将体循环静脉血右向左分流入左心，以维持体循环，左心室和升主动脉的血流量可明显增加。

房水平右向左分流将导致机体缺氧和发绀，严重时使机体重要脏器功能发生障碍。在房水平右向左分流受阻者，右心房压升高，体循环静脉淤血，出现体循环静脉扩张、肝脏肿大、周围水肿等，严重的三尖瓣关闭不全、心力衰竭也可加重体循环静脉淤血。

肺部的血液供应多数来自未闭的动脉导管和（或）其他侧支循环，肺循环血流量的大小通常直接影响机体缺氧和发绀的程度。多数患者的动脉导管发育不良，机体缺氧可刺激有关血管活性物质释放而促使动脉导管扩张，增加肺血流量，但动脉导管一旦闭合，将引起严重的缺氧和发绀，迅速导致死亡。

无三尖瓣关闭不全者的右心室形成盲腔，血液没有出口，右心室等容收缩期压力明显升高，通常可达150mmHg以上，多数高于左心室。右心室内高压将促使心室肥厚和内膜纤维化，加重心室壁僵硬，明显降低顺应性。

右心室有窦状隙－冠状动脉交通，右心室的部分血液在收缩期经冠状动脉逆行进入主动脉。在少数冠状动脉近端与主动脉没有连接或合并严重狭窄病变的患者，尤其是病变累及两支以上冠状动脉者，冠状动脉的血液供应须来自于上述交通，有赖于右心室高压逆行灌注，形成所谓的右心室依赖型冠状动脉循环（right ventricular-dependent coronary artery circulation）。冠状动脉狭窄或阻塞可使相应的心室壁发生缺血、梗死等病变。

由于上述各种原因，患者最终可出现心力衰竭。

第三节　临床表现和辅助检查

一、临床表现

多数患婴为足月新生儿，出生时体格发育通常正常，没有明显的临床症状，肤色多数正常。但往往在出生后第1天或数日内出现进行性缺氧，一般状况差，喂奶困难，呼吸急促，鼻翼煽动，皮肤苍白、厥冷，活动能力低，生长发育迟缓，体重不增等，少数可猝死。有不同程度的发绀，进食或哭闹时加重。

发绀通常随动脉导管缩小而迅速加重，一旦完全闭合则出现非常严重的缺氧、发绀、代谢性酸中毒，多数迅速死亡。三尖瓣关闭不全和心衰较严重者，通常有周围水肿等。

体检时脉搏多数正常或细速，伴明显三尖瓣关闭不全者可出现胸前突出，多数有左心室搏动增强，一般没有震颤，可有肺部啰音、周围静脉扩张、水肿和肝脏明显肿大等。

心脏听诊多数无特异性表现，第二心音单一、响亮，可有第三心音、第四心音和奔马律，约50%的患儿没有明显的心脏杂音，有的在心前区有轻柔的收缩期杂音或连续性杂音，第一心音后可有喷射性喀喇音。伴三尖瓣关闭不全者，胸骨左缘靠近剑突部位有全收缩期杂音，可伴震颤。

二、辅助检查

（一）心电图

极少数患者的心电图可正常，多数有不同程度的异常。在出生时，心电图的电轴往往正常或右偏，左心室电压升高，与三尖瓣闭锁类似，但右心室发育不全者可有电轴左偏。患儿出生后第1～2周内，P波一般正常，随后可出现右心房肥厚，有的出现左心房扩大。

在婴儿期，往往有心室肥厚、扩大，其中50%为左心室肥厚，1/3为右心室肥厚，1/6为双心室肥厚，但心电图心室肥厚与心室实际大小之间的相关性差。右心室发育不全的患婴，可出现右侧胸前导联QRS波群低电压。右心室肥厚者心电图可呈qR型，左侧胸前导联可出现进行性ST-T改变。

可出现各种心律失常，呈左束支传导阻滞的室性心动过速和室上速比较常见，室颤的发生率较高，有的可出现束支传导阻滞。

（二）胸部X线检查

患者胸部X线检查通常表现为肺血显著减少，肺野清晰，主动脉结增宽，肺动脉段凹陷或平直。出生后2～3天，心脏影多数正常或轻度扩大，但往往呈进行性扩大，至2～3个月多数已呈中重度扩大。右心室发育不良型者，左心室扩大，左心缘圆隆，心尖上翘；其他患者可见右心房和右心室扩大，尤其是合并重度三尖瓣关闭不全者，在胎儿期即出现胎心扩大，右心房、右心室扩大，出生时心脏已呈中重度扩大。

（三）心导管检查和心血管造影

心导管检查时，心导管进入右心室多数比较困难，不可能从右心室进入肺动脉，但容易从右心房进入左心房和左心室。右心室压力一般等于或高于左心室，右心房压力升高，可检出房水平右向左分流，体循环动脉血氧饱和度降低。

右心房造影时，依次为右心房→左心房→左心室

→主动脉→肺动脉显影。心血管造影可显示肺动脉闭锁、右心室肥厚或发育不全，显示右心房和左心房扩大、房水平分流、冠状动脉畸形和动脉导管未闭等病理变化。有的心壁呈节段性运动异常，但没有室间隔缺损。

（四）其他

磁共振检查可显示室间隔完整、肺动脉闭锁、右心室发育不良和并发畸形等，有助于诊断。动脉血气分析可显示氧饱和度降低和不同程度的代谢性酸中毒，缺氧和代谢性酸中毒随动脉导管闭合而迅速恶化。

第四节　超声心动图检查

一、M 型超声心动图

M 型超声心动图检查不能明确诊断本病，右心室发育良好者，其显示的图像基本与正常者相同，但肺动脉瓣极难显示。如右心室发育不良的患者，可显示右心室腔呈缝隙状改变，右心室壁增厚，但室间隔与主动脉前壁的连续性是完整的，不能探及肺动脉瓣的启闭现象。但 M 型超声心动图能比较清晰地显示由本病病理解剖所引起的继发性改变，如肺动脉和（或）肺动脉瓣闭锁所致右心室排血受阻，继发室间隔和右心室壁明显肥厚，右心室腔及右室流出道内径狭小或远端闭塞等，但对本病不能做出诊断及分型诊断。

二、二维超声心动图

由于二维超声心动图能清晰显示本病的病理解剖改变及血流动力学变化，对本病的诊断及分型均能做出明

确的诊断，是确诊本病的无创诊断方法。

（一）Ⅰ型室间隔完整的肺动脉闭锁

Ⅰ型患者由于右心室发育不良，室壁的心肌增厚，有效心腔径减小，多数患者呈海绵状心肌，心肌小梁增多。于左心室长轴和心尖四腔心断面观察，显示右心室腔径极小，发育不良，部分患者心内膜增生，回声增强，但左心室内径在正常范围。还可显示室间隔连续性完整，但室间隔可增厚，由于右心室壁及室间隔增厚，部分患者难以显示右心室腔及右室流出道。而由于部分患者的右心室壁高度肥厚，可呈节段性闭塞。

对于本类患者，在剑突下左心室短轴、右室流出道长轴断面观察时，均可发现漏斗部或小梁部缺失等本病的特征性改变。

在检查本类患者时，应同时注意观察右室流入道、左心室短轴、剑突下右心室短轴及右室流出道长轴等多个断面，可显示发育极小而心室壁极厚的右心室、心内膜增生、回声增强和肌小梁增粗增多等特点。如右心室心肌壁内出现大小不等的多个无回声区，应为扩张的窦状隙。

大动脉短轴和右室流出道长轴断面可观察到三个肺动脉瓣叶融合，呈闭锁状，无肺动脉瓣启闭现象，而漏斗部严重狭窄或闭塞，在肺动脉瓣及主肺动脉均闭锁的患者，主肺动脉内径呈条状融合切迹，肺动脉瓣部位呈条索状强回声带或呈闭塞状。三尖瓣环常发育不良，三尖瓣叶短小或呈隔膜样变，应用彩色多普勒观察时，舒张期三尖瓣口仅有少量血流通过，收缩期还可探及微量血流反流入右心房。在大动脉短轴断面观察时，可观察到主动脉血流通过未闭动脉导管分流入肺动脉。同时，应注意观察左、右冠状动脉的起源、形态及内径（图 50-2）。

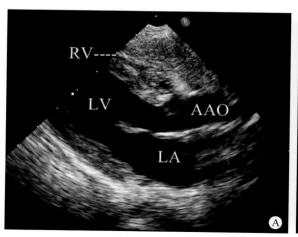

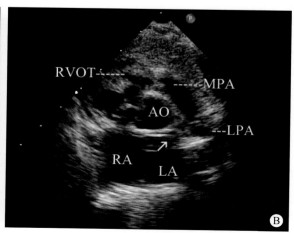

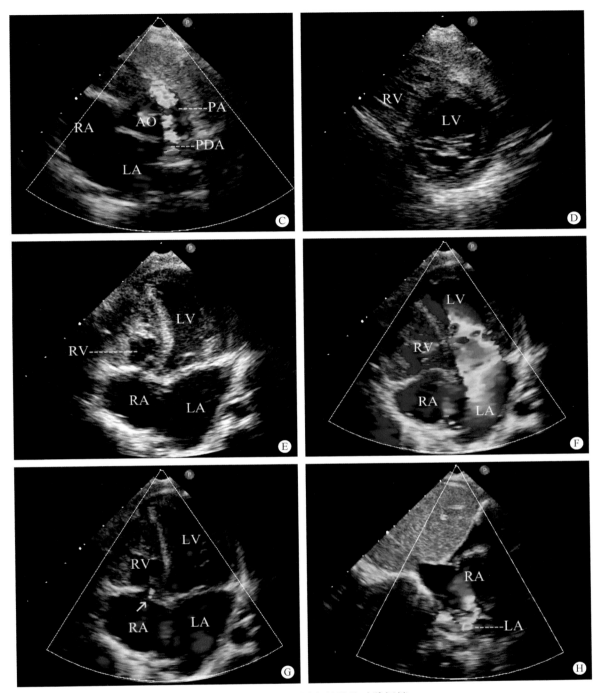

图 50-2 Ⅰ型室间隔完整的肺动脉闭锁

A. 左心室长轴断面：右心室壁增厚，右心室腔呈缝隙状改变，室间隔连续性良好，左心室腔径在正常范围；B. 大动脉短轴断面：肺动脉瓣增厚、粘连，呈融合状，无瓣叶启闭现象，主肺动脉及左、右肺动脉发育不良，右室流出道狭窄；C. 彩色多普勒大动脉短轴断面：显示无过肺动脉瓣口血流，仅探及降主动脉血流通过未闭动脉导管分流入主肺动脉腔内，形成动脉水平的左向右分流，呈五彩镶嵌色；D. 左心室短轴断面：左心室内径在正常范围，但有效心腔径明显减小，呈缝隙状改变，右心室壁明显增厚；E. 四腔心断面：右心室心腔径减小，心肌增厚，三尖瓣发育不良，呈隔膜样改变，其中心部位似出现孔状改变；F. 彩色多普勒舒张期四腔心断面：二尖瓣口可显示大量血流通过，而三尖瓣口仅出现微量血流；G. 彩色多普勒收缩期四腔心断面：三尖瓣口出现蓝色的微量反流（箭头所示）；H. 彩色多普勒剑突下双心房断面：房水平出现蓝色的右向左分流

本类患者均应观察剑突下双心房断面，注意对房间隔缺损或卵圆孔未闭的检出，在双心房断面可观察到房水平蓝色的右向左分流。

（二）Ⅱ型室间隔完整的肺动脉闭锁

本类型与Ⅰ型患者相比，发病率较低，较少见。其 M 型超声心动图图像与房间隔缺损合并肺动脉瓣重度狭窄极相似,易出现误诊现象。而 TTE 能对本病做出正确的诊断。Ⅱ型室间隔完整的肺动脉闭锁,其右心室内径可正常,也可增大,于左心室长轴、短轴及四腔心断面观察时,右心室增大,心肌收缩力减弱,增厚率减低,右心室壁可变薄,出现收缩无力现象。而左心室内径常在正常范围。通常三尖瓣叶形态结构正常,但出现瓣叶关闭不良现象,彩色多普勒观察时,右心房内可探及大量源于三尖瓣口的蓝五彩镶嵌色反流性血流,致使右心房增大。

在大动脉短轴和右室流出道长轴断面观察,右室流出道内径可在正常范围或增宽,可显示肺动脉瓣的三个瓣叶组织,瓣叶增厚,并相互融合,形成隔膜样的肺动脉瓣组织结构,但收缩期无肺动脉瓣开放现象。收缩期采用彩色多普勒超声观察时,无过肺动脉瓣口血流,但通常本病均可出现动脉水平左向右分流,如未闭动脉导管或体肺侧支。由于本类型的右室流入道、右室流出道发育均可正常,且本病患者均合并房间隔缺损或卵圆孔未闭,在检查的过程中应注意与房间隔缺损合并肺动脉瓣狭窄鉴别(图 50-3)。

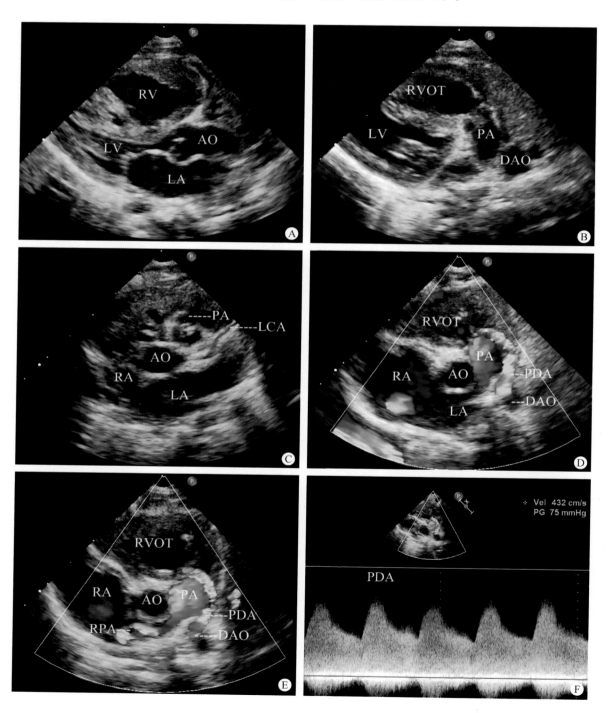

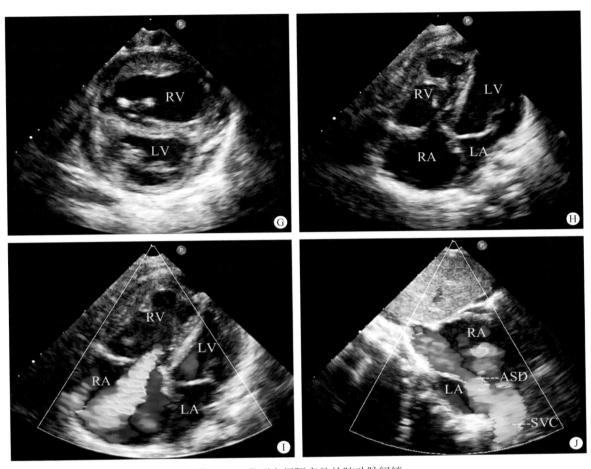

图 50-3　Ⅱ型室间隔完整的肺动脉闭锁

A. 左心室长轴断面：右心室增大，右心室腔内可探及异常肌束，左心房室内径在正常范围，室间隔与主动脉前壁连续性良好，无中断现象；B. 右室流出道长轴断面：左心室内径在正常范围，右室流出道增宽，肺动脉瓣叶增厚、融合，无启闭现象；C. 双动脉短轴断面：同时显示主动脉瓣及肺动脉瓣，大动脉位置正常，肺动脉瓣增厚、融合；D 和 E. 彩色多普勒大动脉短轴断面：收缩期无过肺动脉瓣口血流，降主动脉的血流通过未闭动脉导管分流入主动脉腔内，形成动脉水平的左向右分流，呈五彩镶嵌色；F. 未闭动脉导管的连续多普勒频谱：动脉水平可探及呈阶梯样的连续性血流频谱；G. 左心室短轴断面：右心室腔增大，室壁变薄，左心室腔径位于正常范围；H. 四腔心断面：显示右心房室增大，三尖瓣结构形态正常；I. 彩色多普勒四腔心断面：收缩期三尖瓣口出现大量蓝五彩镶嵌色反流性血流；J. 剑突下双心房断面：房水平出现蓝色右向左分流

个别患者可同时合并三尖瓣下移畸形，肺动脉瓣呈闭锁状，而无室间隔缺损。由于三尖瓣的后叶与隔叶下移至右心室的心尖部，形成房化右心室，而功能右心室腔极小，右心房进入功能右心室腔的血流通过三尖瓣口大量反流，回流到房化右心室及右心房，并且通过房间隔缺损分流入左心房，形成间接的室水平右向左分流。

三、综合性多普勒超声心动图

伴有动脉导管未闭的患者，连续多普勒超声于大动脉短轴的肺动脉端及胸骨上窝长轴断面的降主动脉端，可探及位于零线上的双期连续性阶梯样分流性频谱（见图 50-3F），最高峰值流速位于收缩期。

采用彩色多普勒检查时，在大动脉短轴、心尖四腔心及剑突下双心房断面，可观察到房水平右向左分流的蓝色血流（见图 50-2H 和图 50-3J）；部分患者在主动脉弓降部、大动脉短轴、主肺动脉降主动脉长轴及胸骨上窝主动脉弓长轴断面，可探及源于动脉导管的五彩镶嵌色双期分流性血流。在年龄较小的患者，可观察到收缩期右心室的血流进入心肌内扩张的窦状隙，呈五彩镶嵌色的血流，随后入冠状动脉，逆行进入主动脉，形成右心室-冠状动脉-主动脉的右向左分流。

Ⅱ型患者由于右心房、右心室内径常增大，致使三尖瓣叶关闭不良，出现反流，于右心房侧多数可探及蓝五彩镶嵌色的反流性血流束，为三尖瓣关闭不全的表现（见图 50-3I）。

四、声学造影

对于本病患者，应注意观察有无室间隔缺损。应用右心声学造影的方法，从周围静脉注入声学造影剂后，右心房、右心室顺序充盈，左心房、左心室可出现造影剂回声，可提示房水平出现右向左分流，但观察不到从右心室直接分流入左心室的造影剂，可进一步证明无室间隔缺损。

五、经食管超声心动图

本病为紫绀型先天性心脏病，通常患者年龄较小，且病情较重，不宜行经食管超声心动图检查。

六、术后超声心动图观察

目前本病通常采用肺动脉切开及体–肺分流术治疗。切开肺动脉，使闭锁的肺动脉瓣口打开，右心室血流通往肺动脉的受阻的路径通畅，收缩期右心室向肺动脉系统的排血功能得到恢复，而无名动脉与右肺动脉之间形成分流，使主动脉的血流分流入肺动脉系统，增加肺循环的血流量，使肺循环进一步得到改善（图50-4）。

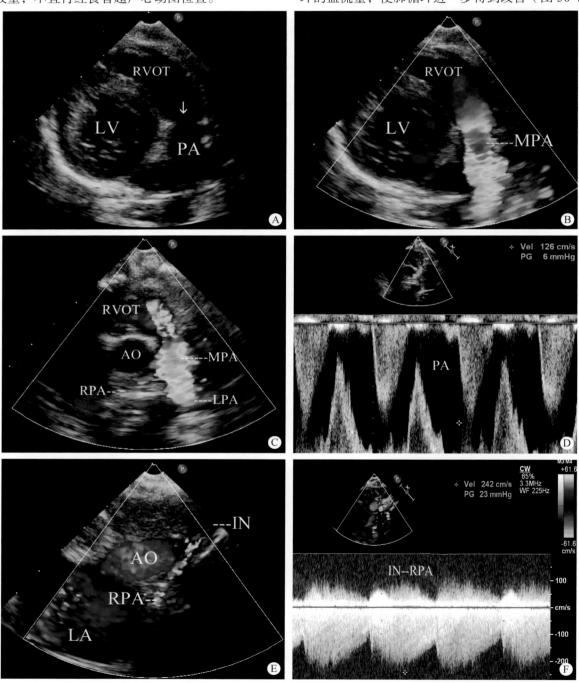

图 50-4　室间隔完整的肺动脉闭锁，肺动脉切开及无名动脉–右肺动脉分流术

A. 右室流出道–肺动脉长轴断面：右室流出道内径在正常范围，闭锁的肺动脉瓣口被切开（箭头所示）；B. 彩色多普勒右室流出道–肺动脉长轴断面：收缩期右心室进入肺动脉瓣口的血流通畅；C. 彩色多普勒大动脉短轴：显示收缩期右室流出道的血流进入肺动脉系统；D. 脉冲多普勒肺动脉瓣口血流频谱：显示收缩期进入肺动脉瓣口的血流速度在正常范围，舒张期出现少量反流；E. 彩色多普勒胸骨上窝无名动脉–右肺动脉断面：显示无名动脉与右肺动脉之间血流通畅，呈五彩镶嵌色；F. 连续多普勒无名动脉–右肺动脉分流：无名动脉与右肺动脉之间为连续性血流，血流速度略加快

七、鉴别诊断

（一）三尖瓣闭锁

　　Ⅰ型室间隔完整的肺动脉瓣闭锁较Ⅱ型发病率高，由于右心室发育不良，右心室壁增厚，三尖瓣叶常呈隔膜样改变或发育不良，舒张期右心房通过三尖瓣口进入右心室的血流明显减少，收缩期返回右心房的少量血流通过房间隔缺损或未闭的卵圆孔分流入左心房，通过左心系统排出，同时右心室壁的窦状隙开放，部分血液通过开放的窦状隙进入冠状动脉系统 – 主动脉排出。由于本类型的三尖瓣叶发育不良，应注意与三尖瓣闭锁相鉴别。

　　本类型的三尖瓣叶发育不良患者易与三尖瓣闭锁相混淆。三尖瓣叶闭锁的患者，虽然右心室腔可发育不良，右心室壁增厚，但与Ⅰ型室间隔完整的肺动脉闭锁患者的右心室发育有所区别，如果注意到所有三尖瓣闭锁患者均伴有室间隔缺损，而且肺动脉瓣叶的开放幅度可呈正常状态，两者即可鉴别。但是在部分三尖瓣闭锁患者，也可同时伴有肺动脉瓣狭窄，肺动脉瓣开放虽然受限，采用彩色多普勒观察时，可检出通过狭窄肺动脉瓣口的高速血流。故在检查过程中，如果注意到是否合并 VSD 和肺动脉瓣狭窄的情况，则两者不难鉴别。

（二）右室型心肌病

　　Ⅱ型室间隔完整的肺动脉瓣闭锁患者三尖瓣叶发育良好，三尖瓣叶增厚，但由于肺动脉闭锁，致使右心排血受阻，舒张期右心房进入右心室的血流，收缩期通过三尖瓣口大量反流入右心房，出现中重度关闭不良现象，致使右心房室扩大，心肌变薄，右心室的心肌收缩力减弱，易与右室型心肌病混淆。反流入右心房的血流通过房间隔缺损分流入左心房，进入左心室，通过主动脉系统排出。在检查的过程中如注意到肺动脉瓣口血流，则两者不难鉴别。

　　对于室间隔完整的肺动脉闭锁患者，未闭动脉导管或体肺侧支是必不可少的组成部分，通过左心系统的血流，通过未闭的动脉导管或体肺侧支将血液分流入肺动脉系统，完成循环过程。

第五节　室间隔完整的肺动脉闭锁类型对手术方式选择的指导意义

　　为了能够为外科医生选择手术方式提供更多的资料，超声心动图检查此类患者的过程中，应注意以下问题：

　　（1）右心室腔径发育的状况：右心室有效腔径的大小，右心室长径与横径的比例，右心室壁的厚度及右室流出道的长度和狭窄的程度。

　　（2）肺动脉瓣闭锁的部位，瓣膜或漏斗部：肺动脉瓣闭锁的状态，有无少量血流通过肺动脉瓣口，如呈隔膜样闭锁或无肺动脉瓣合并主动脉近端融合，融合的长度。

　　（3）三尖瓣叶的发育状态、瓣环大小及有无瓣叶支撑装置。

　　（4）房间隔缺损的大小及有无卵圆孔未闭，房水平分流量。

　　（5）未闭动脉导管的形态，动脉水平的分流量。

　　（6）左心室腔的大小及功能状况。

　　（7）确定有无冠状动脉瘘管，明确右心室依赖性冠状动脉灌注的范围和程度，以便选择正确的手术方式。如怀疑此类型，应加做心血管造影确诊，如结果存在心室窦状隙 – 冠状动脉 – 冠状窦，而右心室造影显示冠状动脉经窦状隙逆行充盈，则对手术方式的选择有指导意义。此类患者则不宜采用肺动脉瓣切开和右室流出道加宽补片手术，患者极易出现急性心肌梗死。因此，在超声检查过程中，如发现右室心肌有血流信息，应高度警惕此类型的可能性。

一、Ⅰ型室间隔完整的肺动脉闭锁

　　因伴有重度右心室发育不良，右心室壁增厚，右心室的有效心腔径减小，右心功能减低，严重的右心室发育不良常合并右心室依赖型冠状动脉循环，出现右心室与冠状动脉之间的广泛交通，在较重的患者中可以考虑实施姑息性手术治疗，如体 – 肺分流术，以促进肺血管的发育，改善缺氧状况。也可以考虑对重症患者采用单心室的治疗方式，并且建立体 – 肺分流或行动脉导管支架植入术和房间隔造口术。

二、Ⅱ型室间隔完整的肺动脉闭锁

　　1. 肺动脉瓣切开手术　轻度右心室发育不良，三尖瓣叶发育及右心室的腔径达到正常范围的 2/3 以上，而且肺动脉系统发育良好，即可以考虑行肺动脉瓣切口手术。通过肺动脉瓣切开及应用补片加宽右室流出道的方法建立右心室与肺动脉的连接，以增加肺循环的血流量。

　　2. 姑息性手术　对于右心室中度发育不良的患者，可以在右心室与肺动脉之间使用带瓣管道连接或行跨瓣环补片。而如果右心室的容积和三尖瓣的大小处于双心室矫治的临界状态，即正常 1/2 或 1/3，应做全腔 – 肺动脉分流术，也就是格林手术。因为通过格林手术可以将上腔静脉的部分体静脉血液回流入肺动脉，而下腔静脉的血液经三尖瓣口进入右心室,这种方法也称为一个半心室矫正或部分双心室矫正。

3. 球囊扩张术介入治疗 对于右心室发育尚可的婴幼儿,应考虑以双心室矫治为目的,采取介入治疗,如肺动脉瓣球囊扩张术或激光打孔肺动脉瓣,也可以采取外科肺动脉瓣切口和加宽右室流出道补片手术,以降低右心室的阻力负荷,增加肺循环血流量。

4. 人工肺动脉瓣植入手术 近年来医学的发展,尤其是介入治疗与外科治疗的结合,对于本病肺动脉瓣发育不良的患者,已经开始采用植入人工瓣膜的方法,使右室流出道的血流通过人工肺动脉瓣口进入肺动脉系统,以增加和改善肺循环的血流量,达到治疗目的(图50-5)。

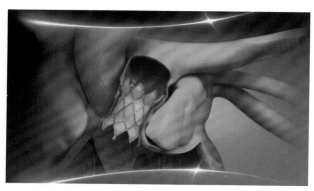

图50-5 介入性植入人工肺动脉瓣示意图
(图片由北京迈迪顶峰医疗科技股份有限公司提供)

(刘延玲 然 鋆 熊鉴然)

参 考 文 献

胡盛寿. 2006. 阜外心血管外科手册. 北京:人民卫生出版社
朱杰敏,等. 1987. 肺动脉闭锁的放射诊断. 临床放射学杂志,6:3-5
Akagi T,et al. 1993. Ventriculo-coronary arterial connections in pulmonary atresia with intact ventricular septum,and their influences on ventricular performance and clinical course. Am J Cardiol,72:586-589

Andrade JL,et al. 1984. Two-dimensional echocardiographic evaluation of tricuspid hypoplasia in pulmonary atresia. Am J Cardiol,53:387,388

Bull C,et al. 1982. Pulmonary atresia and intact ventricular septum:a revised classification. Circulation,66:266

Elliott LP,et al. 1963. Pulmonary atresia and intact ventricular septum. Br Heart J,25:489-501

Freedom RM,et al. 1989. Pulmonary atresia and intact ventricular septum. A consideration of the coronary circulation and ventriculo-coronary artery connections. Ann Cardiac Surg,3:38-44

Giglia TM,et al. 1993. Influence of right heart size on outcome in pulmonary atresia with intact ventricular septum. Circulation,88:2248-2251

Greenwold WE,et al. 1956. Congenital pulmonary atresia with intact ventricular septum:two anatomic types. Circulation,14:945,946

Lewis AB,et al. 1983. Evaluation and surgical treatment of pulmonary atresia and intact ventricular septum in infancy. Circulation,67:1318

Marino B,et al. 1986. Anatomical-echocardiographic corrections in pulmonary atresia and intact ventricular septum. Use of subcostal cross-sectional views. Int J Cardiol,11:103-109

Milliken JC,et al. 1985. Early and late results in the treatment of patients with pulmonary atresia and intact ventricular septum. Circulation,72:61

Sahn DJ,et al. 1978. Echocardiographic diagnosis of atrial septal aneurysm in an infant with hypoplastic right heart syndrome. Chest,73:227-229

Spray TL,et al. 2021. Rob & Smiths Operative Cardiac Surgery. NewYork:CRC Press:529-535

Stellin G,et al. 1993. Pulmonary atresia,intact ventricular septum and Ebstein anomaly of the tricuspid value. J Thoracic & Cardiovasc Surg,106:225

Zuberbuhler JR,et al. 1979. Morphological variations in pulmonary atresia with intact ventricular septum. Br Heart J,41:281

各论六 获得性心脏病

第五十一章 风湿性心脏病

第一节 概　　述

凡病变累及心脏瓣膜，引起瓣叶及其腱索、乳头肌、瓣环等形态结构异常和功能障碍者，一般统称为瓣膜性心脏病（valvular heart disease），在临床上相当常见。

引起瓣膜性心脏病的病因，除风湿性外，还有先天性、感染性、老年退行性、瓣环特发钙化性、肿瘤性、结缔组织疾病性、创伤性和瓣膜脱垂等。

由其他病因所导致的通常称为非风湿性心脏瓣膜病，其病理解剖、血流动力学和临床表现等各有特点，但在同一瓣膜出现类似病变者，其病理生理改变通常与风湿性瓣膜病相似。先天性心脏病、冠心病、主动脉病变、感染性心内膜炎和肿瘤等所致瓣膜病变详见有关章节，瓣膜脱垂和关闭不全详见第五十四章，本章将主要讨论风湿性心脏瓣膜病。

除瓣膜及其瓣器病变外，附近的心血管结构发生异常，也可影响瓣膜的功能，如左心室扩张、大动脉扩张等可导致瓣膜关闭不全，心脏肿瘤、巨大血栓等可出现类似于瓣膜狭窄和（或）关闭不全的病变，多数不属于瓣膜性心脏病，应予以鉴别。

通常风湿性心脏病与A组溶血性链球菌感染所产生的变态反应等有关，主要包括风湿性心脏炎和慢性风湿性瓣膜病，前者指风湿热或风湿活动造成全身多发性胶原组织非化脓性炎症时，累及心脏所引起的心包炎、心肌炎、心内膜炎和全心炎等急性或慢性炎性病变。风湿热或风湿急性发作常可损害心脏瓣膜等，遗留瓣膜病变，并随反复、长期发展而进一步出现慢性炎症、纤维化等病变，逐渐导致瓣膜狭窄和（或）关闭不全，形成慢性风湿性瓣膜病（rheumatic valvular disease）。

风湿性心脏病（rheumatic heart disease，简称风心病）是最常见的心脏病之一，目前在发展中国家的发病率仍较高，尤其是经济状况欠佳、气候多变的温带地区，多见于儿童和青壮年，尤以女性多见。本病的实际发病率迄今尚无确切资料，近几十年来我国的发病率明显下降，本病在发达国家已十分少见。

风心病可累及一个或多个心脏瓣膜，其中以二尖瓣最多，主动脉瓣其次，很少累及三尖瓣和肺动脉瓣。受累的瓣膜可出现狭窄和（或）关闭不全，形成二尖瓣狭窄（mitral stenosis、MS）、二尖瓣关闭不全（mitral regurgitation、MR）、主动脉瓣狭窄（aortic stenosis，AS）、主动脉瓣关闭不全（aortic regurgitation AR）、二尖瓣狭窄合并主动脉瓣关闭不全等，可构成较复杂的组合，其中40%为二尖瓣狭窄合并二尖瓣关闭不全，25%为单纯性二尖瓣狭窄。一个以上瓣膜同时受累者称为联合瓣膜病（multivalvular disease）。

风心病的类型、病理解剖、血流动力学和临床表现比较复杂，预后差别很大。风湿性心脏炎的预后通常与其类型、性质和程度等有关，受累范围越广、程度越重、发作次数越多，预后越差。慢性风湿性瓣膜病患者的预后与病变部位、程度、进展速度和并发症等有关，多数有较长的无症状期，但出现症状和心力衰竭等并发症后，预后往往较差。主动脉瓣病变明确诊断后，内科治疗者的5年存活率为40%，10年存活率仅20%，并发心绞痛和晕厥者平均存活仅2～3年，合并心力衰竭者平均存活1.5年，有时可猝死。随着心脏外科手术治疗的进展，预后已明显改善。

第二节 病理解剖和病理生理

风湿热引起的病理改变出现于身体的所有结缔组织，以心血管和浆膜最明显，可出现胶原组织肿胀、纤维样变性、非特异性炎细胞浸润、风湿小体肉芽肿形成、结缔组织增生和瘢痕形成等病变，心脏的病变主要累及心肌、瓣膜、腱索和乳头肌。

急性期一般以累及心肌形成心肌炎为主，出现炎性病灶和风湿小体肉芽肿，可出现心脏扩大。病变累及心外膜者，可形成浆液纤维蛋白性心包炎，心包膜表面出现纤维蛋白渗出物和浆液，一般心包积液的量不多。心内膜和瓣膜几乎都受累，瓣膜、腱索和乳头肌等发生炎性病变，局部肿胀、增厚，有细小的赘生物形成、表面纤维蛋白沉积、结缔组织增生和瘢痕形成等。

在此基础上，经慢性、反复的病理变化，瓣叶可出现僵硬、增厚、变形，瓣叶、腱索和乳头肌可发生粘连、挛缩、钙化等，遗留器质性损害，影响瓣膜功能，导致瓣口狭窄和（或）关闭不全。

所有的心脏瓣膜均可受累，其中累及二尖瓣者占 95%～100%，主动脉瓣者占 49%，三尖瓣者占 12%，肺动脉瓣者仅 6.5%，其中单纯性二尖瓣病变约占 46.7%，二尖瓣合并主动脉瓣病变约占 34.5%，三尖瓣和肺动脉瓣病变多数合并于其他瓣膜病变。

一、二尖瓣

（一）病理解剖

风湿病变几乎都会累及二尖瓣。在病变初期或病变较轻者，二尖瓣叶尚柔软，前叶体部和瓣器其他部分的病变通常不明显或轻微，可自由活动，但瓣叶交界处可粘连、融合，使瓣口变窄，通常不伴有明显的关闭不全。

随着病情加重，瓣叶逐渐增厚、粗糙，活动受限，除有较明显的狭窄外，多数合并轻度关闭不全。最终二尖瓣严重纤维化，甚至钙化，瓣叶、腱索和乳头肌病变进一步加重，二尖瓣可变成固定、僵硬的漏斗状或管状，瓣口似鱼口状，活动度明显受限甚至消失，出现严重的狭窄，往往伴有明显的关闭不全。

从初次发生风湿热到出现明显的二尖瓣狭窄，一般需经 2 年左右的时间，大多数到 10 年左右才出现明显的症状，反复风湿活动将加快二尖瓣病变的进展。

（二）病理生理

正常的二尖瓣叶质地柔软，瓣口面积为 4～6cm²。二尖瓣口随风湿病变进展而逐渐缩小，一般根据瓣口面积大小来确定二尖瓣狭窄的程度及其对血流动力学的影响。

轻度狭窄：瓣口面积为 1.5～2cm²，左心房压力在静息状态下没有改变或轻微升高，活动时可升高，甚至高达 25mmHg，出现跨瓣压力阶差。

中度狭窄：瓣口面积为 1～1.5cm²，左心房压力在静息状态下持续明显升高，运动时进一步升高，可达 30～35mmHg。

重度狭窄：瓣口面积小于 1cm²，静息时左心房压力持续升高，通常达 30～35mmHg，超出肺部的承受能力，对血流动力学产生严重的影响。

二尖瓣狭窄时，左心房血液流入左心室受阻，左心房内血液积聚，压力升高，舒张期左心房、室之间出现压差，跨瓣压差通常与狭窄程度、机体活动状态等有关，长期血液积聚和压力升高可导致左心房扩张、肥厚。

由于左心房与肺静脉之间没有瓣膜等结构，肺静脉和肺毛细血管压随左心房压升高，出现淤血、扩张、水肿，肺顺应性降低，呼吸道阻力增加，可出现呼吸困难、咯血，甚至发生急性肺水肿。

肺部长期淤血水肿、肺小动脉异常收缩痉挛、肺血管器质性阻塞性病变、局部血栓形成和血栓栓塞等病变，可导致肺动脉压升高，最终出现肺动脉高压和肺动脉扩张，加重右侧心脏负荷，使右心室和右心房扩张、肥厚和右心衰竭，三尖瓣可出现功能性关闭不全。

单纯性二尖瓣狭窄的左心室充盈可减少，左心室舒张压一般正常，舒张末期容量正常或降低，左心室大小通常可保持正常或缩小，可影响左心室收缩和舒张功能，使心排血量降低，可造成其他组织缺氧和功能障碍。有时还可出现左心室局部功能降低，可能与病变累及瓣下结构、左心室等有关，但确切机制尚未完全清楚。反复风湿活动和（或）合并其他心血管病变，也是加重左心室肥厚、扩张和心力衰竭的因素。

左心房扩张和左心房心肌病变往往引起心房纤颤等心律失常，可进一步降低心排血量，甚至导致急性肺水肿和心力衰竭。因血液积聚、流速减慢和心房纤颤等因素，在左心房内可形成附壁血栓；少数慢性右心衰竭患者，也可在右心房或周围静脉形成血栓，脱落时可造成动脉栓塞。

风湿性二尖瓣病变大多数引起二尖瓣狭窄和（或）二尖瓣关闭不全，二尖瓣关闭不全的血流动力学变化，与其他病因所致的二尖瓣关闭不全相似（详见第五十四章）。

二、主动脉瓣

正常人主动脉瓣的瓣口面积为 2.6～3.5cm²，瓣口面积小于 1.0cm² 即可出现跨瓣压差，形成狭窄。主动脉瓣开放幅度小于主动脉内径的 30% 者为重度狭窄、30%～53% 者为中度狭窄。采用超声检查，通过测定主动脉瓣口面积，可确定其狭窄程度。

风湿性病变侵犯主动脉瓣，也使瓣叶增厚、僵硬、挛缩和变形，瓣叶交界处粘连、融合，出现钙化性结节等，使主动脉瓣口呈三角形或圆形，造成主动脉狭窄和（或）主动脉瓣关闭不全。

主动脉狭窄的发展过程通常比较缓慢，左心室压力负荷逐渐增加，排血受阻，收缩力增加，导致左心室向心性肥厚，肥厚程度多数与主动脉狭窄程度相一致，轻度患者的左心室大小可正常，但多数患者的心脏重量明显增加，甚至可达 1000g。

轻度主动脉狭窄者对血流动力学的影响较小，左心室功能通常正常；狭窄较重者则出现左心室收缩末期和舒张期血量增加，收缩压升高，左心室与主动脉之间形成明显的压力阶差，运动时跨瓣压差进一步增大，静息时多数患者的左心室每搏量、收缩末期压和舒张末期压可以无明显变化，但心排血量往往不能随机体活动而增加，代偿性心率加快使左心室舒张期缩短，充盈反而受影响，可使心排血量和血压降低。

长期左心室肥厚，心肌间质出现纤维组织增生，室壁僵硬，顺应性降低，心室腔变小，舒张期充盈减少，随后可影响左心室的舒张和收缩功能，出现左心扩张，心排血量降低，最终导致左心衰竭，出现肺淤血、肺静脉高压和肺动脉高压，后期可出现右侧心腔扩张和功能不全。

在瓣口高速血流的长期冲击下，升主动脉可出现狭窄后扩张。早期冠状动脉的血流可以增加，但随病情进展，由于左心室肥厚、收缩期延长、收缩压和跨瓣压差增大、心肌张力和耗氧量增加，以及经狭窄瓣口高速血流的虹吸现象等，可导致冠状动脉供血障碍，出现心肌缺血，甚至猝死。

主动脉瓣狭窄往往合并关闭不全，有时甚至以关闭不全为主，左心室可出现容量负荷增加，往往较早发生左心室扩张。

三、其他瓣膜病变

风湿性三尖瓣和肺动脉瓣病变比较少见，而且程度较轻。

三尖瓣狭窄（tricuspid stenosis）通常合并二尖瓣和（或）主动脉瓣病变，其病理改变和病理生理一般与二尖瓣狭窄相似，但改变发生于右侧心脏，即右心房血流进入右心室受阻，右侧房、室之间出现跨瓣压差，右心房和周围静脉压升高、淤血，右心房扩张、肥厚，影响右心室充盈和排血量。

三尖瓣口面积小于 $1.3cm^2$ 时，平均右心房压往往超过 10mmHg。临床上可检出三尖瓣狭窄者的平均跨瓣舒张期压差为 2mmHg，超过 5mmHg 将产生体循环静脉淤血，出现肝脏肿大、颈静脉充盈、周围水肿和腹水。长期周围静脉淤血可导致肝硬化。单纯三尖瓣器质性关闭不全少见，偶可合并于三尖瓣狭窄。

风湿性器质性肺动脉瓣狭窄和（或）关闭不全少见，病理改变多数较轻。在肺动脉瓣狭窄者，右心室阻力负荷增加，右心室肥厚、扩张，顺应性降低，久之可出现右心衰竭，使右心房扩大、周围静脉压升高、周围水肿和肝脏肿大。

在二尖瓣和（或）主动脉瓣病变后期，可出现肺动脉高压等，进而可造成右心肥厚、扩张和功能障碍，许多患者可出现功能性三尖瓣和肺动脉瓣关闭不全。

四、联合瓣膜病

联合瓣膜病在临床上比较常见，主要是二尖瓣合并主动脉瓣病变，可出现狭窄和（或）关闭不全，组成的

类型较多，病理生理变化比较复杂，其中瓣膜病变较重者往往起主导作用。偶尔二尖瓣、主动脉瓣和三尖瓣等多个瓣膜可同时受累，但三尖瓣和肺动脉瓣病变通常被忽视或被当成功能性病变。

约 75% 的二尖瓣狭窄患者有主动脉瓣关闭不全，左心室舒张期充盈减少，心排血量降低，主动脉瓣关闭不全的实际反流量相应减少，左心室的容量负荷相对较轻，左心室扩张和肥厚的进展缓慢、程度较轻。

与单纯二尖瓣狭窄者比较，二尖瓣狭窄合并主动脉瓣狭窄者也可出现肺部淤血、心房纤颤等，但一般左心室排血量减少、主动脉瓣跨瓣压差和左心室收缩压增加的程度相对较低，左心室肥厚、心绞痛等程度较轻。

主动脉瓣狭窄合并二尖瓣关闭不全比较少见，主动脉瓣狭窄使左心室压力负荷增加，而二尖瓣关闭不全使左心室容量负荷增加，均使血流动力学状况恶化，促使左心室和左心房肥厚与扩张、肺动脉高压和右心衰竭。

主动脉瓣关闭不全合并二尖瓣关闭不全也不常见，左心室容量负荷明显增加，多数出现明显的左心室扩张和肥厚，虽代偿期一般较长，但一旦出现心力衰竭，病情迅速恶化。

第三节　临床表现和辅助检查

一、临床表现

本病的临床表现与受累瓣膜的部位、程度、性质、合并病变、并发症和心脏功能等有关。单个瓣膜的单纯性病变者，其临床表现多数比较典型；联合瓣膜病变者，往往与主要瓣膜的主要病变有关，表现多数较复杂，临床上甚至难以准确评定瓣膜的病变程度，其中以二尖瓣病变最常见、最容易诊断，主动脉瓣病变其次，三尖瓣病变和肺动脉瓣病变往往被掩盖或忽视，多数需要进行超声心动图检查以明确诊断。

（一）症状

急性风湿热或风湿活动者，发作前常有感染病史，多数为不规则轻中度发热，少数为持续性低热或弛张热，个别为高热。多数有以大关节为主的关节红肿、疼痛，呈游走性，少数可累及较小的关节。少数患者可出现皮肤环形红斑、结节红斑、多形红斑等，有时可出现黄豆大小的坚硬无痛性皮下结节，其中环形红斑和皮下结节是风湿热或风湿活动比较特殊的表现。极少数儿童患者可有舞蹈症，有的患者可出现心前区不适、胸痛、心悸、腹痛等症状。

瓣膜病变的早期一般没有明显的症状，少数有轻微

症状，多数在合并感染、发热、体力活动、心房纤颤、精神负担或妊娠等情况下加重。后期症状通常持续，主要有气短或呼吸困难、咯血、咳嗽、发绀、乏力、心悸、头晕、晕厥等，有的可出现胸痛、声音嘶哑、吞咽困难等。

合并急性左心衰竭者，可出现阵发性呼吸困难、端坐呼吸、不能平卧、咳粉红色泡沫痰等。合并右心衰竭者，可有颈部发胀、面部不适、下肢水肿、腹水、腹胀、肝区胀痛等，严重时可出现黄疸。

（二）体征

急性风湿热或风湿活动者，可有发热、关节红肿压痛、环形红斑和皮下结节等，有时可出现心脏大小和心脏杂音的明显变化，或听到心包摩擦音等。

瓣膜受累患者的体征与病变部位、性质和并发症等有关。明显二尖瓣狭窄或心力衰竭患者，可出现二尖瓣面容。多数患者有心率较快，脉搏可正常、细速、交替脉或洪大呈水冲脉或陷落脉，血压可正常、偏低或升高，可出现周围血管体征，有的周围循环差、发绀等。少数儿童患者可有心前区隆起，多数患者的心尖冲动增强、弥散，心脏浊音界可正常或扩大，单纯性二尖瓣狭窄者呈梨形，主动脉关闭不全者呈靴形等。第一心音可正常、增强、减弱甚至消失，第二心音可正常或亢进，可出现第三心音、第四心音、喀喇音、二尖瓣开放拍击音等。

多数风心病患者在受累瓣膜的听诊区有杂音，二尖瓣病变者出现在心尖部，三尖瓣区病变者出现在胸骨下端，主动脉瓣病变者出现在胸骨右缘第2肋间或左缘第3肋间，肺动脉瓣病变者出现在胸骨左缘第2肋间。

房室瓣狭窄者可出现舒张期滚筒样低调局限性杂音，传导一般不广泛，可伴有舒张期震颤，通常时限越长、响度越大，提示狭窄越严重。房室瓣关闭不全者可出现收缩期反流性高调杂音，时限越长、响度越大、传导越广泛、性质越粗糙，通常提示关闭不全越严重。

半月瓣狭窄者多数有收缩期粗糙的喷射性杂音，狭窄越明显，通常杂音的时限越长、响度越大、传导越广泛。半月瓣关闭不全者可出现高调、哈气样、强度逐渐减弱的特征性舒张期杂音，时限越长一般提示关闭不全越明显。有的患者可伴有收缩期喀喇音，在相应房室瓣区出现低调、舒张中期的流量性杂音。

合并左心衰竭者可出现肺部湿啰音，可伴干鸣音等。合并右心衰竭者可出现颈静脉压升高、下肢水肿、肝脏肿大和腹水等。

二、辅助检查

心电图在早期往往正常。风湿热或风湿活动患者可出现窦性心动过速、ST-T改变等。瓣膜病变患者可出现左心房、双心房、右心房扩大，以及左心室、右心室、双心室肥大等，视瓣膜病变的部位和性质而异，电轴可左偏或右偏。常可出现各种期前收缩、心房纤颤、房室传导阻滞或束支传导阻滞等。

风湿热患者的胸部X线检查一般无明显的异常表现，少数合并心包积液或心肌炎者可出现心脏影扩大。轻度瓣膜病变者多数无明显异常，但随病变发展可出现心影增大，其大小、形状通常与病变部位、性质等有关。二尖瓣狭窄者心影多呈梨形，出现左心房扩大、左心耳突出、双心房影、左支气管和右支气管之间角度扩大等；主动脉瓣关闭不全者心脏影多呈靴形，出现左心室扩大等，可出现肺部淤血、肺动脉段突出、右心室肥厚扩大、右心房扩大、瓣环钙化、肺水肿等表现。

风湿热或风湿活动时，可出现血液白细胞升高、血沉加快、C反应蛋白阳性、抗链"O"升高等异常。

随着超声心动图的广泛应用，除介入治疗术中及少数患者外科术前准备外，目前一般已无须采用心导管检查和心血管造影。

第四节　超声心动图检查

综合性超声心动图技术对诊断瓣膜性心脏病有绝对的优势，各种超声检查均有特异性表现，通常能明确诊断受损瓣膜的部位和程度，观察瓣膜开放的面积、关闭的状况，瓣叶有无增厚、钙化，瓣下腱索是否钙化、粘连、融合及其程度，是否合并乳头肌病变，检测各个心房和心室的大小、内部结构、附壁血栓和心功能状态等，从而在包括风心病在内的瓣膜病病因学诊断和瓣膜狭窄、关闭不全病变的定性及定量评价等方面发挥重要的作用。

一、二尖瓣狭窄及关闭不全

（一）M型超声心动图

M型超声心动图对二尖瓣狭窄能够做出明确的诊断，但对于二尖瓣关闭不全仅能给出提示，对于狭窄的瓣口面积无法估测。对由于二尖瓣狭窄及关闭不全所引起的左心房室增大均可于二尖瓣波群及主动脉波群显示。

主动脉波群可显示左心房增大，重度二尖瓣狭窄者左心房明显增大。由于二尖瓣叶增厚、钙化、粘连，心室波群显示舒张期二尖瓣口开放时，A峰与E峰消失，EF斜率减低，曲线呈城墙样改变，二尖瓣后叶由于与前叶交界处粘连，与前叶的运动曲线平行，呈同向运动，前后瓣叶的回声均增强（图51-1）。

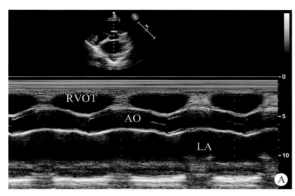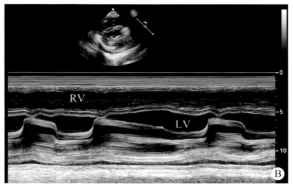

图 51-1　二尖瓣狭窄

A. 主动脉波群：左心房增大；B. 左心室波群：右心室增大，二尖瓣叶增厚，EF 斜率减低，呈城墙样改变，前后叶呈同向运动

如二尖瓣以关闭不全为主，左心室增大也较明显，二尖瓣前叶的 EF 斜率虽然减低，但 E 峰与 A 峰之间的斜率加速，呈滑雪样改变。二尖瓣病变患者通常有右心室增大，有的有右心房扩大，并可伴有功能性三尖瓣关闭不全。

（二）二维超声心动图

二维超声心动图检查是诊断本病的主要方法，除了可以对本病进行定性诊断，还可对瓣膜形态改变的程度、瓣口面积大小、病变是否累及瓣下腱索和乳头肌等结构进行比较准确的判断。另外，二维超声心动图还能提示严重的二尖瓣关闭不全，包括测定左心房内径 ≥ 5.5cm，左心室舒张末径 ≥ 7cm 等指标。

左心室长轴及心尖四腔心断面：均可清晰显示左心房及右心室扩大，二尖瓣前、后叶回声增强，多数患者以瓣尖为著，二尖瓣前叶的体部膨向左室流出道，舒张期瓣叶开放受限，前、后叶呈弯钩状。如累及瓣下，则腱索增粗、缩短及融合，部分患者可呈管形回声。如腱索未融合或融合的程度较轻，瓣口开放时通常呈漏斗状。

左心室短轴断面：可清晰显示二尖瓣口增厚、钙化的程度，以及前、后交界粘连的状况。在瓣叶狭窄者，开放时二尖瓣口呈鱼口状，声束位于瓣尖水平时，采用面积法可比较准确地测量瓣口的面积大小。

左心室长轴、大动脉短轴及心尖四腔心断面：左心房血栓是本病最常见的并发症，在上述断面，通常可清晰观察到左心房血栓的附着部位、大小及机化的程度，左心房血栓多数附着于心房的顶部及侧壁（图 51-2）。

对于单纯二尖瓣狭窄的患者，尤其是中重度狭窄，左心房内极易形成血栓，因此对此类患者如左心房内未能检出血栓，应注意左心耳血栓的检出。但经胸超声心动图对左心耳血栓通常不易显示，必要时可采用经食管超声心动图检查。

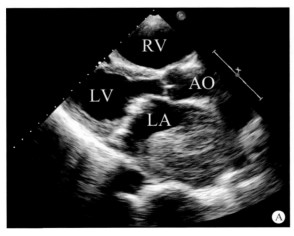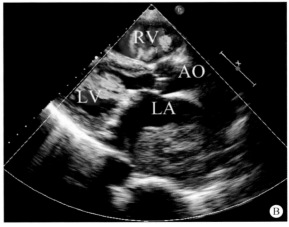

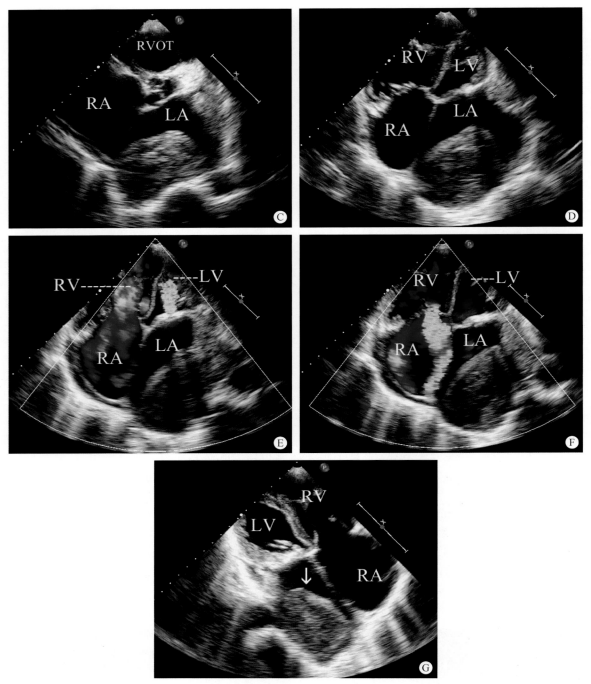

图 51-2　二尖瓣狭窄伴血栓形成

A. 左心室长轴断面：左心房增大，二尖瓣叶增厚，以瓣尖为著，左心房内出现血栓样回声；B. 舒张期彩色多普勒左心室长轴断面：显示二尖瓣叶开放受限，血流通过狭窄的二尖瓣口时受阻，速度加快，呈红五彩镶嵌色；C. 大动脉短轴断面：显示双心房增大，左心房内血栓形成，位于心房顶部，并可见心耳部血栓；D. 四腔心断面：左心房及右心室增大，二尖瓣叶增厚，开放受限，左心房内出现血栓；E. 舒张期彩色多普勒四腔心断面：二尖瓣开放受限，过瓣口血流速度加快，呈红五彩镶嵌色的高速血流；F. 收缩期彩色多普勒四腔心断面：三尖瓣口关闭不良，出现蓝五彩镶嵌色的中量反流性血流；G. 双心室流入道断面：双心房及右心室增大，左心房内出现血栓样回声（箭头所示）

（三）彩色多普勒超声心动图

　　采用彩色多普勒超声检查，可以显示二尖瓣狭窄和（或）二尖瓣关闭不全的血流动力学改变。二尖瓣狭窄的患者，由于瓣口狭窄，左心房进入左心室的血流受阻，舒张期血流通过二尖瓣口时速度加快，呈高速射流（见图 51-2E）；在二尖瓣口的左心室侧可出现血流汇聚现象，系由于左心房血流通过狭窄的二尖瓣口时速度逐渐加快，色彩的亮度逐渐增加，其速度超过 Nyquist 速度时，色彩由红色转变为五彩镶嵌色，并在瓣口的左心房侧形成半圆形图像，称为血流汇聚区域。经过二尖瓣口的血流呈红五彩镶嵌色的高速血流。

如同时伴有二尖瓣关闭不全，瓣叶关闭时瓣口部位可出现缝隙，在关闭不全程度较重的患者，左心室可出现不同程度的增大。采用彩色多普勒超声观察时，收缩期于左心房侧可探及源于二尖瓣口的蓝五彩镶嵌色反流性血流束（图51-3）。

采用连续多普勒检查二尖瓣狭窄时，取样点位于二尖瓣口的心室侧，舒张期可探及位于零线上的高速血流频谱，频谱的 A 峰和 E 峰消失，呈方形波，A 峰与 E 峰之间的斜率大小，取决于二尖瓣口狭窄的程度。

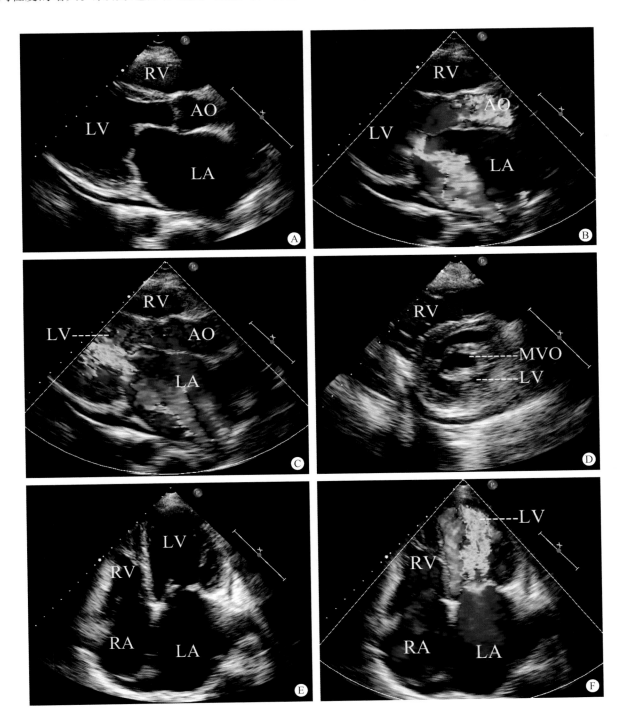

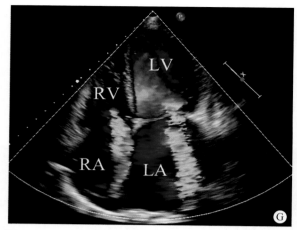

图 51-3　二尖瓣狭窄及关闭不全二维及彩色多普勒图像

A. 左心室长轴断面：左心房室增大，二尖瓣叶增厚，舒张期二尖瓣口开放时受限，呈鱼钩状改变，瓣口开放幅度减小；B. 收缩期彩色多普勒左心室长轴断面：收缩期左心房内可探及源于二尖瓣口的中量反流，呈蓝五彩镶嵌色；C. 舒张期彩色多普勒左心室长轴断面：左心房内血流通过二尖瓣口时，由于瓣口开放面积减小，排出受阻，血流加速，呈红五彩镶嵌色；D. 左心室短轴断面：二尖瓣增厚，交界部位粘连、钙化，致二尖瓣开放面积减小，呈鱼口状改变；E. 四腔心断面：显示左心室增大，二尖瓣叶增厚，瓣口开放面积减小；F. 舒张期彩色多普勒四腔心断面：双心房增大，舒张期左心房血流通过二尖瓣口时速度加快，呈红五彩镶嵌色，左心房侧出现汇聚现象；G. 收缩期彩色多普勒四腔心断面：二、三尖瓣口探及中量蓝五彩镶嵌色反流性血流

　　通过测定左心房血流经狭窄的二尖瓣口进入左心室的峰值，可以采用简化的伯努利方程（$\Delta P = 4V_{max}^2$），来测量跨瓣压差。

同时伴有二尖瓣反流者，取样点则位于二尖瓣口的左心房侧，收缩期可探及位于零线下的高速反流血流频谱（图 51-4）。

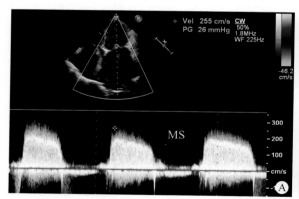
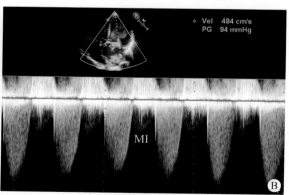

图 51-4　二尖瓣狭窄及关闭不全连续多普勒血流频谱

A. 二尖瓣狭窄；B. 二尖瓣关闭不全

（四）二尖瓣狭窄瓣口面积的测量方法

1. 二维超声测量法　在显示二尖瓣尖水平的左心室短轴断面，可采用面积法测量二尖瓣口的几何面积，测量的准确程度取决于二维超声图像的水平，声束与断面之间的角度越接近 90°，所获得的瓣口面积结果越准确。对于瓣叶形态改变比较明显的患者，尤其是瓣叶钙化比较明显者，由于瓣口形态不规则，造成回声失落或回声增粗，可能使测量结果出现误差。

　　通常根据二尖瓣口面积测定结果，可确定二尖瓣狭

窄的程度：

　　最轻度狭窄：2.0cm² ≤瓣口面积＜ 2.5cm²；
　　轻度狭窄：1.5cm² ≤瓣口面积＜ 2.0cm²；
　　中度狭窄：1.0cm² ≤瓣口面积＜ 1.5cm²；
　　重度狭窄：瓣口面积＜ 1.0cm²。

2. 二尖瓣口血流汇聚法　近年来，有学者用其来测量狭窄的二尖瓣口面积，也称为 PISA 法。其原理是血流从狭窄的二尖瓣口通过时，也从左心房向狭窄的瓣口汇聚，在瓣口左心房侧形成半圆形的等速区。本方法可在左心室长轴、心尖四腔心及两腔心断面测量，计算方

法为

$$MVA = 2\pi r \times V_a \times \theta / (180° \times V_{max})$$

其中，r 为狭窄瓣口至彩色反转界面的半径，V_a 为色彩翻转的速度，θ 为二尖瓣入口的角度，V_{max} 为二尖瓣前向峰值的流速。

3. PHT 法（压差减半时间法）　采用的公式为

$$MVA = 220/PHT$$

其中，PHT 为压差减半的时间，利用本公式可实时测量二尖瓣口面积。因在二尖瓣狭窄时，频谱的曲线呈非线性斜率，测量时应以舒张中期的斜率为准。同时，应注意本公式为经验性公式，仅适用于测量自然瓣的瓣口面积。本方法的重复性较好，但在心动过速、左心室顺应性出现异常变化时，多数不能准确测量瓣口的面积。

4. 连续方程法　本方法测量的瓣口面积为有效的瓣口面积，本方法仅适用于不伴有二尖瓣关闭不全的患者。

$$MVA = AOA \times TVI_{AO} / TVI_{MV}$$

其中，AOA 为主动脉瓣口的面积，TVI_{AO} 为主动脉瓣口的血流时间速度积分（cm），TVI_{MV} 为二尖瓣口血流时间速度积分（cm）。

5. 二尖瓣评分　二尖瓣评分由 Wilkins 等在 1988 年首先提出，详见表 51-1。超声心动图评价指标包括二尖瓣活动度、瓣叶厚度、瓣下厚度和钙化，每项标准的计分为 1～4 分。各项分数的总和为 0～16 分，积分越高表示瓣叶畸形越严重。

表 51-1　二尖瓣评分

计分	活动度	瓣叶增厚度	钙化度	瓣下病变
1	高度活动，仅瓣尖活动受限	接近正常（4～5mm）	瓣膜仅单个区域反射增强	仅紧邻瓣膜的瓣下结构有轻度增厚
2	瓣叶中部和基底部活动正常	边缘厚（5～8mm），中部正常	瓣叶边缘散在性反射增强	腱索增厚仅限于腱索近端 1/3
3	舒张期瓣叶持续向前运动，主要指基底部	整个瓣叶厚（5～8mm）	反射增强扩展至瓣叶中部	腱索增厚扩展至腱索远端 1/3
4	舒张期瓣叶无向前运动或极小	全部瓣叶明显增厚（8～10mm）	大部分瓣叶反射增强	全部腱索结构广泛增厚及缩短，并向乳头肌扩展

在这些指标中，超声心动图评分是预测经皮二尖瓣球囊成形术效果的最佳方法。超声评分＞11 分的效果差

一些，评分＜9 分者效果最理想。

（五）二尖瓣关闭不全的定量诊断

1. 二尖瓣反流面积和长度　二尖瓣关闭不全时，其反流量多少通常可根据反流束的面积与左心房面积的比值进行半定量估测。

轻度反流：反流束面积与左心房面积的比值小于 20%；

中度反流：反流束面积与左心房面积的比值为 21%～40%；

重度反流：反流束面积与左心房面积的比值在 40% 以上。

Spain 等认为，经过与血管造影检查进行对比研究，彩色多普勒的二尖瓣反流面积与二尖瓣关闭不全的相关性很好。但他们也报道，二尖瓣反流面积对于定量评价二尖瓣反流程度，比如反流的容积及反流分数，尚有一定的局限性，有待进一步研究。

另外，还可以根据反流束所在的部位，对反流量进行估测。一般反流束长度仅限于二尖瓣口者为轻度反流，反流束长度位于左心房中部者为中度反流，反流束长度到达左心房顶部者为重度反流。

2. 反流口面积　反流口面积是评价二尖瓣反流程度的一个可靠的定量指标，可以通过二维、脉冲多普勒超声心动图及 PISA 法测得。

PISA 法是利用彩色多普勒血流成像原理，血流在二尖瓣左心室面向二尖瓣反流口汇聚。当血流向二尖瓣反流口汇聚时，可形成一系列等速层，其表面为半球形。

根据质量守恒定律，在每一层血流的质量都应该等于反流口血流质量，因为所有反流的血流必须通过反流口。最大瞬时流率（flow rate）可通过下式得到，即

$$流率 = \pi r^2 \times V_a$$

其中，r 是反流口至血流汇聚区域近端的距离，V_a 为色彩翻转的速度。一旦最大瞬间流率被计算出，可以计算反流口的面积（ROA）：

$$ROA = 2\pi r^2 \times V_a / V_P$$

其中，V_P 是二尖瓣峰值反流速度。一般 ROA ≥ 0.4cm² 与重度二尖瓣反流相关。

有几种技术因素可能会影响左心房内反流信号的出现，包括帧频、增益调节及探头频率。调节彩色标尺，可以影响反流束在左心房内的范围。彩色标尺调节到足够大，可以限制外溢影响。保持相对固定的技术因素，可以减少设备误差。

另外，需要注意的是，手术中的血流动力学改变，也可以影响彩色多普勒对二尖瓣反流束的评价。在一般麻醉状态下，约在一半的二尖瓣反流患者，其反流程度可改善一个等级。血管内血容量减少加上后负荷降低，可使二尖瓣对合好转，反流程度会相应减轻。

（六）经食管超声心动图

由于 TEE 检查时，食管探头位于心脏的后方，心房处于探头的近场，因此对于肺静脉、左心房、左心耳的观察均较 TTE 清晰，尤其是对观察瓣下结构的改变、腱索融合粘连程度、左心耳血栓等，均具有十分重要的意义，是检查本病的最佳方法之一。但对于二尖瓣口的面积测量，TEE 也有一定的难度，因 TEE 显示左心室短轴断面时，需将探头置于胃底，显示的图像质量较差（图 51-5）。

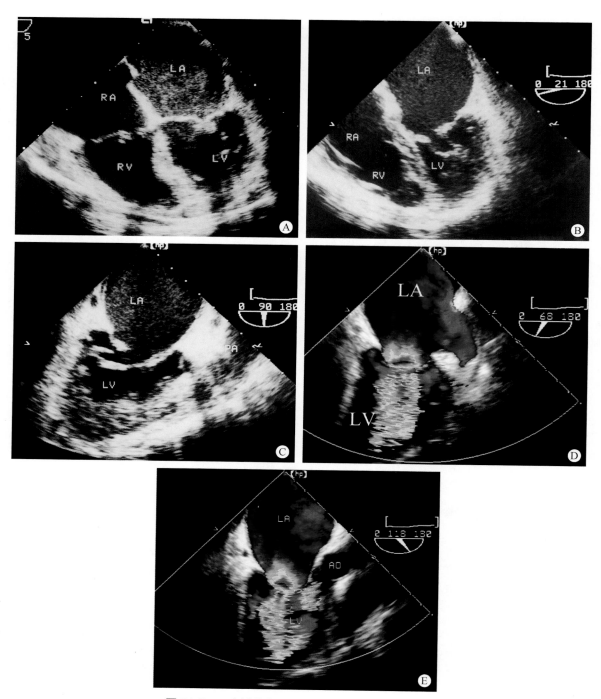

图 51-5　二尖瓣狭窄 TEE 二维及彩色多普勒图像

A. 收缩期四腔心断面：双心房增大，二尖瓣叶增厚；B. 舒张期四腔心断面：二尖瓣叶增厚，交界部粘连，瓣口开放受限，瓣下腱索增粗；C. 舒张期双腔心断面：瓣叶增厚，瓣口开放面积减小，开放时瓣口及瓣下呈管状改变；D. 舒张期彩色多普勒双腔心断面：左心房增大，舒张期血流通过二尖瓣口时加速，呈五彩镶嵌色，左心房侧出现汇聚现象；E. 舒张期左心房室 – 主动脉长轴断面：左心房血流通过狭窄的二尖瓣口时，呈五彩镶嵌色，同时显示主动脉瓣口出现反流

探头深度位于 35 ～ 40cm、角度位于 0° 时，在大动脉短轴、四腔心及双心房断面，均可显示出左心耳内血栓。二尖瓣狭窄较重时，左心房内的血液流速缓慢，血液滞留较多，通常呈云雾状回声，往往是左心房附壁血栓形成的前兆。

探头角度位于 90° 左右时，可显示左心房、左心室，将探头向后方略旋转，可从另一角度显示和观察左心耳。观察心耳血栓时，应注意与心房的梳状肌相鉴别，梳状肌通常有多个，位于心耳的尖部，形似梳子。TEE 对左心房内各部的血栓均能清晰显示（图 51-6）。

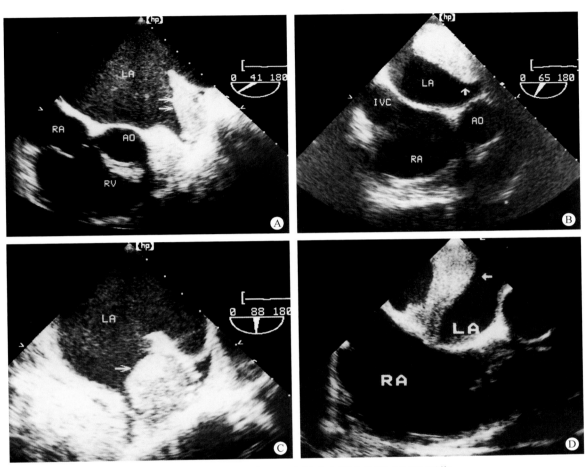

图 51-6　二尖瓣狭窄伴左心房及左心耳血栓形成 TEE 图像

A. 大动脉短轴断面：左心房及右心室增大，左心耳可探及血栓回声（箭头所示）；B. 双心房断面：双心房增大，下腔静脉内径增宽，左心房内可探及血栓样回声（箭头所示）；C. 左心耳断面：左心房增大，左心耳内可探及血栓（箭头所示）；D. 双心房断面：双心房增大，左心房内心房顶部与房间隔之间可见血栓回声

对 TTE 不清晰的患者，TEE 也能清晰显示其瓣下结构、瓣叶交界粘连的程度，为是否适合行经皮穿刺二尖瓣球囊扩张术提供了极为重要的信息；并且在二尖瓣球囊扩张术的房间隔定位穿刺中也起到了重要的作用。

彩色多普勒 TEE 对二尖瓣狭窄的程度及瓣口的汇聚现象可以显示得更为清晰，但血流的色彩与 TTE 相反，呈蓝五彩镶嵌色的高速血流（见图 51-5D）。

二、主动脉瓣狭窄及关闭不全

引起主动脉瓣狭窄及关闭不全的病因很多，如先天性主动脉瓣三叶瓣狭窄、二瓣化畸形、单叶瓣及四叶瓣

畸形等，详见第三十四章。在风心病等后天获得性瓣膜病，主动脉瓣狭窄和主动脉瓣关闭不全也比较常见，各种病因的主动脉瓣狭窄和主动脉瓣关闭不全，超声表现各有特点，但也有共性。M 型超声、二维超声和 TEE 检查均可对本病进行明确的诊断，并可与先天性主动脉瓣畸形等鉴别。

（一）M 型超声心动图

M 型超声心动图的主动脉波群主要表现为收缩期主动脉瓣口开放幅度减小，瓣叶距离主动脉前后壁较远，瓣口的运动曲线回声增强。以狭窄为主者，主动脉前后壁重搏波消失，可呈圆拱状（图 51-7）；而以关闭不全

为主者，主动脉前后壁运动曲线收缩期上升段与舒张期下降段的交界处成锐角，且舒张期延长，主动脉瓣关闭时呈双线。左心室波群显示室间隔及左心室后壁增厚，运动幅度增强，主动脉瓣关闭不全的程度越重，左心室增大则越明显。舒张期主动脉瓣口反流的血液冲击二尖瓣前叶，二尖瓣前叶可出现震颤。

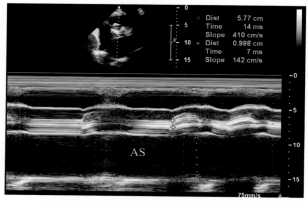

图 51-7 主动脉瓣狭窄 M 型超声心动图

（二）二维超声心动图

通过不同断面检查，可探查主动脉瓣口病理改变的部位及程度。左心室长轴断面可显示主动脉瓣右冠瓣及无冠瓣增厚钙化的程度和部位，瓣叶开放受限的程度，关闭时是否出现缝隙。而大动脉短轴断面可显示三个瓣叶的交界处粘连、钙化及瓣口开放面积减小的程度，是否出现漏口样改变，如瓣叶关闭时呈三角形或菱形的漏隙。

在心尖五腔心断面可观察到主动脉右冠瓣和左冠瓣增厚、钙化和粘连。从各个断面观察，单纯主动脉瓣狭窄者，由于左心排血受阻，阻力负荷增加，根据狭窄程度不同，左心室壁及室间隔可有不同程度的增厚，室壁的收缩幅度增强，但晚期也可出现不同程度的左心室扩大。

如果病变以关闭不全为主，其关闭不全的程度较重，反流量较大，左心房室的有效腔径均可增大，但应以左心室为著，左室流出道增宽，左心室壁也可有一定程度的增厚（图 51-8）。

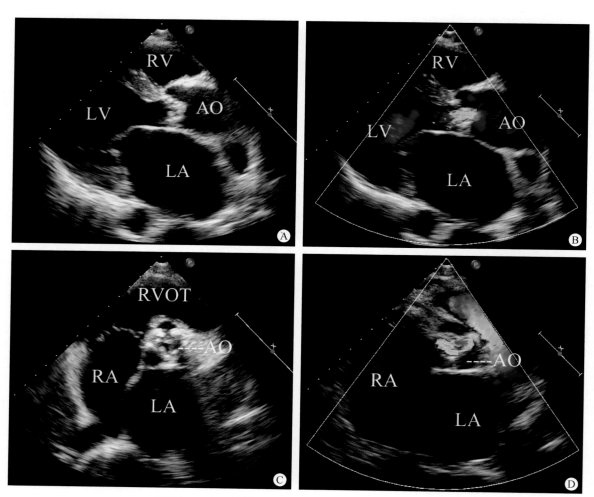

图 51-8 主动脉瓣狭窄二维及彩色多普勒超声心动图

A. 左心室长轴断面：左心房增大，主动脉瓣明显增厚；B. 彩色多普勒左心室长轴断面：收缩期主动脉瓣开放幅度减小，左心室血流进入主动脉瓣口受阻，速度增快，呈五彩镶嵌色；C. 大动脉短轴断面：左心房增大，主动脉瓣增厚，开放幅度明显减小；D. 彩色多普勒大动脉短轴断面：双心房增大，主动脉瓣口开放幅度明显减小，进入主动脉瓣口的血流量明显减少

多数主动脉瓣狭窄伴有主动脉瓣关闭不良，致使左心室增大，其增大的程度应与关闭不全的程度及病程相符。以主动脉瓣关闭不全为主的患者，常常主动脉瓣钙化的程度较轻，舒张期主动脉瓣关闭时，瓣口出现缝隙状改变，如反流量较大，瓣口常呈漏口状改变。在检查的过程中应注意选择左心室长轴、大动脉短轴及心尖五腔心断面观察（图 51-9）。

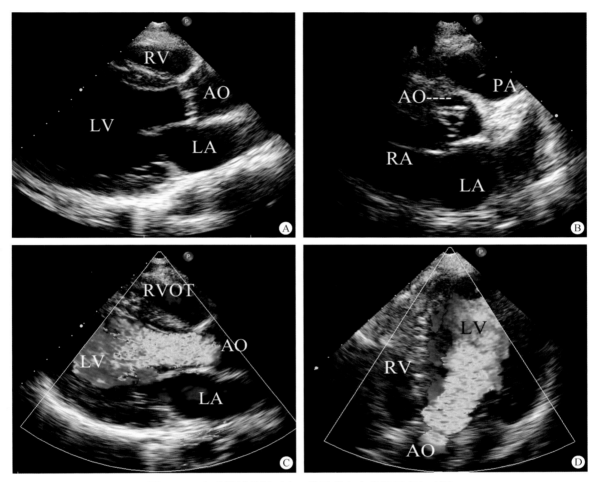

图 51-9　主动脉瓣关闭不全二维及彩色多普勒超声心动图

A. 左心室长轴断面：主动脉瓣增厚，左心室增大，左室流出道增宽；B. 大动脉短轴断面：主动脉瓣增厚，舒张期瓣膜关闭时出现漏口；C. 彩色多普勒左心室长轴断面：舒张期左室流出道可探及源于主动脉瓣口的大量反流，呈五彩镶嵌色；D. 彩色多普勒五腔心断面：左心室增大，收缩期进入主动脉瓣口的血流，舒张期大量反流入左心室

（三）综合性多普勒超声心动图

多普勒超声心动图可以观察到主动脉瓣病变时，主动脉瓣口区域出现血流动力学改变。主动脉瓣狭窄的患者，彩色多普勒可显示收缩期从左心室进入主动脉瓣口的红五彩镶嵌色高速血流（见图 51-8B）。

主动脉瓣关闭不全的患者，于舒张期左室流出道内可探及源于主动脉瓣口的红五彩镶嵌色反流性血流束（见图 51-9C、D），但如果反流束沿二尖瓣前叶方向走行，可呈蓝五彩镶嵌色的高速血流。从大动脉短轴断面观察时，主动脉瓣口的三角形漏隙中，可显示五彩镶嵌色的血流。

采用连续多普勒检查时，如果为主动脉瓣狭窄，收缩期连续多普勒的取样点应位于心尖五腔心断面的主动脉瓣上水平，可获得位于零线下的高速血流频谱。舒张期瓣口出现反流时，取样点应位于主动脉瓣下的左室流出道水平，可探及源于主动脉瓣口的反流性血流，其频谱形态为位于零线上的方形波（图 51-10）。

（四）主动脉瓣狭窄的判定标准

轻度狭窄：瓣口面积 $1.1 \sim 1.6 \text{ cm}^2$；
中度狭窄：瓣口面积 $0.75 \sim 1.0 \text{ cm}^2$；
重度狭窄：瓣口面积小于 0.75。

主动脉瓣狭窄通常由于主动脉瓣口形状不规则，二维超声测量的准确性低、重复性差，目前通常用多普勒技术测量。

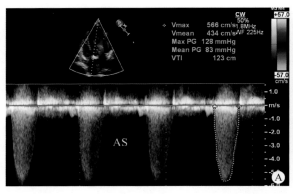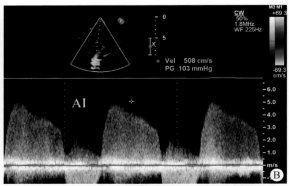

图 51-10　主动脉瓣狭窄及关闭不全连续多普勒血流频谱

A. 主动脉瓣狭窄：收缩期主动脉瓣口血流速度增快，峰值流速为 5.6m/s，压差为 128mmHg，平均压差为 83mmHg；B. 主动脉瓣关闭不全：舒张期主动脉瓣口出现反流，血流速度为 5.1m/s，压差为 103mmHg

1. 连续方程法　根据连续方程原理，计算出主动脉瓣口的面积：

$$AVA = \pi d^2 \times TVI_{LVOT} / (4 \times TVI_{MV})$$

其中，TVI_{MV} 为主动脉瓣口血流时间流速积分（cm），TVI_{LVOT} 为左室流出道血流时间流速积分（cm），d 为左室流出道直径。

2. 跨瓣压差法　在心室收缩功能正常的情况下，跨瓣压差与主动脉瓣狭窄的严重程度成正比。平均压差能够反映全收缩期的压差情况，定量判断意义大于最大压差。

轻度狭窄：平均压差为 5 ～ 30mmHg；

中度狭窄：平均压差为 30 ～ 50mmHg；

重度狭窄：平均压差大于 50mmHg。

（五）主动脉瓣关闭不全的判定标准

利用彩色多普勒技术，可对主动脉瓣口的反流量进行半定量估测。有的学者通过测量反流束的宽度与左室流出道宽度之间的比值估测主动脉瓣的反流量，小于 30% 为少量反流，30% ～ 60% 为中等量反流，大于 60% 为大量反流。

另外，有学者应用主动脉瓣反流的压差减半时间（PHT），估测主动脉瓣反流的严重程度，反流的 PHT 与主动脉瓣的反流程度成反比；反流的 PHT 值越大，反流的程度越轻；反流的 PHT 值越小，反流的程度越重。一般来说，大于 400ms 为轻度反流，400 ～ 250ms 为中度反流，小于 250ms 为重度反流。

（六）经食管超声心动图

对 TTE 显示不清的患者，可采用 TEE 检查，以观察瓣叶开放的大小、瓣叶交界处粘连和钙化的程度。尤其是反流束的起始部位，TEE 往往可观察得很清楚，有利于鉴别主动脉瓣关闭不全与主动脉 - 左心室隧道。

食管探头深度位于 35 ～ 40cm、探头角度为 0° ～ 40° 时，可出现大动脉短轴断面，显示主动脉的三个瓣叶和左心房、左心室及右室流出道。如果为主动脉瓣狭窄，可用二维面积法获得瓣口的面积；如果为主动脉瓣关闭不全，可清楚显示出漏口的部位和大小。

探头角度位于 125° ～ 135° 时，显示主动脉长轴断面，应用彩色多普勒 TEE 观察，可清晰显示反流束的起源部位及反流量的多少（图 51-11）。

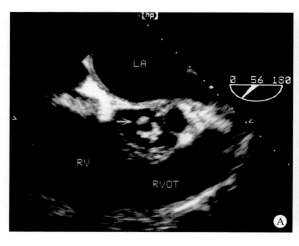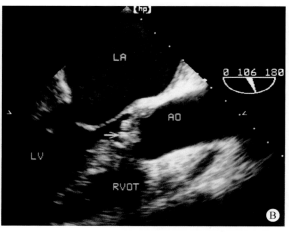

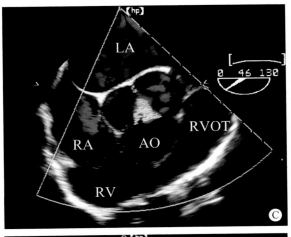

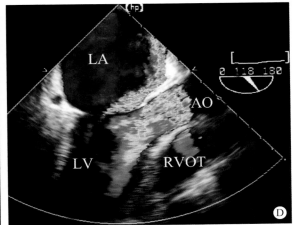

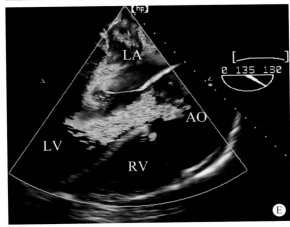

图 51-11　主动脉瓣关闭不全 TEE 图像

A. 大动脉短轴断面：主动脉瓣叶增厚，开放受限，关闭不良；
B. 左心房室 – 主动脉长轴断面：主动脉瓣增厚（箭头所示），收缩期主动脉瓣口开放受限；C. 彩色多普勒大动脉短轴断面：主动脉内径增宽，主动脉窦部扩张，舒张期主动脉瓣口关闭时，瓣叶关闭不良，出现漏口现象；D. 彩色多普勒左心房室 – 主动脉长轴断面：收缩期左心室血流进入主动脉瓣口时排出受阻，流速加快，二尖瓣口出现反流性血流束，呈红五彩镶嵌色；E. 彩色多普勒左心房室 – 主动脉长轴断面：舒张期主动脉瓣口出现中量反流，反流束呈五彩镶嵌色

三、联合瓣膜病

风心病累及两组或两组以上瓣膜者可称为联合瓣膜病。在四组瓣膜中，二尖瓣本病发病率最高，其次为主动脉瓣，而风心病所致的三尖瓣病变极少见，尤其是三尖瓣狭窄，累及肺动脉瓣者罕见或几乎不存在。因此，风心病通常引起二尖瓣和（或）主动脉瓣病变。

三尖瓣狭窄的 M 型超声心动图图像基本与二尖瓣狭窄相同，但与二尖瓣前叶相比，三尖瓣叶 EF 的斜率减低程度较轻。在三尖瓣波群观察，后叶与前叶呈同向运动，右心房、右心室增大。但由于三尖瓣口有三个瓣叶，一般瓣口狭窄的程度不会太重。

二维超声心动图从心尖四腔心、大动脉短轴断面可观察到三尖瓣开放受限，但一般其增厚、钙化及粘连的程度均较二尖瓣狭窄轻，故在二维超声心动图检查时容易漏诊。

采用彩色多普勒超声观察，当右心房血流通过狭窄的三尖瓣口进入右心室时，在狭窄瓣口可出现与二尖瓣狭窄相同的过瓣口血流效应，瓣口的右心室侧产生血流汇聚现象时，提示存在三尖瓣口狭窄，在检查的过程中应注意观察，避免漏诊（图 51-12 和图 51-13）。

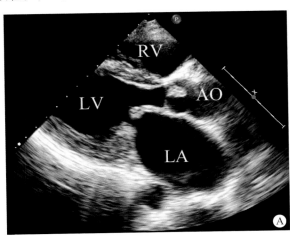

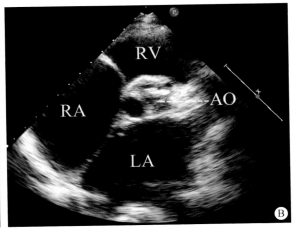

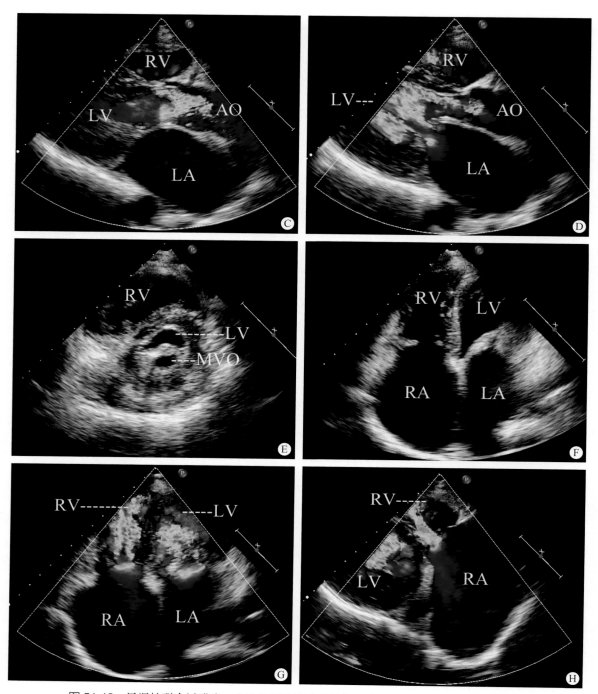

图 51-12　风湿性联合瓣膜病：主动脉瓣狭窄合并关闭不全、二尖瓣狭窄、三尖瓣狭窄

A. 左心室长轴断面：左心房增大，主动脉瓣增厚；B. 大动脉短轴断面：双心房增大，主动脉瓣增厚，开放受限，关闭时瓣口出现缝隙；C. 收缩期彩色多普勒左心室长轴断面：主动脉瓣口开放幅度减小，左心室血流进入主动脉瓣口时呈五彩镶嵌色，速度加快，血流排出受阻；D. 舒张期彩色多普勒左心室长轴断面：左心房增大，二尖瓣口血流速度加快，呈红五彩镶嵌色，主动脉瓣口出现反流性血流；E. 左心室短轴断面：右心室增大，二尖瓣叶增厚，交界处粘连，瓣口开放幅度减小，呈鱼口状改变；F. 心尖四腔心断面：双心房增大，二尖瓣及三尖瓣叶均增厚，开放幅度减小；G. 彩色多普勒心尖四腔心断面：舒张期血流通过二尖瓣口及三尖瓣口时排出受阻，血流速度增快，瓣口的心房侧出现血流汇聚现象；H. 彩色多普勒右室流入道断面：显示右心房增大，舒张期右心房的血流通过三尖瓣口时速度加快，表明由于瓣口开放面积减小，血流排出受阻

　　三尖瓣口狭窄的患者在应用连续多普勒检查时，取样点位于三尖瓣叶的右心室侧，舒张期三尖瓣口血流频谱的双峰消失，血流速度加快。

　　风心病由于心腔扩大所引起的功能性三尖瓣反流较常见，可出现右心房、右心室增大，三尖瓣叶关闭不良；彩色多普勒于右心房内可探及源于三尖瓣口的蓝五彩镶嵌色高速反流性血流束。反流程度的判断与二尖瓣反流相似。

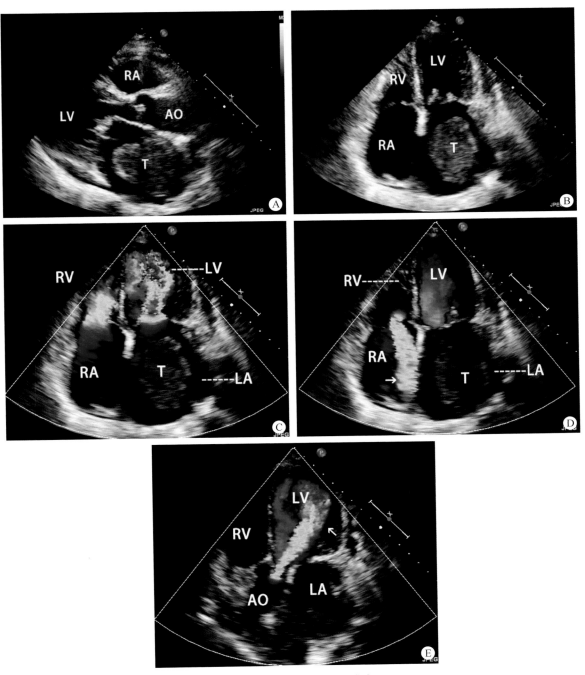

图 51-13　风湿性联合瓣膜病

显示双心房增大，左心房内可探及血栓（T），彩色多普勒观察，舒张期二尖瓣口及三尖瓣口血流通过时，出现血流汇聚现象，以二尖瓣口为著，显示二尖瓣口及三尖瓣口开放受限，收缩期三尖瓣口探及中量反流，主动脉瓣口增厚，开放尚可，关闭不良，舒张期出现中至大量反流，左心房内出现大量的血栓。A. 左心室长轴断面；B. 四腔心断面；C. 彩色多普勒四腔心断面；D. 彩色多普勒四腔心断面；E. 彩色多普勒五腔心断面

四、鉴别诊断

　　风心病引起的瓣膜病变，应注意与先天性心脏病等其他病因所致的瓣膜病变相鉴别。除了参考病史和临床表现，在超声检查方面，通过认真观察瓣膜形态、结构的改变，一般不难鉴别。风心病所引起的瓣膜受损，瓣膜本身多数出现增厚、钙化、交界处粘连，瓣膜回声增强；而先天性心脏病所致的瓣膜开放受限，其运动曲线较纤细，通常无瓣膜钙化和交界处粘连等现象。

　　风心病主动脉瓣狭窄还应与其他主动脉口狭窄等病

变进行鉴别诊断，包括先天性心脏病主动脉瓣狭窄、主动脉瓣上狭窄/瓣下狭窄和肥厚型心肌病等，临床表现可提供一定的根据，但超声心动图检查往往是最重要的鉴别诊断方法，详见有关章节。

另外，各组心脏瓣膜的风心病器质性病变，还应与功能性瓣膜病变、感染性心内膜炎等相鉴别，通过分析临床表现和超声检查结果，鉴别通常不是很困难。

第五节　超声心动图检查对手术方式选择的指导意义

在风湿性二尖瓣狭窄的治疗方案上，应充分考虑瓣叶受损的程度，以及根据瓣叶是以受阻为主还是关闭不全为主选择治疗方法，因此超声心动图的诊断结果非常重要。

一、二尖瓣

1. 介入性二尖瓣球囊扩张术　选择球囊扩张的方法治疗二尖瓣狭窄，应考虑瓣口狭窄的面积，瓣叶的柔韧性，瓣叶增厚、钙化的程度，瓣下腱索是否增粗、钙化及其程度，瓣叶与腱索连接部位的口径、所形成的形态，如漏斗状、管状等，有无二尖瓣关闭不全及其程度。一般情况下，无二尖瓣反流，瓣口面积为 $1.2cm^2$ 以上、$2.0cm^2$ 以下，且瓣叶无较重的钙化，尤其是瓣口的交界处，瓣下腱索无明确的融合粘连，无管状流入道形成，可考虑选择球囊扩张术。

如果同时伴有少至中量的反流，而且瓣下腱索融合，钙化程度较重，则不宜考虑本方法治疗。

2. 二尖瓣狭窄、关闭不全瓣叶置换术　二尖瓣口重度狭窄或呈中度以上狭窄并伴有瓣叶关闭不良，出现较大量的反流，或者瓣叶钙化程度较重，均应考虑二尖瓣叶置换术，而不宜行球囊扩张术。

3. 经导管二尖瓣夹闭术　风心病造成二尖瓣口关闭不良，导致反流，但由于瓣叶增厚、钙化，瓣叶的柔韧度差，到目前为止无应用二尖瓣夹闭术进行治疗的病例报道。

二、主动脉瓣

1. 主动脉瓣置换术　为主动脉瓣狭窄主要的治疗方法。当通过主动脉瓣口的血流速度到达中度时，即过主动脉瓣口的平均压差为 30～50mmHg 时，应考虑手术治疗。尤其是瓣叶出现明确的增厚、钙化现象，瓣叶的柔韧程度差时，应及时治疗。

2. 经导管主动脉瓣置换术（TAVI 术）　近年来应用经导管介入治疗主动脉瓣疾病获得了长足的进展，给患者带来了生存机会，尤其是老年患者，具体方法见第十五章。

（熊鉴然　然　鋆　刘延玲）

参 考 文 献

程克正，等 . 1987. 彩色多普勒超声心动图诊断心脏瓣膜病价值的初步探讨 . 中国循环杂志，2：260

刘延玲，等 . 1997. 超声心动图在心血管病介入性治疗的应用 . 中国循环杂志，12：284，285

王浩，等 . 1996. 实时超声心动图引导二狭球囊扩张术的研究 . 中国超声医学杂志，12：26

Daniels SJ, et al. 1983. Rheumatic tricuspid valve disease. Two-dimensional echocardographic hemodynamic and angiographic correlations. Am J Cardiol，51：492

Gordon SP, et al. 1992. Two-dimensional and Doppler echocardiographic determinants of the natural history of mitral valve narrowing in patients with rheumatic mitral stenosis：implications for follow-up. J Am Coll Cardiol，19：968-973

Goswami KC, et al. 1997. Comparative evaluation of transthoracic and transesophageal echocardiography in detection of left atrial thrombus before percutaneous transvenous mitral commissurotomy. Do all patients need transesophageal examination? Int J Cardiol，62：237-249

Hall RJ, et al. 1981. M-mode echogram as a means of distinguishing mild and severe mitral stenosis. Br Heart J，46：486-491

Kawahara T, et al. 1991. Application of Doppler color flow imaging to determine valve area in mitral stenosis. J Am Coll Cardiol，18：85-92

Limbu YR, et al. 1998. Assessment of mitral valve volume by quantitative three-dimensional echocardiography in patients with rheumatic mitral valve stenosis. Clin Cardiol，21：415-418

Motro M, et al. 1983. Correlation between echocardiography and cardiac catheterisation in assessing the severity of aortic stenosis. Eur Heart J，4：117-120

Nanjappa MC, et al. 2013. Acute severe mitral regurgitation following balloon mitral valvotomy：echocardiographic features, operative findings, and outcome in 50 surgical cases. Catheter Cardiovasc Intev，81：603-608

Rudolph V, et al. 2011. Echocardiographic and clinical outcomes of MitraClip therapy in patients not amenable to surgery. J Am Coll Cardiol，58（21）：2190-2195

Skjaerpe T, et al. 1985. Diagnosis of tricuspid regurgitation. Semsitivity and Doppler ultrasound compared with contrast echocardiography. Eur Heart J，6：429-436

Tsang W, et al. 2012. Cardiovascular imaging original article：

accuracy of aortic annular measurements obtained from three-dimensionalechocardiography，CT and MRI：human in vitro and in vivo studies. Heart，98：1146-1152

Vela JE，et al. 1969. Rheumatic pulmonary valve disease. Am J Cardiol，23：12

Weyman AE. 2010. The year in echocardiography. J Am Coll Cardiol，56（24）：2033-2044

Zoghbi WA，et al. 1986. Accurate noninvasive quantification of stenotic aortic valve area by Doppler echocardiography. Circulation，73：452-459

第五十二章　人造心脏瓣膜

第一节　人造心脏瓣膜种类

对心脏瓣膜病患者的治疗，除了处理其病因、病理生理改变和并发症等，有时需要采用经导管瓣膜球囊扩张成形术或外科手术治疗。以上两种治疗方法有不同的适应证、禁忌证、优缺点和局限性，介入治疗通常适用于瓣膜条件较好的狭窄病变；但对瓣膜病变严重、以严重关闭不全为主或合并其他心血管病变者，往往需要采用外科手术处理，修复瓣膜病变、瓣膜成形或置换人造心脏瓣膜（artificial cardiac valve，prosthetic valve）。

1960 年 Harken 等和 1961 年 Starr 等分别最早进行主动脉瓣与二尖瓣人造心脏机械瓣置换术，1962 年 Ross 首先采用同种主动脉瓣移植术。几十年间，经过深入研究和不断改进，先后有近 80 种人造心脏瓣膜应用于临床，其中有 40 余种由于存在难以克服的缺陷而退出市场，目前有 10 余种机械瓣和 10 余种生物瓣在国内外销售使用。

理想的人造心脏瓣膜，应具有以下性能和条件，包括材料来源丰富，制作工艺简便，价格低廉，手术操作方便；置换术后组件的体积适当，瓣膜灵活、活动自如，血流动力学状态接近正常人体自体瓣膜，跨瓣压差接近零，不产生明显的反流和涡流，不影响心室和其他心血管的结构、功能；植入后其理化性能可长期保持稳定，经久耐用，不易产生疲劳性损伤、变性老化、变形和钙化，生物相容性良好，没有明显的毒性和不良反应，不破坏血液成分，不形成血栓，不产生明显的噪声，并发症发生率低等。

迄今为止，尚无完全符合上述条件的理想人造心脏瓣膜，但在大量研究和临床实践的基础上，无论从人造心脏瓣膜的材质性能，还是对血流动力学的改善程度等方面，都有了巨大的进展，基本能满足人体血流动力学的要求，临床效果比较满意，在一定程度上解决了众多瓣膜病患者的治疗问题，延长了他们的存活时间，提高了生活质量，在治疗中发挥着重要作用。

根据人造心脏瓣膜的材料，目前分为机械瓣和生物瓣两大类，各有优缺点，尚不能相互替代，有待继续研制更理想的新型瓣膜。

一、机械瓣

机械瓣（mechanical prosthetic valve）指完全使用人造材料所制成的心脏瓣膜代用品，基本结构通常由瓣架、阀体和缝环三部分组成。机械瓣的耐疲劳性能较好，血流动力学状态良好，但致血栓形成作用较明显，患者术后需终身抗凝，造成诸多不便和各种并发症。

按其结构分为四种，其中球笼瓣和碟笼瓣基本已被弃用，侧倾碟瓣和双叶瓣仍为目前临床上所常用。

（一）球笼瓣

1960 年首次采用球笼瓣（ball-and-cage valve prostheses），基本结构包括硅橡胶制成的圆球形阀体、金属制成的笼罩状瓣架和圆形缝合环与瓣座。通过圆球在瓣架内上下移动实现开放和关闭，开放时血流沿球体四周向前流动，为周围血流型，跨瓣压差仍较高，并在球后产生血流相对静止区，血栓发生率高；同时由于瓣架高大，可对左心室腔较小的患者造成流出道狭窄或阻塞，或在收缩期触及心室壁，可引起心壁损伤或刺激，造成心律失常。为缩小球笼瓣的体积，曾设计出多种球笼瓣，目前大多数已被弃用，Starr-Edwards 瓣是目前仍在临床使用的唯一球笼瓣。

（二）碟笼瓣

碟笼瓣（disc prosthetic valve）的基本结构类似于球笼瓣，但阀体采用扁平形、凸透镜形或类似形状的碟片，替代球笼瓣的圆球，以降低笼架高度及组件的体积，减少球笼瓣的部分缺点和并发症。但是，其同样属于周围血流型结构，碟片在瓣架内呈上下移动实现开放与关闭，血流沿碟片四周向前流动，血流动力学状态不理想，跨瓣压差大，在碟笼瓣后易产生涡流和湍流，血栓形成和栓塞的发生率高；另外，由于血流方向垂直于碟片，碟片的衰坏率、机械性故障发生率较高，阀体被卡可导致突然死亡等，故已被弃用。碟笼瓣的研制与发展仅持续了 10 年时间便退出了市场，但对侧倾碟瓣的研制有重要启发。

（三）侧倾碟瓣

侧倾碟瓣（tilting disc prostheses）无笼状瓣架结构，只在瓣环两侧安装有瓣柱，控制倾斜形单个碟瓣片的活动，瓣片活动时的阻力明显减小，瓣片开口可达 70° 左右。瓣片开放时，血流从瓣片的两侧通过，接近于中心血流，属于半中心血流型结构，跨瓣压差明显降低，血流动力学状态得到改善，取得了比较好的临床效果。加上材料得到改进，设计比较合理，加工工艺相对简易，基本解决了瓣膜结构衰坏等问题，而且手术操作也较简便，价格较低廉，已成为目前使用最广泛的机械瓣之一。

目前临床常用的类型有 Björk-Shiley 单柱瓣、Medtronic-Hall 瓣、Sorin 瓣、Bicer 瓣、St. Vincents 瓣、Omnicarbon 瓣、北京 GK 瓣和 Jomed MonoDisc 瓣等，结构设计、材料性能和加工工艺等有所不同，其中有的已较广泛地应用于临床，取得了良好效果。国产侧倾碟瓣主要有北京 GK 瓣和上海 C-L 瓣。

（四）双叶瓣

双叶瓣（bileaflet prostheses）是在侧倾碟瓣单个瓣片的基础上，将单个瓣片改进为双半圆形瓣片，由两片热解碳为基本材料制成的长方形或弧形瓣片和圆形瓣座组成，每个瓣片上有两个耳状突起，位于瓣环的半弧形沟槽内，可自由滑动。整个组件的高度低、体积小、卡瓣概率较小，瓣片开放时可达 80° 左右，几乎与血流平行，属于中心血流型结构。瓣片活动自如，活动时横跨弧度小于侧倾碟瓣，有利于促进心室快速充盈和降低心脏作功，血流动力学状态通常优于其他机械瓣，瓣膜的材质较好，已得到广泛应用，缺点是尚未完全解决血栓形成问题。

目前临床上常用的主要类型有 Carbomedics 瓣、Duromedics 瓣、St. Jude 医学瓣和成都双叶瓣等，有的已在临床上大量应用，有的尚待继续研究观察，是目前应用最多的人造心脏瓣膜。

二、生物瓣

生物瓣（bioprosthetic valve）指完全或主要采用生物材料制成的人造心脏瓣膜，属于中心血流型结构，血流动力学状态接近自体瓣，抗血栓形成作用很好，多数无须终身抗凝，在出现衰坏之前与瓣膜有关的并发症发生率明显要低；但耐久性较差，使用期限相对较短。根据其材料来源，分为同种瓣和异种瓣两种。

（一）异种瓣

异种瓣指异种瓣膜或组织制成的人造瓣膜，有的生物瓣合用少量的人造材料。

异种瓣一般采用猪或牛的组织为材料，经过特殊加工处理，制成人造心脏瓣膜。早期采用的异种瓣虽效果良好，但有跨瓣压差偏大、早期衰坏率高等缺点。目前使用的是改进的异种瓣，经过生物材质保护、存活细胞保存、减少机械损害，改进结构设计、工艺、固定和保存溶液等各项技术措施，部分解决了原有缺点，从而在临床上得到了较大量的应用，多用于老人或尚未婚育的女性患者。

1. 猪生物瓣 结构类似于人体的主动脉瓣，1980 年起应用于临床。较常用类型猪生物瓣的设计和加工方法不同，一般是将经过处理的猪主动脉瓣固定在涤纶缝合环支架上，包以稀疏的聚丙烯材料。常见类型有 Carpentier-Edwards 生物瓣、Hancock 瓣、Intact 瓣、BioImplant 瓣、Biocor 瓣、Wessex 瓣和广东猪生物瓣等。

通常较大瓣膜的血流动力学状态比较满意，较小的可有一定的狭窄；血栓形成的危险性一般不大，除非有其他原因，一般不需要抗凝治疗。但是，其手术操作有一定的难度，同时 8～10 年后瓣膜材料可开始出现变性，预期使用期限为 15～20 年。

2. 牛心包瓣 1971 年由 Ionescu 首先设计，20 世纪 80 年代得到广泛使用。随后通过进一步改进，血流动力学状态较满意，耐久性也较好，通常认为优于猪生物瓣。瓣架较低，可使用于不同大小、形状的二尖瓣或三尖瓣置换，血栓形成概率小，治疗效果较好。目前临床上常用的有 Mitrofolw 瓣、Hancock 瓣、Edwards 牛心包瓣、Sorin 瓣和 Ionescu-Shiley 低瓣架瓣等。

（二）同种瓣

同种瓣指自体瓣膜或自体组织制成的瓣膜，或同种异体瓣膜或组织制成的人造心脏瓣膜，1962 年首次应用于临床。

自体肺动脉瓣移植到主动脉瓣部位，材料较理想，血流动力学状态较满意，并且没有排异、组织退化、钙化和容易感染等问题，肺动脉瓣部位可用人造瓣膜置换，但手术操作复杂，难以推广应用。采用自体阔筋膜制成的人造瓣膜，由于材料较厚，置换术后容易钙化和破损，损坏率很高，已被淘汰。

异体同种人造瓣膜，曾采用同种主动脉瓣、肺动脉瓣等组织材料制成，但初期由于来源困难，加上加工处理存在问题，瓣内又没有存活细胞，衰坏率较高，临床效果较差。异体同种硬脑膜瓣于 1971 年首先应用于临床，供体的硬脑膜经处理后制成人造瓣膜，结构类似于牛心包瓣，据报道临床效果良好。

异体同种瓣置换通常采用两种方式：一种类似于猪异种瓣，将用支架固定的同种瓣给患者置换，血流特性类似于猪异种瓣，但人造瓣膜瓣叶增厚、钙化和关闭不全的发生率较高，效果不够理想，有待进一步研究改进。另外一种是瓣膜移植，将经过处理的正常青壮年死亡24h内的主动脉瓣直接缝合在患者的主动脉瓣环上，没有其他支撑物或支架，衰坏率低，使用寿命长。

采用此种方法置换后，其外观和血流特性通常与自体主动脉瓣相似，除了同种瓣回声增强和主动脉瓣环由于缝合而增厚外，超声通常也难以鉴别。此类人造瓣膜通常很少出现狭窄和增厚，一般无须抗凝治疗，感染性心内膜炎的发生率较低，但置换术后有时可出现进行性主动脉瓣关闭不全。

1975年开始采用细胞培养技术保存人体主动脉瓣等各种方法，制成异体同种人造瓣膜备用。由于其瓣膜组织内具有存活的成纤维细胞，植入人体后可出现细胞生长、产生胶原纤维。宿主的细胞浸润通常不深入人造瓣膜的实质，瓣膜的胶原纤维排列整齐均匀，结构比较完整，具有较强的抗感染、局部修复和抗血栓作用，耐久性明显提高，衰坏率降低，临床结局较好，有很好的前景。

第二节　正常人造心脏瓣膜

一、临床表现

（一）人造二尖瓣

人造二尖瓣（mitral prostheses）在临床上比较常见。植入机械瓣者，在瓣膜开放和关闭时，通常可听到较清脆响亮的金属性喀喇音，其响度、性质与机械瓣的种类、患者胸壁厚度等有关。第二心音主动脉瓣成分与人造二尖瓣开放音的时间差，通常与左心房压有明显的关系，人造瓣膜开放音越早，提示左心房压越高。心尖部往往有较轻的舒张早期杂音，多数属正常现象。人造生物瓣可出现开放音，关闭音通常与第一心音混合，难以区分；功能正常的生物瓣没有杂音或杂音轻微，后者可能与轻度二尖瓣关闭不全或轻度左室流出道狭窄有关，一般与其功能无关。相当一部分患者可在心尖部听到短促的轻度舒张期杂音。

（二）人造主动脉瓣

人造主动脉瓣（aortic prostheses）在临床上也比较常见。植入机械瓣者，在主动脉瓣区可听到瓣膜的开放和关闭音，多数较响亮清脆；正常生物瓣一般听不到开放和关闭音。在几乎所有植入人造主动脉瓣的患者，均可在主动脉瓣区听到轻度短促的收缩中期杂音，属正常现象。

（三）人造三尖瓣

人造三尖瓣（tricuspid prostheses）与人造二尖瓣表现有类似之处，但其瓣膜音出现稍早，在胸骨左下缘最明显，吸气时增强。

（四）人造肺动脉瓣

人造肺动脉瓣（pulmonary prostheses）相当少见，仅个别使用于感染性心内膜炎或先天性畸形严重损害肺动脉瓣进而影响心功能者，其临床表现基本类似于人造主动脉瓣。

二、辅助检查

患者的心电图表现多数取决于原有的瓣膜病。胸部X线检查除了原有心血管病的表现外，在植入具有不透X线材料的人造瓣膜者，可在相应部位显影，有时可显示人造瓣膜的钙化影。

第三节　人造心脏瓣膜的并发症

人造心脏瓣膜置换术后患者除了可出现急性左心衰竭、低心排血量综合征、左心室破裂、出血、心律失常和急性肾衰竭等各种并发症外，还可出现人造瓣膜本身的各种异常情况。

一、瓣膜失灵和功能障碍

几乎所有的人造心脏瓣膜对血流均有轻度的影响，影响程度取决于其类型、大小、植入部位和并发症等。机械瓣植入后一旦出现狭窄、阻塞，一般将持续存在。生物瓣可逐渐出现瓣膜退化、变硬和钙化，从而影响血流，尤其在患者活动时更明显。

人造瓣膜的功能障碍，可由瓣膜本身或瓣膜以外的原因所致。

内源性功能障碍：由人造瓣膜本身所致，指人造心脏瓣膜本身的结构损坏或发生变化，如机械瓣支架断裂，瓣体或瓣片破裂、变形、退化、钙化等，所导致的功能障碍。有的人造瓣膜可逐渐发生功能不良，而突然发生功能障碍者，往往可引起严重的血流动力学障碍。

外源性功能障碍：人造瓣膜以外的原因所致，包括遗留缝合线过长、心血管组织夹在瓣叶或瓣片之间、选择或操作不当引起瓣架变形等，引起人造心脏瓣膜功能异常。人造瓣膜表面出现血栓或赘生物等，也可导致功能不良。

卡瓣是人造心脏瓣膜严重的功能不良。人造瓣膜卡瓣可分为急性卡瓣与慢性卡瓣，急性卡瓣可出现在围手术期内，慢性卡瓣出现在术后远期随访中。

突然卡瓣可造成血流动力学的严重障碍，在临床上很少见，主要原因有：

（1）碟形瓣瓣片机械性故障，卡在中间部位，引起严重的阻塞和关闭不全。

（2）瓣周血栓形成，使人造瓣膜瓣口变窄，瓣叶活动不灵活。

（3）感染性心内膜炎等瓣周赘生物阻塞人造瓣膜口，造成瓣失灵，相当少见。

（4）人造瓣膜有血管翳膜样组织形成，造成瓣膜功能障碍，约占全部卡瓣阻塞患者的11%，但有此因素参与的约占全部瓣失灵的46%。

由于卡瓣多数与新生血管翳及血栓形成有关，右心血流速度相对较慢，人造三尖瓣发生血栓性卡瓣的概率较其他位置的人造瓣要高。

人造瓣膜失灵的程度差别较大，突然卡瓣一般使患者的临床状况迅速恶化，通常很快出现肺水肿和周围循环衰竭。患者可有晕厥、阵发性心悸发作，严重者可缺氧、阿-斯综合征发作或猝死。体检时人造瓣膜的喀喇音往往消失，出现特殊的收缩期、舒张期或连续性杂音，偶尔仍有喀喇音，但其性质和响度往往有明显的变化。

胸部X线检查有时可对诊断提供帮助，尤其是机械瓣卡瓣时，X线透视可发现某些异常表现，但明确诊断往往需要依靠超声心动图检查。

二、人造心脏瓣膜关闭不全和瓣周漏

各种人造心脏瓣膜均有可能出现瓣周漏（paraprosthetic leakage），机械瓣和生物瓣的瓣周漏发生率无明显差别，与人造瓣膜的种类关系不大。

有多种原因可导致瓣周漏，有的可能与手术技术有关，如针距过宽、缝合线割裂瓣环使瓣膜缝合处裂开；有的与患者自身状况及瓣环组织结构等因素有关，如在贝赫切特病或感染性心内膜炎患者置换人造瓣膜后，术后发生瓣周漏的比例较高；有的是因为术后发生感染性心内膜炎，造成瓣周漏。术后未发生人造瓣膜感染的患者，发生瓣周漏的通常较少。

机械瓣关闭不全往往都是瓣周漏所致，少数可因人造瓣膜血栓形成而影响其关闭，极少数系因人造瓣膜发生机械性磨损、故障或破裂所致。生物瓣关闭不全往往与感染性心内膜炎或瓣膜组织退行性变、纤维化或钙化、撕裂等瓣膜本身受损等有关。生物瓣膜纤维化或钙化时，通常狭窄与关闭不全并存。

瓣周漏可出现于换瓣术后的任何时期，严重的瓣周漏多数见于术后半年内。体检时可在相应人造心脏瓣膜听诊区闻及高调响亮的杂音，在二尖瓣为收缩期杂音，在主动脉瓣为舒张期杂音。对于突然发生的人造心脏瓣膜严重关闭不全，由于心排血量明显降低和急性肺水肿，杂音可以不明显。

对人造主动脉瓣瓣周漏的临床诊断多数比较容易，而诊断人造二尖瓣瓣周漏有时会比较困难，超声心动图检查有特殊的意义。

三、血栓形成和血栓栓塞

猪生物瓣和牛心包瓣的血栓性并发症发生率很低，但并没有完全消除这些并发症的危险性。生物瓣出现血栓栓塞性并发症的年均发生率，在主动脉瓣者约为2%，二尖瓣者约为4%。有人经10年随访观察牛心包生物瓣植入者，90%以上没有发生血栓栓塞性并发症。

二尖瓣和主动脉瓣位机械瓣的血栓栓塞性并发症年均发生率大约为4%。

人造心脏瓣膜上血栓形成，可影响瓣膜的活动度，造成瓣膜狭窄和（或）关闭不全，血栓脱落可导致栓塞。置换机械瓣的患者，需终身抗凝治疗，以减少血栓形成和血栓栓塞的风险，但抗凝治疗会增加患者的不便，甚至有发生出血的可能性。

四、感染性心内膜炎

任何种类的人造心脏瓣膜均有可能发生感染性心内膜炎，这是严重的并发症之一，可造成严重的心力衰竭，病死率较高。生物瓣一旦感染，瓣叶通常将受到严重破坏，对血流动力学的影响往往很明显。

根据瓣膜置换术后出现心内膜炎的时间，可分为早期和后期两种。前者指术后60天内发生，与手术本身的关系可能比较密切；后者指术后60天后发生。机械瓣和生物瓣的心内膜炎发生率差别不大，人造二尖瓣和主动脉瓣的发生率差别也不大，但有人认为人造主动脉瓣的发生率较高。瓣膜置换术后1年内感染性心内膜炎的发生率约为3.1%，5年内约为5.7%。

置换机械瓣者发生感染性心内膜炎时，常累及人造瓣膜周围的心内膜，出现瓣环溃烂，部分缝合线脱落，形成瓣周漏、赘生物和瓣周脓肿等，并可侵犯瓣环附近的心肌组织，形成心肌脓肿。

置换生物瓣者，感染常侵袭瓣叶，出现瓣叶破坏、溃破、穿孔和赘生物，瓣周脓肿相对少见。

人造心脏瓣膜发生感染，其临床和辅助检查表现通常比较明显，与一般感染性心内膜炎相似。人造心脏瓣膜合并感染者预后较差，采用内科治疗的患者通常容易复发，早期病死率可达73%，晚期病死率约为45%，故目前一般主张早期手术治疗，清除病灶，以降低病死率。

五、溶血

机械瓣置换术后通常有少量的红细胞破坏，但正常的人造心脏瓣膜一般不会发生明显溶血。在发生人造心脏瓣膜瓣周漏，以及有效瓣口小、跨瓣压差过大时可出现溶血，可有血红蛋白尿、贫血、黄疸等临床表现。

第四节　综合性超声心动图检查

迄今为止，超声心动图是动态评价植入人体内人造瓣膜工作状态的最优方法。评价自然瓣的超声检查方法，一般也适用于评价人造心脏瓣膜，但对人造瓣膜的观察又有其特殊性，比如心脏功能的变化可影响人造瓣膜的血流参数，显示人造瓣膜开放最佳角度的断面与手术植入人造瓣的方位有关等。因此，在出院前，建立人造瓣膜患者最佳工作状态的基础信息资料，对人造瓣膜结构和功能的随访具有十分重要的作用。

超声心动图评价人造心脏瓣膜，应包括以下内容：心腔大小，室壁厚度与运动状况，左心室功能，人造瓣膜瓣周组织与心脏组织的关系，有无瓣周裂隙，有无赘生物或血栓，瓣片的活动状态，血流状态，有无狭窄与关闭不全等。

一、超声观察一般状态

（一）心脏功能测定

人造瓣膜置换术后患者的状况，除了与人造瓣膜的功能有关外，患者的临床症状也与其心功能状态有密切关系。因此，采用二维心动图或 M 型超声测定心脏功能非常重要，主要指标包括心腔大小，室壁运动幅度与收缩增厚率，射血分数及心指数等。如果上述指标变差，患者的症状可能与心脏功能降低有关。同时，在心脏功能降低时，有可能低估主动脉人造瓣跨瓣压差，从而有可能因此遗漏人造主动脉瓣狭窄的诊断，要予以注意。

（二）室壁运动评价

1. 观察室间隔运动方式　以二维图像监测下获得的 M 型心室波群观察最佳。与其他开胸手术者相似，人造心脏瓣膜置换术后患者的室间隔运动，从术前与左心室后壁相向运动变为同向运动，运动幅度减低，但一般室间隔的收缩期增厚率可保持正常，这种改变可逆转或不可逆转。

在无容量负荷增加的前提下，一般不出现室壁运动幅度增大。如果在随访过程中，出现室间隔运动幅度增大，或室间隔运动方向长期不逆转者出现了逆转，提示可能出现了明显的瓣膜关闭功能异常。

2. 节段性室壁运动异常　除室间隔的运动改变被视为术后的"正常"演变外，左心室游离壁的运动通常是基本协调的。如果观察到明显的节段性运动减低，最大的可能性是患者合并冠状动脉病变。室壁运动的评价方法详见冠心病相关章节。

（三）心腔内异常回声

采用二维超声心动图观察，尤其是在心房扩大或术后房颤持续存在的患者，在心房腔内观察到明显的烟雾状回声，通常提示患者是血栓形成的高危对象；发现固定性团块，则说明已经有血栓形成，应注意观察血栓的位置，与人造瓣膜之间的距离，靠近人造瓣膜瓣环的血栓往往有向瓣环内扩展的趋势，故存在卡瓣的潜在危险。

对于主动脉瓣置换患者，从心尖五腔心或左心室长轴断面观察，可在左室流出道内显示稀疏的点状回声，其原因不明，可能与人造瓣膜关闭时对血流的振荡有关，经长期随访证实，一般不构成发生脑栓塞的危险。

二、超声观察人造瓣膜结构状态

主要采用二维超声心动图观察患者体内人造心脏瓣膜的结构状态、机械运动及其与周边组织结构的关系；采用 M 型超声心动图，对生物瓣运动的分析，比对机械瓣运动的分析更有用。

（一）生物瓣

无论是同种瓣或异种瓣，瓣叶均菲薄，在二维与 M 型超声心动图上均显示为纤细回声，一旦回声增强、增宽，通常提示瓣叶存在变性，如纤维化或硬化，瓣叶的运动也将受到限制。

同种瓣通常用于主动脉瓣或肺动脉瓣，除吻合部回声增强外，瓣叶回声强度及运动状态与正常自体半月瓣相似（图 52-1）。异种瓣（牛或猪心包瓣）的超声图像，与正常自体瓣存在差异。

1. 主动脉瓣位生物瓣　由于主动脉瓣位生物瓣仍为三叶瓣，在主动脉短轴断面可完整观察三个瓣叶的开放与关闭，生物瓣的回声纤细，回声强度较正常自体瓣弱，开放幅度也较正常自体瓣小；将扫描平面向瓣环移动，可完整显示人造瓣环的圆形回声，一般均较光滑（图 52-2）。如果于心底短轴断面采集 M 型曲线，可获得生物瓣的运动轨迹，用以测定瓣开放幅度与开放持续时间。

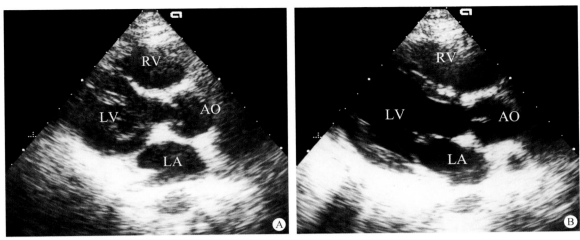

图 52-1　正常主动脉瓣位同种瓣胸骨左缘左心室长轴断面

A. 显示收缩期瓣叶开放；B. 显示舒张期瓣叶关闭，均与正常人体瓣无明显差异

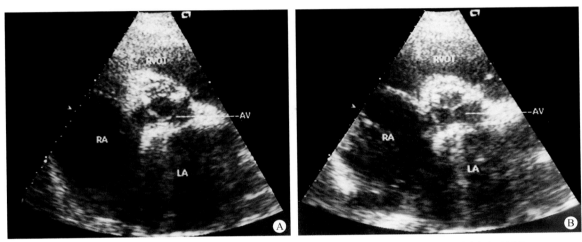

图 52-2　正常主动脉瓣位异种生物瓣胸骨左缘大动脉短轴断面：清晰显示三个瓣叶及瓣架

A. 收缩期瓣叶开放，近似圆形；B. 舒张期瓣叶关闭，呈"Y"形

2. 二尖瓣位生物瓣　二尖瓣位生物瓣为三叶瓣，因此与正常自体瓣的超声图像存在明显差异。胸骨左缘左心室长轴断面可显示瓣环和瓣架，一般可显示相当于前叶方位的瓣叶运动，往往不能同时显示另外两个瓣叶。左心室长轴、心尖四腔心与左室两腔心断面可同时显示两瓣叶的运动。

于胸骨左缘二尖瓣水平左心室短轴断面可同时显示三个瓣叶的排列关系及各个瓣叶与瓣架的附着，将声束平面向上移动可获得人造瓣环的图像（图 52-3）。

M 型超声心动图二尖瓣波群可显示生物瓣叶及瓣架的运动曲线，瓣叶在全舒张期开放，呈方盒状，缺少正常自体瓣的舒张中期关闭运动，说明正常生物瓣与正常自体瓣相比，通常存在轻度至中度狭窄现象。

3. 三尖瓣位生物瓣　于四腔心、大动脉短轴及右室流入道长轴等断面，可清晰观察瓣叶运动，其运动方式与二尖瓣位生物瓣相似。

（二）机械瓣

国内用于主动脉瓣、二尖瓣及三尖瓣的置换，由于近年国内基本不使用球笼瓣，本文仅讨论碟瓣的超声检查。

1. 主动脉瓣位机械瓣　超声心动图主要观察瓣体运动，人造瓣缝合环与主动脉瓣环间的关系，是否存在裂隙，瓣环两侧有无异常回声附着等。

二维超声心动图的左心室长轴、大动脉短轴及心尖五腔心断面可提供基本信息，但超声对人造主动脉瓣体的观察可能不尽如人意。

在主动脉内无须保持机械瓣瓣片开放角度与主动脉前壁或后壁的恒定关系，就能保持血流阻力不变，但瓣片排列及开放方向与声束平面之间的关系多变，可造成超声观察碟瓣瓣体运动困难。

如果双叶瓣恰好呈前后排列，可在左心室长轴断面观察到两碟瓣瓣体；呈左右排列时，则可能在五腔心断面显示瓣体较好。除这两种情况外，仅能从大动脉短轴断面显示两碟瓣，故从主动脉根部短轴断面观察瓣体数目及运动，通常比从其他断面观察更优。

对于单叶侧倾碟瓣，主孔与侧孔的朝向不固定，不增加左心室排血阻力，但对碟瓣瓣体的超声显示却有较大的限制。在部分患者，从各个超声断面均不能获得碟瓣运动的良好图像，只能依赖于多普勒参数评价瓣功能。在个别心脏增大的患者，采用右侧卧位，并从胸骨右缘探查升主动脉，可能会提高对瓣体的显示程度（图 52-4 和图 52-5）。

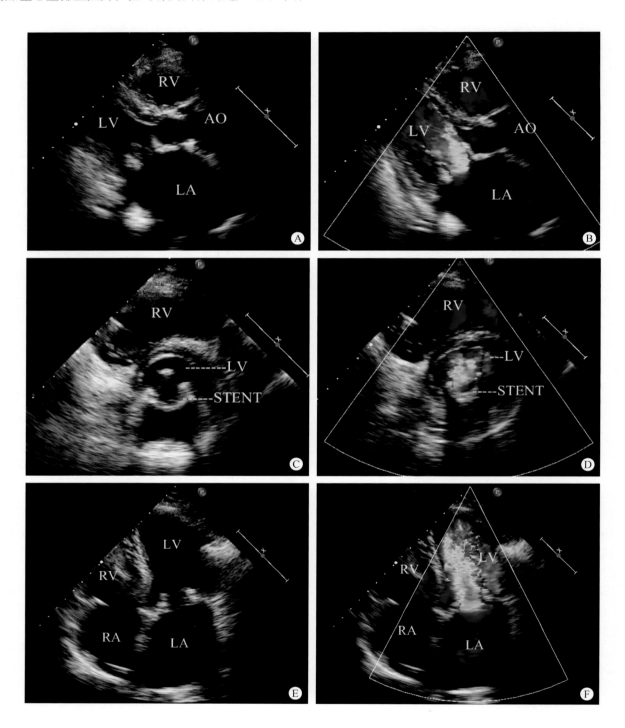

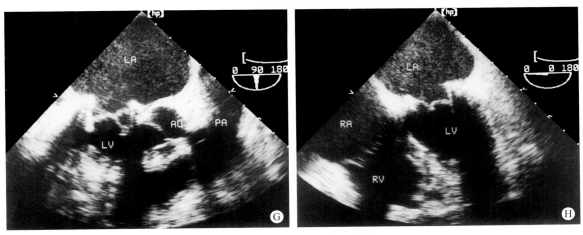

图 52-3　正常二尖瓣位生物瓣

同时显示两个瓣叶的舒张期开放及收缩期关闭运动，还可观察瓣架的结构与运动，二尖瓣位生物瓣启闭正常。A. 左心室长轴断面；B. 彩色多普勒左心室长轴断面；C. 左心室短轴断面；D. 彩色多普勒左心室短轴断面；E. 四腔心断面；F. 彩色多普勒四腔心断面；G. 左心房室 – 主动脉断面 TEE；H. 四腔心断面 TEE

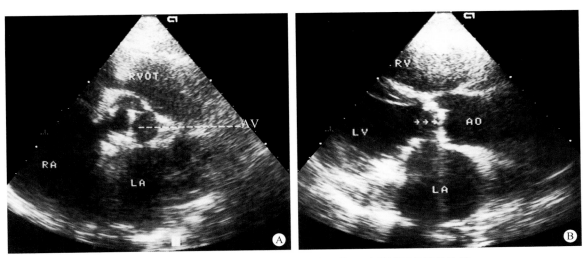

图 52-4　正常主动脉瓣位侧倾碟瓣超声图像显示碟瓣回声呈单柱状

A. 大动脉短轴断面；B. 左心室长轴断面

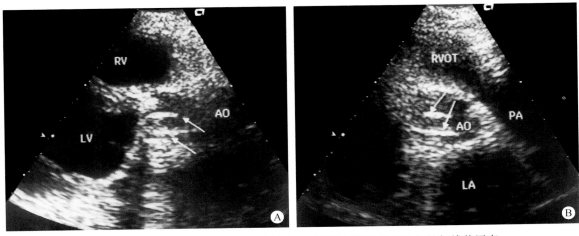

图 52-5　主动脉瓣位双叶碟瓣开放状态显示两碟瓣瓣体彼此平行的粗线状回声

A. 胸骨左缘左心室长轴断面：显示前后排列的碟瓣瓣体；B. 胸骨左缘大动脉短轴断面：显示瓣体呈前后排列

2. 二尖瓣位机械瓣 M 型超声心动图难以清晰显示机械瓣开放角度与幅度，但记录人造瓣膜的运动曲线，可较好地显示人造瓣每次开放持续时间的差异。

二维超声心动图是观察二尖瓣位人造瓣结构的主要方法。从左心室长轴、心尖四腔心至两腔心断面的序列扫描，均可显示碟瓣瓣体与瓣环。从二尖瓣水平左心室短轴断面也可显示瓣体运动，将声束平面上移有可能获得完整的缝合环回声。

侧倾碟瓣开放时，表现为单柱状回声（图 52-6），可根据柱状回声的移动方式，判断大瓣口的朝向。在大多数患者，碟瓣瓣体在舒张期向后下方向移动，使大瓣口朝向左室流出道，以减小血流阻力。在少数病例，瓣体在舒张期向前下方向移动，使大瓣口朝向左心室后壁。

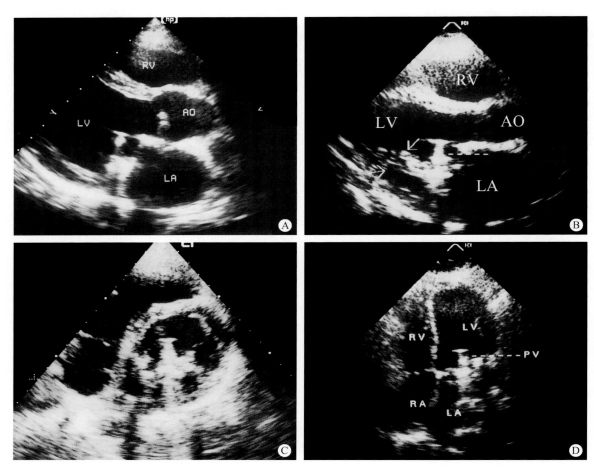

图 52-6 正常二尖瓣位侧倾碟瓣

分别从胸骨左缘左心室长轴（A 和 B）、短轴（C）和心尖四腔心（D）等不同断面显示人造二尖瓣碟瓣（PMV、PV）的开放状态，碟瓣体回声呈柱状，
开放时大瓣口朝向左室流出道，B 中箭头所示为保留的二尖瓣下组织结构

在双叶碟瓣可显示舒张期并排的双柱状回声（图52-7），正常时双叶瓣两碟片的开放或关闭并非完全同步，但开放幅度与角度的差异不显著。双叶瓣瓣片与室间隔或左心室后壁的相对位置可有变化，因此应在左心室长轴、心尖四腔心与两腔心等断面，选择同时显示两碟瓣瓣体的最佳图像来评价瓣叶开放。

3. 三尖瓣位机械瓣 M 型超声心动图在三尖瓣位机械瓣的用途同二尖瓣位人造瓣，采用四腔心、右室流入道长轴和大动脉短轴等断面观察，均可清晰显示瓣环和瓣体的形态及运动。三尖瓣位机械瓣运动方式同二尖瓣位人造瓣（见图 52-7A）。

三、多普勒超声评价人造心脏瓣膜血流

在人造心脏瓣膜功能评价中，多普勒起到了非常重要的作用，是判断人造瓣是否正常的重要指标。

1. 彩色多普勒血流显像 用于观察人造瓣开放时的血流状态，或观察关闭时是否存在反流。生物瓣的血流为中心性血流；侧倾碟瓣的血流为两束，沿碟瓣两侧分布，主孔血流束较侧孔血流束宽；双叶碟瓣的血流为三束，分别在两碟片与瓣环之间，以及两碟片之间流动（图52-8），由于受到"彩色外溢"作用的影响，可能在实际检查过程中，多数病例的三股血流界限并不很分明。

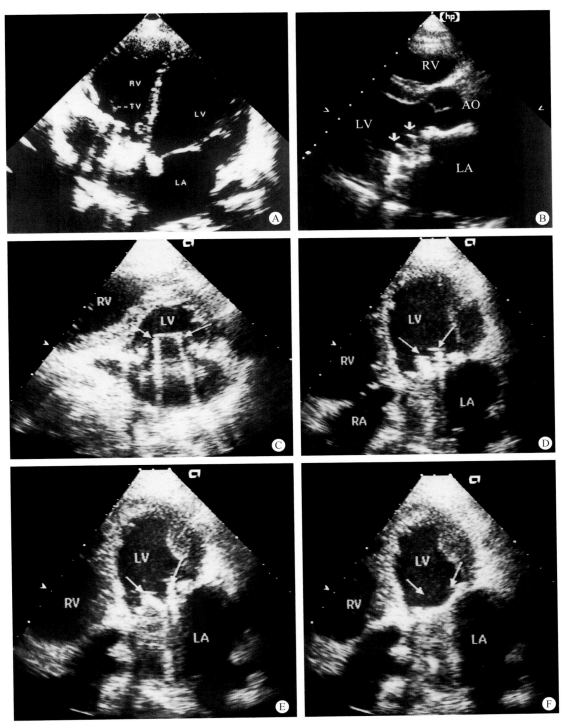

图 52-7 正常房室瓣位双叶碟瓣

A. 四腔心断面：显示三尖瓣位双叶碟瓣；B. 左心室长轴断面：显示左心房增大，二尖瓣双叶碟瓣（箭头所示）；C. 左心室短轴断面：二尖
瓣双叶碟瓣，开放最大时均表现为彼此基本平行的双柱状回声（箭头所示）；D～F. 心尖四腔心断面：显示双叶瓣从完全开放、半关闭直
至关闭的过程（箭头所示）

2. 脉冲与连续波多普勒测定参数

（1）人造瓣膜跨瓣峰值流速与压差：对有瓣前流量增大者，或人造瓣瓣前的血流速度大于 1m/s 时，应采用 $P=4\times(V_2^2-V_1^2)$ 的公式计算峰值压差，避免高估压差。

（2）平均流速与平均压差：在人造瓣的评价中非常重要。

（3）血流积分：与正常天然瓣相比，人造心脏瓣膜通常仍存在轻至中度的狭窄，因此多普勒测定的峰值压差或平均压差均高于正常人体瓣膜的参数，其范围与人造瓣的尺寸与类型均有关系。

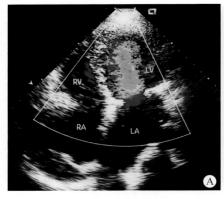 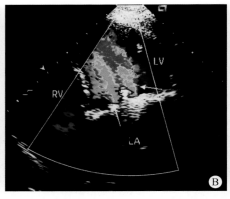 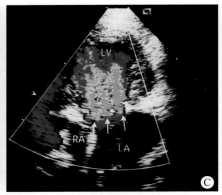

图 52-8 CDFI 显示人造瓣的血流类型

A. 显示生物二尖瓣的中心性血流；B. 二尖瓣侧倾碟瓣，碟瓣开放时，可见两股血流分别从碟瓣两侧由左心房进入左心室，即血流从主孔与侧孔流入左心室，为半中心性血流；C. 二尖瓣双叶碟瓣，碟瓣开放时，形成两碟片之间及两碟片与瓣环之间共三个瓣叶，CDFI 显示三股血流，接近中心性血流

相同尺寸、不同类型的瓣可能具有不同的跨瓣压差，而不同尺寸、不同类型的瓣膜可能具有相似的跨瓣压差。一般而言，在同类型的人造瓣中，较小型号的瓣流速与压差较高，故判断人造瓣血流是否增快，应参考植入瓣膜的类型及型号。

在门诊复诊的实际检查工作中，常常难以准确获得这些有用信息。因此，应将术后首次检查获得的准确参数视为参考标准，以便在长期随访中进行对比。如果发现人造瓣的跨瓣压差明显高于基础值，或随时间推移呈递增趋势时，要考虑可能存在人造瓣异常，应进一步测定人造瓣的有效瓣口面积。

3. 人造主动脉瓣面积测定　推荐采用连续方程：人造主动脉瓣有效瓣口面积＝左室流出道面积 × 左室流出道收缩期血流积分 / 人造主动脉瓣血流积分。

以连续方程获得的人造瓣有效瓣口面积，要尽量减少以下两个因素的影响：流出道面积（或直径）的测量误差；左室流出道 - 主动脉血流与声束之间的夹角。

为排除左室流出道面积测量准确性所带来的影响，可直接采用左室流出道峰值流速 / 人造瓣峰值流速。当比值小于 0.3 时，提示人造瓣存在明显狭窄。

4. 人造二尖瓣及三尖瓣面积测定

$$A = PHT/220$$

上述公式用于计算自体二尖瓣狭窄的瓣口面积时，可获得良好效果；但用于计算房室瓣位人造瓣面积时，与高林公式测定的瓣口面积不尽相同，可能与该公式中的常数取自天然瓣，不一定适合评价人造瓣有关。

因此，测定房室瓣位人造瓣的有效面积，也推荐采用连续方程：人造二尖瓣有效面积＝左室流出道面积 × 左室流出道收缩期血流积分 / 人造二尖瓣血流积分。

尽管如此，当二尖瓣人造瓣舒张峰值流速大于 2.5m/s，伴 PHT 显著延长，超过 200ms 时，仍可提示瓣口存在显著狭窄。

5. 中心性反流与瓣周漏　彩色多普勒血流成像（CDFI）检查是发现人造瓣反流或瓣周漏的主要方法。

（1）中心性反流：指起源于人造瓣环以内的反流，多数起自碟片与瓣环的接触缘。中心性反流可分为生理性与病理性两类。

1）生理性反流：在人造瓣中普遍存在，主要见于机械瓣。CDFI 显示这种反流可为一束或多束，一般较细，扩展范围较局限。生理性反流的流速高低，同样与人造瓣两侧心腔之间压差大小有关。如左心室与左心房之间的收缩期压差大，而主动脉与左心室之间的舒张期压差相对小，因此从理论上讲，二尖瓣位机械瓣生理性反流的速度要高于主动脉瓣位机械瓣。

2）病理性反流：指人造瓣关闭不良所造成的反流。在 CDFI 图像上，反流束较宽，扩展范围大，连续多普勒测得的反流速度较高。机械瓣的病理性中心性反流通常与人造瓣狭窄并存，而生物瓣的病理性中心性反流可合并或不合并狭窄。

（2）瓣周漏：指人造瓣环（缝合环）与人体瓣环组织之间的反流，CDFI 显示反流束起自瓣环与缝合环之间的裂隙处。

区分中心性反流与瓣周漏的标准，不应根据反流束在受血心腔分布是否偏心，而应根据其起始位置（图 52-9）。反流的定量评估方法与一般瓣膜病标准相同。在二尖瓣与主动脉瓣双瓣置换者，人造二尖瓣尤其是侧倾碟瓣，大口朝向左室流出道时，舒张期血流与主动脉瓣反流血流汇集，对人造主动脉瓣反流量定量的准确性将大大下降。

四、经食管超声心动图

在人造心脏瓣膜（尤其是机械瓣）的超声检查中，人造材料所产生的声影，可使观察的目标区域笼罩于其中，可影响对瓣环内或碟片上有无血栓或赘生物的准确观察，影响对反流束起源位置和反流量的准确判断，或低估反流量。

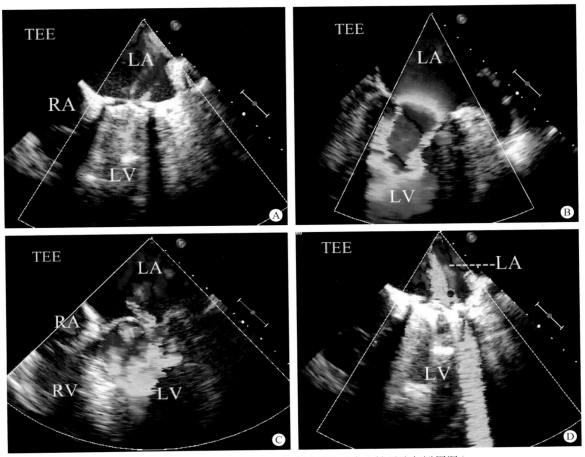

图 52-9　TEE 彩色多普勒显示人造瓣反流（中心性反流与瓣周漏）

A. 收缩期四腔心断面：人造主动脉瓣的生理性中心性反流，反流性血流起自瓣片与瓣环间的接触缘，反流量少，且分布局限；B. 舒张期正常二尖瓣口血流；C. 人造二尖瓣瓣周漏，异常血流起自人造瓣环与原瓣环组织之间的裂隙处，彩色多普勒四腔心断面显示左心房侧可探及源于瓣口的红色反流性血流；D.TEE 彩色多普勒四腔心断面：显示收缩期于左心房内可探及源于二尖瓣口的中心性纯红色反流

　　TEE 可明显改善图像质量（图 52-10）。在 TTE 检查二尖瓣位机械瓣时，无论采用四腔心或左室两腔心断面，人造瓣环的心房面都被声影遮蔽。采用 TEE 食管中段四腔心或两腔心断面检查时，声影在心室一侧，非常有利于观察左心房和瓣环。

　　采用食管中段主动脉根部短轴及升主动脉长轴断面，均可改善对主动脉人造瓣环与瓣体的观察，尤其是改善对主动脉后壁与左心房壁之间松散组织的观察，从而可以提高对瓣周脓肿诊断的敏感性，因为这是瓣周脓肿的高发区域。

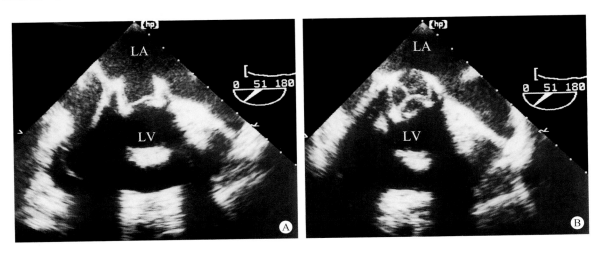

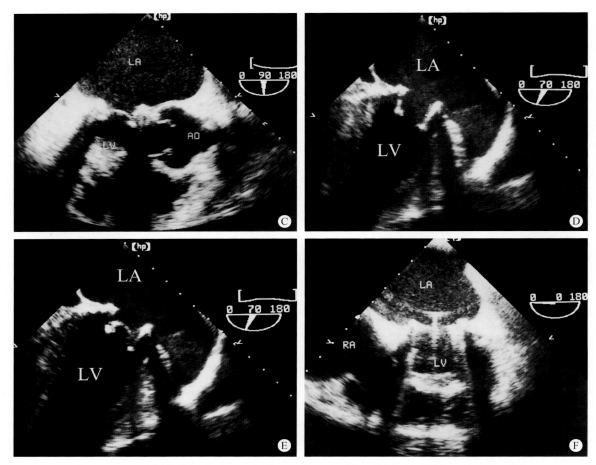

图 52-10　二尖瓣位换瓣术后 TEE 图像：观察二尖瓣位生物瓣及机械瓣开放及关闭形态

A 和 B. 生物瓣左心房室断面；C. 生物瓣左心房室主动脉断面；D 和 E. 生物瓣左心房室断面；F. 机械瓣四腔心断面

对人造瓣的某些多普勒定量参数，如流速与压差，TEE 在二尖瓣位人造瓣易于准确测量；但对主动脉瓣位人造瓣而言，TEE 缺少显示声束与血流夹角较小的断面，所以定量分析不能依靠 TEE。

TEE 检查对象：鉴于在人造心脏瓣膜超声检查中的优势，只要无 TEE 检查禁忌证的换瓣术后患者，均可接受 TEE 检查。置换人造瓣者通常需要多次随访，TEE 在插管与检查过程中会给患者带来恶心、反胃等不适感，故一般情况下，TTE 检查仍是随访的主要方式，TEE 检查更多地被用于以下情况：

（1）TTE 检查高度怀疑人造瓣异常而不能确诊者。

（2）TTE 检查发现的人造瓣异常程度与临床情况不吻合者。

（3）有相关临床症状，TTE 检查无异常发现者。

（4）准备纠正心律失常者（例如，心房纤颤除颤）。

五、人造瓣膜及其功能异常的综合超声评价

（一）原发人造瓣膜损害

原发机械瓣异常指部件磨损，通常难以通过超声对

结构直接显像进行诊断。机械瓣的瓣组件破裂或断裂罕见，因此超声心动图主要用于生物瓣的原发瓣膜损害，主要是生物瓣撕裂、纤维化或变性。

1. 生物瓣撕裂　在 M 型超声心动图上，表现为瓣膜舒张期低频率、高振幅的颤动。

二维超声心动图不仅可显示舒张期瓣叶抖动，当瓣叶从瓣架撕脱时，可呈带状摆动。舒张期生物二尖瓣漂向左心室腔，收缩期脱入左心房，于左心室短轴断面可进行机械破损瓣叶的定位。彩色多普勒可检出收缩期反流（图 52-11），舒张期多普勒频谱流速加快，但 PHT 延长不显著。主动脉瓣位生物瓣破损时，舒张期瓣叶可能脱向左室流出道，多普勒可在左室流出道发现舒张期主动脉瓣反流。

2. 生物瓣硬化或以纤维增生为主　在 M 型与二维超声心动图均表现为瓣叶的回声增强，瓣口开放幅度减小，可合并关闭异常。

多普勒超声检查的主要发现为瓣口前向血流峰值流速、峰值压差、平均流速、平均压差明显增高，多数病例可检测到瓣口的反流性血流。

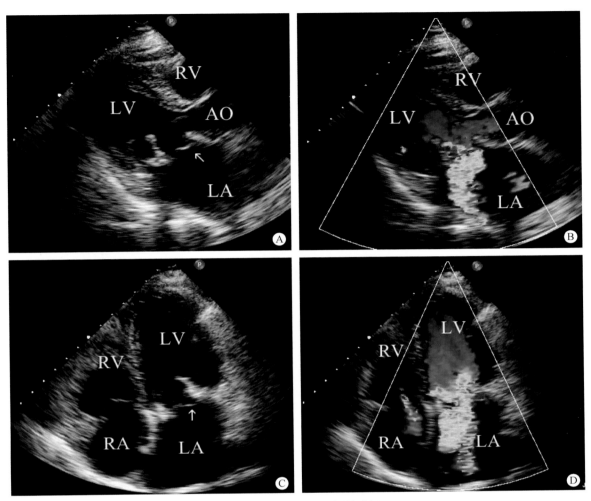

图 52-11　二尖瓣位生物瓣破损

A.胸骨左缘左心室长轴断面：显示生物二尖瓣叶破损，部分瓣叶脱入左心房侧，致瓣叶关闭不良（箭头所示）；B.彩色多普勒左心室长轴断面：收缩期左心房侧探及源于二尖瓣口的反流；C.四腔心断面：显示生物瓣破损部分脱入左心房侧（箭头所示）；D.彩色多普勒四腔心断面：收缩期二尖瓣口探及源于二尖瓣口的中等量反流性血流束，呈蓝五彩镶嵌色

（二）人造瓣不匹配

人造瓣不匹配指人造瓣膜结构与开启并无异常，但瓣口两侧存在较高的压差。一般发生于主动脉瓣置换术者，见于主动脉环径较小（小于20mm），使用较小尺寸（如19号或21号瓣）的机械瓣，而患者的体表面积相对较大。

应用二维超声心动图观察，人造瓣膜无异常发现，但多普勒测定跨瓣峰值压差显著增高。这类患者的多普勒发现规律为：术后首次检查就可发现跨瓣压差大；在以后随访检查过程中，压差可有小范围波动，但均持续处于较高范围，左心室壁的厚度可随时间延长而轻度增加。结合患者静息状态下无症状，在活动量增大的情况下出现症状，可进行判断。

但是术后首次检查显示人造瓣压差大，以后持续压差大者，不一定都是人造瓣不匹配所致，有的可能与手术技术问题、主动脉周围有压迫（如机化血栓）影响碟瓣运动等有关，应注意结合主动脉瓣尺寸、有无溶血，尤其是是否伴有反流（关闭不全）等综合分析，以确定其原因。

近年来，随着人造瓣设计与制作工艺的改进，对主动脉瓣环小的患者，选择尺寸虽小但血流动力学效果较好的瓣型，大大降低了人造瓣与患者不匹配的发生率。通过超声在术前对主动脉瓣环的准确测量，有助于选择尽可能合适的人造瓣瓣型。

（三）人造瓣狭窄

生物瓣狭窄通常系血栓及赘生物所致，可根据二维超声心动图所观察到的瓣增厚、瓣开口减小及跨瓣压差增大进行诊断。

一般情况下，超声能清晰观察二尖瓣或三尖瓣位机械瓣瓣体运动。检查前要充分了解机械瓣的类型，如双叶瓣或单叶瓣，检查时则可通过观察瓣体运动及血流分布，确定机械瓣是否有狭窄（图52-12）。

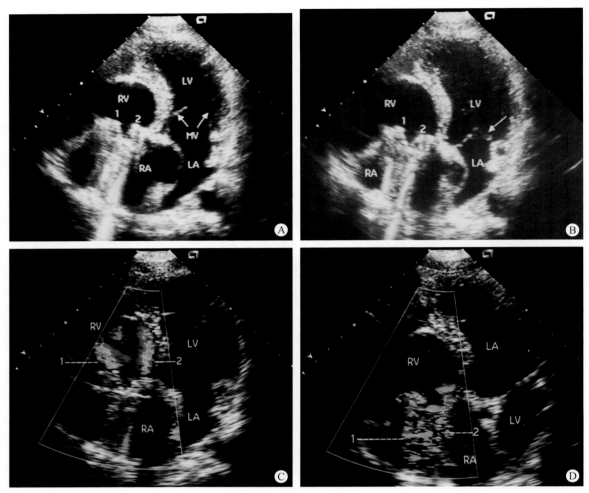

图 52-12　三尖瓣位双叶碟瓣功能异常

A 和 B. 二维超声心动图四腔心断面：分别显示三尖瓣位双叶碟瓣的舒张期与收缩期图像，三尖瓣两碟瓣瓣体的位置变化不明显，处在半关闭状态。右心房和右心室大，房间隔向左心房侧膨突，提示右心房压明显升高。C.CDFI 显示舒张期三尖瓣位双叶碟瓣瓣口缺乏中心孔血流，仅见两侧孔血流。D. 收缩期反流主要源于侧孔

对主动脉瓣体及其血流模式的观察通常比较困难，因此对机械瓣是否存在狭窄，更多地依赖于分析血流参数，表现为峰值流速、峰值压差、平均流速、平均压差增高。

在随访的过程中，发现人造瓣前向血流速度逐次递增，或显著高于基础参照值（指既往检查所获得的准确基础数据）者，提示人造瓣可能存在狭窄。

二尖瓣人造瓣口流速大于 2.5m/s、PHT 大于 200ms 者，可诊断为狭窄；仅有瞬时峰值流速偏高者，应排除前负荷增大的因素。

由于右心房室属于低压心腔，瓣口两侧的压力阶差相对较小，在三尖瓣位人造瓣狭窄时，流速与压差增大程度可能较轻，可主要表现为 PHT 延长，右心房压力增高，例如，房间隔显著向左心房膨突、下腔静脉扩张等。

主动脉瓣位机械瓣狭窄时，峰值与平均流速与压差均增大，但这些参数受左心室收缩力的影响。当左心室收缩力下降，即存在左心室功能不良时，流速加快不显著，可掩盖人造瓣狭窄。采用左室流出道与主动脉瓣峰速度比值，可减少左心室收缩力强弱的影响，当该比值小于 0.3 时，通常表示存在明显狭窄。或者可采用连续方程定量人造瓣的有效面积，但影响因素较多。

（四）人造瓣卡瓣

1. 人造瓣卡瓣的主要超声表现　急性卡瓣的重症患者，可能来不及做超声心动图检查。对病情许可的患者，超声检查可有如下重要表现：

（1）人造瓣间断开启：开放次数与停顿次数可以有规律，也可以没有规律性，患者的症状一般与单位时间内停顿的次数有关。对人造瓣间断开启者，二维超声可发现在某些心动周期中瓣膜缺乏开放动作；彩色多普勒无血流信号，从而可确定诊断。

（2）人造瓣开放持续时间异常：人造瓣处于开放状态的持续时间出现差异。在检查过程中，应注意观察人造瓣的开放持续时间，与其他瓣膜是否一致，与患者的心率、心律是否一致，往往是发现卡瓣的重要线索。对开放持续时间不完全者，在超声观察时，人造瓣膜仍

然具有开放动作及彩色多普勒血流信号，往往容易被忽略。

2.各部位人造瓣卡瓣的超声表现　M型超声心动图、M型彩色多普勒及多普勒频谱是简单、快捷发现卡瓣现象的首选检查方法（图52-13和图52-14）。

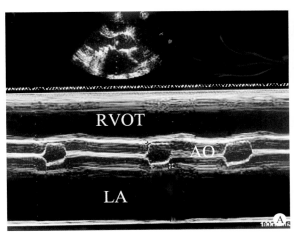
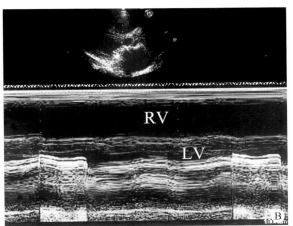

图 52-13　二尖瓣人造瓣功能障碍

以主动脉瓣曲线（A）为参照，人造二尖瓣间断开放（B）。A.主动脉波群；B.人造瓣二尖瓣波群

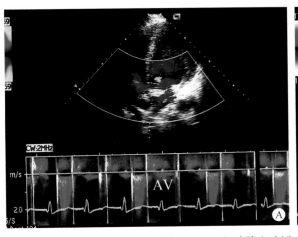
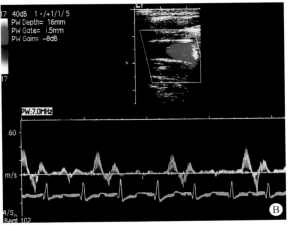

图 52-14　主动脉人造瓣功能障碍（不全性卡瓣）

连续多普勒频谱与心电图参照分析出现主动脉（A）与颈动脉（B）的血流异常，表现为间断性血流，即人造瓣开放一次，停顿一次

（1）二尖瓣或三尖瓣位机械瓣卡瓣：舒张期出现间断瓣膜运动消失，同时无舒张期血流信号。或者在某些心动周期的人造瓣开放运动及血流持续时间，与在其他心动周期存在明显差异；这些异常与其他瓣膜的运动和血流充盈不匹配，与心率、心律不相符。

（2）主动脉瓣卡瓣：可发现血流频谱异常改变，主要表现为血流速度的高低交替性变化，同时这种影响可传导到外周血管，比如颈动脉、股动脉血流频谱均可出现高低交替性改变。

但是应当注意，如果这种现象出现在围手术期，还可能与灌注量有关，通过调整灌注可改变这种现象，通常可排除卡瓣。如果上述情况出现在手术远期的随访中，

通常提示人造瓣开放异常。

对有晕厥发生的换瓣患者，在超声检查时，应延长对人造瓣的观察时间，以捕捉偶发的瓣膜开放异常，有助于通过及时处理，避免因术后卡瓣加重而发生猝死。对于病情较重的患者，在常规检查室一般不应将 TEE 视为确诊的必需手段。

（五）人造瓣关闭不全（病理性中心性反流）与瓣周漏

1.病理性中心性反流

（1）生物瓣：彩色多普勒可观察到明显的反流，结合二维图像上人造瓣增厚，通常可以对瓣叶关闭异常进

行诊断。在 M 型与二维超声心动图上，虽然显示瓣叶不增厚，但开放时出现颤动，或瓣叶与瓣架分离，关闭部分瓣叶脱垂，也可确定诊断。

（2）机械瓣：单纯的病理性反流比较少见。有无人造瓣关闭异常，二维图像基本不能独立判断，通常依赖于彩色多普勒检出起始于人造瓣环内的反流。

由于机械瓣中心性病理性反流（见图 52-9），通常与瓣狭窄同时存在，故连续波多普勒检测到该瓣开放时的前向血流速度加快，是重要的诊断参考依据。此表现也可能有助于区分生理性反流和病理性反流，反流量大小也是两者区分的重要依据。

另外，鉴别生理性与病理性中心性反流的特征还包括：生理性反流可为一束或多束，分别起自沿瓣体与缝合环，或瓣体与瓣体之间对合的不同位置，反流束均较细；病理性中心性反流多数为一束，起自某一位置，反流束宽，持续存在于瓣膜关闭期及等容收缩期（房室瓣）或等容舒张期（动脉瓣）。

2. 瓣周漏 彩色多普勒检出反流血流信号，确定其起自缝合环与瓣环之间，是诊断的基本依据。瓣周漏可发生在沿瓣环全周（360° 范围内）的任何部位，可出现在不同的显示平面上，投射在不同的位置。

例如主动脉瓣人造瓣，在胸骨左缘左心室长轴断面图像上，发生在前部或后部的瓣周漏，结合彩色多普勒，二维超声心动图图像很容易找到"偏心性"反流及其裂隙而得到确诊；但在其左部或右部的瓣周漏，在该平面反流束正好对应瓣口中心，并不能直接显示缝合环与瓣环之间的裂隙，有可能被误认为中心性反流。

采用人造瓣环水平短轴断面，有利于全面显示反流起始的确切位置及其在沿瓣环周径的累及范围。在瓣周裂隙累及范围大者，人造瓣环运动幅度增大，表现为晃动。同样，由于瓣周漏可发生在沿瓣环周径的不同区域，故要找到识别瓣周裂隙的图像，需要采用多个声束平面。

人造瓣瓣周漏较好的探查断面，如显示人造主动脉瓣瓣周漏，可采用大动脉根部断面和心尖五腔心断面；显示二尖瓣瓣周漏，以使用左心室长轴、心尖四腔心与两腔心断面较多；显示三尖瓣瓣周漏，则选择右室流入道长轴及各四腔心断面（图 52-15）。

一般情况下，右心房与右心室之间的压差小，三尖瓣人造瓣反流速度及压差较小；主动脉与左心室之间的舒张压差大，左心房与左心室之间的收缩压差大，主动脉或二尖瓣位人造瓣瓣周漏的反流峰值速度及峰值压差较高。

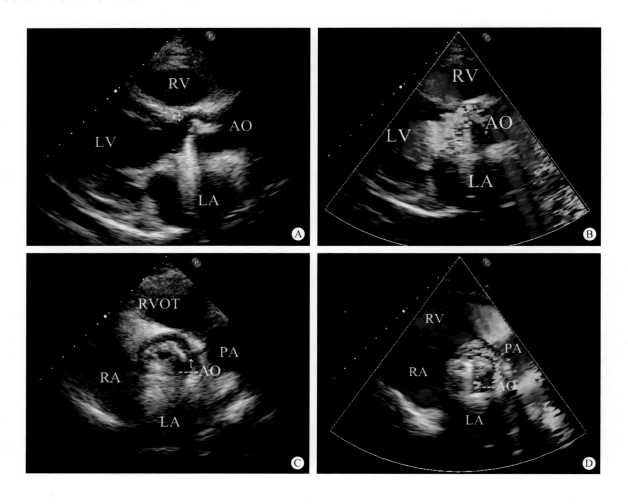

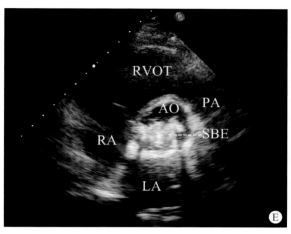
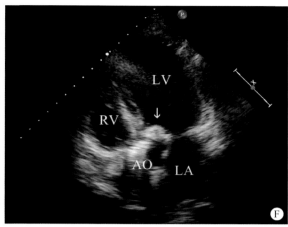

图 52-15　主动脉瓣位机械瓣瓣周漏

A. 左心室长轴断面：显示主动脉瓣位原右冠瓣部位出现裂隙，舒张期瓣膜组织可脱向左室流出道方向（箭头所示）；B. 彩色多普勒左心室长轴断面：舒张期可显示源于裂隙的中量反流性血流；C. 大动脉短轴断面：人造瓣环与主动脉前壁之间的裂隙，范围约为 180°（箭头所示）；D. 彩色多普勒大动脉短轴断面：显示裂隙部位出现五彩镶嵌色血流；E. 大动脉短轴断面：收缩期主动脉瓣赘生物堵塞主动脉瓣口；F. 心尖五腔心断面：舒张期主动脉瓣口的赘生物脱入左室流出道（箭头所示）

在个别严重瓣周漏患者，由于反流口径过大，反流速度与压差可以较低，因为在彩色多普勒上缺乏"五彩镶嵌色"的高速血流信号，从而有可能被忽略。这类患者的临床症状通常比较重，注意结合观察人造瓣摇滚样运动，往往可避免误诊。

对于 TTE 显示不良的患者，需要与中心性反流鉴别时，TEE 可提高瓣周漏的诊断敏感性与特异性（图 52-16）。

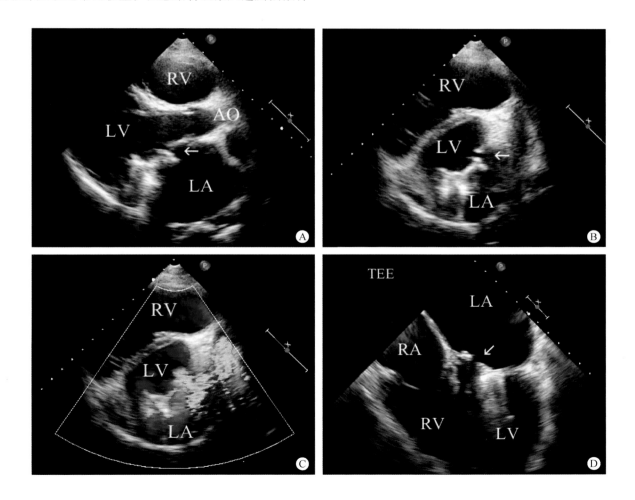

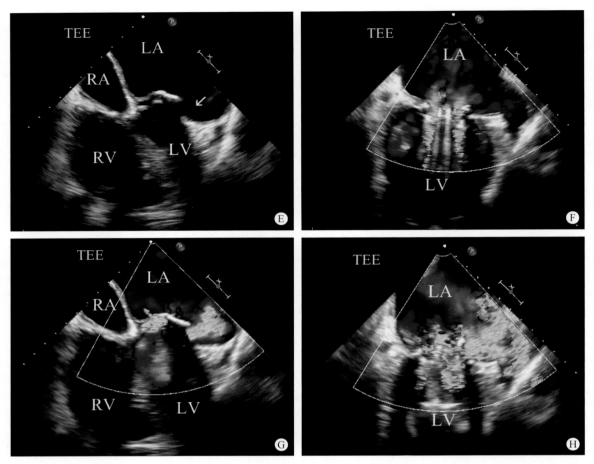

图 52-16 二尖瓣位人造瓣瓣周漏 TTE 及 TEE 图像

A.TTE 左心室长轴断面：左心房增大，二尖瓣周部位出现裂隙（箭头所示）；B.TTE 类左心室短轴断面：显示瓣环的 A3 区域
出现裂隙（箭头所示）；C.TTE 彩色多普勒类左心室短轴断面：显示 A3 区域裂隙部位出现蓝五彩镶色的异常血流反流入左心房；
D.TEE 四腔心断面：左心房增大，显示 A3 区域出现裂隙（箭头所示）；E.TEE 四腔心断面：旋转探头，显示 A1 区域同时出现
裂隙（箭头所示）；F.TEE 彩色多普勒双腔心断面：双腔心断面时未能显示瓣周漏；G.TEE 彩色多普勒四腔心断面：可显示 A1
及 A3 区域的裂隙部位出现异常血流，呈五彩镶色；H.TEE 彩色多普勒双腔心断面：旋转探头，显示裂隙部位出现异常血流

（六）人造瓣血栓形成

人造瓣血栓形成会影响人造瓣开放与关闭运动，是机械瓣狭窄及病理性中心性反流的常见病因。由于人造材料产生的声影遮蔽作用，超声直接显示瓣与瓣环内的血栓受到极大的限制，故能够直接显示血栓存在的病例较少。

超声对人造主动脉瓣的血栓显示率比人造二尖瓣要高，主要与主动脉根短轴断面容易完整显示人造瓣环有关。当超声检查显示某个局部的厚度明显增加，并向腔内突起，使人造瓣环失去圆形形态时，通常提示血栓形成。

其他间接提示血栓存在的征象：置换生物瓣者，某一瓣叶运动异常（图 52-17）；置换双叶瓣者，仅显示一侧瓣体运动，或两侧瓣体的运动能力差异大；置换侧倾碟瓣者，瓣开放角度明显减小，瓣口压差增大，PHT 延长（房室瓣），合并或不合并中心性反流。

在二尖瓣机械瓣上，偶尔可观察到丝状物，文献报告认为是血红蛋白凝丝，其形成及溶解呈动态变化；并经长期观察，认为其不造成人造瓣的功能异常，也无确切的脑栓塞风险。但笔者曾检查一例发生过脑梗死的二尖瓣置换患者，在其人造瓣上发现数条活动性丝状物，提示它们与脑梗死之间可能存在一定的关系；因此认为对此类患者进行严密观察，并注意调整抗凝药物，可能具有一定的价值。

TEE 可提高各个位置人造瓣血栓的检出率，对原因不明的人造瓣血流速度与压差明显增高或逐渐增加者，均应进行 TEE 检查。

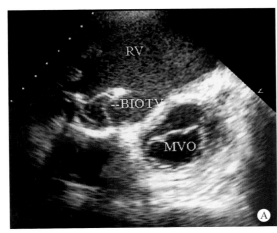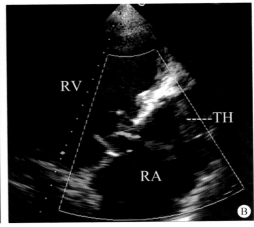

图 52-17　三尖瓣生物瓣血栓

A. 胸骨左缘心室短轴断面：舒张期生物三尖瓣（BIOTV）开放时，近隔侧的瓣叶无开放运动；B. 右室流入道断面：收缩期瓣叶关闭时，存在少量反流，同时右心房内有血栓（TH）

（七）感染性心内膜炎

人造瓣心内膜炎主要表现为瓣周脓肿或人造瓣赘生物。

1. 瓣周脓肿　主要发生在主动脉置换术后的患者，脓肿多发生于主动脉后壁与二尖瓣前叶之间的疏松组织内。在超声心动图上，表现为主动脉根部后壁与二尖瓣前叶之间的间距增大，呈囊状改变，内部呈低回声区或无回声区（图 52-18）。

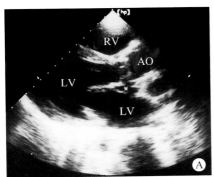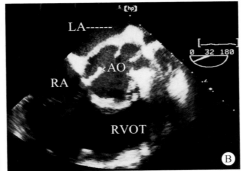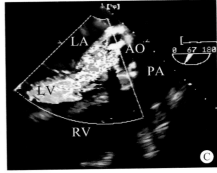

图 52-18　主动脉瓣置换术后感染性心内膜炎致主动脉瓣瓣周脓肿合并瓣周及瓣中心性反流

A. 胸骨左缘左心室长轴断面：瓣周脓肿表现为主动脉后壁与二尖瓣连接部的无回声区；B.TEE 大动脉短轴断面：显示脓肿壁穿破，与主动脉相通；C.TEE 左心房室 – 主动脉断面：显示舒张期人造主动脉瓣（中心及瓣周）的中量反流

在脓肿未溃破时，彩色多普勒显示囊腔内无血流信号。脓肿溃破后，脓腔与心腔贯通，彩色多普勒可观察到血流进出囊腔，此时容易合并瓣周漏。在感染初期，局部炎性组织液化不明显，超声难以诊断瓣周脓肿。

当主动脉根部脓肿较大时，可挤压主动脉瓣环或主动脉腔，影响人造瓣开放与关闭运动，造成狭窄与关闭不全。彩色多普勒可发现人造瓣中心性反流，连续波谱多普勒测量显示人造瓣峰值与平均压差均明显增高。TEE 检查可明显提高瓣周脓肿的诊断率。

2. 感染性赘生物　在瓣体及人造瓣邻近组织上，二维超声心动图可观察到异常回声，其形态不规则，可呈丝状、球状、茎状、条束状或絮状，游离端随血流漂动。M 型超声心动图显示赘生物回声呈绒毛状。

主动脉瓣位人造瓣膜赘生物比较容易观察。在舒张期人造瓣关闭时，赘生物脱入左室流出道，可从左心室长轴与心尖五腔心断面进行观察。对较小的赘生物，TEE 有助于改善诊断。合并升主动脉人造血管置换者，赘生物可出现在人造血管壁上，一般为絮状，与血栓的鉴别诊断有赖于发热等临床表现。

人造二尖瓣赘生物容易附着在人造瓣环的心房面，但在 TTE 检查时，赘生物通常恰好处于人造材料所产生的声影中，故对其敏感性较低；而 TEE 检查的敏感性很高，采用食管中段四腔心与两腔心断面检查，通常效果较好。

感染性心内膜炎患者，多数可造成瓣膜周围组织的破坏，形成瓣周漏，综合性超声心动图检查常可有阳性发现（见图 52-15）。

人造心脏瓣膜置换患者出现发热时，判断其是否为感染性心内膜炎的方法：如果超声检查发现瓣周脓肿或赘生物，诊断通常可以确立，但如果未发现赘生物或脓肿，诊断并不能排除。

（本章图 52-1、图 52-2、图 52-4～图 52-8、图 52-12、图52-14、图 52-17 均由李建蓉教授提供，特此致谢）

（李建蓉　刘延玲　熊鉴然）

参 考 文 献

李建蓉，等 . 1997. 40 例异常人造机械瓣的超声心动图观察 . 中国超声医学杂志，13：76，77

李建蓉，等 . 1998. 超声心动图在人造机械瓣急性功能障碍中的作用 . 中国医学影像技术，14（7）：501，502

刘汉英，等 . 1981. 超声心动图评价 BN 型生物瓣置换术的疗效 . 中华外科杂志，19：586

赵中明，等 . 1997. 彩色多普勒超声心动图监测人造瓣异常 93例分析 . 中国超声医学杂志，13（12）：33-36

Aranki SF，et al. 1993. Aortic valve replacement in the elderly. Effect of gender and coronary artery disease on operative mortality. Circulation，88：17-23

Collins JJ. 1991. The evolution of artificial heart valves. N Eng J Med，324：624-626

Feindel CM，et al. 1993. Heart valve surgery. Curr Opin Cardiol，8：247

Fioretti P，et al. 1983. Echocardiography in chronic aortic insufficiency：is valve replacement too late when left ventricular systolic dimension reaches 55mm? Circulation，67：216-221

Jabbour A，et al. 2011. Multimodality imaging in transcatheter aortic valve implantation and post-procedural aortic regurgitation：comparison among cardiovascular magnetic resonance，cardiac computed tomography，and echocardiography. J Am Coll Cardiol，58（21）：2165-2173

Karalis DG，et al. 1992. Single-plane transesophageal echocardiography for assessing function of mechanical or bioprosthetic valves in the aortic valve position. Am J Cardiol，69：1310-1315

Liu K. 2013. Contribution of three-dimensional transesophageal echocardiography to diagnosis and management of thrombosis of a St. Jude Mechanical Prosthesis in the aortic valve position. Am J Cardiology，111：301，302

Miller HC，et al. 1973. Role of echocardiography and phonocardiography in diagnosis of mitral paraprosthetic regurgitation with Starr-Edwards prostheses. Br Heart J，55：1217-1225

Perry GJ，et al. 1987. Evaluation of aortic insufficiency by Doppler color flow mapping. J Am Coll Cardiol，9：952-959

Reichert SL，et al. 1990. Intraoperative transesophageal colour-coded Doppler echocardiography for evaluation of residual regurgitation after mitral valve repair. J Thorac Cardiovasc Surg，100：756

第五十三章 感染性心内膜炎

第一节 概 述

心内膜炎分为感染性和非感染性两种。感染性心内膜炎（infective endocarditis）指致病微生物所造成的瓣膜和心血管内膜等结构的炎症性病变。Osler 于 1885 年最早描述。每百万人口的年发病例数在美国为 49 例，在英国为 22 例，发展中国家可能较高，但确切的数据不清楚。

在抗生素应用于临床之前，根据发病情况、病程演变和严重程度，将感染性心内膜炎分为急性、亚急性和慢性三种。随着抗生素的广泛应用，本病的发病率、临床表现和预后已发生了明显的变化，急性患者已较少见，大多数属于亚急性，而且急性、亚急性和慢性之间的界限并不是十分明确。

急性感染性心内膜炎：发病急、病程短、进展快，多系金黄色葡萄球菌、链球菌等感染所致，多数有明显的心脏瓣膜破坏和全身性表现，可发生于有或没有心血管器质性原发病变的基础上。

亚急性感染性心内膜炎：在临床上比较常见，病程可持续几周至几个月，进展较缓慢，多数发生于原有心血管病变的患者。有时临床表现比较复杂、隐匿，造成诊断和鉴别诊断困难。由于以细菌感染最多见，故也称其为亚急性细菌性心内膜炎（subacute bacterial endocarditis）。

在临床上，根据发病情况也将感染性心内膜炎分为原发性和继发性两种。

原发性感染性心内膜炎：指在原有心脏病的基础上发病，少数亦可发生于心血管系统没有明显病变者。

继发性感染性心内膜炎：通常指心脏外科手术后发病，患者往往有心血管内补片、人造瓣膜等异物基础，其中术后 2 个月内发病者为早期感染性心内膜炎，主要与围手术期各种污染等有关；随后发生者属于晚期感染性心内膜炎，往往与血行性感染有关。

本病的预后与感染部位、类型、性质、程度、基础心脏病变、并发症及诊断治疗等有关。急性患者通常病情凶险，预后很差。亚急性患者经及时有效治疗，预后稍好；但有明显赘生物者往往预后较差，如有人统计 1976 ～ 1991 年部分文献报道的 343 例有赘生物者，采用手术治疗者占 50%，栓塞发生率 36%，合并心力衰竭者占 62%，病死率 20%。

第二节 病因和发病机制

一、心血管基础病变

亚急性感染性心内膜炎多数发生于各种心血管病变的基础上，其中风心病仍然是目前发展中国家最主要的基础心脏病，可占全部成人患者的 80% ～ 90%，尤其是瓣膜关闭不全；少数患者的风湿热与本病同时存在，会造成鉴别诊断困难。

儿童患者主要的心脏基础病变是先天性心脏病，尤其是室间隔缺损、动脉导管未闭、动静脉瘘、房间隔缺损、主动脉缩窄、法洛四联症和其他紫绀型先天性心脏病等。

本病少数可发生于二尖瓣脱垂综合征、马方综合征、肥厚型心肌病、急性心肌梗死后、室壁瘤、老年性瓣膜退行性病变等患者。随着风心病发病率的降低，感染性心内膜炎发病率下降，二尖瓣脱垂和老年性瓣膜退行性病变合并本病者发病率相对升高。

另外，随着心血管系统创伤性检查、治疗和外科心血管手术的广泛开展，发生本病的病例也有所增加。例如，人造瓣膜置换术、心血管缺损修补术等，以及心血管内介入性置入栓堵物、支架、起搏电极等术后，均有发生本病的报道。

部分患者发病时没有明显的心血管基础病变，尤其是急性患者，有的可能在发病前只有轻微的风湿性病变、二尖瓣脱垂、主动脉瓣二瓣化畸形等而未得到诊断。

二、病原体种类

细菌、立克次体、衣原体、腺病毒和真菌等均可引起本病，几乎所有种类的细菌均可致病。葡萄球菌引起本病者占 10% ～ 30%，凝固酶阳性金黄色葡萄球菌是急性心内膜炎最重要的病原体，尤其常见于静脉使用毒品、人造瓣膜感染者，多数同时引起全身性感染；凝固酶阴性的表皮葡萄球菌常见于亚急性患者。链球菌致病者占 60% ～ 80%，其中草绿色链球菌、肺炎链球菌、溶血性链球菌、肠链球菌和牛链球菌、粪链球菌等均可引起心内膜炎。

在抗生素广泛应用之前，主要是草绿色链球菌等非溶血性链球菌感染。随着抗生素的应用，病原体种类已发生明显变化，目前葡萄球菌、阴性杆菌、厌氧菌和真菌感染所占比例明显上升，其中有不少血培养为阴性，造成诊断治疗困难，值得注意。

三、造成菌血症的原因

致病微生物通常需要先进入血液造成菌血症或败血症，随后到达并附着于心血管内膜引起感染，但并非所有菌血症者均会发生本病。其发病机制比较复杂，还涉及心血管系统的基础病变、机体的免疫功能和抵抗力等。单纯菌血症一般不足以引起本病，心血管内膜完整者即使受到血流中致病微生物的侵袭，也很少发生心内膜感染。心血管内膜有非感染性血栓性心内膜炎、异常血流所致内皮损伤等病变，可能是发生本病的重要基础。

造成菌血症或败血症的原因很多，主要包括：①扁桃体炎、肺炎、皮肤感染病灶、牙龈炎或牙龈脓肿、鼻旁窦炎、肛裂和痔疮等感染病灶；②手术、创伤、心导管检查、造影、介入治疗、静脉滴注和使用毒品等；③其他各种器械操作，尤其是涉及五官、上呼吸道、消化道和泌尿生殖系统者；④刷牙、咀嚼硬物和剔牙等日常生活操作。此外，有的感染找不到能够引起注意的原因。

第三节 病理解剖和病理生理

一、病理解剖

本病累及左心通常比右心多，其中二尖瓣受累者可高达86%，主动脉瓣受累者约占55%，而三尖瓣受累者仅占19.6%，肺动脉瓣受累者只占1.1%。近年来，由于吸毒人员增加，右心心内膜炎的发生率明显上升，其中三尖瓣受累者可高达2/3以上。

本病的受累部位与原有瓣膜病变、异常血流冲击部位等有关。二尖瓣关闭不全者多数累及二尖瓣的心房侧，而主动脉瓣关闭不全者通常累及主动脉瓣的心室侧，室间隔缺损者一般累及与缺损相对的右心室心内膜面。在人造瓣膜中，以主动脉瓣感染最常见，机械瓣和生物瓣受累的比例大致相等，通常发生于人造瓣膜的缝合部位，多数延至附近组织，可造成瓣叶穿孔、瓣周漏、瓣环脓肿和局部血栓形成等。

（一）赘生物和栓塞

赘生物（vegetation）是各类感染性心内膜炎的特征性表现，多数出现于心脏瓣膜，尤其是房室瓣的心房侧和半月瓣的心室侧，少数见于心房或心室的心内膜，极少数发生于大动脉内膜。

赘生物可单发或多发，大小差别很大，通常与微生物种类、病变部位等有关。真菌性或金黄色葡萄球菌感染者，

赘生物多数较大；人造瓣膜感染的赘生物，有时可非常大，以致阻塞瓣膜口，引起心排血量明显下降和心力衰竭。

新鲜的赘生物一般呈粉红色、红色、黄色或绿色，较松脆，容易破裂、脱落；随着愈合、局部纤维化，甚至钙化，多数变成灰色，表面可有内皮组织覆盖。在显微镜下观察，可见赘生物主要由纤维组织、血小板、红细胞、白细胞、细菌团和坏死组织等组成，有时在局部形成脓肿。

急性和少数亚急性患者累及二尖瓣的赘生物，可从瓣叶开始沿腱索延至乳头肌，可导致腱索和乳头肌断裂。严重的主动脉瓣赘生物，可从主动脉瓣膜向下延至心室内膜，尤其是二尖瓣前叶附近的心内膜，可在局部形成溃疡，并可累及冠状动脉口，尤其是赘生物发生于左、右冠瓣者，可阻塞或栓塞冠状动脉，造成急性心肌梗死。

赘生物脱落容易造成栓塞，可见于50%的患者，几乎所有器官均有累及的报道，通常以脾（44%）、肾（56%）、冠状动脉（40%～60%）和脑血管最常见。在栓塞部位，可出现梗死性或化脓性病变，有时与心内膜炎的病理变化一致，可出现继发性感染病灶、脓肿形成，如形成皮肤斑点状皮损、脾脏肿大、脑脓肿、脑膜炎、脑炎、肾脓肿和肾炎等。

（二）脓肿形成

多数急性和部分亚急性心内膜炎患者可形成瓣周脓肿，常发生于主动脉根、二尖瓣环、室间隔和心肌等，以主动脉根最多见，而且进展较快，预后较差。多数瓣周脓肿可造成瓣膜关闭不全、心包炎或传导系统功能障碍等。

主动脉根脓肿约见于52%需进行主动脉瓣置换术的本病患者，而尸检结果表明86%本病患者的瓣环周围可发现单个或多个瓣周脓肿，发生率很高。累及左冠瓣及无冠瓣者，感染通常沿主动脉瓣与二尖瓣之间的纤维组织扩散，在二尖瓣前叶基底部形成感染或脓肿，也可沿主动脉与左心房之间的组织间隙或房间隔扩散；右冠瓣感染者，通常从主动脉根扩散到膜部和肌部室间隔，随后扩散到右心室或右室流出道。

二尖瓣环脓肿相对少见，通常需要在超声检查中仔细观察，因手术前及时发现脓肿，对减少或避免术后人造瓣膜的感染、瓣周漏等并发症有十分重要的意义。

室间隔脓肿较少见，往往由主动脉瓣环感染扩散而来，可造成心脏传导系统功能障碍，穿破后可形成室间隔穿孔，后果严重。其他部位的心肌脓肿约见于20%的患者，多数属于肠球菌、金黄色葡萄球菌感染，通常为多发性或形成单个大脓肿，一旦穿破心包腔可形成脓性心包，可迅速致死。

（三）心血管组织病变

受感染的心脏组织可出现坏死，造成瓣膜穿孔、腱索乳头肌断裂、瘘管、动脉瘤、脓肿和血栓形成等。以急性

心内膜炎最严重，88%～100%的患者可出现心肌病变，少数可并发心肌梗死，8%出现心包炎。亚急性者一般病情较轻，但延误治疗者也可出现严重的组织破坏。心内膜炎愈合者约50%有瓣叶穿孔、腱索断裂或动脉瘤形成。

瓣膜破裂常见于主动脉瓣和二尖瓣，程度不等，有的裂口较小，有的出现大面积的瓣叶穿孔、破裂，并合并腱索或乳头肌断裂等，可造成血流动力学严重障碍，迅速致死，多数需进行紧急瓣膜置换术。

心脏瓣膜受损后可造成瓣膜瘤样突出，形成所谓的瓣膜瘤。二尖瓣瘤（mitral valve aneurysm）在临床上不常见，一般合并于主动脉瓣心内膜炎，可能与主动脉瓣反流冲击二尖瓣前叶造成局部损伤和感染有关；瓣膜的局部组织破坏、薄弱，呈瘤样突出，通常突向左心房侧，收缩期更明显，有时可有破口或形成窦道等。在主动脉瓣心内膜炎患者进行人造瓣膜置换术前，如忽略了二尖瓣瘤，有可能留下潜在感染和二尖瓣破裂等隐患，但由于二尖瓣瘤通常较小，容易忽略，需用超声仔细检查。

局部感染破坏动脉中层，可造成细菌性动脉瘤（mycotic aneurysm），瓣膜感染者有2.5%可出现动脉瘤，一般见于草绿色链球菌等细菌感染，主要累及脑血管、主动脉窦、腹主动脉及其分支、冠状动脉和肺动脉等。

心血管脓肿或动脉瘤破入附近的心血管腔，可形成窦道或瘘管，多数系从主动脉根通向右心室或左、右心房，可为单发或多发，大小不等，巨大窦道或瘘管可造成严重的血流动力学障碍。

病变累及心包者可导致急性心包炎，累及传导系统者可引起心脏传导阻滞等。除心肌脓肿外，本病患者常合并心肌炎，其病因尚不清楚，可能与免疫反应、心肌组织变性等有关。

二、病理生理

本病的病理生理表现取决于感染部位、性质、程度等，感染所造成的全身性反应一般与其他感染相似，心血管系统组织受损和赘生物等可产生特殊的病理生理改变。

大的赘生物可造成瓣口狭窄，赘生物脱落可造成栓塞，出现有关脏器的组织破坏和功能障碍等。临床上有本病表现和超声检查发现赘生物的患者，栓塞、心力衰竭等发生率明显增加，病死率升高。赘生物大小、活动性等可影响并发症的发生率，赘生物直径＞10mm者的栓塞发生率可达33%（19%～57%），而直径≤10mm者的栓塞发生率为19%（11%～26%），差别明显。

瓣膜破裂和（或）腱索、乳头肌断裂可造成瓣膜关闭不全，心血管内窦道可出现分流，加上巨大赘生物阻塞瓣口、冠状动脉病变、心肌受损或心肌梗死等，可引起严重的血流动力学紊乱，导致心力衰竭。

心力衰竭的发生率为15%～65%，与感染部位、病原体种类、心血管基础病变和诊断治疗等密切相关。急性者多数早期出现心力衰竭，发展迅速，可致死；亚急性者出现心力衰竭相对较晚。

另外，动脉瘤破裂出血，心包受累者可出现心脏压塞，心肌受损者可出现心律失常等。

第四节　临床表现和辅助检查

一、临床表现

急性感染性心内膜炎：发病较突然，出现高热、寒战、出汗和呼吸困难等严重感染的症状，同时可出现急性心力衰竭，可在短时间内死亡。

亚急性感染性心内膜炎：发病多数比较隐匿，有时表现很不典型，形式多样，可类似于其他各种感染性疾病，出现全身不适、发热、体重减轻、乏力、头痛、失眠、出汗、全身关节肌肉疼痛、背部或下腰背部疼痛、咳嗽、咯血、腹泻和神志障碍等，多数可持续数周甚至数月。

发热相当常见，发热类型及其变化差别明显，10%左右没有明显发热，尤其是亚急性的老年患者。发生栓塞者，可出现出血点、局部疼痛肿胀、急性腹痛、胸痛、偏瘫、偏盲、脑膜炎、弥漫性脑炎、肺炎、肺动脉栓塞和急性心肌梗死等表现。

除有心血管基础病变或本病严重者外，在发病初期往往没有明显的心血管系统表现，随后可出现劳力性呼吸困难、胸痛和急性左心衰竭等。

患者往往有面色苍白、体重减轻和皮肤色素沉着，有的有杵状指（趾）。1/3～2/3的患者有皮肤、黏膜、球结膜和眼底斑点状损害、出血点，往往较小，中心苍白。在5%～50%的患病时间较长者，可出现Osler结节，为黄豆状硬结节，红色，有压痛，多数在手指和足趾等部位反复出现，具有诊断意义。有的在手掌出现出血性或红斑状无痛性结节、指甲条纹状出血等。

患者可出现感染的一般性体征和各种并发症的体征，如肝脾肿大、贫血等，以及脑栓塞、各种脑炎、脑膜炎和颅内脓肿等表现。栓塞和继发性感染病灶可出现于病变的任何阶段，有时可成为本病的首发表现。

有心血管病基础者，多数可出现新的体征，通常变化多端，如心动过速、原有心音和杂音发生变化，可出现新的心脏杂音、周围血管体征、心肌梗死、心包炎、心包积液、肺水肿等体征。在没有心血管病基础者，后期也可出现相应体征。约10%的亚急性患者早期没有明显的心脏杂音，右心心内膜炎患者可始终没有明显的心脏杂音。

二、辅助检查

心电图表现取决于心血管基础病变和心脏、心肌受累情况等，可出现非特异性 ST-T 改变和各种心律失常、传导阻滞、心肌梗死或心包炎等心电图表现。

胸部 X 线检查一般对诊断心内膜炎的帮助较少。X 线片可正常或有心血管基础病变的表现，心脏影可增大，肺部可出现感染病灶，有的有心力衰竭、肺水肿等相应表现。

急性患者多数无明显贫血，但亚急性患者 50% ～ 80% 有贫血。多数有白细胞升高，中性粒细胞增加，15% ～ 25% 的患者可检出巨淋巴细胞和组织细胞，偶尔有血小板减少，90% 的患者血沉加快，可有 C 反应蛋白和类风湿因子阳性，其他血清试验因病原体种类而异。约 90% 可出现血尿、蛋白尿、管型尿等。骨髓网状内皮细胞通常增生活跃，浆细胞增多。

部分患者的血培养致病菌阳性，但随着抗生素的广泛应用，血培养的阳性率明显下降，目前 10% ～ 25% 的患者血培养阴性，多数见于右侧心腔感染及病毒、立克次体、真菌和厌氧菌等感染。栓塞部位或局部病灶活检和细菌培养，有时可有较大的帮助。

CT 检查可用于确定脑栓塞和脑脓肿。本病患者一般应避免进行心导管检查和心血管造影等。

第五节　超声心动图检查

心内膜炎所形成的赘生物和受累部位心血管结构的破坏及其功能受损等，尤其是赘生物，在超声上均有相应的特殊表现。自 1972 年 Schelbert 等首先采用超声检出瓣膜赘生物以来，超声在诊断心内膜炎中已经发挥重要的作用，通常通过 M 型和二维超声心动图检查，均能对本病进行比较明确的诊断。

M 型超声心动图主要观察各个心脏瓣膜的赘生物，并且对赘生物与钙化组织的鉴别有较高的敏感性；二维超声心动图主要显示赘生物的附着部位、形态、大小，以及附着部位组织的改变；多普勒超声心动图可检出由于赘生物致心血管结构破坏，从而引起的血流动力学改变，尤其是瓣膜关闭不全、窦道形成等病变所引起的血流异常。

赘生物是感染性心内膜炎的特异性表现，超声对检出赘生物具有较高的敏感性，对临床上怀疑为心内膜炎的患者，超声检出确切的赘生物，往往对诊断具有重要的意义。通常大多数患者可通过经胸超声心动图进行诊断，部分经胸超声心动图图像显示不够清晰的患者，可采用 TEE 检查明确诊断，TEE 对检出赘生物具有很高的敏感性。

由于赘生物可与血栓、瓣膜纤维化和钙化、瓣膜增厚及其他占位性病变显示出类似的超声表现，故需要仔细观察，并结合临床和其他辅助检查结果进行鉴别诊断。

另外，超声对鉴别赘生物的性质仍缺乏较高的特异性，不同病因心内膜炎所形成的赘生物，其超声表现可相同，有时仅有提示性意义，例如，巨大的赘生物往往与真菌感染有关，故需要紧密结合临床和血培养等结果

进行诊断和鉴别诊断。

迄今为止，超声心动图仍然是检查心内膜炎最好的无创性方法，有很高的敏感性、一定的特异性，对本病的诊断和确定治疗方法等均具有重要意义。

采用超声动态观察心内膜炎的变化，尤其是赘生物的变化，对临床诊断和治疗均具有重要的意义。随着病情的发展，赘生物可出现脱落、愈合、机化甚至钙化等改变，心血管结构可随病情进展发生改变或出现各种并发症等，均可通过超声检查随诊观察。经过正规的抗感染治疗，赘生物逐渐缩小，病变局部回声增强等，往往提示病情好转。赘生物突然消失，通常提示赘生物脱落造成栓塞，而当发现赘生物形态增大、数量增加和（或）心血管结构进一步受到破坏时，多数提示病情进展，预后不良。

由于感染性心内膜炎的种类、受累部位和程度不同，超声心动图的表现也有所差异。同时，感染性心内膜炎多数发生于原有心血管疾病的基础上，故在检查时还需要注意患者的基础心血管病表现，尤其是瓣膜病变、人造瓣膜、人造植入物、房间隔缺损、室间隔缺损和动脉导管未闭等。因此，超声检查需要确定原有的基础心血管病，确定赘生物、心血管结构破坏和并发症等心内膜炎证据，确定基础心血管病变及心内膜炎所致新的血流动力学异常等，为临床提供更多的资料。下文将按受累部位分别论述心内膜炎的主要表现。

对多数心内膜炎患者，通过经胸超声心动图检查可进行诊断，对经胸超声心动图显示图像有困难的患者，可采用 TEE 检查，通常可清晰显示患者心血管形态结构的变化和赘生物，包括微小的赘生物，可提高检查的敏感性和阳性率。TEE 通常采用四腔心、大动脉短轴、左心室短轴、左室双腔心和左心室主动脉断面观察，对大多数患者均能得到细致观察和清晰显示，其表现类似于经胸超声，且往往更清晰。

对瓣膜置换术后患者的超声图像判断时应慎重，尤其要注意鉴别赘生物与血栓，通常赘生物具有一定的活动性，而血栓则常固定附着于瓣环上。

一、主动脉瓣

（一）M 型超声心动图

在四组心脏瓣膜中，主动脉瓣发生赘生物的概率最高。

在 M 型主动脉波群，舒张期主动脉瓣关闭时，在关闭线部位可以出现绒毛状回声，为赘生物附着（图 53-1A），通常可引起主动脉瓣叶关闭不全。有的由于瓣膜有赘生物附着或瓣膜出现穿孔、破裂，主动脉瓣叶开放时可出现不规则的粗震颤，瓣叶关闭不全。与在其他瓣膜出现赘生物相似，赘生物一般不会明显影响瓣膜的活动，除非赘生物较大，可堵塞主动脉瓣口。

如主动脉瓣叶的赘生物较大，舒张期可脱入左室流

出道，探头向心室方向扫描时，舒张期在左室流出道部位可探及二尖瓣前叶的前方有绒毛状、条状或蓬松状的赘生物回声。

合并主动脉瓣关闭不全者，可显示左心房、左心室的内径增大，二尖瓣前叶出现舒张期细震颤。

（二）二维超声心动图

二维超声心动图观察主动脉瓣叶的赘生物更直观，

通常从左心室长轴、大动脉短轴及心尖四腔心断面检查，均能清晰地观察到赘生物的附着部位、大小、形态及其活动度。

左心室长轴断面：可观察到赘生物脱入左室流出道的程度。一般情况下，赘生物多数呈团块状（图53-1B～F），但如果瓣膜破损严重，影响了主动脉内膜部分，瓣膜上附着的赘生物可与撕脱的内膜同时呈线条状回声，脱入左室流出道。

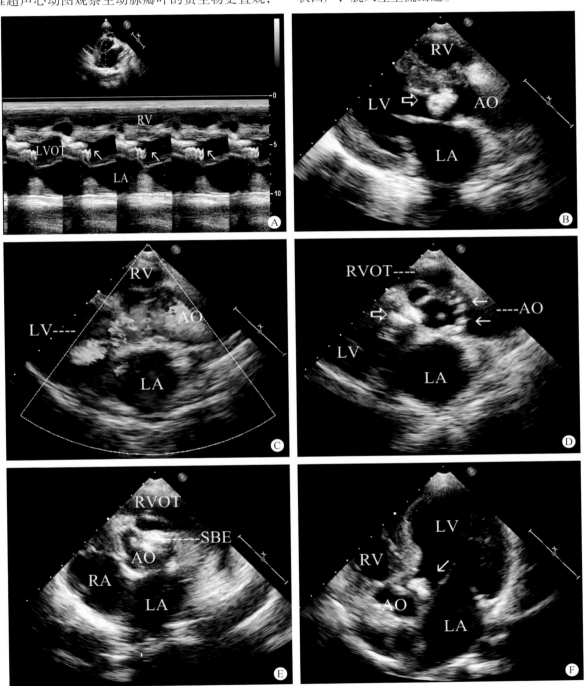

图 53-1 主动脉瓣赘生物二维及彩色多普勒超声心动图

A. 左室流出道波群：高位左室流出道显示主动脉瓣叶出现异常附着物（箭头所示）；B. 左心室长轴断面：左心房室轻度增大，主动脉瓣右冠瓣可探及团块状异常回声附着物（箭头所示）；C. 彩色多普勒左心室短轴断面：收缩期左心室血流进入主动脉瓣口时加速，舒张期左室流出道可探及源于主动脉瓣口的反流；D. 类左心室长轴断面：显示主动脉瓣右冠瓣及升主动脉腔内出现异常团块状附着物（箭头所示）；E. 大动脉短轴断面：显示主动脉右冠瓣异常团块状附着物；F. 心尖五腔心断面：左心房室轻度增大，主动脉瓣下右室流出道可探及团块状附着物（箭头所示）

先天性心脏病尤其是部分主动脉瓣二瓣化畸形的患者，由于患亚急性细菌性心内膜炎，其主动脉瓣叶也可出现赘生物附着现象，或一侧的半月瓣出现穿孔现象（图53-2）。

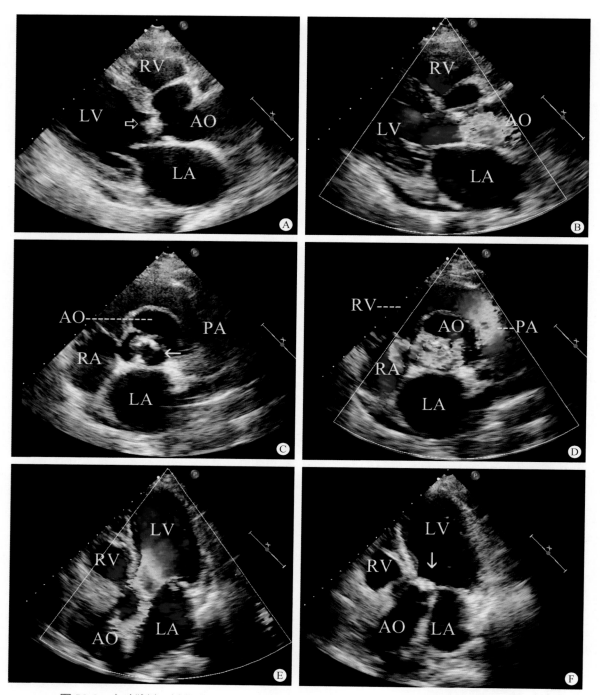

图 53-2　主动脉瓣二瓣化畸形、主动脉瓣赘生物和瓣叶穿孔二维及彩色多普勒超声心动图

A.左心室长轴断面：主动脉瓣右冠瓣向外扩张，瓣叶可探及异常团块状附着物（箭头所示）；B.彩色多普勒左心室长轴断面：收缩期左心室血流进入主动脉瓣口时速度加快，呈五彩镶嵌色；C.大动脉短轴断面：一侧主动脉瓣叶可见赘生物附着，并可出现穿孔现象（箭头所示）；D.彩色多普勒大动脉短轴断面：穿孔部位出现五彩镶嵌色血流；E.彩色多普勒五腔心断面：左心房室轻度增大，收缩期左心室血流进入主动脉瓣口时，血流入口部位偏心，表明赘生物堵塞主动脉瓣口；F.五腔心断面：主动脉瓣口可探及赘生物回声（箭头所示），堵塞主动脉瓣口

部分患者的主动脉瓣赘生物较大，于舒张期可脱入左室流出道，在左心室短轴断面观察时，也可探及脱入左室流出道的赘生物（图53-3）。

对于显示欠清晰的患者，采用TEE检查可清晰显示，尤其是通过多平面TEE进行不同角度的探查，可更清晰地观察到赘生物的形态及脱入左室流出道的程度。心尖四腔心断面除了可以观察赘生物附着的部位、大小和脱垂的程度，还可观察赘生物脱入左室流出道后对二尖瓣启闭所产生的影响（图 53-4）。

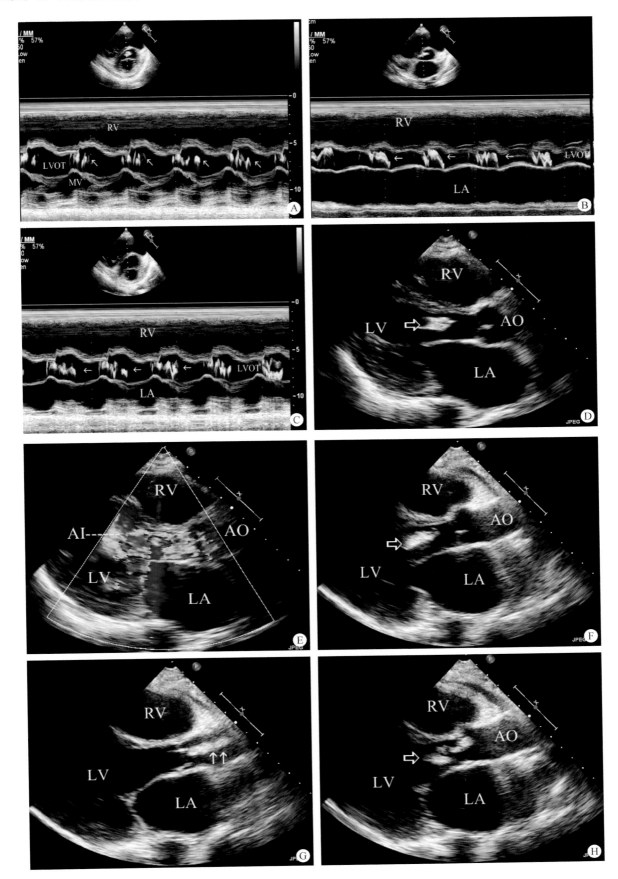

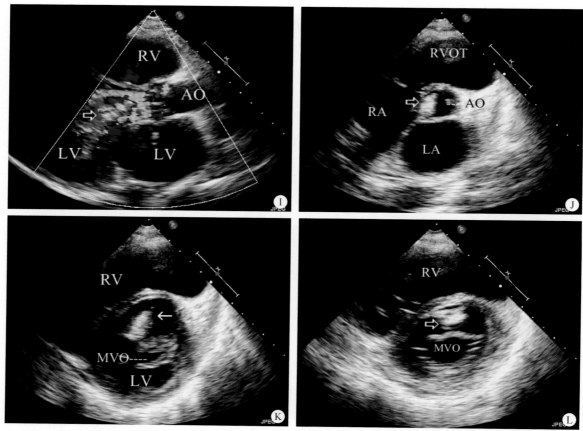

图 53-3　主动脉瓣赘生物

A～C. M 型超声心动图，显示主动脉瓣赘生物脱入左室流出道（箭头所示）；D～I. 左心室长轴断面及彩色多普勒左心室长轴断面：显示主动脉右冠瓣出现异常回声，为赘生物，收缩期进入主动脉腔内，舒张期脱入左室流出道，致主动脉瓣开放受限，舒张期关闭不良，出现反流（箭头所示）；J. 大动脉短轴断面：显示主动脉右冠瓣出现异常团块状回声（箭头所示）；K、L. 左心室短轴断面：显示位于二尖瓣水平的左室流出道出现赘生物回声（箭头所示）

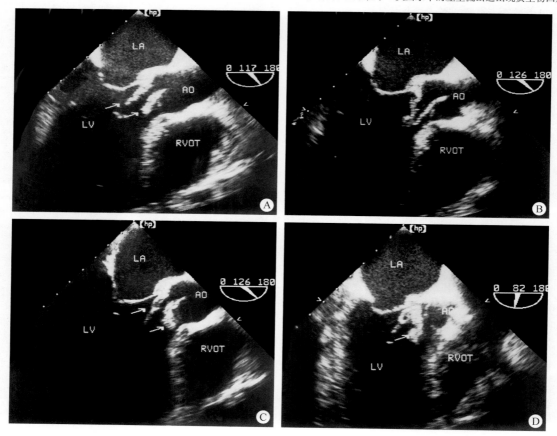

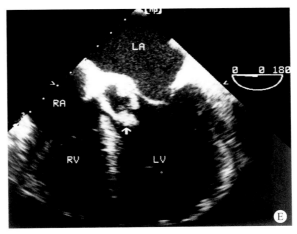

图 53-4　主动脉瓣赘生物 TEE 图像

A ~ D. 左心房室主动脉断面：主动脉瓣赘生物呈线条状脱入左室流出道，赘生物的形态随心室收缩及舒张运动而改变（箭头所示）；E. 五腔心断面：显示主动脉瓣赘生物呈环状脱入左室流出道

赘生物附着于主动脉瓣，常引起不同程度的主动脉瓣关闭不全，导致左心室增大。主动脉瓣赘生物附着于右冠瓣者较为多见。如果在部分患者的瓣周部位出现脓肿，瓣叶窦部可出现较淡、无活动度的异常回声。

（三）多普勒超声心动图

彩色多普勒可显示主动脉腔内的血流于舒张期反流到左心室，通常为红五彩镶嵌色，但如果反流束沿二尖瓣前叶的心室面走行，则多数为蓝五彩镶嵌色（图 53-5）。

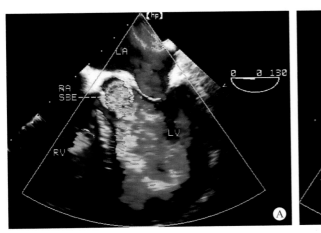
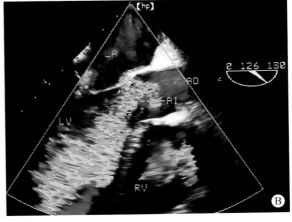

图 53-5　主动脉瓣赘生物及主动脉瓣关闭不全 TEE 彩色多普勒图像

A. 五腔心断面：显示赘生物脱入左室流出道，并见红五彩镶嵌色的反流性血流束；B. 左心房室主动脉断面：左室流出道内可探及源于主动脉瓣口的蓝五彩镶嵌色反流性血流束

二、二尖瓣

（一）M 型超声心动图

二尖瓣赘生物多数发生于二尖瓣前叶，无论在收缩期或舒张期，于左心室波群观察时，二尖瓣运动曲线均可观察到有异常回声附着，多数呈绒毛状蓬松的团块状改变。但附着于二尖瓣叶的赘生物通常较小，多呈米粒状，在心动周期中可出现震颤。

如赘生物较大，可影响瓣膜的启闭，多数影响二尖瓣的关闭，同时由于感染引起瓣膜破损，通常造成二尖瓣关闭不全，可引起左心室增大、室间隔与左心室壁运动幅度增强。

由于二尖瓣关闭不全，收缩期左心室的血液反流入左心房，在主动脉波群可显示左心房内径扩大，主动脉前、后壁的运动曲线幅度增大。如赘生物较大，可观察到赘生物在舒张期随着二尖瓣叶开放进入左心室，收缩期返回左心房，在左心房内可显示出团块状回声（图 53-6A）。

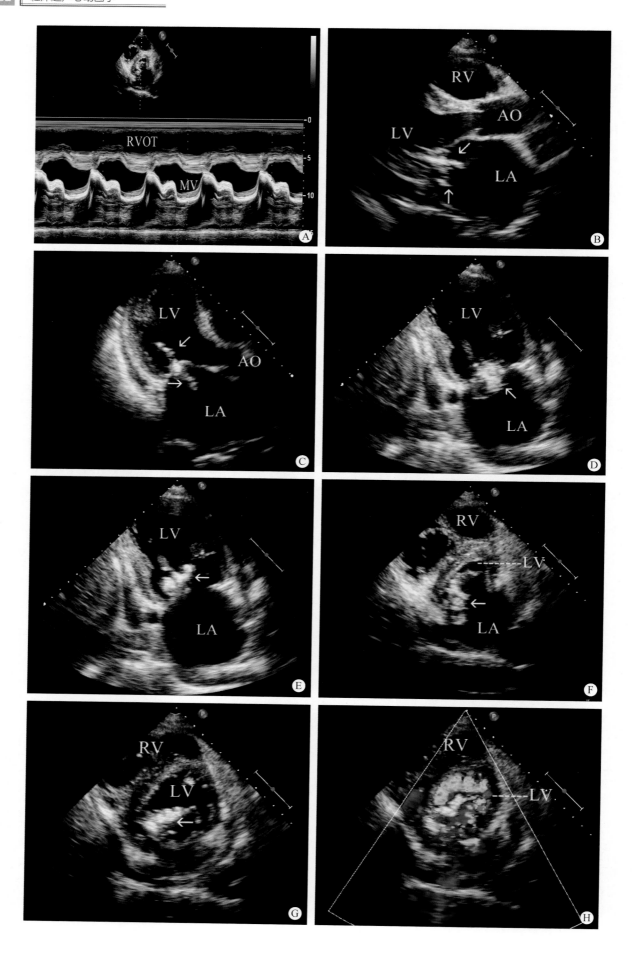

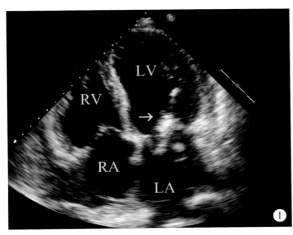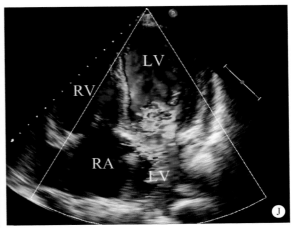

图 53-6　二尖瓣叶亚急性细菌性心内膜炎 M 型超声心动图和二尖瓣前叶赘生物二维及彩色多普勒超声心动图

A. 二尖瓣前叶回声增粗，舒张期开放时出现震颤现象，说明二尖瓣前叶有赘生物附着；B. 左心室长轴断面：左心房增大，二尖瓣口出现异常条状回声（箭头所示）；C. 心尖左心室长轴断面：二尖瓣部位的条状异常回声突向左心房及左心室（箭头所示）；D. 收缩期双腔心断面：左心房增大，附着于二尖瓣口的异常团块状回声堵塞二尖瓣口（箭头所示）；E. 舒张期双腔心断面：左心房增大，舒张期二尖瓣口开放时，附着于二尖瓣前叶的赘生物致使瓣口开放幅度减小（箭头所示）；F. 左心室短轴断面：显示部分赘生物脱向左心房侧（箭头所示）；G. 左心室短轴断面：赘生物附着于二尖瓣前叶的 A1 及 A2 区域；H. 彩色多普勒左心室短轴断面：收缩期二尖瓣口出现蓝五彩镶嵌色的反流束；I. 四腔心断面：二尖瓣叶赘生物同时突向左心房及左心室；J. 彩色多普勒四腔心断面：由于赘生物所致二尖瓣口关闭不良，收缩期左心房内探及源于二尖瓣口的反流性血流

（二）二维超声心动图

在左心室长轴、左心室短轴、心尖四腔心、左心室双腔心等断面均可显示二尖瓣叶的团块状回声附着，赘生物多数为中等回声，大小不等，形态不规则，通常与瓣叶一起运动，部分赘生物在瓣叶之间有类似于蒂样的结构，赘生物回声活动的自由度较大。如赘生物较陈旧，机化的程度较高，常见回声增强，并随瓣叶的启闭而呈摆动状运动。

二尖瓣叶的启闭功能可受到赘生物的影响，常引起二尖瓣关闭不全或导致原有的反流量增多，偶尔也可见较大赘生物阻塞二尖瓣口（图 53-6B ～ J）。

二尖瓣叶和瓣器本身也可受到损坏，从而出现瓣叶脱垂、穿孔、腱索或乳头肌断裂等，二维超声心动图可显示此类变化，如观察到瓣叶穿孔的部位及腱索或乳头肌断端的回声。此时，由于二尖瓣关闭不全加重，可引起左心房、左心室增大，左室流出道增宽，左心室向心性运动幅度增大等表现（图 53-7）。

部分怀疑为赘生物的患者，TTE 不能确诊，可采用 TEE 检查，对赘生物附着于瓣膜的部位、大小、形态及活动状态均能清晰显示，尤其对较小的赘生物或赘生物呈条状者显示得更清晰（图 53-8）。

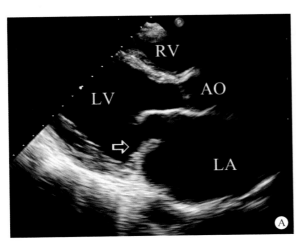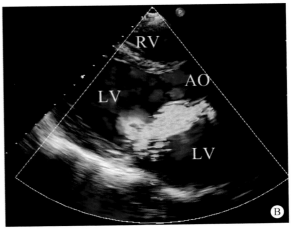

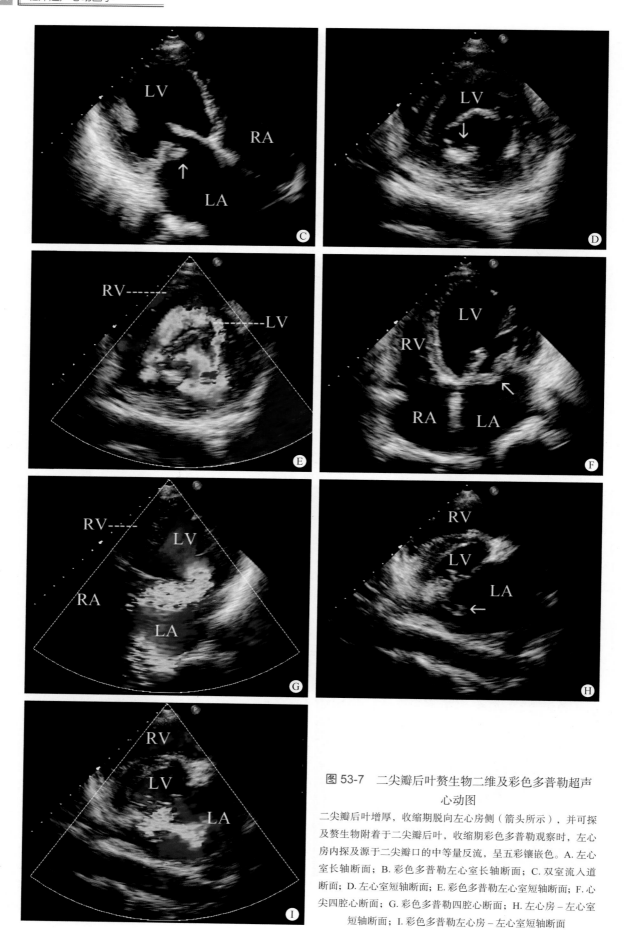

图 53-7 二尖瓣后叶赘生物二维及彩色多普勒超声心动图

二尖瓣后叶增厚，收缩期脱向左心房侧（箭头所示），并可探及赘生物附着于二尖瓣后叶，收缩期彩色多普勒观察时，左心房内探及源于二尖瓣口的中等量反流，呈五彩镶嵌色。A. 左心室长轴断面；B. 彩色多普勒左心室长轴断面；C. 双室流入道断面；D. 左心室短轴断面；E. 彩色多普勒左心室短轴断面；F. 心尖四腔心断面；G. 彩色多普勒四腔心断面；H. 左心房－左心室短轴断面；I. 彩色多普勒左心房－左心室短轴断面

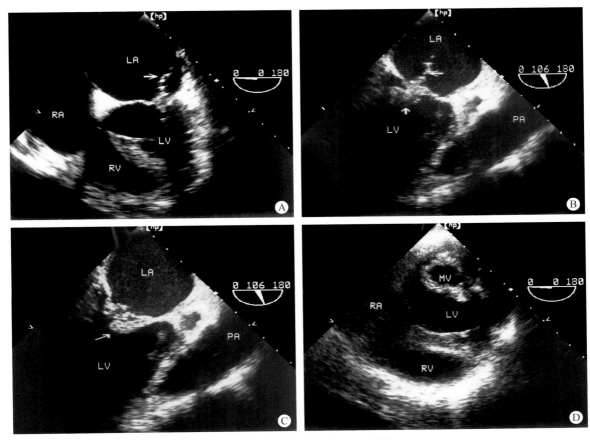

图 53-8　二尖瓣叶赘生物 TEE 图像

左心房增大，二尖瓣前叶及后叶均可探及呈条状的赘生物附着，收缩期赘生物脱入左心房，舒张期随二尖瓣叶开放进入左心室。心室短轴断面还可显示二尖瓣口周边有赘生物附着。A. 四腔心断面；B 和 C. 左心房室长轴断面；D. 左心室短轴断面：可显示二尖瓣口周边有赘生物附着

二尖瓣叶换瓣术后患者，常因细菌性心内膜炎引起人造瓣膜周围出现赘生物附着，由于人造瓣的声影较强，对人造瓣结构的显示有较大的遮挡，因此 TTE 对此类患者赘生物的检出往往有一定的难度，虽然 TEE 同样存在此类问题，但由于 TEE 无肺遮挡等其他因素，往往对换瓣术后人造瓣的观察有一定的优势，通常可以比较清晰地显示赘生物附着的部位、形态、大小及其活动度（图 53-9）。

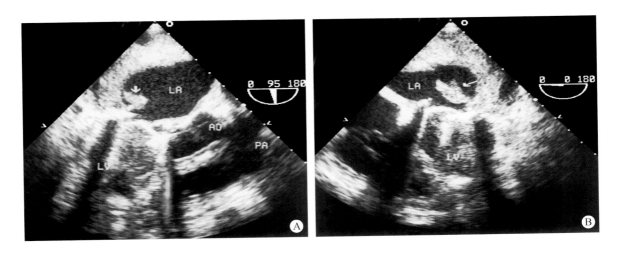

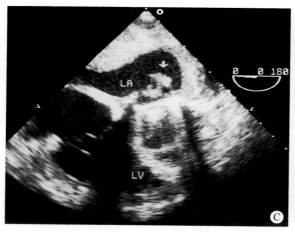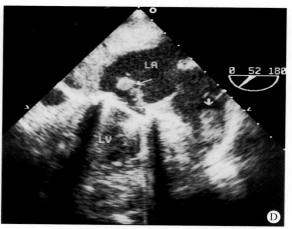

图 53-9 二尖瓣位人造瓣瓣周赘生物 TEE 图像

左心房增大，左心耳扩张，二尖瓣位人造瓣瓣周及左心耳内出现赘生物（箭头所示）。A.左心房室－左室流出道断面；B 和 C.四腔心断面；

D.左心房室－左心耳断面

（三）多普勒超声心动图

由于心内膜炎形成的赘生物，以及病变所引起的瓣叶穿孔或腱索断裂等，几乎所有患者的二尖瓣叶均可出现关闭不全，造成二尖瓣反流，采用彩色多普勒观察时，收缩期于左心房内可探及源于二尖瓣口的蓝五彩镶嵌色反流性血流束（见图 53-6J、图 53-7B）。如果二尖瓣关闭不全的程度较严重，反流束可到达左心房的顶部。

采用连续多普勒超声探查时，取样点位于二尖瓣的左心房侧，收缩期可探及位于零线下的反流性高速血流频谱（图 53-10）。巨大赘生物造成二尖瓣狭窄者，也可出现类似于二尖瓣狭窄的血流频谱。

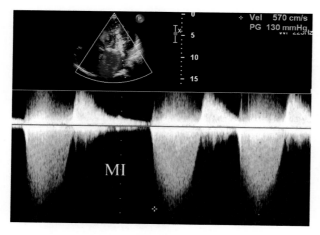

图 53-10 二尖瓣关闭不全连续多普勒血流频谱

收缩期左心房侧可探及源于二尖瓣口的反流性血流频谱，血流速度为 5.7m/s，压差为 130mmHg

三、三尖瓣

（一）M 型超声心动图

M 型超声检查时，在三尖瓣的 M 型曲线上可探及不规则的绒毛状回声（见图 53-10A），由于通常伴有三尖瓣关闭不全，可出现右心房增大。

（二）二维超声心动图

二维超声心动图检查时，三尖瓣叶赘生物极易被忽略，如果可疑三尖瓣赘生物，应注意观察右室流入道和心尖四腔心断面，此断面是观察三尖瓣形态、结构改变的最佳断面，对显示三尖瓣赘生物也较为清晰。三尖瓣赘生物以附着于前叶者居多，多数呈团块状，赘生物通常在舒张期随三尖瓣进入右心室，收缩期随瓣叶回到瓣环水平。赘生物的形态可为团块状，也可为条状（图 53-11）。

（三）多普勒超声心动图

几乎所有累及三尖瓣的心内膜炎患者，均出现三尖瓣反流，而且多数患者的反流量较大，采用彩色多普勒观察时，收缩期在右心房内可探及源于三尖瓣口的反流性血流束，呈蓝五彩镶嵌色（见图 53-11C 和 F）。

四、肺动脉瓣

（一）M 型超声心动图

附着于肺动脉瓣的赘生物比较少见，M 型超声主动

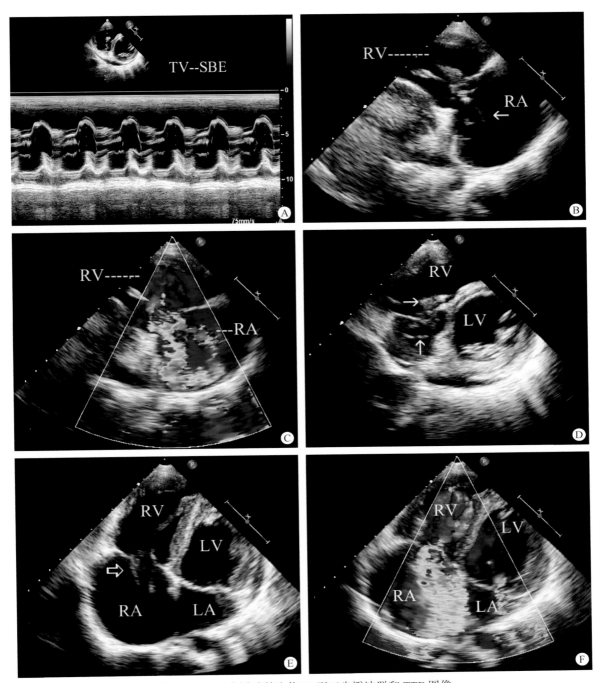

图 53-11　三尖瓣叶赘生物 M 型三尖瓣波群和 TTE 图像

A. 显示收缩期三尖瓣叶有绒毛状赘生物附着（箭头所示）；B. 右室流入道断面：右心房室增大，三尖瓣叶可探及条状的异常附着物，随心动周期而活动（箭头所示）；C. 彩色多普勒右室流入道断面：显示收缩期三尖瓣口出现蓝五彩镶嵌色的中量反流；D. 左心室短轴断面：三尖瓣口心房侧及心室侧均探及异常附着物（箭头所示）；E. 四腔心断面：右心房室增大，收缩期三尖瓣叶附着的条状物进入右心房（箭头所示）；F. 彩色多普勒四腔心断面：收缩期右心房内探及源于三尖瓣口的蓝五彩镶嵌色的中至大量反流

脉波群可以显示舒张期在右室流出道及肺动脉瓣出现呈绒毛状的赘生物回声。

（二）二维超声心动图

　　附着于肺动脉瓣的赘生物，通常可于右室流出道长轴、大动脉短轴、剑突下右室流出道长轴及大动脉短轴等断面，显示肺动脉瓣出现赘生物样的团块状回声，随肺动脉瓣的启闭而活动，常堵塞肺动脉瓣口，引起右心室进入肺动脉的血流受阻。由于赘生物附着，部分患者的肺动脉瓣口开放幅度减小，肺动脉可出现狭窄后扩张现象（图 53-12）。

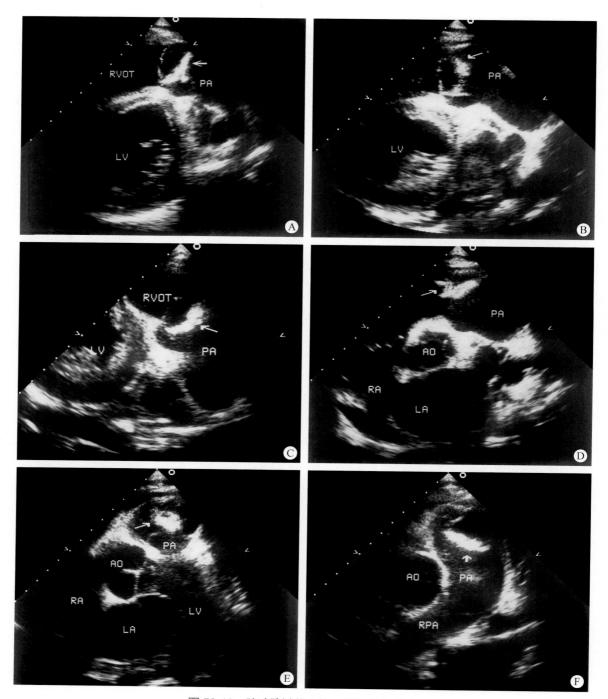

图 53-12 肺动脉瓣赘生物二维超声心动图

肺动脉瓣叶可探及条状异常回声并随瓣叶活动（箭头所示），肺动脉瓣口开放时，瓣叶开放幅度减小，主肺动脉呈狭窄后扩张。A～C.不同角度的右室流出道长轴断面；D.大动脉短轴断面；E.双动脉短轴断面；F.肺动脉长轴断面

（三）多普勒超声心动图

肺动脉瓣附着赘生物，可影响肺动脉瓣的启闭功能，右室流出道受阻者，收缩期肺动脉瓣口的血流速度可以加快。对于肺动脉瓣关闭受影响者，舒张期在右室流出道内，彩色多普勒可显示起自肺动脉瓣口的红色反流性血流束，连续多普勒可在舒张期出现位于零线上的梯形血流频谱。

五、其他部位

除心脏的各组瓣膜外，心内膜炎也可发生于心血管的其他部位，如室壁和室间隔内膜面等也可附着赘生物，多数呈团块状或绒毛状回声。

存在左向右分流的室间隔缺损患者，赘生物常附着于靠近室间隔缺损的室间隔右心室面，或者在受血流冲击的三尖瓣隔叶或腱索上。

对于动脉导管未闭患者，赘生物常出现于靠近动脉导管的肺动脉内膜上，并且往往位于血流冲击部位的边缘或左、右肺动脉分叉处，并随肺动脉内血流的冲击而摆动（图53-13）。

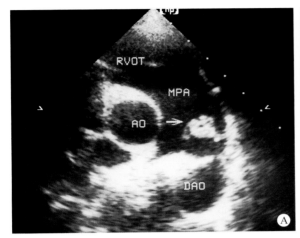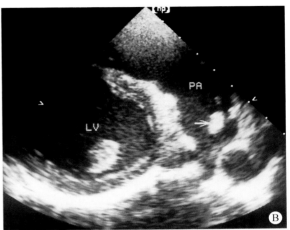

图 53-13　动脉导管未闭-肺动脉内赘生物二维超声心动图

肺动脉内径扩大，主肺动脉的外侧壁、近未闭动脉导管肺动脉端的开口部位，可探及蚕豆大小的异常回声（箭头所示）。A. 大动脉短轴断面；
B. 右室流出道长轴断面

在法洛四联症患者，赘生物多数发生于狭窄的右室流出道壁或肺动脉壁；而在右室双腔心患者，可发生于肺动脉瓣环和（或）室上嵴。

先天性心脏病合并感染性心内膜炎时，早期赘生物通常回声较弱、较均匀，赘生物较小者常易漏诊，检测时应注意超声仪增益的调节；随着病情的发展，当赘生物机化甚至钙化时，回声增强较明显。当条索状赘生物附着于室间隔缺损残端或三尖瓣腱索时，往往容易与膜部残片或断裂的腱索相混淆。

人造瓣膜置换术后患者发生感染性心内膜炎时，尤其是金属瓣置换术后，由于机械瓣的声影较强，一般不容易观察，可结合 TEE 检查进行诊断。观察主动脉瓣后壁或二尖瓣左心房侧的赘生物，TEE 检查通常明显优于 TTE，而当观察主动脉瓣前侧或二尖瓣心室面的赘生物时，机械瓣对 TEE 检查的影响一般较 TTE 更大。

继发于心内膜炎的脓肿，可出现于心脏的各个部位，常见有瓣膜脓肿、瓣环脓肿和心肌脓肿等，尤其常见于心脏人造瓣膜的感染性并发症，超声可显示相应部位出现不规则的无回声区。当脓肿液化不完全时，也可表现为不均质的低回声区，周围通常有心内膜炎的表现，尤其是赘生物。脓肿破裂所造成的瓣叶穿孔、心血管内窦道形成等，以及感染所导致的动脉瘤形成等，超声均有比较特殊的表现。

有的心内膜炎可形成瓣膜瘤样改变，在超声检查时，可显示瓣膜呈所谓的"风袋样"或"瘤样"结构，类似于瓣膜脱垂，但通常在整个心动周期均显示瘤样突出，大小可随收缩期或舒张期有所变化，此与瓣膜脱垂的表现不同。

出现瓣膜瘤样改变的部位及表现，通常与受累部位、大小和方向等有关。有时瘤样突出较小，容易被忽略，故在主动脉瓣心内膜炎患者，要对二尖瓣进行仔细观察。在胸骨旁长轴断面观察，二尖瓣瘤多数表现为二尖瓣前叶基底部的病变局部，在整个心动周期向左心房侧呈持续性瘤样突出，但以收缩期更明显；合并瓣叶破裂者，可观察到局部有收缩期反流。

六、超声心动图鉴别诊断

赘生物，尤其是较为陈旧的赘生物，由于其回声强、致密，常合并钙化，故易误诊为瓣叶纤维化、风湿性心脏病或退行性变等。病史是很好的鉴别点，瓣膜钙化多见于老年人或风湿性心脏病患者，通常为瓣膜本身结构的回声增强，多数无活动性；风湿性病变则以瓣尖增厚、粘连为主；赘生物多数突起于原有瓣膜结构，并随瓣膜启闭而活动，回声相对较弱，除非属于后期赘生物钙化，回声可增强。

感染性心内膜炎引起的心脏瓣膜破损，由于所引发的瓣膜反流病程较短，故对心房、心室大小改变所造成的影响，通常不如瓣膜本身病变所造成的明显，也是感染性心内膜炎与其他瓣膜病变的一个鉴别点。

感染性心内膜炎对瓣膜的损害，有时仅表现为瓣叶、腱索等瓣器的增厚，而不能检出明显的赘生物。在这种情况下，可动态观察瓣膜超声图像的变化，有时可发现瓣膜在短期内增厚或反流加重，可借此与风湿或老年退行性病变引起的瓣膜损害相鉴别。

本病的赘生物还应注意与附着在瓣膜上的小肿瘤相鉴别。肿瘤通常为单发，形态较为规则，对瓣膜的浸润通常也比较明显；而赘生物则多数为多发，且呈不规则状，另外，病史也可提供一定的鉴别诊断依据。

第六节　瓣叶损坏的程度对手术方式选择的指导意义

感染性心内膜炎可发生于四组瓣膜中的任何一组，其所导致的反流及狭窄程度取决于病变的程度及病程的长短，但多见于主动脉瓣叶及二尖瓣叶，同时可伴有瓣叶穿孔或脱垂，少部分患者可出现于二尖瓣叶及三尖瓣叶的腱索部位，也可发生于心脏手术后的患者。因此，在检查的过程中应仔细观察心腔内出现的任何异常团块状回声及其大小和活动范围，并应详细询问患者的发病史。

（1）对于较重的亚急性细菌性心内膜炎，可造成瓣膜关闭不全，形成中至大量反流，在患者未发热的情况下，应考虑手术治疗，对于是选择换瓣术还是修复手术应根据瓣叶损坏的程度而定。

（2）如果瓣膜出现穿孔样改变，在瓣膜不能修复的情况下，应主要考虑换瓣术。

（3）赘生物位于腱索时，可以采取腱索修复、融合或换瓣治疗。

因此，在检查本病的过程中，应注意赘生物的附着部位、形态、大小，有无活动性，瓣膜有无穿孔现象，并且应注意心腔内有无附着于室壁的赘生物，以做出正确的诊断，选择正确的处理方式。

（4）对于极小的赘生物，患者无任何感觉，检查的过程中，瓣膜无明显的反流，则无须处理。

（熊鉴然　王剑鹏　然　鋆　刘延玲）

参考文献

Blount JG. 1965. Bacterial endocarditis. Am J Med，38：909-922

Cecchi E，et al. 1997. New diagnostic criteria for infective endocarditis. A study of sensitivity and specificity. Eur Heart J，18：1149-1156

Chirillo F，et al. 2005. Impact of harmonic imaging on transthoracic echocardiographic identification of infective endocarditis and its complications. Heart，91（3）：329-333

Daniel WG，et al. 1991. Improvement in the diagnosis of abscesses associated with endo-carditis by transesophageal echocardiography. New Engl J Med，324：795-800

Durack DT，et al. 1994. New criteria for diagnosis of infective endocarditis：utilization of specific echocardiographic findings. Am J Med，96：200-209

Eicher JC，et al. 1996. Mitral ring abscess caused by bacterial Endocarditis on a heavily calcified mitral annulus fibrosus：diagnosis by multiplane transesophageal echocardiography. Am Heart J，131：818-820

Federmann M，et al. 1996. Pacemaker endocarditis. Heart，75：446

Georgeson R，et al. 1996. Transesophageal echocardiographic diagnosis of eustachian valve endocarditis. J Am Soc Echocardiogr，9：206-208

Habib G，et al. 1994. Papillary muscle rupture caused by bacterial endocarditis：role of transesophageal echocardiography. J Am Soc Echocardiogr，7：79-81

Habib G. 2005. Embolic risk in subacute bacterial endocarditis：determinants and role of transesophageal echocardiography. Curr Infect Dis Rep，7（4）：264-271

James PR，et al. 1999. Eustachian valve endocarditis diagnosed by transesophageal echocardiography. Heart，81：91

Karalis DG，et al. 1992. Transesophageal echocardiographic recognition of subaortic complications in aortic valve endocarditis：clinical and surgical implications. Circulation，86：353-362

Kato Y，et al. 2008. Ross operation and mitral valve repair for active infective endocarditis. Kyobu Geka，61：982

Keltz TN. 1996. Adenovirus endocarditis. Lancet，347：125

Kim JH，et al. 1989. Echocardiographic detection and clinical significance of left atrial vegetations in active infective endocarditis. Am J Cardiol，64：950-952

Lindner JR，et al. 1996. Diagnostic value of echocardiography in suspected endocarditis. An evaluation based on the pretest probability of disease. Circulation，93：730-736

Oakley CM. 1999. Perivalvular abscesses in infective endocarditis. Eur Heart J，20：170，171

Okada K，et al. 2008. Aortic root replacement for destructive aortic valve endocarditis with lef ventricular-aortic discontinuity. Ann Thorac Surg，85：940-945

Palakodeti V，et al. 1997. Eustachian valve endocarditis：detection with multiplane transesophageal echocardiography. Clin Cardiol，20：579，580

Schelbert HR，et al. 1972. Detection of fungal vegetations involving a Starr-Edwards mitral prosthesis by means of ultrasound. Vasc Surg，6：20

Schlaifer JD，et al. 1996. Coronary artery obstruction caused by perivalvular abscess in aortic valve endocarditis. Am Heart J，131：413-416

Schulz R，et al. 1996. Clinical outcome and echocardiographic findings of native and prosthetic valve endocarditis in the 1990's. Eur Heart J，17：281-288

Shapiro SM，et al. 1991. Transesophageal and Doppler echocardiography in the diagnosis and management of infective endocarditis.

Chest，100：1125-1130

Steckelberg JM，et al. 1991. Emboli in infective endocarditis：the prognostic value of echocardiography. Ann Intern Med，114：635-640

Stewart JA，et al. 1980. Echocardiographic documentation of vegetative lesions in infective endocarditis：clinical implications. Circulation，61：374

Tunkel AR，et al. 1992. Endocarditis with negative blood cultures.

N Engl J Med，326：1215-1217

van Hal SJ，et al. 2005. The role of transthoracic echocardiography in excluding left sided infective endocarditis in *Staphylococcus aureus* bacteraemia. J Infect，51：218-221

Vieira ML，et al. 2004. Echocardiographic findings in patients with suspected infective endocarditis. Arq Bras Cardiol，83（3）：197-202

第五十四章　瓣膜脱垂和关闭不全

第一节　概　　述

心脏瓣膜关闭不全在临床上十分常见。凡瓣膜的瓣叶、瓣环、腱索、乳头肌及其周围组织结构发生器质性病变，或心脏大血管出现形态结构、功能异常而引起瓣膜位置或形态发生改变等情况下，均有可能导致瓣膜关闭不全。

引起瓣膜关闭不全的常见病因有风湿性、感染性、老年性、先天性、创伤性、夹层动脉瘤、升主动脉扩张等。另外，马方综合征、梅毒性、类风湿关节炎、强直性脊柱炎等疾病及其他全身性疾病，也能引起瓣膜关闭不全。在极少数瓣膜关闭不全患者，没有可追溯的确切病因。

心脏的四组瓣膜均有可能发生关闭不全，病变可累及一组或多组瓣膜，其中二尖瓣和主动脉瓣通常以器质性病变所致的关闭不全多见，而三尖瓣和肺动脉瓣一般以功能性关闭不全常见。由风湿病变所致者，往往可累及多组瓣膜，而且可同时合并狭窄；而单组瓣膜的单纯性关闭不全，通常由其他病因所致。

在临床上，除风湿外，瓣膜脱垂是导致关闭不全的主要病理改变。多数瓣膜脱垂患者可合并关闭不全，但也可以没有关闭不全。各个瓣膜脱垂和（或）关闭不全的发生率各不相同，预后与原始病因、病变程度、发病快慢及合并病变有关，差别很大。

心脏瓣膜脱垂和（或）关闭不全通常有比较明显的临床表现，而且超声心动图检查对瓣膜关闭不全产生的反流具有很高的敏感性和特异性，大多数可得到正确诊断。

但必须注意，超声心动图检出心脏瓣膜反流，并非一定表示受检者瓣膜有病变，除主动脉瓣反流几乎均有病理意义外，超声检出的三尖瓣、肺动脉瓣和二尖瓣反流，其瓣膜可完全正常，尤其是微量或少量反流，通常没有明显的血流动力学改变和临床意义。

在二尖瓣正常的人群中，大约19%可通过多普勒超声检出微量二尖瓣反流。在40%～78%的肺动脉瓣正常而且没有器质性心脏病的人群，超声可检出肺动脉瓣少量反流。大量研究证实，多普勒检查可在17%～95%的正常人检出生理性三尖瓣轻度反流，尤其是儿童和老年人；正常人三尖瓣反流的超声检出率，随着年龄增长和运动量增大而增加，20岁者约为8%，超过60岁者约为30%，高强度训练的运动员可高达93%，而正常对照组为24%。

由于心脏瓣膜反流的超声检出率较高，超声检查不仅要确定心脏瓣膜是否存在反流，更重要的是要确定其病因、病理和临床意义，需要对生理性或病理性反流、器质性或功能性反流进行鉴别，以便进行临床处理和预后评价。

不同病因和病理解剖所产生的心脏瓣膜关闭不全，其病理生理变化和血流动力学改变各有特点。风湿性瓣膜病、感染性心内膜炎、先天性心血管病（先天性心脏病）等引起的瓣膜关闭不全详见相应章节。以下主要讨论由其他病因所导致的瓣膜关闭不全，尤其是瓣膜脱垂。

第二节　二尖瓣脱垂和关闭不全

正常二尖瓣的瓣叶、瓣环、腱索、乳头肌及毗邻的左心房和左心室壁，具有形态结构的完整性和功能协调一致性。左心室收缩时，二尖瓣叶闭合严密，没有血液反流入左心房。凡各种原因导致上述结构和（或）功能异常，均可使二尖瓣叶在收缩期出现闭合不严，血液反流入左心房，产生二尖瓣关闭不全或反流（mitral insufficiency or regurgitation）。

二尖瓣关闭不全在临床上相当常见。按起病情况，一般可分为急性和慢性两种。

急性：指短时间内所发生的二尖瓣关闭不全。往往与二尖瓣叶及二尖瓣器在短时间内出现的机械性病变有关，多数见于感染性心内膜炎、创伤、急性心肌梗死、二尖瓣自发性腱索断裂等病因，引起瓣叶穿孔，腱索断裂，乳头肌缺血、坏死或断裂，二尖瓣叶穿孔等，往往出现严重的血流动力学障碍。

慢性：起病缓慢，症状逐渐加重。慢性器质性二尖瓣关闭不全常见于退行性变、风湿性病变，偶见于结缔组织病、冠心病和遗传性病变。风湿病变引起的二尖瓣关闭不全，常与二尖瓣狭窄合并存在。慢性功能性二尖瓣关闭不全可见于各种病因所导致的左心室扩大、慢性心肌缺血，或者心室舒张受限，如缩窄性心包炎、限制型心肌病。

二尖瓣关闭不全的常见病因见表54-1。

表 54-1　二尖瓣关闭不全的常见病因及病理改变

病因	病理改变
器质性瓣膜病变	
二尖瓣脱垂	黏液退行性变
	冗余瓣叶组织
	腱索断裂
风湿性瓣膜病	瓣叶增厚，活动受限
	交界处融合
心内膜炎	瓣叶破损，腱索断裂
乳头肌断裂	心肌梗死
先天性病变	二尖瓣叶裂隙
	双孔二尖瓣
药物（如芬氟拉明）	
功能性瓣膜病变	
二尖瓣环扩张	扩张型心肌病
左心室壁运动异常	心肌缺血、梗死
	室壁舒张受限

在众多非风湿性病变中，以二尖瓣叶脱垂最为常见，是二尖瓣反流的常见病因，发病率约 2.4%。二尖瓣叶脱垂的定义：收缩期一个或两个瓣叶上移超过瓣环水平 2mm。典型脱垂常合并瓣叶增厚，非典型脱垂则瓣叶无明显增厚。前者合并二尖瓣关闭不全、心内膜炎及猝死的发生率较高，预后相对不佳。

根据病因，二尖瓣脱垂一般可分为原发性和继发性两类。原发性者多数由二尖瓣的黏液退行性变引起；继发性者可见于感染性心内膜炎、冠心病和肥厚型心肌病等。

1913 年 Galavardin 等最早描述随运动和体位改变而出现的心前区收缩中期非喷射性喀喇音和收缩晚期反流性杂音。直到 1963 年 Barlow 等确定上述心脏杂音及喀喇音多数与二尖瓣脱垂有关。文献中用 Barlow 病、松软二尖瓣、收缩中期喀喇音 - 杂音综合征及连枷状瓣膜等来描述这类病变，目前通常称为二尖瓣脱垂综合征（mitral valve prolapse syndrome）。

二尖瓣脱垂的预后多数取决于病因、病变进展速度和二尖瓣的反流量。多数二尖瓣脱垂较轻的患者，临床症状不明显，预后良好。但有约 15% 的患者，二尖瓣脱垂和反流的程度逐渐加重，出现较明显的血流动力学障碍和临床症状，一般需手术治疗。由腱索或乳头肌断裂等引起的急性二尖瓣脱垂伴关闭不全，以及合并严重心律失常、血栓栓塞或感染性心内膜炎等并发症者，对血流动力学的影响通常较严重，预后较差，少数甚至可猝死。

一、病理解剖和病理生理

（一）病理解剖

引起二尖瓣关闭不全的病因和病变不同，病理解剖

改变也各异。如二尖瓣的瓣叶可增厚、冗长、挛缩、穿孔，瓣叶可出现裂隙、发育不良、缺如、附着点异常；瓣环可扩张、钙化；腱索缩短或松弛延长、薄弱、断裂；乳头肌可出现缺血、功能不全，甚至纤维化、断裂。左心房或左心室的扩张造成二尖瓣及其瓣器空间位置异常，也能引起二尖瓣反流。

二尖瓣脱垂综合征的病理改变主要是二尖瓣的黏液退行性变，主要累及瓣叶和腱索。表现为瓣叶增大、增厚、冗长，有大量冗余组织堆积，常呈苍白色，透明度增加，可出现皱褶、膨隆和变形，有时有溃疡和血栓形成。

通常前、后叶均可受累，以后叶受累更为多见。腱索可出现松弛延长、变薄、纤维化甚至断裂，可合并钙化。乳头肌多数无明显异常。有时心房壁、二尖瓣、左心室的连接部位有先天性缺陷或分离，也可导致二尖瓣活动度过大。

在组织学检查时，可发现二尖瓣组织的胶原纤维束破碎、卷曲，出现大量异常酸性黏多糖沉积，细胞增生，但一般没有明显的炎症细胞浸润。

病变多数单独累及二尖瓣，25% ～ 50% 的患者可同时累及三尖瓣、主动脉瓣，甚至肺动脉瓣，形成多瓣膜脱垂。中重度脱垂合并二尖瓣关闭不全者，易发生感染性心内膜炎，发病率约为 11%，可进一步破坏二尖瓣结构，使二尖瓣关闭不全恶化。

（二）病理生理

二尖瓣关闭不全对血流动力学的影响，主要取决于病因、病理改变、病变进展速度和程度，以及左侧心腔的功能状态等。在二尖瓣脱垂患者，若不出现明显的关闭不全，通常对血流动力学没有明显的影响，但多数可合并不同程度的二尖瓣关闭不全。

急性二尖瓣关闭不全或二尖瓣关闭不全突然加重者，可导致左心房和左心室前负荷突然增加。由于左心腔一般没有足够的代偿时间，可造成急性左心衰竭，心排血量降低，严重者甚至可死亡。

多数二尖瓣关闭不全系缓慢发生，病情逐渐加重，心脏一般有较好的承受能力。

在解剖上，二尖瓣口与主动脉瓣口基本平行，二尖瓣关闭不全者在心室收缩期，尤其是等容收缩期和射血初期、主动脉瓣开放之前，已有血液自左心室反流入左心房。反流量与病变程度、左心房室之间的压差、体循环血管阻力等有关。左心室每搏量和排血量可增加，总的每搏量可达正常的 3 倍，其中搏入主动脉的血液量可减少。左心室舒张期容量明显增加，久之将造成左心室肥厚、扩张，随着左心室扩张和二尖瓣环扩大，将进一步加重二尖瓣关闭不全，形成恶性循环。多数患者在较长时间内不出现左心衰竭，但最终将出现左心衰竭，而

且进展往往较快。

由于二尖瓣反流，左心房同时接收肺静脉血和反流的血液，容量负荷增加，压力上升，加上后期的左心室功能异常，造成左心房压力升高，久之可造成左心房肥厚、扩张和肺静脉淤血，肺静脉压升高可逐渐导致肺动脉高压，长期肺动脉高压将使右心室和右心房肥厚、扩张，引起三尖瓣关闭不全和右心衰竭。

二尖瓣脱垂患者合并预激旁路的比例较高，容易出现各种心律失常，患者发生猝死（13% 以下）的危险性也增加。在 45 岁以下患者，合并血栓栓塞的发生率较高，可能与病变部位容易形成血栓等有关。

二、临床表现

在轻度或未合并关闭不全的二尖瓣脱垂患者，通常没有明显的症状，或仅有心悸、乏力、胸闷、气短等非特异性症状。

（一）急性二尖瓣关闭不全

患者的病情多数突然恶化，可出现阵发性呼吸困难、端坐呼吸、咳嗽、咳粉红色泡沫痰和胸痛等急性左心衰竭症状，有急性肺水肿和周围循环衰竭的体征，如发绀、呼吸困难、焦虑不安、心源性哮喘等。初期心率加快、血压升高，周围循环衰竭时血压下降。肺部有干性和湿性啰音，尤其以两侧肺底明显。

心尖搏动增强、弥散，向左侧扩大。二尖瓣区可有比较明显的收缩期杂音，一般较轻柔，可向左腋下或心前区传导。后叶脱垂者，通常向心底部、颈部传导；而前叶脱垂者，通常向背部、头顶部传导。多数可扪及收缩期震颤。往往有第四心音、第三心音和奔马律。有时在心尖部出现短促的舒张中期流量性杂音。

（二）慢性二尖瓣关闭不全

患者可以在很长的时间内没有症状，后期可出现进行性加重的劳力性呼吸困难、乏力、头晕、心悸、咳嗽、胸痛、咯血、晕厥等，甚至猝死。合并右心功能不全时可有下肢水肿、肝脏肿大、腹水、腹胀等。

体检时，心率和血压一般正常，多数有颈静脉压升高，心尖搏动向左下移位，搏动增强、弥散。心尖部多数有高调、比较响亮的特征性收缩期杂音，向左腋下传导，可伴震颤。第一心音减弱，出现舒张期流量性杂音。

其中二尖瓣脱垂患者的杂音变化较大，多伴有非喷射性收缩中晚期喀喇音，短促高调、数量不等、可变，在胸骨左缘下部最容易听到。10% ～ 15% 的二尖瓣脱垂甚至合并重度二尖瓣关闭不全的患者没有明显的收缩期杂音，属于哑型，有待进一步研究。

三、辅助检查

二尖瓣脱垂综合征患者的心电图通常没有明显的特异性表现。急性二尖瓣关闭不全患者的心电图常可正常，15% ～ 30% 可有非特异性 ST-T 改变或心肌缺血等原发性病变的心电图表现。40% ～ 50% 的慢性中重度二尖瓣关闭不全患者可出现左心室肥厚，15% 有右心室肥厚，5% ～ 10% 出现双心室肥厚表现。有些患者可出现左心房扩大、房性或室性期前收缩等心律失常。二尖瓣脱垂综合征患者心电图运动试验的假阳性率可高达 53%。

在急性二尖瓣关闭不全患者，胸部 X 线检查可出现肺水肿表现，但心影大小往往正常。慢性二尖瓣关闭不全患者的心影可正常，也可出现左心室和左心房扩大、肺淤血、肺动脉段突出等征象，有时可显示二尖瓣环钙化等。在少数二尖瓣脱垂患者，有胸廓、骨骼异常的 X 线表现。

由于超声心动图可系统扫查二尖瓣瓣器装置，不仅对诊断二尖瓣关闭不全具有很高的准确性，而且能确定引起二尖瓣关闭不全的病因、机制和程度，为临床确定治疗方案、手术时机和判断预后提供重要的信息，故一般无须进行心导管检查和心血管造影检查，而且这些检查对显示二尖瓣脱垂和关闭不全也缺乏特异性。

第三节　三尖瓣脱垂和关闭不全

一、病理解剖和病理生理

三尖瓣关闭不全或反流（tricuspid insufficiency or regurgitation）有器质性和功能性两种。

器质性：相对少见，一般见于退行性变、风心病、心内膜垫缺损、Ebstein 畸形、感染性心内膜炎和乳头肌缺血等，偶可见于创伤、马方综合征、心脏肿瘤、心内膜心肌纤维化、系统性红斑狼疮、室间隔瘤等。其病理解剖主要取决于病因。三尖瓣脱垂综合征（tricuspid valve prolapse syndrome）的病理改变与二尖瓣脱垂综合征相似。

功能性：常见，多继发于各种原因引起的肺动脉高压，以及右心室梗死、肺动脉瓣狭窄、右心室心肌病等所致的右心室扩大或右心室压升高，引起三尖瓣环扩大而造成关闭不全。

病理生理：在三尖瓣关闭不全患者，心室收缩期血液反流入右心房。反流量较明显者，可引起右心房压力升高、右心容量负荷增加，使右心室扩张甚至肥厚，最终出现右心功能不全，造成体循环静脉淤血，出现肝脏肿大和周围水肿等。

二、临床表现和辅助检查

三尖瓣脱垂和关闭不全的临床表现与病因、程度、发病速度和有无并发症等有关。

在单纯器质性三尖瓣关闭不全早期，通常没有明显的临床表现，有时可出现运动耐量降低、容易疲劳、面部不适或搏动感等。合并右心衰竭者，可出现恶心呕吐、食欲差、水肿、腹胀、颈静脉充盈、肝脏肿大、黄疸和腹水等周围静脉淤血征象，有的患者在运动时可出现腹痛。

功能性者的临床表现与原发病变有关，也常有右心功能不全表现。

体检时可观察到心脏搏动弥散、扩大，右心室搏动增强，多数第一心音减弱和第二心音增强。三尖瓣区可有收缩期震颤和全收缩期高调杂音，吸气、运动、抬高双腿时增强。严重者可在胸骨左下缘听到舒张中期杂音和第三心音。

心电图表现主要取决于病因及心腔扩大部位等，可出现右心室肥厚或右束支传导阻滞、心律失常等。

胸部 X 线检查有时可显示基础病因的表现，多数有右心室、右心房扩大，上腔静脉增宽和收缩期搏动。超声通常可予以确诊，故无须进行心导管检查和心血管造影检查。

第四节　主动脉瓣脱垂和关闭不全

一、病理解剖和病理生理

正常主动脉瓣由致密纤维组织构成的三个瓣叶组成。瓣叶根部附着于主动脉瓣环，由部分左心室游离壁、肌部室间隔、膜部室间隔、纤维三角和二尖瓣根部纤维组织等共同支撑。关闭时，瓣叶闭合良好，没有血液反流，对合的主动脉瓣不超过瓣环水平。在舒张期，主动脉瓣闭合线低于瓣环水平者为主动脉瓣脱垂（aortic prolapse）。舒张期主动脉瓣未能完全闭合，血液从主动脉反流入左心室者为主动脉瓣关闭不全（aortic regurgitation）。

主动脉瓣关闭不全在临床上比较常见，多数系病变累及主动脉瓣和（或）主动脉根扩张所致，可见于风湿性病变、瓣膜退行性变、先天性心脏病、主动脉夹层、升主动脉扩张、升主动脉瘤、主动脉窦瘤、感染性心内膜炎、创伤和梅毒等病变，其中大多数单纯性主动脉瓣关闭不全是由非风湿性病变所致。

主动脉瓣关闭不全的病理改变通常与病因有关。感染性心内膜炎可出现赘生物附着于主动脉瓣叶、瓣叶穿孔破裂。升主动脉瘤、主动脉夹层、主动脉窦瘤等可导致主动脉根部或瓣环扩张，使主动脉瓣叶的空间位置、形态、对合位置发生异常。

先天性主动脉瓣畸形，可引起瓣叶畸形、缺如、增厚、挛缩、僵硬或钙化，不但可引起的主动脉瓣反流和（或）狭窄，而且因主动脉瓣呈二叶瓣或者瓣叶融合，开放幅度减小，且瓣叶关闭不全，致使升主动脉呈狭窄后扩张，升主动脉局部呈瘤样改变。

主动脉瓣脱垂可见于膜周及干下部位出现室间隔缺损或瓣下支撑组织薄弱的患者，主动脉夹层累及主动脉瓣环时也可引起。瓣叶可呈黏液样变性、纤维化，结构松软，瓣叶粗大、冗长，可出现损伤、破裂、穿孔等。各种病因所导致的主动脉瓣脱垂，部分或全部瓣叶于舒张期脱入左室流出道。主动脉瓣脱垂多数可出现主动脉瓣关闭不全，有时可造成左室流出道狭窄、阻塞。

主动脉瓣关闭不全主要增加左心室的容量负荷。血流动力学改变与其病变发展速度、反流量大小及左心室功能状态有关。

突然、严重、快速进展的病变可造成急性主动脉瓣关闭不全，使左心室容量负荷在短期内明显增加，往往难以迅速代偿，左心室舒张末期容量和压力、心室壁张力明显升高，心肌耗氧量增加，心排血量降低，出现严重的血流动力学障碍，临床迅速出现左心房压力明显升高、肺淤血、肺水肿等急性左心功能不全的表现。

慢性主动脉瓣关闭不全的病情进展比较缓慢，左心室通常有较长时间的代偿适应过程。主动脉瓣反流使左心室舒张期容量增加，有时反流量可高达每搏量的 80%，左心室压和室壁张力逐渐升高。早期左心室收缩力增强，出现左心室肥厚、轻度扩张，室壁厚度与心腔半径之比仍可保持正常，心排血量基本无异常。随着长期容量负荷过重，左心室开始明显扩张，室壁厚度与其半径之比发生改变，造成射血能力逐渐减弱，随后其收缩末期容量也增加，先后影响左心室的舒张和收缩功能，最终出现左心衰竭。

二、临床表现

急性主动脉瓣关闭不全：发病急，病情重，可出现明显的呼吸困难、端坐呼吸、乏力、虚脱、休克等，甚至迅速死亡。

体检可观察到呼吸困难、心动过速、脉搏细速、交替脉、血压降低、周围循环差等，可有发绀、肺水肿。周围血管体征多数不明显，脉压差往往无明显增大。第一心音常减轻或消失，肺动脉瓣区第二心音可增强，多数有奔马律。主动脉瓣区一般只有较轻而短促的舒张早期杂音。有时在心尖部可有收缩期杂音或短促的舒张期流量性杂音（Austin-Flint 杂音）。

慢性主动脉瓣关闭不全：患者多有较长时间的无症

状期，有时可出现乏力、心悸、周围血管强烈搏动、胸痛、头晕、晕厥、猝死等。较严重者可出现进行性劳力性呼吸困难，甚至阵发性呼吸困难、端坐呼吸等。有的可出现与冠心病相似的心绞痛，伴焦虑、出汗、腹部不适等。

病变较轻者体征常不明显。中重度反流者可有脉搏洪大，呈水冲脉或陷落脉，舒张压降低，有时可低于50mmHg（1mmHg = 0.133kPa），脉压差增大。可出现颈动脉明显搏动、毛细血管搏动、周围动脉枪击音和往返性杂音（Duroziez 征）等周围血管体征，甚至患者头部随颈动脉搏动而摆动（De Musset 征）等。

心尖搏动往往强烈而弥散，呈抬举感，向左下方扩大。第一心音可正常或减弱，甚至消失，第二心音可出现逆分裂，可有第三心音和奔马律。大多数患者在主动脉瓣区或胸骨左缘第 3 ~ 4 肋间可听到特征性的舒张早中期高频、哈气样杂音，强度递减，身体前倾、呼气末期明显，持续时间不等，一般向心尖部传导，可伴震颤。有时杂音可相当响亮、粗糙，呈乐音或海鸥鸣音。

几乎所有合并明显主动脉瓣关闭不全的患者，在主动脉瓣区可出现收缩期喀喇音，心尖部有低调、舒张中期流量性杂音，但不伴第一心音增强和开瓣音。不少患者在主动脉瓣区可听到收缩中期喷射性杂音，较短促，一般不代表合并主动脉瓣狭窄，可能与主动脉根扩张、心排血量增加和血流加速等有关。主动脉瓣关闭不全合并主动脉瓣狭窄者通常为全收缩期杂音，并有与病因等相关的其他体征可资鉴别。

三、辅助检查

在急性主动脉瓣关闭不全患者，心电图一般没有明显的左心室肥厚，多数有非特异性 ST-T 改变，其他改变与原发病因有关。在慢性中重度主动脉瓣关闭不全患者，通常有心电轴左偏、左心室肥厚和劳损、左心房肥大等表现。有时可出现心律失常和传导阻滞。

急性主动脉瓣反流患者的胸部 X 线检查，通常显示心脏大小无明显异常。慢性轻度反流患者，一般也无明显异常；中重度反流患者可出现左心室扩张，心影向左下方扩大，伴主动脉根部扩大，形成主动脉型或靴形心脏影。有时可显示主动脉瘤等基础病因的表现。合并左心功能不全的患者可出现肺淤血、肺水肿和肺动脉高压的表现。一般无须进行心导管检查和心血管造影。

第五节　肺动脉瓣脱垂和关闭不全

大多数肺动脉瓣关闭不全（pulmonic valvular regur-

gitation）属于功能性，见于各种原因所致的肺动脉高压和肺动脉瓣环扩大者。器质性者，单纯累及肺动脉瓣者罕见，多数与其他心脏瓣膜病变合并存在，可见于感染性心内膜炎、心脏手术后、先天性心脏病和风湿性心脏病、瓣膜创伤、马方综合征、类癌、梅毒等，偶尔可出现于肺动脉瓣脱垂。病理解剖取决于病因，与其他瓣膜类似。

肺动脉瓣明显关闭不全可增加右心室容量负荷，使右心室扩张、肥厚，右心房扩大，严重者可出现右心功能不全。

功能性者的临床表现主要取决于基础病因。患者可有运动耐量降低、易疲劳、周围静脉淤血、水肿、腹胀、食欲差、肝脏肿大、黄疸、腹水等右心功能不全征象。单纯器质性者往往在长时间内没有明显表现。

体检可在肺动脉瓣区听到舒张期高调递减性杂音，吸气时增强，较局限，不向心尖部传导，有时可与主动脉瓣关闭不全的杂音相混淆，但后者没有明显的周围血管体征。在器质性者其音调通常稍低，多数出现于舒张中期，可有收缩期喷射音。在特发性肺动脉扩张患者，肺动脉瓣区可闻及喀喇音。合并右心功能不全者可出现相应的体征。

心电图表现主要取决于基础病因，有的可出现右心室肥厚。胸部 X 线检查除显示基础病因表现外，可有主肺动脉内径增宽、右心房和右心室扩大等征象。

第六节　超声心动图检查

超声心动图是无创诊断心脏瓣膜病的首选方法，对确定瓣膜病的病因、病理结构、病变程度和并发症等具有十分重要的作用。M 型超声心动图对诊断有一定的帮助，但作用有限。二维超声心动图和多普勒检查技术是确诊和评价血流动力学改变的主要方法。对于绝大多数瓣膜关闭不全患者，通过经胸超声心动图检查均可获得准确诊断。声窗不佳或可疑者，可行经食管超声心动图检查，有助于明确诊断。

各种病因所导致的心脏瓣膜关闭不全各有特点，下面主要讨论由瓣膜脱垂引起的关闭不全。由风湿性心脏病、先天性心脏病、感染性心内膜炎、冠心病和主动脉病变等引起的瓣膜反流详见有关章节。

一、二尖瓣脱垂和关闭不全

对二尖瓣反流患者，应进行细致的超声检查，包括确定二尖瓣病变的病因、解剖、反流机制和反流量的大小，评价心腔大小和心功能状态等。完善、准确的超声诊断，对临床医生选择治疗方式、确定手术时机、判断预后有重要的指导作用。

对二尖瓣结构的扫查内容包括：瓣叶形态（有无瓣叶裂，瓣叶增厚、钙化、脱垂等，有无赘生物形成或瓣叶穿孔）；瓣叶活动情况（受限还是增强、有无脱垂）；瓣环（有无扩大或钙化，应常规测量瓣环内径）；瓣下腱索（有无增厚、延长或脱垂）；乳头肌的结构；左心室壁功能状况，尤其是左心室下壁和后壁的运动情况。

在心功能和血流动力学评价方面，应测量左心室舒张末和收缩末内径，射血分数，左心房径，以及心尖四腔心断面基底段左、右心室内径之比等。研究显示，左心室收缩末内径预测左心室功能不全比舒张末内径更敏感。左心室收缩末内径＞40mm或45mm，左心室射血分数＜60%，是二尖瓣反流合并早期左心功能不全的标志，也是手术治疗的适应证之一。因此，在中重度二尖瓣关闭不全的患者，应定期用超声监测左心室大小和功能。超声心动图还可估测肺动脉收缩压。出现肺动脉高压也是心功能失代偿、预后不良的征象。

对于临床症状重但超声显示反流量不甚明显的二尖瓣反流患者，检查时要特别仔细，可让患者活动（如起坐或抬腿2min）后再进行检查。由心肌缺血引起的二尖瓣反流，实际反流量可能只有在运动或药物负荷下才表现出来。

（一）M型超声心动图

主动脉波群可显示左心房内径增大；而左心室波群可显示收缩期二尖瓣叶关闭时CD段呈多重回声及吊床样改变，并向左心房弯曲突出。舒张期二尖瓣口开放时DE幅度增高，EF斜率加速；由于二尖瓣口出现反流所致的左心室增大，室间隔与左心室后壁运动幅度增强。如果合并腱索断裂，二尖瓣的CD段可出现粗震颤（图54-1）。

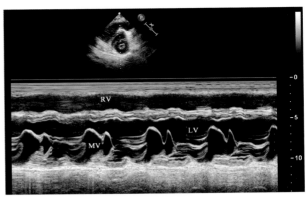

图54-1　二尖瓣叶脱垂M型左心室波群
收缩期二尖瓣前叶CD段呈吊床样改变，脱向左心房，左心室内径增大，左室流出道增宽

M型超声对诊断二尖瓣脱垂有一定的作用，但应结合二维和多普勒超声检查，不宜单纯根据M型超声的表现进行诊断。检查中应注意与探头角度变化有关的二尖瓣曲线形态改变，尤其要对CD段的形态变化进行鉴别，避免与正常二尖瓣运动曲线混淆。

（二）二维超声心动图

二维超声心动图为诊断本病的主要检查方法，通过不同的断面可直观地显示二尖瓣叶脱垂的部位、程度、形态、受累范围，还可观察到由于瓣膜脱垂所引起的容量改变及其他有关病变。在诊断的过程中尤其应注意对左心室长轴、心尖四腔心及二腔心、左心室短轴等断面的观察，评估瓣叶脱垂的程度，收缩期瓣叶越过瓣环水平，向左心房弯曲的形态所导致的瓣叶对合不良。于左心室短轴断面可观察到脱垂的二尖瓣叶呈吊床样改变（图54-2）。对于脱垂的瓣膜应明确其脱垂的部位。

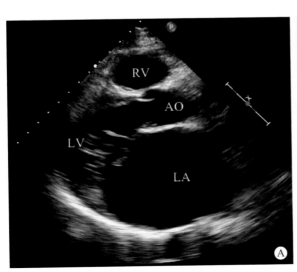

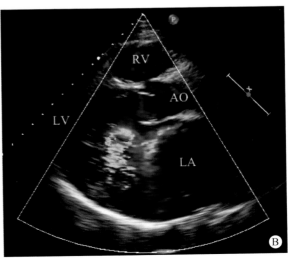

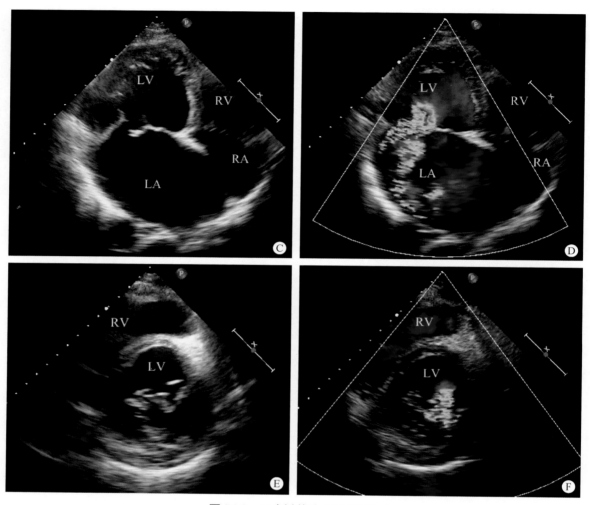

图 54-2　二尖瓣前叶 A1 区脱垂

A. 左心室长轴断面：左心房室增大，以左心房为著，收缩期二尖瓣前叶脱向左心房，致瓣叶关闭不良；B. 彩色多普勒左心室长轴断面：左心房增大，收缩期左心房内探及源于二尖瓣口的反流性血流，呈五彩镶嵌色；C. 四腔心断面：左心房室增大，二尖瓣前叶脱向左心房，瓣叶关闭不良；D. 彩色多普勒四腔心断面：左心房内探及源于二尖瓣口的反流性血流，呈蓝五彩镶嵌色；E. 左心室短轴断面：显示收缩期二尖瓣口 A1 区呈弯钩状脱向左心房；F. 彩色多普勒左心室短轴断面：收缩期二尖瓣 A1 区出现蓝五彩镶嵌色的异常血流

　　在二尖瓣前叶脱垂的患者中，发病率较高者为 A2区，于左心室长轴断面观察时，瓣叶的体部或瓣尖部呈兜状脱向左心房，而于左心室短轴断面观察时，其可呈兔唇状改变（图 54-3）。如果合并腱索断裂，瓣叶运动幅度增大，呈自由摆动状，收缩期瓣尖部可翻入左心房，翻入的程度取决于腱索断裂的程度。瓣下还可观察到漂浮状的腱索断端回声。部分患者二尖瓣前叶脱垂同时伴有部分腱索断裂，二尖瓣瓣叶部分翻入左心房。

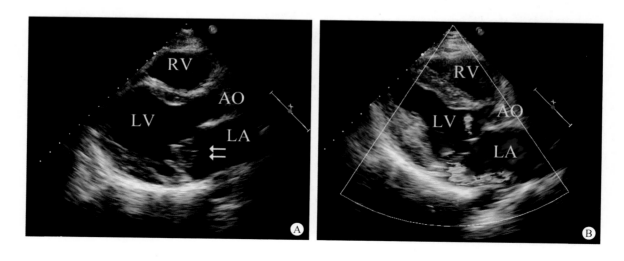

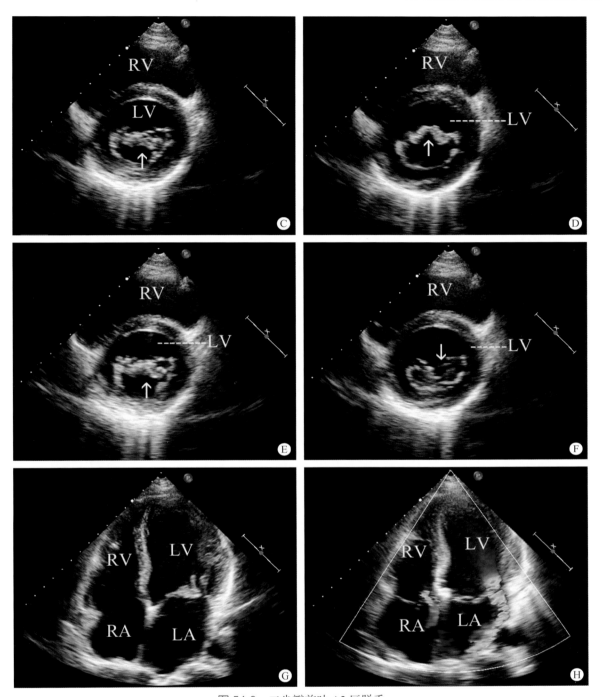

图 54-3 二尖瓣前叶 A2 区脱垂

A. 左心室长轴断面：左心室房室增大，收缩期二尖瓣前叶瓣尖部呈兜状改变，脱向左心房（箭头所示），致瓣叶关闭不良；B. 彩色多普勒左心室长轴断面：收缩期左心房内探及源于二尖瓣口的反流性血流，呈蓝五彩镶嵌色；C ～ F. 不同心动周期时间段左心室短轴断面：显示脱垂的二尖瓣前叶在不同时相及不同层面的形态改变（箭头所示）；G. 四腔心断面：左心房室增大，收缩期二尖瓣前叶脱向左心房，致瓣叶关闭不良；H. 彩色多普勒四腔心断面：收缩期二尖瓣口出现中等量反流，呈五彩镶嵌色

　　由于二尖瓣后叶比前叶短小，所以二尖瓣后叶脱垂时，后叶的瓣尖通常位于前叶的体部附近，但有的患者由于整个后叶呈脱垂状态，瓣叶的形态也可呈吊床样改变，以致二尖瓣关闭不全。如果腱索出现断裂，二尖瓣后叶也可完全翻入左心房（图 54-4、图 54-5）。

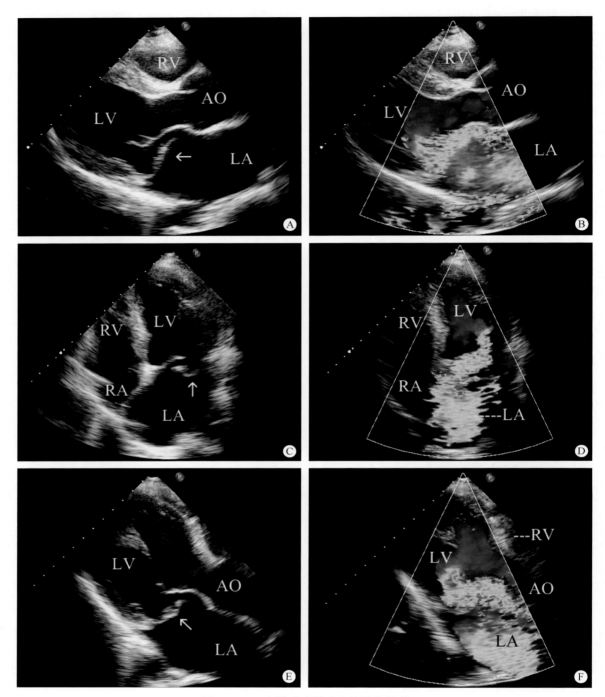

图 54-4　二尖瓣后叶脱垂合并腱索断裂

A. 左心室短轴断面：左心房室增大，二尖瓣后叶翻入左心房，瓣叶关闭不拢（箭头所示）；B. 彩色多普勒左心室短轴断面：收缩期二尖瓣口出现大量反流，呈蓝五彩镶嵌色；C. 四腔心断面：收缩期二尖瓣后叶脱向左心房（箭头所示）；D. 彩色多普勒四腔心断面：收缩期左心房内可探及源于二尖瓣口的蓝五彩镶嵌色的大量反流；E. 心尖左心室长轴断面：左心房室增大，收缩期二尖瓣后叶脱向左心房（箭头所示）；F. 彩色多普勒心尖左心室长轴断面：收缩期左心房内可探及源于二尖瓣口的蓝五彩镶嵌色的大量反流

二尖瓣脱垂可累及部分或整个瓣叶。确定瓣叶脱垂范围，对判断能否进行瓣叶修复手术很重要。Carpentier将二尖瓣后叶分为 3 个小扇形区：近前外交界的部分为 P1 区，毗邻左心耳；靠近后内交界的部分为 P3 区；中间为 P2 区。前叶也对应地分为 A1、A2 和 A3 区（图 54-6）。

二尖瓣脱垂以 P2 区最为常见，约占 88%；其次为 A2 区，约占 65%。P2 和 A2 区可在左心室长轴断面显示，

A1 和 A3、P1 和 P3 区可在心尖四腔心、两腔心断面显示。但需要注意的是，正常前叶在心尖四腔心断面也可有轻度上移，应加以区别。左心室短轴断面可同时显示前、后叶的各个扇区，为确定病变受累范围的最佳断面。为保证诊断准确，超声应从多个断面逐一扫查二尖瓣叶各扇区。经胸超声和 TEE 确定脱垂范围的准确性均在 90% 以上。

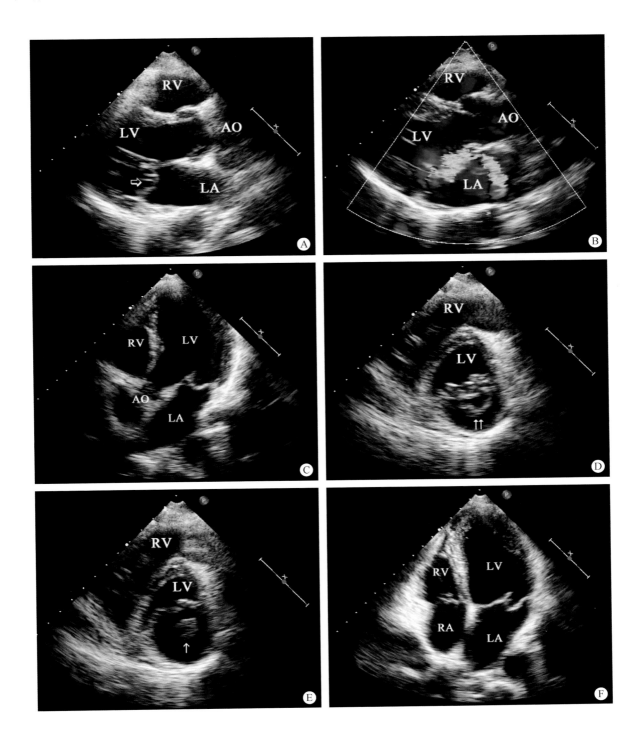

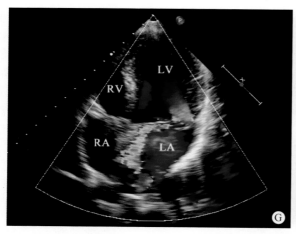
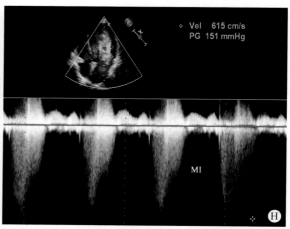

图 54-5　二尖瓣后叶 P2 区脱垂

A. 左心室长轴断面：显示二尖瓣后叶呈弯钩状脱向左心房（箭头所示）；B. 彩色多普勒左心室长轴断面：收缩期二尖瓣口出现蓝五彩镶嵌色反流性血流；
C. 心尖五腔心断面：收缩期二尖瓣后叶脱向左心房；D. 左心室短轴断面：收缩期二尖瓣后叶 P2 区呈兜状脱向左心房，形似蝴蝶兰蕊（箭头所示）；E. 左心房 – 左心室断面：左心房内可显示部分二尖瓣后叶脱垂组织（箭头所示）；F. 四腔心断面：左心房室增大，收缩期二尖瓣后叶脱向左心房；G. 彩色多普勒四腔心断面：收缩期二尖瓣口出现蓝五彩镶嵌色的反流性血流；H. 二尖瓣反流连续多普勒频谱：左心房侧探及源于二尖瓣口的高速反流性血流频谱，血流速度为 6.1m/s，压差为 151mmHg

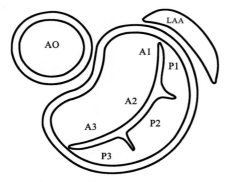

图 54-6　二尖瓣叶脱垂部位分区示意图

由于二尖瓣脱垂患者合并感染性心内膜炎的危险性是普通人群的 3 ～ 8 倍，对临床上有发热和栓塞表现的患者，二维超声检查时应仔细观察瓣叶或腱索上有无赘生物附着。

二维超声还可显示左心房和左心室扩大、左室流出道增宽、室间隔与左心室后壁运动增强等继发性改变。

（三）多普勒超声心动图

1. 彩色多普勒超声心动图　收缩期于左心房内可探及源于二尖瓣口的高速反流性血流束，呈蓝五彩镶嵌色（见图 54-2 ～图 54-5 的彩色多普勒图像）。瓣叶脱垂引起关闭不全的反流束多为偏心性。前叶脱垂者，反流束多沿左心房后外侧壁走行；后叶脱垂者，反流束沿左心房前内侧走行；双瓣叶脱垂者，反流束方向取决于脱垂较重的瓣叶。瓣膜穿孔者，反流束通过瓣体的穿孔部位回流入左心房。

彩色多普勒血流显像对检出二尖瓣反流有很高的敏感性和特异性。通过多个断面连续性扫查，诊断准确性几乎可达 100%。反流束源于瓣膜交界处的偏心性反流，心脏是类球形的立体结构，而彩色多普勒二维超声心动图为平面结构图，由于所取断面角度的关系，有时可出现漏诊或低估反流量。

2. 连续多普勒　探查时，取样点放置于二尖瓣口的左心房侧，收缩期可探及位于零线下的高速血流频谱（见图 54-5H）。

3. 二尖瓣口反流量评价　是超声检查的重要内容，也是临床上治疗决策的重要依据。目前，主要通过彩色多普勒血流显像和频谱多普勒进行定量或半定量评价。

半定量法简单、实用，但不同观察者之间的评价结果差异相对较大。定量评价的结果准确，重复性好，对中重度二尖瓣反流进行定量评价有助于分析患者的预后。

对反流束面积小于 4cm² 的少量反流，一般没有必要进行定量评价，因方法复杂、费时，技术要求高，需反复测量，而且有效反流口面积（EORA）相对较易产生误差。

采用这两类方法评价，对细束、偏心性反流量均易低估。无论使用何种方法，均应结合二维超声对瓣膜解剖结构和病变范围的观察结果。

（1）半定量评价法：半定量评价法主要有三种参数。

1）反流束长度或面积：反流束长度仅限于二尖瓣口者为轻度，到达左心房中部者为中度，到达左心房顶部者为重度。从多个断面测量反流束面积的平均值，与心血管造影定量的结果相关性良好，优于单纯测量反流束长度。

2）反流束面积与左心房面积的百分比：< 20%、20% ~ 40%、> 40% 分别代表轻度、中度和重度反流。此方法的准确性也较高。

3）肺静脉血流频谱的收缩期反向波：征象比较特异，但敏感性较差，慢性二尖瓣反流可以没有表现。

需要注意的是，反流束面积还受许多因素的影响，比如超声仪器设置（如探头频率、彩色多普勒增益、壁滤波及脉冲重复频率等）、探头扫查位置是否与反流束平行、左心房的压力和顺应性、左心室收缩和舒张功能等。

（2）定量评价法：定量评价二尖瓣反流量的方法，有多普勒定量法和血流汇聚法，下文介绍主要计算方法和常用参数。

1）多普勒定量法

i. 每搏反流量（ml）：等于二尖瓣前向血流量减去左室流出道的血流量。二尖瓣前向血流量，由二尖瓣血流频谱的速度 – 时间积分与二尖瓣环面积的乘积获得。左室流出道血流量，等于左室流出道面积乘以左室流出道血流频谱的速度 – 时间积分。

ii. 反流分数（%）：即每搏反流量与二尖瓣前向血流量的百分比。

iii. 有效反流口面积（EORA）：等于每搏反流量除以二尖瓣反流频谱的速度 – 时间积分。

需要注意的是，在合并明显主动脉瓣反流者，不宜用上述方法测量。

iv. 反流孔宽度（vena contracta，VC）：指在反流孔或其紧上方水平反流束颈部最窄的部分，此处血流仍为层流。本方法简单、实用，但若反流孔形态不规则，VC 显示也可较困难。为减少显示和测量误差，最好在声束垂直于 VC 的断面测量。由于超声的轴向分辨率好于侧向分辨率，在胸骨旁长轴断面测量比在心尖断面测量更准确。

2）血流汇聚法（FC，即 proximal isovelocity surface area，PISA 法）：方法简单、快捷，结果重复性好、可靠。可用来计算反流量和 EORA。

$$EORA = 2\pi r^2 \times v / V$$

其中，r 为血流汇聚区的直径，v 为多普勒血流逆转区的速度，V 为连续多普勒在反流孔处测量的反流速度。偏心性反流时，血流汇聚区不是半圆形，需要进行角度校正。

在上述定量参数中，每搏反流量受血流动力学变化和心腔大小的影响较大，反流分数、有效反流孔面积

和反流孔宽度相对更可靠。定量诊断标准见表 54-2。

表 54-2 二尖瓣反流量的定量诊断标准

反流程度	心血管造影分级	每搏反流量（ml/搏）	反流分数（%）	EORA（mm²）	VC 宽度（mm）
轻度	1	< 20	< 30	< 20	< 3.0
中度	2 和 3	20 ~ 40	30 ~ 50	20 ~ 40	3.0 ~ 5.0
重度	4	> 40	> 50	> 40	> 5.0

综上所述，重度二尖瓣反流的表现如下：

i. 二尖瓣血流频谱 E 峰流速 > 1.5m/s。

ii. 二尖瓣与主动脉瓣血流频谱的时间 – 速度积分之比 > 1.3。

iii. 在经胸超声左心室长轴断面，或在 TEE 的 120° ~ 140° 断面测量，反流孔宽度 > 5.0mm。

iv. 两条或两条以上的肺静脉血流频谱出现收缩期反向波。

v. 每搏反流量 > 40ml、反流分数 > 50%，或有效反流孔面积 > 40mm²。

上述标准主要适用于器质性二尖瓣反流，对功能性或缺血性二尖瓣反流，诊断标准可适当降低。

（四）经食管超声心动图

TEE 能准确地显示二尖瓣及二尖瓣器的病因、病变范围，确定二尖瓣关闭不全的机制和反流程度。对声窗较差、经胸超声检查不满意者，可行 TEE 检查。由于 TEE 检出赘生物的敏感性高于经胸超声检查，对可疑同时存在赘生物者，也有必要行 TEE 检查。

TEE 对二尖瓣叶的脱垂部位和程度、有无瓣下腱索断裂、瓣叶穿孔部位及大小，均能得到清晰显示。但由于 TEE 需将探头置于患者的食管内，对患者仍有一定的痛苦和风险，应适当控制使用（图 54-7）。

TEE 除了在手术前可确认病变的部位及程度，还可应用于术中监测和术后即刻评价瓣膜修复的效果，有助于提高手术的成功率，是二尖瓣病变修复手术中不可缺少的重要监测方法。通常对二尖瓣叶关闭不全的患者，可采用瓣环环缩手术；对瓣叶脱垂较重、腱索断裂、瓣叶撕裂穿孔等患者，可采用瓣膜修复或瓣膜置换术，术后均可采用超声检查判断手术效果（图 54-8）。

观察二尖瓣结构常用的 TEE 断面包括食管中部 0° 四腔心断面、60° 和 90° ~ 130° 的两腔心断面、左心室长轴断面及胃底左心室短轴断面等。系统扫查上述各断面，能全面显示二尖瓣叶的各个扇区，从而准确判断病变的程度和受累范围。

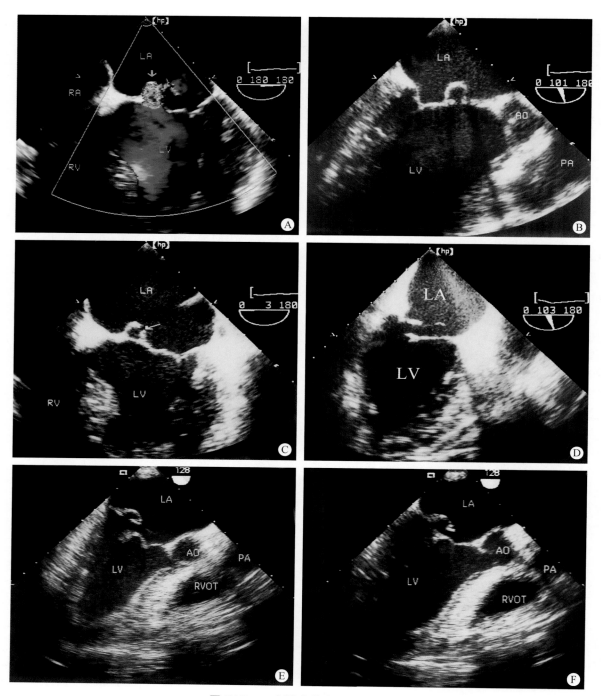

图 54-7　二尖瓣叶脱垂 TEE 图像

A. 彩色多普勒四腔心断面：左心房室增大，二尖瓣前叶体部向左心房膨突，体部出现裂隙，血流通过裂隙时，呈五彩镶嵌色；B. 左心房室 – 主动脉断面：左心房室增大，二尖瓣前叶体部形态不规则，并出现裂隙；C. 四腔心断面：左心房室增大，二尖瓣前叶体部出现裂隙状改变（箭头所示）；D. 双腔心断面：收缩期二尖瓣前叶松弛，脱向左心房，致瓣叶关闭不良；E 和 F. 左心房室 – 主动脉长轴断面：收缩期二尖瓣后叶脱入左心房，前叶形态异常，致瓣叶关闭不全

二、三尖瓣脱垂和关闭不全

（一）M 型超声心动图

探头朝向剑突时，可显示三尖瓣波群。在心脏没有明显扩大的情况下，M 型超声通常仅能探及三尖瓣前叶，不能检出其隔叶和后叶。

三尖瓣前叶脱垂者，三尖瓣曲线的 CD 段向右心房方向弯曲突出，呈连枷状改变。合并腱索断裂者，可观察到三尖瓣叶曲线出现粗震颤。

心室波群可显示右心室增大、右室流出道增宽。

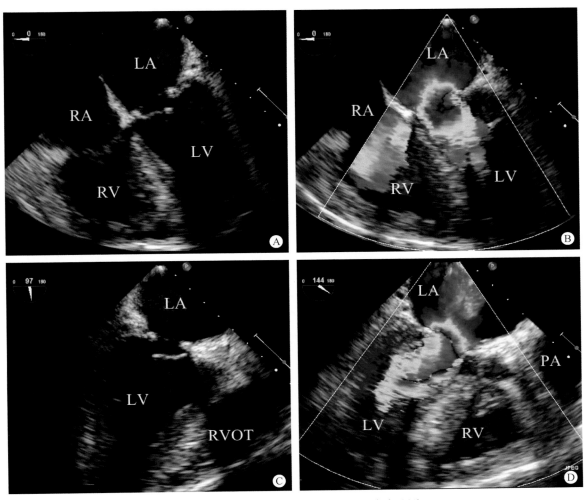

图 54-8　二尖瓣脱垂、关闭不全 TEE 术中监测
左心房室内径轻度增大，二尖瓣环环缩，瓣叶启闭功能未见异常现象，收缩期未能探及明确的反流，舒张期过瓣口血流速度正常。A. 四腔心断面；B. 彩色多普勒四腔心断面；C. 双腔心断面；D. 彩色多普勒左心房室 – 右心室断面

（二）二维超声心动图

临床上以三尖瓣前叶脱垂较多见。与三尖瓣前叶和后叶相比较，三尖瓣隔叶较小，故发生脱垂的概率较低，但通常由于其发育短小而造成关闭不全。

二维超声心动图是检出三尖瓣脱垂的主要方法，可清晰显示脱垂的瓣叶、程度及有无反流。探头置于胸骨左缘第 3、4 肋间，声束朝向剑突时，显示右室流入道断面，可显示三尖瓣前叶和后叶；在四腔心和大动脉短轴断面，可观察三尖瓣前叶和隔叶的状况。

脱垂的三尖瓣叶关闭时，瓣叶体部越过瓣环水平，向右心房弯曲突出，常不能完全与其余的两个瓣叶合拢。如同时合并腱索断裂，瓣叶运动幅度增大，收缩期部分瓣叶可翻转入右心房，瓣下还可观察到漂浮状的腱索断端回声。与二尖瓣腱索断裂表现类似，所造成的反流多为中至大量。二维超声还能显示右心房和右心室扩大、右室流出道增宽、右室壁运动幅度增强等表现

（图 54-9）。

（三）多普勒超声心动图

采用彩色多普勒血流显像，收缩期于右心房内可探及源于三尖瓣口的蓝五彩镶嵌色的反流束，多数亦呈偏心性（见图 54-9B、F）。将连续多普勒的取样点置于三尖瓣口的右心房侧，可探及收缩期位于零线下的血流频谱。通常三尖瓣反流的血流频谱持续时间比二尖瓣反流长。

多普勒对三尖瓣关闭不全的检出有很高的敏感性（74% ~ 100%）和特异性（85% ~ 100%）。在临床上，需对病理性与生理性三尖瓣反流进行鉴别。生理性三尖瓣反流一般出现于收缩早期，持续时间短，反流量少，反流范围局限，反流束长度不超过 25mm，反流束面积与右心房面积的比例多小于 18%，反流速度低，一般小于 2.5m/s。此外，还可结合二维超声的表现进行鉴别。

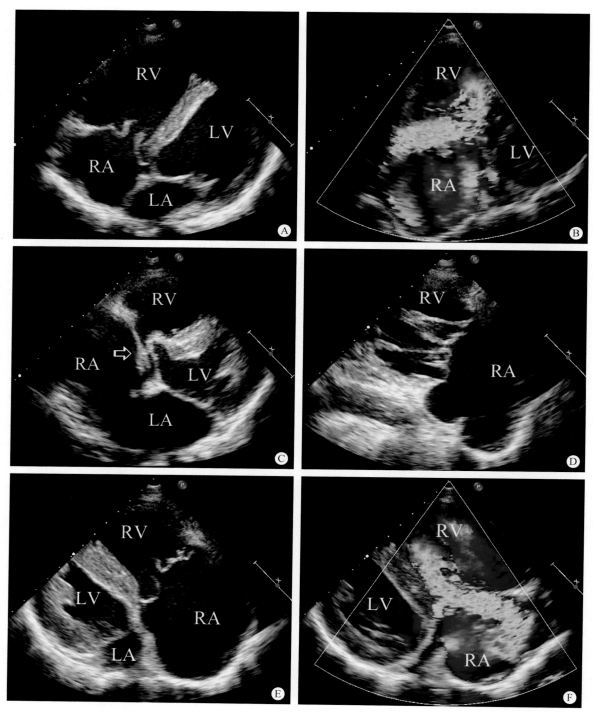

图 54-9　三尖瓣脱垂 TTE 图像

A. 四腔心断面：显示右心房室增大，收缩期三尖瓣前叶及隔叶脱向右心房，致瓣叶关闭不良；B. 彩色多普勒四腔心断面：右心房室增大，收缩期右心房内探及源于三尖瓣口的蓝五彩镶嵌色的大量反流；C. 四腔心断面：右心房室增大，三尖瓣前叶脱向右心房（箭头所示），致三尖瓣叶关闭不良；D. 右室流入道断面：收缩期三尖瓣前叶及后叶向右心房弯曲；E. 双心室流入道断面：显示三尖瓣前叶及后叶脱向右心房，呈鱼钩状；F. 彩色多普勒双心室流入道断面：右心房内探及源于三尖瓣口的大量反流性血流，呈蓝五彩镶嵌色

　　另外，在右室流出道未狭窄的情况下，通过测量三尖瓣反流压差来估测肺动脉压，有助于对功能性三尖瓣反流的病因进行鉴别。合并肺动脉高压者，多见于分流性先天性心脏病、肺栓塞或原发性肺动脉高压；无肺动脉高压者，则多见于右心室心肌病、右心室梗死、缩窄性心包炎等。在这两类疾病，二维超声心动图均可表现为右心房、右心室扩大，三尖瓣环扩张，但瓣叶结构通常无明显异常改变。

根据反流束长度，可半定量分析反流量。反流束局限于三尖瓣口者为少量反流，到达右心房中部者为中等量反流，到达右心房顶部者为大量反流。血流汇聚法定量评价三尖瓣反流的方法与二尖瓣反流相似，可参考有关章节。三尖瓣反流量受右心室前后负荷变化的影响较大，观察时应予注意。例如，在呼吸运动、利尿剂治疗前后，三尖瓣反流量均可有较明显的变化。

三尖瓣脱垂的 TEE 表现基本与经胸超声相似。TEE 在三尖瓣修复手术中有重要作用。观察三尖瓣结构常用 TEE 断面，有食管中部的 0° 四腔心断面、0° ～ 120° 连续扫查的断面及胃底短轴断面等，可显示各个瓣叶的结构及对合情况和反流量。

三、主动脉瓣脱垂和关闭不全

（一）M 型超声心动图

M 型超声心动图不能直接观察到瓣叶的脱垂现象，仅能观察到由主动脉瓣脱垂导致关闭不全所引起的一些征象，如在左室流出道内出现由瓣膜脱垂所引起的异常回声，瓣叶关闭不拢所引起的关闭线呈双线等，但对于较轻的瓣叶脱垂，M 型超声心动图可以没有任何异常表现。

多数主动脉瓣叶脱垂患者，主动脉波群显示舒张期主动脉瓣叶关闭时，出现双重关闭线，形态异常，似长方形盒，部分患者的主动脉根部增宽、主动脉运动曲线幅度增大。瓣叶穿孔者，收缩期主动脉瓣开放时，可出现类似于心电图 R 波的曲线及粗细不等的震颤。

由于主动脉瓣叶出现反流，左心室的容量增大，心室波群可显示左心室内径增大，左室流出道增宽，室间隔及左心室壁的运动幅度增强。从主动脉向二尖瓣连续扫描时，如果主动脉瓣为重度脱垂，舒张期在左室流出道内可观察到脱垂的主动脉瓣回声。例如，在贝赫切特综合征患者，病变多数影响主动脉内膜，致使主动脉瓣叶重度脱垂，在左心室波群观察时，舒张期二尖瓣前叶上方的左室流出道内，可探及呈方盒状的瓣膜脱垂组织的回声。

主动脉右冠瓣脱垂所致的主动脉瓣关闭不全，二尖瓣前叶曲线舒张期可出现震颤，并使二尖瓣开放幅度相对减小；而在无冠瓣脱垂时，室间隔的左心室面可出现类似的震颤。此系主动脉瓣偏心性反流冲击二尖瓣前叶或室间隔所致。

（二）二维超声心动图

二维超声心动图是检出本病的主要方法，可明确脱垂的主动脉瓣叶及其脱垂和关闭不全的程度。在左心室长轴断面可观察主动脉右冠瓣和无冠瓣脱垂。在心尖五腔心断面可观察左冠瓣脱垂。在大动脉短轴断面可同时观察三个瓣的形态和对合情况。脱垂的瓣叶舒张期关闭的位置低于瓣环，脱入左室流出道，与其余两个瓣对合不拢，瓣交界处出现缝隙（图 54-10）。

主动脉瓣脱垂可伴有瓣膜穿孔或撕脱。超声心动图可显示瓣叶穿孔的部位，在舒张期呈条状脱入左室流出道，在收缩期又返回升主动脉腔内（图 54-11）。

对于主动脉瓣反流较明显者，二维超声心动图还可显示左心室扩大，左心室的容量负荷增加，室间隔及左心室壁运动增强，以及升主动脉扩张等征象。

二维超声应常规评价左心室大小、功能和升主动脉情况，对确定手术时机和方法有重要意义。研究表明，在左心室收缩末内径指数 > 25mm/m² 或 LVEF < 55% 的患者，死亡的危险性增加。因此，根据美国心脏病学会推荐，即使患者无症状，超声显示左心室收缩末内径指数 > 25mm/m²、左心室舒张末内径 > 75mm 或 LVEF < 55%，是手术治疗的指征。若升主动脉内径在 5.5 ～ 6.0cm 或以上，并发主动脉夹层或破裂的危险性增加，应一并手术处理。

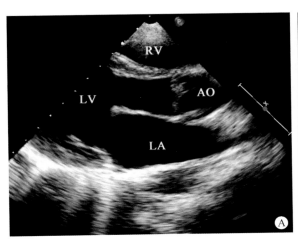
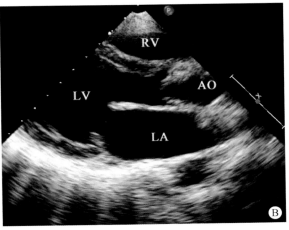

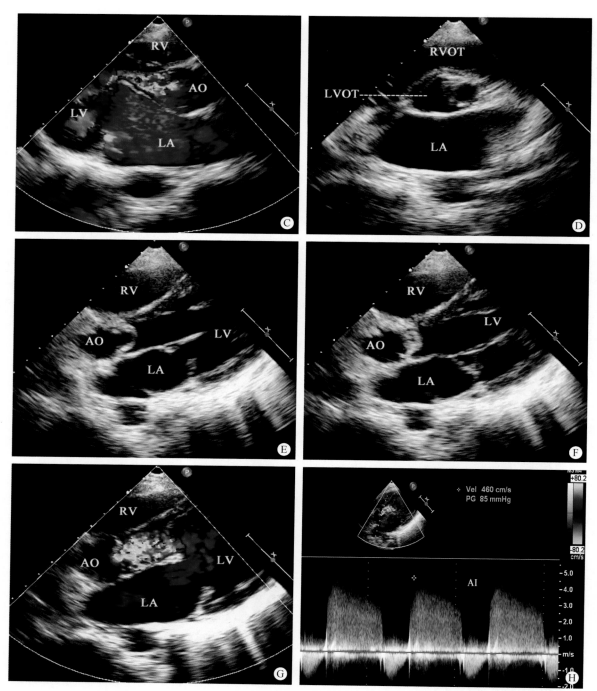

图 54-10 主动脉右冠窦及无冠窦脱垂

A. 左心室长轴断面：显示左心室增大，舒张期主动脉右冠窦及无冠窦脱垂；B. 左心室长轴断面：显示左心室增大，主动脉无冠窦脱入左室流出道；C. 彩色多普勒左心室长轴断面：舒张期左室流出道可探及源于主动脉瓣口的中等量反流，呈五彩镶嵌色；D. 类大动脉短轴断面：舒张期左室流出道可探及脱垂的无冠瓣组织；E 和 F. 心尖五腔心断面：显示主动脉右冠窦脱入左室流出道，致瓣叶关闭不良；G. 彩色多普勒心尖五腔心断面：舒张期左室流出道可探及源于主动脉瓣口的反流性血流，呈五彩镶嵌色；H. 连续多普勒主动脉反流频谱：舒张期于主动脉瓣口探及反流性血流，速度为 4.6m/s，压差为 85mmHg

（三）多普勒超声心动图

采用彩色多普勒血流显像，舒张期可于左室流出道内探及源于主动脉瓣口的五彩镶嵌色反流性血流束。单个瓣叶脱垂的反流束多数呈偏心性。右冠瓣脱垂者，反流束偏向后方，反流量大者可冲击二尖瓣前叶；左冠瓣或无冠瓣脱垂者，反流束偏向室间隔侧。在心尖五腔心断面，将连续多普勒的取样线置于主动脉瓣下左室流出道部位，可探及舒张期源于主动脉瓣口的反流性血流频谱。采用彩色多普勒血流显像，检出位于零线上的主动脉瓣口反流性血流频谱，形态呈方形波（见图 54-10 和图 54-11 彩色多普勒及血流频谱图像）。

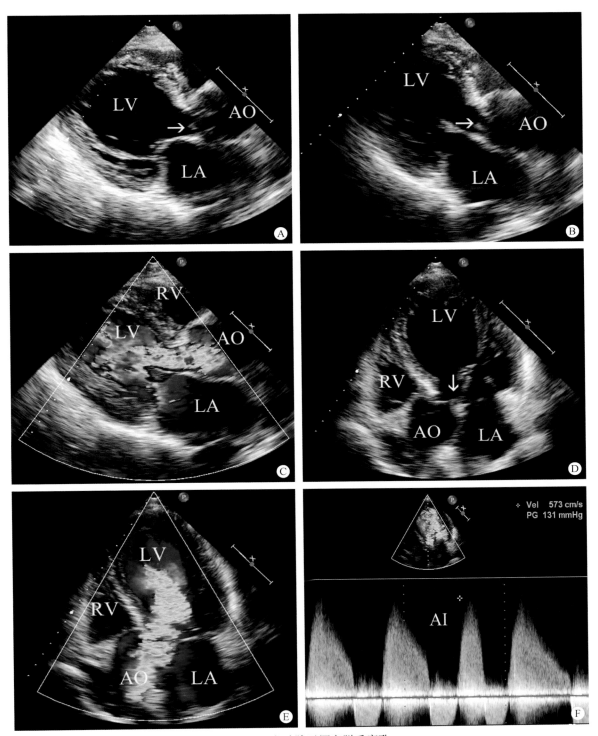

图 54-11　主动脉无冠窦脱垂穿孔

A. 左心室长轴断面：左心室增大，舒张期主动脉无冠窦脱入左室流出道（箭头所示）；B. 左心室长轴断面：舒张期主动脉无冠窦出现穿孔现象，部分瓣叶翻入左室流出道（箭头所示）；C. 彩色多普勒左心室长轴断面：舒张期左室流出道可探及大量源于主动脉瓣口的反流性血流，呈红五彩镶嵌色；D. 心尖五腔心断面：左心室增大，主动脉无冠窦破入左室流出道，瓣叶呈角状（箭头所示）；E. 彩色多普勒心尖五腔心断面：左心室增大，左室流出道探及源于主动脉瓣口的大量反流，呈红五彩镶嵌色；F. 连续多普勒主动脉反流频谱：舒张期左室流出道探及源于主动脉瓣口的反流性血流，速度为 5.7m/s，压差为 131mmHg

瓣膜关闭不全的敏感性和特异性均超过 95%。在部分二维超声显示主动脉瓣没有明显结构异常者，也可检出微量或少量主动脉瓣反流，且检出率随年龄增长而增加。在年龄超过 60 岁的正常人检出率为 13%，大于 80 岁者可高达 89%。这可能与随着年龄增长出现的主动脉瓣轻微损伤有关，多数没有血流动力学和临床意义。

多普勒超声是定量测定主动脉瓣反流量的主要方法，具体方法请参见有关章节。表 54-3 为美国超声心动图学会推荐的主动脉瓣反流的定量诊断标准。

表 54-3　主动脉瓣反流量的定量诊断标准

反流程度	VC 宽度（mm）	反流束宽度 / LVOT 内径（%）	反流量（ml/ 搏）	反流分数（%）	EORA（mm²）
轻度	＜ 3.0	＜ 25	＜ 30	＜ 30	＜ 10
轻至中度		25 ～ 44	30 ～ 44	30 ～ 39	10 ～ 19
中度	3.0 ～ 5.9				
中至重度		45 ～ 64	44 ～ 59	40 ～ 49	20 ～ 29
重度	≥ 6.0	≥ 65	≥ 60	≥ 50	≥ 30

根据文献综述，有以下征象提示主动脉瓣重度反流，供临床参考：

（1）彩色多普勒血流显像显示反流束较宽。以反流孔宽度 > 5mm 为标准诊断的敏感性高，以 > 7mm 为标准诊断的特异性高。

（2）主动脉瓣反流频谱的减速时间峰陡峭。

（3）降主动脉内探及全舒张期反向血流。

（4）有效反流孔面积 > 30mm²。

（5）每搏反流量 > 60ml。

（四）经食管超声心动图

TEE 可清晰显示主动脉瓣叶的形态、脱垂部位和程度，尤其是瓣叶脱垂后呈现的形态、穿孔部位及其大小。对声窗欠佳、经胸超声图像显示不够清晰的患者，TEE 是良好的补充检查方法。对拟行主动脉瓣成形术的患者，因手术技术难度较大，失败率相对较高，术中 TEE 监测不可缺少。

在距门齿 40mm 左右食管中部 30° ～ 65° 的大动脉短轴断面及 135° 左右的左心房室及主动脉长轴断面，可同时显示主动脉瓣的三个瓣叶形态和启闭情况，有助于确定脱垂的瓣叶及程度。在主动脉瓣关闭时，显示部分患者脱垂的瓣叶局部向主动脉壁凹陷。在位于 110° ～ 135° 的左心室主动脉长轴断面，可显示主动脉无冠瓣、右冠瓣及升主动脉。脱垂的瓣叶于舒张期关闭时，呈乳头状突向左室流出道。如病变重、瓣叶形态改变较明显，瓣叶的边缘回声可不规则。采用 TEE 彩色多普勒检查时，通过观察反流束出现的部位，可以帮助确定瓣叶出现漏口的具体位置，有助于检出瓣叶穿孔的部位（图 54-12）。

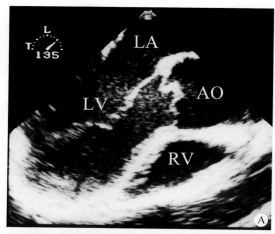
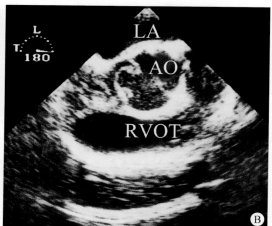
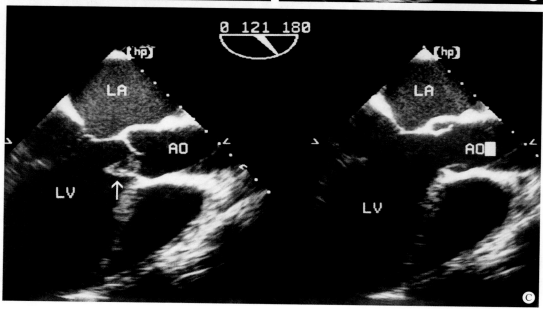

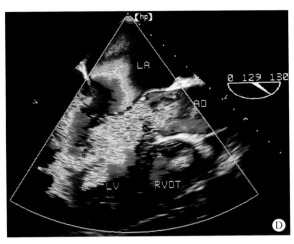

图 54-12　主动脉瓣叶脱垂 TEE 图像

A. 左心房室 – 主动脉长轴断面：主动脉无冠窦呈不规则形，舒张期脱入左室流出道；B. 大动脉短轴断面，主动脉无冠窦呈不规则形向外膨出；C. 主动脉瓣脱垂左心房室 – 主动脉长轴断面：左图显示舒张期主动脉瓣关闭时，右冠瓣脱入左室流出道，与无冠瓣对合不拢，右图显示收缩期主动脉瓣开放时，脱垂的瓣叶回到主动脉瓣原位；D. 彩色多普勒左心房室 – 主动脉长轴断面：由于主动脉瓣脱垂穿孔，舒张期于左室流出道部位可探及源于主动脉瓣口的反流性血流束，呈五彩镶嵌色高速血流

四、肺动脉瓣脱垂和关闭不全

单纯性肺动脉瓣脱垂在临床上很少见。

M 型超声心动图：对本病难以进行诊断。

二维超声心动图：于大动脉短轴、右室流出道长轴和剑突下右室流出道长轴等断面，可观察到舒张期肺动脉瓣向右室流出道，致肺动脉瓣关闭不全。反流量较大者可伴右心房、右心室扩大。

彩色多普勒：在上述断面，可于右室流出道内观察到舒张期源于肺动脉瓣口的反流性血流束，呈红色。

连续多普勒：可探及位于零线上的血流频谱，其形态与主动脉瓣反流频谱相似，但流速通常在 2.0m/s 以下，明显低于主动脉瓣反流。

多普勒超声检出肺动脉瓣反流的敏感性和特异性均很高。临床上需要对生理性和功能性肺动脉瓣反流进行鉴别。前者的检出率可高达 78%，通常为少量反流，反流束细而短，一般小于 10mm，多数起源于肺动脉瓣口中央部位，流速低，一般为 1.2 ～ 1.9m/s，二维超声心动图没有肺动脉瓣结构异常或肺动脉高压征象。功能性肺动脉瓣反流多数由肺动脉高压引起，肺动脉瓣结构无明显异常，反流量可多可少，反流速度通常大于 2.5m/s，肺动脉增宽，并伴其他肺动脉高压征象。

第七节　瓣叶脱垂的部位及程度对治疗方式选择的指导意义

二尖瓣脱垂是常见的一种疾病，尤其是在沿海地区，潮湿闷热的环境和人们所喜爱的贝壳类食物，导致本病多发。

（一）二尖瓣叶脱垂

根据瓣叶脱垂的部位及程度，采取不同的治疗方法。

（1）如果瓣叶脱垂程度较重，并同时存在部分腱索断裂，应采取瓣膜修复或换瓣手术，选择机械瓣或生物瓣时应根据患者的年龄和身体状况决定。

（2）单纯部分腱索断裂导致的二尖瓣关闭不全，可修复断裂的腱索，恢复二尖瓣叶的功能。

此外还有许多新的方法，如经导管介入治疗，可参考第十五章第十节"超声在 MitraClip 手术中的应用"。

在超声检查的过程中，不但需要检出本病，还应报告脱垂的具体部位，为临床选择手术方式提供参考。

（二）主动脉瓣叶脱垂

与二尖瓣叶脱垂相比较，本病发病率较低，且易漏诊，因此在出现主动脉瓣反流时，应仔细观察主动脉瓣叶是否脱垂，尤其是主动脉瓣右冠瓣是否脱垂。

（1）根据不同的脱垂部位及反流程度，可采取换瓣或修复手术。

（2）如果主动脉瓣出现穿孔现象，可采取换瓣或修复治疗。

（3）如果是由于风湿性心脏病或老年性退行性变导致的瓣叶明显增厚、钙化，应考虑换瓣治疗。

（4）对于老年性主动脉瓣重度增厚、钙化，如果经济条件许可，可参考第十五章第九节 采取经导管主动脉瓣置换术（TAVR）。

（熊鉴然　凌　雁　然　鋆　刘延玲）

参 考 文 献

程克正，等 . 1987. 彩色多普勒超声心动图诊断心脏瓣膜病价值的初步探讨 . 中国循环杂志，2：260

Bekeredjian R，et al. 2005. Valvular heart disease：aortic regurgitation. Circulation，112：125-134

Bonow RO，et al. 1998. ACC/AHA guidelines for the management of patients with valvular heart disease：executive summary. A report of the American College of Cardiology/American Heart Association Task Force on Practice Guidelines（committe on management of patients with valvular heart disease）. Circulation，98：1949-1984

Enriquez-Sarano M，et al. 2004. Aortic regurgitation. N Engl J Med，351：1539-1546

Enriquez-Sarano M，et al. 2005. Quantitative determinants of the outcome of asymptomatic mitral regurgitation. N Engl J Med，352：875-883

Hayek E，et al. 2005. Mitral valve prolapse. Lancet，365：507-518

Homler H. 1997. Valvular heart disease. N Engl J Med，337：1474，1475

Irine T，et al. 2002. Assessment of mitral regurgitation. Heart，88：iv11-iv19

Levine RA，et al. 1989. Three-dimensional echocardiographic recon-struction of the mitral valve，with implications for the diagnosis of mitral valve prolapse. Circulation，80：589-598

Otto CM，et al. 2005. Timing of surgery in asymptomatic mitral regurgitation. N Engl J Med，352：928，929

Pellerin D，et al. 2002. Degenerative mitral valve disease with emphasis on mitral valve prolapse. Heart，88：iv20-iv28

Perry GJ，et al. 1987. Evaluation of aortic insufficiency by Doppler color flow mapping. J Am Coll Cardiol，9：952-959

Skjaerpe T，et al. 1985. Diagnosis of tricuspid regurgitation. Sensitivity and Doppler ultrasound compared with contrast echocardiography. Eur Heart J，6：429-436

Wan LS，et al. 1985. Diagnostic precision of echocardiography in mitral valve prolapse. Am Heart J，109：803-808

Zoghbi WA，et al. 2003. Recommendations for evaluation of the severity of native valvular regurgitation with two-dimensional and Doppler echocardiography. J Am Soc Echocardiogr，16：777-802

第五十五章　心　包　疾　病

第一节　概　　述

心包分为脏层和壁层，心包膜较坚韧，不易被很快扩张。两层心包膜之间有心包腔，内有少量液体。心包具有保护心肺的作用，可帮助固定心脏，减少心脏搏动时与周围组织的摩擦和对肺脏的撞击，防止周围组织器官的感染或肿瘤病变侵犯心脏，减少外力对心脏的影响，防止心脏急性扩张和压力的迅速变化，使左右两侧心腔协调等。心包腔内的压力往往与胸膜腔内的压力一致，通常随呼吸在 $-50 \sim +50 \text{mmH}_2\text{O}$ 变动，可能对维持心脏的正常功能具有重要作用。

心包疾病有急性心包炎、心包积液、缩窄性心包炎和其他心包疾病等，种类繁多，除心包完全缺如和部分性缺损等系先天性畸形外，大多数心包疾病属于后天性病变。它们的病因和病理解剖复杂，临床表现隐匿，容易发生漏诊或误诊，但紧密结合临床和其他辅助检查，心包病变一般可明确诊断，超声心动图是十分重要的无创性诊断方法，可准确可靠地诊断各种心包疾病。

一般认为心包疾病的发病率较高，但实际发病率不详，既往以结核性心包炎多见，现在心包病变的病因和类型有所改变，心脏手术后、病毒感染等所致者相对增加。心包疾病的预后与病因、分类等有关，恶性病变所致者预后不良，而对一般心包疾病，目前往往有有效的治疗方法，预后相对良好。

第二节　心包炎和心包积液

心包炎与心包积液的关系非常密切，各种心包炎往往伴有心包积液，心包积液是心包炎最重要的表现之一，但心包炎并非必然有心包积液，少数心包炎仅有少量炎性纤维素性渗出物，没有明显的心包积液。同时，出现心包积液并不等于患有心包炎，心包膜在非炎症性心包积液的早期，并没有明显的炎性病理改变，但长期非炎症性心包积液最终将出现不同程度的心包膜炎性变化。两者在概念上有所差别，但实际上多数很难将心包积液与心包炎截然分开。

心包炎（pericarditis）指心包膜的各种炎症性病变，一般分为急性心包炎、慢性心包炎和缩窄性心包炎等，多数伴有心包积液（pericardial effusion），少数没有心

包积液。心包积液的急剧或大量增加将导致心脏压塞（cardiac tamponade）。心包炎的尸检检出率为 $2\% \sim 6\%$，以男性多见，成人多于儿童，但临床诊断为心包炎者只占住院患者的 0.1%，可见其临床表现多数不明显，容易被遗漏。

一、病因和分类

一般根据病程和病理变化分为急性、慢性和缩窄性心包炎等类型，各类心包炎又可根据其病因分类。

（一）急性心包炎

①特发性：可能与病毒感染有关；②感染性：病毒、结核杆菌等细菌、真菌、立克次体、寄生虫等感染所导致；③免疫性或全身性疾病性：系发生于风湿热、系统性红斑狼疮、硬皮病、类风湿、多发性动脉炎、混合性结缔组织病、心肌梗死后、心脏外科手术后综合征、黏液性水肿、淀粉样变、痛风等病变；④肿瘤性：心包的原发性或继发性肿瘤；⑤放射性；⑥创伤性；⑦胆固醇性、乳糜性、尿毒症性、药物性、出血性及心血管穿孔破裂等其他类型。

（二）慢性心包炎

慢性心包炎指心包炎的病程超过 6 个月者，多数伴有心包积液，容易发展成缩窄性心包炎。

（三）缩窄性心包炎

缩窄性心包炎（constrictive pericarditis）多数继发于各种急性或慢性心包炎，大多数患者在临床上或病理学上难以确定其原发病因。可确定病因者多数属于结核性，其他可见于特发性、病毒性、化脓性、放射性、心脏手术后、类风湿性、肿瘤性或尿毒症性等心包炎之后，少数继发于心包积血。心脏外科术后，大约有 0.2% 可发生缩窄性心包炎。

有的患者同时存在缩窄性心包炎和心包积液，形成心包积液-缩窄性心包炎的混合型，常见于特发性、放射性、肿瘤性和结核性心包炎患者。脏层心包各部位有不同程度的增厚、纤维化和钙化，多数以右侧心包缩窄病变明显，通常累及腔静脉入口处，但心包腔内仍有比较黏稠的心包积液，积液量不等，病理生理改变往往比

单纯缩窄性心包炎严重，即使穿刺引流清除心包积液也仍难以改善患者的血流动力学状态。随着心包积液逐渐减少和进一步纤维化，多数演变成典型的缩窄性心包炎。

（四）心包积液

积液可出现于整个心包，也可局限于心包的一部分，少数可同时有心包积气，甚至为单纯性心包积气。

心包积液按性质一般分为5类。①漏出液性：其蛋白含量低、细胞数量少、液体清澈，多见于心力衰竭；②渗出浆液性：其蛋白含量较高、细胞数量较多，心包积液较清澈或呈半透明状液体，较稀薄，呈胶冻状，见于大多数心包炎，细胞的类型多与病因有关；③脓性：心包积液呈脓液，有大量白细胞，多见于细菌性、病毒性心包炎；④乳糜性；⑤血性：多见于特发性、病毒性、结核性、创伤性、真菌性、放射性、尿毒症性和肿瘤性心包炎等。

二、病理解剖

（一）急性心包炎

心包膜呈急性炎症性病理改变，包括炎症细胞浸润、局部血管扩张、纤维素沉积等，炎症可同时累及附近的心肌组织，心肌组织受累比较明显、范围较广者称为心肌心包炎。受累部位心包膜表面通常有纤维蛋白渗出、纤维素沉积和粘连，表面布满由纤维蛋白、白细胞、少量内皮细胞所构成的渗出物，厚薄不等，多数呈不规则粗毛状外观，往往出现于心包炎早期或某些类型的心包炎，上述表现也可出现于附近的组织。

多数心包炎患者的心包腔内液体继续增加，心包积液量不等，最多时可达3000ml，液体的性质、类型和外观差别很大。渗出物和心包积液中炎症细胞的种类因炎症性质、病因等而异，一般以中性粒细胞或淋巴细胞等为主。

心包炎的病理解剖变化也因病因不同而有所差异。

病毒性心包炎：初期在心包膜小血管周围出现多核白细胞浸润，随后出现淋巴细胞浸润和心包腔内纤维素沉积，心包膜表面粗糙，呈暗红色。心包腔内的积液可呈浆液性、浆液纤维素性、脓性或血性，积液中一般以淋巴细胞为主。

结核性心包炎：初期出现心包膜弥漫性纤维素沉积、肉芽组织形成、炎症细胞浸润，开始以多核白细胞为主，随后以淋巴细胞、单核细胞和浆细胞为主。心包积液的形成一般比较缓慢，多数为血性，蛋白质丰富，积液量通常较多，但对血流动力学的影响往往较小，仅少数积液迅速增加者可出现心脏压塞。随着积液吸收，心包膜增厚，大量纤维素沉积和纤维组织增生、钙化，也可形成缩窄性心包炎。

化脓性心包炎：在心包腔内形成大量脓性积液，心包腔通常完全消失，最终可造成心包膜的严重粘连、增厚、钙化，多数将形成缩窄性心包炎，有时与附近组织形成广泛的粘连。

（二）缩窄性心包炎

心包膜严重机化、增厚、粘连、纤维化和钙化，形成坚硬的盔甲样瘢痕组织。心包膜常明显增厚，一般厚3～5mm，少数可达10mm以上。增厚的多数心包膜由透明样变性的结缔组织构成，有的可同时有肉芽组织等。心包腔往往消失，两层心包膜多完全融合，有的纤维瘢痕组织在心包腔内形成蜂窝状结构，蜂窝内有各种类型的积液。

病变可呈局限性或弥漫性，严重者甚至与胸壁、膈肌等周围组织广泛粘连。少数患者的心包内可形成条束状纤维组织瘢痕，对腔静脉入口等部位构成明显的缩窄或压迫。多数可累及心外膜下心肌，造成心肌萎缩等病变和心功能不全。心脏的大小通常正常，也可缩小。多数有明显的肝脏淤血、肿大，晚期可出现肝硬化。

（三）心包血肿

与心包炎、心包积液不同，局限性心包血肿多数见于心脏外科手术后、心脏破裂、创伤等。术后心包血肿往往见于右心房游离壁的前方和外侧，但也可见于其他部位。局限性心包血肿的大小不等，其内可全部为血液，也可有血凝块。较大的心包血肿可对附近组织构成压迫，造成有关心血管腔狭窄或闭塞。局限性心包血肿通常难以与局限性心包积液相鉴别，需参考病史、临床表现和其他辅助检查结果。

三、病理生理

急性心包炎时，没有心包积液者通常对血流动力学的影响不大，随着心包腔内液体量增加，心包腔内压力升高，可逐渐对血流动力学产生影响，其程度通常与积液量、积液增长速度、积液性质和心包病变等因素有关。

心包积液增加缓慢者，甚至液体量达到1000～2000ml，心包腔内压力仍可无明显升高，对血流动力学影响不是很明显，但积液量过多可引起心脏压塞。心包腔内液体迅速增加，积液量未超过150ml者心包腔内压力一般可有轻度升高，影响通常尚轻；但如超过150ml，心包腔内压力将迅速升高，可出现心脏压塞。心包积液增长的速度越快，积液量越多，对血流动力学的影响越大。

此外，心包液体的黏度高和（或）心包膜有肿瘤浸润、明显纤维化而僵硬者，在心包积液增加速度和积液量相同的条件下，也可导致心包腔内压力迅速升高，出现心脏压塞。

心包腔内压力迅速上升而发生急性心脏压塞时，心房和心室的舒张活动受到限制，使心室的舒张压升高，心室的舒张期充盈减少，心肌收缩力和心排血量降低，血压下降，体循环静脉和肺静脉压力升高，可导致严重的血流动力学障碍，影响重要脏器的血液灌注，可发生急性循环衰竭，甚至迅速危及生命。

在缩窄性心包炎患者，心包膜严重增厚、纤维化和钙化，加上纤维组织索条等对心脏大血管的缩窄压迫等，可严重影响心脏的舒张功能，体循环静脉和肺静脉回流受阻，所有心腔的舒张期充盈严重受限，舒张压升高，舒张期容量减少，心排血量降低。

呼吸所产生的胸腔内压力的周期性变化，不能通过心包传导到各个心腔，吸气时体循环大静脉和右心房压力并未降低，右心房回流血量也不增加，但吸气时心腔充盈和心排血量进一步降低，使周围动脉血压进一步下降，周围体循环静脉进一步充盈。

心排血量降低可引起代偿性水钠潴留，增加循环血量，升高周围静脉压。初期可能有助于维持心脏的舒张期充盈，但终将导致心排血量的进一步降低，出现心力衰竭。患者的心室收缩功能多数可保持正常，但病变严重者由于心肌受损、萎缩和冠状动脉受压迫造成心肌缺血等因素，心室的收缩功能也可出现异常，促进心力衰竭的发生。

四、临床表现

临床表现与病因、心包炎性质和程度等因素有关，差别很大，不少患者没有明显的表现或仅有病因引起的症状。心包积液急剧增加和心脏压塞者，临床症状多数比较明显。

（一）症状

急性心包炎患者可有发热、出汗、全身不适、体重减轻、食欲不振和乏力等，往往与基础病变或心包炎有关，急性化脓性心包炎者可有高热、寒战等。

心包炎最常见的症状是心前区疼痛，尤其急性患者，疼痛一般位于心前区、胸骨后或左侧胸前区、上腹部，可向颈部和肩部放射，咳嗽、吞咽、平卧、胸部活动时加剧，多数性质与心绞痛不同，少数可类似于心绞痛或跳痛，但持续时间长，可伴有胸闷、咳嗽、咳痰、呼吸困难等。严重者被迫采取坐位，身体前倾，呼吸快而费力。

心脏压塞通常伴有恶心、焦虑、谵妄，甚至发生休克和意识丧失等。慢性缩窄性心包炎者可有腹胀、下肢水肿等。

（二）体征

一般状况与病因、基础病变、心包炎类型等有关。心包摩擦音是纤维蛋白性心包炎的特异性体征，吸气时增强，以具有心房收缩期、心室收缩期和心室舒张早期的所谓三相性摩擦音最常见和典型，少数仅呈双相或单相，持续时间不等，多数随心包积液增加而减轻或消失。

心包积液较多或积液迅速增加者，可出现奇脉、颈静脉怒张、呼气时颈静脉扩张（Kussmaul 征）、肝脏肿大、肝颈静脉回流征、周围静脉压升高和淤血等。可有心动过速、血压和脉压差降低、心尖冲动减弱或消失、心脏浊音界扩大和心音遥远等体征。

除以上体征外，心脏压塞时往往出现面色苍白、发绀、明显的心动过速、血压下降、脉压差缩小和奇脉，晚期出现脉搏无力，甚至休克和精神障碍。慢性心包积液患者可有肝脏肿大和下肢水肿。

缩窄性心包炎患者可呈慢性病容、消瘦、肝脏肿大和搏动、周围静脉压明显增高、奇脉、明显的 Kussmaul 征，可出现第二心音分裂和心包叩击音。多数可观察到收缩期心尖部向内回缩，心脏搏动弥散。除非合并其他心血管病变，心脏杂音一般不常见，有时可出现类似于房室瓣狭窄、关闭不全的体征。

五、辅助检查

（一）心电图检查

80%～90% 的急性心包炎者可有广泛的 ST 段抬高，凹面向下，以 I、II 和胸部侧壁导联明显，QRS 波群多数无明显变化，有的可出现 T 波倒置和 PR 段压低，通常不同于缺血性病变的 QRS 波群和 ST-T 改变。其余患者可有非特异性 ST-T 改变，包括 ST 段抬高和 T 波降低、低平或倒置等，也可有 QRS 波群低电压和电交替等，但多数对诊断帮助不大。一般有窦性心动过速和各种心律失常，尤其是房性心律失常。有的缩窄性心包炎患者可出现类似于心肌梗死的心电图图形，少数有右心室肥厚和心电轴右偏等。

（二）胸部影像学检查

没有明显心包积液者，多数胸部 X 线片没有异常表现。心包积液者心脏影增大，呈烧瓶形或球形，边缘较明确，肺部血管影通常无异常。伴积水者肋膈角变钝或模糊，多数见于左侧胸腔，与心力衰竭时通常发生右侧胸水不同。采用不同体位进行胸部 X 线检查，对诊断心包积液很有意义。急性心脏压塞者心脏影多数无明显增大，除非心脏压塞系发生于大量心包积液基础上。缩窄性心包炎者有时可检出心包钙化。CT 对心包增厚有较大的诊断价值。

（三）心导管检查

一般较少采用心导管检查，但有一定的帮助，可监测中心静脉、右心房、右心室、肺动脉压力，以及肺动脉嵌压和心排血量等血流动力学指标。在心脏压塞者，舒张期心包腔内的压力一般与中心静脉压、左右心房压、左右心室压、肺动脉楔压等相等。伴左心功能不全者，舒张期左心房压、左心室压和肺动脉嵌压通常高于右侧心腔，但右侧房室的舒张压仍与心包腔内压力相等。体循环动脉压多数降低，脉压差缩小，周围血管阻力增加，心搏出量和心排血量均可降低。

（四）实验室检查

急性心包炎者可有血液白细胞增加、血沉加快等表现，其他实验室检查结果往往与原发病因有关。长期心包积液或缩窄性心包炎者，肝脏功能可出现异常。

心包穿刺检查心包积液，对确定心包积液性质、心包炎病因等具有很重要的作用，同时心包穿刺抽取心包液和（或）引流，也是处理急性心脏压塞、改善患者血流动力学状态的必要方法。

心包穿刺一般采用胸骨旁左侧或剑突下途径，超声引导下穿刺通常采用胸骨旁左侧第5、6肋间。患者可采取坐位、半卧位或左侧卧位，用超声引导时多数取坐位或半卧位以便于操作和减轻患者的症状。

穿刺术野按常规消毒、铺单、局麻之后，可采用较长的套管针或心包穿刺针穿刺，采用套管针进行心包穿刺的操作方法简便，成功率高，安全可靠，值得推广。穿刺针进入心包腔时，固定穿刺针或将外套管继续向前推入心包腔内，固定套管，拔除针芯，用注射器抽吸。如需持续引流，可按经皮穿刺术插入较合适的导管。

所取得的心包液、活检病理材料等应尽量保留，以进行各种常规和特殊检查，包括病理检查和细菌培养等。

第三节 其他心包疾病

一、先天性心包缺如

1559年对心包缺如已有解剖学方面的研究和描述，但直到1959年才真正在患者的生前得到确诊。心包缺如（absence of the pericardium）是心包缺损（pericardial defect）的一种类型，病因不明，可有家族性倾向，超声心动图对诊断具有重要的作用。

Moore将先天性心包缺损分为3种：①心脏和肺脏共处于一个浆膜腔者，约占60%；②心包与左侧胸膜腔之间有缺损相通者，约占21%；③心包缺如，约占19%，分为完全性和部分性两种。

心包缺损以男性多见，男女之比约为3∶1，其中约1/3的患者可合并房间隔缺损、二瓣化主动脉瓣、二尖瓣狭窄、三尖瓣关闭不全、法洛四联症、动脉导管未闭等其他心血管畸形，以及肝脏畸形、支气管囊肿等心外病变，也可合并胸膜腔、腹膜腔和肾脏等畸形。

（一）完全性心包缺如

完全性心包缺如罕见，尸检检出率仅为0.001%～0.002%，多数与其他先天性心脏病并存。一般没有明显的症状，偶有胸部不适和心悸。体检可有第二心音宽分裂，心尖冲动增强并向左下方移位，胸骨左上缘有收缩期杂音等体征。

心电图可出现心电轴右偏、不完全性右束支传导阻滞、顺钟向转位和右侧胸前导联的P波高尖等。胸部后前位X线片可显示心脏影明显向左侧偏移，气管仍处于正中位，主肺动脉突出，主肺动脉与主动脉之间或左侧膈肌与心脏下缘之间可出现部分肺组织影，有时类似舌状。以往为了明确诊断，曾采用左侧人工气胸后进行X线检查，但目前超声心动图检查准确可靠，已无此必要。不伴其他心血管畸形者，心导管检查多数没有阳性表现，一般无须采用此检查。

（二）部分性心包缺如

部分性心包缺如几乎都发生于左侧心包，缺如的范围大小不等，通常累及全部左侧心包，少数累及部分左侧心包，右侧心包缺如者罕见。有的患者没有症状，有的有胸部感染病史等。左心耳、左心房甚至左心室从心包缺损部位呈疝样突出者，可出现胸部不适、心绞痛、呼吸困难、晕厥，甚至猝死。

X线胸片一般没有特异性表现，有的显示心脏影向左移位，主肺动脉段突出或左侧上部心缘较明显，类似于肺动脉扩张。左心房等组织结构经缺如部位呈疝样突出时，可出现类似于肿瘤的表现，心血管造影通常可明确诊断。CT、心血池扫描和磁共振等检查，对诊断心包缺如有一定的帮助。

笔者曾在1997年遇到一例12岁男性患者，其左心房壁呈瘤样扩张突出，当时在瘤腔内未观察到附壁血栓形成，由于经济原因未进一步检查。随后的10年间，患者曾反复出现动脉血栓栓塞，于2007年初又来检查。在本次检查中，后前位和侧位X线胸片显示心影奇特，在左上心缘相当于左心房部位呈馒头样突出，超声心动图检查见心包缺如。

二、心包囊肿和心包憩室

（一）心包囊肿

心包囊肿（pericardial cyst）通常为胚腔性囊肿，属于胸腔内良性占位性病变之一，发病率约为 0.001%，约占所有纵隔肿物的 7%，但也有人认为并非罕见。

心包囊肿可出现于心包的任何部位，多数发生于右侧下部心膈角（约 70%），少数发生于左侧下部心膈角或心底部（10%～40%），极少数可靠近上纵隔、肺门和左侧心缘等部位。一般为单房性，有时可在不同部位出现多个囊肿，内部充满透明的液体，大小不等，多数呈半圆形、卵圆形或不规则形，可随体位变化而异。类似的良性囊性病变有心包内支气管囊肿、心包内良性畸胎瘤等，一般可进行鉴别。

心包囊肿一般不引起临床症状，有时可出现胸闷、胸痛、咳嗽、心悸、气短等。通常无明显体征，多数系在胸部 X 线检查时意外发现，一般显示为心膈角圆形的肿块，边缘清楚，有时与血管瘤、血管畸形、心包肿瘤和纵隔囊肿等相似。CT 检查可清晰显示心包囊肿，诊断性穿刺可吸出囊肿液，超声心动图可准确诊断。

（二）心包憩室

心包憩室与心包囊肿类似，两者内部均可含有透明液体，容量不等，最多可达 1000ml，多数没有明显的症状和体征，通常系胸部 X 线检查时偶尔发现，显示为心脏周围或纵隔的占位性病变。

心包憩室有时被称为假性囊肿（pseudocyst），但两者实际上属于不同的病变。大多数心包囊肿与心包腔不相通，附着于心包上，有时与心壁、心包膜间有疏松的结缔组织连接，多数属于先天性病变，仅少数系继发于心包血肿、肿瘤或寄生虫，但其囊肿内容物与先天性者不同。

心包憩室（pericardial diverticula）多数为后天性病变，一般与心包腔直接相通。超声心动图和 CT 检查是鉴别心包囊肿和心包憩室的主要方法。

三、心包肿瘤

心包肿瘤的种类很多，大多数为继发性肿瘤。尸检发现，5%～15% 的恶性肿瘤患者有心包转移，几乎所有脏器的恶性肿瘤均可转移到心包，尤其是肺癌、乳腺癌、恶性淋巴瘤和白血病等。

心包的原发性肿瘤有纤维瘤、纤维肉瘤、神经纤维瘤、横纹肌瘤、间皮瘤、淋巴管瘤、脂肪瘤、脂肪肉瘤、畸胎瘤、胸腺瘤、血管瘤、平滑肌瘤、神经瘤等，多数为实质性单个或多个占位性团块。

心包肿瘤可产生心包积液，心包肿瘤是中等和大量心包积液最常见的病因之一，没有明确病因的大量心包积液，往往提示有心包肿瘤的可能性。部分患者心包积液的黏度高，心包膜受肿瘤浸润而僵硬，顺应性降低，可出现心脏压塞。心包肿瘤也可压迫附近组织，造成局部心血管腔狭窄甚至闭塞。

心包肿瘤的主要临床表现类似于心包积液或心包炎，尤其是单纯性心包积液、心包积液–缩窄性心包炎或缩窄性心包炎等。

第四节　超声心动图检查

超声心动图对诊断心包疾病有很大的帮助，尤其是心包积液，通常可明确诊断，而且诊断准确率很高，如对心包积液部位和积液量的确定，心包积液与扩张型心肌病等巨大心脏的鉴别，心包腔内占位性病变等的确定，均具有十分重要的价值。

同时超声有助于选择穿刺部位和引导心包穿刺操作，提高心包穿刺的成功率和安全性，但在急症情况下应进行床旁检查，不宜因过分等待本检查而延误处理。

心血管超声可用于随访观察，多数可对心包疾病的发展和预后进行比较客观的评价，对诊断和处理均有重要意义。

超声对心包疾病的诊断具有十分重要的价值，但对心包积液的性质、病因等往往缺乏特异性表现，需要紧密结合临床和其他辅助检查。此外，在检查中需要注意仔细观察，紧密结合临床资料，避免出现心包疾病的假阳性或假阴性诊断，比如将局限性心包积液与畸形引流的肺静脉、扩大的冠状静脉窦或其他具有液性暗区的心血管结构等相混淆，尤其是缩窄性心包炎与限制型心肌病之间的鉴别。

一、缩窄性心包炎

（一）M 型超声心动图

M 型超声心动图对缩窄性心包炎多数无特异性，但可以检出缩窄性心包炎所引起的继发性改变，如从主动脉波群和三尖瓣波群，可检出双心房增大及心包明显增厚；从左心室波群可以观察到左心室后壁部位的心包膜增厚，回声增强，舒张期舒张速率加快，表明左心室舒张受限（图 55-1）。由于心室舒张受到限制，右心室舒张中期压力升高，肺动脉瓣一般在心电图 P 波之前提前开放。

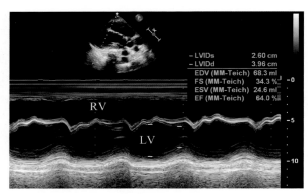

图 55-1　缩窄性心包炎 M 型左心室波群
左室后壁增厚，回声增强，舒张运动受限，室间隔运动形态异常

（二）二维超声心动图

二维超声心动图能比较直观地显示本病的病理解剖

改变。从四腔心断面观察可显示双心房明显扩大，双心室相对缩小，心包膜明显增厚，尤其以房室瓣环部位为著。从剑突下四腔心断面观察，可清晰显示心包膜增厚、回声增强的程度，心室舒张和收缩均受到限制，室壁运动受限。左心室长轴和大动脉短轴断面均可显示左心房增大。在部分患者，可观察到包裹性心包积液，有的呈小房状，心包积液内往往有较多的絮状物或纤维条索状物，有的可出现较多的沉积物样表现。

部分患者的心包可出现钙化，心包腔内仍可有积液，或积液消失，两层心内膜可增厚、粘连，超声显示钙化部位心包的回声明显增强，少数可显示整个心包回声均增强，形成整个心脏外层的强回声区（图 55-2）。

由于心房排血受阻，上、下腔静脉和肺静脉内径均明显增宽，并且与呼吸没有明显的关系。

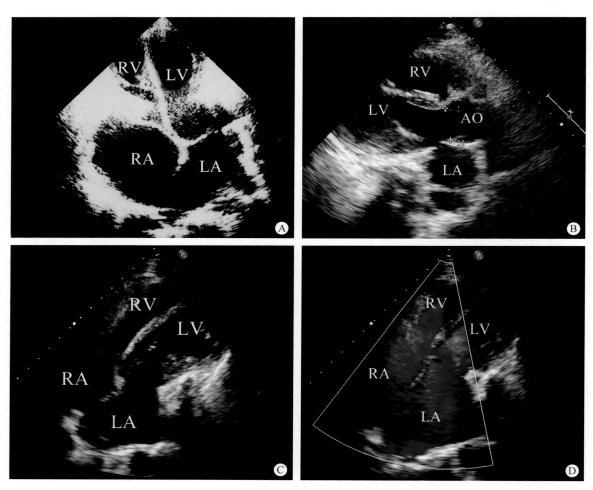

图 55-2　缩窄性心包炎二维及彩色多普勒超声心动图
双心房增大，心包回声增强，以房室瓣环部位为著，房室瓣环呈三角状，导致瓣环及心室舒张受限。A. 心尖四腔心断面；B. 左心室长轴断面；C. 四腔心断面；
D. 彩色多普勒四腔心断面

（三）多普勒超声心动图

彩色多普勒超声通常无特异性表现，脉冲多普勒

超声可显示房室瓣口及上、下腔静脉和肺静脉的血流速度轻度加快。脉冲多普勒检查，在心脏各瓣口可出现特征性血流频谱，即二尖瓣口舒张期充盈受限，

舒张早期血流速度加快，晚期减慢，E峰与A峰的比值发生改变，E/A值明显增大，吸气时左心室等容舒张期延长，峰值流速减慢。肝静脉的血流频谱呈"W"形。

本病应注意与限制型心肌病相鉴别。多数限制型心肌病患者为全心扩大，但以心室扩大为著，心室壁可肥厚，但无心包增厚、回声增强等表现。此外，左心室等容舒张期时间和二尖瓣E波速率基本不受呼吸影响，二尖瓣和三尖瓣减速时间明显缩短、A波降低等，可供鉴别时参考。

二、心包积液

（一）M型超声心动图

M型超声心动图可对本病进行明确的诊断，并可估测心包积液量。从左心室体部向心尖部扫描时，可观察到右心室前壁及左心室后壁的心包腔内出现液性暗区（图55-3），但向主动脉波群方向扫描时，仅主动脉前壁的右室流出道部位的心包腔内出现液性暗区，但左心房后壁部位不应出现液性暗区。

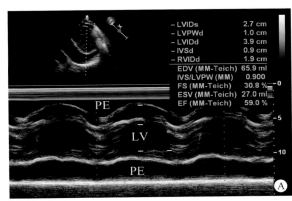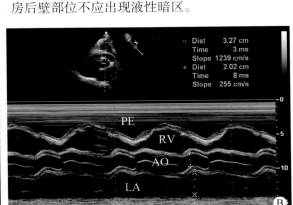

图 55-3 心包积液 M 型超声心动图

A.心室波群：右心室前壁及左心室后壁均可显示液性暗区，呈中至大量心包积液；B.主动脉波群：主动脉前壁右室流出道部位出现液性暗区

（二）二维超声心动图

二维超声心动图是检出本病的最佳方法。从左心室长轴断面，可观察到左心室下壁及右心室前壁心包腔内的液性暗区，如继续向心尖方向扫描，则可观察到整个心尖部周围的心包积液。从左心室短轴断面观察，可显示左心室不同水平及部位的心包积液，心包积液可出现于心室前壁、下壁及侧壁等部位的心包内。

通过超声观察，可半定量测定心包积液量，胸壁与心壁之间液性暗区的宽度基本可反映积液量的多少。但应注意，心包积液可呈不均匀分布，同时还与积液性质、部位及患者体位等有关，相同量的心包积液，在不同部位的胸壁与心壁之间，可出现不同宽度的液性暗区，故在估计心包积液量时应综合考虑。

心包积液量较少（<100ml）时，积液可仅局限于左心室后壁的后方、房室瓣环远端，而在心脏的前方、侧位和心尖部通常没有液性暗区，检查时需要仔细调整仪器的增益以免漏诊。

在左心室后壁后方出现较宽的液性暗区，同时出现于侧位、心尖部和前方时，通常提示为中等量心包积液（100～500ml）。

大量心包积液（>500ml）时，积液虽然主要集中于左心室后壁后方，但在其他部位也出现明显的液性暗区。大量心包积液时，整个心脏可在心包腔内明显摆动，往往同时出现前后方向和左右方向的运动，包括心脏沿长轴的扭动。

一般而言，如果左心室后壁的液性暗区达到30mm，应诊断为心脏压塞，但心脏压塞并非均与心包积液总量有关，部分心脏压塞系心包内积液量在短期内明显增加所致，其心包积液总量不一定很多。

心尖四腔心断面可清晰显示整个心包腔内有无积液和积液量的多少。在多数大量心包积液患者的心包液体内，可出现许多呈漂浮状的纤维素样回声。通常心包积液病史较长的患者，心包积液较难吸收，心包往往出现增厚、粘连（图55-4）。

心包积液通常不容易与胸腔积液相混淆，一般可进行鉴别，但有时两者可同时存在。心脏周围的结缔组织或心包脂肪组织，可形成类似于心包积液的表现，尤其是在少量积液时在心脏前方出现无回声区，应注意区别。

超声通常只能对心包积液的性质提供间接征象，浆液性心包积液的液性暗区多数较均匀一致，随体位变化明显；而纤维素性或脓性积液，在液性暗区内通常可出现纤维素条索或絮状回声，甚至形成小房状，心包膜可增厚、回声增强。血性心包积液，通常在心包腔内出现回声较淡的血块状回声，患者常有外伤史，应注意与一般的心包积液相鉴别。超声对心包积液的病因诊断通常没有明显的帮助，但有时可检查肿瘤等占位性病变。

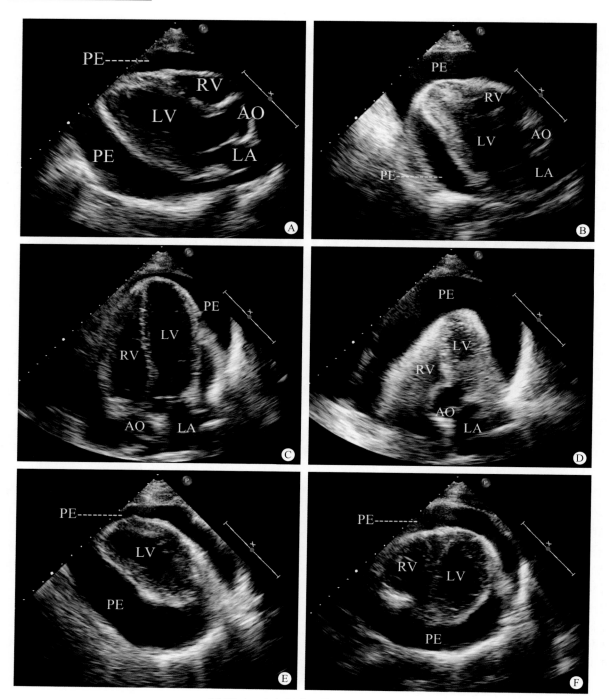

图 55-4 心包积液二维超声心动图

显示各心包腔内均出现液性暗区，但以左心室后壁、侧壁及右心室前壁居多，呈中至大量积液。A. 左心室长轴断面；B. 左心室长轴心尖断面；C. 四腔心断面；D. 四腔心心尖水平断面；E. 左心室心尖断面；F. 心室短轴断面

对大量心包积液患者，因两侧心室受挤压，往往不能准确测量其心功能，甚至影响对心血管形态结构的观察。

（三）经食管超声心动图

TEE 检查对多数心包积液患者属于禁忌的，尤其是大量心包积液患者。同时，TEE 显示的左右心室均在图像的远场，心包往往显示不佳，对心包疾病的诊断并无优越性，故一般很少采用。

（四）其他病变

1. 心包腔内纤维索条 在纤维素性心包炎患者，心包腔内有纤维索条形成，通常连接于壁层心包与脏层心包之间，超声图像上显示为粗细不等的多条线状或条索样回声，多数连接于脏层与壁层心包之间，似将心包腔分隔成多个小房。有时条索状物并不完全连接心包腔的两端，一端可游离于心包液内，随着心脏运动而在心包腔内移动。有纤维索条者，心包腔内液体通常不随体位改变而移动。检查中需要与心包腔以外的类似结构相鉴别，如较大的心包腔外炎症性肺囊肿等。

2. 心包增厚和粘连 慢性心包炎可造成两层心包增厚、粘连、纤维化，在超声图像上显示为心脏的外表面有两层增厚的心包膜，但通常两层心包膜仍然分开，随着粘连加重，两层之间的间隔逐渐缩小甚至消失，回声逐渐增强，尤其是两层心包膜通常呈平行运动。

十分致密的纤维组织有时在超声上难以与心包钙化相鉴别，均显示为回声增强，有时两者可同时存在，通常均是缩窄性心包炎的征象。通过胸部 X 线检查通常可将两者鉴别。

3. 局限性心包积液 有时心包积液局限于心包局部，难以检出，但由于局限性心包积液的诊断对处理有重要意义，故在检查中需从不同断面对心包各部位进行仔细观察。同时，也必须与其他含有液体的心包病变或心包附近的结构进行鉴别，包括各种囊肿、降主动脉、肺静脉和扩大的冠状静脉窦等心血管结构。

4. 心包积液 – 缩窄性心包炎的混合型 目前尚无超声的特征性表现，可兼有心包积液和缩窄性心包炎的表现。

5. 心包血肿 超声表现因其内部情况而异，可显示为单纯的无回声区，也可显示有部分血凝块，甚至完全为血凝块构成的回声较强的团块，附近组织结构多数发生形态改变。当局部血肿内大多数为血凝块时，有时难以与局部心腔内附壁血栓形成相鉴别，尤其是心房内附壁血栓，需要仔细观察心壁的部位，并结合临床资料等鉴别。

（五）超声心动图在心包穿刺引流中的作用

在心包穿刺过程中，可采用超声监测引导，通过观察心包积液液性暗区的相对位置，确定穿刺部位、穿刺针方向和穿刺深度，并可在穿刺中观察和调整穿刺针方向和深度，有利于提高穿刺的安全性和可靠性，提高成功率，减少并发症发生率。

心包穿刺的部位，一般可选择在心包积液最靠近探头处，心包积液与胸壁之间没有其他组织结构，以免损伤肺等脏器，因此心尖部或胸骨旁左侧第 5、6 肋间通常是最佳部位，必要时也可采用其他部位，甚至胸后壁。

对局限性心包积液，有时需通过多个部位超声检查，以确定最佳穿刺部位，可在超声引导下实施穿刺，或在穿刺前采用超声确定穿刺部位、穿刺针方向。

在穿刺引流术中，超声可反复进行观察，确定心包积液和穿刺针的情况，适当进行调整；必要时，可从穿刺针或心包腔内引流导管注入少量声学造影剂，确定心包腔、穿刺针或引流导管的位置及其与心脏结构之间的关系，往往有十分重要的作用。

穿刺后或在心包腔导管持续引流观察中，通常需反复监测心包积液的变化情况、穿刺的并发症和心包腔内导管的位置等，以便及时处理。

三、心包缺如

本病罕见，M 型超声心动图通常对本病的诊断无重要帮助。

二维超声心动图对本病的诊断也有一定的困难，但通过各个断面的认真扫查，可以检出无心包回声的具体部位，即为心包缺如。在检查过程中，如发现局部室壁运动明显增强，心室局部向外膨出，心脏扩大，应考虑本病的可能性。有的局部心包缺如可形成心包疝。与经胸超声心动图相比，剑突下各个断面观察心包一般更为清晰。

笔者在 1997 年遇到的一位 12 岁男性患者，在 2007 年初再次检查超声心动图时，显示左心房、左心室内径明显增大，在左心房侧壁可见向外膨出的瘤样改变。在常规左心室长轴及大动脉短轴断面未能探及上述瘤样结构，经改变探头方向，显示扩张的瘤样物与左心房侧壁相通，瘤体内可探及大量附壁血栓；在左心室侧壁未能探及明确的心包回声，局部心肌回声不均匀，发育不良。采用彩色多普勒观察时，显示左心房有血液通过交通口（箭头所示）进入膨出的瘤体内（图 55-5）。

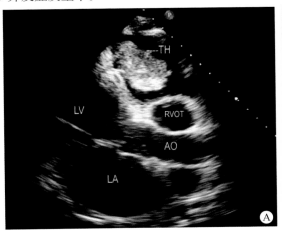

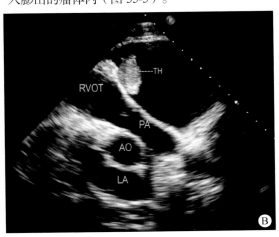

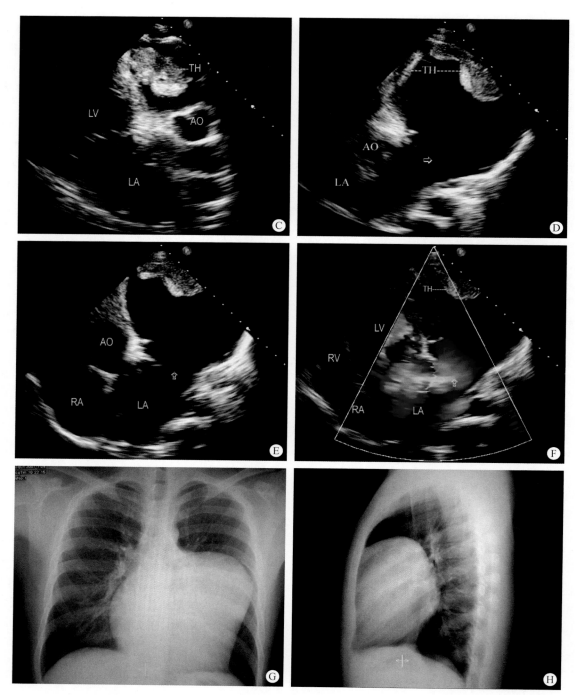

图 55-5 左心房房壁瘤

显示左心房、左心室内径增大，左心房侧壁近心耳部位可见向外膨出的瘤样改变。于常规的左心室长轴及大动脉短轴断面未能探及，但通过改变探头扫描的方向，非标准的左心室长轴及大动脉短轴断面可显示扩张的瘤样物与左心房侧壁相通，扩张的瘤体内可探及大量附壁血栓，左心室侧壁未能探及明确的心包回声，局部心肌回声不均匀，发育不良；彩色多普勒观察时，于四腔心断面可显示左心房的血液通过交通口（箭头所示）进入膨出的瘤体内。X 线胸片显示心影奇特，左上心缘相当于左心房部位呈馒头样突出。A. 左心室长轴断面；B. 大动脉短轴断面；C. 类大动脉短轴断面；D 和 E. 大动脉短轴断面；F. 彩色多普勒四腔心断面；G. X 线平片后前位；H. X 线平片侧位

四、心包肿瘤

（一）左侧心包腔内肿瘤

虽然左侧心包腔内占位性病变较右侧心包腔内占位性病变发病率低，但左侧心包腔内占位性病变多发于左侧房室瓣环部位，而且瘤体通常较大，致房室瓣环受到挤压，部分患者由于瘤体的挤压，左心室舒张受限，通常瘤体无蒂、无活动性，而且密度较高（图 55-6 ～图 55-8）。

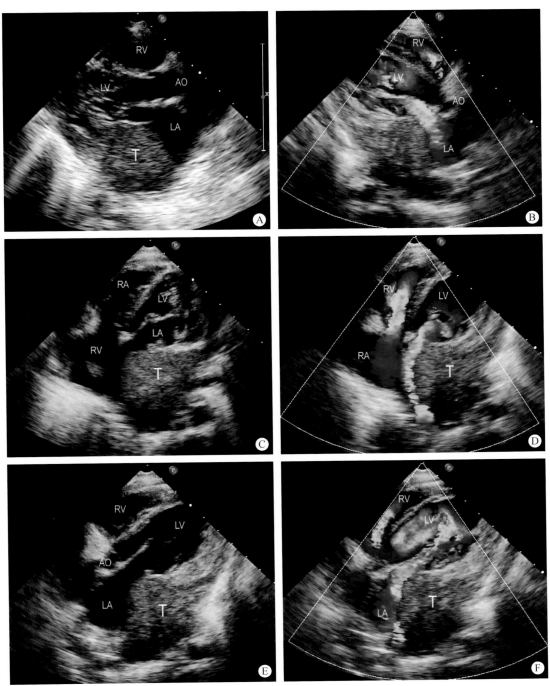

图 55-6　左侧房室瓣环部位心包腔内占位性病变二维及彩色多普勒超声心动图

左侧房室瓣环部位的心包腔内可探及异常团块状物，回声较致密，无蒂、无活动性，致二尖瓣环的外侧部受到挤压，左心房室有效腔径减小，瓣环径变窄，左室流入道出现梗阻现象，彩色多普勒超声观察时，通过二尖瓣口的血流出现加速现象。

A. 左心室长轴断面；B. 彩色多普勒左心室长轴断面；C. 四腔心断面；D. 彩色多普勒四腔心断面；E. 五腔心断面；F. 彩色多普勒五腔心断面

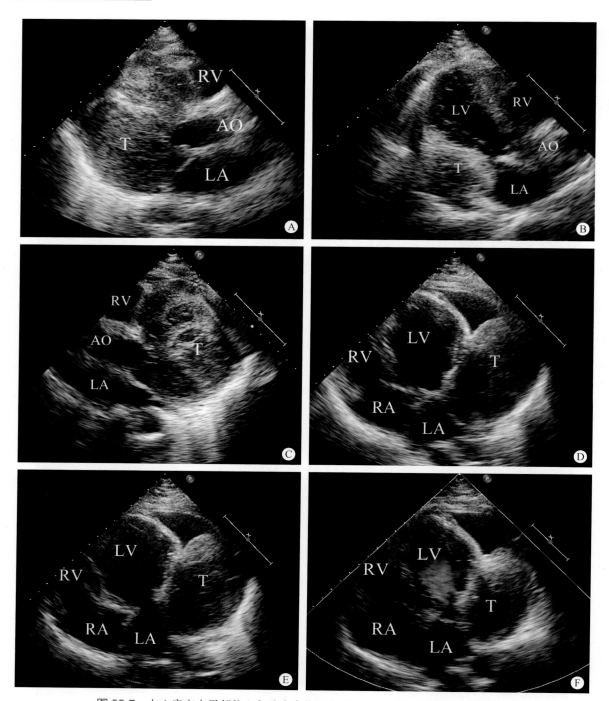

图 55-7　左心房室交界部位心包腔内占位性病变二维及彩色多普勒超声心动图

左侧房室瓣环部位的心包腔内出现肿瘤，致左心房明显受压，瘤体呈椭圆形，边缘较清晰，无蒂、无活动性，由于肿瘤挤压房室瓣环，舒张期通过二尖瓣口的血流量明显减少。A. 左心室长轴断面；B. 左心室心尖长轴断面；C. 主动脉 – 左心室心尖部长轴断面；D 和 E. 四腔心断面；F. 彩色多普勒四腔心断面

（二）右侧心包腔内肿瘤

心包原发性肿瘤多发生于右侧心室壁及房室瓣交界部位，致右心室有效心腔径明显减小，呈缝隙状改变。

如果发生于房室瓣环部位，则左心房腔径由于受到压迫也可变小。部分患者还可同时出现心包积液。通常瘤体无蒂、无活动性，而且致密度高、回声强。

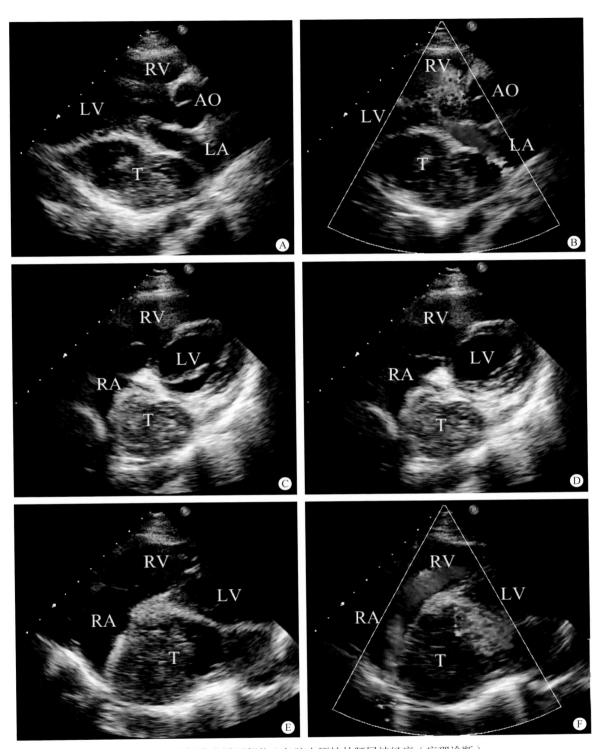

图 55-8 左侧房室瓣环部位心包腔内原始外胚层神经瘤（病理诊断）

左心房室瓣交界部位的心包腔内出现占位性病变，致房室瓣环受到挤压，二尖瓣环径明显减小，并影响部分左心房及左心室的腔径，舒张期左心房血流通过房室瓣口时，血流量明显减小，瘤体回声不均匀，并呈不规则状态，部分瘤体出现无回声区域。患者的病理解剖结果为：心包腔内原始外胚层神经瘤，经两次手术切除后，于 2006 年 4 月再次复查超声时，于左侧房室瓣环部位及左心室后壁心包腔内探及大小约 84mm×52mm 的异常肿物样回声，肿瘤内有两块大小约 47mm×35mm 及 22mm×24mm 的实性组织，其余为液性部分。A. 左心室长轴断面；B. 彩色多普勒左心室长轴断面；C. 舒张期类四腔心断面；D. 收缩期类四腔心断面；E. 四腔心断面；F. 彩色多普勒四腔心断面

在检查过程中，如果发现房室瓣环部位的心包回声增强，心室舒张受限，心室受压，形态发生改变，应注意心包腔内有无异常回声，大部分心包肿瘤有较完整的包膜，瘤体回声均匀，瘤体内可出现液性暗区部分（图 55-9 和图 55-10）。

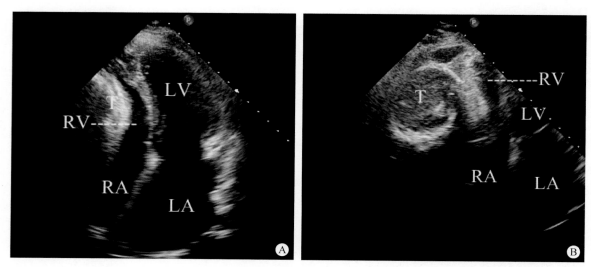

图 55-9　右侧心包腔内占位性病变

A.四腔心断面：右心室形态异常，呈缝隙状改变，有效心腔径减小，呈受压状，右心室中部心包回声增强，腔内似出现异常团块状物；

B.四腔心断面：通过调整探头的扫描方向，显示右心室心包腔内有团块状物，回声均匀，无蒂、无活动性，包膜完整

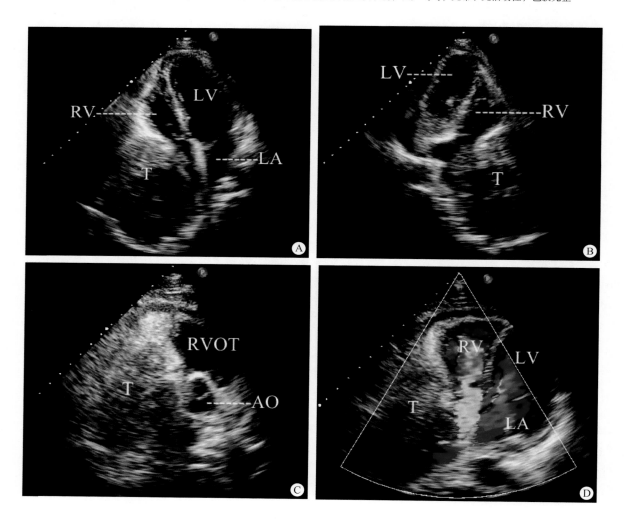

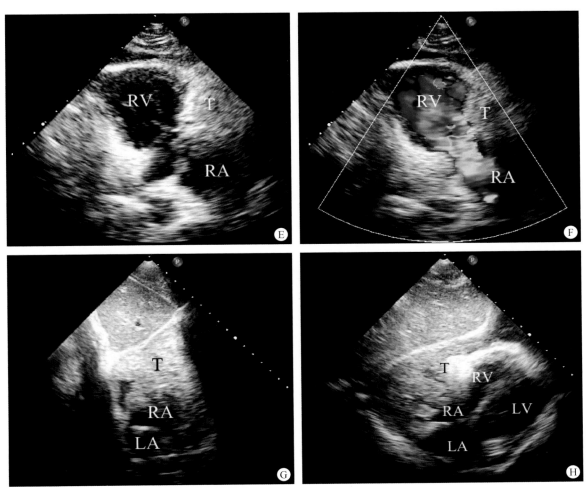

图 55-10 右侧心包腔内肿瘤二维及彩色多普勒超声心动图

右侧房室瓣环部位受挤压,呈角状,四腔心断面显示右侧房室瓣环部位的心包腔内出现占位性瘤体,瘤体较大,呈不规则状,回声强度不均匀,无蒂、无活动性,并致心包增厚。A.四腔心断面;B.双心室断面;C.大动脉短轴断面;D.彩色多普勒四腔心断面;E.右室流入道断面;F.彩色多普勒右室流入道断面;G.剑突下双心房断面;H.剑突下四腔心断面

二维超声心动图是检出本病的主要方法,尤以剑突下各个断面为佳,其中剑突下四腔心断面可显示位于右心室肋膈角部位心包内的各种肿物。

在检查的过程中,如发现房室瓣环部位舒张受限,心房及心室形态异常,心腔内径减小,应高度警惕心包腔内占位性病变或缩窄性心包炎的可能性。心包腔内的占位性病变,通常瘤体的基底部较宽,形态多不规则。有的肿瘤呈多发性,还可引起大量的心包积液。

心包腔内占位性病变一般以心包囊肿多见,多数呈椭圆形,边缘规则,中心部位呈无回声区域,而心包内肿瘤通常为实体性。较大的心包囊肿或心脏肿瘤可压迫附近心室,使局部心腔内径变小,但受挤压的程度较轻(图 55-11)。极少数患者还可在心包腔内探及蜂窝状的囊性改变,使心尖部受压。心包的继发性肿瘤比较多见,详见第六十一章。

五、鉴别诊断

在检查的过程中,缩窄性心包炎应注意与限制型心肌病相鉴别,两者的鉴别有一定的难度,应注意结合临床及其他影像学检查方法。

(1)限制型心肌病患者的双心房明显增大,心室舒张受限,室壁运动幅度减小,但心包膜不增厚;而在缩窄性心包炎患者,虽然双心房也增大,心室舒张明显受限,但心包明显增厚,尤以房室交界部位的心包增厚为著。

缩窄性心包炎在检查时,其表现为心房扩大,心室解剖形态异常,房室瓣环成角,心包回声增强,以房室瓣环部位为著,房室瓣环部位的解剖形态异常,呈角状。由于心包舒张受限,右心房压增高,下腔静脉出现扩张,

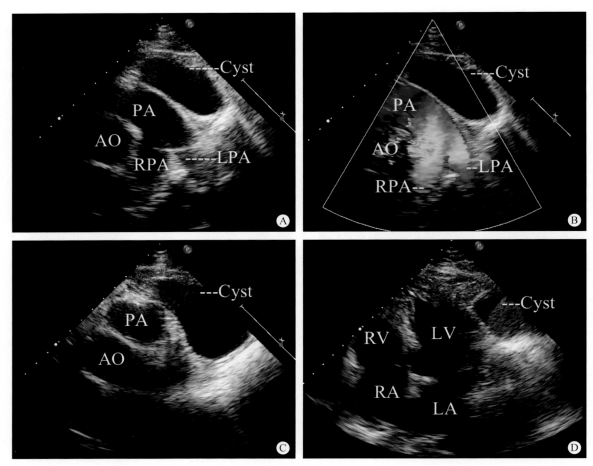

图 55-11　左侧心包腔内囊状物二维及彩色多普勒超声心动图

左心室外侧缘的心包腔内出现囊状物，包膜完整，内为无回声区域。A. 大动脉短轴断面；B. 彩色多普勒大动脉短轴断面；C. 双动脉短轴断面；
D. 四腔心断面

吸气萎陷率减小，通常＜50%。由于心包增厚、粘连，脏层和壁层心包在心动周期中运动相对减小，并导致室壁运动异常。超声心动图检查对于两者的鉴别诊断，对经验不足者而言也存在很大的难度。

缩窄性心包炎主要需与限制型心肌病相鉴别。限制型心肌病虽然也表现为心房扩大，但无心包增厚、回声增强等现象，舒张期二尖瓣的峰值血流速度受呼吸影响较小，组织多普勒可发现舒张早期房室瓣环运动速度明显减低。

（2）心包肿瘤以继发性恶性肿瘤多见，但超声无法做出定性诊断，原发性肿瘤有间皮瘤、畸胎瘤、脂肪瘤等，单纯超声心动图检查往往难以明确肿瘤的性质，观察肿瘤大小、浸润情况，对心脏大血管的压迫影响等。无明确病因的大量心包积液，尤其是血性积液，往往提示有心包肿瘤的可能。

心包占位性病变和心包增厚时，还需与心包部位的正常脂肪垫组织相鉴别，尤其是当脂肪垫较厚且合并少量心包积液时，脂肪垫通常回声较低，附着于脏层心包，

与壁层心包无粘连，心脏运动时易变形，不会影响脏层和壁层心包的相对运动。心包占位则通常呈圆形或椭圆形，与扁平的脂肪垫组织不同，占位感比较明显。

（3）大量心包积液还需要与胸腔积液相鉴别，心包积液缓慢发病时，积液量可能非常大，而且积液内亦可出现纤维状组织，经验不足者易误诊为胸腔积液，鉴别时需注意其液性暗区中没有压缩的肺组织，且通常为围绕心脏周围，如右心室侧的心包粘连，心脏可与液性暗区的一侧相贴。

心包疾病主要可对心脏运动和其内血流产生压迫限制，故观察心包病变时，需特别注意病变对心脏的收缩与舒张运动的限制。少至中量的心包积液，急性发病者即影响心脏的充盈量，出现心脏压塞现象，而发病缓慢的患者，由于心脏和心包已适应缓慢出现积液的状态，在积液中至大量时仍可无明显症状，所以观察心包积液对心脏的压迫及右心房塌陷状态尤为重要。

（熊鉴然　刘延玲）

参 考 文 献

Bava GL, et al. 1998. Complicated pericardial cyst: atypical anatomy and clinical course. Clin Cardiol, 21: 862-864

Callahan JA, et al. 1985. Two-dimensional echocardiographically guided pericardiocentesis: experience in 117 consecutive patients. Am J Cardiol, 55: 476

Campbell PT, et al. 1995. Cytomegalovirus pericarditis: a case series and review of the literature. Am J Med Sci, 309: 229-234

Chandraratna PA, et al. 1984. Uses and limitations of echocardiography in the evaluation of pericardial disease. Echocardiography, 1: 55

Chiariello M, et al. 1984. Congenital absence of the pericardium associated with atrial septal defect and sick sinus syndrome. Int J Cardiol, 5: 527-530

D'Cruz IA, et al. 1991. A new cross sectional echocardiographic method for estimating the volume of large pericardial effusions. Br Heart J, 66: 448-451

Finet G, et al. 1991. Herniation of the left atrial appendage through a congenital partial pericardial defect. Eur Heart J, 12: 1148, 1149

Hatle LK, et al. 1989. Differentiation of constrictive pericarditis and restrictive cardiomyopathy by Doppler echocardiography. Circulation, 79: 357-370

Moreno R, et al. 1997. Clinical and echocardiographic findings in HIV patients with pericardial effusion. Cardiology, 88: 397-400

Muhler EG, et al. 1998. Pericardial effusions in infants and children: injection of echo contrast medium enhances the safety of echocardiographically-guided pericardiocentesis. Cardiol Young, 8: 506-508

Payvandi MN, et al. 1976. Echocardiography in congenital and acquired absence of the pericardium. An echocardiographic mimic of right ventricular volume overload. Circulation, 53: 86-92

Pietras RJ, et al. 1988. Large pericardial effusions associated with congenital heart disease: five-and eight-year follow-up. Am Heart J, 115: 1334-1336

Spodick DH. 1989. Pericarditis, pericardial effusion, cardiac tamponade, and constriction. Crit Care Clin, 5: 455-476

van Son JA, et al. 1993. Congenital partial and complete absence of the pericardium. Mayo Clin Proc, 68: 743-747

Weintraub AR, et al. 1991. Intracardiac two-dimensional echocardiography in patients with pericardial effusion and cardiac tamponade. J Am Soc Echocardiogr, 4: 571-576

Yip AS, et al. 1996. Timing to perform echocardiography for the detection of pericardial effusion after surgical repair of congenital heart disease. Am J Cardiol, 78: 609, 610

第五十六章　冠状动脉粥样硬化性心脏病

第一节　概　　述

动脉粥样硬化（atherosclerosis）指大中型动脉出现粥样硬化性斑块的病变，并不是一种单一的疾病，它具有慢性复杂的病理改变过程，严重时可造成动脉局部狭窄、阻塞，主要累及主动脉及冠状动脉、脑动脉和肾动脉等主要分支。动脉粥样硬化不同于动脉硬化，后者一般指由动脉中层病变所导致的硬化，多与高血压等病变有关。

冠状动脉因发生粥样硬化病变而狭窄、闭塞，导致冠状动脉供血障碍的心脏病，称为冠状动脉粥样硬化性心脏病（coronary atherosclerotic heart disease，简称冠心病），又称为缺血性心脏病（ischaemic heart disease）。冠状动脉瘘、冠状动脉瘤、冠状动脉炎、冠状动脉夹层动脉瘤、冠状动脉栓塞等各种先天性或其他后天性病变，也可引起冠状动脉狭窄、闭塞，导致心肌供血障碍，在病因和病理等方面与冠心病不同，不要混淆，在诊断冠心病时应注意排除上述病因。

对冠心病的临床观察和认识经历了漫长的过程，早在18世纪Heberden已明确地描述过心绞痛，但直到第一次世界大战之前才开始认识冠心病心肌梗死。1878年Hammer首先报道冠状动脉内血栓形成，1896年Dock首先报道生前诊断心肌梗死，1910年Obrastzow详细描述和总结了心肌梗死的临床特征。随着心电图监测的广泛使用，经大量研究，对冠心病的认识有了极大的提高，尤其是20世纪30年代以来，在冠心病临床、实验室研究、诊断、处理和预防等方面均取得了重要进展。

冠心病是目前西方国家最主要的心血管疾病和最常见的死亡原因之一。世界各地的冠心病发病率和病死率差别很大。通过有效的治疗和预防，近30年间许多西方国家的冠心病病死率呈明显下降趋势，但我国相反随生活水平提高，冠心病发病率和病死率呈上升趋势，尤其是大中型城市更为明显，应引起高度重视。

冠心病的发生发展过程十分复杂，影响因素众多，除了环境因素外，可能与生活方式、个体和生物学特性等有关，其中主要因素有年龄、性别、血脂、高血压、吸烟、遗传、糖尿病、体重过重和缺乏体力活动等。

最近有文献提出一些新的观点，认为影响因素还涉及胎儿期营养状况、早期生活经历、精神因素、社会生活状况、感染和炎症、胰岛素抵抗综合征、血栓和纤溶因素等，正在深入研究。

男性较易患病，随年龄增长发病率和病死率明显上升，55～64岁年龄段的冠心病病死率分别为35～44岁年龄段的15倍（男性）和30倍（女性）。高三酰甘油血症、血清高密度胆固醇降低、低密度胆固醇升高和高血压者，易患冠心病。

第二节　病理解剖和病理生理

冠状动脉粥样硬化的发病过程较复杂，系动脉内皮细胞损伤，内膜通透性增加，局部脂质沉积，结缔组织和平滑肌细胞增殖，胶原、弹力纤维和蛋白聚糖增加，可涉及单核细胞、巨细胞、T淋巴细胞等，大量泡沫细胞和细胞内外的脂质堆积，逐渐在动脉内膜局部形成各种粥样硬化斑块，随病变发展，可累及冠状动脉的内弹力膜，或突破内弹力膜入侵中膜。同时，局部可出现纤维组织增生，局部组织坏死和形成瘢痕，甚至出现钙化，构成冠心病的病理基础。

冠状动脉粥样硬化斑块，根据其形态，可先形成以脂质浸润为主的脂质斑纹，随后逐渐形成黄色的粥样斑块，接着形成以纤维组织和钙化等改变为主的纤维斑块或复合性病变。局部粥样硬化斑块可出现破溃，形成粥样溃疡，溃疡表面可出血和（或）形成血栓，粥样硬化斑块内部也可出现出血、局部血肿形成等病变。冠状动脉局部的粥样硬化斑块及上述病变，可造成管腔局部狭窄，甚至闭塞。

左前降支中上段、右冠状动脉中段和左旋支近段为粥样硬化斑块最常见的部位，后降支出现粥样硬化斑块者较少见，左冠状动脉主干通常只在晚期才出现较严重的病变，心肌组织内的较小冠状动脉一般很少出现粥样硬化病变。

粥样硬化病变可累及单支冠状动脉，也可累及多支冠状动脉，可形成孤立性狭窄病变，也可形成多部位节段性、串珠样狭窄，甚至弥漫性硬化、狭窄或闭塞，病变的分布往往不均匀。在冠状动脉粥样硬化病变局部，多数呈偏心性分布，靠近心肌一侧管壁的病变往往较轻，少数为同心性分布，一般见于病变晚期。

由于粥样硬化斑块等病理变化，可造成局部管腔的固定性狭窄，一般根据最狭窄部位管腔的横断面面积来判断狭窄程度，根据冠状动脉管腔狭窄面积 < 25%、26% ~ 50%、51% ~ 75% 和 > 75% 分为四级，其中 1 ~ 2 级狭窄通常不产生明显的冠状动脉血流量减少，超过 50% 的狭窄才对血液供应具有明显影响。而且冠状动脉有很好的代偿能力，通常只有当粥样硬化病变所造成的固定性狭窄，使管腔内径减小 70% 时，才会引起供血部位的心肌缺血，并且多在心肌需氧量增加时才发生心肌缺血。狭窄超过 90%，休息状态下也可发生心肌缺血。

在冠状动脉局部粥样硬化固定性狭窄病变的基础上，受到各种因素影响，粥样硬化斑块可出现各种变化，主要包括粥样硬化病变局部血栓形成、动脉夹层瘤形成、斑块破裂、斑块下血肿形成和冠状动脉痉挛等，其中以病变局部血栓形成和血管痉挛等，对冠心病的发病、发展和转归更具有意义，它们与粥样硬化斑块的固定性狭窄之间，形成相互影响的复杂病理和病理生理动态变化过程。

在斑块基础上出现冠状动脉张力的改变或痉挛，甚至单纯的血管严重痉挛，可造成冠状动脉供血障碍。冠状动脉局部有粥样硬化斑块基础者，更容易出现动脉痉挛，而冠状动脉痉挛又可促使粥样硬化病变局部发生斑块破裂、斑块内出血、血肿形成和血栓形成等不稳定变化，进一步造成冠状动脉狭窄，甚至闭塞，导致冠状动脉供血的一过性障碍或持续性缺血。

反之，冠状动脉痉挛，可促进局部进一步形成粥样硬化斑块病变。冠状动脉较严重的固定性狭窄病变，不仅病理性痉挛可诱发心肌缺血，而且某些较轻微的生理性动脉张力变化也可造成管腔严重狭窄，甚至闭塞，诱发心肌缺血。

造成冠状动脉张力改变的因素较多，可能与神经体液因素，尤其是循环系统中血管活性物质的变化有关。

冠状动脉血流发生暂时性改变，导致一过性心肌缺血者可出现心绞痛，而持续性心肌缺血将导致心肌梗死。

粥样硬化的病变相对稳定，病变部位冠状动脉固定性狭窄，但没有明显的动态变化，只在心肌组织需氧量增加时，局部心肌才发生缺血，所导致的心绞痛，为稳定型心绞痛。而在粥样硬化病变基础上，发生冠状动脉病变部位血栓形成、斑块破裂、局部形成夹层或血肿、血管痉挛等不稳定性动态变化，将导致心肌缺血，可逆性心肌缺血将发生心绞痛，多属于不稳定型心绞痛。

如冠状动脉完全闭塞，冠状动脉血流被持续性阻断，该冠状动脉供血部分的心肌将发生严重缺血，导致心肌细胞不可逆性坏死，出现心肌梗死。一般认为在冠状动脉粥样硬化病变的基础上，并发局部血栓形成，是造成病变部位冠状动脉完全闭塞、形成心肌梗死的最常见病理改变，尤其是急性透壁性心肌梗死的最直接病因，其次心肌梗死还与粥样硬化斑块破裂、出血等因素有关。持续性严重的冠状动脉痉挛，在心肌梗死的发生发展中具有十分重要的作用。

在冠状动脉缺血的发生、发展及心肌恢复血液供应的过程中，受累部分心肌组织可出现生化改变、心肌功能和电生理等一系列动态改变，既是造成心功能障碍和各种心律失常等病理生理、临床和辅助检查表现的基础，也是临床进行冠心病负荷试验的理论依据，有关改变详见第六章。

心肌在缺血或长期血液供应不足的情况下，可出现细胞变性、肿胀，甚至心肌组织坏死等形态学改变。部分缺血心肌，虽然并未坏死，即心肌尚存活，但其可出现严重的功能障碍，形成所谓心肌顿抑或心肌冬眠等特殊状态，有关超声检测心肌存活性的方法及其意义详见第六章。

持续性心肌缺血将导致病变部位冠状动脉供血区域的心肌组织坏死，心肌细胞坏死是不可逆性病理改变，可出现凝固性坏死、收缩带坏死和心肌细胞自溶等形式的坏死改变。坏死早期的心肌组织质地柔软，表面失去光泽，缺乏弹性，显微镜下检查可显示肿胀坏死的心肌细胞，有不同程度的白细胞浸润，后期坏死的心肌细胞消失，可出现淋巴细胞和单核细胞浸润，形成炎性肉芽肿组织，有时可出现少量再生的心肌细胞，最终心肌梗死局部将形成纤维组织瘢痕。

缺血部位的心肌坏死，通常先发生于心内膜下心肌，随后逐渐向中层和外膜侧心肌发展。如果心肌组织坏死范围超过心壁厚度的一半，通常称为透壁性（transmural）心肌梗死；如果不足一半，称为非透壁性（nontransmural）心肌梗死，其中局限于心内膜下者，称为心内膜下（subendocardial）心肌梗死。由于非透壁性心肌梗死多数属于心内膜下梗死，故两者有时在临床上通用，但两者的含义并不相同，并非完全是同义词。

心肌梗死时，由于心肌组织坏死，也可出现心室壁、室间隔破裂穿孔，乳头肌断裂和功能不良，心室室壁瘤等并发症。严重心肌缺血和（或）长期血液供应不足，可导致心肌组织的广泛坏死等病理变化，或出现大量心肌细胞的功能丧失，健康存活的心肌数量明显减少，可引起缺血性心肌病，出现心力衰竭等表现。

各种类型冠心病的病理解剖和病理生理较复杂，相互间有所差别。

第三节　冠心病临床类型

根据冠心病不同的病理解剖和病理生理变化，可出现不同的临床类型，以下按 WHO 等标准分型。

一、原发性心搏骤停

二、心绞痛

1. 劳力性心绞痛（effort angina pectoris） 运动或其他使心肌耗氧量增加的因素所诱发的短暂心肌缺血，出现心绞痛。

（1）初发劳力性心绞痛（de novo effort angina pectoris）：1个月内新近发生的劳力性心绞痛，心绞痛的发作多较频繁，程度较重。

（2）稳定劳力性心绞痛（stable effort angina pectoris）：在1个月以上的较长时期内，心绞痛的发作频率、程度和持续时间等没有明显的变化，运动耐力没有明显改变，病情处于稳定状态。

（3）恶化劳力性心绞痛（worsening effort angina pectoris）：在稳定劳力性心绞痛基础上，短期内心绞痛的发作频率、程度和持续时间等发生明显变化，运动耐力明显降低，病情加重。

2. 自发性心绞痛（spontaneous angina pectoris） 心绞痛发作与心肌耗氧量增加没有明显的关系，可在休息状态下发作，持续时间较长，程度较重，对药物的反应较差，但无心肌酶改变。可单独发生或与劳力性心绞痛合并存在。某些患者在心绞痛发作时，心电图出现暂时性 ST 段抬高，图形类似于心肌梗死，但无心肌酶改变，一般认为与冠状动脉痉挛关系密切，称为变异型心绞痛（variant angina pectoris，Prinzmetal's angina）。

另外，有作者还提出平卧位时发生的卧位型心绞痛（angina decubitus），兼有劳力性和自发性或变异型心绞痛特征的混合型心绞痛（mixed angina pectoris），以及无痛性心肌缺血（silent myocardial ischaemia）等类型。

目前还广泛使用不稳定型心绞痛（unstable angina pectoris）等术语，不稳定型心绞痛一般包括初发劳力性心绞痛、恶化劳力性心绞痛和自发性心绞痛，往往是介于稳定型心绞痛和急性心肌梗死之间的不稳定状态，具有发生急性心肌梗死的较大可能性。

三、心肌梗死

1. 急性心肌梗死（acute myocardial infarction，AMI） 急性出现心肌梗死的肯定性心电图和(或)心肌酶改变者，病史可典型或不典型。

2. 陈旧性心肌梗死（old myocardial infarction） 诊断时没有 AMI 的临床表现和心肌酶变化，常根据心肌梗死所遗留的肯定性心电图改变，或以往典型的心电图或肯定性心肌酶改变进行诊断。

四、缺血性心肌病心力衰竭

引起本病的原因较多，可作为心肌梗死的并发症，或作为心绞痛、心律失常所诱发的心力衰竭。部分由冠心病所引起的严重心肌收缩和（或）舒张功能失常，排除孤立性室壁瘤、室间隔穿孔、乳头肌功能不全等机械性并发症和心律失常所导致的心力衰竭者，可诊断为缺血性心肌病（ischaemic cardiomyopathy）。

五、心律失常

心律失常可作为冠心病的唯一表现，但以心律失常作为冠心病的诊断依据多属推测性，需做冠状动脉造影证实。实际上，各种临床类型的冠心病均可合并各种心律失常。

第四节　心　绞　痛

心绞痛是心肌需氧和供氧之间暂时失去平衡，造成短暂心肌缺氧而发生的临床综合征，多数系冠心病所致，少数见于严重主动脉瓣狭窄或关闭不全、主动脉瓣下狭窄、先天性冠状动脉畸形等病变，累及冠状动脉或造成冠状动脉短暂的血液供应障碍。

一、临床表现

（一）症状

典型心绞痛的发生部位、性质、程度、诱发因素和缓解方式等有特征性表现。多数出现于胸骨后，少数可发生于左前胸、剑突附近或上腹部，甚至颈部、左肩、颌下、腋下、肩背部、牙齿等部位，一般向左肩、左臂、左手指内侧放射，偶尔可向其他部位放射。

多数属于沉重、紧缩、压迫、窒息、胀满、烧灼、钝痛、憋闷等不甚明确的不适感觉。发生时，疼痛等不适感觉逐渐产生和迅速加重，程度轻重不等，持续时间长短不一，一般持续数分钟或稍长，但通常不超过 15min。

诱发因素包括体力活动、兴奋激动、饱餐、气候变化、吸烟等，多数经停止体力活动或稍事休息，或服用硝酸盐类药物后即迅速缓解。许多不稳定型心绞痛患者的诱发因素不甚明显，往往与体力活动等无明显关系，而且发作较频繁，缓解困难或缓慢。

心绞痛发作时可伴呼吸困难、心悸、出冷汗，少数可有胃肠道症状、头晕，甚至晕厥等。

（二）体征

大多数患者无明显阳性体征，部分患者发作时有血压升高和心率加快，少数患者有附加心音或心脏杂音。

二、辅助检查

1. 心电图　大多数心绞痛患者平时心电图可正常，或有陈旧性心肌梗死、ST-T 改变等。心绞痛发作时，多数有暂时性 ST-T、U 波、QRS 波群的变化，也可出现一过性传导障碍或其他心律失常，心电图多随心绞痛缓解而在短期内恢复到正常或发作前状态。

2. 胸部 X 线检查　除非患者有其他心脏的病理和功能变化，或发作时合并心力衰竭等并发症，一般无异常表现。

3. 负荷试验　详见第十四章。

4. 选择性冠状动脉造影　对诊断和处理均有重要意义。

第五节　急性心肌梗死

急性心肌梗死（AMI）系由于各种原因使冠状动脉局部发生急性闭塞，出现较长时间的严重心肌缺血，造成心肌组织坏死。

多数系冠心病所致，通常是在粥样硬化病变基础上，出现斑块破裂或溃破、斑块下血肿形成、血栓形成和冠状动脉痉挛等所引起，是冠心病最主要的致死原因之一，随着人们生活水平提高，发病率逐渐增加。

少数系发生于其他冠状动脉病变，包括严重的冠状动脉痉挛、栓塞、夹层、损伤、冠状动脉炎、先天性冠状动脉瘘、冠状动脉瘤或冠状动脉起源异常，以及累及冠状动脉的主动脉夹层动脉瘤、主动脉炎、严重主动脉瓣狭窄和关闭不全等。极少数见于全身麻醉或各种手术所导致的低血压之后。

犬实验显示，冠状动脉闭塞 20min 后，心内膜下心肌开始出现不可逆性坏死，并向心外膜方向发展。闭塞后再恢复血液供应，40min 时有 55% 受累心肌可存活，3h 后仅 35% 存活，6h 后只有 18% 可望存活。

AMI 涉及冠状动脉粥样硬化斑块的固定性狭窄、冠状动脉痉挛、斑块破裂和斑块下血肿形成、局部血栓形成和自溶等十分复杂的病理生理过程，可出现心肌的各种生化、电活动、组织结构和血流动力学等变化。梗死区域典型的组织结构变化是凝固性坏死和心肌细胞自溶、间质组织多核细胞聚集、胶原及巨噬细胞和纤维组织细胞增殖等。

一、临床表现

（一）症状

发病前多数有心绞痛表现，尤其是初发心绞痛、恶化劳力性心绞痛等。AMI 的典型心源性胸痛，发生部位和性质多与一般心绞痛类似，但多数持续时间长，通常持续超过 15min，程度严重，难以缓解等。多数伴有呼吸困难、心悸、出冷汗、焦虑和濒死感、全身无力、头晕，甚至晕厥等。约 50% 可出现恶心、呕吐等胃肠道症状，尤其是下壁梗死，个别可有腹泻。

发作过程中可出现各种心律失常的相应表现，甚至严重心律失常。

老年患者的表现可不典型，可有急性心力衰竭或脑卒中样表现。

（二）体征

有的有黄色瘤或黄色斑、老年环等，大多有紧张、疼痛表情，面色苍白、出汗。发病后 8h 左右可有轻度发热。血压可正常、升高或降低，颈静脉压正常或升高。

心脏多无明显阳性体征，有的心率加快，心尖冲动弥散，第一心音多减弱，第二心音可有逆分裂，部分患者有附加心音、心包摩擦音或提示二尖瓣或三尖瓣关闭不全、室间隔穿孔等器质性病变的杂音。并发心力衰竭、休克或心律失常者，可有相应表现。

二、辅助检查

1. 心电图检查　心电图最常用和最有价值，对 AMI 的诊断和判断病变的发展、转归、并发症等均有重要作用。

发病初期心电图可正常或出现 T 波高尖等所谓超急期心电图表现，有的原有的 T 波突然直立，出现心电图的伪改善等现象。接着多数可有典型的 ST-T 改变和 R 波降低，出现病理性 Q 波等特征性表现。ST 段呈弓背向上抬高，可呈“单向曲线”，随后出现 QRS 波变化和 T 波对称性倒置等一系列变化。连续系统监测心电图的动态变化，对诊断有重要意义。

心电图对诊断心肌梗死部位多具有重要作用，典型改变出现于 II、III 和 aVF 导联者为下壁梗死，见于 $V_{1\sim2}$、$V_{3\sim4}$ 和 $V_{5\sim6}$ 者分别为前间隔、前壁和侧壁心肌梗死，高侧壁梗死见于 I、$V_{5\sim6}$，正后壁梗死见于 $V_{7\sim9}$，右心室梗死见于 $V_{3\sim5R}$ 等导联。

有的有陈旧性心肌梗死、传导功能障碍或各种心律失常的心电图改变。

2. 胸部X线检查 对诊断和鉴别诊断往往很有帮助，一般表现正常，可有心脏影扩大、肺淤血或肺水肿等表现。升主动脉扩张的患者应与主动脉夹层动脉瘤相鉴别。

3. 心脏放射性核素检查 可确定心脏功能、心肌梗死部位及范围、心肌缺血部位和性质等。

4. 磁共振检查 可能有帮助，可测定血流，确定组织特性，检出并确定心肌梗死部位，并可进行心肌生化等改变的研究。

5. 实验室检查 发病初期血白细胞可轻度升高，血沉加快，心肌酶CPK及其同工酶、LDH及其同工酶、SGOT或AST、肌红蛋白、肌凝蛋白轻链等可呈特征性动态变化，其中以CPK及其同工酶、肌凝蛋白轻链较特异，有助于确定心肌梗死面积。

6. 心导管检查 可做血流动力学监测，尤其是严重心肌梗死或有心源性休克、右心室梗死等并发症者，常有重要价值。

7. 冠状动脉造影 对怀疑左主干病变者，伴心源性休克、机械性并发症或反复室性心动过速或室颤者，冠状动脉搭桥术后心肌梗死者，溶栓禁忌、药物治疗无明显效果或梗死后心绞痛伴明显ST段压低者，常有重要作用，有助于明确病变状况，采取进一步的治疗。

三、并发症

（一）心脏破裂

心脏破裂（cardiac rupture）是AMI最严重的并发症之一，包括心室游离壁破裂、室间隔穿孔和乳头肌断裂等，后果往往极为严重，是AMI第二位常见的死亡原因，约占医院内AMI死亡率的3%和AMI总死亡率的8%，占所有AMI死亡病例尸检者的20%。多见于女性、老年和高血压患者，常发生于首次心肌梗死之后，而且多属于中小型梗死面积者。通常见于急性透壁性心肌梗死后第1～4天，少数发生于AMI 1周内。随着溶栓治疗的广泛开展，心脏破裂的总发生率并未出现明显的改变，但梗死后第1天的发生率增加，随后则降低。

1. 心脏游离壁破裂 可发生于左心室壁、右心室壁和心房的任何部位，以左心室前壁和侧壁最常见。可为穿透性，或在局部形成假性室壁瘤的基础上发生破裂，破裂口多出现于梗死中部或正常心肌与梗死心肌之间，常呈撕裂状，长度不等，可为单个或多个破裂口，局部多有出血和凝血块。

心脏破裂时，患者多突然出现较剧烈的胸痛，并很快出现心电机械分离和心脏压塞，神志丧失，迅速死亡。极少数可在无痛性心肌梗死基础上发生，表现为猝死。

超声心动图是最佳的无创性检查方法，心室游离壁破裂者超声心动图可检出心包积液。

2. 乳头肌断裂 二尖瓣有两组乳头肌和腱索，前组乳头肌一般有左右冠状动脉双重血液供应，故不容易发生断裂。下壁梗死多累及二尖瓣后组乳头肌，前壁或侧壁梗死可累及前组乳头肌，造成乳头肌断裂（rupture of papillary muscle）。

乳头肌完全断裂者往往致命，部分坏死断裂或缺血造成乳头肌功能不全者，可出现急性二尖瓣关闭不全。乳头肌断裂时患者多出现持续性剧烈疼痛，迅速出现急性左心功能不全，体检可发现胸骨左侧有全收缩期特征性杂音，通常向腋下传导，前乳头肌病变者杂音也可向心底部传导。

另外，有的AMI患者，由于梗死累及乳头肌和（或）左心室形态结构出现异常，可导致乳头肌功能不良，造成二尖瓣关闭不全，应与乳头肌断裂鉴别。

超声心动图检查对诊断具有重要作用。

3. 室间隔穿孔（rupture of interventricular septum）发生率约占AMI患者的1%，发生时间与心室游离壁破裂相似。随着溶栓治疗的广泛开展，发生率呈下降趋势。可发生于室间隔的任何部位，可发生于前壁或下壁梗死，破裂口通常为单发，大小不等。下壁梗死可合并室间隔穿孔，病死率较高。

室间隔穿孔前，也往往有剧烈胸痛，随后出现急性心力衰竭或病情突然恶化，体检在胸骨左缘出现新的全收缩期杂音，多伴震颤，有的在心尖部可出现舒张中期杂音。胸部X线检查可有左向右分流表现，心脏影扩大，肺动脉段突出，肺血增加。

超声对室间隔穿孔有很重要的作用，必要时可做漂浮导管检查，可显示右侧心腔及肺动脉压力升高、血氧饱和度增高，左心室造影可明确诊断。

（二）心包炎和心脏压塞

约15%的透壁性心肌梗死患者，梗死后48h内可出现一过性心包炎。

多不伴明显症状，部分可有心前区疼痛，多与呼吸、体位变化等有关。体检可听到变化较快的心包摩擦音，少数可出现心包积液，甚至心脏压塞。

超声心动图检查，约25%的AMI患者可检出少量心包积液，尤其是前壁AMI。

（三）心力衰竭和心源性休克

1. 心力衰竭 主要见于梗死面积较大，心脏收缩功能障碍，或出现各种机械性并发症者，左心室无法维持有效的功能，搏出量减少，左心室舒张末期压力增加，造成肺毛细血管压升高，甚至肺水肿，出现急性左心衰竭。

急性左心衰竭者，初期表现为血压升高、心率加快、烦躁不安、不能平卧、出冷汗、面色苍白和发绀、四肢末梢循环不良、呼吸困难、呼吸加快、咳嗽和咳粉红色血性泡沫痰等。体检发现心率增快,出现第三心音和第四心音性奔马律、肺部干性和湿性啰音。晚期血压和心率逐渐下降、呼吸变浅,最后进入心源性休克和呼吸循环停止。

可根据临床表现和血流动力学状态分类,目前临床上常用的为 Killip 分级法,具有一定的临床意义,其中 AMI 无心力衰竭患者为 I 级,合并轻中度心力衰竭者为 II 级,合并严重心力衰竭者为 III 级,合并心源性休克者为 IV 级。也有人根据血流动力学状态分类,此分类与临床上 Killip 分级法基本一致。

心电图一般为窦性心动过速或快速心房纤颤,多有明显的 ST 段压低,可有其他心律失常。

胸部 X 线检查见心脏影增大,肺动脉扩张,肺充血和肺水肿。

2. 心源性休克(cardiogenic shock) 是 AMI 最常见的死亡原因,通常病死率可达 70% 以上,自采用溶栓治疗以来,发生率有所下降。可见于大面积梗死和(或)心肌细胞收缩和(或)舒张功能严重障碍、严重机械性并发症等,但部分患者的心肌细胞收缩和(或)舒张功能严重障碍属于可逆性的,随着心肌血液供应恢复,其休克可完全恢复。

目前国内诊断心源性休克的标准:动脉收缩压低于 80mmHg,或高血压者较基础收缩压降低 80mmHg,同时伴周围循环灌注不足,如反应迟钝、烦躁、昏迷、皮肤苍白、出冷汗、四肢厥冷和尿量明显减少(每小时少于 20ml),需除外心律失常、药物作用等所致的低血压。一般根据血流动力学变化分类有重要的临床意义。

心源性休克前,患者血压通常正常,随后出现血压下降、心率加快和周围血管收缩,表现为冷漠、烦躁不安、呼吸急促等,体检有心率、呼吸加快,四肢末端发绀、苍白等。

在心力衰竭和心源性休克发生发展过程中,交感神经系统兴奋,儿茶酚胺分泌增加,血管收缩,体内乳酸堆积产生酸中毒,将进一步降低心排血量,心动过速将增加心肌氧耗量,左心室充盈压上升使心内膜部位心肌灌注减少,可出现恶性循环,病情恶化。

(四)右心室梗死

右心室梗死(myocardial infarction of right ventricle)有一定的特殊性,一般合并于下壁心肌梗死,梗死范围通常取决于右冠状动脉阻塞的部位。

患者多表现为颈静脉压升高,不随吸气而下降(Kussmaul 征),周围血管收缩,低血压但没有肺充血的表现,有的有右心室性第三心音和三尖瓣关闭不全的杂音。

临床表现和血流动力学检查结果均类似于心脏压塞、心包缩窄或右心室衰竭。

下壁心肌梗死患者,开始 48h 内往往表现为 $V_{3\sim5R}$ 导联心电图 ST 段呈弓背向上抬高,一般 V_1 导联也出现相似表现,V_2 导联 ST 段压低与 aVF 导联 ST 段抬高程度不成比例等。

超声心动图检查对右心室梗死诊断有重要作用。

(五)室壁瘤形成

室壁瘤(ventricular aneurysm)占心肌梗死患者的 4%～20%,多见于前壁心肌梗死、单支冠状动脉病变、侧支循环不够完善者。随着溶栓治疗广泛开展,发生率明显下降。

1. 真性室壁瘤(true aneurysm) 梗死局部心肌坏死,由结缔组织替代心肌组织,在左心室压力的持续作用下,局部逐渐变薄膨出,临床上常见,一般称为室壁瘤,大多数发生于左心室前壁、侧壁、心尖部和后壁。一般瘤体较大,多为单发,少数可多发,瘤体可呈囊状、靴形、不规则形或球形,向心外突出,心外膜通常有比较广泛的纤维组织粘连,瘤壁主要由纤维组织构成,通常与正常的心肌组织之间有明确的分界。有时可影响乳头肌,造成乳头肌功能不良,瘤体内可有血栓形成,血栓可机化,甚至钙化。收缩期室壁瘤向外突出,与正常室壁运动方向相反,可降低心搏出量和左室射血分数,造成心力衰竭和心肌的进一步缺血。

AMI 发病 24h 内所发生的为急性室壁瘤,容易发生室壁破裂;心肌梗死愈合期所出现的为慢性室壁瘤,发生破裂者较少见。

2. 假性室壁瘤(pseudoaneurysm) 临床较少见,见于心室壁部分破裂时,心肌局部出现破裂口,心室内血液进入破裂口,在心肌内或心外膜下形成血肿,在室壁内形成瘤样扩张,但心外膜尚完整或有粘连,心室与瘤体之间多形成瓶颈样改变,瘤体大小不等,多数明显大于心肌破裂口,瘤体的外层多很薄,往往仅有脏层心包,容易穿孔破裂(图 56-1)。

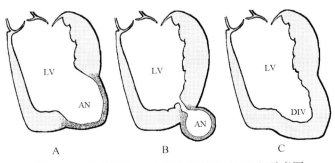

图 56-1 室壁瘤(AN)和心室憩室(DIV)示意图

A. 真性室壁瘤;B. 假性室壁瘤;C. 心室憩室

两者在临床上均可表现为心力衰竭、室性心律失常、瘤体内附壁血栓形成及栓塞，体检可出现高调收缩期杂音，梗死部位心电图导联可出现持续性 ST 段抬高。

超声心动图和心血管造影是确定、鉴别真性与假性室壁瘤的方法，也可与心室憩室作鉴别诊断。

附：心脏憩室

心脏憩室是极少见的先天性心脏畸形，为心壁出现肌性或纤维性向外囊状突出的病变。根据发生部位分为心房憩室（atrial diverticulum）和心室憩室（ventricular diverticulum）两种。

肌性憩室相对较多，憩室部位的心壁较厚，一般为心壁的全层，具有心肌组织，甚至有肌小梁等结构，通常具有收缩功能，不容易破裂。典型的肌性心脏憩室，多伴有胸腹部中线部位的缺损病变和其他心血管畸形。

纤维性憩室少见，局部心壁较薄，由纤维组织构成，无收缩功能，较容易破裂。纤维性憩室通常为单纯性先天性病变。

心室憩室罕见，迄今文献中仅报道百余例，发病率为心脏病尸检者的 0.4%、先天性心脏病手术者的 0.0076%。心室憩室可发生于心室的任何部位，但多数见于左心室心尖部，少数出现于右心室，甚至两侧心室。

多数心室憩室呈囊状或半球形，可通过膈肌裂孔突入上腹部，甚至到达皮下，形成搏动性肿块。心室憩室与心腔之间通常直接相通，两者的交界处可较宽大或比较狭窄，憩室通过交通口与心腔相通，憩室内可出现血栓。

心室憩室多数为单发，少数可多发，有的具有家族性倾向，可合并肥厚型心肌病等。多数患者可合并其他心血管畸形，如室间隔缺损、法洛四联症、房间隔缺损、瓣膜关闭不全、动脉导管未闭、肺动脉口狭窄等。可同时合并胸骨、膈肌和腹壁等心外畸形。有时将心室憩室也称为心室瘤，可合并二尖瓣关闭不全、心绞痛、心律失常、栓塞和憩室破裂等并发症。

除少数心室憩室明显而干扰心室收缩功能，或发生憩室破裂等并发症者外，一般没有明显的血流动力学影响和临床表现。少数可出现上腹部局限性异常搏动性肿块和心力衰竭、心律失常和血栓栓塞等表现。

心房憩室可累及心房体部，但多累及心耳，主要见于左心房。憩室多呈囊状向外突出，憩室与心房之间可有较宽或狭窄的交通口，有的交通口呈瓶颈状，憩室内可有血栓形成，血栓脱落可导致栓塞。除血栓栓塞和心律失常外，一般没有明显的临床表现，憩室多数为超声和心血管造影检查中意外发现。

超声和心血管造影检查是诊断本病最重要的方法。

第六节　超声心动图检查

目前应用于冠心病的超声检查已经不是单纯观察心壁形态和活动，随着更深入细致和准确的大量新技术的进一步研究和开发应用，超声在冠心病的无创性诊断中发挥了更大的作用，成为冠心病诊断重要的方法之一。

冠心病的超声心动图检查是各国学者一直在努力研究的主要领域之一，尤其是发达国家，由于冠心病发病率高，有关冠心病诊断治疗的研究得到高度重视，投入大量人力和物力，从多方面进行了深入的探讨，也取得了可喜的进展。

目前所采用的超声检查技术，大致可分为冠状动脉超声显像、冠状动脉血流的超声多普勒显像和心肌内血流显像、心壁形态结构和活动状况的超声显像、冠状动脉内超声检查、三维和四维超声检查、超声负荷试验、心功能检查、心肌声学造影、彩色室壁动态技术各种方法的心肌组织成像等几个方面。其中，部分内容已在有关章节中予以讨论，详见相应章节。本章主要讨论冠心病的常规检查，尤其是冠状动脉的超声显像和超声检查室壁形态结构、活动状态等。

一、冠状动脉及其血流

超声心动图检查可显示较粗大冠状动脉的起源、走行、形态结构和血流状况。二维超声检查通常可清晰地显示左、右冠状动脉的起始部位，位于胸骨旁心底部短轴断面，在多数患者可观察到左、右冠状动脉的开口，其中左冠状动脉的开口位于主动脉根 4 ~ 5 点钟处，右冠状动脉位于 10 点钟处，正常开口一般呈漏斗状。冠状动脉开口异常多见于先天性冠状动脉畸形，详见第二十八及第二十九章。

从冠状动脉开口，通过调整探头位置和方向，可沿冠状动脉主干向分支方向追踪探查。显示左冠主干后，将探头稍作顺时针旋转，可显示向左走行的左冠主干长轴图像，并一直可追踪观察到其分叉处，左前降支通常朝肺动脉瓣方向走行，随后顺室间隔向心尖方向走行，而在分叉处的左旋支一般在左前降支的下方，继续向左侧走行。

观察到右冠状动脉开口后，稍沿其走行方向调整探头，即可显示右冠状动脉的长轴图像，可追踪观察其走向（图 56-2）。

由于冠状动脉的走行方向变化较大，同时受到心脏活动的影响，一般不可能显示完整的冠状动脉，但通过

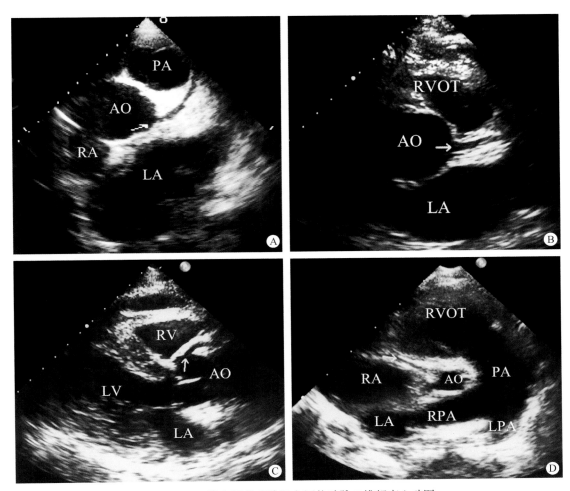

图 56-2　正常左冠状动脉及右冠状动脉二维超声心动图

A 和 B. 大动脉短轴断面：显示左冠状动脉起自主动脉左冠窦，位于 3～4 点钟处，随后在肺动脉主干和左心耳之间，沿着冠状沟行向左前方。左主干较短，主干的前方是肺动脉主干，后面是左心房前壁，左上方为左心耳。左主干分出左前降支和左回旋支。C 和 D. 左心室长轴断面及大动脉短轴断面：显示右冠状动脉起自主动脉右冠窦 9～10 点钟处，向右侧走行，随后沿右心房室沟向右下走行，绕过右心缘上端到达心脏的膈面，可向左抵达左心房室沟

不同断面进行反复细致的观察，尤其是注意其走行方向及其连续性，可明显提高对冠状动脉病变诊断的敏感性与特异性。

　　正常冠状动脉的超声长轴图像，显示管壁为两条平行的线状回声，两者之间为无回声区，不同部位和不同断面的冠状动脉显示为不同的形态，可呈管状、椭圆形或三叉形等。正常左冠状动脉主干直径为 3～8mm，长度为 0.5～40mm，左前降支近端为 3～5mm。

　　冠心病患者的病变冠状动脉可出现管腔狭小、不规则，有的出现管腔中断，管壁回声多增强、不均匀，有时可直接观察到粥样硬化斑块钙化的回声。由于难以观察冠状动脉的整体，对出现冠状动脉管腔中断等表现者，应反复比较，以减少假阳性结果。

　　为了更直接地观察冠状动脉的形态结构，可采用冠状动脉内超声检查，详见第十二章。

二、室壁形态结构和活动状况

　　超声心动图常规技术通常是通过观察心室壁的形态结构和活动状况，来诊断心肌缺血性改变，具有重要的价值，尤其是当室壁出现矛盾运动和形成室壁瘤后，超声检查的作用更加明显，但毕竟超声诊断冠心病是基于观察室壁形态和活动，并不能直接观察冠状动脉的细微病变，尤其对室壁运动和形态改变不大的心绞痛患者，常规超声检查的诊断价值有限，必要时可采用超声负荷试验和心肌声学造影等其他新技术，以提高超声诊断冠心病的敏感性、特异性和准确性。

（一）室壁分区

　　为了观察不同部位的室壁形态结构和活动状况，

许多学者提出了各种室壁分区方法，目前最常用的有Heger 的 9 节段分区法、美国 Mayo Clinic 的 14 节段分区法和美国麻省总医院的 20 节段分区法（图 56-3）等，每种分区法各有优缺点。

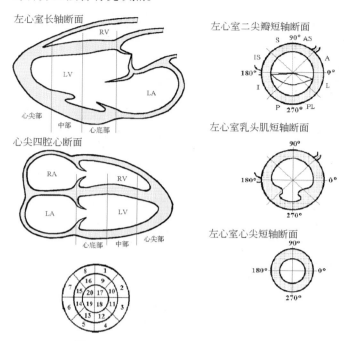

图 56-3　左心室室壁节段分区示意图

AS. 前间隔；A. 前壁；L. 侧壁；PL. 后侧壁；P. 后壁；I. 下壁；IS. 下间隔；S. 间隔；1. 前间隔基底部；2. 前壁基底部；3. 侧壁基底部；4. 后侧壁基底部；5. 下后壁基底部；6. 下壁基底部；7. 后间隔基底部；8. 间隔基底部；9. 前间隔；10. 前壁；11. 侧壁；12. 后侧壁；13. 下后壁；14. 下壁；15. 后间隔；16. 间隔；17. 前壁心尖部；18. 侧壁心尖部；19. 下壁心尖部；20. 间隔心尖部

（二）M 型超声心动图

M 型超声心动图一般仅能检出由于心肌缺血而出现运动异常的部位，如局部心室壁的运动减弱或矛盾运动，通过探头所在部位进行观察，可初步提示心肌缺血的部位，但 M 型超声对于诊断心肌缺血有较大的局限性。于左心室波群观察时，可见左心室后壁和（或）室间隔运动减弱，局部运动消失或呈矛盾运动。心肌缺血引起乳头肌功能不全者，可造成二尖瓣关闭不全，引起左心室增大，左室流出道增宽，二尖瓣开放幅度减小。但对于陈旧性心肌缺血性改变，尤其是前壁心肌梗死可以做出明确的诊断（图 56-4）。

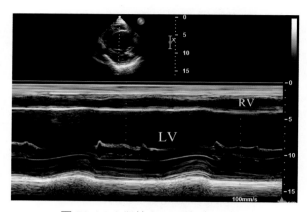

图 56-4　心肌缺血 M 型超声心动图

显示左心室明显扩大，室间隔厚度变薄，心肌回声增强，运动幅度减弱，收缩期增厚率减低，左心室后壁运动幅度代偿性增强

（三）二维超声心动图

二维超声心动图是诊断本病的主要方法，能明确确定缺血的部位，超声各断面可显示左心室壁各个节段的相同结构和功能状态，从而进一步提示有关节段性运动异常所反映的冠状动脉病变。

根据心肌缺血的性质和程度等，缺血部位心肌可显示为室壁变薄、纤维化等室壁形态结构的改变，有的可显示回声异常，同时可显示累及部位心肌节段的室壁运动异常，室壁运动幅度降低、消失，收缩期室壁增厚率降低或消失，甚至出现反向运动和向外膨出形成室壁瘤（图 56-5）。通过采用组织多普勒成像和彩色室壁运动显像等新型超声检查技术，可进一步显示室壁形态结构和节段性活动异常，从而较准确地确定心肌缺血的部位及其性质。

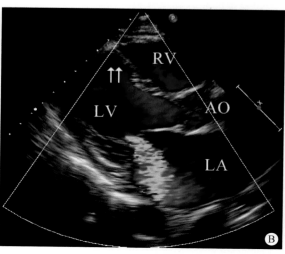

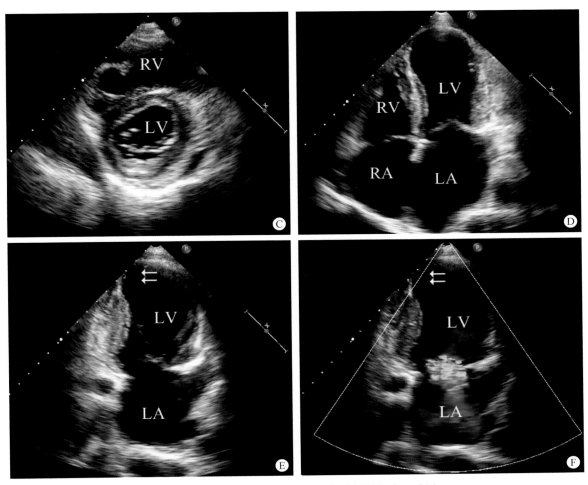

图 56-5　急性心肌缺血二维及彩色多普勒超声心动图

左心室心尖部出现矛盾运动、运动不协调（箭头所示），心室收缩时，心尖部向外运动，形似葫芦（见图 D），二尖瓣口出现反流现象，呈蓝五彩镶嵌色。

A. 左心室长轴断面；B. 彩色多普勒左心室长轴断面；C. 左心室短轴断面；D. 四腔心断面；E. 双腔心断面；F. 彩色多普勒双腔心断面

左心室长轴断面所显示的室间隔通常为前间隔，为心肌缺血的好发部位，早期可观察到室间隔出现矛盾运动、运动不协调现象（图 56-5），心肌梗死后期，如恢复较差，室间隔变薄，回声增强，向右心室方向膨出，心尖部运动减弱，提示为前壁及前间壁心肌缺血或梗死，室间隔的近心尖段极易附着血栓，从左心室双腔心、四腔心及左心室短轴等断面均可观察到心尖部附壁血栓。部分患者还可在左心室长轴、心尖四腔心及左室双腔心断面的左心室心尖部探及附壁血栓，一般情况下附壁血栓易附着于室间隔的近心尖部（图 56-6）。

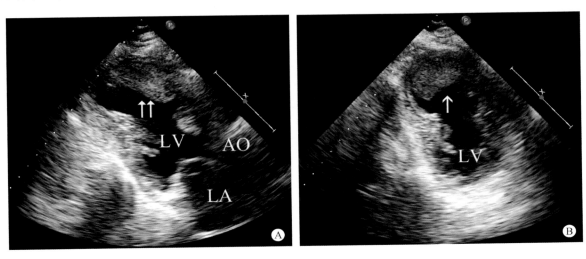

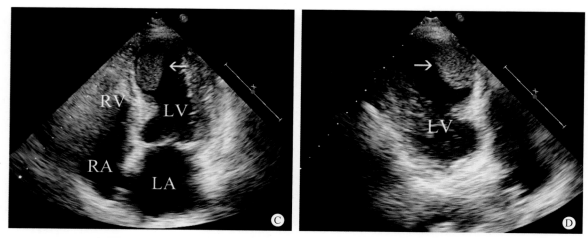

图 56-6 前间壁室壁瘤及心尖部血栓形成二维超声心动图
心尖部室间隔侧向外膨出，形成室壁瘤，并出现附壁血栓（箭头所示）。A. 左心室长轴断面；B. 左心室短轴断面；C. 四腔心断面；D. 左心室断面

心尖四腔心断面：本断面显示的室间隔通常为后间隔，同时可清晰显示左心室前侧壁的形态结构和运动状态，为检出本病的最佳断面之一。室间隔中下段、心尖部和左心室侧壁变薄，运动幅度减小，呈矛盾运动，以室间隔下段为著，提示局部出现心肌缺血性改变。部分患者心内膜回声可增强，室壁无运动并局限性地向外膨出者为室壁瘤形成（图 56-7）。

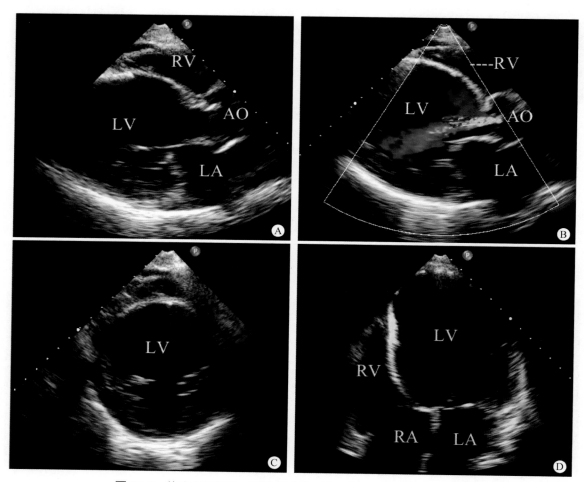

图 56-7 前壁心肌梗死、室壁瘤形成二维及彩色多普勒超声心动图
左心室增大，心尖部向外扩张，室间隔变薄，回声明显增强，运动幅度减小，收缩期增厚率减低，左心室心尖部向外扩张，室壁瘤形成。A. 左心室长轴断面；B. 彩色多普勒左心室长轴断面；C. 左心室短轴断面；D. 四腔心断面

左心室短轴断面：通常可较全面地显示左心室室壁的心肌供血状况，对确定心肌缺血和梗死部位有极大的帮助，甚至对面积较小的缺血梗死部位也可以观察得较为清楚（图56-8）。

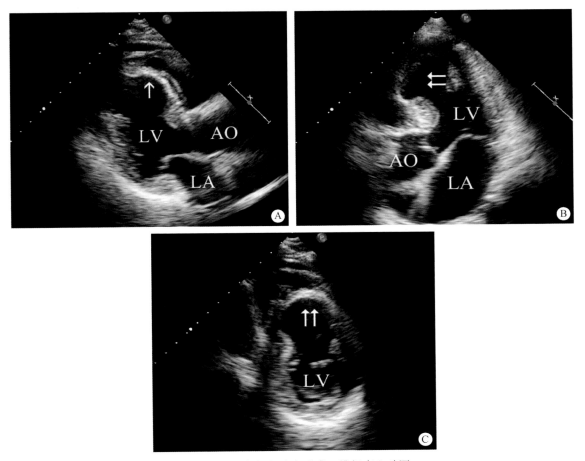

图 56-8　心尖部室壁瘤形成二维超声心动图

室间隔中下段变薄，回声增强，并向外膨出，形成室壁瘤改变（箭头所示），左心室短轴断面观察，呈葫芦状改变。A. 左心室长轴断面；B. 心尖五腔心断面；C. 左心室短轴断面

根据短轴断面的部位不同，显示不同部位的左心室壁，在二尖瓣叶水平的左心室短轴，显示为左心室靠近心底部的心壁，而乳头肌水平和心尖部水平的短轴断面分别显示中部和心尖部左心室壁。

由乳头肌及腱索所附着的心室壁为左心室下壁。二尖瓣后叶根部以下的左心室壁出现运动减弱、矛盾运动或无运动现象，提示为下壁心肌缺血或梗死。如局部出现局限性向外膨出，即提示有室壁瘤形成（图56-9）。

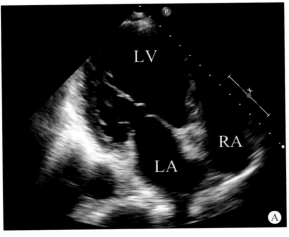
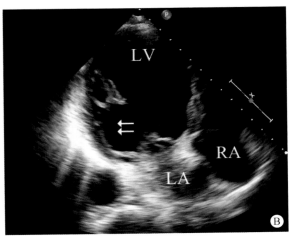

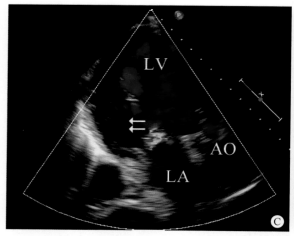
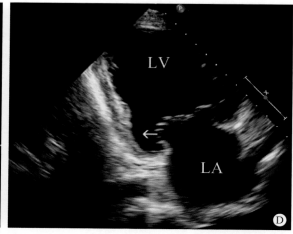

图 56-9 下壁心肌梗死及室壁瘤形成二维及彩色多普勒超声心动图

下壁运动幅度明显减弱,并向外膨出,呈凹陷状改变,形成室壁瘤(箭头所示)。A 和 B. 左心房室长轴断面;C. 彩色多普勒心尖左心室长轴断面;
D. 心尖双腔心断面

根据二维超声心动图图像所显示的左心室壁位置,可确定左心室壁的病变部位,从而提示相应的冠状动脉病变部位。一般在 11 ~ 1 点钟部位为左心室前间壁,1 ~ 3 点钟部位为左心室前壁,3 点钟左右部位为左心室前侧壁,3 ~ 6 点钟部位为左心室侧壁,6 点钟左右部位为左心室后壁,7 ~ 8 点钟部位为左心室下壁,在左心室下壁和前间壁之间为后间隔,但具体部位应根据探头的位置和方向确定,并结合有关左心室壁分区及其与冠状动脉分布的关系。出现供血不足时,则相应部位出现心壁变薄、节段性运动不协调、运动减弱或矛盾运动等。

左室双腔心可显示出左心室间隔和下壁等部位的室壁形态结构和运动异常状况。如果心肌缺血范围较大,左心室短轴断面和长轴断面可见左心室壁弥漫性运动减弱,室壁变薄,整个左心室可形成一室壁瘤。

(四)多普勒超声心动图

心肌缺血或梗死可以影响乳头肌功能,致乳头肌运动不协调,引起房室瓣关闭不全,尤其是二尖瓣,二尖瓣关闭不全的程度通常与乳头肌缺血程度紧密相关。收缩期在左心房侧可探及源于二尖瓣口的反流性血流束,为蓝五彩镶嵌色,连续多普勒探查时,取样点置于房室瓣的左心房侧,可探及位于零线下的高速血流频谱,通过测量可获得反流性血流的速度和压差。

组织多普勒成像可显示心肌运动速度和方向等信息,有助于评价心肌缺血状况等,详见有关章节。

(五)经食管超声心动图

TEE 检查属于半无创性检查,在插入食管探头和旋转探头的过程中,对患者均有较大刺激,部分患者的反应较大,尤其是比较严重的冠心病患者,检查中易引起心绞痛发作等不良反应,甚至造成严重的并发症,故冠心病通常作为禁忌证。但对某些疾病,TEE 常具有显示冠状动脉和室壁图像清晰、不干扰手术等优点,可用于术中监测。

三、心肌梗死主要并发症的超声检查

(一)心脏破裂

超声除可显示冠心病的基本表现外,根据心脏破裂部位,可有不同的表现。

心室游离壁破裂者多迅速死亡,往往来不及进行超声检查。有机会做超声检查者,可显示大量心包积液(图 56-10)。

室间隔穿孔者通常可显示与室间隔缺损类似的超声表现,表现为左心室扩大,受累部位室间隔变薄、运动减弱或消失、反向运动,局部室间隔膨出、连续性中断,多普勒可检出经室间隔的左向右分流血流,右心声学造影时可在右心室出现负性显影区,有时也可在左心室出现少量声学造影剂回声。

乳头肌断裂者可显示左心室扩大,二尖瓣运动幅度增大,收缩期可脱入左心房,并可显示二尖瓣叶和腱索在心腔内急速运动的断端回声,二尖瓣前后瓣叶不能闭合,多普勒检查可显示不同程度的二尖瓣反流。

(二)室壁瘤

二维超声对诊断室壁瘤具有很高的敏感性和特异性,主要表现为局部室壁明显变薄,缺乏收缩功能,增厚率基本消失,室壁瘤部位的室壁在心室收缩期和舒张

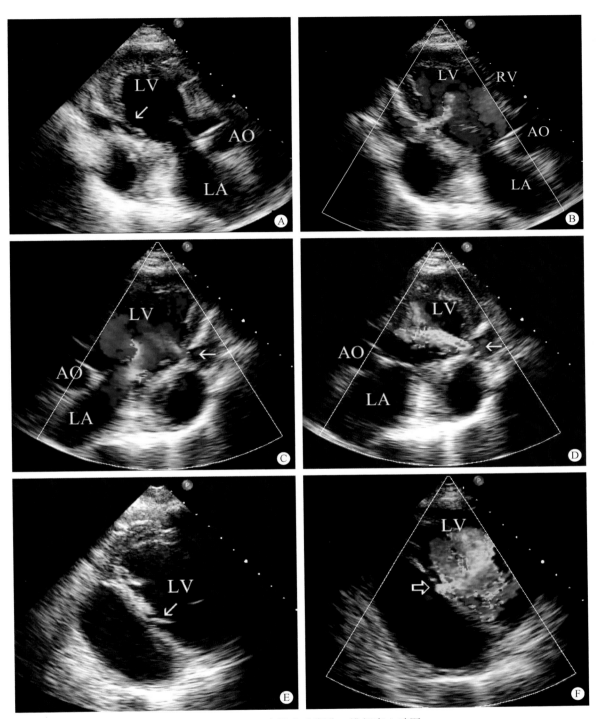

图 56-10　左心室游离壁穿孔二维超声心动图

显示左心室游离壁中部出现约 5mm 大小的回声中断，左心室后壁出现 25 ～ 30mm 的液性暗区；并可在收缩期探及左心室血液通过穿孔部位进入心包腔内，
在舒张期返回左心室。A. 左心室长轴断面；B. 彩色多普勒左心室长轴断面；C 和 D. 彩色多普勒心尖五腔心长轴断面；E 和 F. 左心室断面

期均向外突出，在收缩期突出尤其明显，与其他部位室壁多形成明显的反向运动。室壁瘤部分向外形成瘤样突出，瘤体与心腔自由相通，瘤体内多普勒检查出现逆行、缓慢的血流图像者多属于真性室壁瘤。心室壁与脏层心包之间出现瘤样扩张的无回声区，心室腔与该无回声区有狭窄的管道相通，两者间呈现出瓶颈样形

态，该处心室壁的连续性表现为突然中断，多普勒检查显示该处有速度较高的双期双向条状血流者多为假性室壁瘤。超声通常可根据其二维图像，结合室壁瘤内及其与心室腔连接处多普勒血流图像，可明确鉴别真性和假性室壁瘤。

另外，应注意与心室憩室相鉴别，心室憩室为室

壁局限性向外膨出，但室壁运动不减弱，壁不变薄，并且不出现矛盾运动（图 56-11）。极少数患者心室壁可出现室壁瘤样改变，壁向外膨出，但无明确的矛盾运动（图 56-12）。

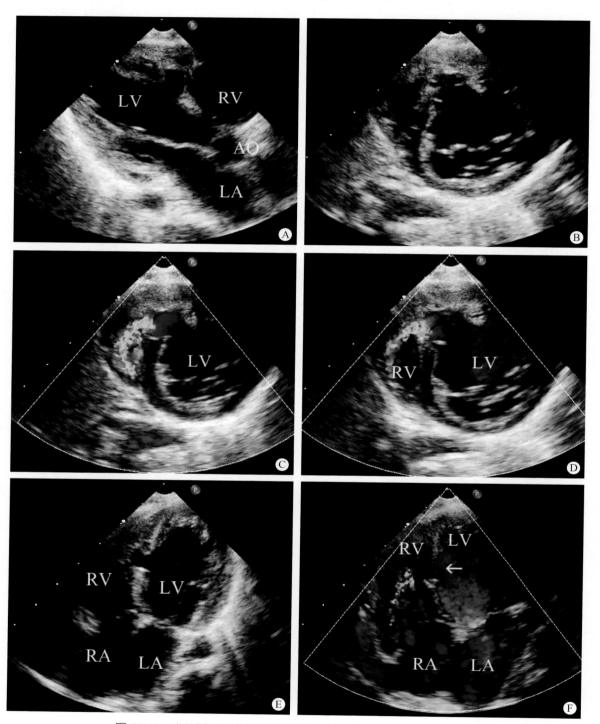

图 56-11 室间隔憩室合并室间隔穿孔二维及彩色多普勒超声心动图
室间隔中部可见局限性凹陷，但周围的心室壁不变薄，未出现矛盾运动，为左心室憩室，并可探及憩室部位出现穿孔现象，通过穿孔部位出现室水平的左向右分流（箭头所示），呈五彩镶嵌色。A. 左心室长轴断面；B. 左心室短轴断面；C 和 D. 彩色多普勒左心室短轴断面；E. 二维超声心动图四腔心断面；F. 彩色多普勒心尖四腔心断面

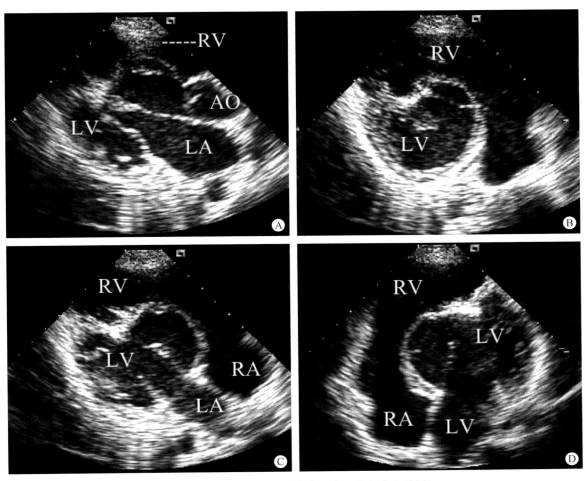

图 56-12　先天性室间隔发育不良二维超声心动图

室间隔中部明显变薄，运动幅度及增厚率消失，心室收缩时，室间隔向右心室膨出。A. 左心室长轴断面；B. 左心室短轴断面；C. 双心室流入道断面；
D. 四腔心断面

四、鉴别诊断

　　冠心病的心肌缺血或梗死改变，在合并较严重心功能不全时，应注意与扩张型心肌病、酒精性心肌病等鉴别，患者的病史具有重要作用。扩张型心肌病的心腔扩大均较显著，二尖瓣的开放幅度明显减小，心室壁的整体运动幅度明显减弱，甚至几乎完全丧失，即出现大心腔、薄间隔和心脏瓣膜小开口的相对特异性表现。缺血性心肌病者，虽然心腔也扩大，但多数在心肌缺血梗死局部出现节段性运动异常，受累部分室壁的厚度变薄、运动减弱或消失，甚至出现矛盾运动，而其他部位室壁的形态可接近正常，多仍存在一定的收缩运动，二尖瓣的开放幅度通常未见明显减小。

（熊鉴然　吕秀章　刘延玲）

参考文献

Budoff MJ，et al. 1999. Intravenous three-dimensional coronary angiography using contrast enhanced electron beam computed tomography. Am J Cardiol，83：840-845

Elhendy A，et al. 1999. Relation between the extent of coronary artery disease and tachyarrhythmias during dobutamine stress echocardiography. Am J Cardiol，83：832-835

Fye WB. 1985. The delayed diagnosis of myocardial infarction. Circulation，72：262-271

Gueron M，et al. 1976. Left ventricular diverticulum and mitral incompetence in asymptomatic children. Circulation，53：181

Guiteras-Val P，et al. 1999. Clinical and sequential angiographic follow-up six months and 10 years after successful percutaneous transluminal coronary angioplasty. Am J Cardiol，83：868-874

Heger J，et al. 1979. Cross-sectional echocardiography in acute myocardial infarction：detection and localization of regional left ventricular asynergy. Circulation，60：531

Hurst JW. 1986. The first coronary angioplasty as described by Andreas Gruentzig. Am J Cardiol，57：185，186

Isaacsohn JL，et al. 1988. Postmyocardial infarction pain and infarct extension in the coronary care unit：role of two-dimensional echocardiography. JACC，11：246-251

Mann DL，et al. 1986. Cross-sectional echocardiographic assessment of regional left ventricular performance and myocardial perfusion. Prog Cardiovasc Dis，29：1

Mizuno K，et al. 1991. Angiographic coronary macromorphology in patients with acute coronary disorders. Lancet，337：809-812

Morganroth J，et al. 1981. Exercise cross-sectional echocardiographic diagnosis of coronary artery disease. Am J Cardiol，47：20

Oh JK，et al. 1989. Effects of acute reperfusion on reginal myocardial function：serial two-dimensional echocardiography assessment. Int J Cardiol，22：161-168

Picano E，et al. 1991. Dipyridamole-echocardiography in coronary artery disease. Herz，16：379

Popp RL. 1992. Recent experience with ultrasonic tissue characterization. Am J Cardiol，69：112

Potkin BN，et al. 1990. Coronary artery imaging with intravascular high-frequency ultrasound. Circulation，81：1575-1578

Quinones MA. 1984. Echocardiography in acute myocardial infarction. Cardiol Clin，2：123-134

Schroeder S，et al. 1999. Reduction of restenosis by vessel size adapted percutaneous transluminal coronary angioplasty using intravascular ultrasound. Am J Cardiol，83：875-879

Sherry S. 1989. The origin of thrombolytic therapy. J Am Coll Cardiol，14：1085-1092

Tei C，et al. 1983. Myocardial contrast echocardiography. A reproducible technique of myocardial opacification for identifying regional perfusion deficits. Circulation，67：585-588

第五十七章　肺源性心脏病和肺动脉高压

第一节　概　　述

一、肺循环

肺循环由肺动脉、肺毛细血管和肺静脉等组成，相互之间关系密切，互相影响，对气体交换、清除颗粒物质和调节酸碱平衡等具有重要的作用。

正常肺循环的流量大、阻力小、压力低、代偿能力强，肺循环阻力和肺动脉压力主要取决于肺细小动脉和毛细血管前动脉的总横截面积、血流量和血液黏度等因素，受到自主神经、内分泌和局部理化环境等因素的影响。

通常正常的肺循环阻力只有体循环的 5%～10%，肺动脉收缩压为 18～25mmHg，舒张末期压为 6～10mmHg，平均压为 12～16mmHg，肺静脉平均压为 6～10mmHg，肺动脉与左心房之间一般有 5～10mmHg 的压力差，肺循环系统的上述压力变化可保持血液流动。

二、肺动脉高压

肺血流量在一定范围内增加时，肺动脉压通常无明显升高。运动时心排血量增加，平均肺动脉压一般不超过 30mmHg，剧烈运动时才稍超过 30mmHg。

凡各种病变使静息时肺动脉收缩压超过 30mmHg 或平均压超过 20mmHg，运动时平均压超过 30mmHg 者，即可诊断为肺动脉高压（pulmonary hypertension），一般分为特发性和继发性两种。

（一）特发性肺动脉高压

特发性肺动脉高压主要包括原发性肺动脉高压（primary pulmonary hypertension），指病因不明的肺血管床病变所致持续性肺动脉高压，在排除所有已知病因的情况下，根据组织学改变进行诊断。

但迄今在临床诊断上仍比较混乱，而且多数没有组织学证实。早期诊断十分困难，从发病到明确诊断的时间平均约为 2 年，容易出现误诊或漏诊。有研究人员在临床上诊断原发性患者 58 例，经组织学检查发现诊断错误 2 例。

本病较少见，占所有肺动脉高压的不到 1%，约占所有肺心病尸检患者的 1%。发病年龄多数在 20～45 岁，平均 34 岁，女性多见，5%～10% 有家族性倾向。

本病预后不佳，诊断明确后平均存活仅 3 年，5 年存活率只有 21%。

（二）继发性肺动脉高压

继发性肺动脉高压指由肺实质病变和（或）从主肺动脉起始部至肺静脉左心房开口处肺血管病变所导致的肺动脉高压。

三、肺源性心脏病

1963 年 WHO 建议的肺源性心脏病（cor pulmonale，简称肺心病）的定义：由于侵犯肺部结构和（或）功能的疾病所引起的右心室肥厚，但需除外首要侵犯左心所致的肺病变和先天性心脏病。

肺心病分为急性和慢性两种，主要病因详见表 57-1。

表 57-1　肺心病主要病因

病变部位	主要病因
肺血管	肺动脉栓塞、原发性肺动脉高压
呼吸道	慢性阻塞性肺部疾病、支气管哮喘、支气管扩张、囊性纤维化、胸外呼吸道阻塞
肺泡	肺纤维化
肺外	胸膜病变、胸廓畸形、胸廓成形术后、阻塞性呼吸暂停综合征、肥胖、过度通气综合征、脑血管疾病、神经肌肉疾病、肌萎缩、脊髓侧束硬化、重症肌无力

（一）急性肺心病

急性肺心病指急性肺动脉高压所导致的右侧心脏负荷过重或劳损，多数系大面积肺动脉栓塞所致。

急性肺动脉栓塞的发病率并不低，并有增长趋势，已成为目前西方许多国家的主要死亡原因之一。美国每年有 65 万肺栓塞患者，其中 25 万患者死亡；英国肺动脉栓塞约占住院患者的 0.1%。我国的发病率缺乏确切资料，随着生活水平提高，发病率有可能上升。

急性肺动脉栓塞的病死率与发病速度、程度及治疗等因素有关，多数大面积肺栓塞者预后较差，可迅速致死。有人发现，在心脏停止搏动前后进行急症肺动脉栓子摘除术，病死率分别为 10% ～ 30% 和 60% ～ 70%；而在出现休克前后进行血栓摘除术，病死率分别为 17% 和 42%，故早期准确诊断和积极治疗，对提高存活率非常重要。

（二）慢性肺心病

1977 年第二次全国肺心病会议提出了慢性肺心病（chronic cor pulmonale）的诊断标准：由慢性支气管炎、肺气肿及其他肺胸疾病或肺血管病变引起的心脏病，有肺动脉高压、右心室增大或右心功能不全。非致命性急性肺动脉栓塞也可发展成慢性肺动脉栓塞，最终形成慢性肺心病。

慢性肺心病的发病率因国家、地区、气候等不同而异，一般占各种心脏病患者的 5% ～ 10%。患者年龄一般在 45 岁以上，以男性多见。

多数慢性肺心病患者的预后很差，治疗困难，平均肺动脉压 ≥ 45mmHg 者 5 年存活率不到 10%，肺血管阻力超过 550dyn·s/cm⁵ 者很难存活 3 年以上。

第二节　肺动脉栓塞

一、病理解剖和病理生理

（一）病理解剖

来自体循环静脉或右侧心腔的栓子机械性阻塞肺动脉，形成肺动脉栓塞（pulmonary embolism）。

绝大多数系血栓栓塞，其中 90% 继发于下肢、盆腔等深静脉血栓形成，往往与术后或长期卧床有关，少数见于右心室梗死、右心衰竭、心房纤颤和扩张型心肌病等附壁血栓脱落。另外少数系外伤造成的脂肪、骨髓、空气栓塞，产科羊水栓塞，心血管内脱落的赘生物、肿瘤、寄生虫、异物、栓堵物等其他栓子栓塞，血流动力学影响与血栓栓塞相似。

在肺动脉内，局部有大小不等的血栓阻塞管腔，小面积栓塞者血栓可充满较小的肺动脉分支，通常以右肺下叶后背段等部位多见；大面积栓塞者，在主肺动脉及其主要分支腔内，甚至右心室内充满或部分充满血栓。随后，肺动脉内血栓可出现溶解、吸收而逐渐变小，可部分或完全再通，多数血栓可形成纤维化小隔或网状小梁，机化血栓常与肺动脉管壁不能分离。反复栓塞者，不同病理变化的栓子可混合存在。

根据肺动脉栓塞的发病时间和阻塞程度分为以下类型：

（1）急性大面积栓塞：急性发生，栓塞阻塞肺动脉的面积超过 50%。

（2）急性小面积栓塞：急性发生，栓塞阻塞肺动脉的面积小于 50%。

（3）亚急性大面积栓塞：反复发生的小面积或中等面积栓塞，时间超过数周，栓塞阻塞肺动脉的总面积超过 50%。

（4）慢性栓塞：指病史长达数月以上，病情逐渐加重，出现慢性肺动脉高压，多系反复小面积栓塞逐渐阻塞中等肺动脉，或大面积肺动脉栓塞患者存活而仍遗留中等以上肺动脉部分阻塞者，一般总的阻塞面积超过 50%。

急性大面积肺动脉栓塞可导致严重的肺动脉高压，出现急性肺心病。在小面积栓塞者，其肺组织可无明显受损；在较大面积栓塞者，多数可出现肺梗死，以及随后出现的纤维化和瘢痕形成等，可损害肺功能。

需要注意的是，肺栓塞与肺梗死的含义不同，肺栓塞可导致肺组织缺氧、坏死而形成肺梗死，但并非所有肺栓塞都会引起肺梗死。肺梗死属于出血性梗死范畴，有其特殊的病理解剖表现。

患者的主肺动脉及其主要分支通常扩张、肥厚，可合并粥样硬化等病变。支气管动脉也可扩张，侧支循环增加，甚至出现胸壁、膈肌和纵隔等部位的侧支循环，一般与栓塞程度、时间长短等有关。肺静脉通常无明显变化。

慢性肺动脉栓塞，最终将导致明显的肺动脉高压，形成慢性肺心病。

（二）病理生理

病理生理变化取决于肺动脉阻塞的发病速度、程度、范围、持续时间和原有心肺状况等病理变化。

发生肺动脉栓塞时，除栓子直接阻塞肺动脉外，还可通过神经反射和局部释放的血管活性物质，使肺动脉发生痉挛，加重阻塞程度，并可使冠状动脉痉挛造成心肌缺血，偶尔使周围血管扩张而降低血压。

1. 急性大面积栓塞　将导致严重的血流动力学和心肺功能障碍，肺动脉压明显升高，右心室负荷突然增加，压力急剧升高，迅速出现右心室扩张、右心衰竭和三尖瓣相对关闭不全，形成急性肺心病。

栓塞使肺血流量减少，右心室扩张使室间隔左移，加上周围血管扩张，可严重影响左心室充盈，使其舒张末期容量减少，收缩力降低，心排血量和动脉压明显下降，心率加快，很快出现所谓的特殊类型的阻塞性心源性休克，可迅速导致死亡。有肺动脉基础病变者，出现血流动力学变化时病情会更严重。

栓塞部位的肺组织丧失气体交换功能，无效腔增加，通气血流比例失常；而其他部位的肺血管扩张、侧支血管开放，出现右向左分流，加上心排血量下降和支气管痉挛等因素，可造成低氧血症。

2. 急性小面积栓塞　在平静时，多数无明显的血流动力学障碍；但在活动时，将出现类似于急性大面积栓塞的异常变化，通常程度相对较轻。

3. 亚急性大面积栓塞　栓子逐渐阻塞中小肺动脉，可逐渐形成右心室肥厚，右心室和肺动脉压明显升高，血流动力学状态多数介于急性和慢性之间，心排血量一般正常，静脉压升高，多数有低氧血症，尤其是运动时加重。

4. 慢性栓塞　反复小面积栓塞，或大面积栓塞后遗留明显的肺动脉阻塞，通常逐渐出现慢性肺动脉高压、右心室肥厚和右心室衰竭，形成慢性肺心病。

二、临床表现

本病的临床表现差异很大，容易漏诊或误诊，漏诊率可高达 84%，误诊率可达 32% ～ 62%。

慢性患者出现慢性肺心病的临床表现。急性患者往往有深静脉血栓形成、心腔附壁血栓或外伤、分娩等病史。有的表现为下肢局部肿胀、疼痛和压痛等症状和体征。

肺动脉阻塞程度越重、越快，症状越明显。轻者可无明显的临床表现，多数可有呼吸困难、胸痛、心动过速、发绀、咯血、发热、出汗、焦虑不安，甚至晕厥、休克或突然死亡等。

体检常有发热、发绀、呼吸困难、颈静脉压升高和血压降低等，有的可出现奇脉。多数患者的胸部没有明显的阳性体征，部分可有肺部实变体征、干性和湿性啰音、胸膜摩擦音和胸腔积液等。多数患者有心动过速，出现第三心音、第四心音和肺动脉瓣区第二心音增强等。

三、辅助检查

心电图多数有非特异性表现，25% 的急性患者可有典型表现，包括 $S_1Q_3T_3$ 图形、右束支传导阻滞、肺性 P 波和电轴右偏；其他可有窦性心动过速、心房纤颤和右侧心前区导联（$V_{1\sim3}$）T 波倒置等。慢性患者的心电图表现同慢性肺心病。

胸部 X 线检查多数无明显异常或仅有非特异性表现，如肺动脉分支扩张、周围肺血管影稀少。大面积肺梗死者可出现肺部阴影，典型者呈楔形，有的形状不规则，可伴病侧膈肌抬高、胸腔积液，心脏影可增大，偶有肺水肿。肺动脉高压者出现主肺动脉及其主要分支扩张、心脏扩大等。

放射性核素肺灌注扫描敏感性和特异性高，结果正常者多数可排除肺动脉栓塞，有特异性异常表现者可明确诊断。但灌注扫描属于非直接诊断法，表现异常时应排除肺炎、肿瘤、血管炎和肺大疱等其他肺部病变。

临床怀疑肺动脉栓塞而放射性核素等检查不能完全确定者，可进行心导管检查和肺动脉造影以明确诊断。CT、MRI 等检查可提高检出率。急性者均有低氧血症、低二氧化碳血症和其他检验结果异常。

四、超声心动图检查

（一）M 型超声心动图

因 M 型超声所显示的是心脏某一点上的运动曲线，故无法进行明确的肺栓塞诊断。由于肺栓塞患者的右心室增大，主动脉波群可显示出右室流出道增宽；心室波群表现为右心室增大，室间隔运动异常（图 57-1）。

（二）二维超声心动图

在血栓位于肺动脉近心端的部分患者，二维超声心动图于大动脉短轴断面显示主肺动脉及左、右肺动脉内径增宽，在肺动脉内可探及血栓样回声，或不规则的团块状回声，回声较淡，尤以右肺动脉的血栓栓塞发病率为高，其次为主肺动脉和左肺动脉（图 57-2）。对位于肺动脉远端的血栓，二维超声心动图通常无法直接显示。

在左心室长轴、短轴及心尖四腔心断面，均可观察到右心房、右心室增大，右室流出道增宽。

在经胸及剑突下大动脉短轴断面，均可显示右心房、右心室增大，对图像不清晰的患者可采用剑突下断面观察。

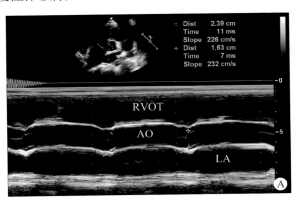
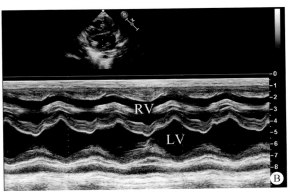

图 57-1　肺动脉高压 M 型主动脉及左心室波群

显示右室流出道增宽，主动脉及左心房内径正常，但右心室增大和室间隔运动形态异常

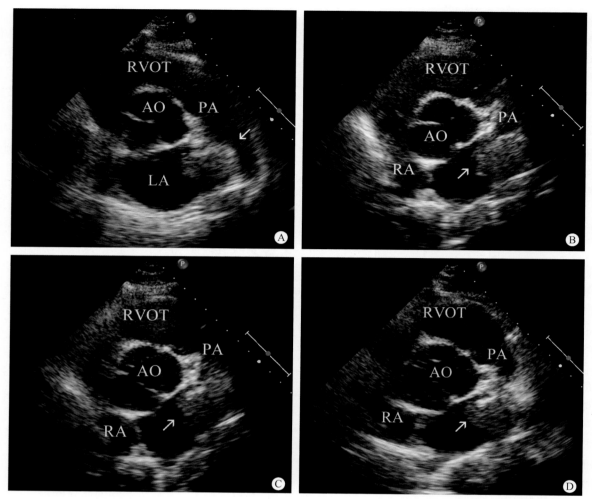

图 57-2　肺栓塞二维超声心动图

显示右室流出道及主肺动脉内径增宽，肺动脉内出现血栓样物（箭头所示）

（三）经食管超声心动图

TEE 对检出肺动脉内血栓有很大的帮助。探头角度位于 120°～135° 时，探头向左前方向旋转，在图像的远场可显示主肺动脉及左、右肺动脉，如在肺动脉腔内探及回声较淡的块状或片状回声，提示有肺动脉栓塞。

（四）多普勒超声心动图

在诊断过程中，采用彩色多普勒观察有助于鉴别伪像和血栓栓塞。如为血栓栓塞者，当血流通过时，在血栓部位受阻，血流速度加快，血流色彩的亮度增加。

超声诊断肺栓塞时，应注意仔细观察，并应结合患者的临床表现进行诊断，以免出现误诊或漏诊。

第三节　肺动脉高压

一、分类

（一）特发性

特发性肺动脉高压包括无明显病因的原发性肺动脉高压和肺静脉阻塞性病变，1975 年 WHO 将后者列为一个亚型归入原发性肺动脉高压，但有人认为是属于原发性以外的病因不明的肺动脉高压。

（二）继发性

1. 毛细血管前性肺动脉高压　主要指各种病因导致毛细血管前的肺血管床横截面积缩小者。主要病因有：

（1）血栓、羊水、异物等肺动脉栓塞和血栓形成等肺动脉阻塞性病变，后者可见于镰状细胞病、法洛四联症和艾森门格综合征等。

（2）慢性支气管炎、慢性阻塞性肺部疾病、肺气肿、支气管扩张、肺纤维化、肺囊状纤维化、肺叶切除术后、肺吸虫等肺部寄生虫病、其他呼吸系统病变、单侧肺动脉缺如等肺血管减少性病变。

（3）各种肺血管狭窄性病变，包括硬皮病、系统性红斑狼疮、肺动脉炎等结缔组织疾病和自身免疫性病变、先天性周围肺动脉狭窄、肺动脉发育不良等。

（4）其他病变，如上呼吸道阻塞、高原反应和睡眠呼吸暂停综合征等，以及门静脉高压与肺动脉高压共存、中毒性疾病等。

2. 高动力性肺动脉高压　指肺动脉血流量明显增加所致者，多数见于动脉导管未闭、室间隔缺损、房间隔缺损、肺静脉畸形引流、主动脉－肺动脉间隔缺损和共同动脉干等各种左向右分流性心血管病变。

3. 被动性肺动脉高压　指肺静脉压升高性病变所导致者，如见于左心衰竭、左心室舒张功能不良、缩窄性心包炎等左心室舒张压升高，二尖瓣狭窄、闭锁、发育不良和关闭不全等二尖瓣病变，黏液瘤等左心房肿瘤，左心房血栓和左侧三房心等左心房阻塞性病变。其他还可见于肺静脉血栓形成、肿瘤、纤维化纵隔炎、先天性肺静脉狭窄、血红蛋白病、红细胞增多症和副蛋白质血症等。

二、病理解剖及病理生理

引起肺动脉高压的病因很多，病理解剖和病理生理改变也比较复杂，不同病因者各有其特殊的病理解剖和病理生理变化。如二尖瓣病变等所致肺静脉高压者，出现肺部淤血，肺静脉和毛细血管扩张，肺静脉内膜纤维化、内皮细胞增生、肿胀、中层平滑肌增生、肥厚，毛细血管基膜增厚，进而出现肺动脉高压。

肺动脉高压患者通常有肺血管中层肥厚、内皮细胞增生、管腔狭窄等病理变化，肺血管张力和总横截面积发生明显变化。右心室通常有良好的顺应性和适应能力，但多数难以承受过快增加的压力负荷，肺动脉压的迅速升高将使右心室排血量明显减少。长期肺动脉高压可使右心室肥厚、扩张，最终将出现右心室衰竭。右心室缺血和心肌病变也是导致右心衰竭的重要因素。

三、临床表现和辅助检查

（一）临床表现

通常有原发性病变的表现。肺动脉高压本身多数无特殊症状，有的可出现疲乏、劳力性呼吸困难、头晕、晕厥、心绞痛样胸痛或右心衰竭的症状。

脉搏一般较细小，有的四肢末端发凉、发绀。肺动脉瓣区第二心音增强、分裂，可伴收缩期喷射音。可有原发性心血管病变、右心室肥厚和右心室衰竭等体征。

（二）辅助检查

心电图因病因不同而异，一般有右心室肥厚、右心房扩大、电轴右偏，可出现心房纤颤等心律失常。

胸部 X 线检查可显示主肺动脉扩大，肺部周围血管稀疏，形成所谓的残根样表现。

心导管检查一般可显示肺动脉、右心室和右心房压力升高，肺楔压往往正常，心脏指数可降低。可有原发性心血管病变的各种表现。

第四节　原发性肺动脉高压

一、病理解剖和病理生理

（一）病理解剖

1975 年 WHO 将其分为三种病理解剖类型，但迄今仍不清楚它们是否属于同一类疾病的不同表现形式。

1. 原发性丛样肺动脉病（primary plexogenic pulmonary arteriopathy）　占临床诊断的大多数，通常须通过组织学检查与血栓性肺动脉病区分。例如，有研究者活检了 56 例，本型仅占 32%，血栓栓塞性病变占 57%。

其基本病理改变与左向右分流性肺动脉高压者相似，无明显的特异性，但通常更严重。近端肺动脉多数明显扩张，所有远端肺动脉分支的管壁异常增厚，小肺动脉和毛细血管前动脉内膜增厚、纤维化，形成所谓的洋葱皮样表现。动脉中层增厚，平滑肌组织增加，肺小动脉周围有胶原纤维、网状组织和外皮细胞包绕。毛细血管基膜增厚，可出现动脉炎和类纤维素性坏死，最终出现内皮增生和丛样病变。多数有动脉硬化和明显的右心室肥厚，但肺静脉和肺组织一般没有异常。

2. 血栓性肺动脉病（thrombotic pulmonary arteriopathy）约占本病患者的 1/3，主要见于成年人，肺动脉内有微血栓形成，出现偏心性内膜纤维化，中膜肥厚，肺动脉内可有陈旧性机化血栓，来源通常不明确。

3. 肺静脉阻塞性病变（pulmonary veno-occlusive disease）　极少见，病因不明，少数可能与自身免疫性疾病、病毒感染、化疗、血栓形成等有关，主要见于儿童和年轻人，无明显的性别差异。肺静脉内出现机化的纤维组织，造成肺静脉狭窄、阻塞。

（二）病理生理

肺血流在肺小动脉和（或）肺静脉水平受到阻塞，导致严重的肺动脉高压，右心室压力负荷增加，形成右心室肥厚、衰竭，心排血量减少，可出现周围动脉低血压。同时由于毛细血管基膜增厚、肺动脉通气血流比例异常、侧支循环开放和心排血量减少等因素，可造成缺氧，有时可导致心肌缺血。

二、临床表现和辅助检查

（一）临床表现

本病临床表现多样，通常没有特异性，诊断十分困难。一般可有进行性劳力性呼吸困难、乏力、心悸、心绞痛或胸痛，运动时出现头晕、晕厥，偶尔有咳嗽、咯血、声音嘶哑、水肿，可猝死。

体征基本与严重的继发性肺动脉高压相同，多数有发绀。肺动脉瓣区第二心音增强，出现喷射性喀喇音、收缩期和舒张期杂音，可出现第四心音和第三心音。多数有三尖瓣关闭不全和右心室肥厚体征，偶有杵状指（趾）和雷诺现象。随着合并右心衰竭和三尖瓣关闭不全，可出现周围静脉扩张、水肿、肝脏肿大、腹水和三尖瓣区收缩期杂音等体征。

（二）辅助检查

心电图在早期多数无异常，后期可有右心室肥厚、右心房扩大和心电轴右偏等。

胸部 X 线检查可显示心脏影正常或轻度扩大，右心衰竭者心脏影明显扩大，尤其是右心室和右心房。肺动脉明显扩张，周围肺动脉缩小，形成所谓的残根样表现。

放射性核素肺灌注扫描通常没有明显的充盈缺损，偶有非特异性小缺损。

心导管检查可确定肺动脉高压的程度和继发性肺动脉高压的病因，心排血量多数减少，肺循环阻力增加。

肺动脉造影可显示肺动脉扩张，周围肺动脉没有充盈缺损，管壁较光滑，管腔狭窄，但造影有一定的危险性。

肺活检对本病具有确诊意义，尤其是采集到有肺小动脉病理改变的标本，将非常有价值。

第五节　肺动脉高压的超声心动图检查

许多病因可引起肺动脉压升高，超声心动图是无创诊断肺动脉高压的最佳方法之一，有时还可明确肺动脉高压的病因，尤其是发生于各种心血管病基础上的肺动脉高压，如先天性心脏病及二尖瓣、左心室和左心房等病变，超声可进行病因诊断，对肺动脉栓塞等获得提示性诊断。

但是，对其他病因的多数患者，尤其是病变累及肺小动脉、毛细血管和细小肺静脉者，超声通常没有明显的病因诊断价值，需结合临床表现和其他辅助检查明确诊断。

一、M 型超声心动图

在肺动脉高压时，肺动脉瓣 M 型超声图像有特殊的运动曲线，主要表现为收缩期肺动脉瓣开放时，可出现收缩中期关闭或切迹，肺动脉瓣开放曲线呈"W"形或"V"形（图 57-3），ef 段抬高呈弓形，斜率降低，a 波缩小或完全消失，bc 斜率增大等。同时可显示右心室壁增厚，室间隔运动异常，从心电图 QRS 波群起始部到瓣膜开放时间（右心室射血前期，RPEP）延长。

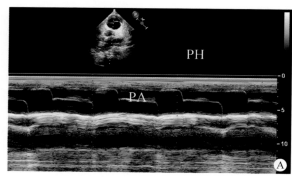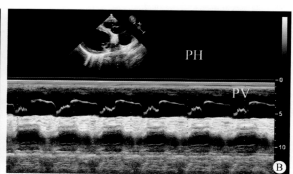

图 57-3　肺动脉高压 M 型肺动脉波群

收缩期肺动脉瓣开放时，呈方盒状或"W"形，肺动脉瓣 a 波消失

但可惜的是，a 波在心房纤颤患者消失；临床和实验研究表明，bc 斜率与肺动脉压之间的关系也并非完全一致，ef 斜率还受到心率和通过肺动脉瓣血流量的影响；甚至比较特异的肺动脉瓣收缩中期关闭或切迹，也可见于肺动脉压正常的特发性肺动脉扩张患者等，故以上表现对诊断肺动脉高压的敏感性和特异性受到一定的限制。

据报道，对于肺动脉高压患者，还可观察到其他一些比较细微的 M 型表现，如随心动周期缩短出现 RPEP 的矛盾性延长、舒张充盈期延长时重新出现 a 波等，但均罕见，价值有限。

二、二维超声心动图

在左心室长轴、心尖四腔心和大动脉短轴断面，可显示右心房、右心室增大，右室流出道可增宽。在右室流出道和大动脉短轴断面，可显示主肺动脉及左、右内径扩张，重度肺动脉高压者的主肺动脉可呈瘤样扩张（图57-4），肺动脉瓣向右室流出道膨出。但如为原发性肺动脉高压，则肺动脉系统扩张的程度通常比左向右分流性心血管疾病患者轻，且心室的容量改变也较轻。

三、肺动脉压超声测量方法

超声心动图测量肺动脉压，目前有多种方法，以下为常用的几种测量方法。一般认为，超过95%的患者采用其中一种方法即可比较准确地测算肺动脉压。有些测算方法及其基本原理详见有关章节。

其中三尖瓣反流计算法比较直接，值得采用。在许多先天性心脏病患者，可出现各个部位的分流，据此可测算出肺动脉压（图57-5）。没有三尖瓣反流或心血管内分流的患者，肺动脉收缩间期对测算肺动脉压多数有很大帮助，但由于其有较大的标准误差，故测算结果仅为估计值，准确性欠佳。

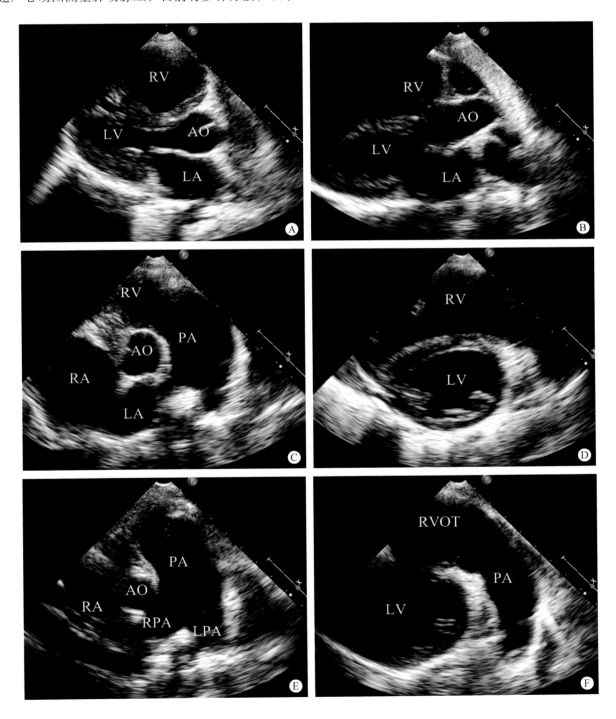

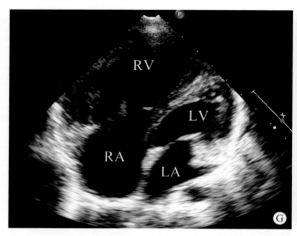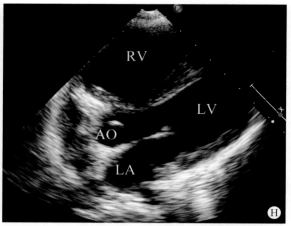

图 57-4 原发性肺动脉高压二维超声心动图

右心室明显增大，右室流出道增宽，室间隔的运动形态异常，肺动脉内径增宽。A 和 B. 左心室长轴断面；C. 大动脉短轴断面；D. 左心室短轴断面；
E. 肺动脉长轴断面；F. 左心室 - 右室流出道长轴断面；G. 四腔心断面；H. 五腔心断面

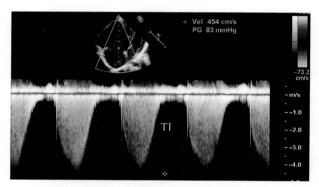

图 57-5 三尖瓣反流频谱多普勒图像

三尖瓣口反流速度为 4.5m/s，压差为 83mmHg，如以此估测肺动脉压，由
于右心增大，应在 83mmHg 的基础上加 15mmHg（右心房压），肺动脉压
应为 98mmHg

双通道 M 型超声心动图测量肺动脉压（PC-TO 法，也称为 RV-IVRT 法），如果操作和记录比较可靠，结果多数比较准确，值得在临床上应用。

（一）压差法测算肺动脉压

1. 三尖瓣反流测算法 对合并三尖瓣反流的患者，于大动脉短轴及四腔心断面，采用彩色多普勒观察，取样点位于三尖瓣口的右心房侧，探测三尖瓣反流速度，再将其换算成三尖瓣反流压差（PG），可计算出肺动脉收缩压（SPAP），一般根据简化的伯努利方程计算：

从三尖瓣反流速度计算出三尖瓣的反流压差（PG，mmHg）$= 4V^2$（流速，m/s）。

将所测得的三尖瓣反流压差，再加上右心房压（RAP），即得出收缩期肺动脉压（SPAP，mmHg）$=$ PG + RAP。

其中，如果测得三尖瓣的反流速度为 4m/s，则三尖瓣反流跨瓣压差 PG $= 4 \times 4^2 = 64$（mmHg）。

另外，如将右心房压 RAP 设定为 10mmHg，则 SPAP $= 64 + 10 = 74$mmHg。

通常将 RAP 均设定为 10mmHg，故可将公式简化，从三尖瓣反流速度可直接测算收缩期肺动脉压：

$$SPAP（mmHg）= PG + 10 = 4V^2 + 10$$

2. 室水平分流计算法 右心室收缩压（SRVP）$=$ 肱动脉收缩期血压$- 4 \times$ 室间隔缺损的分流速度（V_{max}VSD）的平方。在右室流出道无狭窄时，右心室的收缩压等于肺动脉压，故肺动脉压：

$$SPAP = SRVP = SBP - 4 \times (V_{max}VSD)^2$$

3. 大动脉水平分流计算法

右心室收缩压（SRVP）$=$ 肱动脉收缩期血压（SBP）$- 4 \times (V_{max}PDA)^2$

在无右室流出道狭窄时，SPAP $=$ SRVP。

$$SPAP = SRVP = SBP - 4 \times (V_{max}PDA)^2$$

4. 肺动脉瓣反流法测定肺动脉舒张压（DPAP）和平均压（MPAP） 在舒张期肺动脉瓣关闭时，如果其关闭功能发生障碍，可出现肺动脉反流，而舒张期右心室压接近零，因此肺动脉反流的压差可反映肺动脉的舒张压。

将连续多普勒的取样点置于肺动脉瓣下右室流出道部位，获得肺动脉瓣的反流速度及压差，从而可测算肺动脉舒张压。

（二）肺动脉血流频谱测算法

根据肺动脉血流频谱形态判断肺动脉压。于大动脉短轴或右室流出道长轴断面观察，将多普勒的取样点置于肺动脉瓣上方，因血流的方向背离探头，收缩期频谱位于零线下，呈单峰状，正常时上升支与下降支基本对称，呈层流状，频谱的内部为中空带。

出现肺动脉高压时，该频谱的峰值前移，上升支与下降支不对称，收缩早期时间缩短。从而可采用肺动脉血流频谱时间指标法测算肺动脉压：

1. 加速时间（ACT） 加速时间指肺动脉血流频谱起点至顶峰的时间，通过取样容积置于肺动脉瓣下右室流出道部位时测算。在正常人，肺动脉压明显低于主动脉压，加速时间较长，接近减速时间（DCT），主动脉压升高，血流频谱表现为 ACT 明显小于 DCT。随着肺动脉压升高，肺血管阻力增加，其血流频谱形态逐渐与主动脉血流频谱接近，ACT 逐渐缩短，峰值前移，血流频谱从圆钝形转变为三角形。

2. 右心室射血前期（RPEP） RPEP 指从心电图的 QRS 波群起始部至肺动脉血流频谱起始部 S 点的时间。右心室射血前期时间延长，表明肺动脉压逐渐升高。

3. 右心室射血时间（RVET） 从肺动脉血流频谱的起点到频谱终点的时间。

正常人的肺动脉内血流呈层流状，而患者在出现肺动脉高压时，肺动脉内出现涡流。

在正常人，彩色多普勒血流显示肺动脉内呈蓝色层流状，肺动脉血流的脉冲频谱信号均在零线下，为窄频带中空状两侧基本对称的血流频谱。

在肺动脉高压时，收缩晚期于主肺动脉内出现红色逆向血流，而频谱的减速支陡峭下降，零线上出现与主波方向相反的逆向波。

RVET 缩短是肺血管阻力增加、肺血流量减少型肺动脉高压的超声特点。

4. RPEP/RVET 在肺动脉高压患者，由于肺动脉压升高，右心室射血前期时间延长，而右心室射血时间缩短，两者之间的比值 RPEP/RVET 发生变化。

（三）双通道 M 型超声心动图测量肺动脉压力（PC-TO 法）

从肺动脉瓣关闭（PC）到三尖瓣叶开放（TO）的间期为舒张期，右心室舒张期的长短与肺动脉压力高低直接相关，所以通过 M 型超声心动图测量从肺动脉瓣关闭到三尖瓣开放的间期，即右心室等容舒张间期（right ventricular isovolumic relaxation time，RV-IVRT），可以估测肺动脉压，故也称为 RV-IVRT 法。

在检查过程中，取大动脉短轴断面，将 M 型的其中一个取样线置于三尖瓣叶，另外一个取样线置于肺动脉瓣部位，即可同时获得肺动脉瓣波群和三尖瓣波群图像，从中取得从肺动脉瓣关闭（PC）到三尖瓣开放（TO）的间期。

PC-TO 间期越长，肺动脉压力越高。同时，PC-TO 间期也与心率呈负相关。Burstin 将结果制成表，显示心率、PC-TO 间期与收缩期肺动脉压的关系，取得心率和 PC-TO 间期后，从图 57-6 即可得出相应的肺动脉压。

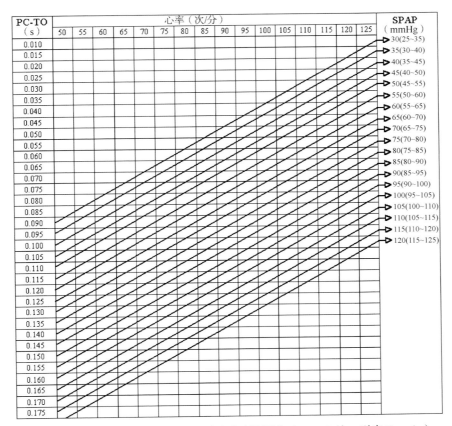

图 57-6 双通道 M 型超声心动图测量肺动脉压力（PC-TO 法，引自 Burstin）

根据对各种病因所导致肺动脉高压患者的研究，心导管检查的结果，与本方法所测算的肺动脉压比较，显示两者密切相关，故采用本方法所测算的结果一般比较准确。

在临床上，有多种测定肺动脉瓣关闭和三尖瓣开放的方法，包括采用心音图、脉波图、M型超声和多普勒检查等方法，但其中以双通道M型或多普勒超声方法简便，结果可靠。

第六节　慢性肺心病

一、病理解剖和病理生理

引起慢性肺心病的病因各异，其病理解剖和病理生理变化亦不同，较常见的病理变化是肺泡破坏、融合、肺间质纤维化，肺血管病变，肺部浸润性病变或发育不良等，可通过各种机制引起肺动脉高压、右心室肥厚和右心衰竭等。

肺动脉高压的发生机制很复杂，包括肺泡间纤维组织增生和肺泡破坏使毛细血管减少，肺血管壁增厚，血管内阻塞性病变，肺小动脉痉挛，血液黏稠度增加，通气血流比例异常和肺循环内血流量增加等，其中肺血管床解剖数量和（或）有效血管床的减少比较重要。

在初期，肺动脉压升高只出现于运动和睡眠期间；随着病情进展，肺动脉压可呈持续性升高，肺动脉扩张，右心室收缩增强，代偿性增加肺循环血流量，可进一步促使肺动脉压升高，右心室的重量、形状、顺应性和功能等将发生一系列明显的变化。在实验性右室流出道阻塞时，右心室可迅速出现变化，阻塞2天后右心室重量增加71%，1个月后增加到正常的2.5倍。

通常根据心室重量与室壁厚度确定右心室肥厚及其程度。按Fulton等标准，分别测定左心室及室间隔重量和右心室游离壁重量，≥40岁正常男性的心室总重量一般不超过250g，左心室及室间隔重量的高限为203g，其余是右心室游离壁重量，高限为69g，两者之比为（2.3～3.3）：1。在右心室肥厚者，右心室游离壁重量一般超过65g，甚至可达200g，与左心室及室间隔重量之比多数低于2.5：1，右心室游离壁厚度通常超过5mm。

在长期肺动脉高压、肺血量增加和缺氧等影响下，右心室可出现扩张，心腔的形态发生变化，顺应性和功能降低，最终出现右心衰竭。呼吸道感染、呼吸衰竭者，可出现急性右心衰竭。即使未合并左侧心腔病变，肺心病患者通常也可出现左心室肥厚，可影响左心室功能，出现左心室舒张末期压和射血分数异常。

二、临床表现和辅助检查

（一）临床表现

患者一般有长期呼吸道病变等病史，慢性咳嗽和咳痰，可呈白色黏液样或黄色脓性痰，痰量不等，多数伴哮喘、气短或进行性加重的呼吸困难，夜间或活动时明显。早期可有下肢水肿，尤其是反复踝关节水肿，严重时可出现腹胀等。

早期无明显体征，随后多数有发绀、面颊暗红、颈静脉压升高、桶状胸、呼吸急促和辅助呼吸肌运动。严重呼吸道阻塞者有哮鸣音，采取上半身前倾、双手支撑坐位。可有脉搏洪大、肌震颤、双侧踝关节水肿、肝脏肿大、肝区压痛和搏动、肝颈回流征阳性、胸水、腹水、脾肿大和视盘水肿等。肺部多数有呼吸音粗糙、哮鸣音或干鸣音，常有较粗大的湿啰音。心尖冲动通常在剑突附近或胃脘部，有时不明显。心率通常增快，心音弱，可有肺动脉瓣区第二心音增强、肺动脉瓣喀喇音、右心室性奔马律、三尖瓣和肺动脉瓣关闭不全的杂音等。

（二）辅助检查

心电图：可有高尖肺性P波，肢体导联的P波≥2.5mm，电轴右偏≥80°，$V_{1～2}$导联出现高尖正向P波，高于1.5mV，时限可达0.04s等，提示右心房扩大的表现。

可有提示右心室肥大的心电图表现，如$V_{1～2}$导联R波增高，R/S比例＞1，$V_{5～6}$导联出现深S波，R波≤5mm，R/S比例＜1；aVR导联出现明显R波，V_1导联R波起始部分时限在0.035～0.055s，V_1导联出现q波（应除外冠心病心肌梗死）和右侧心前区导联T波倒置或双向，而V_6导联T波直立，QRS波群电轴右偏≥90°等。

可出现顺时针转位、肢体导联低电压、房性或室性期前收缩、心房纤颤等心律失常和右束支传导阻滞、房室传导阻滞。

胸部X线检查：可显示支气管影紊乱、增粗，小片状阴影等。膈肌下降、平坦，肺部透光度增加，胸廓前后径增大，可出现肺大疱、周围肺血管减少等。心脏影可增大，尤其是右心室增大，呈滴状，肺动脉段扩张，右侧肺动脉径增大，一般超过10mm。

呼吸功能检查：通常有异常，可有低氧血症和高二氧化碳血症，动脉血pH降低，红细胞、血红蛋白和血细胞比容增加，可出现电解质紊乱、肝脏和肾脏功能异常等。

三、超声心动图检查

肺心病在超声心动图上无特异性表现，而且声窗受到肺的遮盖，经胸超声心动图图像不易清晰显示。但由于本病患者的心脏一般均下垂，所以从剑突下探查时可获得比较清晰的图像。

（一）M 型超声心动图

主动脉波群表现为右室流出道增宽，心室波群显示右心室内径扩大，室间隔运动异常。

（二）二维超声心动图

剑突下探查时，在大动脉短轴及右室流出道长轴断面，显示主肺动脉和左、右肺动脉内径呈不同程度的扩张，右心房室内径增大，下腔静脉内径增宽。于左心室长轴、短轴、心尖四腔心及双腔心断面，均显示右心房、右心室增大，室间隔可增厚，运动形态出现异常。在双心房断面可显示右心房增大（图 57-7）。

（三）多普勒超声心动图

取样点位于肺动脉瓣上，正常人在收缩期可探及位于零线下的下降支与上升支相对称的血流频谱；在本病患者，由于肺血管阻力增加，血流频谱的峰值前移。观察肺心病患者的肺动脉血流频谱时，可采用剑突下右室流出道断面，以避开肺的遮盖，往往能取得较好的效果。

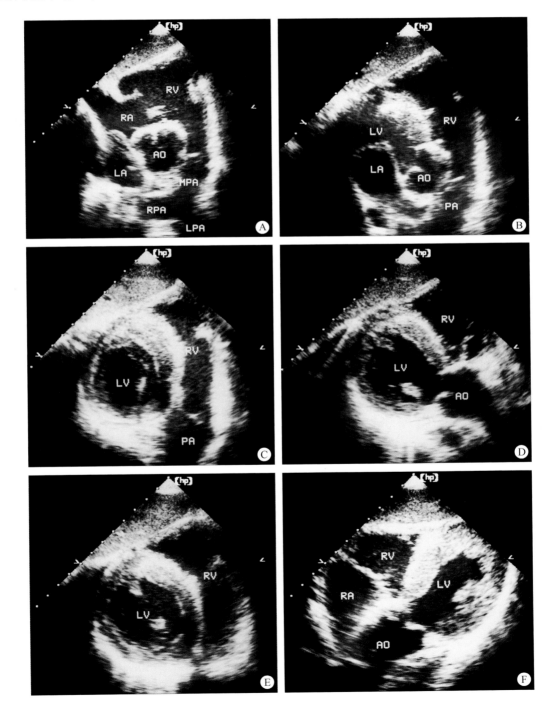

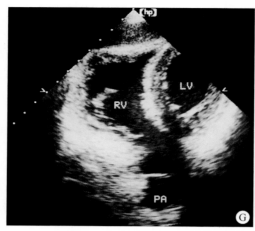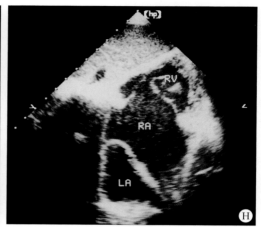

图 57-7　慢性肺心病剑突下二维超声心动图

右心房室增大，右室流出道增宽，上、下腔静脉增宽，主肺动脉及左、右肺动脉内径增宽。A. 大动脉短轴断面；B. 右室流出道长轴断面；C. 左心室短轴 – 右室流出道长轴断面；D. 左心室长轴断面；E. 左心室短轴断面；F. 四腔心断面；G. 肺动脉 – 右心室断面；H. 剑突下双心房断面

（四）声学造影

在肺心病患者，超声图像往往显示不清，难以获取肺动脉血流频谱，可采用右心声学造影，通过注入声学微气泡造影剂，提高肺动脉图像的清晰度，有助于观察肺动脉血流频谱。

（本章图 57-2 由王剑鹏提供，特此致谢）

（熊鉴然　王剑鹏　刘延玲）

参考文献

何建国，等 . 1991. 多普勒超声心动图估测肺动脉高压的实验研究 . 中华结核病呼吸杂志，14：137

何建国，等 . 1991. 多普勒超声心动图无创估测闭塞性肺血管病肺动脉高压 . 中国循环杂志，6：367

Burstin L. 1967. Determination of pressure in the pulmonary artery by external graphic recordings. Br Heart J, 29：396

Conraads VM, et al. 1994. Importance of transthoracic two-dimensional echocardiography for the diagnosis and management of pulmonary embolism. Eur Heart J, 15：404-406

Eysmann SB, et al. 1989. Two-dimensional and Doppler-echocardiographic and cardiac catheterization correlates of survival in primary pulmonary hypertension. Circulation, 80：353-360

Forfia PR, et al. 2012. Echocardiography in pulmonary arterial hypertension. Am J Cardiology, 110（6）：S16-S24

Goldhaber SZ, et al. 1999. Acute pulmonary embolism: clinical outcomes in the International Cooperative Pulmonary Embolism Registry. Lancet, 353：1386-1389

Grifoni S. 1998. Utility of an integrated clinical, echocardiographic, and venous ultrasonographic approach for triage of patients with suspected pulmonary embolism. Am J Cardiol, 82：1230-1235

Martin-Duran R, et al. 1986. Comparison of Doppler-determined elevated pulmonary arterial pressure with pressure measured at cardiac catheterization. Am J Cardiol, 57：859-863

Popovic AD, et al. 1992. Detection of massive embolism by transesophageal echocardiography. Cardiology, 80：94-99

Pruszczyk P, et al. 1997. Noninvasive diagnosis of suspected severe pulmonary embolism: transesophageal echocardiography vs spiral CT. Chest, 112：722-728

Rafique AM, et al. 2012. Transthoracic echocardiographic parameters in the estimation of pulmonary capillary wedge pressure in patients with present or previous heart failure. Am J Cardiology, 110：689-694

Ribeiro A, et al. 1999. Pulmonary embolism: one-year follow-up with echocardiography Doppler and five-year survival analysis. Circulation, 99：1325-1330

Riedel M, et al. 1988. Comparison of various echocardiographic methods for the estimation of pulmonary artery pressure. Eur Heart J, 9：355

Shapiro SM, et al. 1997. Primary pulmonary hypertension: improved long-term effects and survival with continuous intravenous epoprostenol infusion. J Am Coll Cardiol, 30：343-349

Starling MR, et al. 1982. A new two-dimensional echocardiographic technique for evaluating right ventricular size and performance in patients with obstructive lung disease. Circulation, 66：612

Strange G, et al. 2012. Pulmonary hypertension: prevalence and mortality in the Armadale echocardiography cohort. Heart, 98（24）：1805-1811

Torbicki A, et al. 1992. Role of echo/Doppler in the diagnosis of pulmonary embolism. Clin Cardiol, 15：805-810

Zeiher AM, et al. 1986. Noninvasive evaluation of pulmonary hypertension by quantitative contrast M-mode echocardiography. Am Heart J, 111：297-306

第五十八章 高血压性心脏病

第一节 概 述

血压是指血管内血液对单位面积血管壁的侧压力。在生理或病理情况下，血压均受每搏搏出量、心率、外周血管阻力、大动脉弹性和动脉脉搏波传导速度等因素的影响，而以上因素又受到日常生活、工作、运动和情绪等多种因素的影响。

高血压（hypertension）是以动脉血压升高为特征，可伴有心脏、脑和肾脏等器官功能或器质性改变的全身性疾病。持续性高血压可损害心脏，产生左心室肥厚、左心衰竭，是高血压的主要并发症之一，称为高血压性心脏病。

高血压是最常见的心血管疾病，严重危害人类健康，且有逐年增加的趋势。我国 1991 年对 15 岁以上 94 万人群抽样调查发现，高血压标化患病率为 11.26%，与 1979 ～ 1980 年相比，患病率增加了 25%，目前我国有近 1.3 亿高血压患者。

血压升高是心血管病最重要的危险因素，高血压患者发生冠心病和脑血管病，分别高出血压正常人群的 2 倍和 8 倍；每年全世界高血压导致 1200 万人死亡，占西方国家死亡总数的一半。血压越高，通常对心血管系统的危害越大。未进行治疗的高血压患者，约 50% 死于冠心病，33% 死于脑卒中，10% ～ 15% 死于肾衰竭。

控制高血压能明显降低并发症的发生率和死亡率。我国的临床试验表明，收缩压每降低 9mmHg，舒张压每降低 4mmHg，脑卒中可减少 36%，冠心病可减少 3%，人群总的心血管病事件可减少 34%。西方的随机对照试验也有类似的结果。

依据 1999 年和 2020 年 WHO/ISH 高血压治疗指南，将血压分为理想血压、正常高值血压、高血压和收缩期高血压等，其血压水平的定义和分类详见表 58-1。

2003 年由 ESC/ESH 首次提出欧洲高血压指南，基本与 1999 年 WHO/ISH 高血压指南一致，仅将 1 级高血压和收缩期高血压中的临界高血压去掉了，使得诊断更加简单。

2003 年美国推出了高血压指南 JNC7，在血压分类上更趋于简单，把 1999 年 WHO/ISH 高血压指南中的理想血压定义为正常血压，而将正常血压及正常高值血压定义为高血压前期，并把 2、3 级高血压合并为 2 级高血压，去掉了 3 级高血压，使得高血压的诊断标准趋于前移。

表 58-1 血压水平的定义和分类
（2020 年 WHO/ISH，年龄 > 18 岁）

分类	收缩期血压（mmHg）		舒张期血压（mmHg）
理想血压	< 120	和	< 80
正常血压	< 130	和	< 85
正常高值	130 ～ 139	或	85 ～ 89
1 级高血压（轻度）	140 ～ 159	或	90 ～ 99
亚组：临界高血压	140 ～ 149	或	90 ～ 94
2 级高血压（中度）	160 ～ 179	或	100 ～ 109
3 级高血压（重度）	≥ 180	或	≥ 110
单纯收缩期高血压	≥ 140	和	< 90
亚组：临界收缩期高血压	140 ～ 149	和	< 90

第二节 病因、病理解剖和病理生理

一、病因

根据高血压病因，临床上将其分为继发性高血压和原发性高血压。

（一）继发性高血压

继发性高血压指在临床上有产生高血压的明确原因者，只占高血压患者的 5% 左右，最常见的病因如下：

1. 肾性 肾实质性包括肾炎、肾病、肾盂肾炎、肾囊肿、肾积水、糖尿病肾病、肾脏肿瘤和各种结缔组织疾病所导致的肾损害，以及 Liddle 综合征和戈登综合征等所造成的原发性钠潴留等；肾血管性包括肾动脉狭窄或阻塞、肾梗死、多发性动脉炎和肾动脉夹层等；以及肾外伤、肾周围血肿。

2. 分泌性 脑垂体病变如肢端肥大症；甲状腺病变如甲状腺功能亢进或甲状腺功能减低；甲状旁腺病变如甲状旁腺功能亢进；肾上腺病变包括库欣综合征、原发性醛固酮增多症、先天性肾上腺发育异常、嗜铬细胞瘤及类糖皮质激素反应性肾上腺功能亢进等肾上腺皮质病变；类癌。

3. 神经精神性 颅内肿瘤、脑炎和脑膜炎等致颅内压升高性疾病，延髓型脊髓灰质炎，铅中毒，家族性自主神经功能异常，吉兰－巴雷综合征等其他影响神经系统的疾病，复苏术后，烧伤，急性胰腺炎，低血糖，精神性过度通气等各种精神压力，自主神经功能异常，应激状态和感染等。

4. 药物性 激素类药物、避孕药、单氧化酶抑制剂、拟交感胺类药物、吲哚美辛等非激素类抗炎药物，以及甘草等某些中药。

5. 大血管性 主动脉缩窄、多发性大动脉炎、老年性主动脉硬化、主动脉瓣关闭不全、动静脉瘘、动脉导管未闭、高动力状态等导致主动脉顺应性降低的病变和（或）增加心排血量的各种病变，有的可引起收缩期高血压。

6. 其他 如妊娠、睡眠呼吸暂停综合征、肺心病、高原反应、四肢麻痹（排尿危象）和红细胞增多症等。

（二）原发性高血压

约占高血压患者的94%，目前尚未能明确原因及发病机制，一般认为与遗传、饮食钠摄入过多、交感神经兴奋性和内分泌系统功能异常、血管内皮功能异常等有关，可能是多种因素共同作用的结果。

在心血管系统的调节过程中，中枢神经系统起着十分重要的作用，尽管迄今尚无确切证据证实，中枢神经系统的功能失常导致原发性高血压，但在原发性高血压的发生和发展中，其作用不能否定。

内分泌系统功能异常等因素，可能也与原发性高血压的发生有关，目前已得到研究的有肾素－血管紧张素－醛固酮系统、儿茶酚胺、胰岛素、心钠素、血管加压素、血清素、内皮素和内源性类洋地黄因子等，此外可能还有其他因素参与。

二、病理解剖和病理生理

继发性高血压有各种不同的病因和发病机制，故有相应的病理解剖和病理生理改变，但在心血管方面的改变，与原发性高血压者类似，本文仅讨论原发性高血压。

（一）左心室肥厚和重构

在高血压初期，左心室收缩增强，以克服后负荷的增加，此时一般尚无明显的左心室肥厚。随后，心脏后负荷长时间增加，可导致左心室肥厚，出现高血压性心脏病。

1. 左心室肥厚类型

（1）左心室向心性肥厚：指左心室只有心壁肥厚，没有扩张，舒张末期容量多数无明显变化。

（2）左心室偏心性肥厚：左心室体积增大，但心壁厚度增加相对不明显，左心室舒张末期容量增加。

（3）左心室非对称性肥厚：心血管造影曾发现，在某些高血压患者，可出现此种肥厚，应与肥厚型心肌病鉴别。

左心室肥厚时，心肌细胞数量无明显变化，但心肌细胞增大，心肌总重量和心脏总重量增加。左心室肥厚的程度与血压升高程度关系密切，但有许多研究证明，两者往往不成比例，可能与血压的监测方法及神经、激素等因素有关。

左心室肥厚是一种代偿性机制，可增强收缩功能，克服后负荷增加，有利于搏出血液，维持心搏出量和有效循环。但随着心壁肥厚、胶原沉积，心脏的顺应性将逐渐降低，影响左心室的舒张和充盈，首先出现舒张期功能异常，随后收缩功能也将发生异常。

2. 左心室重构 近年研究证明，随着病程的进展，高血压患者可出现左心室重构（left ventricle remolding），与患者的预后密切相关。

左心室肥厚仅为左心室重构的一种表现形式，故研究左心室重构，在探寻高血压靶器官损害机制，以及在指导临床治疗和改善预后方面，比单纯研究左心室肥厚更有意义。

超声心动图是发现左心室重构的最佳检查手段。Gauna通过测量室间隔厚度、舒张期左心室内径和左心室后壁厚度，将心脏形态分成四种类型：

（1）正常构型：左心室壁相对厚度及左心室质量指数（LVMI）均正常。

（2）向心性重构：左心室壁相对厚度增加而LVMI正常。

（3）向心性肥厚：室壁厚度及LVMI均增加。

（4）离心性肥厚：相对厚度正常而LVMI增加。

高血压患者的左心室，可出现多种心室几何构型的变化，左心室向心性重构和离心性肥厚比向心性肥厚更常见。另外，国内的一些研究还发现，高血压患者左心室重构为非对称性，以室间隔增厚为主。

（二）左心衰竭

初期出现的左心室肥厚，使左心室功能在一定程度上得到代偿，有利于维持机体相对正常的血流动力学状态。

但是，随着左心室肥厚，其顺应性降低，室壁张力升高，增加心肌氧耗量，同时由于肾上腺素能受体数量减少，可以影响心肌（尤其是心内膜下心肌）组织的血液供应，冠状动脉储备降低，导致心肌缺血。

长期的慢性缺血，可使心肌组织破坏和纤维化，甚至在没有冠状动脉病变的情况下，也可发生此种变化，何况高血压患者更容易合并冠心病。由于左心室功能逐渐受到损害，最终左心室将失代偿，出现左心衰竭。

在降压药物广泛使用之前，左心衰竭是高血压最常见的并发症和致死原因；随着降压药物的广泛使用，其发生率已经明显下降。但高血压患者的数量众多，仍有相当部分高血压患者，尤其是恶性或急进性高血压，或高血压进展较快、血压严重增高的患者，由于左心室缺乏足够的时间进行代偿，容易出现左心衰竭。

（三）动脉硬化

在高血压患者，动脉系统可出现明显的病理改变，通常包括动脉中层硬化和动脉粥样硬化。

1.动脉中层硬化　高血压可引起机体小动脉中层组织增厚，结缔组织增加，同时病变可累及细小动脉的内膜，使其管腔狭窄，供血器官组织可发生缺血，同时周围血管阻力增加，导致高血压恶化和左心室负荷继续增加。

据有人观察，高血压患者可以出现脑动脉瘤，可能是导致脑出血的一个主要原因；此病变早在 1868 年就已经观察到，但它与高血压脑出血的关系多年后才得到重视。

2.动脉粥样硬化　高血压患者的大动脉和中等动脉，可以出现动脉内膜粥样硬化、增厚和血管狭窄，主要累及冠状动脉、脑动脉和肾动脉。

高血压所导致的以上两种动脉病变，使动脉管腔狭窄，可继发血栓形成、血栓栓塞、动脉夹层或血管破裂等病变，从而造成严重的并发症。

有研究表明，高血压患者的舒张期血压水平与冠心病心肌梗死危险性有密切的关系，有人称之为"J"形曲线关系。

高血压患者的肾动脉和肾小动脉也发生类似的病变，导致动脉狭窄，肾脏组织可出现坏死、梗死等病理变化，最终将引起肾功能受损。

在上述动脉硬化的基础上，高血压患者出现脑血管意外的危险性明显增加，其中多数为脑梗死，20% 为脑出血，大部分（80%）出现于大脑，小部分出现于脑干（10%）或小脑（8%）。

三、高血压危险分层

高血压危险分层源于 1997 年美国 JNC6 高血压指南，根据患者危险因素，心脏、脑和肾脏等靶器官损伤程度及并存的临床情况，将高血压危险量化为一般危险、低危、中危、高危和极高危 5 个层次。

2003 年美国预防、检测、评估与治疗高血压联合委员会第七次报告（JNC7）又去除了危险分层，仅依据血压水平进行强化治疗，体现了干预措施的前移和干预力度的加强。

2003 年欧洲高血压指南将危险分层贯穿在高血压治疗中，把高危和极高危患者定为治疗重点。与 WHO/ISH 不同的是，新增加了颈动脉内膜增厚和微白蛋白尿 2 个指标，并认为代谢综合征更具有心血管危险性。

我国高血压指南的危险分层与 WHO/ISH 相一致，详见表 58-2，其中影响预后的因素包括心血管疾病的危险因素、靶器官损害和并存的临床情况。

表 58-2　中国高血压指南危险分层

危险因素和病史	血压（mmHg）		
	1 级高血压	2 级高血压	3 级高血压
I . 无其他危险因素	低危	中危	高危
II . 1～2 个危险因素	中危	中危	极高危
III . ≥ 3 个危险因素或靶器官损害或糖尿病	高危	高危	极高危
IV . 并存的临床情况	极高危	极高危	极高危

四、并发症

高血压的并发症通常指由高血压本身所导致的，往往可以通过控制血压而得到预防，如恶性高血压、高血压脑病、颅内出血、充血性心力衰竭、肾衰竭、主动脉夹层和动脉瘤等。控制高血压能明显降低并发症的发生率和死亡率，故一般认为即使是轻度高血压，没有明显靶器官损伤，仍然需要治疗。据有人统计，在发病早期，降低收缩期血压 6mmHg，脑血管病的危险性减少 40%。

另外，高血压可通过促进动脉粥样硬化，导致冠心病、猝死、脑血栓形成和脑梗死、周围动脉粥样硬化病变等。但动脉粥样硬化涉及多种原因和机制，控制高血压并不能完全阻止动脉粥样硬化的发生和进展。

第三节　临床表现和辅助检查

一、临床表现

高血压患者的症状，根据病程、分期和是否有并发症等不同情况而异，继发性高血压还与其病因有关。

有的早期单纯性高血压患者，其症状和体征不明显，甚至已有高血压多年，如果没有测量血压，容易漏诊。有的患者在发病初期，可有自主神经系统失常的症状，如潮热、失眠、精神紧张等，有的患者可有头痛、头晕、心悸、鼻出血，甚至晕倒。典型的高血压性头痛，出现于额部和两侧颞窝部，一般在早上比较重。有的可出现偏头痛。

有的患者可出现劳力性呼吸困难，后期可出现端坐呼吸，甚至夜间阵发性呼吸困难。有的可出现夜尿增多、血尿等。出现各种并发症时，可有心绞痛、间歇性跛行、视觉障碍等相应的症状。

在没有病因或并发症的多数患者，除血压升高外，通常没有特殊的体征。有的患者可出现心率较快、心尖搏动强和心音增强等，有的可出现第三心音或第四心音。继发性高血压及有并发症的高血压患者，可出现相应的体征，如水肿、心脏扩大、心脏附加心音、肺部啰音等。

二、辅助检查

早期患者的心电图通常在正常范围，随着左心室受累，可以出现左心室肥厚、劳损，出现各种心律失常等。

胸部 X 线检查在早期通常也没有明显的异常，随后可有左心室扩大、升主动脉扩张等。左心衰竭者可有相应的表现。

眼底检查往往有明显的变化，对确定高血压的类型等有重要作用。

第四节　超声心动图检查

一、M 型超声心动图

M 型超声心动图对高血压性心脏病不能定性诊断，结合病史可进行提示性诊断。

主动脉波群表现为主动脉的重搏波消失，呈圆弓状，部分患者左心房可轻度增大。而二尖瓣波群由于长期血压升高，增加左心室排血阻力，心室收缩力增强，心室壁及室间隔逐渐增厚，多形成向心性肥厚，左心室后壁及室间隔呈均匀性增厚，室间隔收缩期增厚的时间提前，并延续到舒张期，但心肌回声无异常表现。由于血压升高，心室舒张受限，左心房的压力增加，二尖瓣前叶的 A 峰可高于 E 峰（图 58-1）。

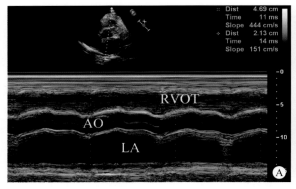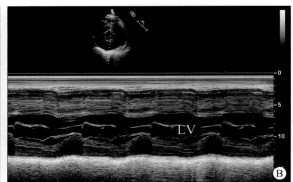

图 58-1　高血压性心脏病 M 型超声心动图

左心房内径轻度增大，主动脉前、后壁重搏波消失，室间隔与左心室后壁增厚，运动幅度增强。A. 主动脉波群；B. 左心室波群

二、二维超声心动图

随着长期血压升高，在左心室长轴断面可观察到室间隔与左心室壁呈均匀的向心性增厚，一般以心尖部为著，左心室心尖部呈圆笼状。二尖瓣开放时，二尖瓣前叶贴近室间隔的左心室面。而左心室短轴断面可观察整个左心室壁呈向心性均匀性增厚，但心肌回声无改变，左心室腔变小，肥厚的程度与血压升高的时间长短有关。右心室腔基本正常，其形态仍呈月牙状。大动脉短轴断面则可显示主动脉内径增宽，左心房可轻度增大，但右室流出道、右心房、肺动脉均无异常表现。

在肺动脉及右室流出道长轴断面观察肺动脉及左、右肺动脉均无异常表现。当探头朝向患者左肩时，可探及与右室流出道相邻的室间隔部分，可清晰观察到左心室壁的厚度。心尖四腔心断面可观察到左心房增大，室间隔及左心室游离壁弥漫性增厚，通常以室间隔中段为著，左心室的向心性收缩增强。而心尖五腔心断面可充分显示本病的几个特点，包括主动脉内径可轻度扩大、左心房内径增大、室间隔及左心室游离壁呈均匀性增厚，心肌回声均匀一致。左室双腔心断面：左心室壁增厚，心肌收缩增强，收缩期心尖部呈闭塞状，左心房增大（图 58-2）。

高血压患者的左心室可出现多种几何构型的变化。左心室向心性重构和离心性肥厚比向心性肥厚更常见。超声心动图不仅可以发现向心性肥厚，而且可以发现高血压患者不同左心室重构的改变，包括正常构型、向心性重构和离心性肥厚。

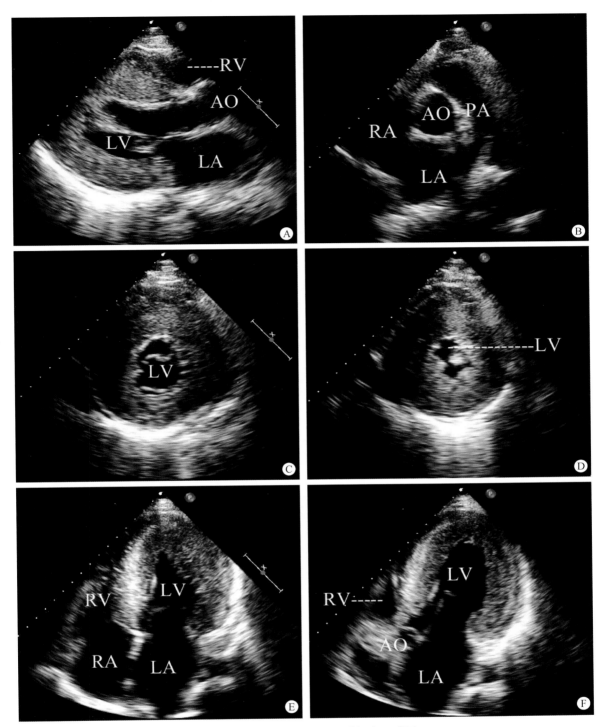

图 58-2　高血压性心脏病二维超声心动图

左心房轻度增大，室间隔与左心室壁均匀性增厚，心肌组织回声无异常。A. 左心室长轴断面；B. 大动脉短轴断面；C. 二尖瓣水平左心室短轴断面；D. 左心室心尖水平短轴断面；E. 四腔心断面；F. 五腔心断面

三、多普勒超声心动图

高血压时，左心室的阻力负荷增大，致使左心室肥厚，左心室舒张受限，左心房排空受阻。将取样点置于二尖瓣口的左心室侧，在舒张期可探及左心房进入左心室的血流频谱 A 峰高于 E 峰，说明患者有左心室舒张功能减低的现象，A 峰增高的程度与血压高低及病程长短有关（图 58-3）。

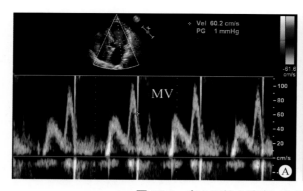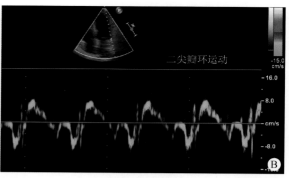

图 58-3　高血压性心脏病二尖瓣脉冲多普勒及组织多普勒频谱

显示舒张期二尖瓣口血流 A 峰高于 E 峰，表明舒张功能减低，组织多普勒观察二尖瓣环运动速度异常。A. 舒张期二尖瓣口血流频谱；
B. 二尖瓣环组织多普勒

在合并主动脉关闭不全的患者，虽然 A 峰高于 E 峰，但不适宜单独以此对左心室舒张功能减低进行诊断，应注意结合病史和其他检查。因为在主动脉瓣反流时，左心室舒张期容量增加，压力升高，左心房进入左心室的血流受阻，也可造成二尖瓣血流的 A 峰高于 E 峰；而且，主动脉反流束沿二尖瓣前叶的左心室面走行时，影响二尖瓣前叶开放，也可造成舒张期二尖瓣血流频谱 A 峰高于 E 峰的现象。

四、心功能检查

部分高血压患者存在左心功能异常。

（一）左心室舒张功能

左心室舒张功能减低早于左心室收缩功能减低。

在轻度左心室舒张功能减低时，左心室舒张压升高，二尖瓣口 E 峰减低，A 峰升高，E/A < 1；随着舒张功能进一步减低，左心房及左心室充盈压升高，使二尖瓣口 E 峰升高，A 峰降低，E/A 正常化，表现为左心室舒张功能假性正常；舒张功能重度减低时，左心房及左心室充盈压进一步升高，二尖瓣血流频谱表现为限制性改变。

其中左心室舒张功能假性正常最易误诊，可以通过肺静脉血流频谱对其进行鉴别。在舒张功能假性正常时，肺静脉 D 波正常，S 波因左心房及左心室收缩功能不同而异，主要表现为 Ar 波升高。

但在许多高血压患者，经胸超声不易取得完整、清晰的肺静脉血流频谱，并且由于肺静脉血流受年龄、肺血流量、二尖瓣反流、左心房及左心室收缩功能、房室顺应性等多方面的影响，使这种方法在临床应用上受到限制。

应用脉冲多普勒组织超声测量二尖瓣环舒张速率，可发现舒张功能假性正常患者，其二尖瓣环舒张早期峰值速度及舒张早期峰值速度与舒张晚期峰值速度比值减低，由此可对假性舒张功能正常患者进行鉴别。在绝大部分患者，可以得到清晰的二尖瓣环速度频谱。

（二）左心室收缩功能

对高血压患者应用超声心动图进行左心室收缩功能测量时，应根据左心室构型不同，采用不同的测量方法。

对左心室构型正常的高血压患者，可以应用 M 型超声进行测量；对向心性重构、向心性肥厚、离心性肥厚的高血压患者，由于左心室构型发生改变，此时应当用二维超声心动图进行测量，其中以改良 Simpson 法的准确性最高。目前采用实时三维超声能更准确地测量左心室的收缩功能。

五、超声心动图鉴别诊断

高血压患者的左心室肥厚，应注意与肥厚型心肌病鉴别。在部分肥厚型心肌病患者，可表现为室间隔肥厚或左心室均匀肥厚，容易与部分高血压患者的心脏表现混淆。但是，在肥厚型心肌病，室壁肥厚的程度通常比高血压患者明显，而且除室间隔与心室壁增厚外，心肌的回声呈颗粒状，回声紊乱；高血压所引起的心肌肥厚，其心肌回声通常正常。

此外，本病还应注意与主动脉瓣狭窄、瓣下和瓣上狭窄，以及主动脉缩窄等病变所引起的左心室肥厚等鉴别。在超声检查过程中，应注意主动脉瓣的形态，观察其是否增厚、开放是否受限；主动脉瓣下是否有隔膜或异常肌束；主动脉瓣上是否存在局限性或管状狭窄；并且要测量降主动脉内径，显示血流频谱等。根据以上信息，可与高血压造成的左心室肥厚相鉴别。

（熊鉴然　李　靖　刘廷玲）

参 考 文 献

沈家麒，等．1982. 老年人超声心动图表现及其高血压的影响．中华老年医学杂志，4：193

中国高血压防治指南起草委员会．2000. 中国高血压防治指南（试行本）．高血压杂志，8：94-102

2003 European Society of Hypertension. 2003. European Society of Cardiology guidelines for the management of arterial hypertension. J Hypertens，21：1011-1053

Baker B，et al. 1998. Determinants of left ventricular mass in early hypertension. Am J Hypertens，11：1248-1251

Cuspidi C，et al. 1992. Echocardiographic and ultrasonographic evaluation of cardiac and vascular hypertrophy in patients with essential hypertension. Cardiology，80：305-311

Dazai Y，et al. 1996. Cardiovascular effect of oral calcium supplementation：echocardiographic study in patients with essential hypertension. Angiology，47：273-280

Devereux RB，et al. 1986. Performance of primary and derived M-mode echocardiographic measurements for detection of left ventricular hypertrophy in necropsied subjects and in patients with systemic hypertension，mitral regurgitation and dilated cardiomyopathy. Am J Cardiol，57：1388-1393

Faggiano P，et al. 1989. Assessment of left ventricular filling in patients with systemic hypertension. A Doppler echocardiographic study. J Hum Hypertens，3：149-156

Hammond IW，et al. 1986. The prevalence and correlates of echocardiographic left ventricular hypertrophy among employed patients with uncomplicated hypertension. J Am Coll Cardiol，7：639-650

Manolas J，et al. 1992. Comparison of simultaneous Doppler echo and apexcardiogram in detecting left ventricular diastolic dysfunction in patients with systemic hypertension. Acta Cardiol，47：231-236

Novo S，et al. 1991. Cardiovascular structural changes in hypertention：possible regression during long-term antihypertensive treatment. Eur Heart J，12：46-53

Rizzoni D，et al. 1998. Relations between cardiac and vascular structure in patients with primary and secondary hypertension. J Am Coll Cardiol，32：985-992

Yoshida H，et al. 1986. Cardiac hypertrophy in hypertrophic cardiomyopathy and hypertension evaluated by echocardiography and body surface isopotential mapping. J Cardiogr，16：399-406

Zeiher AM，et al. 1986. Noninvasive evaluation of pulmonary hypertension by quantitative contrast M-mode echocardiography. Am Heart J，111：297-306

第五十九章 心 肌 病

第一节 概 述

1957 年 Wallace Brigden 首次用心肌病描述原因不明的非冠心病心肌疾病，1959 年 Thomas Mattingly 提出原发性心肌病的概念。1968 年世界卫生组织（WHO）将心肌病定义为原因不明的、以心脏扩大和心力衰竭为主要表现，且排除了心脏瓣膜病、冠心病，以及体循环、肺循环引起心功能减退的不同病理状态。

1983 年 WHO 和国际心脏病学会联合会(International Society and Federation of Cardiology，ISFC）认为，心肌病是原因不明的心肌疾病，分为扩张型、肥厚型、限制型三种类型；同时，提出了特异性心肌疾病的定义和分类；还将某些不能列入以上类型的心肌病变定义为"不定型心肌病"。1995 年 WHO/ISFC 又将致心律失常性右心室心肌病列入了心肌病的范畴。

目前，心肌病（cardiomyopathy）通常指单纯由于心肌组织发生原发性病变，导致心脏功能异常为特征的一组心脏病，多数没有明确的病因，临床和血流动力学表现等有一定的特征性，诊断时须排除冠心病、高血压性心脏病、先天性心脏病、瓣膜病和心包疾病等各种心脏病。

全身性或心脏疾病累及心肌组织，造成心肌损害和功能障碍，病因基本明确，或心肌疾病为全身性疾病的表现之一者，称为特异性心肌病或继发性心肌病；而没有明确病因，也不是全身性或其他脏器疾病组成部分的心肌病，称为原发性心肌病，即通常所称的心肌病。

心肌病的分类涉及病因、病理解剖、组织学、遗传学、生物化学、免疫学、血流动力学、治疗和预后等诸多因素，迄今任何分类都不能全面反映以上内容。目前一般以病因、心内膜活检、治疗和功能等进行分类，其中以功能性分类在临床上应用最为广泛，主要分为扩张型心肌病、肥厚型心肌病和限制型心肌病三种。但有时并非绝对，如肥厚型心肌病的心室壁过度肥厚、僵硬，可兼有限制型心肌病的特征。

有时也可合并采用病因和功能分类方法，如乙醇所致的扩张型心肌病，称为乙醇性扩张型心肌病或乙醇性心肌病。目前，国际上广泛认同的分类方法是由 WHO/ISFC 于 1980 年制定，1995 年根据心室形态、功能和病因等进行修订公布的分类方法，详见表 59-1。

表 59-1　世界卫生组织（WHO）和国际心脏病学会联合会（ISFC）1995 年心肌病分类

心肌病功能分类
　扩张型心肌病（dilated cardiomyopathy）
　肥厚型心肌病（hypertrophic cardiomyopathy）
　限制型心肌病（restrictive cardiomyopathy）
　致心律失常性右心室心肌病（arrhythmogenic right ventricular cardio-myopathy）
　不定型心肌病（unclassified cardiomyopathy）
特异性心肌病
　缺血性心肌病（ischaemic cardiomyopathy）
　瓣膜性心肌病（valvular cardiomyopathy）
　高血压性心肌病（hypertensive cardiomyopathy）
　炎症性心肌病（inflammatory cardiomyopathy）
　　特发性（idiopathic）
　　自身免疫性（autoimmune）
　　感染性（infectious）
　代谢性心肌病（metabolic cardiomyopathy）
　　内分泌性（endocrine）
　　家族性储积病和浸润性（familial storage disease and infiltrations）
　　缺乏性（deficiency）
　　淀粉样变（amyloid）
　全身系统性疾病（general system disease）
　　结缔组织疾病（connective tissue disorder）
　　浸润性和肉芽肿性（infiltration and granulomas）
　肌营养不良（muscular dystrophy）
　神经肌肉病变（neuromuscular disorder）
　过敏和中毒反应（sensitivity and toxic reaction）
　围生期心肌病（peripartal cardiomyopathy）

各个国家和地区的心肌病发病率差别很大。扩张型心肌病占人群的（20 ～ 38）/10 万，约占住院患者的 2.5%；肥厚型心肌病占心脏病患者的 0.02% ～ 0.1%。限制型心肌病在我国较少见，但在某些非洲等国家，心内膜心肌纤维化则相当常见，占心脏病死亡者的 10% ～ 20%。

心肌病的预后一般较差，血流动力学障碍是其重要的致死原因之一。心肌病通常呈进行性恶化，扩张型心肌病患者在出现症状后约 3/4 在 5 年内死亡，多数死于严重的心力衰竭、心律失常和栓塞。

第二节 扩张型心肌病

一、病理解剖和病理生理

扩张型心肌病曾被称为充血性心肌病，是以左心室或左、右心室扩张及收缩功能减低为特征的心肌疾病。可以是特发性、家族遗传性、病毒感染及免疫性、乙醇性、中毒性，或已知的心血管疾病对心肌损害的程度不能以负荷状况或缺血解释的心肌疾病。少数患者有明确病因，但大多数无明确病因，属于原发性扩张型心肌病。

扩张型心肌病的组织学改变无特异性，临床表现多数与进行性加重的心力衰竭有关。心律失常、栓塞和猝死较为常见，可见于病程的任何阶段。

扩张型心肌病多数为散发流行，约 20% 的患者有心肌病家族史。散发和家族性患者，都可能是免疫因子的作用，是由病毒感染启动免疫连锁反应，产生自身抗体而致病。研究表明，病毒性心肌炎等各种心肌炎与扩张型心肌病之间关系密切，有观察表明，急性心肌炎患者随后逐渐发展成扩张型心肌病，但两者之间的关系尚待继续研究。

（一）病理解剖

扩张型心肌病患者的心脏重量增加，外观呈灰白色，心肌松软，缺乏张力，四个心腔均可扩大，尤以左心室扩张明显，左心室腔由正常的类椭球形向类球形发展，即左心室球形化。心室壁多数变薄，少数稍增厚并具有一定的代偿作用，但与扩张相比仍远远不成比例。

由于心肌收缩无力，心腔内血液流动缓慢，各心腔尤其是左心室心尖部多数有附壁血栓。冠状动脉和心脏瓣膜一般无明显异常，房室瓣环多数扩大，乳头肌伸长、位置改变。扩张型心肌病几何形态的改变，不仅是本病的重要标志，同时也直接关系到患者心脏功能的储备与预后。

扩张型心肌病左心室球形化程度可用各种方法表示。有人采用心血管造影，测定心腔长轴径与短轴径比值及球形指数，前者数值越小，或后者数值越大，表明越趋向球形。心室造影证实，正常人左心室舒张末长轴径与短轴径比值为 1.8，而本病患者为 1.4，显著低于正常；左心室舒张末及收缩末容积指数、左心室质量明显大于正常。

由于血管造影属于有创性检查，故临床上通常采用超声心动图对左心室球形化进行描述。于心尖四腔心或心尖长轴断面，测定左心室长轴径（心尖至二尖瓣环中点的距离）及三条短轴径（等分且垂直于 L 线），测定左心室腔收缩末及舒张末长轴径与短轴径，正常左心室舒张末长轴径与短轴径比值为 1.72。

心肌细胞本身的异常，可能是左心室形态变化的决定因素。心肌细胞数量明显减少和心肌细胞过度伸长，肌丝减少，可有不同阶段坏死、变性的心肌细胞；有的心肌细胞肥大，心肌组织间质和血管周围有明显的纤维组织增生，纤维化一般以左心室心内膜下较明显，可有炎症细胞浸润。以上变化易导致心室壁变薄、心腔扩大及心腔球形化。胶原纤维网起着支持、维系心肌细胞，防止心肌细胞滑移、过度伸展、心肌断裂和传递力的作用。

在心室重构时，心肌胶原降解增强，胶原网络破坏性重构可能引起心肌细胞滑移。后者在心室扩大、球形化过程中有一定的作用。胶原类型比例改变亦可能起一定的作用，早期 I 型胶原增多，I / III 比例增大；晚期 III 型增多，I / III 比例缩小。由于 III 型胶原强度小、伸展性大，造成心脏扩张、向球形发展的趋势。

（二）病理生理

心脏前、后负荷增加，对左心室球形化产生影响。根据 Laplace 定律，负荷增加引起心室内压升高，室壁张力增大，心肌耗氧量增加，致心肌相对缺血；舒张期心室内压增加，压迫心内膜下心肌微血管，影响心肌灌注。

另外，交感神经系统激活，收缩外周小动脉，导致外周血管阻力增高，后负荷增大；激活局部及循环肾素 - 血管紧张素 - 醛固酮系统，通过血管紧张素 II 刺激心肌肥大增生，并和醛固酮作用，增加胶原合成，引起心室重构，最后导致心室扩张和球形化。

左心室容积指数增大及球形化，可以导致心肌收缩力降低和心排血量减少。心肌收缩力降低，早期一般通过增快心率以维持正常或接近正常的心排血量，通常没有明显的心力衰竭表现；但随着病情进展，心肌收缩力进一步降低，心室舒张末期容量增加，舒张末期压升高，射血分数降低，心腔进一步扩张，心排血量降低，出现充血性心力衰竭。

通常先出现左心衰竭，随后出现右心和全心衰竭。左心衰竭时功能性二尖瓣反流的机制，常常归咎于下列三种因素之一：①左心室扩大；②二尖瓣环增大；③乳头肌功能失调。二尖瓣关闭不全，可进一步加重心脏负荷，促进心力衰竭。

患者可出现多种并发症，如期前收缩、心房纤颤、心动过速、传导阻滞等各种类型的心律失常，甚至心搏骤停；形成心壁附壁血栓，脱落后可造成栓塞，引起相关脏器梗死和功能障碍。

二、临床表现和辅助检查

（一）临床表现

在早期患者可以没有明显的症状，随后可逐渐出现乏力、呼吸困难、运动耐量降低、心悸、咳嗽、胸闷、不典型胸痛、腹胀和下肢水肿等各种症状，有时可猝死。

初期一般无特殊体征，随后可出现心率增快、脉搏细速、血压偏低、脉压差小，严重时可出现交替脉、发绀；但有时在初期可出现高血压。多数患者的心脏明显扩大，心尖冲动弥散无力，向左下方移位，有时有右心室搏动。第一心音多数减弱，第二心音一般正常，可有分裂或逆分裂，肺动脉瓣区第二心音通常增强。常有第三心音、第四心音、奔马律、二尖瓣或三尖瓣关闭不全的杂音等。

有的可出现肺水肿或周围水肿、颈静脉压升高、肝脏肿大、肝颈反流征和肝脏搏动，有时可有胸水、腹水和心包积液。血栓栓塞者可出现偏瘫、失语等神经系统体征或其他脏器、肢体栓塞的体征。

（二）辅助检查

多数患者的心电图有异常，但缺乏特异性，可出现左心房、左心室扩大，常有非特异性 ST-T 改变。心律失常很常见，20% 有阵发性心房纤颤，25% 有室上性心动过速，90% 有室性期前收缩，60% 有阵发性室性心动过速，还可出现各种房室传导和室内传导异常等。

胸部 X 线检查显示心脏影普遍扩大，往往呈球形，心脏活动减弱，可有心包积液、胸水、肺淤血、肺静脉高压和肺间质水肿等表现，甚至出现肺泡性肺水肿。

心室造影检查可显示心室普遍扩大，左心室收缩功能差，但冠状动脉造影一般无明显异常，必要时可进行心内膜心肌活检协助诊断。

三、超声心动图检查

在超声诊断上，扩张型心肌病极易与冠心病所产生的心力衰竭相混淆，检查时应注意对这两种病进行鉴别。

（一）M 型超声心动图

M 型超声心动图显示本病全心扩大，以左心房、左心室为著，主动脉波群显示主动脉前、后壁的运动幅度减低，重搏波消失，主动脉瓣口开放幅度减小，主动脉根部内径与左心房内径之比减小。

心室波群显示全心扩大，以左心室增大为主，室间隔与左心室后壁明显变薄，以室间隔更明显，运动幅度减弱，收缩期增厚率减低，左室流出道增宽；二尖瓣叶开放幅度减小，呈钻石样改变，二尖瓣尖开放最大点与室间隔的距离（EPSS）> 10mm，形成大心腔、薄间隔、小开口的典型表现（图 59-1）。肺动脉瓣运动曲线呈燕形，开放幅度减小。

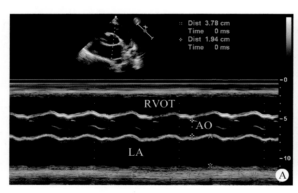
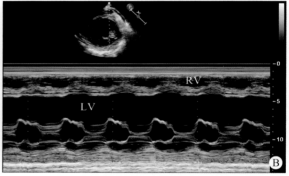

图 59-1　扩张型心肌病 M 型图像

A. 主动脉波群图像：主动脉运动幅度减弱，主动脉瓣开放幅度减小，右室流出道增宽，左心房增大；B. 左心室波群图像：左心室明显扩大，左室流出道增宽，室间隔及左室后壁变薄，运动幅度减弱，二尖瓣叶开放幅度减小，呈钻石样改变

（二）二维超声心动图

二维超声心动图是诊断本病的主要检查方法。

从左心室长轴断面可以观察到左心室明显扩大，呈球形改变，左室流出道增宽，主动脉及二尖瓣口开放幅度减小、运动幅度减弱。

心尖四腔心断面为观察四个心腔径增大程度的最佳断面，可显示全心增大，以左心室为著，左心室腔呈球笼状改变，室壁变薄，运动幅度减弱，收缩期增厚率减低，二、三尖瓣叶开放幅度明显减小，肺静脉内径也明显增宽。双室流入道断面对于观察右心房、室有一定的优势，可显示右心房室的内径增大，三尖瓣开放幅度减小。而大动脉短轴断面除了可观察到右心房、右心室扩大，三尖瓣开放幅度减小，还可观察到腔静脉系统的内径增大。

肺动脉长轴断面显示右室流出道扩张、呈球形，主肺动脉及左、右肺动脉均明显增宽，肺动脉瓣启闭活动缓慢无力。

在左心室心尖长轴、四腔心等断面观察时，常可在左心室心尖部发现附壁血栓。在诊断扩张型心肌病时，应注意掌握三点，即大心腔、薄间隔、小开口，心腔应明显增大，室间隔菲薄。由于心肌收缩无力，二、三尖瓣口开放幅度明显减小（图 59-2）。

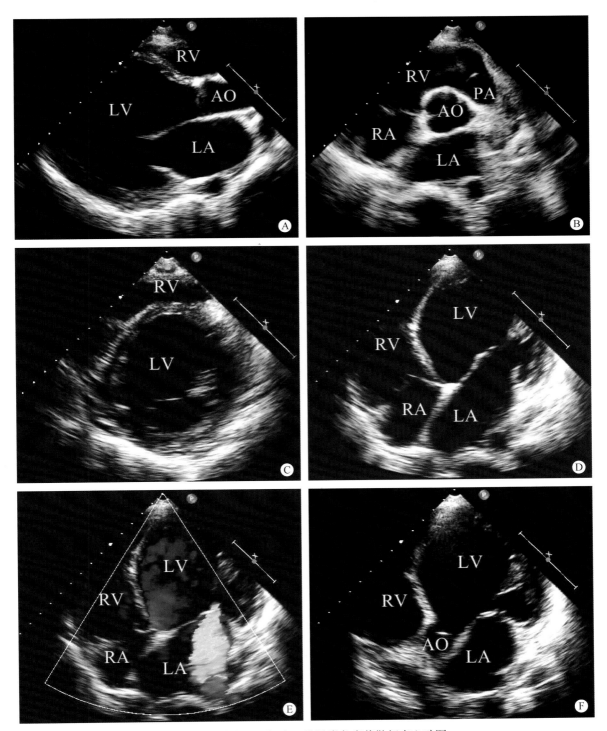

图 59-2 扩张型心肌病二维及彩色多普勒超声心动图

全心扩大，以左心房、室为著，左室流出道增宽，室间隔菲薄，室间隔与室壁运动幅度减弱，收缩期增厚率减低，二尖瓣叶开放幅度减小，收缩期关闭不良，彩色多普勒观察时，可在左心房内探及源于二尖瓣口的蓝五彩镶嵌色的中量反流。A.左心室长轴断面；B.大动脉短轴断面；C.左心室短轴断面；D.四腔心断面；E.彩色多普勒四腔心断面；F.心尖五腔心断面

在诊断扩张型心肌病时，应注意与围生期心肌病及乙醇中毒性心肌病相鉴别，因其超声心动图表现极为相似，因此对年轻的产后患者，以及有长期饮酒史的患者，出现类似的表现，应仔细询问病史。除病史外，上述心肌病从 M 型超声心动图的表现可帮助进行鉴别。围生期

心肌病及乙醇中毒性心肌病患者，大部分 M 型心室波群二尖瓣叶的开放幅度基本与正常人相同，不出现开放幅度明显减小、呈钻石样改变现象。

正常的左心室呈椭球形，扩张型心肌病患者的左心室明显扩大，呈球形改变。美国心脏病学会提出

左心室舒张末期内径 ≥ 60mm，左心室舒张末期容积 ≥ 80ml/m²，心脏总容量 ≥ 200ml/m²，为左心室明显扩大的诊断标准。

大部分患者的室壁运动呈弥漫性减弱，在部分患者亦可出现节段性室壁运动异常，这类患者的收缩功能通常明显降低。

（三）多普勒超声心动图

由于全心扩大，各组瓣膜的启闭及乳头肌功能出现障碍，各组瓣膜均可出现关闭不全。彩色多普勒可于心房侧及流出道分别探及源于瓣口的反流性血流束，其中房室瓣的反流呈蓝五彩镶嵌色（见图 59-2E），而半月瓣的反流呈红五彩镶嵌色。

如为房室瓣反流，连续多普勒于心房侧可探及收缩期位于零线下的充填状高速血流频谱；而动脉瓣反流，则于流出道内探及位于零线上的舒张期充填状反流性血流束，多呈方形波。

通常以二尖瓣关闭不全为著，主要是因为左心室明显扩张，瓣环扩大，心室腔几何形态发生改变，以及乳头肌移位并牵拉二尖瓣，导致二尖瓣关闭不全。一般认为，出现二尖瓣反流患者的心功能分级比无二尖瓣反流者高，前者射血分数较低，而左心室舒张末压较高。近年来，利用二尖瓣反流来估计左心室收缩功能，采用连续多普勒探测二尖瓣反流，测量 1m/s 和 3m/s 的时间间隔，用 32mmHg（4.3kPa）除以该时间值，即为最大 dP/dt。

彩色多普勒可显示流入左心室方向的血流呈低速和延迟的形式，左心室形态和容量关系的改变，尤其是左心室搏出量和收缩末容积之比减小，以及有效"左室流出道"面积与搏出量之比增大，是造成该现象的主要原因。

正常情况下，收缩期心尖部的血流应离开心尖，而舒张期时则应朝向心尖。因此，从心尖四腔心断面观察时，收缩期在心尖部可显示蓝色血流信号，而舒张期为红色血流信号，在红色血流和蓝色血流之间可显示明显的间歇。

本病患者心尖部血流速度减慢，而且舒张期流向左心室的血流明显延迟，从心尖四腔心断面可观察到连续的血流，在收缩期和舒张期之间无明显间歇。

由于二尖瓣前叶与室间隔之间的夹角增大，舒张期左心室内血流朝向后侧壁，甚至在收缩期，心尖部亦可见红色血流信号，称为矛盾性收缩期血流，这种血流主要可能系左心室收缩功能明显减弱所致。也有人认为，心尖部矛盾运动是造成这种矛盾性血流信号的主要原因。本病患者这种低速和延迟的血流形态，与心腔内血栓形成密切相关。

（四）经食管超声心动图

扩张型心肌病患者的心肌收缩无力，心功能明显减低，因此不适合进行 TEE 检查，本病为禁忌证。

（五）心功能检查

采用 M 型超声心动图，通过计算左心室内径缩短率、射血分数等指标，可以估算左心室收缩功能。

二维超声心动图测量左心室容积的方法很多，其中以单平面、双平面椭圆形公式法，改良 Simpson 法和 Bullet 法等最为常见；根据各个公式，计算左心室舒张末容积、收缩末容积，从而计算射血分数，其中以改良 Simpson 法准确性最高。

随着三维超声心动图的发展，可以更准确地测量左心室舒张末容积、收缩末容积，获得更接近于实际的射血分数。

在无症状期，本病患者最早的心功能改变是左心室舒张末容积的改变，而其他心功能指标往往正常。到中晚期，其舒张末容积、收缩末容积均明显增大，射血分数明显减低。

在早期，左心室收缩功能尚无明显减低，左心室舒张末压轻度升高，二尖瓣口舒张期血流频谱呈 E 峰低、A 峰高，E 峰峰值速度和 A 峰峰值速度之比（E/A）小于 1。随着病情发展，左心室舒张末压升高，二尖瓣口舒张期血流频谱呈"假性舒张功能正常化"，二尖瓣口舒张期血流频谱呈 E 峰升高、A 峰减低，E 峰峰值速度和 A 峰峰值速度之比（E/A）大于 1；到左心室收缩功能明显减低，左心室舒张末压进一步升高时，二尖瓣口舒张期血流频谱呈"限制型"，A 峰峰值速度减低，有的患者甚至 A 峰消失，E 峰峰值速度正常甚至增高，E/A 大于 2。

四、鉴别诊断

扩张型心肌病的超声心动图表现，与冠心病出现心力衰竭后的超声表现极易混淆，需要对两者进行鉴别，应注意结合临床病史和其他辅助检查等资料。

扩张型心肌病为全心扩大，室壁的运动呈弥漫性减弱，收缩期增厚率减低，主动脉内径多数变窄，二尖瓣口开放幅度明显减小，呈钻石样改变。

在冠心病引起心衰的患者，室壁运动虽然减弱，但以心肌缺血的部位改变较明显，出现节段性室壁运动延迟、不协调，或局部无运动，并且心内膜心肌回声多数增强，呈纤维化改变，局部室壁变薄，呈局限性向外膨出，运动消失。

随着 CK、组织多普勒、心肌声学造影、冠状动脉内超声检查等新技术的研究及应用，两者可得到鉴别。

第三节 心肌致密化不全

一、病理解剖和病理生理

（一）病理解剖

心肌致密化不全的心脏，大体解剖示心外膜表面的冠状动脉、大血管都正常，致密化心肌变薄，非致密化心肌增厚。连续切片发现从心尖到心底的室壁逐渐增厚，心肌的肌小梁和隐窝可达心肌的外 1/3。组织病理示心内膜有增厚的纤维组织；内层心肌细胞肥大、交错，有核异型；外层心肌走行和形态基本正常；非致密化心肌肌束粗大、紊乱、交错。高倍镜下观察发现致密化心肌与非致密化心肌有明显区别，致密化心肌的细胞走行规律、排列整齐，细胞核形态正常；而非致密化心肌细胞走行紊乱、粗大，细胞核呈异型改变。

心肌致密化不全的发病主要是由于胚胎发育过程中出现异常，心肌致密化过程中断或失败，造成部分心肌没有致密化。由于心肌致密化不全，有效收缩心肌减少，因此易发生心力衰竭；而心肌肌束不规则的分支和连接、室壁张力增加、组织损伤和激动延迟会造成心律失常；而隐窝中血流缓慢及心律失常时的房颤会引起血栓形成。

（二）病理生理

其主要的病理生理改变为心肌致密化不全，发病主要是由于胚胎发育过程中出现异常。正常的胚胎发育过程，心肌的发育是在胚胎 1 个月以前开始，此时胎儿的心肌都是由海绵状心肌组成，心腔内的血液通过隐窝供应心肌，也就是心脏收缩的时候，通过隐窝直接将血液输送到心肌，因为当时它的冠脉系统还没有形成。而1 个月之后，海绵状心肌从心外膜到心内膜逐渐致密化，并且是从基底部到心尖部逐步进行的。最后，隐窝可能压缩，形成毛细血管，即微循环系统。到胎儿发育成熟时，心肌致密化基本完成。

本病为心肌致密化过程的异常表现，如流产导致心肌致密化不全等。心肌致密化由于流产等因素而中断或失败，造成部分心肌没有致密化。表现为心衰、心律失常和血栓形成，有效收缩心肌减少，因此易发生心力衰竭；而心肌肌束不规则的分支和连接、室壁张力增加、组织损伤和激动延迟会造成心律失常；而隐窝中血流缓慢及心律失常时的心房纤颤会引起血栓形成。

二、临床表现和辅助检查

临床表现主要是心衰、心律失常和血栓形成。这是一种先天性的心肌病变，因此症状的首发年龄差别较大，一般来说疾病早期都没有症状，以青中年发病居多。这是因为心肌致密化不全的主要临床表现是心衰，是一种渐进性的心功能障碍。患者早期可能并没有表现，直到疾病进展出现心衰表现才到医院就诊。临床上心肌致密化不全常伴有系统性血栓形成，血栓主要形成于左心室内，血栓脱落可造成体循环栓塞。部分患者还伴有心律失常和其他的先天性畸形等。

心肌致密化不全可通过超声心动图检查来明确诊断。根据超声心动图的表现，可把心肌致密化不全分为左室型、右室型和双室型。左室型即心肌致密化不全所累及的心肌主要以左室壁心肌为主；右室型指累及的心肌主要是右室壁心肌；双室型是指两个心室壁心肌同时受累，都有致密化不全的表现。临床上以左室型最为多见。病变累及的节段，往往是越靠近心尖部，致密化不全越明显；它还可累及室壁中段；一般不累及基底段。另外，心内膜的心肌比靠近心外膜的心肌非致密化更明显。

三、超声心动图检查

超声检查可发现致密化不全的心肌表现为隆突的肌小梁与深陷的隐窝构成网状结构；而致密的心肌变薄，在超声图上表现为中低回声。隐窝内有低速的血流和心腔相通，部分患者左心室内有附壁血栓。随着病程进展，患者逐渐出现心衰和心脏扩大，超声会出现房室瓣反流、心腔扩大和心功能减低等表现。心肌声学造影，由于左心室腔内有肌小梁突入，会出现造影缺损。

心肌致密化不全的主要并发症是瓣膜脱垂。如果非致密化心肌累及乳头肌，会使乳头肌功能障碍，造成瓣膜脱垂，导致反流，甚至重度反流。这种情况下，如果盲目地进行瓣膜修复术或瓣膜置换术，效果常常不好。因为外科可能只关注到瓣膜的反流，并未关注到心肌的状态，导致术后顽固的低心排血量，患者心功能较差，最后可能会导致患者死亡，所以临床上要谨慎对待（图59-3）。

心肌致密化不全具有比较典型的超声心动图表现。检查中发现左、右心室内膜不光滑，隆突的肌小梁与深陷的隐窝构成网状结构，正常的心肌回声变薄，室壁运动幅度弥漫性减低，彩色多普勒见隐窝内有低速的血流和心腔相通，基本可诊断本病。

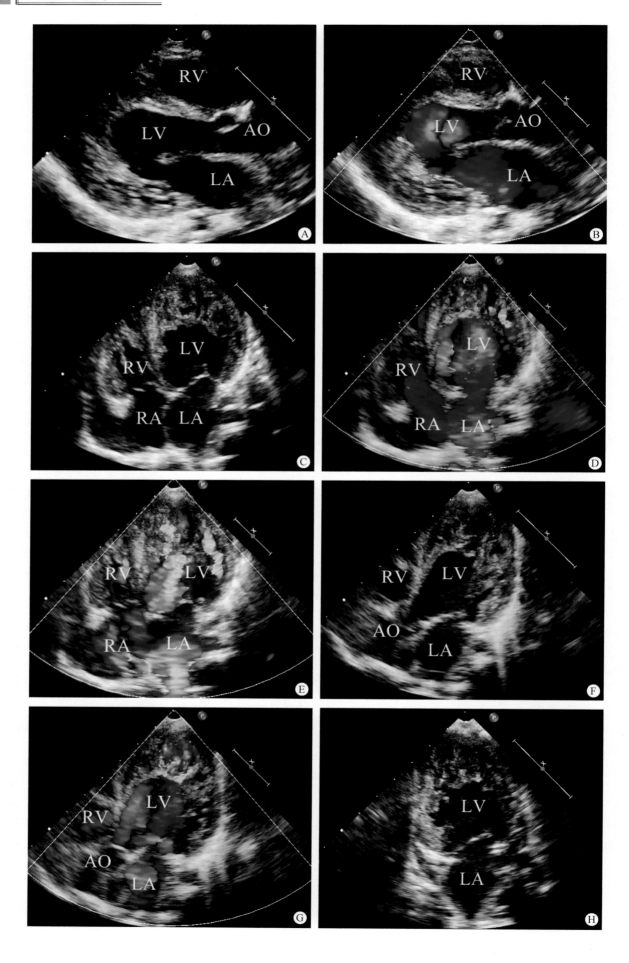

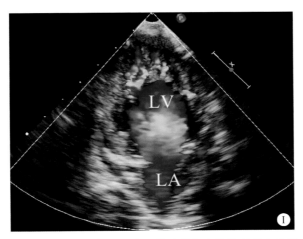

图 59-3 心肌致密化不全二维及彩色多普勒超声心动图

左心室腔增大，左心室心尖部心肌回声不均匀，呈隐窝状改变，心肌收缩力减弱，收缩期基本无增厚现象，彩色多普勒观察时，收缩期与舒张期均可探及心肌的隐窝部位出现血流，舒张期呈红色，收缩期呈蓝色。A.左心室长轴断面；B.彩色多普勒左心室长轴断面；C.四腔心断面；D.彩色多普勒四腔心断面；E.彩色多普勒四腔心断面；F.五腔心断面；G.彩色多普勒五腔心断面；H.四腔心断面；I.彩色多普勒五腔心断面

四、鉴别诊断

心室致密化不全主要应与扩张型心肌病鉴别。心肌致密化不全的超声表现往往有心腔扩大、二尖瓣反流、左心室内附壁血栓形成和弥漫性心肌运动障碍，易误诊为扩张型心肌病。但后者有一个显著特点，即超声表现为室壁多均匀变薄，内膜光滑；而心肌致密化不全的致密化心肌变薄，回声减弱，非致密化心肌增厚，内膜不光滑，呈隐窝状改变，致心内膜呈网状结构，故通过超声检查可明确鉴别二者。

此外，心肌致密化不全还需要与肥厚型心肌病、高负荷心脏病及缺血性心肌改变鉴别。肥厚型心肌病超声检查可有粗大的肌小梁，但缺乏深陷的隐窝；高负荷心脏病超声检查可发现肌小梁增粗，同时致密心肌也增厚；缺血性心肌改变的冠状动脉造影异常。因此，通过辅助检查很容易明确诊断。

第四节 肥厚型心肌病

一、病理解剖和病理生理

（一）病理解剖

肥厚型心肌病指以心室壁异常肥厚为特征的心肌病，病因多数未明确，可能是以常染色体显性遗传为主的一种原发性心肌病变。发病没有明显的性别差异。

异常肥厚的心肌可发生于心壁的任何部位，多数累及左心室，少数累及右心室，甚至心房壁。多数患者的心肌肥厚出现于室间隔，厚度可达 30mm 以上，大多数为非对称性肥厚，与心室游离壁的厚度通常不成比例，但亦可与左心室其他部位的心壁呈对称性肥厚。肥厚部位一般为局部孤立性，多数不均匀，少数可累及整个室间隔、左心室游离壁或左心室后壁等。右心室肥厚者多呈对称性。

少数患者的心肌肥厚可出现于室间隔后部、心尖部、后基底部心室游离壁、心室中部和乳头肌等特殊部位。根据肥厚部位等特征，有人提出可将肥厚型心肌病分为非对称性室间隔肥厚型、左心室壁普遍肥厚型，以及心尖肥厚、左心室游离壁肥厚、左心室中部肥厚和乳头肌肥厚等类型，可供参考。

其中肥厚出现于心尖部者，称为心尖肥厚型心肌病，目前认为有两种类型，两者的心电图、超声心动图和心血管造影检查表现有所不同：①左心室腔呈铲状，肥厚部位心腔与其他部位之间没有压力差；②心室中部出现明显的肥厚狭窄，心尖部小，收缩功能差，心尖部与心室其他部位之间有压力差。

患者的心肌肥厚，心肌重量明显增加，整个心脏可扩大，但心腔一般不增大，多数缩小、变形，尤其是左室流出道。流入道和流出道的心内膜通常增厚，常累及二尖瓣，出现二尖瓣前叶纤维化，甚至钙化。约60%有二尖瓣叶伸长增大，与乳头肌关系异常等。在室间隔肥厚者，二尖瓣前叶伸长、增大，可使左室流出道明显变窄。

一般没有明显的冠状动脉病变等器质性心脏病的病理变化，少数有冠状动脉管腔缩小，血管壁增厚，尤其是室间隔部位的冠状动脉。在肥厚型心肌病，冠状动脉肌桥是与冠状动脉有关的最常见的病变。

本病的组织学改变多数比较明显而特异，心肌细胞和心肌肌束排列异常，心肌细胞内肌丝排列紊乱，心肌细胞及其核异常肥大、变形或短粗畸形，心肌间有纤维组织增生和灶性纤维化。

（二）病理生理

本病心肌肥厚的部位和程度不同，病理生理改变也有所差异。患者的心肌肥厚和排列异常，使左心室舒张功能受损，顺应性降低，心室舒张期充盈缓慢，心室容量缩小，静脉回流减少，心房收缩增强，左心室收缩功能通常增强，早期可出现快速完全排空。多数患者的室间隔非对称性肥厚，左室流出道狭窄，左心室收缩在中晚期排空困难，使左心室舒张末压、左心房平均压、平均肺毛压均增高，左室流出道与主动脉间出现压力阶差。

根据肥厚心肌对血流动力学的影响，可分为非梗阻性肥厚型心肌病和梗阻性肥厚型心肌病（hypertrophic obstructive cardiomyopathy）等不同类型，后者主要有室间隔基底部肥厚形成的固定性狭窄，造成左室流出道阻塞。

在收缩中期，左室流出道高速血流造成的文丘里效应，使二尖瓣前叶出现异常的向前运动，靠近室间隔，使本已狭小的左室流出道进一步狭窄，甚至闭塞。流出道梗阻可出现在三个不同部位：①在基底部室间隔和二尖瓣叶之间的典型狭窄；②在室间隔和二尖瓣叶远端游离缘之间的狭窄；③在室间隔中部和乳头肌之间的心室中部狭窄。

此外，二尖瓣前叶收缩期向前运动可引起二尖瓣关闭不全。本病患者的冠状动脉无明显异常，但仍可出现心肌缺血，可能与心肌肥厚、血管收缩舒张功能异常等有关。

二、临床表现和辅助检查

（一）临床表现

本病多数有家族性倾向，症状可出现于病变的任何阶段，个体差异很大，一般在 20～30 岁出现症状。主要有活动时气短或呼吸困难、咳嗽、乏力、胸痛、头晕、晕厥，甚至猝死。50% 可有不典型胸痛，在运动或精神压力下发作，持续时间较长，常伴心悸。有的可出现端坐呼吸、阵发性呼吸困难、腹水和下肢水肿等。15%～25% 的患者有晕厥病史，发病往往很突然，机制尚不完全清楚，可能与血流动力学障碍等有关。

肥厚型心肌病儿童患者常无症状，但年病死率高达5.9%，常有猝死家族史。15～45 岁患者年病死率2.5%，有晕厥史者预后不良。45～60 岁患者年猝死率2.6%，伴有气急和劳力性胸痛者预后较差。猝死是肥厚型心肌病患者常见的临床表现，占 50%～90%，可在剧烈运动中发生，也可在休息时出现；可发生于有严重、轻度或无流出道压力梯度的患者。相对而言，猝死患者的室间隔更厚。

有的患者没有明显的体征，脉搏可正常或不齐，颈动脉搏动多数较明显，心尖冲动增强，第一心音和第二心音一般无异常，通常有明显的第四心音和第三心音。

较特殊的体征是胸骨左缘出现喷射性收缩期杂音，较粗糙，伴震颤，多数向主动脉瓣及二尖瓣方向传导，一般不向颈部和腋下传导。站立、憋气、扩血管药物等可使杂音响度增加，下蹲、升压药物等可使杂音减弱。有时可听到喷射音。收缩中晚期在心尖部可出现二尖瓣关闭不全的反流性杂音，向腋下传导，有时此杂音可单独存在。有时在二尖瓣区可出现轻度舒张期滚筒样杂音或主动脉瓣关闭不全杂音。

右室流出道狭窄者，有时可出现肺动脉瓣区喷射性收缩期杂音，少见，通常提示有严重的双心室肥厚，可见于年轻人。

（二）辅助检查

在无症状患者，有 25% 心电图正常，而在有症状者只有 5% 心电图正常。20% 的患者有电轴左偏，26% 左心房扩大，7% 出现右心房扩大，50% 出现左心室肥厚，胸前导联 $V_{1\sim3}$ 的 S 波多数比较明显，20% 可在 II、III、aVF、$V_{4\sim6}$ 导联出现病理性 Q 波，有时病理性 Q 波亦见于 I、aVL 或 $V_{1\sim3}$ 导联。有的出现 QT 间期延长。ST-T 改变常见，胸前导联出现巨大倒置的 T 波，多数提示为心尖肥厚型心肌病。

心律失常很常见，25%～30% 有短阵室性心动过速，10%～15% 有持续性心房纤颤，30%～35% 有阵发性心房纤颤或室上速，5% 有右束支传导阻滞，多数有室内传导阻滞。心律失常随年龄增长而增加。

运动试验时，约 1/3 的患者在运动高峰时出现血压下降等异常反应，多数无明显的症状。有时可出现 ST-T 改变，可伴心绞痛样表现。

部分患者的胸部 X 线检查无异常，部分患者可有左心房、右心房、左心室增大，可有肺部淤血、二尖瓣环钙化，但通常无主动脉瓣钙化。

本病一般无须行心导管检查和心血管造影检查，除非需进行冠状动脉造影等检查，以便与冠心病等鉴别。室性心动过速和心室纤颤存活者可进行心脏电生理检查。

三、超声心动图检查

超声心动图检查是无创诊断肥厚型心肌病的首选方法，M 型和二维超声心动图均能进行比较准确的诊断。

（一）M 型超声心动图

除心尖部局限性肥厚型心肌病外，其他类型的肥厚型心肌病均有特异性表现，尤其是梗阻性肥厚型心肌病。

心室波群可见室间隔与左心室后壁增厚，以室间隔为著，心室壁的回声紊乱、颗粒粗糙。室间隔与左心室后壁呈均匀性增厚，运动幅度减弱，收缩期增厚率降低，左室流出道狭窄，二尖瓣前叶出现收缩期向前运动（SAM）（图59-4）。

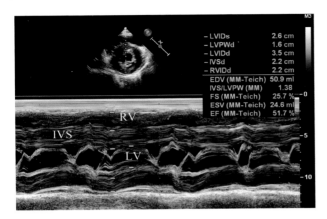

图 59-4 梗阻性肥厚型心肌病 M 型左心室波群
室间隔及左心室后壁明显增厚，二尖瓣前叶出现收缩期向前运动，致左室流出道狭窄

多数患者室间隔与左心室后壁的增厚程度不等，室间隔远比左心室后壁肥厚，为非对称性肥厚，两者厚度比常超过 1.3 ∶ 1。在梗阻程度较重者，主动脉瓣开放时，收缩早中期可出现 R 波，即主动脉瓣在收缩早中期趋于关闭状态。左心室的舒张功能异常，二尖瓣 E/A 值降低，EF 斜率明显减低，等容舒张期延长。

非梗阻性肥厚型心肌病的 M 型超声心动图表现，除无 SAM 现象外，与梗阻性肥厚型心肌病相似。

（二）二维超声心动图

二维超声心动图是诊断本病的首选检查方法，但在检查过程中，应注意与高血压性心脏病鉴别。

梗阻性肥厚型心肌病患者，从室间隔起始端即增厚，造成左室流出道狭窄，通常以室间隔中部增厚最明显，左心室后壁也增厚，包括乳头肌部分，但多数左心室后壁的增厚程度比室间隔轻。心肌的回声紊乱、粗糙，形似米粒。于左心室短轴断面观察时，左心室壁增厚，以室间隔部分为著，左心室有效腔径减小，多数患者的乳头肌回声增强，收缩期心腔几乎闭塞，以梗阻性者更为显著，心肌回声紊乱。

而心尖四腔心断面观察时，室间隔与左心室游离壁多数呈向心性增厚，梗阻性者室间隔和心尖肥厚更明显，收缩期心腔近似闭塞状，左室流出道狭窄，右心室腔也相对缩小。

五腔心断面是观察左室流出道狭窄的最佳断面。心室收缩期运动时，二尖瓣前叶出现向前运动，左室流出道出现明显的狭窄（图59-5）。

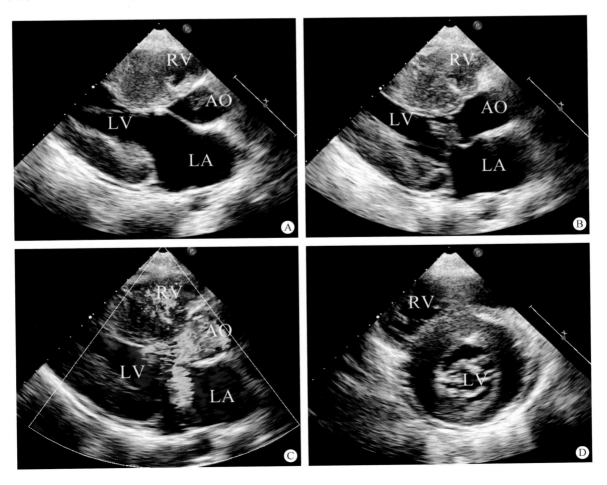

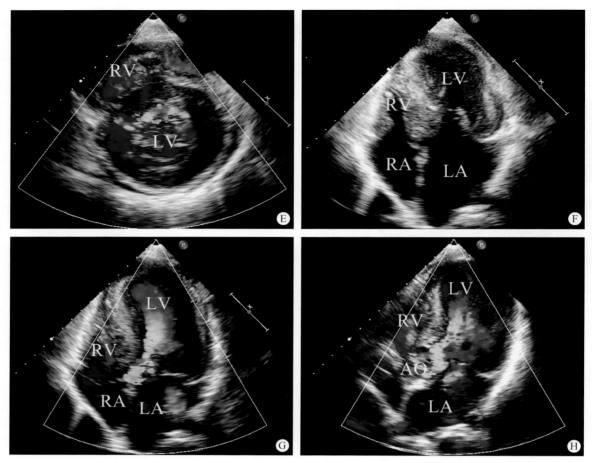

图 59-5 梗阻性肥厚型心肌病二维及彩色多普勒超声心动图

室间隔与左心室壁增厚，以室间隔为著，心肌回声紊乱、粗糙，形似米粒状，收缩期二尖瓣前叶出现 SAM 现象，致左室流出道狭窄，有效心腔径减小，彩色多普勒观察时，收缩期左室流出道的血流速度增快，呈五彩镶嵌色。A. 舒张期左心室长轴断面；B. 收缩期左心室长轴断面；C. 彩色多普勒左心室长轴断面；D. 左心室短轴断面；E. 彩色多普勒左心室短轴断面；F. 心尖四腔心断面；G. 彩色多普勒心尖四腔心断面；H. 彩色多普勒五腔心断面

　　而非梗阻性肥厚型心肌病的左心室长轴断面，一般膜部室间隔的起始端不厚，从肌部室间隔起始端至心尖部呈梭形扩张；由于左心室的几何形态为椭圆形，因此不造成左室流出道梗阻现象（图 59-6）。

　　左心室心尖部局限性肥厚，超声检查过程中极易漏诊，尤其是在声窗不满意的患者。通常其在左心室心尖

部或游离壁增厚，从左心室双腔心和心尖四腔心及大动脉短轴断面观察，可见左心室心尖部或和游离壁呈不均匀增厚，边缘不规则，左心室短轴断面对显示左心室壁的局限性肥厚有较高的敏感性，能清晰地观察到肥厚的部位及肥厚的程度。

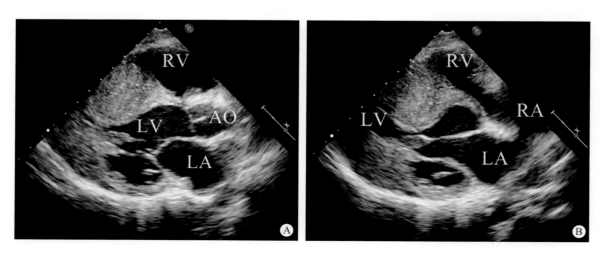

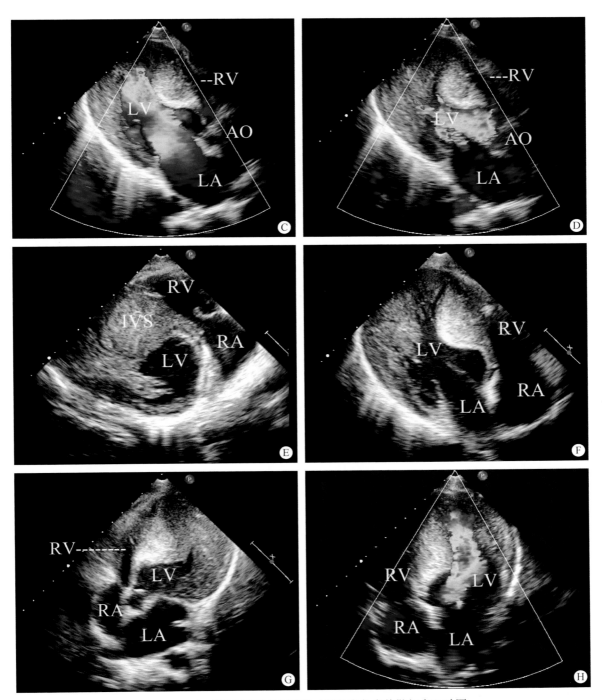

图 59-6 非梗阻性肥厚型心肌病二维及彩色多普勒超声心动图

室间隔中部明显增厚，但室间隔膜部水平厚度正常，左室流出道无梗阻现象，收缩期血流通过左室流出道时速度正常。A. 左心室长轴断面；B. 双心室流入道断面；C. 舒张期彩色多普勒左心室长轴断面；D. 收缩期；彩色多普勒左心室长轴断面；E. 左心室短轴断面；F. 双心室流入道断面；G. 心尖五腔心断面；H. 彩色多普勒四腔心断面

（三）多普勒超声心动图

梗阻性肥厚型心肌病患者收缩期彩色多普勒可观察到左心室血流通过流出道进入主动脉时速度加快，呈五彩镶嵌色，亮度增加，表明左室流出道狭窄，主动脉内的血流速度也加快（见图 59-5C、G、H）。

采用连续多普勒探查时，可探及位于零线下的高速血流频谱，频谱呈倒匕首状（图 59-7）。

梗阻性肥厚型心肌病通常以二尖瓣前叶出现收缩期向前运动，致左室流出道狭窄为多见，但极少数患者由于室间隔的增厚部位朝向右心室，导致右室流出道梗阻，或双流出道均出现梗阻现象。在检查的过程中应注意检出，从而为临床采取合适的治疗方法提供依据（图 59-8）。

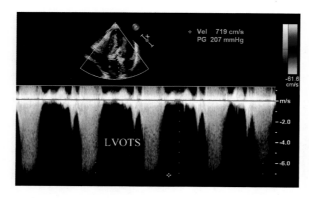

图 59-7　梗阻性肥厚型心肌病左室流出道血流频谱
收缩期左室流出道血流速度加快，流速为 7.2m/s，
压差为 207mmHg

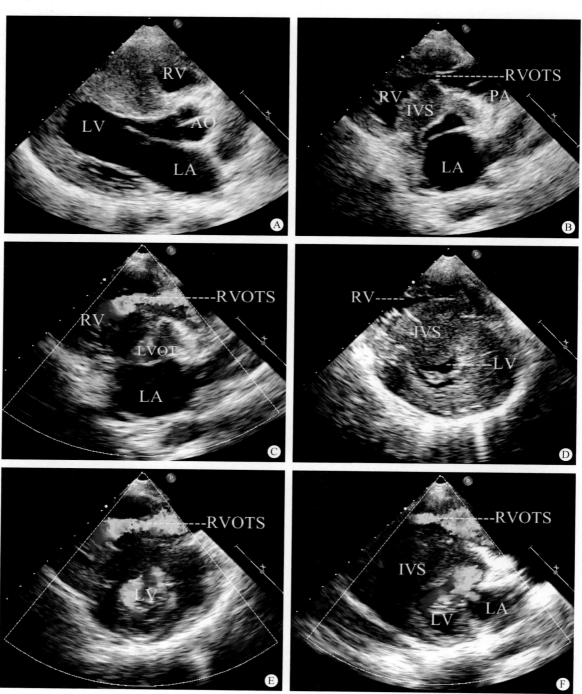

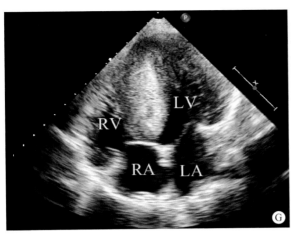
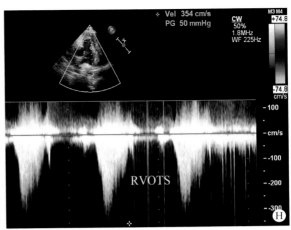

图 59-8　梗阻性肥厚型心肌病、右室流出道梗阻二维及彩色多普勒超声心动图

室间隔与左心室壁增厚，以前间隔为著，并凸向右室流出道，致右室流出道梗阻，彩色多普勒观察时，收缩期右室流出道血流速度加快，呈五彩镶嵌色。频谱多普勒观察时，血流速度为 3.5m/s，压差为 50mmHg。A. 左心室长轴断面；B. 左心房 – 左心室断面；C. 彩色多普勒左心房 – 左心室断面；D. 左心室短轴断面；E. 彩色多普勒左心室短轴断面；F. 右室流出道断面；G. 四腔心断面；H. 连续多普勒右室流出道频谱

由于心肌肥厚、柔韧度下降，左心室舒张压上升，左心房与左心室之间的压差减小，舒张期二尖瓣口的血流频谱为二尖瓣前叶 E 峰流速减低，左心房内血流排出受阻，A 峰增高。

四、鉴别诊断

肥厚型心肌病应注意与病史较长的高血压性心脏病相鉴别，主要鉴别点见表 59-2。

表 59-2　肥厚型心肌病与高血压性心脏病的鉴别

	肥厚型心肌病	高血压性心脏病
家族史	多数有	通常无
高血压病史	无	有
心肌回声	紊乱	正常
SAM	有	无
肥厚心肌的均匀性	多数不均匀，非对称性多见	均匀，对称性
左室流出道狭窄	多存在	无

五、超声心动图检查对治疗方式选择的指导意义

（一）主要的病理解剖改变及手术指征

一般情况下室间隔厚度为 15mm 以上，收缩期左室流出道血流速度为 4m/s、峰值压差为 50mmHg 以上，有效心腔径减小，即可考虑手术治疗（Morrow 手术）。

在考虑手术的过程中，应测量二尖瓣叶的长度，瓣叶顶端与室间隔摩擦部位的心肌组织改变，观察瓣叶是否有增厚现象或黏液样变性改变，以及有无瓣叶脱垂及腱索断裂等现象，导致房室瓣口出现反流。

室间隔中部回声增强的主要原因是最厚处常常位于二尖瓣前叶游离缘的下方，因与二尖瓣前叶互相摩擦、冲撞而出现局限性纤维化心内膜增厚，回声越强，说明二尖瓣前叶与室间隔中部冲撞得越厉害，左室流出道的内径越窄，左室流出道的血流速度越快。

收缩期心脏肥厚的室间隔凸向心室腔，导致左心室有效心腔体积减小，患者的左心室腔形态可呈哑铃状改变；导致靠近前移的二尖瓣叶，出现二尖瓣关闭不全。左室流出道变窄，压力升高，对二尖瓣叶形成吸附现象，导致收缩期二尖瓣前叶出现向左室流出道方向的向前运动（SAM 现象）。

在检查的过程中应注意左心室心尖是否出现室壁瘤，部分患者右心室可因肥厚的室间隔凸向右心室，导致右室流出道出现梗阻现象。

（二）手术中需要考虑的问题

（1）解除室间隔增厚引起的左心室有效心腔体积减小所引起的左室流出道狭窄，部分心肌切除，解除左室流出道狭窄，有效增加左心室腔的血容量。

（2）如果乳头肌呈柱状改变，应进行乳头肌修复，扩大左心室的有效心腔容积。

（3）出现由于二尖瓣前叶过长，瓣叶对缘错位，或腱索断裂、脱垂等原因造成的二尖瓣关闭不全，应对出现病变的二尖瓣叶进行修复或换瓣治疗。

第五节　限制型心肌病

一、病理解剖和病理生理

限制型心肌病（restrictive cardiomyopathy）指以心室内膜、内层心肌出现纤维化和瘢痕，以舒张功能障碍为特征的心肌病，也称为闭塞型或缩窄型心肌病。

心内膜心肌纤维化由 Davies 于 1948 年最早提出，主要见于非洲、印度和南美洲部分地区，可能与高血钙和低血镁等有关，系在高血钙的刺激下，靠近心内膜部位的心肌组织发生纤维化。

根据 WHO 专家委员会的意见，可分为两类，即嗜酸细胞性心内膜疾病和原发性限制型心肌病。这样有助于与其他可产生限制型病理生理变化的特殊心肌疾病鉴别，如心肌淀粉样变性、心肌血色素沉着病等。

目前认为，这类疾病的发病初始多数具有共性变化，伴有嗜酸性粒细胞增多症，从而引起 Loeffler 心内膜炎、心内膜心肌纤维化和其他伴有嗜酸性粒细胞增多的心脏损害。

嗜酸性颗粒释放的碱性蛋白和阴离子蛋白，可刺激和损害心内膜及其邻近心肌细胞的肌质膜、抑制线粒体的呼吸酶，而且影响局部凝血机制，促进局部血栓形成，并可损害内皮细胞功能，形成瘢痕，引起纤维化。

此外，部分患者病因未明，心内膜增厚或纤维化不明显，也不伴有嗜酸性粒细胞增多症。其中多数患者有心肌纤维化，表现为心室舒张期松弛障碍和充盈受限，称为原发性（或特发性）限制型心肌病。最近有报道，本病有时呈家族性发病，可伴有骨骼肌疾病和房室传导阻滞。

限制型心肌病在病理学方面缺乏特征性变化。心肌活检可见心内膜增厚，内膜下心肌细胞排列紊乱、间质纤维化，心内膜增厚可达正常心脏的 10 倍。病变首先累及心尖部，继而向心室流入道延伸，可累及乳头肌、腱索和房室瓣。

心内膜表层有玻璃样变性、纤维化，局部有心肌细胞坏死、间质水肿、炎性改变、嗜酸性粒细胞浸润和动脉炎等改变。心室受累部分与未受累部分界限清楚。心房和心室的流出道多数未受累。

当二尖瓣或三尖瓣叶及其支持结构受累时，可引起房室瓣关闭不全。

有时心室内血栓形成较广泛，与增厚的心内膜一起，使受累的心室腔缩小，形成所谓的"闭塞性心肌病"，以右心室多见。附壁血栓可成为体循环和肺循环栓塞的来源。

如果左心室病变明显，而右心室改变轻微，左心室缩小，左心房、肺动脉及右心扩大，心脏的外观类似于二尖瓣狭窄；若右心室病变严重，则右心室前后径减小，形成深的皱襞或外表面下陷，右室流出道向外膨出，右心房可增大。心肌通常不肥厚，心壁僵硬，心包常有积液，冠状动脉很少受累。

根据受累心室可分为左心型、右心型和双室型三种。病理解剖类型详见表 59-3。

表 59-3　限制型心肌病病理类型

类型	病种
纤维化	硬皮病
心内膜心肌病变	心内膜心肌纤维化、Loeffler 心内膜心肌炎、类癌、转移癌、放射性损伤、嗜酸性粒细胞增多症
储积病变	Fabry 病、糖原储积病变
浸润性病变	淀粉样变、血红蛋白沉着病、结节病、肿瘤

限制型心肌病的病理生理学变化与缩窄性心包炎相似，主要是心室舒张功能障碍和心室充盈受损，系心内膜增厚和内膜心肌变硬，使心室壁的舒张功能受限所致。

在舒张早期，心脏开始时松弛尚正常，心室早期充盈速率可正常或增快，血液迅速充盈，但在快速充盈期末突然终止；在舒张中晚期（缓慢充盈期和心房收缩期），心室容量仅有少量增加或无增加，表明心室的充盈在舒张早期就近乎完成，舒张压在所有心腔大致相等。

心导管检查的心室压力曲线表现为明显的舒张期下陷和高原波型，呈"平方根"形态等特征性表现，其中舒张期压力曲线早期下陷相当于早期快速充盈，高原期相当于因充盈受阻而压力均衡的等容期。颈静脉和右心房压力曲线与正常不同，a、v 波等高，呈特异性的"M"或"W"形，伴有明显的"Y"下陷和"X"下陷，提示舒张期静脉血流从腔静脉加速进入右心房。

在早期，心肌收缩功能可不受影响，但心排血量可能比正常减少，主要是由于有效心室前负荷下降所致。在本病的严重阶段，可发生心肌收缩功能损害，引起心室射血分数下降，心排血量降低，并伴有动 - 静脉氧差增加。由于左心室受累更为常见，故左心室功能障碍占主要地位，常有左心房和肺静脉压增高，可有显著的肺动脉高压。

二、临床表现和辅助检查

（一）临床表现

本病的临床表现与缩窄性心包炎类似。在早期纤维化形成前，患者可因无症状或症状轻微而难以识别，随着病情进展可出现胸闷、心悸、头晕、乏力、心前区疼痛等，其他可有发热、全身不适、体重减轻等症状，多数与基础病变有关。累及左心室者可有咳嗽、呼吸困难等，累及右心室者多数有腹胀、下肢水肿等。

体征通常与基础病变、累及的心腔等有关。累及左心室者，往往出现肺淤血，而累及右心室者多数表现为右心衰竭。可有慢性病容、消瘦、脉搏细弱、血压降低、脉压差缩小、奇脉、颈静脉怒张、呼气时颈静脉扩张（Kussmaul 征）、下肢水肿、肝脏肿大和肝颈静脉回流征等。有的可出现胸腔积液和腹水等体征。

可有心动过速、心脏浊音界扩大、心尖冲动微弱或消失、心音低，可有第二心音分裂和附加心音，有时出现类似于二尖瓣或三尖瓣狭窄、关闭不全的体征，但一般听不到心脏杂音。

（二）辅助检查

部分患者的心电图无明显异常，有的有低电压、非特异性 ST-T 改变、窦性心动过速和各种心律失常，有的出现左心房或右心房扩张、左心室肥厚。

胸部 X 线检查显示心脏大小和形状通常无明显异常，有的可出现轻度或中度心脏扩大，以左心房、右心房或左心室扩大为主。

心导管检查显示心脏充盈受限的血流动力学指标，与心包缩窄相似。心室压力曲线出现右心房压升高和快速的"Y"下陷，左心房充盈压高于右心充盈压，心室舒张早期充盈下陷和舒张中晚期呈高原型波，肺动脉压升高。但是，缩窄性心包炎右心室舒张压升高明显，而本病的右心室舒张压升高通常不明显；缩窄性心包炎左、右心室舒张压更均衡，两者的差异小于0.65kPa（5.9mmHg），而本病的左心室舒张压高于右心室，常大于1.3kPa（10mmHg）。造影可见心室壁增厚和心室腔狭小，多数患者显示房室瓣关闭不全，有时可见附壁血栓。

右心室活检可证实嗜酸性粒细胞增多症患者的内膜心肌损害，并能发现病程中各阶段的病理学变化，如早期心内膜和心肌有嗜酸性细胞粒浸润和内皮损害，继之有附壁血栓、血栓机化和内膜增厚，最后出现心肌细胞损害和纤维化。

三、超声心动图检查

（一）M型超声心动图

M型超声心动图不能对本病进行明确的诊断，仅主动脉波群可显示左心房内径增大；心室波群显示左心室心内膜回声增强，多数呈对称性增厚，心室舒张受限，室间隔舒缩运动呈摆动状，心室壁收缩期运动幅度减弱

和增厚率明显减低（图59-9）。

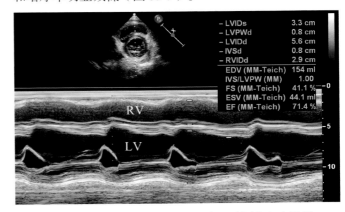

图59-9 限制型心肌病M型超声心动图左心室波群
显示左、右心室内径正常，左心室心内膜回声增强，室间隔的运动形态异常

（二）二维超声心动图

二维超声心动图可对本病进行诊断，但在诊断的过程中应注意与缩窄性心包炎鉴别。

在左心室长轴、心尖四腔心、大动脉短轴、左心室短轴及双室流入道等断面，均可显示心内膜回声增强、增厚，室壁运动幅度减弱，收缩期增厚率减低，心室舒张受限，心室腔内径可正常或轻度增大，两侧心房明显增大，肺静脉及腔静脉内径增宽，二尖瓣与三尖瓣关闭欠佳。有时可检出心包积液（图59-10）。

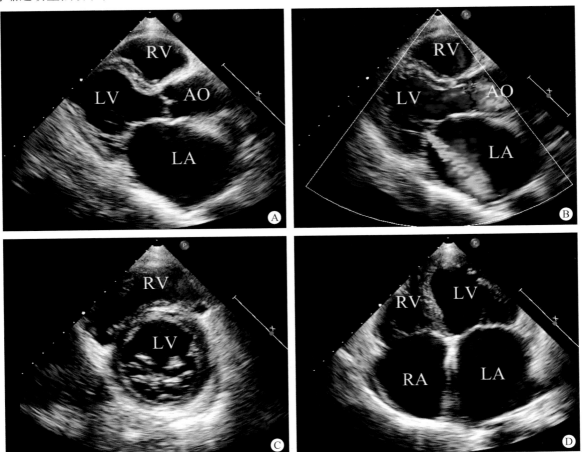

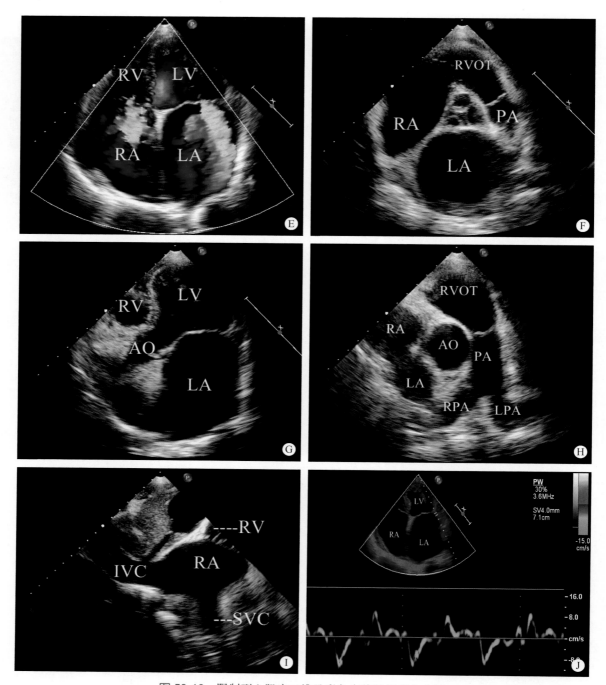

图 59-10　限制型心肌病二维及彩色多普勒超声心动图

双心房内径增大，双心室内径在正常范围，双心室舒张受限，心内膜回声增强，双心室内径变小，腔静脉内径增宽。彩色多普勒观察时，二、三尖瓣口均出现中量反流。组织多普勒显示瓣环运动减弱。A.左心室长轴断面；B.彩色多普勒左心室长轴断面；C.左心室短轴断面；D.心尖四腔心断面；E.彩色多普勒四腔心断面；F和G.大动脉短轴断面；H.心尖五腔心断面；I.剑突下腔静脉－右心房室断面；J.二尖瓣环组织多普勒频谱

（三）多普勒超声心动图

　　心腔扩大可造成房室瓣相对关闭不全，彩色多普勒可于左、右心房内探及源于房室瓣口的反流性血流束（见图 59-10B、E）。

　　脉冲多普勒可显示二尖瓣前叶 E 峰减速时间及等容舒张期延长，而肺静脉的收缩波峰值流速及舒张期血流速度加快。

　　组织多普勒测量房室瓣环的运动速度提示减慢，可反映心肌受累程度。

四、鉴别诊断

　　限制型心肌病应注意与缩窄性心包炎鉴别，鉴别

要点详见表 59-4。超声心动图检查对心肌病的诊断简便、有效、无创，准确率高，费用较低，患者易于接受。

表 59-4　限制型心肌病与缩窄性心包炎的超声检查鉴别要点

	限制型心肌病	缩窄性心包炎
心腔扩大	双心房	双心房
心内膜增厚	有	无
心包增厚	无	有
组织多普勒	房室瓣环运动速度减低	房室瓣环运动速度无变化
	E/E′ ＞ 10	E/E′ ＜ 10

注：E 指二尖瓣前向血流舒张早期充盈峰值速度；E′ 指二尖瓣环舒张早期峰值速度。

第六节　致心律失常性右心室心肌病

一、病理解剖和病理生理

1977 年首先由 Pomne 报道，患者有持续性室性心动过速，而临床上无明显器质性心脏病变。由于抗心律失常药物效果不佳，经手术治疗发现有右心室病变，表现为右心室扩张、室壁反向运动、右心室游离壁脂肪增多等，故将本病称为"致心律失常性右心室发育不良"（arrhythmogenic right ventricular cardiomyopathy）。

目前认为本病是一种原因不明的心肌病变，其病理特征为右心室心肌被纤维脂肪组织所取代，通常为右心室节段性病变，但也有右心室弥漫性受累及左心室异常的报道。

过去认为本病少见，但随着检查手段和认识水平的提高，报道日益增多，特别是在原因不明的室性心动过速、原因不明的年轻人猝死中，其通常是重要原因之一。甚至有人认为，35 岁以下的"健康"青年发生心脏性猝死者，大多数可以本病解释。鉴于其具有重要的临床意义，病理上确定其为主要累及右心室的心肌病变，因此目前已将其列入心肌病的范畴。

1982 年国外有学者注意到，右心室发育不全有家族性，在他们报道的 24 例中，其中 1 例的兄弟也有类似表现。以后陆续有散在的家族性病例报道，甚至在孪生兄弟姐妹中均有发生本病的报道。1988 年在一项家族性调查中，研究了 9 个家族的 72 个成员，其中 2 个家族有 3 代遗传。他们的发现有力地支持本病有遗传性的观点。

本病为常染色体显性遗传，可呈现不同的表型及外显率。虽然本病有家族性发生的报道，但对大多数病例来说，既无家族史，又不能从有关亲属中查得心脏性猝死的病史。

对本病的发病机制有两种可能的设想：一是认为本病系右心室心肌先天性发育异常，但心动过速可能延缓发生，直到右心室增大，致心律失常病变发展到足以引起持续性室性心动过速；另一种可能性认为本病源于影响右心室的代谢性病变，心肌细胞被进行性取代。

本病患者的尸检或手术标本发现，主要病理改变为右心室肥厚、局限性或普遍性右心室扩张，扩张部分的心肌有某种程度的变薄，可能出现运动幅度减弱或反向收缩搏动。受累部位通常局限于右心室漏斗部、心尖部或右心室下壁，此三处形成所谓的"发育不全三角"。

这些受累区域往往覆盖着丰富的心外膜下脂肪。心肌纤维显著减少，为脂肪组织所代替；有些病例几乎完全为脂肪组织所代替。心肌内有不同程度的纤维组织。在有的病例可见局部单核细胞浸润。在发育不全的区域，心内膜增厚、变白。病变组织的电镜检查并无更多的特异性发现。患者的左心室并无变薄（包括室间隔），但左心室心肌在镜下仍可观察到局灶性间质纤维化。

Baffa 等观察到本病患者可呈现两种组织学形态改变：其一为脂肪瘤型，表现为右心室漏斗部扩张或整体扩张；其二为纤维脂肪瘤型，右心室动脉瘤样改变，见于三尖瓣后叶下的右心室后壁、心尖部及右心室漏斗部，多数有急性炎症过程的证据，围绕坏死心肌细胞有单核细胞浸润，其发病可能合并有感染及免疫的机制。

二、临床表现和辅助检查

本病典型者发生于青年，男性居多，80% 的病例系在 40 岁以前出现症状，经检查而诊断为本病。

心律失常是本病的主要临床特征，以室性心律失常为主，包括室性早搏、单形性持续性室速、非持续性室速、心室颤动甚至猝死。

有学者将超声发现与右心室造影结果进行对照，发现二维超声心动有本病阳性表现者，75% 有造影异常；而超声检查阴性者，仅 33% 有造影异常。说明两者相关性良好。无创检查可确定右心室形态及运动功能异常，但心血管造影仍然是可靠的诊断手段。

心内膜心肌活检：除尸检和手术活检外，心内膜心肌活检是唯一的组织学确诊方法。但不少学者认为，心肌活检对本病缺乏敏感性，因为本病典型的病理学改变部位在右心室游离壁，而心肌活检所取标本的位置一般在室间隔，因右心室游离壁活检可出现心肌穿孔。从右心室游离壁或游离壁与室间隔交界处活检，对本病诊断的敏感性为 67%，特异性为 92%。

三、超声心动图检查

超声心动图出现以下表现，应考虑本病：①右心室内径明显扩大，右心室与左心室舒张末期及收缩末期内径比值增大；②右心室基底部运动障碍及局限性膨隆；③孤立性右室流出道扩张；④心尖部运动障碍及小梁排列紊乱；⑤调节束的结构改变等。当临床怀疑为本病时，超声心动图应进行多个心腔断面的检查分析，重点是检测腔室大小及观察有无收缩异常（图59-11）。

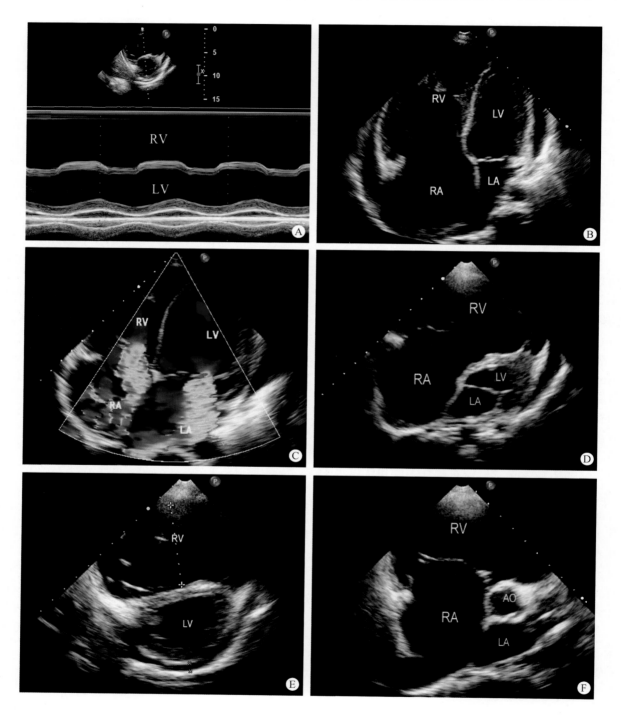

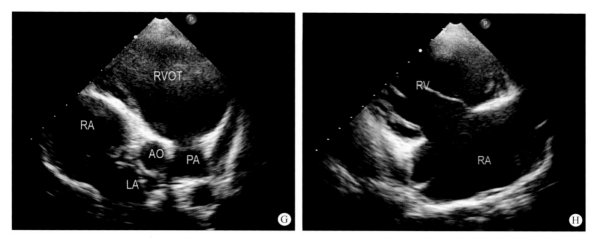

图 59-11 致心律失常性右心室心肌病

右心房室明显增大，孤立性右室流出道扩张，但肺动脉内径可在正常范围或轻度变窄，右心室壁变薄，左心房室内径相对减小，室间隔的运动形态异常，彩色多普勒观察，二、三尖瓣口均出现中量反流，呈蓝五彩镶嵌色。A.M 型心室波群；B. 心尖四腔心断面；C. 彩色多普勒四腔心断面；D. 胸骨左缘四腔心断面；E. 左心室短轴断面；F. 大动脉短轴断面；G. 肺动脉长轴断面；H. 右室流入道断面

第七节　右心室心肌发育不良

右心室心肌发育不良（Uhl 畸形）极为少见，为右心系统心肌先天发育异常所致。患者的右心房室明显增大，右心室壁菲薄，以心尖部为著，并向外膨出，呈羊皮纸样改变，心肌组织明显减少，右心室呈口袋状，心腔内出现多个条索状回声。由于右心室心肌组织发育不良，无心肌收缩力，右心室的舒张及收缩运动均明显减弱，右心室进入肺动脉的血流速度明显减慢，排入肺动脉的血流明显减少。过肺动脉瓣口的血流效应也明显减弱，瓣口部位无明显的血流汇聚现象，而且肺动脉瓣下的右室流出道明显增宽，呈圆隆状。三尖瓣环明显扩张，三尖瓣叶关闭不良，收缩期右心室的血流大量反流入右心房，造成右心房明显扩张（图 59-12）。

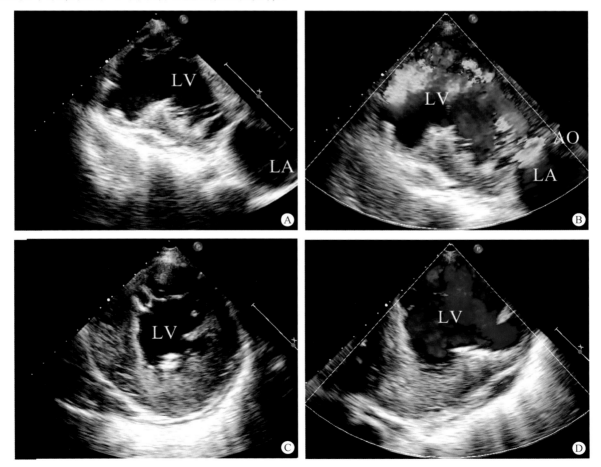

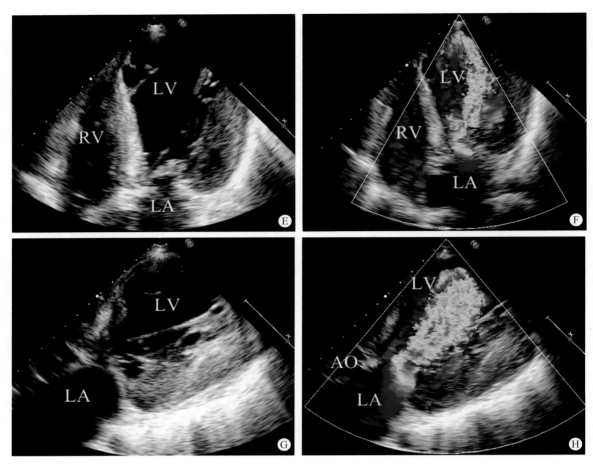

图 59-12　右心室心肌发育不良（Uhl 畸形）二维及彩色多普勒超声心动图

左心室内径增大，形态异常，呈口袋状改变，心尖部向外膨出，壁变薄，无心肌组织，呈羊皮纸样改变，运动幅度明显减弱。右心房室内径在正常范围，舒张期二尖瓣口开放时血流速度加快，呈五彩镶嵌色。A.左心室长轴断面；B.彩色多普勒左心室长轴断面；C.左心室短轴断面；D.彩色多普勒左心室短轴断面；E.四腔心断面；F.彩色多普勒四腔心断面；G.心尖五腔心断面；H.彩色多普勒心尖五腔心断面

　　如患者在年龄较小时即出现上述表现，在随访的过程中病情逐渐进展，应考虑到本病的可能性。

　　Uhl 畸形为左心室或右心室某些部位完全缺乏心肌组织，以致心内膜与心外膜紧贴，左心室或右心室室壁因无心肌组织，薄如羊皮纸。两者的区别在于，Uhls 畸形病变部位缺乏肌肉组织，而不是心肌部分被脂肪组织所取代，如果受影响区域的心内膜与心外膜之间存在一些心肌细胞，则不应诊断 Uhl 畸形。该病临床多见于婴儿及儿童，主要症状为充血性心力衰竭。

（刘延玲　然鋆　熊鉴然）

参考文献

刘玉清，等．1981.心内膜心肌纤维化（附四例放射诊断分析）．中华心血管病杂志，9：266

刘汉英，等．1994.心肌病超声图像灰阶分析与彩色编码的研究（摘要）．中国超声医学杂志，10：202

袁定华，等．1994.52 例孤立性主动脉瓣下狭窄的超声诊断与手术结果对比分析．中国超声医学杂志，10：56

Benotti JR，et al. 1980. Clinical profile of restrictive cardiomyopathy. Circulation，61：1206

Charron P，et al. 1998. Diagnostic value of electrocardiography and echocardiography for familial hypertrophic cardiomyopathy in genotyped children. Eur Heart J，19：1377-1382

Doi YL，et al. 1980. M-mode echocardiography in hypertrophic cardiomyopathy：diagnosis criteria and prediction of obstruction. Am J Cardiol，45：6

Gottdiener JS，et al. 1983. Frequency and embolic potential of left ventricular thrombus in dilated cardiomyopathy. Assessment by two-dimensional echocardiography. Am J Cardiol，52：1281

Grigg LE，et al. 1992. Transesophageal Doppler echocardiography in obstructive hypertrophic cardiomyopathy. J Am Coll Cardiol，20：42

Lakkis NM，et al. 1998. Echocardiography-guided ethanol septal reduction for hypertrophic obstructive cardiomyopathy. Circulation，98：1750-1755

Lapu-Bula R，et al. 1998. Risk stratification in patients with dilated cardiomyopathy: contribution of Doppler-derived left ventricular filling. Am J Cardiol, 82: 779-785

Prasad K, et al. 1998. Sudden death in hypertrophic cardiomyopathy: potential importance of altered autonomic control of vasculature. Heart, 79: 538-540

Reddy V, et al. 1998. Apical hypertrophic cardiomyopathy. Circulation, 98: 2354

Richardson P, et al. 1996. Report of the 1995 World Health Organization/International Society & Federation of Cardiology task force on the definition and classification of cardiomyopathies. Circulation, 93: 841, 842

Wu AH, et al. 1999. Sudden death in dilated cardiomyopathy. Clin Cardiol, 22: 267-272

第六十章　心内膜胶原弹力纤维增生症

第一节　概　述

心内膜出现弥漫性胶原弹力纤维增生，心内膜增厚、僵硬，造成心脏增大和心力衰竭的病变，称为心内膜胶原弹力纤维增生症（endocardial fibroelastosis）。本病曾被称为心内膜硬化症、硬化性心内膜炎和心内膜心肌弹力纤维增生症等，1941 年由 Gross 首先采用现在的名称。

本病中的 25% 属于原发性，为单独存在，不合并其他先天性畸形者，几乎都累及左心室；其余 75% 为继发性，合并于各种心血管畸形，常见于主动脉缩窄、主动脉瓣狭窄、动脉导管未闭、主动脉瓣闭锁、肺动脉闭锁、左心发育不全、二尖瓣狭窄、冠状动脉畸形起源和糖原储积症等。

本病多数见于婴幼儿，少数见于儿童，个别可见于成人，无明显的性别差异。其实际发病率尚不清楚，但国内尸检材料表明，其发病率并不低，约占婴幼儿心血管病理标本的 20%，仅次于室间隔缺损。据国内 9 省市心肌炎协作组统计，本病占全部住院小儿患者的 0.3%。据国外报道，其占先天性心脏病患者的 1% ~ 17%，占先天性心脏病尸检的 7% ~ 20%。美国的发病率为 5000 ~ 6000 个出生婴儿中有 1 例。有作者报道，经超声检查 625 个胎儿，检出本病和心肌病 6 例，其中仅 2 例存活，包括在婴儿期进行心脏移植 1 例。

本病的病因尚不完全清楚。在早期，Kreysig 提出系宫内感染致胎儿心内膜炎，引起左心室缺氧所致，故曾称为胎儿心内膜炎。有证据表明，本病可能与母体和胎儿的腮腺炎病毒、柯萨奇 B 组病毒、ECHO 病毒等感染所致心脏炎有关；但也有人发现，母体感染腮腺炎者，其婴儿的发病率并未明显增加。部分患者可能与遗传缺陷、先天性心脏病、代谢缺陷、缺氧、淋巴管梗阻和纤维蛋白沉积等有关。

多数患者的预后很差，通常发病越早，病情越重，预后越差。新生儿期出现临床表现者，多数在出生后不久死亡，以 6 个月内病死率最高，1 岁以内大约 82.7% 死亡。渡过新生儿期后，2 岁内出现临床表现者，约 70% 可存活到 4 岁。

类似的病变有心内膜心肌纤维化（endomyocardial fibrosis）和 Loeffler 心内膜心肌炎（Loeffler's endomyocarditis）等，有人将它们都归入心内膜心肌病变（endomy-ocardial disease）范畴，但它们属于不同的病变，通过超声心动图、心血管造影和心内膜心肌活检等检查可进行鉴别诊断，不可混淆。

第二节　病理解剖和病理生理

一、病理解剖

与继发性者相比，原发性心内膜胶原弹力纤维增生症者病变累及的心内膜范围大，心内膜增厚明显，一般呈弥漫性。主要累及左心室，但四个心腔可同时受累，少数可单独累及某个心腔，其中以左心室最多，左心房其次，单纯累及左侧心腔者占 82%，两侧同时受累者占 16%，累及右心房者少见。

多数患者的心脏明显扩大、重量显著增加，可达正常心脏的 2 ~ 4 倍。各个心腔扩大，多数有左心室明显扩张，少数左心室不扩张甚至缩小。根据左心室病理状态，通常可分为两种类型。

扩张型：相对多见，左心室扩大，心室壁增厚。

收缩型：比较少见，左心室大小正常或缩小，心内膜增厚，心壁明显增厚，常可累及右心室，多数见于新生儿。

受累心腔的心内膜明显增厚，可比正常心内膜厚 15 倍以上，呈白色橡皮状、乳白色或灰白色瓷样，质地坚硬，有一定的弹性，表面平滑，不透明，心腔内可有附壁血栓。无论左心室扩张与否，左心室壁均明显肥厚，尤其是左室流出道的心内膜增厚明显，肌小梁变平，乳头肌移位，甚至完全被心内膜纤维组织所埋没。

病变呈局限性片状者多数属于继发性，但两者在病理解剖方面通常难以鉴别。继发性者几乎都伴有主动脉口狭窄、主动脉缩窄等左室流出道狭窄，或合并左冠状动脉畸形起源于肺动脉、左心发育不良综合征等。

患者的心脏瓣膜常有病变，受累率为 34% ~ 50%，可出现瓣膜畸形、瓣叶增厚，表面出现结节，边缘卷曲、挛缩，常累及二尖瓣和主动脉瓣，三尖瓣和肺动脉瓣病变一般较轻。病变可累及乳头肌、腱索，使腱索缩短、变形，乳头肌移位、纤维化，引起瓣膜狭窄和（或）关闭不全等。

在镜下观察，多数显示心内膜内皮层完整，心内膜有大量胶原纤维和弹力组织等增生，通常呈弥漫性增厚，一般整个心腔的心内膜改变基本一致，少数呈局限性。胶原纤维呈小束状排列，多数与心内膜表面平行，弹力纤维以心内膜下靠近心肌部位最致密，心内膜附近有较多类似黏液样变性的物质，偶尔可发现呈层状排列的平滑肌细胞。

受累心内膜与心肌之间，多数有明确的界限。多数患者心肌的病变较轻，主要累及心内膜附近的心肌。可出现心肌退行性变、心肌纤维化、弥漫性小圆形细胞浸润和空泡变性等，有的可出现心肌层增厚，偶有明显的血管增生和少量单核细胞浸润或钙化，有的呈炎症细胞浸润、心肌小斑片状坏死等轻度心肌炎改变。

有人经心内膜心肌活检随访发现，在64例原发性患者中，5例有心肌炎表现，18例仅有本病表现，而41例同时兼有本病和心肌炎表现，存活时间越长者心肌炎的程度越轻，而本病病变的程度增加，随访4个月时，组织学上已经没有一例患者具有心肌炎的证据。

二、病理生理

由于病变主要累及左心室，心内膜明显增厚、僵硬，心室顺应性明显降低，舒张功能受损。同时，僵硬、增厚的心内膜也会影响左心室的收缩功能，加上心肌本身受累等因素，可出现左心室功能障碍，心排血量降低，左心房淤血、压力升高，可导致左心衰竭，甚至出现肺水肿。心力衰竭可突然出现，也可呈进行性加重，多数发展迅速，对药物治疗通常无明显反应。

在合并瓣膜病变和（或）其他心血管异常的患者，可进一步损害心脏功能，加重心力衰竭，而左心室扩张也会加重二尖瓣关闭不全，形成恶性循环。患者可出现血栓栓塞、心律失常等并发症，猝死发生率高，有报道29例有组织学证据的本病患者中11例发生猝死。

第三节　临床表现和辅助检查

一、临床表现

多数本病患者在出生后不久即突然发病，少数逐渐发病，出现迅速加重的左心衰竭症状，有呼吸急促、喘憋、咳嗽、多汗、烦躁不安、不能平卧、体重不增、消瘦，有的可出现发绀，少数可出现呕吐、发热，甚至出现急性左心衰竭、心源性休克，往往迅速死亡或猝死。发病前可有轻度上呼吸道感染等诱因。存活到儿童期者，多数表现为慢性左心衰竭，随后出现腹胀、食欲不振、周围水肿等慢性右心衰竭症状。

体检时发现多数患者有发育不良、面色苍白、呼吸急促，一般没有明显发绀。心率、脉搏加快，脉搏细弱，

周围循环状况差，可出现肝脏肿大、水肿、腹水等。多数患者心前区饱满，心尖冲动减弱、弥散，一般无震颤，心界扩大，心音低钝或正常，第二心音可增强，可有第三心音、第四心音和奔马律。多数没有明显的病理性杂音，少数可出现二尖瓣关闭不全的收缩期杂音或主动脉瓣关闭不全的舒张期杂音。肺部可有哮鸣音和（或）湿啰音。

二、辅助检查

新生儿患者的心电图通常可出现电轴右偏、右心室肥厚或左心室肥厚。随后可出现左心室肥厚、ST-T改变，所有心前区导联出现广泛T波低平或倒置。少数可出现低电压、右心室扩大或类似于心肌梗死的心电图。可出现各种束支或房室传导阻滞、预激综合征、室性心动过速等心律失常。

胸部X线检查可显示心脏影增大，甚至高度增大，以左心增大为主，呈主动脉型、普大型或球形，少数呈二尖瓣型。心脏搏动减弱，尤其是左心室搏动明显减弱。多数有肺静脉淤血、肺静脉高压，甚至急性肺水肿的表现。

除非合并其他心血管病变，心导管检查一般帮助不大。通常可检出左心室舒张末期压和左心房压升高，少数出现肺动脉高压、右心室舒张末期压和右心房压升高，心脏指数和左心室心排血量均降低。在收缩型者，左心室造影可显示左心室大小正常或缩小；而在扩张型者显示心腔扩大，尤其是左心室和左心房扩大。左心室壁均有明显增厚，收缩和舒张功能均较差，左心室大小在心动周期中几乎没有明显的变化，造影剂排空缓慢，二尖瓣口一般较小，瓣膜可有畸形和关闭不全。

根据心内膜心肌活检病理标本的心内膜组织学特征，一般可明确诊断。

第四节　超声心动图检查

心内膜胶原弹力纤维增生症患者均为婴幼儿，且多数在婴幼儿期夭折，因此如果在年龄较大的患者发现有相似的超声表现，应考虑到心内膜心肌纤维化（限制型心肌病）的可能性。

一、M型超声心动图

M型超声心动图主要表现为全心扩大，主动脉波群可显示主动脉前、后壁运动幅度减弱，主动脉瓣叶开放幅度减小，右室流出道增宽，左心房增大。二尖瓣波群表现为左心室明显扩大，左室流出道增宽，室间隔及室壁运动明显减弱，收缩期增厚率明显减低，心内膜增厚，回声明显增强，心室的收缩和舒张明显受限，心功能明显减低（图60-1）。

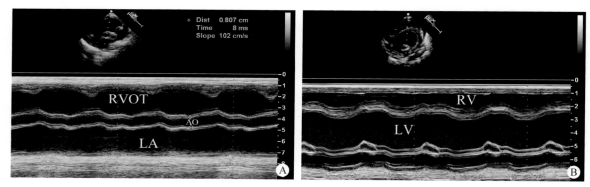

图 60-1　心内膜胶原弹力纤维增生症 M 型超声心动图

A. 主动脉波群：左心房增大，左室流出道增宽，主动脉细小；B. 心室二尖瓣水平波群：左心室内径明显增大，左室流出道增宽，室间隔变薄，室间隔与
左心室后壁收缩期增厚率明显减低，舒张受限，运动幅度减弱，心内膜回声增强

二、二维超声心动图

二维超声心动图表现为全心增大，呈球形改变。从左心室长轴断面观察，显示室间隔变薄，并呈弧线形向右心室膨出，心尖部圆隆，左心室壁明显变薄，左心室内膜回声增强，心室收缩和舒张时，心室的内径变化明显减小，左室流出道明显增宽。由于心室扩大，房室瓣关闭不良，左心房内径扩大。从左心室短轴断面观察时，可见整个左心室呈球笼形改变，收缩和舒张运动明显减弱，收缩期增厚率明显减低，左心室心内膜增厚、心内膜回声增强，左室流出道增宽，右心室几乎不能显示。心尖四腔心及五腔心断面通常能更清晰地显示左心室心内膜的改变及心内膜增厚的程度，多数以室间隔、前间隔心内膜增厚的程度明显，室间隔呈圆弧形向右心室膨出，而游离壁增厚的程度则较轻，右心室所能显示的区域极小。由于心腔径明显扩大，房室瓣的启闭功能受到影响，出现关闭不全现象，心房可有不同程度的增大（图 60-2）。除上述表现外，可观察到患者的下腔静脉内径增宽。

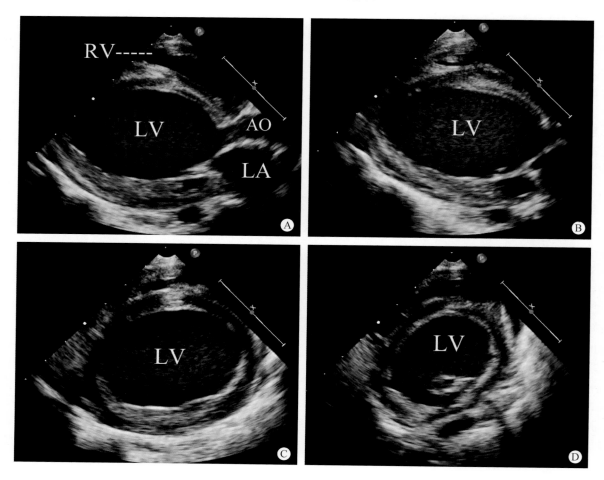

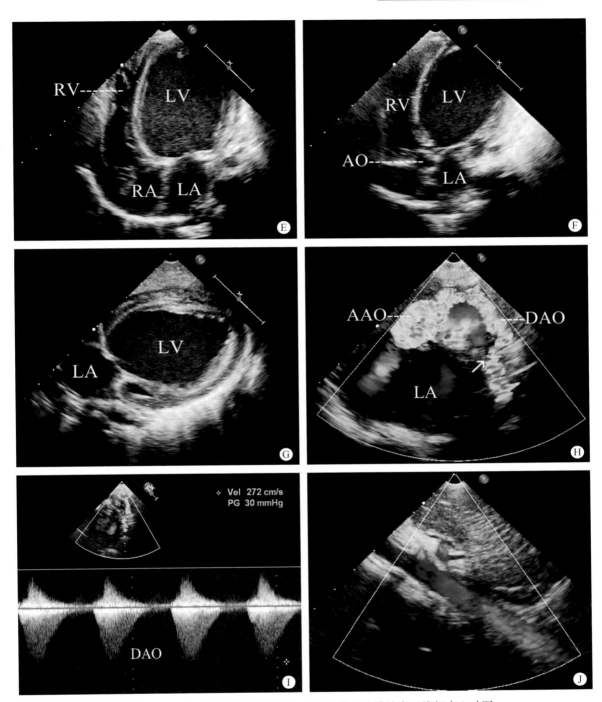

图 60-2　心内膜胶原弹力纤维增生症合并降主动脉缩窄二维超声心动图

全心扩大，以左心室为著，左室流出道增宽，心室收缩及舒张运动减弱，收缩期增厚率减低，二尖瓣开放幅度减小、心内膜回声明显增强。主动脉弓降部缩窄，血流速度加快，流速为 2.7m/s，压差为 30mmHg，腹主动脉血流亮度减低。A 和 B. 不同水平左心室长轴断面；C 和 D. 不同水平左心室短轴断面；E. 四腔心断面；F. 心尖五腔心断面；G. 剑突下双腔心断面；H. 主动脉弓长轴断面；I. 连续多普勒降主动脉血流频谱；J. 彩色多普勒腹主动脉血流

部分患者可同时合并降主动脉缩窄，在检查的过程中应注意检出，避免漏诊。

三、多普勒超声心动图

在心内膜胶原弹力纤维增生症患者，心室的收缩及舒张均受到影响，房室瓣及半月瓣关闭欠佳，采用彩色多普勒观察时，收缩期于左、右心房内可探及源于房室瓣口的蓝五彩镶嵌色反流性血流束；采用连续多普勒观察时，取样点位于房室瓣的心房侧，收缩期可探及位于零线下的高速血流频谱，反流压差的高低取决于房、室之间的压力差。

四、鉴别诊断

心内膜胶原弹力纤维增生症应注意与扩张型心肌病及心内膜心肌纤维化鉴别。

扩张型心肌病：在儿童及成人均可发生，但以成人多见，与本病相同之处为全心扩大、室间隔与室壁变薄、心肌收缩无力，但心内膜不增厚、心内膜回声不强。

心内膜心肌纤维化：多发生于年龄大于婴幼儿的患者，虽然全心也出现增大，但心房增大与扩张型心肌病相比更为明显，而且心内膜心肌回声增强，运动减弱或消失，心内膜心肌呈纤维化改变。

注意到心室形态和心内膜的变化，以及患者的年龄范围，将有助于几种类似疾病的鉴别。

（熊鉴然　吕秀章　刘延玲）

参 考 文 献

王惠玲，等 . 1980. 婴儿心内膜弹力纤维增生症的治疗 . 中华儿科杂志，18：24

熊治权 . 1958. 心内膜胶原弹力纤维增生症 . 中华病理学杂志，4：223

Acquatella H，et al. 1988. Echocardiographic recognition of Chagas's disease and endomyocardial fibrosis. J Am Soc Echocardiol，1：60

Gersony WM，et al. 1966. Endocardial fibroelastosis and the mumps virus. Pediatrics，37：430-436

Ino T，et al. 1988. Endocardial fibroelastosis：natural history and prognostic risk factors. Am J Cardiol，62：1089-1092

Ni J，et al. 1997. Virus infection of the myocardium in endocardial fibroelastosis. Circulation，95：133-139

Schmidt KG，et al. 1988. Evaluation of structural and functional abnormalities of the fetal heart by echocardiography. Am J Cardiol Imaging，2：57-76

Sellers FJ，et al. 1964. The diagnosis of primary endocardial fibroelastosis. Circulation，29：49-59

Stamato NJ，et al. 1985. Diagnosis of endocardial fibroelastosis by endocardial biopsy in an adult with dilated cardiomyopathy. Am Heart J，109：919

Tingelstad JB，et al. 1971. The electrocardiogram in the contracted type of primary endocardial fibroelastosis. Am J Cardiol，27：304-308

第六十一章 心脏肿瘤

第一节 概　　述

心脏肿瘤和肿物（cardiac tumour and mass）比较少见，1762 年最早描述，1934 年经活检在患者生前得到诊断，1952 年首次经心血管造影诊断左心房黏液瘤，1954 年首例心内黏液瘤切除术获得成功。

在开展超声心动图检查以前，心脏肿瘤通常需通过心血管造影或心脏外科手术探查才能诊断。从 1956 年首次采用 M 型超声诊断心脏肿瘤以来，超声心动图已成为最重要、最简便可靠的无创性检查方法，尤其是二维超声可对心脏肿瘤的部位、大小、活动性、与周围结构的关系及其并发症和疗效，甚至对某些肿瘤的性质等，提供比较详尽的诊断和鉴别诊断资料，成为检查心脏肿瘤的首选方法。

心脏肿瘤的种类很多，按起源分为原发性和继发性两种，继发性心脏肿瘤远较原发性者多见。按性质可分为良性和恶性两种，再按肿瘤的病理类型分类。

也有人根据心脏肿瘤所累及的部位，分为 3 种类型：①壁内型（intramural），如横纹肌瘤、纤维瘤和脂肪瘤等以侵犯心肌为主的肿瘤；②心外型（extracardiac），如心包囊肿等以侵犯心包为主者；③腔内型（intracavitary），如黏液瘤等以侵犯心腔为主者等。多数心房肿瘤属于腔内型，而心室肿瘤以壁内型多见，有的肿瘤可侵犯心脏的多个部位，甚至同时累及四个心腔。

心脏肿瘤的确切发病率尚不清楚。原发性心脏肿瘤少见，其检出率为 0.0017% ～ 0.28%，每 10 万人中有 1 ～ 2 例，尸检检出率为 0.001% ～ 0.33%，远低于其他脏器原发性肿瘤的发病率，女性通常多于男性（2∶1）。在所有原发性心脏肿瘤中，约 25% 为恶性肿瘤，在儿童患者仅 10% 以下为恶性心脏肿瘤。继发性心脏肿瘤系其他脏器恶性肿瘤的转移病灶，比较常见，是原发性心脏肿瘤的 20 ～ 40 倍，恶性肿瘤死亡者心脏的累及率可高达 20%。

预后主要取决于肿瘤的性质、部位和大小等，继发性心脏肿瘤和恶性原发性心脏肿瘤的预后多数很差；而原发性良性肿瘤，如果及时得到诊断和治疗，多数可治愈，预后明显改善，故早期诊断具有十分重要的意义。

1978 ～ 2004 年，阜外医院采用超声诊断并经手术

及病理证实的肿瘤患者共 493 例，其中男性 242 例，女性 251 例，年龄范围为 6 个月至 80 岁。其中良性肿瘤 467 例，恶性肿瘤 26 例；原发性肿瘤 489 例，转移性肿瘤 4 例。在 493 例患者中，黏液瘤为 443 例（表 61-1）。

表 61-1　阜外医院 1978 ～ 2004 年超声诊断并经手术及病理证实的心脏肿瘤类型及患者数量

心脏肿瘤类型	患者例数	心脏肿瘤类型	患者例数
黏液瘤	443	肉瘤	16
横纹肌瘤	5	脂肪瘤	4
纤维瘤	4	转移癌	4
淋巴管瘤	4	平滑肌瘤	2
血管瘤	2	间叶瘤	2
神经纤维瘤	1	神经鞘瘤	1
副神经瘤	1	畸胎瘤	1
恶性间皮瘤	1	血管肉瘤	1
嗜铬细胞瘤	1		

第二节　病理解剖和病理生理

一、病理解剖

心脏肿瘤可出现于心脏大血管的各部位，包括心内膜、瓣膜、心肌、心包和心血管腔等，其中原发性肿瘤以左心房最多见，继发性者以累及心包为主。病理解剖主要取决于肿瘤的性质和类型。

（一）原发性心脏肿瘤

1. 良性心脏肿瘤　多见于左侧心脏，以黏液瘤最常见，其次为脂肪瘤、乳头肌弹性纤维瘤、横纹肌瘤、纤维瘤、血管瘤、房室结间皮细胞瘤、间叶细胞瘤、淋巴管囊肿和畸胎瘤，较少见的有巨细胞瘤、神经纤维瘤、淋巴管瘤等。

（1）黏液瘤（myxoma）：占所有良性心脏肿瘤的 30% ～ 50%，占所有原发性心脏肿瘤和囊肿的 25%。多属散发性，常见于成年患者，50% ～ 76% 为女性，可发生于任何年龄段（3 ～ 95 岁），以 30 ～ 60 岁最常见，

平均发病年龄 51 岁，儿童期较少见。7% 左右有家族性倾向。

黏液瘤通常发生于各个心腔的心内膜面，极少数见于心脏瓣膜和大血管内膜，其中约 75% 见于左心房，其次为右心房（20%），仅 5% 发生于左心室和右心室，极个别可出现于肺动脉、主动脉、下腔静脉。90% 以上为单发，少数可多发（5%），出现于一个或多个心腔，其中多数位于两侧心房，偶尔可同时出现于四个心腔。

瘤体大小不一，一般直径为 40～80mm，最小 10mm，最大可达 150mm 以上，有时可几乎占据整个心房腔。多数有直径为 5～10mm 的蒂，其基底部通常较宽，蒂的长短不一，往往影响黏液瘤的活动度，蒂很长时，黏液瘤可随心动周期出现较大范围的往返运动。

大多数心房黏液瘤的蒂附着于房间隔卵圆窝部位，少数（10%）可起自心房后壁、前壁、心耳、瓣膜及腔静脉口。与蒂相连的瘤体一般向心腔内生长突出。

少数黏液瘤的蒂可连于二尖瓣或左心房后壁，应注意排除恶性心脏肿瘤的可能性。与左心房黏液瘤相比较，右心房黏液瘤的基底部通常更宽，可累及较大范围的心房壁和房间隔。少数心房黏液瘤没有明显的蒂，基底部直接连接心房壁。心室黏液瘤可起自游离壁或室间隔，可有蒂或无蒂。

无论黏液瘤的部位如何，瘤体形态和组织学表现大致相似。多数呈分叶状、息肉状、哑铃状或葡萄状，通常为有蒂的黏液瘤。有的为圆形或椭圆形团块状，多数无蒂，质地通常较硬，但无蒂的瘤体有时可呈息肉状。瘤体的表面一般较光滑，多数有新鲜或机化血栓附着，以致外观类似附壁血栓。瘤体内多呈柔软的灰黄白色黏液胶冻状，质地松脆，容易破裂、脱落和出血，瘤体局部可有出血、坏死和钙化区。

组织学表现以同种多形小圆细胞为主，核圆形或椭圆形，细胞质中等量，周围有黏液样间质和大量黏液，还可有弹力纤维、网状纤维、平滑肌细胞、淋巴细胞、浆细胞、胶原、钙质甚至骨质，可有毛细血管样小血管分布。瘤体表面一般是典型的黏液瘤细胞或血栓。

黏液瘤瘤体可脱落，但部分蒂基底部组织仍可残留在心壁上，可重新长出瘤体，甚至在手术切除后有 5%～14% 的患者复发。复发的黏液瘤可出现于原发部位，也可发生于其他部位，甚至心脏以外部位。脱落的肿瘤细胞也可附着于心血管上皮继续生长，破坏血管壁，在局部形成血管瘤。

瘤体及其表面的血栓破裂、脱落后，可造成动脉栓塞，发生率较高，甚至可成为其首发临床表现。通过检查栓塞部位的病理标本，有时可确定心脏肿瘤的性质。另外，瘤体向周围生长扩展，可损伤心脏瓣膜等邻近的组织结构，瘤体也可合并继发性感染。

心脏黏液瘤可合并其他脏器的黏液瘤，个别可并发

内分泌系统的肿瘤，累及多个系统者称为黏液瘤综合征。极少数黏液瘤可恶变成黏液肉瘤。

在阜外医院统计的 443 例黏液瘤中，有 2 例为黏液肉瘤，均有蒂。

（2）横纹肌瘤（rhabdomyoma）：多见于婴儿和儿童，约 78% 在 1 岁内发病。一般累及左、右心室，概率相等，90% 为多发性，少数累及心房。瘤体呈黄灰色，大小从 1mm 到几厘米不等，主要由所谓的蛛状细胞构成，细胞质内糖原丰富。其中半数以上患者的瘤体较大，可阻塞心腔或瓣膜口，甚至导致新生儿迅速死亡。30%～50% 的患者伴有结节性硬化。

（3）纤维瘤（fibromas）：属于良性结缔组织瘤，主要见于 10 岁以下的儿童，但各年龄段均可发生，无明显的性别差异。在婴儿和儿童期，发生率仅次于横纹肌瘤。几乎均发生于心室肌，尤其是左心室前游离壁和室间隔，少数见于左心室后游离壁和右心室，极少数发生于房间隔。

瘤体呈单个结节状，多数呈灰色，质地硬，呈圆形，直径 30～100mm，大体标本和组织学结构类似于其他部位的纤维瘤，有多种组织类型，瘤体中心部位常有钙化。心脏纤维瘤主要影响心脏的收缩功能和心腔内血流等，也可损伤传导系统。

（4）脂肪瘤（lipoma）：可见于任何年龄段，无明显的性别差异，瘤体直径 10～150mm，最大可超过 2kg。常见部位是左心室、右心房和房间隔，偶尔可发生于二尖瓣或三尖瓣，甚至为多发性，可类似于其他类型的心脏肿瘤。瘤体可发生于心内膜下、心肌层或心外膜下，在心外膜下者多数较大，表面光滑，往往有蒂，而生长于心内膜下者大多数无蒂，部分可呈息肉状。约 25% 的脂肪瘤完全生长于心肌层。

往往有包膜，瘤体内主要由成熟的脂肪细胞组成，可伴有纤维结缔组织、肌肉组织等成分，但心脏脂肪瘤不应与心脏局部的脂肪沉积、增加相混淆，有时多余的脂肪可出现于房间隔，形成局部房间隔肥厚。瘤体局部可产生占位压迫，影响传导系统或造成心腔的机械性阻塞，也可引起心律失常。

（5）血管性肿瘤：主要有血管瘤（hemangioma）、淋巴管瘤（lymphangioma）、血管内皮瘤（hemangioendothelioma）和血管网状内皮瘤（angioreticuloma）等，以血管瘤多见。可发生于心脏的任何部位，多数在心室，偶尔在心房，通常为单发性，少数为多发性。瘤体可位于心壁内、心内膜下或心外膜下，位于心壁内者多见于右侧心脏，尤其是室间隔右心室面。血管瘤大小不等，多数较小，但也可有直径达 35mm 者，一般没有蒂，可呈息肉状。显微镜下表现与普通血管瘤相似。

（6）囊肿性肿物：较少见，多数为单房性，直径不等，其中最常见的是心包囊肿，其他有心内畸胎瘤

（intracardiac teratoma）、淋巴管囊肿（cystic lymphangioma）、血囊肿、棘球蚴囊肿等。在阜外医院 449 例患者的统计中，淋巴管囊肿类肿瘤仅为 4 例，其中 3 例均发生在左心室，1 例发生在右心房。

心脏畸胎瘤发病率极低，多数位于心包，少数见于心内，尤其是右侧心脏，呈分叶状，大小为 5 ～ 90mm，往往为多房性囊肿样肿瘤。血囊肿通常见于婴儿或儿童心脏瓣膜的心内膜，有时可连接于腱索或乳头肌。心脏棘球囊肿很少见，其中 50% 位于左心室游离壁，20% 位于室间隔，极少数累及右心室或心房，一般位于心肌层，但可向心内膜或心外膜突出，甚至部分占据心腔或心包腔，囊壁可发生破裂。

2. 恶性心脏肿瘤　25% 的原发性心脏肿瘤属于恶性肿瘤，其中绝大多数是肉瘤，发生率仅次于黏液瘤。常见的有血管肉瘤、横纹肌肉瘤、间皮细胞瘤和纤维肉瘤，其次有恶性淋巴瘤、骨外成骨肉瘤、神经肉瘤、恶性畸胎瘤和胸腺瘤，较少见的有脂肪肉瘤、平滑肌肉瘤和滑膜肉瘤等。可于任何年龄段发病，以 30 ～ 50 岁多见，无明显的性别差异。

心脏恶性肿瘤可出现于心脏的任何部位，可侵犯心肌、心内膜和（或）心包，以心包最多见，发生于心腔者以右心房最多，其次为左心房、右心室，少数为左心室和室间隔，可造成右侧心腔阻塞或右心衰竭。瘤体多数没有蒂，有的呈息肉状，肿瘤增大迅速，多数向心腔或心包腔内扩展突出，可造成心血管腔狭窄，甚至阻塞。

心脏恶性肿瘤的组织学结构因肿瘤的类型而异，一般与身体其他部位的同类型恶性肿瘤没有明显差别。多数患者的病变进展较快，出现心肌的广泛浸润、心脏外脏器的转移和阻塞心血管腔，迅速导致死亡，预后很差。其中 75% 有心脏外脏器的转移，尤其是胸部淋巴结、肺脏、纵隔、脊柱及其他骨骼等。侵犯心包者可出现血性心包积液，甚至造成心脏压塞。

（二）继发性心脏肿瘤

几乎全身所有脏器的各种恶性肿瘤均可转移到心脏，往往是其他脏器恶性肿瘤转移病灶的一部分，单纯转移到心脏者罕见。肺、气管、乳腺和纵隔等胸部的恶性肿瘤往往累及心包，淋巴瘤、白血病和多发性骨髓瘤等常侵犯心肌，累及心内膜和瓣膜者很少见。本病亦称为心脏转移性肿瘤（metastatic cardiac tumour），往往属于恶性肿瘤晚期表现，预后极差。

二、病理生理

心脏肿瘤属占位性病变，对血流动力学和心脏功能的影响，取决于肿瘤发生的部位、大小、种类和性质等。

左心房内肿瘤多数是黏液瘤，常位于二尖瓣口附近，心室收缩时被推向左心房，舒张时随血流移向二尖瓣口造成阻塞，类似于二尖瓣狭窄，有时也可造成二尖瓣关闭不全。右心房肿瘤的影响类似于三尖瓣狭窄或腔静脉阻塞，但一般肿瘤较大时才出现阻塞。心脏肿瘤引起的狭窄、阻塞多数呈间歇性，少数为持续性。

肿瘤或其碎片、表面的血栓脱落，可造成血管栓塞，尤其是黏液瘤的组织松脆，可随血流自由移动，容易发生破裂、脱落和栓塞。栓塞部位与肿瘤的大小、部位、性质和心血管状况等有关。左侧心脏肿瘤多数造成体循环动脉栓塞，引起有关脏器组织缺血、梗死、血管瘤和内脏出血等；右侧心脏肿瘤一般导致肺动脉栓塞；伴房间隔缺损、卵圆孔未闭等分流性病变者，有时可出现矛盾性栓塞现象。

栓塞的影响取决于栓塞的部位和程度，被栓塞的血管越粗、脏器越重要则影响越大，栓塞冠状动脉和脑动脉者影响最大。右侧黏液瘤反复脱落栓塞肺动脉，可导致严重的肺动脉高压和慢性肺心病。心脏肿瘤的多发性栓塞可类似于心内膜炎或多发性动脉炎，可导致多个脏器发生多发性血管瘤。

心脏肿瘤可对心肌、传导系统、瓣膜等组织造成浸润破坏，导致相应组织的功能障碍。肿瘤累及心肌和传导系统，特别是房室交界区血管瘤或间皮瘤等，可出现传导阻滞或各种心律失常，包括完全性房室传导阻滞、心房纤颤、心房扑动、房性心动过速、房室交界区心律、室性期前收缩等，甚至引起室性心动过速、心室纤颤和心脏停搏，导致死亡。心肌肿瘤还可影响心脏的功能，出现类似于心肌病的表现，偶尔心肌肿瘤的浸润坏死可造成组织破坏、穿孔和破裂。

有的心脏肿瘤可造成机体的各种全身性反应，可能与心脏肿瘤的各种产物或坏死组织、免疫反应等有关，但确切机制尚不清楚。左心房黏液瘤所造成的持续性免疫反应，有可能引起多发性骨髓瘤。恶性心脏肿瘤或心脏转移性肿瘤，对全身的影响往往很明显，与其他脏器的恶性肿瘤类似。

三、需要与心脏肿瘤鉴别的病变

（一）心血管腔内血栓

血栓多数发生于瓣膜病、心肌病、人造瓣膜、心肌梗死和房性心律失常等心血管病的基础上，如二尖瓣狭窄的左心房附壁血栓、室壁瘤内附壁血栓等，其性质、病理改变与心脏肿瘤不同，通常有不同的病史和临床表现，多数超声表现差别明显，一般不容易混淆。

但是，有的心脏肿瘤可出现与血栓类似的表现，很难鉴别，尤其是心血管腔内的活动性血栓与有蒂的心脏肿瘤、附壁血栓与附着于心壁的肿瘤，通常需参考临床表现和其他辅助检查的资料鉴别。合并于各种心血管病的血栓详见有关章节。

（二）赘生物

赘生物通常由感染性心内膜炎等所致，出现于心脏瓣膜或心内膜，多数随心脏瓣膜活动，本身一般没有明显的活动度，大小不等，多数较小。有时较大的赘生物难以与心脏肿瘤鉴别，需要结合临床表现、超声检查和其他辅助检查。

（三）其他

心血管内其他团块、异物、房间隔瘤、室间隔膜部瘤、瓣环钙化，以及异常增大的下腔静脉瓣、冠状静脉窦瓣、Chiari网、异常肌束、假腱索等，在超声检查时，有时可出现类似于心脏肿瘤的表现，需予以鉴别（详见有关章节）。

Chiari网系胚胎窦静脉的残留部分，可见于正常尸检心脏的2%～3%，为具有多个孔道的网状薄膜样结构，从下腔静脉口连接到房间隔，通常与三尖瓣不相连。

下腔静脉瓣为胚胎右窦静脉瓣的残留部分，从下腔静脉口延伸到右心房后壁，通常在卵圆窝下方与房间隔连接，呈崎状结构。实际上，下腔静脉瓣在正常人常见，出生后1个月以下的婴儿几乎均有明显的下腔静脉瓣，在2/3的儿童和许多成年人也可观察到。

第三节　临床表现和辅助检查

一、临床表现

心脏肿瘤的性质、类型、部位和大小等不同，临床表现差别很大。某些良性肿瘤和大多数恶性肿瘤的全身性表现比较明显，继发性心脏肿瘤还可出现其原发病灶的表现。

左心房肿瘤多数出现类似于二尖瓣狭窄的表现，右心房肿瘤可出现类似于缩窄性心包炎、三尖瓣狭窄、三尖瓣下移、腔静脉阻塞等表现，有的心室肿瘤可出现类似于肥厚型心肌病等流出道阻塞的表现，累及心包者表现详见第五十五章。

（一）症状

患者可出现气短、阵发性呼吸困难、端坐呼吸、咳嗽、咯血、胸痛、心前区疼痛、乏力、心悸等症状，有时可出现头晕甚至晕厥、急性肺水肿、突然死亡，还可出现下肢水肿、肝脏肿大等。

心房黏液瘤多数类似于房室瓣狭窄，但症状往往呈间歇性，可有一过性晕厥、乏力、呼吸困难等，有时与体位等有关。以栓塞为最早表现者，肺动脉栓塞者可出现呼吸困难、胸痛、咯血；脑动脉栓塞者出现偏瘫、失语、头痛、头晕、晕厥等脑缺血症状。

许多心脏肿瘤患者可出现全身性非特异性症状，形式多样，差别很大，可类似于结缔组织疾病、感染、其他部位的肿瘤等，如发热、全身不适、关节疼痛、体重减轻、杵状指、乏力、皮疹、雷诺现象，甚至出现所谓的周期性古怪行为和恶病质等，往往造成诊断困难。

（二）体征

初期多数无明显的体征，随后可出现与肿瘤部位等有关的体征。

左心房黏液瘤可出现类似于二尖瓣狭窄的体征，包括心率加快、第一心音强弱多变、心尖部可听到舒张期滚筒样杂音，可伴有全收缩期杂音和肺动脉高压体征，但杂音易变，可随体位发生突然改变，有时可听到肿瘤扑落音。

右心房肿瘤的体征类似于三尖瓣狭窄，包括静脉压升高、肝脏肿大、腹水、周围水肿和三尖瓣区的舒张期杂音等。

左心室肿瘤多数没有明显体征，有时可出现类似于主动脉瓣狭窄、主动脉瓣下狭窄、肥厚型心肌病、左心衰竭等体征。右心室肿瘤可出现类似于肺动脉口狭窄、限制型心肌病、三尖瓣关闭不全等体征。

恶性肿瘤患者可出现原发病灶或转移病灶的表现，累及心包者可出现心包积液、心脏压塞等体征。

二、辅助检查

心电图往往无特殊表现，偶尔有左心房扩大、心律失常、传导阻滞等，少数影响心肌者，可出现非特异性ST-T改变或类似心肌梗死的心电图等。

胸部X线检查多数无特殊表现，有的可出现心脏影扩大、肺部淤血及肺部的原发病灶或转移病灶等表现。左心房黏液瘤的表现类似于二尖瓣狭窄，可出现左心房扩大、肺动脉压升高。肿瘤累及心包者，可出现心包积液。在横纹肌瘤、纤维瘤、畸胎瘤和少数黏液瘤等的瘤体部位，有时可出现钙化影。

有的心脏肿瘤患者的实验室检查可出现血沉加快、贫血、白细胞增多、血小板减少、免疫球蛋白异常、血液肌酐激酶和转氨酶升高等。

通常超声心动图检查可进行明确的诊断，故心导管检查和心血管造影目前通常无必要，而且在某些心脏肿瘤有造成栓塞的危险，应慎用。造影时，肿瘤部位可显示固定性或不固定性充盈缺损，可出现心腔或大血管受压移位、心腔变形、心肌厚度异常、局部心壁运动异常和心包积液等。左心房黏液瘤可出现类似于二尖瓣狭窄的表现。

第四节 超声心动图检查

Edler 等于 1956 年首先通过 M 型超声心动图显示左心房黏液瘤，开始了用超声诊断心脏肿瘤的新途径，迄今已经有大量的文献报道，尤其是二维超声心动图能清晰显示心血管各部位的形态结构等，清晰显示心脏肿瘤的部位、活动度，可观察肿瘤所造成心血管的继发性改变和血流动力学变化等，为手术治疗提供最重要的资料，是目前无创诊断心脏肿瘤的最佳方法。M 型和多普勒超声检查对诊断心脏肿瘤也有重要帮助；在经胸超声诊断有困难的患者，必要时可做经食管超声（TEE）检查，以进一步清晰显示其形态结构。

心脏肿瘤的种类繁多，通过超声检查对有的肿瘤还可进行病理类型的诊断，如黏液瘤、淋巴管囊肿、间叶细胞瘤、脂肪瘤等；但对有的肿瘤类型需靠病理诊断，在超声表现方面缺乏特异性，有待进一步进行超声组织定性等新方法的深入研究，以达到无创诊断的目的。

一、左心肿瘤

（一）左心房黏液瘤

1. M 型超声心动图 M 型超声心动图是最早成为诊断左心房黏液瘤、也是最重要的无创性检查手段，迄今已有大量文献报道。左心房黏液瘤多数属于有蒂的肿瘤，瘤体显示为比较特殊的波纹状回声团，在心腔内活动幅度较大。舒张期二尖瓣口开放时，瘤体可堵塞瓣口；收缩期二尖瓣口关闭时，瘤体回到左心房。二尖瓣的 EF 斜率降低，有时类似于二尖瓣狭窄，但二尖瓣叶通常并不增厚，回声也不增强，而且后叶的运动多数正常。

由于舒张期瘤体堵塞二尖瓣口，主动脉波群可表现为左心房内径增大。收缩期可在左心房探及瘤体的回声，舒张期瘤体从探查部位消失，而心室波群可表现为右心室内径轻度增大。舒张期二尖瓣口开放时，瘤体位于二尖瓣口部位，堵塞二尖瓣口，致使二尖瓣叶开放时呈方形波，瘤体的回声呈波纹状。由于黏液瘤有蒂，可随心脏的收缩、舒张运动而活动，造成相邻组织结构的形态改变，产生血流动力学变化，有时可观察到二尖瓣前叶扑动等表现（图 61-1A、B）。

少数无蒂的心房黏液瘤，一般没有 EF 斜率减低等征象，M 型超声对其诊断敏感性较差。

2. 二维超声心动图 二维超声心动图能够直观、清晰地观察到肿瘤的部位、大小、形态，以及回声的性质，

有无蒂，附着点基底部的宽度，活动度大小。根据肿瘤回声的强度、活动度、包膜是否完整等情况，可对部分肿瘤的性质进行判断，如黏液瘤、囊肿等。但对多数肿瘤性质的确定，仍需要根据手术及病理结果。

于左心室长轴断面，左心房内可观察到黏液瘤瘤体，显示其大小、形态及活动度，通常为圆形或卵圆形的较强回声团，内部回声较均匀一致，部分患者回声欠均匀；有时在瘤体内部可出现无回声区，多数为出血、坏死区，钙化部位可出现很强的回声。可显示瘤体的大小，较大的瘤体几乎充满整个左心房，通常左心房的内径增大。

由于黏液瘤一般有蒂，瘤体通常随心动周期出现较大的活动，形态多数与瘤体有关，但有的变化较大；舒张期瘤体往往堵塞二尖瓣口，收缩期瘤体返回左心房。在瘤体进入二尖瓣口时，形态可出现变化。

在多数黏液瘤患者可观察到其附着于房间隔的卵圆窝或心房壁的蒂，大部分黏液瘤的蒂附着于房间隔的卵圆窝；少数没有蒂，瘤体直接附着于心房壁或腔静脉在右心房的入口处。其他断面通常有类似表现，但也有特点。

而大动脉短轴断面由于舒张期瘤体堵塞二尖瓣口，左心房的血液进入左心室受阻，左心房及右心房、右心室增大，瘤体附着于房间隔，可观察到左心房黏液瘤瘤体的另一个断面，并可获得瘤体的另一测量径线。

从左心室短轴断面观察，可显示右心室内径增大，舒张期二尖瓣口开放时，瘤体堵塞二尖瓣口，致左心房进入左心室的血流受阻。

心尖四腔心断面是观察心房黏液瘤大小、活动度及蒂附着点的最佳断面，除了可观察瘤体随心动周期出现的活动、瘤体形态的改变、堵塞二尖瓣口的程度，还可观察到瘤体蒂所在的部位（图 61-1）。

3. 多普勒超声心动图 主要观察肿瘤堵塞瓣口时对血流动力学的影响，通常采用彩色多普勒检查，瘤体堵塞二、三尖瓣口时，左、右心房血流进入左、右心室时受到阻碍，速度加快，呈五彩镶嵌色，其表现与二、三尖瓣狭窄相似（见图 61-1D ～ J），也可采用频谱多普勒检查（图 61-2）。

4. TEE 通常也采用四腔心、大动脉短轴、左心长轴、双心房和腔静脉长轴等断面，可对黏液瘤的位置、大小、形态、活动度、与周围组织关系、对血流动力学的影响等进行细致观察，表现类似于经胸超声，往往显示得更清晰，但对患者有一定的损伤和痛苦，并有可能促使黏液瘤脱落。一般仅在经胸超声难以明确诊断的情况下，才考虑采用 TEE 检查。

对其他部位黏液瘤和其他各种心脏肿瘤，必要时也可采用 TEE 检查，表现大致与各种肿瘤的经胸超声相似，检查注意事项与黏液瘤相似（图 61-3）。

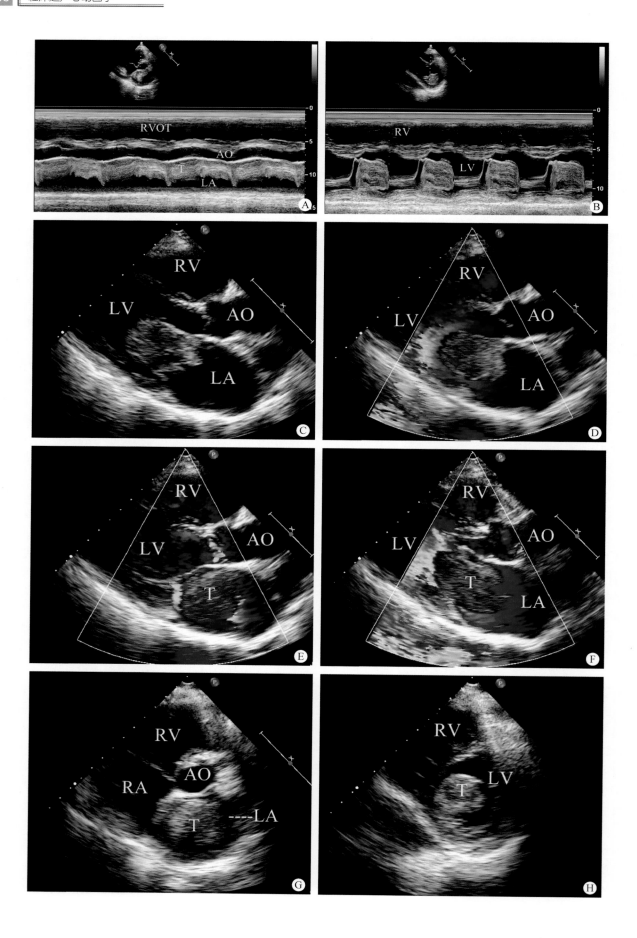

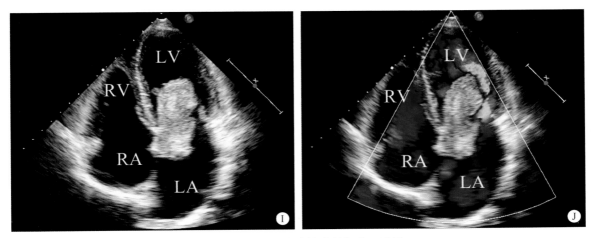

图 61-1　左心房黏液瘤综合性超声心动图 1

左心房及右心室内径增大，舒张期二尖瓣口开放时可见瘤体堵塞二尖瓣口，彩色多普勒超声显示左心房进入左心室的血流受阻，收缩期瘤体回到左心房，四腔心断面显示瘤体的蒂附着于靠近主动脉后壁的房间隔卵圆窝。A.M 型主动脉波群；B.M 型心室波群；C. 左心室长轴断面；D ～ F. 彩色多普勒左心室长轴断面；G. 大动脉短轴断面；H. 左心室短轴断面；I. 二维超声心动图四腔心断面；J. 彩色多普勒四腔心断面

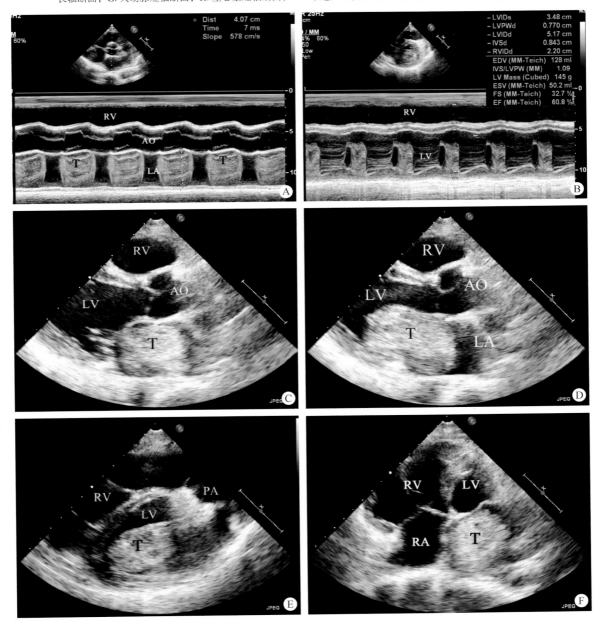

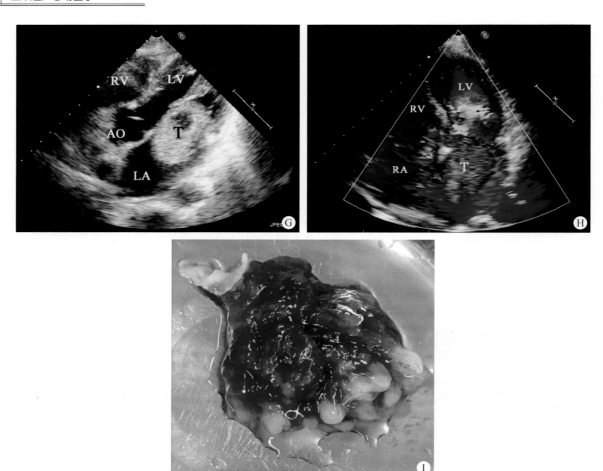

图 61-2　左心房黏液瘤综合性超声心动图 2

左心房、室增大，以左心房为著，左心房内可探及团块状瘤体，其蒂附着于卵圆窝，呈活动状，舒张期进入二尖瓣口，堵塞二尖瓣口，收缩期返回左心房，致左心房血流通过二尖瓣口时速度加快。A.主动脉波群；B.心室波群；C.收缩期左心室长轴断面；D.舒张期左心室断面；E.左心室短轴断面；F.心尖四腔心断面；G.心尖五腔心断面；H.彩色多普勒四腔心断面；I.本病例瘤体。T.瘤体

在 TEE 彩色多普勒检查的过程中，可以更清晰地显示瘤体运动时形态的改变、瘤体的大小、附着点的位置及对血流的影响。但在 TEE 检查的过程中有一定的风险，应注意避免（图 61-4）。

（二）左心室壁浸润性肿瘤

心壁的浸润性脂肪瘤，多数发生于左心室，瘤体的基底部较宽，与心室壁融合，无明显的界限，肿瘤所浸

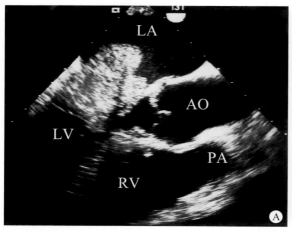

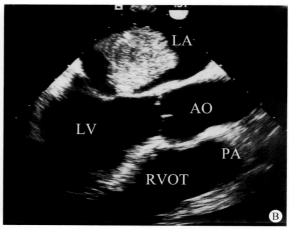

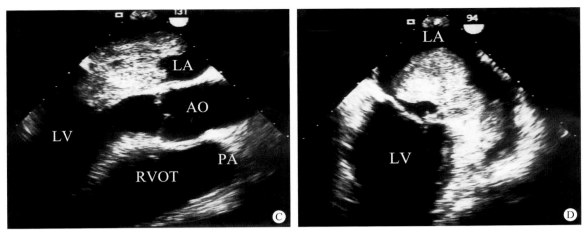

图 61-3　左心房黏液瘤 TEE 图像

左心房内径增大，左心房内可探及异常团块状回声，其附着点位于二尖瓣前叶根部的左心房侧，舒张期二尖瓣口开放时，瘤体堵塞二尖瓣口，收缩期二尖瓣口关闭时，瘤体回到左心房及左心耳部。A. 主动脉左心室长轴断面；B 和 C. 主动脉左心室长轴断面；D. 左侧双腔心断面

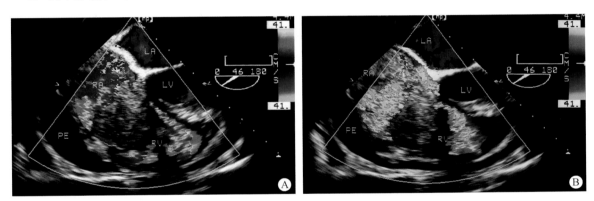

图 61-4　左心房黏液瘤 TEE 彩色多普勒超声心动图

显示舒张期瘤体堵塞二尖瓣口，致二尖瓣口血流受阻，血流速度加快，呈五彩镶嵌色。A 和 B. 四腔心断面

润的面积通常较大，可向心腔内凸起，边缘光滑，瘤体的回声较强。从左心室长轴、短轴断面观察，可显示瘤体浸润左心室后壁及二尖瓣的乳头肌，并向心腔内凸起。探头向左前倾斜，可出现左心室及右室流出道长轴断面，观察到瘤体浸润腱索及乳头肌，仅显示左心室时，可显示瘤体的全貌。

有的肿瘤位于左心室后壁近二尖瓣后叶的心内膜及心肌之间，从某个角度观察时，似位于左心室腔内，但从多角度观察时，可清晰显示瘤体位于心内膜与心肌之间（图 61-5 和图 61-6）。

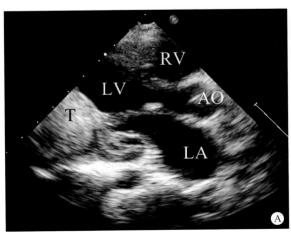
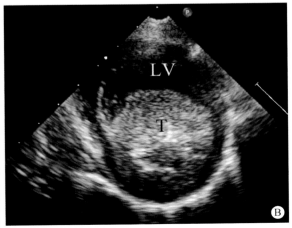

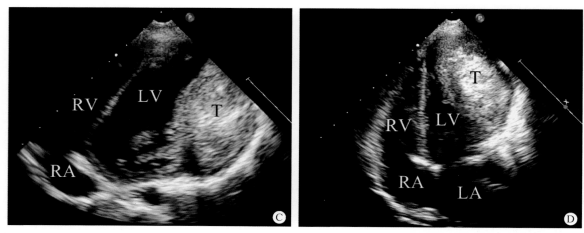

图 61-5　左心室心肌内浸润性肿瘤二维超声心动图

二尖瓣后叶乳头肌水平及左心室侧壁的心肌内出现占位性病变，瘤体基底部较宽，累及左心室心尖部，瘤体无蒂、无活动性，回声较均匀，向左心室腔膨突，
致左心室有效心腔减小。A.左心室长轴断面；B.左心室短轴断面；C.类四腔心断面；D.四腔心断面

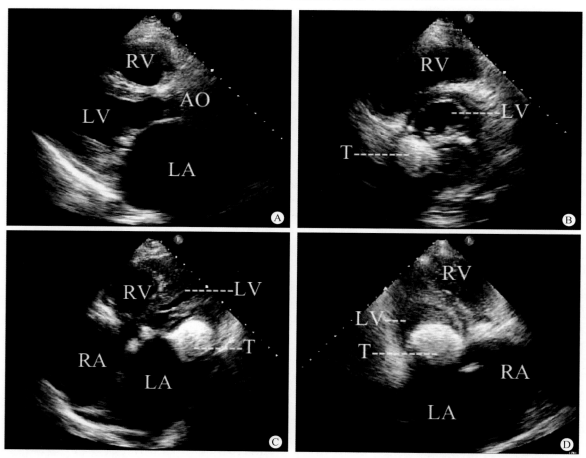

图 61-6　心内膜及心肌内肿瘤二维超声心动图

在左心室后壁近二尖瓣后叶根部的心内膜及心肌之间，探及一团较强的肿瘤回声，呈椭圆形，瘤体边缘清晰完整，无蒂，心室收缩及舒张时，瘤体的形态
无明显变化。A.左心室长轴断面；B.左心室短轴断面；C.四腔心断面；D.类左心室短轴断面

但有的心肌内肿瘤较小，而且回声较致密，轮廓清晰，无蒂、无活动性。

（三）左心室复发性肉瘤

本病较少见，多呈分叶状，回声均匀，可有蒂、活动。

因瘤体多呈分叶状，手术过程中不易切除干净，造成手术后易复发（图 61-7）。

（四）左心房及纵隔肿瘤（转移性肿瘤）

左心房内可探及大小不一、形态不规则的异常团块

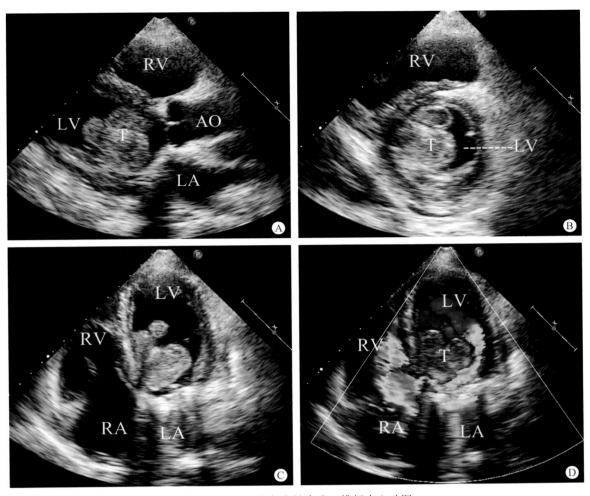

图 61-7 左心室复发性肉瘤二维超声心动图

肿瘤位于左室流出道，堵塞主动脉瓣口，瘤体呈分叶状、有蒂，随心动周期活动，彩色多普勒观察时，收缩期左心室进入主动脉的血流受阻，手术后复发。
病理结果为肉瘤。A. 左心室长轴断面；B. 左心室短轴断面；C. 四腔心断面；D. 彩色多普勒四腔心断面

状回声，呈分叶状改变，部分瘤体有一定的活动度，但活动度较小。左心房的后侧壁及主动脉弓降部的内侧缘可探及无活动性，但形态不规则的包裹性肿物，瘤体内出现多处液性区域，呈蜂窝状改变，但瘤体内无血流出现，表明此瘤体为心外部位纵隔的占位性病变。心腔外的肿瘤应注意与畸胎瘤鉴别，位于左心房后外侧壁及胸腔内的瘤体回声不均匀，出现多处液化，易将瘤体的实体部分误认为畸胎瘤中的骨骼、牙齿等组织结构。在检查的过程中应仔细观察瘤体所在的确切部位、瘤体的大小、有无蒂、与周围组织粘连的程度，并且应注意结合病史做出诊断（图 61-8）。

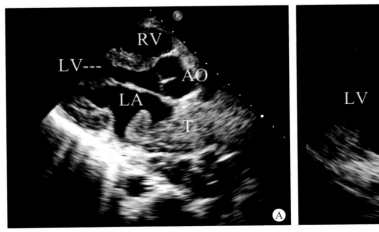
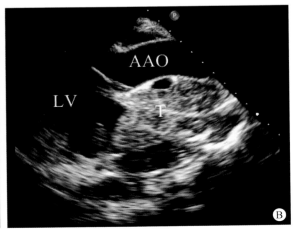

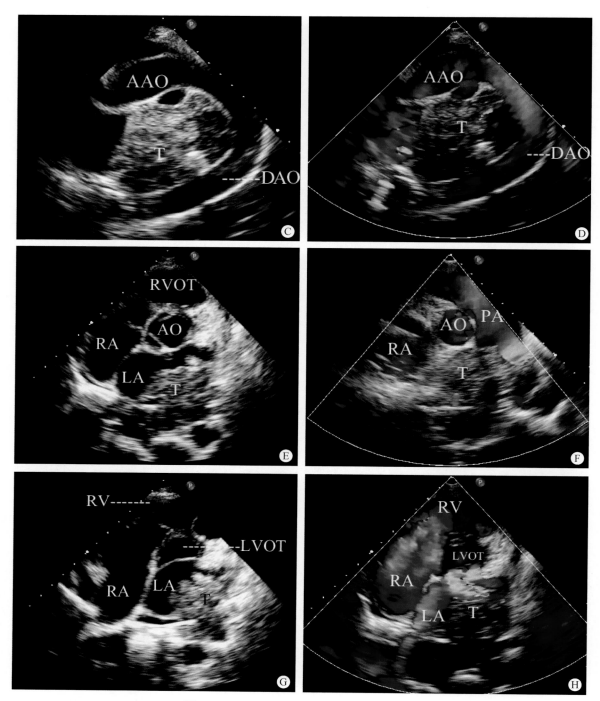

图 61-8　左心房及纵隔肿瘤（转移性肿瘤）

左心房腔内可探及分叶状的瘤体，并累及二尖瓣叶，部分瘤体出现活动性。心房的后侧壁外出现包裹状异常回声，异常回声内可探及多处液性暗区，其内回声不均匀，出现多处无回声区域。左心房腔内近肺静脉的开口部位出现肿瘤样组织，堵塞肺静脉连接左心房的开口，致左心房的有效心腔明显减小。主动脉弓长轴断面观察到主动脉弓的内侧缘出现包裹性异常回声，彩色多普勒观察时，瘤体内无血流显示。A.左心室长轴断面；B.升主动脉长轴断面；C.主动脉弓长轴断面；D.彩色多普勒主动脉弓长轴断面；E.大动脉短轴断面；F.彩色多普勒大动脉短轴断面；G.类四腔心断面；H.彩色多普勒类四腔心断面

二、右心肿瘤

除黏液瘤外，右心肿瘤的发病率较高，种类繁多，瘤体形态多不规则，常无蒂，多发性肿瘤较常见，且转移性肿瘤较多见，如肝癌等。

（一）施万细胞瘤

施万细胞瘤（曾称雪旺细胞瘤）为右心房壁内性肿瘤，极少见，通常位于右心房壁的心内膜与心外膜之间，常为

良性，瘤体较大，可占据整个右心房腔，活动度小，瘤体内回声不均匀，局部可呈囊性。瘤体包膜完整，由于瘤体大部分凸向右心房（图 61-9），超声诊断为心房内肿瘤，但在手术中发现，瘤体实际上位于心内膜与心外膜之间。

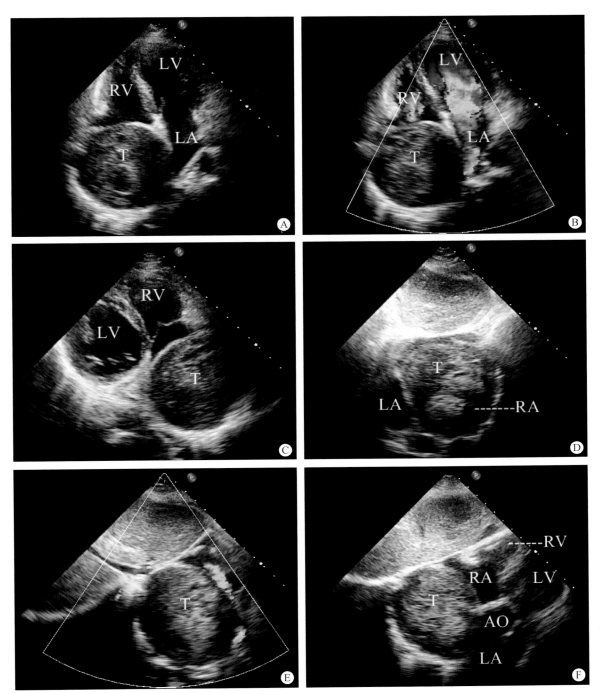

图 61-9　右心房壁内性肿瘤

在右心房内探及约 8cm×9cm×6cm 的肿瘤回声，瘤体回声不均匀，可见多个大小不等的无回声区域，瘤体大，充满整个右心房腔；彩色多普勒超声观察时，右心房进入右心室的血流受阻。手术结果：肿瘤位于右心房壁及房间隔的内膜与外膜之间，凸向右心房，占据整个右心房腔，为右心房壁内性肿瘤。病理诊断：神经鞘瘤，施万细胞瘤，瘤体大小为 7cm×7cm×7cm，包膜完整，瘤体中央呈囊性。A. 心尖四腔心断面；B. 彩色多普勒四腔心断面；C. 右室流入道断面；D. 剑突下双心房断面；E. 剑突下彩色多普勒双心房断面；F. 剑突下大动脉短轴断面

（二）房间隔内肿瘤

房间隔内肿瘤其瘤体所在的部位罕见，位于房间隔组织结构内，使房间隔形成夹层样改变，瘤体无蒂、无活动性，瘤体的组织回声强度较低，内无明确的血管结构，彩色多普勒观察时，无明确的血流信息，应注意与

心房腔内的血栓鉴别（图 61-10）。

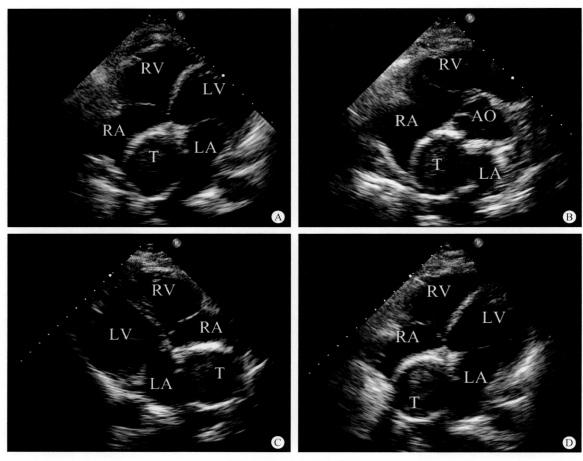

图 61-10　房间隔内肿瘤

房间隔内出现异常组织团块，形似眼睛，同时向左心房及右心房膨突，致使左心房及右心房有效腔径减小。瘤体回声较淡，无蒂、无活动性。A. 四腔心断面；B. 大动脉短轴断面；C. 双室流入道断面；D. 心尖四腔心断面

（三）右心房黏液瘤

心脏黏液瘤也可发生在右心房、右心室及左心室，瘤体可为单个，也可为多个，大小不一。可出现于一个心腔，也可出现于多个心腔，甚至同时出现于四个心腔。右心房黏液瘤在三尖瓣口开放时，从四腔心及右室流入道断面观察见瘤体堵塞瓣口，致使从右心房进入右心室的血流受阻，血流速度加快。

右心房黏液瘤与左心房黏液瘤的超声表现基本相同，仅瘤体所处的心房位置不同，舒张期可堵塞三尖瓣口，收缩期回到右心房，右心房、右心室的内径增大（图 61-11）。

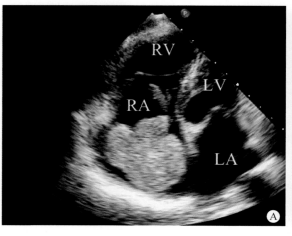
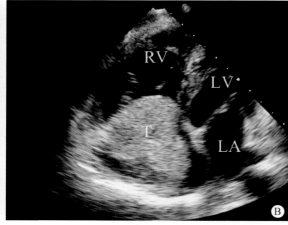

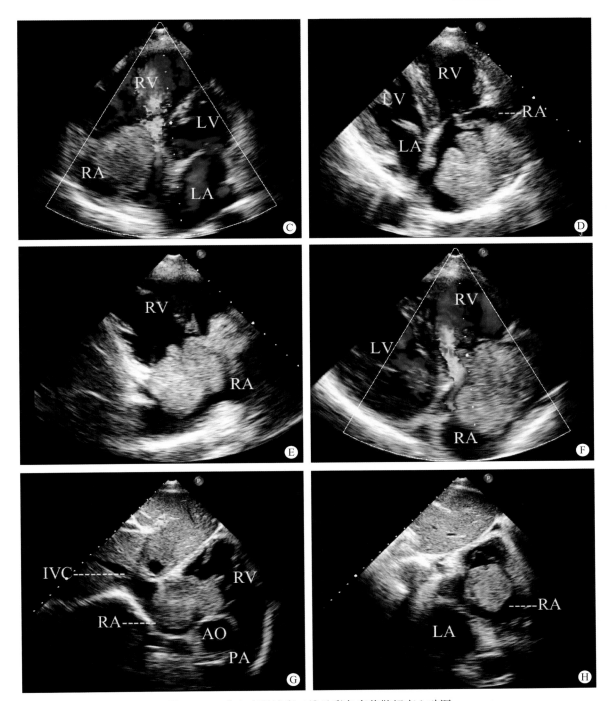

图 61-11　右心房黏液瘤二维及彩色多普勒超声心动图

右心房内探及分叶状的团块样回声，为右心房黏液瘤，舒张期堵塞三尖瓣口，收缩期回到右心房。舒张期三尖瓣口开放时，由于瘤体堵塞三尖瓣口，进入右心室的血流受阻，血流速度加快。A 和 B. 四腔心断面；C. 彩色多普勒四腔心断面；D. 双室流入道断面；E. 右室流入道断面；F. 彩色多普勒右室流入道断面；G. 剑突下大动脉短轴断面；H. 剑突下双心房断面

（四）右心肿瘤

　　除黏液瘤外，右心房还可发生心房壁内瘤，但更多的是转移性肿瘤。

　　右心房原发的肿瘤多数发生于房室交界部的右心房面，瘤体常无完整的包膜，通常呈不规则状或分叶状，瘤体的回声密度不高，一般从五腔心断面、大动脉短轴、

剑突下双心房和右室流出道断面，可观察到瘤体基底部的宽度、瘤体的形态等。

　　右心的肿瘤可在右心房、右心室同时发生，也可在右心房或右心室内出现多个肿瘤，从心尖四腔心、大动脉短轴断面可观察到瘤体的部位和大小。对瘤体较大的患者，采用 TEE 检查可更清晰地显示瘤体所在的具体部位。通过不同的断面检查，还可观察瘤体的不同剖面，

如从四腔心及大动脉短轴断面观察时，有的瘤体看似多发，但改变探头方向，可清晰显示瘤体巨大、形状不规则（图 61-12）。

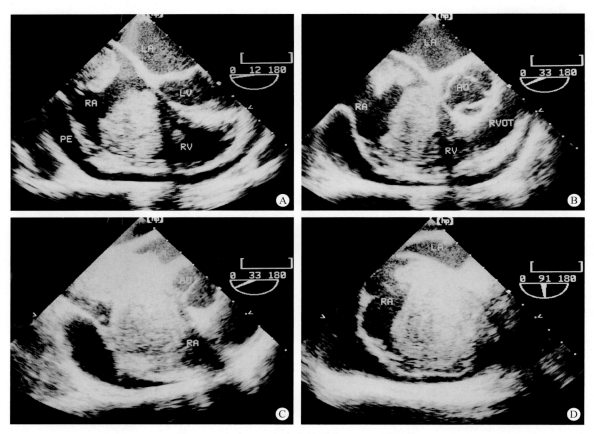

图 61-12　右心巨大多发性肿瘤 TEE 二维图像

右心房、右心室内可见多发性肿瘤，瘤体大小不一，回声密度较高，活动度较小。A. 四腔心断面；B. 大动脉短轴断面；C. 右室流入道断面；D. 双心房断面

（五）右心间叶肉瘤

此种肉瘤一般较大，有蒂，边缘较清晰，可位于右心房或右心室，超声表现与黏液瘤极为相似，肿瘤的性质往往要通过病理才能确定。如位于右心房内，从四腔心断面观察时，舒张期瘤体可堵塞三尖瓣口，收缩期返回右心房（图 61-13）。

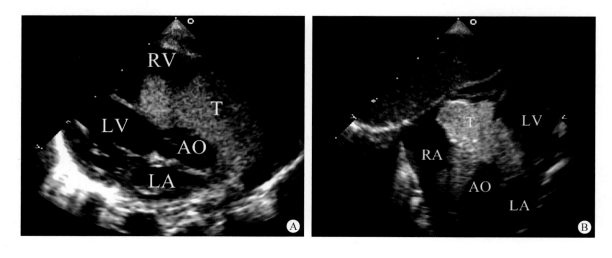

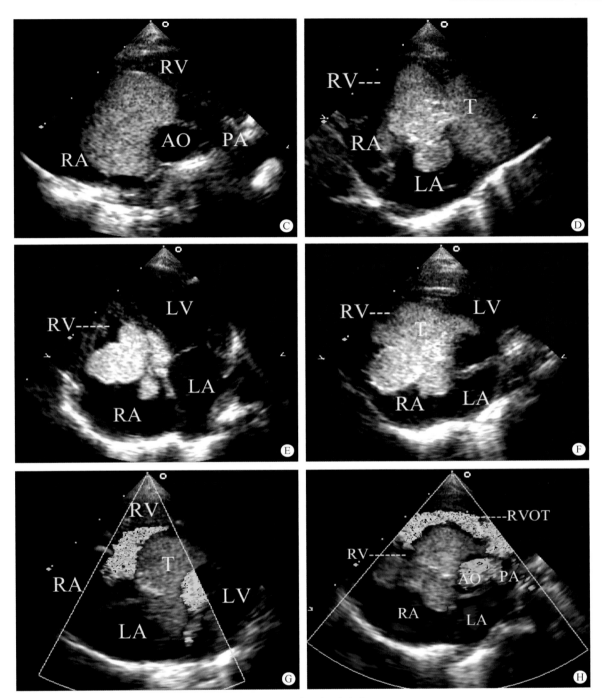

图 61-13 右心间叶肉瘤

右心房室瓣环部位探及占位性病变，瘤体的蒂位于三尖瓣环隔叶部位的右心室侧，多呈分叶状，于四腔心断面观察，瘤体形似海星，随心动周期运动，部分瘤体堵塞三尖瓣口，瘤体有边缘，但呈不规则状。由于瘤体较大，部分瘤体组织致右室流出道狭窄，彩色多普勒观察时，收缩期右室流出道的血流速度加快，呈五彩镶嵌色。A.左心室长轴断面；B.剑突下大动脉短轴断面；C.大动脉短轴断面；D.胸骨左缘四腔心断面；E.心尖四腔心断面；F.胸骨左缘四腔心断面；G.彩色多普勒胸骨左缘四腔心断面；H.彩色多普勒大动脉短轴断面

（六）室间隔及右心室肿瘤

室间隔肿瘤罕见，常位于心内膜或心外膜与心肌之间，可单发，也可同时发生于心腔内，常同时发生在右心室腔内，同时发生在心腔内的瘤体多无蒂，故无活动性，其基底部较宽。位于室间隔内的肿瘤较大，向心腔方向膨出，致心腔径减小，瘤体回声致密，易检出（图 61-14）。

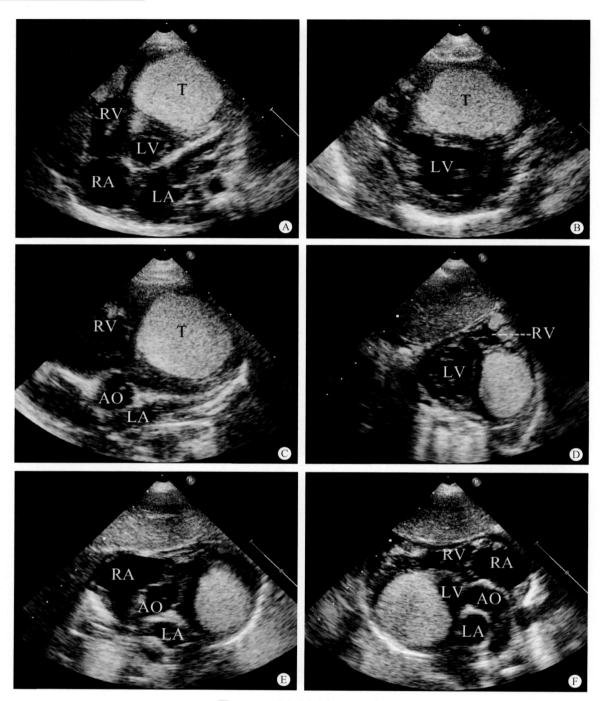

图 61-14 室间隔及右心室肿瘤

室间隔内检出肿瘤组织，致室间隔呈夹层样改变，瘤体较大，无蒂、无活动性，回声致密、均匀，呈圆形，致左心室有效腔径减小，右心室侧壁腔内可探及多发的肿瘤样组织。A. 四腔心断面；B. 左心室短轴断面；C. 大动脉短轴断面；D. 剑突下左心室短轴断面；E. 剑突下五腔心断面；F. 剑突下左心室长轴断面

室间隔肿瘤可为实质性，也可为囊性。肿瘤位于室间隔内，将室间隔部位的心肌分开，一般肿瘤本身无活动性。

实质性瘤体可见室间隔局部回声增强，应注意与肥厚型心肌病鉴别。肿瘤常位于室间隔的中下部，回声较强且均匀，边缘清晰，在四腔心及左心室短轴断面，可显示瘤体的不同径线；而在肥厚型心肌病，为室间隔弥漫性增厚，心肌回声异常，呈斑点状，两者通常不难鉴别。

室间隔内囊性肿瘤应与室间隔夹层相鉴别。位于室间隔内的囊性肿瘤，应有明确的包膜，瘤体内通常为无回声区，左心室或右心室腔受压变小，瓣膜开放受限，造成瓣膜受限的血流动力学改变。通过移动探头对不同方位的扫查，可显示瘤体的全貌；而室间隔夹层多数因主动脉右冠窦破入室间隔所致，室间隔从其与主动脉连接的起始部开始撕开，形成夹层，如注意观察，两者一般不难鉴别。

往往婴幼儿患者多见心腔内多发或较大的占位性病

变，有的患者常常累及多个部位，如室间隔、左心室下后壁等部位，范围较大，但瘤体包膜完整，无蒂、无活动性。瘤体组织回声致密均匀，并使室间隔形成夹层样改变（图 61-15）。

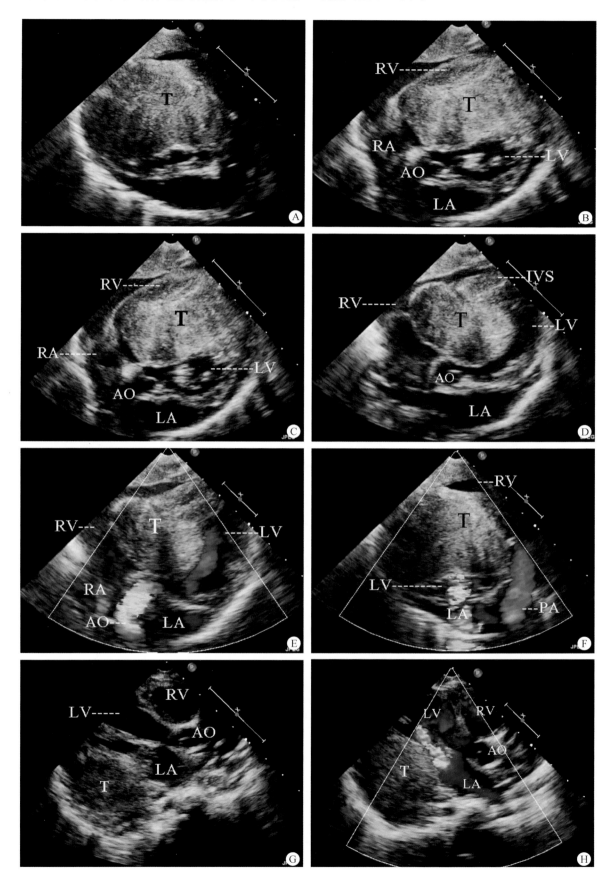

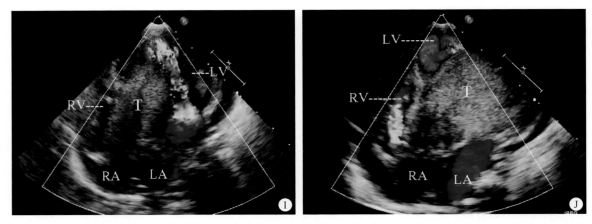

图 61-15 左心室多部位占位性病变

左心室下后壁可探及巨大瘤体状物，无蒂、无活动性，并累及室间隔及部分右心室组织，致室间隔组织呈夹层状改变，左心房血流进入左心室时加速，并明显受阻（T 为巨大瘤体）。A.左心室长轴断面；B~D.心尖五腔心断面；E.彩色多普勒五腔心断面；F.左心室短轴断面；G.左心室长轴断面；H.彩色多普勒左心室长轴断面；I、J.彩色多普勒四腔心断面

（七）右室流出道及肺动脉内肿瘤

偶尔可见右室流出道及肺动脉内肿瘤，患者常有右心房、右心室内径增大。瘤体可有蒂，也可无蒂，有蒂者活动时可堵塞肺动脉瓣口，但无论有蒂还是无蒂，均可造成右室流出道或肺动脉瓣口狭窄，致使右心室的血流进入肺动脉瓣口时受阻，血流速度加快，血流动力学改变与肺动脉瓣狭窄相似。在收缩期，瘤体位于肺动脉瓣上，堵塞肺动脉瓣口；在舒张期，瘤体可通过瓣口脱入右室流出道（图 61-16）。

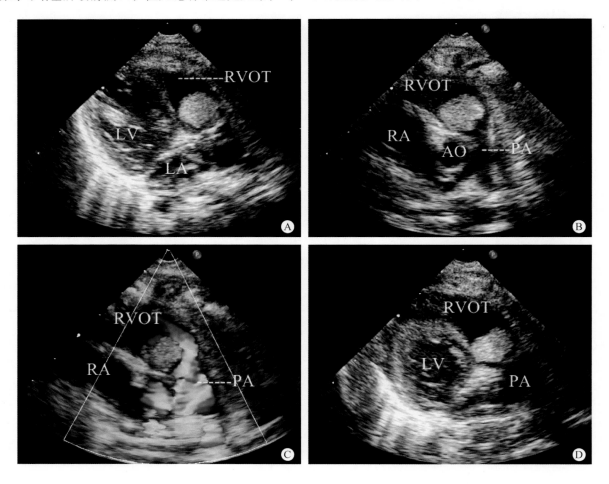

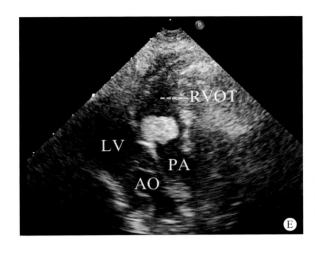

图 61-16 右室流出道内肿瘤

图 61-16 右室流出道内肿瘤
肺动脉瓣下右室流出道探及肿瘤组织，瘤体呈椭圆形，回声较均匀，蒂附着于室间隔右心室侧的肺动脉瓣下部位，随心动周期运动，堵塞肺动脉瓣口。A. 类左心室长轴断面；B. 大动脉短轴断面；C. 彩色多普勒大动脉短轴断面；D. 右室流出道长轴断面；E. 双动脉长轴断面

（八）转移性肿瘤

肝脏转移性肿瘤多数为肝癌或其他肝脏肿瘤，主要累及下腔静脉和右心房，可通过下腔静脉进入右心房。从大动脉短轴、四腔心、右室流入道及剑突下下腔静脉断面，可观察到瘤体充满下腔静脉腔，并延伸到右心房内，有的瘤体进入右心房后呈菜花状，有的瘤体边缘较规则。大的瘤体可占据右心房的大部分，并可堵塞三尖瓣口。TEE 检查可以帮助检出肿瘤的原发部位，将探头置于胃底部，可探及下腔静脉及肝静脉，在肝静脉内可探查肿瘤的起源部位。其他脏器的恶性肿瘤可通过下腔静脉转移入右心房，种类较多，有的肿瘤可呈囊性葡萄串状，源于下腔静脉，延伸至右心房，致使右心房、右心室增大（图 61-17 和图 61-18）。

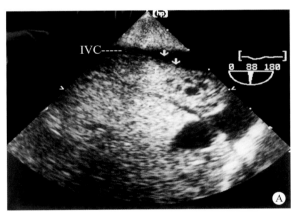
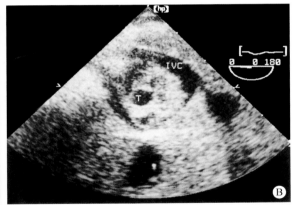

图 61-17 肝脏肿瘤转移入下腔静脉和右心房二维超声心动图
下腔静脉扩张，内可探及异常肿瘤，边缘清晰，瘤体内出现无回声区域，通过下腔静脉口进入右心房。A. 下腔静脉肝段被瘤体堵塞（箭头所示）；B. 下腔静脉肝段的短轴断面可观察肿瘤内径

右心室是右心系统肿瘤发病率最高的部位，肿瘤的类型较多，多数无蒂，瘤体的基底部通常较宽，无活动性或活动度小，可发生于右心室的各个部位，但一般以室间隔的右心室面多见，回声密度多数均匀，在四腔心及剑突下双心室断面，可清晰显示瘤体大小和位置。

右心室肿瘤也可与室间隔基本融为一体，显示的回声多数不均匀，由于瘤体压迫室间隔，左心室腔变小。

位于室间隔的瘤体，M 型超声的心室波群往往与肥厚型心肌病表现极为相似，两者之间应注意鉴别。在梗阻性肥厚型心肌病，左室流出道狭窄，二尖瓣前叶可出现收缩期向前运动；而室间隔右心室面的肿瘤，由于左心室受到肿瘤的压迫，二尖瓣开放幅度减小，故通常两者不难鉴别。从剑突下探查，对右心室某些部位的肿瘤显示得更清晰。

右心室的肿瘤常为多发性，瘤体不规则，也可有蒂和有一定的活动度，常引起右心室增大，部分患者可堵塞三尖瓣口，累及右室流出道的患者，也可堵塞肺动脉瓣口。

部分患者的瘤体基底部较宽，无蒂，活动度小，应从多个角度仔细扫查，仔细观察瘤体的大小、形态和回声的强度，以便为确定肿瘤的性质为恶性还是良性提供资料，无蒂且瘤体基底部宽的肿瘤是恶性肿瘤的可能性大。

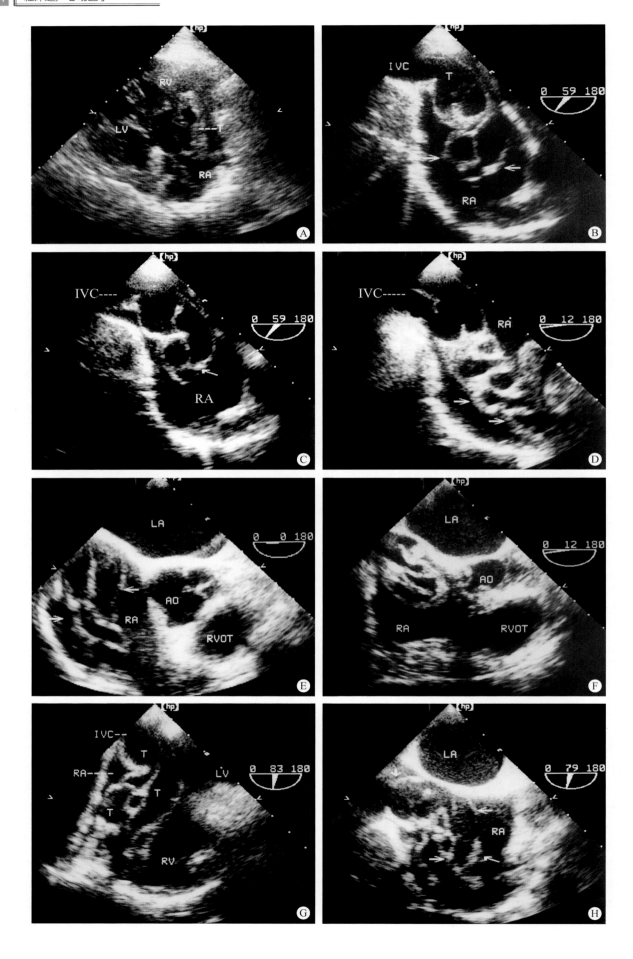

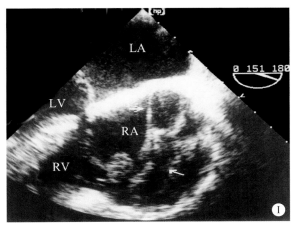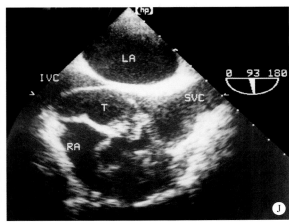

图 61-18　肝脏转移性肿瘤

从下腔静脉远端探及呈葡萄串状的囊性肿物，向右心房延伸，瘤体呈多囊性，囊内呈无回声区，大小不一，形态不规则，致右心房、右心室增大。A. 经胸超声心动图四腔心断面：右心房内探及异常回声，但其形态及大小显示不清，在 TEE 检查时（图 B ～ J）可清晰显示；B ～ D.TEE 下腔静脉 - 右心房断面；E 和 F.TEE 大动脉短轴断面；G.TEE 右心房室断面；H 和 I.TEE 双心房断面；J.TEE 四腔心断面

有的右心肿瘤，在某个角度观察时，其基底部基本与室间隔或右心室壁融合在一起，边界显示不清，此时应从多个角度观察，确定其实际位置和大小，从而为手术提供更多有价值的信息。

三、其他心血管肿瘤

（一）纵隔肿瘤

超声心动图检查不仅能显示心脏的肿瘤，对纵隔肿瘤的诊断帮助也很大。从左心室长轴断面易观察到纵隔肿瘤，瘤体通常较大，边缘较清晰，心脏通常明显受压。彩色多普勒观察时，瘤体内可有较丰富的血管。

（二）畸胎瘤

畸胎瘤常位于心包或心外，可使心脏的有关部分受到挤压。从左室流出道短轴、心尖四腔心及左心室长轴断面观察，瘤体的包膜完整，但瘤体内的回声强弱不均匀，可显示回声较强的骨质或牙齿等组织成分，其他的组织回声较弱。

四、鉴别诊断

（一）血栓

血栓多数发生于其他心血管病的基础上，故通常有不同的病史和临床表现，超声表现常有差别，心血管内血栓多数呈圆形或椭圆形，活动度和形态变化较小，回声较强，回声通常呈多层线状，与心壁之间的连接多数较明显。同时，可参考临床和其他辅助检查的资料，从而与心脏肿瘤相鉴别。

（二）赘生物

赘生物通常出现于心脏瓣膜或心内膜，一般随心脏瓣膜活动，回声不均匀，大小不等，较大的赘生物有时难以与心脏肿瘤鉴别，需要结合临床表现和其他辅助检查。

（三）其他

心血管内其他团块、异物、房间隔瘤、瓣环钙化，以及异常增大的腔静脉瓣、冠状静脉窦瓣、Chiari 网、异常肌束、假腱索等先天性畸形或变异，有时也需要进行鉴别，但它们通常有比较特殊的超声表现。

（四）心脏肿瘤性质

通过超声检查，结合临床表现和其他辅助检查等，可对心脏肿瘤的性质进行提示性诊断。良性肿瘤的形态多数较规则，内部回声较均匀，常有蒂，活动度通常较大，一般不伴心包积液。恶性肿瘤多数呈不规则形，内部回声通常不均匀，一般没有蒂，基底部较宽，活动度较小，多数伴有心包积液。

如前所述，有的心脏肿瘤有特殊的超声表现，如黏液瘤、囊肿等，基本上可对这些肿瘤的性质、类型进行诊断。

（刘延玲　然　鍫　熊鉴然）

参　考　文　献

刘汉英，等 .1984. 心内黏液瘤的超声心动图诊断 . 中华心血管病杂志，12：244

刘延玲，等 .1984. 超声心动图诊断左心室淋巴管囊肿 1 例 . 中华物理医学杂志，6：218

刘延玲，等．1984．超声心动图诊断左心室间叶细胞瘤 1 例．中华心血管病杂志，12：12

薛淦兴，等．1984．左心室原发瘤．中华外科杂志，4：221

Bhan A，et al. 1998. Surgical experience with intracardiac myxomas：long-term follow-up. Ann Thorac Surg, 66：810-813

Casey M，et al. 1998. Identification of a novel genetic locus for familial cardiac myxomas and carney complex. Circulation, 98：2560-2566

Giannesini C，et al. 1999. Cardiac papillary fibroelastoma：a rare cause of ischemic stroke in the young. Cerebrovasc Dis，9：45-49

Greenwood WF. 1968. Profile of atrial myxoma. Am J Cardiol, 21：367-375

Koide Y，et al. 1998. Intraoperative management for removal of tumor thrombus in the inferior vena cava or the right atrium with multiplane transesophageal echocardiography. J Cardiovasc Surg（Torino），39：641-647

McAllister HA，et al. 1979. Primary tumors and cysts of the heart and pericardium. Curr Probl Cardiol, 4：1-51

Nagano M，et al. 1998. Successful treatment of a patient with cardiac lymphoma who presented with a complete atrioventricular block. Am J Hematol，59：171-174

Parvathy U，et al. 1998. Primary intracardiac yolk sac tumor. Pediatr Cardiol，19：495-497

Pyke FE，et al. 1985. Primary cardiac tumors：experience with 30 consecutive patients since the introduction of two-dimensional echocardiography. J Am Coll Cardiol，5：1465

Uchita S，et al. 1998. Primary cardiac angiosarcoma with superior vena caval syndrome：review of surgical resection and interventional management of venous inflow obstruction. Can J Cardiol，14：1283-1285

Wankmüller H，et al. 1998. Cardiac metastasis of a malignant fibrous histiocytoma occupying the right ventricle and infiltrating the myocardium. Ultraschall Med，19：139-141

第六十二章 主动脉病变

第一节 概 述

主动脉包括升主动脉、主动脉弓和降主动脉三部分，后者又分为胸部和腹部两部分。正常成人的升主动脉径约 30mm，长 50～60mm，腹主动脉径在肾动脉以上约为 20mm，肾动脉以下约为 18mm。

主动脉壁由内膜、外膜和中层组成，后者主要由螺旋状交织排列的弹力组织构成，含有少量平滑肌和胶原组织。正常主动脉具有良好的弹性和强度，可经受上千毫米汞柱的压力而不发生破裂，在收缩期主动脉通过扩张储存部分能量，舒张期弹性回缩释放能量，对保持腔内压力、推动血液循环具有重要作用。

主动脉可发生各种先天性和（或）后天性疾病，病变可局限于主动脉及其主要分支，也可成为全身性或其他心血管病变的组成部分，主要有主动脉先天性畸形、主动脉扩张、主动脉瘤、主动脉夹层、主动脉炎和主动脉肿瘤等，以主动脉瘤和主动脉夹层最为常见。

主动脉壁向外呈瘤样病理性扩张膨出的病变称为主动脉瘤（aortic aneurysm），广义的主动脉瘤包括以下三种：

1. 假性主动脉瘤（pseudoaneurysm of aorta） 指主动脉壁有部分或全层破裂，血液进入破裂部位，在主动脉外层呈瘤样扩张，瘤体的外层壁很薄，容易破裂造成大出血，后果极为严重。占全部主动脉瘤的 1%～8%，多数系创伤、肿瘤、感染或炎症性病变等所致，其中创伤性者通常发生于升主动脉起始部或主动脉峡部。

2. 主动脉夹层 指主动脉壁中层形成血肿，将内膜和中层剥离撕开，亦称主动脉夹层动脉瘤。一般认为其病理表现与瘤样扩张不同，主动脉夹层动脉瘤这个名称很容易与主动脉瘤混淆，建议称为主动脉夹层（aortic dissection）。

本病并非罕见，约占主动脉瘤的 18%，在普通人群的发病率为 5～20/100 万，占非创伤性突然死亡者尸检总数的 0.9%～1.5%。以男性多见，男女之比约为 2：1，可发生于所有年龄段，但以 50 岁左右最多见。

最主要的病因是高血压，其次与马方综合征、妊娠等有关，可并发于动脉中层囊样变性坏死。其他病因还有动脉粥样硬化、主动脉缩窄、主动脉发育不良、主动脉瓣狭窄、主动脉瓣二瓣化畸形、梅毒性主动脉炎、巨细胞性主动脉炎、主动脉脓肿、创伤、胸部手术、心导管检查和造影或主动脉内球囊反搏等。

主动脉夹层的确切发病机制尚不明了，但目前较为肯定的是，在主动脉中层结构异常病理改变的基础上，血压变化造成血管壁横向切应力增大，引起主动脉内膜撕裂、壁间血肿蔓延，从而形成主动脉夹层。

预后取决于病因、类型、程度和治疗等，通常发病急、病情凶险，未处理者病死率很高，预后很差，多数因破裂大出血而迅速死亡，发病后死亡者在 24h 内约占 25%，在 1 周内可超过 50%，在 1 个月内可超过 75%，存活到 1 年者不足 10%，故需早期诊断治疗。

3. 真性主动脉瘤（true aneurysm of aorta） 指局部主动脉壁的全层呈瘤样扩张突出，即狭义的主动脉瘤（以下简称主动脉瘤），系主动脉局部管壁结构异常、薄弱，在腔内压力的持续作用下出现扩张膨出所致。

约 96% 的主动脉瘤的病因是主动脉壁退行性病变和动脉粥样硬化，其他有马方综合征、Moonan 综合征、大动脉炎、硬皮病、系统性红斑狼疮、溃疡性结肠炎、白塞病、放射线损伤、肿瘤，以及梅毒性、风湿性、类风湿性、巨细胞性、创伤性、先天性等病变，可根据病因分类。

本病占广义主动脉瘤的大多数，尸检检出率为 2%～4%，可发生于主动脉的任何部位，其中 3.5% 累及整个主动脉，23% 局限于胸主动脉，74% 见于腹主动脉。主动脉瘤的自然病死率较高，胸主动脉瘤的 5 年病死率为 50%～75%，病死率与患者的年龄、瘤体大小等有关，瘤体破裂是致死的主要原因。

第二节 主 动 脉 瘤

一、病理解剖和病理生理

（一）解剖类型

根据主动脉瘤出现的解剖部位，大致可分为升主动脉瘤、主动脉弓动脉瘤和降主动脉瘤，并根据其具体部位可分为以下各种类型：

1. 主动脉根部瘤 主要累及主动脉窦部及窦管交界

处，导致冠状动脉开口上移，主动脉瓣环扩大和主动脉瓣关闭不全，常引起左心室扩大和心力衰竭。不包括单纯性主动脉窦瘤。

2. 升主动脉瘤 病变累及窦管交界上方至无名动脉开口近端。

3. 主动脉弓动脉瘤 病变在主动脉弓部，发病率较低，常累及升主动脉远端、降主动脉近端和头臂干分支及其开口。

4. 主动脉峡部瘤 局限于主动脉峡部，可累及主动脉弓的远端和左锁骨下动脉开口。通常为先天性，常合并主动脉弓发育不良、主动脉缩窄和主动脉瓣狭窄。

5. 胸降主动脉瘤 病变发生于降主动脉的是降主动脉瘤，包括胸降主动脉瘤和腹主动脉瘤，其中胸降主动脉瘤的病变起自左锁骨下动脉开口远端，局限在胸部的降主动脉。

6. 胸腹主动脉瘤 胸降主动脉瘤病变向下延伸，累及部分或全部腹主动脉。

7. 腹主动脉瘤 大多数发生于肾动脉以下的腹主动脉，可累及肾动脉等腹部动脉分支。

（二）病理解剖

主动脉瘤瘤体可呈局限性或弥漫性，可累及整个圆周的主动脉壁，也可累及主动脉壁局部。按形态分为梭形、囊状和混合型等三种，其中梭形者常呈对称性，与正常的主动脉壁分界多数不甚清楚；囊状者管壁呈局限性向外突出，瘤体呈囊袋状，与正常主动脉壁分界清楚，瘤体腔内常有附壁血栓；混合型兼有以上两种形态特征。

多数只有单个瘤体，少数为多发性瘤体，可分别出现于主动脉的一个或多个部位。瘤体的大小差别很大，通常与发病部位、局部病变性质和范围、瘤壁厚薄和主动脉内压力等有关，腹主动脉瘤一般比胸主动脉瘤大，肾动脉以远的腹主动脉瘤直径可达 40mm 甚至以上。

主动脉瘤局部的病理解剖改变因病因不同而异。

在动脉粥样硬化或退行性病变患者，瘤体多数见于降主动脉，尤其是其远端，少数累及主动脉弓，甚至整个胸主动脉。主动脉壁和瘤体内表面可出现动脉粥样硬化斑块、钙化灶和血栓等，通常比较广泛，瘤体通常呈梭形。

在主动脉囊性中层退行性变和坏死者，病变常位于主动脉瓣环以上的升主动脉，瘤体多数呈梭形，局部可有纤维化及肌肉、弹性纤维断裂等表现，瘤体常累及主动脉瓣环，从而导致主动脉瓣关闭不全，常见于马方综合征等。

在感染性病变者，多数累及主动脉中层，有肌层和弹力纤维断裂，瘤体多数呈局限性囊状，附近的主动脉通常正常。梅毒活动期所致的动脉周围炎和中层炎，亦可出现肌层、弹力纤维断裂，后期常形成主动脉瘤，病理改变大致与动脉粥样硬化者相似，但多数发生于升主动脉，其次为主动脉弓和胸主动脉，累及腹主动脉者很少见，且多数在肾动脉分支以上；多数瘤体呈囊状，内膜呈灰黄色或蓝灰色，表面较光滑，中层通常有明显坏死，常伴有动脉粥样硬化病变和附壁血栓。

主动脉瘤可合并冠状动脉瘤、冠状动脉口狭窄等病变，可发生心绞痛或猝死，但由于病变进展较缓慢，侧支循环较丰富，发生心肌梗死的概率不大。

（三）病理生理

主动脉瘤的病理生理改变取决于病因、病变部位及合并症情况。

主动脉根部瘤可累及主动脉瓣环，导致瓣环扩大和关闭不全，从而可导致左心容量负荷增加及左心室腔扩大和心肌肥厚，可影响冠状动脉供血，可发生心绞痛和心力衰竭，甚至猝死。

主动脉瘤（尤其是弓部和降部动脉瘤）突出的瘤体可压迫周围组织，造成有关血管分支、气管等结构狭窄，甚至闭塞，压迫附近神经导致神经损伤等，可分别出现相应的病理生理改变。

主动脉瘤瘤体内血流异常，可形成附壁血栓，血栓脱落可栓塞有关动脉。

在主动脉腔内压力的持续作用下，组织薄弱或弹性丧失的局部主动脉壁向外扩张突出，而且随着扩张，局部张力增加，促进瘤体进一步突出，未治疗者平均瘤体增大速度通常为每年 4～5mm。

最严重的是主动脉瘤破裂，一般与瘤体部位、大小、性质及其局部结构等有关，其中 45%～65% 发生于胸主动脉，25%～35% 发生于腹主动脉。瘤体内径与正常主动脉径之比为 2.2 : 1 以下时，破裂的危险性通常较小；比例达 2.7 : 1 时，多数在局部出现症状；而达 3.4 : 1 时，可能提示瘤体即将发生破裂。

腹主动脉瘤＞60mm 者，1 年内有约 50% 发生破裂，而＜60mm 者仅 15%～20% 出现破裂。也有报道指出，瘤体≥100mm 者的破裂概率为 60%，70～100mm 者为 45%，而＜70mm 者仅 25%。

破入部位与瘤体部位有关，胸部的主动脉瘤可破入气管、纵隔、胸腔等，腹主动脉瘤多数破入腹膜后或腹腔内，少数可破入下腔静脉、髂静脉或肾静脉等。少数主动脉瘤可破入胃肠道，偶尔可穿破皮肤。

一旦主动脉瘤破裂，多数出现严重的血流动力学障碍，迅速导致循环衰竭和死亡。

二、临床表现和辅助检查

（一）症状

大多数腹主动脉瘤患者没有明显的症状，多数系在体检、腹部 X 线检查或瘤体破裂时才被发现。有的可出现瘤体局部疼痛，胸主动脉瘤可出现胸部或背部疼痛，腹主动脉瘤可有上腹部饱满感或下腹部、下腰背部疼痛，多数呈持续性或进行性加重，偶尔呈搏动性，常不受体位、运动等影响。瘤体扩张较快时，疼痛可十分明显，甚至类似于主动脉夹层。疼痛也是炎症性主动脉瘤的特征性表现。

较小的主动脉瘤，在局部通常没有明显的搏动感；瘤体大、表浅者，可在局部触及，甚至看到搏动性肿块。主动脉瘤压迫食管者，可出现吞咽困难；压迫或刺激气管、支气管者，可出现咳嗽、哮喘、呼吸困难、反复呼吸道感染等；压迫喉返神经者可出现声音嘶哑，压迫附近神经时可出现持续性神经性疼痛。主动脉瘤累及颈动脉或瘤体内血栓栓塞脑动脉者，可出现脑缺血等表现。

主动脉瘤即将破裂或已经有部分破裂时，通常出现明显、突然、持续性剧烈疼痛，其中腹主动脉瘤者疼痛常位于下腹部或背部，可向腹股沟、臀部和下肢等放射，多数伴有明显的压痛。主动脉瘤破裂时，可出现内出血或呕血、咯血症状，多数有出血性休克等表现。

（二）体征

患者可出现与病因有关的体征。主动脉瘤局部通常有搏动性肿块，但触诊对估计瘤体的大小一般不够准确，扩展较快者局部多数有触痛。在主动脉瘤局部常可听到血流杂音，可触及震颤。

压迫周围组织器官者，可出现各种体征，如有关部位的脉搏细弱甚至消失，局部有血流杂音、震颤，气管移位，腔静脉综合征等。累及主动脉瓣环者，可出现主动脉瓣关闭不全的表现。主动脉瘤破裂者，可出现面色

苍白、心率加快、低血压、休克和精神状态改变等，甚至心脏停搏。在瘤体的破入部位，可出现压痛、反跳痛、腹腔或胸腔积液等体征。

（三）辅助检查

心电图表现主要取决于病因，不影响主动脉瓣或心肌组织者多数没有明显变化。

胸部 X 线检查可显示为正常，或显示主动脉瘤影和瘤壁的钙化影，局部主动脉多数扩大，透视下可观察到搏动性瘤体。压迫食管、气管等者，可进行相应器官的 X 线造影检查。X 线检查通常对诊断胸部以外的主动脉瘤作用不大。

心血管造影可明确诊断，显示主动脉瘤的部位、性质、大小和程度，但瘤体内有附壁血栓时，可影响诊断的准确性，特别是影响对瘤体大小的判断，而在瘤体内造影，有出现瘤体破裂、血栓脱落等危险性。

CT 和磁共振检查可检出主动脉瘤的部位、大小及形状等，有较重要的意义。

实验室检查有助于确定病因，如炎性病变者血沉增快、白细胞增加，梅毒引起者康华反应阳性等。

三、超声心动图检查

（一）M 型超声心动图

M 型超声心动图通常不是本病的确诊方法，但可进行提示性诊断。

在主动脉波群可显示病变部位的主动脉内径明显增宽，前、后壁的运动幅度减低。瘤体位于主动脉根部者，可观察到主动脉根内径明显增宽，右室流出道变窄；在主动脉瓣开放时，右冠状动脉瓣和无冠瓣可远离主动脉前、后壁，部分患者主动脉瓣开放时，可出现 R 波；瓣膜关闭时，关闭线呈双线，关闭不拢。出现主动脉瓣关闭不全者，心室波群显示为左心室增大，左室流出道增宽，舒张期二尖瓣前叶开放时出现细震颤（图 62-1A、B）。

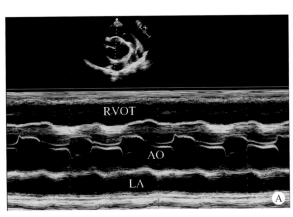

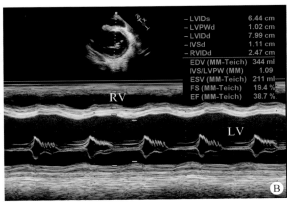

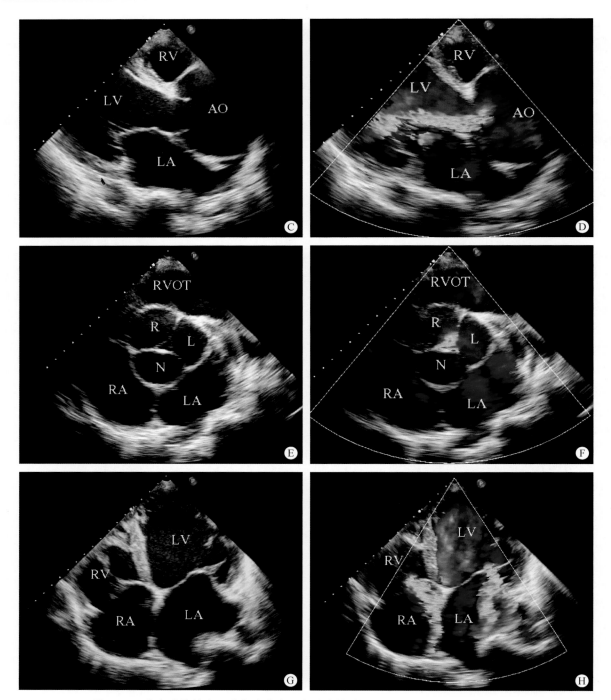

图 62-1　升主动脉扩张、升主动脉瘤、主动脉瓣关闭不全 M 型及二维超声心动图

升主动脉呈瘤样扩张，主动脉瓣叶关闭不良，舒张期主动脉瓣口出现中量反流，呈五彩镶嵌色，致左心室增大，左室流出道增宽，由于主动脉的反流性血流沿二尖瓣前叶走行，舒张期二尖瓣前叶出现震颤。收缩期二、三尖瓣口出现中量反流，呈蓝五彩镶嵌色。A. 主动脉波群；B. 心室波群；C. 左心室长轴断面；D. 彩色多普勒主动脉长轴断面；E. 大动脉短轴断面；F. 彩色多普勒大动脉短轴断面；G. 四腔心断面；H. 彩色多普勒四腔心断面

（二）二维超声心动图

　　二维超声心动图对升主动脉瘤可明确诊断，并能清晰显示其扩张的部位、程度及扩张后升主动脉的形态等。

　　从左心室长轴断面观察，主动脉根部呈瘤样扩张，呈梭形或囊状扩张，主动脉内径通常明显扩大。累及主动脉瓣者，主动脉右冠窦和无冠窦向外膨出，主动脉瓣

开放时，瓣尖不能与窦壁相碰，关闭时出现缝隙。

　　从大动脉短轴断面观察时，可显示主动脉窦部扩张，主动脉瓣叶关闭不良，中心部位出现漏口，由于主动脉扩张，肺动脉可受到不同程度的挤压。

　　在合并主动脉瓣关闭不全的患者，从左心室长轴、短轴及心尖四腔心断面等检查时，可观察到左心室增大，左室流出道增宽，左心室的容量负荷增大，室间隔

与左室后壁的运动幅度增强（图 62-1）。

从心尖五腔心断面观察，主动脉窦部及升主动脉均可增宽；合并主动脉瓣关闭不全程度较重者，左心室可呈球形扩张，左室流出道增宽，主动脉的右冠瓣和左冠瓣关闭不拢。

主动脉瘤也可出现在胸降主动脉和腹主动脉，胸降主动脉瘤一般发生在主动脉弓降部附近，而腹主动脉瘤可发生在腹主动脉的任何一段。

探头位于胸骨上窝，将探头的标记朝向患者左肩时，可显示主动脉弓长轴断面，多数胸降主动脉瘤在主动脉弓降部左锁骨下动脉下端的内侧缘，可观察到主动脉后壁向内侧缘膨出，形成瘤样改变。

探头位于剑突下靠近右肋缘时，略朝向左侧，可观察到腹主动脉，通过移动探头，改变其方向和角度，扫查不同水平的腹主动脉，可以探查到病变部位的腹主动脉扩张，呈瘤样改变。

（三）多普勒超声

合并主动脉瓣关闭不全者，由于主动脉瓣的反流，舒张期在左室流出道可探及源于主动脉瓣口的反流性血流束，呈红五彩镶嵌色（见图 62-1D）。用连续多普勒探查时，取样点位于左室流出道，舒张期可探及位于零线上的高速血流频谱，呈方形。

采用彩色多普勒检查时，瘤体内血流色彩暗淡，可观察到涡流，在瘤体的不同部位可出现不同方向的血流。

（四）经食管超声心动图

TEE 通常对诊断胸部主动脉瘤具有重要的作用，在升主动脉扩张的患者，可行 TEE 检查，以观察主动脉全程，除外各种主动脉瘤。通过各种方向和断面的观察，TEE 可确定主动脉瘤的部位、大小、形态、腔内附壁血栓等，对进一步处理具有指导意义。

与经胸二维超声心动图相同，TEE 通常可观察到瘤体部位的主动脉扩张，呈梭形或囊状，多数瘤体内的血流较缓慢，常见所谓的云雾状回声，可检出附壁血栓；采用彩色多普勒检查时，可观察到瘤体内血流色彩暗淡和涡流。

探头角度位于 0°、深度位于 30cm 时，可显示 TEE 主动脉短轴断面，观察到主动脉瘤体部位的内径增宽；升主动脉瘤窦部扩张造成瓣膜关闭时，在主动脉瓣中心部位可出现三角形的缝隙。

探头角度位于 120°～135° 时，显示 TEE 主动脉长轴断面，可观察到主动脉根部、左冠窦、右冠窦和升主动脉，显示主动脉根和（或）升主动脉扩张，主动脉瓣瓣叶关闭时出现裂隙。主动脉瓣反流者多数出现左心室增大，左室流出道增宽。

第三节　主动脉夹层

一、病理解剖和病理生理

（一）病理解剖

约 95% 的主动脉夹层发生于距主动脉瓣仅数厘米以内的升主动脉、左锁骨下动脉以远的降主动脉起始部，少数可见于主动脉弓或腹主动脉远端。各种病因使主动脉壁胶原弹性纤维出现退化、断裂、囊性坏死等，壁内营养动脉破裂和（或）内膜撕裂，血液进入主动脉中层形成血肿，通常位于主动脉中层的中 1/3 与外 1/3 之间。在腔内压力作用下，血液不断经破裂口进入血肿，将中层逐渐撕开，并向主动脉外层和两端扩展。血肿向主动脉近端扩张者称为逆行性夹层。

最初发生内膜撕裂的部位，约 70% 在升主动脉，尤其是主动脉瓣上 20mm 以内，其次是主动脉弓，少数为腹主动脉。发生主动脉夹层后，原来的主动脉腔称为真腔，主动脉壁内的夹层血肿为其假腔，通常由撕裂口连通真腔与假腔，有时两者之间还可出现另外一个或多个交通口，常位于主动脉夹层的远端。真腔和假腔的大小取决于病变的程度，有时真腔可受到假腔的明显挤压。

（二）病理类型

1. DeBakey 分型　根据破口部位和夹层扩展范围分为三型（图 62-2）。

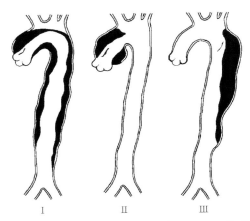

图 62-2　主动脉夹层（Ⅰ、Ⅱ、Ⅲ型）DeBakey 分型示意图

Ⅰ型：原发破口位于升主动脉或主动脉弓部，夹层从升主动脉开始向远端延伸,累及升主动脉、主动脉弓部、降主动脉、腹主动脉大部或全部，少数可累及髂动脉。

Ⅱ型：原发破口位于升主动脉，夹层累及升主动脉，少数可累及部分主动脉弓。

Ⅲ型：原发破口位于左锁骨下动脉开口远端。根据夹层累及范围又可分为两种亚型，Ⅲa型指夹层累及胸主动脉，Ⅲb型指夹层累及胸主动脉、腹主动脉大部或全部。少数Ⅲ型夹层可累及髂动脉。

此外，Erbel等根据TEE检查结果，依照主动脉夹层真腔与假腔的交通等情况，将Ⅲ型进一步分为真腔和假腔之间无交通、顺向交通、逆向交通，以及夹层局限于降主动脉或扩展到升主动脉、即将穿孔等类型，对诊断处理具有一定的意义。

目前临床多数采用DeBakey分型，但也有其他分型方法。

2. Standford 分型

A型：夹层累及升主动脉，无论远端范围如何。

B型：夹层累及左锁骨下动脉开口以远的降主动脉。

3. Daily 等分型

近端主动脉夹层：夹层累及升主动脉、主动脉弓者。

远端主动脉夹层：夹层累及左锁骨下动脉开口以远的降主动脉。

4. Crawford 分型　主要为远端主动脉夹层的分型。

Ⅰ型：夹层累及全部胸降主动脉及部分腹主动脉。

Ⅱ型：夹层累及全部胸降主动脉及全部腹主动脉。

Ⅲ型：夹层累及远端胸降主动脉及全部腹主动脉。

Ⅳ型：夹层累及膈肌以下全部腹主动脉。

（三）病理生理

主动脉夹层可出现破裂大出血，约见于本病患者的52%，其中75%发生在胸主动脉。约78%突然死亡的患者，主要与主动脉夹层破裂有关。

主动脉夹层可压迫有关主动脉分支，造成血管狭窄、闭塞，导致相应脏器供血障碍。其中，50%～70%可累及无名动脉，30%～40%可累及左颈总动脉或左锁骨下动脉，25%累及肾动脉，30%累及冠状动脉，后者可导致急性心肌梗死。

升主动脉夹层往往累及主动脉瓣，造成主动脉瓣关闭不全。部分患者的假腔内可有附壁血栓形成，通常与内膜撕脱程度、病程长短等有关。

二、临床表现和辅助检查

（一）症状

临床表现视主动脉夹层的部位、进展速度和病理生理变化而异，比较复杂，而且在观察期间往往可以出现较大的变化。

最常见的特征性症状是疼痛，通常在发病后立即出现，突然发生，多数疼痛剧烈，呈撕裂样、刀割样尖锐性疼痛或跳痛，不能耐受，强镇痛剂往往不能完全缓解。一般呈持续性，有时可短暂缓解，但随着病变扩展而反复出现。

疼痛部位通常与夹层的位置有关，常出现于胸骨附近、背部、咽喉部、下颌，或有牙齿疼痛等，并沿病变的扩展方向延及头颈部、腹部、腰部或下肢。应与急性心肌梗死、心绞痛、肺动脉栓塞或急腹症等疼痛鉴别。

多数患者有濒死恐惧感、极度焦虑和辗转不安，可发生休克。病变累及脑或脊髓动脉者，可出现头痛、头晕、嗜睡、恶心、呕吐、晕厥、偏盲、失语、偏瘫或截瘫等。有的可有呕血、便血、咳嗽、咯血或血尿等，有时类似于急腹症，有的出现急性心力衰竭的症状。

（二）体征

有马方综合征、妊娠等情况者，可有相应的体征。多数有颜面苍白、大汗淋漓、呼吸急促，有的可出现神志变化、偏盲、失语、偏瘫、截瘫等表现。约42%的患者有血压升高、心率增快，20%出现低血压。患者的休克程度往往与血压不相符，休克的表现明显，而血压仍较高或仅轻度降低，大出血者可迅速出现严重的失血性休克。对称部位肢体的血压和脉搏可有明显差异，有的脉搏减弱、消失，血压降低。有的可出现心力衰竭的体征。

在颈部、腹部或腰部可出现搏动性肿块。累及胸部者，可出现肺部啰音、胸腔积液等；累及腹部者，可出现类似于急腹症的体征。纵隔病变可压迫颈上神经节出现Horner综合征，压迫喉返神经出现声带麻痹，压迫上腔静脉出现上腔静脉综合征，压迫呼吸道出现呼吸道阻塞，压迫冠状动脉出现急性心肌梗死等体征。

心界可扩大，或在短期内明显扩大，可出现新的心血管杂音、震颤，或原有杂音在短期内出现明显的变化。50%以上的患者可出现主动脉瓣关闭不全的舒张期杂音和周围血管体征。夹层破入心包者，可出现心包积液和心脏压塞的体征，少数表现为急性心包炎，个别可发展成缩窄性心包炎。

（三）辅助检查

心电图一般无特征性表现，有的可出现非特异性ST-T改变，或原有高血压等病变的左心室肥厚劳损等。少数心脏受累者可有心包炎、心肌缺血、急性心肌梗死的心电图表现。心律失常一般不常见。

胸部X线检查可显示上纵隔影增宽，主动脉影增宽、迂曲、伸长，气管移位，多数在较短时间内出现明显的进行性变化，有的可出现心脏影扩大、胸腔积液等。食管吞钡或气钡检查有助于确定主动脉状况。

CT和磁共振检查有助于诊断，约70%的患者可出现特异性表现，敏感性可达77%～100%，特异性为92%～100%。主动脉造影可直接观察主动脉夹层，对诊断很有帮助，但也有假阳性和假阴性的报道。

三、超声心动图检查

综合性超声心动图技术对诊断本病具有特殊的优势，尤其是 TEE，可以观察到动脉扩张的形态、内膜撕脱的位置和程度、破裂口大小、真假腔形成的类型和血流动力学的改变等，并可进行分型诊断。

据报道，经胸超声心动图检出主动脉夹层的敏感性为 79%～100%，特异性在 90% 以上；TEE 检出主动脉夹层的敏感性和特异性均很高，几乎可达 100%，但两种方法均有出现假阳性和假阴性的报道。

（一）M 型超声心动图

本病 M 型超声心动图检查可得到提示性诊断，但一般不能确诊。

主动脉波群表现为病变部位的主动脉内径增宽，主动脉根部的夹层，在主动脉瓣开放时，瓣膜的运动曲线远离主动脉前、后壁，在主动脉腔内可见内膜样线状或条索状回声。二尖瓣波群显示左心室扩大，左室流出道增宽，室间隔与左心室后壁运动增强。夹层病变累及主动脉瓣环者，由于主动脉扩张，导致主动脉瓣关闭不全，舒张期从主动脉反流到左心室的血流，冲击二尖瓣前叶，二尖瓣前叶可出现震颤（图 62-3A、B）。

（二）二维超声心动图

通过经胸超声心动图不同检查部位及不同断面的扫查，对大多数主动脉夹层患者可明确诊断，并可进行分型诊断，但在部分患者因声窗差、图像显示不清等原因，需经 TEE 检查方能确诊。

在多数 I 型主动脉夹层患者，主动脉内膜撕脱可发生在主动脉的全程，有的内膜可撕裂至髂动脉。从胸骨左缘左心室长轴、心尖五腔心断面，可显示主动脉内径增宽、窦部膨出，在主动脉腔内可观察到内膜撕脱。内膜撕脱的类型多样，有的内膜撕脱呈螺旋形上升，少数患者的内膜撕脱呈套叠状。可显示原来的主动脉腔（真腔），撕裂部位内膜与主动脉壁之间所形成的假腔。在内膜撕脱较重者，主动脉内膜可脱入左室流入道。部分患者可并发主动脉瓣关闭不全，主动脉瓣可出现脱垂。

在大动脉短轴断面，除了可显示主动脉内膜撕脱，还可显示真、假腔面积的大小。

从胸骨上窝探查，探头标记朝向患者左肩，显示主动脉弓长轴断面，可观察到升主动脉、主动脉弓至降主动脉各病变部位出现内膜撕脱，呈线状或条索状回声，呈搏动状，并有漂浮感。

探头置于腹部显示腹主动脉时，在病变累及腹主动脉者，可观察到内膜撕脱现象，在腹主动脉形成真腔与假腔（图 62-3）。

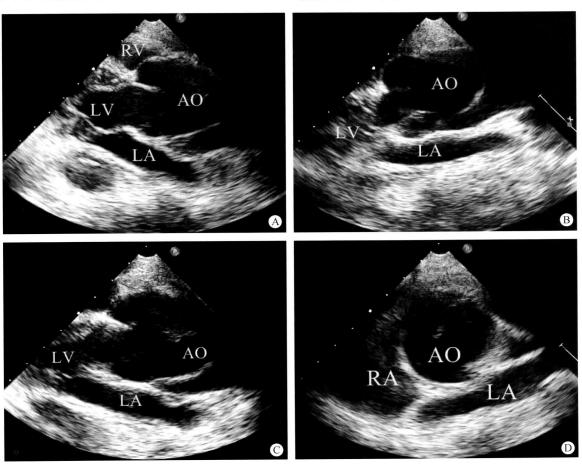

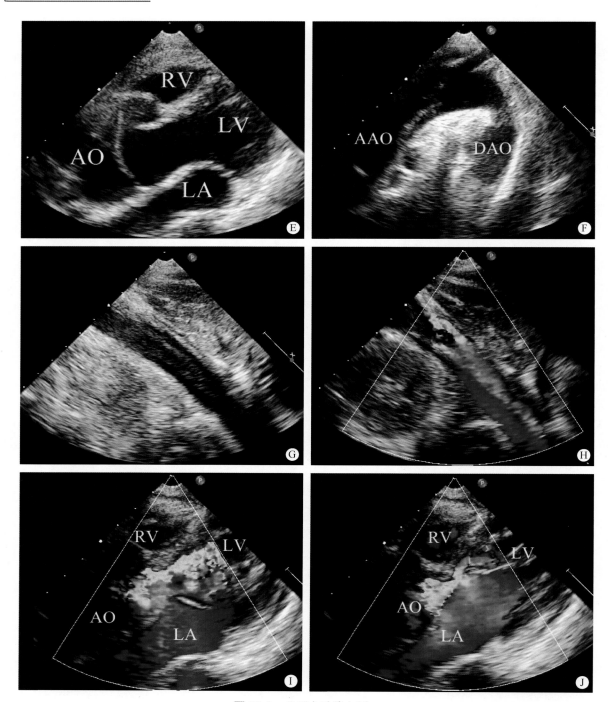

图 62-3　Ⅰ型主动脉夹层 1

升主动脉及主动脉升弓部扩张，内可探及内膜样回声，呈螺旋形撕脱至主动脉升弓部、降主动脉及腹主动脉，腹主动脉腔内可探及血栓，彩色多普勒观察时，血流于腔内分成两束，表明主动脉系统形成真、假两腔。左心室血流进入升主动脉时呈分层状，舒张期可探及主动脉瓣口有中量反流。A. 左心室长轴断面；B. 升主动脉长轴断面；C. 左心室长轴断面；D. 大动脉短轴断面；E. 五腔心断面；F. 主动脉弓长轴断面；G. 腹主动脉长轴断面；H. 彩色多普勒腹主动脉长轴断面；I 和 J. 彩色多普勒五腔心断面

　　如果主动脉根部检出内膜撕脱改变的形态不规则，并且范围较大（箭头所示），应注意检查主动脉弓升部和横部、降主动脉和腹主动脉，以防漏检Ⅰ型主动脉夹层（图 62-4）。

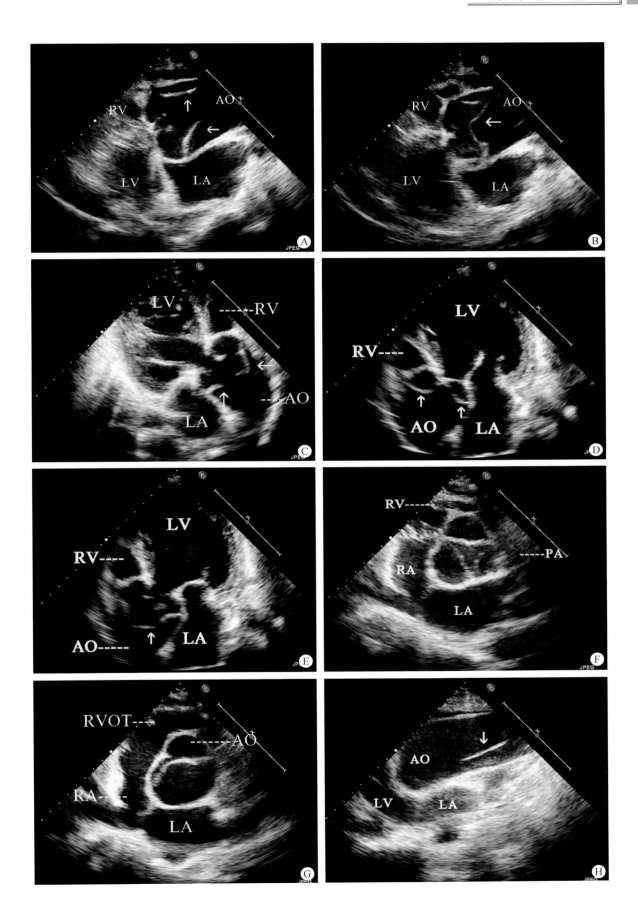

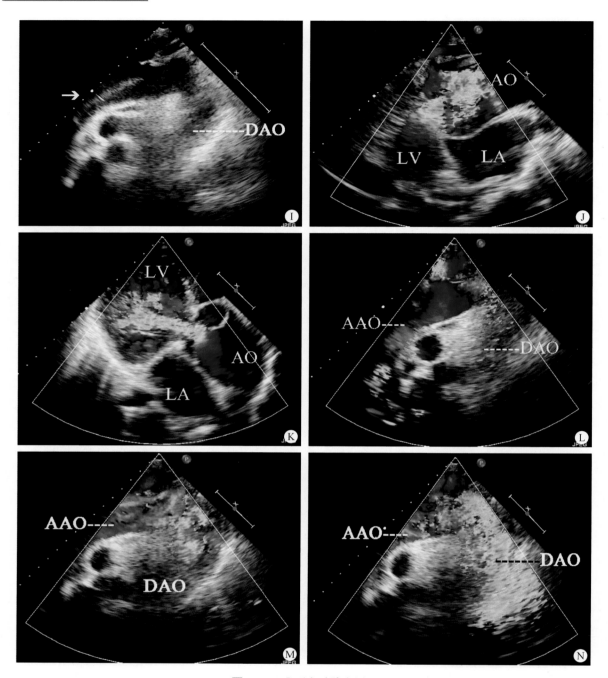

图62-4 Ⅰ型主动脉夹层2

主动脉瓣上可探及内膜撕脱样组织，类似隔膜状改变（箭头所示），内膜撕脱可至主动脉弓升部及颈总动脉水平。主动脉瓣因关闭不全出现中至大量反流现象。A、B.左心室长轴断面；C～E.五腔心断面；F、G.大动脉短轴断面；H.升主动脉长轴断面；I.主动脉弓断面；J、K.彩色多普勒左心室长轴断面；L～N.彩色多普勒主动脉弓长轴断面

在主动脉夹层动脉瘤中，Ⅱ型主动脉夹层的发病率最高，从左心室长轴、心尖五腔心及大动脉短轴断面观察，夹层的内膜撕脱范围仅限于升主动脉，一般内膜撕脱的起始部位为主动脉窦部，少数患者主动脉夹层病变可仅限于主动脉窦部。患者升主动脉增宽的程度通常比其他类型明显，主动脉窦部可呈瘤样扩张，主动脉瓣关闭不全多较严重（图62-5和图62-6）。

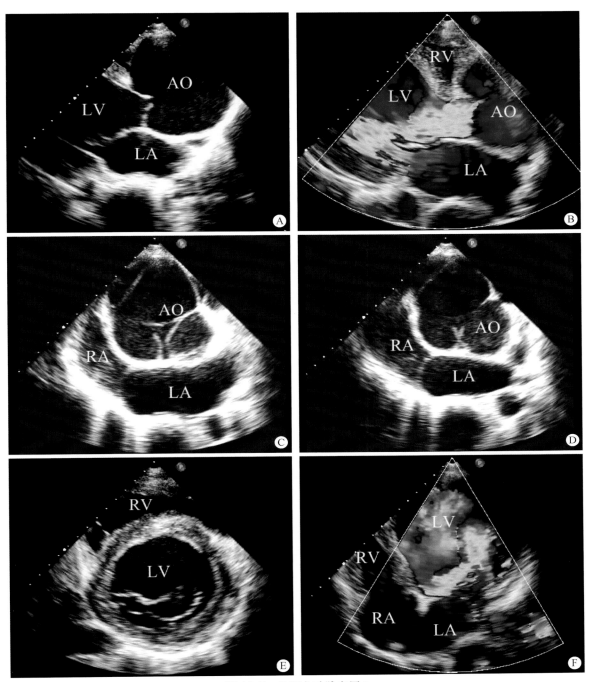

图 62-5 Ⅱ型主动脉夹层 1

升主动脉扩张，以主动脉窦部为著，内可探及内膜撕脱样物（箭头所示），主动脉瓣关闭不良，彩色多普勒观察时，舒张期出现中量反流（见图 B、F），致左心室增大，左室流出道增宽

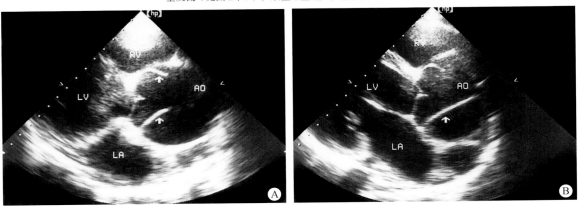

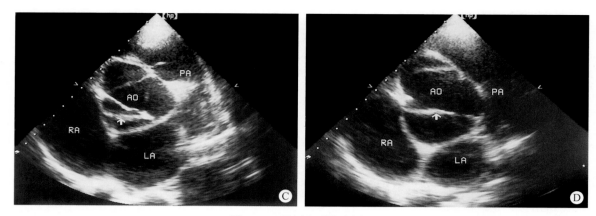

图 62-6　Ⅱ型主动脉夹层 2

主动脉内径增宽，主动脉瓣上可探及内膜撕脱样回声（箭头所示），主动脉腔内形成真腔和假腔。A 和 B. 左心室长轴断面；
C 和 D. 大动脉短轴断面

Ⅲ型主动脉夹层，其内膜撕脱的部位仅限于降主动脉，经胸超声心动图检查容易漏诊，故在检查过程中，应注意通过胸骨上窝探查及对腹主动脉探查。在降主动脉，可探及内膜撕脱样改变，一般撕脱的内膜紧贴降主动脉壁。部分患者还可在腹主动脉探及血栓形成。彩色多普勒观察时，可见红色的血流在真腔中流动（图 62-7）。

（三）经食管超声心动图

TEE 是检出本病的最佳方法，对各种类型的主动脉夹层的检出率及诊断准确率均接近 100%。

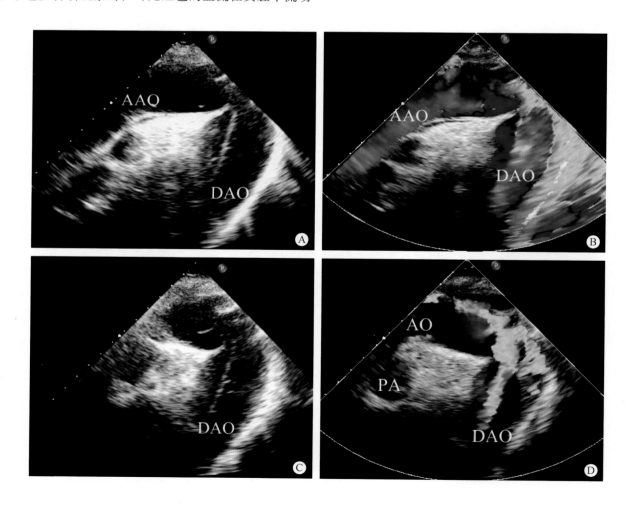

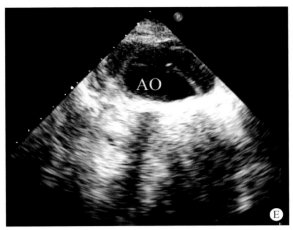
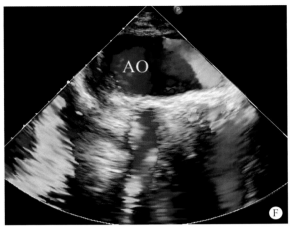

图 62-7 Ⅲ型主动脉夹层

主动脉弓降部出现内膜撕脱现象，使主动脉弓降部及降主动脉形成夹层，彩色多普勒观察时，血流出现分层现象。A. 主动脉弓长轴
断面；B. 彩色多普勒主动脉弓长轴断面；C. 主动脉弓降部长轴断面；D. 彩色多普勒主动脉弓降部长轴断面；E. 主动脉弓短轴断面；
F. 彩色多普勒主动脉弓短轴断面

探头深度位于 35mm 左右、角度位于 0° 时，可显示主动脉短轴断面，角度位于 125° ～ 135° 时可显示升主动脉长轴断面，将探头向左后方向旋转时，可显示降主动脉。通过改变探头所处的深度，以及改变探头的角度，可获得降主动脉不同节段的长轴或短轴断面，从而对主动脉全程进行仔细观察，获得更多的诊断信息。

Ⅰ型和Ⅱ型主动脉夹层，探头角度位于 120° ～ 135° 时，可清晰显示升主动脉内径增宽，病变部位升主动脉的内膜从主动脉窦部上方开始撕脱，可呈螺旋形上升，也可与主动脉壁形成套叠样改变，内膜呈漂浮状。部分患者的内膜可脱入左室流出道，堵塞主动脉瓣口，可导致主动脉瓣口的反流量减少（图 62-8）。

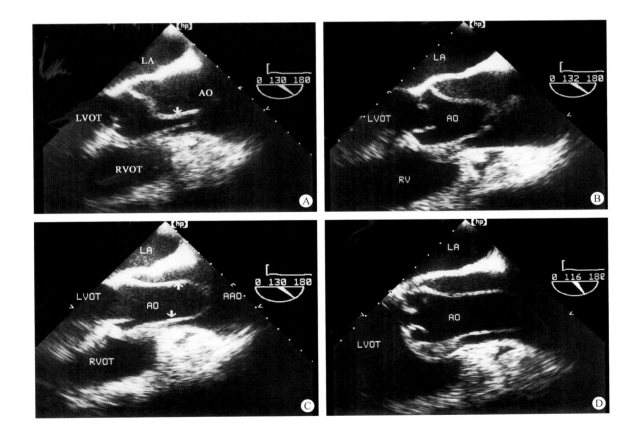

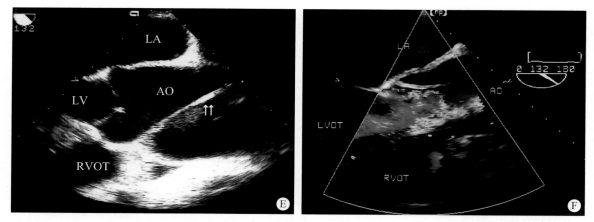

图 62-8　Ⅰ型主动脉夹层 TEE 图像

主动脉瓣上可见内膜撕脱样回声，与主动脉壁之间形成套叠样改变，内膜的形态随心动周期改变（箭头所示），并可显示主动脉内膜撕脱从前壁向后壁呈
螺旋形上升，彩色多普勒观察时，进入主动脉瓣口的血流呈分层状改变。A ～ E. 不同心动周期的主动脉长轴断面；F. 彩色多普勒主动脉长轴断面

探头位于 0° ～ 110° 时，可显示主动脉短轴断面，显示主动脉弓到降主动脉的全程，可以探清真、假腔的面积及破口大小，通过彩色多普勒还可观察到破裂口的所在部位及通过破裂口的血流量（图 62-9）。

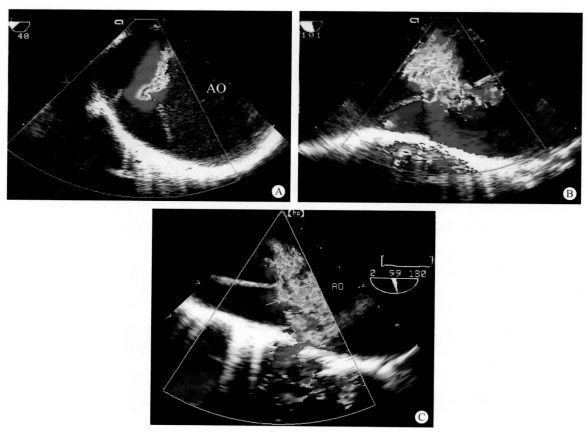

图 62-9　Ⅰ型主动脉夹层 TEE 彩色多普勒图像

主动脉内可探及内膜撕脱样回声，彩色多普勒观察时，于内膜的破口部位可探及五彩镶嵌色的血流（箭头所示）。A. 主动脉弓短轴断面；B. 主动脉升弓
部长轴断面；C. 主动脉弓至降部长轴断面

在Ⅰ型和Ⅲ型主动脉夹层患者，向左后方向旋转探头时，可显示主动脉弓及降主动脉，通过改变探头的深度，可显示不同水平主动脉腔的内膜撕脱情况及破裂口部位和数量（图 62-10）。

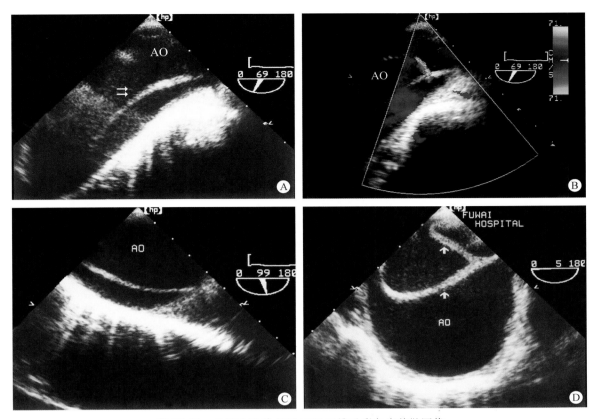

图 62-10　Ⅰ型主动脉夹层 TEE 二维及彩色多普勒图像

升主动脉、主动脉弓及降主动脉腔内均可见内膜撕脱样回声，彩色多普勒观察时，可探及破裂口血流在真腔与假腔之间的交通，主动脉腔内可见撕脱的内膜及条状的血栓回声（图 D 箭头所示）。A. 主动脉长轴断面；B. 彩色多普勒主动脉长轴断面；C. 二维超声心动图近主动脉升弓部断面；D. 主动脉短轴断面（Ⅲ型）

内膜撕脱后所形成的真腔和假腔，因内膜撕脱的程度和范围不同，形状可不规则，真、假腔的大小也可不同。

在部分主动脉夹层患者，可观察到假腔内的附壁血栓，血栓的面积通常与内膜撕脱的程度、病程长短等有关。有时可在假腔内充满血栓，类似于主动脉瘤合并附壁血栓形成的表现，需在检查中注意，并结合临床表现进行鉴别（图 62-11）。

（四）多普勒超声心动图

多普勒超声心动图检查可清晰观察到破裂口处通过的血流，通常血流从真腔进入假腔，但也可由假腔返回真腔。一般情况下，真腔的血流速度快，采用彩色多普勒超声观察时，色彩亮度高，升主动脉的血流呈红色，降主动脉的血流呈蓝色；而假腔内的血流速度缓慢，一般色彩亮度较低，两种不同色彩的血流之间有撕裂的主动脉内膜。

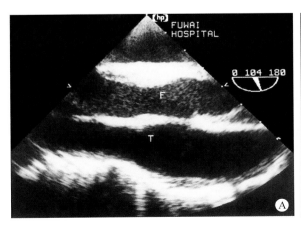

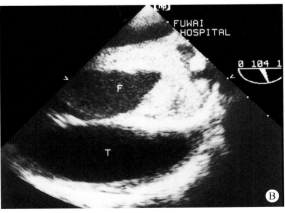

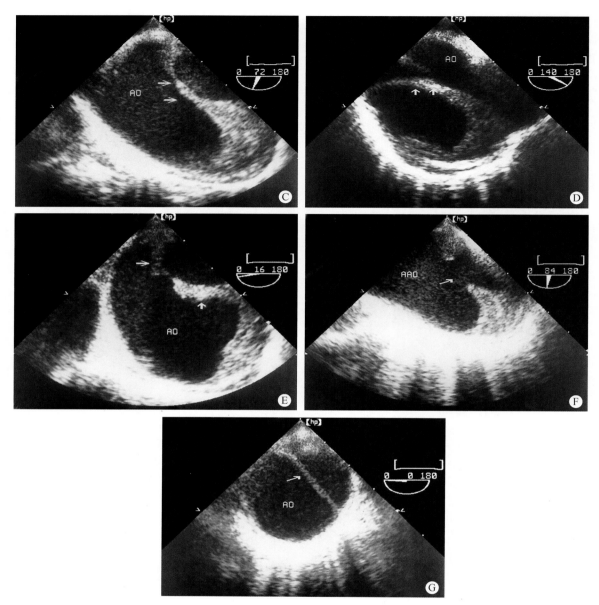

图 62-11　Ⅲ型主动脉夹层 TEE 图像

主动脉内膜撕脱，形成真腔与假腔，并可在假腔内探及大量的血栓。A. 主动脉弓降部；B～F. 主动脉近弓部；G. 主动脉弓部短轴断面

采用彩色多普勒超声检查，于主动脉左室长轴断面观察，可探及血流进入主动脉后呈五彩镶嵌色，并可见血流通过内膜撕脱部位，血流返回主动脉瓣口、呈红色。彩色多普勒对小的破裂口有较高的敏感性，因内膜撕脱一般呈螺旋形，破裂口处真腔的血流进入假腔，或假腔的血流进入真腔。其色彩取决于血流的朝向，血流朝向探头时呈红五彩镶嵌，而背离探头时呈蓝五彩镶嵌色。部分患者还可探及多个破口。

大多数患者伴有主动脉瓣关闭不全，故采用彩色多普勒超声心动图检查时，从左心室长轴断面观察，在左室流出道部位可探及源于主动脉瓣口的反流性血流束，而在大动脉短轴断面可显示主动脉关闭不全的漏口大小。

频谱多普勒超声观察时，取样点位于破裂口处，可探及收缩期位于零线上的低速血流频谱。

（五）鉴别诊断

主动脉夹层应注意与高血压、冠心病患者的主动脉内径增宽、内膜壁增厚等所形成的伪影鉴别，后者容易与主动脉夹层撕脱的内膜混淆，应注意结合患者的病史等临床表现进行鉴别。从超声观察，主动脉夹层的内膜撕脱，多数有内膜漂浮感，内膜回声较纤细；而主动脉壁增厚、钙化所引起的回声，一般无漂浮感，回声较粗糙。

（六）术后观察

升主动脉扩张和主动脉夹层动脉瘤通常采用人工血

管植入或主动脉瓣置换加人工血管植入治疗。在检查术后患者时，应注意观察人工血管内的血流是否通畅，管腔内是否出现血栓及异常附着物。如果患者同时实施主动脉瓣置，还应注意主动脉瓣周是否存在漏口，瓣架是否固定，所换瓣叶的启闭功能是否良好，瓣周是否有异常附着物（图62-12）。

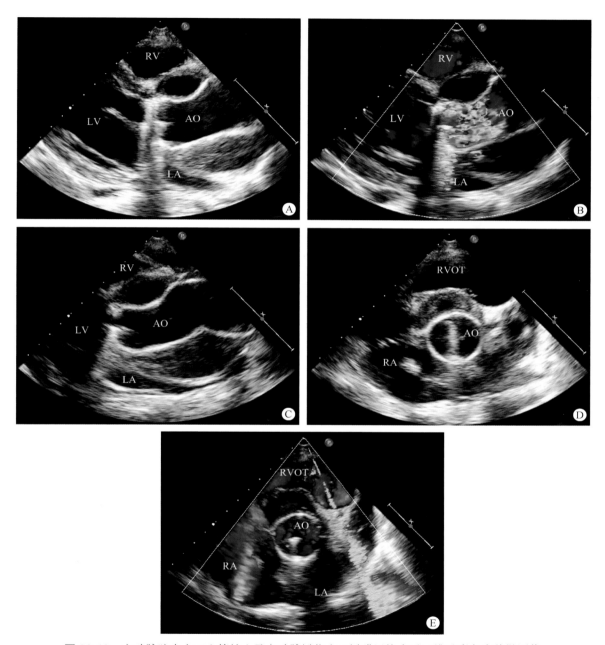

图62-12　主动脉腔内人工血管植入及主动脉瓣位人工瓣膜置换术后二维及彩色多普勒图像

原升主动脉内径明显扩大，腔内可探及人工血管，腔内无异常附着物，原主动脉瓣置换为机械瓣叶，瓣叶启闭功能良好，无瓣周漏。A. 左心室长轴断面；B. 彩色多普勒主动脉长轴断面；C. 升主动脉长轴断面；D. 大动脉短轴断面；E. 彩色多普勒大动脉短轴断面

（刘延玲　朱振辉　熊鉴然）

参考文献

吴遐，等. 1995. 17例主动脉夹层动脉瘤临床病理分析. 中国循环杂志，10：106

袁定华，等. 1995. 经食管超声诊断胸主动脉疾病. 中华心血管病杂志，23：276-278

Allan JJ，et al. 1997. Spontaneous echocardiographic contrast in the true lumen of a dissected aortic aneurysm. J Am Soc Echocardiogr，10：673-676

Armstrong WF，et al. 1998. Clinical and echocardiographic findings in patients with suspected acute aortic dissection. Am Heart J, 136: 1051-1060

Clouse WD, et al. 1998. Improved prognosis of thoracic aortic aneurysms: a population-based study. JAMA, 280: 1926-1929

Erbel R, et al. 1989. Echocardiography in diagnosis of aortic dissection. Lancet, 45: 457-461

Erbel R, et al. 1993. Influence of medical and surgical therapy on aortic dissection evaluated by transesophageal echocardiography. Circulation, 87: 1604-1615

Fraser AG, et al. 1989. Transesophageal and intraoperative echocardiography in acute dissection and aneurysm. Circulation, 80: 1, 2

Louridas G, et al. 1990. The role of the aortic aneurysm diameter aortic diameter ratio in predicting the risk of rupture. S Afr Med J, 78: 642, 643

O'Connor CJ, et al. 1997. Saccular outpouchings of an ascending aortic aneurysm: transesophageal echocardiographic appearance. J Am Soc Echocardiogr, 10: 745-748

Roberts WC. 1991. Aortic dissection: anatomy, consequences, and causes. Am Heart J, 101: 195-214

Smackler AR, et al. 1982. Echocardiographic diagnosis of aortic root dissection by M-mode and two-dimensional techniques. Am Hear J, 103: 897

Sommer T, et al. 1996. Aortic dissection: a comparative study of diagnosis with spiral CT, multiplanar transesophageal echocardiography, and MR imaging. Radiology, 199: 347-352

Spittell PC, et al. 1997. Screening for abdominal aortic aneurysm during transthoracic echocardiography in a hypertensive patient population. J Am Soc Echocardiogr, 10: 722-727

Thilenius OG, et al. 1980. Cardiac pathology of Marfan's syndrome. Cardiology, 65: 193-204

Tilson MD. 1992. Aortic aneurysms and atherosclerosis. Circulation, 85: 378, 379

Torossov M, et al. 1999. Clinical presentation, diagnosis, and hospital outcome of patients with documented aortic dissection. Am Heart J, 137: 154-161

附录 1 国外超声心动图正常值

目前国内外尚缺乏统一公认的标准超声心动图测量正常值,以下为部分国外文献的正常值,仅供参考。国内曾有少数文献报道,请直接参考有关原文。

一、1 个月以内新生儿超声心动图检查正常值

(体重 1.9 ~ 4.9kg。除注明者外,其余正常值单位均为 mm)

指标	例数	正常值
二尖瓣		
深度(MV depth)	290	22 ~ 47
总运动幅度(MV total excursion)	300	6.5 ~ 14
舒张期幅度(MV diastolic excursion)	210	6 ~ 12
斜率(MV velocity slope)	250	36 ~ 130mm/s
三尖瓣		
深度(TV depth)	290	13 ~ 32
总运动幅度(TV total excursion)	300	8 ~ 14.2
舒张期幅度(TV diastolic excursion)	200	7 ~ 14
斜率(TV velocity slope)	250	34 ~ 116mm/s
主动脉根径(aortic root diameter)	540	7 ~ 13.6
主动脉瓣开放幅度(aortic valve opening)	240	4 ~ 6.8
肺动脉根径(pulmonary root diameter)	490	9.2 ~ 15.8
肺动脉瓣开放幅度(pulmonary valve opening)	240	5.8 ~ 9.9
左心房径(left atrial dimension)	540	4 ~ 13.5
室间隔厚度(IVS thickness)	440	1.8 ~ 4.5
左心室后壁		
收缩期(LV posterior wall,systolic)	200	2.5 ~ 6
舒张期(LV posterior wall,diastolic)	440	1.6 ~ 4.6
左心室径		
收缩期(LV dimension,systolic)	211	8 ~ 18.6
舒张期(LV dimension,diastolic)	351	12 ~ 24.1
右心室前壁		
收缩期(RV anterior wall,systolic)	200	3.3 ~ 7.3
舒张期(RV anterior wall,diastolic)	440	1.1 ~ 4.7
右心室径		
收缩期(RV dimension,systolic)	200	5.5 ~ 11.4
舒张期(RV dimension,diastolic)	540	6.1 ~ 17.7

注:综合文献 1 ~ 7。

二、二维超声心动图检查正常值

（男 38 例、女 34 例，平均年龄 38 岁，身高 169cm，体重 70kg，体表面积 1.75m²。除注明者外，其余长度单位均为 cm，面积单位均为 cm²，测定部位详见第三章）

检查部位和断面	例数	平均值 ± 标准差	范围
胸骨旁长轴断面			
主动脉（舒张末期）			
主动脉瓣环	68	1.9±0.2	1.4～2.6
主动脉窦	68	2.8±0.3	2.1～3.5
主动脉窦管交界处	64	2.4±0.4	1.7～3.4
升主动脉	44	2.6±0.3	2.1～3.4
左心房（收缩末期）			
最大前后径	62	3.0±0.3	2.3～3.8
中部前后径	62	3.0±0.3	2.3～3.8
最大上下径	59	4.8±0.8	3.1～6.8
中部上下径	59	4.8±0.8	3.1～6.8
面积	59	13.7±3.0	9.3～20.2
左心室			
舒张末期最大前后径	67	4.7±0.4	3.6～5.4
舒张末期中部前后径	67	4.4±0.4	3.4～5.2
收缩末期最大前后径	67	3.3±0.5	2.3～4.0
收缩末期中部前后径	67	3.1±0.4	2.3～3.8
收缩末期二尖瓣环径	61	2.5±0.3	1.9～3.4
胸骨旁大动脉短轴断面			
左心房（收缩末期）			
最大和中部前后径	63	2.9±0.4	2.2～4.1
最大内外径	64	4.2±0.6	3.1～6.0
中部内外径	64	4.2±0.6	3.0～6.0
面积	63	11.1±2.1	7～17.3
肺动脉（舒张末期）			
瓣下右室流出道	53	2.5±0.4	1.8～3.4
肺动脉瓣	51	1.5±0.3	1.0～2.2
肺动脉瓣上	48	1.8±0.3	0.9～2.9
右肺动脉	39	1.2±0.2	0.7～1.7
左肺动脉	11	1.1±0.2	0.6～1.4
胸骨旁心室短轴断面			
三尖瓣水平右心室			
舒张期最大径	36	3.0±0.4	2.5～3.8
收缩期最大径	36	2.6±0.3	2.6～3.4
左心室二尖瓣水平			
舒张期前后径	57	5.1±0.5	3.4～5.8
收缩期前后径	57	3.6±0.3	2.8～4.3

续表

检查部位和断面	例数	平均值 ± 标准差	范围
舒张期内外径	57	5.0±0.5	3.6～5.8
收缩期内外径	57	3.8±0.5	2.6～4.8
舒张期面积	57	24.7±5.1	16.3～38.4
收缩期面积	57	12.3±2.8	6～20.2
左心室乳头肌水平			
舒张期前后径	54	5.0±0.5	3.5～5.7
收缩期前后径	54	3.5±0.4	2.5～4.3
舒张期内外径	54	4.9±0.5	3.7～5.6
收缩期内外径	54	3.5±0.6	2.5～4.8
舒张期面积	54	23.1±4.1	15.2～33.8
收缩期内径	54	9.8±2.6	5.2～16.8
乳头肌之间			
舒张期顶部	39	1.8±0.4	1.1～3.0
收缩期顶部	39	1.1±0.3	0.5～1.6
舒张期基底部	39	2.8±0.5	1.8～3.7
收缩期基底部	39	2.0±0.5	1.3～3.3
心尖部四腔心断面			
左心房（收缩末期）			
最大上下径	68	4.1±0.6	2.9～5.3
中部上下径	68	4.0±0.6	2.9～5.3
最大内外径	68	3.8±0.4	2.9～4.9
中部内外径	68	3.7±0.4	2.5～4.5
面积	68	14.2±3.0	8.8～23.4
二尖瓣环	68	2.3±0.5	1.8～3.1
右心房（收缩末期）			
最大上下径	67	4.2±0.4	3.4～4.9
中部上下径	67	4.2±0.4	3.4～4.9
最大内外径	67	3.7±0.4	3.0～4.6
中部内外径	67	3.7±0.4	2.9～4.6
面积	67	13.5±2.0	8.3～19.5
三尖瓣环	67	2.2±0.3	1.3～2.8
左心室			
舒张期最长径	67	7.8±0.7	6.3～9.5
舒张期中部长径	67	7.8±0.7	6.2～9.5
收缩期最长径	67	6.1±0.8	4.6～8.5
收缩期中部长径	67	6.1±0.8	4.6～8.4
舒张期最大内外径	67	4.7±0.4	3.7～5.8
舒张期中部内外径	67	4.2±0.5	3.3～5.2
收缩期最大内外径	67	3.7±0.4	2.8～4.7
收缩期中部内外径	67	3.1±0.4	2.4～4.2
舒张期乳头肌至瓣环	9	3.0±0.4	2.2～3.6
收缩期乳头肌至瓣环	9	2.2±0.3	1.6～2.6

续表

检查部位和断面	例数	平均值 ± 标准差	范围
舒张期面积	62	33.2±7.7	17.7～47.3
收缩期面积	62	17.6±5.2	7.9～31.5
右心室			
舒张期最长径	61	7.1±0.8	5.5～9.1
舒张期中部径	61	7.1±0.8	5.5～9.1
收缩期最长径	61	5.5±0.8	4.2～8.1
收缩期中部径	61	5.5±0.8	4.2～8.1
舒张期最大内外径	61	3.5±0.4	2.6～4.3
舒张期中部内外径	61	3.0±0.5	2.1～4.2
收缩期最大内外径	61	2.9±0.4	2.2～3.6
收缩期中部内外径	61	2.4±0.3	1.9～3.1
收缩期面积	41	20.1±4.0	10.7～35.5
舒张期面积	41	10.9±2.9	4.5～20
心尖部二腔心断面			
左心室			
舒张期最长径	54	8.0±0.7	6.8～9.5
舒张期中部径	54	8.0±0.7	6.8～9.5
收缩期最长径	54	6.3±0.9	4.4～7.8
收缩期中部径	54	6.2±0.9	4.4～7.8
舒张期最大横径	52	4.7±0.6	3.8～5.8
舒张期中部横径	52	4.2±0.6	2.6～5.5
收缩期最大横径	52	3.6±0.6	2.6～4.8
收缩期中部横径	52	3.2±0.6	2.1～4.5
舒张期面积	42	34.2±7.4	19.3～48.8
收缩期面积	42	17.3±5.2	8.9～28.1
二尖瓣环	46	2.3±0.3	1.8～2.8
剑突下断面			
右心房（收缩末期）			
最大前后径	22	4.5±0.5	3.7～5.7
中部前后径	22	4.5±0.5	3.7～5.7
最大内外径	31	4.0±0.5	3.3～5.7
中部内外径	31	4.0±0.4	3.3～4.9
肺动脉（舒张末期）			
瓣下右室流出道	18	2.0±0.4	1.4～2.9
肺动脉瓣	19	1.4±0.2	1.1～1.7
肺动脉瓣瓣上	19	1.6±0.3	1.2～2.3
右肺动脉	7	1.2±0.2	0.9～1.3
左肺动脉	5	1.1±0.4	0.8～1.6
下腔静脉			
近端	52	1.6±0.2	1.2～2.3
远端	49	1.6±0.3	1.1～2.5
肝静脉	12	0.8±0.2	0.5～1.1
胸骨上窝断面			
舒张期主动脉弓	42	2.7±0.3	2.0～3.6
舒张期右肺动脉	37	1.8±0.3	1.4～2.7

注：引自文献8。

三、多普勒测量正常值

（一）最大血流速度（单位：m/s）

	儿童		成人	
	平均值	范围	平均值	范围
二尖瓣血流	1.00	0.8～1.3	0.90	0.6～1.3
三尖瓣血流	0.60	0.5～0.8	0.50	0.3～0.7
肺动脉血流	0.90	0.7～1.1	0.75	0.6～0.9
左心室血流	1.00	0.7～1.2	0.90	0.7～1.1
主动脉血流	1.50	1.2～1.8	1.35	1.0～1.7

注：引自文献 9。

（二）儿童心血管系统各部位血流速度（单位：cm/s）

部位	平均值	范围
上腔静脉	51	28～80
右心房（峰值）	47	38～74
右室流入道	62	41～84
主肺动脉	76	50～105
左心房（峰值）	58	45～80
左室流入道	78	44～128
升主动脉	97	60～154

注：引自文献 10。

参 考 文 献

1 Hagan AD，et al. 1973. Ultrasound evaluation of systolic anterior septal motion in patients with and without right ventricular volume overload. Circulation，50：1221

2 Meyer RA，et al. 1972. Echocardiography in the diagnosis of hypoplasia of the left or right ventricle in the neonate. Circulation，46：55

3 Solinger R，et al. 1973. Echocardiography in the normal neonate. Circulation，47：108

4 Godman MJ，et al. 1974. Echocardiography in the evaluation of the cyanotic newborn infants. Br Heart J，36：154

5 Lundstrom NR，et al. 1971. Ultrasound cardiography in infants and children. Acta Pediatr Scand，60：117

6 Winsberg F. 1972. Echocardiography of the fetal and newborn heart. Invest Radiol，7：152

7 Sahn DJ，et al. 1974. Echocardiographic assessment of left ventricular performance in normal newborns. Circulation，49：232

8 Weyman AE. 1994. Cross-sectional Echocardiography. 2nd ed. Philadelphia：Lea & Febiger

9 Hatle L，et al. 1985. Doppler Ultrasound in Cardiology. 2nd ed. Philadelphia：Lea & Febiger

10 Goldberg SJ，et al. 1985. Doppler Echocardiography. Philadelphia：Lea & Febiger

附录 2　国内超声心动图正常值

一、正常人心脏结构测值

年龄（岁）		左心房（mm）	左心室（mm）	室间隔（mm）	左心室后壁（mm）	右心室（mm）	右心室/心室	左心室舒张末容积（ml）	左心室收缩末容积（ml）
< 10		17.0 ～ 33.0	25.7 ～ 43.7	4.0 ～ 9.0	4.0 ～ 9.1	6.0 ～ 18.0	0.24 ～ 0.53	27.2 ～ 84.5	11.7 ～ 34.3
11 ～ 30	男	24.2 ～ 35.0	39.2 ～ 51.9	7.0 ～ 11.0	7.0 ～ 10.1	12.0 ～ 23.0	0.26 ～ 0.51	62.1 ～ 135.9	19.6 ～ 56.4
	女	23.2 ～ 34.0	38.0 ～ 49.9	6.0 ～ 10.0	6.0 ～ 9.2	11.0 ～ 20.3	0.25 ～ 0.48	60.4 ～ 117.9	16.3 ～ 45.3
> 30	男	27.0 ～ 39.0	41.0 ～ 55.0	8.0 ～ 11.8	8.0 ～ 11.0	13.0 ～ 25.0	0.27 ～ 0.54	68.9 ～ 148.9	21.1 ～ 58.8
	女	25.0 ～ 37.0	39.0 ～ 51.0	7.0 ～ 11.0	7.0 ～ 11.0	12.0 ～ 23.0	0.27 ～ 0.52	63.9 ～ 132.1	17.5 ～ 50.0

二、中国人超声心动图正常值

年龄（岁）		主动脉（mm）	主动脉/左心房	主动脉瓣环（mm）	主动脉窦（mm）	主动脉瓣开放（mm）	主肺动脉（mm）	主动脉/主肺动脉	右肺动脉（mm）	左肺动脉（mm）
< 10		12.0 ～ 22.0	0.54 ～ 0.93	10.0 ～ 21.0	13.2 ～ 23.0	11.0 ～ 20.0	11.0 ～ 20.0	0.72 ～ 1.31	4.6 ～ 11.8	5.0 ～ 12.0
11 ～ 30	男	22.0 ～ 32.0	0.69 ～ 1.12	18.0 ～ 26.0	22.5 ～ 33.7	16.9 ～ 24.0	15.2 ～ 26.0	0.91 ～ 1.5	9.6 ～ 15.0	10.2 ～ 15.6
	女	21.0 ～ 30.0	0.70 ～ 1.08	16.0 ～ 23.0	21.5 ～ 30.2	15.0 ～ 21.8	14.1 ～ 24.0	0.90 ～ 1.39	8.0 ～ 13.8	9.0 ～ 14.1
> 30	男	24.0 ～ 35.0	0.72 ～ 1.14	19.0 ～ 27.0	24.0 ～ 35.0	17.0 ～ 25.0	16.5 ～ 27.0	1.00 ～ 1.62	10.0 ～ 16.0	11.0 ～ 16.3
	女	23.0 ～ 33.0	0.70 ～ 1.11	18.0 ～ 24.0	24.0 ～ 33.0	16.0 ～ 23.0	15.7 ～ 25.5	1.00 ～ 1.58	10.0 ～ 15.0	11.0 ～ 15.5

三、心脏各瓣口血流速度测值（单位：m/s）

年龄（岁）	主动脉瓣	肺动脉瓣	二尖瓣 E 峰	二尖瓣 A 峰	三尖瓣 E 峰	三尖瓣 A 峰
< 10	0.90 ～ 1.68	0.80 ～ 1.70	0.70 ～ 1.48	0.32 ～ 0.73	0.50 ～ 1.00	0.24 ～ 0.55
11 ～ 30	0.84 ～ 1.50	0.66 ～ 1.39	0.62 ～ 1.20	0.35 ～ 0.78	0.41 ～ 0.90	0.26 ～ 0.57
> 30	0.85 ～ 1.60	0.63 ～ 1.30	0.50 ～ 1.10	0.41 ～ 0.87	0.38 ～ 0.80	0.29 ～ 0.59

四、左心室收缩功能正常值

年龄（岁）	每搏量（ml）	左心室射血分数（%）	左心室短轴缩短分数（%）	心排血量（L）
< 10	14.6 ～ 70.6	56.8 ～ 78.7	31.7 ～ 48.4	3.2 ～ 5.7
≥ 10	41.3 ～ 95.5	55.0 ～ 77.3	31.0 ～ 47.7	3.5 ～ 7.0

五、左心室舒张功能二尖瓣测值（单位：m/s）

年龄（岁）	E 峰	A 峰	E/A
< 10	0.70 ～ 1.48	0.32 ～ 0.73	1.14 ～ 2.45
11 ～ 50	0.57 ～ 1.20	0.38 ～ 0.81	0.87 ～ 2.17
> 50	0.45 ～ 1.10	0.38 ～ 0.81	0.54 ～ 1.50

缩 略 语

AAO   ascending aorta   升主动脉
AI   aortic incompetence   主动脉瓣关闭不全
AML   anterior mitral leaflet   二尖瓣前叶
AO   aorta   主动脉
AP   apex   心尖
ALV   anatomic left ventricle   解剖学左心室
AR   aortic regurgitation   主动脉瓣反流
ARV   atrialized right ventricle   房化右心室
ARV   anatomic right ventricle   解剖学右心室
ASD   atrial septal defect   房间隔缺损
AV   aortic valve   主动脉瓣
CABG   coronary artery bypass graft surgery   冠状动脉搭
   桥术
CPV   common pulmonary vein   共同肺静脉
CS   coronary sinus   冠状静脉窦
CV   common atrioventricular valve   共同房室瓣
CW   chest wall   胸壁
DAO   descending aorta   降主动脉
DTI   Doppler tissue imaging   多普勒组织成像
ECG   electrocardiogram   心电图
EF   ejection fraction   射血分数
FO   foramen ovale   卵圆孔
HV   hepatic vein   肝静脉
IA   innominate artery   无名动脉
IAS   interatrial septum   房间隔
IVC   inferior vena cava   下腔静脉
IVS   inter ventricular septum   室间隔
LA   left atrium   左心房
LAA   left atrial appendage   左心耳
LAD   left anterior descending coronary artery   左前降支
   冠状动脉
LAPW   left atrial posterior wall   左心房后壁
LCA   left coronary artery   左冠状动脉
LCX   left circumflex coronary artery   左冠状动脉旋支
LJA   left jugular artery   左颈动脉
LPA   left pulmonary artery   左肺动脉
LPV   left pulmonary vein   左肺静脉
LSA   left subclavian artery   左锁骨下动脉
LV   left ventricle   左心室

LVOT   left ventricular outflow tract   左室流出道
LVPW   left ventricular posterior wall   左心室后壁
MI   mitral incompetence   二尖瓣关闭不全
MR   mitral regurgitation   二尖瓣反流
MV   mitral valve   二尖瓣
PA   pulmonary artery   肺动脉
PDA   patent ductus arteriosus   动脉导管未闭
PE   pericardial effusion   心包积液
PFO   patent foramen ovale   卵圆孔未闭
PM   papillary muscle   乳头肌
PML   posterior mitral leaflet   二尖瓣后叶
PS   pulmonary stenosis   肺动脉狭窄
PTCA   percutaneous transluminal coronary angioplasty
   经皮腔内冠状动脉成形术
PV   pulmonary valve   肺动脉瓣
RA   right atrium   右心房
RAA   right atrial appendage   右心耳
RCA   right coronary artery   右冠状动脉
RJA   right jugular artery   右颈动脉
RPA   right pulmonary artery   右肺动脉
RPV   right pulmonary vein   右肺静脉
RSA   right subclavian artery   右锁骨下动脉
RV   right ventricle   右心室
RVAW   right ventricular anterior wall   右心室前壁
RVOT   right ventricular outflow tract   右室流出道
SA   single atrium   单心房
SV   single ventricle   单心室
SVC   superior vena cava   上腔静脉
TA   truncus arteriosus   动脉干
TAV   truncus arteriosus valve   动脉干瓣
TEE   transesophageal echocardiography   经食管超声心
   动图
TI   tricuspid incompetence   三尖瓣关闭不全
TR   tricuspid regurgitation   三尖瓣反流
TV   tricuspid valve   三尖瓣
VSD   ventricular septal defect   室间隔缺损
VV   vertical vein   垂直静脉
VVI   velocity vector imaging   速度向量成像